HANDBUCH DER NEUROCHIRURGIE

HERAUSGEGEBEN VON

H. OLIVECRONA
STOCKHOLM

W. TÖNNIS
KÖLN/RH.

DRITTER BAND

PATHOLOGISCHE ANATOMIE DER RAUMBEENGENDEN INTRAKRANIELLEN PROZESSE

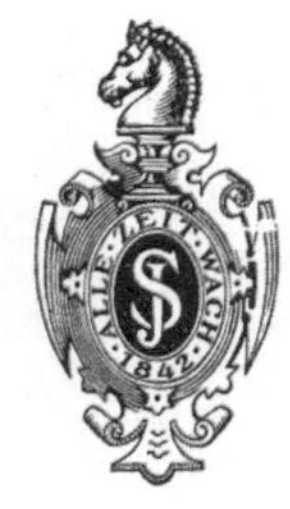

SPRINGER-VERLAG BERLIN HEIDELBERG GMB 1956

PATHOLOGISCHE ANATOMIE DER RAUMBEENGENDEN INTRAKRANIELLEN PROZESSE

BEARBEITET VON

K. J. ZÜLCH
KÖLN/RH.

E. CHRISTENSEN
KOPENHAGEN

MIT 473 ABBILDUNGEN
IN 931 EINZELDARSTELLUNGEN

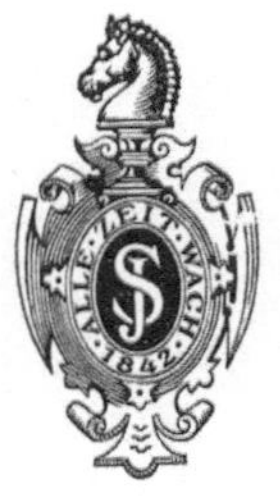

SPRINGER-VERLAG BERLIN HEIDELBERG GMB 1956

ISBN 978-3-642-87790-2   ISBN 978-3-642-87789-6 (eBook)
DOI 10.1007/978-3-642-87789-6

Inhaltsverzeichnis.

Biologie und Pathologie der Hirngeschwülste.
Von Professor Dr. K. J. ZÜLCH-Köln/Rh. Mit 449 Abbildungen in 907 Einzeldarstellungen.

Seite

Pathologie der intrakraniellen Blutungen.

Von Dr. ERNA CHRISTENSEN-Kopenhagen. Mit 24 Abbildungen

Vorwort
zum Beitrag „Biologie und Pathologie der Hirngeschwülste".

Die Tumoren des Schädelinneren stellen wohl, verglichen mit denen aller anderen Körperhöhlen, die größte Zahl verschiedener Typen. Unabhängig von den biologischen Eigenschaften des Tumorgewebes hat raumforderndes Wachstum am Hirn oder seinen Bedeckungen innerhalb der starren Schädelkapsel besondere Konsequenzen, wie sie sich so unmittelbar und lebensbedrohlich nirgends sonst ergeben können. Diese Tatsachen kennzeichnen die Sonderstellung der intrakraniellen Geschwülste unter den Blastomen.

Pathologisch-anatomische und klinische Besonderheiten haben frühzeitig spezielle Untersuchungstechniken erfordert, deren sich meist der Kliniker annahm; oft lag die Bearbeitung also nicht mehr in den Händen der Allgemeinen Pathologie. Diese Entwicklung erfolgte zum Nutzen, aber auch zum Schaden der Sache, ähnlich übrigens, wie in der Gynäkologie. Denn hier wie dort stellte die Klinik besonders geartete Fragen, die vom Pathologen kaum zu beantworten waren, und hier wie dort mußte die Lösung vom allgemeinpathologischen Denken besondere Gefahren mit sich bringen. Diese Gefahren hat unter den Neuropathologen wohl SPIELMEYER besonders deutlich gesehen und in seinen Arbeiten zu vermeiden gesucht.

Die Untersuchung der Hirngeschwülste gehört einerseits in den Rahmen der allgemeinen und speziellen Cancerologie, andererseits ist sie eine Hilfswissenschaft der Klinik. Die Klinik verlangt von ihr Auskünfte, die unmittelbar praktische Bedeutung haben. Neben dem Problem der Massenverschiebungen bei raumfordernden Prozessen steht hier die Frage nach einer exakten Klassifikation an erster Stelle. Eine klare morphologische Beschreibung und Abgrenzung der Arten, unter Berücksichtigung ihrer — auch durch regressive Veränderungen bedingten — typischen Varianten, bildet das Hauptziel dieser Darstellung. Der Versuch einer Klassifikation muß aber gleichermaßen den Bedürfnissen der Klinik und der Allgemeinpathologie Rechnung tragen. Die Klinik verlangt, daß die nach morphologischen Gesichtspunkten gewonnenen Einheiten gleichermaßen biologische Einheiten darstellen. Nur dann kann die Klassifikation der Tumoren zu einem wichtigen Hilfsmittel für die operative Indikation und für die Prognose werden. Der Pathologe muß andererseits verlangen, daß die Klassifikation ohne allzu große Schwierigkeiten zu erlernen ist und sich weitgehend aus den Routinemethoden ergibt.

Die morphologische Darstellung wurde durch möglichst viele makroskopische und mikroskopische Abbildungen ergänzt und überall besonderer Wert auf die Differentialdiagnose gelegt. Neben die makroskopischen Bilder tritt die ausführliche Beschreibung von Lage, Wachstum und Ausbreitung der Typen. Diese mit bloßem Auge faßbaren Kriterien scheinen mir für den Operateur und für den röntgenologisch Arbeitenden gleich wichtig.

Es war nicht ohne weiteres vorauszusehen, daß aus dieser Arbeit an der Beschreibung und Klassifikation auch wichtige Beziehungen anderer Art hervorgehen würden, z. B. ein deutlicher Vorzugssitz, ein Vorzugsalter, eine Geschlechtsprädilektion, eine konstante relative Häufigkeit der verschiedenen Geschwulsttypen. Der Kliniker findet hier manche Hilfe bei der Diagnostik; für die allgemeine Blastomlehre ergeben sich interessante Hinweise zur Grundfrage nach der Geschwulstentstehung.

Die Bearbeitung stützt sich auf die Erfahrungen einer fast 20jährigen Arbeit an der Klassifikation von rund 5000 Hirngeschwülsten, die in diesem großen Rahmen erst durch die Unterstützung der Kaiser-Wilhelm- und späteren Max-Planck-Gesellschaft möglich wurde. Der Springer-Verlag gestattete die Beigabe von Abbildungen in großzügiger Weise.

Im Hinblick auf die hohen Kosten wurden Farbabbildungen nicht verwandt, da diese in der Mikroskopie dem Erfahrenen nur selten weitergehende Aufschlüsse geben können. Auch bildet der vom Verfasser mit Unterstützung der Firmen Agfa, Leverkusen, und Leitz, Wetzlar, herausgegebene Farbatlas mikroskopischer Aufnahmen eine gewisse Ergänzung, zumal dort mehrfach die gleichen Präparate verwandt wurden.

In der morphologischen Analyse der Hirngeschwülste sind wir zu einem gewissen Abschluß gekommen. Die Diskussion geht hier zur Zeit wohl nur noch um Teilprobleme. Von einer systematischen histochemischen und physikochemischen Bearbeitung, möglicherweise kombiniert mit elektronenoptischen Untersuchungen und unter Vergleich mit dem Verhalten der Geschwülste in der Zellkultur erwarte ich die weitere Entwicklung auf unserem Fachgebiet.

Die vorliegende Darstellung beruht auf den eigenen Erfahrungen und den Ergebnissen des internationalen Schrifttums. Ich habe versucht, die großen Arbeiten der „klassischen" Pathologie gebührend neben den jüngeren Ergebnissen der neuropathologischen Laboratorien zu berücksichtigen. Die Flut der zeitgenössischen Literatur ist allerdings kaum mehr zu übersehen.

K. J. Zülch

A. A. Baum.

Biologie und Pathologie der Hirngeschwülste[1].

Von

K. J. ZÜLCH.

Mit 449 Abbildungen in 907 Einzeldarstellungen.

P. BAILEY gewidmet.

A. Geschichtliche Einführung in den heutigen Stand der Klassifikation und Begründung der eigenen Einteilung.

„... Die wesentlichen Merkmale zur Unterscheidung der Geschwülste nach ihren inneren Eigenschaften können nur von der Untersuchung ihrer chemischen Beschaffenheit, ihres mikroskopischen Baus und der Art ihrer Entwicklung oder ihrer Entwicklungsgeschichte erwartet werden. ... Am richtigsten schienen mir immer die Formen von mir aufgefaßt zu sein, welche sich als parallel an gesunde Strukturen anschließen, wie die sehnigen Fasergeschwülste ... und das Enchondrom, die parallele Bildung zum Knorpel ..." JOHANNES MÜLLER, Über den feineren Bau und die Formen der krankhaften Geschwülste. Berlin 1838.

"... Certainly the neurosurgeon of the present day must take the wide view, if he ever is to attain the goal, he should strive for, of foretelling, before the operation not only the precise situation of a given lesion but its probable character as well ..." HARVEY CUSHING, Intracranial Tumors and the Surgeon. The Cameron Prize Lectures, 1925.

Diese beiden Sätze scheinen mir besonders deutlich die Entwicklung und das Ergebnis der Geschwulstforschung der letzten 100 Jahre zu charakterisieren; ich habe daher damit eine Schrifttumsübersicht über unser Thema zu Ehren des 70. Geburtstages von HARVEY CUSHING eingeleitet (1939). In dem Satz JOHANNES MÜLLERs (1838) war die Entwicklungslinie des kommenden Jahrhunderts angedeutet: Die Untersuchung der *chemischen Beschaffenheit* einer Geschwulst mit Nachweis eiweißartiger oder leimgebender Substanzen hat sich inzwischen zur mikrochemischen Darstellung der einzelnen Gewebebestandteile und ihrer Abbauprodukte mit den verschiedenen Farbstoffen und zur Technik der Imprägnation mit Metallsalzen entwickelt. Chemisch-biologische Untersuchungen über Stoffwechsel und Atmung der Geschwülste sind gefolgt. Heute entsteht gerade eine Histochemie des normalen und pathologischen Gewebes. Daneben hat die morphologische Entwicklung der Geschwulstgewebe eine gewisse Aufklärung durch die Gewebszüchtung erfahren. Die Arbeitshypothese von JOHANNES MÜLLER — in den Grundzügen von BICHAT, ABERNETHY (1778—1835) und DUPUYTREN (1771—1802) erahnt —, der Vergleich von Geschwülsten und „gewissen analogen Teilen des Körpers" wurde weiter ausgebaut und durch Einbeziehung auch der Reifungsstufen der Zellen erweitert. Sie hat in den Händen von RIBBERT (1918) und BAILEY-CUSHING (1926) die schönsten Erfolge bei der Ordnung der Hirngeschwülste gebracht. So kam es, daß CUSHING (1925 s. o.) den obigen Satz nicht nur als ein Ziel herausstellen, sondern ein Jahrzehnt später noch seine Verwirklichung erleben konnte. Auch diese Spezialisierung der Kenntnisse über die Geschwülste hat JOHANNES MÜLLER vorausgesehen und an sich selbst erlebt. („Ich erinnere, um mich klarzumachen, an die Giftpflanzen. Ihre so nützliche Kenntnis wird nicht erlangt durch Auffassung allgemein gültiger Charaktere der Giftpflanzen, denn diese gibt es ebensowenig als für die krebsartigen Krankheiten. Vielmehr wird jene Kenntnis nur erlangt durch die spezielle Kenntnis der einzelnen Giftpflanzen für sich. *Daß nun eine solche Kenntnis der Krebsformen möglich sei, davon bin ich auf das festeste* überzeugt,

---

[1] Aus dem Max-Planck-Institut für Hirnforschung, Abteilung für Tumorforschung (Prof. Dr. W. TÖNNIS) und Abteilung für Allgemeine Neurologie (Prof. Dr. K. J. ZÜLCH) Köln-Lindenthal.

und ich bin selbst durch Anwendung der von mir beobachteten Charaktere zu einem gewissen Grad von Sicherheit gelangt.")

Versuchen wir, uns den heutigen Stand der Klassifikation der Hirngeschwülste vor Augen zu führen, so bringt uns dahin am besten eine geschichtliche Betrachtung [Schrifttum s. a. GLOBUS, J. H. (1946)] des vergangenen Jahrhunderts, die — wie auf den meisten Gebieten der pathologischen Anatomie — mit RUDOLF VIRCHOW (1821—1902) zu beginnen hat. Denn vor ihm fehlt es an jeder tieferen und systematischen Erkenntnis. Gewiß gibt es schon vorher klare und aufschlußreiche Einzelbeschreibungen von Hirngeschwülsten — besonders in dem Meisterwerk CRUVEILHIERs (1829—1835)[1] —, gewiß beginnen bereits erste Ordnungsversuche, aber es fehlt noch an der Möglichkeit zur genauen *geweblichen* Unterscheidung. Die Ordnung nach gewissen äußeren Merkmalen wie Cystenbildung und Verfettung war damals üblich, mußte aber ständig zu Fehlschlüssen führen.

Die Einteilung der Geschwülste in der Vor-VIRCHOWschen Zeit finden wir in den Enzyklopädien des beginnenden 19. Jahrhunderts, z. B. der sehr farbigen Schilderung BRESSLERs (1839). Seine pathologisch-anatomische Einteilung sieht Kapitel über die „Verhärtung des Gehirns" vor, unter der wir vielleicht knorpelig-harte Geschwülste, Narben oder auch nur besondere Formen der Hirnschwellung zu sehen haben. Manche seiner Beschreibungen können wir überhaupt nicht mehr deuten.

In der „Hypertrophie" des Gehirns sehen wir allerdings die klassische Beschreibung einer trockenen Hirnschwellung. Neben den raumbeengenden „Prozessen", den Pseudoplasmen, kennt BRESSLER Gehirnkrebse, z. B. auch der Hypophyse, wie auch ABERCROMBIE (1831) bereits die Vergrößerung einzelner Hirnteile — der Zirbel und Hypophyse — gekannt hatte. Außerdem führt er an: „Fettgeschwülste (Cerome), fleischartige Geschwülste (Adenoidea), knochige Geschwülste, Blutgeschwülste, Medullarsarcome, Melanosis, Balggeschwülste und Hydatiden". Recht gut bekannt waren auch die von CRUVEILHIER beschriebenen „Perltumoren" (Epidermoide).

Ein neuer Abschnitt begann erst mit der Entdeckung der Zelle als Grundstruktur des Gewebes und den daraus sich ergebenden Möglichkeiten zur feingeweblichen Untersuchung, die den damals führenden Anatomen und Physiologen JOHANNES MÜLLER völlig gefangennahmen (s. Zitat S. 1 oben). Er war überzeugt, daß sich die Entwicklung der normalen Zellen in den pathologischen Bildungen wiederholen würde. Diese Auffassung stellte einen ganz wesentlichen Fortschritt in der Deutung der Geschwulstentstehung dar: Das Geschwulstgewebe wurde mit den normalen Geweben, ja mit der Entwicklung der Zellen in den „embryonischen Formationen" verglichen. MÜLLER setzte damit den Grundstein zu der Klassifikation der Geschwülste bis in die heutige Zeit. So steht am Anfang des Jahrhunderts die führende Idee, und nur wenige Zeit später folgt dann der Pathologe, der unter dem Eindruck dieser Hypothese das Gesamtgebiet der Geschwülste systematisch für fast ein Jahrhundert ordnet. Das ist RUDOLF VIRCHOW.

Aber auch VIRCHOW (1863) konnte erst eine systematische Klassifikation auf „anatomisch-genetischer" Grundlage schaffen, nachdem durch BICHAT eine allgemeine Anatomie begründet, durch DÖLLINGER (1770—1841) die Entwicklungsgeschichte gefördert und durch SCHWANN (1810—1882) und JOHANNES MÜLLER die feinen Bestandteile der normalen Gewebe und der Geschwülste untersucht waren.

VIRCHOW beschrieb 1835 und 1846 die Neuroglia, bezog einige Hirngeschwülste auf diese Matrix und trennte die „Gliome" von den übrigen „Sarkomen" der Nervenapparate ab. Seine Unterscheidung von harten und weichen, zellreichen, medullären, fibrösen, teleangiektatischen und myxomatösen Gliomen sowie von Gliosarkomen blieb führend für alle Einteilungen bis weit in das 20. Jahrhundert. Er kannte auch Gliome des Ependyms, erfaßte die Geschwülste des Nervus acusticus als Abkömmlinge des Perineuriums und deutete schließlich ebenfalls die Blastome der harten Hirnhäute, wo er die Sarkome von den Psammomen unterschied.

Die VIRCHOWsche Einteilung hat auch die Grundlage für den seinerzeit grundlegenden Geschwulstatlas von BORST (1902) gebildet.

In den ersten Jahrzehnten des 20. Jahrhunderts bemühte man sich dann, den VIRCHOWschen Begriff des „Glioms" weiter aufzuteilen. Man konnte dabei schon auf Ansätze des vergangenen 19. Jahrhunderts zurückgreifen. In einer historischen Gegenüberstellung läßt sich sehr deutlich zeigen, wie jeder neuen Entdeckung der Normalanatomie bald

---

[1] Zum Beispiel Livr. I/3 Ganglienzelltumor des Sympathikus, II/6 Epidermoide, VIII/1, 2, 3 Meningeome usw.

eine entsprechende auf dem Gebiet der Blastomlehre folgt: Kurz nachdem die Astrocyten von KÖLLIKER (1859), DEITERS (1865) und BOLL (1874) beschrieben worden waren, gelang es auch die von diesen ausgehenden Tumoren zu beschreiben (1874 SIMON „Spinnenzellgliom"). Wichtige Vorarbeiten bildeten dabei die Untersuchungen von v. LENHOSSÉK (1895) und von GOLGI (1884), der den Begriff des „Glioms" für die Blastome aus „strahligen" Zellen reserviert hatte.

Einen anderen Weg fanden MUTHMANN und SAUERBECK (1902), die an Serienschnitten die Entstehung eines Glioms (Ependymoms) im 4. Ventrikel vom Ependym beweisen konnten und MALLORY (1902) der diesen Beweis mit Hilfe der Blepharoplasten führte. Auch die Arbeiten von STORCH (1899), STUMPF (1911), RANKE (1911), LANDAU (1910, 1911, 1912) und besonders STROEBE (1895) müssen zu den Pionierarbeiten gerechnet werden. Ich habe das an anderer Stelle im einzelnen berichtet [ZÜLCH (1939)]. Die letzte große Phase der Entwicklung deutet sich dann in einer Arbeit von PICK und BIELSCHOWSKY (1911) an, die sich mit der Ableitung der Gliome und Ganglienzelltumoren befaßt. Die Verfasser stellen den „indifferenten Neurogliozyten" [von HELD (1909)] in den Mittelpunkt der Zellentwicklung. Von diesem Neurogliocyten leiten sich durch divergierende Entwicklung Ganglienzellen, Glia und SCHWANNsche Zellen ab. — Bei der Ausschaltung derartiger multipotenter Elemente aus dem normalen Gewebsverband könnten — so führten die Verfasser aus — bei späteren Geschwulstbildungen Ganglienzellen und Nervenfasern so gut wie Gliafasern und Gliazellen oder schließlich Scheiden- und Kapselzellen gebildet werden. Es könne aber auch die Differenzierung der Geschwulstzellen an jedem beliebigen Punkte stehenbleiben oder schließlich ganz ausbleiben. Die Entwicklung der Gliome sollte theoretisch aus einem embryonal ausgeschalteten, rein gliabildenden Material (Spongioblasten) oder auch aus einem indifferenten Vorstadium dieser Zellen möglich sein. Die COHNHEIMsche Lehre von der Entwicklung der Geschwülste aus versprengten Keimen war noch — so sehen wir — in voller Blüte und wurde hier feingeweblich unterbaut; *ein erstes System der Klassifikation der Hirngeschwülste war konzipiert.*

Diese Gedankengänge wurden für die weitere Entwicklung grundlegend und in der Arbeit RIBBERTS (1918) weiter ausgebaut. Dieser glaubte, daß die Gliome ebenso wie die übrigen Körpertumoren von Geweben ihren Ursprung nähmen, die auf dem Wege zur vollen anatomischen und funktionellen Reife in verschiedener Ausbildung stehengeblieben seien. Gerade das ZNS habe eine sehr lange Reife durchzumachen, und Form und Lage der Zellen wechselten häufig in der Entwicklung. Die großen morphologischen Unterschiede der gliösen Tumoren könne man am besten erklären, wenn man die Geschwulstzellen auf die verschiedenen Bildungsstufen der Glia zurückführe: je zellreicher ein Tumor sei, desto weiter zurück müsse man auch die Ausbildungsstufe des gliösen Keimes ansetzen, je mehr Fibrillen bildend, desto weiter differenziert dürfte die Ausgangszellart gewesen sein. In dieser Arbeit RIBBERTS wurde auch das Grundschema der heutigen Klassifikation vorgebildet, als er die Entwicklungslinie der Gliome nach ihren Reifungsstufen zeigte: Spongio-Neuroblastom → Spongioblastom → Glioblastom → Gliom/Neuroblastom. Damit war der Weg zur grundlegenden Neuordnung gegeben, der nun allerdings die Bildung ganz neuartiger Arbeitsstätten und Methoden voraussetzte. Vorher haben auch STRAUSS und GLOBUS (1918) die ersten Gedanken einer histogenetischen Ableitung der Hirngeschwülste bei der Beschreibung eines „Spongioblastoms" mit ungewöhnlich raschem Verlauf geäußert.

Die Neurochirurgie hatte inzwischen eine rasche Entwicklung genommen und war durch CUSHING (1864—1939) zur lehrbaren Technik ausgebaut und als Sonderfach von der Chirurgie abgezweigt worden. Die Ansammlung so zahlreicher Patienten mit Hirngeschwülsten an einer Fachklinik brachte dem Pathologen außergewöhnliche Möglichkeiten zur Forschung, besonders wenn der Kliniker selbst zeitweilig diesen Arbeitszweig ausbaute wie BAILEY. Die spezielle morphologische Beurteilung war aber für den Neurochirurgen dringend notwendig, denn mit dem bisherigen allgemeinpathologischen Wissen war die Hauptfrage des Klinikers, die nach der *biologischen Wertigkeit* einer Geschwulst (d. h. der Prognose nach der Operation) nicht mehr ausreichend zu beantworten.

Das geht z. B. klar aus einem Satz von BAILEY und CUSHING hervor: „Wir waren aber in Verlegenheit, wenn wir sagen wollten, wie es möglich war, daß ein Patient, aus dessen Kleinhirn vor langer Zeit, nämlich im Jahre 1906, eine große Geschwulst unter der Diagnose ‚Gliom' beseitigt war, nachgewiesenermaßen noch lebte, und sich nach 19 Jahren erwerbstätig als Familienvater wohl befand, während ein anderer Patient, dem ein ‚Gliom' in ähnlicher Weise und anscheinend total entfernt war, nur knapp 6 Monate lebte, bis ein plötzlicher Rückfall eintrat." [BAILEY-CUSHING (1930), S. 97.]

Diese Frage konnte nur mit einer neuen Methode gelöst werden, wenn nämlich eine Geschwulst gleichzeitig von *einer* Arbeitsgruppe vom klinischen, chirurgischen und pathologisch-anatomischen Standpunkt untersucht wurde.

Vorläufer einer derartigen Arbeitsrichtung müssen wir in der Arbeit Leberts (1851) und später in den Werken Cushings über „Die Hypophyse und ihre Erkrankungen" (1912) und die „Tumoren des Nervus acusticus" (1917) und Henschens (1910) „Über die Geschwülste der hinteren Schädelgrube, besonders des Kleinhirn-Brückenwinkels" sehen.

Der nächste Vorstoß galt den „Gliomen". In diese Aufgabe teilten sich Bailey und Cushing (1926) zunächst, um schließlich gemeinsam ihr Ziel zu erreichen. Bailey erhielt die Aufgabe, eine morphologische Klassifikation der Hirntumoren auszuarbeiten. Er gliederte sie nach den in den Hirngeschwülsten vorkommenden Zellformen. Mit den modernen Metallimprägnationen wurden in den Geschwülsten die Zellen abgebildet und nunmehr mit den Elementen der normalen Gewebe und ihren Reifungsstufen verglichen, die aus den Arbeiten der deutschen [His (1889)] und der spanischen [Ramon J. Cajal (1908) und del Rio Hortega (1921)] anatomischen Schule bekannt waren. So gelang es, die verschiedenen Unterarten der Gliome den einzelnen Zell- und Reifungsstufen zuzuordnen und es ergaben sich dabei 15 (14) Gruppen (Spongioblastoma multiforme und unipolare galten als 2 Gruppen!) der vom Medullarepithel abzuleitenden Hirngeschwülste. Nur wenige Tumoren blieben als unklassifizierbar übrig.

1. Medulloepitheliom.	9. Astroblastom.
2. Medulloblastom.	10. Astrocytoma (a) protoplasmaticum
3. Pineoblastom.	(b) fibrillare.
4. Pinealom.	11. Oligodendrogliom.
5. Ependymoblastom.	12. Neuroblastom.
6. Ependymom.	13. Ganglioneurom.
7. Neuroepitheliom.	14. Papilloma chorioideum.
8. Spongioblastoma (a) multiforme,	
(b) unipolare.	

Diese neue Ordnung war wohl aus dogmatischen Gründen zunächst sehr breit angelegt. Mit zunehmender Erfahrung wurde sie vereinfacht und schließlich auf 8 Arten zusammengedrängt, auf die sich Baileys Bearbeitung in Penfields (1932) Handbuch stützte.

Gleichzeitig bestimmte Cushing in den Krankengeschichten der von ihm operierten Patienten den Beginn der frühesten Lokalsymptome, das Einsetzen der allgemeinen Hirndruckzeichen, den postoperativen Verlauf und die Überlebensdauer. Durch Vergleich von 254 von Bailey morphologisch klassifizierten Tumoren mit den klinischen Daten konnte man die durchschnittliche Überlebensdauer ungefähr berechnen und eine erste Vorstellung von dem biologischen Verhalten der Hirngeschwülste gewinnen: Das schnellere Wachstum zeigten die Geschwülste mit einer geringeren Zelldifferenzierung, das langsamere die aus den höher entwickelten Formen (s. S. 116).

Die Bedeutung dieser Ergebnisse läßt sich heute in den folgenden Sätzen zusammenfassen: Durch die Klassifikation nach Bailey-Cushing (1926—1930) gelang es, das Chaos der mannigfaltigen Formen und Arten der Hirngeschwülste zu gliedern und zu ordnen. Die Einteilung hatte eine biologische Bedeutung, d.h. die Arten gaben zugleich einen Anhalt für die Überlebensdauer. Später stellte sich heraus, daß diese Geschwulstarten zudem noch in einer Reihe von anderen Punkten ihres biologischen Verhaltens übereinstimmten, so im Vorzugssitz, im Erkrankungsalter der Patienten und in der Bevorzugung eines bestimmten Geschlechtes. Darauf wird unten (s. S. 45ff.) noch näher eingegangen.

Der Vergleich mit den histogenetischen Vorstufen war wohl eher als eine Arbeitshypothese denn als onkologisches Dogma über die tatsächliche Herkunft der Geschwulstzellen gedacht. Er führte zahlreiche Angriffe herbei, von denen man nur sagen kann, daß sie, aus der Ruhe, aber auch aus der Weltfremdheit der Studierstube geboren, nicht auf gleicher ärztlicher Ebene lagen wie die Arbeiten der beiden Verfasser, die rastlos am Krankenbett arbeitend eine neue Ära der Neurochirurgie geschaffen hatten. Gewiß, man mag die theoretischen und wissenschaftlichen Vorstellungen der neuen Klassifikation in zahlreichen Punkten widerlegen können, die neue Einteilung war aber für die *klinische* Arbeit äußerst praktisch und wurde der Schlüssel zu den unbestreitbaren Erfolgen der Neurochirurgie seit 1926. Und trotz mannigfacher Einwände besonders von seiten der Allgemeinpathologie [Roussy (1928), H. J. Scherer (1933), Singer-Seiler (1933), Ostertag (1936) u.a.] hat sich auf allen Gebieten, wo die Therapie im Vordergrund stand, die neue Einteilung durchgesetzt. Es fiel dabei besonders ins Gewicht, daß diese Art zu klassifizieren letztlich nur eine konsequente und moderne Fortentwicklung der Ansätze von PICK und BIELSCHOWSKY (1911) und besonders von RIBBERT (1918) war.

Auch die Allgemeinpathologen übernahmen immer häufiger die neue Nomenklatur [HAMPERL (1942) BERGSTRAND (1943), WILLIS (1953) in ihren Lehrbüchern], während EWING in seinem Geschwulst-atlas (s. z.B. die spanische Ausgabe von 1948) noch eine Mischung ältester und modernster Bezeichnungen verwandte.

H. J. SCHERER (1940), der sich bereits früher als einen entschiedenen Gegner der „amerikanischen Einteilung" bekannt hatte, hat diese Einwände erneut zusammengefaßt. Andererseits haben GAGEL (1938) in Deutschland und D. RUSSELL (1933, 1934) in Großbritannien die neue Einteilung in der vorgelegten Form übernommen und damit große Sammlungen klassifiziert. Auch ich konnte bereits 1937 die TÖNNISsche Sammlung nach diesem Schema klassifizieren [s. die Zahlen im Referat von TÖNNIS (1938)].

Es gab aber auch zahlreiche andere Ansätze zu einer *fruchtbaren* Kritik dieser Klassifikation, die jedoch die Grundlinie der Neuordnung bejahten [BERGSTRAND (1933), ROUSSY-OBERLING (1932), DEL RIO HORTEGA (1932)]. Sie werden im folgenden Kapitel ausführlich dargestellt.

Der heutige Stand der Klassifikation der Hirngeschwülste.

Bei uns hat sich eine Einteilung herausgebildet, die sich fließend von der Einteilung BAILEYs (1932) ableitet. Sie läßt sich am besten begründen, wenn ich die Klassifikationen und Verbesserungsvorschläge anderer Verfasser im Zusammenhang beschreibe.

ROUSSY, LHERMITTE und CORNIL (1924) hatten fast gleichzeitig mit den nordamerikanischen Autoren eine Klassifikation der Hirngeschwülste versucht, die aber noch an verschiedenen Stellen unvollkommen bleiben mußte, da sie die Imprägnationsmethoden nicht herangezogen hatten. Auch sie unterschieden die Geschwülste nach der Ähnlichkeit mit reifen und embryonalen Geweben. Die Breite ihrer Untersuchungen ist aber besonders zu betonen, da sie — wie früher RANKE (1911) — in ihrer vorzüglichen allgemeinpathologischen Beschreibung auch die progressiven und regressiven Vorgänge in den Geschwülsten würdigten. Sie unterschieden Astrocytome, celluläre und afibrilläre Gliome, Glioblastome und Spongioblastome. ROUSSY hatte 1928 an der BAILEYschen Einteilung noch auszusetzen, daß die Histogenese im ZNS zu wenig gesichert sei, um eine Klassifikation darauf aufzubauen; diese müsse infolgedessen hypothetisch bleiben. ROUSSY-OBERLING (1931) aber haben sich in ihrem Atlas bereits weitgehend der BAILEY-CUSHINGschen Einteilung genähert.

Einteilung der Gliome nach ROUSSY-OBERLING.

1. Gliome: Astrocytome, Oligodendrogliome, Glioblastome.
2. „Ependymochoroid"-Tumoren: Ependymocytome, Ependymoblastome, Ependymogliome, Plexuspapillome.
3. Ganglioneurome.
4. Neurospongiome.
5. Neuroepitheliome.

Der Unterschied im Einteilungsprinzip soll nach der Angabe der Verfasser besonders darin liegen, daß sie nur von einer *Ähnlichkeit* der Geschwülste mit den embryonalen Geweben sprechen, was nicht notwendigerweise eine dysembryogenetische Entstehung voraussetze, wie angeblich die Darstellung von BAILEY-CUSHING (1926). BAILEY hat jedoch später eine derartige doktrinäre Begründung seiner Einteilung abgestritten (PENFIELDs Handbuch, 1932).

PENFIELD (1932) hat sich frühzeitig den Vorschlägen von BAILEY und CUSHING angeschlossen. Seine Bearbeitung der Geschwülste übernimmt die gleichen 8 Gruppen. In nur wenig geänderter Form fand diese Klassifikation auch die offizielle Zustimmung der Amerikanischen Neurologischen Gesellschaft und Nomenklatur-Kommission. Von neurochirurgischer Seite faßte PUUSEPP (1927, 1931) seine Erfahrungen in 3 Bänden einer „Chirurgischen Neuropathologie" zusammen, die aber die Therapie zum Mittelpunkt hatte und auf eine Klassifikation keinen besonderen Wert legte.

Einteilung der Gliome nach PENFIELD.

1. Astrocytom.
2. Glioblastoma multiforme.
3. Medulloblastom.
4. Ependymom.
5. Astroblastom.
6. Spongioblastoma polare.
7. Oligodendrogliom und Oligodendroblastom.
8. Neuroepitheliom.
9. Pinealom.

Im einzelnen übte PENFIELD (1931) eine sehr fruchtbare Kritik an der Deutung gewisser Gruppen durch BAILEY-CUSHING, auf die ich später bei der Besprechung der Einzelarten noch näher eingehe.

Auch Schaffer (1927/33) wich eigentlich nur in der Zusammenfassung der Einzelgruppen und in der Nomenklatur von der Bailey-Cushingschen Einteilung ab, während er das Ordnungsprinzip bejahte. (Die einzelnen Zellformen der „gliogenetischen Leiter" wurden als Ausgangspunkt der Geschwulsteinteilung übernommen.) So unterschied er das Ependymom, das Dendrogliom (Makro-, ob auch Mikrodendrogliom sollte noch entschieden werden) und schließlich das Adendrogliom (das Oligodendrogliom der üblichen Einteilungen).

Sonstige Einteilungssysteme.

Weiter gab Chiovenda (1933) eine Einteilung der Hirngeschwülste mit den Hauptgruppen der *Gliome, Neurome, Glioneurome* und *Pinealistumoren*. Nach einem recht komplizierten System der Unterordnung standen schließlich die folgenden Arten für die Klassifizierung zur Verfügung: Astrocytome (3 Unterarten), Ependymome (3 Unterarten), Plexuspapillome, Spongioblastome (5 Unterarten), Glioblastome (3 Unterarten), Plexuscarcinome, Ganglienzelltumoren (4 Unterarten), Medulloblastome und Pinealome (2 Unterarten). Die Anlage dieses Systems ist sonst die gleiche wie bei Bailey und Cushing.

Singer und Seiler (1933) unterschieden Medulloblastome — Neurome — und Ganglioneurome der verschiedenen Reifegrade. Die Einteilung von Bailey und Cushing lehnten sie ab.

Ein Verbesserungsvorschlag von Bergstrand (1932, 1933) wurde besonders fruchtbar, weil auch er aus einer engen Zusammenarbeit mit dem Neurochirurgen Olivecrona entsprang. Der letzte hatte bei den Gliomen des Großhirns die „bösartigen" und „gutartigen" Formen unterschieden (1927, 1932). Bergstrand gab dieser Einteilung nun die feinere morphologische Begründung. Er reichte mit einer Unterscheidung von 2 Hauptgruppen zur Klassifizierung der häufigeren Gliomformen des Großhirns aus: den gutartigen Typen der Astrocytome (fibrillär, protoplasmatisch, gigantocellulär) und den bösartigen der Glioblastome (multiforme, fusiforme, protoplasmaticum). Das Astroblastom reihte er bei den gigantocellulären Astrocytomen ein. Auf das polare Spongioblastom konnte er verzichten, während das Ependymom und Oligodendrogliom so selten waren, daß er glaubte, sie unberücksichtigt lassen zu können.

Bei den Kleinhirnformen der Astrocytome hatte er in einer Arbeit des Jahres 1933 bereits auf die biologischen und morphologischen Unterschiede von den gleichgenannten Großhirnformen hingewiesen, später aber diese Schilderung durch eine Erweiterung der Beschreibung verwischt, die einige Fehldeutungen enthielt (1937). Die von ihm für diese Geschwulst vorgeschlagenen neuen Namen Gliocytoma embryonale und Glioneuroblastom haben sich nicht durchgesetzt. Sie widersprachen im übrigen auch seinen sonst so dankenswerten Bestrebungen nach Vereinfachung der Namengebung.

Im gleichen Jahre hatten auch Cox und Cranage (1937) ihre Erfahrungen mit der Bailey-Cushingschen Klassifikation in einer sehr lesenswerten und gut begründeten Arbeit niedergelegt. Sie hatten die bekannte Terminologie ohne Abweichungen übernommen. Den Bezeichnungen auf Grund der Zelltypen in der Histogenese standen sie mit einigen Bedenken gegenüber. Sie glaubten vielmehr, daß die *Anaplasie* reifer Zellen im geschwulstmäßigen Wachstum eine größere Rolle spiele. Dankenswerterweise hatten sie aus ihren wohlbegründeten Anschauungen die Konsequenzen für die Namengebung nicht gezogen. Auf Einzelheiten dieser Arbeit wird später eingegangen.

Auch Carmichael (1928) war auf Grund der Untersuchung von 75 Tumoren (62 Gliomen) grundsätzlich zu einer Bestätigung der Brauchbarkeit der Bailey-Cushingschen Einteilung gekommen. Allerdings schien ihm eine Vereinfachung unter Betonung zweier Hauptgruppen angebracht, einer astroblastischen und spongioblastischen (eines der Merkmale war die Imprägnierung mit Goldsublimat: die erste Gruppe stellte sich dabei gut dar, die letzte nur spärlich).

Schließlich muß ich hier die Arbeiten Del Rio Hortegas (1932, 1945) näher betrachten, der seine Erfahrungen bei der wissenschaftlichen Durcharbeitung der intrakraniellen Geschwülste in 2 Monographien und später außerdem in zahlreichen Arbeiten aus seiner argentinischen Arbeitsstätte niedergelegt hat. Hortega hat dort (1945) noch einmal ausführlich begründet, daß nach seiner Meinung von einer „Keimzelle" (dem Glioblasten) die verschiedensten Gliazellen und entsprechend auch Blastome hervorgehen können, zwischen denen es Übergänge gibt. Auch sollte sich die Entwicklung der neoplastischen Glioblasten — wenn auch nicht mit absoluter Strenge — an die Entwicklungslinie der normalen Glia halten.

Wichtig ist besonders die Trennung der Zellformen, die sich vom Medullarepithel entwickeln, in eine Reihe, zu der die *Gliome*, und eine andere, zu der die *Paragliome* in Beziehung standen (s. Abb. 1). Diese Unterteilung in Gliome und Paragliome schien mir so wertvoll, daß ich sie übernommen habe.

Bei den unreifen Gliomen (Glioblastomen unterschied Hortega 2 Hauptformen, die isomorphen und heteromorphen Typen. Unter den isomorphen finden wir einige Geschwülste aus der Gruppe des

Glioblastoma multiforme, des Oligodendroglioms, des Ependymoms und des Medulloblastoms. Unter den heteromorphen erscheinen die übrigen Glioblastome, aber auch z. B. das monstrocelluläre Sarkom unserer Nomenklatur.

An diesem Punkt muß die Kritik an der Einteilung HORTEGAs einsetzen, die wohl nicht im mindesten die großen Verdienste schmälert, die sich HORTEGA auch in seinen Arbeiten über die Geschwülste erworben hat. Er gibt aber den wesentlichen Fortschritt der Einteilung BAILEY-CUSHINGS auf, deren Hauptvorzug die Parallele zwischen morphologischem Bild und biologischem Verhalten war. Diese Gruppen werden jetzt zugunsten einer *rein histologischen* Einteilung verlassen, und damit geht HORTEGA unzweifelhaft einen Schritt rückwärts. Zu dieser Auffassung scheint ihn seine normalhistologische Schulung und die Analyse der Zelltypen mit den Metallimprägnationen verleitet zu haben, bei denen die *Gestalt* der Einzelzelle ja sicher das auffälligste Merkmal ist.

Dabei kann man über Einzelheiten noch streiten, z. B. ob die Zellen des Medulloblastoms dem hypothetischen Neuroblasten der histogenetischen Lehre entsprechen, wie HORTEGA annimmt. Völlig uneinheitlich aber ist die Zusammensetzung der „Astroblastom"-Gruppe von HORTEGA, wo wir einzelne gigantocelluläre Astrocytome, einige polymorphe Glioblastome, monstrocelluläre Sarkome, aber auch einige polare Spongioblastome antreffen. HORTEGA bevorzugt in der Benennung kombinierte Namen wie Glioblasto-Astroblastom oder Astroblasto-Astrocytom, d. h. Gruppenbildungen, die für den Kliniker unklar bleiben. HORTEGA ist der großen Gefahr erlegen, seine Einteilung rein histogenetisch und zellmorphologisch aufzubauen, die Gewebsarchitektur nicht genügend zu beobachten und besonders hat er versäumt, sein System ständig durch die *biologischen* Aspekte zu kontrollieren, wie sie nur die Klinik geben kann.

F. HENSCHEN hatte sich in seinem Referat (1934) über die Gliome ebenso wie MORELLI (1936) mit nur unwesentlichen Abweichungen hinter die Einteilung HORTEGAs gestellt. In seiner Handbuchbearbeitung von 1954 hat F. HENSCHEN dagegen die heute allgemein gültige Nomenklatur gebraucht, die sich von der unserigen praktisch nicht unterscheidet. Das ausgezeichnete Referat von F. HENSCHEN (1934) ist hervorzuheben, da es besonders

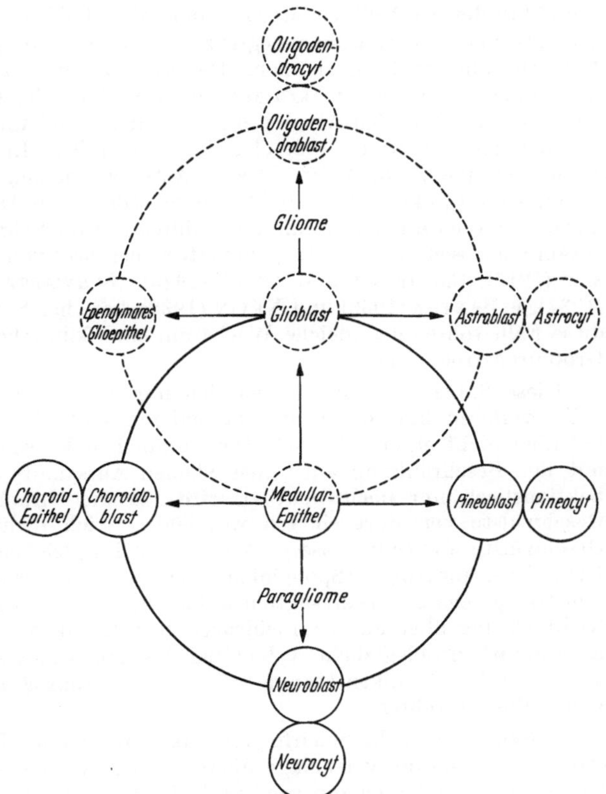

Abb. 1. Zellstammbaum zur Ableitung der Gliome und Paragliome nach DEL RIO HORTEGA.

in seinem allgemeinen Teil einen glänzenden Überblick über die allgemeine Pathologie der Hirngeschwülste gibt. Er vollendete so, was O. LOTMAR (1918) vorbildlich begonnen hatte. Auch H. J. SCHERER (1933—1940), der sonst allen Klassifikationen grundsätzlich ablehnend gegenüberstand, fand die Einteilung HORTEGAS noch am ehesten annehmbar. H. J. SCHERER (1933—1935) hatte sich am Anfang seiner Arbeiten über die Hirngeschwülste besonders mit der Einteilung von BAILEY und CUSHING befaßt und glaubte, sie an dem Bild einer kleinen Sondergruppe der Tumoren [dem Glioblastoma multiforme gangloides von FOERSTER-GAGEL (1936), s. Sarkome] ad absurdum führen zu können. Daß eine Klassifikation auf Grund der Zellgestalt möglich sei, wollte er nicht wahrhaben. Er bedauerte, daß die Einteilung der „Histogenetiker" die Gliomfrage zu einem reinen „Problem der Zelldiagnostik" gemacht habe, die „mehr und mehr in zytologische Spielereien ausartete".

Er hat dann seit 1933 in einer großen Reihe von Arbeiten eine Fülle von sehr wertvollen Einzelergebnissen und Beobachtungen an den Hirngeschwülsten veröffentlicht, die noch lange nicht genügend ausgeschöpft sind. Die Auswertung seiner Ergebnisse wird natürlich dadurch erschwert, daß er sich gegen jede Einteilung gesträubt hat und keine Klassifikation verwendet. Da er die Benennung der Arten nach den heute üblichen Namen ablehnt, ist in den meisten Arbeiten nicht oder nur schwer zu erkennen, für welche Geschwulstart die jeweilige Beschreibung von Architektur, Verhalten des Stromas, Wachstum usw. gilt. Erst in den Mitteilungen der letzten Jahre hat er die von ihm schroff abgelehnte „amerikanische Einteilung" selbst angenommen.

SCHERER hatte seine Arbeit 1933 damit begonnen, eine neue Einteilung der Geschwülste zu fordern, es ist ihm aber bis zum Schluß nicht gelungen, über seine Kritik hinaus auch nur die allgemeine

Richtung einer solchen neuen Einteilung anzudeuten. Die von ihm vorgebrachten Einwürfe haben häufig ins Schwarze getroffen, wenn auch seine wenig konziliante Form immer wieder Anstoß erregt hat.

Aber seine Erfahrungen und Anschauungen über die *biologische Beurteilung* von Geschwülsten haben sich als ein einwandfreies Fehlurteil herausgestellt, was wieder auf die fehlende Zusammenarbeit mit dem Kliniker zurückzuführen ist. Es seien hier nur wenige Sätze herausgestellt, die er als die wesentlichsten Ergebnisse seiner Arbeit bezeichnet (1940):

Nur eine Gliomart, die Ependymome, zeigte ein rein expansives Wachstum, das allein eine ausreichende Chance für die Exstirpation ohne Rezidiv bietet. Alle anderen Arten wüchsen ohne Ausnahme infiltrierend und seien insofern maligne. Immerhin hätten ungefähr 30 % aller Gliome (mit Einschluß der cerebellären Astrocytome, Medulloblastome, gewisser Oligodendrogliome und mancher Glioblastome) eine so wohl abgegrenzte und makroskopisch sichtbare Wachstumszone, daß sie für eine Teilentfernung in Frage kämen. Die überwiegende Mehrzahl der Gliome, ungefähr 60 %, dehnten sich weiter aus, als man makroskopisch vermutete. Sie wüchsen entweder sekundär (30 %) oder primär (25 %) diffus. Von den Astrocytomen stellt er fest, daß sie durch den diffusen Wachstumscharakter und ihre meist enorme Größe charakterisiert seien. Er habe nicht ein einziges umschriebenes Astrocytom gefunden. Die Mehrzahl aller Astrocytome zeige eine Dedifferenzierung in Richtung auf das Glioblastom („sekundäre" Glioblastome). Diese neue Definition der Großhirnastrocytome als primärdiffuse Gewächse ließe sie mit den zahlreichen im Schrifttum beschriebenen Fällen zu einer Gruppe zusammenfassen, wie sie als „Gliomatosis cerebri" von LANDAU (1910), ANGYAN (1912), BIELSCHOWSKY (1915), CASSIERER und LEWY (1923), SCHWARTZ und KLAUER (1927), FOERSTER und GAGEL (1934), v. SANTHA (1936) und NEVIN (1938) [zit. bei SCHERER (1940)] beschrieben worden sind. Alle diese Fälle sollten das gleiche Wachstum und klinische Verhalten zeigen wie die — klassischen — Großhirnastrocytome.

Diese Sätze SCHERERs lassen sich nur dadurch erklären, daß er den Kontakt mit der Klinik völlig verloren hat, der ja den besonderen Wert der Ergebnisse BAILEY-CUSHINGS ausmachte. Er hat aber nicht einmal den selbstverständlichen Einwand gegen sich selbst erhoben, daß Ergebnisse mit der Beschränkung auf einen kleinen Ausschnitt des Beobachtungsgutes — wie er heute am Sektionstisch nur noch sichtbar wird, da die Hirnchirurgie die großen Gruppen der operablen Geschwülste von dort einfach wegzieht — sich nicht auf das *Gesamtgebiet* der neuroepithelialen Geschwülste anwenden lassen. Wenn man im gleichen Atemzug die Medulloblastome und die sog. Kleinhirnastrocytome (Spongioblastome) als *einigermaßen abgegrenzte* Geschwülste bezeichnet, die sich wenigstens zur Teilresektion anbieten, dann ist das nur zu erklären durch eine grundsätzliche Nichtachtung aller aus neurochirurgischen Kliniken veröffentlichten Erfahrungen nach Operation. Eine derart grundsätzliche Ablehnung des „amerikanischen" — und auch aus den skandinavischen und deutschen Kliniken stammenden — Erfahrungsgutes muß unausbleiblich zu derartig grotesken Fehlschlüssen führen.

SCHERERs Stil, die Schärfe einer fast zersetzenden Polemik gegen die Klassifikation — die durch eigene Verbesserungsvorschläge nicht gestützt wurde —, die Überheblichkeit seiner Behauptungen haben seinen Arbeiten die genügende Beachtung oft verscherzt. Aber seine Forderung nach einer „totalen" Untersuchung der ganzen Geschwulst verdient Berücksichtigung, wenn sie auch für die deutschen Neuropathologen, die aus der NISSL-SPIELMEYERschen Schule kamen, eine Selbstverständlichkeit war. Denn aus dieser Schule stammte die erste große und vollständige Beschreibung der Riesenzellgliome [OLGA LOTMAR (1919)]. BAILEY (1947) hat diese Kritik SCHERER gegenüber mit aller Schärfe ausgesprochen und ihm vorgeworfen, daß er sich leider nicht mit der von ihm so scharf angegriffenen „amerikanischen Literatur" vertraut gemacht habe.

Die BAILEY-CUSHINGsche Einteilung der Gliome hat inzwischen in der Gewebszüchtung eine wesentliche Stütze gefunden. Untersuchungen von KREDEL (1928), CANTIBLAND und RUSSELL (1935), BLAND und RUSSELL (1938), COX (1933), BUCKLEY (1929), BENEDEK und JUBA (1943), LUMSDEN (1955), POMERATH (1955) habe nnachweisen können, daß in der Tat eine individuelle, morphologische und biologische Eigenart der aus Geschwülsten gezüchteten Zellen (z. B. in Bewegung und Form) bestand. Das zeigte sich besonders bei der Darstellung des Wachstums im Film. Während z. B. zwischen Astrocytomen und Oligodendrogliomen wesentliche Unterschiede bestanden, waren diese zwischen Astrocytom und Glioblastom nicht so groß, wie man nach den Erfahrungen am fixierten Material hätte erwarten sollen.

Die Bedeutung derartiger Untersuchungen wird klar, wenn man daran denkt, daß daraufhin RUSSELL (1934) die polaren Spongioblastome als eigene Gruppe angezweifelt hat: in der Kultur ließen sich Beweise finden, daß die auswachsenden Zellen „piloide" Astrocyten (im Sinne PENFIELDS) seien, die nur durch die gegenseitige Lagerung und Formung als bipolare, spindelige Zellen erschienen.

Cox (1933) gelang sogar die Züchtung von Geschwulstzellen aus Meningeomen, Neurinomen und Angioblastomen neben den bereits vorher erfolgreich gezüchteten Gliomen. Die gezüchteten Zellformen glichen meist den bei histologischer Verarbeitung gesehenen Bildern (s. auch S. 88). —

Die dann folgenden Arbeiten zur Klassifikation sind ohne große Bedeutung. Es seien daher nur die von MAFFEI (1937) und JÉQUIER-DOGE (1941) sowie die zahlreichen Untersuchungen von GLOBUS (1932, 1938, 1942), KUHLENBECK (1947, 1948) und Mitarbeitern erwähnt.

So wurde an einigen Forschungsstätten der Versuch gemacht, auf dem Boden der histogenetischen Deutung weitere Einheiten zu entwickeln. Hier hat GLOBUS (1938) Sonderformen der Geschwülste in der regio striothalamica als Spongioneuroblastome beschrieben. Er hat später mit KUHLENBECK (1942, 1944) eine weitere Differenzierung versucht und Geschwülste, wie die ependymalen Spongioblastome, die „Übergangsgliome" (transitional gliomas) und das Glioneurom beschrieben, das sind Namen, die später von KUHLENBECK und HAYMAKER (1946) bei der Klassifikation von Geschwülsten aus dem Pathologischen Institut der amerikanischen Armee erneut verwandt wurden. Ich werde unten bei Besprechung der einzelnen Arten auch auf diesen Einteilungsversuch noch näher eingehen. GLOBUS selbst hat diese streng histogenetische Linie allerdings 1942 wieder verlassen, als er ein Gewächs der Infundibulargegend nun wieder *lokalisatorisch* als „Infundibulom" benannte und damit entweder die Lokalisation oder aber ein für diese Lokalisation charakteristisches *Gesamtgewebe* als Einteilungsmerkmal aufnahm. Ein letzter Versuch in dieser Richtung geht auf SCHEINKER zurück, der 1945 ventrikelnahe Gewächse als *Subependymome* herausgestellt hat.

Unserer Ansicht nach ist es unmöglich, an der histogenetischen Deutung der Geschwülste festzuhalten. Es handelte sich bei dieser histogenetischen Ordnung nur um eine *Arbeitshypothese*, in der niemals — das hat später BAILEY (1932) scharf betont — eingeschlossen war, daß die Geschwulstzellen nun auch tatsächlich aus *embryonalen* Spongioblasten, Astroblasten usw. beständen. Die histogenetische Deutung als Dogma ist heute an so zahlreichen Stellen — als letztes meiner Meinung nach durch die Neuordnung des Astroblastoms und Spongioblastoms — durchlöchert, daß eine noch breitere Ausdehnung auf unklare Formen und die Bildung immer neuer Namen nicht gerechtfertigt ist. Geht man aber gar so weit, ein histogenetisches Schema für die *Normalentwicklung der Zellen* auf Grund von Befunden in *Geschwülsten* abzuleiten, so heißt das meiner Ansicht nach, das Pferd vom Schwanz aufzuzäumen. So wird man mit Reserve an KERNOHANS Schema herangehen, wo er gewisse morphologische Ähnlichkeiten von Oligodendrogliomen und Ependymomen für die Entwicklungsleiter der normalen Glia auswertete (1937).

Abschließend kann man feststellen, daß heute die Tendenz der meisten Verfasser darauf hingeht, die Einteilung von BAILEY und CUSHING immer stärker zu kondensieren und das endgültige Schema mit dem biologischen Verhalten der Geschwulstarten in Einklang zu bringen.

Wenn also festzustellen ist, daß sich die histogenetische Deutung zwar als ein äußerst fruchtbares Ordnungsprinzip erwiesen hat, so scheint ihre Mission auf diesem Gebiet jetzt *abgeschlossen*. Die immer wieder vorgenommenen Versuche, diese Theorie bis zum letzten zu treiben, werden nur dazu führen, ihre Ergebnisse endgültig in Mißkredit zu bringen. Da aber die von BAILEY herausgesonderten Arten *in der Tat als Einheiten bestehen*, muß man sie auf einem anderen als dem histogenetischen Wege zu deuten versuchen. Diese Deutung ist bereits durch Vergleich mit den *Normalgeweben* bzw. als anaplastische Abartung dieser möglich. Man kann also die histogenetische Erklärung verlassen, ohne ihre Ergebnisse aufzugeben.

Während also diese Arbeiten den ersten Entwurf von BAILEY-CUSHING orthodox fortführten, zielten andere Arbeiten auf eine Vereinfachung hin. So hat vor kurzem die Arbeitsgruppe um KERNOHAN (Mayo-Clinic) (1949) unter Hinweis auf die überholte histogenetische Deutung eine neue vereinfachte Klassifikation mitgeteilt, aus dem wünschenswerten Bemühen heraus, die Einteilung der Hirngeschwülste auch den Allgemeinpathologen verständlich und annehmbar zu gestalten. KERNOHAN glaubt, daß die Arten nicht durch Entwicklung aus bestimmten Geweben und ihren Reifungsstufen entstünden, sondern durch *Anaplasie* der Zellentwicklung, wie COX und ROUSSY das bereits frühzeitig für die Glioblastome angenommen hatten, und wie ich es auch bei der Stellung dieser Geschwulstart berücksichtigt habe. KERNOHAN meint (s. allgemeines Schema S. 10), daß sich fließende Reihen vom fibrillären und protoplasmatischen Astrocytom über das Astroblastom bis hin zum Glioblastom ziehen, und daß sich eine gleiche Entwicklungslinie auch bei den Ependymomen nachweisen ließe. Wenn auch die übrigen Geschwulstarten von ihm im einzelnen noch nicht genau bearbeitet worden sind, so stellt er doch für sie eine ähnliche Entwicklungslinie heraus. Es ergibt sich daraus bei ihm das folgende Schema.

Die von Kernohan (1949) vorgeschlagene Änderung der Klassifikation der Gliome.

Tabelle 1.

Neue Namen	Alte Namen mit neuen Namen in Klammern
Astrocytom Stufe 1—4	Astrocytom (Astrocytom Stufe 1) Astroblastom (Astrocytom Stufe 2) Polares Spongioblastom (verlassen) Glioblastoma multiforme (Astrocytom Stufe 3 und 4)
Ependymom Stufe 1—4	Ependymom (Ependymom Stufe 1) Ependymoblastom (Ependymom Stufe 2—4) Neuroepitheliom (verlassen) Medulloepitheliom (Ependymom Stufe 4)
Oligodendrogliom Stufe 1—4	Oligodendrogliom (Oligodendrogliom Stufe 1) Oligodendroblastom (Oligodendrogliom Stufe 2—4)
Neuroastrocytom	Neurocytom Ganglioneurom Gangliocytom Gangliogliom } (Neuroastrocytom Stufe 1) Neuroblastom Spongioneuroblastom Glioneuroblastom } (Neuroastrocytom Stufe 2—4) und andere
Medulloblastom	Medulloblastom

Zu diesem Kernohanschen Vorschlag seien mir hier schon die folgenden allgemeinen Bemerkungen erlaubt, während ich Einzelheiten später bei der Besprechung der Definition der Arten nachholen werde. Seine Aufgliederung erfolgt vorwiegend nach cytologischen Gesichtspunkten, eine Gesamtwertung der Geschwulst (als „organoide" Einheit) wird nur gelegentlich durch Einbeziehung der Gefäße angedeutet. *Regressive Zellveränderungen* als mögliche Grundlage einer Zell- und Gewebsgestalt werden überhaupt nicht erwogen.

Fehlschläge in der biologischen Beurteilung von Geschwülsten haben mich veranlaßt, die Veränderung der normalen Ausgangsgewebe einer Geschwulst durch regressive Vorgänge zu studieren (1940/1941, 1949). Ich weise nur darauf hin, daß etwa das ausgesprochene gutartige Spongioblastom (sog. Kleinhirnastrocytom) und manche Meningeome rein durch rückläufige Veränderungen ein sehr polymorphes Bild annehmen können (s. Abb. 78d, 80a—d, 82a und b, 83).

Wenn man histologisch untersucht und einen kleinen Gewebsbezirk deutet und dann eine biologische Prognose nach dem angeblichen Malignitätsgrad stellt *ohne diese Tatsache zu berücksichtigen*, muß man Schiffbruch erleiden. Es kommt dazu, daß gleiche Geschwülste in verschiedenen Teilen auch verschiedene histologische Bilder zeigen können, ohne daß ihre biologische Gesamtwertigkeit dadurch beeinflußt ist. Das wissen wir etwa vom Oligodendrogliom, wo wir die kleinzellige Normalstruktur und eine spindel- oder großzellige Abart bei dem gleichen Tumor nebeneinander finden (s. Abb. 98, 110). Hier kann es dem Spiel des Zufalls überlassen bleiben, welches der 3 Gewebe wir im Operationsmaterial zur Bearbeitung und Diagnose erhalten. Ähnliches gilt für das monstrocelluläre Sarkom und andere Geschwülste.

Ich möchte zur Unterstützung meiner Anschauungen auf eine allgemein-pathologische Parallele hinweisen, nämlich die Verhältnisse bei den Nierengeschwülsten. Hier hat Apitz (1943) die Gewebsverhältnisse in einer Reihe von grundlegenden Arbeiten geschildert und an zahlreichen Abbildungen auf die außerordentliche Variabilität der Zell- und Gewebstypen innerhalb einer Geschwulst bzw. in ihren verschiedenen Metastasen hingewiesen. Diese müßten *jede für sich* eine ganz verschiedene biologische Beurteilung erfahren. Apitz vermochte an Hand dieser Beobachtungen sogar die Entwicklung der Nierenkrebse aus den gutartigen Strumen nachzuweisen. Dadurch ist der Versuch einer „Gradeinteilung" (grading), der auf den Amerikaner BRODERS zurückgeht, von vornherein auch für die Hirngeschwülste in Frage gestellt, wie wir es oben betont haben.

Besonders verwirrend wirkt aber die Neugliederung der „Neuroastrocytome" durch KERNOHAN, wo gutartige Ganglienzellgeschwülste mit jahrzehntelanger Vorgeschichte und vieljähriger Überlebensdauer nach Operation in der gleichen Gruppe mit den als Ganglio-Gliome beschriebenen höchst malignen Fällen stehen, die wir heute als monostrocelluläre Sarkome kennen. Doch auch darauf wird unten näher eingegangen.

Diese Stellungnahme mag theoretisch erscheinen, auch wenn sie sich auf sehr breite eigene histologische und biologische Erfahrungen mit den Hirngeschwülsten gründet; man wird gerechterweise erst die Ergebnisse des KERNOHANschen Versuches abwarten müssen, der inzwischen schon Nachfolger gefunden hat. Denn inzwischen veröffentlichte RINGERTZ [Acta path. scand. (Københ.) **27**, 5 (1950)] seine Erfahrungen mit einem ähnlichen Gradsystem der Malignität in Zusammenarbeit mit der OLIVECRONAschen Klinik (Astrocytom — Glioblastom — Ependymom — Oligodendrogliom).

Die heutige Klassifikation.

Bei den eigenen Versuchen der Klassifikation der über 4000 Hirngeschwülste unserer Sammlung habe ich ein vereinfachtes Schema benutzt.

Zur Ordnung bildeten wir zunächst die 4 Familien der

A. neuroepithelialen (neuroektodermalen) Tumoren, B. mesodermalen Tumoren, C. ektodermalen Tumoren, D. Mißbildungstumoren.

A. Neuroepitheliale Tumoren.

Für die Gruppierung sahen wir hier 10 Arten vor, die

1. Medulloblastome	6. Ependymome
2. Spongioblastome	7. Plexuspapillome
3. Oligodendrogliome	8. Pinealome
4. Astrocytome	9. Neurinome
5. Glioblastome	10. Gangliocytome

Sie finden sich in sämtlichen modernen Einteilungen — wenn auch noch unter anderen Namen — wieder, doch sind die hier gebrauchten Bezeichnungen am weitesten verbreitet. Sie haben sich besonders auch im angelsächsischen Sprachkreis durchgesetzt. Verschiedene Arten sind fortgelassen. Ich werde diese Auslassung unten vertreten und meine Auswahl begründen.

Die Verwandtschaft und Wertigkeit dieser Arten läßt sich am besten durch Zusammenfassung in 4 Hauptgruppen darstellen:

A. Medulloblastome, B. Gliome, C. Paragliome, D. Gangliocytome.

Die Tabelle 2 zeigt die Aufgliederung der 10 Unterarten in die 4 Hauptgruppen:

Tabelle 2.

Reifegrad			
Undifferenziert	*A. Medulloblastome* Retinoblastom — Pineoblastom — Medulloblastoma cerebelli — Sympathoblastom		
Differenziert	*B. Gliome* Spongioblastom Oligodendrogliom Astrocytom	*C. Paragliome* Ependymom Plexuspapillom Pinealom Neurinom	*D. Gangliocytome* Gangliocytoma cerebri et cerebelli (tr. sympathici)
Anaplastisch	Glioblastome	? ? ? anaplastische Ependymome Pinealome	? ? ?

Übersicht über unsere Einteilung der „Hirngeschwülste"
und anderer raumbeengender Prozesse.

A. Neuroepitheliale Tumoren
   I. Medulloblastome
     1. Medulloblastome
       a) Retinoblastom
       b) Pineoblastom
       c) Medulloblastoma cerebelli
       d) Sympathoblastom
  II. Gliome
     2. Spongioblastome (einschließlich der sog. Kleinhirnastrocytome)
     3. Oligodendrogliome
     4. Astrocytome (fibrilläre, protoplasmatische, gigantocelluläre Astrocytome, Astroblastome und maligne Astrocytome)
     5. Glioblastome (globuliforme, fusiforme, multiforme)
  III. Paragliome
     6. Ependymome
     7. Plexuspapillome
     8. Pinealome
     9. Neurinome
  IV. Gangliocytome
    10. Gangliocytome
      a) Gangliocytom des Großhirns, der Oblongata, des Rückenmarks
      b) Gangliocytom des Kleinhirns
      c) Gangliocytom des Sympathicus

B. Mesodermale Tumoren
    11. Meningeome (endotheliomatöse, fibromatöse, angiomatöse)
    12. Angioblastome
    13. Fibrome
    14. Sarkome
      a) Sarkomatose der Meningen (diffus)
      b) Sarkomatose der Gefäße (diffus)
      c) Sarkome der Arachnoides des Kleinhirns (umschrieben)
      d) Sarkome der Gefäße (umschrieben) = sog. monstrocelluläre Sarkome
      e) Fibrosarkome
      f) Die primäre diffuse Melanomatose
    15. Chondrome
    16. Lipome
    17. Osteome
    18. Chordome

C. Ektodermale Tumoren
    19. Kraniopharyngeome
    20. Hypophysenadenome
      a) eosinophile
      b) basophile
      c) chromophobe
    21. Cylindromatöse Epitheliome

D. Mißbildungstumoren
    22. Epidermoide
    23. Dermoide
    24. Teratome

E. Gefäßmißbildungen und Gefäßgeschwülste
    25. Angiome und Aneurysmen
      a) Angioma cavernosum
      b) Angioma capillare ectaticum (Teleangiektasien)
      c) Angioma venosum
      d) Angioma arteriovenosum aneurysmaticum (kongenitales arteriovenöses Angiom)
      e) Angioma capillare et venosum calcificans (Sturge-Weber)
      f) Aneurysmen, Varicen und arteriovenöse Aneurysmen

F. Sonstige raumfordernde Prozesse
    26. Unklassifizierte Blastome
    27. Metastasen

28. Parasiten
 a) Cysticercen
 b) Echinokokken
 c) Sonstige Parasiten
29. Granulome und Mykosen
 a) Tuberkel
 b) Gummen
 c) Mykosen
30. Arachnitis und Ependymitis
 a) Arachnitis adhäsiva cystica
 b) Ependymitis

Definition des Begriffes der „Hirngeschwülste". Der heute in der Neurochirurgie allgemein verwandte Name „Hirngeschwülste" („Intrakranielle Tumoren)" bedarf in der hier verwandten Reichweite noch einer kurzen Begründung, denn manche Autoren werden ihn strenger fassen und auf die vom Hirngewebe ausgehenden *Blastome* beschränken wollen. Es hat sich aber in der hier vorgeschlagenen Form überall in der Klinik durchgesetzt, seit OPPENHEIM (1902) darunter alle innerhalb des Schädelinnenraumes entstehenden Neubildungen einschließlich der Cysten verstand, soweit ihre Erscheinungen denen der Tumoren entsprachen.

Die Abgrenzung der einzelnen Arten
in den heute verwandten Einteilungsschemata der Hirngeschwülste.
I. Neuroepitheliale Tumoren.
Medulloblastome.

1. Medulloblastome des Kleinhirns. Diese Hauptgruppe soll einige undifferenzierte Gewächse zusammenfassen (unter diesen das uns bekannte Medulloblastom des Kleinhirns), die eine Reihe von Gemeinsamkeiten haben. Früher wurde als Vergleichszelle des Medulloblastoms eine undifferenzierte Reifungsstufe des Neuralepithels [Medulloblast, „indifferente Zelle" SCHAPERs (1897)] betrachtet, die sich angeblich nach der Ganglien- und Gliaseite zu entwickeln vermochte, d.h. bipotentielle Eigenschaften haben sollte. Dem trug auch der französische Name des Neurospongioms und der GAGELsche des Neurogliocytoms Rechnung. Nach unseren Untersuchungen ist diese Deutung aus dem Zellbild der Geschwulst, in dem sich angeblich neben den undifferenzierten auch gliös und neural entwickelte Zellen befanden, kaum gerechtfertigt.

Vielmehr habe ich die in der Geschwulst erkennbaren Ganglien- und Gliazellen immer als *ortsständige* Zellen des infiltrierten Kleinhirns auffassen müssen. Doch wird der Vergleich mit undifferenzierten Zellen der Neurocytogenese als solcher richtig sein. Auch KERNOHAN (s. S. 10) behält in der neuen Einteilung die Medulloblastome als eigene Gruppe bei, fügt allerdings Gewächse an, die er bisher als Medulloepitheliome (s. unten) klassifiziert hatte.

Neben diesen undifferenzierten Kleinhirngeschwülsten gibt es im Jugendalter gleichartige der Pinealisgegend, der Retina und des Sympathicus. Von diesen verhalten sich die Pineoblastome in Gewebsart, Wachstum und Metastasierung wie die Kleinhirngeschwülste. BAILEY hat sie daher auch eng nebeneinander gestellt. Doch auch die Retinoblastome und Sympathoblastome sind ihnen biologisch gleichartig und wurden daher auch von BAILEY als „analoge" Geschwülste bezeichnet. Histologisch sind alle 4 Gewächse so ähnlich — besonders auch in ihrer Neigung zur Pseudorosettenbildung —, daß ihre Gewebe gelegentlich selbst vom Geübten nicht unterschieden werden können, es sei denn, das Vorkommen „echter Rosetten" im Retinoblastom ließe dieses mit Sicherheit diagnostizieren. (Das gilt aber nur für einen *Teil* der Retinageschwülste!) Die beiden *peripheren* Vertreter unterscheiden sich allerdings durch das Ausmaß der Metastasierung in keimblattfremde Gewebe von ihren zentralen Vettern (Retinoblastom: besonders auch in den Knochen, Sympathoblastom: Lymphknoten, Knochen, Leber). Die biologische Wertigkeit ist bei allen 4 Typen gleich: sie sind hochmaligne.

Die früher als Medulloblastome des Großhirns beschriebenen Gewächse haben sich bei genauer Untersuchung als Gewächse anderer Unterarten herausgestellt, meist als Oligodendrogliome [CUSHING (1935)].

Schließlich soll erwähnt werden, daß die Auffassung des Medulloblastoms als Sarkom [NISHI (1929)] heute verlassen ist. Der Nachweis von silberfaserigem Bindegewebe im Blastom erklärt sich aus der Infiltration der weichen Häute der vielen Kleinhirnläppchen, die mit in die Geschwulst einbezogen werden [ZÜLCH (1940)].

Gliome.

Diese Hauptgruppe umfaßte früher praktisch alle im Hirn vorkommenden neuroepithelialen Gewächse. Da man aber heute unter „Glia" — den Vergleichszellen — nur die Astrocyten und Oligodendroglia versteht, der man die *Paraglia* mit den Spezialparenchymen des Ependyms, Plexus chorioideus, der Pinealis und des Neurilemms der Schwannschen Zellen gegenüberstellen kann, sollten die entsprechenden Folgerungen auch für die Einteilung der Geschwülste gezogen werden. Das ist wohl erstmalig durch Del Rio Hortega mit der Einführung der Gruppe der *Paragliome* geschehen. Wir haben diese Anregung konsequent weitergeführt. — Die Mikroglia blieb hier aber bisher unberücksichtigt. Ihre Bedeutung für die Blastomenentstehung wird unten diskutiert (s. S. 19). Für den Kliniker wird allerdings der Name „Gliom" als der alle neuroepithelialen Geschwülste umfassende zunächst noch in Geltung bleiben, da diese ja oft erst durch histologische Untersuchung näher gegliedert werden können.

2. (Polare) Spongioblastome. Die Deutung dieser Gewächse macht bisher noch Schwierigkeiten. Als Vergleichszelle der orthodoxen Lehre galt die Reifungsstufe des Spongioblasten, einer bipolaren Zelle der Histogenese (Abb. 2), über deren morphologische und färberische Eigenschaften aber niemals Einigung erzielt wurde [Zülch (1939)].

Ein solcher Vergleich mit einer *wenig differenzierten* Zelle würde zudem nicht der biologischen *Gutartigkeit* dieser Gewächse entsprechen. Außerdem kommen neben spongioblastenartigen Elementen immer zahlreiche „höher entwickelte", zum Teil astrocytenartige Zellen mit mehreren Fortsätzen vor. Hortega (1945) hat diese Gewächse übrigens als Abkömmlinge der Oligodendroglia aufgefaßt, und die Geschwülste als „fusiforme" Oligodendrocytome beschrieben. Kernohan (s. S. 10) hat die Gruppe der Spongioblastome aufgegeben und führt sie bei den Astrocytomen. Soweit ich übersehen kann, gehört auch das Infundibulom von Globus (1942) in die Gruppe der Spongioblastome.

Dor. Russell hat 1955 ihre Auffassung wiederholt, daß sich in der Gruppe der Spongioblastome zwei Arten verbergen, die pilocytischen Astrocytome Penefields und die eigentlichen (malignen!) Spongioblastome aus undifferenzierten protoplasmatischen Zellen.

Bei einer neuen Deutung muß man meines Erachtens von dem Sitz der Spongioblastome ausgehen, der — vielfach identisch mit dem der Ependymome — überall *ventrikelnah* ist. Zudem ist eine für die Spongioblastome spezifische Eigenart die Bildung der Rosenthälschen Fasern, eigenartiger Degenerationsformen der faserigen Zellfortsätze, die den Tumor mit einer Reihe von krankhaften Veränderungen der subependymären Glia nach Entzündung und degenerativen Prozessen bis hin zur Syringomyelie verbindet. Es scheint daher am ehesten gerechtfertigt, die Spongioblastome auf eine blastomatöse Wucherung der *subependymären, reifen* Glia zu beziehen. Diese steht morphologisch zwischen Ependymzelle und Astrocyt und entspricht in der Opalskischen (1934) Beschreibung etwa den Tumorzellen des Spongioblastoms [Zülch (1940)]. Auch die entzündlichen und degenerativen Veränderungen der Ependymitis granularis und plastica ähneln als Narben den Spongioblastomen weitgehend, wie ich immer wieder an eigenen Präparaten feststellen konnte. Bei den Spongioblastomen gliedern wir heute auch die sog. *Kleinhirnastrocytome* ein, deren Sonderstellung und Abtrennung von der Großhirnform seit mehr als einem Jahrzehnt begründet ist. Sie stellten bisher die Hauptmenge der sog. *piloiden Astrocytome* oder wurden oft auch als *Spongioblastome des Kleinhirns* diagnostiziert. Ein morphologischer oder biologischer Unterschied zwischen diesen teils als Astrocytome, teils als Spongioblastome benannten Gewächsen besteht aber nicht. Es wäre daher unsinnig, eine *einheitliche Unterart* bei der Klassifikation zu zerreißen, weil in dem Zellgemisch einmal die bipolaren, spongioblastenartigen, das andere Mal die astrocytenähnlichen Formen überwiegen. Ich rechne also sämtliche sog. Kleinhirnastrocytome zu den Spongioblastomen. Wenn auch der Name *Spongioblastom* meiner neuen Deutung — dem Vergleich mit der *subependymären* Glia — noch nicht entspricht, so habe ich vorläufig von der Umbenennung abgesehen, bis die neue Auffassung sich durchgesetzt hat. In Frage käme etwa der Name „Ependymogliom" — der bisher allerdings von Roussy-Oberling (1931) für bestimmte Ependymomformen gebraucht wird — oder „Subependymom".

Meningeale Gliose — Astrocytosis arachnoideae cerebelli. Von Oberling (1922) und Schmincke (1934) sind Fälle von Spongioblastomen des Kleinhirns und Opticus beschrieben worden, bei denen die Ausbreitung in den Meningen diejenige der primären Spongioblastome übertraf. Wir haben keinen Fall gesehen, der eine derartige Untertrennung notwendig machte. Nur ein Fall einer diffusen Ausbreitung in den Meningen und den subpialen Schichten hätte den Namen einer *Gliomatose* verdient (Abb. 82d). Doch war hier der Tumor vorwiegend verschleimt und glich eher einem protoplasmatischen Astrocytom. Er blieb unklassifiziert. Es muß daher noch genauer untersucht werden, in welchem Verhältnis die „primären Gliome“ der Leptomeningen oder die „arachnoidale Astrozytose“ [WALKER (1940), O. T. BAILEY (1936)] zu den sonstigen Hirngeschwülsten stehen.

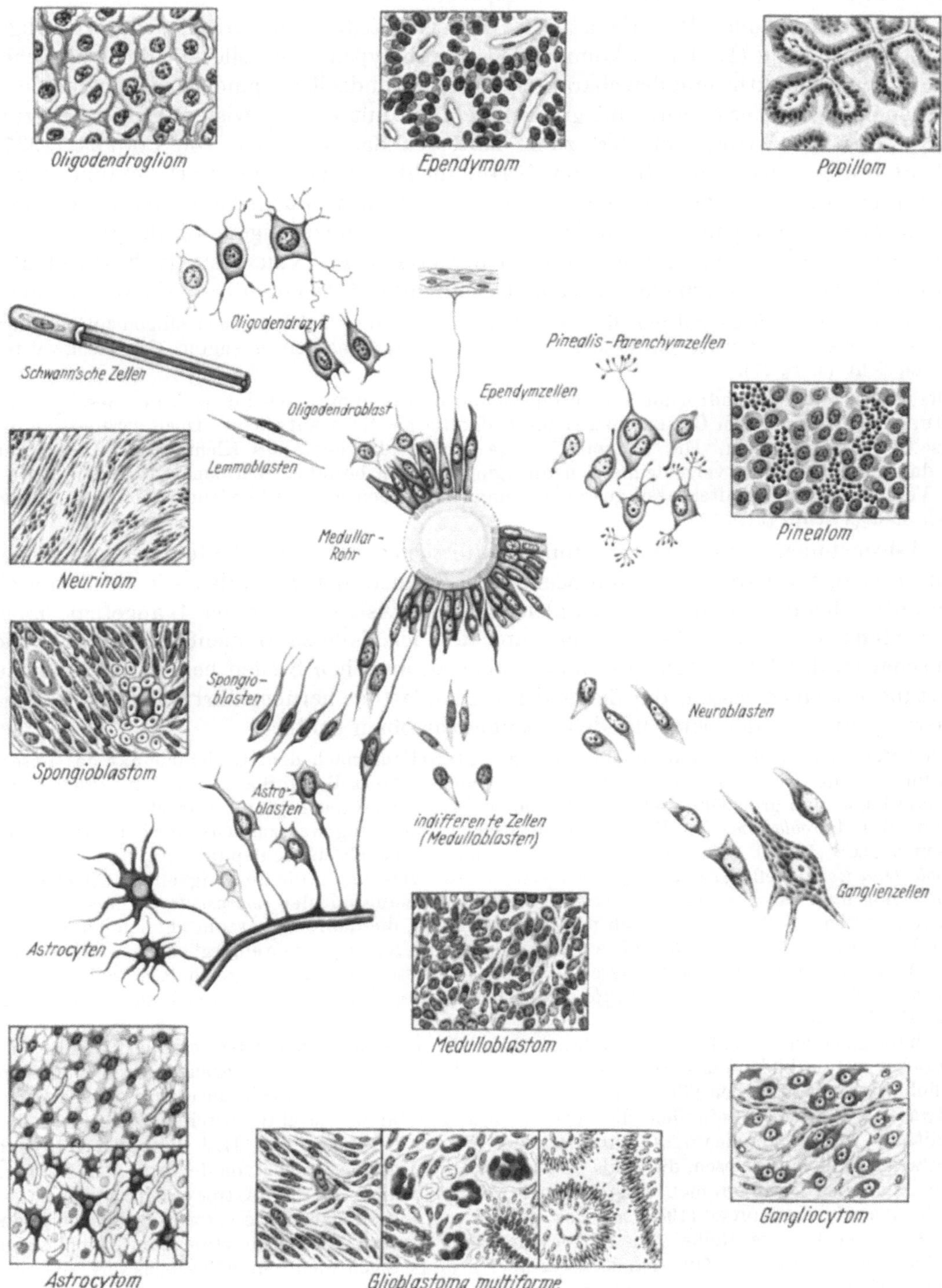

Abb. 2. Die Entwicklung der reifen Zellen und ihrer Reifungsstufen aus dem Medullarrohr mit den dazu in Vergleich gesetzten Hirngeschwülsten (nach „Die Hirngeschwülste“ JOH. AMBR. BARTH, 1951).

O. T. BAILEY (1936) beschrieb damals bei einem 39jährigen Mann im Frontoparietalgebiet einen Tumor, der hauptsächlich mit der Dura, wenig mit dem Hirn verhaftet war. Er war polymorph und ähnlich einem gigantocellulären Astrocytom. Er hatte zahlreiche Mitosen. Er wurde vom Verfasser als Astrocytom der Leptomeninx aufgefaßt und auf Gliazellnester bezogen, die von WOLBACH (1907) beschrieben waren. Ähnliche Befunde sah auch Kernohan (1931, 1952). Abbott and Glass haben 1955 erneut einen Fall eines leptomeningealen Glioms beschrieben, der dem ersten von O. T. Bailey ähnlich sein soll. Auch dieser soll von heterotopischen Nestern ausgehen.

3. Oligodendrogliome. Wichtig ist der Hinweis auf die drei verschiedenen im Oligodendrogliom [Zülch (1941)] vorkommenden Gewebstypen: die Teile mit der klassischen Honigwabenarchitektur und den charakteristischen Rundzellen, spindelzellige Teile (die an das Spongioblastom erinnern) und großzellige Teile mit einer gewissen Ähnlichkeit zum gigantocellulären Astrocytom. Trotzdem halte ich das Vorgehen von Cooper (1935), H. J. Scherer (1942) und Hortega (1945) nicht für wünschenswert, nunmehr von Mischformen, d. h. etwa Oligoastrocytomen zu sprechen. Vielmehr kann man histologisch bei Paraffineinbettung und Versilberung sowohl die spindelzelligen wie die großzelligen Teile als Gewebe des Oligodendroglioms sicher erkennen. Kernohan (s. S. 10) glaubt, auch bei den Oligodendrogliomen je nach der Malignität 4 Arten unterscheiden zu können.

Ich habe 1955 noch einmal auf die große Polymorphie auch bei typischen Oligodendrogliomen hingewiesen, was den Zimmermannschen Befunden bei experimentell erzeugten Hirngeschwülsten nur entspricht (s. S. 27).

Die Frage, ob Oligodendrogliome auch im Kleinhirn vorkommen, scheint nach der Beschreibung von Juhasz (1942) aus dem Gagelschen Labor endgültig positiv beantwortet. Doch wird es sich um sehr seltene Fälle handeln. Die Mehrzahl der als Oligodendrogliome des Kleinhirns beschriebenen Fälle dagegen dürfte aus verschleimenden Spongioblastomen bestehen, bei denen durch die regressiven Veränderungen Architekturen zustande kommen, die denen der Oligodendrogliome täuschend ähnlich sind (s. Abb. 79 d).

4. Astrocytome. Bei den Astrocytomen unterschied man die 3 Unterarten der protoplasmatischen, fibrillären und gigantocellulären Formen, denen ich das — makroskopisch kaum unterscheidbare und biologisch gleichartige — Astroblastom als 4. angefügt habe. Eine 5. bildet das maligne Astrocytom, unter dem ich Fälle zusammenfasse, die noch die Eigenschaften des Astrocytoms aufweisen, aber an manchen Stellen bereits eine maligne Entartung erkennen lassen, die fließend ins Glioblastom herüberführt. Die sog. Kleinhirnastrocytome werden jetzt bei den Spongioblastomen geführt.

Ich hoffe, man wird in Zukunft eine bessere Unterteilung nach dem Gesichtspunkt des Faserreichtums und der Zellgröße vornehmen können: man könnte z.B. fibrilläre klein- und großzellige, afibrilläre klein- und großzellige sowie neben diesen das maligne Astrocytom unterscheiden. Die Abgrenzung des *Astroblastoms* der Bailey-Cushingschen Einteilung war zunächst noch unzureichend gewesen [Zülch (1939)]. Hielt man sich streng an histogenetische Gesichtspunkte, d.h. suchte nach „astroblastenartigen" Zellen, so fand man sie meist in Geschwülsten, die die Bösartigkeit des *Glioblastoms* hatten. Ging man dagegen von der Baileyschen Beschreibung mit der *perivasculären Lagerung* von astroblastenartigen Zellen aus, so stieß man auf Gewächse, die dem Astrocytom ähnlich waren. Ich habe daher mit Bergstrand (1933) das Astroblastom bei den Astrocytomen eingegliedert.—Kernohan (s. S. 10) hat sich umgekehrt an die erste — mehr histogenetische — Deutung gehalten. Seine Astroblastome erscheinen daher in der 2. Stufe der Astrocytome und zeigen eine Entwicklung in Richtung auf das Glioblastom.

Ich habe an einem besonders aufschlußreichen Fall den Übergang eines in der Form noch erhaltenen, umschriebenen faserbildenden Astrocytoms (s. S. 249) in einen benachbart gelegenen Tumor vom Typ des Glioblastoms beschrieben [Teltscharow und Zülch (1948)] und habe in unserem Beobachtungsgut etwa 10% Gewächse gefunden, die neben dem astrocytären Charakter bereits Kennzeichen der Malignität — wie das Glioblastom — aufweisen (maligne Astrocytome). Auch H.J. Scherer (1940) hat auf derartige Fälle hingewiesen, die er als „sekundäre Glioblastome" streng von den primären trennte. Unsere „malignen Astrocytome" entsprechen etwa der Gruppe III der Astrocytome Kernohans.

Will man wie Kernohan (1949) auf das Glioblastom als Sondergruppe verzichten, so mag man eine dreifach gegliederte Reihe vom Astrocytom über das maligne Astrocytom zum Glioblastom aufstellen wie Ringertz (1950). Ich halte es aber grundsätzlich nicht für wünschenswert, die eingebürgerte Einteilung zugunsten des neuen Versuches zu verlassen, zumal man aus dieser Reihe leicht schließen könnte, daß sich *alle* Glioblastome auf der Grundlage von Astrocytomen *anaplastisch* entwickelten, was sicher nicht der Fall ist. H. J. Scherer (1940) trennt daher mit Recht die beiden Gewächse des „primären" und „sekundären" Glioblastoms auch genetisch scharf. Ich habe die Schererschen Auffassungen über das Astrocytom oben bereits wiedergegeben.

5. Glioblastome: Hier wird eine Reihe von zelltypologisch nicht einheitlichen Gewächsen zusammengefaßt, die aber makroskopisch, wachstumsmäßig und biologisch übereinstimmen. Wir können nach dem vorherrschenden Zelltyp, soweit gewünscht, 3 Arten unterscheiden: Die globuliformen, d. h. aus kleinen Rundzellen bestehenden, die fusiformen, d. h. spindelzelligen, und die multiformen Vertreter. Eine wesentliche biologische Bedeutung hat diese Unterteilung meiner Erfahrung nach nicht.

Die Auffassung als *Gliosarkom* kann wohl nach den heutigen Forschungen nicht mehr vertreten werden, insbesondere nachdem ich eine zahlenmäßig nicht ganz kleine Reihe von echten Sarkomen [monstrocelluläre Sarkome (ZÜLCH 1953)] ausgliedern konnte, die früher als Glioblastoma ganglioides oder auch als Gangliocytom oder aber sehr oft als bindegewebsreiche Glioblastome klassifiziert worden waren. Auf die Stellung der Glioblastome als Astrocytome 4. Grades bei KERNOHAN (s. S. 10) wurde bereits hingewiesen. BUSCH und CHRISTENSEN (1947) haben in einer Arbeit, die über diese Gruppe sonst interessante Einzelheiten bringt und besonders auch auf den Vorzugssitz eingeht, die Glioblastome in 3 Untergruppen eingeteilt. Ihr Einteilungsprinzip wechselt (angionekrotisches-multicelluläres und magnocelluläres Glioblastom) und die magnocelluläre Gruppe verhält sich biologisch viel günstiger als die beiden anderen. Sie entspricht weitgehend dem großzelligen Astrocytom bzw. der *malignen* Form der üblichen großzelligen Astrocytome.

Eine neue Unterteilung von DAVIS-MARTIN-GOLDSTEIN-ASHKENAZY (1949) in angioproliferative und angiothrombotische Glioblastome trifft nach meinen Erfahrungen keine wesentlichen Eigenschaften, ja, kann sich bei Untersuchung großer Schnitte gar nicht klar durchführen lassen, da die Thrombosen ja zu Nekrosen führen und die Angioproliferationen gerade am Rande von Cysten und Nekrosen entstehen [ZÜLCH (1939) und s. Abb. 111, 190].

Paragliome.

Dieser Name ist anscheinend von DEL RIO HORTEGA (1932) eingeführt worden. Ich habe jedoch aus meiner Gruppe der Paragliome die Gangliocytome ausgegliedert und dafür die Neurinome eingeführt, die auf die „periphere Glia" der SCHWANNschen Zellen zu beziehen sind (Abb. 1).

6. Ependymome. Bei den Ependymomen ist eine weitere Unterteilung weder morphologisch nach biologisch nötig. Eine Abgrenzung gegenüber den Neuroepitheliomen wird unten gegeben.

Ich habe, wie zahlreiche Verfasser vor mir, die Unterteilung in Ependymome und Ependymoblastome aufgegeben und auch die Dreiteilung KERNOHANs (1937) nicht übernommen. Ich habe allerdings darauf hingewiesen, daß die Ependymome des Großhirns im Jugendalter, die — abgesehen von der Wachstumsbeschleunigung, gemessen an der Zahl der Mitosen — nicht von den übrigen Ependymomen zu unterscheiden waren, sich biologisch viel ungünstiger verhalten als diese [ZÜLCH (1940)].

Weiter ist mir aufgefallen, daß die Ependymome um das Foramen Monroi und den 3. Ventrikel die übliche Architektur mit den kernfreien Räumen um die Gefäße weniger ausgeprägt zeigen, als die übrigen Formen [ZÜLCH und SCHMID (1955)], und daß Ependymschläuche im vermehrten Maße nur bei den Ependymomen im Aquädukt und Rückenmark zu beobachten waren (s. Abb. 231 b).

Ich konnte aber einen biologischen Unterschied zwischen den letztbeschriebenen beiden Formen nicht erkennen.

Nun hat KERNOHAN (1949) eine morphologische Viergliederung der Ependymome vorgeschlagen, wobei er gleichzeitig die im Jahre 1937 gegebene Gruppierung mit Einschluß der Plexuspapillome aufgibt. Seine jetzige Gruppe 1 zeigt einen ähnlichen Bau, wie wir ihn bei den oben erwähnten Ependymomen am Foramen Monroi gesehen haben, er ist insofern für Ependymome etwas atypisch. Seine Gruppen 2 und 3 entsprechen der klassischen Beschreibung der Ependymome und wir können aus Bildern und Beschreibung einen sicheren Unterschied — es sei denn an den Mitosen der Gruppe 3, wodurch diese etwa unseren Großhirnhemisphären-Ependymomen entsprächen — nicht herausarbeiten. Seine Gruppe 4 scheint äußerst selten, ich habe sie gelegentlich bei Rezidiven als Entdifferenzierungsstadium gesehen und abgebildet (ZÜLCH 1940).

Zur Gruppe 4 rechnet er auch noch die Medulloepitheliome, auf die ich als eigene Gruppe seit Beginn verzichtet habe.

Es ist weiter zu erwähnen, daß ich die ependymären Spongioblastome von GLOBUS und KUHLENBECK (1944) — die dem Ependymoblastom von KERNOHAN entsprechen sollen — teils als Glioblastome (z. B. Fall 3 — 1942), teils als echte Ependymome (z. B. der Großhirnhemisphären — Fall 3, 1944 — und des Foramen Monroi — Fall 6 — 1944), oder schließlich als Plexuspapillom des rechten Seitenventrikels (Fall 7, 1944, „papilläres Ependymom") klassifizieren würde, soweit man das aus Text und Abbildungen überhaupt vermag.

Hier scheint mir eine Zusammenfassung biologisch *verschiedenartiger* Gewächse zu einer einheitlichen Gruppe versucht, was nicht zweckentsprechend, aber auch morphologisch nicht überzeugend sein kann.

Die Subependymome Scheinkers (1945), deren Zellen nach seiner Beschreibung nicht unterscheidbar sein sollen von denen der normalen subependymären Glia, scheinen mir nach den Bildern seines Buches (1948, Abb. 120 und 122) zum Teil Ependymome mit regressiv verändertem Gewebe zu sein (wie das Giampalmo bereits 1937 beschrieben hatte), zum Teil handelt es sich aber auch um infiltrierend wachsende Geschwülste (Abb. 123), z.B. eine besondere Art der Spongioblastome, wie sie in der Septumgegend nicht so selten vorkommen. Es scheinen also auch hier biologisch verschiedenartige Gewächse zu *einer Art* zusammengefaßt zu werden, wogegen die gleichen Bedenken bestehen.

7. Plexuspapillome. Ich habe diese histologisch wohl charakterisierten Geschwülste als eigene Gruppe beibehalten, da sie sich auch dem Sitz nach nicht mit den Ependymomen zusammenfassen lassen. Weitere Unterteilungen sind nicht nötig. Maligne Papillome mit dem Verhalten echter Hirnkrebse kommen nicht vor. Es handelt sich bei diesen Gewächsen vielmehr gewöhnlich um Metastasen von nicht erkannten Körpertumoren (s. S. 589). — Dagegen gibt es eine diffuse Absiedlung sonst gutartiger Papillome über den Liquorraum (Abrißmetastasen, Abb. 248, 249). Der häufig von den Allgemeinpathologen verwandte Name „Plexuskrebs" scheint mir daher nicht angemessen.

8. Pinealome. Nach der Überführung der Pineo*blastome* in die Gruppe der Medulloblastome gibt es bei den Pinealomen noch zwei histologische Unterarten, die sich aber biologisch wenig unterscheiden (s. S. 353).

Ich sah einen Zirbeltumor eines 72jährigen Mannes, dessen Polymorphie dazu zwingt, ihn als anaplastisches Gewächs dieser Art aufzufassen. Auch ihn würde ich nicht als „Zirbelkrebs" bezeichnen (s. S. 354), zumal er das Mesoderm nicht infiltrierte und keine Metastasen setzte.

9. Neurinome. Die Neurinome können hier kurz behandelt werden, obwohl noch erhebliche Abweichungen in der Benennung und Deutung bestehen (perineurales Fibroblastom, Neurinofibrom usw.). Ich bin von der Beweisführung von Mallory und Penfield (1932) nicht überzeugt, die die Neurinome vom Bindegewebe ableiten, obwohl ich zugebe, daß sich eigenartige — aber anscheinend für das Neurinom spezifische — Silberfasern darstellen lassen. Doch sind diese nach meiner Beobachtung mit den üblichen Gitter-(Retikulin-)fasern nicht identisch (s. Abb. 267c, d). Ich halte auch die solitären Tumoren am peripheren Nerven für Neurinome, bei denen das dort immer reichlich vorhandene epi- und endoneurale Bindegewebe als Stroma mitproliferiert. Die Geschwulst der Recklinghausenschen Krankheit am peripheren Nerven ist grundsätzlich die gleiche, wenn sie auch durch den Gehalt an Bindegewebe besonders ausgezeichnet ist. Die Kerne können etwas verschieden sein, ähnlich wie bei manchen spinalen Neurinomen (Abb. 266c).

Gangliocytome.

10. Die Gangliocytome des Großhirns und Hirnstammes unterscheiden sich wesentlich von den gleichnamigen Gewächsen im Kleinhirn und in der Peripherie. Diese durch kasuistische Mitteilungen überreichlich beschriebene Gruppe ist noch sehr schwer zu übersehen. Biologisch scheinen die einzelnen Formen wenig einheitlich, zumal sie meist an ungünstiger Stelle in den tiefen Hirnteilen liegen. Doch hebt sich die von Tönnis und Zülch (1940) beschriebene Gruppe im medio-basalen Temporalhirn heraus, die auch neurochirurgisch gut angreifbar ist.

Bei der Benennung der Gangliocytome können wir in der Neurochirurgie darauf verzichten, dem Gehalt an Glia, Achsenzylindern und Markscheiden durch besondere Namen Rechnung zu tragen (etwa Ganglio-glio-neuroma amyelinicum). — Die typischen Gangliocytome des Kleinhirns sind eine seltene, aber gut abgrenzbare Form, die des Sympathicus dem Allgemeinchirurgen besonders im Brustraum als vorwiegend gutartige Geschwülste bekannt. Die bösartigen Sympathoblastome der Nebennieren und des Sympathicus rechnen wir jetzt zu den Medulloblastomen (s. diese).

Bei der Diagnose eines Gangliocytoms hat man — worauf H. J. Scherer (1934) mit Recht hingewiesen hat — besonders streng darauf zu achten, daß man nicht präexistente Ganglienzellen fehldeutet, was als Gefahr besonders in der Gegend der vegetativen Kerne des 3. Ventrikels droht. Der Nachweis von Ganglienzellen in einem blastomatösen Infiltrat der weichen Häute wird allerdings vor diesem Fehler bewahren. — Ich habe aus den Gangliocytomen die eigenartigen von Schmincke 1914 erstmalig, später von Wätjen (1930), Paul (1926), Scherer (1935), Alpers (1931), Foot (1933) und Foerster-Gagel (1931) beschriebenen Gewächse ausgegliedert, die die letzten Verfasser als ganglioide Spongioblastome beschrieben hatten [Schrifttum s. Zülch (1953)]. Ich glaube heute — wie früher Foot in anderem Zusammenhang und mit anderer Begründung behauptet hat — ebenfalls an die

*Sarkom*natur dieser biologisch dem Glioblastom ähnlichen Gewächse und hoffe, sie nachgewiesen zu haben [ZÜLCH (1953)]. Die Bezeichnung im Schrifttum als ,,Gangliogliom" muß daher falsche Vorstellungen erwecken (s. S. 474ff.).

Bei den Gangliocytomen herrscht noch eine besonders starke Verwirrung in der Auffassung, Einteilung und biologischen Bewertung. KERNOHAN (s. S. 10) will jetzt alle Gangliocytome als ,,Neuroastrocytome" — wieder mit einer Unterteilung in 4 Stufen je nach Malignität — zusammenfassen. Wenn es auch noch an genauen Richtlinien und Merkmalen für die Eingliederung in diese Gruppe fehlt, so sehen wir in seinen vorläufigen Angaben Überschneidungen, da z.B. in der ersten gutartigsten Stufe die Ganglienzellgeschwülste des Großhirns (z.B. die von uns beschriebene Gruppe im Temporallappen) mit den eben erwähnten hochmalignen — im Schrifttum Gangliogliom genannten — Fällen (von Sarkom!) zusammengefaßt werden müßten. In der Einteilung von GLOBUS und KUHLENBECK (1946) führt eine fließende Reihe vom Spongioneuroblastom über das ,,Übergangsgliom" zum ,,Glioneurom". Bei den Spongioneuroblastomen dieser Verfasser finden wir Ventrikeltumoren bei tuberöser Sklerose neben multiformen Glioblastomen (Fall 13) und ,,Gangliogliomen" — d.h. dem monstrocellulären Sarkom unserer Einteilung — wieder, während die Glioneurome sich nach Abbildung und Beschreibung nicht immer deuten lassen. (Aus dieser Gruppe würde ich z.B. Fall 4 der Arbeit von 1942 als Spongioblastom klassifizieren.)

Auch gegenüber den Bestrebungen dieser Verfasser muß ich erneut die Forderung vertreten, daß die zu einer Einteilung verwandten Arten gleichzeitig *morphologische und biologische Einheiten* darstellen sollten.

Neuroepitheliome/Medulloepitheliome. Man wird diese Namen in unserer Aufstellung vermissen. Sie wurden wohl seinerzeit mehr aus dogmatischen Gründen in das Schema von BAILEY-CUSHING (1926) eingeführt. Man deutete gewisse Architekturen in seltenen Gewächsen, z. B. der Retina, als Medullarepithel bzw. faßte die ,,echten Rosetten" in den Retinoblastomen als Neuroepithelreste auf. Nun bildet tatsächlich nur ein Teil dieser Retinoblastome echte Rosetten (übrigens nur im Auge, nicht in den Metastasen!), ein anderer Teil nicht, ohne daß sich diese beiden Formen biologisch unterscheiden würden. Trennen wir sie also nach diesem einen Merkmal, so zerreißen wir wieder eine biologisch einheitliche Blastomgruppe. In jedem Falle wäre aber ein ,,Neuroepitheliom" ein höchst maligner Tumor.

Bei den bisher — meist von Allgemeinpathologen — beschriebenen Neuroepitheliomen [zuletzt SEIFARTH (1949)] aber handelt es sich fast immer um gutartige Gewächse der Ependymomgruppe, bei denen die Berechtigung zur Bezeichnung als Neuroepitheliom in dem — nicht sehr häufigen — Vorkommen von ,,Ependymschläuchen" gesehen wurde. Es wurden also fälschlich ,,echte Rosetten" und Ependymschläuche gleichgesetzt (s. S. 72 und Abb. 15). Es unterscheiden sich aber biologisch Ependymome *mit* Ependymschläuchen und solche *ohne dieselben* überhaupt nicht. Unterteilt man sie nach diesem Merkmal, so zerreißt man wieder eine einheitliche Gruppe. Um die Verwirrung voll zu machen, zeigten aber die Ependymome des Großhirns im Jugendalter, die sich am ehesten *maligne* verhalten, dieses Merkmal der Ependymschläuche niemals!

Von den weiteren im Schrifttum von guten Gliomkennern wie PENFIELD (1932) nur kursorisch angeführten Fällen von Neuroepitheliomen können wir uns kein rechtes Bild machen. In jedem Falle handelt es sich bei diesen Gewächsen der peripheren Nerven um maligne Geschwülste. Zahlenmäßig spielen sie keine Rolle. Im übrigen sei auf die ausführliche Diskussion dieser Fragen in der früheren eigenen Darstellung (1939) und auf S. 95 und 332 verwiesen.

Mikrogliome/Mikrogliomatose. Die bisher beschriebenen Fälle [BENEDEK und JUBA (1941), RUSSELL (1948)] scheinen mir noch nicht ausreichend begründet und müssen meines Erachtens vorläufig unklassifiziert bleiben. Ich habe niemals ein Gewächs mit Sicherheit auf die Mikroglia beziehen können. Auch die Darstellung von RUSSELL hat mich nicht von der mikrogliomatösen Natur der Gewächse überzeugt.

Das von BENEDEK und JUBA (1941) beschriebene *Mikrogliom* bei einem 34jährigen Mann (temporosphenoidal) ist nach dem Bericht schwer mit dem oben gegebenen Schema in Einklang zu bringen. Möglicherweise handelt es sich um einen oligodendrogliomartigen Tumor. — Weiter beschrieben D. RUSSELL und Mitarbeiter 1948 eine plurifokale Ausbreitung von Blastomzellen im Hirn (*Mikrogliomatose)* in 6 Fällen, in drei von diesen gleichzeitig in anderen Organen. In den Herden ist die Zellagerung dicht, in den Randzonen ist sie vorwiegend perivasculär. Man findet zahlreiche Mitosen und vornehmlich fünf verschiedene Zelltypen. Drei Zelltypen stellen sich ,,spezifisch" mit Mikrogliamethoden dar. Manchmal findet sich zwischen den Zellen ein reichliches Gitterfasernetz. Auch die Leptomeningen, die Zirbel und Hypophyse können infiltriert sein.

Wahrscheinlich handelt es sich nicht um eine einheitliche Gruppe von Blastomen. Einige mögen zu den Reticulosarkomen (s. S. 473), einige zu diffusen Sarkomatosen des Körpers (s. S. 469, 472), andere vielleicht auch zu eigenartigen neuroektodermalen Gewächsen (z.B. plurifokal wachsenden Oligodendrogliomen?) gehört haben.

II. Mesodermale Tumoren.

11. Die Meningeome. Unter den mesodermalen Tumoren stellen die Meningeome den Hauptvertreter. Makroskopisch sind sie recht einheitlich, sie lassen sich histologisch je nach Wunsch in 3, 10 oder 22 Unterarten unterteilen. Biologisch hat diese Unterteilung, wie Cushing (1938) selbst zugibt, keine Bedeutung. Wir können uns daher mit der Unterscheidung von 3 Unterarten begnügen, für die die traditionellen Namen: endotheliomatös, fibromatös und angiomatös (endotheliomatosum, fibromatosum und angiomatosum) angemessen erscheinen. Aber auch diese 3 Gruppen unterscheiden sich biologisch kaum. Dagegen ist die Abgrenzung der seltenen, ungekapselten meningio*artigen* Gewächse der Dura wichtig, die in der Randzone infiltrierend wachsen. Diese sollten als *Fibrosarkome* bezeichnet werden, wenn die Kapsel fehlt (s. S. 490).

12. Die Angioblastome. Die Angioblastome Lindaus sind inzwischen gut abgegrenzt. Der Name „Angiom des Kleinhirns" ist wegen der Verwechslungsgefahr zu vermeiden, die Auffassung als „Angiogliom" für bestimmte Gewächse dieser Gruppe wurde bereits von Bailey (1938) zurückgewiesen, während das „Angiogliom" von Bergstrand (1936) nur ein gefäßreiches sog. „Kleinhirnastrocytom" war; das Angiogliom von Scheinker (1938) aber war ein Oligodendrogliom.

13. u. 14. Fibrome und Sarkome. Fibrome kommen im Hirn nur als Seltenheit vor. — In der Gruppe der Sarkome, die im älteren Schrifttum eine große Rolle spielte und damals Meningeome, Glioblastome, Oligodendrogliome und Medulloblastome umfaßte, ist die Reinigung bereits weit fortgeschritten. Ich habe jetzt eine Neugliederung der Sarkome in 5 Unterarten versucht (1953).

Die erste stellt die malignen Fibrosarkome der Dura mater, die bei den Meningeomen erwähnt wurden. Bei der 2. und 3. Art handelt es sich um *diffuse* Sarkomatosen, deren Ausbreitungsweg das eine Mal der Liquorraum ist, von wo aus die Tumorzellen nur geringgradig entlang den Gefäßen ins Hirn vordringen — diffuses Meningealsarkom oder Sarkomatose der Meningen — das andere Mal der Adventitialraum der intracerebralen Gefäße, von wo aus wieder der Liquorraum nur sehr selten erreicht und beschritten wird — sog. periadventitielles Sarkom oder Sarkomatose der Gefäße.

Von den nächsten beiden Arten der *umschriebenen* Sarkome ist das der Kleinhirn-Arachnoides bisher nur in wenigen Fällen beschrieben [Foerster-Gagel (1939)]. Es fehlen mir hier eigene Erfahrungen. Bei der letzten Gruppe schließlich handelt es sich um den erstmalig von Schmincke 1914 beschriebenen Tumor („Ganglioglioneurom"), der zuletzt von Foerster und Gagel (1931) als Spongioblastoma multiforme ganglioides veröffentlicht worden war. Auf die Sarkomnatur dieses Gewächses bin ich oben zu sprechen gekommen (s. Gangliocytome S. 18 und 474).

15.—18. Chondrome, Lipome, Osteome und Chordome. Diese Gewächse sind allgemeinpathologisch ausreichend abgegrenzt und bedürfen keiner genauen Besprechung. Einzig bei den Chordomen scheint es klinisch notwendig, nach ihrem Wachstum benigne und maligne Formen zu unterscheiden. Sie sind allerdings histologisch bisher noch nicht sicher zu trennen.

III. Epitheliale Tumoren.

19.—21. Kraniopharyngeome, Hypophysenadenome und cylindromatöse Epitheliome. Die Aufteilung der Abkömmlinge des Ektoderms bedarf keiner eingehenden Besprechung. Die Trennung der chromophoben und chromophilen Adenome ist nicht immer ganz einfach: Es gibt Mischformen — transitional adenomas oder mixed types — die mehr zur einen oder anderen Form gehören. Es gibt auch durch rasches Wachstum — Mitosen — gekennzeichnete maligne Formen. Das basophile Adenom spielt neurochirurgisch keine Rolle. — Die Kraniopharyngeome sind als biologisch gutartige Gruppe ausreichend beschrieben. Durch regressive Vorgänge — Cholesterinwirkung — entstehende Zellpolymorphien berechtigen nicht zur Auffassung als „Plattenepithelkrebse". Die cylindromatösen Epitheliome an der Schädelbasis wurden hier neu beschrieben.

IV. Mißbildungstumoren.

22/23. Epidermoide und Dermoide sind allgemeinpathologisch ausreichend definiert.

24. Bei den **Teratomen** ist eine Abtrennung von „Teratoiden" ohne biologische Bedeutung.

V. Gefäßgeschwülste, Gefäßmißbildungen und raumbeengende Gefäßveränderungen.

25. Angiome und Aneurysmen. Als Grundeinteilung haben wir die alte VIRCHOWsche, von BERGSTRAND-OLIVECRONA-TÖNNIS (1936) abgeänderte Aufstellung übernommen. Ich habe für die Gefäßgeschwülste einheitlich den Ausdruck *Angiom* mit entsprechenden Zusätzen gebraucht, um die Benennung *Aneurysma,* wie in der Allgemeinpathologie üblich, für eine *sekundäre* Arterienerweiterung zu reservieren. Ein Aneurysma arteriovenosum ist dann im wahren Sinne des Wortes eine sekundäre Verbindung von Arterien und Venen mit Erweiterung derselben, die kongenitale Mißbildung dagegen bezeichnen wir als Angioma arteriovenosum aneurysmaticum. Um eine gleichmäßige Benennung durchzuführen, möchte ich statt des Namens der Teleangiektasen den allgemeinpathologischen des Angioma capillare ectaticum verwenden. Die STURGE-WEBERsche Krankheit bildet pathologisch-anatomisch gesehen ein verkalkendes, capilläres und venöses Angiom der weichen Häute. Das venöse Angiom wiederum ist vom Varix venosus deutlich zu trennen. Als sekundäre Gefäßmißbildungen bleiben schließlich die Wandaneurysmen der Arterien, die Varicen der Venen und Sinus und schließlich die sekundären arteriovenösen Aneurysmen, unter diesen als Hauptvertreter das sog. Carotis-Sinus cavernosus-Aneurysma. Das rein arterielle Angiom scheint bisher noch nicht einwandfrei nachgewiesen zu sein.

VI. Sonstige raumfordernde Prozesse.

26. Unklassifizierte Blastome. Bei den „unklassifizierten Blastomen" sind die Gewächse gesammelt, bei denen — aus Mangel an Material — zwar nachgewiesen wurde, daß es sich um Gewebe eines Blastoms handelte, dieses aber nicht sicher klassifiziert werden konnte. Weiter finden sich hier die bisher überhaupt noch nicht klassifizierbaren Gewächse, die gerade in der Nachbarschaft der Ependymome und Spongioblastome vorkommen. Wir charakterisieren derartige Ähnlichkeiten etwa durch den Beinamen: unklassifiziert „ependymomartig", „spongioblastomartig" usw. [ZÜLCH (1950)].

27.—30. Ich habe in unsere Zusammenstellung auch noch die **Ependymitis** und **Arachnitis** aufgenommen, soweit sie zu groben raumbeengenden Formen des Hydrocephalus führten, d.h. die Fälle von Ependymitis im Aquädukt und von cystenbildender Arachnitis bzw. Arachnoidalcysten der großen Cisternen. Ich möchte diese Maßnahme damit begründen, daß auch andere entzündliche Prozesse wie die **Granulome, Gummen, Tuberkel** und die **Parasiten** in den Gesamtdarstellungen der Neurochirurgen aufgeführt werden, die ja bei strenger Begriffsauffassung ebenfalls keine „Hirngeschwülste" sind [s. S. (13)].

Die Bedeutung der Klassifikation für die Hirnchirurgie.

Die genaue Klassifikation der Hirngeschwülste wurde in den Laboratorien der hirnchirurgischen Kliniken nach den Richtlinien der Allgemeinpathologie entwickelt. Ihr Hauptwert besteht in der genauen biologischen Prognose, die der Klassifikation einer Geschwulst heute entspringt. Verständlich, daß die Kliniken an eine für sie brauchbare Klassifikation nun ihrerseits gewisse Anforderungen stellten. Sie müssen verlangen, daß die Namen international *uniform* oder zumindest *verständlich* bleiben. Dazu wäre die Zustimmung einer internationalen Nomenklaturkommission wünschenswert, zumal nachdem für Nordamerika bereits die vereinfachte PENFIELDsche, für Südamerika aber die HORTEGAsche Klassifikation als bindend erklärt wurden. Zum zweiten sollten die Namen der Einteilung nicht *wechseln.* Nur dann kann sich mit der Gruppenbezeichnung gleichzeitig auch der Begriff einer bestimmten *biologischen Prognose* verbinden.

Diese Zusammenhänge sollten nämlich dem Kliniker so in Fleisch und Blut übergehen, daß er sofort rückfragt und die Überprüfung und nähere Untersuchung der Diagnose einer Geschwulst verlangt, wenn Vorgeschichte und Überlebensdauer mit den bisherigen Kenntnissen über das Verhalten der Geschwulstart nicht übereinstimmen, ehe er sich mit dieser Divergenz zufrieden gibt.

Man wird daher als Morphologe, um die biologische Wertigkeit der Gruppen *rein* zu halten, lieber eine Geschwulst „unklassifiziert" lassen (und nur eine eventuelle Ähnlichkeit herausstellen), als sie in eine der Untergruppen „hineinzupressen".

Welche Anforderungen muß man an eine solche morphologische Klassifikation der Hirngeschwülste stellen? Sie muß *morphologisch begründet* sein, soll eine *biologische Bedeutung* haben und *knapp, übersichtlich* und *verständlich* sein.

Dazu gehört selbstverständlich, daß die *Namen* nicht ständig wechseln. Sie haben oft Gegenstand zu erregten Auseinandersetzungen gegeben. Hier spielen Prioritätsgründe oft eine ausschlaggebende Rolle für die Starrheit, mit der Meinungen vertreten werden. Ich habe daher 1939 etwas ironisch erwogen, ob man nicht überhaupt auf Namen verzichten könne und diese durch Buchstaben oder Zahlen ersetzen sollte, wie das NISSL im Streit um die von ihm beschriebenen Ganglienzellveränderungen ebenfalls als Ausweg diskutiert hat. CUSHING sagte 1935 (s. S. 14 des Buches über die „Intrakraniellen Tumoren"): „Für den Chirurgen ist es allein wichtig zu wissen, welche Art von Geschwulst er freigelegt hat, wie immer dieser Tumor ‚alias' heißt. Ein Medulloblastom ist auch mit einem anderen Namen eine höchst ungünstige Tumorform . . ."

Eine Klassifikation kann aber nicht überall verstanden werden, wenn sich ein Geschwulstname von Jahr zu Jahr ändert, wie das etwa bei den sog. Kleinhirnastrocytomen geschehen ist (Gliocytoma, embryonale, Glioneuroblastom, sog. Kleinhirnastrocytom, piloides Astrocytom, Spongioblastom usw.).

Zusammenfassend möchte ich also betonen, daß ich in der Frage der *Konstanz* einer Klassifikation deshalb so hartnäckig bin, weil ich die Bedeutung jeder Klassifikation nicht nur in der Lösung der rein akademischen Frage sehe, ob sich auf Grund morphologischer Eigenschaften überhaupt eine Unterteilung finden läßt, und auf welche Zelltypen diese Arten dann zurückgehen mögen, sondern weil ich hier den Morphologen als einen Helfer des Klinikers am Krankenbett sehe, der ihm die biologische Prognose für den Patienten aus der histologischen Klassifikation einer Geschwulst stellen hilft. Für die Wissenschaft aber ist die Klassifikation das *Bindeglied*, das die *gemeinsame internationale Sprache* zwischen Kliniker und Morphologen gewährleistet. Sie garantiert, daß die beteiligten Fachärzte in den verschiedenen Lagern wirklich über die gleichen Dinge sprechen. *Und deshalb muß sie konstant gehalten werden!*

B. Allgemeiner Teil.

I. Die Entstehung der Hirngeschwülste.

1. Theorien über die Entstehung der Hirngeschwülste.

In dem vorangehenden geschichtlichen Überblick habe ich viele Anschauungen über die Entstehung der Hirngeschwülste wenigstens kurz gestreift. In den folgenden Kapiteln soll im einzelnen berichtet werden, was über die Grundlagen der Entstehung der *Hirngeschwülste* bekannt ist. Diesen Ausführungen möchte ich einen kurzen Überblick über die Vorstellungen der Allgemeinen Pathologie über „Wesen, Wachstum und Ursache der Geschwülste" vorausschicken. Diese sind, wie BÜCHNER (1952) mit Recht bemerkte, wohl heute „unverkennbar mehr von den Erfahrungen der gezielten Tierexperimente, als von den Beobachtungen an den spontanen Geschwülsten der menschlichen Pathologie geprägt". So erscheint es mir besonders wichtig, die Beobachtungen an den spontanen Geschwülsten eines Organsystems — wie des Hirns — wiederzugeben, das jeder „äußeren" Einwirkung gut entzogen ist, und wo sich vielleicht die Faktoren für die „spontane" Entstehung von Geschwülsten besonders deutlich herausarbeiten lassen.

BÜNGELER (1951) erwägt unter Hinweis auf FEYRTER, ob es sich bei den „neurogenen" Geschwülsten, wie auch möglicherweise bei den Gliomen überhaupt um „Gewächse" handele. Ich glaube, die Morphologie der Gliome (einschließlich der Metastasenbildung bei *fast allen* Formen) gibt einer anderen Deutung keine Unterstützung.

BÜCHNER (1950) weist besonders darauf hin, ,,daß von einer einheitlichen Ursache des malignen Tumors nicht die Rede sein kann, daß vielmehr eine bestimmte, in allen diesen Fällen übereinstimmende Art der schädigenden Wirkung die entscheidende Ursache der bösartigen Geschwulst sein muß, daß also die Eigenart des Organismus, sich auf verschiedene Einwirkungen gleichartig zu verhalten, in der Pathogenese des malignen Tumors das Bestimmende ist...".

BÜCHNER (1952) unterscheidet heute nach der Ätiologie 4 Gruppen der Geschwülste:

a) Geschwülste bei krankhaft gesteigerter Regeneration.

b) Geschwülste bei Störung der physiologischen Regeneration im Alter.

c) Geschwülste bei genombedingter frühzeitiger Störung der physiologischen Regeneration.

d) Geschwülste bei krankhafter Gewebshyperplasie.

Im Falle der ,,Hirngeschwülste" können wir uns die Entstehung der Gruppe zu a) nur im Falle eines Traumas vorstellen (s. S. 37ff.) und die der Gruppe zu b) bei zahlreichen Tumoren der Lebensmitte und des Alters diskutieren.

Die Gruppe zu c) finden wir zahlreich vertreten bei den Mißbildungstumoren und zahlreichen anderen Geschwülsten des Kindes- und Jugendalters, während wir über die Entstehung von Hirngeschwülsten ähnlich der Gruppe zu d) nur auf die Hypophysentumoren verweisen können.

Verglichen mit dem übrigen Körper ist also wichtig, sofort festzustellen, daß die Gruppe a) der Tumoren auf dem Boden der Fehlregeneration wohl praktisch im intrakraniellen Raum ausfällt, daß aber demgegenüber die Gruppe c) der ,,dysgenetischen" Geschwülste sehr zahlreich vertreten ist.

Schon dabei zeigt sich, wie verschieden die Verhältnisse bei den Tumoren des Körpers und des ZNS liegen. Das beweist auch der folgende Satz (BÜCHNER 1950), daß ,,voll ausgereifte Parenchymzellen mit größter Wahrscheinlichkeit unfähig seien, aus sich einen bösartigen Tumor hervorgehen zu lassen. Voraussetzung sei für die meisten und wichtigsten Carcinome und Sarkome der Menschen ...... eine regeneratorische Wucherung von Epithel- und Mesenchymzellen". — Diese Feststellung kann in dieser Ausschließlichkeit nur für die Körper,,krebse" gelten. Denn wir wissen für das Hirn überhaupt nichts über die Möglichkeit zur Entstehung derartiger Fehlregenerate, auch nicht durch Trauma (s. S. 37ff.). Übernehmen wir also die These, daß es nicht ,,voll ausgereifte Parenchymzellen" sein könnten, von denen derartige Tumoren ausgehen, so bleibt eben nur die Möglichkeit, daß es sich um *dysgenetisch* aus dem Verband herausgelöste Zellen mangelnder Reife handelt.

Die besonders von VIRCHOW (1863) vertretene Vorstellung, daß äußere und innere chronische *Reize* das Geschwulstwachstum auslösen, erfährt zunächst nur durch die *experimentelle* Forschung für den tierischen und menschlichen Körper reiche Bestätigung. Ich stelle hier nur die Reize zusammen, die heute als ,,carcinogen" bewiesen sind: parasitäre Gifte, Viren, physikalische Reize, besonders Strahlen der verschiedensten Art, chemische Stoffe außerhalb und innerhalb des Körpers [Stoffwechselzwischenprodukte als carcinogene Substanzen, Hormone, s. BUTENANDT (1950, 1951)].

Auch sind am Hirn des Tieres durch chemische Reize leicht Tumoren zu erzeugen, die den ,,spontanen" sehr ähneln (s. S. 27ff.). Trotzdem wissen wir überhaupt nicht, ob bei der ,,spontanen" Entstehung von Geschwülsten im ZNS derartige Reize mitwirken können.

Neben den zahlreichen Beobachtungen über die Entstehung derartiger ,,Reizkrebse" gibt es doch auch viele bis hin zu den Versuchen an Ratten und Mäusen, ,,die beweisen, daß der Krebs ohne nachweisliche Einwirkung äußerer Faktoren als Spontanmutation auftreten kann" [GOTTSCHEWSKI (1953)]. Durch Zuchtversuche, besonders an den großen Krebsforschungsinstituten in den USA., wurden mehr als 70 homozygote Mäusestämme geschaffen, bei denen der Unterschied im Krebsbefall in erster Linie auf genetische Faktoren zurückzuführen ist. Selbst der ,,Milchfaktor" erwies sich schließlich als weitgehend genbedingt [GOTTSCHEWSKI (1953)]. Trotzdem ist auch nach den menschlichen Erfahrungen eine genbedingte *allgemeine* Krebsdisposition nicht wahrscheinlich zu machen.

Bei jeder Betrachtung des Erbfaktors in der Entstehung der Geschwülste wird man allerdings berücksichtigen müssen, daß ja die Hirngeschwülste keine einheitliche Species darstellen, sondern wahrscheinlich auch pathogenetisch *nicht uniform* sind.

Dysgenetische Tumoren. Andererseits wird für das ZNS die These von der dysgenetischen Entstehung noch immer in breitem Rahmen vertreten, die von den Allgemeinpathologen heute so oft zurückgewiesen wird [HAMPERL (1951)]. Auch FEYRTER (1949) lehnt die Lehre vom embryonalen Keim der Geschwülste ab und weist darauf hin, daß flächenhafte Schädlichkeit auch ohne Keim zur herdförmigen Wucherung führen kann. Doch wird selbst von den Allgemeinpathologen (s. BÜCHNER 1950) gerade beim Hirn regelmäßig eine Reihe dysgenetisch entstandener Tumoren erwähnt (Kraniopharyngeome, Epidermoide, Dermoide, Teratome usw.). Darüber hinaus haben die Neuropathologen auch für die übrigen Hirngeschwülste eine *dysontogenetische Entstehung* nachweisen wollen [z.B. OSTERTAG (1936)].

Diese These ist aber noch immer nicht *gesichert,* so verdienstvoll der sich daraus ergebende Nachweis eines *Vorzugssitzes* der neuroepithelialen Gewächse geworden ist. Dazu hätte der überzeugende Beweis gehört, daß in einer ausgeschalteten Zellmasse — die persistiert, ohne ein Geschwulstgewebe darzustellen — eine Umbildung zur Geschwulstzelle wirklich einträte und eine „neue Zellrasse" entstünde. Dieser Beweis wäre nur in dem günstigsten Fall eines beginnenden Tumors zu führen, den man aber nur einem Zufallsbefund verdanken würde. Auch andere Verfasser [STROEBE (1895), PFLEGER (1880), MESCHEDE (1872), YASKIN (1929) u.a.] haben versucht, „ausgeschaltete Keime" nachzuweisen, von denen die Geschwülste ausgehen sollten (s. S. 35). Dieser Beweis ist niemals geglückt. Er ließe sich allenfalls statistisch führen, indem man an einer großen Zahl von Hirnen die „Keimverwerfungen" in ihrer Häufigkeit und *örtlichen Prädilektion* erfaßte und dann nachwiese, daß diese Prädilektionsstellen der Keime mit denen der Tumoren übereinstimmen. Das ist aber nur für die sog. Mißbildungstumoren und für die Meningeome bewiesen [s. BAILEY (1933/1952), Abb. 66 und 67]. Eher weist schon die Tatsache des *Vorzugssitzes* (s. S. 51) als solche auf einen *topischen* Faktor hin, der beim Ausschluß aller anderen Möglichkeiten dysgenetischer Natur sein könnte. Aber es braucht sich ja bei derartigen „Keimen" gar nicht um morphologisch sichtbare Bezirke zu handeln.

Der Allgemeinpathologe APITZ (1943) hat in seinen fünf großen Arbeiten über die Nierengeschwülste ausführlich zur Geschwulstentstehung Stellung genommen. Hier bestätigt er zwar die Entstehung gewisser Nierengeschwülste auf dem Boden einer dysontogenetischen Matrix, andererseits lehnt er aber eine so einfache Aussonderung dieser Keime [wie sie sich COHNHEIM (1878) vorstellte] ab. Diese könnten vielmehr auch nur chemischer Natur sein. Es solle sich dabei um eine örtliche präcanceröse Disposition von Gewebsteilen handeln, um neoplastisch veranlagte Zellen, die eine gewisse Anzahl von Generationen durchlaufen müssen, bis sie in ein geschwulstmäßiges Wachstum geraten. Die Beschleunigung der Generationsfolge könne durch äußere Reize veranlaßt werden, aber auch z.B. in einem Versiegen hormonaler wachstumshemmender Regulationen liegen.

Auch die Allgemeinpathologie nimmt [s. oben BÜCHNER (1952)] an, daß für die Genese bestimmter Tumoren auch *genombedingte* Faktoren eine Rolle spielen können. Ich werde ausführlich berichten, wie weit neben den klar erbbedingten Hamartoblastomatosen (s. S. 30) auch bei den spontanen Tumoren erbbedingte Faktoren eine Rolle spielen können. Sie sind aber für den Einzelfall sicher nicht von Bedeutung.

Alle anderen von der Cancerologie herausgestellten Faktoren sind in der Genese der Hirngeschwülste noch nicht zu erkennen.

Wenn z.B. WARBURG (1954) glaubt, daß der häufig eintretende intermittierende Sauerstoffmangel doch als eine der Ursachen für die Cancerisierung der Zellen in Frage käme, wobei die anaerobe Gärung bei allen Tumoren etwa gleich, die aerobe jedoch um so größer sei, je virulenter, schnellwüchsiger und destruktiver die Krebszellen wären, so findet man in unseren Beobachtungen kein Analogon. Zu mechanisch scheint uns immerhin auch der Gedanke, daß in der frühen Embryogenese durch hypoxämische Störungen an den gefährdeten Stellen „Keime" ausgeschaltet würden, die den Boden für die dysgenetischen Geschwülste des neuroektodermalen Gewebes bildeten. Für die Mißbildungen ist dies ja bekannt. [z. B. RÜBSAAMEN (1948—1951), zit. MUSHETT (1953), s. auch KLEBANOW, INGALLS, WERTHEMANN u. a., zit. BÜCHNER (1952)].

Es soll aus den Erfahrungen an den *Hirngeschwülsten* gewiß keine neue Krebstheorie aufgestellt werden. Aber vieles ist doch an den Geschwülsten dieses so wohl geschützten

Organs so auffällig und wird z. B. bei den allgemeinen Krebstheorien so wenig beachtet, daß es der nachdrücklichen Beschreibung bedarf, weil man sich *eine allgemeine Blastomlehre nicht vorstellen kann, die nicht auch diese Fakten berücksichtigt.*

Fasse ich diese Gedanken zusammen, so sind es also wahrscheinlich *allgemeine* und *örtliche* Faktoren, die bei der Entstehung der Hirngeschwülste eine Rolle spielen.

Die Durcharbeitung unseres riesigen Gutes von nichtoperierten Hirnen hat sicher nachgewiesen, daß die Mehrzahl der Hirngeschwülste an einem *Vorzugssitz* entsteht (s. S. 51) und nicht statistisch gleichmäßig verstreut über alle Hirnteile vorkommt (Wirkung eines topischen Faktors im Gewebe!). Auch ist ihr zahlenmäßiges Vorkommen an bestimmten Lokalisationen von einer stereotypen *relativen* Häufigkeit (s. S. 45). An einzelnen Stellen kann man auch bestimmte häufig vorkommende Gewebsversprengungen mit dem Wachstum eines Tumors an der gleichen Stelle in Beziehung setzen [ZÜLCH und SCHMID (1955)].

Wenn also nun ein irgendwie lokal veränderter (cancerisierter) topischer Bezirk als Ausgangspunkt für den späteren Hirntumor postuliert wird, so fragt man sich sogleich, worin denn der *allgemeine* Faktor bestehen könnte, der endgültig die Proliferation veranlaßt. Einen derartigen Gedankengang könnte man nämlich aus den Vorstellungen von ROUS und BUTENANDT ableiten [initiating agent = örtlicher Faktor, promoting agent = allgemeiner Faktor (ROUS 1944) bzw. Phase der Cancerisierung und Phase der Proliferation (BUTENANDT 1951)].

Wir wissen weiter, daß alle Hirntumoren — mit Ausnahme der primären Sarkome — eine ausgesprochene Prädilektion des Manifestations*alters* haben (s. S. 48). Es gibt z. B. zahlreiche Tumorgruppen, die nur im Kindes- und Jugendalter vorkommen. Schließlich spricht die stereotype Prädilektion der *Geschlechter* für bestimmte Geschwülste dafür, daß es *endokrine* Faktoren gibt, die bei der Auslösung des Geschwulstwachstums mitwirken (s. S. 63).

Zwei große Gruppen haben Besonderheiten: die Medulloblastome häufen sich vor und bis zur Pubertät, die ebenfalls hochmalignen Glioblastome treten gehäuft auf, wenn die Alters- und Geschlechtsinvolution beginnt. Beide sind beim männlichen Geschlecht gehäuft vertreten (s. S. 65). Demgegenüber sind die gutartigen Tumoren der Hirnbedeckungen, die Meningeome und Neurinome bei den Frauen häufiger als bei den Männern.

Aber die Wirkungen endokriner Faktoren lassen sich auch noch — nicht nur bei den Geschlechtskrebsen — viel spezieller nachweisen.

Man kann durch übermäßige Gabe von Hormonen echte Geschwülste erzeugen, andererseits auch durch Erhöhung oder Bremsung bestimmter Hormone (Progesteron, Cortison, Wachstumshormon) Geschwulstwachstum hemmen — also blastoinhibitorisch wirken. Im Falle der Hypophysektomie bei Carcinommetastasen wird das Wachstum gehemmt und erweist sich praktisch proportional der Menge des zugeführten Cortisons (s. auch LACASSAGNE 1950, TÖNNIS 1955). Auch für BREITNER (1949) spielt das Zusammenspiel der Geschlechtshormone einen wichtigen Faktor für die Krebsentstehung.

Es lassen sich also aus den Beobachtungen an den Hirngeschwülsten die Beziehungen zwischen dem *gehäuften* Auftreten der Geschwülste in bestimmten *Entwicklungsphasen* und bei jeweils einem *Geschlecht* (s. S. 63 ff.) in die Diskussion werfen, was auf die entscheidende Bedeutung endokriner Konstellationen hinweist [s. auch CALVO und BARCIA (1954)].

Hier finde ich auch in der Allgemeinpathologie ähnliche Gedankengänge, wenn BÜCHNER (1950) schreibt, „daß das Nachlassen der Gestaltungsreife und der Gestaltungsfähigkeit im Organismus sich uns einerseits in den Involutionen bestimmter Strukturen im Greisenalter und in pathologischen in der Regel erbbedingten Frühinvolutionen sich manifestieren". Es genüge dann „das spontane Altern, um allmählich auch ohne unphysiologische Reizwirkung die Differenzierungsfähigkeit der Indifferenzzonen zum Erlahmen und das bösartige Wachstum zum Ausbruch zu bringen".

Wir können zusammenfassend mit FISCHER-WASELS (1927) die These aufstellen, daß wahrscheinlich ein *örtlicher* Faktor der Gewebsdisposition und ein *allgemeiner* Faktor der Konstitution bei der Entstehung der Hirngeschwülste beteiligt sind, die wahrscheinlich mit den Lebenscyclen des Reifens und Alterns und des Geschlechtes zu tun hat. *Exogene* Faktoren hingegen, die bei der Entstehung der Hirntumoren mitwirken könnten, kennen wir nicht. Die Möglichkeit zur Entstehung von Hirntumoren auf dem Boden einer Gewebsveränderung durch Trauma ist praktisch Null: Wir haben bisher keinen sicheren

Anhalt für eine *zahlenmäßig faßbare* traumatische Entstehung „spontaner" Geschwülste (s. S. 37ff.). Auch nach *Entzündungs*prozessen sind Hirngeschwülste nie gesehen worden. Wir kennen bis heute keine Möglichkeit der gerichteten *chemischen* Einwirkung (durch Carcinogene) auf Hirn und Rückenmark beim Menschen mit Ausnahme des Experimentes. Bei den chemischen Berufskrebsen entstehen niemals Hirngeschwülste. Wir kennen keine Viren, die Hirngeschwülste erzeugen. Wir wissen nichts über eine mögliche Strahlenwirkung verschiedenster Wellenlängen aufs Hirn und Rückenmark, außer dem künstlich herbeigeführten Sonderfall der Röntgenbestrahlung, der vielleicht in ganz vereinzelten Fällen bei der Geschwulstauslösung mitwirkt (s. S. 492). Schließlich sind Präcancerosen am ZNS unbekannt.

Das sagt natürlich nicht, daß nicht eine Reizwirkung durch Zivilisations- und sonstige Milieueffekte bis zur Tumorbildung *an anderen Körperteilen* vorkommen kann, vielleicht sogar in den letzten Jahrzehnten gehäuft vorkommt.

Man soll darüber nur nicht vergessen, daß davon unabhängig überall eine sehr hohe „Spontan"-Rate aller Tumoren vorkommen wird, die nichts mit dieser „exogenen" Auslösung zu tun haben. Zu leicht werden heute bei uns die zahlreichen Beobachtungen und experimentellen Arbeiten übersehen, die die Einwirkung des endokrinen Systems auf die Tumoren zeigen. Aber auch mit derartigen Kenntnissen und Vorstellungen sind wir weit davon entfernt zu wissen, wie eine Hirngeschwulst wirklich *spontan* entsteht. Man darf aber doch nur dann eine allgemeine Blastomlehre als gesichert bezeichnen, wenn sie in ihren Vorstellungen auch den Verhältnissen an dem besonders geschützten Organ „Zentralnervensystem" Rechnung trägt und auch dort die „spontane" Geschwulstbildung erklärt. Von den Hirngeschwülsten ausgehend möchte ich sagen, daß mir die Blastomlehre am besten fundiert erscheint, die als *allgemeine* Faktoren die Möglichkeit einer Störung im Gleichgewicht der hormonalen Regulationen und als *örtlichen* Faktor eine individuell während der Embryogenese entstehende *lokale* morphologische bzw. metabolische Desorganisation des Gewebes berücksichtigt, wofür es in der Entwicklung zumindest am Nervensystem bestimmte topische Prädilektionen gibt. Ein Erbfaktor wird wohl nur im Ausnahmefall einmal eine Rolle spielen können.

Derartige Gedankengänge finden sich immer mehr auch in der Allgemeinpathologie, wobei ich besonders auf Dietrich (1955) verweisen kann. („... Zu dem veränderten Wachstum ist kein neues äußeres Ereignis notwendig, als eine veränderte Einstellung der Korrelationen, vor allem des inkretorischen Systems ..." „... gegenüber der Erklärung durch die Latenz einer embryonalen Fehlbildung des Hodens, deren Wachstum unter der hormonalen Umstellung im kritischen Alter ausgelöst wurde". Anläßlich der Besprechung der Metastasierung eines malignen Seminoms, das an einem Leistenhoden entstanden war.)

Willis allerdings ist (1953) überzeugt, daß, wenn wir einmal vollständige Klarheit über die Tumorentstehung gewonnen haben, ..."it will be found that neither embryonic cell-rests nor their reverse-senescent cells, neither ultra-microscopic parasites nor disordered chromosomes nor mutant genes, are concered in the change from normal to neoplastic cells". Mag sein, daß die oben erwogenen Thesen dann reichlich antiquiert erscheinen werden; vorläufig aber scheinen mir viele Fakten noch nicht anders erklärbar.

Die folgenden Kapitel sollen ausführlich das heute zur Stützung dieser Ansichten bereits vorliegende Beweismaterial wiedergeben. Viele Beobachtungen der experimentellen Geschwulstforschung, Vererbungswissenschaft, Begutachtungslehre und der Veterinärpathologie werfen auch auf die Entstehung der menschlichen Hirngeschwülste bedeutsames Licht.

2. Ergebnisse der experimentellen Geschwulstforschung.

Die Versuche der Erzeugung von Geschwülsten mit *carcinogenen* Substanzen sind auch am Hirn erfolgreich verlaufen. Bei einer Untersuchung der Federal Security Agency der USA (1951) erwiesen sich von 1329 untersuchten chemischen Substanzen 357 in irgendeiner Beziehung als carcinogen [zit. Sacchi (1953)] (über das Thorotrast s. S. 28). Dabei kann man nach RITCHIE und SHUBIK (1952) nicht mehr generell aus der chemischen Zusammensetzung auf die carcinogenetischen Eigenschaften schließen. Daß die carcinogenetischen Stoffe wahrscheinlich die Fermentsysteme angreifen, zeigte FELIX (1951).

Es ist also einer Reihe von Verfassern [PIGALEW (1928), ROUSSY-OBERLING-RAILEANU (1930), OBERLING-GUÉRIN-GUÉRIN (1936), ZONDEK (1939), ILFELD (1936), [zit. ZIMMERMANN und ARNOLD (1942)], WEIL und Mitarbeitern (1938, 1942), BAILEY und Mitarbeitern (1944), MULLIGAN-NEUBUERGER und Mitarbeitern (1946)] gelungen, bei der spontan nahezu gliomlosen Maus und anderen Tieren die verschiedensten Geschwülste durch carcinogene Substanzen zu erzeugen. Den menschlichen Hirngeschwülsten haben sich am meisten die von ZIMMERMAN und ARNOLD (1942) und schließlich von SELIGMAN und SHEAR (1939) erzeugten Gewächse genähert, die von ALEXANDER (1939) histologisch klassifiziert wurden.

Eine ausführliche Schrifttumsübersicht über die experimentellen Hirntumoren (bis 1953) stammt von U. SACCHI (1953), bei dem Einzelheiten nachgelesen werden können.

SELIGMAN und SHEAR konnten 11 Gliome und 2 Fibrosarkome bei 20 männlichen Mäusen des C_3H-Stammes erzeugen. Sie benutzten kleine capilläre Stäbchen von 20-Methylcholanthren, die sie Mäusen durch ein Bohrloch des Schädels ins Hirn einführten. Hirngeschwülste entstanden nach 227 bis 511 Tagen. Nach ALEXANDERS Ansicht wurden gefunden: Glioblastome, Oligodendrogliome, Ependymome, Neuroepitheliome, Pinealome, Spongioblastome und Fibrosarkome usw. Das eigene Studium der Abbildungen und Beschreibungen, das natürlich nur ein beschränktes Gewicht hat, führte mich dazu, etwas abweichend, vorwiegend glioblastomatöse Gewächse anzunehmen. Ein Fall (3C) war oligodendrogliomartig, ein anderer (11B) ein Astrocytom, daneben gab es sichere Fibrosarkome.

Auch PEERS (1939, 1940) hat inzwischen bei 87 Mäusen 24 Tumoren erzeugen können, und zwar 9 Gliome und 15 mesodermale Tumoren. Einige konnten in der Tierpassage überimpft werden, wo sie in der 5. und 11. Generation noch wuchsen.

Am gleichen C_3H-Stamm gelang es ZIMMERMANN und H. ARNOLD, 26 intrakraniale Tumoren bei 51 Mäusen zu produzieren. Die beiden Verfasser haben dann weiter an 3—4 Monate alten Mäusen des gleichen Stammes mit 20-Methylcholanthren (Hoffmann-La Roche) gearbeitet und die üblichen Stäbchen von 1 mm Dicke und 1,5 mm Länge operativ eingeführt. Die Lage war intracerebral, subdural und subcutan. Die Ergebnisse waren positiv in 26 (von 57) Versuchen am Großhirn, 13 (von 30) am Kleinhirn und 9 (von 16) an den Meningen. Von diesen 48 Tumoren waren 25 Gliome aller Arten, 13 Sarkome, 7 Mischtumoren (Gliome und Sarkome) und 3 unklassifizierte. Die Befallshäufigkeit war 46,6% (d. h. 48 von 103). Die Carcinogen-Stäbchen der „negativen" Mäuse wurden später bei anderen Tieren verwandt und dann noch positiv. Daraus schließen die Verfasser, daß andere Faktoren bei der Tumorentstehung im Spiele sein müssen. Der Sitz des Carcinogens war übrigens für die Art des entstehenden Tumors von Bedeutung. Bemerkenswerterweise begannen Sarkome früher zu wachsen (Durchschnitt 195 Tage) als die Gliome (Durchschnitt 279 Tage). Interessant war die Tatsache, daß die Gliomtransplantate auf andere Tiere in der neuen — mesodermalen! — Umgebung mit großer Leichtigkeit „angingen" und wuchsen. Übrigens konnten nach Transplantation die gemischten Tumoren „rein" gezüchtet werden. Keiner dieser Tumoren metastasierte spontan.

Die Verfasser überprüften dann noch GREENES Faustregel, daß die Malignität eines Tumors daran erkannt werden könnte, daß das Gewächs in der vorderen Augenkammer eines Wirtes „anging". Die Verfasser führten also von ihren erzeugten Tumoren Transplantationen in die vorderen Augenkammern von Mäusen durch. Man konnte dabei deutlich einen Unterschied im Wachstum zwischen den gutartigen Gliomen und den Sarkomen erkennen, während die bösartigen Gliome eine Mittelstellung einnahmen. Dabei war es nicht notwendig, den gleichen Mäusestamm zu verwenden. Fehler im „Angehen" ergaben sich immer etwa gleich häufig und dürften auf die Technik zurückgehen (s. S. 29).

BATES und KERSHMAN (1949) haben mit der Technik von SELIGMAN und SHEAR — wenn auch nicht in der gleichen relativen Frequenz der Arten — Gliome und Sarkome erzeugen können. Sie konnten sie besonders gut sichtbar machen durch eine orale Fütterung mit Nilblau, das sich diffus im Tumor ansammelte.

Beim Hund haben BAILEY und Mitarbeiter (1944) mit Methylcholanthren nur Granulome im Übergang zu Fibrosarkomen erzeugen können.

Negative Ergebnisse mit der Technik von SELIGMAN und SHEAR hatten CHRISTENSEN-ENGELBRETH-HOLM (1944). Negative Ergebnisse mit carcinogenen Stoffen hatten außerdem zahlreiche Verfasser unter anderen BERTRAND-GRUNER (1938), KINOSITA (1937), ROUSSY und Mitarbeiter (1936) u. a. Dabei scheint es, als ob negative Ergebnisse besonders häufig bei Verwendung des Kaninchens bzw. des Huhns eintreten, während Maus, Ratte und Hund zur Erzeugung carcinogener Tumoren besonders geeignet erscheinen.

Mulligan-Neubuerger und Mitarbeitern (1946) (dort Literatur über die Versuche an Hunden) gelang es, sarkomatöse Tumoren nur bei 3 von 7 Hunden mit der gleichen Methode zu erzeugen. Die Ergebnisse sind also in der Tat bei Nagern viel sicherer. Bei ihren Untersuchungen über experimentelle Tumoren stellte Russell (1945) fest, daß Thiamin- und Riboflavinavitaminosen die carcinogene Aktivität des Dimethylaminoazobenzol erhöhten.

Die von Mulligan und Mitarbeitern (1946) experimentell erzeugten Tumoren (Methylcholanthren) waren nach Baileys Ansicht sämtlich mesodermal.

Den Neurochirurgen muß interessieren, daß auch Cellophan und cellophanähnliche Substanzen (Polyäthylenfilm und Vinylchloridfilm) am Mesoderm cancerogen wirken können, es entstehen Sarkome [Oppenheimer und Mitarbeiter, zit. Lettré (1953)]!

a) Die carcinogene Wirkung des Thorotrastes.

Da bis zum Ende des 2. Weltkrieges das Thorotrast als das Mittel der Wahl für die Hirnangiographie galt, spielt die Frage einer carcinogenen Wirkung des Thoriums eine große Rolle. Zunächst wurden besonders von Northfield und Russell (1937) und Ekström und Lindgren (1938) Bedenken gegen die Verwendung von Thorotrast geäußert, aber wegen der angeblich *gefäßschädigenden* Wirkung, eine Ansicht, der aber von Löhr (1939) und Hallervorden widersprochen wurde. Moniz (1940) fand keine röntgenologisch nachweisbaren Thorotrastreste in den Gefäßen.

Northfield und D. Russell haben bei Gefäßerkrankten mit Hirnblutungen einen Zwischenfall beschrieben, der nach 21 Std tödlich endete (beiderseits je 10 cm³ Thorotrast). In der Nachbarschaftszone fanden sich Thorotrastembolien in den Capillaren. Die gleichen Embolien sahen sie bei einer Patientin mit einem Falxmeningeom in den umgebenden Frontalhirnteilen. Bei 2 Patienten sahen sie Thorotrast in Makrophagen in der Nähe eines Abscesses bzw. einer Carcinommetastase. Bei 5 Kontrollfällen fehlten diese Restembolien.

Weiter hatten Roussy-Oberling-Guérin (1936) schon frühzeitig die am Mesoderm sarkomerzeugende Potenz des Thorotrastes nachweisen können. Selbie (1936) hat später die erste Serie der Verfasser bestätigt. Dann haben die gleichen Verfasser noch einmal Versuche mit Mäusen angestellt, die zum Teil 100 % positive Ergebnisse hatten. Da die „Latenzzeit" für viele Thorotrastinjektionen noch nicht vorüber ist (15—25 Jahre), muß ich kurz auf die möglichen Gefahren der Thorotrastangiographie für die Krebserzeugung eingehen. Der erste tatsächliche Fall einer Tumorbildung bei einem 70jährigen Menschen nach einer Thorotrastdarstellung (von Milz und Leber mit entsprechenden Mengen von 78 cm³!) wurde von Mac Mahon, Murphy und Bates (1947) beschrieben. Das Mittel war 12 Jahre vor dem Tode wegen eines Lebergummas gespritzt worden. — In Deutschland haben daraufhin K. H. Bauer (1952) und Häussler (1948) vor dem Gebrauch von Thorotrast gewarnt. Krücke (1950) teilte ebenfalls Schäden nach Injektion von 20 cm³ mit. Er fand bei 3 Fällen (34jähriger Mann mit 40 cm³ Thorotrast-Arteriographie, 51jährige Frau mit 20 cm³ 2¹/₂ Jahre vor dem Tode, sowie eine 31jährige Frau mit *wahrscheinlicher* Hirnangiographie) Jahre nach einer Hirnarteriographie noch faßbare Organschädigungen, besonders in der Leber, in dem einen Fall sogar kleinste Geschwulstbildungen von fibroadenomatösem Charakter. — Eine ausführliche Zusammenstellung der Möglichkeiten der Thorotrastschäden verdanken wir Matthes (1954) (ausführliche Literaturwiedergabe!).

An Tumoren sind bisher berichtet worden: ein Thorotrastsarkom der Niere [Zollinger (1949)] 16 Jahre nach einer Thorotrastpyelographie. Ruf und Philipp (1950) (zit. Matthes) sahen ein Plattenepithelcarcinom 35 Jahre nach Thorotrast (nach Aufnahme des Tränensackes mit paravasaler Injektion); und schließlich existiert der oben zitierte Fall von MacMahon-Murphy und Bates (1947). *Anatomisch:* Hepar lobatum syphilicum mit Endothelsarkom und ausgedehnter Metastasierung in die Organe. — Ein zweiter Fall ist nach einer cerebralen Angiographie mit 20 cm³ schon nach 3 Jahren und 2 Monaten entstanden. Bei beiden Fällen sind zahlreiche kritische Stimmen zur Zusammenhangsfrage geäußert worden [s. Matthes (1954)]. Matthes hat einen eigenen Fall 21 Jahre nach erfolgter Gallen-Lebererkrankung wegen einer Thorotrastinjektion von wahrscheinlich 70—80 cm³ mit nachfolgender Entwicklung eines Leberzellcarcinoms bei einer 54jährigen berichtet. Matthes beziffert die Toleranzdosis beim Menschen mit 15 cm³. Birkner (1948) (zit. Matthes) sah in einem Fall einen knochenharten Tumor (Thorotrastom) im subcapsulären Lebergebiet nach 17jähriger Latenzzeit, aber noch ohne blastomatöse Entartung.

Als präventive Maßnahme sollten nach der Ansicht von MATTHES die Thorotrastträger möglichst wenig zusätzlichen Schäden ausgesetzt werden [zur Vermeidung einer syncarcinogenetischen Konstellation im Sinne K. H. BAUERs (1949)].

Inzwischen sind am Institut Curie in Paris die Strahlungswerte des Thorotrasts [KUNTZMANN und Mitarbeiter (1950)] ausgemessen worden. Die Verfasser beschreiben 2 Fälle, bei denen die Patienten je 40 cm³ Thorotrast zur Arteriographie der Gliedmaßen injiziert bekommen haben. Sie berichten sehr genaue Werte, die sich mit dem Geiger-Müller-Gerät an dem „Thorotrastom" der Injektionsstelle (entstanden durch paravasale Einspritzung) und an Leber-Milz heute noch nachweisen lassen. Bei einem der Patienten wurde eine Biopsie von Leber und Milz gemacht und Fremdkörperriesenzellen in periarteriolärer Anordnung gefunden. Dem Hirnchirurgen erscheint die Angabe der Verfasser wichtig, daß sie nach ihren Strahlenmessungen eine Injektion von 10 cm³ Thorotrast für nicht gefährdend im Sinne einer Krebserzeugung halten. *Nach diesen Untersuchungen wäre die Hirnangiographie mit 10 cm³ Thorotrast gefahrlos.*

Zusammenfassend: Es besteht also anscheinend die Möglichkeit der capillären Thorotrastembolie in einer Zone der Stase, der Granulom-(Thorotrastom-)bildung bei extravasaler Injektion und in extrem seltenen Fällen und bei ganz massiver örtlicher Konzentration von Thorotrast auch der Bildung von malignen Tumoren der Leber. Daneben kommen Veränderungen im Sinne einer atrophischen Fibrose der Leber und einer Milz- und Knochenmarkschädigung (Panmyelopathie) vor. Doch hat es sich dabei immer um die großen Thorotrastinjektionen (70 und mehr Kubikzentimeter) zur Leber- und Milzdarstellung gehandelt.

b) Die Transplantationsfähigkeit der Hirntumoren.

Die Arbeiten von GREENE (1951—1953) geben den besten Überblick über den Stand unserer derzeitigen Kenntnisse in diesem Punkt, zumal der Verfasser auch mit die größten Erfahrungen auf diesem Gebiet haben dürfte. Das Hirn hat sich als ein ausgezeichneter Wirt für heterologe Gewebe — besonders auch von Geschwülsten — gezeigt, wobei sich nur die Augenkammer als ähnlich sicherer Empfänger erwiesen hat. Die für die Transplantation ausschlaggebenden Faktoren scheinen für beide gleich zu sein. Ausgewachsene und embryonale Gewebe sowie maligne Geschwülste wachsen bei homologer Transplantation, während gutartige Geschwülste und präcanceröses Gewebe nicht angehen. Bei heterologer Transplantation hingegen überleben nur embryonale Gewebe und maligne Geschwülste. Das Gewebe wird gewöhnlich mit einem Trokar eingeführt, soweit nötig nach Anlegen eines Bohrloches durch den Schädelknochen. Die Versuche wurden an Kaninchen, Meerschweinchen, Ratten und Mäusen ausgeführt. Der BROWN-PEARCE-Tumor und eine Reihe von anderen — in Serien durch Generationen gezüchtete Tumoren — wurden übernommen und mit 100 % Erfolg weitergezüchtet. Histologisch ist dabei interessant die reichliche Erzeugung von vasculärem Stroma vom Wirt her und das Fehlen größerer Nekrosen. Faseriges Stroma hingegen war sehr selten. Erstaunlich ist weiter das sehr späte Einsetzen von Hirndruck, da die Tumoren invasiv und kaum verdrängend wachsen. — Bisher war die Übertragung von heterologem — menschlichem malignem — Geschwulstgewebe nur ins Auge gelungen und erst dann nach einigen Passagen im Auge auch in andere Gewebe. Jetzt zeigte sich, daß sich menschliches malignes Geschwulstgewebe direkt mit großem Erfolg ins Gehirn des Meerschweinchens transplantieren läßt. Besonders die Übertragung von Glioblastomen ist von großem Interesse, da sich hier ein menschlicher Tumor in einem analogen Milieu studieren läßt. Die Übertragung gelingt bei einigermaßen sauberer Technik bei fast allen erwähnten Tierarten (besonders gut bei Meerschweinchen und Mäusen). Meerschweinchen sterben etwa 70—100 Tage nach der Übertragung, nur selten überleben sie bis zum 130. Tage (durchschnittliche Überlebensdauer 83 Tage). Histologisch zeigen sich dabei beim Meerschweinchen alle Charakteristika des Primärtumors (zahlreiche Mitosen, Pleomorphie, Riesenzellen, Palisadenstellung, Gefäßproliferationen). Die Randzone bleibt scharf abgesetzt. Anders bei der Maus, wo der Unterschied zwischen Hirn- und Geschwulstgewebe weniger markant ist. Der Tumor erscheint hier eher sarkomatös. Es gibt keine scharfen Grenzen, der Tumor kann zungenartig ins Hirngewebe hereinragen. — Im ganzen läßt sich sagen, daß das Angehen der Tumoren als ein Zeichen ihrer Malignität anzusehen ist. Man kann den positiven Ausfall aber gewöhnlich erst nach einem Monat feststellen, wenn man nicht mit einem allerdings etwas mühevollen Verfahren durch Probepunktion das Angehen nachweisen will.

GREENE machte mich übrigens darauf aufmerksam, daß männliche Tiere als Wirtstiere die malignen Tumoren besser „annehmen" als weibliche (s. S. 68).

Eine große Serie von Transplantationen von menschlichen Hirngeschwülsten auf Meer-schweinchen hat auch J. MARTIN (1951) durchgeführt, die aber nur in der vorderen Augen-kammer angingen. Das Angehen war eher selten als die Regel. Bei Versuchen von KNISELEY und KERNOHAN (1951) das Gewebe von menschlichen Hirngeschwülsten in die Augenkammer von Meerschweinchen zu übertragen, gelang es in 2 Fällen von ins-gesamt 128 Wirtstieren, ein autonomes Wachstum zu erreichen (ein Astrocytom IV. Gra-des, d.h. Glioblastom, ein undifferenzierter spinaler Tumor). Über die Ergebnisse bei Transplantation auf Hühnereier berichten COHN und ZIMMERMANN (1955).

3. Die Bedeutung der Vererbung.

Die Zwillingstumoren. Als jüngster Zweig der Erbforschung ist auch die Zwillings-methode in die Erforschung der Hirngeschwülste eingeschaltet worden.

Leider sind Zusammenstellungen der älteren Fälle von Hirngeschwülsten häufig für uns nur bedingt brauchbar, da die Diagnosen veraltet sind. Immerhin erwähnt THUMS (1939) 45 bestätigte Fälle, unter diesen z. B. ein eineiiges Paar, bei dem beide Partner etwa zur gleichen Zeit an Hirngeschwülsten operiert wurden, und einen Fall von gleich-geschlechtlichen Drillingen, von denen zwei an Hypophysentumoren erkrankten.

GEYER und PEDERSEN (1939) bzw. PEDERSEN und GEYER (1938) berichten selbst über sechs eineiige Zwillingspaare mit konkordanter Erkrankung. Unter diesen sind die Paare von LEAVITT (CUSHING) (1928) mit Medulloblastomen am weitesten bekanntgeworden[1]. Ein weiteres Paar mit Gliom an der Hirnbasis bei beiden Zwillingsschwestern beschrieb JOUGHIN (1928). GEYER und PEDERSEN berichten selbst über ein neues zweieiiges Paar, wo Bruder und Schwester etwa im gleichen Alter von 43 bzw. 44 Jahren an Hirngliom, wahrscheinlich einem Glioblastom erkrankten. Sie haben weiter aus unserer Klinik drei eineiige, aber diskordante Paare gesammelt, bei denen jeweils ein 40jähriger Partner an einem Keilbeinflügelmeningeom, ein 12jähriger Partner an einem Ganglienzelltumor[2] und ein 24jähriger Partner an einem nur röntgenologisch gesicherten Hypophysentumor erkrankt war, während die anderen Partner damals anscheinend keinen Tumor hatten. Doch ist inzwischen der Bruder des damals 40jährigen Patienten mit Keilbeinflügelmeningeom auch konkordant geworden: er starb 1951 an einem Glioblastom [s. HOPPE (1952)]. Wir werden demgegenüber auf die weiteren Angaben über *erbungleiche diskordante* Zwillingspaare weniger Wert legen.

GEYER und PEDERSEN berichteten übrigens ebenfalls über das erste erbgleiche Zwillingspaar mit v. RECKLINGHAUSENscher Krankheit. (Damals 28jährig, seit der Pubertät erkrankt.) Ein eineiiges Zwil-lingspaar mit Neurofibromatose und konkordantem Befall beschrieb TROCH 1953. Die bisher bekann-ten Fälle hat G. KOCH 1954 sehr übersichtlich in einer Tabelle (Tabelle 1) wiedergegeben. Er kennt derzeit 12 Zwillingspaare des Schrifttums. An dem von ihm durchgearbeiteten Krankengut von unaus-gelesenen 20 Zwillingspaaren (ein Partner mit Hirngeschwulst) war niemals Konkordanz festzustellen.

Die familiären und erblichen Hirntumoren bei Geschwistern bzw. in mehreren Generationen. Die bekanntesten „erblichen" Hirntumoren sind von BENDER-PANSE (1932) und HALLER-VORDEN (1936) an der Geschwisterreihe G. beschrieben worden.

Von den 3 Brüdern scheint Hermann G. an einem polaren Spongioblastom bzw. einem der diffusen Spongioblastomatose nahestehenden Tumor gelitten zu haben. Bei Reinhold G. handelte es sich offensichtlich um ein diffuses Oligodendrogliom. Einer der Brüder hatte Veränderungen, die ihn dem Kreis der tuberösen Sklerose nahe brachten. — HALLERVORDEN hat schließlich ein weiteres Ge-schwisterpaar geschildert, wo der eine Bruder an einem riesenzelligen Glioblastom starb, während über die Schwester nur bekannt war, daß sie im Alter von 42 Jahren an einem Hirntumor gestorben ist. BÖHMIG (1918) hat über einen ähnlichen Fall eine kurze Notiz gegeben. OEHLER (1936) hat ein ähnliches Paar veröffentlicht. Über ein psammomatöses Meningeom im Foramen magnum bei einem Bruder (40 Jahre) und seiner Schwester (40 Jahre) berichteten ECTORS und VAN BOGAERT (1953). Bei der Schwester war es eine kraniospinale, beim Bruder eine spinokraniale Geschwulst.

In unserem Krankengut heben sich besonders die Brüder B. heraus, die beide an Glioblastomen der Parietooccipitalregion starben. Von diesen war Willi B. mit einem rechts parietalen Glioblastom bei seinem Tode 54 Jahre (Abb. 166), Georg B. mit einem parietalen Glioblastom 61 Jahre.

Weiter ist die folgende eigene Beobachtung erblicher Blastombildung der Mittellinie (Schließungs-linie) sehr eindrucksvoll:

Operation einer damals 25jährigen Patientin mit Ependymom des 4. Ventrikels, Wurmspaltung und Probeexcision, Röntgenbestrahlung. Fünf Jahre später waren die Gleichgewichtsstörungen völlig ver-

---

[1] Während der Drucklegung wurden mir von Herrn Dr. LÜDERS-Berlin die Präparate von ein-eiigen Zwillingen zur Bestätigung der Diagnose übersandt, die beide mit 3 Monaten an einem Medullo-blastom des Kleinhirns starben (s. auch S. 120).

[2] Zunächst von uns fälschlich als Astrocytom diagnostiziert.

schwunden, so daß die Patientin sogar radfahren konnte. — Der Sohn der Patientin hatte am Hinterkopf eine Geschwulst (Meningocele ?), die wegoperiert wurde. Er hat erst mit 2 Jahren laufen gelernt. Jetzt bestanden leichte cerebelläre Symptome. Aufnahme der Halswirbelsäule: die obersten 4 Wirbel nicht geschlossen, 7. gespalten. Vom Foramen occipitale bis zum 2. Dorsalwirbel ausgesprochene, zum Teil hochgradige Verbreiterung des Wirbelkanals. Vermutungsdiagnose: Lipom oder Teratom des Rückenmarks [s. auch Abb. 2185 bei SCHINZ-BÄNSCH-FRIEDL-UEHLINGER (1952)].

Tabellen über die bisher bekannten familiären Geschwülste (außerhalb der Neurofibromatose) gibt G. KOCH (1954). Er selbst fand in seinem Gut 6 familiär auftretende Hirntumoren, im Schrifttum insgesamt 20 Beobachtungen.

Eine breite Untersuchung hat PASS (1938) an 30 Familien von Probanden mit Hirngeschwülsten bei insgesamt 220 Mitgliedern durchgeführt. Er fand in 11,1 % der Familienmitglieder Geschwülste. 3 Familienmitglieder gehörten in den Kreis der v. RECKLINGHAUSENschen Krankheit. Von den 30 Probanden selbst hatten 40 % einen 2. Tumor im Körper, der vorwiegend gutartig war und nur in 5 Fällen klinische Erscheinungen machte. In einer Familie wurde ein Geschwistergliom und gleichzeitig bei der Mutter ein maligner Speiseröhrenkrebs beobachtet. In einem weiteren Fall eines Patienten mit Glioblastom war der Vater an Kehlkopfkrebs, die Mutter an Magenkrebs erkrankt, und eine Schwester hatte ein Uterusmyom.

Im Schrifttum gilt als besonders eindrucksvolles Beispiel einer familiären Erkrankung die Sippe von GARDNER und FRAZIER (1930) [s. auch GARDNER und TURNER (1940)]. Hier wurden 5 Generationen mit 217 Mitgliedern untersucht, bei denen sich doppelseitige Taubheit nach MENDEL dominant vererbte.

Von den Sippenmitgliedern waren 38 befallen, 15 davon wurden blind, 4 von diesen wurden genauer untersucht und zeigten eine sekundäre Opticusatrophie nach Stauungspapille. 2 Mitglieder wurden seziert und hatten bilaterale Neurofibrome. Von den tauben Personen konnten die Verfasser 7 untersuchen, von denen 5 beim BARANY-Versuch ein unerregbares Labyrinth hatten. Es war interessant, daß das Durchschnitts-Überlebensalter der Befallenen bei den einzelnen Generationen rapide abnahm: Die 2. Generation war beim Tode noch durchschnittlich 72, die 3. bereits nur 63, die 4. nur 42, die 5. dagegen nur noch 28 Jahre alt. Nirgends ergaben sich Anzeichen einer v. RECKLINGHAUSENschen Krankheit.

Auch für die Retinoblastome gibt es zahlreiche Stammbäume erblicher Gewächse [BENEDICT (1929), WELLS (1940), DAVENPORT (1940), BADTKE (1940)]. SCHÖNBAUER (1953) konnte aus 7000 Stammbäumen mit 200000 Menschen statistische Untersuchungen über das gehäufte Vorkommen von Carcinomen bei Geschwistern anstellen. Er fand in Carcinomfamilien — „wo mehrere Geschwister in der Familie ein Carcinom hatten, das Carcinom in 57—59,71 % der Fälle". Andere Untersuchungen (1952) ergaben, daß Kinder von „jugendlichen" Carcinomträgern doppelt so häufig an Carcinomen erkrankten wie die von älteren mit Carcinom befallenen Eltern. SCHÖNBAUER fand schließlich 16 Zwillingspaare mit Befall beider Partner unter 403 Zwillingspaaren.

Die systematischen, familiären Blastombildungen (Hamartoblastomatosen). Wir kennen drei systematische, zum Teil ausgesprochen familiäre und erbliche Blastombildungen: Die Neurofibromatose (v. RECKLINGHAUSENsche Krankheit), die tuberöse Sklerose (BOURNE-VILLEsche Krankheit) und die Angiomatose des ZNS (v. HIPPEL-LINDAUsche Krankheit), denen sich in der systematischen Anordnung, aber ohne sichere Erblichkeit die verkalkende, capilläre und venöse Angiombildung von Gesicht und Hirn (STURGE-WEBERsche Krankheit) anschließt. VAN DER HOEVE (1933) hat ihnen den Namen *Phakomatosen* gegeben und auch eine entsprechende Umbenennung der Gewebsveränderungen vorgeschlagen, die sich aber nicht durchgesetzt hat (statt Adenoma sebaceum: Phacoma cutis faciei usw.).

Wir ziehen die pathologisch-anatomisch wohlbekannte Begriffsbildung des Hamartoms und Hamartoblastoms (für die Fälle mit autonomem Wachstum) als Sprachwurzel vor und kennzeichnen das ausgedehnte, systematische Auftreten kombinierter Entwicklungsstörungen mit teilweise autonomem, blastomatösem Wachstum durch die Benennung *Hamartoblastomatose*.

Man kann sich dabei auch auf die Bezeichnung von BIELSCHOWSKY (1918) stützen, der Neurofibromatose und Tuberöse Sklerose als „Entwicklungsstörungen mit blastomatösem Einschlag" bezeichnet hatte.

I. Neurofibromatose. Die v. RECKLINGHAUSENsche Krankheit stellt eine systematische Hamartoblastomatose der verschiedenen Binde- und Stützgewebe des Körpers dar. Wir finden bei voller Ausprägung des Syndroms Neurofibrome der markhaltigen und marklosen Nerven, Rankenneurofibrome der Haut, Rankenangiome, Pigmentnävi und eine Reihe von intrakraniellen Blastomen: multiple Meningeome, Neurinome der Hirnnerven, Ependymome sowie Spongioblastome der Mittellinie und zahlreiche Heterotypien des Parenchyms, weiter Gefäßveränderungen mit Wandwucherungen [REUBI (1944), FEYRTER (1951)]. Eigenartige Wucherungen an den Gefäßen (Angioneuromatose) bei einem Patienten mit v. RECKLINGHAUSENscher Krankheit veröffentlicht auch HOZAY (1953). Ganze Familien von Patienten mit einzelnen oder multiplen Blastomen und den sonstigen Zeichen der v. RECKLINGHAUSENschen Krankheit sind im Schrifttum zahlreich beschrieben.

FEYRTER (1948) glaubt, daß als Ausgangspunkt für geschwulstartige Wucherungen bei der Neurofibromatose nicht nur die SCHWANNschen Zellen, sondern auch „neurogene Beizellen" in Frage kämen, woraus er einen sehr weitgehenden Begriff der „Neuromatose" ableitet.

Besonders interessant ist SCHALTENBRANDs (1933) Bericht über die Familie D. in Hamburg, die bereits in der 3. Generation beobachtet werden konnte (Großmutter — „Jackson-Epilepsie" —, Tochter und Enkelin gestorben an v. RECKLINGHAUSENscher Krankheit mit multiplen Meningeomen, Acusticusneurinomen, intramedullären Spongioblastomen, peripheren Neurofibromen usw.). Ich hatte Gelegenheit, Walter D. an der Neurologischen Universitätsklinik (Prof. PETTE) zu sehen: er hatte neben einem bereits lange bekannten Neurofibrom am Nervus fibularis jetzt auch ein Brückenwinkelsyndrom mit Erweiterung des Porus acusticus und ein mandarinengroßes, röntgenologisch verkalktes Olfactoriusmeningeom. Da er keinerlei Hirndruck hatte, konnte er sich zu einer Operation nicht entschließen.

Diese Gewächse bei der Neurofibromatose gleichen denen unserer Patienten mit solitären Geschwülsten völlig. Dabei bestehen die Tumoren der harten Hirnhäute aus Meningeomen der 3 Unterarten, die Tumoren der Hirnnerven aus echten Neurinomen, die zentralen, in der Mittellinie vorkommenden Gliome sind meist Spongioblastome [s. BECK (1938)] und liegen besonders häufig an Sehnerven und Chiasma [SCHALTENBRAND (1933), TEGERTER und SMITH (1937), BUSCH und CHRISTENSEN (1937), DAVIS (1940)] oder auch Ependymome des Ventrikels oder des Rückenmarkes.

Daneben gibt es eine Reihe von sog. „zentralen Veränderungen" die von BIELSCHOWSKY (1927), zum Teil mit HENNEBERG (1922), von GAMPER (1929), HALLERVORDEN (1952), GAGEL (1935) und ihren Mitarbeitern ausführlich beschrieben wurden. Hier kommt es zu Spaltbildungen bis zur Syringomyelie, Heterotopien von Ganglienzellen, Versprengungen von Rindenschichten, Plaques fibromyeliniques, überschüssiger atypischer Glia und kleinen angiomatösen Bildungen bzw. der Einsprengung von Bindegewebe [FOERSTER-GAGEL (1932)]. In diesen Veränderungen besteht eine lose Verwandtschaft zur tuberösen Sklerose und zur familiären hypertrophischen Neuritis [BIELSCHOWSKY (1923)]. Die diffusen Veränderungen sind besonders wichtig für die Deutung der diffusen Gliome (s. S. 60). Diese können aus der BIELSCHOWSKYschen Beschreibung über die Abwanderung der Zellen von der Ganglienleiste und den dabei auftretenden Störungen erklärt werden (s. S. 386).

Im einzelnen wies HALLERVORDEN (1952) darauf hin, daß sich blastomatöse Herde in der Umgebung von Gefäßen entwickeln könnten. Es käme zu einer überschießenden Wucherung der Gliazellen, welche eine blastomatöse Entwicklung bis zur Bildung von Tumoren durchmachen könnten (Spongioblastom). Die Neurofibromatose sei ein pathologischer Wachstumsprozeß mit blastomatöser Tendenz, welcher bereits im Embryonalleben wirksam sei und daher zu Entwicklungsstörungen führe. Diese seien also Folge des Krankheitsprozesses. Das gleiche gelte auch für die tuberöse Sklerose.

HALLERVORDEN glaubt weiter an Hand seiner Beobachtungen an der zentralen Neurofibromatose und tuberösen Sklerose, daß der „Reiz zur Proliferation des Gewebes von den Gefäßen ausgeht. Daher liegt der Gedanke nahe, daß dieser Reiz durch einen wachstumsfördernden Stoff ausgeübt wird, welcher aus den Gefäßen austritt und das Gewebe zur Proliferation anregt". ... HALLERVORDEN denkt dabei sogar daran, daß dieser hypothetische Stoff (Wachstumshormon oder ähnliches) „direkt (oder indirekt aus dem Blut) in den Liquor" gelangen und dort auf die benachbarten Gewebe seinen Einfluß ausüben kann.

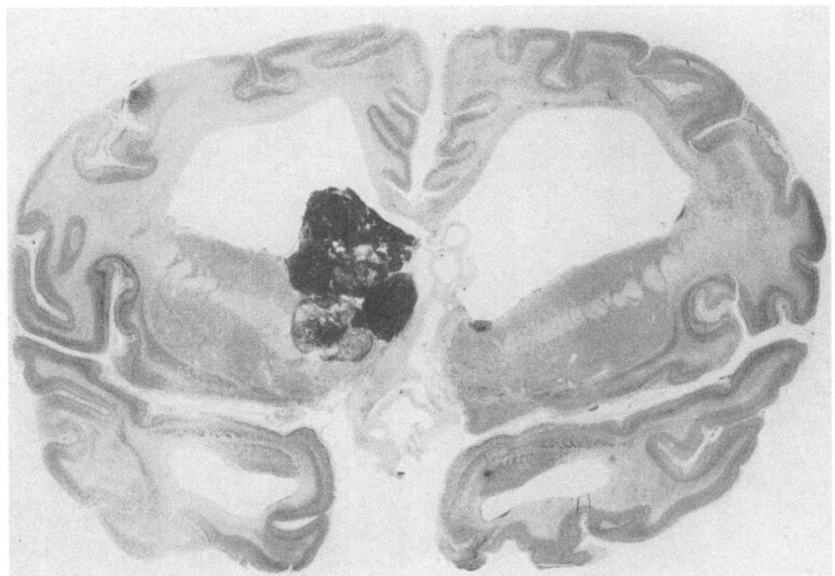

Abb. 3. ｜Walnußgroße Geschwulst im Foramen Monroi der einen Seitenkammer, die zum Liquorblock und damit zum Hydrocephalus der beiden Seitenkammern geführt hat. Am Boden der gegenüberliegenden Seitenkammer Beginn einer kleinen Geschwulst. (Präparat von Prof. HALLERVORDEN, Fall Würz., NISSL-Färbung.)

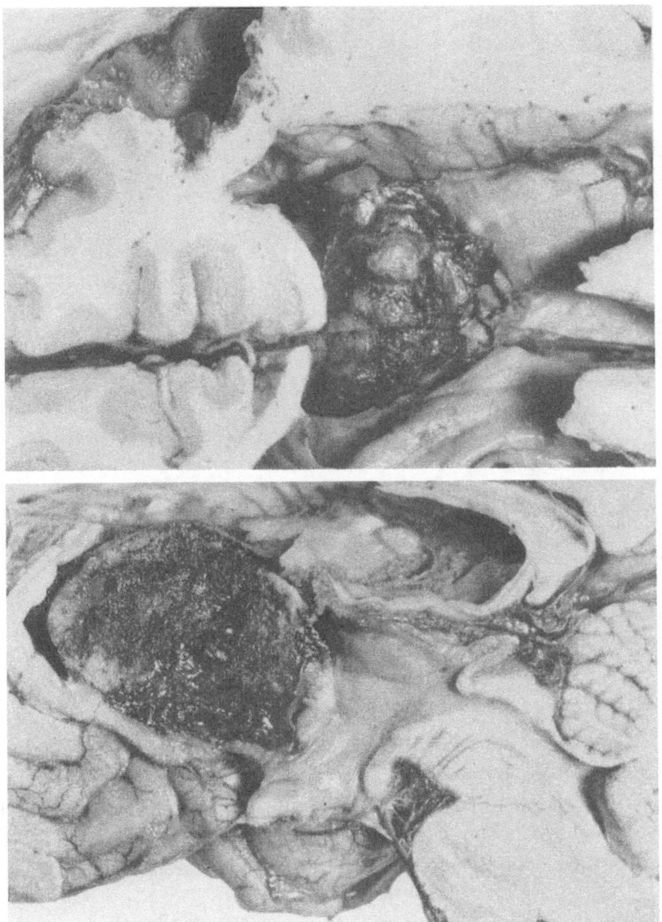

Abb. 4. Mandarinengroßer Ventrikeltumor bei der tuberösen Sklerose. Zustand nach operativer Freilegung durchs rechte Vorderhorn. Hydrocephalus occlusus durch Block der Foramina Monroi (Fall 22).

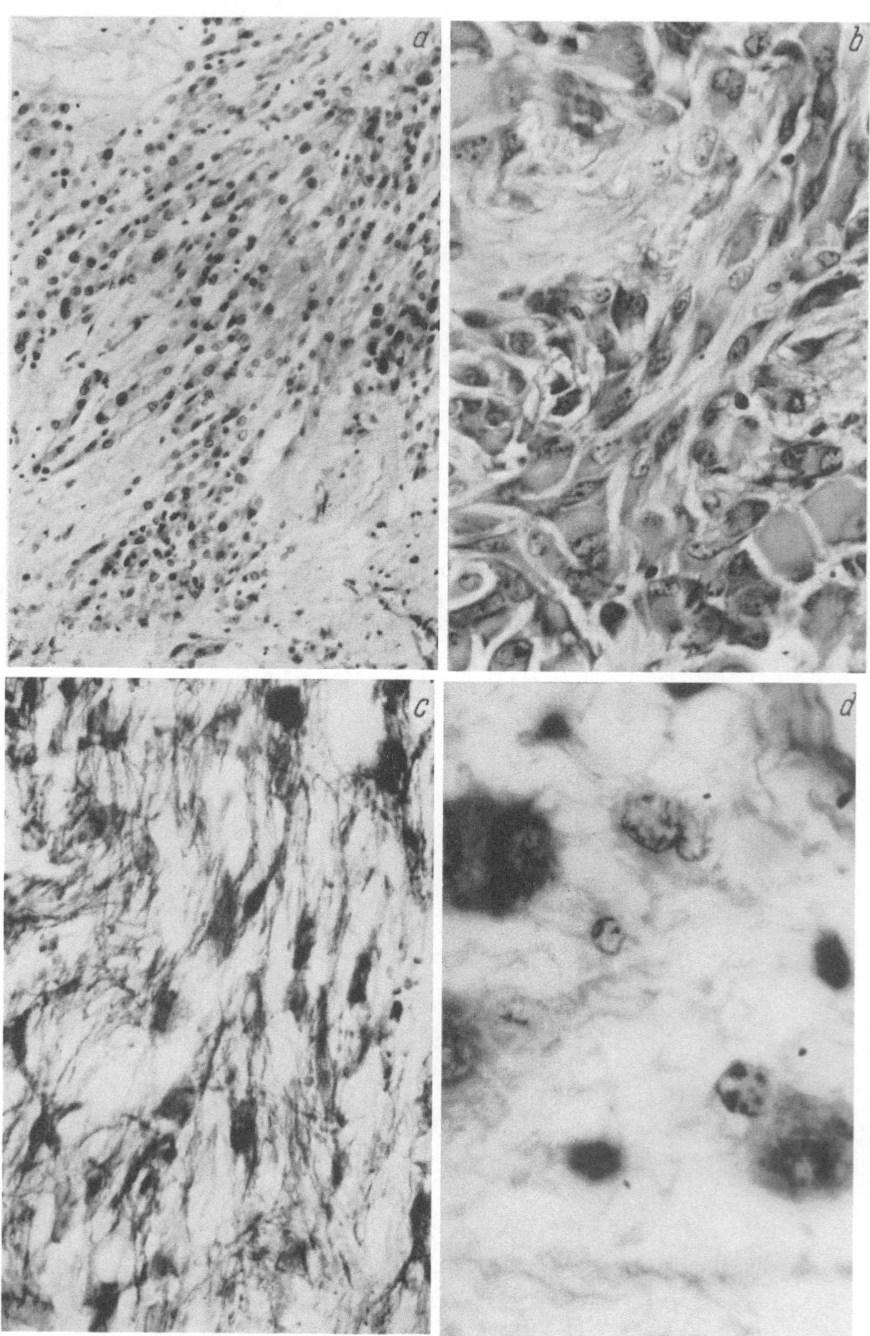

Abb. 5a—d.

a Typische Anordnung der spindligen cytoplasmareichen Zellen in Zügen, unterbrochen von einzelnen Gefäßen mit kernfreien Räumen (Fall 22, Vergr. 160fach, NISSL-Färbung).

b Sehr großleibige Zellen mit bläschenförmigen Kernen und großem Nucleolus, die meist radiär zu den Gefäßen angeordnet sind (Fall Erich Hörm., Vergr. 160fach, Kresylvioletttfärbung).

c Gute Abbildung der Außenform der Zellen und ihrer Fortsätze durch Goldsublimat (Fall Elisabeth M., Vergr. 280fach).

d Darstellung der Blepharoblasten mit HEIDENHAINS Hämatoxylin (Fall 6126, Vergr. 1152fach).

Die umschriebenen Spongioblastome sind bei der RECKLINGHAUSENschen Krankheit früher meist als „zentrale Neurinome" beschrieben worden (s. diese S. 146).

Zusammenfassend ist festzustellen, daß bei der Neurofibromatose eine Störung der Cytogenese und -kinese erfolgt, die teils zu ruhenden, teils zu blastomatösen Fehlbildungen führt. Warum der Reiz zur blastomatösen Entartung sich nur auf einen Teil dieser „Keime" auswirkt, ist unbekannt (s. auch S. 361).

Die diffuse Durchsetzung mit fehlgeleiteten oder -entwickelten Zellen wird durch die Beobachtung von ROSENTHALschen Fasern diffus im Markweiß bewiesen [HALLERVORDEN (1952)], die sonst als Degenerationsform der subependymären Glia vorkommen (s. S. 166).

II. *Die tuberöse Sklerose.* Wir finden hier eine Reihe von zentralen und peripheren Veränderungen, die hauptsächlich durch die Dreiheit des Adenoma sebaceum, der Organtumoren des Herzens und der Niere sowie der zentralen Veränderungen am Hirn charakterisiert sind. Die Hirnveränderungen [BIELSCHOWSKY (1924)] bestehen aus den bekannten groben Knoten der Rinde (Tuberi), eventuell Makro- oder Mikrogyrie, Fehlentwicklungen im feinen Gewebsbau, Heterotopien, Glianestern, Monstrezellen mit der Entwicklung zur Glia- oder Ganglienzelle oder zwittrigen Charakters, sowie Ependymwärzchen. Auch das Mesoderm kann sich bis zur Angiombildung beteiligen [NOETZEL (1953)]. In einzelnen Fällen entwickeln sich Ependymtumoren zu einer raumbeengenden Größe, ja, sie können bei Fehlen des sonst charakteristischen klinischen Syndroms einzig das Bild eines Ventrikeltumors nahe dem Foramen Monroi [v. MEDUNA (1930), GLOBUS und Mitarbeiter (1932), STEFANINI und Mitarbeiter (1950), STENDER und ZÜLCH (1943), BRUGGER (1955), s. auch S. 334, 335] hervorrufen. Die Morphologie dieser Tumoren ist nahezu artspezifisch (s. Abb. 3—5).

Ein anderer Sitz der Tumoren ist selten. Der eigene Fall 3704 eines 9jährigen Jungen zeigte bei der Sektion neben multiplen Tuberi und zahlreichen kleinen und kleinsten Ventrikelknötchen ohne neurochirurgische Bedeutung einen hühnereigroßen, walzenförmig gewachsenen Tumor an der Außenwand des Ventrikels, der aber parieto-occipital gelegen keinen wesentlichen Hydrocephalus occlusus gemacht hatte. — Auf die Vielfalt der Hirnveränderungen bei der tuberösen Sklerose hat 1948 W. FISCHER noch einmal hingewiesen. Meistens stammen die Kranken übrigens aus Ehen gesunder Eltern, nur selten spielt Vererbung eine Rolle. —

III. *Die allgemeine Angiomatose des Zentralnervensystems* (v. HIPPEL-LINDAUsche Krankheit): Diese Krankheit wird in der Einzelform des Angioblastoms bei den mesodermalen Geschwülsten ausführlich beschrieben (s. S. 455).

Bekannt ist bei den erblichen Fällen der LINDAUschen Krankheit besonders die Familie MOELLERs. Die Familie ist jetzt in 4 Generationen zu übersehen und zeigt in 3 Generationen 6 männliche und 4 weibliche Patienten, die befallen sind. Von diesen hatten 5 Patienten eine cerebellare Angioblastomatose, 4 eine gemischt retinal-cerebelläre Erkrankung, bei einem dagegen war nur die Retina befallen. Bei dem Mitglied der ersten Generation ist der Sitz der Angiomatose nicht mehr genau festzustellen. Über die weiteren Stammbäume s. S. 459, 460.

IV. MALONEY s. BROUWER und Mitarbeiter (1937) hat diesen 3 Blastomatosen als vierte die encephalo-trigeminale Angiomatose (STURGE-WEBERsche Krankheit) angegliedert. Ich bespreche sie ausführlich bei den Gefäßgeschwülsten (s. S. 561).

4. Die Bedeutung der Entwicklungsstörungen.

Wir sahen oben (s. S. 24), daß viele Allgemeinpathologen jede Annäherung an die COHNHEIMsche Theorie heute ablehnen [HAMPERL (1951), FEYRTER (1948)], obwohl andere [BÜCHNER (1950), APITZ (1943)] sie in abgeänderter Form und mit einer gewissen Auswahl noch immer vertreten.

Auch HERZOG (1944) weist auf die Keimlager undifferenzierter, nicht verbrauchter Zellgruppen hin, die später versuchten, ihre Entwicklung einzuholen. Doch würden im allgemeinen solche liegengebliebenen oder versprengten Keime nicht als Grundlage von Geschwülsten gelten können.

FEYRTER (1948) hält die Annahme, daß den Geschwülsten und mannigfachen geschwulstartigen Entfaltungen bei der v. RECKLINGHAUSENschen Neurofibromatose örtliche embryonale Mißbildungen zugrunde lägen, für unbewiesen. Er glaubt, daß ein innerlich abwegiges Nervengewebe auf Umwelteinflüsse mit geschwulstiger Ausartung antworte.

Unter den Neuropathologen hat sich die These von der Bedeutung eines „örtlich ausgeschalteten Keims" besonders lange gehalten, da die Hirn- und Rückenmarksgeschwülste durch eine Reihe ihrer Eigenschaften diese Hypothese immer wieder zu stützen schienen [OSTERTAG (1936), ZÜLCH (1952)]. Das ZNS bildet durch seine geschützte Lage und seinen systematischen Bau und mit seiner in allen Phasen bestens bekannten Entwicklung ein besonders günstiges Organ, um die spontane Entstehung der Tumoren, ohne Einfluß von „äußeren" Faktoren zu studieren (s. S. 22ff.). Wir müssen daher sorgsam das „Für" und „Wider" der Anschauungen und des Beweismaterials prüfen, um alle uns gegebenen Möglichkeiten auszuschöpfen.

Das Schrifttum der letzten 50 Jahre [nach STROEBE (1895)] hat immer wieder versucht, durch Entwicklungsstörung im Hirn versprengte Keime zu beschreiben, auf deren Boden ein Gewächs entstanden sein soll.

Die Ableitung der Kraniopharyngeome vom Ductus craniopharyngeus wird auch heute noch außer Zweifel stehen, ebenso wie die von Epidermoiden und Teratomen von bestimmten Schließungsmißbildungen von Schädel und Gehirn. Wir bezeichnen diese Gruppen ja geradezu als „Mißbildungstumoren". Ebenso kann die Entstehung der Meningeome auf dem Boden der Granulae meningicae [M. B. SCHMIDT (1902), FERNER (1940)] bzw. anderer Reste der Leptomeninx als bewiesen gelten. — Die Beobachtung STROEBEs (ependymäre Hohlräume in einem Gliom) ist wohl lange Zeit überwertet worden. STROEBE (1895) beschrieb in einem Gliom einer 64jährigen Frau Hohlräume, die zum Teil mit einem „flimmernden, zylindrischen Epithel" besetzt waren, und die er selbst als Abschnürungen des Neuralrohrs bzw. des Ventrikelepithels auffaßte. Aus diesen sollte das Gliom entstanden sein, und von dieser Vorstellung wurde das Schrifttum über die Entstehung der Hirngeschwülste jahrzehntelang im Bann gehalten. Aber die STROEBEschen Befunde waren keineswegs restlos überzeugend. Weder die Zeichnungen, noch die Beschreibung STROEBEs schließen eine sekundäre Entstehung der Bildungen durch regressive Vorgänge aus! Spricht doch STROEBE selbst von zahlreichen „Erweichungsherden" in der Umgebung: Zwischen diesen Höhlen mit den in Erweichung begriffenen Randpartien erst begegnete man vereinzelten Hohlräumen, welche durch Auskleidung mit regelmäßigen einfachen „hohen kubischen oder zylindrischen Epithelien" auffielen. — Ich wäre selbst beinahe einer Fehldeutung von ähnlichen Bildungen erlegen.

Ich hatte einen Vortrag über die Entstehung des Oligodendroglioms auf dem Boden versprengter Ventrikelkeime für den Deutschen Pathologenkongreß 1939 angemeldet, der aber durch den Ausbruch des Krieges verhindert wurde. Eine genaue Untersuchung des betreffenden Hirns an Serienschnitten hat später ergeben, daß diese an sich schlüssig scheinende Beobachtung anders erklärt werden mußte. Es handelte sich *tatsächlich* um das Epithel des Plexus chorioideus der Seitenkammer, das in die große Thalamusgeschwulst miteinbezogen war (Abb. 104). Da es sich um einen bereits faustgroßen Tumor bei einem 3½jährigen Jungen (Abb. 103) handelte, mag die etwas voreilige Deutung verzeihlich gewesen sein, die zu den bis dahin vertretenen Theorien nur zu gut gepaßt hätte.

Von HENNEBERGs (1898, 1921) besonders charakteristischem Fall eines 18jährigen (anscheinend mit einem Ependymom der Großhirnhemisphäre) und dem Bericht über die Tumoren der spinalen Schließungslinie führt der Weg über BONOME (1901) zu OSTERTAG (1936), der die Auffassung von der dysontogenetischen Entstehung der Hirngewächse am breitesten ausgebaut und vertreten hat. Er hat dabei vor allem an mehr oder minder fehlgebildeten Früchten die Störungsquellen ausfindig machen und womöglich nach Blastomanlagen forschen wollen.

Ich halte seine Beweisführung noch nicht für vollständig und glaube, daß man etwa die Befunde von „Spalten" an den Blastomen der medialen Vorderhornrinne (1936, Abb. 105) von „neuroepithelialen Bildungen" (1936, Abb. 122) und einer „bindegewebigen Untermischung mit Neurospongioblasten" (1936, Abb. 53) auch anders erklären kann.

Wenn ich also die Entwicklung der Geschwülste auf dem Boden entwicklungsgeschichtlicher Fehlbildungen noch nicht für *bewiesen* halte, so glaube ich doch, daß aus der statistischen Tatsache des Sitzes der Geschwülste an *entwicklungsgeschichtlich gefährdeten* Stellen, wie z.B. der dorsalen Schließungsrinne, wie überhaupt von der Tatsache des so ausgesprochenen „Vorzugssitzes" der Hirngeschwülste eine gewisse Überzeugungskraft für das Bestehen eines „topischen" Faktors ausgeht.

Die Durcharbeitung unseres riesigen Gutes von nichtoperierten Hirnen hat sicher erwiesen, daß die Mehrzahl der Hirngeschwülste an einem Vorzugssitz entsteht (s. S. 51 ff.) und nicht statistisch gleichmäßig verstreut über alle Hirnteile vorkommt (Wirkung eines topischen Faktors im Gewebe!). Auch ist ihr zahlenmäßiges Vorkommen an bestimmten Lokalisationen von einer stereotypen Häufigkeit (s. S. 54 ff.). An einzelnen Stellen kann man auch bestimmte häufig vorkommende Gewebsversprengungen mit dem Wachstum eines Tumors an der gleichen Stelle in Beziehung setzen: Die Ependymome des Foramen Monroi [ZÜLCH und SCHMID (1955)] wachsen z.B. an einer Stelle, wo bereits normalerweise sehr häufig Ependymversprengungen liegen.

Ich glaube also an die Bedeutung eines *lokalen Faktors* der „Keim"bildung bei der Entstehung der Hirngeschwülste, wenn ich auch den Beweis dafür noch nicht erbracht sehe. Derartige lokale Abartigkeiten des Hirngewebes brauchen nicht morphologisch erkennbarer Natur zu sein, wenn es auch solche gibt [s. ZÜLCH und SCHMID (1955)]. Wie leicht sich Differenzierungsstörungen am ZNS experimentell — z.B. unter Sauerstoffmangel — erzeugen lassen, haben die SPEMANN- und BÜCHNER-Schulen bewiesen [BÜCHNER (1950—1952), RÜBSAAMEN (1948—1951), MUSHETT (1953)].

Umweltbedingte grobe Mißbildungen können wir besonders durch Röntgenbestrahlung, chemische und entzündliche sowie hypoxämische Einwirkung auf den Fetus erzeugen. Fehlentwicklungen treten vor allem in den Organanlagen auf, die durch einen besonders hohen Sauerstoffbedarf ausgezeichnet sind, d.h. vor allem in Hirn und Rückenmark. Wieweit feinere Mißbildungen nur des inneren Gefüges bzw. des Stoffwechsels in örtlichen Zellverbänden entstehen können, die als „Keime" in Frage kämen, ist noch völlig unklar.

Wir hoffen, daß großangelegte Untersuchungen uns einmal über die Befunde YASKINs und PFLEGERs hinaus den Hundertsatz des Vorkommens von Fehlbildungen an einem Durchschnittsgut von Hirnen erarbeiten werden. Erst dann können uns kritisch gesichtete Unterlagen für die Frage der Gewächsentstehung auf dem Boden von morphologischen Fehlbildungen zur Verfügung stehen.

5. Die Bedeutung des Traumas (Unfall und Hirngeschwulst). — Die Begutachtung der Fälle mit „traumatischer" Gewächsentstehung.

In einer Zeit wie der unseren, wo neben zahlreichen Hirnschäden aus 2 Weltkriegen noch die eines hochentwickelten Maschinenzeitalters und eines dichtgedrängten Verkehrs treten, ist es besonders wichtig, die Möglichkeit eines Kausalzusammenhanges zwischen Traumawirkung auf das Hirn und Geschwulstentstehung zu klären. Dieser Zusammenhang ist durch den Buchtitel MARBURGs: „Unfall und Hirngeschwulst" besonders betont worden.

Die Möglichkeit der traumatischen Genese der Hirntumoren finden wir schon seit der klassischen Neurologie und Pathologie [ADLER (1898), BUCK (1909), BRAMWELL (1888), GERHARDT (1882), GOWERS (1892), v. MONAKOW (1924), MÜLLER (1903), PAULSON, SECOND, STARR (1886)] erwogen. Die angegebenen Zahlen schwanken zwischen 2% und 9% der Fälle.

Während ADLER bei einer 1086 Fälle von Hirntumoren umfassenden Statistik in 91 Fällen, d. h. bei 8,8%, einen ätiologischen Zusammenhang mit einem Kopftrauma annahm, fand v. MONAKOW unter 41 durch die Sektion erhärteten eigenen Fällen 10, d. h. etwa 24%, wo ein schweres

Kopftrauma mit größter Wahrscheinlichkeit den Anstoß zur Tumorbildung gab. HÜBSCHMANN (1932) erklärt, daß bei 7,5% von 107 Fällen ein Zusammenhang diskutabel, nicht aber erwiesen sei. EDUARD MÜLLER gibt bei 32 Fällen von Stirnhirngeschwulst, d.h. bei 18,75% seiner Fälle, an, daß sich eine enge (ursächliche) Beziehung zwischen Trauma und Geschwulst erkennen ließ [nach THIEM (1909)]. GER-HARD fand bei einer aus dem Jahre 1882 stammenden Statistik, die 60 Fälle aus der Literatur um-faßte, daß bei 17%, bei selbstbeobachteten Gliomfällen sogar bei 36%, schwere Kopfverletzungen eine wichtige Rolle spielten (nach v. MONAKOW). Die höchste Zahl gibt BENEKE (1932, 1933) an, der in 40% der Fälle anamnestische Angaben über ermittelbare zeitliche und oft auch räumliche Be-ziehungen zu den im Sektionsbefund erwiesenen Gliomen gefunden haben will [zit. BECKMANN (1931)].

Um die Jahrhundertwende überschätzte man in Deutschland äußere Einwirkungen als Ursache von Blastomen in der Unfallheilkunde [THIEM (1909)], während die Allgemein-pathologen sich in dieser Frage ablehnend verhielten. Der 1. Weltkrieg, den v. HANSE-MANN als Experiment größten Stils für die Entscheidung dieser Frage bezeichnete, brachte im wesentlichen negative Ergebnisse [SCHMIEDEN, zit. FISCHER-WASELS (1932)]. Eine sehr beherzigenswerte Kritik zur Frage traumatischer Entstehung von Hirn-geschwülsten hat FISCHER-WASELS 1932 gegeben, die heute noch weitgehend gültig ist.

Fragen wir uns nun: wie könnte ein Zusammenhang zwischen Unfall und Hirnge-schwulst unter Berücksichtigung unserer Kenntnisse über die Entstehung der Hirn-geschwülste gedacht werden? so könnte man sich am besten die Modellsituation so vor-stellen, daß ein allgemeiner geschwulsterzeugender Faktor auf einen örtlich veränderten Gewebsbezirk eines „Keims" einwirken würde. Wir müssen also die Bedeutung eines *örtlichen* und eines *allgemeinen* Faktors bei der Frage der traumatischen Geschwulst-entstehung untersuchen [FISCHER-WASELS (1932)].

Nach unseren heutigen Erfahrungen wird das Trauma niemals zu einer *allgemeinen* Umstimmung des Körpers führen können, die eine cancerogene *Disposition* schafft. Das Trauma ist aber geeignet, unter Umständen eine *örtliche* Gewebsveränderung zu erzeugen, die die Grundlage eines „Keimes" bilden könnte. Eine solche Gewebsveränderung könnte nach FISCHER-WASELS nur im Rahmen chronisch-regenerativer Vorgänge zu-stande kommen. Damit schließt sich FISCHER-WASELS letztlich an VIRCHOWS Lehre an, „daß ein krankhafter Elementarvorgang mindestens zwei Voraussetzungen habe: eine äußere Einwirkung (causa externa) und eine innere Bereitschaft (oder in Umkehrung: eine Anlage und Auslösung)".

Auffassungen über Entstehung von örtlichen Gewebsschäden als „Keime", wie die von HERR-MANN (1929) und BENEKE (1932, 1933) scheinen uns heute nur schwer verständlich. Von diesen hatte der erste die Entstehung eines Glioms im Hirn auf Grund der Auswirkungen einer Ischiadicusver-letzung angenommen. Der langjährige, periphere Reiz sollte zum Absterben von Ganglienzellen im Hirn und zur Gliawucherung führen. BENEKE dagegen hat seine Anschauungen am besten etwa im folgenden Satz charakterisiert: „In manchen Fällen können auch durch außerhalb des Hirnschädels einwirkende Kräfte (mechanisch, thermisch, elektrisch) oder durch *jähe, psychische Erregungen* (von mir hervorgehoben! Z.) reflektorisch veranlaßte Hirnschädigungen ursächlich für die Blastome des Hirns und Rückenmarks und ihrer Häute in Frage kommen."

Dagegen sind die Folgen der Narbenbildung nach Hirnwunden, besonders solche mit lang hingezogener Abheilung bzw. Regeneratbildung um Fremdkörper (Metallteile, Knochensplitter, Gazetupfer) ernsthaft in Betracht zu ziehen. Ich komme darauf noch zu sprechen. Über die Möglichkeit zur hämatogenen Absiedlung von Tuberkeln oder Meta-stasen in alte Narben s. S. 599 bzw. 580.

DIETRICH (1953) hält in der Allgemeinen Geschwulstlehre die folgenden Faktoren für anerkannt (FISCHER-WASELS, ASKANAZY):

1. Eine örtliche Geschwulstanlage (embryonale Gewebsverlagerung, Mißregenerat, örtliche z.B. carcinogene Zellschädigung),

2. einen Auslösungsfaktor (Realisationsfaktor),

3. eine allgemeine Geschwulstbereitschaft (Eigentümlichkeiten des inneren Körperstoffwechsels, inkretorische Umstellungen, Altersbegünstigung, besondere Bereitschaft des Geschlechts).

Aus diesen entsteht die Abartung (Kataplasie) eines Gewebsbezirks, die das Wesen der autonomen Geschwulst bestimmt.

Eine Verletzung z.B. kann eine örtliche Anlage *schaffen* oder eine solche *treffen* [z.B. einen Pigmentnaevus, s. Fall ROER (1950), S. 589]. DIETRICH (1953) sagt wohl mit Recht, daß man bei der Beurteilung der Zusammenhangsfrage zwischen Trauma und Geschwulstentstehung nicht von einer *dogmatischen* Einstellung ausgehen solle, sondern in jedem einzelnen Falle die Bedingungen prüfen müsse, unter denen die Geschwulst entstanden ist. Andererseits müsse man deutlich zwischen *möglichen* und *wahrscheinlichen* Zusammenhängen trennen. *Wahrscheinlich* sind nur solche Zusammenhänge, wofür wir im Wissen und in der Erfahrung Grundlagen haben und die nach unserer Erfahrung *häufig* beobachtet worden sind und deswegen auch häufig *erwartet* werden können (LUBARSCH).

Die einzelnen Faktoren müssen im Einzelfalle also genau und kritisch geprüft werden. Es wurde einleitend festgestellt, wie häufig früher das Trauma in der Vorgeschichte als Auslösungsfaktor für das Geschwulstwachstum angesehen wurde.

Auf eine wirklich *genaue* Aufnahme der *Anamnese* als Voraussetzung jeder Begutachtung sei nur kurz hingewiesen. Der von FISCHER-WASELS (1932, S. 521—523) gegebene Krankenbericht zeugt besonders drastisch von dem oft sehr leichtfertigen Vorgehen in dieser Richtung.

Denn allzu häufig wird ein Schädeltrauma in der Vorgeschichte gefunden und nun gleich als der wirksame Faktor bei der Geschwulstentstehung angesehen. Eine der besten kritischen Untersuchungen über die Bedeutung des Kopftraumas für die Entstehung der Hirngeschwülste verdanken wir PARKER und KERNOHAN (1931), die in ihrem großen Patientengut 13,4% positiver Beobachtungen mit Kopftraumen fanden, von denen bei kritischer Wertung aber nur in 4,8% der Fälle ein Zusammenhang zwischen Trauma und Hirngeschwulst ernsthaft zu erwägen war. Die Verfasser zogen nun zum Vergleich eine Gruppe von 431 Patienten entsprechender Altersgruppen mit anderen Krankheiten heran, von denen 10,4% (!) Kopftraumen in der Vorgeschichte hatten. Bei einer letzten entsprechenden Gruppe gesunder Menschen gleichen Alters und gleicher Beschäftigung schließlich hatten 71, d.h. 35,5% (!) entsprechende Traumen in der Vorgeschichte. PARKER und KERNOHAN schließen mit der Bemerkung, daß keiner der 2858 bekannten Hirnverletzten des I. Weltkrieges an einem Gliom erkrankt wäre, und daß deshalb ein Zusammenhang ungewöhnlich selten sein müsse.

STAEMMLER (1948) sagt aber sicher zu Recht, daß es falsch wäre, *nur* auf die Ergebnisse der Statistik zu sehen. „Wir wissen aus der Lehre von den Berufskrebsen, daß von Tausenden von Schornsteinfegern eben nur einer sein Carcinom des Scrotum bekommt. Und dieses Carcinom ist eben doch ein Schornsteinfegerkrebs."

Schließlich möchte ich großen Nachdruck darauf legen, daß die örtlichen *Traumafolgen* nicht nur aus der Gewalt*richtung wahrscheinlich* zu machen sind, sondern im Gewebe *mikroskopisch* erwiesen werden müssen. Hier sind unsere Kenntnisse über das allgemeine Gewebsbild der einzelnen Geschwulstarten voll zu berücksichtigen. Wenn sich etwa *Reste alter Blutungen, braun pigmentierte Cysten, Makrophagen mit Hämosiderinpigment* finden, so ist daran zu erinnern, daß derartige Befunde auch im Spongioblastom des Kleinhirns und 3. Ventrikels, im Oligodendrogliom, im Glioblastom, Angioblastom, ja sogar im Neurinom auch ohne Trauma vorkommen können. Man kann daher aus diesen Befunden nicht retrograd auf das Vorliegen eines Traumas schließen. Besonders schwierig ist die Deutung von bestimmten Hirnnarbenformen, da man hier gelegentlich eine Hyperplasie der in die Tiefe eingesprengten Leptomeninx beobachten kann [ZÜLCH, s. in TÖNNIS und GRIPONISSIOTIS (1939)]. Diese entsteht zwar während der Narbenbildung, verdorrt aber wohl sehr schnell unter Bildung von Psammomkörnern. Auch ist darauf zu achten, daß man in einer Narbe oft eine Proliferation der Astrocytenglia findet, die örtlich nicht von einer entsprechenden Geschwulst — d.h. einem Astrocytom — zu unterscheiden ist. Das muß zur Kritik zahlreicher Mitteilungen über „Narbengliome" betont werden. Auch ist ein — auch größeres — Fremdkörpergranulom noch keine Geschwulst mit autonomen Wachstum. Derartige Fremdkörpergranulome wurden von MARBURG (1934) (Fall 3) und PETERS (1952) beschrieben und von dem letzten auch richtig als solche bewertet. Über traumatisch entstandene Epidermoide s. S. 546.

Die Fälle des Schrifttums zum Thema „Unfall und Hirngeschwulst" hat MARBURG (1935) sorgfältig zusammengestellt. Er hat die Frage einer traumatischen Entstehung der Tumoren großzügig bejaht. („An der Tatsache des Zusammenhangs zwischen Trauma und Entstehung eines Hirntumors ist ... nicht zu zweifeln.")

Bei Beginn des 2. Weltkrieges ist diese Frage der traumatischen Entstehung einer Hirngeschwulst erneutem Interesse begegnet. In den Arbeiten OSTERTAGs und BUSCHMANNs (1941) (unter 14400 Hirnverletzten 8 Gliome), DIETRICHs (1941) und vor ihm SCHEIDs (1938, aus der Schule von FISCHER-WASELS) sind die Fälle des Kriegsschrifttums kritisch gesichtet worden. DIETRICH hält 12 Fälle von Hirngeschwülsten für

Beispiele kriegs- und unfallbedingter Schädigungen. In Frage kamen danach unter anderem auch je 2 Fälle von Neubuerger (1925) und Beckmann (1930), je 1 Fall von Hasselbach (1931), Fischer-Wasels (1927) und de Martel. Von diesen waren nur die von Neubuerger (1925), Fischer-Wasels (1925) und de Martel-Guillaume (1931) beschriebenen Blastome Regenerationsgeschwülste. Dazu kamen dann die Friedensfälle von Rössle (1911) und Reinhardt (1928).

Arbeitet man diese Fälle kritisch durch, so fallen mehrere von vornherein aus, etwa der von Neubuerger mit einer Anlagestörung von der Art der tuberösen Sklerose, der von Hasselbach (1930) und andere. Die Fälle von Beckmann (1930) sind gänzlich ungesichert. Der gewichtigste Fall in der Beweisführung und der einzig wirklich überzeugende scheint mir der von Reinhardt (1928). Bei einem 57jährigen Mann bestanden seit 4 Jahren klinische Zeichen einer Hirngeschwulst. Bei der Autopsie war das Hirn mit dem Siebbein verwachsen. Es fand sich eine extracerebrale, mandarinengroße Geschwulst vom Frontalpol bis zum Chiasma. In der Mitte der Geschwulst lag ein etwa 1 cm langer und $^1/_2$ cm breiter Metallkörper, der — wie sich später nachweisen ließ — bei einer Kesselexplosion vor 20 Jahren eingeschleudert worden war. Histologisch war es eine „sarkomatöse" Meningealgeschwulst, von der Reinhardt glaubte, daß sie auf dem Boden eines *Granuloms* entstanden war (s. auch S. 415).

Ein Fall H. R. Müllers (1938/39), dessen Unterlagen ich selbst durcharbeiten konnte (wofür ich ihm bei dieser Gelegenheit danke), ist hier ebenfalls zu erörtern.

Ein 46jähriger Mann hatte vor 22 Jahren eine oberflächliche Schädelverletzung durch Granatexplosion erlitten, wobei er 2 Tage bewußtlos war. Ein halbes Jahr vor seinem Tode begannen stärkere Symptome, die über die allgemeinen Beschwerden hinausgingen. Die Sektion ergab ein kleinapfelgroßes Meningeom der Temporalschuppe (Fissura Sylvii). Dort soll eine „gutabgeheilte" — röntgenologisch nicht nachgewiesene — „Impressionsfraktur des linken Schläfenbeins" autoptisch sichtbar gewesen sein.

Auch dieser Fall wäre als schlüssig anzusehen, wenn bei der „Impressionsfraktur" mit Sicherheit ausgeschlossen wäre, daß es sich um die bekannte, hyperostotische Knochenspicula über einem Meningeom gehandelt hat, die im Schrifttum mehrfach als Infraktion der Interna fehlgedeutet worden ist [z.B. im Fall Leszynsky (1907)].

Man wird hierdurch die traumatische Entstehung von Meningeomen in einzelnen, schlüssig beweisbaren Fällen für gesichert halten müssen, zumal auch M. Müller (1941) über ähnliche Fälle berichtet hat (s. auch S. 415).

Auch für andere bindegewebige Tumoren ist eine Entstehung auf dem Boden chronisch-regenerativer Prozesse ins Auge zu fassen. Wieder steht hier ein Fall H. R. Müllers (1938/39) zur Erörterung (in dem er mir ebenfalls freundlicherweise Krankengeschichten, Bilder und histologische Schnitte überließ).

Es handelt sich um einen 57jährigen Mann mit einem Restzustand nach mehrfacher Trepanation infolge Hirnverletzung rechts parietal, zunächst unter dem Bilde einer Hemiplegie und mit Jackson-Anfällen. Nach 22 Jahren trat die Hemiplegie erneut auf. Bei der Autopsie (Tod nach Status epilepticus) sah man eine Hirnduranarbe mit Schußkanal von temporal zur Falx, wo auch die Granatsplitter lagen. Ein Tumor lag occipital mit „zwei kirschgroßen Knötchen direkt im Schußkanal". Histologisch war er unterschiedlich gebaut und zeigte große Nekrosen. Es handelte sich um ein typisches Sarcoma monstrocellulare (s. S. 474, 489). Die beiden umschriebenen Knoten, die dem Schußkanal entsprochen haben sollen, zeigten in der Tat weit abgesetzt vom Haupttumor einen zelldichten Tumorbestandteil, in dem man aber sichere Reste eines Schußkanals *nicht mehr* nachweisen konnte.

Wenn diese örtliche Beziehung bei der Sektion wirklich gesichert worden wäre, so wäre auch dieser Fall ernsthaft zur Erörterung zu stellen, da derartige Schußkanäle erfahrungsgemäß einen nicht unerheblichen bindegewebigen Narbenbestandteil haben. — Dieser eigenartige Tumor, über dessen Besonderheiten im speziellen Teil genügend berichtet wird, würde sich dann auf dem Boden einer Bindegewebsnarbe entwickelt haben.

In der Tat habe ich bei der Untersuchung alter Hirnnarben „Herde" von frisch gewuchertem, leptomeningealem Gewebe feststellen können, das offensichtlich beim Trauma in die Tiefe geschleudert war und dort proliferierte. Diese Teile waren örtlich von einem Meningeom nicht zu unterscheiden

(Alter der Narbe 2 Jahre). Bei älteren Narben (20 Jahre) hingegen fand man Herde von kollagenem Bindegewebe mit Psamomkörnern. Sie waren also inzwischen „verdorrt" [s. TÖNNIS und GRIPONISSIOTIS (1939)].

Schließlich ist anhangsweise der Fall SCHELLENBERGs (1929) zu erwähnen, in dem allerdings der Tumor nur ein sehr geringes autonomes Wachstum gezeigt hatte.

Damit scheinen am ehesten *mesodermale* Tumoren als Folge eines Schädeltraumas entstehen zu können.

Viel wichtiger ist die Beurteilung von Berichten über *neuroepitheliale* Geschwülste als Folge einer Gewalteinwirkung auf den Schädel. Die Kritik an dem Paradefall von MARBURG (1934) ist sehr leicht.

Hier handelte es sich um einen 10jährigen Jungen, der beim Eislaufen mit dem Hinterkopf aufschlug, keine Bewußtlosigkeit oder Erbrechen hatte, 14 Tage später mit neurologischen Symptomen erkrankte und 4 Wochen nach dem Unfall genauer untersucht wurde. Der Schädelumfang war damals bereits 57 cm. Bei der Autopsie, etwas über 4 Wochen nach dem Unfall, hatte die Geschwulst — ein Medulloblastom des Kleinhirns — die Größe von 4,5 × 5 cm. Sie war von Blutungen durchsetzt. Histologisch zeigte das typische Medulloblastom auch die bekannte subpiale Ausbreitung (Abb. 4), und zwar in den der Geschwulst benachbarten Läppchen. Die Infiltration der Meningen (nur der Pia) sprach MARBURG als eine persistierende „äußere Körnerschicht" an (seine Abb. 2 und 3—4). Er glaubte, daß dieser Keim durch das Trauma zur „Proliferation" gebracht worden sei. — Hierzu ist zu bemerken, daß es nach unseren Kenntnissen vom Wachstum der Medulloblastome als ausgeschlossen gelten kann, daß ein Medulloblastom in 4 Wochen aus dem Nichts zu einer Größe von 4,5 × 5 cm heranwächst [s. auch CALVO (1953)].

Der Zeitfaktor ist also *nicht* erfüllt. Was den „Keim" angeht, so ist zu sagen, daß die Abbildungen der subpialen Infiltrate zwar nicht *gegen* eine Auffassung als persistierende *äußere Körnerschicht* sprechen, aber ebensowenig eine subpiale Ausbreitung der *Geschwulstzellen* abgelehnt werden kann (was eine typische Eigenart der Medulloblastome ist!) zumal, wie MARBURG selbst beschreibt, diese „Schicht" nur in der allernächsten Umgebung der Geschwulst persistiert hatte und die Geschwulstinfiltration der Meningen „fließend" in die „äußere Körnerschicht" überging.

RADERMECKER (1935) berichtet über einen 43jährigen Kriegsverletzten mit einem riesigen linksseitigen Glioblastom. Die Hirnverletzung lag im oberen linken Parietallappen. Die Geschwulst hatte keine sichere örtliche Verbindung mit der Narbe.

Am besten schien bisher der 1. Fall von HALLERVORDEN (1948) gesichert zu sein. Hier war ein Oligodendrogliom bei einer 41jährigen im Occipitallappen entstanden, nachdem dieser in früher Jugend eine fragliche Hirnschädigung durchgemacht hatte. In nahem, zeitlichem Abstand waren generalisierte Krampfanfälle aufgetreten, die bis zum Tode angehalten hatten. Histologisch fand sich später ein typisches Oligodendrogliom mit Blutungsherden bis dicht an den Occipitalpol. Hier waren in einem Trümmerherd Knochensplitter und eine Pflanzenfaser (Wollfaden?) sichtbar.

In einer persönlichen Korrespondenz teilte mir HALLERVORDEN (1955) mit, daß er heute der Ansicht wäre, daß Pflanzenfaser und Knochensplitter (Sägemehl!) vermutlich bei der Autopsie künstlich in den Tumor geraten wären. Im übrigen halte er aber an seiner Auffassung fest, daß es sich um einen alten Kontusionsherd handele, in dessen direkter Nachbarschaft der Tumor als Traumafolge entstanden sei. Professor HALLERVORDEN war so freundlich, mir seine Präparate zur Einsicht zu übersenden. Beim eigenen Studium der Präparate konnte ich mich von seiner Beweisführung nicht in allen Punkten überzeugen.

Bei STAEMMLERs (1948) Fall eines 45jährigen Mannes lag ein Unfall als Kind „mit gelegentlichen JACKSON-Anfällen" in der Vorgeschichte vor. Die eigentliche Krankengeschichte war kurz. Bei der Autopsie fanden sich 2 Tumoren der Frontallappen, die durch den Balken nicht verbunden waren. Links war eine Haut-Knochennarbe vorhanden, unter dieser lag eine Hirnnarbe, die in ein teils noch „narbiges", teils breites blastomatöses Gewebe überging. Rechts hingegen fand man ein ausgedehntes Glioblastom, das allerdings auch in Beziehung zu einem corticalen „Narbengebiet" stand, wenn auch dies geweblich nicht ganz eindeutig war.

Für mich würde dieser Fall an Überzeugungskraft gewinnen, wenn durch Serienuntersuchung sichergestellt wäre, daß der Balken nicht infiltriert war, d.h. eine Verbindung zwischen den beiden Tumoren fehlte und auf der rechten Seite die Hirnnarbe ebenfalls zu sichern wäre, die links bestimmt nachgewiesen ist. — Auch PETERS (1953) glaubt, daß es sich bei dem Fall STAEMMLERs eher um ein Schmetterlingsglioblastom gehandelt hat, und ist von der Beweiskraft nicht überzeugt.

Bei dem Fall von Wolf (1951), der sonst sehr genau beobachtet und wiedergegeben wurde, fehlt leider die genaue Beschreibung eines örtlichen Zusammenhangs zwischen der autoptisch nachgewiesenen Hirnnarbe und dem hämorrhagischen Oligodendrogliom, von dem nur festgestellt wurde, daß es im „gleichen Hirnlappen" gelegen war.

Den ersten Fall Ostertags (1944) eines 40jährigen Mannes hält Peters (1953) gleich mir in seinem Referat nicht für überzeugend, und auch der 2. Fall war wohl nicht einwandfrei belegt.

Gutachtlich am schwersten zu beurteilen ist vielleicht noch eine Demonstration von Noetzel (Tagung der Arbeitsgemeinschaft für Hirntraumafragen 1953), wo sich ein Glioblastom mit seiner einen Hälfte um einen Schußkanal aus dem 2. Weltkrieg entwickelt hatte. Der Tumor lag aber im hinteren Balken und hatte sich zwingenförmig in beide Hemisphären entwickelt, während der Schußkanal nur in seiner lateralen Randausbreitung mit der Geschwulst in Berührung stand. Ich möchte auch hier nicht mehr als ein zufälliges Zusammentreffen sehen, ähnlich wie letztlich bei dem folgenden Fall von Heyck (1954), der soeben über eine bei ihrem Tode 51jährige Frau berichtete, bei der 5 Jahre zuvor eine Leukotomie durchgeführt wurde. Nach dem makroskopischen und mikroskopischen Bild handelte es sich um ein „Schmetterlingsglioblastom" des vorderen Balkens. Die links durch Leukotomie entstandene Markcyste war vom Tumor umwachsen, die rechte lag teilweise noch isoliert. Der Verfasser stellt sich selbst die Frage, „ob der Tumor nicht ganz unabhängig von der traumatischen Einwirkung von eine randeren Stelle aus gewachsen sein kann", verneint aber diese Möglichkeit.

Ich möchte zur *Begutachtung* dieser letzten beiden Fälle sagen, daß man die Zusammenhangsfrage im Gutachten wohl nach den aufgestellten und allgemein geltenden Regeln (s. unten) auch bei der von mir immer gewahrten äußersten Zurückhaltung wird anerkennen müssen. Trotzdem bin ich im letzten nicht überzeugt von der tatsächlichen traumatischen Auslösung.

Die Beurteilung der Zusammenhangsfrage im Gutachten. Zur Erleichterung der Begutachtung habe ich unter Weiterführung der von Ewing (1922), Jordan (1901), Masson [zit. Radermecker (1935)], v. Monakow (1924), Reinhardt (1928), Scheid (1938), Second, Thiem (1916) u.a. entwickelten Punkte ein Schema von 6 Voraussetzungen zusammengestellt, das die Beantwortung der Zusammenhangsfrage im Gutachten erleichtert. Diese 6 Punkte lauten:

1. *Vor dem Unfall soll der Patient gesund gewesen sein.* — Diese Forderung läßt sich beibehalten, wenn auch die Entscheidung schwer ist, da Hirntumoren oft jahrelang symptomlos wachsen, ja sogar sich während dieser Zeit dem ventrikulographischen Nachweis entziehen können [Pennybacker und Meadows (1938)].

2. *Das Kopftrauma muß adäquat gewesen sein*, d.h. geeignet, eine Zerstörung von Teilen des Hirns oder seiner Häute hervorzurufen, die zu einem chronisch regenerativen Prozeß führt.

Auch geringe Traumen können zu erheblichen Veränderungen führen (Schneeball im Falle Koopmanns (1924) und eigener Fall eines Bergmanns, der bei schnellem Gehen unter Tage mit dem Lederhelm gegen einen über ihm hängenden Rohrflansch gestoßen war. Er wurde nicht bewußtlos, war aber vom ersten Augenblick an psychisch verändert (amnestisches Syndrom), litt an schweren intermittierenden vegetativen Regulationsstörungen, an denen er nach 10 Monaten starb. Anatomischer Befund: fingerendgliedgroßer Erweichungsherd in der Wand des 3. Ventrikels oberhalb der Corpora mamillaria bei sonst gesundem Gefäßsystem [s. Zbl. Neurochir. 10, 87 (1949)].

Andererseits sind Bewußtlosigkeit oder andere Zeichen der Hirnerschütterung nicht obligat, da schwere Hirnverletzungen ohne diese ablaufen können. Es muß also jeder Einzelfall genau geprüft werden.

3. *Der Ort der Geschwulstbildung und der Traumawirkung müssen übereinstimmen.* Es genügt dabei nicht etwa die Angabe, die Geschwulst habe am Ort der äußeren Schädelverletzungen oder vermutlichen Gegenstoßwirkung gelegen. Der Nachweis der Schädigung von Hirnhäuten, Knochen oder Hirn ist aus dem *morphologischen Befund* zu führen.

4. *Die Zeit zwischen Trauma und Geschwulstentwicklung muß adäquat sein.* Wir kennen heute das Wachstumstempo der Hirngewächse ausreichend, um diese Frage entscheiden zu können. Im Falle MARBURGs (1934) wurde oben der „Zeitfaktor" bereits als nicht erfüllt angesehen. FISCHER-WASELS (1927) setzt für die Körpergewächse bereits sehr hohe Latenzzeiten an (4—20 Jahre). Im Einzelfall kann man das Auftreten eines langsam wachsenden Meningeoms oder Spongioblastoms des Kleinhirns, ja sogar das eines größeren rasch wachsenden Medulloblastoms wenige Wochen nach einem Unfall ablehnen. Andererseits könnten theoretisch auf dem Boden einer Traumafolge *rasch wachsende* Glioblastome oder Medulloblastome sogar nach einer Latenz von vielen Jahren nach dem Unfall entstehen.

5. *Die Geschwulst muß histologisch oder bioptisch sicher nachgewiesen sein.* Hier ist besonders zu warnen vor einer Fehldeutung einfacher, gliotischer oder bindegewebiger Teile in der Narbe.

Die Hirnduranarben bieten zu diesem Punkte reiches Anschauungsmaterial. Man kann hier sehr häufig kleinere Bezirke einer narbigen Gliose nicht sicher von Astrocytomen unterscheiden. Auch können an abgesprengten Teilen des Arachnoideal-Endothels chronisch regenerative Prozesse ablaufen, die örtlich einem Meningeom ähneln.

6. Für die reinen Rechtsfragen muß die Definition *einer äußeren Einwirkung* als „*Trauma*" ausreichend gegeben sein. Diese Fassung könnte etwa so lauten: ein Unfall ist „eine einmalige, von außen wirkende mechanische Körperschädigung, von der Bau und Leistung des Körpers verändert werden, und die vom Betroffenen nicht beabsichtigt war". Das Trauma muß zudem einwandfrei nachgewiesen sein.

Die Frage der *Brückensymptome* scheint mir dagegen ohne Bedeutung, da man nicht den sofortigen Beginn des Wachstums einer Geschwulst direkt nach dem Trauma fordern kann [s. oben FISCHER-WASELS (1932)], zudem eine wachsende Geschwulst lange symptomlos bleiben kann.

Nach dieser strengen Fassung wird man nur für wenige Hirngeschwülste eine traumatische Entstehung anerkennen können. Eher wird man dagegen eine „Verschlimmerung" des klinischen Bildes oder *eine wesentliche Mitwirkung* des Traumas am Endzustand durch vorzeitige Auslösung der klinischen Erscheinungen anerkennen können, wie etwa das folgende Gutachten unserer Klinik (SPROCKHOFF) beweist.

Der 41jährige, bis dahin gesunde Kraftfahrer St. erhielt während der Arbeit einen Stoß auf den Kopf (Hinterkopf), der nur Kopfschmerzen, nicht aber eine Bewußtlosigkeit hervorrief. Am nächsten Tage wurde der Mann wegen einer Serie von epileptischen Anfällen in ein Krankenhaus eingewiesen. Er wurde dann invalidisiert, da die Anfälle regelmäßig anhielten. Nach 8 Jahren verschlimmerte sich das Bild, nach 9 Jahren wurde er über eine Nervenklinik zur Operation eingewiesen. Bei der Freilegung fanden sich „im Bereich der ersten Stirnwindungen eigenartige Veränderungen, mehrere größere Zysten, die frontal von einem kleinapfelgroßen parasagittalen Meningeom" lagen. Hinter dem Tumor waren keine derartigen Veränderungen zu erkennen, man sah nur, daß das Hirn atrophisch war. Die Cysten wurden eröffnet, der Tumor „zusammen mit den narbigen Strängen der Umgebung und den malazischen Hirnteilen" exstirpiert und der Kranke dadurch geheilt. Es wurde im Gutachten angenommen, daß durch die Gewalteinwirkung auf den Hinterkopf eine Quetschung der Hirnwindungen durch Schleuderung gegen den Tumor entstanden war. Der Beweis wurde in dem zeitlichen Auftreten der klinischen Erscheinungen und dem örtlichen Befund bei der Operation gesehen. Es wurde „dem Unfall eine wesentliche Mitwirkung an der Gestaltung des Krankheitsverlaufes zugeschrieben".

Einen sehr guten Überblick über den Stand der Meinungen und das bisher vorliegende Material gibt auch die lesenswerte Doktordissertation von R. FROWEIN (1949).

Meiner im ganzen also sehr kritischen Stellung hinsichtlich der Entstehung von Gewächsen auf dem Boden eines Hirntraumas [ZÜLCH (1951), ausführlich auch 1954] hat sich übrigens PETERS (1953) angeschlossen, der in einem ausführlichen Referat über den Stand der Meinungen berichtete.

6. Hirngeschwülste bei Tieren.

Hirngeschwülste bei Tieren können als selten gelten, obwohl nach GRÜN (1936) Autopsien bei Tieren eben doch viel seltener vorgenommen werden als beim Menschen.

Erste Versuche der Beschreibung nach den „modernen" Untersuchungsmethoden und Klassifikationen verdanken wir Grün selbst (1936) [s. auch Maud Slye und Mitarbeiter 1931), Schlotthauer und Mitarbeiter (1935), Pallaske (1935), Neubuerger und Davis

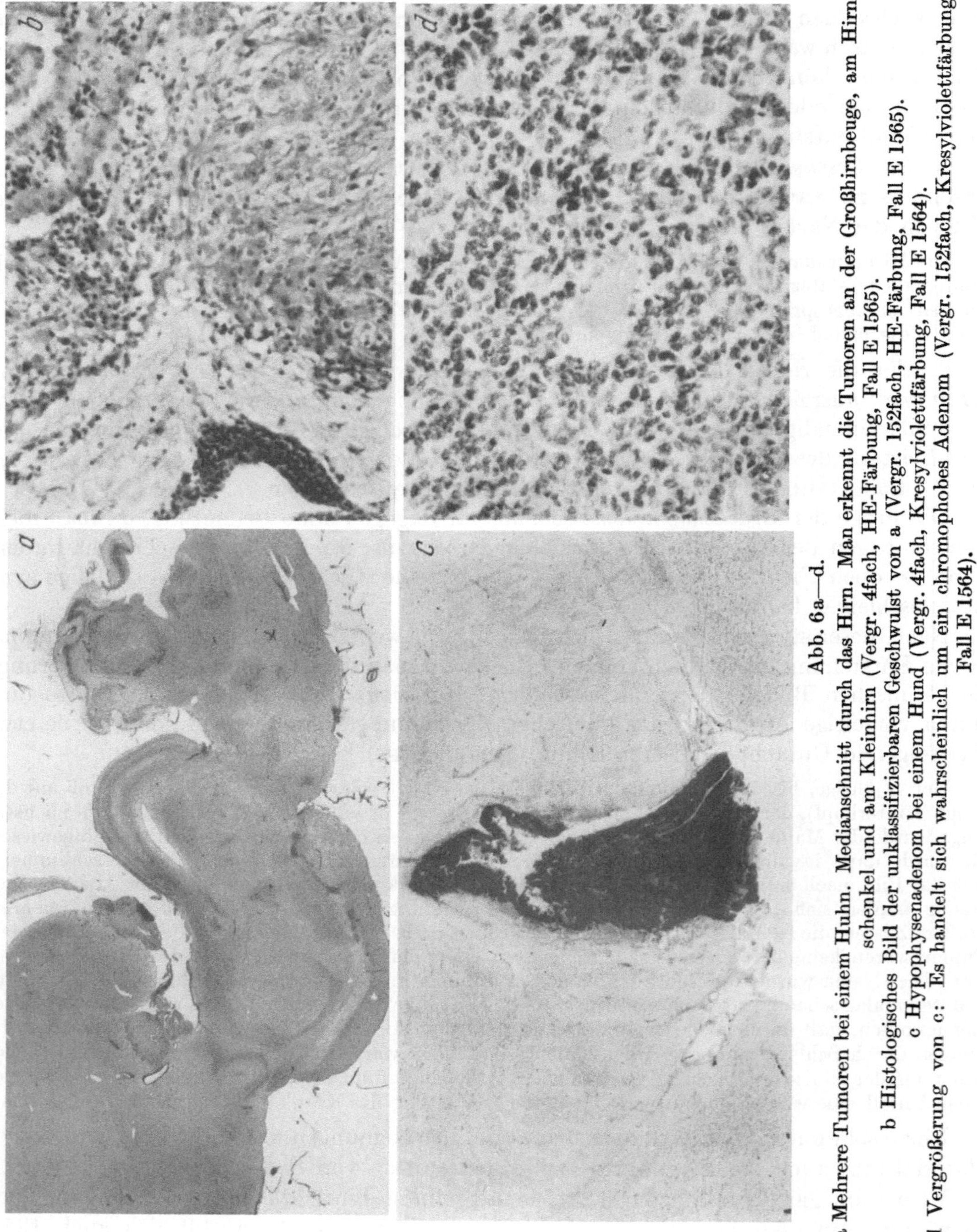

Abb. 6a—d.

a Mehrere Tumoren bei einem Huhn. Medianschnitt durch das Hirn. Man erkennt die Tumoren an der Großhirnbeuge, am Hirnschenkel und am Kleinhirn (Vergr. 4fach, HE-Färbung, Fall E 1565). b Histologisches Bild der unklassifizierbaren Geschwulst von a (Vergr. 152fach, HE-Färbung, Fall E 1565). c Hypophysenadenom bei einem Hund (Vergr. 4fach, Kresylviolettfärbung, Fall E 1564). d Vergrößerung von c: Es handelt sich wahrscheinlich um ein chromophobes Adenom (Vergr. 152fach, Kresylviolettfärbung, Fall E 1564).

(1943), Fankhauser (1947), s. Frauchiger und Fankhauser (1949)]. Weiter haben Jungherr und A. Wolf (1939) eine kritische Übersicht über Schrifttumsfälle mit Reklassifikation nach modernen Gesichtspunkten gegeben. Die letzte Zusammenstellung Barbonis (1940) enthält (einschließlich der Paragliome) 47 Fälle, Hjärre (1938) hatte bereits 29 eigene Fälle. In der neuen Handbuchbearbeitung Henschens (1954) findet sich ein zusammenfassender Überblick über die Hirngeschwülste bei Tieren bei jedem Kapitel („Komparatives"), sowie eine Literaturübersicht über die zu der betreffenden Art gehörenden Fälle, wo auch HJÄRRE zitiert wird.

Nach dem Schrifttum sind beim Affen Hirngeschwülste seltener [SCHERER (1944), HENSCHEN (1954)], ebenso wie bei Katze und Maus [MAUD SLYE und Mitarbeiter (1931)], die als Laboratoriumstiere sehr gut bekannt sind. Andere Haustiere wie Pferd, Rind, Schaf und Hund sind noch nicht genügend systematisch untersucht, um über die relative Häufigkeit eine Vorstellung zu bekommen. Interessanterweise sind Hirntumoren anscheinend bei dysplastischen Rassen (Boxer, Bulldogge) häufiger vertreten [FANKHAUSER (1955)]. Nach SCHERER (1944) kommen bei Tieren etwa $^3/_4$ primäre und $^1/_4$ metastatische Tumoren vor, die letzten besonders häufig beim Pferd. Es sind Gewächse der folgenden Struktur bzw. ähnlichen Baus beschrieben: glioblastom-, astrocytom-, pinealom-, gangliocytomartige Blastome, Chorioidpapillome, Hypophysenadenome, Meningeome, Lipome, Melanome und epidermoidartige Bildungen, die letzten besonders beim Pferd (s. HENSCHEN 1955). Auch Retinagliome sollen nicht selten sein. Beim Rind soll es auch Neurinome und eine Art von Neurofibromatose geben (H. J. SCHERER 1944, JUNGHERR und WOLF 1939, FRAUCHIGER 1954 u. a.). Die Nomenklatur bei den Tiergeschwülsten stimmt sicher oft noch nicht mit der bei den menschlichen Tumoren überein.

Meine eigenen Erfahrungen stammen hauptsächlich aus einer Zusammenarbeit mit Herrn Prof. FRAUCHIGER-Bern, der mir freundlicherweise 22 Tumoren zur Klassifikation übersandte. Da es sich oft um alte Schnitte bzw. Material handelte, war meist die Anwendung „moderner" Methoden nicht möglich. Zu diesen Fällen kommen noch zwei weitere persönliche Beobachtungen, auf die ich unten noch eingehe.

Es handelte sich um 4 Kühe (fibroblastisches Meningeom, 3 unklassifizierte Tumoren, die glioblastom- bzw. sarkomartig waren); 11 Hunde (4 Metastasen, 1 Medulloblastom, 1 Meningeom, 1 chromophobes Adenom [Abb. 6c, d], 1 periadventitielles Sarkom, 3 unklassifizierte glioblastom- bzw. sarkomartige Tumoren); 2 Katzen (eine Sarkomatose der basalen Meningen, 1 Astrocytom); 2 Pferde (periadventitielles Sarkom, Glioblastoma multif.); 3 Hühner (unklassifizierte, mesodermale [?] Tumoren) (s. Abb. 6a, b).

Bei den drei multilokulären Tumoren bei Hühnern (s. Abb. 6a, b) handelte es sich um den gleichen Typ, wie er von JUNGHERR und WOLF (1939) als „Astrozytom" veröffentlicht wurde. Ich zweifle nach den mir vorliegenden Schnitten zumindest für diese Fälle an der Diagnose und würde eher an maligne mesodermale Tumoren denken; denn Zelltyp und Fasern entsprechen eher denen mesodermaler Gewächse, ebenso wie die scharfe Abgrenzung vom Parenchym. Auch SCHERER (1944) hat Zweifel an der Diagnose eines Astrocytoms.

Auf die Erzeugung künstlicher Tumoren bei Tieren wird auf S. 26ff. eingegangen.

Ein weiterer Fall wurde mir freundlicherweise von Herrn Prof. VEIT-Köln zur Verfügung gestellt. Es handelte sich um den Elefanten „Jumbo" des Kölner Zoologischen Gartens mit einer mehrjährigen Vorgeschichte von Trigeminussymptomen (Trübung der Cornea, Schmerzanfälle, bei denen er bösartig wurde). Hier lag ein typisches Fibrosarkom vor (s. Abb. 356d). Die 2. Beobachtung war ein Zufallsbefund bei einem Katzenhirn, wo ein stecknadelkopfgroßer Herd von Zellen im Hippocampus lag, den ich am ehesten als ein Gangliocytom (bzw. Hamartom aus Ganglienzellen) auffassen würde.

Melanotische Hirntumoren (s. S. 493) wurden auch beim Karpfen beschrieben.

II. Allgemeine statistische und biologische Daten über die Hirngeschwülste.

1. Häufigkeit.

Es fehlen bisher zuverlässige Angaben über die absolute Häufigkeit der Hirngeschwülste. Der Hundertsatz der Aufnahmen von Patienten mit Hirngeschwülsten in allgemeinen Krankenhäusern soll zwischen 0,2 und 2,6 % schwanken [McLEAN (1936)].

Die Gesamtsterblichkeit an Krebs und anderen malignen Gewächsen im Gehirn hat 1928 in den USA. 0,06% betragen.

An Einzelangaben finden wir im Wenzel-Hanke-Krankenhaus [Otfrid Foerster (1934)] die Hirngeschwulstträger mit 4,6% unter 12000 Aufnahmen vertreten. Bailey (1936) führt die entsprechende Zahl bei 3 Londoner Krankenhäusern mit 1,8% von rund 15500 Aufnahmen an. Die Statistik der Royal Infirmary Leeds zählte unter 13000 Fällen 167, d. h. 1,34% Hirngeschwülste, doch wurden nur in 27% Hirnsektionen gemacht. Peers (1936) schließlich hatte im Boston City Hospital 10592 Autopsien in 38 Jahren mit 16,8% Tumoren unter den malignen Erkrankungen. Unter diesen wieder waren 188 Tumoren des ZNS mit 43,1% Gliomen, was in der relativen Häufigkeit etwa den Zahlen von Cushing (1935) entspricht. Doch war nur in etwa der Hälfte der Fälle von Autopsien die Kopfsektion gemacht worden.

Nach McLean (1936) fanden sich in einem großen amerikanischen Spital 367 Patienten mit Hirngeschwülsten unter 300000 Aufnahmen. Neuere Ziffern sind wegen der Zunahme der Spezialisierung schwer zu übersehen.

Anatomische Statistiken ergaben bei Klebs in Prag (1877) 64 Fälle (1,76%) unter 3622 Sektionen, bei Gruber (1935) in Göttingen 79 intrakranielle Tumoren (1,3%) unter 6000 Sektionen, Seydel (München) 8488 Sektionen mit 85 Fällen, v. Beck (Heidelberg) 6177 Autopsien mit 50 Fällen, d. h. 1—1,2%. Schmincke hatte in Tübingen [Rapp (1924)] 2,07% Hirngewächse bei 7642 Fällen, in Heidelberg bei 31698 Sektionen (1854—1931) 1,4% primäre Hirngeschwülste. Rudershausen [(1932), dort auch genaue Angaben und Schrifttum] hat dieses Beobachtungsgut Schminckes im einzelnen beschrieben und unter den 546 Fällen 444 Primärgeschwülste des Hirns und 102 Metastasen gefunden. Bei den 232 Gliomen waren 139 Geschwulstträger Männer, 93 Frauen. Die Granulome waren nicht mitberücksichtigt. Inzwischen ist diese Heidelberger Statistik von Gärtner (1955) über 21 Jahre fortgesetzt worden, in denen 710 intrakranielle raumfordernde Prozesse gezählt wurden, davon waren 654 Fälle verwertbar. Die Ergebnisse wurden mit denen unserer Sammlung von 3000 Fällen verglichen. Es ergaben sich Abweichungen in einigen großen Tumorgruppen. Ich gehe unten darauf ein. Unsere Zahlen können aber wohl als typisch gelten. Auch die Aufstellung von Link und Schleussing (1950) von 248 intrakraniellen Geschwülsten entfernt sich nicht weit von diesen Werten. Earle (1954) gibt einige relative Zahlen für die Häufigkeit der Hirngeschwülste unter 3946 Autopsien. Diese können praktisch nur für die Männer gelten, da es sich um ein Veteranen-Krankenhaus handelte. Von den 1498 Patienten, die Neoplasmen hatten, hatten 99 einen primären, 167 einen metastatischen Hirntumor (37,2 zu 62,7%), die Lungentumoren stehen hier mit 96 Fällen (57,6%) an der Spitze! Auch über Kinder gibt es noch besondere Daten: Von 1770 Kindern bei Dargeon (1947) hatten 370 Tumoren im ZNS. Von 573 Fällen in der Kinderabteilung des „Memorial-Hospital" demgegenüber nur 12. Row (1942) beziffert die Zahl der kindlichen Patienten mit Hirntumoren auf 1 unter 700 [sämtliche Ziffern aus Round table discussion, s. Dargeon (1947)]. Miller und Mitarbeiter (1952) berichten, daß von den Patienten ihrer 4318 verifizierten Hirntumoren 518 unter dem 14. Jahre standen. Nach W. Fischer (1954) (persönliche Mitteilung) machen die Hirngeschwülste wahrscheinlich etwa 10% der „bösartigen" Tumoren aus.

Man rechnete in Deutschland mit 70 Millionen Einwohnern 800000 jährliche Todesfälle, davon 140000 an bösartigen Geschwülsten. Die letzten Angaben nahmen („Ärztliche Mitteilungen" vom 15. 1. 1950) eine Krebssterblichkeit von 26:10000 bei einer Gesamtsterblichkeit von 106:10000 an. Eine andere neuere Angabe [Freudenberg (1955)] rechnet für Deutschland mit 17,7 auf 10000 für Westdeutschland und mit etwa 20 auf 10000 für Nord- und Westeuropa. Da man den Anteil des ZNS an den Tumoren mit 2% berechnet [Naffziger-Boldrey (1948)], können wir die Letalität an Hirn- und Rückenmarksgeschwülsten bei der derzeitigen Alterszusammensetzung mit vielleicht etwa 1:20000—25000 Einwohnern je Jahr ansetzen.

Besser sind wir unterrichtet über die *relative Häufigkeit* der Hirngeschwülste, insbesondere ihrer Unterarten, die in allen größeren Sammlungen etwa konstant ist; sie unterscheidet sich nur in Einzelheiten je nach den besonderen Interessen des Operateurs oder Sammlers, der besonderen Zusammensetzung des Krankengutes oder der Eigenart der Klassifikation.

So sind Sammlungen von psychiatrischen Kliniken besonders reich an Frontalhirntumoren und Meningeomen [Davidoff und Ferraro (1929)], unter diesen wieder Falx- und Olfactoriusmeningeomen (Abb. 284, 287, 288), Sammlungen von Heilanstalten dagegen an Hirngeschwülsten, die bei spät einsetzendem Hirndruck frühzeitig zu Krampfanfällen führen (Oligodendrogliome). In den allgemeinpathologischen Instituten wieder überwiegen die malignen Glioblastome, die in den neurochirurgischen Kliniken seltener bleiben. In manchen Kliniken häufen sich Tumoren bestimmter Lokalisationen oder Altersgruppen, wenn der Operateur sich besonders für diese interessiert oder besondere operative Fertigkeiten entwickelt [Cushing (1935), Bailey s. Ley und E. Walker (1935): Hypophysenadenome]. ELSBERG hat (1931) über die Sammlung des Neurologischen Instituts New York eine Übersicht gegeben, aus der die Prozentzahlen für die größeren Gruppen interessant sind (Gliome 59%, Meningeome 13,2%, Neurinome 10.4% usw.). Eine Untersuchung in der Türkei [YENERMAN (1955)] ergab 58% Gliome unter den Hirngeschwülsten.

Die Herkunft unserer Sammlung von 4000 Fällen, die ich alle eigenhändig klassifiziert habe, ist gemischt. Die meisten Fälle stammten aus den neurochirurgischen Arbeitsstätten von TÖNNIS (etwa 75%), doch waren uns zahlreiche Fälle aus anderen Sammlungen psychiatrischer Kliniken (etwa 150 Fälle) oder allgemeinpathologischer Institute (etwa 180 Fälle) zur Auswertung übergeben (ANDERS, RÖSSLE, HAMPERL, SPATZ). Dazu kommen einige geschlossene neurochirurgische (BRÜTT, OKONEK) (etwa 220 Fälle) bzw. neurologische (H. R. MÜLLER) Sammlungen und ein sehr zahlreiches Einsendematerial (etwa 450 Fälle). Sämtlichen Einsendern, die mich unterstützt haben, danke ich aufs herzlichste.

In der folgenden Aufstellung sind die Zahlen der eigenen Fälle denen der CUSHINGschen und OLIVECRONAschen Sammlung gegenübergestellt. Es ist anzunehmen, daß unsere Aufstellung der Durchschnittshäufigkeit in der Bevölkerung näherkommt, da die Auswahl weniger einseitig neurochirurgisch, die Herkunft „gemischt" war.

Tabelle 3. *Übersicht über die Klassifikation von 4000 Hirngeschwülsten, verglichen mit der Sammlung von* CUSHING (1935) *und* OLIVECRONA (1955).

	Eigene Sammlung		CUSHING 2023 Fälle, 1935	OLIVECRONA 5250 Fälle, 1955
	Zahl der Fälle	%	%	%
Medulloblastome	161	4,0	4,3	
Spongioblastome (einschließlich sog. Kleinhirnastrocytome)	292	7,1	6,1	
Oligodendrogliome	312	7,8	1,3	
Astrocytome.	283	7,1	9,8	
Glioblastome.	530	13,3	10,3	46,5*
Ependymome	184	4,6	1,3	
Plexuspapillome	20	0,5	0,6	0,3
Pinealome	16	0,4	0,7	
Neurinome	297	7,5	8,7	8,0
Gangliocytome.	15	0,4	0,2	
Meningeome	723	18,1	13,4	19,2
Angioblastome.	60	1,5	1,2	2,4
Fibrome.	5	0,1	—	
Sarkome	74	1,9	0,7	
Chondrome	11	0,3	0,1	
Lipome	1	—	—	
Osteome.	16	0,4	0,7	
Chordome	9	0,2	0,1	
Kraniopharyngeome	107	2,7	4,6	1,7
Hypophysenadenome	282	7,0	17,8	8,5
Cylindromatöse Epitheliome	8	0,2	—	
Epidermoide.	61	1,5	0,7	0,7
Dermoide	5	0,1		
Teratome	12	0,3	0,2	0,3
Angiome und Aneurysmen.	83	2,1	1,0	7,0
Unklassifizierte Blastome	151	3,8	9,6	
Metastasen	163	4,1	3,2	3,4
Parasiten	6	0,2	0,1	
Granulome	32	0,8	2,2	1,0
Arachnitis und Ependymitis	53	1,3	1,1	
Verschiedenes (Myelome, Schüller-Christian usw.)	28	0,7	—	1,0
Gesamtzahl der Sammlung	4000	100,00	100,00	100,00

* Neuroektodermale Tumoren (ohne Plexuspapillome und Neurinome).

Der Unterschied in den Ergebnissen der Zählung der 3000 Tumoren (1951) von der jetzigen 4000-Serie erklärt sich zum Teil daraus, daß die letzten 1000 Tumoren im wesentlichen ein fast rein neurochirurgisches Material — teils aus der Tönnisschen Klinik, teils aus dem Einlauf — darstellen, z. B. erkenntlich am Absinken der Medulloblastome und Glioblastome, an der Zunahme der Meningeome [zum Vergleich etwa die Zahlen Gärtners (1955): Glioblastome 26,2%, Metastasen 18,9%, Hypophysenadenome 1,3%, Neurinome 4%]. Die Verschiebung von den Astrocytomen zu den Oligodendrogliomen erklärt sich wohl aus einer jetzt etwas weiteren Begriffsfassung dieser letzten Gruppe (s. S. 213), ebenso die Zunahme der Sarkome. Interessanterweise war auch die Zahl der „Unklassifizierten" im letzten Tausend bei uns nur 29, hielt sich also unter 1%.

2. Das Erkrankungsalter.

Eine der wichtigsten Erkenntnisse in der Biologie der Hirngeschwülste war es, daß die Patienten mit den einzelnen Geschwulst*arten* auch bestimmten *Altersklassen* angehörten, d. h. in ihrem *Erkrankungsalter* sehr weitgehend übereinstimmten. Bereits in der ersten großen Statistik Starrs (1894) waren derartige Beziehungen angedeutet, überwogen doch die Tuberkel im Kindes- und Jugendalter (das auch er bis zum 20. Jahr rechnete) fast um das Vierfache die der höheren Lebensalter. Aber erst aus den Arbeiten Cushings gewannen wir genaue Kenntnis über das typische Erkrankungsalter einzelner Geschwulstarten. Er wies zuerst auf die Häufigkeit der Gliome der Kleinhirnmittellinie bei *Kindern* und *Jugendlichen* hin (Medulloblastome und Astrocytome). Fixiert man also das Erkrankungsalter der Patienten mit einer bestimmten Geschwulstart in einer Kurve, so zeigt diese einen charakteristischen Altersgipfel, wie dies in Baileys Buch (1933/1951) erstmals systematisch gezeigt wurde (s. Abb. 7a—o). Da der Zeitpunkt des Beginns eines Geschwulstwachstums nicht zu bestimmen ist, haben wir für die folgenden Kurven das Alter bei der Einweisung in die Klinik oder — wenn keine klinische Behandlung stattgefunden hat — des Todes genommen. Die Abweichungen dieses Zeitpunktes vom tatsächlichen Beginn des Geschwulstwachstums können natürlich bei Geschwülsten mit langer Vorgeschichte sehr erheblich sein (Gangliocytome s. S. 398, Oligodendrogliome s. S. 220, Epidermoide s. S. 544 usw.).

Der Fehler dieser Zusammenstellung liegt also in der Unmöglichkeit, ein wirklich charakteristisches Alter für das Auftreten von Hirngeschwülsten anzugeben. Ein kleiner Tumor im Aquädukt kann den Zeitpunkt des beginnenden Hirndruckes — und damit bedrohlicher, klinischer Symptome — um Jahre *vor*verschieben gegenüber einem faustgroßen Tumor in einer für den Liquorweg bedeutungslosen Gegend. Entsprechendes gilt für die neurologisch „stummen" Zentren. Angegeben ist in unserer Zusammenstellung das Alter zum Zeitpunkt der Operation bzw. bei nichtoperierten Fällen des Todes. Auch diese beiden Daten sind ungleichartig, da oft Fälle operiert werden, die noch keine Zeichen des Hirndruckes haben und ohne den Eingriff wahrscheinlich auch noch jahrelang ausgekommen wären (s. Fall 1223).

Trägt man alle diese Alterskurven auf ein Ordinatensystem ein [s. Bailey (1951), Abb. 4 und 5], so sehen wir etwa um das 20. Jahr die Kreuzung zahlreicher Kurven, d. h. es schneiden sich hier die auf- und absteigenden Schenkel vieler Alterskurven, was erneut die biologische Bedeutung dieses Zeitabschnittes beweist: Bis dahin reicht das Kindes- und Jugendalter. [Diese Begrenzung hat auch Starr (1984) schon angenommen, und Olivecrona (1952) hat sich angeschlossen.] Nach den Kurven können wir also vier große Lebensabschnitte für die Tumormanifestation unterscheiden: 1. das *Kindes-* und *Jugend*alter bis zum 20. Jahr, 2. die *Lebensmitte* bis zum 45. Jahr, 3. das *Involutionsalter* bis zum 65. Jahr und 4. das *Greisenalter* nach diesem Zeitpunkt. Jede dieser Altersgruppe hat ihre eigenen Geschwulstarten [s. auch Mattos Pimenta und Mitarbeiter (1955)].

Im *Kindes-* und *Jugendalter* [Zülch (1937, 1938, 1949, 1951, 1952)] sind in den Großhirnhemisphären am häufigsten die Ependymome vertreten, weniger häufig die übrigen Gliome und die Ganglienzellgeschwülste. Auch die monstrocellulären Hirnsarkome

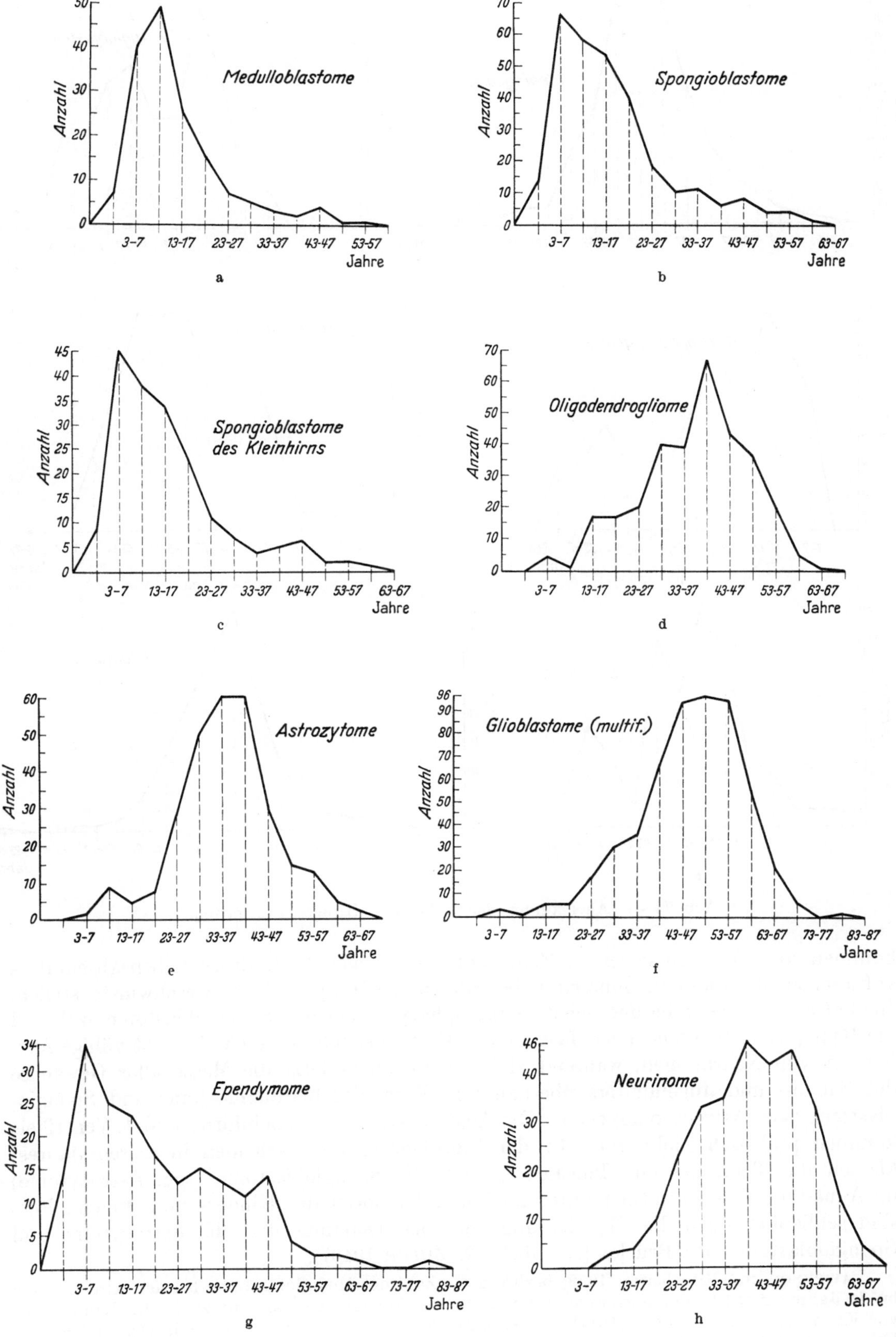

Abb. 7a—h. Alterskurven der wichtigsten Hirngeschwulstarten.

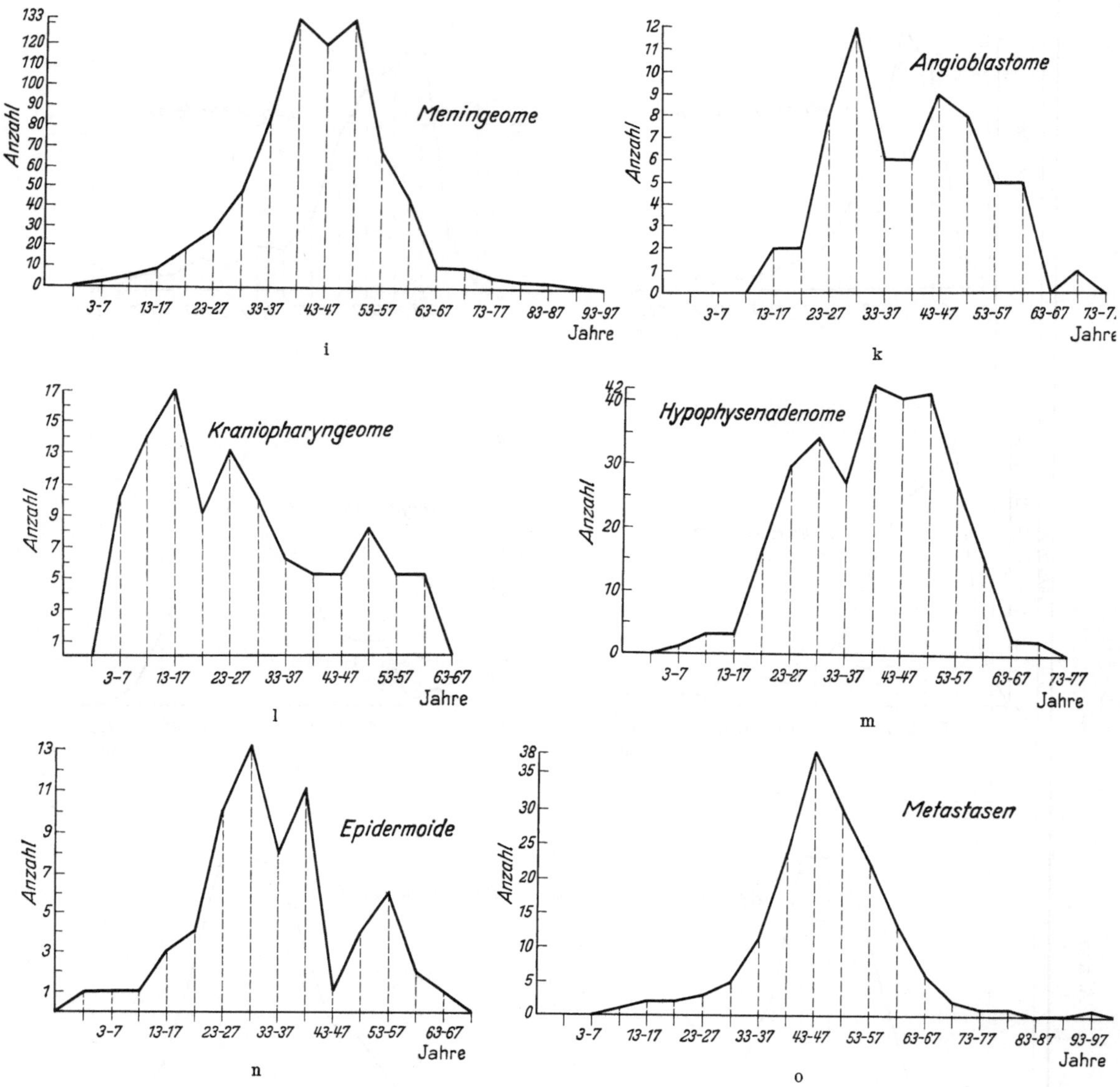

Abb. 7 i—o. Alterskurven der wichtigsten Hirngeschwulstarten.

kommen vor. Dagegen sehen wir Meningeome erst gegen Ende dieses Lebensabschnittes auftauchen, die dann in höheren Lebensaltern die Hauptzahl der Geschwülste stellen. In der Chiasmagegend häufen sich die Kraniopharyngeome und Spongioblastome, während die Hypophysenadenome noch fast fehlen. Eindrucksvoll ist auch das fast völlige Ausbleiben von Neurinomen, während sich im Kleinhirn jetzt die Masse aller Gewächse des Kindes- und Jugendalters überhaupt in Form der Medulloblastome und Spongioblastome (sog. Astrocytome) zeigt. Die Angioblastome des Kleinhirns und 4. Ventrikels kommen praktisch nicht vor. In der Vierhügelgegend erscheinen in diesen Jahresklassen die Teratome und Pinealome, auch die Spongioblastome (sog. Astrocytome) im Aquädukt fallen sämtlich unter 20 Jahre. Tumoren des Kindes- und Jugendalters sind schließlich noch die Oligodendrogliome des Thalamus und die Astrocytome und Spongioblastome der Brücke [s. Tabelle 2, Zülch 1940)].

Lawrence und Mitarbeiter (1952) beziffern die Zahl der Medulloblastome bei den Altersklassen bis 15 Jahre mit 31%, der Astrocytome mit 25%, der Spongioblastome mit 20%. Im Krankengut von Krayenbühl und Weber (1947) standen unter 62 Fällen die Astrocytome (mit 11), die Medulloblastome (mit 15) und die Kraniopharyngeome (mit 5) an der Spitze der Arten [s. auch Pimenta (1955)].

Die jetzt folgenden *mittleren Lebensjahrzehnte* (20.—45. Jahr ,,*Lebensmitte*") sind charakterisiert durch das massierte Auftreten der Gliome der Großhirnhemisphären (Astrocytome, Oligodendrogliome), der Meningeome mit verschiedenem Sitz, der Hypophysenadenome, Neurinome des Brückenwinkels, der Epidermoide und der Angioblastome im Kleinhirn, wo jetzt die beiden Gewächsarten des Jugendalters nur noch vereinzelt auftreten. Auch die Metastasen und malignen Glioblastome machen sich gegen Ende schon erheblich bemerkbar.

Das *Involutionsalter* des Menschen (45.—65. Lebensjahr) bringt das gehäufte Auftreten der malignen Glioblastome und der Metastasen, während von den Gliomen die Oligodendrogliome und Astrocytome deutlich seltener werden, die Meningeome, Hypophysenadenome und Neurinome aber noch erheblich vorkommen.

Im *Greisenalter* sollen Glioblastome, Meningeome und Neurinome mit zusammen 82 % neben den Metastasen absolut im Vordergrund stehen [MOERSCH und Mitarbeiter (1940), KLOSS (1952)]. In unserem Gut sind diese Klassen kaum mehr vertreten.

Im *Schrifttum* finden wir sehr unterschiedliche Angaben. Den besten Überblick über die Hirntumoren bei Kindern finden wir bei BAILEY-BUCHANAN und BUCY (1939), dann auch bei CUNEO und RAND (1951). TÖNNIS und ZÜLCH (1937), ZÜLCH (1940, 1949, 1951) sowie TÖNNIS und BORCK (1953), BORCK und TÖNNIS (1954) haben über die kindlichen Tumoren genauer berichtet. Von 190 supratentoriellen Tumoren bei Kindern der Mayo-Klinik [MILLER und Mitarbeiter (1953)] waren 58 Astrocytome, 24 Ependymome, 11 Oligodendrogliome und 4 Neuroastrocytome. Weiter gab es 35 Kraniopharyngeome und 14 Pinealome. Dann folgten Meningeome, Sarkome usw.

KLOSS (1952) hatte unter 1000 Hirntumoren 80 Patienten über 60 Jahre, von denen 27 Glioblastome, 16 Meningeome, 14 Metastasen, 9 Acusticusneurinome, 9 Hypophysenadenome, 3 Astrocytome und je einer ein Oligodendrogliom bzw. Angioblastom hatten. BADT (1932) fand ebenfalls unter 57 nicht diagnostizierten Hirngeschwülsten (fast ausschließlich) im Senium 18 Meningeome, 17 Gliome und 13 Metastasen. Auch RAPP und Mitarbeiter (1953) haben über die Hirngeschwülste bei 75 Patienten über 60 Jahren berichtet. Leider sind die Diagnosen schwer mit den unsrigen vergleichbar.

Über die Verhältnisse bei Greisen — die ja seltener seziert werden [W. FISCHER (1947)] — sind wir aber noch nicht recht unterrichtet. Auch in den ersten Lebensjahren [RUSSELL und ELLIS (1933)] fallen die Hirngewächse oft aus der normalen Reihe.

Von diesen Verfassern wurden drei derbe Tumoren im Großhirn beschrieben, die sämtlich spindel- oder rundzellig und reich an Mitosen waren und offensichtlich schlecht in die übliche Klassifikation paßten: a) Neugeborenes, b) 5 Monate alt, c) 1 Jahr 11 Monate. Eine Tabelle über das Vorkommen von Tumoren bei Neugeborenen zeigen ARNSTEIN und Mitarbeiter (1951): Medulloblastome, polare Spongioblastome, Ependymome, Pineoblastome, Dermoide, Teratome usw.

SCHALTENBRAND (1938) glaubt, daß sogar das Gewebe eines Tumors und die Altersklasse der Patienten in einem gewissen Zusammenhang ständen und daß z. B. der Tumor mit seinem Träger altere.

3. Der Vorzugssitz der Hirngeschwülste. — Die diffusen und multiplen Geschwülste.

Die Geschwülste können einzeln und begrenzt oder diffus, multizentrisch oder multipel oder schließlich auch generalisiert auftreten. Über die generalisierten (systematischen Hamarto-) Blastomatosen wird an anderer Stelle berichtet (s. S. 31). Die meisten Hirngeschwülste aber wachsen einzeln. Es entspricht alter Erfahrung und ist aus entwicklungsgeschichtlichen Gründen verständlich, daß etwa die Hypophysenadenome, Pinealome und Kraniopharyngeome nur an *einem Sitz* vorkommen, und daß von den Neurinomen *bestimmte Hirnnerven* besonders bevorzugt werden. Es ist aber auch verständlich, daß die Meningeome einen bestimmten Vorzugssitz haben, der in Relation zu der Häufigkeit der Verteilung der PACCHIONIschen Granulationen steht (s. S. 416). Für bestimmte Kleinhirngeschwülste [(Medulloblastom, Spongioblastome = sog. Astrocytome)] hat

Cushing (1930, 1931) ähnliche Prädilektionen nachgewiesen. Ostertag (1932, 1936) und Ph. Schwartz (1932, 1936) haben das Verdienst, die Tatsache eines Vorzugssitzes auch für bestimmte Gliome betont zu haben.

Schwartz (1932, 1936) hatte unter 400 Fällen gefunden, „daß die meisten primären Geschwülste des zentralen Nervengewebes nicht wahllos an zufälligen Stellen, sondern oft in bestimmten genau lokalisierten Gebieten" auftreten. Er wies dann auf eine Reihe von Typen des Frontal-Parietallappens und Temporallappens hin. Ostertag (1936) beschrieb ausführlich eine große Reihe von Tumortypen, die er nach den „Quellgebieten" benannte (basale Vorderhornrinne, vorderer Balken-Hemisphären-winkel usw.) und hat später in einem Handbuchbeitrag und zahlreichen Arbeiten — zum Teil mit seinen Schülern — immer wieder das Thema des Vorzugssitzes von *ontogenetischen* Gesichtspunkten bearbeitet [Ostertag (1949), Stochdorph (1949, 1953), Ostertag und Mitarbeiter (1950), Härter (1951), Ostertag (1952), C. Ostertag und Hirschmann (1952), Schmidt (1952)].

So wichtig diese Untersuchungen einmal für unsere Vorstellungen von der Entstehung der Gliome werden können, so sind doch diese Einteilungen für den Kliniker bisher kaum brauchbar, da dieser eine Unterteilung nach groben röntgenologischen Gesichtspunkten benötigt [s. Zülch (1951), Kautzky und Zülch (1955)], wie sie sich übrigens aus der Unterteilung von Lysholm (1941, S. 82—83) zwangsläufig ergibt.

Von klinisch-neurologischer Erfahrung her hatten Hoff und Schönbauer (1933) ebenfalls eine erste, sehr originelle Beschreibung von Hirntumortypen versucht, die allerdings noch nicht volle prak-tische Brauchbarkeit erreichte, aber einen wichtigen Markstein auf diesem Wege darstellt.

Leider hatten Schwartz und Ostertag bei der Gruppenbildung neben dem Sitz ein für den Neurochirurgen letzlich ebenso ausschlaggebendes Merkmal zu wenig berücksich-tigt: Die Gewebs*art* der Geschwülste, d. h. eine minutiöse Klassifikation. Es wurden vielmehr manchmal Gewächse gleichen Sitzes, aber *verschiedener Art* zusammengefaßt, was verständlich war, weil es den Verfassern besonders auf den Nachweis der dysonto-genetischen Entstehung ankam. Meine Versuche gingen den umgekehrten Weg: Von der histologischen Klassifikation aus versuchte ich unter den Gewächsen *gleicher Art* eine etwa vorhandene *lokale Häufung* festzustellen. Auf Grund dieser Erfahrungen kann ich die Regel vom *Vorzugssitz* der meisten Hirngeschwülste bestätigen und habe ihn zuletzt besonders ausgeprägt auch beim Glioblastom bestätigt gefunden. In einer Übersichts-arbeit (1949) und meiner Monographie (1951) habe ich eine Übersicht über diese Ergeb-nisse in Form einer schematischen Tafel mit 62 Typen abgebildet.

Ich habe in der vorliegenden Bearbeitung die wesentlichen Typen dieses Atlas in Originalphotogrammen abgebildet und beschrieben (s. die verschiedenen speziellen Kapitel ab S. 118). Für den Kliniker ist es nun nicht nur wichtig zu wissen, welche Geschwülste *an einem bestimmten Sitz* vorkommen, sondern auch die *Wahrscheinlichkeit* zu kennen, mit der er sie dort antreffen wird, d. h. ihre *relative Häufigkeit* zu kennen. Diese Zahlen sind für die Differentialdiagnose besonders wichtig.

Die relative Häufigkeit der Tumoren in den einzelnen Regionen ist aber bisher kaum mehr als in den Grundzügen bekannt.

Man mache die Probe nur für die gut bekannten Regionen und frage einen Neurochirurgen, in welcher relativen Häufigkeit er am Chiasma mit dem Auftreten von Hypophysenadenomen, Meningeomen und Kraniopharyngeomen rechnet, *oder* auf wie viele Neurinome im Brückenwinkel ein Meningeom komme. Man wird die widersprechendsten Zahlenangaben zu hören bekommen.

Es werden daher im folgenden die Ergebnisse der Auszählung unserer Sammlung von 4000 Fällen nach diesen Gesichtspunkten mitgeteilt. Die Suche nach systematischen Vergleichszahlen des Schrifttums blieb leider ergebnislos. Es ist keine der großen Samm-lungen ähnlich aufgeschlüsselt worden, zu unserem großen Bedauern nicht einmal die von Bailey so sorgfältig klassifizierte von Cushing. Ansätze finden wir z. B. bei List (1936). Es ergeben sich sonst nur hier und da in einzelnen Arbeiten Vergleichszahlen, besonders in den Sammlungen der Mayo-Clinic [Kernohan (1952)] und des Armed Forces Institute of Pathology [Bennet (1946)]. Die folgenden Tafeln sollen daher einen Überblick über die Häufigkeit der Geschwülste unserer Sammlung in den einzelnen Lokalisationen geben.

Die Ergebnisse wurden in einer Arbeit mit KRAUSE (1952) genauer ausgewertet. Aber diese Tafeln müßten auch noch für die verschiedenen Altersstufen (Kindes- und Jugendalter, Lebensmitte, Involutionsalter, Greisenalter) aufgeschlüsselt werden, was in Kürze in einer Arbeit geschehen soll.

Leider geben diese Tafeln auch nur eine *grobe Übersicht* über die betreffende Region, lassen aber die Unterteilung nach dem dorsalen, lateralen oder basalen Sitz der Geschwulst vermissen, da diese genaueren Angaben meist aus unseren Unterlagen nicht hervorgingen. In Zukunft wird aber gerade diese Angabe (s. S. 54 oben) für den Neurochirurgen von besonderer Wichtigkeit sein. *Diese Ausarbeitung bleibt als Programm für die Zukunft bestehen!*

Als ich 1949 die Ergebnisse der Zählung der eigenen Sammlung von 3000 Fällen mitteilte, den Vorzugssitz der einzelnen Geschwülste in Tafelform wiedergab, die Alterskurven abbildete und schließlich auch die typischen Geschwülste des Frontallappens (in Abb. 1) beschrieb, lagen noch kaum Versuche in dieser Richtung vor. Nur HOFF und SCHÖNBAUER (1933) und E. FISCHER [-BRÜGGE] (1938—1940), hatten versucht, die Syndrome der verschiedenen Typen in einem Lappen zu beschreiben. Merkwürdigerweise ist die Klinik diesem Beispiel nicht gefolgt. Ich habe dann einen ersten Versuch selbst gemacht und mit 3 Doktoranden begonnen, an dem Krankengut der PETTESCHEN Klinik (Operateur Doz. Dr. KAUTZKY) und an genau beschriebenen Fällen des Schrifttums einige Grundsätze der klinischen Differentialdiagnose der 12 typischen Frontallappengeschwülste herauszuarbeiten. Ich habe die Ergebnisse in der Diskussion des Neurochirurgenkongresses 1951 [Zbl. Neurochir. 11, 286 (1951)] kurz skizziert und dabei die Charakteristika der *Tumorarten* und ihres besonderen Sitzes herausgestellt.

Ich habe dort die Länge der Vorgeschichte, Typus und Auftreten der Anfälle, Eintreten des Hirndruckes, psychische Störungen, Kopfschmerzanamnese, Riechstörungen, Blasenstörungen usw. in ihrer Bedeutung für die 12 Haupttypen der Frontallappengeschwülste (s. Abb. 1, 1949) untersucht.— Meine erste Übersicht habe ich 1949 mit den Worten abgeschlossen: „Es ist notwendig, diese anatomisch und biologisch einheitlichen Gewächstypen (z. B. frontolaterales Oligodendrogliom im mittleren Lebensalter usw.) bereits nach dem Krankheitsablauf, dem neurologischen, ventrikulographischen und arteriographischen Befund zu erfassen ... Bis zu diesem Augenblick gibt es noch viel Arbeit zu leisten. Das Ziel ist gegeben und liegt im Bereich des Möglichen ... Die Neuropathologie glaubt, daß sie für die Lösung dieser Frage, die für das Leben der Patienten so entscheidend sind, ihren Anteil an Erkenntnissen zur Verfügung gestellt hat.“

Für die folgenden und später für die speziellen Kapitel habe ich mich begnügt, die einzelnen Arten zu berücksichtigen und die Region des Tumors zu kennzeichnen (z. B. „Frontolaterales Oligodendrogliom“). Ich vermeide die prätentiösen embryogenetischen Namen, da deren wirkliche Bedeutung noch nicht gesichert ist. Für den Kliniker sind einprägsame Namen mit guter Vorstellungswirkung und in *Parallele zu den Befunden der Röntgendiagnostik* (LYSHOLM) und bei der Operation eine wirksame Hilfe und die Voraussetzung für die Anwendung im Alltag. Das heißt natürlich nicht, daß die Forschung über die Bedeutung dysembryogenetischer Faktoren für die Entstehung der Hirngeschwülste aufgegeben werden sollte. Sie wurde an anderer Stelle gewürdigt (s. S. 35).

a) Supratentorielle Tumoren.

Ich fasse in der Folge neben den Tafeln auch die Beschreibung für die einzelnen Regionen noch einmal zusammen.

Frontalregion (Abb. 8a): In dem eigenen Gut stehen die Meningeome (Abb. 277—279, 283—288) an erster Stelle, die leider in den meisten Arbeiten über Frontalhirntumoren überhaupt nicht erwähnt werden. Es folgen dann etwa in gleicher Stärke die beiden großen Gliomarten der Astrocytome (Abb. 125—133) und Glioblastome (Abb. 158—160) — die je nach Herkunft der Statistik und der gültigen Operationsindikation verschieden häufig sein werden — und die Oligodendrogliome (Abb. 88—90, 92), während die übrigen Arten in einer wesentlich niedrigeren Größenordnung liegen. Es wurde oben mit Bedauern festgestellt, daß zur Zeit eine weitere Aufgliederung nach den kürzlich aufgeteilten Typen der Frontaltumoren noch nicht möglich war, daß wir uns vielmehr in den Angaben ganz grob auf die Hauptregionen beschränken mußten.

Doch habe ich für den Frontallappen eine solche Zusammenstellung in Angriff genommen. Ich kann verweisen auf die Dissertationen von ENGEL, von ESSLEN und von WOLFF, Hamburg 1950/51.

Es fanden sich in dieser, nur durch den Zufall ausgelesenen, Sammlung von insgesamt 127 frontalen Tumoren diese 12 Typen [Zülch (1951) Abb. 23]:

Frontodorsale Meningeome (M. des vorderen Sinusdrittels) 11
Astrocytome 9
Glioblastome 6
Frontolaterale Meningeome (M. der III. Frontalwindung) 2
Astrocytome 13
Glioblastome 4
Oligodendrogliome 21
Frontobasale Meningeome (Olfactorius) 3
Glioblastome 4
Frontomediale Meningeome (M. der Falx) 1
Astrocytome 2
Oligodendrogliome 21
───
Insgesamt Meningeome 47
Oligodendrogliome 42
Astrocytome 24
Glioblastome 14

In diesem aus Berichten des Schrifttums und operierten Fällen der Petteschen Klinik stammenden Gut weicht die Gesamtzusammensetzung nur unerheblich von der eigenen Sammlung ab. Sie vermittelt deshalb vielleicht bereits einen ersten Eindruck von dem Aussehen einer solchen morphologisch-klinischen Einteilung.

Im Schrifttum sind es besonders die Arbeiten von Dimitz und Mitarbeitern (1922), Frazier (1936), Torkildsen (1937), Busch und Christensen (1939), Pittrich (1943), Bennet (1946), Krayenbühl (1951), Hoff und Schönbauer (1933), in denen wir verwertbare Angaben über die Frontallappengeschwülste finden.

Temporalregion (Abb. 8a). Im Temporallappen steht nach unseren Ergebnissen das Glioblastom (Abb. 161—163) an erster Stelle, ihm folgt das

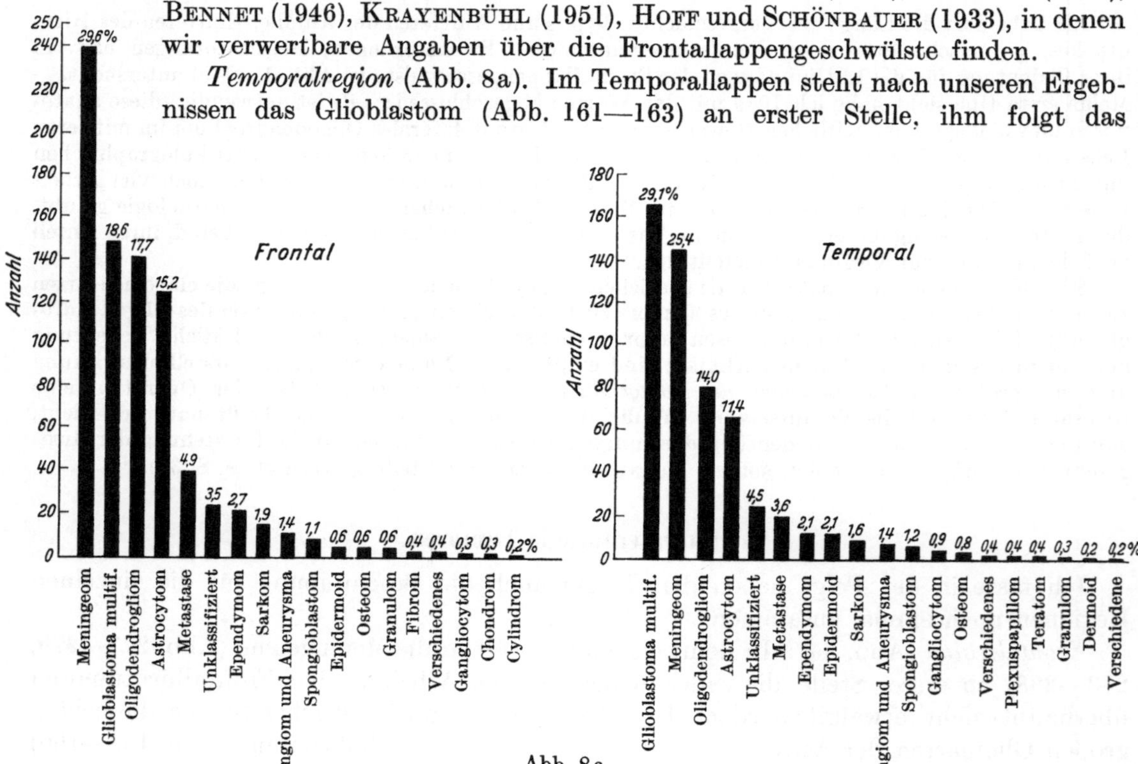

Abb. 8a.

Meningeom in fast gleicher Häufigkeit. Leider fehlt hier in unseren Fällen die regionale Aufgliederung der Meningeome nach der bekannten Einteilung Cushings (1922), doch dürfte es sich in der Mehrzahl um Meningeome des kleinen Keilbeinflügels (Abb. 290, 291) gehandelt haben, von denen nur eine Minderzahl wegen einer ausgesprochenen Ausbreitung in die vordere Schädelgrube möglicherweise zu den frontalen Tumoren gerechnet wurde. Die übrigen temporalen Lokalisationen des Meningeoms [(temporobasale M. in der Gegend der Trigeminusscheide (s. das Schema der Schädelbasisgeschwülste Abb. 9) und die Konvexitätsmeningeome der Fissura Sylvii (Abb. 292)] bleiben immer Einzelfälle.

In halber Häufigkeit folgen dann die beiden großen Gliomgruppen der Astrocytome (Abb. 134) und Oligodendrogliome (Abb. 94), beide sind etwa gleich stark vertreten. Die übrigen kleinen Gruppen der Ependymome (Abb. 206), Epidermoide (des Seitenventrikels), Sarkome sowie Angiome und Aneurysmen sind demgegenüber nur spärlich vorhanden. Über das Gesamtvorkommen berichtet die Tabelle. Das Schrifttum weicht in der Zusammenstellung nur unwesentlich davon ab [LEMKE (1934), LIST (1936), GANNER und STIEFLER (1934), PILCHER und PARKER (1938), BENNET (1946), TORKILDSEN (1948), LINK und SCHLEUSSING (1950), VERBRUGGEN (1952), KNAPP (1905, 1918), PIA (1954)].

Parietalregion (Abb. 8b). Die Verteilung der Arten ähnelt hier der Frontalregion ziemlich genau, wie die Abb. 8b beweist. Wieder stehen mit Abstand an erster Stelle die Meningeome (Abb. 280, 281), dann folgen die Glioblastome (Abb. 164—166) und wieder kommen mit gleicher Entfernung die bedingt gutartigen Astrocytome (Abb. 135, 136) und Oligodendrogliome (Abb. 90, 91), hier nur in einigem Abstand gefolgt von den Ependymomen (Abb. 205), bei denen es sich

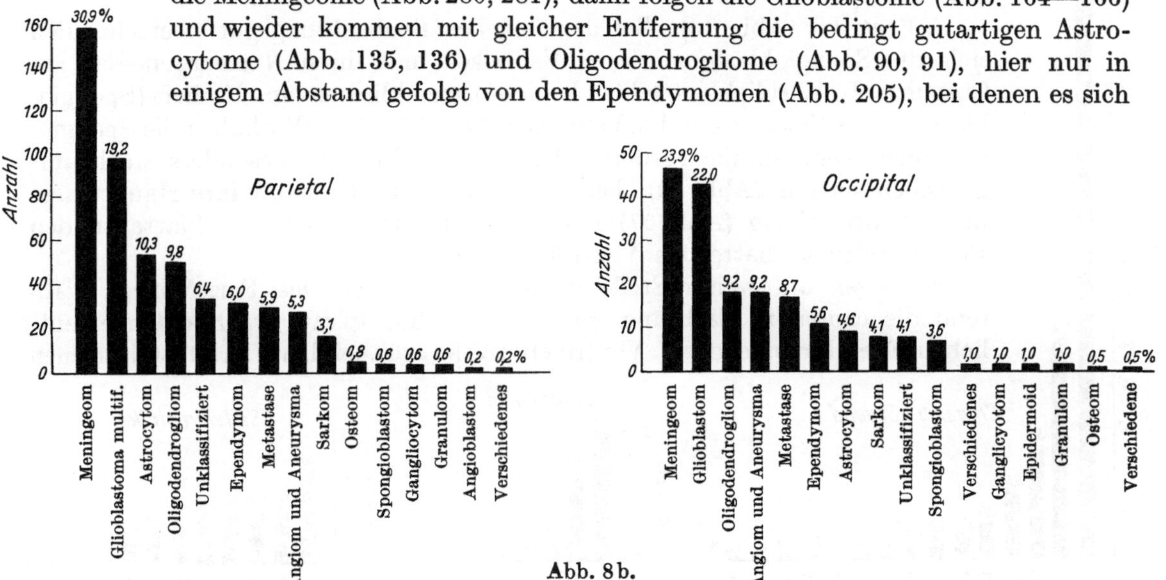

ausschließlich um die Formen der Großhirnhemisphären im Jugendalter handelt (Abb. 205—207), die ja gewöhnlich von der Tiefe der Ventrikelwand her in der „Dreiländerecke" — aber mit Betonung der parietalen Ausdehnung — die Rinde erreichen. Wiederum sind die kleineren Statistiken des Schrifttums sehr unterschiedlich [LIST (1936), PILCHER und PARKER (1938), BENNET (1946), TORKILDSEN (1948), LINK und SCHLEUSSING (1950), KAUTZKY (1948), OSTERTAG (1953)].

Occipitalregion (Abb. 8b). Die Occipitalregion steht — durch das fast gleich starke Vorherrschen der Meningeome (Abb. 282) und Glioblastome (Abb. 167, 168) — zwischen dem Temporallappen und den beiden anderen Großhirnregionen. Das Meningeom überwiegt nur wenig über das Glioblastom, alle übrigen Blastome sind demgegenüber seltener, wobei interessanterweise die Angiome und Aneurysmen sich als viertstärkste Gruppe erweisen [s. auch BENNET (1949)] und die Astrocytome mit den Ependymomen (der Großhirnhemisphären im Jugendalter! s. oben) erst dann folgen [ALLEN (1930), LIST (1936), PILCHER und PARKER (1938), BENNET (1946), TORKILDSEN (1949), LINK und SCHLEUSSING (1950), KAUTZKY (1948), OSTERTAG (1953), PARKINSON und Mitarbeiter (1950), DAVID und Mitarbeiter (1955)].

Chiasmagegend (Abb. 8c). Wie auch in anderen Berichten stehen bei uns die Hypophysenadenome (Abb. 375—383) an erster Stelle, gefolgt in weitem Abstand von den Kraniopharyngeomen (Abb. 362—371). Wiederum in erheblicher Entfernung folgt das Meningeom (Abb. 289), dann das Spongioblastom (Abb. 57—60). Die bei uns recht erhebliche Zahl der „Unklassifizierten" setzte sich wohl vorwiegend aus Hypophysenadenomen zusammen, bei denen vom Operateur nur der Saugflaschenrückstand eingesandt wurde und deren Typ und Zugehörigkeit wegen der autolytischen Zersetzung der Massen (s. S. 617) nicht mehr bestimmt werden konnte. Nur die blastomatöse Natur des Gewebes war sicher.

Auffällig ist bei uns gegenüber anderen Statistiken — z. B. auch den Berichten der Pariser Schule (s. S. 607) — das Fehlen der Fälle von Arachnitis adhaesiva, die in der Tat viel seltener erscheinen, vielleicht aber zum Teil auch deshalb fehlen, weil der Operateur sich auf die Lösung von Verwachsungen beschränkt hat, ohne Gewebe zu entnehmen. Diese Fälle werden deshalb nur in einer *klinischen* Zusammenstellung enthalten sein [DEERY (1930), HANON (1934), FRAZIER (1936), FOERSTER (1937), TÖNNIS (1937), McCONNEL (1937), BENNET (1946), LINK und SCHLEUSSING (1950), ARMITAGE und MEAGHER (1953), CARILLO (1937), TÖNNIS (1938, 1948 und 1953)].

3. *Ventrikel* (Abb. 8c). Bei dem eigenen Beobachtungsgut überschneiden sich die Spongioblastome des 3. Ventrikels mit ihren Namensgenossen am Chiasma. In Wirklichkeit bilden beide Formen klinisch eine Einheit (Spongioblastome des Chiasmas und 3. Ventrikels Abb. 57—60). Wir haben die Spongioblastome, wenn sie die vorderen Anteile des Chiasmas besonders stark aufgetrieben hatten (Abb. 59), beim Chiasma gezählt, wenn ihre Hauptmasse im 3. Ventrikel lag (Abb. 57) und das Chiasma als schmale Platte an den Boden gedrückt hatte, als Ventrikeltumor.

Es folgen an zweiter Stelle die Ependymcysten des For. Monroi, während die caudal in Richtung gegen die Vierhügelplatte wachsenden eigentlichen Ependymome des 3. Ventrikels (Abb. 220) bei den Vierhügelblastomen

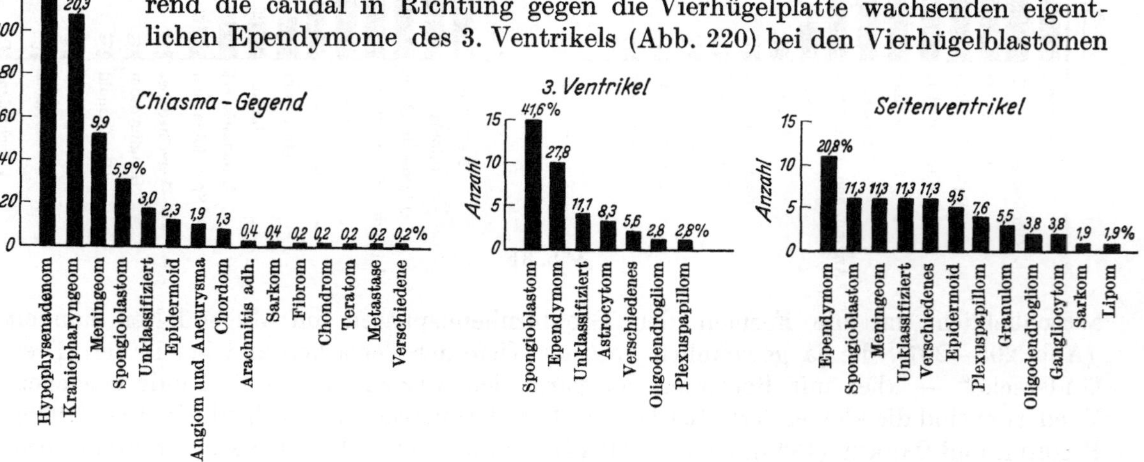

Abb. 8c.

gezählt wurden. Hingegen haben wir die Kraniopharyngeome (Abb. 362—371), auch wenn sie weit in den 3. Ventrikel hineinragten, niemals hier, sondern immer bei den Chiasmatumoren geführt. Die Angaben des Schrifttums weichen stark voneinander ab [FULTON und BAILEY (1929), GLASER (1929), ALLAN und LOWELL (1932), ALLEGRANZA (1952), HANON (1934), LYSHOLM-NORSTEDT (1935), SARALEGUI (1936), JEFFERSON und JACKSON (1939), VAN WAGENEN (1940), ELVIDGE und Mitarbeiter (1935), TORKILDSEN (1948), WARD und SPURLING (1948), RAND und LEMEN (1953), DANDY (1933), NIELSEN und Mitarbeiter (1939)].

Seitenventrikel (Abb. 8c). In den Seitenventrikeln stehen in allen Zusammenstellungen die Ependymome (am Foramen Monroi) (Abb. 217—219) an erster Stelle, gefolgt in enger Nachbarschaft von den Plexuspapillomen (am Trigonum), den Meningeomen (Trigonum) (Abb. 301), Epidermoiden (Unterhorn) und Spongioblastomen. Unter den hier als „Verschiedenes" bezeichneten Fällen steht bei uns eine große Reihe von Ventrikeltumoren bei der tuberösen Sklerose (Abb. 3, 4). Auffällig groß ist die Zahl der „Unklassifizierten", was sich ähnlich wie bei den Tumoren der Chiasmaregion aus technischen Gründen erklären läßt. Das Schrifttum ist nicht sehr aufschlußreich [HUNZIKER (1906), DANDY (1934), TÖNNIS (1936), BUSCH (1939), JEFFERSON und JACKSON (1939), BENNET (1946), DAVID, PUECH u. BRUN (1934), LINK und SCHLEUSSING (1950), ZÜLCH und SCHMID (1955)].

Hirnstamm oral (Abb. 8d). Diese für den Chirurgen wenig brauchbare Ortsbezeichnung muß in Zukunft aufgelöst werden in die (primären!) Tumoren des Balkens und (primären) des Septums, die der Balkenstrahlung, der Stammganglien (ohne Thalamus), des Thalamus (Abb. 139, 169, 179) [SMYTH und STERN (1938)] und schließlich des Mittelhirns und Aquädukts, die wir hier schon gesondert betrachten. Als Trennungslinie zwischen Hirnstamm „oral“ und „caudal“ haben wir aus chirurgischen Gründen (Freilegung von supra- oder infratentoriell) die caudale Begrenzung des Mittelhirns gewählt.

In dieser Sammelzusammenstellung stehen die Glioblastome [Balken: oral (Abb. 171) und caudal (Abb. 172), Balkenstrahlung: oral (Abb. 174) und caudal (Abb. 167), Thalamus (Abb. 169)] an erster Stelle. Die Oligodendrogliome (im Jugendalter, Abb. 95) und Astrocytome (Abb. 139) gehören wohl vorwiegend zur Gruppe der Thalamustumoren.

Bei den sog. „*Septumtumoren*“ sollte man auch die Infiltration vom dorsomedialen Frontallappen (Abb. 128) und vom Balken oder Fornix her (Abbildung 173) [s. auch CHUSID und Mitarbeiter (1954)] von den wahrscheinlich primären Oligodendrogliomen (s. Abb. 93) unterscheiden [WOLF (1921), MINGAZZINI (1922), DANDY (1931), BAILEY (1929), WEISS (1932), VAN WAGENEN (1934), JEFFERSON-JACKSON (1939), BANNWARTH (1939), RISKAER (1944),

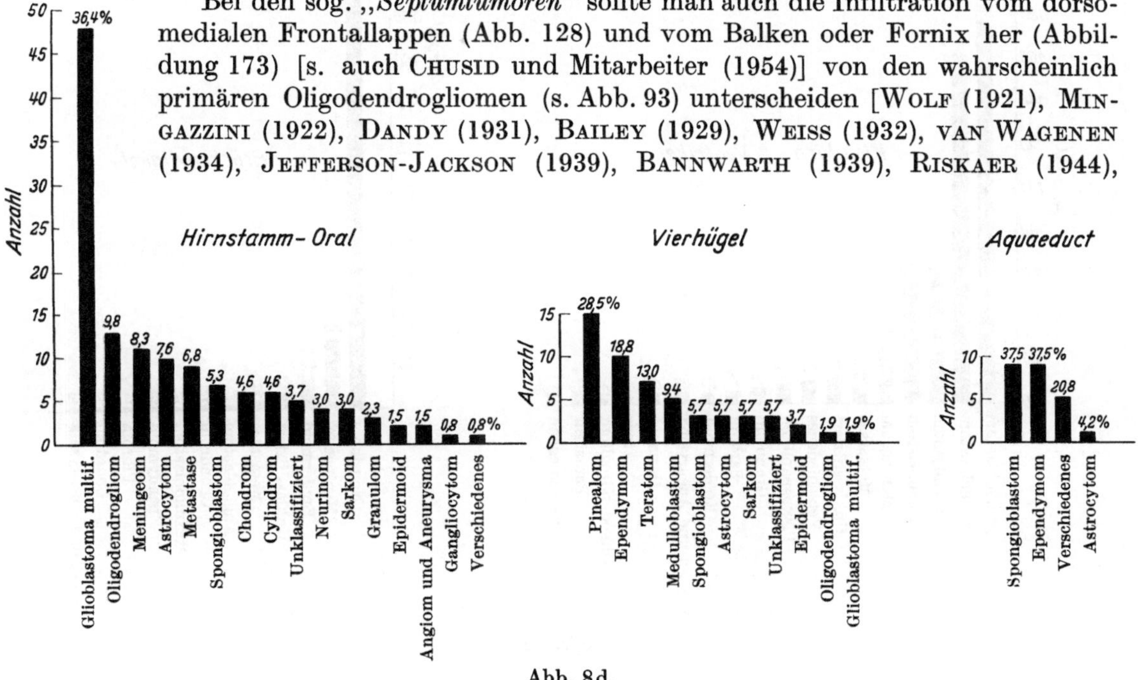

Abb. 8d.

PUUSEPP (1942), SCOTT (1945), FRENCH und BUCY (1948)]. Möglicherweise ist der von COERS und Mitarbeitern (1952) veröffentlichte Septumtumor aus der spongioblastomatösen Gruppe gewesen. Den Ventrikeltumoren bei der tuberösen Sklerose jedenfalls scheint er, nach der Abbildung der Verfasser zu urteilen, nicht zu ähneln. Bei den *Balkentumoren* können wir heute gut die primären Glioblastome (Abb. 171 und 172), Oligodendrogliome (Abb. 93) und allenfalls auch Lipome (s. Abb. 19d) von den sekundär eingewachsenen Glioblastomen (Abb. 174) und Astrocytomen (Abb. 141) oder Oligodendrogliomen (Abb. 92) unterscheiden [IRONSIDE und GUTTMACHER (1929), ALPERS und GRANT (1931), ARMITAGE und MEAGHER (1933), VORIS und ADSON (1935), ALPERS (1936), MARIOTTI (1936), CRAMER (1936), WAGGONER und LÖWENBERG (1937), SAGER und BAZGAN (1939), BUSCH (1941), SCHLESINGER (1950), LUTEN (1951), CANT und ASTLEY (1952), DYKE und DAVIDOFF (1936), COLMANT (1955)].

Vierhügeltumoren (Abb. 8d). Das Schrifttum bzw. die bisherigen Sammelstatistiken geben wohl nur ungefähr die normalen Verhältnisse in der relativen Zusammensetzung, da die Einzelveröffentlichungen dem Seltenheitswert entsprangen und deshalb die übrigen Blastome dieser Gegend fehlen. Die eigenen Zahlen gewinnen daher einen besonderen Wert (Abb. 8d). Die oben erwähnte relative Häufigkeit und die Reihenfolge der Pinealome (Abb. 251) und Teratome (Abb. 398) entspricht etwa den Zahlen der Sammelstatistiken (s. S. 348). Es folgen dann bei uns bereits die Ependymome (Abb. 219, 220 des caudalen 3. Ventrikels, s. oben) und die in dieser Zahl enthaltenen Ependymcysten (Abb. 239) des Tectums, gefolgt vom Medulloblastom der Pinealis (Abb. 250, Pineoblastom), während die übrigen Blastome bereits wesentlich seltener sind, aber bei uns vielerlei Arten entstammen [HORRAX und BAILEY (1925, 1928), FOERSTER (1927), HALDEMAN (1927), GLOBUS (1931), HANON (1934), FRIEDMAN und PLAUT (1935), GABRIEL (1936), DANDY (1936), BOCHNER und SCARFF (1938), BAGGENSTOSS und LOVE (1939), BAILEY-BUCHANAN-BUCY (1939), RUSSELL und

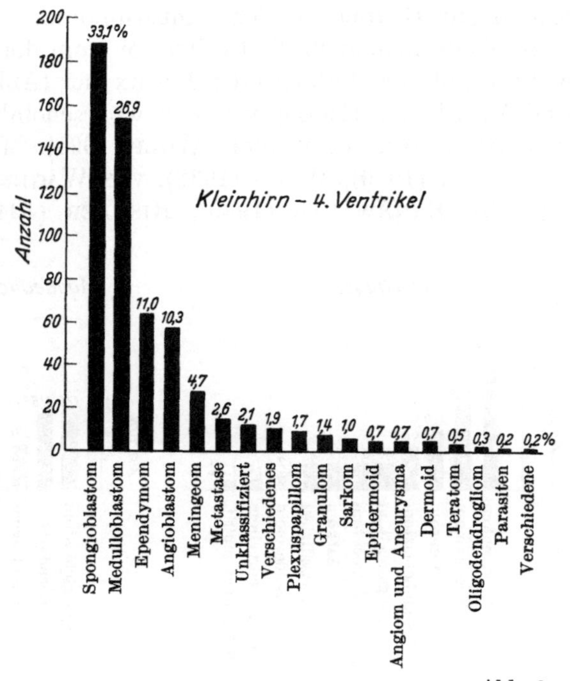

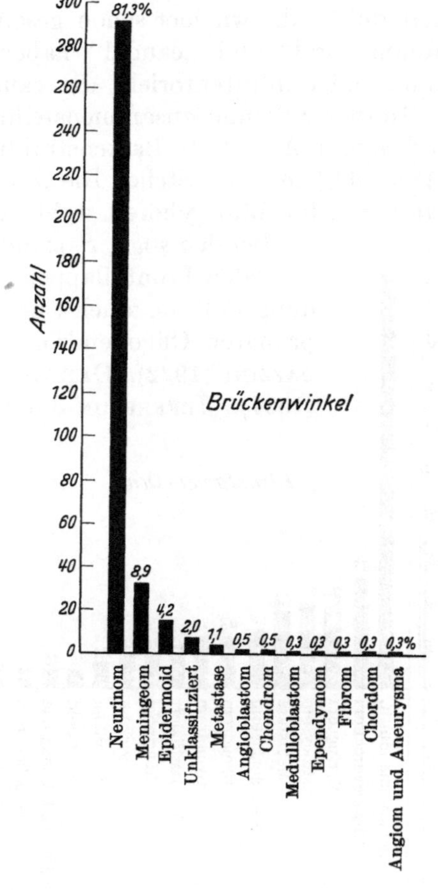

Abb. 8e.

SACHS (1943), McGOVERN (1949), BENEDEK und RANSCHBURG (1944), MÜLLER und WOHLFAHRT (1947), BERBLINGER (1944), BENNET (1947), RINGERTZ und REYMOND (1952), MAHAIM (1953)].

Aquädukt (Abb. 8d). Auch hier habe ich mehrfach eine Übersicht über die Einzelheiten der Fälle gegeben [ZÜLCH (1949, 1951)]. Ich kann mich daher hier kurz fassen und darauf hinweisen, daß bei uns die Ependymitis (Abb. 447) an erster Stelle stand, gefolgt von den eigentlichen Blastomen (Spongioblastomen, Abb. 63, dann auch Astrocytomen), während unter der Rubrik „Verschiedenes" einige Aquäduktverschlüsse durch Mißbildung (Abb. 238) enthalten sind. Das Schrifttum gibt uns sehr unterschiedliche Ziffern an [HARE und WOLF (1934), ELVIDGE und Mitarbeiter (1935), STOOKEY und SCARFF (1936), BENNET (1947), LINK und SCHLEUSSING (1950), NETZKY und Mitarbeiter (1952)].

b) Infratentorielle Tumoren.

Kleinhirn und 4. Ventrikel (Abb. 8e). Bekanntlich sind die beiden typischen Blastome des Jugendalters, die Spongioblastome (Abb. 69—71, sog. Astrocytome) und Medulloblastome (Abb. 29—34), die ersten gewöhnlich mit geringem Vorsprung, am häufigsten vertreten. Es folgen dann Ependymome (Abb. 212—215) und Angioblastome (Abb. 329 bis 333) etwa in halber Häufigkeit wie diese, aber beide etwa in gleicher Stärke. Die übrigen Gruppen sind wenig zahlreich. Es heben sich neben dem Meningeom (Abb. 295—296) nur die zahlreichen Arachnitiden (Abb. 440—442) hervor, wo ich aber nur die cystenbildenden Formen [RUSSELL (1949), ZÜLCH (1950)] gezählt habe. Mit dem Schrifttum stimmen die Häufigkeitsziffern im allgemeinen überein [HENSCHEN (1910), CUSHING (1930, 1931), DE MARTEL und GUILLEAUME (1935), SCHALTENBRAND (1934), ELVIDGE und Mitarbeiter (1935), VOSS (1937), BENNET (1947), KRAYENBÜHL und WEBER (1947), LINK und SCHLEUSSING (1950)]. LOVE und Mitarbeiter (1954) beschreiben 74 Fälle von Tumoren am Foramen magnum unter einer Gesamtzahl von 5400 Hirngeschwülsten und 1200 Rückenmarksgeschwülsten der Mayo-Klinik.

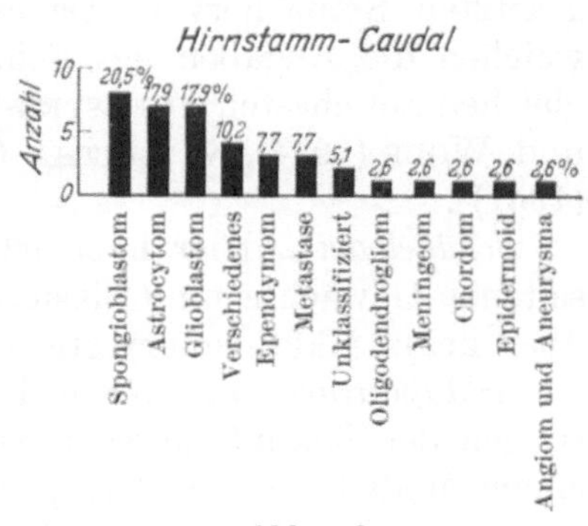

Abb. 8 f.

Abb. 8 a—f. Relative Häufigkeit der Hirntumoren in den einzelnen Regionen (4000 Fälle).

Kleinhirn-Brückenwinkel (Abb. 8 e). Die Zahl der Neurinome (Abb. 257—261) ist allen anderen Arten mit fast 80 % so weit überlegen, daß diese differentialdiagnostisch demgegenüber eine geringere Rolle spielen. Doch sind die beiden Gruppen, die in Frage kommen, die Meningeome (Abb. 293) und Epidermoide (Abb. 292), ebenfalls gut bekannt. Selten sind die Ependymome des Recessus lateralis. — [HENSCHEN (1910), LIST (1933), BENDA (1934),

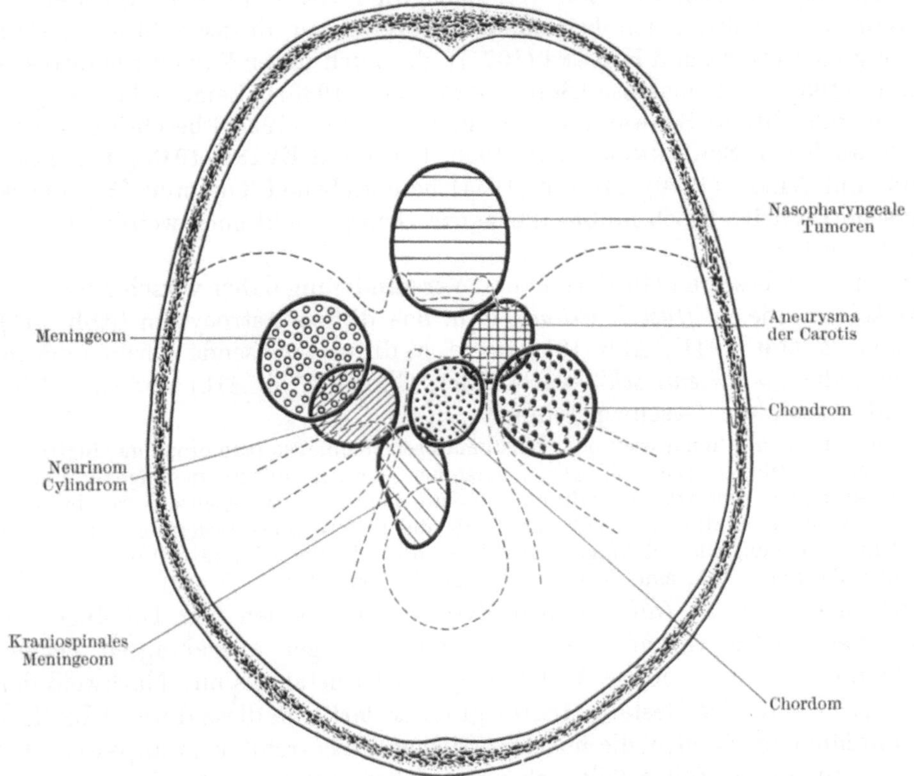

Abb. 9. Die typischen Tumoren der Schädelbasis um die Sella turcica.

DE MARTEL und GUILLEAUME (1934), DARQUIER und SCHMITE (1935), KERNOHAN-WOLTMAN-ADSON (1948), LINK und SCHLEUSSING (1950), HENSCHEN (1950).]

Hirnstamm caudal (Abb. 8f). Hier sind im wesentlichen die Blastome zusammengefaßt, die man sonst als Brücken- und Oblongatatumoren bezeichnet, sowie die von der

Umgebung auf diese Gegend einwirkenden Geschwülste. Astrocytome (Abb. 140) und Spongioblastome (Abb. 67), Glioblastome ragen nur wenig aus dieser sehr bunt zusammengesetzten Reihe hervor. Da es sich meist um Einzelfälle mit Seltenheitswert handelt, weichen die Angaben des Schrifttums recht erheblich voneinander ab, unsere Werte gleichen am ehesten FOERSTER-GAGEL-MAHONEY (1939) [FOERSTER-GAGEL (1940), HARE und WOLF (1934), v. SANTHA (1934), FOERSTER-GAGEL-MAHONEY-BUCY (1937), ROCCA (1951)].

Schädelbasis. Hier habe ich nur eine topographische Übersicht über den Sitz der seltenen Gewächse um Chiasma und Foramen magnum gegeben (Abb. 9). Wir verfügen über keine Häufigkeitswerte aus unserem Material [s. auch BORMANN (1951)].

Schlußbetrachtung. Wenn die hier mitgeteilten Werte auch noch nicht allen Anforderungen der Zukunft gerecht werden, vielmehr die einzelnen Lokalisationen noch nach einem Modell aufgegliedert werden müssen, wie wir es für den Frontallappen an einer kleinen Zahl von Tumoren schon durchgeführt haben, und wie ich es als Schema für die anderen Regionen vorgeschlagen habe, so sind für die präoperative Differentialdiagnose die hier zur Verfügung gestellten Unterlagen doch bereits von einem erheblichen Wert, da eine ähnliche Zusammenstellung großer Sammlungen bisher im Schrifttum fehlt.

c) Die diffusen und multiplen Geschwülste.

Unter dem Begriff der *diffusen Gliome* verbergen sich im Schrifttum verschiedene pathologische Prozesse: Wir finden unter diesem Namen *(im weiteren Sinne)* diffus wachsende Gliome wie Oligodendrogliome [LANDAU (1910)] und Astrocytome [SCHERER (1940)] vertreten. Im *engeren Sinne* verstehen wir heute unter den „diffusen Gliomen" [HALLERVORDEN (1938)] einen besonderen Prozeß einer diffusen blastomatösen Gliaansammlung [SCHWARTZ und KLAUER (1927)], der auch unter Namen wie diffuse Gliomatose [NEVIN (1938)], Glioblastose [SCHEINKER (1936, 1938)], Lemmoblastose [v. SANTHA (1936)], zentrale diffuse Schwannose [FOERSTER-GAGEL (1934)] beschrieben wurde. Ich halte diese auch von SCHEINKER (1936, 1938, 1943) und EVANS (1943), KAUTZKY (1939), EINARSON und NEELS (1940), MOORE (1954) beschriebenen Tumoren für eine wirkliche pathologische Einheit. Doch müßte die ganze Gruppe wohl noch weiter bearbeitet und untersucht werden.

Ich möchte zur besseren Gliederung und Verständigung daher vorschlagen, in Zukunft *zu unterscheiden:* die „*diffusen*" Gliome, d. h. das diffuse Astrocytom (Abb. 141), Oligodendrogliom [ZÜLCH (1941), Abb. 18] usw., d. h. diffus wachsende Formen der normalen Gliomtypen; die „*multizentrisch*" wachsenden Gliome (Abb. 416) und die „*diffuse Glioblastose*" als besondere Geschwulsteinheit.

Unter „meningealer Gliomatose" oder blastomatöser Meningitis (tumorous meningitis, méningite blastomateuse) [REYMOND (1953)] hingegen verstehen wir eine diffuse meningeale Metastasierung oder Metastasierung in den Arachnoidalraum oder die Leptomeninx; ebenso wäre eine ependymäre Gliomatose bzw. blastomatöse „Ependymitis" als die diffuse Metastasierung aufs Ependym anzusehen. Unter „meningealer Meningeomatose" würde ich die primäre diffuse, meningeale Ausbreitung eines Sarkoms, d. h. eine diffuse Sarkomatose, verstehen (s. S. 469).

Die diffuse Glioblastose (alias Spongioblastose). Wir sehen hier bei Jugendlichen — häufig bei gleichzeitig vorhandenen mehr oder weniger ausgeprägten Zeichen einer Neurofibromatose — eine diffuse Auftreibung des Hirnstamms und Markweiß der Hemisphäre mit Erhaltung der Gestalt. Histologisch erklärt sich diese durch Überflutung des Gewebes mit länglichen Zellen, die sich der örtlichen Faserarchitektur anpassen (Abb. 19b). Die wahre Natur dieser Zellen läßt sich nicht sicher aufklären. Sie bilden keine Fasern oder geben sonst klare Aufschlüsse über ihre Herkunft. Sie zeigen meist Mitosen. Es handelt sich wahrscheinlich um fehlentwickelte, langgezogene, spongioblastenartige Zellen, die von GAGEL wegen gewisser Form- und Wachstumseigenarten im Zelltyp als SCHWANNsche Zellen aufgefaßt wurden.

Im eigenen Fall (Nr. 3449) eines 11jährigen Jungen bot sich klinisch eine nur kurze Anamnese einer rechtsseitigen Lähmung, Aphasie und Sprachstörungen. Ventrikulographisch fand sich eine

Vergrößerung der ganzen linken Hemisphäre. Autoptisch war die ganze linke Seite deutlich vergrößert, auch die rechte Seite etwas voluminöser.

Makroskopisch ergab sich jedoch kein Anhalt für Tumor.

Histologisch fand sich die typische diffuse Ausbreitung der Geschwulstzellen in der ganzen Hemisphäre und mit Verdichtung (Abb. 19b) in den einzelnen Faserbahnen vor. Es ergab sich eine Zellverdichtung auch um die Gefäße und die weichen Häute. Oft war die Rinde lange verschont. Die Eigenschaften der Geschwulstzellen glichen denen im Fall von FOERSTER-GAGEL.

Die Interpretation der verschiedenen Verfasser geht meist in Richtung einer dysontogenetischen Blastomatose [,,transition of a disseminated and a comparatively acute diffuse sclerosis into a real neoplastic process": EINARSON und NEEL (1940)].

Andere diffuse Gliome des oralen Hirnstammes, besonders beider Thalami bei Kindern [BRANDES und CAIRNS (1936)] gehören in die Nähe der ,,diffusen Glioblastose", während die Glioblastome des Thalamus bei Älteren [Abb. 169, s. auch TAYLOR (1934)] bereits den Übergang zu diffus wachsenden Astrocytomen und Glioblastomen bilden. Ungeklärt ist auch die eigenartige, angeblich subependymäre Wachstumsart des Gewächses im Falle von KINO (1937). Auch TH. LÜERS (1953) beschreibt diffus wachsende Gliome und knüpft daran eine interessante Auseinandersetzung über Fragen der Wachstumsauslösung.

Die multizentrischen Gliome. Von manchen Gliomen ist bekannt, daß sie in multiplen Knoten wachsen können [s. SPATZ (1938), ZÜLCH (1941), Abb. 18, S. 434], die durch einen dünnen Zellschleier in Berührung stehen. Es gibt andere Formen, wo diese zellige Verbindung anscheinend fehlt [KÖHLMEIER (1943)]. Wir sahen im eigenen Beobachtungsgut besonders 4 Fälle von Glioblastomen gleichzeitig in F 2 und 3 (Abb. 204) und im Occipitallappen, bei denen die Wachstumsart noch nicht geklärt ist [s. auch BERTHA (1942), der mir einen seiner Fälle anatomisch zur Verfügung stellte].

Fall 496. 40jähriger Mann, bei dem ein mandarinengroßes Glioblastom links frontal in F 2 und ein kastaniengroßes Glioblastom links occipital vom Hinterhorn gewachsen war. Zellverbindungen fehlten.

Im eigenen Fall 1372 eines 4jährigen Mädchens fand sich ein Spongioblastom im rechten Präzentralgebiet und ein ähnliches Spongioblastom in der rechten Flocke des Kleinhirns.

Aber auch in einem weiteren eigenartigen unklassifizierten — spongioblastomartigen — Gewächs im Temporalpol und Kleinhirnoberwurm fanden wir keine Aufklärung über das Wachstum (Fall 874, 37jährige Frau), insbesondere keinen Zusammenhang durch Zellstraßen.

Manche Verfasser scheinen diese Fälle gehäuft zu beobachten, so gibt COURVILLE (1936) an, daß 10% der Glioblastome und 6% der Astrocytome *multipel* seien. Er berichtete ausführlich über diese multiplen Hirntumoren. Unter 269 fand er 21 mit multiplem Wachstum (149 Glioblastome mit 14 multiplen, 51 Astrocytome mit 3 multiplen und 18 atypische mit 2 multiplen Fällen). Im Schrifttum fand er 120 Beobachtungen. MANZINI und Mitarbeiter (1952) stellen 16 multiple Gliome aus dem Schrifttum und 6 eigene zusammen. Man kann die multiplen Tumoren nach 3 Gruppen unterteilen:

Sitz a) in den beiden Hemisphären,

b) in Balken und einer Hemisphäre,

c) nur in einer Hemisphäre.

An Berichten von multizentrischen Gliomen aus der *gleichen Art* finden wir bei GLOBUS und STRAUSS (1925) bei 16 Fällen 6 mit multiplen Wachstumszentren, weiter von MASSHOFF (1939) die Mitteilung eines Glioblastoms in beiden Hippocampi, BAASCHS (1937) Fall (wahrscheinlich) eines Spongioblastoms in Thalamus und Mittelhirn, JOSEPHYS (1932) Angaben über einen unreifen (?) Tumor der Ganglienzellreihe mit 22(!)jähriger Vorgeschichte. SCHERER (1938) beschrieb einen fleckförmigen blastomatösen Prozeß mit einer Prädilektion ähnlich der multiplen Sklerose, ähnlich FERRARO und Mitarbeiter (1943), allerdings ohne diese deutliche Prädilektion. Auch SCHÖPE (1939) beschrieb einen derartigen, fleckförmig überall im Hirn wachsenden Tumor unter der Fragestellung ,,Blastom-Encephalitis". SCHNYDERS Fall eines Glioms des Infundibulums und einer diffusen Gliose der Nervi optici dürfte zu einem Vollsyndrom der RECKLINGHAUSENschen Krankheit gehört haben (2 Neurinome!). Bei den ,,multiplen" Tumoren von BRIHAYE und Mitarbeitern (1951) handelt es sich wahrscheinlich um ein Glioblastom des Fornix, das nur auf den vorderen Schnitten multipel aussah. Jedenfalls findet man keine Angaben über eine mikroskopische Untersuchung der Fornices in Trigonumhöhe, die zum Ausschluß notwendig gewesen wäre. MYERSON (1942) fand multiple Wachstumszentren eines Glioblastoms bei einem 60jährigen Mann [s. auch CARBONE (1955)].

COURVILLE (1936) glaubt aus dem *Sitz* der multiplen Gliome die Möglichkeit der metastatischen Entstehung ausschließen zu können, obwohl er die theoretischen Wege einer solchen Ausbreitung diskutiert (periarteriell ?, venös ?, perivasculär ?, Liquorweg ?).

Die multiplen Hirngeschwülste. Hier handelt es sich um multiple Blastome *verschiedener Art.* Das beste Beispiel für das Auftreten multipler, verschiedenartiger Gewächse geben die systematischen Hamartoblastomatosen (in erster Linie die Neurofibromatosen), wo z. B. bei der letzten: Meningeome, Neurinome und Spongioblastome (bzw. Ependymome) ein wohlbekanntes Syndrom bilden, zu denen aber auch noch angiomatöse Bildungen kommen können [FOERSTER-GAGEL (1932)]. Aber auch andere Kombinationen [ARIETI und BRANDWOOD (1944)] sind beschrieben wie Gliome und bindegewebige Tumoren [MYERSON (1942)], Meningeome und Astrocytome [HOSOI (1930)], Meningeom und Glioblastom [FEIRING und DAVIDOFF (1953), KUSS (1951)].

Wir sahen außer einigen Fällen multipler Meningeome und Neurinome bei der v. RECKLINGHAUSEN-schen Krankheit z. B. bei einer 64jährigen Frau (Fall E 539) die Kopplung von malignen Geschwülsten des Hirns (monstrocelluläres Sarkom) und Ovars (Carcinom).

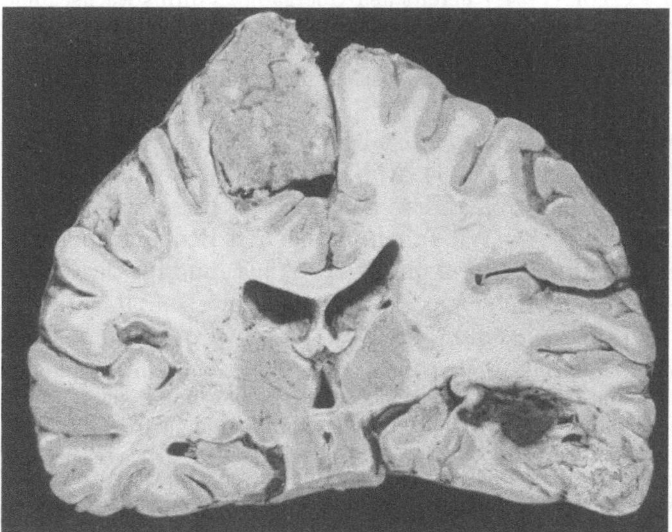

Bei einer 55jährigen Patientin von uns (Nr. 6545) war vor 4 Jahren ein chromophobes Adenom operiert worden. Bei ihrem Tode fand sich außerdem ein gut mandarinengroßes Konvexitätsmeningeom rechts in F 2.

Kürzlich übersandte uns Herr Dr. KRÜGER, Bad Ischl, den Fall einer 65jährigen Frau mit einem hochgradig verkalkten Meningeom des mittleren Sinusdrittels (Abb. 10) und eines monstrocellulären Sarkoms der 3. Temporalwindung auf der Gegenseite.

BRIHAYE und Mitarbeiter (1951) beschrieben die Kombination eines Glioblastoms des Fornix (vom Septum bis zum Hippocampus) und eines Meningeoms des Fasciculus opticus.

PORTUONDOS (1936) 53jähriger Patient hatte ein Hypernephrom, ein Acusticusneurinom und ein „Karzinom" der Hypophyse (Übergangsadenom?, eosinophiles Adenom?).

Abb. 10. Mehrfachtumoren (ein parasagittales Meningeom des mittleren Sinusdrittels rechts, ein monstrocelluläres Sarkom links in der 3. Temporalwindung) bei einer 65jährigen Frau (Fall E 1662, von Dr. KRÜGER, Bad Ischl).

Ebenso hatte ein Patient von COURVILLE (1937) ein Hypophysenadenom und Glioblastom, einer von WISE und Mitarbeitern (1953) ein Hypophysenadenom und Oligodendrogliom.

In FEIRINGS und DAVIDOFFS Beobachtung einer 58jährigen Patientin sahen wir ein rechts frontales Meningeom und ein links frontales Glioblastom, bei KIRSCHBAUM (1945) ein Meningeom und Glioblastom, bei RAND (1952) spinale Meningeome und später mehrere Glioblastome. H. KRAUS (1949) berichtet über verschiedene Kombinationen. — Bei dem Bericht von ADAM-FALKIEWICZ (1936) handelt es sich um einen Brückenwinkeltumor und ein Glioblastom.

Anhang: Die Rückenmarksgeschwülste.

Die Rückenmarksgeschwülste werden ausführlich außerdem in Bd. VII dieses Handbuches abgehandelt. Hier werde ich nur auf die intraspinalen, intraduralen Typen eingehen, die zu den entsprechenden Arten der Hirngeschwülste gehören und daher sinnvollerweise auch mit diesen abgehandelt werden müssen.

Zur Morphologie und Histologie. Histologisch unterscheiden sie sich eigentlich kaum von den intrakranialen Typen, es sei denn, daß die Neurinome im Spinalkanal besonders deutlich zur Palisadenbildung (Abb. 263, 264a, b) und Cystenbildung neigen, und daß die Meningeome ausgesprochen häufig von einem „psammomatösen" Typ sind. Schließlich stammen die Ependymome des Filum terminale sämtlich aus der „pseudopapillären" Form KERNOHANs (1937) (s. Abb. 22b, 231c, d). Auch sei an die Kolossaltumoren: Meningeome (Abb. 300 typischerweise immer ohne Hyperostose!) und Angioblastome (Nr. 4025, von Segment D_2 bis D_{10}) erinnert. Schließlich findet man bei den spinalen Lipomen stets eine starke Verstrebung mit dem Hinterstranggewebe bzw. den Wurzeln, so daß sie nicht radikal zu operieren sind. Auch sei an die häufige Cystenbildung der Gliome und Paragliome am Rückenmark erinnert [s. S. 90, z. B. in 6 von 16 Fällen von KERNOHAN und SAYRE (1952)].

Biologische Besonderheiten. Ich möchte aber an dieser Stelle auch noch auf einige biologische Daten hinweisen, die sich bei der topographischen Analyse der Rückenmarksgeschwülste (im engeren Sinne) ergaben. Im Geschlecht und Alter ergaben sich einige Abweichungen. Die Meningeome kommen im Spinalkanal 3mal [nach LAPRESLE und Mitarbeiter (1952) 20mal!] häufiger bei Frauen vor als bei Männern (Abb. 300). Umgekehrt sind bei den Neurinomen beide Geschlechter gleich häufig vertreten (Abb. 262) und nicht, wie im Schädel, doppelt so häufig die Frauen. Weiter scheinen die Ependymome fast ausschließlich beim männlichen Geschlecht vorzukommen. Wir fanden übrigens die Lipome ebenfalls *nur* bei Männern. Bei den Meningeomen ist das *Erkrankungsalter* bei Sitz im Schädel und Spinalkanal etwa gleich. Anders bei den Wurzelneurinomen, wo das Manifestationsalter auf das 25. Jahr verschoben ist, statt wie intrakranial beim 45. zu liegen. Beim Ependymom liegt es umgekehrt gegen die höheren Lebensklassen verlagert, wahrscheinlich weil der Gipfel der großen Gruppe jugendlicher Großhirnhemisphärentumoren fehlt. Im Kindesalter fehlen im ganzen die Rückenmarkstumoren (mit Ausnahme der Lipome, Dermoide usw.), wie man sieht, und beginnen erst im ausgehenden Jugendalter zahlenmäßig bedeutsam zu werden [HAMBY (1935)]. Schließlich gibt es noch im *Sitz*, in der Höhenverteilung sehr bemerkenswerte Besonderheiten. So kommen die Meningeome vorwiegend vom Cervical- bis zum mittleren Brustmark vor, sind aber an der Cauda seltener, umgekehrt wie die Ependymome, die dort eine ausgesprochene Prädilektion haben, während sie beim übrigen Rückenmark als Stiftgliome im ganzen doch selten sind [s. SEIFFARTHs (1949) Tafeln der Segmenthöhe bei den Ependymomen des Schrifttums]. Hingegen sind die Neurinome recht gleichmäßig über das ganze Rückenmark verteilt und haben auch in der Cauda eine häufige Vertretung, und zwar nicht nur durch kleine durch „Zufall" gefundene Tumoren (s. Abb. 256). Diese Angaben über die Verteilung der spinalen Tumoren stimmen überein mit denen, die CASTE (1952) aus dem Schrifttum zusammengestellt hat.

4. Die Geschlechtsverteilung der Hirngeschwulstträger.

Bei der Auszählung unserer Sammlung [s. a. BORCK und ZÜLCH (1951), ZÜLCH und BORCK (1951)] ergaben sich die folgenden Grundregeln über die Geschlechtsverteilung der Patienten mit Hirngeschwülsten. Unter 4000 Fällen waren 2153 männlich und 1847 weiblich, d. h. 53,8 : 46,2 %, Es fand sich ein Überwiegen des männlichen Geschlechts mit 10 : 8,5, was den früheren Angaben des Schrifttums ungefähr entspricht (Abb. 11). Der deutlich ausgeprägte Häufigkeitsgipfel liegt für beide Geschlechter um das 40. Jahr[1]. Bei der Ermittlung des Durchschnittsalters für alle beobachteten Hirngeschwülste ergab sich jedoch ein wesentlich jüngeres Jahr, da die Gliome des „Jugendalters" (s. S. 48—50) in der sonst etwa gleichmäßigen Kurve einen Nebengipfel um das 10. Lebensjahr hervorriefen. Das Durchschnittsalter liegt für die Männer bereits bei 35,21, für die Frauen bei 36,3, für beide Geschlechter bei 35,7 Jahren. Vergleichen wir in der Übersichtskurve das Verhalten der beiden Geschlechter, so sehen wir den größten Unterschied um das 15. Jahr, also am Ende der Pubertät: Hier sind gerade doppelt so viel Knaben als Mädchen an Hirngeschwülsten erkrankt. Für die Hirngeschwülste des Jugendalters ergibt sich daher ein deutlich anderes Verhältnis der Geschlechter: Vom 1.—20. Jahr treffen wir 356 männliche, 233 weibliche Patienten, also etwa auf 14 Knaben nur 9 Mädchen [BORCK und ZÜLCH, 2961 Fälle (1951)]. Von geringeren Überschneidungen abgesehen, verlaufen die Kurven für beide Geschlechter sonst etwa gleichmäßig übereinander im konstanten

---

[1] Siehe hier zum Vergleich besonders die bei SEIFERT [Rhein. Ärztebl. 9, 112—114, (1955)] wiedergegebenen Tafeln über die derzeitige Zusammensetzung der Jahrgänge.

Häufigkeitsverhältnis von 55:45%. Im 7. Jahrzehnt vermischt sich der bis dahin typische Unterschied der Geschlechter [s. auch Calvo und Barcia (1952)].

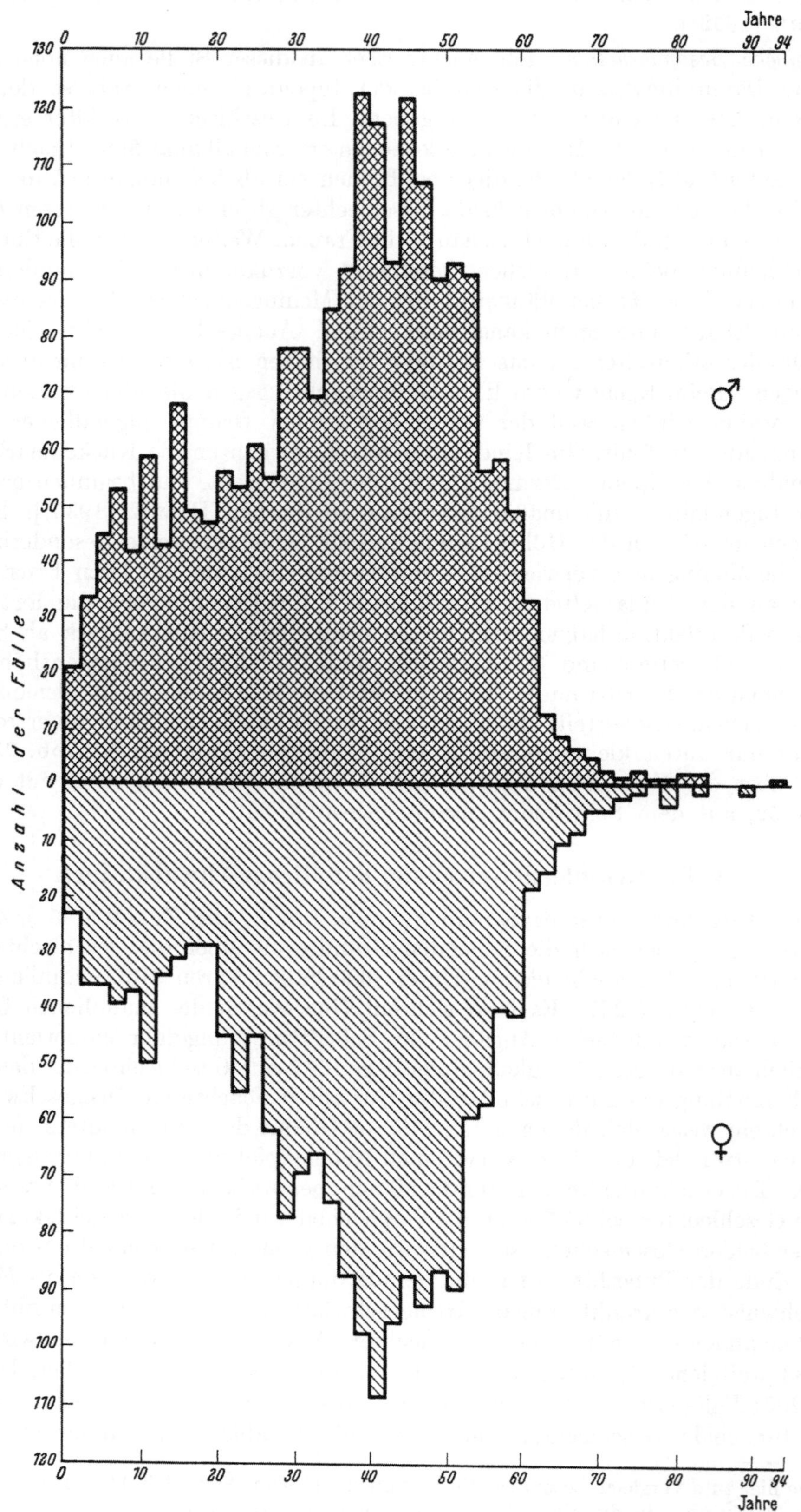

Abb. 11. Prozentuale Beteiligung der Hirngeschwulstträger an den 2-Jahres-Klassen (nach dem Geschlecht getrennt, 4000 Fälle).

Feyrters (1948) allgemeine Regel über die Beteiligung der Geschlechter an den Geschwulstformen geht dahin, daß die Neigung zur epithelialen Gewächsbildung *vor* der Lebenswende eher beim Weibe, *nachher* deutlich beim Manne überwiegen soll. Umgekehrt scheine die Neigung zur mesenchymalen Gewächsbildung *vor* der Lebenswende eher beim Manne, nachher deutlich bei der Frau zu überwiegen.

Die genauen Zahlen über die Beteiligung der beiden Geschlechter an den einzelnen Tumorarten wird jeweils in den einzelnen Kapiteln angegeben. Es können sich in bestimmten Altersstufen die Relationen stark verändern. So ist z. B. die allgemeine

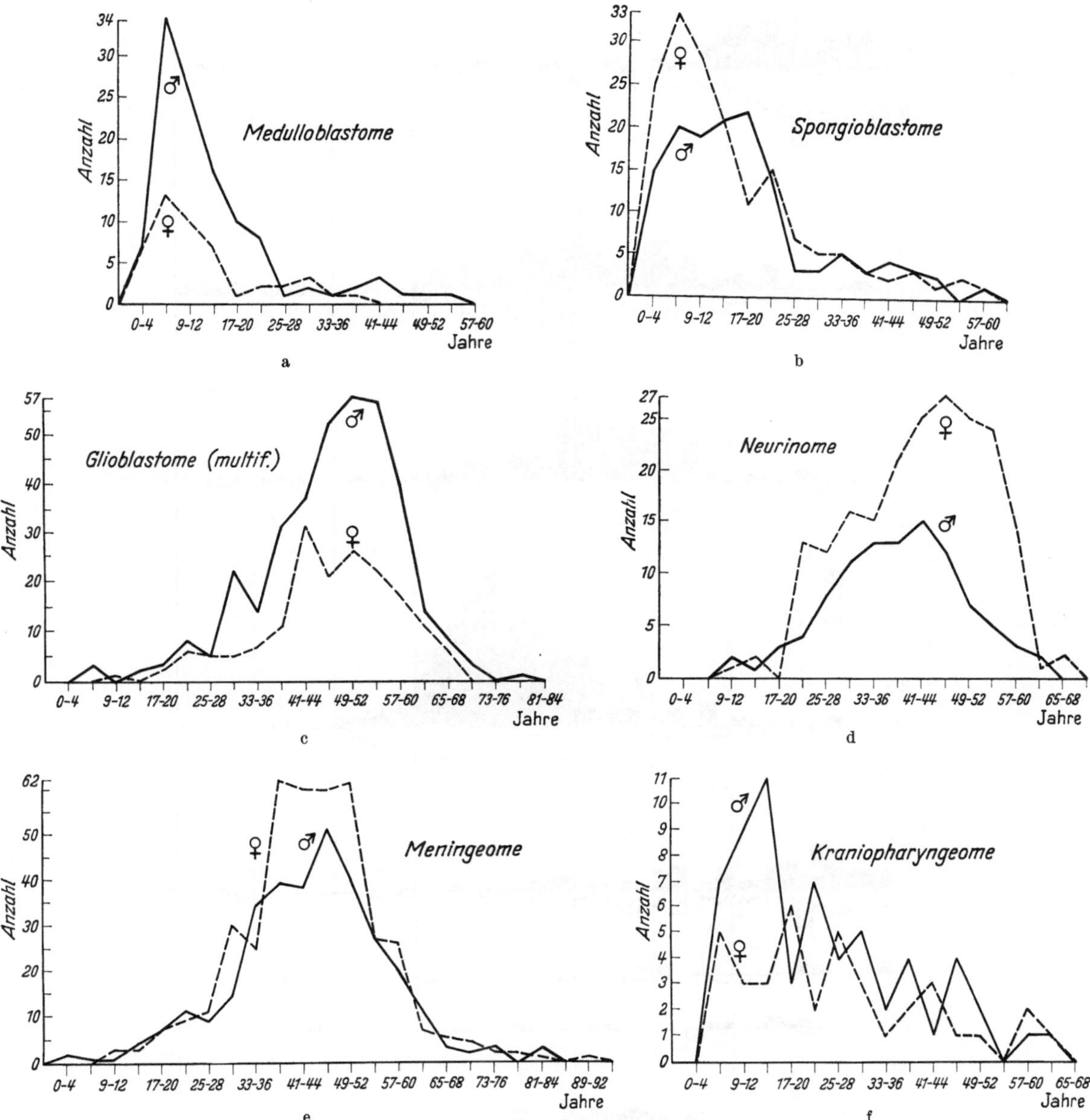

Abb. 12a—f. Alterskurven der Patienten mit Hirngeschwülsten, getrennt nach den beiden Geschlechtern.

Proportion der beiden Geschlechter (Abb. 12a) für die Medulloblastome etwa 5:2 = ♂:♀, dagegen in den Jahren 13—20 sogar 4:1. Ähnliches gilt für die Kraniopharyngeome (Abb. 12f). Auch zeigt die allgemeine Kurve nicht das Verhalten der einzelnen Arten, da durch Summation verschiedener Geschlechtsprädilektionen sich die Unterschiede aufheben können: Zur gleichen Zeit, wo bei den Glioblastomen (Abb. 12c) die Männer mit 2:1 überwiegen, sind die Neurinome (Abb. 12d) — mit ihrer umgekehrten Proportion von 2:1 für

Jahre
0 10 20 30 40 50 60 70 80 90
Medulloblastome
Spongioblastome
Oligodendrogliome
Astrozytome
Glioblastome
Ependymome
Plexuspapillome
Pinealome
Neurinome
Gangliozytome
Anzahl der Fälle
♂
♀
Jahre

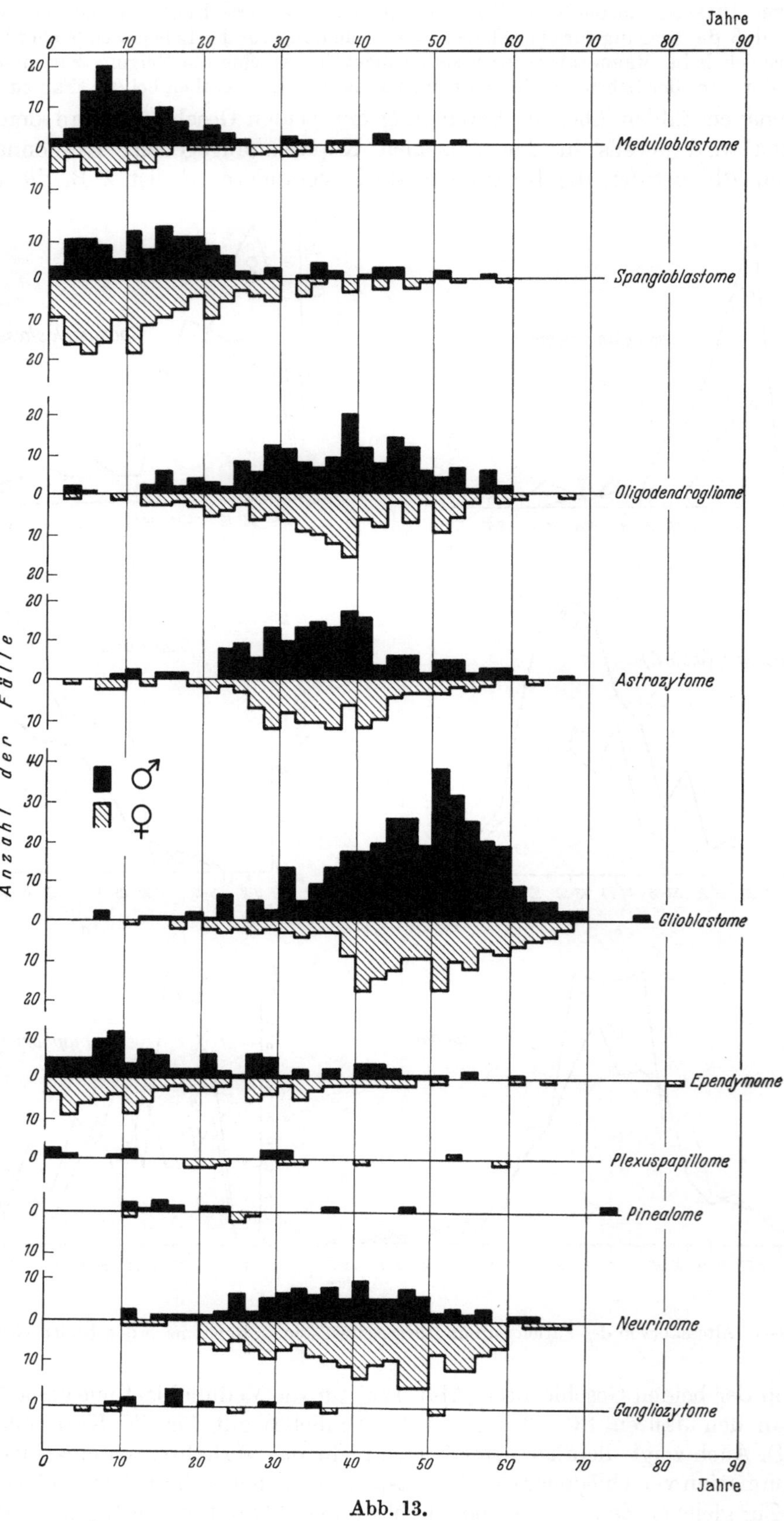

Abb. 13.

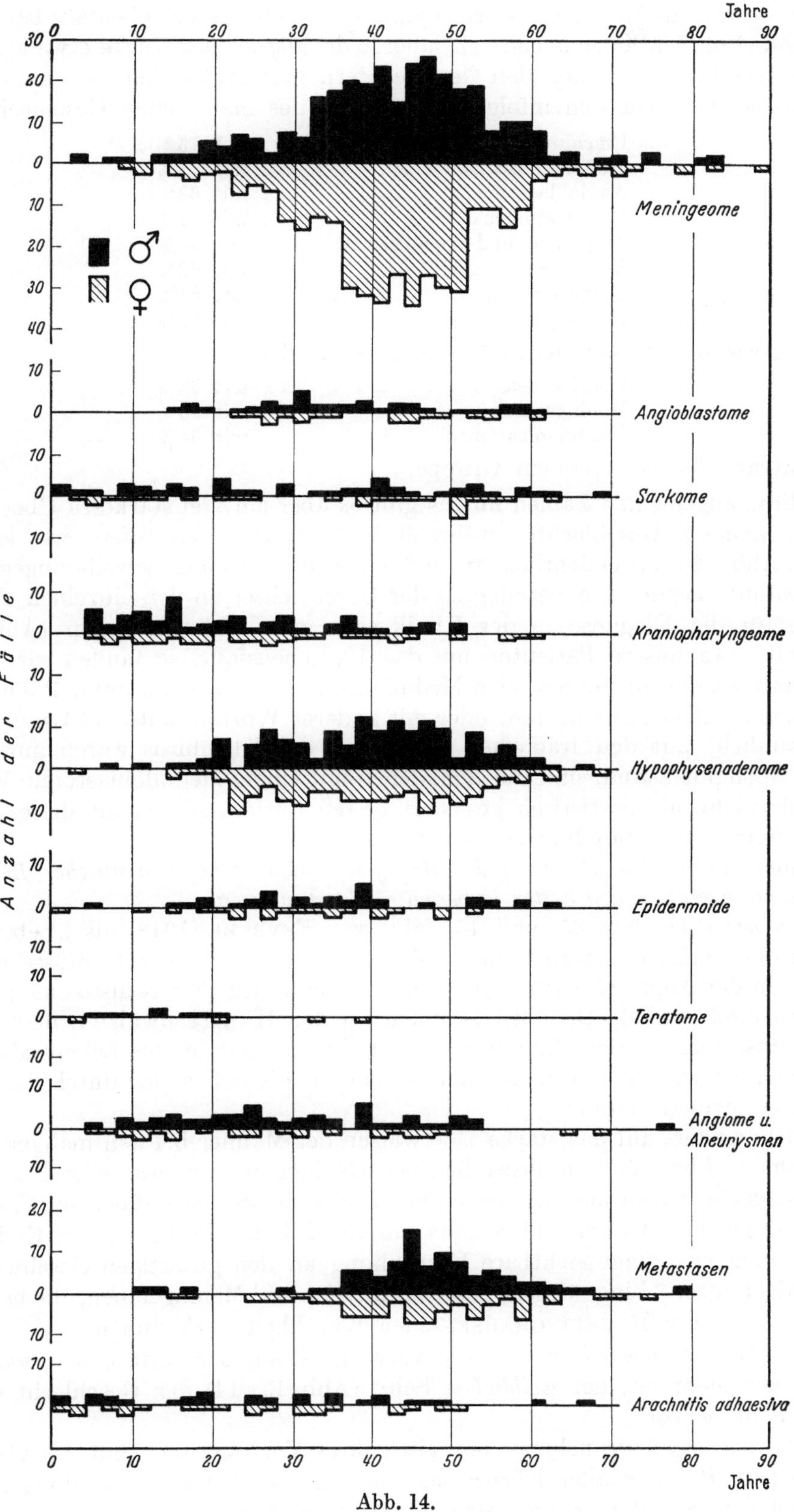

Abb. 14.

Abb. 13 und 14. Beteiligung der beiden Geschlechter und der Altersklassen an den einzelnen Hirngeschwulstarten.

die Frauen — und die Meningeome sehr häufig vertreten, die sich ebenfalls bei den Frauen häufen. Beide Prädilektionen heben sich daher in der *allgemeinen* Kurve etwa auf. Die deutlichsten Unterschiede zwischen den Geschlechtern bzw. Abweichungen vom allgemeinen Geschlechtsindex finden sich infolge Überwiegens des männlichen Geschlechts bei den

> Pinealomen . . . . mit 75%
> Medulloblastomen . . . . mit 71%
> Angioblastomen . . . . mit 68%
> Glioblastomen . . . . mit 67%
> Angiomen und Aneurysmen . . . mit 64%
> Sarkomen . . . . mit 62%
> Epidermoiden . . . . mit 61%
> Kraniopharyngeomen . . . . . . mit 61%

infolge Überwiegen des weiblichen Geschlechts bei den

> Neurinomen . . . . mit 67%
> Meningeomen . . . . mit 56%
> Spongioblastomen . . . . mit 54%

der Gesamtzahl der betreffenden Gruppe.

Über diese allgemeinen Zahlen hinaus gibt es aber ein viel stärkeres Überwiegen des einen oder anderen Geschlechtes während bestimmter Altersstufen, wie es aus den Kurven (s. Abb. 12—14) ersichtlich ist, und wie es im einzelnen jeweils angegeben wird.

Die erwähnte bevorzugte Beteiligung der Geschlechter an den einzelnen Tumorarten kann auch für die Diagnose in der Klinik sehr gute Hinweise geben (Abb. 12—14): Nehmen wir etwa unsere Patienten um das 10. Lebensjahr, so fanden wir, daß unter 7 Knaben mit Kleinhirntumoren 5 ein Medulloblastom (Abb. 12a), unter 7 Mädchen 5 ein Spongioblastom (Abb. 12b) hatten, oder mit anderen Worten, unter 14 Kindern (7 weiblich, 7 männlich) mit den fraglichen Blastomen des Kleinhirns waren nur 2 Knaben mit einem Spongioblastom, und nur 2 Mädchen mit einem Medulloblastom. Wenn diese Werte auch nicht als statistisch gesichert gelten dürfen, so scheint dieses Verhältnis doch weit über den Zufall hinaus charakteristisch.

Zusammengefaßt: *Die Häufung der Hirngeschwülste steht in deutlicher Beziehung zu den Geschlechtern und zu den Zeiten hormonaler Umstimmungen.*

Die Zeit zwischen dem 35. und 45. Jahr, von FEYRTER (1948) als „Lebenswende", als Beginn des Versiegens hormonaler und wachstumshemmender Einflüsse bezeichnet, spielt auch in der Allgemeinpathologie beim Auftreten der Geschwülste eine große Rolle (Beginn des Krebsalters). Daneben kommen bei den Hirngeschwülsten noch 2 Häufigkeitsgipfel zustande, in den Jahren bis zur Pubertät und im 50. Lebensjahr, also am Ende der von FEYRTER charakterisierten Periode. Beide heben sich durch das Auftreten maligner Geschwülste heraus.

Hier sei besonders auf das starke Überwiegen der Männer bei den malignen Gliomen [Glioblastomen (Abb. 12c)] in dieser Spätperiode hingewiesen, was sehr bedeutsam ist, da die Geschlechtsinvolution sich beim Manne ja verspätet gegenüber der Frau einstellt und länger hinzieht. Es sei andererseits auf die bei den Frauen gegen Ende der Geschlechtsperiode bevorzugt sichtbare Erkrankung an den gutartigen Geschwülsten der Nerven„bedeckungen" hingewiesen, den Neurinomen und Meningeomen, die beide wieder koordiniert bei der v. RECKLINGHAUSENschen Krankheit vorkommen.

Es liegen also die *bösartigen Gruppen* vorwiegend auf der Seite des *männlichen*, die *gutartigen* aber mehr auf der *weiblichen* Seite (Abb. 13, 14) der Geschlechter.

Daraus geht hervor:

1. Die Hirngeschwülste nehmen bezüglich ihres Vorzugsalters und des Geschlechtsverhältnisses im Rahmen aller Körperblastome eine gewisse Sonderstellung ein. Diese läßt sich vielleicht aus dem Fehlen sicherer exogener Faktoren bei der Entstehung der Hirngeschwülste erklären.

2. Das Auftreten der biologisch auffälligsten Gruppen der Hirngeschwülste (Medulloblastome, Glioblastome, Meningeome, Neurinome) — die zugleich die gut- und bös-

artigsten und die hinsichtlich der Geschlechtsprädilektion am stärksten prononcierten sind —, weist deutlich auf einen Zusammenhang mit den Zeiten der hormonalen Umstimmungen hin. Dieser Sachverhalt deutet auf die Rolle eines *allgemeinen epigenetischen* Faktors, der einem *örtlichen*, eventuell *dysgenetischen* gegenübergestellt werden kann.

3. Die meisten ausgesprochen *bösartigen* Hirngeschwülste bevorzugen das *männliche* Geschlecht. Ein Überwiegen des *weiblichen* Geschlechtes findet sich hauptsächlich bei den *gutartigen* Blastomen der Bedeckungen des Nervensystems. Dieser Zusammenhang läßt sich noch nicht erklären, führt aber wahrscheinlich ganz dicht an das Problem der *Geschwulstgenese*. Was aber letztlich den Reiz zum Beginn blastomatösen Wachstums gibt, ist heute ebensowenig bekannt wie zu Zeiten v. RECKLINGHAUSENs (s. S. 361).

Die von GÄRTNER (1955) gesammelten Daten, die betont im Unterschied zu den von mir gegebenen Zahlen herausgestellt wurden, erklären sich aus der ganz einseitigen Zusammensetzung seines Materials, die das eines pathologischen Institutes *ohne die Masse der operablen Tumoren* darstellt (Oligodendrogliome 1,2%, Glioblastome 26,2%, Hypophysenadenome 1,3%, Metastasen 18,9%). Außerdem dürfte auch die Zahl noch zu klein sein, um größere Zusammenhänge erkennen zu lassen. Die von mir klassifizierten — wahllos der Reihenfolge nach zusammengestellten — letzten 1000 Fälle bestätigen vielmehr die von BORCK und mir (1951) aufgezeigten Zusammenhänge von neuem, wie der Vergleich der Kurven leicht erkennen läßt.

III. Allgemeine Beschreibung von Gestalt und Gewebe.

1. Äußere Gestalt.

Bei der folgenden Schilderung der Gestalt der Hirngeschwülste wird die Beschreibung vor der Ausdeutung den Vorrang haben: Man wird beim Lesen des alten Schrifttums zur Rückhaltung im Aufstellen von Hypothesen veranlaßt, da man immer wieder die Erfahrung machen muß, daß ältere Arbeiten — etwa über das Thema des infizierenden oder infiltrierenden Wachstums — heute nicht mehr auszuwerten sind, da die Beschreibungen mit Hypothesen überladen sind und die Befunde nicht mehr rein zu isolieren sind. Andererseits ermöglichen gute Beschreibungen der klassischen Pathologie sogar heute noch eine moderne Artdiagnose der Geschwülste, z.B. sind Fälle von MERZBACHER-UYEDA (1910) eines „Gliosarkoms" und der von BIELSCHOWSKY (1915) eines „atypischen Falles einer tuberösen Sklerose", Oligodendrogliome, der Fall MARBURGs (1934) mit der „traumatischen" Gliomentstehung in der Nähe einer Revolverkugel ein Ependymom der Großhirnhemisphäre usw.

Form, Farbe und Konsistenz. Die *Form* der Hirngeschwülste ist weitgehend abhängig von der Wachstumsart, die unten noch im einzelnen beschrieben wird. Bei den expansiv wachsenden Tumoren spielt für die Gestalt neben genuinen Momenten auch die Begrenzung der Nachbarschaft eine Rolle: Geschwülste in den Kammern nehmen gern deren Außenform an, z. B. die im 4. Ventrikel eine flachpyramidenförmige (Abb. 213), die im 3. Ventrikel eine kugelige oder birnenförmige (Abb. 57, 58, 73), die in den Seitenventrikeln eine walzenförmige Gestalt (Abb. 301).

Im Brückenwinkel wachsen die extracerebralen Gewächse meist zu Kastanien- oder Pflaumenform (Abb. 259, 261), im Spinalkanal eher zu Bohnenform (Abb. 262) oder dehnen sich auch zu langen, fingerförmigen Tumoren aus (Abb. 300). Die Meningeome nehmen an der Konvexität meist Halbkugelform (Abb. 281, 285), an der Falx Kugelform (Abb. 283, 284), bei Ausdehnung in 2 Hirnhöhlen (am Tentorium) Uhrglas- oder Zwerchsackform (Abb. 296), am Keilbein oft Sattelform (Abb. 291) mit gelegentlich mehr beet- und rasenartiger Ausbreitung an. Neben den Haupttypen der Meningeome mit kugeliger, spitzkegeliger oder rasenartiger Ausbreitung gibt es auch Mischformen bei denen sich über einem teppichartigen Boden ein Spitzkegel erhebt (Abb. 303). Über die Gestaltung der *intracerebralen* Gewächse sind wir noch wenig unterrichtet. Die Glioblastome haben oft eine infarktartige Begrenzung (Abb. 158 und 161), die Oligodendrogliome auf dem Querschnitt Girlandenform (Abb. 88), da sie sich entlang den Windungen ausbreiten und diese breit auftreiben, während das Mark in der Tiefe cystisch zerfällt. Auch überragen sie die Oberfläche häufig pilzartig (s. Abb. 89, 91). Die umschriebenen Astrocytome nehmen im ganzen häufig Kugelform (Abb. 137, 138) an, da sie „aus sich heraus" wachsen. Diese Tendenz ist besonders ausgeprägt beim Spongioblastom, das, obzwar in den Randzonen infiltrierend, als Ganzes doch weitgehend verdrängend wächst (Abb. 61). Im Rückenmark nehmen die intraspinalen Gewächse meist „Stiftform" (Abb. 65d) mit einer Ausdehnung über viele Segmente an.

Die *Farbe* der Hirngeschwülste ist abhängig von der des Grundgewebes und dem Blutgehalt. Die gliafaserreichen Astrocytome sind vor und nach Fixierung — bei der sie hauptsächlich ihren geringen Blutfarbton verlieren — weißlich-gelblich-glasig (speckartig, knorpelartig). Die Oligodendrogliome wieder sind infolge des relativ größeren Blutreichtums bei fehlendem Fasergehalt eher rosa. Gefäßgeschwülste wie das Angioblastom sehen wie eine dunkelrote Kirsche aus. Verfettung bringt einer Geschwulst eine gelbe bis ockergelbe Farbe (beim Neurinom und Glioblastom in Streifen- und Herdform), Hyalinisierung eine grauglasige (Neurinom, Meningeom), Verschleimung eine glasige Farbe (Chordom). Alte und frische Blutungen bedingen beim Glioblastom braune bis dunkel- oder hellrote Farbtöne. Auch die Cystenwand beim Spongioblastom übernimmt die dunkelbraune Farbe des Hämosiderinpigments.

Die *Konsistenz* der Hirngeschwülste erklärt sich aus dem Gehalt an Zellen, Fasern und Gefäßen sowie aus der Härte des durchsetzten Gewebes. Zellreiche und faserarme Geschwülste wie die Medulloblastome sind weich und körnig „wie steifer Grießbrei". Andererseits sind zellarme und gliafaserreiche Geschwülste wie die Astrocytome und Spongioblastome oft knorpelig-hart.

Besonders gut sind diese Konsistenzeigenschaften auch an der Schnittfläche abzulesen: Die Astrocytome sind infolge der Zellarmut und des Faserreichtums dort *glatt*, die zellreichen, eher faserarmen Oligodendrogliome haben eine „samtartig" *rauhe* Oberfläche. Verschleimende Tumoren wie manche Spongioblastome sind entsprechend weich, sehr faserreiche Gewächse wie die fibromartigen Meningeome sind elastisch-hart. Bei ihnen entscheidet gelegentlich die Blutfüllung, ob sie sich prall- oder schlaffelastisch anfühlen. Der Kalkgehalt kann bei gewissen Meningeomen und Kraniopharyngeomen, in Teilgebieten auch bei Oligodendrogliomen und Spongioblastomen eine völlige Verhärtung bis zum „Kalkstein" mit sich bringen.

Größe und Gewicht. Die Tumoren wiegen je nach Größe verschieden. Der größte in unserer Klinik operierte Tumor war ein echtes Meningeom von 618 g (s. S. 411) bei einem 11jährigen Mädchen. Ein Meningeom des Schrifttums wog 1300 g einschließlich der Knochenhyperostose. Die größten Gewächse habe ich sonst unter den Meningeomen der Falx (Abb. 283, 284) bzw. des vorderen Sinusdrittels (Abb. 278), einmal auch des hinteren Sinusdrittels angetroffen. Auch habe ich Glioblastome (Abb. 176) bzw. Ependymome (Abb. 210) gesehen, die fast eine ganze Hemisphäre ersetzt hatten, wenn eine osteoklastische Operation eine ausgedehnte Prolapsbildung ermöglichte.

2. Gewebe.

Die Gestalt der einzelnen *Zelle* gab den Schlüssel zur Neueinteilung der Hirngeschwülste: Die Imprägnation der *Außenform* bildete das Merkmal bei der cytogenetischen Klassifikation (s. S. 4).

Wir sind aber heute bestrebt, nicht bei der Untersuchung der *Zelle* stehenzubleiben, was ja lange Zeit der leitende Gesichtspunkt war und noch heute in manchen Schulen ist. — Selbst Bailey ist in seinen späteren Geschwulstarbeiten zur genauen Untersuchung des *ganzen Gewebes* übergegangen, obwohl gerade er die Zellform früher so sehr betont hatte. Das stimmt überein mit der allgemein abwartenden Haltung, die die

Allgemeinpathologen heute gegen rein cytologische Untersuchungen haben [s. ALBERTINI (1951)].

In Deutschland hat die Tradition der NISSL-Schule — aus der die in dieser Hinsicht vorbildliche, frühe Arbeit von OLGA LOTMAR (1918) stammt — eine derartige Einseitigkeit verhindert.

OLGA LOTMAR beschreibt zunächst kasuistisch Tumoren, um dann nacheinander synoptisch Kerne, Zellen, Architektur (Syncytium), Gefäße, Wachstum und Fasern zu betrachten.

Wendet man die in dieser Schule übliche und besonders von SPIELMEYER (1927) betonte Methode der Untersuchung von „aufeinanderfolgenden Schnitten" zur Aufklärung eines krankhaften Prozesses „mit verschiedenen Färbungen" auch in der Gewächslehre an, so ergibt sich das Bild einer „organoiden" Betrachtung wie selbstverständlich. So erklärt sich auch die Forderung von H. J. SCHERER (1940), der ja aus der SPIELMEYERschen Schule stammt, nach einer „vollständigen" Untersuchung. Auch die Allgemeinpathologen haben unter der Führung von HUECK und seinen Schülern ESSBACH (1943) und SEIFFARTH (1949) auf die Notwendigkeit einer „organoiden" Geschwulstbetrachtung besonders hingewiesen.

SCHERER hat sich sehr früh (1935) gegen die Überbetonung der Zellform in der Diagnostik der Geschwülste gewandt und auf die Notwendigkeit einer „organoiden" Betrachtung hingewiesen. Er hielt die Zelldiagnostik „für eine innerlich unfruchtbare Sache", an die „fortgesetzt eine ungeheure Menge von Material und Arbeitskraft verschwendet" wird. SCHERER ist dann leider selbst in der Beschreibung des Bindegewebes und der Architektur stehengeblieben, hat sich mit den regressiven Vorgängen kaum befaßt und hat biologische Daten wie die Beziehungen zum Erkrankungsalter und dem Vorzugssitz bei den Geschwülsten völlig vernachlässigt.

Ich fasse hier kurz zusammen, wie wir die Geschwülste systematisch untersucht haben und betone, daß nur dadurch auch die Grundlagen für eine sichere Diagnose gegeben waren: Wir erfaßten Alter und Geschlecht des Geschwulstträgers, den Sitz der Geschwulst, das Aussehen mit bloßem Auge; Größe, Form, Farbe und Konsistenz, Wachstum, Verhalten zum Hirn und seinen Häuten. Wir untersuchten feingeweblich: Zellreichtum, Architekturen, Verhalten gegenüber den benachbarten oder infiltrierten Geweben, den Bau der Geschwulstzellen, ihre Wachstumsgeschwindigkeit und Lebensdauer, die Zwischenzellsubstanz, das Stroma und die regressiven Vorgänge wie Nekrose und Nekrobiose (Hyalinisierung, Verfettung, Verschleimung und Cystenbildung, Verkalkung, Blutungen).

Durch Vergleich dieser Größen mit den uns bekannten Daten stellen wir die Artdiagnose der Geschwulst. Auch die wichtigsten Punkte der Differentialdiagnose sind bereits weitgehend erarbeitet und bauen sich auf den erwähnten Formeigenschaften auf. Die Prognose ergibt sich dann aus den klinischen Kenntnissen über das Verhalten dieser Arten nach Radikaloperationen (s. S. 117).

Wir sind heute in typischen Fällen der Diagnose so sicher, daß wir sie aus dem Routineparaffinschnitt ablesen können (s. S. 616). Für die etwas atypischen Fälle und Varianten bedarf es noch immer der Anwendung einer breiten Serie von Färbungen und Imprägnation, denn BAILEY sagt schon (1927) von den normalen Hirngeschwülsten, daß „nicht zwei Gliome gleich sind. Sie sind Mitglieder einer Familie mit Familienähnlichkeit". Und deshalb bleibt „die histologische Diagnostik der Geschwulst so, wie wir sie in der täglichen Praxis betreiben müssen, keine exakt wissenschaftliche Tätigkeit, sondern sollte als eine Kunst bezeichnet werden" [v. ALBERTINI (1951)].

a) Die Gewebelehre.

1. Architektur und Zellform. Auf dem Gebiet der Hirngeschwülste besteht in allen Nomenklaturfragen eine ungeheure Sprachverwirrung: Man hat die bisher gebrauchten Begriffe nicht klar definiert. Erst durch die Bearbeitung großer Geschwulstserien — wie in den Vereinigten Staaten und an einzelnen europäischen Instituten — hat sich eine gewisse Angleichung der Bezeichnungen erzielen lassen.

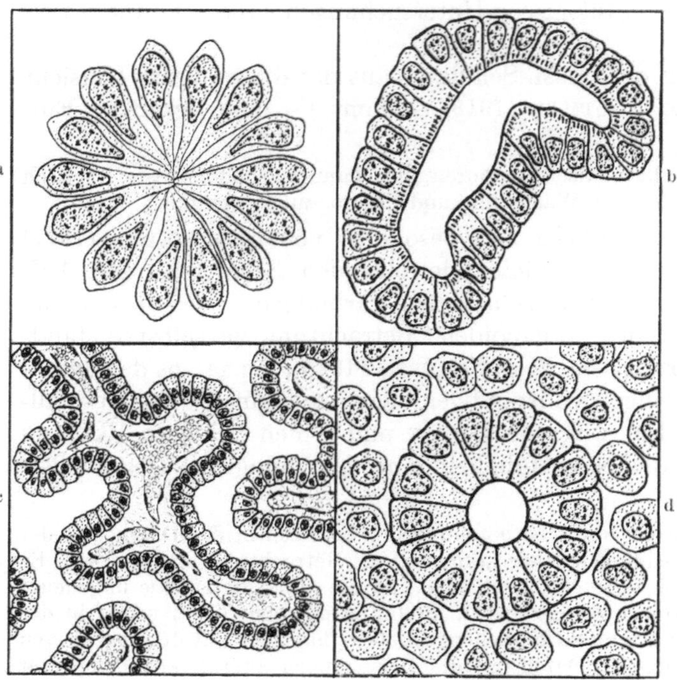

Abb. 15a—d. Lagerung der Zellen in:
a „Pseudorosetten", d. h. radiär um einen virtuellen Mittelpunkt.
b in Ependymschläuchen, d. h. zentralkanalartigen Hohlraumbildungen, die mit Ependym ausgekleidet sind.
c in Papillen, d. h. als Epithelbesatz eines Stromastieles.
d in „echten Rosetten", d. h. radiär um einen winzigen echten
Hohlraum. Abb. 15—18 aus K. J. ZÜLCH, Die Hirngeschwülste,
Leipzig 1951.

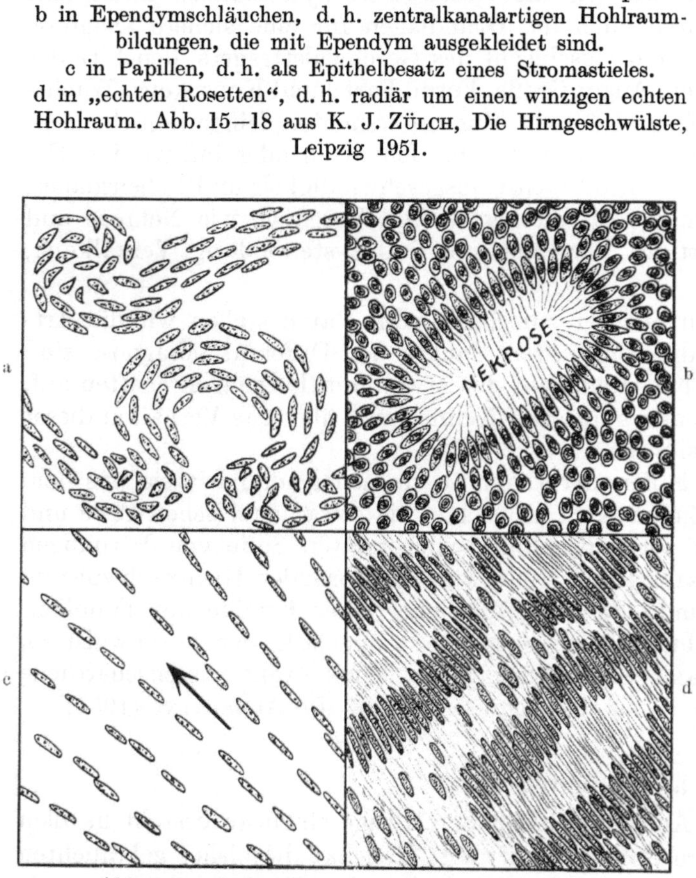

Abb. 16a—d. Lagerung der Zellen in Rhythmen.
a in Strudeln und Hakenbildungen (Umkehrstellen).
b in „Pseudopalisaden" entlang einer strichförmigen Nekrose
aufgereiht.   c in „Strömen" und „Zügen".
d in „Palisaden" und Reihenstellungen.

Am stärksten war die Sprachverwirrung immer bei der Schilderung und Benennung der Zellverbände — *Architekturen* — des Gewebes. Die Benennung muß sich hier nach der Entstehung des Zellverbandes richten. Man kann die nebenstehende Einteilung verwenden [ähnlich H. J. SCHERER (1933—40)]: *Architekturen I. Ordnung* sind primäre *(genuine)*, in der Geschwulst sozusagen *atavistisch* und so tief verankerte Lagerungsbestrebungen, daß sie bei jedem freien Wachstum „durchbrechen", wie die Neigung zur Lagerung der Zellen in *Pseudorosetten*, d. h. radiär zu einem virtuellen Mittelpunkt (Abb. 15a), in *echten Rosetten*, d. h. radiär zu einem winzigen echten Hohlraum (Abb. 15d), in *Ependymschläuchen*, d. h. zentralkanalartigen Epithelbildungen (Abb. 15b) mit einem größeren echten Lumen, mit echten Papillen (Abb. 15c). Weiter in den *Palisaden-*, Phalanx-, Parade- (Abb. 16d) Reihenstellungen, d. h. der parallelen Zellagerung in Bändern, der *Zwiebelschalenbildung* (Abb. 17c), d. h. der konzentrischen Zellschichtung um einen Mittelpunkt, der *Strahlenkronenbildung* (Abb. 17a), d. h. der radiären Schichtung um ein Gefäß, der *Satellitstellung* der Blastomzellen um die Ganglienzellen (Abb. 99) usw. Auch weiträumige Architekturen wären hier zu nennen wie die Anordnung in *Fischzügen* und *Strömen* (Abb. 16c und 19b), die *Strudel-* und *Hakenbildung* (Abb. 16a) usw. Über die Palisadenstellungen gibt es die verschiedensten Theorien, z. B. Längsteilung der Kerne quer zur Längsachse (FANCINI) oder die Reproduktion rhythmisch gebauter Körper wie der VATER-PACCINI-Körper [SCHERER (1934), s. auch LAUCHE (1925), NESTMANN (1927)].

Architekturen II. Ordnung sind *sekundäre*, durch äußere, formende Wirkung auf das Geschwulstwachstum entstandene Rhythmen, z. B. durch die richtunggebende Wirkung des *orts-ständigen Gewebes* auf die Geschwulstzellen [PURKINJE-Zellen: Kammbildung (Abb. 44 b)], s. a. RIBBERT (1925, Abb. 1 d), Markscheiden des Balkens oder anderer Commissuren-systeme (Fall 596) oder der U-Fasern, Maschenwerk der Arachnoidea (Abb. 18 d). Sie können auch sekundär durch *regressive* Vorgänge entstehen wie die *honigwaben-artige* — dann dem Oligodendrogliom ähnliche — Architektur im Spongioblastom durch Verschleimung (Abb. 79 d) oder im Neurinom durch Verfettung (Abb. 268 d), die *palisadenartige Reihenstellung* entlang den strichförmigen Nekrosen im Glioblastom (Abb. 16 b), die *perivasculären Zellkränze* beim gleichen Vorgang (Abb. 17 b), wo um das ernährende Gefäß die Zellen am längsten erhalten bleiben, die (Pseudo-) „Epithel"-

schläuche in manchen Plexus-papillomen und Hypophysenade-nomen und Meningeomen, wo bei schleimigem Zerfall des Stroma-stieles nur die Belegepithelien stehenbleiben usw. (Abb. 17 d). — Ein Bild einer eigenartigen Aus-breitung eines Bronchialcarcinoms im Hirn zeigte mir Professor LAAS-Hamburg, das mich aus-gesprochen an die Rhythmen der LIESEGANGschen Ringe bei der konzentrischen Sklerose erinnerte (Abb. 19 c) (im Corpus striatum eines 25 jährigen Mannes). Ich kann die Genese nicht erklären [s. a. SCHERER (1938), Abb. 20].

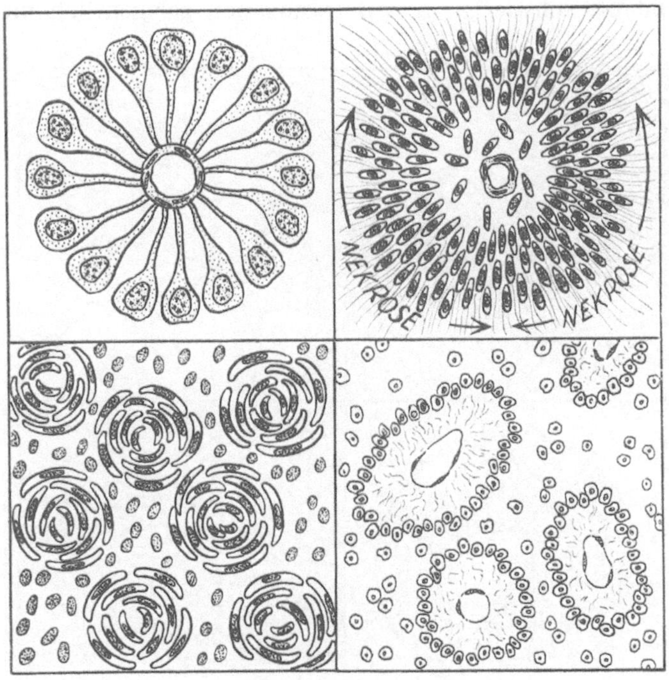

Architekturen III.Ordnung sind Gewebsbildungen, die im Rahmen reaktiver Prozesse des Körpers auf regressive Veränderungen ent-stehen können, wie z. B. die *Gefäß-wälle* am Rande größerer Nekrosen (Abb. 18 a, 190). —

Diese Ausführungen sind not-wendig, weil mit Namen wie „Ro-setten" eine ungeheure Verwirrung angerichtet wurde, da sie ab-wechselnd für die Pseudorosetten beim Medulloblastom, für die Epen-dymschläuche im Ependymom, für die „echten" Rosetten im Retino-blastom, für die perivasculären

Abb. 17a—d. Lagerung der Zellen in:
a „Strahlenkronen", d. h. in radiärer Lagerung um ein Gefäß, an dessen Wand die Gefäßfüße ansetzen.
b einem „perivasculären Zellkranz", d. h. als mehrzeiliger Besatz um ein Gefäß, während die umliegenden Gewebsteile durch Nekrose zerstört sind.
c in „Zwiebelschalenform", d. h. in konzentrischer Schichtung um einen virtuellen Mittelpunkt.
d „Pseudopapillen", d. h. in papillenartigen Bildungen mit ein-zeiligem Zellbesatz um ein Gefäß. Diese sind aber „sekundär", d. h. durch einen schleimigen Untergang der anliegenden Gewebsteile entstanden.

Zellkränze im Glioblastom, für die Pseudopapillen im Spongioblastom und für die Strahlen-kronen im Ependymom angewandt wurden. Auch müssen die echten Palisaden der Neuri-nome von anderen „Reihenstellungen" der Zellen wie am Rande der strichförmigen Nekrosen im Glioblastom (Abb. 199 b) unterschieden werden. Eine Klärung dieser Begriffe steht am Anfang jeder sinnvollen Verständigung.

Form- und Färbeeigenschaften der Geschwulstzellen. Es gibt keine „Spezifität" der Ge-schwulstzelle [BORST (1902), v. ALBERTINI (1951)]. Bestimmte Relationsverschiebungen [HERTWIG (1904), JAKOB (1927), RÖSSLE (1950)], die man bei besonders dysmorphen Zellen findet, können unter Umständen auch beim *Granulationsprozeß* (s. Abb. 351 c) oder anderen Reizeffekten auftreten. Den Ausschlag gibt nicht die Einzelzelle, sondern der Zell*verband*.

Als Merkmale der Störung gelten bei der Zelle z. B. die Veränderung der Kern-Plasma-relation, Polymorphie, Atypie, Anaplasie, Verschiebung der Größenrelationen von Kern und Kernkörperchen, Wachstumsübertreibungen bis zur Bildung von Riesenkernen oder Riesenzellen, Vielkernigkeit, Multiplizität der Nucleolen, Hyperchromasie, *Abweichungen* der Kernteilung usw. Die Ausdeutung ist nur möglich in Form von „Indizienbeweisen" auf Grund der Erfahrung [v. ALBERTINI (1951)].

Das Kernkörperchen-Kernplasmaverhältnis z. B. soll von den normalen Werten von 1:5, bei malignen Tumoren angeblich bis auf 1:2 heruntergehen [W. FISCHER (1947)], doch *lassen sich die Kernkörperchen der Hirntumoren meist nicht scharf erkennen* und nach HAMPERL (1951) hat die ganze Relation wenig Wert.

Die Unterscheidung von Geschwulstzellen und den Zellen des infiltrierten Gewebes ist oft schwierig, in den Randzonen gelegentlich unmöglich, wenn sich nicht etwa die ortsständigen Astrocyten als Reaktion auf den Tumor progressiv verändert haben [besonders kontrastreich bei Goldsublimatimprägnation (Abb. 45d 99b)]. Die Blastomzellen ähneln also den ortsständigen Zellen oder deren histogenetischen Vorstufen (das Kraniopharyngeom dem unentwickelten Corium usw.), oder sie ähneln regressiven Formen, wie die Zellen des gigantocellulären Astrocytoms denen der zunächst progressiv gewucherten und später regressiv veränderten (Abbildung 148, 153) bzw. gar „amöboiden" Astrocyten [WOHLWILL (1914)]. Schwierig ist auch die Deutung perivasculärer Infiltrate aus kleinen „lymphoiden" hyperchromatischen Elementen in der Randzone von Oligodendrogliomen und Gangliocytomen, die kaum von normalen Lymphocyteninfiltraten zu unterscheiden sind (Abb. 105c und 116d).

Bei der Deutung und Analyse der Zellen in einer Geschwulst muß auch nach den Elementen des ortsständigen Gewebes gesucht werden, die von der Geschwulst „einbezogen" sind. So findet man im Medulloblastom in der

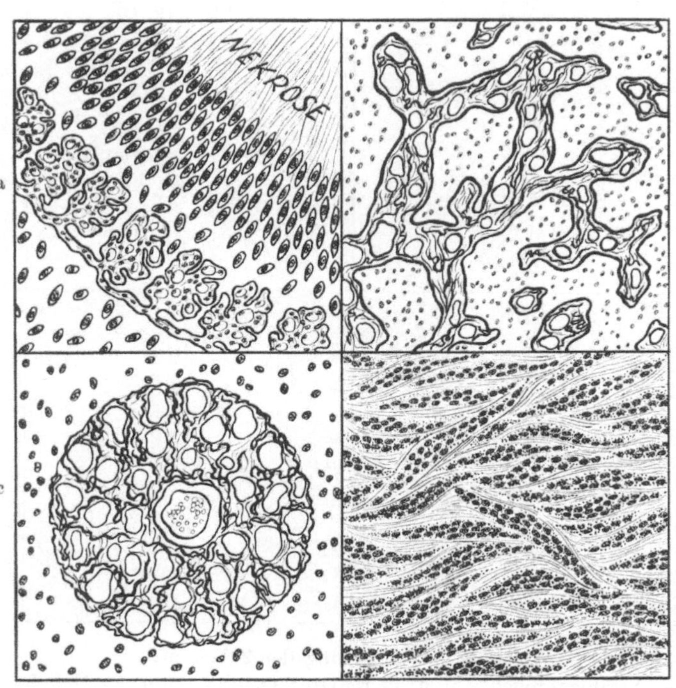

Abb. 18a—d. Architekturen des Stromas.
a „Gefäßwall"-Bildung am Rande einer Nekrose.
b Gefäßschlingennetz in einem Glioblastom.
c adventitielle Wucherung an einem kleinen Gefäß eines Glioblastoms.
d Maschennetz der Arachnoidea von den Zellen eines Medulloblastoms durchsetzt. Es entstehen auch hier typische Architekturen durch die Ausrichtung der Geschwulstzellen.

Randzone auch die ortsständigen Körnerzellen (Abb. 47a), die verschiedenen Typen der Ganglienzellen, aber auch der Astrocyten und schließlich das Bindegewebe der weichen Häute (Abb. 47a, 33, 44 45). Diese können sämtlich als Geschwulstelemente verkannt werden. Daneben sind Kerntrümmer zerfallender Blastomzellen (Abb. 40b) als Mitosen bzw. als „hyperchromatische, kleine Rundzellen" am Rande von Nekrosen im Glioblastom fehlgedeutet worden. Ebenso wie es schwierig ist, Geschwulstzellen von infiltriertem Gewebe zu unterscheiden, so kann es auch unmöglich sein, eine Geschwulstzelle sicher auf einen bestimmten Zelltyp des normalen Gewebes zu beziehen.

Die Außenform der Zelle kann artspezifisch sein, wie z. B. die Sternform des Astrocyten bei Goldsublimatdarstellung. Für die Astrocyten und die anderen faserbildenden Gliazellen (z. B. der subependymären Glia) ist diese Methode überhaupt als „relativ spezifisch" anzusehen. Sie ergab aber auch bei einem eigenartigen unklassifizierten Tumor positive Resultate (Abb. 417b). Andere Methoden, besonders der Metallimprägnation, sind keineswegs elektiv für Blastomzellen. Man kann daher auf keinen Fall Oligodendroglia oder gar embryonale Zellen wie die „Neuroblasten" allein auf Grund der angeblich „elektiven"

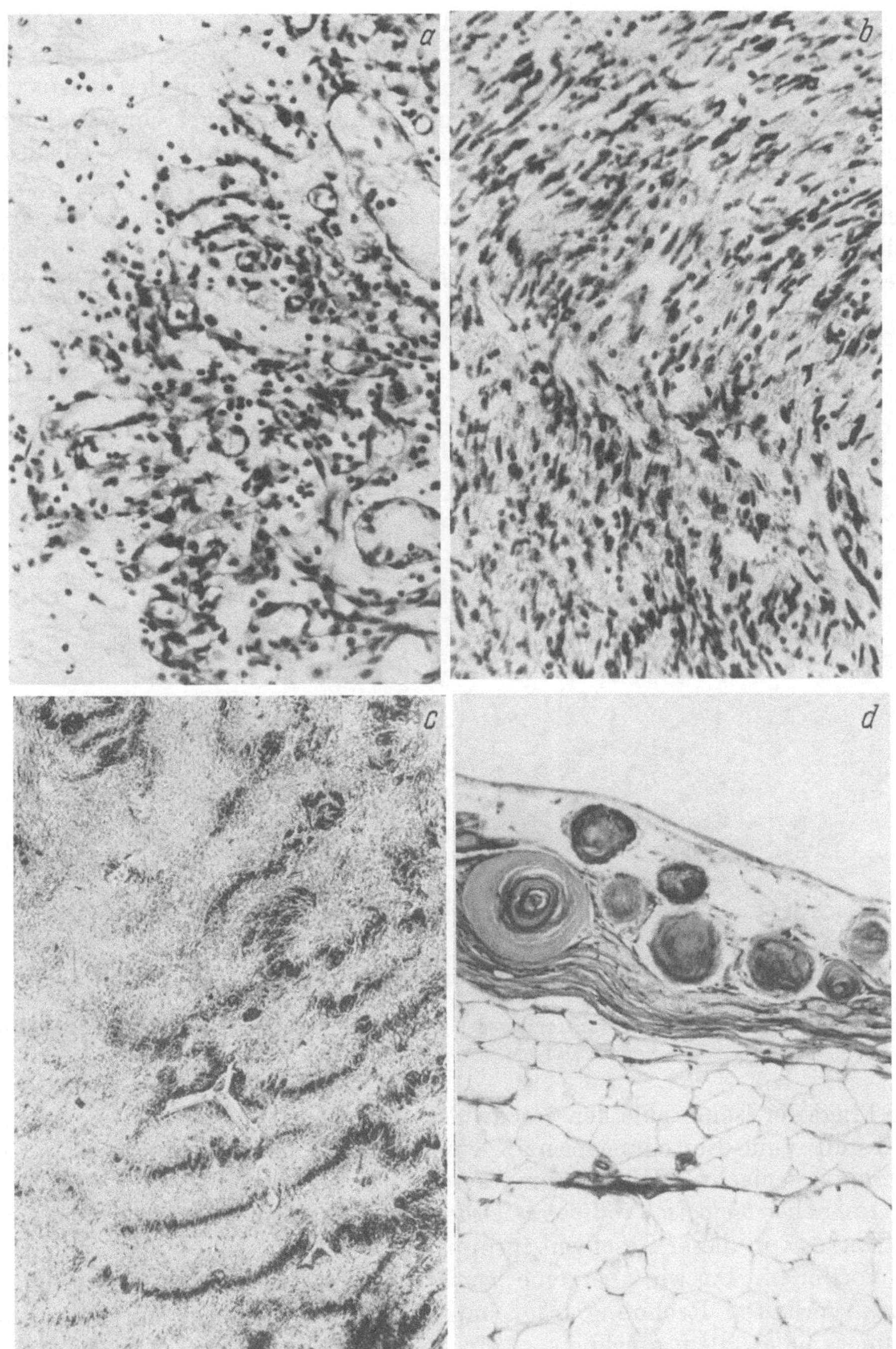

Abb. 19a—d. Eigenarten des Wachstums.
a Ausbreitung eines Angioblastoms mit Gefäßschlingen, die infiltrierend gegen das Hirn vordringen. Kresylviolettfärbung, Vergr. 204fach, Fall 4681.
b Lagerung der Geschwulstzellen in langen Zügen (diffuse Spongioblastose), HE-Färbung, Vergr. 204fach, Fall 3449.
c eigenartige Rhythmen bei der Ausbreitung einer Carcinommetastase. Die Zellen sind ähnlich geordnet wie die Ringe bei der konzentrischen Sklerose. HE-Färbung, Vergr. 24fach, Fall E 788.
d Lipom mit dichtem Arachnoidalmantel, der hochgradig zur Bildung von Psammomkörnern neigt (röntgenologisch verkalkt), rein verdrängendes Wachstum. HE-Färbung, Vergr. 124fach, Fall 5543.

Metallimprägnationsmethoden „bestimmen". Nur die Geschwulstzelle des Ependymoms scheint einen Hinweis auf ihre Abstammung von der Ependymzelle bei sich zu führen. Hier lassen sich mit der Heidenhain- oder Anilinblau-Orange-G-Färbung und der Hortegaschen 4. Variante Blepharoblasten darstellen. Doch sind sie nur bei Ölimmersion zu erkennen und von den gröberen Formalinniederschlägen zu trennen. Die Zellen der subependymären Glia zeigen im Granulationsprozeß (Abb. 448) in den Rosenthalschen Fasern ein artspezifisches Kennzeichen, wenn auch in regressiver Umwandlung. Dieses kehrt auch in den Spongioblastomen wieder, die wir daher auf diese Gliaart als ihre Matrix beziehen (s. S. 166).

Manche Geschwulstzellen, wie die der Adenome, haben inkretorische Eigenschaften; auch bei den Ganglienzellen der Infundibulargegend und ihren Geschwülsten ist das wahrscheinlich gemacht worden [Spatz (1951), Bargmann und Mitarbeiter (1950)].

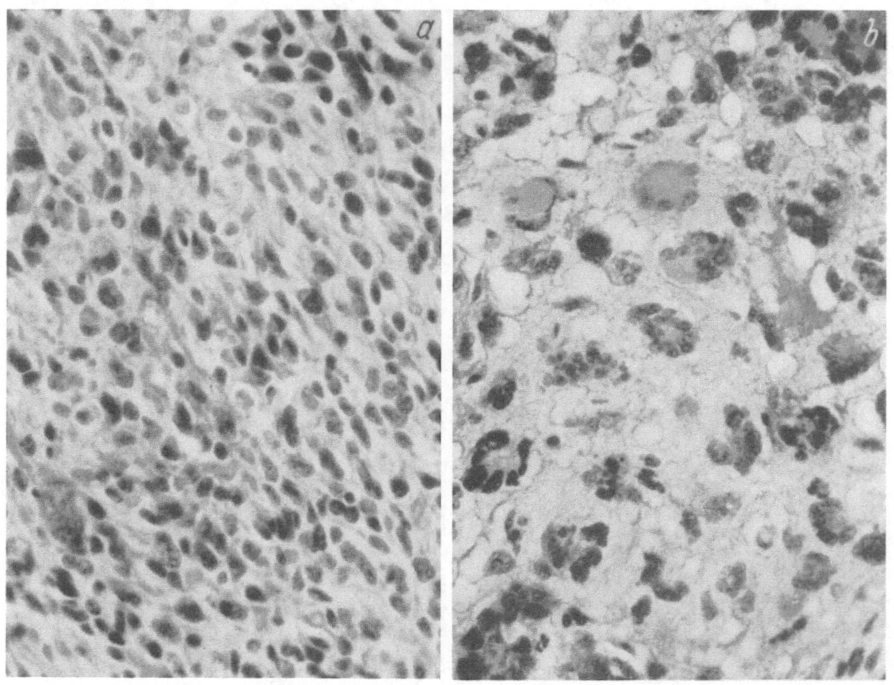

Abb. 20a u. b. Bildung eigenartiger, kranzförmig gelagerter, mehrkerniger Zellen in einem Oligodendrogliom. Vergr. 272fach, HE-Färbung, Fall 6302.

2. Die Frage der Isomorphie der Geschwulstzellen. Hortega hat die Übereinstimmung in der Gestalt zum Einteilungsprinzip einer ganzen Geschwulstgruppe („isomorphe Glioblastome") gemacht. Bei Metallimprägnationen besteht aber die große Gefahr, daß die Zellen mancher *biologisch völlig verschiedener* Geschwülste *isomorph* erscheinen, so daß sich bei Hortega in dieser Geschwulstgruppe Glioblastome, Medulloblastome und Ependymome vorfinden. Da wir aber eine *morphologische* Klassifikation brauchen, die dem *biologischen* Verhalten Rechnung trägt, müssen wir eine solche Einteilung auf Grund *eines* Zellmerkmales allein ablehnen.

Umgekehrt ist auch die Aufklärung von Dysmorphien (Riesenzellen, mehrkernige Zellen usw.) in den Blastomen wichtig, da sie sowohl im Rahmen des genuinen Wachstums (Abb. 20) wie auch als sekundäres Phänomen entstehen können. Wir finden in zahlreichen Geschwülsten regressive Veränderungen, durch die die Zellen zusammensintern und mehrkernige Zellkomplexe vortäuschen (Spongioblastome, Abb. 82a). Auch finden wir bei gutartigen Meningeomen regressive Veränderungen mit Ausbildung dysmorpher, hyperchromatischer, mehrkernig erscheinender Riesenzellkomplexe (Abb. 28c, d). Diese sind eigentlich für eine primäre Anaplasie uncharakteristisch [s. dazu Kernohan (1952),

Abb. 109 und MARCOS (1954)]. Es sollen auch Dysmorphien als Folge von Röntgenstrahlen auftreten können (S. 95 und Abb. 393a, b).

3. Die Zellkerne. Der Kern ist nach den neueren Forschungen keineswegs in einem stationären Zustand, sondern ändert sich je nach dem Aktivitätszustand der Zelle [HYDÉN (1941), CASPERSON (1936—1942), BARGMANN (1939, 1943, 1948), ALTMANN (1955) s. auch O. VOGT (1947)]. Keinesfalls liefert daher das Kernbild den „Abstammungsnachweis" der Zelle [SCHMINCKE (persönliche Mitteilung)].

Es können etwa „ganglioide", blasige Kerne mit deutlicher Kernmembran und großem Nucleolus während der progressiven Reaktion eines Astrocyten oder Fibroblasten, ja auch in zahlreichen Carcinomen vorkommen. Man sieht sie aber auch in manchen Geschwulstzellen des gigantocellulären Astrocytoms (Abb. 155), Oligodendroglioms (Abb. 118a) bzw. des monstrocellulären Sarkoms (Abb. 150c, d), die daraufhin oft als Ganglienzellgeschwülste fehlgedeutet wurden [z. B. KLEBS (1889)].

Sie sind sogar künstlich zu erzeugen, wenn ein mit Bromammoniumformol primär fixiertes Geschwulstgewebe später nach der NISSL-Methode gefärbt wird. Sie treten auch bei Kresylviolettfärbung nach BOUIN- und SUSA-Fixation stärker als sonst hervor.

Es ist daher fehlerhaft, bei einer Zelle *allein* aus der Kernform auf ihre Herkunft aus der Ganglienzellreihe zu schließen. Kern- und Zellformen unterliegen zudem sehr oft ganz äußerlichen Einflüssen. So kann beim Wachstum in vorgebahnten Strukturen — z. B. den Markscheiden — nicht nur die ganze Zelle eine längliche Form annehmen — z. B. der Astrocyt eine „piloide" Gestalt —, sondern sich besonders auch der Kern ganz lang ausziehen, wie das aus der Allgemeinpathologie besonders drastisch beim Einwandern der Leukocyten oder Sarkomzellen in die Cornea [HEINE (1931)] bekannt ist. Das Vorkommen von *Einschlußkörperchen* ist beim malignen Glioblastom beschrieben worden [D. RUSSELL (1932)]. Ob die Annahme der Verfasserin, dieser Befund weise auf eine Entstehung dieser Geschwülste durch Virusinfektion hin, sich halten läßt, bleibe dahingestellt [s. auch KRYNAUW und JACKSON (1948)]. Zudem findet sich dieser Befund von „Kernvakuolen" nach unseren Beobachtungen kaum im Glioblastom, sondern in monstrocellulären Sarkomen (s. Abb. 347). Kernvacuolen sind auch als Kennzeichen melanotischer Zellen (s. S. 495) beschrieben.

D. RUSSELL (1932) hat Untersuchungen über die „Einschlußkörperchen" in Gliomen durchgeführt (s. auch Abb. 276d, 347) und sie besonders häufig beim multiformen Glioblastom (in 51 von 84 Fällen), sehr selten aber bei Astrocytomen-Medulloblastomen usw. gefunden. Eine Untersuchung von A. WOLF und OSTERN (1933) ergab diese Einschlußkörperchen in 25 von 100 neuroektodermalen und 15 von 60 mesodermalen Blastomen. Die Verteilung war ähnlich (in 16 von 33 Glioblastomen und 4 von 17 Medulloblastomen usw.). Beide Verfassergruppen diskutierten anschließend die Frage der Virusentstehung von Tumoren.

Der Kern kann im Rahmen regressiver Vorgänge Gestalt und Chromatingehalt verändern (Abb. 155d und 386d). Es können mehrere Kerne zu einer „mehrkernigen" Zelle zusammensintern (Abb. 82a), er kann sich aber auch bei anderen regressiven Vorgängen blähen, kurz, sein Bild kann sehr variabel sein.

Schließlich können sich Zelle und Kern, wie bereits mehrfach betont, durch äußere Einflüsse ändern. Ich weise besonders auf die Wirkung des *elektrischen Stromes* beim Schneiden und Coagulieren des Hirngewebes und der Geschwülste (Abb. 319a) hin, der künstlich die Gewebsarchitekturen zu Haken-, Strudel- und Stromformen verändern kann und auf die Zelle coagulierend wirkt, wodurch sie eine hyperchromatische Färbung annimmt [ZÜLCH (1940)]. Bereits ein Vorgang wie das *Austrocknen* eines Gewebes führt in der Randzone zu ähnlichen schweren Veränderungen, wo das Gewebe ebenfalls kondensiert und hyperchromatisch wird.

Das morphologische Bild der Blastomzellen soll auch durch *Röntgenbestrahlung* erheblich verändert werden können, was S. 93ff. näher beschrieben wird (s. auch Abb. 28c, d; 353a, b).

Das Bild eines hyperchromatischen polymorphen Kerns braucht aber kein Zeichen eines besonders hohen Malignitätsgrades zu sein, denn diese Kernpolymorphie kann auch der Ausdruck einer letalen Degeneration sein [s. ALBERTINI (1951)].

Die Zellteilung. Bei den Hirngeschwülsten finden wir mitotische und amitotische Teilung. Die Mitose ist ein regelmäßiges Vorkommnis im Medulloblastom und den meisten Oligodendrogliomen, Glioblastomen und Sarkomen. Mitotische Teilung kann vorkommen bei Astrocytomen, Meningeomen und Hypophysenadenomen und weist dann auf rascheres Wachstum hin. Bei den Ependymomen finden sich Mitosen recht regelmäßig bei den Großhirnhemisphärenformen im Jugendalter, während sie bei den übrigen Typen eigentlich nicht vorkommen. Niemals haben wir Mitosen bei den Neurinomen und Spongioblastomen (eine Ausnahme!) gesehen. Amitosen trifft man besonders deutlich beim Astrocytom.

Atypische Mitosen mit triploider Teilung usw. finden wir besonders im Glioblastom und im monstrocellulären Sarkom, während das Medulloblastom eigentlich auffällig *geordnete* Mitosen hat. Die Zeit der Fixierung steht merkwürdigerweise zur Zahl der Mitosen in keinem sicheren Verhältnis, wie eigene Untersuchungen und Angaben des Schrifttums [z. B. Evans (1926)] zeigen.

4. Das Stroma. Das Stroma ist für eine „zytogenetische" Betrachtung der Hirngeschwülste ohne wesentliche Bedeutung. Bei einer „organoiden" Auffassung bildet es einen wesentlichen Bestandteil der Geschwulst.

Eine Arbeit von Schaltenbrand und Bailey (1928) hat die Beziehungen zwischen Parenchym und Stroma bei den Geschwülsten zum ersten Male in den Mittelpunkt der Forschung gestellt. Die ursprüngliche Arbeitshypothese der Verfasser bei der Deutung der Gefäßbeteiligung ging dahin, daß der Reifegrad der Stromagefäße etwa dem der Geschwulstzellen parallel gehen sollte: Je embryonaler der Zelltyp und je bösartiger die Geschwulst, desto zahlenmäßig stärker sollte auch die Beteiligung des Bindegewebes sein, desto diffuser seine Verteilung über das Geschwulstgewebe. Schaltenbrand und Bailey nahmen etwa an, daß im Sonderfalle der Hirngeschwülste die Berücksichtigung der Gliaschranke — d. h. die Beschränkung des Bindegewebes auf die Gefäßwände — als Zeichen einer bedingten Gutartigkeit anzusehen sei, genau wie die Überschreitung der „Membrana limitans gliae" durch die Geschwulstzellen — also die Durchmischung von mesodermalen und ektodermalen Elementen, das Einwachsen in die weichen Häute — als Zeichen von Bösartigkeit gewertet werden könne. Doch zeigt sich diese Faustregel häufig durchbrochen. Denn bei den Oligodendrogliomen und bei den Gangliocytomen des Temporallappens — die außerordentlich gutartig sind — bilden sich umschriebene Geschwulstplatten und -knoten in den Meningen, ja beim Spongioblastom des Kleinhirns, dem gutartigsten Gliom überhaupt, führt dieses Einwachsen zur chirurgisch so wichtigen „Kapselbildung" (s. S. 157 ff.). Der gleiche Vorgang des Einwachsens in die weichen Häute aber führt beim Medulloblastom zur diffusen Totalmetastasierung auf dem Liquorwege. Hier würde ein übereilter Schluß von der reinen Morphologie auf das biologische Verhalten zum unlösbaren Widerspruch führen.

Das gleiche gilt für die Angaben von Schaltenbrand und Bailey über die Beteiligung des Stromas am Blastomgewebe in Form der diffusen Durchmischung. Hier sollte beim Medulloblastom eine diffuse Durchsetzung mit Gitterfasern als Durchbrechung der Gliabindegwebsschranke und damit als Zeichen der Bösartigkeit gedeutet werden. Nun ist aber das Bindegewebe im Medulloblastom genau so auf die Gefäße beschränkt wie bei allen neuroepithelialen Tumoren. Bei den Teilen des Medulloblastoms mit einer diffusen Durchmischung von Blastomzellen und Gitterfasern handelt es sich um Teile der weichen Häute der Kleinhirnläppchen, die in die Geschwulst einbezogen (Abb. 44) und dabei von den Geschwulstzellen diffus aufgetrieben wurden. Das läßt sich an der Architektur sehr deutlich erkennen [Zülch (1940), Abb. 18, 19]. Nicht einmal das Bindegewebe in den Glioblastomen läßt sich biologisch eindeutig beurteilen.

Nimmt man das Vorkommen „*glomerulus*"-artiger Bildungen [wie Penfield (1 927, 1932)] als Zeichen malignen Verhaltens, so trifft man sofort auf Widersprüche mit Beobachtungen in anderen Gliomen und Paragliomen (s. Abb. 42b, 44a, c). Denn diese Schlingen- und Glomerulusbildung kommt in fast allen neuroepithelialen Gewächsen als reaktive Bildung auf Gewebsuntergang durch cystischen Zerfall oder Nekrose vor [Zülch (1939), Abb. 84—87, 111, 190]. Ich sah sie zuletzt sogar beim Neurinom um eine *Cyste* entstehen! Da aber Nekrosen vorwiegend bei bösartigen, Cysten eher bei den gutartigen Hirngeschwülsten vorkommen, verlieren diese Bildungen also ihre *absolute* biologische Wertigkeit. Und wir werden annehmen müssen, daß nur die *Menge* und das Wachstums*tempo* dieser im einzelnen fast formgleichen Befunde uns biologische Schlüsse ermöglichen lassen. Wir müssen also beim Glioblastom das *Gesamtverhalten* der Gefäße beurteilen, das dann allerdings Befunde zeigt, die weitgehend artspezifisch für eine maligne Geschwulst sind. Diese Bildungen sind aber nicht streng auf das Glioblastom beschränkt, sondern auch bei bestimmten anderen malignen Gewächsen zu sehen. Ich werde diese mesodermalen Gebilde, die irgendwie vom Stoffwechsel der malignen Geschwulst abhängig sein müssen, was man sehr gut in der Umgebung kleiner Metastasen von Glioblastomen (Abb. 196) [ZÜLCH (1948), Abb. 571] und Körpergeschwülsten [GOLDMANN (1911)] erkennen kann, bei der systematischen Beschreibung des Stromas noch erwähnen.

Die speziellen Formen des Stromas bei den verschiedenen Hirngeschwülsten. Neue Methoden zur Darstellung (Färbung der roten Blutkörperchen in den Gefäßen an dicken Schnitten) [BERTHA (1939, 1940), WILKE (1943), HARDMAN (1940), SASS und ALEXANDER (1939), LUZZATO (1942), ESSBACH (1943), ARIETI (1942)] (Einzelheiten s. S. 279) haben uns einen besseren Überblick über die Gefäßverteilung in den Blastomen ermöglicht (Abb. 195 d), als er sich aus den üblichen Färbungen an dünnen Schnitten ergeben hatte [DEERY (1932), ELSBERG und HARE (1932), MONIZ (1940), SCHERER (1933)].

Hierdurch wurden eigene Versuche der Darstellung der Gefäße an Aufhellungspräparaten nach SPALTEHOLZ ergänzt, die im makroskopischen Grenzgebiet gute Übersichtspräparate (Abb. 195a—c geliefert hatten. Fehler ergeben sich nur an thrombosierten Gefäßen — wie beim Glioblastom (Abb. 188a, c) —, wo sich natürlich Blutkörperchen nicht mehr färben lassen. — Im Großhirn*astrocytom* finden wir meist spärliche, ruhig gebaute, vorwiegend capilläre Gefäße, die sich von normalen Hirncapillaren (Abb. 145a) kaum unterscheiden lassen. Eine Verdichtung der Gefäße findet sich eher im Zentrum des Gewächses [ELSBERG und HARE (1932)]. Die gigantocelluläre Unterform neigt nach unseren Erfahrungen zur Bildung mehrfach geknäuelter „reduplizierter" Gefäße [HARDMANN (1940)] (Abb. 156a, b) innerhalb eines Adventitialraumes. Das Astroblastom wird durch ein dichtes, gleichmäßig gebautes Gefäßnetz in seiner „pseudo-papillären" Architektur bestimmt (Abb. 152, 153). Dabei sind die Gefäßwände durch starke Gitterfaserproduktion verbreitert, während die mesodermalen Zellen nur geringfügig wuchern. Die *Astroblastome* wachsen in der Wachstumszone gelegentlich mit eigenartigen, fingerförmigen Knospen (Abb. 153a, b), die aus einem knäuelig gebauten Gefäß bestehen, das von Geschwulstzellen kabelartig umgeben ist (sistema gliovascular). Auch das *Ependymom* hat ein dichtes, gleichmäßiges Gefäßnetz (Abb. 221, 223a), ebenso wie das *Astroblastom*. Die Gefäße neigen zur Intimaproliferation (Abb. 228c, d) bis zum völligen Verschluß (Folge: Cystenbildung?). Beim *Spongioblastom* gibt es Partien mit sehr zahlreichen, oft geknäuelten Gefäßen (Abb. 84b, 87b, d). Die Ähnlichkeit mancher Gefäßveränderungen bei den solitären Gliomen (Astrocytomen, Spongioblastomen) mit denen bei den systematischen Hamartoblastomatosen geht aus der Abb. 4 von HALLERVORDEN (1952) hervor. Manche Spongioblastome haben eine so hochgradige Gefäßbeimengung, daß sie als angiogliomatöse Mischgeschwülste [BERGSTRAND (1936), WEISS (1932)] aufgefaßt wurden. Das gilt besonders für die subfornikale Gegend (WEISS) und den Ausgang des 4. Ventrikels, wo unser Fall 160 ein Gefäßknäuel mit kavernomartigem Bau enthielt. Beide Gegenden haben eine eigene Gefäßarchitektur [WISLOCKI-PUTNAM (1924)]. Beim *Oligodendrogliom* ist die Gefäßarchitektur uncharakteristisch, man findet dicht gebaute Capillarsysteme in der Wachstumszone (Abb. 108), aber auch größere Gefäße mit Wandproliferationen (Abb. 111), die häufig zur hyalinen Verquellung und Kalkinkrustation (Abb. 112) neigen. Beim *Neurinom* schließlich sehen wir oft kleine, kavernomartig gebaute Gefäßansammlungen (Abb. 267a, b), besonders in der Randzone. Im *Medulloblastom* sind die Capillaren nicht sehr zahlreich und zeigen nur im Ausnahmefall einmal Wandproliferationen (Abb. 42d). Am interessantesten ist die Gefäßbeteiligung beim *Glioblastom*, wo die Neubildung oft überstürzt stattfindet und die Gefäße pathologisch gebaut sind.

Eine systematische Beschreibung und Gliederung der Gefäßformen beim Glioblastom muß die folgenden 8 Typen berücksichtigen [s. auch WALTER (1955) bzw. bei UDVARHELYI und Mitarbeiter (1954)]. Man sieht

1. große *lacunäre Gefäße* venösen oder arteriellen Baus (je nach dem Teil des Schenkels, den man untersucht?). Es handelt sich teils um ortsständige, teils um neugebildete

(„Gefäßfisteln, Lacunen") Gefäße, die später etwa stricknadeldick sind und den Tumor mantelartig umgeben (Abb. 188a, b, d und 195);

2. dichte, etwas unruhige *Capillarnetze*, die eine deutliche Vermehrung der Silberfasern und eine Erweiterung ihres Lumens von den normalen Capillaren unterscheiden (Abb. 196, 189a).

3. lange *Gefäßwälle* aus gewucherten Capillaren, die meist Schlingen- und Knäuelbildung zeigen. Sie treten auch in einzelnen kleineren Gruppen, gewöhnlich nekrosenah, auf (Abb. 190, 189c);

4. *organisierte Gefäßsysteme*, die an den Bau der *Kavernome* erinnern (Abb. 189d);

5. einzelne (Abb. 189c) oder ganze Systeme von *Glomeruli* (Abb. 189c) mit deutlich erkennbarem zu- und abführendem Gefäß, besonders nekrosenah (Abb. 190);

(Die Glomeruli stehen nach Scherer (1933) an der Grenze zwischen reaktiver und blastomatöser Wucherung. Darin hat er sicher recht, denn es handelt sich um reaktive Bildungen, deren Form und Art durch den blastomatösen Reiz spezifisch geprägt wird.)

6. *Wucherungen der Adventitia* an ortsständigen Gefäßen, die um ein zentrales Gefäß Dolden und Trauben neugebildeter Schlingen wachsen läßt (Abb. 193a—c);

7. frisch *thrombosierte* große Gefäße (Abb. 188a, d);

8. durch *endovasale* Wucherung *verödete* Gefäße (Abb. 188c), wahrscheinlich oft auch als Spätstadien nach Thrombose (Abb. 188a, d). Von hier aus lösen sich oft ganze Schwärme von Fibroblasten (Abb. 194c, d) ab [s. auch Deery (1932)].

Im ganzen liegt die Hauptmenge der Gefäße beim Glioblastom in der Mantelzone und in der direkten Nachbarschaft des Gewächses (Abb. 180, 195, 196). Eine genetische Deutung kann zu den folgenden Erklärungen kommen: Die Veränderungen unter 1. sind für die Deutung des Glioblastoms am interessantesten und erklären auch die Masse der arteriographischen Befunde. Wir haben die Entstehung dieser Bilder an kleinen Glioblastommetastasen verfolgen können [Zülch (1948, Abb. 571), Abb. 197]. Der Reiz des Geschwulstgewebes bringt die Capillaren der Umgebung zum Wuchern, erweitert die Lumina, bringt sie und die Venen unter arteriellen Druck, öffnet die arteriovenösen Kurzschlüsse, kurz: es entsteht um das Blastom ein Mantel weitgestellter, aneurysmatisch erweiterter „Fisteln" [Tönnis (1938)], die aus lacunären oder sinusoiden, ektatischen Gefäßen bestehen. Diese sind am ehesten artspezifisch für das Glioblastom und bilden die Mehrzahl der von Tönnis (1938) und Lorenz (1940) und Schiefer und Mitarbeiter (1954) im Arteriogramm beschriebenen Veränderungen. Dabei bleibt das Bindegewebe im Glioblastom — mit Ausnahme der erwähnten, diffusen Fibroblastenschwärme und der groben Vernarbung der Nekrosen — auf die *Gefäßwände* beschränkt.

Im Geschwulstgewebe der Wachstumszone entsteht weiter ein Reiz auf das ortsständige Gefäßnetz, das im weiteren Verlauf als Stroma eingebaut und übernommen wird. Hierdurch kommt es zur capillären Sprossung mit Weitstellung der Lumina. Es entstehen die unter 2. genannten Capillarsysteme.

Die Nekrosebildung in der Geschwulst bedingt eine reparative Leistung des Bindegewebes in der Randzone. Dabei richtet sich aus den benachbarten Capillarsystemen ein Bindegewebswall auf, der die Abdichtung, Abgrenzung und Verfestigung zu übernehmen hat. Größere Gefäße werden zum Aussprossen von Capillarästen veranlaßt. Die Lumina werden unter dem Einfluß des Nekrosemilieus weitgestellt. Hierdurch entstehen die Bilder unter 3.

Sind Gefäße in die Geschwulst einbezogen, führt der Reiz des Geschwulstgewebes zu einer Wandproliferation, die zum vollständigen Verschluß führen kann (Bilder unter 6.), was wieder zur Ursache weiterer Nekrosen wird. An größeren Gefäßen entsteht eine eigenartige Capillarwucherung im Inneren, die entweder primär oder als Rekanalisation von Thromben zu deuten ist. Die letzten kann man auch in frischer Bildung sehen (Bilder unter 8.).

Bei dieser Betrachtung des Stromas in den Glioblastomen muß berücksichtigt werden, daß bestimmte Bilder — wie besonders die unter 5. — auch bei den Metastasen und anderen malignen Tumoren, z. B. Knochensarkomen [Dos Santos (1950)], vorkommen, so daß diese beiden arteriographisch nur an der *Außenform* des Blastoms, d. h. an der Art des umgebenden Gefäßmantels zu unterscheiden sind; leicht ist die Entscheidung, wenn Hirnmetastasen multipel sind. GOLDMANN hat übrigens bereits 1911 ähnliche Veränderungen bei den Impfcarcinomen und menschlichen Krebsen anderer Organe nachgewiesen.

Diese Anschauungen über die Blastomgefäße kann ich etwa durch die folgenden Sätze zusammenfassen: Architektur, Menge und Form des Bindegewebes, besonders der Gefäße kann weitgehend durch die Stromafunktion erklärt werden bzw. ist im Rahmen der Organisation regressiver Vorgänge entstanden. Das typische Bild der Gefäße der einzelnen Arten ist bekannt und wird mit den übrigen histologischen Befunden gemeinsam ausgewertet. Eine artspezifische Bildung der Gefäße gibt es am ehesten beim Glioblastom, wo man sie differentialdiagnostisch gegen das Astrocytom ausdeuten kann.

Die Gefäße bilden also nur *eine* Größe im „organoiden" Gesamtbild der Geschwulst. Für die Auffassung eines koordinierten blastomatösen Wachstums von Bindegewebe und Glia im Sinne eines *Gliosarkoms* konnte ich auch in den Fällen keinen sicheren Beweis finden, wo das Bindegewebe mengenmäßig stark im Vordergrund stand. Ebenso sehe ich keinen Grund zur Einführung einer eigenen Gruppe der „angioplastischen" Gliome.

Auch die Befunde bei der Transplantation von Hirngeschwülsten in vordere Augenkammer und Hirngewebe (besonders aber die erste) sprechen *gegen* ein koordiniertes, echtes, blastomatöses Wachstum des Bindegewebes, da man dort sehr deutlich sieht, wie das Bindegewebe von der Umgebung in die Geschwulst einwächst und sich wie ein echtes Stroma verhält. Natürlich kann die Form des Stromas in dem malignen Glioblastom sich unter besonderen Verhältnissen des malignen Stoffwechsels sehr eigenartig entwickeln, z. B. die Zeichen sehr raschen und überstürzten Wachstums zeigen. PERRIA und SACCHI (1950) glauben, daß die Glioblastome mit mehr Stroma und starken regressiven Vorgängen häufiger bei Patienten über 50 Jahre vorkommen und daß diese Formen auch maligner sind.

SPATZ (1938) hatte die Frage eines *Gliosarkoms* mit koordinierter Beteiligung des Bindegewebes erneut erwogen und später durch HASENJÄGER (1939) Befunde in dieser Richtung veröffentlichen lassen, die mir aber nicht zwingend erscheinen. Er diskutiert auch die Möglichkeit von Übergangsformen zwischen Meningeomen und Glioblastomen. Vielleicht erklärt die Beschreibung der monstrocellulären Sarkome bzw. der Fibrosarkome der Dura (s. S. 474 und 490) bereits diese Frage.

b) Der heutige Stand der Untersuchungstechnik auf dem Gebiet der Hirngeschwülste.

Die morphologische Forschung ist auf dem Gebiet der „Hirngeschwülste" zu einem gewissen Abschluß und Stillstand gekommen. Sicher wird es noch möglich sein, diese oder jene noch nicht beschriebene kleine Gruppe von Tumoren zu identifizieren und zu klassifizieren (s. S. 575) oder andere besser abzugrenzen (s. S. 213). Aber die *große Zeit* der morphologischen Beschreibungen *ist vorüber*. Die Gewebskultur hat eigentlich enttäuscht, wenn auch diese oder jene bemerkenswerte Eigenschaft erkannt oder bestätigt werden konnte (s. S. 88). Auch die experimentelle Erzeugung der Hirngeschwülste ist zu einem gewissen Stillstand gekommen. So stagniert derzeit die Forschung, wird wohl erst wieder lebendig werden, wenn man die Untersuchungstechnik völlig ändert. Dabei scheinen nur 3 Methoden verheißungsvoll: die eine ist die *elektronenmikroskopische* Untersuchung [FERNÁNDEZ-MORÁN (1948)]; wieweit sie grundlegend Neues bringen wird, muß man abwarten.

Sicher aber stehen wir vor einem völlig neuen Abschnitt durch breite Einführung der *histochemischen* Technik, die bisher ja nur in wenigen Punkten angewandt worden war [SYLVÉN (1938, 1939)]. Hier liegen erste vielversprechende Versuche in einzelnen Laboratorien vor. Es wird darauf ankommen, die verschiedenen Eiweiße, Lipoide, Kohlenhydrate sowie die Fermentsysteme usw. der Hirngeschwülste zu bestimmen und mit den Ergebnissen der allgemeinen Krebsforschung zu vergleichen. Und schließlich werden als drittes möglicherweise die *Stoffwechseluntersuchungen* der Geschwülste bzw. der Gewebskultur uns in den Rahmen der allgemeinen Cancerologie zurückführen.

α) *Die elektronenoptische Untersuchung der Hirngeschwülste* (FERNÁNDEZ-MORÁN).

Es ergibt sich bei der *elektronenmikroskopischen* Untersuchung, daß „die pathologischen Gliazellen, die für jeden Tumor charakteristisch sind, sich von den normalen Gliazellen und voneinander in der Struktur des Grundnetzwerkes und in der Erscheinung der granulären Substanz und der Einschlußkörper unterscheiden".

Typische Medulloblastomzellen zeigen ein sehr feines Grundnetzwerk, das durch sehr feine Granula überdeckt wird. Große polygonale Einschlußkörper treten vor kleinen kugeligen hervor.

Auch die Kerne der Medulloblastomzellen unterscheiden sich durch die charakteristische innere Struktur von denen anderer Zellen wie Neuroblasten und Spongioblasten.

Astrocytomzellen haben ein stärkeres Grundnetzwerk und größere Granula sowie Gliafibrillen aller Größen und eine verschiedene Zahl von Einschlußkörpern. Die polymorphen Zellen der Glioblastome zeigen ein charakteristisches vacuolisiertes Cytoplasma mit inkrustierten Körnchen (Granula). Das „Skelett" dieser sind große kubische und nadelförmige Kristalle und schwache linsenförmige Körperchen.

In der Nähe der Untergangszonen zeigen die Riesenzellen ein dreidimensionales Maschenwerk von Fäserchen aller Größen, die von einer feinen Membran überzogen werden, die ein noch feineres Netzwerk enthält. In der Peripherie und im Inneren des Cytoplasmas normaler und pathologischer Gliazellen finden sich Gliafibrillen verschiedenen Kalibers.

Die bei MORÁN veröffentlichten Bilder bilden die erwähnten Strukturen ab. Sie sind aber — mit Ausnahme der Fibrillenbilder — für den mit dem Elektronenmikroskop nicht Bewanderten schwer verständlich. Im übrigen werden die Befunde von MORÁN selbst im Bd. I dieses Handbuches dargestellt werden.

β) *Die histochemische Untersuchung.*

Über die *histochemische* Untersuchung der *Hirngeschwülste* gibt es bisher nur wenige Arbeiten, nachdem SYLVÉN (1938, 1939) dieses Arbeitsgebiet eigentlich eröffnete. Er blieb seinerzeit auch nicht bei der Beschreibung des Vorkommens der Chondroitinschwefelsäure im Schleim der Glioblastome stehen, sondern wertete diesen Befund biologisch, indem er ihn teils als regressives Phänomen bei der Verschleimung, teils als progressiven Prozeß im jungen wachsenden Bindegewebe deutete. Gerade diese letzte *biologische* Analyse dieser Befunde fehlt meist bei den wenigen bisher vorhandenen Untersuchungen. Es finden sich zwar im Schrifttum einige Angaben etwa über den Gehalt an Glykogen, bestimmten Lipoiden, auch an Fermenten. Aber diese Befunde werden noch nicht zu der *Genese* der Geschwülste in Beziehung gesetzt.

Mit den Dehydrogenasen (THUNBERG) bzw. mit den Reduktionsindicatoren (KUHN), wie dem Tetrazolium-Formazan sind Färbungen an *Hirngeschwülsten* anscheinend noch nicht durchgeführt [CLAUSS (1955)]. Man weiß also nicht, ob sie einen wesentlichen Aufschluß für die Unterscheidung von Geschwulstzellen und normaler Umgebung geben werden.

Die gliomatösen Tumoren zeigen eine ausgesprochene Affinität zu gewissen Farbstoffen, besonders dem Atebrin [SCHÜTZE und KLAR (1951)] und Fluorescein-Natrium [MOORE (1947), BRILMAYER, CRAMER und SCHÜRMANN (1952)]. Beide wurden zur Abgrenzung der Tumoren bei der Operation benutzt, haben sich aber bisher nicht durchgesetzt [s. BRILMAYER (1953)]. SWEET stellte fest, daß das EVANS-Blau ebenfalls nicht geeignet zur Akkumulation und damit zur Abbildung von Gliomen war.

Dagegen hat die Verwendung von radioaktivem Jodo-Fluorescein in den Händen von MOORE (1948), MOORE und Mitarbeiter (1947, 1948, 1949), DAVIS und Mitarbeiter (1950, 1952), DAVIS (1951), ASHKENAZY und Mitarbeiter (1951), gute Erfolge gehabt. GARRITY und Mitarbeiter (1954) benutzten die Ansammlung von radioaktivem Phosphor in den Hirngeschwülsten zur Diagnostik.

Unveröffentlichte Ergebnisse histochemischer Untersuchungen an Hirngeschwülsten stellte mir freundlicherweise Herr Doz. Dr. KALM (Hamburg-Eppendorf) zur Verfügung, das im folgenden wiedergegeben sei. Das Material war in neutralem Formol für Paraffin- und Gelatineeinbettung, in Alkohol-Formol und in CARNOYscher Flüssigkeit fixiert. Ungefärbte Gelatineschnitte bilden den Anfang der Fettsubstanzendarstellung. Das Auftreten von rötlich gefärbten Substanzen nach

Behandlung mit konz. Schwefelsäure zeigt Chromolipoide an, cholesterinhaltige Lipoide sind mit der LIEBERMANN-SCHULTZE-Reaktion zu erkennen und der Gehalt an freiem Cholesterin wird mit der Digitoninreaktion geprüft. Die Färbung mit Nilblausulfat gilt dem Nachweis von ungesättigten Glyceriden, Lipoiden und Fettsäuren, mit Sudanschwarz dem Nachweis von Neutralfetten. Zur Darstellung von Glykogen kommt das BESTsche Carmin zur Anwendung. Zur Färbung sonstiger Polysaccharide wird die PAS-Reaktion nach Vorbehandlung der Schnitte mit Speichel angestellt. Der Nachweis von Proteinen erfolgt mit der Ninhydrinreaktion, von Nucleoproteiden mit der Methylgrün-Pyronin-Färbung.

Die anfänglich gehegte Hoffnung, mit histochemischen Untersuchungen weitere Unterscheidungsmerkmale für die Klassifikation der Hirngeschwülste zu finden, hat sich mit diesen Methoden nicht erfüllen lassen.

Spongioblastom. Bei der kleincystischen Degeneration können die Geschwulstzellen sich aus dem Verband lösen, abrunden und verfetten. Ungesättigte Fettsubstanzen lassen sich in diesen Zellen nicht nachweisen, jedoch enthalten sie Neutralfette. Sehr selten tritt Glykogen in Spuren auf. Die homogene Substanz in den kleinen Cysten gibt eine positive PAS-Reaktion. Leuchtend rot treten die ROSENTHALschen Fasern bei Methylgrün-Pyroninfärbung hervor. In nicht regressiv veränderten Geschwulstzellen sind Fettstoffe und Polysacharide nicht nachweisbar.

Astrocytom. Die Astrocytome verhalten sich ähnlich wie die Spongioblastome. In der kleincystischen Degeneration lösen sich die Astrocyten aus dem Gewebsverband, enthalten ungesättigte Fettsubstanzen, Neutralfett, zum Teil Chromolipoide und Glykogen. Letzteres kann sich feintropfig in der Umgebung der Cysten ablagern. Der Gehalt an Glykogen steht in einem direkten quantitativen Verhältnis zum Ausmaß der cystischen Degeneration. In einem protoplasmatischen Astrocytom ließen sich ungesättigte Fette ohne Vorhandensein von Neutralfett erkennen.

Oligodendrogliom. Bei den cystischen Einschmelzungen verfetten die Geschwulstzellen. Es lassen sich Chromolipoide, cholesterinhaltige Lipoide, ungesättigte Fette und Neutralfette sowie Glykogen nachweisen. Die in den Randzonen der Geschwülste vorhandenen Markscheidenreste zerfallen zu Neutralfett, das bisweilen von den im Verband liegenden Geschwulstzellen aufgenommen wird. Die wie Gitterzellen aussehenden, verfetteten Geschwulstzellen enthalten zum Teil außer Glykogen auch andere Polysaccharide. Letztere sind Bestandteile der homogenen Cystensubstanz, der Zellmembranen, der gliösen und mesenchymalen Grundsubstanz.

Glioblastom. In den die Nekrosen umgebenden Zellen sind selten cholesterinhaltige Lipoide, ungesättigte Fette, Neutralfette und Glykogen enthalten. Glykogen ist auch frei im Gewebe in tropfiger Form am Rande von Nekrosen anzutreffen. Im Verlaufe des gesamten Teilungsvorganges — des mitotischen und amitotischen — treten die Kerne bei Methylgrün-Pyroninfärbung mehr oder minder leuchtend grün hervor.

Craniopharyngeom. Die Craniopharyngeome zeichnen sich durch den starken Gehalt an cholesterinhaltigen Lipoiden und Glykogen aus, ohne daß diese Zellen bei Kernfärbungen regressive Veränderungen erkennen lassen. Bei cystischer Einschmelzung verfetten die Geschwulstzellen, sie enthalten ungesättigte Fette und Neutralfette. Der Cysteninhalt besteht aus Polysacchariden, gleichfalls die Grundsubstanz und die Zellmembranen. Bei Methylgrün-Pyroninfärbung erscheinen die Kerne der Geschwulstzellen leuchtend grün. — (Zwei Hauptzellenadenome zeigten nur Spuren von Neutralfett, kein Glykogen, keine Polysaccharide.)

Neurinom. Die verfetteten Neurinome zeigen bisweilen in ungefärbten Schnitten eine leichte gelbliche Opalescenz. Die Fettsubstanzen bestehen aus Chromolipoiden, cholesterinhaltigen Lipoiden, ungesättigten Fetten und Neutralfetten. Glykogen tritt nur in Spuren auf und seine Menge ist nicht dem Grad der Verfettung direkt proportional. Das Grundgewebe gibt die PAS-Reaktion. Nur einzelne Kerne färben sich mit Methylgrün.

Meningeom. Bei Verfettung können Chromolipoide, cholesterinhaltige Lipoide, ungesättigte Fette und Neutralfette nachweisbar sein. Nicht selten fehlt die Verfettung bei endothelioplastischen Meningeomen. Die Psammomkörperchen enthalten Glykogen und andere PAS-positive Polysaccharide. Eine positive PAS-Reaktion zeigt auch die faserige Grundsubstanz. Nur selten ist Glykogen frei im Gewebe oder in intakten Geschwulstzellen aufzufinden. Auch bei den Meningeomen ist der Glykogengehalt nicht vom Ausmaß der Verfettung abhängig. Auffällig erscheint die regelmäßige Anfärbung der Geschwulstzellkerne mit Methylgrün.

Sarkom. Das entdifferenzierte Sarkom tritt durch den hohen Gehalt an Glykogen und Nucleoproteiden aus der Reihe der vorstehenden Geschwülste heraus. Bei Verfettung treten ungesättigte Fette und Neutralfette auf, während die kleinzelligen Sarkome diese Umwandlungen nicht zeigen. Die entdifferenzierten Sarkome enthalten Spuren von PAS-positiven Substanzen. —

Die vorgelegten Ergebnisse der histochemischen Untersuchungen zeigen, daß in der regressiven Umwandlung zwischen den einzelnen Geschwülsten ein prinzipieller Unterschied nicht besteht, zumindest nicht hinsichtlich des Fett- und Polysaccharidumbaues. Proteine konnten in keinem Falle nachgewiesen werden. Der Zerfall der Eiweißkörper bei regressiven Vorgängen bedarf noch weiterer Untersuchungen, ebenfalls das Verhalten der Enzyme. Bemerkenswert erscheint die regelmäßige Anfärbung der Geschwulstzellkerne im Meningeom mit Methylgrün, sowie der starke Gehalt an

Glykogen in Zellen der Craniopharyngeome und der entdifferenzierten Sarkome, ohne daß Kernfärbungen Zellschäden erkennen lassen (dies trifft auch für die Ca-Metastasen zu). Verfettete Zellen können gleichzeitig reichlich Glykogen und Fettsubstanzen enthalten. Nicht erkennbar regressiv veränderte Geschwulstzellen der Gliome enthalten keine Fettstoffe, keine ungebundenen Polysaccharide.

Quantitative Differenzen im Auftreten der einzelnen Stoffe lassen sich nicht verwerten, da das untersuchte operative Material nur Teile der verschieden alten Geschwülste umfaßt und daher eine Aussage über den Umfang der gesamten regressiven Umwandlung des Geschwulstgewebes nicht gemacht werden kann.

Der Stoffwechsel der Hirngeschwülste. Erste Stoffwechseluntersuchungen an 37 Hirngeschwülsten [VICTOR und A. WOLF (1935)] haben ergeben, daß die einzelnen Geschwulstarten sich darin voneinander unterscheiden. Es wurden untersucht: Astrocytome verschiedener Typen, Oligodendrogliome, Glioblastome, Medulloblastome und polare Spongioblastome, Neurinome sowie von den mesodermalen Tumoren: Meningeome, Hämangiosarkome und venöse Angiome außerdem ein eosinophiles Adenom. Der Stoffwechsel bei den einzelnen Arten war verschieden und glich (mit Ausnahme des Oligodendroglioms und venösen Angioms) dem von „malignem Gewebe". Sehr unterschiedlich waren die beim Meningeom festgestellten Werte. Unterschiede gab es auch zwischen der fibrillären und protoplasmatischen Form der Astrocytome, keinen Unterschied zwischen Neurinom und Spongioblastom, auch ähnelten sich die Werte bei Medulloblastom und Glioblastom. Das Oligodendrogliom hatte den höchsten respiratorischen und glykolytischen Quotienten, aber sonst die Stoffwechselcharakteristik des benignen Tumors. Interessanterweise hatte das Hypophysenadenom nicht die Werte eines Tumors, sondern von hyperaktivem normalem Vorderlappengewebe. Dabei scheint die Frage des Grades der Vascularisierung der Tumoren ohne Bedeutung. — In der Gewebskultur wird das Glioblastom schwer geschädigt, wenn es dem 8 Azaguanin ausgesetzt wird, im Gegensatz zu der offensichtlich weniger empfindlichen Kultur vom fetalen Herzen [HIRSCHBERG, MURRAY und Mitarbeiter (1953)], was von den Verfassern aus dem Fehlen einer Deaminase für das Azaguanin erklärt wird.

Bei der Papierelektrophorese maligner Hirntumoren wurden im Liquor und in der Cystenflüssigkeit β-Globuline festgestellt, während die Cystenflüssigkeit beim Angioblastom dem normalen Blutserum glich [CUMING (1950)]. — REICHNER (1933) zeigte, daß Kaninchen gegen Gliomsuspensionen Antikörper bilden, die sich von denen gegen normales Hirngewebe deutlich unterscheiden ließen, auch wenn sie nicht als „Tumor-spezifisch" zu bezeichnen waren.

Über die Wirkung chemischer Stoffe auf das Glioblastom s. GELLHORN und Mitarbeiter (1955).

3. Wachstum und Gewebskultur.

Das *Wachstum* der Hirngeschwülste kann man nach den Richtlinien der Allgemeinpathologie als verdrängend, infiltrierend und destruierend bzw. als erst infiltrierend und dann destruierend bezeichnen. Alle nicht-neuroektodermalen Geschwülste mit Ausnahme der Angioblastome (Abb. 20a), Sarkome (Abb. 339, 348, 356) und Metastasen wachsen gegenüber dem Hirngewebe verdrängend.

Die *extracerebralen* Tumoren. Das Meningeom kann zu recht erheblicher Zerstörung der Rinde bzw. noch mehr des Markes führen [s. S. 425 und SCHERER (1936), Abb. 1—3, NOETZEL (1951), Abb. 3, 4], es kann die Rinde auch praktisch ungeschädigt lassen (Abb. 21), es kann auch zu einem starken Marködem allein führen oder schließlich durch Verschluß eines Gefäßes vasculär bedingte Schäden setzen (Abb. 345). Der entscheidende Faktor ist nach einigen Verfassern die Zerstörung der Leptomeninx, die erhebliche Schäden entstehen läßt (s. S. 422ff.). Die neuroepithelialen Gewächse verhalten sich unterschiedlich: Neurinome, Plexuspapillome und Ependymome wachsen verdrängend. Nur einzelne Vertreter des letzten schieben sich mit Papillen ins Gewebe vor (Abb. 224a, d, 227a, b) und umschließen dabei auch gelegentlich Parenchymteile (Abb. 226a); Spongioblastome und Pinealome wachsen zwar in der Randzone infiltrierend (Abb. 254a), doch mit der Masse der Zellproduktion „aus dem Inneren heraus", also verdrängend. Beim umschriebenen fibrillären Astrocytom und Astroblastom ist diese innere Volumenvermehrung meist nicht sehr erheblich. Oligodendrogliome und Medulloblastome wachsen größtenteils infiltrierend, haben aber auch im Inneren eine große Zellproduktion und damit eine verdrängende Komponente. Diffus infiltrierend und gleichzeitig mäßig verdrängend wachsen die diffusen Astrocytome (Abb. 141) und die „diffusen Glioblastosen" (s. S. 60).

Die Vertreter des *destruierenden* Wachstums sind das Glioblastom, das Sarkom und die Metastase. Keiner der neuroepithelialen Tumoren dringt aber auch ins *mesodermale* Gewebe infiltrierend oder destruierend vor. Die Ausnahme von dieser Regel bildet das liquordurchflossene Maschenwerk der Arachnoides, in das fast alle neuroepithelialen Gewächse (mit Ausnahme der „peripheren" Neurinome) eindringen (Abb. 76, 77, 104a), sowie der Adventitialraum der großen Gefäße (der wahrscheinlich auch von Liquor durchströmt wird), in den nur die Zellen des Glioblastoms (Abb. 182a), die des Oligodroglioms (Abb. 105c, d) und Gangliocytoms (Abb. 176a, b) oft in „lymphoider" Form einzudringen pflegen.

Die neuroepithelialen Gewächse brechen ins eigentliche Mesoderm nicht ein und „verkleben" nur mit der Dura (Abb. 89, 96). Das Meningeom wächst schrankenlos durch alle Schichten des Mesoderms (Abb. 309, 310a, 322a). Das Meningeom kann also nach Durchdringen des Knochens in den Muskel (M. temporalis Abb. 310b) einwachsen. Auch das monstrocelluläre Sarkom kann die Dura schrankenlos durchsetzen (Abb. 352). Die obigen Beobachtungen stützen sich auf die Befunde des Wachstums in den Randzonen. Über die Entwicklung der Geschwulst*zellen* fehlen uns heute noch alle Vorstellungen. Die sehr interessante Frage, ob die „intracerebralen Geschwülste" einem infiltrierenden oder „infizierenden" Wachstum unterliegen, hat seit STORCH (1899) keine ausführliche Bearbeitung gefunden, so daß die Frage noch nicht geklärt ist, ob Zellen sich *infiltrierend* ausbreiten oder ob sie unter einem carcinogenen Agens infiziert und umgestaltet werden [s. unten RAUCH (1944)]. Das Vorkommen von ROSENTHALschen Fasern im Spongioblastom weitab von der subependymären Glia, wie auch in den weichen Häuten spricht jedenfalls für die Infiltration. Ungeklärt ist auch die Frage, ob bei der Infiltration etwa eine unentwickelte Vorstufe sich ausbreitet, die sich erst an Ort und Stelle ausdifferenziert. Solche Vorstufen könnten die „lymphoiden" Zellen bei den Gangliocytomen, Oligodendrogliomen (Abb. 105c, d) und Pinealomen (Abb. 253a) sein [s. auch KALM und MAGUN (1950)]. Bei den Gangliocytomen sehen wir in der Tat um die Gefäße außer den „lymphoiden" kleine ganglienzellähnliche (Abb. 276a, b) Gebilde, von denen eine weitere Ausreifung wahrscheinlich ist. Wahrscheinlich ist auch die spindelige Zelle (Abb. 346a) beim monstrocellulären Sarkom eine Vorstufe der Monstrezelle (Abb. 347). Für das Medulloblastom möchte ich allerdings die Ausdifferenzierung nach 2 Richtungen — zu Ganglien- und Gliazellen — ablehnen und halte derartig aussehende Zellen in diesen Gewächsen vielmehr für eingeschlossenes ortsständiges Parenchym. Für ein infiltrierendes Wachstum sprechen auch die eigenartigen „gliovaskulären" Bildungen der Randzone beim Astroblastom (Abb. 153a, 154), die sich fingerförmig ins Gewebe vorzuschieben scheinen, und die Infiltration der Liquorräume beim Oligodendro- (Abbildung 105a), Medullo- (Abb. 43, 44), Ganglio- (Abb. 272c) und Glioblastom (Abb. 182a) sowie besonders bei dem so gutartigen Spongioblastom (Abb. 76, 77). Ein *infizierendes* Wachstum würden die Befunde beim monstrocellulären Sarkom nahelegen, wo sich weit in der Umgebung der Geschwulst bereits einzelne sicher blastomatöse Zellen von den Gefäßen zu lösen beginnen. Dadurch entstehen dort kleine Wachstumszentren (s. Abb. 349). Auch der Befund von glatten Muskelzellen in einem Medulloblastom (s. Abb. 42a), die von den Gefäßen in die Umgebung ausschwärmen, wäre hier zu erwähnen.

H. J. RAUCH (1944) hat auf Grund seiner Untersuchungen sich dafür entschieden, daß es sich bei den Gliomen um ein „anregendes" Wachstum handelt. Die „Geschwülste der Makrogliareihe bringen die Gliazellen in ihrer unmittelbaren Umgebung zur blastomatösen Entartung und breiten sich auf diese Weise innerhalb der Hirnsubstanz aus. Aus der Unversehrtheit des Gewebes in der Übergangszone wird geschlossen, daß die Tumorzellen nicht eingewandert sein können, d. h. nicht durch aktive Bewegung an ihren Platz gekommen sind, sondern an Ort und Stelle sich auf einen vom Tumor ausgehenden Reiz hin aus normalen Gliazellen gebildet haben müssen." Diesen Ausführungen ist nur die Frage entgegenzuhalten, wie denn die Entstehung der neuroektodermalen Tumorzellen beim Wachstum in den Liquorräumen (Abb. 76, 77) zu erklären ist. Siehe dazu auch HALLERVORDEN (1952) und STOCHDORPH (1955).

Die Zellkultur hat leider bisher keine Aufschlüsse über die besonderen Formen des *Wachstums* der neuroepithelialen Gewächse im *Hirn* gegeben. Auch Wachstumsformen sind nur bis zu einem bestimmten Grade artspezifisch. So sehen wir häufig eine subpiale Anhäufung von Geschwulstzellen und ein Weiterkriechen unter den weichen Häuten bei Medulloblastomen, aber hier ist es eine „weißlich" aussehende, histologisch diffuse Schicht (Abb. 43, 48). Wir finden sie histologisch auch beim Glioblastom, wo makroskopisch allenfalls eine weißliche Einscheidung der Gefäße darauf hinweist. Aber nur bei den Oligodendrogliomen ist diese subpiale Verdichtung so ausgeprägt und durch Gliaproliferation der I. Schicht bis zur Bildung harter *Warzen* gesteigert, daß man es als *makroskopisch* sicheres Artmerkmal für den Operateur beschreiben kann. Das Oligodendrogliom ist weiter oft sehr scharf vom benachbarten Hirngewebe abgesetzt, es kann die weichen Häute infiltrieren, pilz- und knotenartig auftreiben (Abb. 89, 91) [s. den Fall MERZBACHER-UYEDAs (1910) des klassischen Schrifttums] und mit der harten Hirnhaut verwachsen (Abb. 96), so daß man sie zunächst leicht mit Meningeomen verwechseln kann. Das Oligodendrogliom kann weiter „fleckförmig" wachsen (Abb. 107) [SCHERER (1940), ZÜLCH (1941) Abb. 18], was wieder die Frage einer multizentrischen Entstehung aufwirft. Viele Oligodendrogliome und Pinealome teilten mit manchen Gangliocytomen die Neigung, um die Gefäße des Grenzgebietes rundzellige „lymphoide" — wahrscheinlich blastomatöse — Infiltrate zu bilden (Abb. 105 und 106).

Damit ist nun aber auch alles berichtet, was man noch als bis zu einem gewissen Grade spezifisch anführen kann. Denn die nun folgenden Wachstumseigenschaften teilen die Oligodendrogliome mit allen dichtzelligen Tumoren, insbesondere mit den Glioblastomen. Sie folgen allen Markbahnen — so etwa den U-Fasern oder den Commissuren — und können hier scharf abgesetzt sein (Abb. 107 und 21d, sowie 3—5 bei [SCHERER (1940)]. Sie können aber auch auffälligerweise gerade vor diesen haltmachen. Unser Fall 596 eines Astrocytoms bei einer 32jährigen Frau zeigte im Wachstum eine Aussparung der Commissura anterior. Die Oligodendrogliome und Glioblastome sind häufig „Geschwülste des Markes", die von der Tiefe kommend die Markstrahlen entlang wachsen [Abb. 21d und Fig. 1—3, SCHERER (1936)] und die Rinde lange verschonen; andererseits ist gerade eines der Merkmale der Oligodendrogliome die diffuse, girlandenartige Auftreibung der Rinde bei Zerfall im Mark (Abb. 88). Über die formende Wirkung der Markbahnen habe ich oben bereits berichtet (s. auch Abb. 101 und S. 73). Diese gilt im Kleinen auch für örtliche Strukturen, so die BERGMANNsche Gliazellschicht im Kleinhirn, deren formende Wirkung so eigenartige Rhythmen wie die Zellkämme im Medulloblastom entstehen läßt (Abb. 105b), oder für die Maschen des arachnoidalen Bindegewebsnetzes (s. Abb. 105, 106). Nicht nur die Markscheiden können eine formende Wirkung ausüben, sondern auch die Gefäße. Sie geben den Modus crescendi ab für die sog. periadventitiellen Sarkome, die diffuse (Abb. 340d) Sarkomatose der Gefäße, in zweiter Linie auch für die Medulloblastome (Abb. 37).

Allerdings sieht man perivasculäre Verdichtungszonen der Zellen auch am Rand von Oligodendrogliomen (Abb. 105c).

Die äußerlich fast „infarktartige" Gestalt mancher Glioblastome und Metastasen (Abb. 158) sowie die Ähnlichkeit in der Ausbreitung mit der phlegmonösen Encephalitis nach manchen Hirnschüssen weist darauf hin, daß bei der Ausbreitung beider Prozesse der gleiche örtliche Gefäßfaktor eine Rolle spielt. SCHERER (1938) hat sogar in einem Falle ein Wachstum eines blastomartigen Prozesses vom Typ der multiplen Sklerose gesehen (um den ganzen 4. Ventrikel, im Septum, Chiasma, im Wetterwinkel, den Seitenkammern, um die Hinterhörner und in einer Nervenwurzel). Auch war die Demyelinisation in diesem Gebiet vollkommen.

In einem unserer Fälle von Ependymom des 4. Ventrikels wurde das Ependym durchbrochen und der Tumor wuchs (Abb. 237b) in die Medulla oblongata ein, ähnlich wie in SCHERERs Abb. 2 (1940). In einem anderen Fall trieb die Geschwulst an der Außenfläche ihre Papillen ins Hirngewebe vor (Abb. 224a, 227a, b), doch kann man dies Wachstum nicht sicher als infiltrierend ansehen. Eins unserer Großhirnhemisphären-Ependymome bei einem 2jährigen Kind (Nr. 821) mit sehr polymorphem Gewebe wuchs in den Randzonen richtig infiltrierend und zwar mit dysmorphen Riesenzellen.

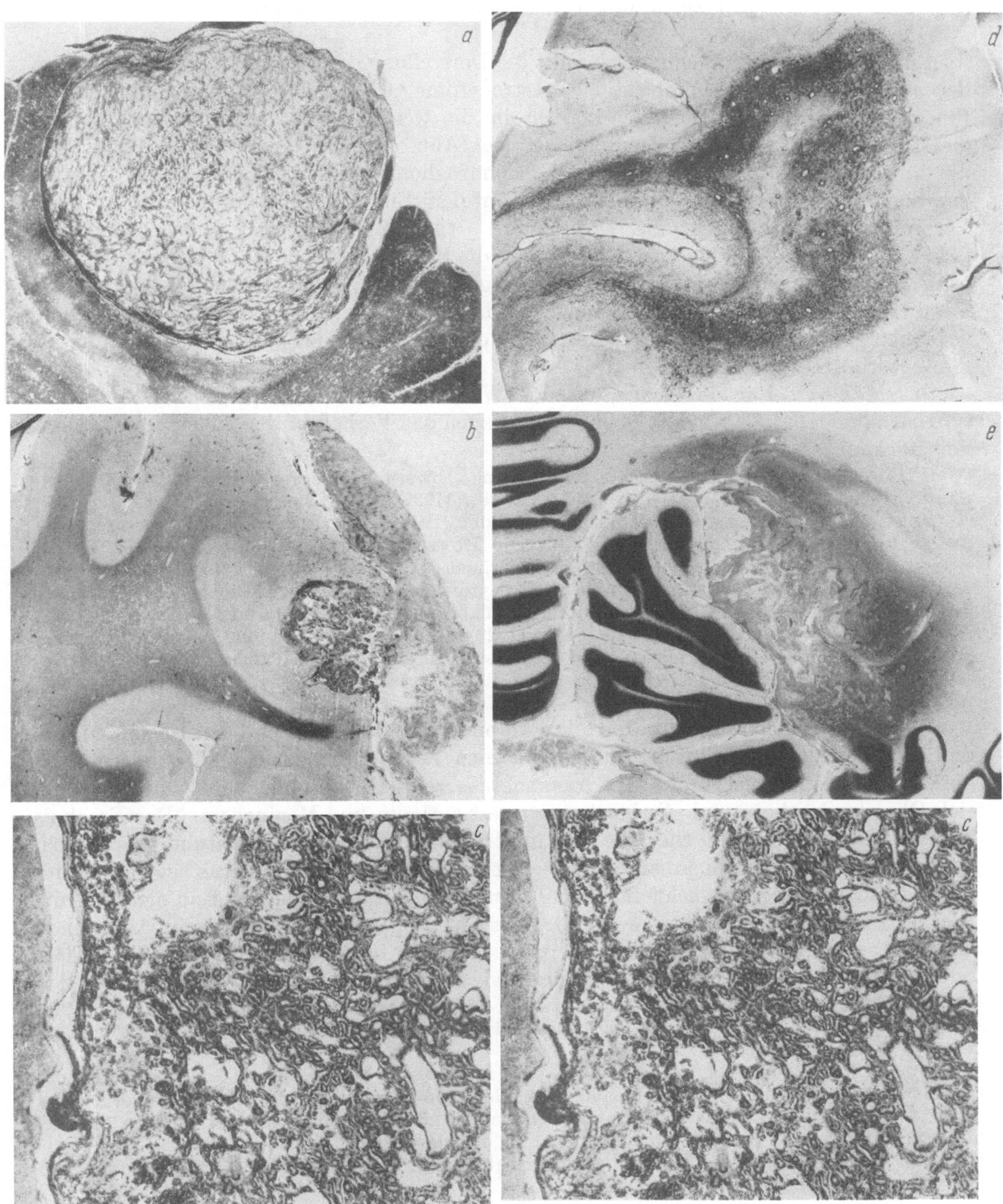

Abb. 21 a—f.

a Rein verdrängendes Wachstum eines kleinen Meningeoms. Nur geringe Markschädigung der Nachbarschaft. (Vergr. 3,5fach, HORTEGA-Silberimprägnation, Fall 185.)

b Zapfenförmiges Vorschieben eines sonst mehr plattenförmigen Meningeoms in eine Hirnwindung. Das Mark darunter ist deutlich entfärbt und spongiös. (Vergr. 3fach, Markscheidenfärbung von HEIDENHAIN-WÖLKE, Fall 1356.)

c Rein verdrängendes Wachstum eines Hypophysenadenoms (mit ausgesprochen papillärer Architektur durch regressive Veränderungen) gegen das Hirn. (Vergr. 22fach, HE-Färbung, M 3355.)

d Wachstum eines Glioblastoms entlang der Sehstrahlung im Occipitallappen. Der Tumor folgt sogar den Markstrahlen beiderseits der Fissura calcarina. (Vergr. 4fach, Kresylviolettfärbung, Fall 39.)

e Metastase eines Glioblastoms neben einer Tonsille (wahrscheinlich über den äußeren Liquorweg.) (Vergr. 4fach, NISSL-Färbung, Fall 971.)

f Rücksichtsloses Vordringen eines monstrocellulären Sarkoms in Zapfen, teils entlang den weichen Häuten, teils direkt in die Hirnsubstanz. (Vergr. 3fach, Kresylviolettfärbung, Fall 881.) (Siehe auch Abb. 345 und 352.)

Eine besondere Besprechung erfordert die Darstellung des Wachstums beim Erreichen der *weichen Häute*. Medulloblastome, Astrocytome, Oligodendrogliome, Glioblastome, Pinealome und Spongioblastome können in die weichen Häute einwachsen. Manche dieser Geschwülste wie die Medulloblastome (Abb. 48—55) — in zweiter Linie auch die Pinealome (Abb. 251, 252) und Oligodendrogliome (Abb. 103a, 122—124), Plexuspapillome (Abb. 248, 249) — können sogar auf dem Liquorwege spontan unter diffuser Verbreitung metastasieren, die Ependymome (Abb. 234, 235) und Oligodendrogliome (Abb. 103a, 123, 124) nach Operation! Über die biologische Bedeutung dieser Tatsachen wird an anderer Stelle (S. 106) ausführlich gesprochen. H. H. Meyer (1937) hat sich mit diesen Wachstums-Eigenarten mancher Gliome befaßt und sie denen der Meningeome gegenübergestellt. Seine Beschreibung einer eigenen Form der „Gliome der Meningen" muß aber auf Bedenken stoßen.

Gewebskultur. Für die Frage, ob das Wachstum der neuroepithelialen Gewächse *infizierend* oder *infiltrierend* ist (s. S. 85) wird auch das Verhalten der Zellen bei Kulturen von Blastomgewebe wichtig.

Gewebskulturen sind bis jetzt bei fast allen Hirngeschwülsten angegangen [Buckley und Eisenhardt (1929), Russell (1929), Cox und Cranage (1937), Canti-Bland und Russell (1935), Buckley (1929), Murray (1942), Murray und Stout (1947, 1948), Fischer (1946), Benedek und Juba (1943), Kredel (1928, 1929), A. Wolf und Honeyman (1937)]. Dabei hat sich z. B. eine sichere Abgrenzung der Zelleigenschaften des Neurinoms und fibroblastischen Meningeoms ergeben. Auch eine gewisse Verwandtschaft zwischen Astrocytom und multiformem Glioblastom wird durch die Befunde angezeigt. Das Spongioblastom soll dabei nach D. Russell und Bland (1934) mit Astrocyten zu wachsen beginnen. Buckley (1929) fand beim Glioblastom in der Kultur zwei Typen: einen, der sich gut vermehrte, und dessen spindelige Zellen dem Tumorgewebe im Paraffinschnitt ähnelten und einen schlecht wachsenden, der sich mehr in Richtung aufs Astrocytom entwickelte.

Besonders aufschlußreich waren die Filmbilder von Russell und Bland (1935), die die Artspezifität nicht nur der ausgewachsenen Zellen im Endzustand, sondern auch der Bewegungsbilder während des Auswachsens zeigten. Besonders gut unterschieden sich Oligodendrogliom und Glioblastom sowie Neurinom und Meningeom. Das Ergebnis bei den Kulturen spricht eher für eine infiltrierende Form des Wachstums, wobei sich die Zellen nach einem scheinbaren Rückschritt während des Auswanderns bei weitgehend artspezifischer Bewegung schließlich an Ort und Stelle zur jeweiligen Endform zu entwickeln scheinen. Das Verhalten des Stromas hingegen läßt sich nicht so gut beurteilen, da Bindegewebszellen wegen ihrer Anspruchslosigkeit in der Zellkultur sich besonders rasch vermehren und daher im Vordergrund stehen.

Bei Wolf und Honeyman (1937) wuchsen von 4 Meningeomen 3 fibromatös, 1 aber endotheliomatös, bei Cox und Cranage (1937) vermehrten sich 4 von 9 Meningeomen, 1 von 4 Neurinomen, 2 von 3 Angioblastomen usw.

Murray und Stout (1948) haben auch sehr interessante Kulturen von Gangliocytomen des Sympathicus züchten können, wo besonders die Bilder von reifen Ganglienzellen sehr eindrucksvoll sind. Auch die Schwannschen Zellen wucherten reichlich aus. Schließlich gab mit großer Sicherheit das Sympathoblastom in 8 Fällen gute Bilder in der Gewebskultur (1947).

Über die letzten Ergebnisse auf diesem Gebiet s. auch Pomerat (1950, 1951), Costero und Pomerat (1955), Lumsden (1951, 1955).

4. Regressive Vorgänge.

Regressive Veränderungen [Landau (1911)] können das Geschwulstgewebe bis zur Unkenntlichkeit verändern, wie z. B. beim Ependymom (Abb. 23a). Doch ist ihre *Art* und *Ausdehnung* für die Unterarten der neuroepithelialen Gewächse recht *charakteristisch*, so daß sie für die Klassifikation wichtig sind. Man muß sie daher gut kennen, da man sonst Probeexcisionen aus derartig verändertem Gewebe nicht diagnostizieren kann. Regressive Vorgänge können auch die Lokalisation einer Geschwulst ermöglichen: Verkalkung und Cystenbildung (nach Luftfüllung bei Ventrikulographie!) im Röntgenbild.

Die Nekrose. Nekrosen entstehen durch plötzlichen Gefäßverschluß [Karitzky (1933)], sie kommen daher hauptsächlich beim Glioblastom und den Metastasen vor, wo endovasale Wucherungen und Thrombosen besonders zahlreich sind (Abb. 188), wegen des raschen Wachstums aber gleichzeitig ein starker Bedarf an „Ernährung" besteht. Die Nekrosen können weite Gebiete oder nur schmale Gewebsbalken zerstören. Auf dem histologischen Schnitt entstehen so oft recht charakteristische Architekturen wie die „Strichform" der Nekrose (Abb. 199b).

Andererseits entstehen, wenn die Gefäßlumina nicht völlig verlegt werden, bei malignen Tumoren — neben dem Glioblastom besonders beim kleinzelligen Bronchialcarcinom und dem malignen Retinoblastom — ausgedehnte Nekrosen, es bleiben dann aber Zellkränze um die Gefäße stehen, weil hier noch ausreichende Ernährung vorhanden ist (s. Abb. 199a, 17b). Kleinere Nekrosen gibt es auch im Oligodendrogliom (Abb. 111, 114a) oder im Medulloblastom (Abb. 40d), sie sind seltener im Ependymom und Spongioblastom, wo die Cystenbildung (Abb. 69, 79) wie meist bei den bedingt gutartigen Gliomen vorwiegt. Man kann diese Erfahrung in die Faustregel kleiden, daß der Gewebsuntergang bei den gutartigen und bedingt gutartigen neuroepithelialen Gewächsen langsam und nekrobiotisch, bei den bösartigen Tumoren plötzlich und unter Nekrosebildung vor sich geht. Beim Medulloblastom finden wir allerdings neben der seltenen massiven Nekrose einen diffusen Zerfall der Zellen unter Karyorhexis (Abb. 40b). Die massive Nekrose nach Röntgenbestrahlung wird S. 96ff. beschrieben.

Entzündliche Infiltrate. Leukocyten erscheinen am Rande von Nekrosen beim Glioblastom und im Stroma der Metastasen. Rundzellinfiltrate gibt es bei zahlreichen Tumoren (s. S. 74), ihre Herkunft und Bedeutung ist aber fraglich. Lymphocyten und einzelne Plasmazellen sowie Mastzellen können bei allen mesodermalen Gewächsen gefunden werden. Zahlreiche „Entzündungszellen" aller Arten sehen wir auch beim Angioblastom (s. S. 460) in den Gefäßräumen.

Die Nekrobiose: Verschleimung — Verkalkung — Hyalinisierung — Verfettung. Verschleimung und Verflüssigung bis zur *cystischen* Entartung ist für einzelne Hirngeschwülste besonders charakteristisch [THUREL (1953)]. Von den neuroepithelialen Gewächsen zerfällt besonders das Astrocytom durch örtliche Verschleimung bis zur Bildung großer Cysten (Abb. 126), während sich bei der Unterart Astroblastom ein feines Cystensystem (Abb. 150, 151) zwischen den zahlreichen erhalten bleibenden Gefäßen bildet. Auch das Oligodendrogliom bildet kleinere, mit dickem Schleim gefüllte Cysten (Abb. 92, 93); am stärksten zerfällt meist das Spongioblastom des Kleinhirnwurmes (sog. Kleinhirnastrocytom), bei dem man gelegentlich — wie beim Angioblastom — nur kleine Wandtumoren auffinden kann (Abb. 69, 71). Das Ependymom der Großhirnhemisphären hat meistens eine riesige Cyste (Abb. 205, 206, 211). Cystischer Zerfall ist selten beim malignen Glioblastom und besonders im Neurinom, bei dem die spinale Form am ehesten dazu neigt. In diese Cysten kann es gelegentlich bluten (s. S. 379). HARDMANN (1940) glaubt, daß es fast in jedem Falle bei gutartigen Gliomen zu einer histologischen Cystenbildung komme.

Intrablastomatöse Cysten fehlen aber fast immer im Pinealom und Plexuspapillom, bei dem allerdings nicht selten eine große Cyste dem Tumor *anliegt*, die möglicherweise durch Transsudation (Sekretion?) entsteht. Kleinere Cysten kann es im Meningeom geben, größere trifft man gelegentlich im monstrocellulären Sarkom (Abb. 341, 343) und in Metastasen (Abb. 422). Die Cysten bilden sich gewöhnlich durch eine Verschleimung und Verflüssigung des Geschwulstgewebes, was die Grundstruktur oft sehr eigenartig verändert. So sieht das Spongioblastom im Beginn des cystischen Zerfalls dem Oligodendrogliom sehr ähnlich (Abb. 79d). Der Cysteninhalt wird außer durch diesen schleimigen Zerfall wahrscheinlich beim Angioblastom auch durch Transsudation aufrechterhalten, was die rasche Neufüllung nach Punktion bei manchen Blastomen beweist [LINDAU (1927), SCHLEY (1927)]. So unterschied KIRCH (1922) eine intrablastomatöse Höhlenbildung von einer extrablastomatösen, transsudativen bei gefäßreichen Tumoren [zit. SCHUBACK (1927)]. Andererseits ist es erstaunlich, wie lange große Blastomcysten, die durch Punktion entleert sind, leer bleiben können. BUCY-GUSTAVSON (1939) berichten über eine Symptomfreiheit von 11 Jahren bei cystischen Astrocytomen des Kleinhirns nur nach Entleerung der Cyste [Cushings (1931) Fall 5], von 7 Jahren (Fall 7) und 7¹/₂ Jahren (Fall 17). Der erstaunlichste Fall aber ist der von Bucy [(1946), Fall 30], bei dem durch Cystenentleerung eine über 15jährige Symptomfreiheit erreicht wurde.

Die Verschleimung bis zur Cystenbildung läßt beim Kraniopharyngeom entweder feine Cystennetze (Abb. 464) oder aber riesige Solitärcysten mit nur kleinen Wandtumoren (Abb. 371) entstehen. Solitärcysten nach Verflüssigung des Gewebes entstehen auch häufig bei den chromophoben Hypophysenadenomen.

Die Verschleimung läßt sich histologisch gut an dem metachromatischen Umschlag bei Kresylviolettfärbung erkennen. Auch das Vorkommen von sog. Mastzellen in bindegewebigen Tumoren spricht in diesem Sinne. Wir fanden diese besonders im Gefäßbindegewebe bei Angioblastomen und seltener auch bei Meningeomen.

Der Inhalt der Cysten kann sehr verschieden sein. Die Cystenflüssigkeit bei den Kraniopharyngeomen ähnelt z. B. braunschwarzem „Motorenöl", in dem kleine Kriställchen (von Cholesterin) schwimmen. In den als Anlagestörung entstandenen Arachnoidalcysten (s. Abb. 445) ist sie milchartig, in den übrigen wasserhell. Eiweißreicher Cysteninhalt von Blastomen gerinnt oft spontan an der Luft.

Bisher bin ich nur auf die Entstehung der intrablastomatösen Cysten eingegangen. Den makroskopischen Begriff „Cyste" erfüllen im Hirn auch die folgenden Prozesse, die hier nach der Pathogenese geordnet sind [s. auch Drew und Grant (1948)]:

I. Intracerebrale Cysten („Hirncysten")

a) Parasiten (s. S. 590),

b) auf dem Boden eines Gefäßverschlusses (Geburtsschaden, Porencephalie, Embolie und Thrombose),

c) auf dem Boden eines Traumas,

d) in einem Blastom.

II. Extracerebrale Cysten („Arachnoidalcysten")

e) auf dem Boden einer kollateralen Entzündung (Nebenhöhlenprozeß usw.) (siehe S. 610, 611),

f) auf dem Boden einer primären Meningitis (s. S. 610),

g) auf dem Boden einer Anlagestörung (s. S. 610).

Die übrigen hier angeführten Cysten brauchen in diesem Kapitel nicht besprochen zu werden.

Bei den Rückenmarksgeschwülsten gibt es oft große stiftförmige Höhlen. Diese wurden im Schrifttum meist als Prozesse aufgefaßt, die dem Blastom koordiniert waren [Bielschowsky und Unger (1920)]. Meiner Meinung nach handelt es sich aber auch hier im wesentlichen um das Ergebnis regressiver Phänomene. Diese Syrinxbildungen bei Ependymomen, Spongioblastomen und Angioblastomen entsprechen also den großen Cysten der gleichartigen Tumoren in Groß- und Kleinhirn. Die Cysten nehmen wegen des Rückenmarksbaus und der Längsrichtung der Faserbahnen nur stiftförmige Gestalt an, ähnlich wie die echten Hämatomyelien. Kernohan (1952) sah sie unter 16 Fällen 6mal.

Verkalkung. Bei einigen intracerebralen Tumoren [Masson (1931)] wie bei den Oligodendrogliomen, seltener den Ependymomen der Großhirnhemisphären und Plexuspapillomen, den Gangliocytomen und den Spongioblastomen des Kleinhirns und Hirnstamms findet man eine Verkalkung bis zur *röntgenologischen* Sichtbarkeit. Von den extracerebralen Tumoren ist der größte Teil der Kraniopharyngeome, ein Teil der Teratome und Dermoide und manches Meningeom und Angiom oder Aneurysma verkalkt. Die Häufigkeit der Verkalkung bezifferten Martin und Lemmen (1952) mit 13,1% bei 1577 intrakraniellen Tumoren [Rausch (1954)].

Histologisch trifft man die Verkalkung in den verschiedensten Gewebsteilen: Beim Oligodendrogliom verkalken die Tumorgefäße selbst, oft bis zur Umwandlung in Kalkröhren (Abb. 112), oder aber Capillarsysteme der benachbarten Rinde (Abb. 115, 116b) — ähnlich wie bei der Sturge-Weberschen Erkrankung; das fand ich auch bei einem Gangliocytom und Astroblastom —, oder es entstehen Kalkperlen frei im Gewebe

(Abb. 116a). Bei Angiomen sieht man eine Verkalkung der Gefäße im anliegenden Hirn (Abb. 96a). Beim Lipom schließlich kann die Verkalkung in der umgebenden Arachnoidea liegen (Abb. 20d).

Verschiedene Verkalkungsbilder können auch beim Spongioblastom (Abb. 79c), Gangliocytom, Ependymom und Pinealom vorkommen. Beim Plexuspapillom lagert sich der Kalk im Stroma der Papillen ab (Abb. 247). Beim Meningeom ist die bekannteste Verkalkungsform das Psammomkorn (Abb. 314) als der Endzustand einer Kalkinkrustation in hyalinisierten, zwiebelschalenartig angeordneten Zellkugeln (Abb. 314b). Daneben kommen vor: eine Kalkeinlagerung in Stift- und Spießform oder seltener die Verkalkung einzelner Capillaren. Die Kalkeinlagerung ist weiter sehr häufig beim Kraniopharyngeom, wo sich die „keratoiden" Teile imprägnieren, und schließlich auch bei Chondromen (Abb. 358), bei Dermoiden und Teratomen. Sie kommt praktisch niemals vor beim Angioblastom, Medulloblastom und Neurinom und Glioblastom. In den entsprechenden Fällen muß man dann an eine maligne Entdifferenzierung eines Oligodendroglioms denken. Die näheren Bedingungen für eine Verkalkung sind noch nicht untersucht, insbesondere auch nicht, wieweit Pseudokalk und echter Kalk [BOCHNIK (1950)] eine Rolle spielen. Vorstufe der massiven Verkalkung ist oft die Bestäubung (z. B. der Capillarwände!) mit feinsten Kalkkörnchen (Abb. 108, 116). MARTIN und LEMMEN (1952) unterscheiden histologisch 4 Formen der Verkalkung, von denen 3 häufig vorkommen. Die chemische Untersuchung des Kalkes in den verkalkten Hirnteilen bei der STURGE-WEBERschen Angiomatose der Leptomeninx hat gegenüber sonstigen Hirnverkalkungen keine Abweichungen ergeben [WACHSMUTH und LÖWENTHAL (1950)].

Hyalinisierung. Bindegewebige Blastome wie das Meningeom (Abb. 321c), dann auch das Angioblastom und die Stromapapillen in Plexuspapillomen und papillären Ependymomen (Abb. 22b) können in großen Teilen hyalin entarten. In neuroepithelialen Gewächsen zeigen oft die Gefäße hyaline Veränderungen, so im Spongioblastom (Abb. 87c, d) und Oligodendrogliom, auch die größeren Gefäße des Glioblastoms werden oft hyalin verquollen (Abb. 193d). Eine ähnliche Entartung kommt im Neurinom und Ependymom (Abb. 231c, d) vor, wo ganze Gebiete „hyalin" (Abb. 229c, d, 269b) erscheinen (wenn auch die neuroepithelialen Zellen Hyalin — im engeren Sinne des Wortes — nicht bilden!). Auch die Röntgenbestrahlung führt zu einer Art von hyalinen Veränderungen der Gefäßwände und zu einer Durchtränkung mit albuminoiden Substanzen (s. S. 95ff.).

Verfettung. Der langsame nekrobiotische Untergang des Geschwulstgewebes läuft gewöhnlich über den Prozeß einer diffusen Verfettung ab, wobei das Neurinom als Hauptbeispiel gelten kann. Auch die charakteristische gelbliche Färbung im Glioblastom, besonders die ockergelben Streifen am Rande der Nekrosen sind die Zeichen einer örtlichen Steigerung des Abbaus durch Verfettung. Hier bildet sich perinekrotisch eine Zone von Makrophagen — nicht selten in Stäbchenzellform (Abb. 200d) —, die sich schnell mit Fett beladen und vielfach zu kugeligen Fettkörnchenzellen umwandeln (Abb. 200a, b). Dabei können auch die Geschwulstzellen noch die normalen Potenzen der Glia oder Ausgangsgewebe zeigen, d. h. Fettkörnchenzellen bilden usw. Aber auch die langsame Verfettung größerer Geschwulstteile — bei partiellem Gefäßverschluß — kommt beim Glioblastom vor (Abb. 200c). Interessant ist, daß im Medulloblastom mit seiner nur spärlichen Gefäßversorgung eine Verfettung so gut wie immer fehlt. Auch Astrocytome, Oligodendrogliome und Plexuspapillome (Abb. 247d) zeigen Fettkörnchenzellen nur vereinzelt. Sie sind auch nicht so häufig im Meningeom — hier gelegen im Zentrum der Inseln bei der endotheliomatösen (Abb. 323b) und in diffuser Anordnung bei der fibromatösen (Abb. 323a) Form. Verfettung ist auch selten im Kraniopharyngeom und fehlt fast vollständig im Hypophysenadenom; dagegen verfetten die „Zwischenzellen" beim Angioblastom oft sehr reichlich (Abb. 335a) mit doppelbrechenden Fetten [Fettinfiltration? Schaumzellen: KIRCH (1922)]. Beim Neurinom bedingt die Verfettung mikroskopisch oft — in Gemeinschaft mit der „hyalinen Veränderung" und der Verflüssigung — die lockere Architektur des Typus B (Abb. 269). Durch die Umwandlung der Geschwulstzellen in kugelige, mit Fett gefüllte Elemente, bei denen der regressive Kern zentral liegt, entsteht bei Paraffineinbettung eine Architektur, die dem Honigwabennetz des Oligodendroglioms verblüffend ähnlich sieht (Abb. 268d). Über feinere histochemische Untersuchungen s. S. 82ff.

Blutungen. Massive Blutungen gibt es beim Oligodendrogliom und Glioblastom: Glioma apoplecticum. Man trifft dort oft Blutungen mit verschiedenem Alter nebeneinander. Größere Massenblutungen können bei beiden den Tod des Patienten herbeiführen (Abb. 90, 95 und 197). In einem eigenen Gutachtenfall einer tödlichen Blutung in ein Glioblastom des vorderen Balkens (Fall 5019) sollte entschieden werden, ob der Tumor auf dem Boden eines Traumas vor 12 Jahren entstanden war. Es fehlten dafür alle Anzeichen. *Blutungen* in Hirntumoren sind von STENDER (1938), DE SAUSSURE und Mitarbeiter (1951), ECHOLS und REHFELD (1950), GLOBUS und SAPHIRSTEIN (1942) und C. K. RUSSELL und KERSHMAN (1937), MANGANIELLO (1949), GROSS und BENDER (1948),

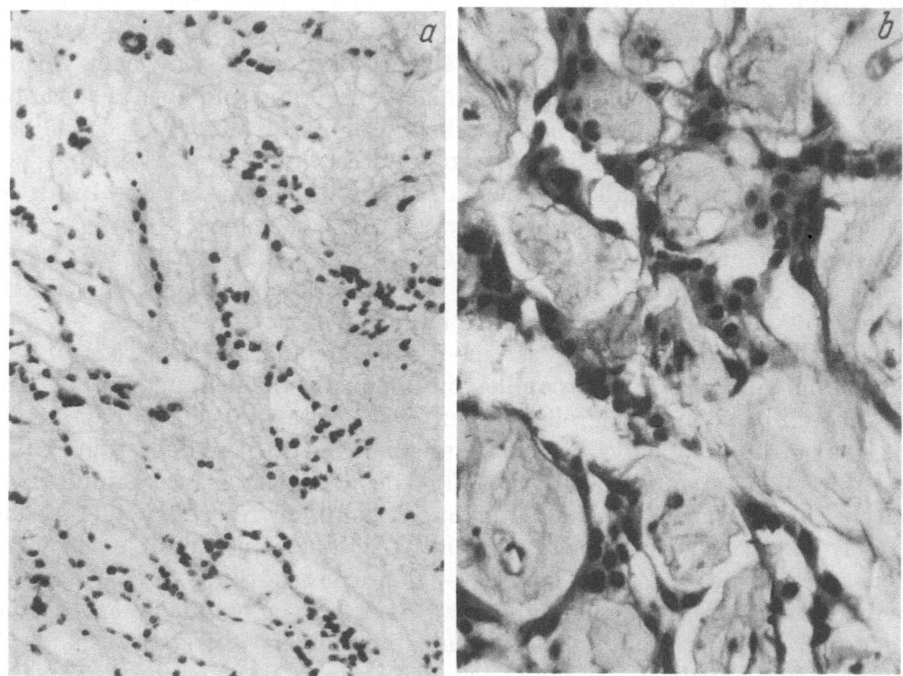

Abb. 22a u. b. Verlust der Architekturen durch regressive Veränderungen.
a Von einem Ependymom des Großhirns sind nur noch einige Zellgruppen stehengeblieben, das übrige Gewebe ist amorph. (Vergr. 136fach, HE-Färbung, Fall E 1624.)
b Durch schleimige Umwandlung bleibt in den vorwiegend papillär gebauten Ependymomen des Filum terminale nur noch ein schmaler Zellring um einen „kolloiden" Zapfen erhalten. (Vergr. 272fach, HE-Färbung, Fall 852.)

VALFI (1944), GLASS und ABBOTT (1955) beschrieben. Die Blutungen erklären sich aus dem pathologischen Gefäßbau: Beim Oligodendrogliom durch Hyalinisierung und völlige Verkalkung (Abb. 112), beim Glioblastom durch überstürzten Bau und Hyalinisierung der Gefäßwände (Abb. 188, 192, 196). Besonders leicht geben die Druckdifferenzen nach der Ventrikulographie oder die Folgen der Arteriographie bei stark verkalkten Gefäßen die Veranlassung zu einer tödlichen Massenblutung [ZÜLCH (1941)]. Man wird daher bei *stark verkalkten* Oligodendrogliomen mit der Anwendung dieser diagnostischen Methoden zurückhaltend sein, zumal sich diese durch die röntgenologische Sichtbarkeit gerade dieser verkalkten Gewächse weitgehend erübrigen. Kleinere Blutungen gibt es auch bei anderen Blastomen. So weist z. B. beim eosinophilen Hypophysenadenom die schwarzbraune Farbe der Geschwulst auf gelegentliche frühere Massenblutungen [LIST und Mitarbeiter (1952), SCHNITKER und Mitarbeiter (1952), BROUGHAM und Mitarbeiter (1950), RÖTTGEN und PETERS (1952), MÜLLER und PIA (1953)] (starke Verletzlichkeit der Gefäße ?) hin. Den Blutungen entspricht klinisch ein apoplektischer Beginn neuer Symptome. Beim Spongioblastom zeigt die rotbraune Verfärbung der Cystenwand frühere Blutungen an. Kleinere und größere Blutungen sind recht charakteristisch für die Angiome und Aneurysmen.

Sonstige regressive Veränderungen. Die Zellen der gigantocellulären Astrocytome gleichen Astrocyten, die zunächst eine progressive, dann eine regressive Phase durchgemacht haben (Abb. 148c: die Kerne liegen randständig und sind sehr pyknotisch). Sie ähneln manchen Formen der amöboiden Umwandlung der normalen Glia [WOHLWILL (1914)]. Da die großleibigen Astrocyten in dieser Unterart meist zentral im Gewächs liegen, während in der Randzone normale kleinere Zellformen wachsen, erscheint es gar nicht unmöglich, daß sie durch besondere regressive Vorgänge aus den kleineren Typen hervorgehen. — Bei den Spongioblastomen finden wir die bekannte Degenerationsform der ROSENTHALschen Fasern (Abb. 448). Diese sind im Schrifttum zahlreich beschrieben worden, man hat sie sogar zur Begründung und Stützung eigener Theorien der Syringomyelie herangezogen [BIELSCHOWSKY und UNGER (1920), TANNENBERG (1924)]. Sie sind auch auf die verschiedenste Art gedeutet worden: mißgebildete Markscheiden [BIELSCHOWSKY und UNGER (1920), LAMERS und ZARATE (1952)], Abkömmlinge von Achsenzylindern [TANNENBERG (1924), JUNG (1935)], Abkömmlinge des Blutfarbstoffes, mißgebildete Markscheiden [HALLERVORDEN (1952)], heme bodies [(Hämoglobinabkömmlinge) LIBER (1937)]. Auf Grund eigener Untersuchungen schließe ich mich der bereits von VERHOEFF (1932) und DEL RIO HORTEGA (1932) geäußerten Anschauung an, daß es sich um Veränderungen der gliösen Zelle selbst handelt. Eine eigene ausführliche, aber bisher unveröffentlichte Untersuchung mit verschiedenen Färbereaktionen ergab, daß die ROSENTHALschen Fasern praktisch nur an Zellen der subependymären Glia vorkommen. Es handelt sich offensichtlich um eine besondere Degenerationsform der faserigen Teile dieser Zellen durch Quellung [ZÜLCH (1940)]. Die Bildung ROSENTHALscher Fasern war in unserem Beobachtungsgut auf die Spongioblastome (Abb. 81) und auf die Reaktion der subependymären Glia bei ventrikelnahliegenden, andersartigen Blastomen — Ependymomen, Angioblastomen, Kraniopharyngeomen usw. — beschränkt. Sie findet sich diffus [HALLERVORDEN (1952)] auch in Fällen von RECKLINGHAUSENscher Krankheit.

Bei den cylindromatösen Epitheliomen verflüssigt sich das Zentrum der Zellwalzen und -stränge bis zu der bekannten „Zylinder"bildung (Abb. 391).

Neben zahlreichen geringfügigen Veränderungen der Geschwulstzellen — auf die einzugehen zu viel Raum beanspruchen würde — seien schließlich nur die *artefiziellen* Veränderungen durch Autolyse in der physiologischen Kochsalzlösung z. B. beim Saugflaschengut (s. S. 617) erwähnt. Diese Veränderungen können bei epithelialen Tumoren wie den Hypophysenadenomen zu einer Zellquellung mit Dissoziation des Gewebes bis zur Unkenntlichkeit (ähnlich Abb. 533) führen. Jedes längere Verweilen der Gewebe in physiologischer Kochsalzlösung sollte daher unterbleiben. Über die Veränderungen der Zellen durch elektrischen Strom und Eintrocknen s. S. 77.

5. Veränderungen durch Röntgenstrahlen.

Die Einwirkung von Röntgenstrahlen ist auch bei den Hirngeschwülsten heute noch eine anerkannte und oft verwandte Behandlungsform. Eine große Reihe von Untersuchern hat darauf hingearbeitet, die Empfindlichkeit der einzelnen Hirngeschwulstarten für Röntgenstrahlen festzustellen [MARBURG (1928), DEERY (1936), BAILEY-BRUNSCHWIG (1938), ORLEY (1939), ALPERS und PANCOAST (1933), CHÜKRÜ (1935), TARLOV (1937)]. Es gibt heute eine allgemein angenommene Skala der Empfindlichkeit der Tumorarten.

Sehr frühzeitig wurde aber auch beobachtet, daß das *gesunde Hirn* auf die Röntgenstrahlen ansprach. Nicht nur, daß das *fetale* Zentralnervensystem auf Röntgenstrahlen mit schweren Mißbildungen reagierte und daß auch bei *jungen* Tieren deutliche Hirnschäden einsetzten, es stellte sich auch heraus, daß das Hirn des *Erwachsenen* von Tier und Mensch — das früher als praktisch strahlenunempfindlich galt — erhebliche Schäden erleiden konnte. Die Besprechung der Röntgenstrahlenwirkung auf das Gewebe zerfällt daher in 2 Abschnitte: die Veränderungen 1. an den Blastomen, 2. am gesunden Hirn.

1. Die Strahlenwirkung auf die Geschwülste. Nach den Angaben der meisten Verfasser soll die Strahlenempfindlichkeit bei den Gliomen etwa in der folgenden Reihe abfallen [Guleke (1932), Olivecrona (1932), Alpers und Pancoast (1933), Frazier und Mitarbeiter (1937), Kaplan (1941)]: am stärksten empfindlich seien die Medulloblastome, dann folgten die Ependymome, Astrocytome, Glioblastome und Oligodendrogliome, die aber Orley (1939) für bereits praktisch strahlenresistent hält. Deery (1936) konnte Schnitte vor und nach der Bestrahlung von 50 Gliomen untersuchen. Er beobachtete als direkten Strahleneffekt ein Anwachsen der Nekrosen, ein Absinken des Zellreichtums und der Zahl der Mitosen, eine Zunahme der Riesenzellen, während er die Veränderungen des Bindegewebes für sekundär hielt. Auch Bailey und Mitarbeiter (1938) sahen zwar einen günstigen Einfluß bei den Medulloblastomen, weniger deutlich bei den Glioblastomen, aber schon bei den anderen Tumoren keine wesentliche Wirkung mehr. Auch diese Verfasser beobachteten Reaktionen an der bindegewebigen Gefäßmedia (siehe Abb. 324c, d).

Nach Whirter (1946) ·sollen die Hirngeschwülste in 4 Gruppen der Röntgensensibilität unterteilt werden können:

1. *Nicht*röntgenempfindlich: Astrocytome, Ependymome, Oligodendrogliome, Meningeome vom nicht strahlenempfindlichen Typ.

2. Röntgensensibel, aber nicht metastasierend: Meningeome vom strahlenempfindlichen Typ, Hämangioblastome, Neuroepitheliome.

3. Röntgensensible, aber metastasierende: Medulloblastome, Ependymoblastome, maligne Plexuspapillome, Pineoblastome.

4. Röntgensensible: Glioblastome, Spongioblastome.

Morello und Scarcella (1954) berichten über 80 eigene Fälle, die allerdings nur zum Teil histologisch bestätigt sind. Sie stellen die Ergebnisse für die einzelnen histologischen Gruppen zusammen. Interessanterweise waren alle Träger eines Meningeoms, Medulloblastoms und Papilloms noch am Leben. Bei Glioblastomen, Oligodendrogliomen und Spongioblastomen können einzelne Fälle noch nach Jahren am Leben getroffen werden. Die höchste Überlebensrate bei Ependymomen und Ependymoblastomen lag bei 30 bzw. 38 Monaten. Recht hohe Überlebenszeiten hatten die Träger von Kraniopharyngeomen, Cholesteatomen und Neurinomen.

Die eigenen Erfahrungen sprechen in einem ähnlichen Sinne. Im eigenen Falle E 537 eines frontalen Oligodendroglioms bei einem damals 36jährigen hatten wir Gelegenheit, das Gewebe des bei der ersten Operation exstirpierten Tumors mit dem nach 3 und 5 Jahren zu vergleichen, nachdem inzwischen Bestrahlungsserien von etwa 8000 r durchgeführt worden waren. Es handelte sich um einen kleinzelligen Tumor mit einer hühnereigroßen Cyste, die durch Gefäßwälle abgesteift war. Bereits bei der ersten Operation fielen zahlreiche geknäuelte Gefäße auf. In dem Rezidiv nach 3 Jahren hatten die Tumorzellen etwa das gleiche Bild behalten. Sie stellten die ausgesprochen isomorphe Form eines Oligodendroglioms dar. Auffällig war jetzt nur die noch höhere Beteiligung des Bindegewebes in Form geknäuelter und glomerulusartiger Gefäße, die jeweils am Rande von Zerstörungsherden und Cysten lagen. Weitere 2 Jahre später war dieser Befund noch ausgeprägter. Manchmal waren jetzt ganze Gefäßsysteme und -wälle geradezu angiomatösen Baus am Rande der Nekrosen und Cysten entstanden. Daneben sah man einzelne Gefäße mit Verbreiterung der Wände von dem Typ, wie Scholz ihn beschrieben hat (s. unten S. 95). Man kann mit aller Reserve daraus schließen, daß der Tumor hier im wesentlichen nur durch massive, gefäßbedingte Nekrose in seinem Wachstum gestört wurde, daß aber die Zellen einschließlich ihrer Mitosen selbst keinen wesentlichen Schaden erlitten, denn man sah auf keinem der Bilder irgendwelche Abweichungen der Zellform von dem Ausgangstyp.

In einem Falle eines rechts frontal gelegenen Tumors bei einem 53jährigen Patienten konnten wir *nur* das *Autopsiepräparat* eines mit einer Dosis von etwa 6000 r bestrahlten Patienten untersuchen (Nr. 3987). Es handelte sich um ein mittel- bis großzelliges Astrocytom. Auffällig war auch hier die große Zahl, die weite Verzweigung und die gelegentliche sehr ausgeprägte Knäuelbildung der capillären Gefäße, die mitunter auch leichte Wucherungserscheinungen an den Endothelien zeigten. Auch waren die Wände verquollen und ähnlich durchtränkt wie von Scholz beschrieben. Wiederum waren an den Zellen selbst keine Abnormitäten in Bau und Färbung zu sehen, die nicht diesem Geschwulsttyp entsprachen.

Besonders auffällig waren die Veränderungen an den Geschwulstzellen bei einem hartnäckig bestrahlten monstrocellulären Sarkom (Nr. 881) bei einem 17jährigen Jungen, einer Geschwulst, die an sich schon zu allerlei Abnormitäten neigt. Hier wurden alle Geschwulstzellen in mittlere und große, kugelige Elemente mit großen Kernen umgestaltet, während das Gewebe primär teils spindelzellig, teils monstrezellig (Abb. 346a und 353a, b) gebaut war [s. Zülch (1940)].

Im Fall Nr. 6390 eines Patienten, bei dem eine Hemisphärektomie wegen eines postzentralen Astrocytoms ausgeführt wurde, sahen wir das Geschwulstgewebe auf dem Höhepunkt der Strahlenschädigung. Am Hirn war postzentral ein über fünfmarkstückgroßer Bezirk leicht vorgequollen, dessen Windungen verbreitert waren [das Bild ähnelt absolut der Abb. 1, Scholz (1938)]. Zu unserem Erstaunen stellte es sich heraus, daß gerade in diesem *absolut für ein Blastom typischen Gebiet* eine recht frische Koagulationsnekrose lag (von der nur noch einige Gefäße durch ihre breiten Wände jetzt schattenhaft erkennbar waren). Subpial war eine schmale Zone noch besser erhalten. Dort fand sich um einige Gefäße ein breiter Mantel eines eiweißreichen Ödems. In der Umgebung lag eine „großzellige Makrogliose", die ebenso reaktiv wie blastomatös entstanden sein konnte. Das interessanteste Präparat hingegen war das etwa 1 cm daneben liegende, das auf der Schnittfläche durch seine zahlreichen weiten Gefäße das Bild eines Glioblastoms gezeigt hatte. Hier waren im HE-Schnitt breite Teile frisch nekrotisch und dann von rotgefärbten Massen durchsetzt, zwischen denen oft dichte Fibrinnetze lagen. Nur um die Gefäße war das Gewebe manchmal besser erhalten. *Um diese Nekrosen* lagen weitgestellte ungeheuer vermehrte Gefäße, wie wir sie beim Glioblastom zu sehen gewohnt sind. Man kann mit Sicherheit annehmen, daß sich diese Gefäßsysteme auch im Angiogramm abgebildet haben müßten. Allerdings waren viele von ihnen schon — soweit am Rande der Nekrose gelegen — frisch thrombosiert. Hier lag übrigens die einzige Zone, die man mit einiger Wahrscheinlichkeit als blastomatös — kleinzelliges Astrocytom — ansprechen konnte. Die um einzelne Gefäße sichtbaren kleinen perivasculären Zellkränze hingegen bestanden aus großleibigen Astrocyten und hätten — wie oben — auch reaktiv bedingt sein können. Ähnlich waren die Befunde an einem weiteren Block. In größerer Entfernung von diesem Teil sah man noch perivasculäre Entmarkungszonen und gelegentlich auch noch perivasculäre eiweißreiche Ödeme. Im übrigen wird der Befund in den verschiedenen Teilen dieser Hemisphäre noch ausführlich von Zülch und Walter beschrieben werden.

2. Die Schädigung des gesunden Hirngewebes [s. auch die ausführliche Darstellung Zemans (1955), wo auch die experimentellen Arbeiten zitiert werden]. Bereits sehr frühzeitig waren Einzelfälle beobachtet worden, bei denen eine aus anderen Gründen (Erkrankungen der Schädelhaut: Pilze, Krebs) erfolgte Schädelhautbestrahlung bei jungen Menschen zu schweren Hirnveränderungen geführt hatte. So sahen Lorey und Schaltenbrand (1932) bei einem 5jährigen Mädchen, das wegen Trichophytie in 7 Feldern bestrahlt wurde, 1 Jahr später neurologische Symptome, insbesondere epileptische Anfälle und spastische Paresen. In der Hirnrinde wurde eine guirlandenförmige Kalkablagerung festgestellt. Ähnlich war der Befund bei einem zweiten 9jährigen Mädchen Schaltenbrands (1951) mit 5 Bestrahlungen. In beiden Fällen waren die Liquorräume encephalographisch erweitert.

Scholz (1934, 1935) hat dann, zum Teil mit seinen Mitarbeitern, systematisch die Röntgenwirkung auf das Hirn untersucht. Er berichtete [mit Lyman und Kupalov (1933)] über 4 Hunde, die sehr erhebliche Röntgendosen erhalten hatten. Er beschrieb Frühreaktionen 4—6 Wochen und Spätschädigungen 5—6 Monate nach der Bestrahlung. [Eine mit Gotthard beabsichtigte Arbeit über die genaueren Daten der Dosierung ist später leider nicht erschienen.] Ein Hund überlebte 6 Monate nach der Bestrahlung und zeigte im 5. Monat diffuse Schäden des Cortex und Subcortex. Histologisch fand sich deutlich eine hyaline Degeneration und obliterierende Sklerose der Arteriolen mit zahlreichen kompletten und inkompletten Nekrosen.

Scholz konnte dann weiter 1938 mit Hsü über 2 Hirne von jungen Patienten mit Schizophrenie berichten, bei denen in Peking Röntgenstrahlen angewandt worden waren.

Die Patienten erhielten sehr erhebliche nicht genau bezeichnete Dosen (etwa 4 HED am Ort, verteilt über 6 Felder) in 3 Tagen. Die Patienten überlebten 17 und 19 Monate, während der Zeit blieben sie psychisch unverändert und sollen auch keine Herdzeichen geboten haben. Aus der Beschreibung der Hirne geht hervor, daß im Falle 1 im rechten Parietalgebiet (ihre Abb. 1) ein vorspringender Bezirk lag, der besonders gelb gefärbt war und wo die Gefäße recht stark gefüllt waren — er wirkt auf der Abbildung wie ein Gliom — und wo sich Hämorrhagien zeigten und daß (Abb. 2) eine diffuse streifige Nekrose des gesamten Markes beider Seiten bestand.

Im 2. Falle war der Befund ähnlich, nur bestand über dem ganzen Vorderschädel ein ausgedehntes Röntgenulcus der Haut bis in die Tiefe. Auch hier sah man eine deutliche Nekrose in den Occipitallappen beider Seiten und kleinere Nekrosebezirke in der weißen Substanz der übrigen Hirnteile.

Scholz bezog die Veränderungen auf Durchblutungsstörungen, die er in Zusammenhang mit eigenartigen Gefäßveränderungen brachte, wie man sie auch in anderen bestrahlten Hirnen gewöhnlich sah. Dort fanden sich nämlich erhebliche Wandfibrosen, die Ablagerung einer eigenartig homogenen Substanz in den Gefäßen und dem umliegenden Nervengewebe sowie eine Imprägnation der Elastica mit einem staubförmigen Material und Entwicklung von Schaumzellen in der Intima. Diese Schäden stimmten überein mit den von Markiewicz (1935), Fischer und Holfelder (1930) beschriebenen Befunden.

Markiewicz hatte bei einem 34jährigen Mann 5 Jahre nach der ersten und $1^1/_2$ Jahre nach der letzten Röntgenbestrahlung der Kopfhaut eine kleincystische Nekrose mit Hämorrhagien besonders im Mark beider Occipitallappen gesehen.

Sehr ausführliche Befunde verdanken wir dann Kalbfleisch (1947), der über einen Kranken von Fischer und Holfelder (1930) berichten konnte.

Dieser war vor 14 und 13 Jahren mehrfach wegen eines Hautcarcinoms der rechten Schläfengegend mit Röntgentiefentherapie (7,5 HED) behandelt worden. Acht Jahre nach Beginn und 7 Jahre nach Abschluß der Behandlung ergaben sich die ersten Beschwerden. Bei einer Trepanation wurde eine Probeexcision (mit Ödem, Blutpigment und Nekrose) entnommen. Die Gefäße zeigten eine hyaline Substanz. Mit 45 Jahren wurden durch Punktion zwei größere Cysten festgestellt. Im 50. Jahr Tod durch zentrale Atemlähmung. Dabei fand sich im rechten Stirn- und Scheitellappen eine Höhle von $7 \times 6 \times 3$ cm in der weißen Substanz beider Hirnlappen. Die Wand war 1 mm dick, bräunlich gefärbt und bestand aus einem dichten faserigen mesodermalen Schwielengewebe mit Pigmentzellen. Kollagene Faserbündel reichten ein Stück weit in das Hirngewebe hinein. Die Wand der Cysten bestand aus Glia, sie war innen sehr locker und zartfaserig, außen dichter. Es waren Makrophagen mit Hämosiderinpigment sichtbar, aber auch noch ganze Trümmerzonen mit Nekrosen, Blutungen und Lymphocyteninfiltration. In die Nekrose waren eingeschlossen kleine Hirnteilchen mit teils erhaltenen, teils geschrumpften Ganglienzellen.

Kalbfleisch (1947) wies auf die Vorstellungen Rickers hin, der die Hauptaktion an den Strombahnnerven vermutete. Er glaubte, daß die Nekrose besonders als Marknekrose nicht schlagartig aufträte und fand sie auffällig scharf abgesetzt vom Hirn, an manchen Stellen auch hämorrhagisch. Die Nekrosen würden wohl abgebaut, es entständen Cysten. Kalbfleisch hielt den ganzen Vorgang für chronisch-progressiv, meinte aber, daß mesodermales Gewebe an der Bildung der Cystenwand nicht beteiligt sei und daß deshalb auch Scholz' Vorstellungen über die Bedeutung des Gefäßbindegewebes für die Entstehung nicht stimmen könnten.

Schließlich hat sich ausführlich Zeman (1949) mit den Befunden nach Röntgenbestrahlung von tumorkranken Hirnen befaßt und fand im wesentlichen die gleichen Befunde wie Scholz. Er vermutete zuerst eine Permeabilitätsstörung, später eine proliferative Reaktion des Gefäßbindegewebes, welches sich aber dann durch direkten Strahlenschaden inaktiviere. Das nervöse Parenchym würde dagegen nur sekundär durch die Gefäßschäden und das Tumorwachstum selbst in Mitleidenschaft gezogen. Primäre Ganglien- und Gliazellveränderungen hat Zeman nicht gesehen. Ein echtes Amyloid an den Gefäßen war niemals nachweisbar. Die Pathogenese der Spätschädigung konnte auch er noch nicht eindeutig erklären (1955).

Ausführlich beschrieb Zeman (1949) (Fall 14, Abb. 1—5) einen Röntgenspätschaden bei einem 37jährigen Mann, bei dem ein Stammganglientumor links festgestellt worden war. Er wurde mit 6000 r bestrahlt und fühlte sich 3 Jahre wohl. Dann kam es plötzlich zu einer ganz groben, halbseitigen Symptomatologie und der Patient starb $3^3/_4$ Jahre nach der Bestrahlung. Die Autopsie ergab ein walnußgroßes, zum Teil nekrotisches Astrocytom an der vermuteten Stelle, in der Nachbarschaft aber eine ausgedehnte Nekrose des Hirngewebes, die von Zeman (1949) auf eine plasmatische Infiltration [hyperergische Reaktion? s. auch Kindt (1952)] bezogen wurde. Besonders auffällig war die Vermehrung der Gefäße, die Hyperämie, die Wandverbreiterung und Knäuelbildung. Die kausale Genese des Röntgenschadens ist nach Kindt (1952) eine hyperergisch ausgelöste, seröse Entzündung. Sie ist auf eine allgemeine Reaktionsform des cerebralen Gefäßsystems, modifiziert durch Strahlenschädigung der Gefäßwände zurückzuführen, was zur Durchlässigkeit besonders hochmolekularer Eiweißkörper Anlaß gibt.

Eine systematische Untersuchung dieser Hirnnekrosen nach Röntgenbestrahlung führten dann Pennybacker und Russell (1948) durch, wobei sie sowohl bei operativer Excision aus bestrahlten Hirnen (Fall 1) als auch bei der Autopsie (Fall 2) massive

„subcorticale" Lappennekrosen feststellen konnten. Im übrigen fanden sie histologisch einen völligen Verlust der Ganglienzellen in der bestrahlten Rinde mit Gliose, an den Gefäßen aber ähnliche Veränderungen wie sie seinerzeit SCHOLZ beschrieben hatte.

Im 1. Falle eines 52jährigen Mannes war die linke Parietalregion mit 2300 r in einer Sitzung bestrahlt worden. Nach einem Zeitraum von 11 Monaten traten die ersten Zeichen der Hirnschädigung auf. Es wurden noch einmal 40 mg Radiumnadeln am Rande der Fläche für 120 Std eingelegt und nun 16 Tage später im Hirn eine Massenverschiebung zur Gegenseite festgestellt und dann operativ freigelegt, wobei das erwähnte Stück excidiert wurde.

Im 2. Falle einer 53jährigen Frau wurde eine totale Tumordosis von 4392 r am Ort in einer 1. Serie, 5 Monate später 1800 r in einer 2. Serie und 11 Monate nach Beginn der 1. Serie noch einmal 1440 r gegeben. Hier war beim Tode $3^1/_2$ Jahre nach Beginn der 1. Bestrahlung die erwähnte totale cystische Umwandlung des Temporallappenmarkes (ihre Abb. 7) zu sehen.

Das Auftreten von täglichen Krampfanfällen $2^1/_2$ Jahre nach einer 2500 r Dosis auf die Schädelhaut wegen eines Epithelioms berichtet FOLTZ und Mitarbeiter (1953). Bei einer Excision von Hirnteilen ergaben sich Veränderungen ähnlich den von SCHOLZ beschrieben. Übrigens gibt es ähnliche Strahlenschäden auch am Rückenmark [STEVENSON und ECKARD (1945)].

Nachdem diese vereinzelten Beobachtungen schwere Schäden am normalen Hirngewebe im Rahmen der sog. „üblichen" (6—8000 r) Tumorbestrahlung ergeben hatten, mußte die Frage der Dosierung von Grund auf überprüft werden.

ARNOLD, BAILEY und Mitarbeiter (1954) hatten besonders günstige Bedingungen für eine stereotype Bestrahlung mit sehr exakter Strahlenmessung am Ort, da sie statt γ-Strahlen β-Strahlen benutzten (Betatron).

Sie setzten dabei die Wirkung von 5 r Betatronstrahlung der von 3 r Röntgenstrahlung gleich. Sie arbeiteten am Makkaken mit einem scharfgeschnittenen Strahlenbündel von 1 oder 2,5 cm Breite aus einer Entfernung von 83,4 cm. Die Austrittszone war nur 1 mm breiter als die Eintrittszone. Die Austrittsdosis erreichte 95% der Haut-Eintrittsdosis. Man konnte damit also praktisch homologe Stellen beider Hemisphären miteinander vergleichen.

Die Ergebnisse bei 60 Beobachtungen lassen sich auf die folgenden Feststellungen konzentrieren: 1. Bei einer Gruppe mit einer Einzeldosis von 7000 und mehr r kommt es in den ersten 24 Std bereits zu einer kompletten, scharf abgeschnittenen Nekrose des Gewebes im Bereich des Strahlenbündels. 2. Bei einer Gruppe mit 5000—7000 r in einer Dosis trat neben reversiblen Frühschäden eine Spätnekrose des Markes auf (s. unten). 3. Bei einer Einzeldosierung von 3000—5000 r kam es in einer Frühphase zu einer Encephalitis mit Ödem, die den Weg des Strahlenbündels nach außen überschritt. 6—8 Monate später aber entstand eine Spätnekrose des Gewebes mit einer ausgesprochenen Prädilektion für die weiße Substanz des Markes. Der Prozeß begann als reine Entmarkung und erst später zeigten sich Schäden an Axonen und Glia. 4. Bei einer Gruppe von Einzeldosen zwischen 1500 und 3000 r waren die Veränderungen weniger intensiv, aber im übrigen identisch mit denen der vorigen Gruppe. Bei einer 5. Gruppe mit Bestrahlung von Ratten mit 300—600 r in 3 Einzeldosen zeigten sich ebenfalls direkte Schäden am Hirn. — Auch berichteten die Verfasser, daß die hypothalamischen vegetativen Kerne (wie ich z. B. selbst an den Präparaten der Nucl. paraventriculares sehen konnte) ausgesprochen strahlensensibel waren und daß es zu deren ausgestanztem Untergang kam, auch wenn die Umgebung noch keine Veränderungen aufwies. — Das erschwert natürlich die Bestrahlung aller „Hirnstamm"-Tumoren ganz wesentlich. Nach den Abbildungen zu urteilen, sieht es so aus, als ob dieser Entmarkungsprozeß zumindest perivasculär beginnt, ähnlich wie SCHOLZ das beobachtet hatte. SCHOLZ selbst sieht in dem Befund von ARNOLD und Mitarbeitern keinen wesentlichen Unterschied zu seinen Beobachtungen (persönliche Mitteilung).

Die Tatsache, daß beim Affen eine Einzeldosis von 1000—1500 r zur Spätnekrose des Hirns führe, könne zwar nicht beweisen — so führten die oben zitierten Verfasser aus —, daß beim Menschen eine fraktionierte Bestrahlung gleicher Dosis den gleichen Effekt habe. Doch hatten die Verfasser Marknekrosen auch beim Menschen nach der üblichen Bestrahlung gesehen, die auch morphologisch denen beim Tier glichen. Sie kamen daher zu der Feststellung, daß die *Frage der Dosierung und Fraktionierung bei der Bestrahlung von Hirntumoren beim Menschen dringend einer Überprüfung bedürfe.*

Besonders interessant ist unter Berücksichtigung dieser experimentellen Befunde die Analyse des von Eicke (1952) mitgeteilten Falles.

Ein 44jähriger Mann kam 2 Jahre vor dem Tode in Behandlung. Es wurden bei ihm 17 Monate vor dem Tod 7800 r in Sitzungen zu 300 r von 4 Feldern (occipital, frontal, parietal rechts, parietal links) mit täglicher Bestrahlung gegeben. Zwölf Monate vor seinem Tode wurde eine gleiche Bestrahlungsserie von 4 Feldern mit insgesamt 8400 r gegeben. Zwei Monate vor seinem Tode schließlich wurde eine 3. Bestrahlungsserie, wie bisher, mit 7200 r durchgeführt (insgesamt also 23 200 r!!). Die Bestrahlung wurde wieder gut vertragen und der Patient 2 Monate vor seinem Tod beschwerdefrei entlassen. Drei Wochen vor seinem Tod kam es plötzlich zu einem Zusammenbruch der gesamten geistigen Funktionen und zu linksseitigen Paresen und Sensibilitätsstörungen und schließlich zu einer Hemiparese links. Der Patient wurde rasch somnolent und starb.

Hier findet sich nun interessanterweise im linken Occipitallappen am Ort des Tumors — der bei allen 3 Serien von beiden Seiten bestrahlt wurde — nur medial eine totale *Rinden*nekrose, die offensichtlich völlig und in ungewohnter Weise bindegewebig vernarbt [Eickes Abb. 3 und 5a] war und wobei das Parenchym völlig ausgefallen war (Abb. 5). Der Tumor selbst war als kastaniengroßer Bezirk erhalten und anscheinend wenig betroffen. Histologisch handelte es sich um ein Oligodendrogliom. Dagegen war die linke und rechte Konvexität in dieser Gegend nicht geschädigt! Im rechten Frontallappen fand sich hingegen wieder eine totale *zentrale* Marknekrose bis in den Balken hinein, die das Bild eines Glioblastoms imitierte (Abb. 2a). Hier bestand also eine frische von Hämorrhagien durchsetzte Nekrose nur der weißen Substanz im völlig normalen und tumorfernen Hirn.

Versucht man diese Befunde zu deuten, so muß man den Befund im Frontallappen als die Spätnekrose der weißen Substanz von Arnold und Bailey, den Befund im Occipitallappen hingegen als eine primäre akute Nekrose der *Rinde* auffassen, wie sie ähnlich Arnold und Mitarbeiter bei der Einzeldosis von 8000 r erzeugen konnten: Sie lag offensichtlich am Punkt der Strahlenkreuzung wie bei Scholz (1934, s. a. Zeman Abb. 7).

Arnold zeigte mir ein Präparat einer derartigen Frühnekrose des gesamten betroffenen Hirnes einschließlich Rinde 6 Wochen nach dem Bestrahlungstag. Zu diesem Zeitpunkt war das Gewebe noch im Zustand der von Spielmeyer beschriebenen Koagulationsnekrose und bisher ohne jede Erweichung und reparative bzw. Abräumfunktion aus der Nachbarschaft. Nach dem Eickeschen Befund werden offensichtlich diese Rindennekrosen später von den Capillaren aus durch eine hochgradige Proliferation (rein bindegewebig) organisiert.

Nach Kenntnis dieser Arbeit — deren histologische Präparate ich durch die Freundlichkeit von Dr. Bailey und Dr. Arnold persönlich studieren konnte — habe ich eine Reihe von Hirnen aus unserem Material richtig deuten gelernt, die mir vorher unklar waren, obwohl auch ich schon sichere relativ frische Röntgenschäden in Form von Flohstichblutungen gesehen hatte [s. die Abb. 8 von Zeman (1955)]. Ich habe 1954 durch Walter einen ersten Fall beschreiben lassen, bei dem es wahrscheinlich zu einer derartigen Marknekrose mit Cystenbildung im Temporalhirn gekommen war, die absolut dem von Kalbfleisch (1947) geschilderten Befunde glich. Da aber die Befunde nicht eindeutig waren, wurde dieser Bericht nur mit einer gewissen Reserve abgefaßt. Die folgenden 4 Befunde zeigen aber, daß auch beim Menschen, ähnlich wie in den 2 Fällen von Pennybacker und Russell derartige Spätnekrosen des Markes nach „üblicher" Röntgenbestrahlung nicht nur als Ausnahme noch mehrere Jahre später vorkommen können:

1. Hirn unserer Sammlung (Nr. 1112) mit einem temporomedialen Oligodendrogliom bei einer 45jährigen Patientin (s. Abb. 94), bei der eine „übliche" Röntgenbestrahlung des Schläfengebietes an der Charité in Berlin durchgeführt worden war. Die genaue r-Zahl ließ sich nicht mehr feststellen. In diesem Falle findet sich von dem Tumor autoptisch noch eine umschriebene kastaniengroße Masse temporomedial. Die Tumorzellen sind praktisch kaum verändert, hingegen ist das gesamte benachbarte Mark des Schläfenlappens untergegangen und gelatinös umgewandelt und gliös vernarbt bzw. cystisch zerfallen. Histologisch entspricht dem eine makrogliöse Narbe im Markstrahl mit einigen Rundzelleninfiltraten der Nachbarschaft.

2. 50jährige Frau (Fall Nr. 4592), die vor 5 Jahren wegen eines diagnostizierten Olfactoriusmeningeoms in 2 Serien mit 9000 r im Abstand von etwa 1 Monat bestrahlt wurde. Tod 5 Jahre nach der Bestrahlung an ungeklärter Ursache und zwar schlagartig nach Beginn einer grippeartigen Erkältungskrankheit. Einlieferung in bewußtlosem Zustand ins Krankenhaus. Tod kurz danach vor weiteren ärztlichen Untersuchungen.

Am Hirn fand sich ein mandarinengroßes Olfactoriumsmeningeom etwas rechts der Mittellinie an typischer Stelle (Abb. 23). In den Frontallappen beider Seiten war die weiße Substanz — rechts etwas stärker als links — verschwunden und in eine gelatinöse Masse umgewandelt, die von größeren Cysten durchsetzt war. An manchen Stellen fanden sich hier frische Flohstichblutungen. Die gleichen Veränderungen lagen auch weiter rückwärts, doch war das ganze Mark des rechten Frontallappens, des Balkens und zentraler Teile des linken Centrum semiovale noch frisch nekrotisch (Abb. 24) und von Flohstichblutungen durchsetzt. Diese Veränderungen betrafen das Mark etwa bis in die Höhe der Foramina Monroi.

Histologisch waren die Markscheiden in den beschriebenen Gebieten praktisch verschwunden, an ihrer Stelle lag eine gliotische Masse mit perivasculären Rundzellinfiltraten um die Gefäße und perivasculäre Ansammlungen von Fettkörnchenzellen. Die Tumorzellen selbst zeigten praktisch keinen wesentlichen Bestrahlungseffekt, Nekrosen fehlten hier!

Ein weiterer Punkt bedarf der Bearbeitung. Wie der Vergleich unserer Abb. 23 und 24 (bei einer

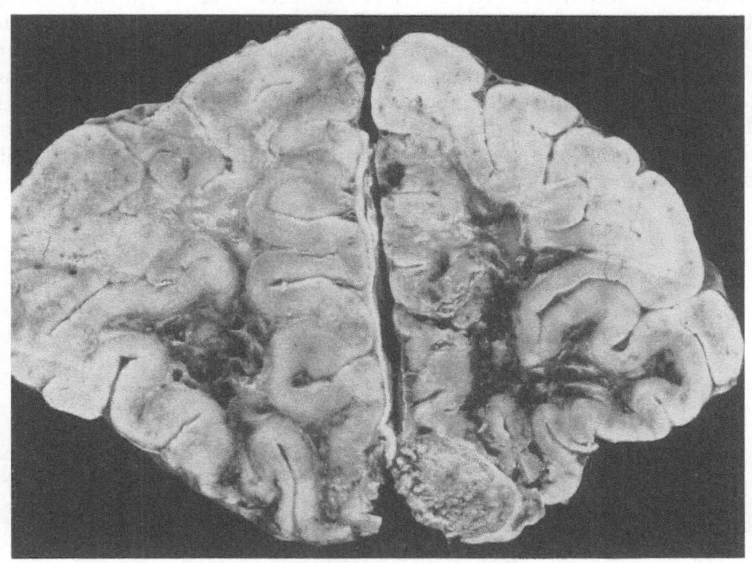

Abb. 23. Völlige Zerstörung des Frontalmarkes und Umwandlung in eine narbig-gelatinöse Masse. Die Rinde ist recht gut erhalten (vgl. Abb. 24 und Abb. 288). (Fall 4592.)

Patientin mit Bestrahlung vor 5 Jahren) zeigt, ist wohl der Gewebsabbau im Frontalmark (Abb. 23) abgeschlossen, im weiter occipital liegenden jedoch noch nicht. Hier ist die Nekrose noch im Fortschreiten, obwohl die Bestrahlung 5 Jahre zurücklag (Abb. 24).

Auch die Krankengeschichte bei SCHOLZ (1938) (17 und 19$^1/_2$ Monate nach der einseitigen Bestrahlung an 3 Tagen) und andere weisen darauf hin, daß der Nekrotisierungsprozeß offensichtlich beim Tode noch nicht abgeschlossen war, so daß es sich wahrscheinlich um eine über viele Jahre progrediente Markschädigung handelt. Im Falle KALBFLEISCHs war die Latenz 7 Jahre! Schließlich muß auf die Abb. 1 bei SCHOLZ (1938) hingewiesen werden, die makroskopisch einem umschriebenen Hirntumor völlig gleicht, obwohl es sich nur um die Oberfläche des Maximums der subcorticalen Nekrose handelt. Das Hirn hatte niemals ein Blastom! Das gleiche Bild und den gleichen Befund sahen

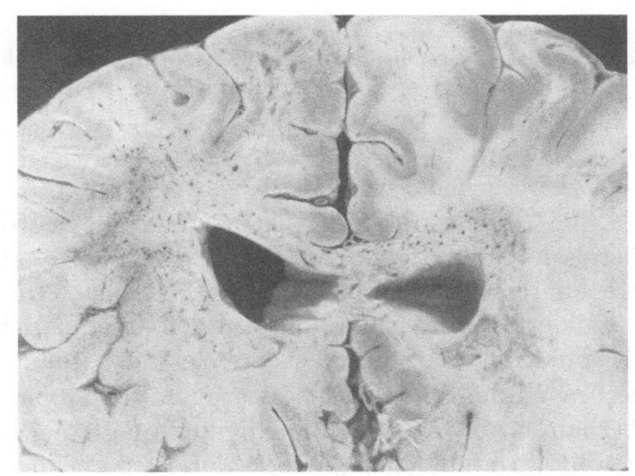

Abb. 24. Weitgehende (noch fortschreitende) Nekrose des Markes im linken Frontallappen des Balkens und der periventrikulären Markzonen rechts bei Röntgenbestrahlung (s. Abb. 23 und Abb. 288). (Fall 4592.)

wir in unserem Falle eines 35jährigen Mannes mit rechtsseitigem parietalen Tumor nach Hemisphärektomie (Nr. 6390). Bestrahlung mit etwa 8000 r in 2 Serien. *Der Neurochirurg muß dies täuschende Bild sehr gut kennen, da er sonst Gefahr läuft, nekrotische Bestrahlungsschäden für Tumoren zu halten!* — Wir verfügen aber noch über weitere Beobachtungen.

3. Bei einem 71jährigen Mann wurde wegen fokaler Anfälle vor 4 Jahren eine Bestrahlung der linken Parietalregion mit insgesamt 10000 r in 2 Serien im Abstand von 7 Monate ndurchgeführt.

Eine vor der Bestrahlung bestehende Parese besserte sich zunächst, dann trat eine langsame Verschlechterung ein. Schließlich starb der Patient unter allgemeinem Versagen der zentralen Regulationen. Hier fand sich parietal an der Leptomeninx haftend eine schmale Platte eines weißlichen Gewebes, dessen Natur sich histologisch nicht mehr klären ließ, möglicherweise hat es sich um ein ganz flaches, völlig hyalin umgewandeltes Meningeom gehandelt. Im anliegenden Parietallappen waren die Markstrahlen sämtlich verschwunden, an ihrer Stelle lagen entweder große Cysten oder ein gelatinöses Gewebe mit vielen Fettkörnchenzellen und durchsetzt von einer Makrogliose (s. Abb. 25).

4. Einen weiteren derartigen Röntgenschaden fanden wir auch im Hirn des 17jährigen Patienten des Falles 881 mit einem monstrocellulären Sarkom, dessen Befund oben bereits erwähnt wurde (s. S. 94). Hier fand sich „von der Höhe des Balkenspleniums an nach occipitalwärts eine beginnende Erweichung im Zentrum des Markes. Auch weiter rückwärts liegende Anteile des Markes zeigten eine deutliche Auflockerung und Erweichung der mediobasalen Markanteile, während die Rindenguirlande voll erhalten blieb". . . . . Es war eine sehr erhebliche Röntgenbestrahlung durchgeführt worden

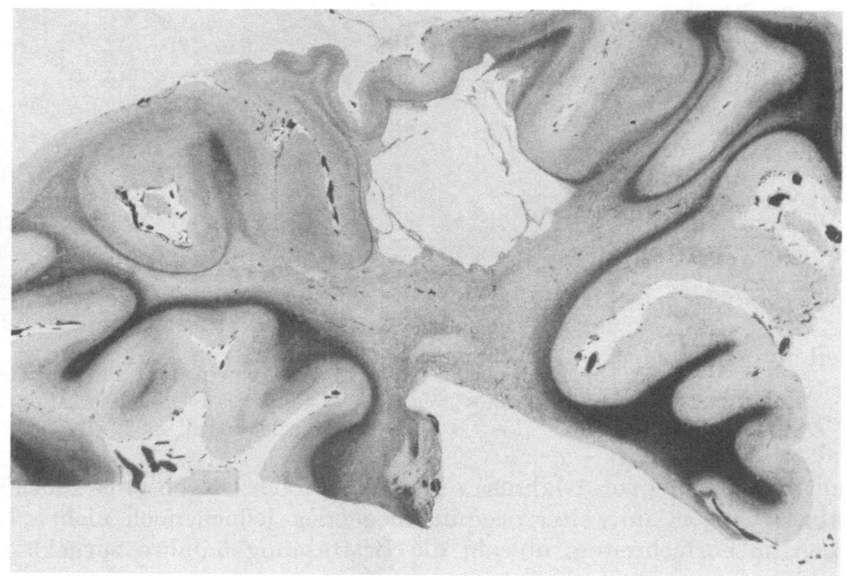

Abb. 25. Fast vollständige Entmarkung des oberen Parietallappens nach Bestrahlung eines fokalen Prozesses bei einem 71jährigen Mann (s. Text S. 99).

[s. Zülch (1940)], deren exakte Höhe heute aber nicht mehr zu bestimmen war. Lorenz (1949) berichtet, daß er bei der Bestrahlung seiner Patienten (aus der Tönnisschen Klinik) nie mehr als zwischen 7000 und 9400 r gegeben hat. Dies dürfte also die Dosis gewesen sein (s. S. 486, 487).

Nach diesen Befunden kann man die Forderung Arnolds und Mitarbeiter nur energisch unterstützen, daß die Frage der Hirntumorbestrahlung beim Menschen dringend einer Überprüfung bedarf. Ich habe diese Anregung unter Vorlegung des oben geschilderten Beweismaterials auf dem Treffen der Deutschen Neurochirurgen im Januar 1955 in Köln weitergegeben und vertreten; denn bei Durchsicht der Befunde muß sich die Frage erheben, wieweit die sog. *Besserung* bei der Bestrahlung von Hirngeschwülsten überhaupt auf eine Zellschädigung und „Wachstumshemmung" des Blastoms *selbst*, wieweit aber auf eine „innere Entlastung" durch Verlust von Hirnmasse zurückgeht. Das wird abhängen von der Art der in dem betreffenden Falle eingetretenen Schädigung des Hirngewebes. Handelt es sich, wie in den meisten Fällen, um eine Nekrose des Markes, so wird durch deren Zerfall und cystische Umwandlung wie in den eigenen Fällen (s. Abb. 23, 25 und 94) sicher ein Raumgewinn eintreten. Liegt dagegen wie im Falle Eickes im Occipitallappen eine Schädigung der *Rinde* mit Ersatz durch Bindegewebe vor, so wird eher ein Raumverlust eintreten, d. h. das Gewebe jetzt raumbeengend wirken, wie seine Abb. 3 zeigt. Der Tumor selbst aber scheint nach den eigenen und den Zemanschen Befunden ebenfalls nur „als Ganzes", d. h. durch massive Nekrose geschädigt zu werden. Eine sichere Wirkung auf die Tumor*zellen* selbst haben wir an unseren Präparaten nur selten gesehen, möglicherweise in dem Fall (Nr. 881) eines monstrocellulären Sarkoms. *Diese Strahlennekrose ist aber offensichtlich nicht kurz nach Ausbildung (etwa im 6.—8. Monat) abgeschlossen — wie man aus den Angaben von* ARNOLD und Mitarbeiter *schließen könnte, sondern vermutlich ein über Jahre progressiver und sich ausbreitender (s. Abb. 23 und 24!) Prozeß!*

Damit wäre der Tumorbestrahlung für die Zukunft eine ganz schwierige Aufgabe gestellt: Die Zerstörung des Tumors durch Herbeiführung einer massiven gefäßbedingten Nekrose in ihm selbst ohne Schädigung des benachbarten Hirns. Mit diesem Problem gilt es sich dringlich zu befassen.

Neuere Arbeiten aus im den letzten Jahren befassen sicht der Wirkung der radioaktiven Stoffe auf das Hirn (Gold, Kobalt usw.). Hier haben AJURIAGERRA und Mitarbeiter (1954) sich kürzlich besonders mit den Veränderungen nach intracerebraler Implantation von radioaktivem Gold befaßt (Schrifttum: s. bei den Verff.). Es werden Nekrosezonen von 3—4 mm bzw. 6 mm beschrieben. Die Ergebnisse wurden mit denen nach Röntgenbestrahlung verglichen. Wichtig war, daß z. B. der Plexus hochgradig geschädigt und völlig homogenisiert wurde, was auch früheren Beobachtungen entspricht. JENTZER (1955) und KLAR (1955) haben über die Wirkung von radioaktivem Kobalt berichtet. DAVIS und Mitarbeiter (1952) arbeiteten mit Radiumbomben.

IV. Geschwulst und Hirn.
1. Umgebungsreaktionen.

Die Umgebungsreaktionen des Hirns können wir in 2 Arten einteilen: Die direkten Veränderungen der *morphologischen* und *physikochemischen* Struktur der umliegenden Hirnsubstanz und die rein *mechanisch* durch das Volumen auctum hervorgerufenen Formveränderungen nach Massenverschiebungen des Hirns (die übrigens sekundär wieder zu Veränderungen der ersten Art infolge Schnürung, Einklemmung und Blutmangel bzw. Stauung führen können).

Die direkte Umgebung des Hirns reagiert auf die Hirngeschwülste verschieden, je nach deren Wachstumsart. Hier hat DÖRING (1939) ausführlich über die Reaktion bei unreifen Tumoren berichtet. Infiltrierend wachsende Gliome wie das Astrocytom oder Oligodendrogliom können jede Veränderung missen lassen, das Geschwulstgewebe geht vielmehr kontinuierlich in das nicht befallene Gewebe über. Bei Oligodendrogliomen liegen gelegentlich über der Geschwulst in den benachbarten Windungen Zonen verkalkter Capillaren (Abb. 116b) [ZÜLCH (1941) und DÖRING (1939)]. Auch sieht man bei ihnen, wie auch bei den Gangliocytomen, in der Randzone gelegentlich reaktive Makrogliosen [SCHALTENBRAND und BAILEY (1928), ZÜLCH (1939), Abb. 99b und 272c]. Sie kommen auch zwischen den Papillen des Ependymoms in der Wachstumszone vor [ZÜLCH (1940) und Abb. 224b], oder sie umgeben Carcinommetastasen [CASPER (1933)]. Auf die zahlreichen Gefäßveränderungen in der Umgebung des Glioblastoms bin ich bei der Besprechung des Stromas näher eingegangen (s. S. 78ff. und Abb. 188ff.). Sehr überraschend sind die Befunde in der weiteren Randzone des Sarcoma monstrocellulare, wo die ersten Geschwulstzellen sich oft weit im Gesunden gerade von den Capillaren abzulösen beginnen (Abb. 349). — In der Umgebung größerer Blutungen kann man Makrophagen mit Blutpigment sehen (Abb. 26b). Auch können die Gefäße verkalkt und die Wandzellen mit Hämosiderinpigment imprägniert sein (Abb. 26a).

Weitere Abräumvorgänge sieht man besonders in der Nähe von Glioblastomen, wo am Rande der nekrotischen Teile Fettkörnchen und Stäbchenzellen auftreten können, ehe überhaupt die Mikroglia [PENFIELD (1932)] zu proliferieren beginnt. In der weiteren Umgebung sind zahlreiche vasculäre Schäden, besonders bei malignen Geschwülsten, beobachtet worden [kleine Erbleichungsherde, BODECHTEL-DÖRING (1938), s. ihre Abb. 7]. Auch die Makroglia weit entfernt liegender Teile soll sich vermehren können.

Bei der Abb. 5 von DÖRING (1939) dürfte es sich allerdings um ein Oligodendrogliom gehandelt haben. Ich halte die „isomorphe Gliose im Hemisphärenmark" bereits für eine Tumorinfiltration, die typischerweise das Mark bevorzugt.

Bei malignen Geschwülsten wie Glioblastomen, Metastasen, monstrocellulären Sarkomen stehen die Veränderungen des Feuchtigkeitsgehaltes und der Gewebskonsistenz

(Hirnödem und -schwellung, s. S. 102ff.) im Vordergrund. Ein ausgezeichnet beschriebenes und abgebildetes Beispiel eines „Hirnödems" bei einer corticalen Metastase findet sich bei Christeller (1927) (Abb. 174, Tafel 85). Solange es hier nicht zu Blutungen kommt, steht die Hirnschwellung des Markes in der direkten Umgebung der Geschwulst, aber auch des Lappens oder der ganzen Hemisphäre an erster Stelle. Diese große Volumenvermehrung der Umgebung kann klinisch für die Lokalisation kleiner Metastasen nahezu unlösbare Probleme geben. Zudem bringt die Hirnschwellung zusätzlich zum Geschwulstvolumen eine Volumenvermehrung, die zu den schwersten Massenverschiebungen und Einklemmungserscheinungen führen kann (s. S. 104ff.). Ein Hirnödem aber habe ich (1943, 1953) nur in der direkten Umgebung von Blutungen ins Geschwulstgebiet und bei nekrotischen Röntgenschäden (1943, Abb. 9a) gesehen und beim Hirnabsceß. Sowohl beim „offenen" wie beim „gedeckten" Hirnabsceß kann allerdings die Wasserzunahme derart

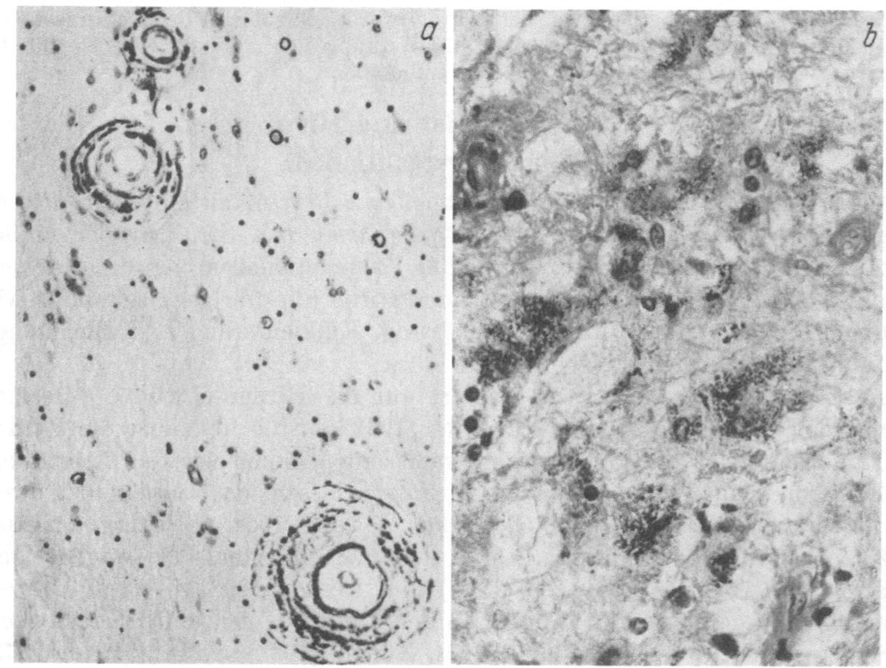

Abb. 26a u. b.
a Veränderungen des Hirngewebes in der Randzone eines Kavernoms. Um die Gefäße liegen mehrere konzentrische Kalklagen. (Vergr. 136fach, Kresylviolettfärbung.)
b Große Makrophagen der Nachbarschaft sind mit feinkörnigem Blutpigment beladen. (Vergr. 272fach, HE-Färbung, beide Fall 6321.) (Vgl. Abb. 400a.)

erheblich sein, daß die Hemisphäre darin nahezu „ertrinkt" [Zülch (1941), Abb. 5, 13a, 14]. Auch nach Operation und Trauma steht zunächst das Ödem im Vordergrund [Zülch (1951, 1953)]. Es wird teils von einer geringeren, koordinierten Hirnschwellung begleitet, teils von einer sekundär aus dem Ödem entstehenden Quellung gefolgt (1943).

2. Hirnödem und Hirnschwellung. — Schwangerschaft und Hirntumor.

Unsere Kenntnisse über die Morphologie und Pathogenese von Hirnödem und -schwellung sind noch nicht vollständig. So viel aber erscheint heute sicher, daß diese beiden Zustände voneinander verschieden sind und *einzeln*, aber auch in einem gewissen *Nebeneinander*, *Nacheinander* und *Übereinander* existieren können. Dabei ist wahrscheinlich die Hirnschwellung *allein* häufiger im Mark (Abb. 160 und 171), das Hirnödem *allein* mehr in der Rinde zu beobachten [Zülch (1953)].

Makroskopisch gibt wahrscheinlich die beste Unterscheidungsmöglichkeit noch immer die Faustregel der Allgemeinpathologie, daß „beim Hirn*ödem* Flüssigkeit von den Schnittflächen abfließt, und die Blutpunkte verstreichen, und daß bei der Hirn*schwellung* aber die Schnittfläche eher trocken und klebrig ist und die Blutpunkte sichtbar bleiben". Über die Konsistenz haben sich übereinstimmende Anschauungen nicht gebildet. Ich fand sie beim Ödem sehr elastisch, in fortgeschrittenen Fällen gummiartig, bei der Hirnschwellung zunächst fest und die Oberfläche klebrig, später bei stärkerer Ausbildung eher weich mit gleicher klebriger Oberfläche.

Auch die histologischen Unterschiede von Hirnödem und -schwellung lassen sich heute bereits einigermaßen schildern: Wir fanden bei Hirnschwellung eine feinvacuolige Auftreibung der Markscheiden [ZÜLCH (1941)], eine Auftreibung der Oligodendroglia, vergleichbar der akuten Schwellung, und Schwellungs- und Zerfallsvorgänge an der Astroglia mit Clasmatodendrose. Mit der MASSON-Trichromfärbung ließ sich keinerlei Flüssigkeit im Gewebe nachweisen [ZÜLCH (1943)].

Beim Ödem hingegen sahen wir mit dieser Färbung eine Anreicherung von Flüssigkeit im Gewebe, zunächst besonders perivasculär, morphologisch aber außerdem eine Verbreiterung der pericellulären und perivasculären Räume, besonders nach schrumpfender Einbettung. Außerdem erliegen Parenchym und Stroma im Ödem sekundären Veränderungen: Auch hier wird die Astroglia clasmatodendrotisch, die Oligodendroglia schwillt mukös, die Mikroglia fängt im entzündlichen Ödem an zu wuchern, die Gefäßwände quellen und können sich im entzündlichen Ödem auflösen. Dabei ähneln diese *sekundären* Veränderungen der Quellung des Gewebes im Ödem dem Endzustand einer *primären* Hirnschwellung, so daß man dann nur noch an bestimmten kleinen Befunden die Art ihrer Entstehung aufdecken kann [ZÜLCH (1943)]. Beide Vorgänge aber führen zum gleichen Endbild: Dem einer erheblichen Parenchymschädigung, die sich örtlich bis zur Nekrose steigern kann [JACOB (1940)].

Bei den *extracerebralen* Geschwülsten sind die Nachbarschaftsveränderungen des Hirns verschieden.

Bei rein verdrängend wachsenden Tumoren wie besonders bei Meningeomen kann es infolge langsamen Wachstums und bei kleinem Volumen zu so zarten Verschiebungen kommen, daß diese voll reparabel sind. Bei größeren Tumoren gibt es fast regelmäßig Kreislaufstörungen mit Erbleichung des umgebenden Gewebes, Ödem und Nekrose. Ähnlich können bei Acusticusneurinomen Druckatrophie und Erweichungen in der anliegenden Brücke vorkommen (Abb. 261). Beim Epidermoid reagiert das Hirn oft mit einer heftigen Nachbarschaftsencephalitis und -meningitis (S. 550) anscheinend auf Fettsäuren und Cholesterin [MAHONEY (1936), VERBIEST (1939)], ähnlich auch bei Parasiten (Abb. 432b). Beim Kraniopharyngeom entsteht nicht selten eine derartig hochgradige Randgliose, daß sich eine mehrere Millimeter dicke Platte bildet, die histologisch kaum von einem Spongioblastom zu unterscheiden ist (s. S. 372c, d).

Im Falle 6404 eines 8jährigen Jungen war die „Kapselzone" des Kraniopharyngeoms ein etwa $^1/_2$ cm dickes gliotisches Randgewebe, das örtlich nicht von einem typischen Spongioblastom zu unterscheiden war und übrigens auch ROSENTHALsche Fasern enthielt, also aus der subependymären Glia aufgebaut war. Die reaktiven Mantelzonen sind auch mit bloßem Auge als derbe, etwas glasige Schicht von 2—4 mm zu erkennen.

Im anliegenden Hirn können aber auch ganz langsame atrophische Vorgänge ablaufen, im Kleinhirn z. B. eine Rindenatrophie (bei einem Angioma racemosum und bei einer PAGETschen Erkrankung des Schädels). Die Vergrößerung des Markvolumens bei Hirngeschwülsten mit verschiedenem Sitz und verschiedener Art ist planimetrisch untersucht worden, die Markvergrößerung war am stärksten im Parietalmark, am geringsten im Temporallappen [HÄUSSLER (1938)].

Schwangerschaft und Hirntumor. Das Zusammentreffen einer Schwangerschaft und eines Hirntumors kann [DUPERRAT (1945)] beträchtliche therapeutische Probleme stellen. Der von FINKEMEYER (1955) berichtete Fall einer 22jährigen Patientin zeigte das deutlich.

Die Patientin klagte seit dem 4. Monat über Kopfschmerzen, Übelkeit und Erbrechen. Sie wurde unter Eklampsieverdacht mehrfach auf Fachabteilungen behandelt. Erst im 7. Monat wurde der

Verdacht auf einen Hirntumor laut. Eine Suboccipitalpunktion ergab Kleinhirngewebe, darauf Überführung in eine Neurologische Klinik. Hier wurde festgestellt, daß sie seit 3 Tagen offensichtlich (Einklemmungs-)Anfälle von Enthirnungsstarre hatte.

Das Problem war jetzt folgendes: Offensichtlich bestand ein Hirntumor, vermutlich ein Kleinhirntumor. Es bestand weiterhin Gravidität mit lebensfähigem Kind im 8. Monat. Daraufhin Therapieplan: 1. Ventrikeldauerdrainage, zugleich Injektion von etwas Luft, um den Sitz der Geschwulst zu diagnostizieren. Die Vermutung eines Kleinhirntumors wurde bestätigt. 2. Kaiserschnitt bei offener Drainage. 3. Nach Erholen der Patientin Operation des Tumors, die leider ein Medulloblastom ergab. Entlassung der Patientin in gutem Zustand.

Ähnlich berichten DIVRY und BOBON (1949) über eine 25jährige Patientin mit Spongioblastom (Astrocytom) des Kleinhirns, die vier normale und drei pathologische Schwangerschaften durchmachte. Beim ersten Male mußte wegen „Schwangerschaftsnephritis" eine Frühgeburt eingeleitet werden. Beim zweiten Male normale Entbindung ohne Beschwerden während der Geburt. Bei der dritten Schwangerschaft künstlicher Abort im 3. Monat wegen Kopfschmerzen, Erbrechen und Sehstörungen. Vierte Schwangerschaft ohne Beschwerden und mit normaler Geburt. Fünfte Schwangerschaft: Kopfschmerzen, Fehlgeburt im 7. Monat. Sechste Schwangerschaft: physiologisch mit normaler Geburt. Siebente Schwangerschaft: Tod im 7. Monat im Hirndruck.

DIVRY und BOBON haben 71 aus dem Schrifttum gesammelte und drei eigene Fälle teils ausführlich, teils zusammengefaßt beschrieben. Auf diese Übersicht wird verwiesen.

Es ergaben sich aus den Berichten des Schrifttums eine Reihe von Fragen: 1. Die Frage der Diagnose eines Hirntumors während der Schwangerschaft, da die Hirnschwellung bzw. das Hirnödem der Schwangerschaftsgestosen ähnliche Hirndruckzeichen machen können. 2. Die Frage des stimulierenden Einflusses einer Schwangerschaft auf das Tumorwachstum. Man wird sich dieses nur für Hypophysenadenome vorstellen können. Sonst wird die Schwangerschaft vermutlich nur über eine zusätzliche Hirnschwellung bzw. Hirnödem auf die Hirngeschwulst einwirken können.

Die Therapie wird sich nach dem Zustand der Patientin, der Lebensfähigkeit des Kindes, dem Ausmaß des Hirndrucks und dem Sitz der Geschwulst, also ganz individuell richten müssen.

3. Die mechanischen Formveränderungen und Massenverschiebungen.

Die Volumenvermehrung durch Geschwulstwachstum führt zu einer Verschiebung der benachbarten Hirnteile. Dabei bildet sie nicht den einzigen neuen raumfordernden Faktor denn besonders bei kleinen Metastasen und bei anderen malignen Geschwülsten bringen Hirnödem und -schwellung eine Volumenvermehrung, die die primäre Größe der Geschwulst oft um ein Vielfaches übersteigt. Zudem kann es zu Zirkulationsstörungen mit Hyperämie bzw. auch zu partiellen oder totalen Blockaden an der Liquorstrombahn kommen, die zum lokalen Hydrocephalus occlusus einzelner Kammerteile führt (Hydrocephalus des seitengleichen Unterhorns, der ganzen Herdkammer oder der Gegenkammer).

Alle diese Größen wirken raumfordernd und können am Hirn Massenverschiebungen hervorrufen. Über die Ursache derartiger Formveränderungen haben lange Zeit Meinungsverschiedenheiten bestanden, sie wurden zeitweilig als Hirn-„Hernien" [MEYER (1920)] bezeichnet, später aber von SPATZ und STROESCU (1934) als örtliches Schwellungsphänomen gesehen und topographisch richtig mit den Zisternen in Verbindung gebracht. SPATZ faßte sie aber als eine örtliche Hirnschwellung an den physiologisch bereits in den Zisternen liegenden oder an diese grenzenden Hirnteilen auf (Schrifttum s. RIESSNER und ZÜLCH, 1939).

Die Untersuchungen von TÖNNIS (1938) und RIESSNER-ZÜLCH (1939) deckten jedoch die „Zisternenverquellungen" nur als einen Teilausschnitt größerer — im wesentlichen mechanisch bedingter — Massenverschiebungen auf. Denn sie sind sozusagen nur der „Anzeiger" für die *Richtung* dieser weiter reichenden Vorgänge, wobei die periphersten Teile durch die Schnürung an den Durabegrenzungen besonders stark in ihrer Form verändert werden und deshalb als Prolapse besonders in die Augen fallen.

Denn die Zisternen liegen gewöhnlich so, daß sie durch ihr dickes Liquorpolster das Hirn vor scharfen Dura- und Knochenkanten schützen sollen und damit eine gewisse passive Beweglichkeit der ein- und anliegenden Hirnteile gestatten. So ist die Falx durch die Cisterna interhemisphaerica, das Tentorium durch die Cist. ambiens und basalis, der Keilbeinflügel durch die Cisterna fissurae lateralis abgedeckt, und das Hirn ist dadurch von einer direkten Berührung mit ihnen geschützt [s. die Abbildungen bei KAUTZKY-ZÜLCH (1955)].

Die Ausfüllung der Zisternen mit Hirnteilen beim örtlichen oder allgemeinen Hirndruck ist also nicht eine örtliche Schwellung, sondern nur der peripherste Teilabschnitt einer vorwiegend mechanisch bedingten Massenverschiebung ausgedehnter Hirnteile, die zum Ausgleich des neu entstandenen Volumens bei raumbeengenden Prozessen dient.

Da es sich nicht um eine örtliche Hirnschwellung handelt, trifft auch der Ausdruck „Zisternenverquellung" [SPATZ (1934)] den Vorgang nicht genügend. Auch die an sich charakteristische Benennung OSTERTAGS (1935) „Zisternentamponade" scheint nicht glücklich. Ich schlage den Ausdruck „*Prolaps* in die Zisternen" oder „innere Hirn*prolapse*" vor, ein Name, der die Verlagerung von Hirnteilen in präformierte Räume treffend kennzeichnet.

Die Richtung der eventuellen Massenverschiebungen im Hirn ist durch die Kammerung der Schädelhöhle, durch die Befestigung des Hirns an der Basis und die Verstrebungen innerhalb des Hirns durch Markfaserzüge und Gefäße bedingt. Die Falx ist für Seitwärtsbewegungen eine erhebliche Barriere, gibt aber selbst bei raumbeengenden Prozessen in nächster Nachbarschaft an der Unterkante nach und stellt sich schräg. Die unterhalb der Falx liegenden Hirnteile sind frontal recht gut verschieblich, da dort die Cisterna interhemisphaerica, (d. h. der Abstand Balken: untere Falxkante) sehr „tief" ist, während sie im hinteren Drittel flach ist und daher Verlagerungen sehr erschwert, da der Balken an die untere Falxkante stößt. Seitwärtsbewegungen können also parietal nur dann stattfinden, wenn der Balken und die anliegenden Windungen zuvor herabgedrängt sind (Meningeome). Im occipitalen Teil hingegen verbietet die Falx fast jede Seitenverschiebung (die Falx kann allenfalls eine geringe Ausbiegung erfahren: Abb. 278 und 282), die Hirnteile werden hauptsächlich nach vorne verschoben. Die *Basis* des 3. Ventrikels wird durch den Hypophysenstiel an Ort und Stelle festgehalten, Seitwärtsverschiebungen des Hirns sind also nur zwischen unterem Falxrand und Hypophysenstiel möglich, doch wird das Hirn durch die gesamten zur Basis laufenden Strukturen nur mäßig festgehalten. Auch das Tentorium bildet eine ziemlich feste Barriere für Verschiebungen. Ventrikulographisch ist aber nachgewiesen, daß auch dieses dem örtlichen Tumordruck, z. B. beim Acusticusneurinom, nachgeben kann [s. KAUTZKY und ZÜLCH (1955)].

In der Achse des Hirnstamms zwischen Vierhügelgebiet und Medulla oblongata ist eine mäßige „achsiale" Massenverschiebung möglich, was besonders für die Übertragung des Hirndrucks aus dem supratentoriellen in den infratentoriellen Raum wichtig ist. So kann es auch dort zu Einklemmungserscheinungen kommen.

Die Massenverschiebungen beginnen, indem das Hirn örtlich dem Druck der wachsenden Geschwulst nachgibt. Dabei werden zunächst die *anliegenden* Kammerteile deformiert und die Reserveräume der *benachbarten* Zisternen und *anliegenden* Furchen ausgenutzt und mit Hirnteilen ausgefüllt. Der Prolaps von Hirnteilen überschreitet dann aber meist die medialen Zisternengrenzen und dellt die „gegenüberliegenden" Teile der Gegenhemisphäre ein (Abb. 305). Der örtlich bestehende Hirndruck pflanzt sich so nicht nur innerhalb der gleichen Hemisphäre fort, sondern er dringt durch Verschiebung der Massen zwischen Falxkante und Basis auch auf die andere Hemisphäre über, wodurch dann dort die noch frei stehenden Reserveräume ebenfalls ausgefüllt werden können [s. die schematischen Zeichnungen 1—8 bei KAUTZKY und ZÜLCH (1955)]. Schließlich wirkt er sich von den oberhalb des Tentoriums liegenden Teilen auch unterhalb des Zeltes aus („axiale" Verschiebung des Hirnstamms), und es kommt zur Einpressung der Tonsillen ins große Hinterhauptsloch. Bei Geschwülsten der hinteren Schädelgrube sind auch Verschiebungen in umgekehrter Richtung durch den Tentoriumsschlitz in die supratentoriellen Teile der Schädelhöhle möglich (Druckconus nach oben). Dabei unterliegt das Muster der Massenverschiebungen ganz bestimmten, heute bekannten Regeln bei den raumbeengenden Prozessen in den einzelnen Lokalisationen [s. RIESSNER und ZÜLCH (1939)]. Diese Tatsache bildet die Grundlage der

Lokalisation mit Hilfe der Pneumographie und Angiographie [Einzelheiten bei KAUTZKY und ZÜLCH (1955)]. Die genaue Analyse eines Kontrastmittelbildes des Hirns kann also nur demjenigen gelingen, der diese Gesetze der Massenverschiebungen kennt. Sie werden im einzelnen in Bd. I, 9 dieses Handbuches beschrieben.

Darüber hinaus gibt es beim Hirndruck eine Reihe von Phänomenen, unter denen die kleinen „Hirnsubstanzhernien", — kleinste Prolapse durch Duralücken —, gut bekannt sind [BAILEY (1939)]. Sie reißen bei der Sektion des Hirns gewöhnlich ab und hinterlassen am Hirn einen kleinen Krater (s. Abb. 296 und 307). Sie machen klinisch keine Symptome. OBERLING lehnt die Theorie strikt ab (1921), wonach die Hirnhernien sich bei besonders starkem Hirndruck bilden sollen. Er glaubt vielmehr, daß die Glia aktiv die Dura durchsetzen und dissoziieren könne.

4. Die Einklemmungserscheinungen. Äußere und innere Einklemmung.

Äußere und innere Einklemmung. Durch die Quetschung wichtiger Hirnteile an den beiden großen physiologischen Engen — Tentoriumschlitz und Foramen magnum — infolge des Prolapses von Hirnteilen [temporaler Druckconus (Abb. 280), Tonsillendruckconus (Abb. 331)] kann es klinisch zu den sog. *Einklemmungserscheinungen* kommen. Dabei entsteht die Einklemmung des Mittelhirns am Tentoriumschlitz besonders häufig bei raumbeengenden Prozessen im Temporal- und Temporoparietalgebiet oder in der hinteren Schädelgrube (durch Verschiebung von unten nach oben). — Die Einklemmung der Medulla oblongata am Foramen magnum dagegen tritt bevorzugt bei raumbeengenden Prozessen im Frontallappen, in der hinteren Schädelgrube sowie beim allgemeinen Hirndruck, z. B. auch beim Hydrocephalus occlusus der ersten 3 Kammern auf. — Bei Einklemmung infolge Prolaps in die Cisterna ambiens kann das Mittelhirn an der Gegenseite gegen den Tentoriumrand gepreßt werden und dort eine Kerbe mit blutiger Erweichung erleiden [tentorial notch: KERNOHAN (1929), seitengleiche Pyramidenbahnsymptome!].

Außer dieser *äußeren* Einklemmung des Mittelhirns infolge Prolaps von Hirnteilen kann es bei Vierhügeltumoren auch eine „innere" Einklemmung durch axialen Druck auf das Mittelhirn geben, bei dem der Tumor gegen das Mittelhirn drängt „wie ein Flaschenstöpsel gegen den Flaschenhals" [Einzelheiten s. RIESSNER-ZÜLCH (1939) und Bd. I dieses Handbuches].

5. Die Entstehung des Hydrocephalus.

Hydrocephalus occlusus. Als Folge einer Sperre des Liquorweges vom Plexus zu den Granulae meningicae entsteht der Hydrocephalus occlusus [DANDY (1938)] der vorliegenden Kammerteile. Durch den ständigen Druck auf das Hirngewebe kommt es bei längerem Bestehen zu einer Atrophie, die auch durch perivasculären Fettabbau nachweisbar ist (eigene Befunde). Jeder Hydrocephalus occlusus ist aber zunächst ganz oder bis zu einem gewissen Grade reversibel.

Das erklärt sich daraus, daß die inneren Kammern anfangs nur gedehnt und das Hirn sozusagen von innen „aufgeblasen" wird, wobei zunächst das Volumen der äußeren Reserveräume in Anspruch genommen wird. (Die Furchen sind beim Hirndruck verschwunden!!) Fällt der innere Druck fort, so verliert sich die Kammererweiterung und die äußeren Liquorräume stellen sich durch die Elastizität des Hirns wieder her. Bei längerem Bestehen allerdings ist der Hyhrocephalus nicht mehr voll reversibel, das Hirn wird zu einem dünnen Mantel ausgezogen, was sich besonders drastisch an dem papierdünnen 3. Ventrikel zeigen kann (Abb. 29). Auch über die Entstehung des Hydrocephalus werden Einzelheiten an anderer Stelle berichtet (Bd. I dieses Handbuches).

V. Metastase und Rezidiv — Malignität.
1. Metastasierung der Hirngeschwülste.

Eine metastatische Aussaat ist bei den Hirngeschwülsten auf 2 Wegen möglich: hämatogen in den Körper und in die inneren und äußeren Liquorkammern auf dem Liquorwege. Der lymphogene Weg aber dürfte zu den Seltenheiten gehören (s. S. 473).

Eine echte Metastasierung in den Körper ist bisher bei den meisten Gruppen der „Hirngeschwülste", trotz anders lautender Berichte des Schrifttums, nicht gesichert. Insbesondere fehlen zuverlässige Beschreibungen für die neuroepithelialen Gewächse. Nur bei einigen Pinealomen und Medulloblastomen scheint mir die echte Metastasierung bewiesen. Dagegen ist eine „künstliche" Metastasierung durch Verschleppung von Geschwulstteilen bei der Operation bekannt, so bei einem Oligodendrogliom in die Galea [PURDON MARTIN (1931)] und bei einem Glioblastom ins subcutane Gewebe [TARLOV und DAVIDOFF (1946)]. Die Metastasen haben aber nur weiter „vegetiert" wie eine Zellkultur, und haben ein wesentliches „autonomes" Wachstum nicht angenommen. Die Fälle einer angeblich spontanen Metastasierung von Gliomen [z. B. Frontoparietales Gliom in Lunge und tracheobronchiale und bronchiale Lymphknoten: MITTELBACH (1934, 1935)] sind immer bestritten worden.

Besonders der Fall MITTELBACHS wurde bereits bei der Erstvorstellung auf dem Deutschen Pathologen-Kongreß 1934 angezweifelt und trotz der erneuten Verteidigung in einer Arbeit (1935) nicht anerkannt. Die genauere spätere Beschreibung spricht vielmehr dafür, daß es sich in Wirklichkeit um ein kleinzelliges Bronchialcarcinom mit Hirnmetastasen gehandelt hat. Auch der Fall von BRANDT (1950) mit Metastasen eines „Glioblastoms" in Lungen und Nieren müßte genauer diskutiert werden.

Zur Frage der extrakranialen Metastasierung der Hirngeschwülste siehe auch die Arbeiten von M. BRANDT (1950), E. CHRISTENSEN, W. KLAER und S. WINBLAD (1949), K. R. CROSS, T. J. COOPER (1952), W. B. DUBLIN (1944), C. GAMA (1949), J. B. HAMBLET (1944), H. KALM (1950), C. W. LAYMON (1949), K. A. LORENTZEN (1950), S. MASTRAGOSTINO (1952), W. O. RUSSEL und E. SACHS (1942), N. W. WINKELMAN jr., C. CASSEL, B. SCHLESINGER (1952).

Einzig die zwei peripheren Vertreter aus der Familie der Medulloblastome (Retinoblastom, Sympathoblastom) machen von dieser Regel eine Ausnahme (Metastasierung in Knochen, Lymphknoten und Leber). Auch unreife Gangliocytome des Sympathicus können in den Körper metastasieren.

Eine Erklärung für dieses eigenartige Verhalten ist bisher noch nicht gegeben worden. Vielleicht sind dafür die eigenartigen Innendruckverhältnisse des Schädels verantwortlich zu machen, da z. B. in der Gruppe der Medulloblastome die beiden peripheren Vertreter — Retinoblastom, Sympathoblastom — in keimblattfremde Gewebe metastasieren, während die geweblich gleichen zentralen Vettern — Pineoblastom, Medulloblastom des Kleinhirns — sich nur im ZNS absiedeln. (Ganz seltene Ausnahmen kommen vor.)

Anders steht es bei den intrakraniellen *mesodermalen* Tumoren. Hier ist eine Metastasierung in seltenen Fällen gesichert. WINKELMANN und Mitarbeiter (1952) haben die Fälle des Schrifttums zusammengestellt. Ich selbst habe mit POMPEU und PINTO (1954) den Fall eines Meningeoms mit insgesamt 22jähriger Anamnese beschrieben, bei dem der Tod schließlich durch Metastasen (besonders in die Lunge im Gewicht von 1760 g) eintrat. Ich kenne jetzt auch 3 Fälle von Metastasierung von monstrocellulären Sarkomen u. a. (Fall E 870) eines 53jährigen Patienten in die Lunge und Leber und Fall E 1639 ins Herz.

E. CHRISTENSEN und Mitarbeiter beschrieben (1948) eine extrakranielle Metastasierung in die Leber bei einem 37jährigen Mann mit intrakraniellem Fibrosarkom und eine weitere Metastasierung in die Lungen (350 g!), bei einem 40jährigen Mann, bei dem vor 8 Jahren ein fibromatöses Meningeom entfernt worden war.

Von den mesodermalen Tumoren kennen wir als Rarität auch nach „Durchwachsen" der benachbarten Bedeckungen eine Verschleppung über die Körperlymphbahn.

In einem von mir histologisch klassifizierten Fall [Prof. BRÜTT] eines 20jährigen (Nr. E 323) stellte ich auf Grund einer kleinen Kleinhirnrindenexcision mit einem blastomatösen Infiltrat nur in den weichen Häuten die Diagnose eines Medulloblastoms, hatte aber die Möglichkeit einer meningealen Sarkomatose offen gelassen. Nach 2jährigem Überleben (trotz starker Röntgenbestrahlung!) trat eine Lymphknoten-Infiltration lateral am Hals nahe dem Haaransatz auf.

Der Kranke starb 3 Jahre nach der ersten Operation an einem Rezidiv. Dabei fand sich ein faustgroßes Paket von Geschwulstgewebe, das teils der Dura knotig auflag, teils direkt in die Halsmuskulatur reichte bis zu dem Gebiet des oberflächlichen Lymphknotens.

Während die bisher beschriebenen „Hirngeschwülste mit *Körpermetastasen*" zahlenmäßig überhaupt keine Rolle spielen, ja als Rarität gelten müssen, findet eine Absiedlung auf dem *Liquorwege* gar nicht so selten statt. Wahrscheinlich wird sie nur nicht so häufig entdeckt, da Rückenmarkssektionen seltener ausgeführt werden. Denn Cairns und Russell (1931) fanden bei systematischem Suchen bei 22 Gliomen 8mal spinale Metastasen.

Innerhalb des ZNS geht die *spontane* Metastasierung wohl ausschließlich auf dem Liquorwege vor sich, auch würde eine Absiedlung auf dem Blutwege die topographischen Verhältnisse nicht recht erklären. Es gibt auch hier Nah- und Fernmetastasen. Für einige Geschwulstgruppen ist die Metastasierung eine wesentliche Eigenschaft, so für das maligne Medulloblastom (s. S. 131), wo eine Verschleppung mit und gegen den Liquorstrom bis in Entfernungen von 1 m eintreten kann. Das äußere Bild ist das einer diffusen Aussaat in Zuckerguß-, Plattenform oder in umschriebenen Knoten [Cushing (1930), Bodechtel und Schüler (1957), Kindler (zit. Henschen, 1955), Mittelbach (1935), Zülch (1940) (s. Abb. 43, 48)]. Eine ähnliche diffuse Aussaat sehen wir aber auch bei der diffusen Sarkomatose der Meningen, die mit bloßem Auge oft nicht vom Medulloblastom zu trennen ist (s. Abb. 338 und 339).

Beim Medulloblastom kommt es gewöhnlich gleich zu einer diffusen Verschleppung (Abb. 48, 51) von Zellen durch den Liquor, wenn erst die Geschwulst in den Arachnoidalraum oder die Ventrikel eingebrochen ist, obwohl auch singuläre Metastasen vorkommen (Abb. 49, 50). Reymond (1954) nennt die massiven diffusen Metastasierungen „blastomatöse Meningitis" (Méningite tumorale).

Bei anderen Gliomen und Paragliomen entsteht spontan öfter eine herdförmige und wesentlich weniger weit ausgedehnte Absiedlung [Astrocytome: Cairns-Russell; Oligodendrogliome: Cairns-Russell, Bailey-Bucy (1929), Martin (1931), Greenfield-Robertson (1933), Beck und Russell (1942), Trowbridge und Mitarbeiter (1952), Blumenfeld und Gardner (1945), Eisenhardt (1935), Zülch (1941) (s. Abb. 122—124). — Auch bei dem Fall 5 von Bodechtel-Schüler dürfte es sich um ein Oligodendrogliom gehandelt haben. — Ependymome: Cairns-Russell, Polmeteer und Kernohan (1947), Chusid (1948), Ostertag (1932), Tarlov-Davidoff (1946) (3 von 8 Fällen), Zülch (1940), s. Abb. 234—236; Plexuspapillome: Herren (1941), v. Wagenen (1930), Zülch (1938), Abb. 247—249, Ostertag (1936); Pinealome: Berblinger (1944), Groff (1937), Dias (1930), Alajouanine und Mitarbeiter (1937), Zülch (1951), Abb. 251, Werner (1939), Mahaim (1953); Glioblastome: Cairns-Russell, Elvidge und Mitarbeiter (1935), Polmeteer und Kernohan (1947), Hasenjäger (1938), Zülch (1951), Abb. 201.]
Der eigene Fall 971 eines 51jährigen Mannes mit Entlastungsoperation auswärts hatte einen riesigen Hirnfungus (Abb. 176). Ein Schnitt durch das Mittelhirn zeigte den Aquädukt von einer kirschkerngroßen, graubraunen Metastase verschlossen (Abb. 203). Eine gleichartige Metastase lag im Dach des 4. Ventrikels zwischen Dentatum und Tonsille (Abb. 21e).

Mit Ausnahme der Astrocytome habe ich derartige spontane Metastasen in unserer Sammlung mehrfach bei jeder Unterart von neuroepithelialen Blastomen gesehen (s. oben), glaube aber mit Cairns und Russell, daß sie viel häufiger sind als bisher angenommen. Würde man also das Rückenmark regelmäßig sezieren, so würde man wahrscheinlich viel häufiger im „Schlammfang" des Caudagebietes und im Hinterstranggebiet des Rückenmarks Metastasen finden. Ostertag hat sogar angegeben, daß er sie in 20 % beobachtet habe.

Den eigenen Fall eines verschleimenden Kleinhirnglioms von astrocytomähnlichem Bau mit diffuser Ausbreitung auf dem Liquorwege (Fall 306, 3 Jahre, Abb. 82d) muß ich allerdings als eine exquisite Seltenheit ansehen. Die Geschwulst hatte auch nicht den sonst typischen Spongioblastomcharakter, sondern mehr den eines protoplasmatischen Großhirnastrocytoms.
Polmeteer und Kernohan (1947) berichten über ihre Fälle von diffuser Metastasierung von Gliomen in die Meningen unter dem Titel der „meningealen Gliomatose"; sie gaben kürzlich eine genaue Übersicht über die in ihrem Beobachtungsgut von 1922—1942 beobachteten 42 Fälle. Diese Metastasierung fanden sie bei 20 Medulloblastomen, 6 Glioblastomen, 5 Ependymomen, 5 Oligodendrogliomen, 3 Astrocytomen, 2 Retinoblastomen und 1 Pinealom.
Svien und Mitarbeiter (1953) beschreiben die meningeale Metastasierung von Ependymomen des 4. Ventrikels in 6 von 19 Fällen (31,6 %), ohne daß in einem von diesen die klinische Vorgeschichte darauf hinwies. Auch spielte die Operation für die Verschleppung keine Rolle. Die Malignität dieser Fälle war gewöhnlich Grad 2—4.

HASSIN und HILKEVITCH (1949) berichten über die „mehrfachen Tumoren" bei einem 86jährigen Arzt. Doch lassen sich diese am besten als eine diffuse Metastasierung erklären. Es handelte sich nach der Wachstumsart möglicherweise um ein diffus wachsendes und metastasierendes Oligodendrogliom (?).

Wie die makroskopischen Befunde erwarten lassen, kann man die Metastasierung auch ventrikulographisch erkennen [LEARMONTH und CAMP (1933)]. Andererseits lassen sich durch genaue myelographische Untersuchung auch Metastasen gliomatöser Tumoren ins Caudagebiet gut nachweisen [WOOD und Mitarbeiter (1953)].

Von den *mesodermalen* Tumoren ist auch kurz auf die primär diffuse Sarkomatose der Meningen hinzuweisen (s. S. 469). Daneben hat KALM (1948) kürzlich den Fall der diffusen Liquormetastasierung bei einem 46jährigen Patienten mit sarkomatös entartetem Tentorium*meningeom* beschrieben, bei dem histologisch eine diffuse Aussaat in die Meningen der Hinterstränge und an der Wurzeleintrittszone bestand, die makroskopisch nicht erkennbar war. Ich habe die histologischen Präparate persönlich studieren können und kann die Angaben KALMs nur voll bestätigen.

Dagegen hat SCHMINCKE (1925) multiple Duratumoren als „Implantations"-Metastasen eines doppelseitigen Brückenwinkelneurinoms beschrieben. Es hat sich hier aber wahrscheinlich um fibromartige Meningeome bei einer RECKLINGHAUSENschen Krankheit gehandelt.

Im Schrifttum sind auch Körpermetastasen von Hypophysenadenomen beschrieben. Ich habe niemals derartige Metastasen gesehen, und das Studium der Beschreibungen hat mich nicht voll von der Deutung überzeugt.

Neben der *spontanen* Metastasierung auf dem Liquorwege ist eine *artifizielle* nach der Operation von besonders katastrophalen Folgen. Es entsteht dabei eine diffuse Aussaat über die gesamten inneren und äußeren Liquorräume mit Sperre an den Liquorengen, wodurch ein schneller, tödlicher Ausgang bedingt wird. Derartige diffuse Aussaaten sind besonders für das Oligodendrogliom [BAILEY-BUCY, ZÜLCH] und für das Ependymom [MÜLLER (1940), ZÜLCH] beschrieben. Diese deletäre Wirkung einer artefiziellen Metastasierung durch den dabei entstehenden Liquorblock kann auch bei spontaner Absiedlung z. B. beim Medulloblastom beobachtet werden. Eine darüber hinausgehende Wirkung [*Allgemein*wirkung im Sinne einer toxisch-bedingten Geschwulstkachexie, FISCHER-WASELS (1927)] ist bei der Metastasierung der Hirngeschwülste nicht bekannt, ebenso wie die Gewächse selbst sich niemals „toxisch" auswirken. Wo eine Kachexie vorkommt, erklärt sie sich aus der vegetativen Funktion des durchsetzten Hirnteiles (z. B. die Infundibulummetastasen bei Pinealomen mit Kachexie).

Die Wege der Metastasierung. Oben stellte ich fest, daß die hämatogene Metastasierung zu den Seltenheiten gehört und die lymphogene kaum vorkommt. HAMPERL (1929) wies auf die verimpfende Wirkung von Hirnpunktionen hin, mir fehlen hier eigene Erfahrungen. Der Weg der Metastasierung der Hirngeschwülste über den Liquor hingegen gehört zu den täglichen Beobachtungen. Die Verteilung der Metastasen zeigt, daß neben der bekannten rostral-caudalen Strömungsrichtung des inneren Liquors auch Gegenströmungen auftreten müssen [Sitz von Absiedlungen des Medulloblastoms im Infundibulum (Abb. 49) und den Seitenkammern (Abb. 50)]. Im ganzen bevorzugen verständlicherweise die Metastasen die *abhängigen* Partien der Cauda oder das dichte Maschennetz der Arachnoidea im Hinterstranggebiet (mit der gleichen Prädilektion wie auch bei der Meningitis). An Einzelheiten ist noch wichtig, daß im Falle 366 (Abb. 55) die stecknadelkopfgroße Metastase eines Medulloblastoms sich im wesentlichen *unterhalb* des Ependyms entwickelt hatte, daß andererseits bei einem Ependymom (Abb. 236b) die Ansiedlung *auf dem* Ependym geschah, wobei die Stromagefäße offensichtlich aus dem abgesiedelten Geschwulstteil selbst stammten; interessant auch, daß im gleichen Fall eine Ansiedlung eines neuroepithelialen Gewächses im *äußeren Blatt* der Arachnoidea der Cisterna magna zustande kam (Abb. 235). Schließlich erfolgte in den Fällen von HASENJÄGER (1938) bei „ventrikelnahen Glioblastomen" die Ansiedlung der Tochtergeschwülste auf Ependymlücken, wobei sich die Tumorzellen nicht in das subependymäre Gewebe vorwagten (also entgegengesetzt wie oben beim Medulloblastom geschildert). Hier sollen nach Ansicht der Verfasser die Gefäße nicht in reiner Stromafunktion aus dem Subependymium stammen, sondern entweder durch einen blastogenen Reiz aus dieser Schicht hervorwachsen oder auch aus den abgesiedelten Tumorbestandteilen selbst entstanden sein.

Bei Besprechung der sog. multiplen Gliome wurde bereits darauf hingewiesen, daß man für eine Reihe von Fällen die Frage noch nicht entscheiden kann, ob es sich um eine unbekannte Form der Metastasierung oder eine plurifokale Entstehung handelt. Es wurde dabei auf die vier eigenen Fälle von Glioblastomen in der 2. und 3. Frontalwindung und im Occipitallappen hingewiesen, bei denen nicht etwa durch Zellstraßen ein direktes Wachstum nahegelegt wurde und wegen des oberflächennahen Sitzes allenfalls eine Metastasierung über den äußeren Liquorweg in Frage kam (Abb. 204). Noch weniger aufzuklären war der Fall eines monstrocellulären Sarkoms eines 40jährigen Patienten (Fall 289), bei dem ein pflaumengroßer Tumor zwischen Linsenkern und innerer Kapsel der einen Seite lag, während ein gleichartiger, kirschkerngroßer Knoten — wieder ohne sichere Verbindung durch Zellstraßen — im Mark der anderen Hemisphäre gewachsen war.

Zusammenfassend möchte ich annehmen, daß ein Metastasierungsweg vom Hirn in den Körper besteht (Einbruch in die Venen), nur daß er von den neuroektodermalen Tumoren praktisch nur als Rarität „eröffnet" wird. Denn wir finden ja sichere Körpermetastasen nur bei manchen Pinealomen, Medulloblastomen und monstrocellulären Sarkomen. Gegen diese Deutung spricht das Verhalten der wohl ebenfalls neuroektodermalen Retinoblastome und Sympathoblastome. Vielleicht ist es auch so, daß zwar die Geschwulstzellen in die Blutbahn einbrechen, aber nicht wieder ausbrechen können [RÖSSLE (1950)] oder daß sie im neuen Gewebe „nicht angehen".

Zellbefunde im Liquor. Aus der Schilderung der Metastasierung der primären Hirngeschwülste auf dem Liquorwege ergibt sich die Möglichkeit der Diagnostik aus dem Liquorzentrifugat (s. S. 621). Es ist aber zusätzlich noch an die zahlreichen Fälle der Metastasierung von Körpertumoren ins Hirn, besonders in der diffusen Form der Carcinose der weichen Häute (s. S. 589) zu denken.

Wann kann man nun aus dem Liquorzellbefund Schlüsse auf das Vorhandensein eines ventrikelnah liegenden Blastoms ziehen? Man kann vor allem in den oben zitierten und abgebildeten Fällen Befunde erwarten, außerdem bei diffusen Sarkomatosen (Abb. 339) und Carcinosen (Abb. 432a) [BODECHTEL-SCHÜLLER (1937)]. Die Zelldiagnose ist in derartigen Fällen aus dem Liquorzentrifugat am Ausstrich oder nach Einbettung möglich (s. S. 621) [BANNWARTH (1933), SCHELLER (1936), GLETTENBERG (1935), REYMOND (1953), COHEN (1936), SORGO (1940), LARSON und Mitarbeiter (1953)]. Bekanntlich runden sich die Tumorzellen im Liquor etwas mehr ab. Auch sollen sie farbstoffgieriger sein [HASCHE (1950)]. Vielleicht ergeben die neueren Methoden der Fermentdarstellungen auch hier am Liquor wie beim Ascites [CLAUSS (1954)] die Möglichkeit zur Malignitätsbestimmung. Reichlich Fettkörnchenzellen im Liquor [EICKE (1949)] sprechen gegen Tumor und für traumatische oder andersartige Hirnzerstörung (Erweichung).

Eine sekundäre aseptische Meningitis mit entsprechenden Zellbefunden ist die gewöhnliche Folge einer Operation der Epidermoide, deren Fettsäuren einen erheblichen entzündlichen Reiz (s. S. 550) bilden [KRIEG (1936), VERBIEST (1938)]. Sie kann auch spontan nach Platzen von Epidermoiden, Dermoiden und Teratomen entstehen [GAUPP (1942)].

2. Rezidiv nach Operation.

Die Hirngeschwülste rezidivieren bei unvollständiger Entfernung. Es gibt nur selten, — ausreichend belegte! — Ausnahmen von dieser Regel. Es können aber bei langsamem Wachstum wie beim Spongioblastom des Kleinhirns — die Fälle von BUCY (1946) und CUSHING (1931) wurden S. 175 erwähnt — die Zwischenzeiten ungewöhnlich lang werden und ein Jahrzehnt überschreiten.

Diese Erfahrungen wie auch das Rezidiv des gemeinsam mit POMPEU und PINO (1953) beschriebenen Meningeoms mit Metastasen 14 Jahre nach Operation (s. S. 450) bei insgesamt 22jährigem Wachstum sprechen dafür, daß es auch bei den verschiedenen Hirngeschwülsten ein verzögertes Rezidivieren mit anscheinend über lange Zeit „ruhenden" Zellen gibt, wie man es bei den Körpertumoren kennt.

Die Möglichkeit wie auch die Besonderheiten der Röntgennekrosen (s. S. 95—97) sind für alle Angaben über „Heilung" durch Operation oder Röntgenstrahlen immer in Rechnung zu setzen (s. S. 100). Nur im Ausnahmefall gibt es Geschwülste, bei denen das Geschwulstwachstum im Laufe des Lebens wieder eingeschlafen zu sein scheint, wo die Geschwülste gewissermaßen „verdorrt" sind [unser Fall 197 einer 69jährigen alten Frau mit Spongioblastom im 4. Ventrikel, s. auch Abb. 19 bei SCHALTENBRAND (1938) bzw. Angaben OLIVECRONAs (1950) über die Neurinome (s. S. 380)].

Unter den intracerebralen neuroepithelialen Gewächsen scheint die Totalexstirpation bei den Spongioblastomen — soweit sie bei deren Lage möglich ist — zur Dauerheilung zu führen. Auch bei den Ependymomen der Ventrikel s. S. 328 [ZÜLCH und SCHMID (1955)] und bei bestimmten fibrillären Astrocytomen [EISENHARDT (1935)] scheint diese möglich. Vielleicht gelingt diese auch in den seltenen Fällen der Oligodendrogliome, wo man frühzeitig eine ausgedehnte Lappenresektion vornehmen kann. Sonst kommt es bei den Astrocytomen und den — ja oft fleckförmig wachsenden (s. Abb. 107) — Oligodendrogliomen etwa nach 3—5 Jahren oder auch später zum Rezidiv. Ausnahmslos kommt es zum Rezidivieren des Glioblastoms und Medulloblastoms auch nach anscheinend totaler Exstirpation und energischer Röntgenbestrahlung. Bei allen bisherigen Abweichungen von dieser Regel hat sich später ein Irrtum in der Klassifikation herausgestellt[1].

Unter den intracerebralen mesodermalen Gewächsen hat das Angioblastom eine sehr gute, sämtliche Sarkomformen eine sehr schlechte Prognose. Diese gleicht etwa dem Glioblastom und ist nur bei einigen Fällen besser (s. S. 490), sie rezidivieren sämtlich, die Sarkome gelegentlich schon nach Wochen (s. S. 486). Besser steht es mit den Ergebnissen bei den *extracerebralen* Gewächsen. Hier kennen wir die Dauerheilung nach radikaler Operation als Regel bei Meningeomen (wenn die Haftstellen an Knochen und Dura mitentfernt wurden), Neurinomen und Kraniopharyngeomen. Eine operative Heilung ist auch sehr häufig bei Hypophysenadenomen zu erreichen.

Das Rezidiv kann, wie auch der primäre Tumor, sich entdifferenzieren. Zwar ist gegenüber einer solchen Feststellung größte Zurückhaltung am Platze (s. S. 248), sie ist aber in einigen Fällen von Ependymom (Abb. 237), Oligodendrogliom (Abb. 118c, d), Meningeom (Abb. 317) und Astrocytom (Abb. 157) bewiesen.

Im übrigen sind jeweils am Ende jedes Kapitels für die einzelnen Arten die Angaben des Schrifttums über die Häufigkeit der Rezidive wiedergegeben.

3. Gewebliche Entdifferenzierung.

Die Möglichkeit, daß eine Geschwulst auf innere oder äußere Einflüsse hin ihren Gewebscharakter und ihr biologisches Verhalten ändern kann [TOOTH (1912)], muß unsere Auffassungen von der Prognose entscheidend beeinflussen.

Eine Prognose auf Grund eines histologischen Befundes setzt allerdings voraus, daß Geschwülste überhaupt morphologisch *einheitlich* sind, und daß man aus einer *Teil*untersuchung ihren *allgemeinen* biologischen Charakter mit Sicherheit voraussagen kann.

Hier ist festzustellen, daß Hirngeschwülste in verschiedenen Teilen auch morphologisch *verschieden* gebaut sein können. Sie können von Natur aus mehrere Architekturen und Zelltypen haben: so besteht das monstrocelluläre Sarkom (s. S. 477ff.) gewöhnlich aus 1. isomorph-spindelzelligen Teilen mit Anordnung in Strömen und 2. dysmorphen

---

[1] Diese erwähnt z. B. BUCY für einen Patienten CUSHINGS mit 12jähriger Überlebensdauer nach Operation eines Medulloblastoms. Eine erneute Untersuchung ergab nunmehr das Vorliegen eines leptomeningealen Sarkoms [BUCY (1946), S. 236].

monstrocellulären Partien. Auch bei den Oligodendrogliomen (s. S. 176) gibt es bis zu drei verschiedene Zelltypen nebeneinander, die nur eine gewisse Übereinstimmung der Architektur zeigen (s. Abb. 98b, 110a). Trotzdem ist bei beiden Geschwülsten das Gewebsbild in jedem Bezirk recht artspezifisch, so daß der Geübte im allgemeinen bereits aus *einem* Gewebstyp die Artdiagnose stellen kann. Apitz (1943) hat das am Parallelbeispiel der Nierenkrebse sehr eindrücklich beschrieben.

Neben diesen „vorbestehenden" Unterschieden der Gestalt gibt es die große Zahl der Veränderungen durch regressive und diesen etwa folgende progressive Prozesse. Diese sind in den entsprechenden Kapiteln des allgemeinen und speziellen Teils besonders beschrieben. Wieder ist hier festzustellen, daß auch die regressiven Varianten recht artspezifisch sind, so daß der Geübte auch aus diesen Teilen meist die Artdiagnose stellen kann, was besonders auch für die Schnelldiagnose während der Operation wichtig ist.

Nun muß man sich fragen, ob nicht — wie im Querschnitt der einmaligen Untersuchung — auch im Längsschnitt *der Entwicklung* das Gewebsbild und das biologische Verhalten sich ändern können. Das ist zu bejahen und wurde besonders beim Astrocytom (s. S. 248) und Oligodendrogliom (s. S. 215) betont und auch für das Ependymom der Großhirnhemisphären erwogen (s. S. 325). Eine solche Behauptung kann man allerdings nur mit Sicherheit vertreten, wenn man alle vorbestehenden und sekundären regressiven Abweichungen vom Normalbild einer Geschwulst sicher kennt und bei der Beurteilung berücksichtigt.

Diese Zeilen der Kritik schienen mir als Einleitung für die Behandlung der Frage notwendig, ob es eine maligne Entdifferenzierung der Hirngeschwülste gibt.

So hat W. Müller (1933/34) über die Änderung des Gewebes nicht radikal entfernter Gliome berichtet. Derartige Vergleiche von zwei zu verschiedenen Zeiten gewonnener Gewebe gehören zu den schwierigsten Aufgaben der Klassifikation und Geschwulstbeurteilung, weil man niemals weiß, ob man ein für den damaligen Zustand repräsentatives Stück mit dem entsprechenden Stück Autopsiegut vergleicht (vgl. die Varianten usw. s. oben). Dazu kommt, daß häufig inzwischen durch Röntgenbestrahlung ganz erhebliche Veränderungen gesetzt wurden (s. S. 94). Ähnliches gilt von den von Globus (1931) und Scheinker (1938) beschriebenen Fällen. — Die Verhältnisse liegen besonders günstig, wenn man wie ich (s. S. 249) im Autopsiematerial noch beide Gewebe nebeneinander liegen sieht, so daß man die anaplastische Entwicklung des einen aus dem anderen wahrscheinlich machen kann. Oder wenn (wie auf S. 323ff. berichtet) das ganze Geschwulstgewebe bei der Operation mit dem bei der Autopsie verglichen werden kann. Hierzu gehört etwa auch die Beobachtung von Hug (1942) über die krebsige Entartung eines Epidermoids (s. S. 551).

Von den Globusschen Fällen ist der Fall 3 mit einer 9jährigen Krankengeschichte, den dieser Verfasser bei 3 Gelegenheiten untersuchen konnte, von recht wesentlicher Beweiskraft. Er ähnelt dem eigenen Fall 985 (Abb. 157). Weniger klar ist der Fall 6 und die übrigen Beobachtungen.

Auch der folgende Fall (Nr. 6340) eines 45jährigen Mannes zeigt eine derartige überraschende Entwicklung zur Malignität. Seit einem Jahr bestanden Symptome von seiten der 8. Cervicalwurzel. Da aber sonst kein Anhalt für einen Tumor vorhanden war, wurde wegen hochgradiger osteochondrotischer Veränderungen nur die Wurzel operativ entlastet. Einige Monate später kam es aber zu einer Lähmung im ganzen linken Arm und zu einer Paraparese und Sphincterlähmung. Myelographie: Stop bei C 7; operativ: glatter umschriebener Tumor der 8. Cervicalwurzel, der vom Operateur als Neurinom angesprochen wurde. Zu unserer Überraschung zeigte die histologische Untersuchung einen zellarmen Tumor aus polymorphen, teils spindeligen, teils kürzeren Zellen, untermischt mit zahlreichen mehrkernigen und hyperchromatischen Riesenzellen und mit vielen Mitosen. Das Silberfasernetz war sehr zart wie bei Neurinomen. Es bestanden zahlreiche, recht frische Nekrosen. Diagnose: Maligne entartetes Neurinom.

Andererseits ist auch die Divergenz zwischen Vorgeschichte und Überlebensdauer und dem morphologischen Befund der „Malignität" bei einigen unserer Fälle auffällig. So sahen wir etwa bei der 8jährigen Patientin unseres Falles Nr. 1193 mit $2^1/_2$jähriger klinischer Vorgeschichte einen temporo-parietalen derben Tumor, der aber nur „subtotal" entfernt werden konnte, weil er in die Tiefe ging. Histologisch mußte der Tumor als Sarkom diagnostiziert werden (s. Abb. 27). Die Überlebensdauer der Patientin in gutem Zustand beträgt heute 17 Jahre. Einzelheiten werden über diesen Fall noch veröffentlicht. Ein ähnliches Auseinanderklaffen fanden wir bei der 12jährigen Patientin des Falles 4944 mit 1jähriger Vorgeschichte. Hier fand sich ein links-occipitaler Tumor, der weitgehend entfernt wurde. Die histologische Diagnose war die eines gitterfaserbildenden Fibrosarkoms. Überlebensdauer bis jetzt 4 Jahre in gutem Zustand.

Zusammenfassend läßt sich sagen, daß eine gewebliche Entdifferenzierung von Hirngeschwülsten möglich ist, aber im einzelnen noch eines genauen und kritischen Studiums bedarf.

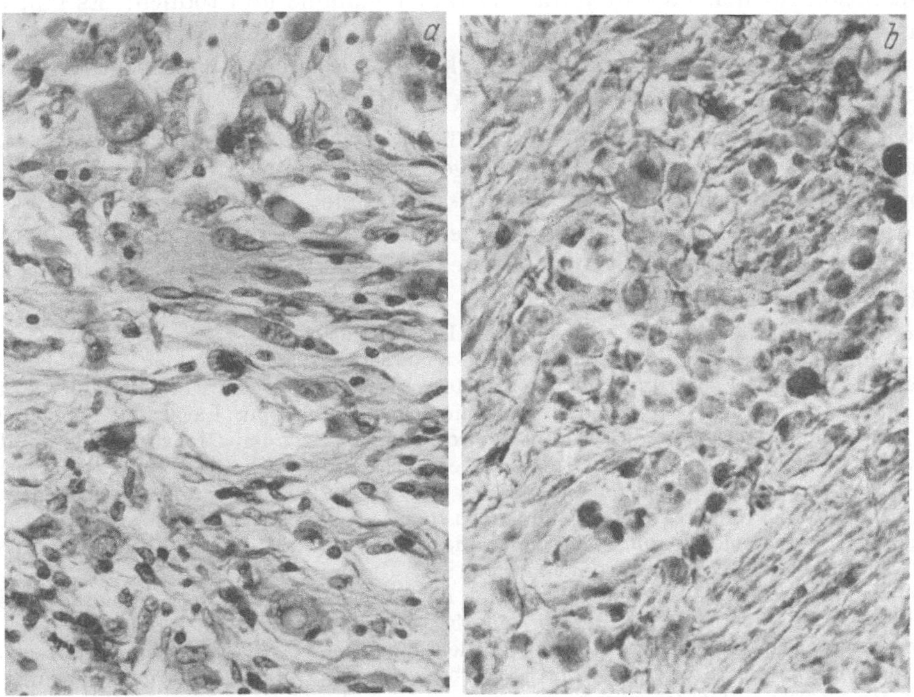

Abb. 27a u. b. Eigenartiges polymorphes Gewächs mit 17jähriger Überlebensdauer des Patienten nach Teilresektion. Die Zellen sind teils spindelig, teils mehr kugelig und sehr polymorph gebaut. (Vergr. 272fach, a: Kresylviolettfärbung, b: Goldsublimatmethode, Fall 1193.)

4. Biologische Wertigkeit. — Prognose der Hirngeschwülste. Überlebensdauer nach Operation.

Die Allgemeinpathologie bemüht sich heute erneut um die Definition der Malignität der Geschwülste. BÜNGELER (1951) z. B. versucht von den eigentlichen Blastomen die Hyperplasien oder hyperplasiogenen Tumoren abzutrennen, die er außerhalb der Diskussion um den Geschwulstbegriff stellen möchte. Für Hirn und Rückenmark spielt diese Diskussion kaum eine Rolle. Da am Hirn aber alle Geschwülste im Laufe der Zeit „klinisch maligne" werden, und zwar als Folge des Raumproblems — ganz im Gegensatz zu den meisten Körperhöhlen und allenfalls in Parallele zu den Ausgängen oder Engen einzelner Hohlorgane —, scheint es sinnvoller, alle Neubildungen wie bisher als „Geschwülste" zu bezeichnen. — Es bleibt ebenfalls weiter die Unterscheidung zwischen „benigne" und „maligne" bestehen.

Die Beurteilung der Hirngeschwülste nach den bisherigen Regeln der Allgemeinpathologie gibt aber in dieser Frage keine ausreichenden Ergebnisse. Die Malignität läßt sich nicht allein vom Geschwulstgewebe aus *histologisch* beurteilen, sondern ist außerdem von zahlreichen Besonderheiten des Schädelinnenraums abhängig.

Immerhin wird DANDYS Urteil (1934), daß „in determining the benign or malignant character of . . . tumors microscopic studies . . . are even more unreliable" heute nur von wenigen geteilt werden.

Auch in der Allgemeinpathologie macht sich daher, wie HAMPERL (1951) ausführt (s. S. 116), eine grundlegende Änderung der Einstellung bemerkbar. „Es gibt keine unbedingte Gutartigkeit und keine gewebliche Bösartigkeit, vielmehr diese nur in Relation zum gesamten Organismus" [DIETRICH (1951)].

Im *Schädelinnenraum* aber gibt es darüber hinaus komplizierende Faktoren, die ich oben ausführlich beschrieben habe (S. 104ff.). Dort sind infolge der Unnachgiebigkeit der „wasserdichten" Schädelkammer die Druckverhältnisse so eigenartig, daß man ohne Übertreibung den Satz aussprechen kann: Jede noch so gutartige Hirngeschwulst ist ohne Operation für den Patienten auf die Dauer maligne und tödlich. Es gibt also eine Malignität des *Gewebes* und des *Sitzes*.

Die Malignität einer Hirngeschwulst wirkt sich also über 2 Eigenschaftsgruppen aus:

I. Biologisch: genuines Wachstum im Gewebe.

II. Klinisch: Volumen auctum der Geschwulst. (Nachbarschaftsreaktionen: Hirnödem und -schwellung. Lage zu den Liquorwegen: Hydrocephalus occlusus. Lage zu den neurologischen Zentren: Reiz- und Ausfallssymptome).

Sämtliche Eigenschaften erfaßt man vereinfacht, wenn man die Geschwulst nach den 3 Größen: Sitz, Art und Erkrankungsalter charakterisiert und entsprechende Gruppen bildet (s. S. 53, 116.).

Bisher galten als Kennzeichen der relativen Bösartigkeit:

I. Grobmorphologisch: infiltrierendes und destruierendes Wachstum ohne Berücksichtigung der Organgrenzen, rasches Wachstum, Neigung zu Metastase und Rezidiv trotz radikaler Entfernung. Feinmorphologisch: „Kern"- und Zellpolymorphie bei gleichmäßiger Lagerung, mangelnde „Ausreifung" der Zellen, Störungen der Kernplasmarelation, insbesondere Mehrkernigkeit und Riesenzellbildung, Hyperchromasie, Mißverhältnis der Kern-Nucleolusrelation, rasches Wachstum mit zahlreichen — und eventuell atypischen — Mitosen, kurze Überlebensdauer der Zellen entweder mit diffusem Zellzerfall oder mit regressiven Vorgängen *raschen* Tempos wie der Nekrose, unvollständigem und unruhigem Aufbau des Stromas, besonders des Gefäßssystems [s. auch HAMPERL (1951)].

II. Zeichen der relativen Gutartigkeit waren:

Grobmorphologisch: verdrängendes Wachstum mit Berücksichtigung der Organgrenzen, eventuell Kapselbildung, keine Metastasen! Rezidiv nur bei unvollkommener Entfernung.

Feinmorphologisch: harmonischer Bau der Zellen, langsames Wachstum (keine Mitosen!), geringe Zellzahl, Ausreifung der Strukturen (mit Faserbildung usw.), ruhiges normal gebautes Stroma besonders der Gefäße, unter den regressiven Vorgängen: nekro*biotische* Phänomene wie Verfettung, Verschleimung (Cystenbildung).

Wir könnten jetzt die Hirngeschwülste einzeln nach diesen Kriterien untersuchen und würden dabei feststellen, daß die erwähnten Kennzeichen für eine biologische Beurteilung kaum mehr als den Wert einer Faustregel gewinnen. [Über den Wert derartiger „Malignogramme" s. RÖSSLE, Versuch einer natürlichen Ordnung der Geschwülste, Dtsch. med. Wschr. (1950), 7]. Wir finden dysmorphe „maligne" Zellen in den klinisch gutartigsten Tumoren (Abb. 28c und d). Vergleichen wir nur die Medulloblastome und Oligodendrogliome, so sind beide etwa gleich zellreich, die Medulloblastome noch eher isomorph als die Oligodendrogliome, die häufig recht polymorphe Gebiete zeigen. Die Zahl der Mitosen kann ebenso wie bei den Medulloblastomen auch bei Oligodendrogliomen — selbst solchen mit langjährigen Krankengeschichten — recht erheblich sein. Beide Blastome wachsen infiltrierend. Trotz dieser Übereinstimmungen besteht ein grundlegender Unterschied in ihrer biologischen Wertigkeit: Das Medulloblastom ist hochgradig maligne, das Oligodendrogliom bedingt gutartig [s. a. CALVO (1953)].

Auch der von BAILEY ursprünglich entwickelte Grundsatz, daß zwischen höherem Reifegrad der Zellen in der Histogenese und Benignität einer Geschwulst eine Parallele bestände, hat sich nicht bewahrheitet. („Je embryonaler ein Tumor, desto bösartiger ist er im allgemeinen, je embryonaler ein Tumor aber ist, desto geringer ist seine Gliafaserbildung, desto stärker und diffuser seine Bindegewebsbildung. Die Menge und Verteilung des Bindegewebes in einem excidierten Gliom ist also bis zu einem gewissen Grade ein Maßstab für die Bösartigkeit der Geschwulst und für die Lebenserwartung des Kranken" [SCHALTENBRAND und BAILEY (1928), S. 78].) Denn es gibt maligne Ganglienzellgeschwülste mit vollständiger Reife der Zellen (Abb. 274), und die nach ihrer Stellung auf der „histogenetischen Leiter" angeblich *unreifen* Spongioblastome sind biologisch — abgesehen von ihrem vorwiegend ungünstigen Sitz — meist sehr gutartig und stellen am Kleinhirn das gutartigste und bekannte Gliom dar. Außerdem sind die „unreiferen" Astroblastome weit gutartiger als die „ausgereiften" protoplasmatischen Astrocytome usw.

Wir können also die „Malignität" einer unbekannten Geschwulstart nur sehr grob aus dem Gewebe beurteilen.

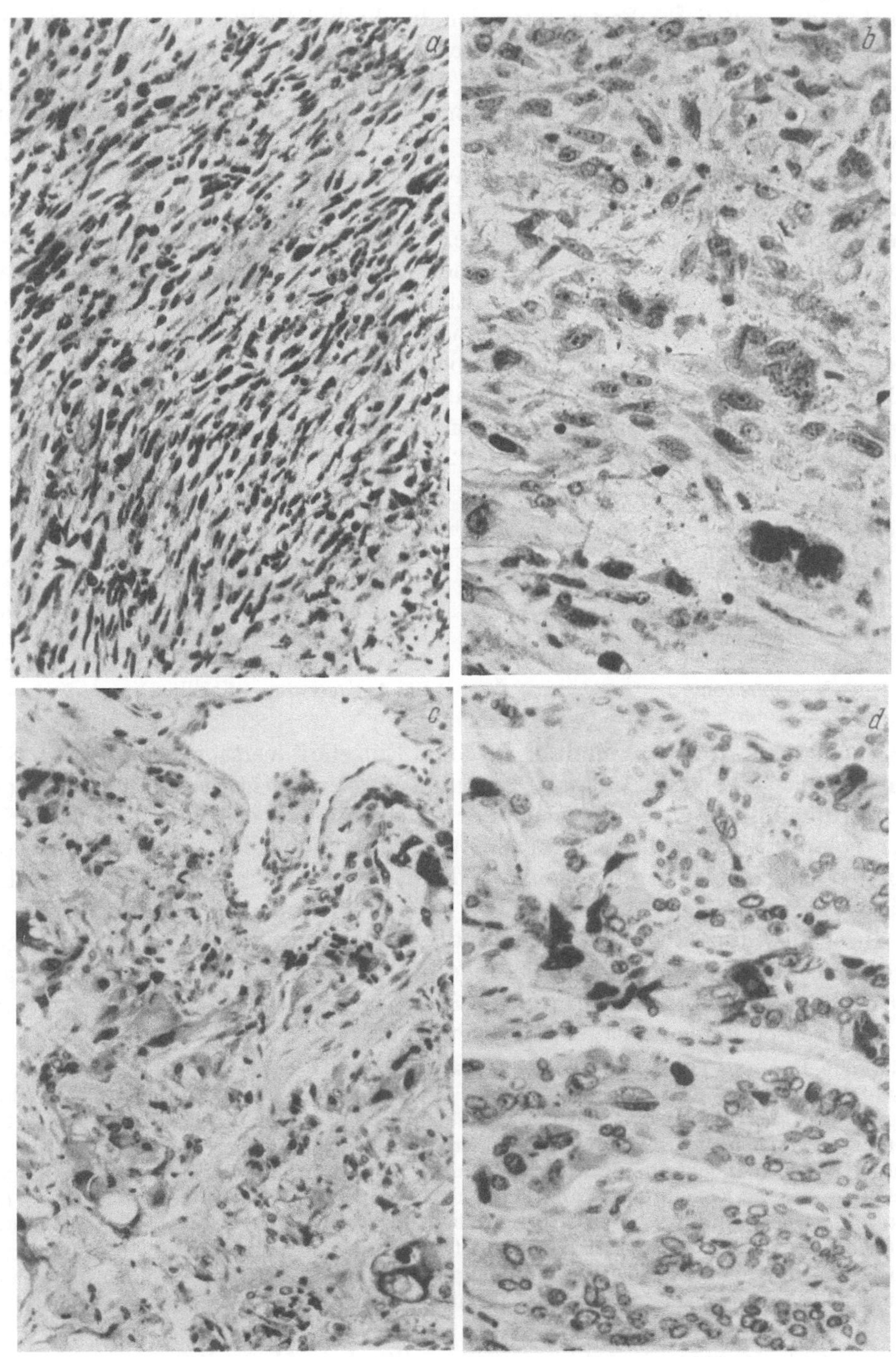

Abb. 28a—d.

a u. b Malignes Neurinom: Man erkennt noch deutlich die zigarettenförmigen Kerne in langen Zügen. Doch fällt schon die Polymorphie auf, rechts oben sieht man auch Riesenzellen. Auch ist der Tumor reich an Mitosen. (Vergr. a 136fach, HE-Färbung, Fall 6340; b 272fach.)

c u. d Hochgradige Polymorphie in einem gut abgegrenzten Meningeom mit mehrjähriger Vorgeschichte. Rechts unten sieht man noch die übliche endotheliomatöse Architektur, überall aber bilden sich großleibige Zellen mit einem oder mehreren chromatinreichen Kernen. In dieser Gegend beginnt auch eine Verflüssigung des Gewebes. (Typ IV-b von CUSHING-EISENHARDT.) (Vergr. 154fach, Kresylviolettfärbung, Fall 5631.)

Daraus ergibt sich als einzige Möglichkeit zur biologischen Beurteilung von Hirngeschwülsten die *statistische* Feststellung der durchschnittlichen „*Überlebensdauer*" von Trägern der einzelnen Geschwulstarten *nach Operation.*

Hamperl hat diese Erkenntnis deutlich ausgesprochen: [Virchows Arch. **300** (1937), Über gutartige Bronchialtumoren (Cylindrome und Carcinoide)]. „Die Frage der Gutartigkeit einer ganzen Geschwulstart kann nicht durch bloße anatomisch-histologische Untersuchung entschieden werden, sondern verlangt die Berücksichtigung der Klinik bzw. des Lebensschicksals der ganzen Fälle. Diese Entscheidung wird für jede Geschwulstart eines bestimmten Standorts selbst unter Berücksichtigung aller an der gegebenen Örtlichkeit vorkommenden Geschwulstformen zu treffen sein. Ist diese aber einmal gefallen, so kann man auf sie gestützt im Einzelfall aus einem bestimmten anatomisch-histologischen Bild die Gutartigkeit erkennen. Diese für den Mikroskopiker zunächst etwas schmerzliche Erkenntnis, daß er nämlich nicht imstande sein soll, aus der gestaltlichen Betrachtung einer Geschwulstart mit voller Sicherheit ihre Gutartigkeit zu erschließen, bewahrt ihn andererseits auch vor der Überschätzung gewisser Einzelheiten."

Dieser Weg ist von Bailey-Cushing (1926) mit Erfolg beschritten worden, und wir verdanken ihnen die folgende Tabelle.

Durchschnittliche Überlebensdauer der verschiedenen histologischen Typen in Monaten:

1. Medulloepitheliome 8	8. Astroblastome 28
2. Pineoblastome 12	9. Ependymome 32
3. Spongioblastome (multiforme) . . 12	10. Spongioblastome (unipolare) . . 46
4. Medulloblastome 17	11. Oligodendrogliome 66
5. Pinealome 18	12. Astrocytome (protoplasmatische) 67
6. Ependymoblastome 19	13. Astrocytome (fibrilläre) 86
7. Neuroblastome 25	

Aber auch diese Angaben mußten für den Einzelfall versagen, wenn der *Sitz* der Geschwulst nicht berücksichtigt war: Ein kleines operativ nicht zugängliches Spongioblastom im Aquädukt konnte nicht nach der allgemeinen durchschnittlichen Überlebensdauer der polaren Spongioblastome beurteilt werden, denn hier stand der *Sitz* vor dem *Wachstum* der Geschwulst. Andererseits wurde die durchschnittliche Überlebenszahl einer prognostisch so gutartigen Gruppe wie der Spongioblastome im Kleinhirn (sog. Astrocytome) durch die inoperablen Fälle der Spongioblastomgruppe (in der Chiasmagegend) derart verschlechtert, daß es wieder falsche Werte gab. Nur eine neue „biologische" Gruppierung, die Zusammenfassung nach *Sitz, Erkrankungsalter* und *Gewebsart,* konnte für den Kliniker brauchbare Ergebnisse zeitigen.

Hier hat uns Cushing (1930 und 1931) die ersten klinisch verwendbaren Einheiten geschildert, die Spongioblastome (sog. Astrocytome) und die Medulloblastome des Kleinhirns im Kindes- und Jugendalter, 1929 aber die verschiedenen Meningeomgruppen. Wir haben inzwischen neue Gruppen herausgestellt und haben die Ependymome der Großhirnhemisphären im Jugendalter [Tönnis und Zülch (1937)], die Gangliocytome des basalen Schläfenlappens im 2. und 3. Jahrzehnt [Tönnis und Zülch (1939)] sowie die Ependymome am Foramen Monroi beschrieben [Zülch und Schmid (1955)]. Auch weitere Gruppen wurden biologisch beschrieben wie die der Oligodendrogliome der 2. Frontalwindung (frontolaterale O.) im mittleren Lebensalter. Dazu kam dann [Zülch (1951)] ein Atlas der häufigsten Gruppen und als Vorarbeit für eine endgültige Aufgliederung der Geschwülste nach diesem Gesichtspunkt weitere Schemata der Geschlechtsbeziehungen (1951) und Alterskurven (1951) (s. S. 49ff. u. 65ff.).

Daneben gibt es eine 2. Art von ortsspezifischer Malignität einer Geschwulst, die nicht durch die *Mechanik des Sitzes* bestimmt ist. Von allen Ependymomen ist nur eines reich an Mitosen und hat deshalb auch keine günstige Prognose: das *Ependymom der Großhirnhemisphären,* obwohl es sonst histologisch ein typisches Gewächs dieser Gruppe ist (s. S. 299, 307—309). Das Ziel einer endgültigen Aufgliederung und biologischen Beurteilung aller Hirngeschwülste ist sichtbar und kann nur in gemeinsamer Arbeit von Kliniker und Morphologen erreicht werden. Bis zu diesem Augenblick müssen wir uns in unseren biologischen Prognosen heute noch von den Ergebnissen Cushings und seiner Mitarbeiter (1934—1940 s. u.) und denen der übrigen neurochirurgischen Kliniken leiten lassen, die in den bekannten Statistiken allerdings nur für die *Arten* der Hirngeschwülste niedergelegt sind.

Der Beginn einer derartigen statistischen Methode bei den Hirngeschwülsten scheint bei LEBERT zu liegen, der 1851 die Überlebensdauer der Träger von „fibroblastischen" Geschwülsten und Krebsen innerhalb der Schädelhöhle gegenüberstellte und sie bei den Krebsen um mehrere Jahre niedriger fand.

Die großen Serien moderner Statistik beginnen mit den Nachuntersuchungen des gleichartig operierten und pathologisch-anatomisch klassifizierten Krankengutes von CUSHING durch seine früheren Mitarbeiter v. WAGENEN (1934), CAIRNS (1936), HENDERSON (1935), EISENHARDT (1935) und später DAVIDOFF (1940). Ich habe von einer Wiedergabe der Zahlen dieser Statistiken abgesehen, die inzwischen durch zahlreiche Arbeiten der größeren Kliniken über die Überlebensdauer [OLIVECRONA und Mitarbeiter (1947, 1950, 1952), TÖNNIS und Mitarbeiter (1938, 1939, 1950, 1952, 1953, 1954), McCRAIG (1949), KERNOHAN (1949), GRANT und Mitarbeiter (1951) u. a.] ergänzt worden sind. Aus diesen Angaben läßt sich die unten folgende Übersichtstafel aufstellen.

Bei der folgenden Übersicht über die Malignität der Hirngeschwülste folge ich der Anregung RÖSSLEs, neben gut- und bösartig auch Zwischenstufen („bedingt gutartig") einzuführen.

Extracerebrale Gruppe:

Neurinome	Dauerheilung — eventuell Nachoperation notwendig
Meningeome	Dauerheilung
Hypophysenadenome	Dauerheilung, unter Umständen bei nachfolgender Röntgenbestrahlung
Epidermoide, Dermoide	Dauerheilung
Teratome	Dauerheilung

Intracerebrale Gruppe: Gutartige Blastome

Angioblastome	Dauerheilung
Spongioblastome	Häufig für eine Operation ungünstiger Sitz, Dauerheilung bei Geschwülsten am F. opticus, der Kleinhirnmittellinie (sog. Kleinhirnastrocytome), vielleicht auch Rückenmark ?

Bedingt gutartige Blastome

Umschriebene, faserbildende Astrocytome	Besserung über viele Jahre, gelegentlich Dauerheilung
Oligodendrogliome	Besserung über 3—5 Jahre, meist Rezidiv — Dauerheilung ?
Ependymome	Je nach Sitz: einzelne Dauerheilungen ? (4. Ventrikel, Seitenventrikel). Bei den „Großhirnhemisphärenependymomen im Jugendalter" meist Rezidive nach 2 bis 5 Jahren.
Plexuspapillome	Dauerheilung möglich, langjährige Überlebenszeiten. Gefahr der Abrißmetastasen.
Pinealome	Radikaloperationen fast unmöglich. Rezidive wahrscheinlich; bei Herstellung der Liquorpassage langjährige Remissionen ?
Gangliocytome	Je nach Sitz und Unterart verschieden. Die temporolateralen Gangliocytome lassen Besserung über viele Jahre oder Heilung erhoffen.
Granulome	Bei Operation unter medikamentösem Schutz Dauerheilung möglich.

Bösartige Blastome

Medulloblastome	Besserung bis $1^1/_4$ Jahre oder bei starker Röntgenbestrahlung eventuell länger, immer tödlicher Ausgang. (Rezidiv, Metastasierung).
Glioblastome	Besserung für $^1/_2$ Jahr bis 1 Jahr, bei starker Röntgenbestrahlung eventuell länger, immer tödliches Rezidiv.

Die klinischen Begriffe „Heilung" und „Besserung" sind hier von den pathologisch-anatomischen Befunden bestimmt und gründen sich auf einen dauernden oder zeitlichen Stillstand des Geschwulstwachstums. Besserung heißt also, daß das klinische Bild nach Abklingen der Operationsfolgen in einen zeitlich stationären Zustand gerät; Heilung, daß dieser Zustand für dauernd bestehen bleibt.

C. Spezieller Teil: Beschreibung der Hirngeschwulstarten.

I. Neuroepitheliale Tumoren.

Die Medulloblastome.

1a. Medulloblastome des Kleinhirns.

(Synonyme: Embryonales Neurogliocytom, Neurospongiom, Sphäroblastom, isomorphes Glioblastom, Neuroblastom, Neurocytom, Glioma sarcomatodes, Granuloblastom.)

Geschichtliche Übersicht. Das Medulloblastom wurde im Jahre 1924 als eigene Geschwulstgruppe von Bailey und Cushing abgegrenzt („Spongioblastoma cerebelli") und 1925 als „Medulloblastoma cerebelli" beschrieben.

Der erste Name war von den Verfassern aufgegeben worden, da Globus und Strauss (1918) als Spongioblastome eine Reihe von Geschwülsten beschrieben hatten, die außer dem abweichenden Sitz im Großhirn auch noch wesentlich andere biologische Eigenschaften aufwiesen.

Geschwülste dieser Art im Kleinhirn waren seit langem als „Spindelzellensarkome des Kleinhirns" bekannt und hatten als „Glioma sarcomatodes" [Borst (1902)], „primäre Sarkomatose der Meningen", „Meningealsarkome" usw. wegen ihrer außergewöhnlichen Neigung zur diffusen Metastasierung bereits Interesse erregt. Ähnliche Geschwülste des Sympathicus waren als „Neurocytome" und „Neuroblastome" [Wright (1910)] bereits beschrieben worden. [In Wrights Arbeit findet sich nur 1 Fall eines echten Medulloblastoms des Kleinhirns!, der Name Neuroblastom wurde aber doch zunächst von Roussy-Oberling-Raileanu (1931) übernommen.]

Später wurden für die Vertreter dieser Geschwulstart noch eine Reihe anderer Namen vorgeschlagen: Embryonales Neurogliocytom [Masson und Dreyfuss (1925)], Neurospongiom [Roussy-Oberling-Atlas (1931)], Sphäroblastom [Marburg (1931)], isomorphes Glioblastom [Hortega (1932)], Granuloblastom [Stevenson und Echlin (1934)] usw. Von diesen hat sich an allen großen neurochirurgischen Kliniken heute nur der Name Medulloblastom durchgesetzt. Auch Gagel (1938), der noch in seinem Referat 1937 den Namen Neurogliocytom gebrauchte, hat später im Kongreßbericht auf den gebräuchlicheren des Medulloblastoms zurückgegriffen.

Nach Bailey-Buchanan-Bucy (1939) soll die älteste Beschreibung eines Medulloblastoms von Ollivier d'Angers (1823) stammen. Ausführliche Beschreibungen liegen vor von Roussy-Oberling-Raileanu (1933), van Bogaert und Martin (1928), Brody und German (1933), Lereboullet (1932), Grant (1929), Zülch (1940), Ringertz und Tola (1950).

Ausgangspunkt und Stellung im System der Geschwülste. Nach Ostertag (1936, Abb. 38c) und Raaf und Kernohan (1944) soll das Medulloblastom von einem Keimlager am Velum medullare posterior ausgehen, welches die letzten Verfasser in 23 von 104 Fällen untersuchter Feten und Kinder fanden. Die Zellen glichen denen des Medulloblastoms. In 8 von 25 Fällen konnte man auch noch sicher angeben, daß der Tumor von hier ausgegangen war. Derartige Heterotopien bzw. Wachstumszentren sind auch früher schon beobachtet worden [Pfleger (1933), Langelaan (1919)]. Marburg (1931), Stevenson (1931), Stevenson und Echlin (1934), Kershman (1938), Scheinker (1939), Marburg und Saccone und Epstein (1948) hingegen nahmen als Ausgangspunkt die sog. äußere Körnerschicht an, die aber nach Untersuchungen von Raaf und Kernohan (1944) überall gleichmäßig und ohne Überreste bis zum 20. Monat verschwunden ist. Diese Auffassung Marburgs (1931) (s. S. 41) hat daher wenig Überzeugungskraft. Auch Ringertz und Tola (1950) glauben an einen Ausgang vom Velum medullare für alle 3 von ihnen angegebenen Lokalisationen (s. S. 120ff.).

Bailey und Cushing (1930) verglichen die Geschwulstzellen („Medulloblasten") mit den „indifferenten Zellen" der Mantelschicht des Kleinhirns [Schaper (1897)], die aus der Histogenese des ZNS bekannt waren. Insbesondere wurde dieser Vergleich durch den Nachweis von höher — sowohl nach der Glia- als auch nach der Ganglienzellseite hin — differenzierten Elementen gestützt, da nach Schapers Ansicht [entgegen His

(1904)] die „indifferenten Zellen" die Möglichkeit der Reifung zu Neuroblasten und Spongioblasten haben sollten.

Daher bestand lange Zeit ein Streit darüber, ob die Eingliederung der Medulloblastome in die Gliomreihe durch BAILEY-CUSHING gerechtfertigt war. Die Angriffe sind besonders von MARBURG und NISHII (1929) geführt worden. Diese faßten die Medulloblastome — wie die alten Autoren — als *Sarkome* (vielleicht von den Endothelien ausgehend) auf. Als beweisend sahen sie das reichliche Vorkommen von Bindegewebe und die Vorliebe zur Ausbreitung in den mesodermalen Strukturen der weichen Häute an. (MARBURG ist aber 1935 von dieser Auffassung zurückgetreten.)

Hierzu ist zu sagen, daß die Geschwulst, solange sie im Nervengewebe selbst wächst, Bindegewebsfasern (Silberfibrillen) nicht hervorbringt. Gitterfasern bleiben dort vielmehr auf die ortsständigen oder gewucherten Gefäße beschränkt. Die Bindegewebsbestandteile treten erst dann mengenmäßig hervor, wenn die Geschwulst in die weichen Häute einwächst (s. Abb. 42b, 44a—d, 45b).

ROUSSY-OBERLING andererseits meinen, daß die Mehrzahl der Geschwulstelemente apolare oder unipolare *Neuroblasten* seien, die Mehrzahl der gebildeten Silberfasern aber Neurofibrillen. Dementsprechend glauben sie, die Geschwülste eher in eine höhere Reifungsstufe — und zusammen mit den Ganglienzelltumoren — einordnen zu sollen, wenn sie auch das Vorkommen von Spongioblasten nicht leugnen wollen. So unterscheiden sie vorwiegend neuroblastische und neuroglioblastische Neurospongiome.

Ähnlich diesen Autoren sehen SINGER-SEILER (1933) in den Medulloblastomen ebenfalls *nervöse* Geschwülste, bei denen verschiedene Reifungsstufen unterschieden werden können. Astrocytenglia ist nach ihnen nur Stroma der Geschwulst. — HORTEGA (1932, 1944) dagegen beschreibt die Medulloblastome teils bei den isomorphen Glioblastomen, rückt damit also wiederum ihre gliöse Natur in den Vordergrund, teils aber faßt er sie auch als Neuroblastome auf.

Auch PENFIELD (1932) hatte sich zunächst nicht von dem Vorkommen von Neuroblasten überzeugen können, vielmehr schienen ihm die Geschwulstzellen eher apolaren Spongioblasten zu gleichen, dementsprechend hätte auch — seiner Auffassung nach — die Bezeichnung gewählt werden sollen. Er verzichtete jedoch auf eine Umbenennung. In seiner Darstellung 1935 konnte er jedoch bereits über 3 Fälle mit Neuroblasten und 5 mit Spongioblasten berichten. Auch hatte er Ganglienzellen gesehen, die einen blastomatösen Eindruck machten. Nunmehr sah er doch eine Rechtfertigung des Namens Medulloblastom.

Zu diesen Angaben ist zu sagen, daß jeder Nachweis von angeblich neuroblastischen Elementen mit Silbermethoden wegen der unspezifischen Wirksamkeit dieser Verfahren auf einen berechtigten Zweifel stoßen muß. Daß die Elemente einzelner dieser Geschwülste durch die Struktur ihres Kernes einen Vergleich mit Neuroblasten nahelegen, ohne deren Merkmale vollständig zu zeigen, kann man nur bestätigen (s. Abb. 38a) — doch handelt es sich um seltene Fälle! Zu der Definition der Tumoren der Ganglienzellreihe s. S. 18 und 382ff.

Die Deutung von BAILEY-CUSHING stützte sich auf die Behauptung, daß von den indifferenten Geschwulstelementen Ganglienzellen und ihre Vorstufen sowie Astrocyten und Vorstufen gebildet würden. Diese Auffassung muß meiner Meinung nach noch immer mit Skepsis aufgenommen werden. Die S. 219 der Arbeit und Abb. 50a, 51b der Monographie (1926) abgebildeten Ganglienzellen können ebenso eine der außer den PURKINJE-Zellen im Kleinhirn vorkommenden ortsständigen Ganglienzellen sein (z. B. der GOLGI-Zellen der 3 Typen). Bei der Frage des Vorkommens von Astrocyten (s. z. B. S. 221 der Arbeit) und ihren Vorstufen ist zu sagen, daß ortsständige Glia sicher nachweisbar bleibt (s. eigene Abb. 45d), daß aber noch keine sicheren Beobachtungen darüber vorliegen, wie z. B. die eigenartigen normalen BERGMANN-Elemente nach einer Infiltration der Kleinhirnläppchen mit Tumorzellen aussehen. Es wäre immerhin möglich, daß sie gelegentlich Spongioblasten vortäuschen. Sicher gelungen wäre der Nachweis der Fähigkeit zur Ausdifferenzierung von höheren gliösen „Reifungsstufen" durch die Geschwulstzellen des Medulloblastoms erst dann, *wenn man die erwähnten Zellen auch in den meningealen Aussaaten sehen könnte*! Hier werden nach übereinstimmenden Angaben des Schrifttums und eigenen Beobachtungen aber überhaupt keine höheren Formen „ausdifferenziert"! Eine ausführliche Diskussion über das Medulloblastom fand auf dem Londoner Internationalen Neuropathologenkongreß 1955 statt (s. auch O. T. BAILEY, CHRISTENSEN, RINGERTZ, sämtlich 1955).

Nach unseren bisherigen Beobachtungen ist das Medulloblastom ein Tumor aus plasmatischen, nicht faserbildenden Zellen mit zartesten Fortsätzen ohne weitere Differenzierung und entsteht auf der Grundlage einer wahrscheinlich gliösen Matrix. Das Medulloblastom kommt nur im Metencephalon und in ähnlicher Form in Auge, Nebennieren, Sympathicus und Pinealis vor; vergleichbare Großhirngeschwülste gibt es anscheinend nicht. Das stereotype Auftreten dieser häufigsten Geschwulst des Jugendalters in der Kleinhirnmittellinie spricht auch aus statistischen Gründen für eine Entstehung aus einem dysembryogenetischen Keim, obwohl dieser morphologisch bisher nur vermutet werden kann [PFLEGER (1880), OSTERTAG (1936), RAAF und KERNOHAN (1944)].

Häufigkeit des Vorkommens. Das Medulloblastom ist nach eigenen Beobachtungen das häufigste neuroepitheliale Gewächs der hinteren Schädelgrube im Jugendalter. Unter den „Gliomen" stellte es nach Cushing 10% (86 Fälle von 862).

Von 2023 intrakraniellen Tumoren	86 Cushing (1935), 2,4%
862 Gliomen	86 Cushing (1935)
164 „	16 Davis (1936)
251 „	20 Roussy-Oberling (1932)
210 „	29 Penfield-Elvidge, Cone (1935)
305 „	25 Foerster-Gagel (1938)
Unter 1792 Gliomen waren	175 = 10% Medulloblastome.

Unter den gesamten Fällen unserer Abteilung repräsentieren sie zur Zeit 4% der Geschwülste aller Lebensalter und 7,6% der neuroepithelialen Tumoren.

Bei Craig-Keith-Kernohan (1949) stellten die Medulloblastome 20,1% der Tumoren im Jugendalter dar. Unter den Tumoren der hinteren Schädelgrube waren 30% Medulloblastome, bei Ringertz und Tola (1950) waren es 7,6% von 1571 Gliomen.

Alter der Geschwulstträger. Die Medulloblastome treten bevorzugt im Jugendalter auf, ihre Alterskurve zeigt dementsprechend einen Gipfel um das 8.—12. Lebensjahr (Abb. 7a). Von den Geschwulstträgern im Jugendalter stellen sie 3,2%, von denen der höheren Altersklassen nur 0,8% (eigenes Material). Unter den von uns beobachteten Fällen finden sich auch Kranke höheren Alters (der Patient von Fall 343 war 43 Jahre: Verkalktes Medulloblastom mit spinaler Metastase; s. auch Abb. 54). Der älteste Patient war bei uns 53 Jahre, der jüngste 6 Monate. Das Durchschnittsalter war bei Ingraham und Mitarbeiter (1944) 7,5 Jahre bei Sitz des Tumors im Kleinhirn und 16,1 Jahre bei Lage im Brückenwinkel bzw. der Brücke. Der älteste Patient war 67 Jahre. Die Zahlen bei Ringertz betrugen: Durchschnittsalter für die Gesamtgruppe 13,8 Jahre, für die Fälle mit „lateralem" Sitz 17 Jahre. Über Medulloblastome bei Neugeborenen berichten Arnstein und Mitarbeiter (1951) und King (1953).

Geschlechtsbeziehungen. Unsere Gruppe bestand aus 114 männlichen und 47 weiblichen Patienten, d. h. im Geschlechtsverhältnis von 2:1. Das entspricht dem der meisten Beobachter, unter anderem auch den Angaben von Penfield-Elvidge-Cone und von Ringertz. Bei Bailey-Buchanan-Bucy waren es z. B. 10 Jungen und 3 Mädchen. Nur Spitz, Shenkin und Mitarbeiter (1947) fanden bei ihrer Gruppe von 30 Patienten höheren Alters mehr Frauen als Männer.

Erblichkeit. Eigenartig sind die Fälle zweier *erbgleicher* Zwillingspaare, von denen eines diskordant war [Leavitt (1928)]; das tumorkranke Kind wurde nach der Operation stark bestrahlt und blieb im Wachstum auffällig hinter seinem Geschwister zurück. Präparate erbgleicher Zwillinge, die beide im ersten Trimenon an Medulloblastomen starben, übersandte mir Herr Kollege Lüders zur Bestätigung. — Sichere Befunde liegen sonst über eine Vererbung derartiger Geschwülste oder auch rudimentärer Geschwulstanlagen noch nicht vor.

Sitz. Der Lieblingssitz dieser Geschwülste ist die Mittellinie des Kleinhirns (Wurm), in dessen unterem Anteil sie gewöhnlich liegen (Abb. 29, 30, 34). Von dort dringen sie gegen das Dach des 4. Ventrikels und die beiden Hemisphären vor und füllen bei stärkerem Wachstum bald den 4. Ventrikel aus (s. Abb. 30). Sie können dann Geschwulstzapfen in den Aquädukt und — dem Neurochirurgen gut bekannt — in die Cisterna magna und in den Spinalkanal senden (Abb. 31). Seltener ist ein Sitz an der Außenfläche des Kleinhirns und in den Kleinhirnhemisphären (s. Abb. 32), der angeblich in den Fällen höheren Lebensalters gehäuft beobachtet wird. (Der eigene Fall war 22 Jahre alt.)

So berichten Spitz und Mitarbeiter (1947), daß sie einen lateralen Sitz häufiger bei Älteren gefunden haben (s. Abb. 32), und zwar etwa in der Hälfte der Fälle.

Die Medulloblastome kommen selten auch in der Brücke (Abb. 33) vor [Elvidge, Penfield und Mitarbeiter (1935)] [s. Abb. 6 bei Gagel (1938)]. Ringertz und Tola (1950) teilten ihre Fälle nach dem Sitz sogar in 3 Gruppen ein:

1. Mittellinie (hinten); 2. Mittellinie (vorne): selten; 3. lateral (Hemisphäre bzw. Brückenwinkel).

Die seinerzeit im *Großhirn* beschriebenen Formen des Medulloblastoms sind von Beginn an nur mit einer gewissen Reserve mit den Kleinhirn-Medulloblastomen zusammengefaßt worden. Neben einer

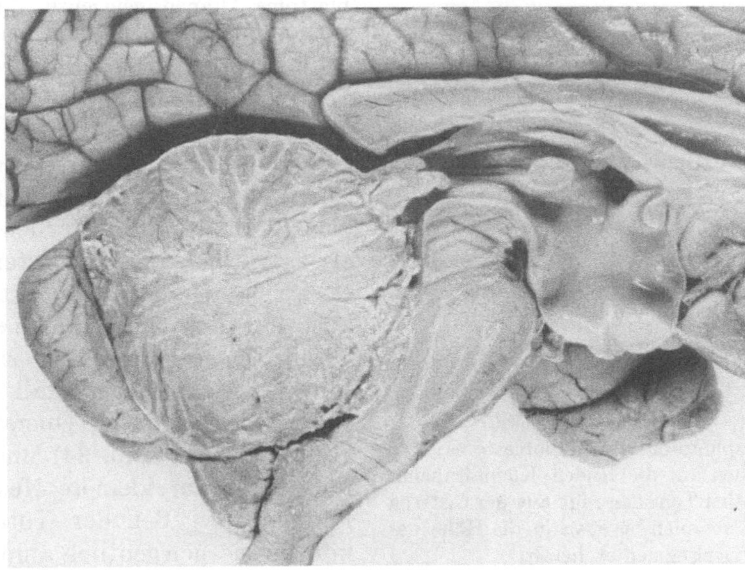

Abb. 29. Typisches Medulloblastom mit Sitz im Unterwurm und Einbruch in den 4. Ventrikel, dessen Boden bereits infiltriert wird. Hydrocephalus occlusus mit papierdünn ausgeweitetem Boden des 3. Ventrikels (Fall 981).

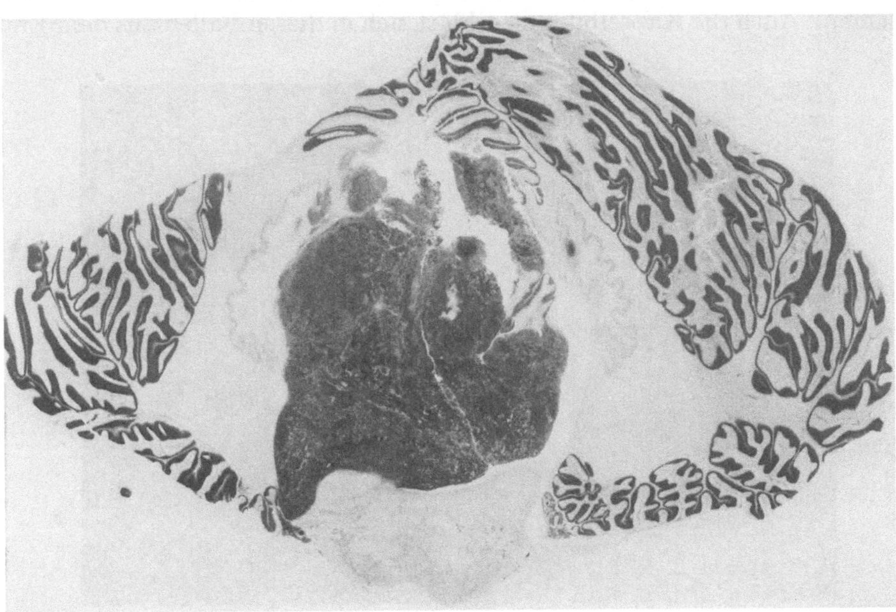

Abb. 30. Querschnitt durch ein Medulloblastom, das den 4. Ventrikel ausfüllt. Es wächst bereits mit einem Fortsatz durch den Recessus lateralis in die äußeren Liquorräume vor. Außer an der Operationsstelle sieht man keine Nekrosen (s. auch Abb. 47 b). (Fall 876, Vergr. 2fach.)

gewissen morphologischen Ähnlichkeit sah man doch viele trennende Merkmale: Das Fehlen der Altersbevorzugung, die Verschiedenheit der biologischen Abläufe (Verkalkung, fehlende Metastasierung und Röntgenempfindlichkeit, verschiedene Prognose auf Grund der langen postoperativen Überlebensdauer!). Nach den Angaben BAILEYs (1930) sind auch von den 11 ursprünglich eingerechneten Großhirnblastomen 5 als Neuroblastome, 1 als Oligodendrogliom, 2 als unklassifizierbar wieder ausgegliedert worden, während nur 2 biologische Eigenschaften zeigten, die weiterhin die Einordnung bei den Medulloblastomen rechtfertigten.

Obwohl wir auch früher mehrfach Großhirntumoren als cerebrale Medulloblastome klassifiziert haben, so hat doch die nähere Untersuchung ergeben, daß es sich in allen Fällen um Oligodendrogliome handelte. Auch kleinzellige Formen des Glioblastoms können gelegentlich in ihrer Architektur dem Medulloblastom ähnlich sein.

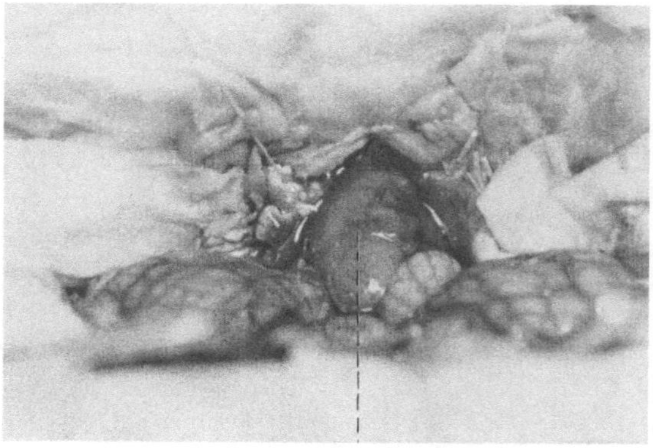

Makroskopische Beschreibung. Die Medulloblastome erscheinen auf Hirnschnitten bei Betrachtung mit dem bloßen Auge von der Hirnmasse verhältnismäßig scharf abgegrenzt (Abb. 29, 30, 32, 33, 34), gleichmäßig graurosa-farben, gelegentlich etwas glasig. Der Konsistenz nach sind es weiche Geschwülste mit einer rauhkörnigen Oberfläche, die an einen „steifen Grießbrei" erinnert. Sie sind nur sehr selten cystisch oder verkalkt, zeigen sehr selten (außer durch Operation) einmal Blutungen (s. Abb. 34) und nur wenige und meist nur kleinere Nekrosen (s. Abbildung 35). Bei der Totalexstirpation können sie gelegentlich ähnlich gekapselt erscheinen wie die sog. Kleinhirnastro-

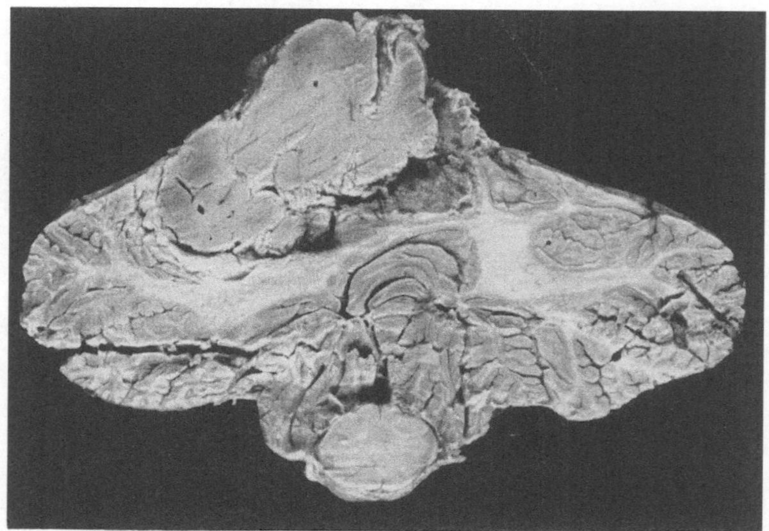

Geschwulstzapfen

Abb. 31. Operationsphoto eines Medulloblastoms: Man sieht von hinten-oben auf die beiden Kleinhirnhemisphären. Zwischen den Tonsillen ragt aus der Cisterna magna ein Geschwulstzapfen bis etwa in die Höhe des 2. Cervicalsegmentes herab.

cytome, so daß dann selbst dem Operateur die Artdiagnose schwerfallen kann (s. Abb. 36) und nur die weichkörnige Konsistenz den Ausschlag gibt. Es handelt sich dabei um Fälle, die durch reichliche Einbeziehung von Bindegewebe der weichen Häute verhältnismäßig fest erscheinen. Auch die Kapselbildung erklärt sich in diesen Fällen aus dem Einwachsen

Abb. 32. Großes Medulloblastom an der Außenseite der Kleinhirnhemisphäre (Fall HB 2127).

in die weichen Häute (s. S. 157—159). Das makroskopische Aussehen der Metastasen wird S. 133 ff. beschrieben. Am Hirn entsteht durch Block am 4. Ventrikel regelmäßig ein Hydrocephalus (Abb. 29).

Mikroskopische Beschreibung. Die Medulloblastome sind zelldichte Geschwülste aus relativ gleichförmigen Zellen mit einer ausgesprochenen Neigung zur Bildung besonderer Architekturen. Mit der Nissl-Färbung stellt sich fast nur der Zellkern dar, während vom Zelleib gelegentlich eine kleine Kappe schwach gefärbt ist (s. Abb. 38a, c). In Verbindung mit dem Kern entsteht dadurch oft die Form einer Mohrrübe oder Kaulquappe (s. Abb. 38b). Längere Fortsätze als diese zarten Protoplasmakappen lassen sich nur

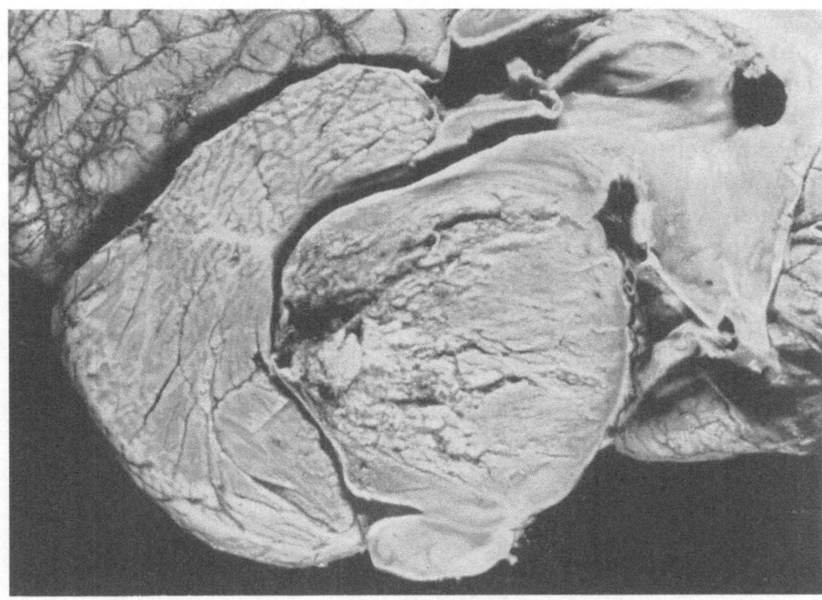

Abb. 33. Riesiges Medulloblastom der Brücke (Fall E 833).

mit Silberimprägnation darstellen, wo sie oft zu lockigen Bündeln vereint verlaufen (s. Abb. 38d) [s. auch ROUSSY-OBERLING-RAILEANU (1931), WOHLWILL (1930)]. Die Kerne dieser Geschwulstzellen sind länglich — von diesen berichtet COX (1933), daß sie zahlreiche

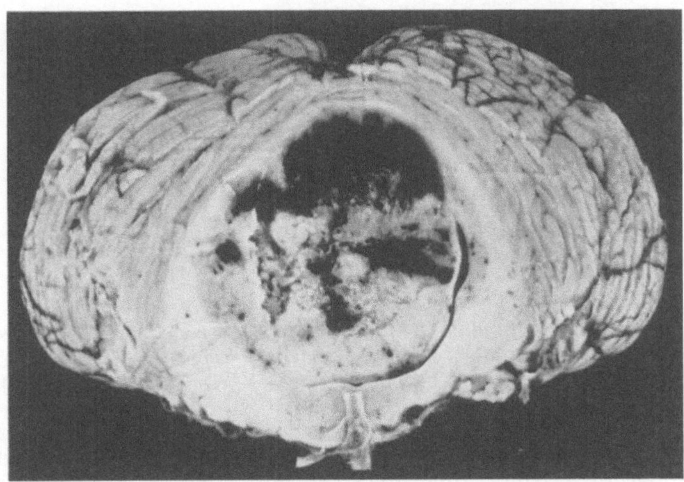

Abb. 34. Medulloblastom, das vorwiegend vom rechten Dach des 4. Ventrikels ausgegangen ist. Blutung in die Geschwulst nach Versuch der operativen Entfernung. Scharfe Grenze des Geschwulstgewebes gegen das Kleinhirnmark (Fall 1552).

Fibrillen haben —, rundlich oder oval. Meist haben sie ein zartes Chromatinnetz mit mehreren Nucleolen, einer deutlich sichtbaren, wenn auch nicht dicken Kernmembran und mit vielen randständigen Chromatinkörnchen (s. Abb. 38c, 39b). In selteneren Fällen dagegen sind die Kerne einheitlich rund-oval, zeigen eine dichte Kernmembran, einen bläschenförmigen Innenraum (sehr feines Chromatinnetz) mit einem großen Nucleolus (s. Abb. 38a). Die Zellen liegen meist diffus verteilt, zeigen leichte Unterschiede der Größe, niemals jedoch beobachten wir Riesenformen. Die einzelnen Zellen können bei der Holzer-Färbung syncytial verwachsen erscheinen, wenn auch die Goldsublimatmethode (zwar schattenhaft, aber doch deutlich) die Zellen *einzeln* und isoliert darstellt.

Die Medulloblastome neigen zu einer Anordnung der Geschwulstzellen in gewissen großen *Rhythmen*. Die Zellen liegen oft in großen Strömen oder Strudeln oder in einzelnen Inseln (s. Abb. 40a) oder sie bevorzugen eine breite, mehr bandartige Architektur mit weitmaschiger Septierung oder eine perivasculäre Verdichtung (s. Abb. 46). Beim Einwachsen in die weichen Häute wieder liegen sie in schmalen Reihen zwischen den arachnoidalen Maschen oder in langen Balken (s. Abb. 44a, c, d, 45a—c). Auch die einzelnen Zellen zeigen oft eine Anordnung in gewissen Rhythmen, unter denen eine Lagerung in Kammform (Abb. 44b) oder in „Pseudorosetten" (s. Abb. 38b) bekannt ist. Hierbei lagern sie sich kranzförmig mit ihren Fortsätzen um einen virtuellen Mittelpunkt, der aber nicht — wie beim Ependymom — ein Gefäß ist, und zwar zur „vollständigen" oder „unvollständigen" [Kernohan (1952)] Pseudorosette (s. Abb. 15a).

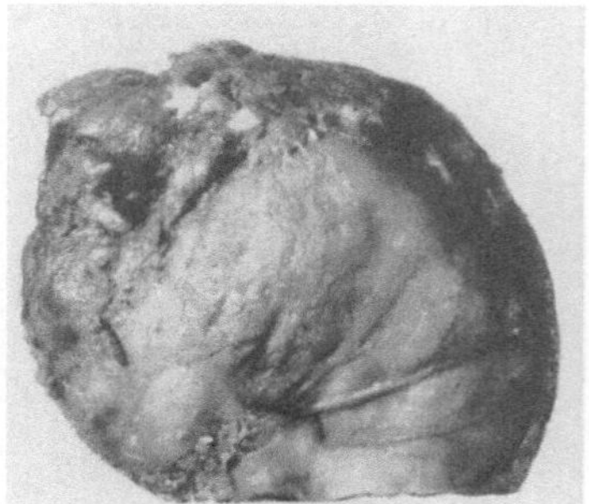

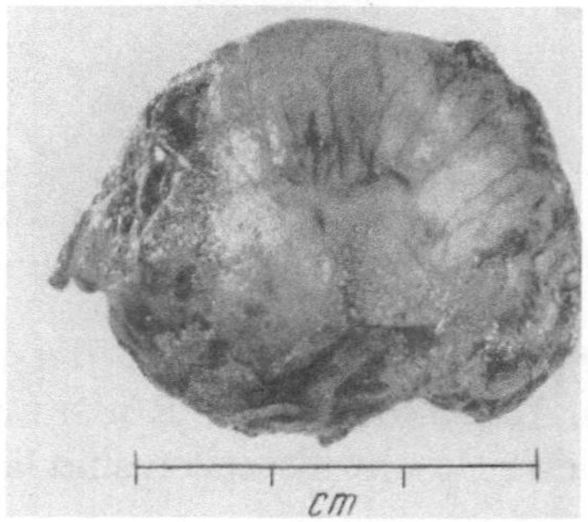

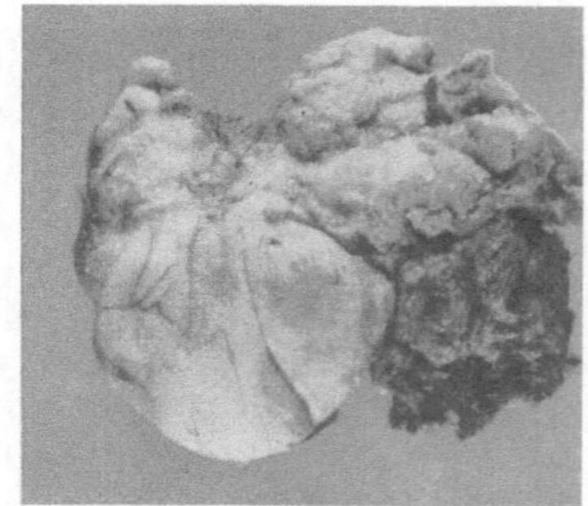

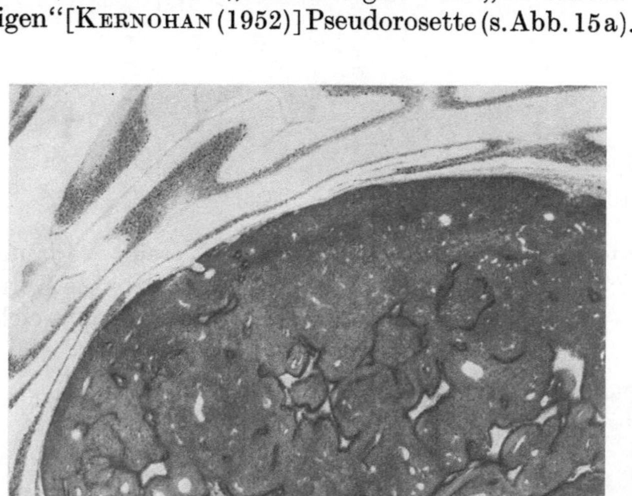

Abb. 35. Zellreiches Medulloblastom im Kleinhirn, das verhältnismäßig scharf abgegrenzt ist, aber in der Randzone infiltrierend wächst. In der Mitte kleinere Nekrosen, unten größere Nekrosen. Am Rande der Nekrosen dunkle Ränder mit Kernzerfall. (Fall Mibi, Vergr. 12,5fach, Nissl-Färbung.)

Abb. 36.   Total exstirpierte Medulloblastome, deren Oberfläche teilweise gekapselt erscheint (Fall 69).

Wieweit für diese vielfältige Rhythmenbildung atavistische Tendenzen verantwortlich sind, wieweit die Architektonik der vorgebildeten Strukturen (Arachnoidalmaschen, Dendriten, Markfasern) — was man z. B. in der Brücke und in den weichen Häuten (s. Abb. 44a) sicher nachweisen kann —, muß noch untersucht werden.

Auch ein Einfluß dieser vorgebildeten Gewebsräume auf die *Kernform* der Einzelzelle ist nicht abzuleugnen. Gerade wie die Kerne mosaikartig nebeneinander gelagert sich gegenseitig eindellen können (s. Abb. 38b), so trifft man auch sehr lange, stäbchenförmig ausgezogene Geschwulstzellkerne, z. B. im arachnoidalen Maschennetz an. Bei Supravitalfärbung erscheinen die Zellen dagegen — unterschiedlich von dem Bild bei Fixierung und Einbettung — klar begrenzt, rundlicher und saftreicher [Cushing (1935), Abb. 27] als oben beschrieben.

Auffällig ist gelegentlich — worauf ROUSSY-OBERLING (1931) und auch PENFIELD (1932) hingewiesen haben — das Vorkommen von 2 Arten von Zellkernen in der gleichen Geschwulst. Neben den bisher beschriebenen finden sich Herde von chromatinreichen, kleineren, rundlichen Kernen fast ohne Zelleib (Abb. 40c). Während diese an manchen Stellen mit Sicherheit als Reste der infiltrierten Körnerschicht erkannt werden können, sind sie an anderen Stellen nicht immer sicher zu deuten. Insbesondere, wenn neben diesen noch als Kerne zu erkennenden dunklen Elementen kleinere Kernbröckel (Abb. 40b) oder homogene ungeformte Chromatinmassen auftreten. Eine Möglichkeit der Deutung wäre, hier Proliferationszentren zu sehen, in denen die ersten Stadien nach der Mitose — die besonders chromatinreich sind — gehäuft angetroffen werden (Abb. 40a). Die andere Möglichkeit ist die eines regressiven Vorganges, der zu starkem Kernzerfall führt (s. Abb. 40c, d).

Wachstumsgeschwindigkeit. Die Geschwulstzellen befinden sich ständig in größter Bereitschaft zur Vermehrung durch mitotische Teilung (s. Abb. 39d). Diese Mitosen liegen im allgemeinen morphologisch im Rahmen der normalen Bilder. Die Zellproduktion im Inneren der Geschwulst — d. h. auch der bereits durchsetzten Windungen, während gleichzeitig immer neue durchwachsen werden — ist derart hochgradig, daß die Windungen zu unförmigen Kolben aufgetrieben werden (s. Abbildung 47b) und die Geschwulst als Ganzes zu einer erheblichen Verdrängung und Quetschung der anliegenden Kleinhirnteile führt (s. Abb. 41). Entsprechend der raschen Teilung sind die Zellen auch sehr kurzlebig. Überall erscheinen in der Geschwulst daher reichlich Reste des ständigen Zellzerfalls (s. Abb. 40b).

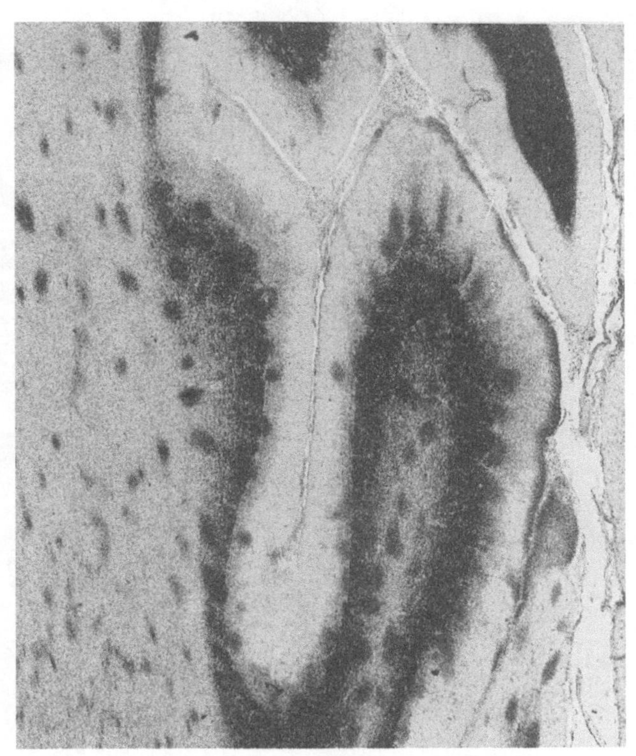

Abb. 37. Ausgesprochen perivasculäre Ausbreitung eines Medulloblastoms. Außerdem subpiale Aussaat. (Fall 12, NISSL-Färbung, Vergr. 21fach.)

Vorkommen von Glia innerhalb der Geschwulst. Der Nachweis von einzelnen Astrocyten innerhalb des Medulloblastoms ist meist nicht schwer (s. Abb. 45d). Zwischen den Maschen ihrer Fortsätze sieht man dann Geschwulstzellen liegen; oft zeigen diese Astrocyten Zeichen des Unterganges (Clasmatodendrose). Das Vorkommen von echten Spongioblasten [BAILEY (1930)] haben wir *nicht* beobachten können.

Die bizarren Formen der Glia in der Geschwulst erklären sich leicht aus der verschiedenen Gestalt der ortsständigen Kleinhirnglia, z. B. der BERGMANN-Glia. Insbesondere scheint es mir unwahrscheinlich — was für einen vollständigen Beweis der Ausbildung „höherer", nach der neuralen oder gliösen Seite ausgereifter Geschwulstzellen zu fordern wäre —, daß es zur Ausbildung derartiger Elemente auch in der metastatischen Aussaat kommt (z. B. in den weichen Häuten, wo wir sie niemals beobachtet haben!). RINGERTZ und TOLA (1950) fanden allerdings uni- oder bipolare Spongioblasten mit Gliafibrillen auch in der Aussaat in den weichen Häuten. Die von DÖRING (1939) beschriebenen Bilder „strauchwerkartiger Gliareaktionen" in der BERGMANN-Schicht können zwar sehr häufig beobachtet werden, finden aber meiner Ansicht nach eine vom Verfasser verworfene Erklärung: Es handelt sich nämlich um Tumorzellen, die von den Meningen entlang den Spalträumen der Gefäße und BERGMANN-Fasern der Molekularschicht in die Kleinhirnrinde vordringen (s. Abb. 44b, 47c).

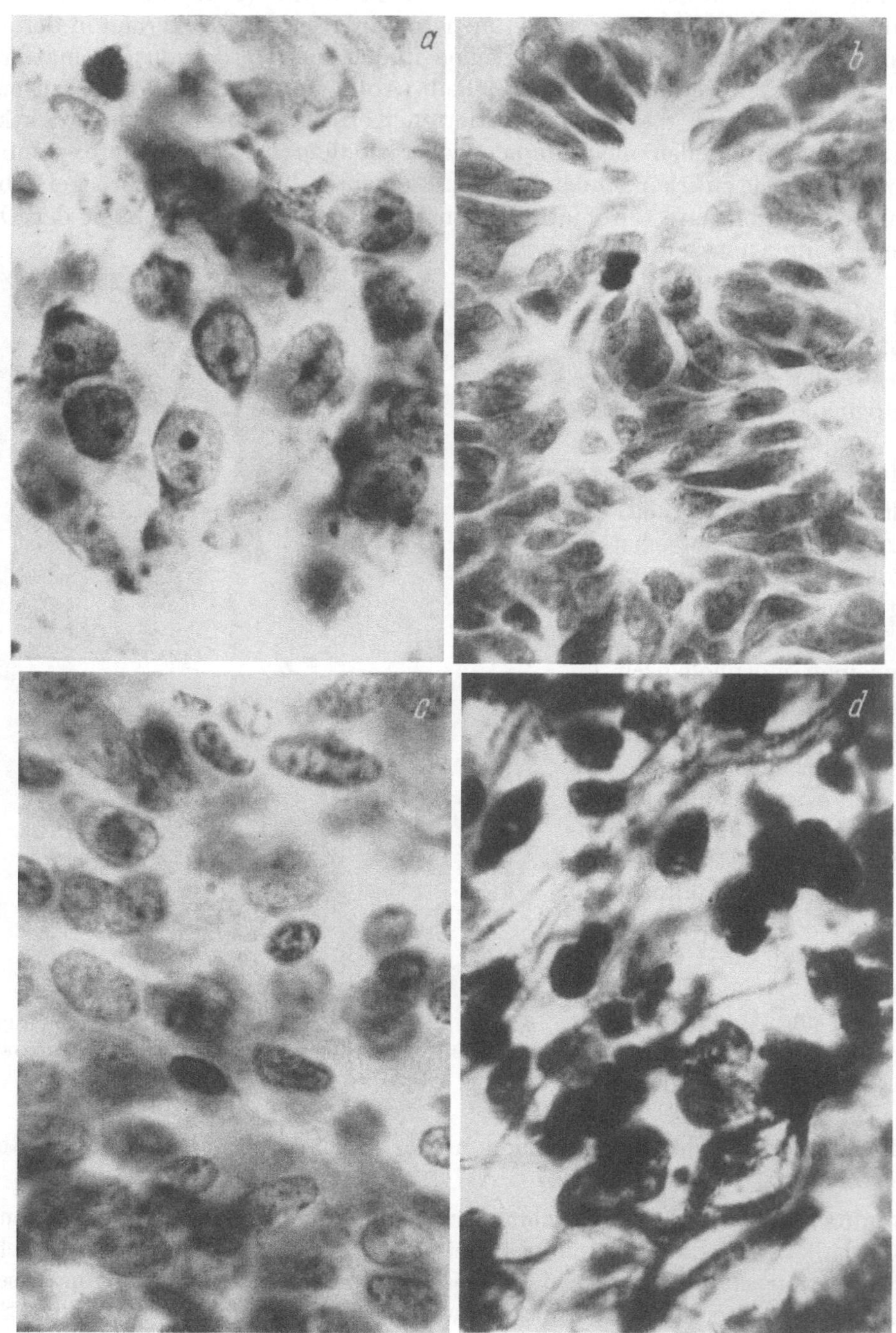

Abb. 38a—d.

a Bläschenförmige Zellkerne in einem Medulloblastom. Man sieht ein zartes Chromatinnetz mit deutlicher Kernmembran und einem einzelnen dunklen Nucleolus. Der Zelleib ist als polständige Kappe noch zu erkennen. (Fall 912, Vergr. 1440fach, NISSL-Färbung.)

b „Klassische" Ausbildung von Pseudorosetten bei ausgesprochen rübenförmiger Gestalt der Geschwulstzellen. (Fall 384, Vergr. 780fach, Kresylviolettfärbung.)

c Typische Kerne in einem Medulloblastom bei hoher Vergrößerung: Deutliches Chromatinnetz mit einigen gröberen Körnchen, die häufig randständig liegen. In der Mitte oft 1—2 Nucleolen. Der Zelleib ist meist nicht sichtbar. (Fall 180, Vergr. 948fach, Kresylviolettfärbung.)

d Zwischen den Kernen sieht man einzelne zarte, durch Versilberung dargestellte protoplasmatische Fortsätze. (Fall 951, Vergr. 1200fach, PERDRAU-Methode.)

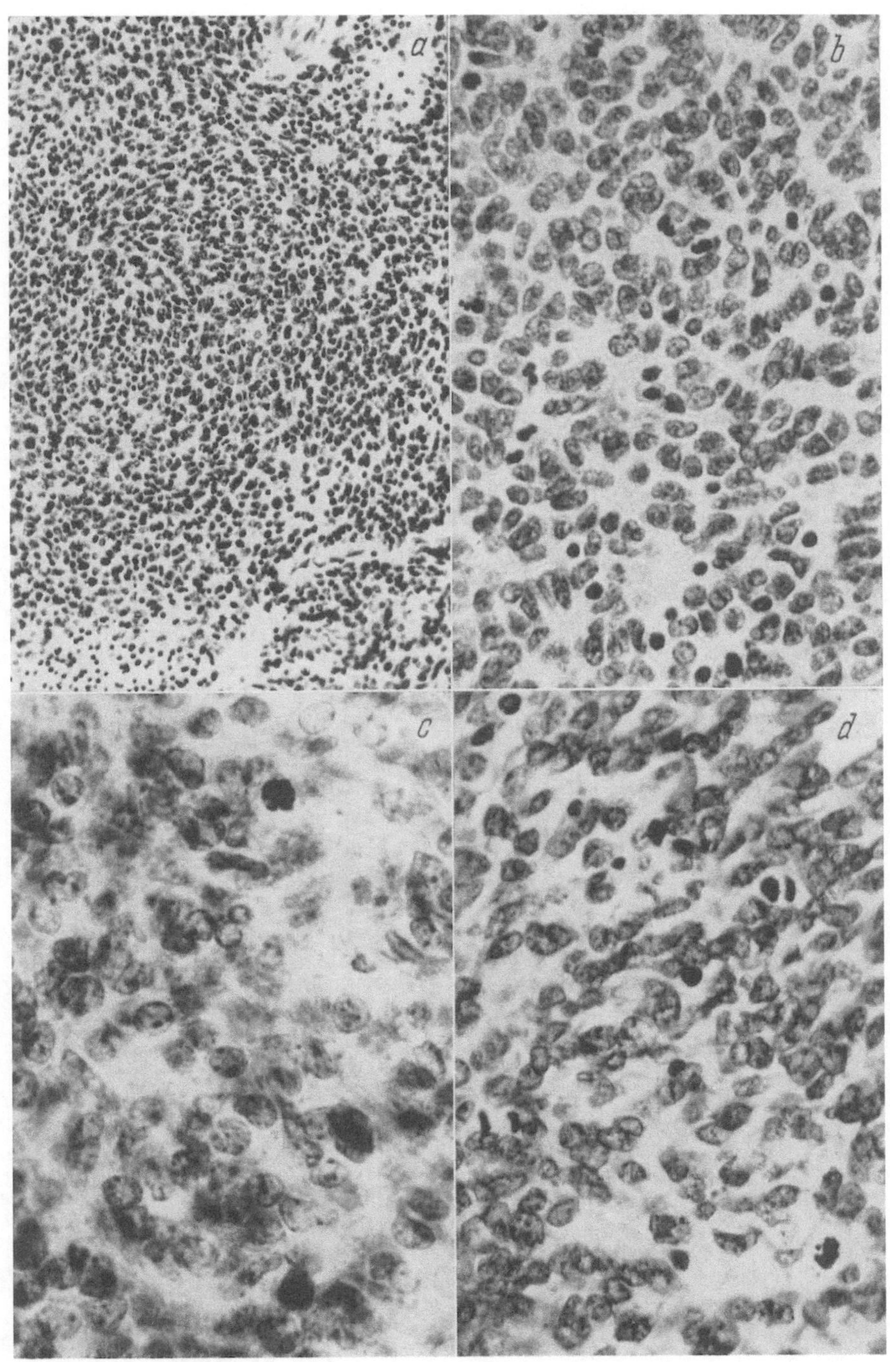

Abb. 39a—d.

a Übersichtsbild eines typischen Medulloblastoms: Die Zellen liegen sehr dicht. Die Architektur — mit Bildung von Pseudorosetten — ist typisch. (Fall 951, Vergr. 80fach, Kresylviolettfärbung.)
b Vergrößerung von a. Mitosen sind reichlich zu erkennen. (Vergr. 230fach.)
c Man erkennt an den ovalen oder rundlichen Kernen eine deutliche Kernmembran. Zahlreiche Mitosen. (Fall 876, Vergr. 600fach, NISSL-Färbung.)
d Man sieht in diesem Medulloblastom besonders viele Mitosen. (Fall 5527, Vergr. 448fach, Kresylviolettfärbung.)

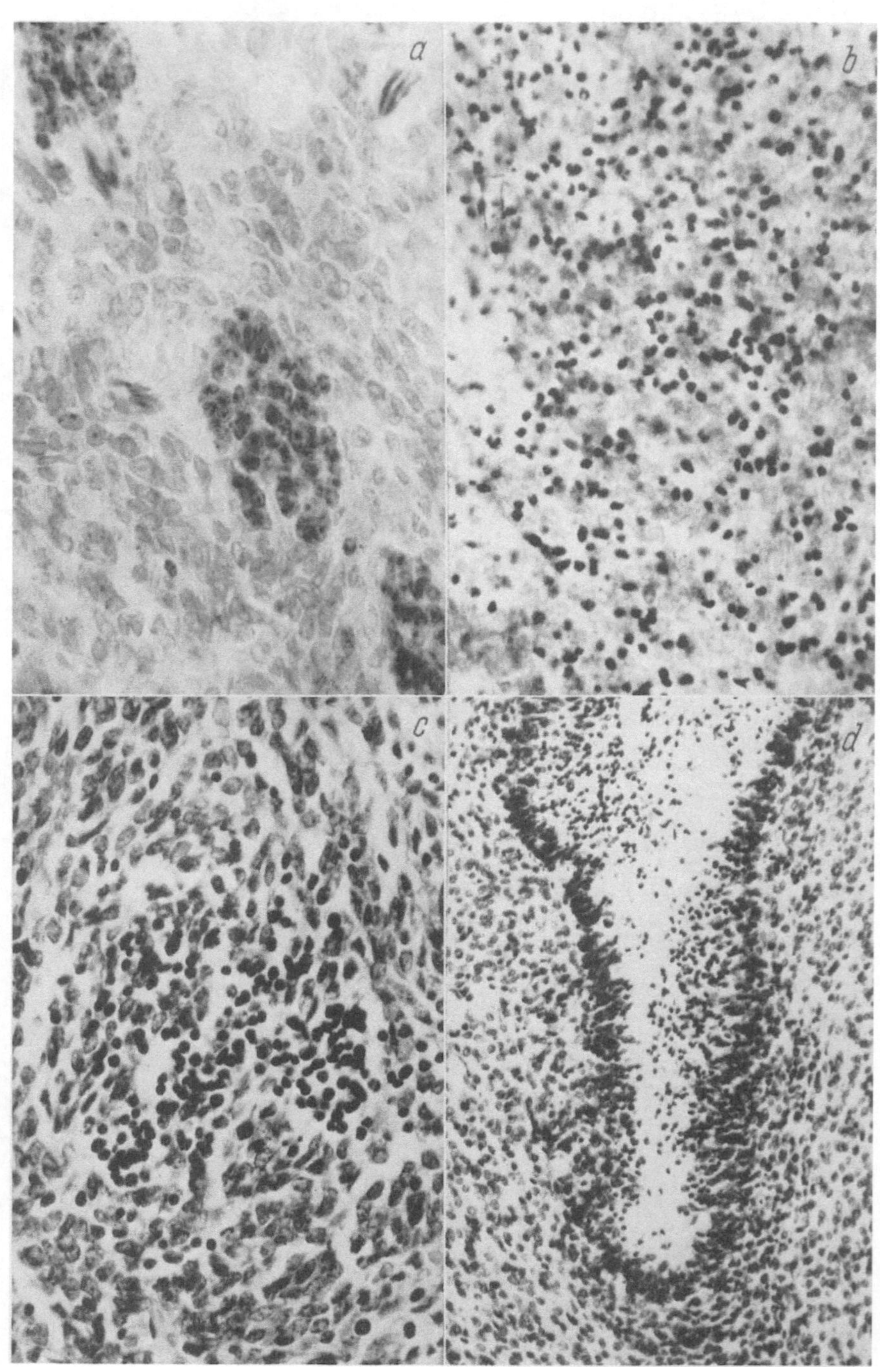

Abb. 40a—d.

a Zwischen den hellen, kaum sichtbaren Geschwulstzellen liegen Herde von besonders dunkel gefärbten, etwas kleineren Zellen. (Fall 905, Vergr. 405fach, PERDRAU-Methode.)

b Frische, diffuse Nekrose: Die noch verschonten Zellen sind kaum zu erkennen, dagegen sieht man reichlich grobe Chromatinbrocken als Reste des Kernzerfalles. (Fall 950, Vergr. 405fach, Kresylviolettfärbung.)

c Herd kleiner, dunkler „lymphoider" Zellen in einem Medulloblastom. (Fall 5872, Vergr. 272fach, Kresylviolettfärbung.)

d Strichförmige Nekrose in einem Medulloblastom. Am Rande liegt typisch ein Wall von hyperchromatischen Zellen in regressiver Veränderung. (Fall 5527, Vergr. 136fach, Kresylviolettfärbung.)

Die von Spielmeyer (1927) beschriebenen echten Strauchwerke dagegen entstehen durch Abräum·
prozesse an zugrunde gegangenen Purkinje-Zellen, wobei es sich wohl vorwiegend um Reaktionen
von Mikrogliazellen handelt, die sich durch ungeordnete Lagerung, Form und Färbbarkeit erheblich
von den Bildungen der streng radiär von außen vordringenden Tumorzellen unterscheiden.

Gefäße — Stroma. Die Gefäßversorgung dieser Geschwülste ist im Verhältnis zu der
ungeheuren Zellzahl und Wachstumsschnelligkeit eigenartig gering. Die Medulloblastome
bluten daher bei der Operation nur wenig aus der Geschwulstmasse. Auch ist ihre Farbe
in fixiertem Zustand gleichmäßig graurosa, weil ihr Blutgehalt verhältnismäßig gering
ist. Man sieht neben den großen ortsständigen Gefäßen der infiltrierten Gebiete nur
kleinere zartwandige Capillaren. Häufig zeigen die großen Gefäße etwas verbreiterte
Wände, gelegentlich kleinere, zellfreie Manschetten ähnlich einem Ependymom. Die Gefäße
scheinen im ganzen normal gebaut, zeigen im allgemeinen keine Neigung zu Veränderungen
durch Endothelwucherung (Ependymom), Adventitiaproliferation, Schlingen und Glomerulusbildung oder Thrombosen (Glioblastom).

In einem unserer zahlreichen Fälle sahen wir allerdings eine deutliche Endothelproliferation an einem Gefäß der weichen Häute, die von der Geschwulst infiltriert und in diese mit einbezogen waren. Noch stärker war diese im Falle 4332, wo echte Glomerulusbildungen entstanden (Abb. 42d). In einem anderen Falle (Nr. 5244) war eine ungewöhnlich große Zahl von kleinen Gefäßen im Geschwulstgewebe. Hier hatte die Geschwulst den Plexus umwachsen (Abb. 42 c).

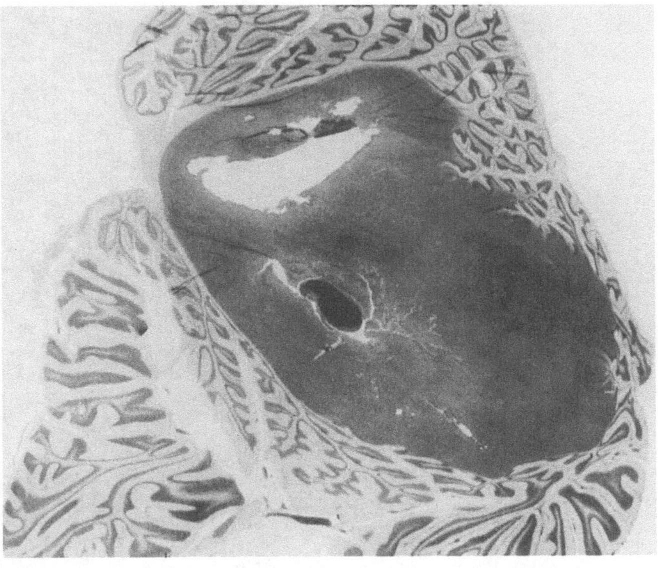

Regressive Vorgänge. Es kommt in Medulloblastomen

Abb. 41. Längsschnitt durch den Wurm: Das Medulloblastom
erscheint scharf von der Umgebung abgegrenzt und hat die benachbarten Läppchen komprimiert. Mikroskopisch liegt aber ein
Randschleier von Geschwulstzellen im benachbarten Gewebe.
(Fall 286, Vergr. 2fach, Nissl-Färbung.)

selten zum Totaluntergang größerer Gewebsteile durch eine größere Nekrose, eher
schon zu kleinen Nekrosen (Abb. 35, 40d), der Zellzerfall ist vielmehr häufiger ganz
diffus (s. Abb. 40b).

Einen *cystischen* Zerfall haben wir in diesen Geschwülsten nur in seltenen Fällen
angetroffen. Ringertz und Tola (1950) fanden allerdings Cysten in 16% und bis zur
Größe eines Hühnereies. Da auf der einen Seite eine schlechte Blutversorgung durch
langsamen Gefäßverschluß (Thrombose, Endothelwucherung) fehlt, der ja beim Glioblastom zur Bildung größerer, nekrobiotisch veränderter, verfettender Herde zu führen
pflegt, andererseits auch größere Nekrosen selten sind, so trifft man nur selten kompakte
*Fettkörnchen*ansammlungen. Häufiger sind einzelne Zellen verfettet, besonders gilt dies
für einzelne Makrophagen bindegewebiger Abkunft, z. B. auch Adventitialzellen der
Gefäße.

Verkalkung der Medulloblastome ist in einzelnen Fällen röntgenologisch und histologisch mit Sicherheit [Masson (1931): 3 von 23 Fällen] beobachtet worden. Auch wir
haben einen derartigen Fall bereits erwähnt (Fall 343, Abb. 54); mikroskopisch fanden
sich Kalkperlen sogar noch in zwei weiteren Fällen (Fall 9 und 672). Ob es sich in diesen
Fällen um die Entdifferenzierung andersartiger (z. B. ependymomartiger) gutartiger
Geschwülste handelte oder um eine besondere Wachstumseigenart, muß noch offen
gelassen werden.

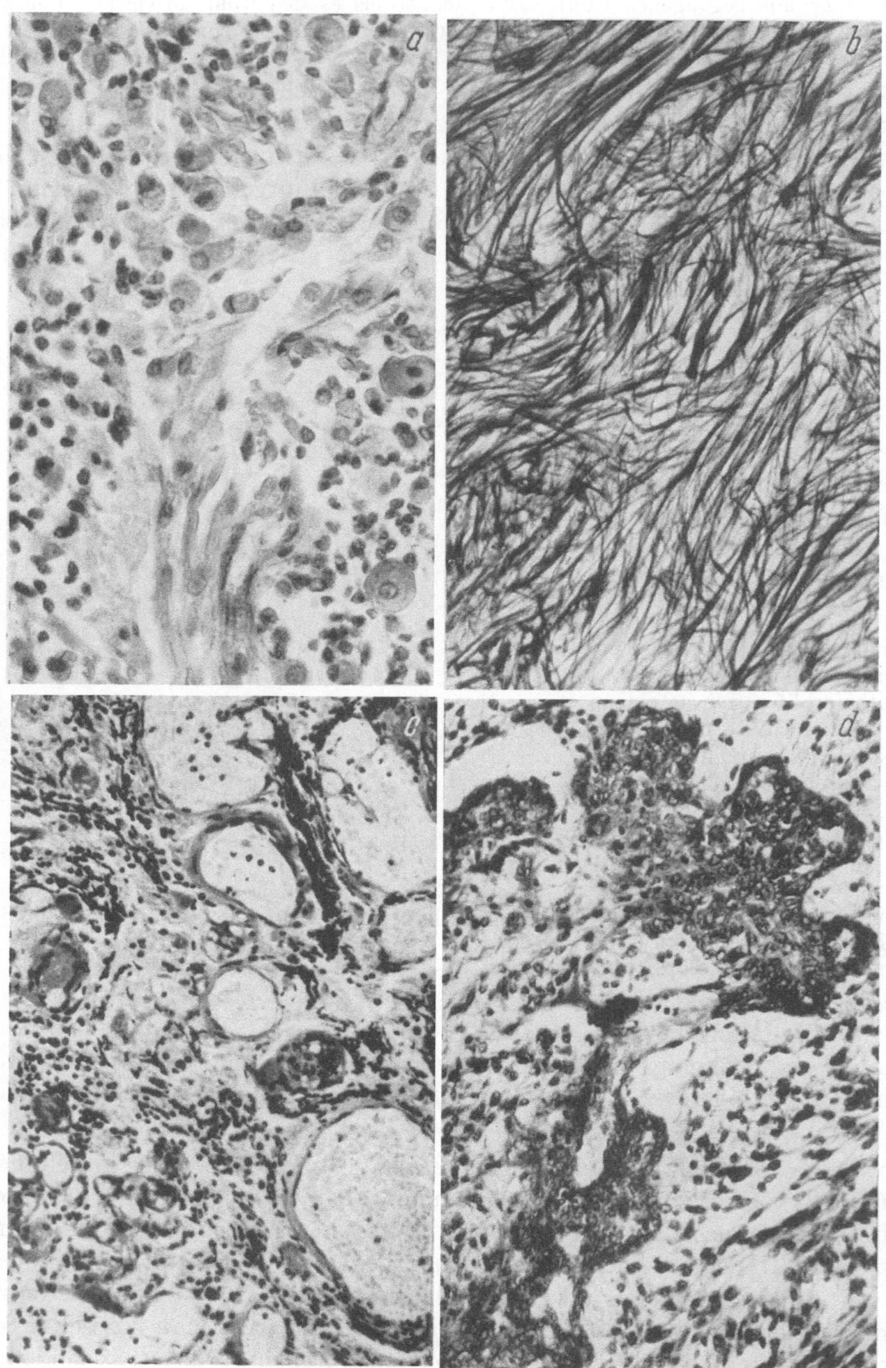

Abb. 42a—d.

a Glatte Muskelzellen entlang den Gefäßen eines Medulloblastoms. (Fall 1523, Vergr. 288fach, HE-Färbung.)
b Progressiv verstärktes und vermehrtes Maschennetz der Arachnoidea bei Infiltration durch ein Medulloblastom. (Fall 951, Vergr. 136fach, PERDRAU-Imprägnation.)
c Ausgesprochene Häufung von kleineren und größeren Gefäßen in einem Medulloblastom: Hier wurde der
Plexus umwachsen und in die Geschwulst miteinbezogen. Man erkennt noch einzelne Plexusepithelien.
(Fall 5244, Vergr. 136fach, Kresylviolettfärbung.)
d Glomerulusartige Wucherung von Gefäßen am Rande einer Nekrose (selten!). (Fall 4332, Vergr. 136fach
Kresylviolettfärbung.)

Das Medulloblastom ist auch elektronenoptisch (s. S. 82), in der Gewebszüchtung (s. S. 88) und in seinem Stoffwechsel (s. S. 84) untersucht worden.

Varianten. Es gibt unter den Medulloblastomen, wie schon oben beschrieben, Fälle mit besonders blasigen „ganglioiden" Kernen, was bei manchen Verfassern die Auffassung als „Neuroblastom" stützte. Weiter gibt es Fälle, die eine Zwischenstellung zwischen Medulloblastom und Ependymom einnehmen (s. Abb. 232b). So hatte z. B. unser Fall 5384 die Architektur eines Ependymoms mit kernfreien Räumen um die Gefäße, sonst aber typisch undifferenzierte Zellen, viele Mitosen und zeigte infiltrierendes Wachstum. Manche Medulloblastome sind auch sehr spindelzellig ausgebildet (Abb. 45c).

Schließlich sei auf die Medulloblastome mit Einmischung mesodermaler Elemente hingewiesen [GAGEL (1938), MARINESCO und GOLDSTEIN (1935), LOPEZ (1934): quergestreifte Muskelfasern].

In einem eigenen Fall [s. ZÜLCH (1941)] fanden sich um die Gefäße jedesmal breite Bänder von unzweifelhaften glatten Muskelfasern, die dieselben manschettenartig um-gaben (Abb. 42a). Sie bildeten aber keine Silber-fasern. Sie schienen sich von den Gefäßwänden abzulösen, was auch für die Fragestellung wichtig ist, ob diese Geschwulst „infiltrierend" oder „infizierend" wächst. Es würde diese Beobachtung für die Wirkung eines *allgemeinen* cancerogenen Agens auf die Gefäße dieses Blastoms sprechen.

Ausbreitung. Wenn die heute vielfach vertretene Auffassung der Entstehung der Medulloblastome aus einem dysembryogenetischen Keim zutrifft, so muß man sich vorstellen, daß an einer umschriebenen Stelle ein geschwulstmäßiges Wachstum beginnt, daß dann die Zellen von dort in breiter Front vorrücken und gleichmäßig die Hirnmasse durchdringen. Kommen sie in die

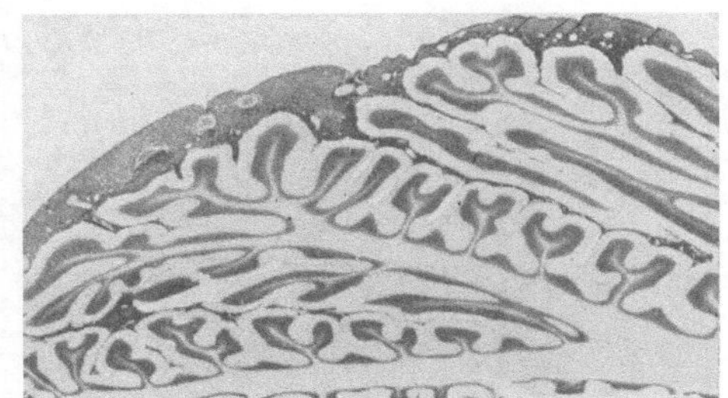

Abb. 43. Ausbreitung eines Medulloblastoms im Maschenwerk der Arachnoidea. Auch die Sulci zwischen den Windungen sind mit Geschwulstinfiltraten ausgefüllt. (Fall 69, Vergr. 3fach, NISSL-Färbung.)

Nähe der Meningen, so werden auch diese durchsetzt. Wir sehen hier 2 Ausbreitungs-wege: einmal im Maschenwerk der Arachnoidea (s. Abb. 43) und dann ein subpiales Weiterwandern (s. Abb. 46). Im arachnoidalen Maschenwerk wachsen die Zellen an-scheinend mit großer Geschwindigkeit und treiben so die interlobulären Räume erheblich auf (s. Abb. 47a und b). Diese Gebiete sind an ihrer auffallend septierten Architektur deutlich zu erkennen (s. Abb. 44a, c, 45b). Die Zellen lagern sich hier nämlich in langen Reihen hintereinander, zudem ist der Bindegewebsgehalt dieser Geschwulst-teile besonders stark (Gitterfasernetz, vgl. Abb. 42b). Von den Meningen aus wachsen die Geschwulstzellen wieder in die benachbarten Kleinhirnläppchen ein, wobei sie die Molekularschicht entweder radiär diffus durchsetzen (s. Abb. 44b) oder entlang den perivasculären Räumen in dichten Zellmänteln im Innern auftauchen (s. Abb. 46, 47d). Auf weite Strecken können sie auch (s. oben) subpial und intraarachnoidal weiterwachsen (s. Abb. 43). Dies örtliche Einbrechen in die Meningen scheint noch nicht notwendiger-weise eine erhebliche Fernmetastasierung im Liquorraum nach sich zu ziehen.

So werden wahrscheinlich von einem Herde aus ganze Kleinhirnläppchen durchsetzt, aufgetrieben und mit den anliegenden Meningen zu einer einzigen großen „soliden" Geschwulst verbacken. Die Ausbreitung ist mithin infiltrativ, aber im Hinblick auf die große „innere" Zellproduktion weitgehend expansiv und raumbeengend (Abb. 33, 41), die Geschwulst zeigt also gleichzeitig ein expansives *und* infiltratives Wachstum.

Metastase und Rezidiv. Das Medulloblastom ist die Hirngeschwulst, die am häufigsten metastasiert. Bei der Freilegung des Kleinhirns wird das Vorkommen rosaweißlicher, knopfförmig erhabener Flecken oder gar zuckergußartig belegter Bezirke (s. Abb. 48) sogleich den Verdacht auf das Vorliegen eines Medulloblastoms erregen. Die Metastasierung

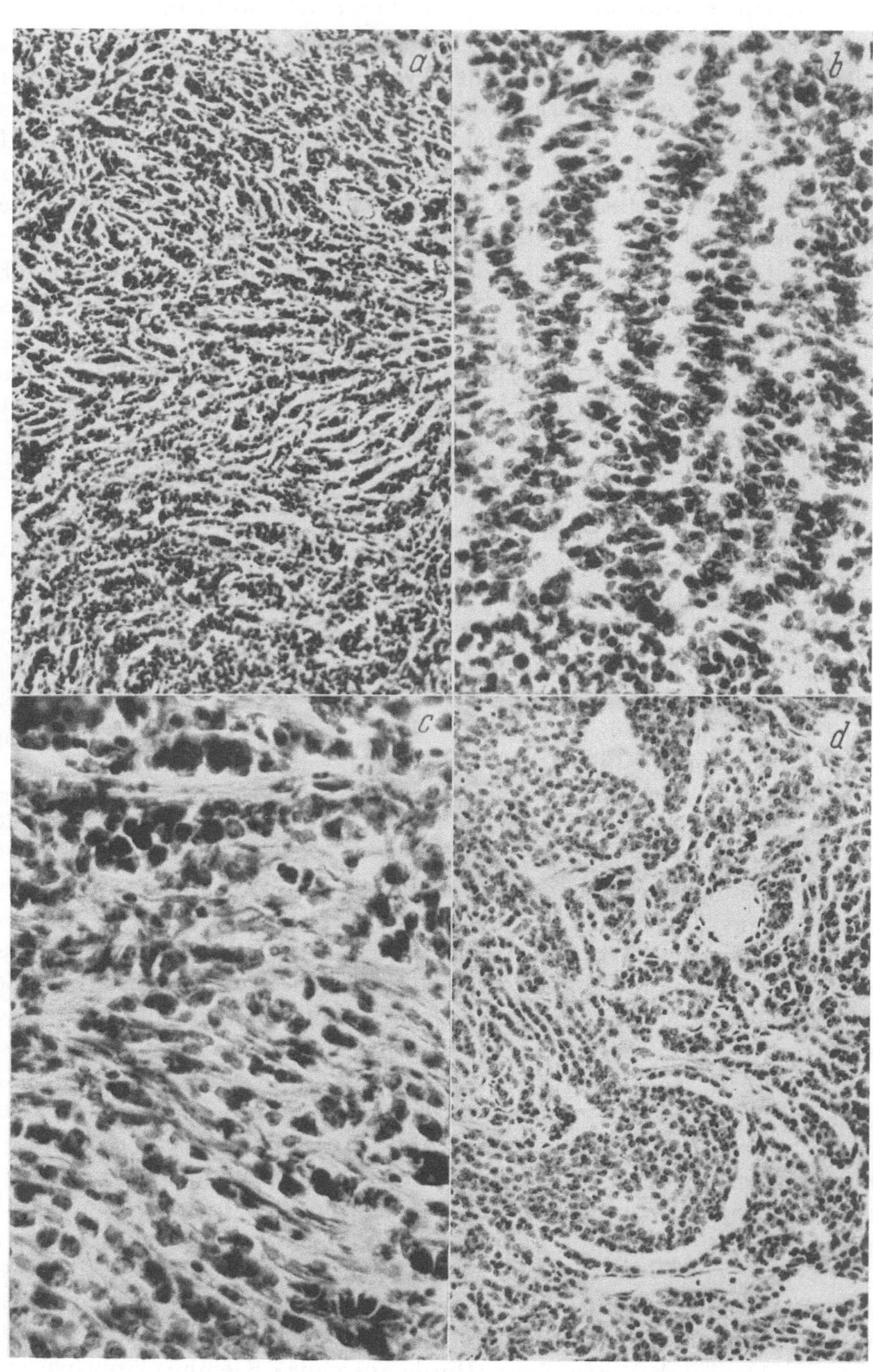

Abb. 44a—d.

a Formende Wirkung der arachnoidalen Maschen auf die Geschwulstzellen eines Medulloblastoms: Die Zellen
sind alle in schmalen Bändern gelagert. (Fall M 3164, Vergr. 84fach, NISSL-Färbung.)
b „Kamm"bildung zwischen den Dendriten der PURKINJE-Zellen. (Fall 4748, Vergr. 272fach, Kresylviolettfärbung.)
c Zwischen den längsausgerichteten Zellen sind die Fasern des arachnoidalen Maschenwerks noch deutlich
zu erkennen. (Fall 245, Vergr. 370fach, Kresylviolettfärbung.)
d Gelegentlich sieht man in der arachnoidalen Aussaat neben einer Ausrichtung in schmalen Säulen auch eine
inselförmige Anordnung. (Fall E 1497, Vergr. 136fach, Kresylviolettfärbung.)

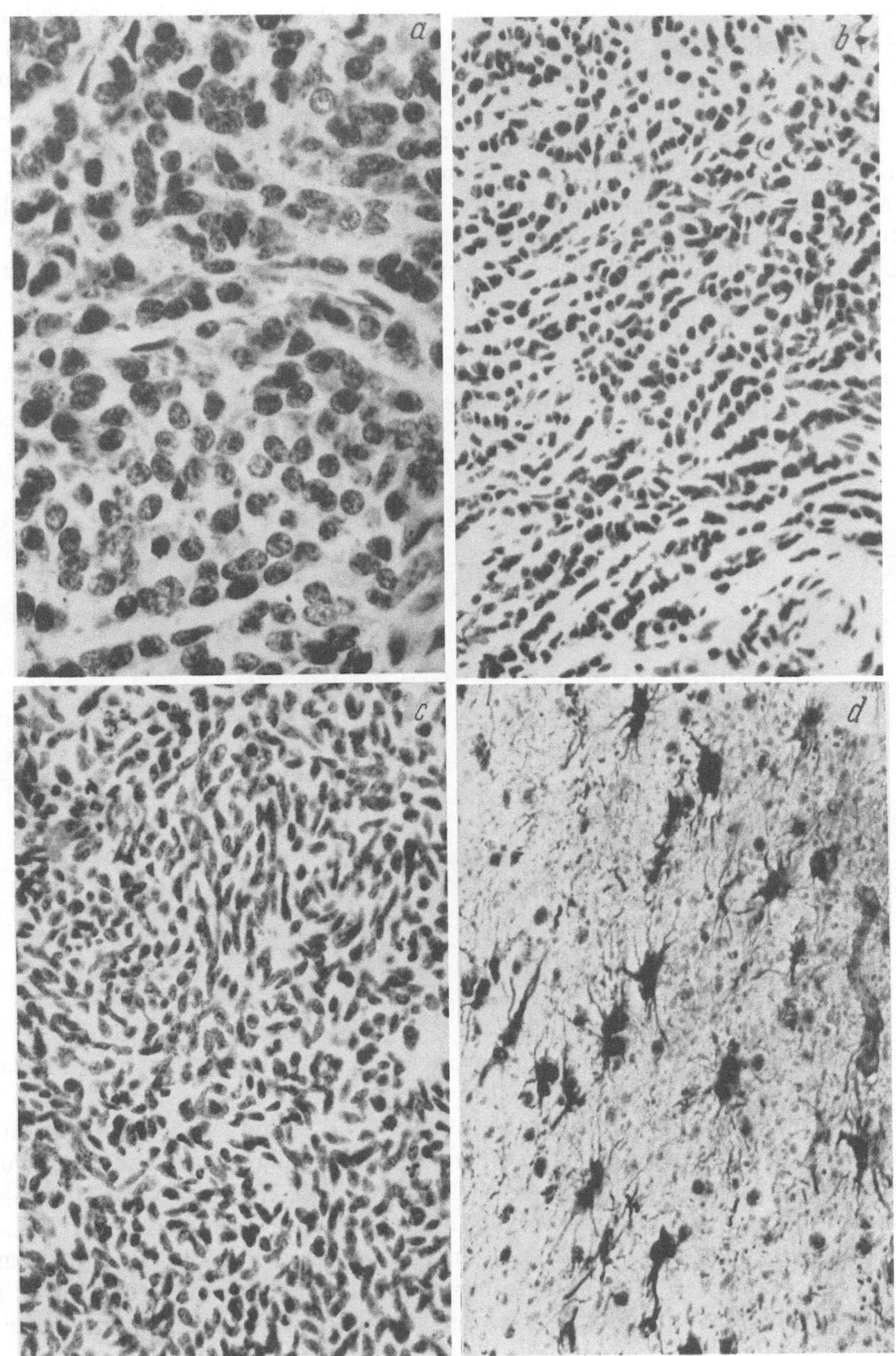

Abb. 45a—d.

a Gelegentlich trifft man auch eine Lagerung der Geschwulstzellen in Inseln, wenn sie sich in den arachnoidalen Maschen ausbreiten. (Fall 1497, Vergr. 448fach, Kresylviolettfärbung.)
b Ausgesprochene Ausrichtung der Geschwulstzellen in schmalen Bändern, wenn sie sich in den Arachnoidalräumen ausbreiten. (Fall 5874, Vergr. 272fach, Kresylviolettfärbung.)
c Ausgesprochen spindelzellige Variante eines Medulloblastoms. (Fall 5102, Vergr. 272fach, Kresylviolettfärbung.)
d Randzone eines Medulloblastoms mit progressiv veränderten Astrocyten. (Fall 874, Vergr. 78fach, Goldsublimatmethode.)

geht fast ausschließlich über den Liquorweg, und zwar führt sie (seltener) *gegen* den Liquorstrom zu einer Absiedlung in abhängigen Partien in dem Aquädukt, dem 3. Ventrikel (besonders dem Recessus infundibularis, Abb. 49 und 55) oder auch an den Wänden der Seitenkammern (Abb. 50) oder aber (häufiger) *mit* dem Liquorstrom in den weichen Häuten bis zum vollkommenen Verkleben des arachnoidalen Maschenwerkes (s. Abb. 51) der Sulci und einer Einmauerung der dort liegenden Strukturen (Chiasma, besonders Carotis). So bilden sich am Rückenmark häufig im Gebiet der Hinterstränge (s. Abb. 52) dicke schichtartige Auflagerungen, die zu einer Auftreibung und Ablagerung bis zu Spazierstockdicke führen können, im Gebiet der Cauda — zu der anscheinend Geschwulstpartikel herunterfallen — kommt es zur Bildung großer Knoten zwischen

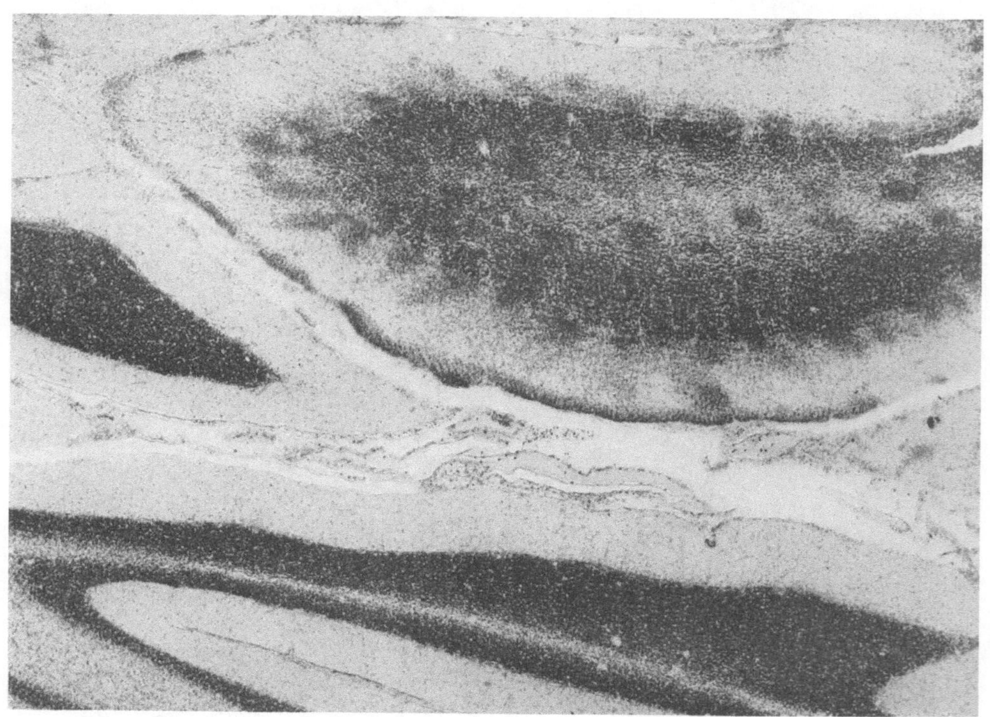

Abb. 46. Ausgesprochen fleckförmiges Wachstum eines Medulloblastoms mit subpialer Aussaat. Die Ausbreitung erklärt sich durch die Infiltration der perivasculären Räume. (Fall 12, Nissl-Färbung.)

den Wurzeln (s. Abb. 53). Knopfartige Metastasen sind selten (Abb. 54). Die von Wohlwill (1930) erörterte Metastasierung in einen supraclaviculären Lymphknoten wurde zunächst mit größter Skepsis aufgenommen (vgl. S. 107). Die Häufigkeit der Metastasierung ist verschieden und hängt von der Beobachtungszeit ab. Bei Ringertz und Tola (1950) hatte etwa $^1/_5$ der Fälle Metastasen. In einer Arbeit von Polmeteer und Kernohan (1947) wird die Häufigkeit der Metastasierung mit 47,6% beziffert (20 von 42 Fällen). Das Durchschnittsalter war mit 15,7 Jahren sehr hoch. Besonders häufig war in der spinalen Aussaat die Proliferation der Capillaren zu beobachten.

Das histologische Bild der Metastasen wurde andeutungsweise bereits oben gezeichnet. Zwei Bilder sollen die häufigsten Formen der Fernmetastasen noch näher beschreiben. Bei den Absiedlungen auf dem Ependym (Abb. 55) sieht man kleinere (stecknadelkopfgroße) Geschwulstherde sich über die Oberfläche erheben, die jedoch noch weitgehend mit Ependym überzogen sind, d. h. wo sich einzelne durch den Liquor verschleppte Zellverbände anscheinend festgesetzt und den Ependymbelag durchwandert haben, um dann bei besseren Ernährungsbedingungen zu einem knotenförmigen Wachstum zu kommen (Abb. 50). Zelltyp und -lagerung in dieser Metastase zeigen keine Abweichungen von der Primärgeschwulst. Eine stärkere Gefäßversorgung ähnlich einzelnen Glioblastom-

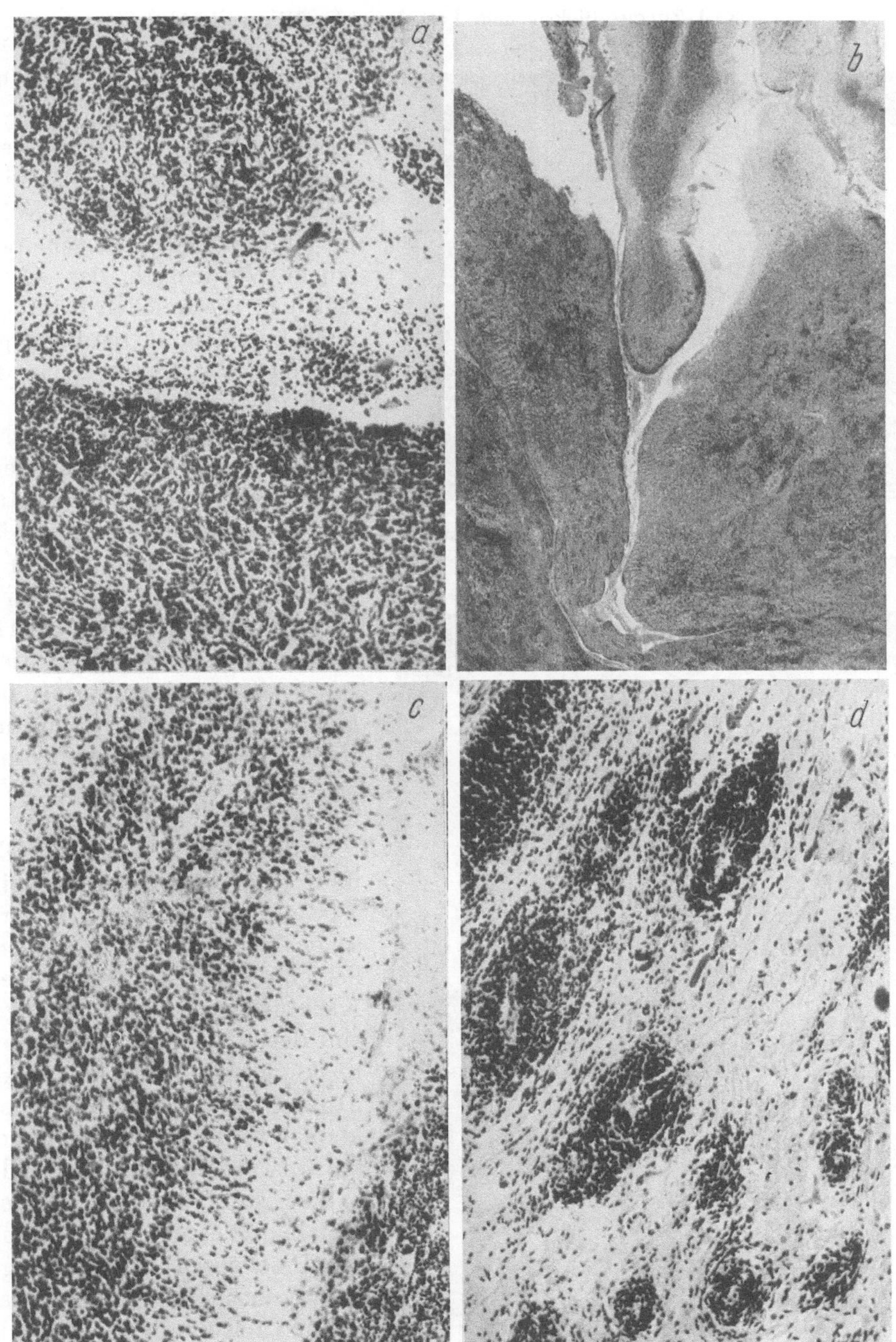

Abb. 47a—d.

a Man erkennt unten die Infiltration des arachnoidalen Maschenwerks, wobei sich die Geschwulstzellen in einzelnen Bändern ausrichten. Oben sieht man die Infiltration der Molekularschicht, erkennt einzelne PURKINJE-Zellen und sieht die dichte Ausbreitung in der Körnerschicht. (Fall M 3164, Vergr. 78fach, NISSL-Färbung).
b Vergrößerung von Abb. 30. Die dunkel gefärbten Partien, die als solide Geschwulstmasse erscheinen, sind unschwer noch als infiltrierte und aufgetriebene Läppchen zu erkennen, die gerade miteinander verbacken werden. An dem einen kleinen Läppchen in der Mitte erkennt man die einzelnen Stadien der Infiltration: starke Verbreiterung in der subpialen Zone, diffuse Durchsetzung der Molekular- und Körnerschicht. (Fall 876, Vergr. 10fach, NISSL-Färbung.)
c Ausbreitung vorwiegend in der subpialen Schicht zweier aneinander grenzender Läppchen. Von dort dringen die Geschwulstzellen in schmalen Reihen gegen die Körnerschicht rechts unten vor. (Fall 992, Vergr. 90fach, Kresylviolettfärbung.)
d Perivasculäres Wachstum eines Medulloblastoms (s. Abb. 37). (Fall HB 127, Vergr. 84fach, Kresylviolettfärbung.)

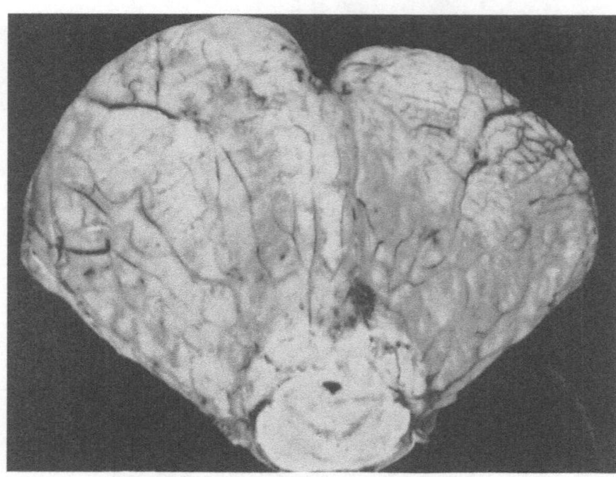

Abb. 48. Diffuse Metastasierung eines Medulloblastoms an der Dorsalfläche des Kleinhirns (Fall 5874).

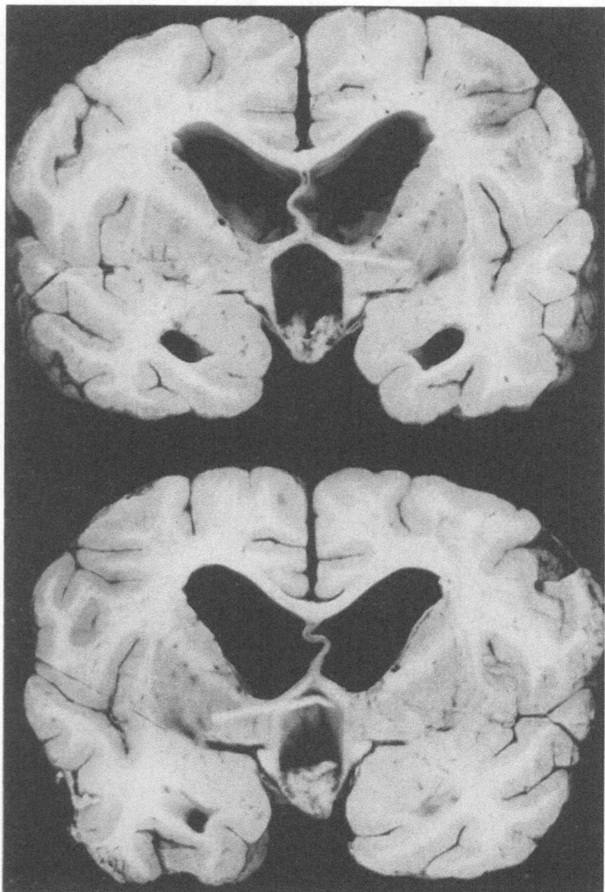

Abb. 49. Metastase eines Medulloblastoms am Boden des erweiterten 3. Ventrikels (Recessus infundibularis). (Fall 1254.)

metastasen [Hasenjäger (1939)] findet sich nicht. Bei den diffusen (zuckergußartigen) Metastasen in den weichen Häuten sieht man eine breite schicht- oder knopfförmige Lagerung im arachnoidalen Maschenwerk mit einem Vordringen der Geschwulstzellen in die weichen Häute zwischen den Läppchen, die häufig eingemauert werden (Abb. 51, vgl. zur Differentialdiagnose Abb. 338).

In einem unserer Fälle (Nr. 4223) kam es zu einer Infiltration der Wirbelsäule nach spinaler Metastasierung, aber auch zu „freier" Metastasierung im Becken, in einem anderen (Nr. 4319) in die Haut und in die Lendenwirbelsäule.

Differentialdiagnose. Das Medulloblastom muß man differentialdiagnostisch von einzelnen Formen des Spongioblastoms (sog. Kleinhirnastrocytoms) und des Ependymoms abgrenzen. Makroskopisch ist das im Wurm gelegene Spongioblastom (sog. Astrocytom) des Kleinhirns meist großcystisch und oft gut, fast bindegewebig gekapselt (s. Abb. 72) und von derb-elastischer Konsistenz. Das Ependymom liegt im Ventrikel, wächst gegen den Kleinhirnwurm nur verdrängend, hat eine derbe Konsistenz und eine gelappte, knollige Oberfläche (s. Abb. 213, 216). Ependymom und Medulloblastom können beide einen sehr ähnlichen Geschwulstzapfen zwischen den Tonsillen in die Cisterna magna und den Spinalkanal vortreiben (s. Abb. 31 und 214).

Histologisch ist eine Abgrenzung im wesentlichen nur gegen das Ependymom notwendig, da das Kleinhirnastrocytom durch den geringen Zellreichtum, den hohen Fasergehalt, das Fehlen von Mitosen, den Gefäßreichtum mancher Bezirke mit Neigung zur hyalinen Entartung und die Ausbildung kleiner und großer Cysten sowie das recht häufige Vorkommen von Rosenthalschen Fasern genügend gekennzeichnet ist.

Gegen das Ependymom spricht die unregelmäßige Form der Kerne (die beim Ependymom gleichmäßig rund oder oval sind), das massenhafte Vorkommen von Mitosen (die beim Ependymom nur bei der Großhirnhemisphärenform vorkommen), das Fehlen der charakteristischen zellfreien Höfe um die Gefäße, das Fehlen der Gefäßveränderungen (Hyalinisierung, Endothelproliferationen) und von ausgedehnteren Nekrosen oder Cysten. Hauptsächlich aber unterscheidet man das Medulloblastom — wenn man

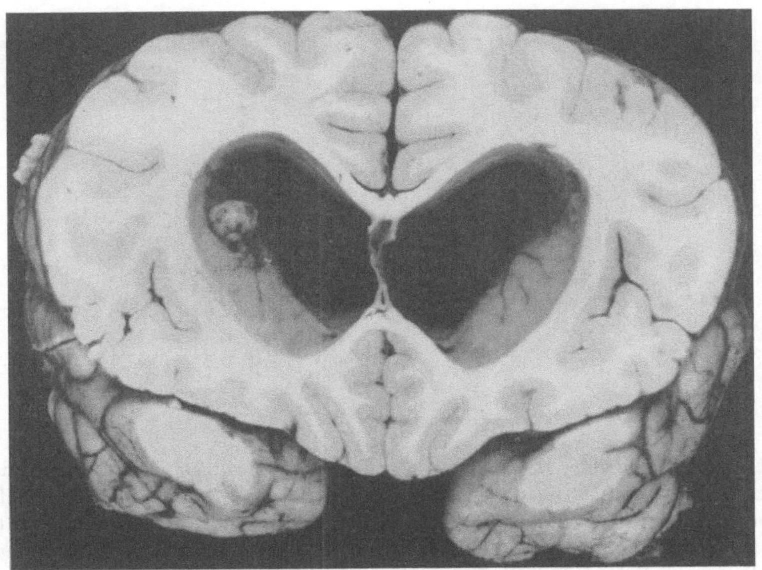

Abb. 50. Knopfartige Metastase im rechten Vorderhorn (Fall 1254).

Randpartien untersuchen kann — am *infiltrierenden* Wachstum von dem *verdrängend* wachsenden Ependymom. Erschwerend kann für die Differentialdiagnose das Vorkommen typischer Pseudorosetten auch in sicheren Ependymomen (s. Abb. 232b) sein. — Es wurde oben betont, daß es gelegentlich einmal Übergangsfälle zwischen diesen beiden Geschwulstgruppen gibt. Vielleicht ist eine maligne Entartung von ependymom- zu medulloblastomähnlichen Geschwülsten im Ausnahmefall möglich.

Eigene Fälle (Nr. 980, Abb. 339 und E 323, s. S. 470) mit ausgedehnter Metastasenbildung vorwiegend im Gebiet der weichen Häute, ohne größeren primären Kleinhirntumor, zwingen zur Abgrenzung der Medulloblastome auch gegen die primäre Sarkomatose der Gefäße bzw. der weichen Häute. BAILEY (1932) führt als charakteristisch die runden chromatinreichen Kerne dieser Tumoren an, deren Kernmembran Falten aufweise. In den ersten Stadien wüchsen sie zudem entlang den Gefäßscheiden (s. Abb. 340c, d und 46) und formten erst später solide Geschwülste. Es fehlten in unserem Fall alle größeren soliden Bezirke außer einem kirschkerngroßen Knoten im Gebiet des Flocculus. Es wurde nun versucht, durch eine geeignete Silberfibrillendarstellung mit gleichzeitiger Kernfärbung die Lagerung der Zellen zum Bindegewebe und eine etwaige Produktion mesodermaler Fasern durch die Geschwulstzellen nachzuweisen. Bei ausgezeichneten Übersichtsverhältnissen konnte eine Gitterfaserbildung jedoch nicht nachgewiesen werden (nur eine unwesentliche Verstärkung des Adventitialnetzes, die auch reaktiv entstanden sein konnte). Ein endgültiger Nachweis der mesodermalen Natur steht also in dem eben mitgeteilten Fall aus. Trotzdem verweist ihn seine Ausbreitungsart (Abb. 339) in die Gruppe der sog. Arachnoidalsarkome. RINGERTZ (1950) lehnt allerdings das Bestehen einer solchen Gruppe mit Zellen ähnlich einem Medulloblastom ab.

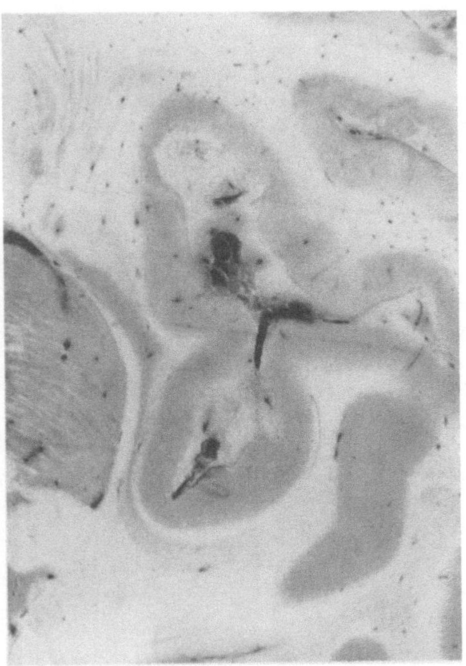

Abb. 51. Metastasierung eines Medulloblastoms ins Inselgebiet. Die Gefäße der SYLVIIschen Gruppe werden umwachsen (Fall 133). Vgl. Abb. 338.

Beziehungen zum Krankheitsablauf. Aus dem raschen Wachstum der Medulloblastome erklären sich die kurzen Vorgeschichten; ihre Lage in der Kleinhirnmittellinie

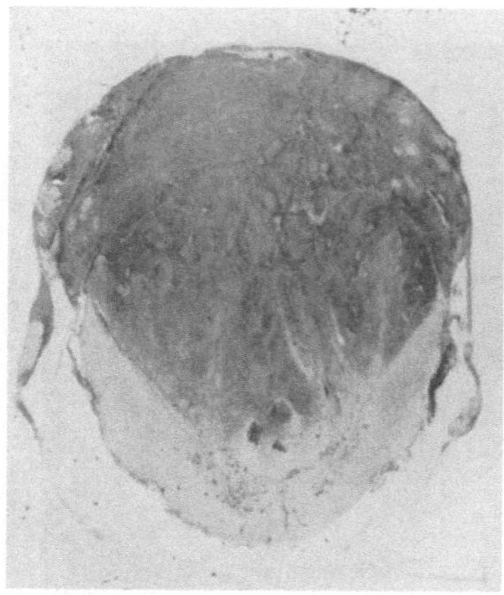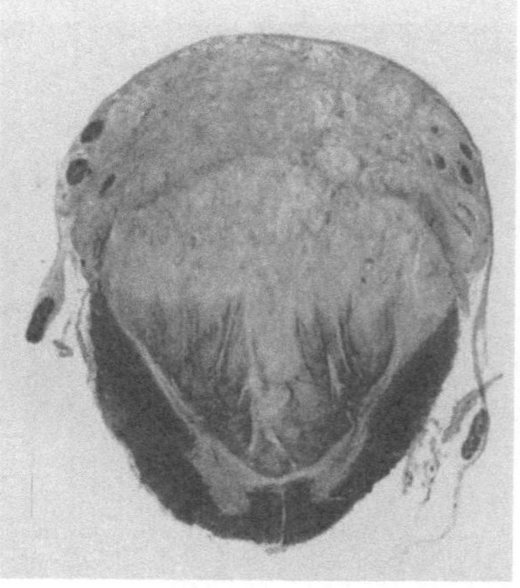

Abb. 52. Spinale Metastasierung eines Medulloblastoms: Das Hinterstranggebiet ist zwischen den austretenden Wurzeln sektorförmig infiltriert. Darüber liegt eine kuppenartige Auflagerung in Halbmondform, die durch Aussaat in den weichen Häuten entstanden ist. Die graue Substanz des Rückenmarks ist noch völlig frei von Infiltration. Bei der Markscheidenfärbung erkennt man die austretenden Hinterwurzeln deutlich am Rande der Infiltrate (Fall 40, Vergr. 5fach, Nissl- und Markscheiden-Färbung).

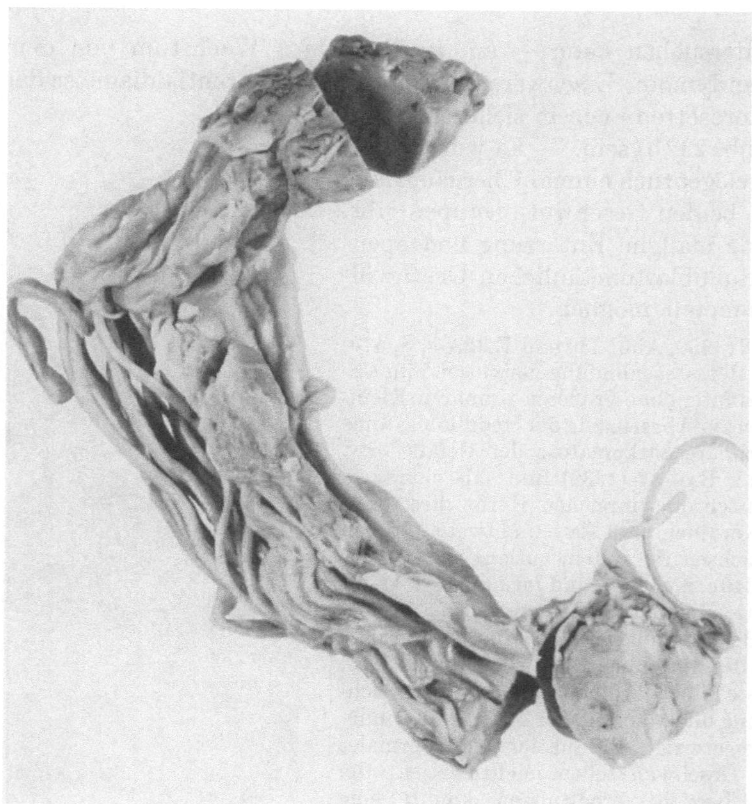

Abb. 53. Knotenförmige Metastasen eines Medulloblastoms an der Cauda equina (Fall 41).

macht den Hydrocephalus occlusus und die „Wurmsyndrome" mit Betonung der Störungen von Gang und Stand verständlich. Ähnlich verhält sich aber auch das Bild beim Patienten mit Spongioblastom des Kleinhirns. Wichtig ist die Häufung des männlichen Geschlechtes (s. S. 65, Abb. 12a) bei Patienten mit Medulloblastomen, des weiblichen beim Spongioblastom (s. Abb. 12b).

Kommt es zur Metastasierung, so können fehlende Achillessehnenreflexe und auch Ischialgien auf die Ansiedlung der Geschwülste im Caudabereich hinweisen [KALM (1948)]. Doch gelingt es nicht, bei Metastasierung regelmäßig Geschwulstzellen im Liquor nachzuweisen (s. S.110).

Prognose. Die Prognose aller Geschwülste dieser Gruppe ist ausgesprochen schlecht zu stellen. Nach den statistischen Angaben von BAILEY-CUSHING (1926) liegt die durchschnittliche Überlebensdauer des Geschwulstträgers nach der Operation um 15 Monate, die längste dort beobachtete Überlebensdauer war 7 Jahre [Patient von CUSHING, dessen Geschwulst total exstirpiert und in den ersten 2 Jahren röntgenbestrahlt wurde; keine Zeichen des Rezidivs)]. Ein weiterer Patient überlebte 5 Jahre, starb aber dann nach mehreren Rezidivoperationen mit spinalen Metastasen.

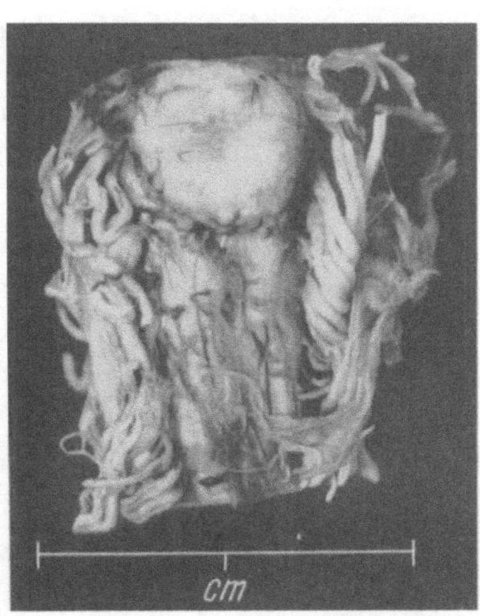

Abb. 54. Knopfartige Metastase eines verkalkten (!) Medulloblastoms auf der Dorsalseite des Halsmarks (Fall 343).

Ich berichtete auf dem Londoner Kongreß (s. CHRISTENSEN 1955) über die Katamnese von 40 Patienten, von denen 5 die 1-Jahresgrenze überschritten hatten; 2 überlebten 3, je einer noch 4 bzw. 5 Jahre.

Bei den Nachuntersuchungen der von CUSHING operierten Jahrgänge durch seine ehemaligen Assistenten v. WAGENEN (1934) und CAIRNS (1936) fand sich als durchschnittliche Überlebensdauer der wegen eines Medulloblastoms Operierten bei dem ersten 14,5 Monate; aus CAIRNS Jahrgang starben die 5 Patienten im Zeitraum von 2—19 Monaten, im Durchschnitt in 13 Monaten.

Die Überlebenszeit der Patienten von INGRAHAM und BAILEY (1944) war 31,5 Monate bei 13 Patienten, die 4—10000 r, und 54 Monate bei 9 Kranken, die 10 bis 30000 r erhalten hatten. 7 Patienten lebten 3 Jahre, 3 von diesen sogar 5 Jahre, 2 über 10, 1 lebte noch nach 22 Jahren. Bei RINGERTZ und TOLA (1950) war die längste Überlebensdauer 64 Monate. Die Überlebensdauer einer Patientin (Hausfrau) bei ELVIDGE-PENFIELD-CONE (1935) war 7 Jahre, eines Patienten (Schuljunge) 5 Jahre. Bei den Patienten von SPITZ und Mitarbeitern (1947) im höheren Lebensalter war die Überlebensdauer größer als bei den Jugendlichen. Es überlebten 4 Patienten 2 Jahre, weitere 4 überlebten 3 Jahre, 5 sogar 4 Jahre, und je einer 5, 6, 7 und 8 Jahre. Es stellt sich bei derartigen Überlebenszeiten [z. B. bei der Patientin mit 17jähriger

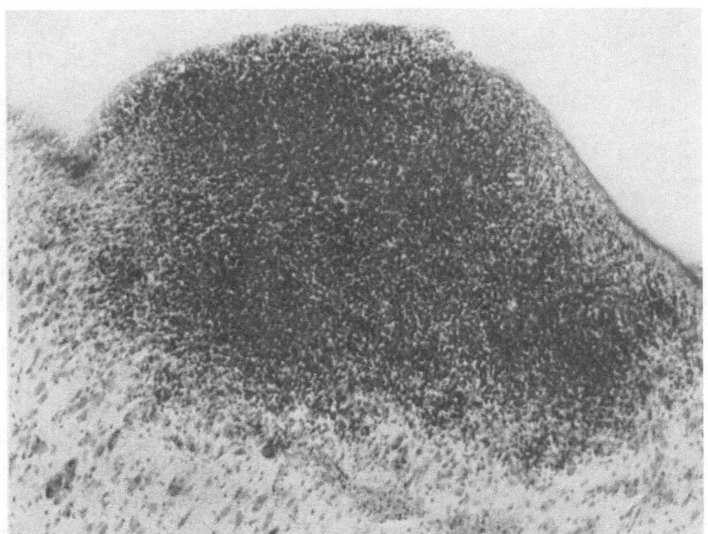

Abb. 55. Histologisches Bild einer stecknadelkopfgroßen Metastase eines Medulloblastoms. Das Ependym des 3. Ventrikels ist teilweise über den Tumormassen erhalten. (Fall 366, Vergr. 78fach, NISSL-Färbung.)

Überlebensdauer von PENFIELD und FEINDEL (1947) bzw. von INGRAHAM und BAILEY (1944) 19 Jahre nach Einsetzen der Symptome] die Frage der berechtigten Eingliederung des Tumors beim Medulloblastom, wenn eine biologische Klassifikation noch einen Sinn haben soll.

Man muß sich fragen, ob die Diagnose der Geschwulst korrekt war, oder ob es sich um die meningeale Sarkomatose handelte (s. S. 469), denn die Patienten von LAMPE und

Mitarbeitern (1949) konnten durch chirurgische Behandlung mit Röntgenbestrahlung (7 von 25 Patienten) höchstens bis 92 Monate nach der Behandlung am Leben erhalten werden. Auch wir haben einmal eine derartige Fehldiagnose gestellt (s. S. 471).

Zusammenfassend: Man kann bei radikaler Operation, Vermeidung der Verschleppung von Geschwulstteilen während der Operation und bei hartnäckiger Röntgenbestrahlung *bestenfalls* mit einem mehrjährigen freien Intervall rechnen, muß aber den Tod durch Rezidiv und Metastase im allgemeinen früher erwarten.

1b. Die übrigen Medulloblastome: Retino-, Pineo-, Sympathoblastome.

Bereits BAILEY und CUSHING wiesen in ihrem Buch (1926 und 1930) auf die nahe Verwandtschaft der genannten 3 Gruppen maligner Geschwülste mit den Medulloblastomen des Kleinhirns hin. Zahlreiche Autoren sind ihnen später gefolgt, unter anderem GAGEL

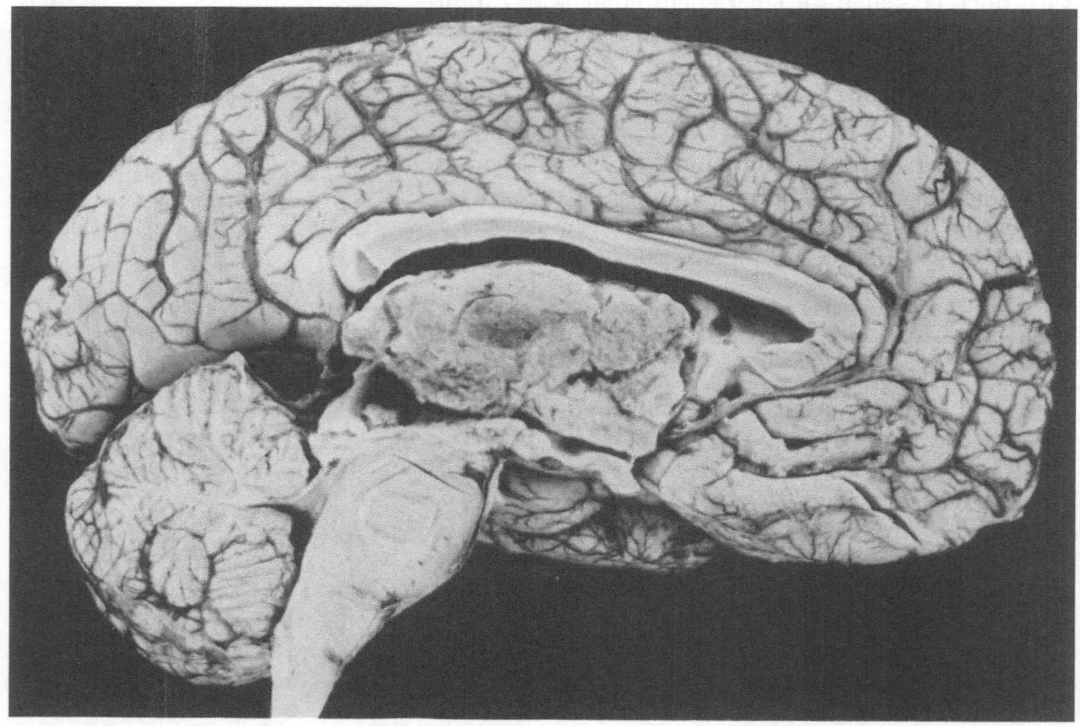

Abb. 56. Hühnereigroßes Medulloblastom der Pinealis (Pineoblastom bei einem 11 jährigen Mädchen). (Fall 1769.)

(1938) und ROUSSY-OBERLING-RAILEANU (1931). Ich habe daher ebenfalls 1951 diese 3 Gruppen im Anschluß an die Medulloblastome besprochen. Alle 4 Arten ähneln sich im Vorzugsalter der Erkrankung, auch wenn dieses für die Retinoblastome noch früher liegt als für die Medulloblastome des Kleinhirns. Sie ähneln sich weiter in der Morphologie — undifferenzierte Zellen, Pseudorosetten, rasches Wachstum, — so daß es bei manchen Fällen unmöglich ist, sie ohne Kenntnis des Organs histologisch zu trennen. Allerdings hat hier das Retinoblastom histologisch gelegentlich eine spezifische Eigenart, die der Bildung „echter" Rosetten (Abb. 15d), deren Entstehung aber noch nicht sicher geklärt ist. Sie kommen übrigens in den Metastasen dieses Gewächses nicht vor. Die 4 Blastomformen unterscheiden sich aber in der Metastasierung: Medulloblastome und Pineoblastome metastasieren nur in das gleiche Keimblatt, d. h. in die Liquorräume, die Augen- und Nebennierenblastome wachsen aber auch direkt ins Mesoderm oder metastasieren dorthin, und zwar die Retinoblastome hauptsächlich ins Skelet und die Lymphknoten, seltener aber auch in die Organe. Das Sympathoblastom verhält sich ähnlich. Von diesen werden im folgenden die Retinoblastome näher beschrieben, während die Pineoblastome bei den Pinealomen, die Sympathoblastome bei den Gangliocytomen ausführlich besprochen werden.

Das Medulloblastom der Retina (Retinoblastom).

(Synonyme: Malignes Retinagliom — Medulloepitheliom und Neuroepitheliom der Retina — Retinocytome à stephanocytes, Retinom, Neuroblastom der Retina.)

Geschichtliches — Definition — Stellung im System der Hirngeschwülste. VIRCHOW hat zuerst diese Neubildungen mit den Geschwülsten des Hirns verglichen und zu den Gliomen gezählt. Er hat auch über eine Umwandlung zu Sarkomen berichtet. Besondere Beachtung fanden sie aber erst später in den Untersuchungen FLEXNERS (1891) und WINTERSTEINERS (1897), die sich besonders mit den sog. Rosetten befaßten, welche sie für rudimentäre Bildungen der Stäbchen- und Zapfenschicht hielten (Neuroepithelioma retinae). Im Gegensatz dazu wies GREFF (1895, 1923) durch Imprägnation eine Art von Spinnenzellen nach, weshalb er den Namen Gliom vorzog. Weitere grundlegende Arbeiten kamen von LEBER, FISCHER (1918) [Neuroblastoma] und MAWAS (1930) [Retinocytom] sowie von REDSLOB (1923) und URRA (1923).

Auch BAILEY und CUSHING (1926/1930) befaßten sich — wie erwähnt — mit diesen Tumoren, als sie die Hirngeschwülste neu ordneten. Sie faßten den Tumor als ein Neuroepitheliom auf und stützten sich dabei auf das Vorkommen der echten Rosetten, die aus primitiven unipolaren Spongioblasten bestehen sollten.

GRINKER (1931, 1932) unterscheidet in seinem Kapitel über die Retinatumoren auf Grund histogenetischer Klassifikation die 3 Gruppen der Medulloepitheliome, Retinoblastome und Neuroepitheliome.

Die *Medulloepitheliome* sollten in Wahrheit aus einer Mischung von Zellen bestehen: Retinoblastischen Zellen, neuroepithelialen Rosetten, anderen spongioblastischen Zellen, aber bei Vorwiegen des Medullarepithels [Fall von EMANUEL (1900), s. auch BAILEY-CUSHING (1926/1930)]. Ich fand demgegenüber die gleichen Abschnürungen des Medullarepithels, aber bei einer gutartigen Retinageschwulst (Spongioblastom, s. Abb. 74c), glaube also, daß es sich um Abschnürungen des präexistenten Retinaepithels handelt, insbesondere in der Gegend des Ciliarkörpers.

Die *Retinoblastome* sollten die Hauptmasse der Retinatumoren stellen. Auch GRINKER zieht die Parallele zu den Medulloblastomen. URRA (1923) hat die Zelltypen an Hand von Silberimprägnationen ausführlich beschrieben.

Die *Neuroepitheliome* (s. S. 19) unterscheiden sich angeblich von den Retinoblastomen durch das Vorkommen der Rosetten, die aus „primitiven Spongioblasten" bestehen sollen. Sie werden seit FLEXNER (1891) mit den normalen Stäbchen und Zapfen verglichen. Die Rosetten sind aber viel kleiner als die großen Hohlräume der Epithelabschnürungen beim sog. Medulloepitheliom. In der Größenordnung entsprechen sie vielmehr der Pseudorosette des Medulloblastoms im Kleinhirn, d. h. der zentrale Hohlraum ist etwa einen Zelleib groß.

In der deutschen Literatur hat sich besonders MARCHESANI (1930) bei seinen sorgsamen Untersuchungen über die Glia des Auges auch mit dieser Geschwulstgruppe befaßt und bestätigte die bisherigen Auffassungen, daß sich diese Tumoren aus Neuroepithelzellen zusammensetzten. Die weitere Entwicklung der Zellen sollte nach der Gliaseite (Makroglia) erfolgen, wobei es als höchste Entwicklungsform zur Ausbildung von Astrospongiocyten käme.

Häufigkeit — Erkrankungsalter — Vorzugssitz — Geschlechtsprädilektion — Ausgangspunkt. Bei den Medulloblastomen der Retina gibt es Familien, in denen diese Geschwulstart dominant erblich ist (s. S. 31). Die Bedeutung der Vererbung für die Retinoblastome wird in einer neueren amerikanischen Statistik deutlich. Von 84 Patienten mit „Glioma retinae" heirateten später 5 Frauen, alle ihre Kinder litten an dem gleichen Gliom [d. h. Retinoblastom s. Folia ophthalmologica GEIGY, Basel, Bd. VI]. Das Erkrankungsalter liegt etwas niedriger als das der Medulloblastome des Kleinhirns, im 1.—5. Jahr und mit einem Gipfel um das 3. Lebensjahr. Es scheint eine ähnliche Bevorzugung des männlichen Geschlechtes zu bestehen wie bei den Medulloblastomen. Es werden ein oder beide Augen gleichzeitig (60%) befallen, und zwar geht die Geschwulst offensichtlich von der eigentlichen Retina aus.

Retinoblastome sind im ganzen selten, nach MERRIAM (1950) etwa 0,001—0,053% der Augenkrankheiten (zit. CANDREVIOTIS 1955). Auch soll es bis 1950 nur 24 Sektionsfälle in der Weltliteratur gegeben haben. Vorzugsalter: 2.—4. Lebensjahr, Sitz in 25% bilateral, über die Genetik s. auch FALLS und NEEL (1951, zit. CANDREVIOTIS 1955).

In den eigenen Präparaten sah ich keine echten Rosetten, die auf eine *Versprengung von Neuroepithel* hinweisen würden. Im Gegensatz dazu fand ich diese bei einem Spongioblastom der Retina (s. Abb. 74c). Der Zellreichtum der Medulloblastome der Retina ist eher noch größer als der im Kleinhirn. Die Zellformen sind ähnlich, — rund, spindelig oder polygonal — aber es überwiegen doch wohl runde Elemente. Die Kerne sind sehr chromatinreich. Manchmal findet man bei Imprägnationen feine Zellfortsätze. Die Zahl der Mitosen — und damit die Wachstumsgeschwindigkeit — ist viel größer. Man findet eine Anordnung der Zellen in Bändern und Guirlanden, bei Einwachsen in den Glaskörper hingegen überwiegt die Architektur in perivasculären Zellkränzen (s. Abb. 17b). Wegen der mangelhaften Vascularisierung des Glaskörpers und des Fehlens von Gefäßen aus der Umgebung neigt nämlich das Geschwulstgewebe außerordentlich zur Nekrose und nur die gefäßnahen Teile bleiben dabei erhalten.

Abgesehen von den großen rosettenähnlichen Gebilden aus Teilen der Retina selbst (ähnlich Abb. 74c) treten kleine „echte" Rosetten aus den Geschwulstzellen auf, und zwar in einem Drittel der Fälle. Ihre Entstehung ist noch nicht geklärt [s. Meyer-Schwickerath (1947), der sie an Rekonstruktionen untersucht hat und einen Kugel- und Schalentyp unterscheidet].

Die Malignität dieser Geschwülste ist noch größer als die der Medulloblastome, wenn auch das Wachstum im allgemeinen frühzeitiger entdeckt wird und deshalb die Möglichkeit zur radikalen Operation größer ist. So sind einige Fälle von Heilung, wenn auch nach doppelseitiger Eventerierung der Orbita, beschrieben.

Hu (1930) beschreibt ausführlich die Metastasierung bei den Neuroepitheliomen (d. h. Medulloblastomen s. S. 141) des Auges. Nach Wintersteiner ist die Reihenfolge der Häufigkeit bei den Metastasen: Hirn und Meningen, Schädel- und Gesichtsknochen, benachbarte Lymphknoten, Parotis, Skelet, Leber, Rückenmark, Nieren. Die Metastasierung ins Skelet und in die Lymphknoten wurde erwähnt [s. auch Paarmann (1951)], sie findet sich in etwa $^2/_3$ der Fälle. Daneben gibt es Metastasen in die Organe (Leber, Ovar, Pancoast).

Candreviotis (1955) glaubt, daß die in den Fernmetastasen seines Falles vorhandenen Silberfasern ein Zeichen dafür seien, daß sich im organfremden Gebiet Bedarf für ein eigenes Stroma ergäbe, während im Arachnoidalraum ein geeignetes Wachstumsmilieu an sich schon vorhanden sei.

Ich habe mich an zahlreichen Präparaten von sog. Neuroepitheliomen des Auges, die mir freundlicherweise von dem Leiter der Augenabteilung des Allgemeinen Krankenhauses Hamburg-Barmbeck, Herrn Professor Mylius, zur Verfügung gestellt wurden, nicht von der bisher allgemeingültigen Deutung der Rosetten überzeugen können. Ich hatte vielmehr den Eindruck, daß es sich bei diesen Bildungen — wohlgemerkt in den malignen Augentumoren — um eine sekundäre Stellungsänderung der Zellen in der Umgebung einer zentral liegenden „geschwollenen" Zelle handelte (geschwollen während einer Mitose? als regressiver Vorgang?). So fand ich immer einzelne Chromatinfäden oder Körner entweder am Boden oder am Rande dieses Hohlraumes. Herr Dr. König, damals Pathologisches Institut Barmbeck, machte mich darauf aufmerksam, daß diese Deutung nicht so abwegig war und ihre Parallele in der Allgemeinpathologie hat.

Im Kaufmannschen Lehrbuch wird sowohl in der alten Auflage (1922, S. 1232) wie auch in den neuesten Auflagen auf die Entstehung ähnlicher Hohlräume in den Granulosazelltumoren hingewiesen. („Man sieht dann in den Zellmassen oft sehr zahlreiche Hohlräume mit Sekret oder hyalin degenerierten Zellen, um welche sich in etwa radiär gestellte Zellen in einfacher Lage gruppieren ... weiterhin kann es dann auch zu einer cystischen Entartung und Vergrößerung bis zu makroskopischen Cysten kommen ...").

Entsprechend fand ich etwa im Präparat Nr. 180 eines „Neuroepithelioms" der erwähnten Sammlung die folgenden Typen von Hohlräumen:

a) „Rosette" mit Verdichtungsring am Rande, das innere Volumen war so groß wie ein blasiger Kern und gefüllt mit feinem fädigen Material.

b) Dicht daneben ein gleichartiger Hohlraum; direkt neben dem Lumen liegt hier eine Kernspindel einer Mitose. Daneben ein Hohlraum mit Mitose im Zentrum.

c) Zwei Hohlräume, bei einem eine Mitose im Zentrum, bei dem anderen bildet sich der Kern eben aus den Chromatinfäden direkt neben dem Zentrum.

d) Gleiche Rosette, der Hohlraum ist aber so groß wie 4—6 Kerne. Hier findet man keine sichtbare Verdichtungszone (Cuticula).

e) Hohlraum (Cyste) so groß wie 8—10 Kerne.

f) In der Umgebung zahlreiche Cysten (in der Größe von 10—50 Kernen), sämtlich gefüllt mit nekrotischen Kernen. Cilien oder Blepharoplasten waren nirgends sichtbar.

Die einzelnen beschriebenen Bilder scheinen mir die Stadien eines fortschreitenden Prozesses zu sein und bestärken mich in der Deutung, daß die „Rosetten" im Retinoblastom nur sekundäre Bildungen sind im Gegensatz zum Ependymom, wo sie in allen Größenordnungen als „genuine" Bildungen (Abb. 231a) vorkommen. Warum sie im Auge — und nach dem Schrifttum nur im Auge —, *nicht aber bei den Metastasen* eines im Auge rosettenhaltigen Tumors vorkommen, bliebe noch zu klären. Vielleicht hängt es [Wehrli (1909)] mit dem intraoculären Druck zusammen.

Die Gliome.
2. Spongioblastome.
a) Polare Spongioblastome (einschließlich der sog. Kleinhirnastrocytome).

[Synonyme: Zentrales Neurinom, Gliom-Myxom-Myxosarkom des Opticus, fusiformes Oligodendrogliom, Hortegas Oligodendrocytoma optici fusicellulare].

Geschichtliches — Begriffsbestimmung und Stellung im System der Geschwülste. Den Namen Spongioblastom scheint zuerst 1901 E. Kaufmann bei der Schilderung des späteren Falles Muthmann-Sauerbeck [Ependymom im 4. Ventrikel] (1903) verwandt zu haben. Er erscheint dann gleichzeitig wieder in den Arbeiten Ribberts (1918) und von Globus und Strauss (1918). Der erste bezeichnete damit ebenfalls ein ependymomartiges Gewächs, die letztgenannten Verfasser eine nicht ganz einheitliche Gruppe vorwiegend von Tumoren aus der Gruppe des späteren Glioblastoma multiforme.

Bailey und Cushing (1924) haben dann diese Bezeichnung zunächst für das spätere Medulloblastom vorgeschlagen (Spongioblastoma cerebelli), sie dann aber wieder fallen gelassen, um eine Verwechslung mit dem Spongioblastoma multiforme (dem späteren Glioblastoma multiforme) zu vermeiden. Sie behielten die Gruppe der „uni- oder bipolaren" Spongioblastome noch bei, als sie 1926 das erste große System der Gliome aufstellten. Als dann der Name Glioblastom sich für das multiforme maligne Gewächs durchsetzte, hat sich die Bezeichnung Spongioblastom für die gutartigen Tumoren eingebürgert, wobei auf Vorschlag Penfields (1932) der Zusatz in „polare" geändert wurde. Er fällt heute übrigens meist vollständig fort, und wir sprechen nur vom „Spongioblastom".

Auf die noch sehr unscharfe Abgrenzung der Spongioblastome wird unten genauer eingegangen. Hier sei nur erwähnt, daß sich sehr bald eine einheitliche Kerngruppe von Spongioblastomen herauszuschälen begann, die im peripheren Opticus und intrakraniell im Chiasmagebiet (mit Übergreifen auf den Hypothalamus) lag. Für diese Tumoren gab del Rio Hortega (1932) an, sie gehörten in Wirklichkeit zu der dritten Form der Oligodendrogliome, nämlich der mit „sehr langgezogenen schwannoiden Elementen". Ihm schlossen sich Roussy-Oberling (1931) an, indem sie diese Gruppe als Oligodendrogliome à cellules fusiformes beschrieben, ebenso Busch und Christensen (1937) und vor allem Lundberg (1935) in seiner großen Veröffentlichung über die „primären Tumoren der Sehnerven" (Reichliches Schrifttum).

Hortega hat (1944) noch einmal eine ausführliche Beschreibung der Tumoren des Foramen opticum und Chiasmas gegeben. Er glaubt, daß diese sich von einem gemeinsamen Zell-Stamm entwickelten, von dem aus sich primäre Glioblasten mit der Fähigkeit zum bilateralen Weiterwachsen bzw. sekundäre Glioblasten aus der Oligodendroglia- oder Astrocytenreihe entwickelten. Die Schwächen der Hortegaschen Untersuchungen liegen in seinem normal-anatomischen Denken, das bei der Geschwulst weder Anaplasie, noch regressive Vorgänge, noch schließlich „formende" Eigenschaften des präexistenten Gewebes kennt, Momente, die gerade für den Tumor am Fasc. opticus eine große Rolle spielen.

Wenn also die „Kerngruppe" der Spongioblastome des Sehnerven und Chiasma (einschließlich des Spongioblastoms des Hypothalamus) einheitlich beschrieben und klassifiziert, wenn auch topisch verschieden benannt wird, so läßt die Definition von Spongioblastomen mit *anderem Sitz* noch sehr viel zu wünschen übrig. Es sollen daher im folgenden zunächst die bisher für diese Gruppe angeführten Merkmale zusammengestellt werden.

In der deutschen Ausgabe des Buches von Bailey-Cushing (1930) über die Klassifikation wird von den „Spongioblasten" gesagt, sie stellten sich mit Goldsublimat dar, wobei häufiger unvollkommen entwickelte Astrocyten zwischen ihnen lägen. Die Zellausläufer der Spongioblasten färbten sich sehr schwach mit Phosphorwolframsäure-Hämatoxylin und erschienen scharflinig und rund wie Drähte. Die meisten Zellen hätten nur einen Fortsatz, viele wären bipolar, einige wenige multipolar. Mit anderen Gliamethoden sollten sie sich nur schwach anfärben, wohl aber gut mit dem Tanninsilber Achucarros (4. Variante Hortegas). Sie sollten gröber sein als die Zellen im Glioblastoma multiforme, gelegentlich sollten sie gewellt-spiralig sein und sich in diesem Falle besser darstellen. Saugfüße an den Gefäßen würden nur selten gebildet, die Fortsätze verliefen vielmehr zu diesen parallel.

In einer Arbeit mit Eisenhardt (1932) erweiterte Bailey diese Beschreibung: Die Zellen sollten eine Neigung zur Lagerung in parallelen Bändern haben, in der Form eine gewisse Ähnlichkeit mit Kaulquappen besitzen, ihre Fortsätze wären korkzieherartig gewellt, höhere Gliaformen kämen vor (astroblastenähnlich). Neigung zur degenerativen Entartung mit Zerfall der Zellen, Bildung von

Ödem usw. würde beobachtet. Diese Charakterisierung *gibt die Verhältnisse bei den Spongioblastomen in der Tat gut* wieder.

Penfield (1932) hingegen bezeichnete seine Spongioblastome als verhältnismäßig zellarm, mit parallel laufenden Zellen ohne Gliafasern. Das Fehlen dieser vorhandenen Zellfortsätzen war für ihn eines der entscheidenden Merkmale. In seiner letzten Veröffentlichung von 1937 (Elvidge und Mitarbeiter) behielt er die Spongioblastome *neben den piloiden Astrocytomen* bei.

Anders Russell und Bland (1934), die die Frage nach dem Bestehen einer eigenen Gruppe der Spongioblastome durch Gewebskultur zu lösen versuchten. Sie fanden bei zwei derartigen Gewächsen (19 Jahre Kleinhirn, 7 Jahre Chiasmagegend) spindelförmige, dreieckige und sternförmige Zellen mit deutlicher Fibrillenbildung, die in der Kultur den typischen Astrocytomen glichen. In beiden Fällen gab es einige Mitosen. Bailey warfen die Verfasser eine Überfärbung der Zellen vor, wonach man nicht entscheiden könne, ob es sich um Zellfortsätze oder Fibrillen handle; eine Darstellung mit Goldsublimat spräche in jedem Fall für Fibrillenbildung. Zudem habe nach ihren Untersuchungen der unipolare Spongioblast der Cytogenese (auf den die Geschwulstzellen bezogen würden) beim 10—18 Wochen alten Fetus wahrscheinlich eine feine Faser in seinem Fortsatz, stelle sich dagegen nicht mit Goldsublimat dar, sei überhaupt auch mit Silbermethoden schlecht zu imprägnieren. Die Verfasser wandten sich also gegen die Auffassung dieser Geschwülste als Spongioblastome, sie gliederten sie als piloide Astrocytome ein und wollten den Namen Spongioblastom nur für zwei andere Tumoren beibehalten, die sich medulloblastomartig — *maligne* — ausbreiteten (während die bisher als Spongioblastom bezeichneten Vertreter sich doch als weitgehend *gutartig* erwiesen hatten!) [s. auch D. Russell (1955)].

Pilcher (1934) will nach der Reife 3 Typen von Spongioblastomen unterscheiden, von denen der „pure" Typ dem eigentlichen Spongioblastom entsprechen soll, der „mature" den Übergang zum Astrocytom, der „primitive" den zum Glioblastoma multiforme darstellen soll.

Gagel (1938) schließlich kennt neben der geweblich wohl umrissenen Gruppe der Spongioblastome im Hypothalamus noch eine zweite im Thalamus, deren spindelige Zellen mit zarten Fortsätzen sich in der Tat nicht mit Goldsublimat darstellen lassen, wohl aber mit gewissen Silberverfahren. (Diese beiden Gruppen haben aber meiner Auffassung nach weder gewebsmäßig noch im biologischen Verhalten Gemeinsamkeiten, erlauben also, nach dem oben Gesagten, nicht die Eingliederung in die gleiche Gruppe.) Gagel ließ weiter durch Gigante (1940) einen eigenartigen Tumor als „primitives" Spongioblastom beschreiben.

Einige umschrieben wachsende Fälle von „Astrocytomen der Brücke" bei Foerster und Gagel (z. B. Fall 2 der Arbeit von 1939 mit Rosenthalschen Fasern) würde ich andererseits zu den Spongioblastomen rechnen.

Bei dieser Lage der Dinge hat sich Bailey (1939) abschließend dahingehend geäußert, daß es neben den typischen Formen des Spongioblastoms Übergänge in Richtung auf die Astrocytome und fusiformen Glioblastome gäbe. Die bestcharakterisierte Gruppe in der Chiasmagegend sei *gutartig*. Vielleicht sei es daher besser, diese als Astrocytome aufzufassen und den Namen Spongioblastom für gewisse schnellwachsende Tumoren aufzusparen, die Bergstrand (1933) als fusiforme Glioblastome auffassen würde. Die Beziehungen der Spongioblastome des optischen Systems zur Recklinghausenschen Krankheit sind sehr frühzeitig von Goldmann (1893), zit. Lundberg (1935), zuletzt auch von Busch und Christensen (1937) betont worden. Einzelfälle am Chiasma sind im Schrifttum nicht selten, unter anderem von Hirsch (1928), Eichhoff (1938), beschrieben. Außerdem liegt eine reichliche Literatur über die Spongioblastome am Opticus und der Retina vor [s. auch Verhoeff (1932)].

Das ständige Schwanken in der klassifikatorischen Zuordnung dieser Geschwulstart muß sich für den Kliniker sehr verwirrend auswirken, da ein ständiger Wechsel der Bezeichnungen ihn aller Verständigungsmöglichkeiten beraubt und die Zuordnung der klinischen Syndrome erschwert. Allein aus der Tatsache, daß die „Spongioblastome des Opticus bzw. Hypothalamus" eine wohl abgesetzte klinische Einheit darstellen, deren Beziehung zur Recklinghausenschen Erkrankung wahrscheinlich gemacht wurde [Busch und Christensen (1937)], sollte uns veranlassen, an der *früheren* Bezeichnung und Auffassung Baileys festzuhalten, die noch heute nicht unbegründet erscheint.

Unsere eigenen Erfahrungen mit dieser Gruppe sind die folgenden: Es gibt einen *einheitlichen Gewebstyp der Spongioblastome*, aus dem die meisten „Mittelliniengliome" stammen (Spongioblastome des Chiasmas, Hypothalamus, Mittelhirns und Aquädukts, „sog. Astrocytome" des Kleinhirns, Spongioblastome des 4. Ventrikels und ein Teil der „Stiftgliome" des Rückenmarks). Ja, auch in den Großhirnhemisphären kommen sie, gleich den Ependymomen, an einer für jugendliche Gliome typischen Stelle — wenn auch seltener! — vor. Die spindeligen, in parallelen Bündeln verlaufenden Zellen liegen in langen Strömen, werden in ihrer Gesamtheit mit Goldsublimat dargestellt, zeigen aber auch mit gewissen Gliamethoden [z. B. nach Heidenhain am Paraffinschnitt] scharfe

drahtige Fasern, die sich auch mit der HOLZER-Färbung darstellen. Die Spongioblastome neigen ausgesprochen zur Verschleimung und Ausbildung zunächst kleinerer,
später großer Cysten. In der Nachbarschaft dieser entstehen Gefäßwucherungen. ROSEN-
THALsche Fasern sind bei diesen Gewächsen fast mit Regelmäßigkeit irgendwo anzutreffen.

Daß es also eine derartige nach Gewebe und Sitz einheitliche Gruppe der Spongioblastome gibt, daran besteht kein Zweifel. Schwierigkeiten macht nur die Namengebung!

Ich muß aber hier zunächst ausführen, warum ich die sog. Kleinhirnastrocytome zu
den Spongioblastomen rechne, was ich zum ersten Male 1937 [s. Zbl. Neurochir. 2, 360
(1937)] gefordert und begründet habe.

In der ersten Beschreibung von BAILEY-CUSHING (1926) finden sich über eine gewebliche Sonderstellung der Kleinhirnastrocytome keine Angaben, wenn auch bereits in der Monographie von
BAILEY-CUSHING (1926/1930) das Kleinhirn als Sitz der Astrocytome erwähnt und ein einschlägiger Fall
abgebildet wurde [BAILEY-CUSHINGS (1930) „Gewebsverschiedenheit" der Hirngliome, Abb. 101, 102].
Erst in der Arbeit CUSHINGS (1931) wurde dann das sog. Kleinhirnastrocytom als gutartige Geschwulst
der Kleinhirnmittellinie im Jugendalter klar herausgestellt. Die Gegenüberstellung der Kleinhirn-
und Großhirnformen der Astrocytome wurde 1935 durch CUSHING noch unterstrichen, während auf
die gewebliche Unterscheidung von · protoplasmatischen und fibrillären Typen (1926/1930) kein
wesentlicher Wert mehr gelegt wurde. Gleichzeitig wurde aber in dem oben zitierten Buch von 1935
auch ein Spongioblastom des Kleinhirns abgebildet (Abb. 98, l. c.).

Den entscheidenden Schnitt bei der Abtrennung der Kleinhirnastrocytome, von denen des Großhirns hat schließlich BERGSTRAND (1933) gezogen, der auch als letzte Konsequenz einen neuen Namen
vorschlug (Gliocytoma embryonale). BERGSTRAND zeigte eine Reihe von Zelltypen, die spongioblasten-
artig, astroblastenartig oder gar den Formen 2 und 3 der Oligodendroglia im Plane DEL RIO HOR-
TEGAS ähnlich waren. Er konnte im Vergleich mit Arbeiten RYDBERGS (zit. BERGSTRAND) über das
Verhalten der fetalen Glia nachweisen, daß die Geschwulstzellen des sog. Kleinhirnastrocytoms
erheblich von denen der übrigen Astrocytome abwichen. Der Vergleich mit der fetalen Glia ließ
ihm eine Sonderstellung dieser Geschwulstform unter der Bezeichnung Gliocytoma embryonale
berechtigt erscheinen. Später hat BERGSTRAND dieses klare Bild leider wieder verwischt, als er
1937 diese Geschwülste nunmehr als eine teratoide Mißbildung auffaßte, die durch das Vorkommen
von Neuroblasten und mißgebildeten Markscheiden charakterisiert sei. Die klinische Symptomatologie sollte nicht durch ein im wesentlichen autonomes Wachstum, sondern durch die Entstehung der Cysten und das Mißverhältnis von Kleinhirn und Mißbildung beim weiteren Wachstum
bestimmt sein. Trotz dieser Betonung des Mißbildungscharakters schlug er den (neuen) Namen
„Glioneuroblastom" als angemessen vor. Auf seine Ausführungen werde ich später noch eingehen.

In einer kürzlich erschienenen Arbeit BAILEYS (1947) und seiner Mitarbeiter, sowie BUCY-
GUSTAFSONS (1939) wurde BERGSTRANDS Deutung jedoch zurückgewiesen. Zwar gäbe es Spongioblasten, Astroblasten oder Oligodendroglia in diesen Geschwülsten. Man sei daher — bei Vorwiegen derartiger Zelltypen — verpflichtet, diese entsprechend als Spongioblastom oder Astroblastom einzureihen (obwohl diese klinisch und biologisch doch alle eine völlig einheitliche Gruppe
bilden! Z.). Bei den meisten Fällen dieser Geschwulstart aber befänden sich derartige Elemente jedoch
in der Minderzahl (verglichen mit den übrigen Gliomen!), ja sie enthielten sogar Astrocyten in „Rein-
kultur" und zeigten die geringste Untermischung mit unreifen Zellen. Die vorherrschenden Zelltypen
seien fibrilläre oder protoplasmatische Astrocyten (von denen jedoch festgestellt wird, daß sie kaum
je Gefäßfüße — wie bei den übrigen Astrocytomen — aufwiesen). Einzelne Geschwülste seien schließlich eine Mischform (mixture) und beständen aus Astrocyten und Vertretern der spongioblastischen
Serie.

GAGEL (1938) gab eine gewisse histologische und biologische Sonderstellung zu, ordnete sie aber
weiter bei den Astrocytomen ein. Ähnliche Gedanken lagen auch OBERLING nicht fern, als er 1934
über einen derartigen Tumor eines 5jährigen Mädchens berichtete.

Die Folge dieses steigenden Interesses an einer neuen Einordnung dieser Geschwulstart war die
Auseinandersetzung auf dem Treffen der Soc. of Brit. Neurolog. Surg. Berlin 1937, wo BERGSTRAND,
OSTERTAG und ZÜLCH über die sog. Kleinhirnastrocytome berichteten und sämtlich auf Besonderheiten
dieser Gruppe hinwiesen.

In der Darstellung PENFIELDS (s. ELVIDGE und Mitarbeiter 1935) und seiner Mitarbeiter erscheinen
die Kleinhirnastrocytome zusammen mit den übrigen faserbildenden Formen bei den pilocytischen
Astrocytomen, deren größte Untergruppe mit gleichem Sitz sie auch ausmachten (14 von 29). Interessant war hier, daß einer von diesen Tumoren im Gebiet des Opticus und ein weiterer im Mittelhirndach gelegen haben sollte. Außerdem hatte PENFIELD 5 cerebellare „Spongioblastome" in
seinem Krankengut gesehen.

Schließlich beschrieb LOISEL (1935) 30 cerebellare Astrocytome, wobei er sich CUSHINGS Deutung
anschloß.

Ich habe bereits, als ich 1937 über die Sonderstellung der sog. Kleinhirnastrocytome berichtete und auch die Rosenthalschen Fasern beschrieb, auf die ältere Literatur und auf die einzigartige und ausgezeichnete Doktorarbeit von Hildebrandt (1906) hingewiesen.

Es handelte sich dort um ein 11jähriges Mädchen, das seit 1 Jahr an Kopfschmerzen und Erbrechen litt, eine Stauungspapille zeigte, eine Kleinhirnataxie und schließlich Pyramidenbahnsymptome, Paresen von N. 7 und 12 rechts und Spasmen des rechten Armes entwickelte. 17 Monate nach der Aufnahme trat der Tod ein.

Bei der Autopsie sah man in der linken Cerebellarhemisphäre einen taubeneigroßen, kugeligen Tumor, der teilweise frei zutage lag und mit einer 3 cm langen und breiten Cyste in Verbindung stand, die von einer feinen Membran ausgekleidet war. Diese Membran setzte sich — teilweise in mehreren Lamellen geschichtet — fast um den ganzen Tumor fort und „ging in die Pia über", so daß man den Tumor überall ausschälen konnte. Auf dem Zentrum der Schnittfläche fanden sich Erweichungscysten und rotbraune Herde.

Histologisch war im Zupfpräparat ein lockeres Geflecht von starren dicken Fasern erkennbar, die sich nirgends verzweigten oder anatomosierten. Oft sah man im Verlauf einer derartigen Faser eine Anschwellung (an einzelnen Stellen bis 1 mm lang), (Rosenthalsche Fasern! Z.). Anscheinend bestand die Geschwulst nur aus langen Zellen mit zwei, selten 3 Fortsätzen. Bei anscheinend degenerierten Stellen fand sich ein Netzwerk, das einem zerfallenen Glianetz ähnlich sah. An allen Stellen, wo die Fasern gut entwickelt waren, lagen sie parallel in lockeren Bändern. Die makroskopisch wahrnehmbaren Lamellen bestanden aus faserigem Bindegewebe. Das Maschenwerk zeigte anscheinend hydropische Degeneration, daneben sichere Erweichungscysten. Die Geschwulst schien ein vorwiegend expansives Wachstum einzuhalten. Der Fall wurde unter die „gliomatösen Neubildungen" gerechnet. — *Eine bessere Beschreibung eines Spongioblastoms ist kaum möglich!*

Auch F. Krause (1908) bildet einen typischen Fall eines Spongioblastoms in seinem großen Werk „Hirnchirurgie" ab (Tafel IV a, Beobachtung VII, 5). Es handelt sich um einen großen mehrkammerig-cystischen Kleinhirntumor, der eine klinische Anamnese von 1 Jahr gehabt hatte. Auch das histologische Bild ist für ein cystisch zerfallendes Blastom unserer Gruppe charakteristisch, wenn auch der Verfasser selbst die Faserbildung für „bindegewebiger" Natur hält, den Tumor dann aber wieder ein „Glioma sarcomatodes" nennt.

Landau (1912) und Bartel und Landau (1910), die ebenfalls diese Geschwülste bei zwei 13- und 17jährigen Mädchen gesehen hatten, rechneten sie bereits richtig zu den Gliomen. Es waren „kleinapfelgroße" fast die ganzen Hemisphären einnehmende Tumoren, beide mit großen Cysten. In der guten histologischen Beschreibung sind besonders der große Gefäßreichtum, kolbige Auftreibungen an den Fasern, ausgedehnte regressive Veränderungen (Ödem, Cystenbildung, Hyalin), Capillaren mit einem dicken Mantel betont. Auch hier scheinen Rosenthalsche Fasern beschrieben zu werden (Klumpen und Schollen einer hyalinen Substanz, die auch an angefärbten Schnitten — mit Thionin rosa gefärbt — am häufigsten in der Nähe der Gefäße sichtbar waren).

Ob der folgende von Fabritius (1911) mitgeteilte Fall mit letzter Sicherheit unter die sog. Kleinhirnastrocytome eingereiht werden kann, muß offengelassen werden:

15jähriges Mädchen mit einem fast hühnereigroßen cystischen Tumor, der sich als „Sarkom" erwies. Die Geschwulst war zellarm, die meisten Geschwulstelemente waren spindelförmig und liefen stellenweise in feinfaserige Ausläufer aus. Beziehungen des Tumors zu den Blutgefäßen konnten nicht festgestellt werden. Das Gewächs war vom Hirngewebe scharf abgesetzt.

Schließlich sei hier noch einmal darauf hingewiesen, daß es sich auch in der Beschreibung Jacksons (1865) über das Auftreten von Kleinhirnanfällen (cerebellar fits) bei einer Kleinhirngeschwulst um einen großen cystischen Tumor eines Jugendlichen handelte. Auch ich habe mit Riessner (1938) einen derartigen Tumor mit Einklemmungserscheinungen beschrieben.

Als letztes aber muß die Frage angeschnitten werden, ob eine Auffassung dieser Geschwülste als „zentrale Neurinome" berechtigt war [Scheinker (1936), McPherson (1924), Bielschowsky und Rose (1929), Josephy (1924), Antoni (1936)]. Die Auffassung als zentrales Neurinom wurde besonders aus der Architektur, der Zellagerung, abgeleitet. Es ist anzunehmen, daß eine gewisse oberflächliche Verwandtschaft der Spongioblastome und der Neurinome in der Neigung zur Zellagerung in Strömen oder anderen Rhythmen besteht. Ja, in eigenen Fällen fand sich beim Spongioblastom sogar eine Palisadenstellung, wie sie bisher im Schrifttum niemals so überzeugend hat abgebildet werden können (Abb. 78c). Voraussetzung für eine Auffassung als zentrales Neurinom wäre der Nachweis der Zugehörigkeit der Blastomzellen zur Familie der Schwannschen Zellen. Den zu führen aber ist nicht möglich. Die Zelle des Neurinoms bildet im allgemeinen spezifische zarte Silberfibrillen (s. Abb. 267), die des Spongioblastoms nicht. Die erste stellt sich nicht mit Goldsublimat dar, die letzte meist sehr gut. Sie bildet sogar meist echte Gliafasern. Die Neurinome zeigen als spezifische Degenerationsform die Verfettung und Hyalinisierung, die Spongioblastome die Verschleimung bis zur Ausbildung größerer Cysten. Die Lagerung der Zellen im Neurinom ist ausgesprochen syncytial, die der Spongioblastome eher isoliert. Im Spongioblastom werden meist Rosenthalsche Fasern gebildet, im Neurinom niemals!

Die Verwandtschaft besteht also in einer oberflächlichen Ähnlichkeit [BENEDEK und JUBA (1941)] der Architekturen [s. auch H. J. SCHERER (1940)]. Denn auch der letzte früher im Vordergrund des Interesses stehende Punkt ist nicht schlüssig: Es wurde von den „zentralen Neurinomen" vorausgesetzt, daß sie echte Axone bildeten. Nun ist die Frage der Neubildung von Achsenzylindern weder bisher sicher für die normale SCHWANNsche Zelle nachgewiesen noch für die Zellen im Neurinom, geschweige denn für die Zellen des sog. „zentralen" Neurinoms. Hier käme es besonders auf die Untersuchung der Infiltrate im Arachnoidalraum an, wo sich diese Frage prüfen ließe. Diese Untersuchung fällt aber einwandfrei negativ aus. Es besteht also kein überzeugender Grund zur Auffassung unserer Tumoren als „zentrales Neurinom". [ORZECHOWSKI (1932): „Die zentralen Neurinome sind also eine Abart von Gliomen, welche den peripheren Neurinomen ähnlich aussehen, aber mit ihnen nicht identisch sein müssen."] Bei der RECKLINGHAUSENschen Erkrankung und den diffusen und multiplen Gliomen wurde zu dieser Frage übrigens schon Stellung genommen (s. S. 31ff., 60ff.).

Diese Ausführungen gaben die Anschauungen des Schrifttums über die Eingliederung der Spongioblastome wieder. Die Abweichungen ergeben sich aus der Tatsache, daß die Verfasser, wie gebannt durch die histogenetische Erklärung, immer den Vergleich mit den — doch hypothetischen! — „Spongioblasten" der Cytogenese durchführen wollen. Nun hat zwar die „histogenetische" Erklärung die Ordnung der Gliome und ihnen verwandter Tumoren ermöglicht. Aber viele Tumorgruppen aus „Reifungsstufen" der Gliomzellen sind heute bereits aufgegeben: so das Astroblastom, Neuroblastom usw. Die These hat überdies in dem entscheidenden Punkt Schiffbruch erlitten: in der Parallelsetzung von Reifungsgrad und Malignität (s. S. 5ff.). Das Spongioblastom nach der Definition BAILEYs ist das Schulbeispiel dafür, denn nach dieser Regel hätte es fast so maligne sein müssen, wie das Medulloblastom. Das Gegenteil aber ist der Fall! Es gehört zu den gutartigsten Gliomen und ist nur wegen seiner ungünstigen Lage in der „Mittellinie" oft so schlecht operabel. Immerhin stellt sein prominentester Vertreter in der Kleinhirnmittellinie („sog. Kleinhirnastrocytom") das gutartigste überhaupt bekannte und eines der am besten operablen Gliome dar.

Daher scheint es gerade in diesem Falle abwegig, immer wieder zum Vergleich auf einen hypothetischen Spongioblasten oder die BERGMANNsche Glia (MARTINEZ und Mitarbeiter 1955) zurückzugreifen.

Es bietet sich eine viel einleuchtendere Erklärung an. Die subependymäre Glia scheint der *Ausgangsort* zu sein. *Erstens* liegen die Spongioblastome — ähnlich wie die Ependymome, von denen sie sich in der Außenform nur wenig unterscheiden — überall *ventrikelnah* bzw. in den *Kammern* selbst oder nahe ihren Analoga wie dem Zentralkanal (oder an früher zum Ventrikelsystem gehörigen Teilen wie der Augenblase!) und *zweitens* zeigen die Spongioblastome als einzige Blastomgruppe die ROSENTHALschen Fasern ebenso wie die subependymäre Glia nach degenerativen und entzündlichen Prozessen!

OPALSKI (1934) beschreibt die subependymäre „Gliazellschicht" als dritte von der Ventrikelwand aus. Sie besteht aus Zellen, die in ihrer Struktur einerseits an Makroglia erinnern, andererseits viele Merkmale mit den Ependymzellen gemeinsam haben („Übergangszellen"). Sehr oft fließt das Protoplasma benachbarter Zellen zusammen und es entstehen kleine Häufchen mit einigen Kernen. Manchmal bilden sie sogar scheinbar Rosetten, bei denen die Kerne am Rande der Zellhaufen liegen. Die Kerne sind meist chromatinreicher als Astrocyten; Blepharoplasten fehlen. Die Gliazellschicht enthält die Gefäße dieser Zone ..... In seltenen Fällen nehmen die in der subependymären Gliaschicht liegenden einzelnen Zellen spindelförmige Gestalt an, diese Zellen haben einen großen Zelleib und erinnern etwas an die fischzugartig angeordneten Zellen bei der tuberösen Sklerose .... Eine „nicht alltägliche und im Bereich des sonstigen Hirngewebes niemals beobachtete Eigenart der ependymären Gliawucherungen sind die sog. ROSENTHALschen Fasern. Sie können nicht, wie bisher angenommen, eine ausschließliche Eigenheit dysplastischer (Syringomyelie) oder neoplastischer (Gliom, Astrocytom, Neuroepitheliom) Prozesse sein .... Einige Ependymentzündungen können zur Bildung der ROSENTHALschen Fasern führen."

Nehmen wir dazu noch als weiteres Analogon, daß die Narben nach entzündlichen Vorgängen am Ependym und Subependymium (Ependymitis granularis) eine nicht geringe Ähnlichkeit in Architektur und Zelltyp mit vielen Spongioblastomen haben, so scheint die Beziehung der Spongioblastome auf die (reife!) subependymäre Glia als Ausgangs- und Vergleichsgewebe berechtigt.

Eine andere Frage ist es, ob wir nun daraus auch für die Namengebung Konsequenzen ziehen sollen. Meiner bisherigen Einstellung (s. S. 21, 22) nach möchte ich eine Umbenennung erst dann empfehlen, wenn die hier vorgetragene Ableitung als gesichert gelten kann.

Es kämen dann von den bisherigen Namen „Ependymogliom" oder „Subependymom" in Frage, aus denen die Beziehung zum Ependym und zur subependymären Glia hervorginge[1]. Ostertag und Mitarbeiter [Stochdorph (1949), Grill (1949), Härter (1951) und Schmidt (1952)] definieren das Spongioblastom offensichtlich noch anders als ich. Ich verweise auf diese Arbeiten.

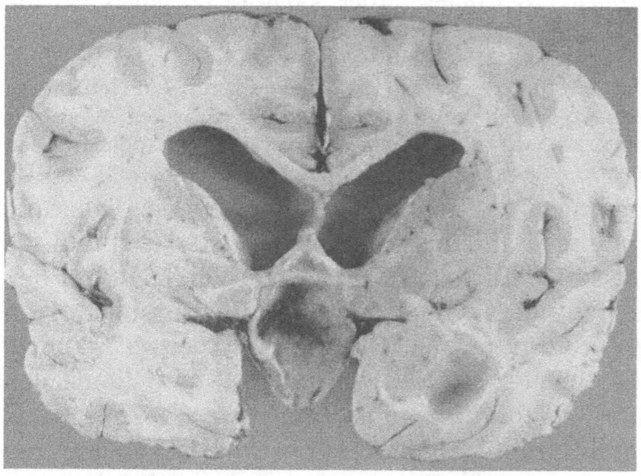

Alter. Die Spongioblastome der Chiasmagegend sind ausgesprochene Tumoren des Jugendalters wie auch die intraorbitalen Spongioblastome (s. Abb. 65a). Ebenso haben die Spongioblastome des Kleinhirns (sog. Kleinhirnastrocytome) den Gipfel ihrer Alterskurve bei uns um das 5.—10. Jahr.

Abb. 57. Frontalschnitt durch ein Spongioblastom des Chiasmas bzw. Hypothalamus. Die vordere Commissur ist angehoben. Es besteht ein Hydrocephalus occlusus. Die Geschwulst ist schleimig umgewandelt (Fall 1091).

Das Durchschnittsalter der cerebellaren Formen war bei Bucy und Gustafson (1939) 8, 9 Jahre, bei Cushing (1935) 13 Jahre. Das Durchschnittsalter war bei Elvidge und Mitarbeitern (1937) für 14 Fälle von cerebellarem Astrocytom 21,9 Jahre, davon für die Fälle in der Mittellinie 9,5 Jahre, für die in den Hemisphären 34,2 Jahre. Das Durchschnittsalter der cerebellaren Astrocytome war bei Mabon, zit. Kernohan (1952) 12,5 Jahre für die benignen, 19 Jahre für die malignen Formen der Kleinhirnastrocytome. Bei Davis und Mitarbeitern (1950) war das Durchschnittsalter 16 Jahre. Bei den Spongioblastomen des Großhirns fanden Ringertz und Nordenstam (1951) das Durchschnittsalter mit 22,7 Jahre. Die Spongioblastome im Hirnstamm und den Ventrikeln können auch einmal höheren Lebensaltern angehören.

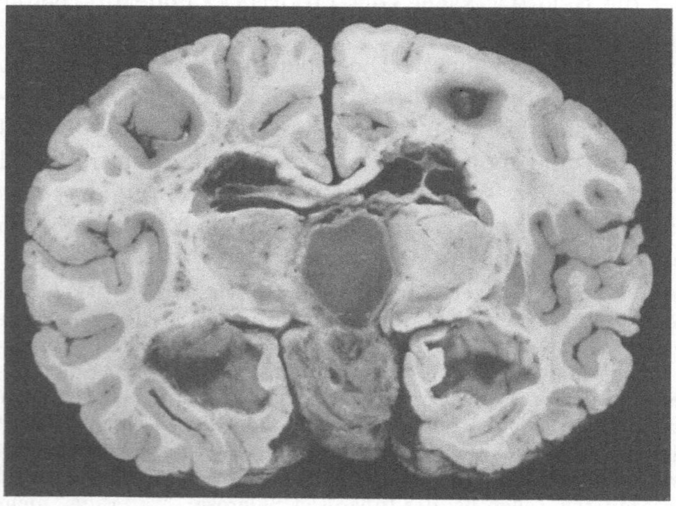

Der Gipfel der Alterskurve liegt infolge Überwiegens der erstgenannten aber doch um das 10.—15. Jahr (Abb. 7b). Sie stellen bei uns 7,3% sämtlicher Tumoren und 5,3% der Tumoren im Jugendalter. In unserem Beobachtungsgut waren 134 Fälle männlich, 158 weiblichen Geschlechts.

Häufigkeit. Bei Cushing waren 32 von 862 Gliomen, d.h. 3,7% Spongioblastome, einschließlich der sog. Kleinhirnastrocytome sogar 5,5%, bei Echols (1938) (Peet's Krankengut) 12 von 263, d.h. 4,6%, bei Sachs (1931) 16 von 250 Gliomen, d.h. 6,4%, in Baileys Beobachtungsgut von Kindern 28%, bei Elvidge-Penfield-Cone (1935) waren 14 von 210 Gliomen, bei Davis und Mitarbeitern (1950) 25 von 523 Gliomen sog. Kleinhirnastro-

Abb. 58. Spongioblastom des Chiasmas, das in den 3. Ventrikel eingebrochen ist und ihn mit einer glasigen Flüssigkeit ausgefüllt hat. Schleimige Geschwulstmassen sind auch durch die Foramina Monroi in die Seitenkammern vorgedrungen und haben die benachbarten Ventrikelwände überzogen (Fall 4769).

---

[1] Damit entspräche diese Geschwulst auch der Definition des Ependymoglioms von Roussy-Oberling (1931), die darunter einen ependymären Tumor mit Ausbildung „höherer" Glia verstehen wollten.

cytome. Verglichen mit den Medulloblastomen und anderen Tumoren war die Häufigkeit bei CRAIG-KEITH-KERNOHAN (1949) in der hinteren Schädelgrube

sog. Astrocytome	30,3 %
Medulloblastome	29,9 %
Ependymome	12,5 %.

Sitz. *Spongioblastome der Chiasmagegend (des Hypothalamus)* [1]. Die Spongioblastome liegen hier oberhalb der Chiasmaplatte mit Masse etwa in der Gegend des Infundibulums [2] und erreichen die Größe einer Kastanie oder Mandarine. Das Chiasma wird zu einer flachen Platte ausgewalzt (Abb. 57, 58) und nach basal vorgetrieben. Den Boden des 3. Ventrikels schieben sie nach oben empor, wobei dieser zerstört werden kann, so daß die Geschwulstmasse in einem unserer Fälle durch die Foramina Monroi und in den Aquädukt drang. Gelegentlich bleibt ein Restlumen der 3. Kammer oben und im hinteren Anteil bestehen. Seitlich werden die Wände der 3. Kammer später infiltriert und in den Tumor einbezogen (Abb. 58, 73) und die Kerne des Hypothalamus selbst oft infiltriert. Nach caudal kann die Geschwulst einen Knoten an der Basis bis zwischen die Hirnschenkel in die Fov. interpeduncul. vortreiben [ZÜLCH (1940), Abb. 22a]. Im ganzen bleibt jedoch die Geschwulstmasse umschrieben und gut abgegrenzt, an manchen Stellen erscheint sie sogar wie bindegewebig gekapselt. Die Konsistenz ist in den einzelnen Fällen verschieden, es gibt derbharte (Abb. 60) [s. auch BENEDEK und JUBA (1932)] und zäh-elastisch-schleimige (Abb. 58, 59) Blastome.

---

[1] Siehe auch die Beschreibung mit zahlreichen Abbildungen im Zbl. Neurochir. **5** (1940), Abb. 9 und 22—24.

[2] GLOBUS (1942) hat kürzlich für 2 Blastome, die wohl Spongioblastome des Hypothalamus waren, die Bezeichnung „Infundibulom" geprägt. Mir scheint eine derartige *lokalisatorische* Namengebung die morphologisch und biologisch einheitlichen Gruppen zu zerreißen und damit alle Vorstellungen über die biologische Wertigkeit zu zerstören.

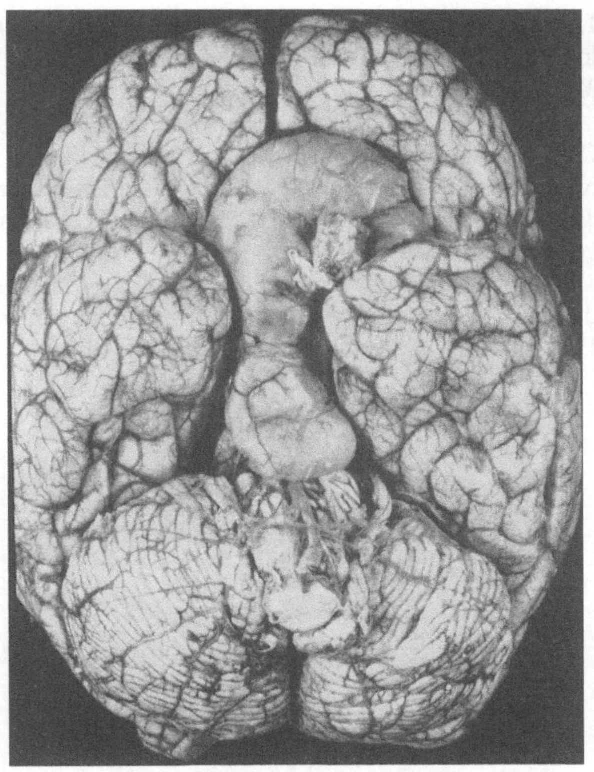

Abb. 59. Riesiges Spongioblastom an der Hirnbasis, welches das Chiasma, die Fasc. optici und Corp. mamillaria unförmig aufgetrieben hat (Fall 4769).

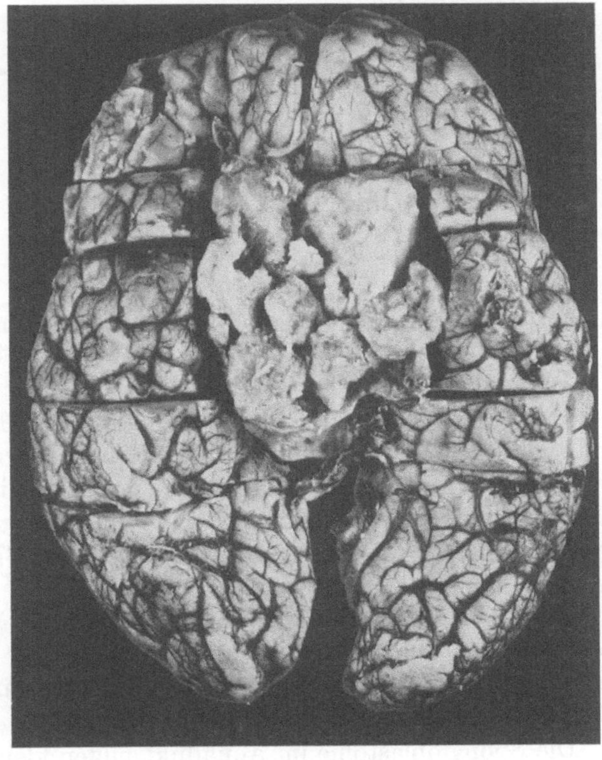

Abb. 60. Riesiges Spongioblastom von Chiasma, Fasc. optici und Hypothalamus (Fall 4636).

Einzelne Fälle bilden kleine oder große Cysten (Abb. 58, 86). Nicht selten sieht man kleinere Blutungen in der Geschwulstmasse (Abb. 57) [s. auch Pette (1937), Abb. 4, McLean (1936), Abb. 17/18].

Die Spongioblastome der Sehnerven. Die Spongioblastome können entweder vom Chiasma aus auf die Fascic. optici übergreifen (s. Abb. 65a), oder sie können diese befallen, ohne auf das Chiasma selbst überzugehen [Einzelheiten s. Martin und Cushing (1923), Tönnis (1950) und S. 175ff., s. auch bei Pette (1937), Abb. 5, Bailey (1951) „Hirngeschwülste", Abb. 125].

Die *Spongioblastome der Seitenventrikel* (sehr selten) liegen am Boden des Vorderhorns direkt neben dem Foramen Monroi und ragen in Größe einer Bohne bis zu einer großen Pflaume in das Lumen der Kammer hinein.

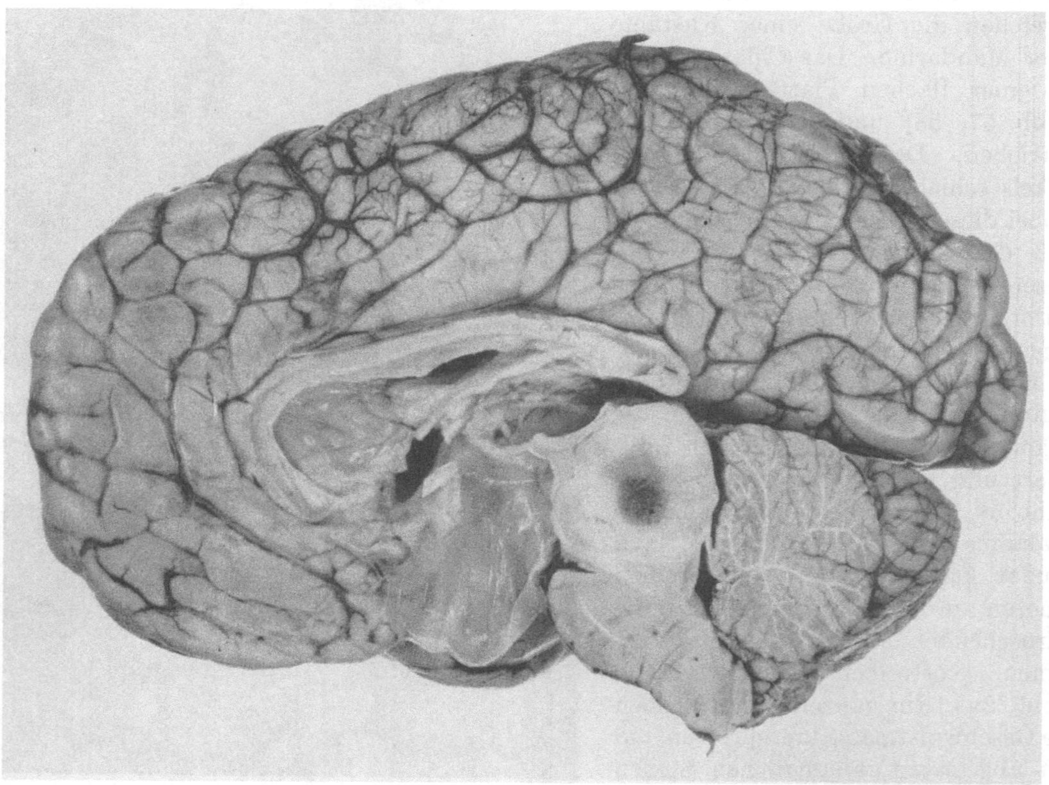

Abb. 61. Kastaniengroßes Spongioblastom im Mittelhirn mit kleiner zentraler Blutung. Der Boden des 3. Ventrikels ist hydrocephal und papierdünn ausgeweitet (Fall 2226).

Die *Spongioblastome der Vierhügelgegend* sind kastaniengroße median gelegene Geschwülste der Vierhügelplatte, die sich nach vorne zu in den 3. Ventrikel, nach hinten in die Cisterna ambiens ausdehnen und den Kleinhirnvorderlappen nach unten verdrängen. Die Hauptmasse der Geschwulst liegt im wesentlichen supratentoriell. Sie ähnelt also im Sitz einem Pinealistumor. Sie neigt zur Bildung kleinerer oder größerer Cysten [Abb. 61 und bei Pette (1937), Abb. 18].

Die Spongioblastome des Thalamus und Mittelhirns. Eine Gruppe der Spongioblastome liegt teils im Thalamus, teils im Mittelhirn und kann sich dabei mehr im oberen oder unteren Teil des Hirnstamms ausbilden, insbesondere auch im Thalamus große Cysten bilden [s. Abb. 62, Brugger (1955) und Pette (1937), Abb. 7a und b].

Die Spongioblastome im Aquädukt bilden kleinere Knoten im Lumen und infiltrieren oft das Mittelhirn. Dieses wird mäßig aufgetrieben. In den erweiterten 3. Ventrikel springen sie knopfartig vor (Abb. 63).

Die Spongioblastome des 4. Ventrikels bilden kastaniengroße Geschwülste am Boden des 4. Ventrikels, die durch ihre Masse das Lumen der Kammer vergrößern und meist völlig ausfüllen. Nur der Anfangsteil kann erweitert sein. Mit den Kammerwänden sind sie häufig nicht verwachsen [Abb. 64 und bei PETTE (1937), Abb. 9a, bei HARE und WOLF (1934), Fall 1].

Die Spongioblastome des Rückenmarks wachsen gern als sog. „Stiftgliome" entweder mehr zentral oder zwischen den Hintersträngen und können Bleistiftdicke überschreiten (Abb. 65). Sie zerfallen nicht selten cystisch (sog. „Syringomyelie verbunden mit Tumor").

Die Spongioblastome der Großhirnhemisphären sind kinderfaust- bis apfelgroße, scharf vom Hirn abgesetzte, meist cystische Geschwülste der Großhirnhemisphären, die der Außenwand des Seitenventrikels anliegen und sich durch das Mark gegen die Konvexität entwickeln, die sie meist im Gebiet der Dreiländerecke zwischen

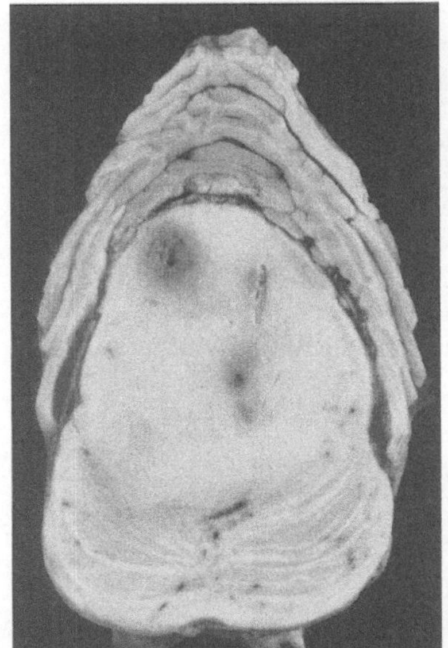

Abb. 62. Großes Spongioblastom des Mittelhirns. Der Aquädukt ist nach links verlagert (Fall 5374).

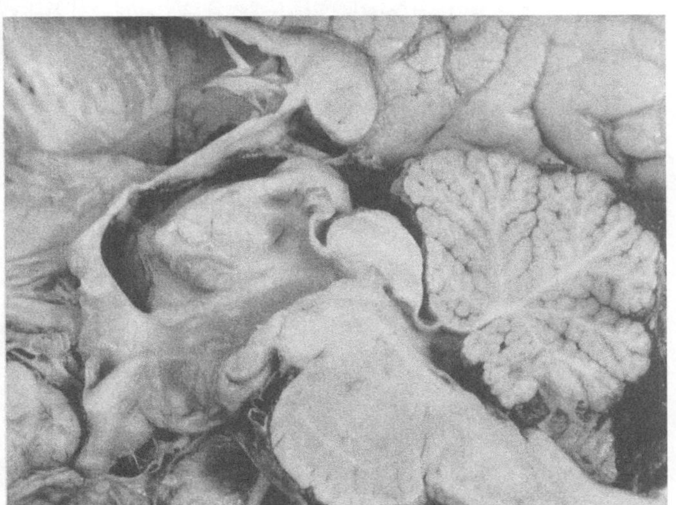

Abb. 63. Kleines Spongioblastom im Aquädukt mit Infiltration des Mittelhirns (Fall 261).

Frontal-Parietal-Temporallappen erreichen. Sie sind oft nur histologisch vom Ependymom der Großhirnhemisphäre (Abb. 66) zu unterscheiden [Abb. 7 und 8, Zbl. Neurochir. **5**, 248 (1940) sowie bei PILCHER (1934), Fall 8].

Die Spongioblastome der *Brücke* sind im Gegensatz zu den oft diffus wachsenden Astrocytomen wohl abgesetzt und überragen oft wie ein Auswuchs die Brückenkontur. Sie sind etwa walnußgroß, liegen meist an der Basis des Brückenfußes [siehe Abb. 67 und bei BAILEY „Hirngeschwülste" (1951), Abb. 128, sowie bei BANCROFT und PILCHER (1946), Abb. 116, und bei OSTERTAG (1941), Abb. 28]. Einige umschrieben wachsende Fälle von „Astrocytomen der Brücke" bei FOERSTER und GAGEL (z. B. Fall 2 der Arbeit von 1939 mit ROSENTHALschen Fasern) würde ich dagegen als Spongioblastome rechnen. Ein Bild der Spongioblastome in der Medulla oblongata zeigt Abb. 68.

Das Spongioblastom des Kleinhirns (sog. Kleinhirnastrocytom) erscheint als ein bis gänseeigroßer, subcorticaler Tumor, also meist von abgeplatteten Läppchen überdeckt. Er verdrängt das Kleinhirnmark nach beiden Seiten und komprimiert den 4. Ventrikel (Abb. 69). Manche Tumoren reichen weit gegen das Mittelhirn vor (Abb. 70). Die Tonsillen sind gewöhnlich weit herab in den Spinalkanal gequetscht. Über dem Ort der stärksten Abplattung ist die Rinde meist gelblich oder gelblichbraun gefärbt. Im Innern der Geschwulst liegen oft rostbraun gefärbte Cysten gefüllt mit 15—45 cm³ einer gelblichen, meist spontan coagulierenden Flüssigkeit (Abb. 69, 71). Oft springt die Geschwulst

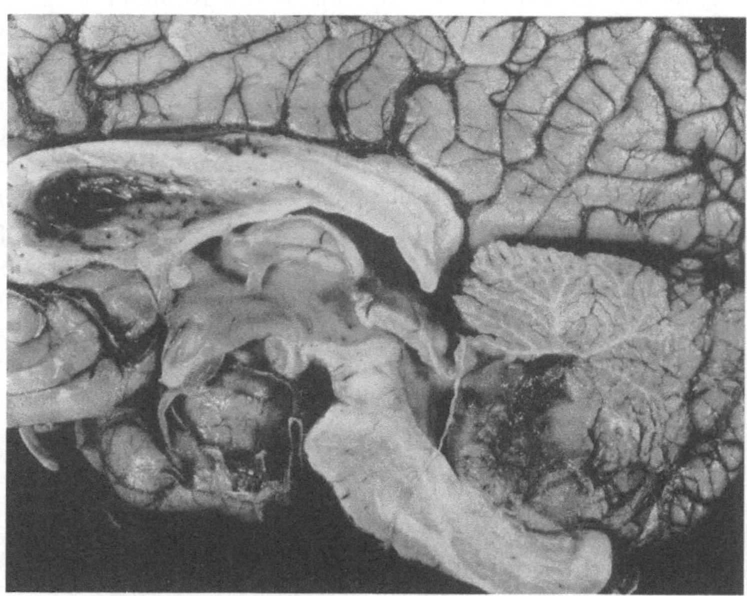

Abb. 64. Spongioblastom im Lumen des 4. Ventrikels (Fall Ruf).

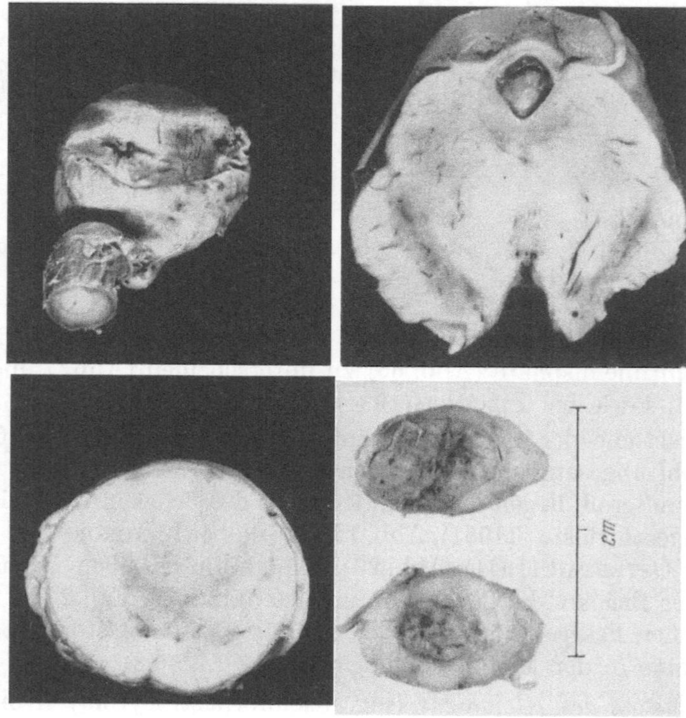

Abb. 65.
Links oben: Spongioblastom des Fasc. opticus, das die Opticusscheide infiltriert und breit aufgetrieben hat (Fall 3171).
Rechts oben: Spongioblastom des Aquädukts, das knopfartig in den erweiterten Anfangsteil vordringt (Fall 459).
Links unten: Spongioblastom im Hinterstranggebiet. Dieser Blastomteil ist isoliert von der Hauptmasse der Geschwulst in Brücke und verlängertem Mark gewachsen (s. Abb. 68).
Rechts unten: Spongioblastom des Rückenmarks, sog. Stiftgliom. (Fall von Prof. Gagel, Breslau.)

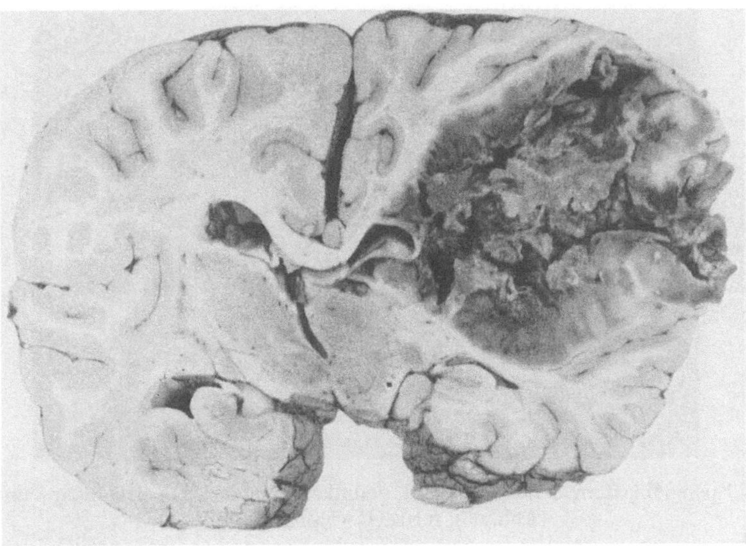

Abb. 66. Großes cystisches Spongioblastom des Scheitellappens, das der Cella media außen anliegt. Die Geschwulst ist vom Hirn scharf abgesetzt und guirlandenartig begrenzt. Sie ähnelt makroskopisch sehr den Ependymomen mit gleichem Sitz (s. Abb. 205—210). (Fall 1160.)

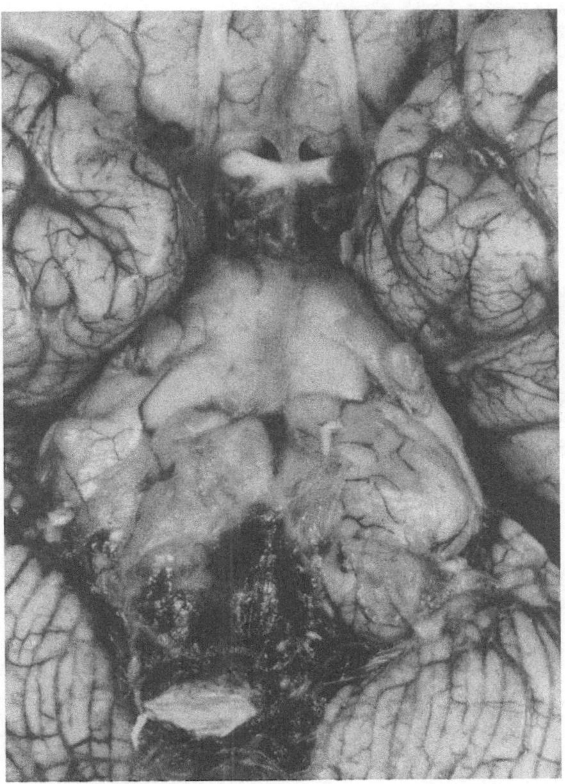

Abb. 67. Spongioblastom der Brücke mit breiter Infiltration des Brückenfußes (Fall 5547).

nur als Wandtumor gegen die Cyste vor, ähnlich wie beim Angioblastom (Abb. 69, 71). Große Teile des Tumors können gekapselt erscheinen (Abb. 72), die histologische Untersuchung der Wand erklärt die Entstehung dieses eigenartigen Phänomens (s. S. 156ff.) durch Einwachsen in die weichen Häute.

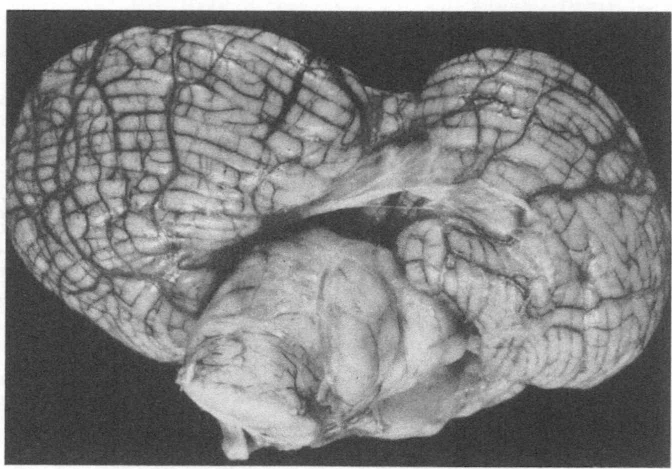

Abb. 68. Knotiges Spongioblastom der Brücke und Medulla oblongata, das sich bis ins untere Cervicalmark (Abb. 65) fortsetzt (Fall E. 1499).

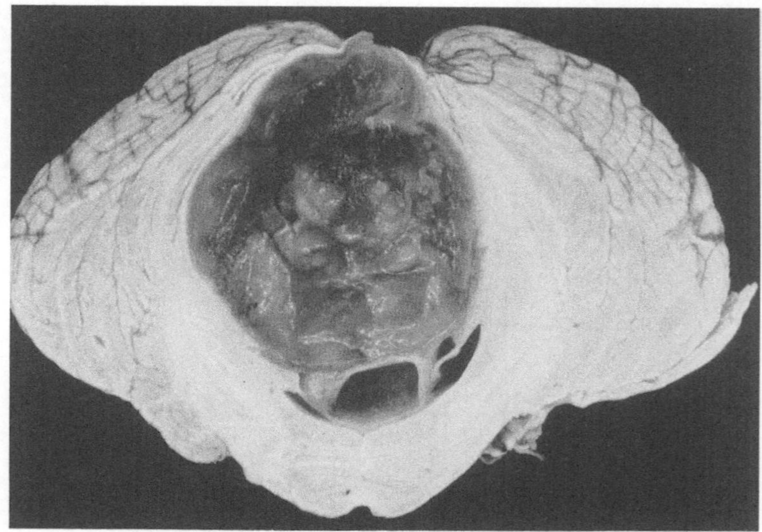

Abb. 69. Riesiges Spongioblastom der Kleinhirnmittellinie mit großer Cyste (Fall 1592).

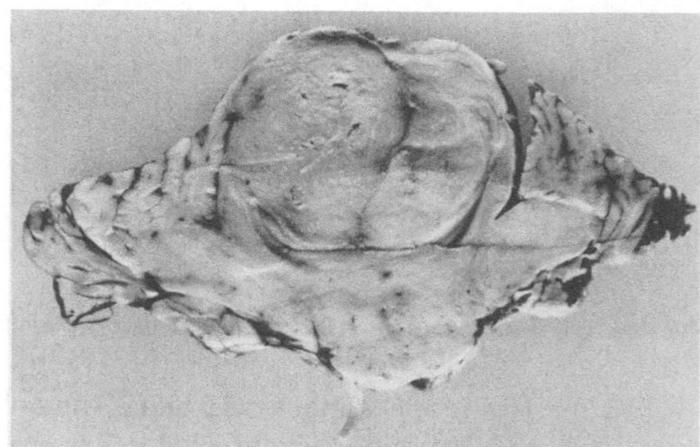

Abb. 70. Umschriebenes Spongioblastom im vorderen oberen Kleinhirnwurm, das weit gegen das Mittelhirn vordringt (Fall 1059).

Die Geschwulst kann auch von der Mittellinie aus mit ihrer Masse oder ihrer Cyste mehr in eine Hemisphäre ragen oder sich von vornherein mehr dort entwickeln. Dann ragt auch die gleichseitige Tonsille stärker herab („Tonsillenzeichen").

Bei RINGERTZ und Mitarbeitern (1951) lagen 71 Fälle in der Mittellinie, 45 in der Mittellinie und der Hemisphäre und 24 lateral. 20 Fälle adhärierten am Boden des Ventrikels [s. Abb. 1 B bei BUCY und GUSTAFSON (1939)]. 78,6% der cerebellären Astrocytome hatten bei RINGERTZ große Cysten, 50 Fälle hingegen bestanden sozusagen nur aus Cysten mit Wandtumoren. Bei 36,4% war es zur örtlichen Invasion der Leptomeninx gekommen [Abb. 76, 77, 84d, s. auch Fig. 113—115 bei BANCROFT und PILCHER (1946)].

Ausgangsgewebe. Nach den Ausführungen auf S. 14, 147 können wir als Ausgangspunkt der Spongioblastome die subependymäre Glia annehmen, was der immer ventrikelnahen Lage ja entspricht. Bei den Spongioblastomen des Opticus muß man daran denken,

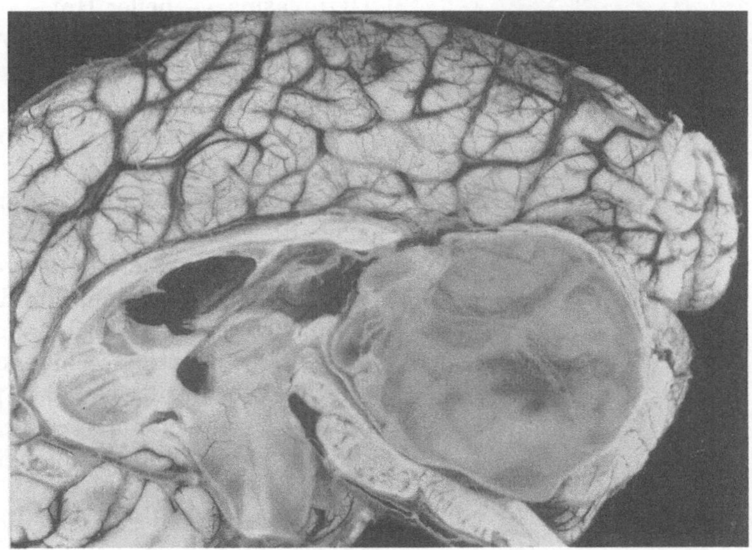

Abb. 71. Großes zystisches Spongioblastom der Kleinhirnmittellinie. Nußgroßer Wandtumor vorne-oben· Hochgradiger Hydrocephalus occlusus mit papierdünn ausgeweitetem 3. Ventrikel (Fall 1531, 1½ Jahre alt).

daß entwicklungsgeschichtlich Reste dieser subependymären Glia entlang dem ehemaligen Lumen der Augenblase verbleiben können.

Gestalt mit bloßem Auge. Die Spongioblastome sind gut abgegrenzte Geschwülste, die bei erheblicher Zell- und Faserproduktion im Innern in den Randzonen infiltrierend wachsen. Ihre Konsistenz ist derb oder zäh-elastisch oder gar schleimig, je nach dem Grade der Degenerationen. Ihre Farbe ist rosagelblich oder rosaweißlich, häufig sieht man Verschleimung bis zur Bildung kleiner oder großer Cysten, selten kleine Blutungen im Gewebe. Wenn sich die Kleinhirnspongioblastome bei der Operation „in der richtigen Schicht" herauslösen lassen, wirken sie wie gekapselt (Abb. 72).

Feingewebsbau — Architektur und Zellreichtum. Die Spongioblastome sind Geschwülste mittleren oder geringeren Zellreichtums mit einer ausgesprochenen Neigung zur Anordnung in langen Zügen oder Strudeln (Abb. 74a, b), wobei eine oberflächliche Ähnlichkeit mit den Neurinomen besteht („zentrales Neurinom"). Dazu finden sich nicht selten andere Rhythmen in der Lagerung und Zellverdichtungen, wenn auch echte Palisaden ein außergewöhnliches Vorkommnis sind (Abb. 78c).

In den Randzonen wachsen die Spongioblastome infiltrierend, dabei wird sogar das Ventrikelependym nicht respektiert, sondern in die Geschwulst einbezogen (Abb. 82c, 85b, d). Auch in die weichen Häute dringen die Spongioblastome lokal ein, ohne sich dort allerdings bis zur diffusen Metastasierung auszubreiten wie die Medulloblastome

(Abb. 84d). Dabei steht die Zellproduktion im Innern allerdings so im Vordergrund, daß die Abgrenzung der Geschwulst von der Nachbarschaft im ganzen scharf bleibt (Abb. 76, 77). Beim Einwachsen in die weichen Häute entsteht eine besondere *wirbelige* Lagerung (Abb. 76), ebenso durch schleimige Entartung eine *Honigwabenarchitektur* ähnlich dem Oligodendrogliom (Abb. 79d).

Die Geschwulstzellen. Die Geschwulstzellen sind im allgemeinen isomorphe, längliche, oft ausgesprochen wurmförmige Elemente, die entweder rein bipolar sind oder mehrere kurze Fortsätze entwickeln (Abb. 74d, 75a—c). Aus diesen bestehen die derben Tumoren fast ausschließlich. Sie ähneln dann Astroblasten mit ungewöhnlich langen welligen Fortsätzen oder gar eigenartigen, dysplastischen Astrocyten. Doch gleichen sie nicht den sonst etwas ähnlichen „astroblastischen" Gliaelementen im Oligodendrogliom (Typ Hortega 2 und 3: Blasiges Cytoplasma — heller Hof — um den Kern bei Anilinfärbungen, d.h. Hervortreten einer Aufhellung an Stelle des Kerns bei Metallimprägnation). Am besten stellt man die Außenform der meisten Zellen im Spongioblastom mit Goldsublimat (Abb. 74d, 75 a—c) dar. Dabei können sich die — dannme ist parallelen — Fortsätze der Zellen zu welligen Bündeln (wie Bündel von Schlangen oder Locken) vereinen und verflechten (Abb. 75b). Die Fortsätze sind sehr lang, oft korkzieherartig geschlängelt, liegen im allgemeinen zu den Gefäßen parallel, „Gefäßfüße" sieht man aber kaum. Mit Kernfärbungen sind die Kerne meist oval, oder länglich-spindelig (Abb. 74a), nur im Opticus auch einmal zigarettenförmig wie im Neurinom (Abb. 74b) abgebildet. Die Kernmembran ist deutlich, der Chromatingehalt mittelstark, man sieht die Verdichtung zu einigen Nucleolen. Der Zelleib stellt sich mit Anilinfarben nur angedeutet dar. Mit Gliamethoden (Holzer, Heidenhain) lassen sich meist zahlreiche, oft dicht gepackte, drahtige, starre Gliafasern darstellen (Abbildung 75d). Am besten hat sie bisher Bergstrand (1933, 1937) mit der Silber-

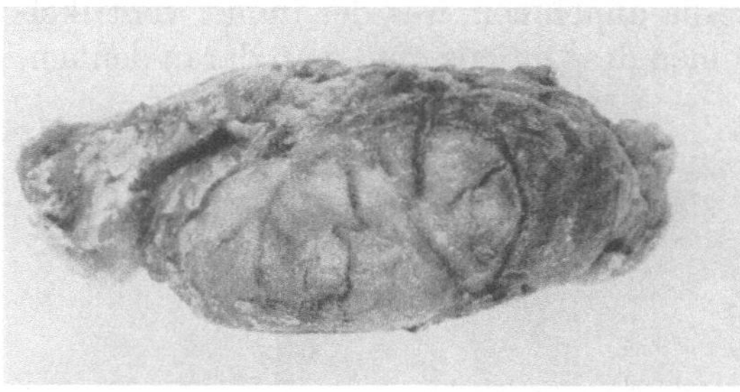

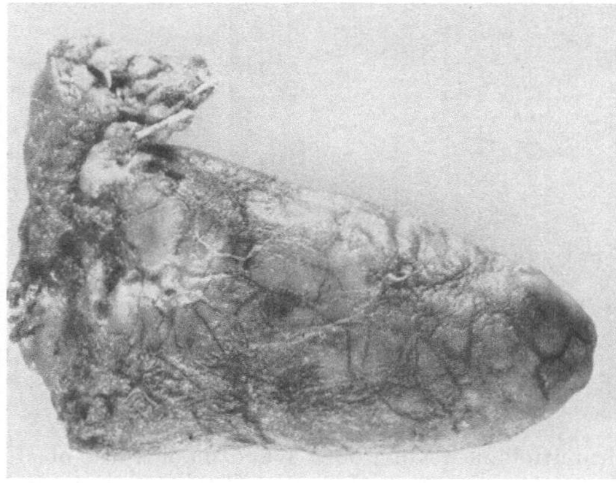

Abb. 72. Bindegewebig gekapselte Oberfläche von Spongioblastomen des Kleinhirns. Die Bindegewebsmembran besteht aus den weichen Häuten. In ihr verlaufen die arachnoidalen Gefäße. Einen Querschnitt durch die Membran und den darunter liegenden Tumor zeigt Abb. 84d (s. a. Abb. 76). (Oben Fall 233, unten Fall 545.)

diaminocarbonatmethode abgebildet. Die Wachstumsgeschwindigkeit der Spongioblastome ist gering, Mitosen wurden in der Geschwulst — mit einer Ausnahme! — nie gefunden.

Infiltriertes Gewebe. In den Randzonen der Geschwulst liegen regelmäßig Markscheiden, meist ohne wesentliche Degenerationserscheinungen, zwischen den Geschwulstzellen Ganglienzellen, oft in reichlicher Zahl besonders im Gebiet der autonomen Kerne! Im anliegenden noch nicht infiltrierten Hirngewebe — besonders in Windungen, die durch die weichen Häute von der Geschwulst getrennt waren — bestand eine Makrogliose meist mit progressiv veränderten Zellen.

Wachstum und Verhalten gegenüber Hirn und weichen Häuten. Bei der Untersuchung der *Randgebiete* der Geschwulst findet man — z. B. am Kleinhirn — ein langsames Übergehen des Blastomgewebes in das normale Kleinhirn, wobei Parenchymteile noch eine gewisse Zeit erhalten sind, so Markscheiden mit üblichen Untergangserscheinungen und auch einzelne — regressiv (pyknotisch) — veränderte Ganglienzellen. Im Innern des

Blastoms fehlen meist jegliche *Parenchymteile*. Die Kleinhirnläppchen der Randzone, insbesondere über der Geschwulst, zeigen meist einheitliche Veränderungen, selbst wenn eine blastomatöse Infiltration noch überhaupt nicht erfolgt ist. Die Läppchen sind verkleinert, die Ganglienzellen — vornehmlich die PURKINJE-Zellen — sind ausgefallen, die

Körner an Zahl hochgradig vermindert, die Zellen der BERGMANN-Schicht erheblich proliferiert (Abb. 76). Sie haben gleichzeitig zu einer starken Faserversteifung des ganzen Läppchens geführt, kurz, es findet sich das Bild der hochgradigen Kleinhirnrindenatrophie (Kleinhirnsklerose), (Abb. 83a). Diese Veränderung bewog BERGSTRAND dazu, einen *Mißbildungstumor* zu vermuten.

Das Ependym und die subependymäre Zone über einem Kleinhirnspongioblastom sahen wir in einem Falle hochgradig zellig gewuchert, ohne daß es sich bei der Zellvermehrung bereits um eine sicher blastomatöse Infiltration gehandelt hätte [Abb. 85d, s. auch Abb. 13a GLOBUS und Mitarbeiter(1942)].

Das Verhalten der Spongioblastome gegenüber den weichen Häuten im Wurm bedarf einer genauen Beschreibung. Bereits HILDEBRANDT (1906) war die auffällig gute Kapselbildung großer Teile dieser Geschwülste aufgefallen (Abb. 72), für die bei ihrer gliösen Natur zunächst jede Erklärung fehlte. Später gelang mir an großen Übersichtsschnitten (s. Abbildung 76, 77) die Erklärung zu finden. Die Neigung zum Einwachsen der „Kleinhirnastrocytome" in die weichen Häute ist seit BERGSTRANDs Arbeiten bekannt. Wenn nun beim Vor-

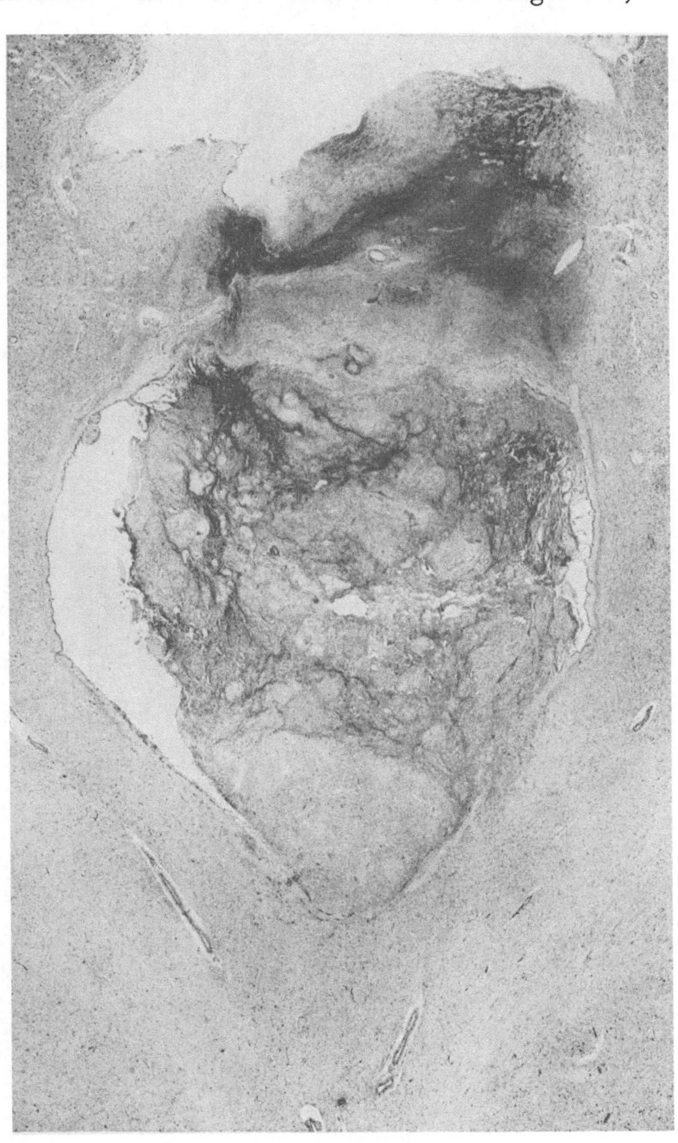

Abb. 73. Spongioblastom des 3. Ventrikels in Höhe der mittleren Commissur: Das Blastom ist mit den Kammerwänden verwachsen, hat oben die Massa intermedia durchsetzt, aber die subependymären Randgebiete bisher verschont (Fall 810, Vergr. 11fach, Kresylviolettfärbung).

wachsen die Geschwulstzellen in die Nähe der weichen Häute gelangen, so finden sie an diesen — trotz ihrer bindegewebigen Natur — kein endgültiges Hindernis, sie wachsen vielmehr entlang den Gefäßen in den Subarachnoidalraum ein, wo sie sich in den Maschen ausbreiten (Abb. 84d). Die weichen Häute werden damit zu einer erheblichen Breite aufgetrieben, gleichzeitig aber durch die austretenden Gefäße mit ihren blastomatösen Säumen (glial bridges) mit dem unterliegenden von der Geschwulst durchsetzten Läppchen fest verstrebt (Abb. 76). Durch die beiden vorhandenen Fasersysteme (Arachnoidalmaschen, Gliafasern der Geschwulstzellen) erreicht gerade dieser Teil der Geschwulst

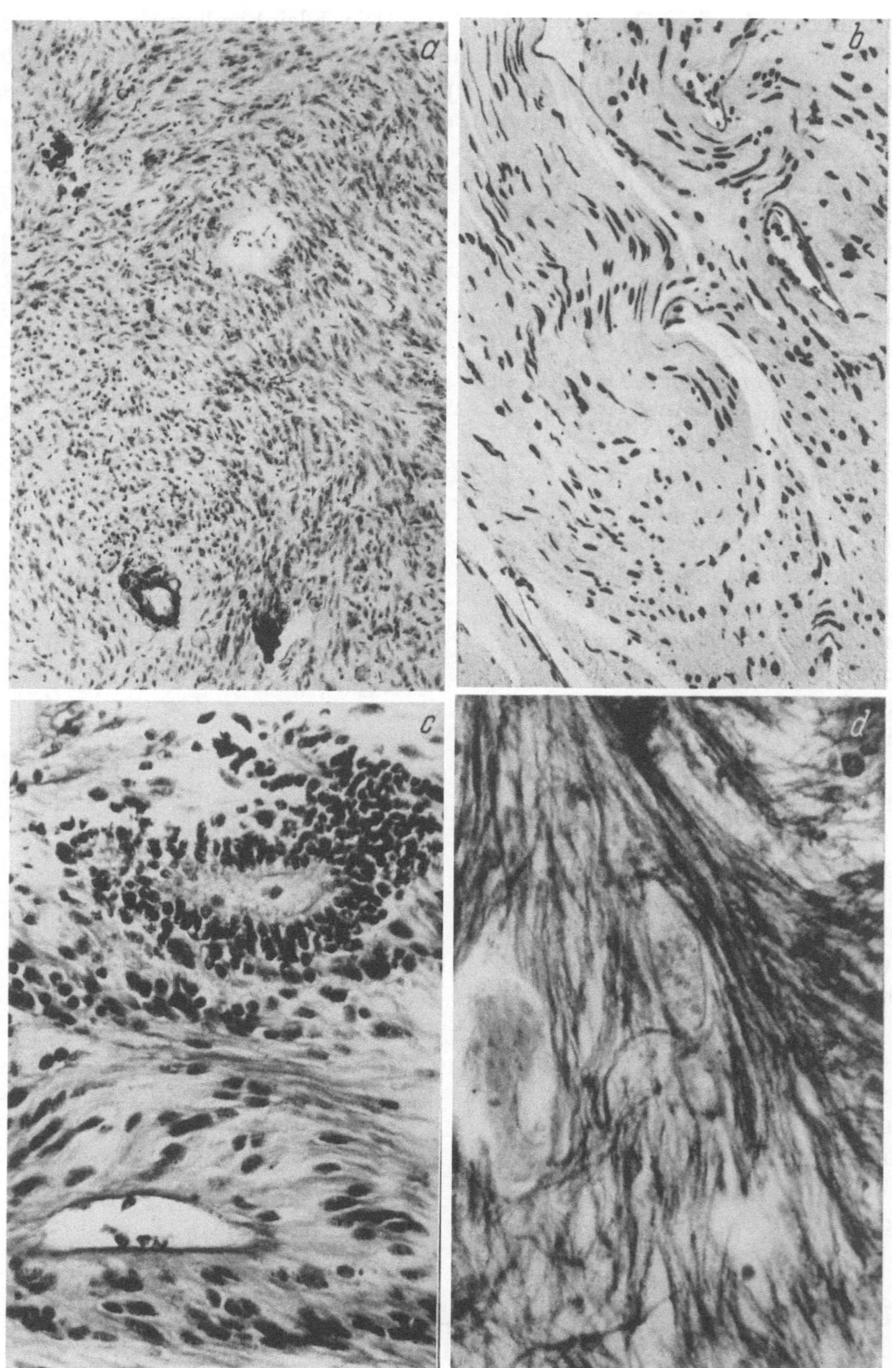

Abb. 74a—d.

a Typische Architektur eines Spongioblastoms: Die länglichen Zellen liegen in langen Strömen und Strudeln. Einzelne Gefäße sind verkalkt, man sieht freie Kalkperlen im Gewebe. (Fall 1160, Vergr. 90fach, Kresylviolettfärbung.)

b Spongioblastom des Fasc. opticus. Die Geschwulstzellen sind lang ausgezogen und zwischen den Markscheiden parallel ausgerichtet. (Fall 4627, Vergr. 136fach, Kresylviolettfärbung.)

c Spongioblastom der Retina. Unten: Typische spindelige Geschwulstzellen, oben: eine Abschnürung des Retinaepithels (oft als sog. „Rosette" bezeichnet). (Fall 4766, Vergr. 262fach, HE-Färbung.)

d Langausgezogene parallel gelagerte Geschwulstzellen in einem Spongioblastom. (Fall 897, Vergr. 288fach, Goldsublimatmethode.)

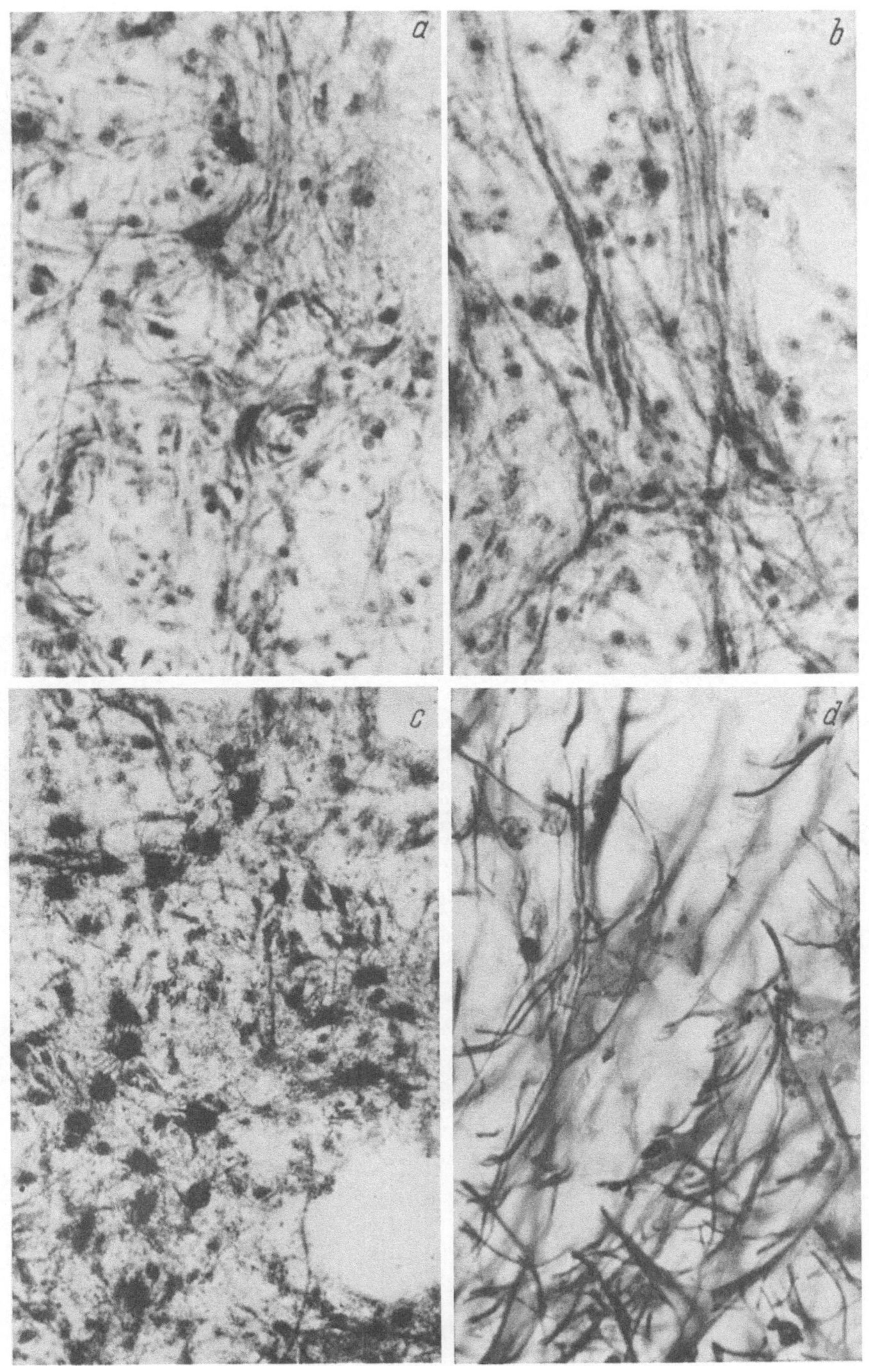

Abb. 75a—d.

a, b u. c Astrocytenartige, langgezogene, wurmförmige, zum Teil wellige Zellen mit kurzen Fortsätzen.
(Fall 956, Vergr. 288fach, Goldsublimatimprägnation.)
d Dünne, drahtige Gliafasern in einem Spongioblastom (Fall 1123, Vergr. 576fach, HEIDENHAIN-Eosin-Färbung).

eine beträchtliche Härte. Eigenartigerweise zeigen nun unsere Schnitte, daß die Geschwülste zwar breit in die weichen Häute einwachsen und diese auftreiben, daß sie aber anscheinend dann zunächst keine besondere Neigung zum Weiterwachsen in das (überlagernde) Läppchen zeigen [s. auch SCHROEDER und Mitarbeiter (1951), Abb. 21/22]. Wenn man sich nun an die zwiebelschalenartige Lagerung der Kleinhirnläppchen im

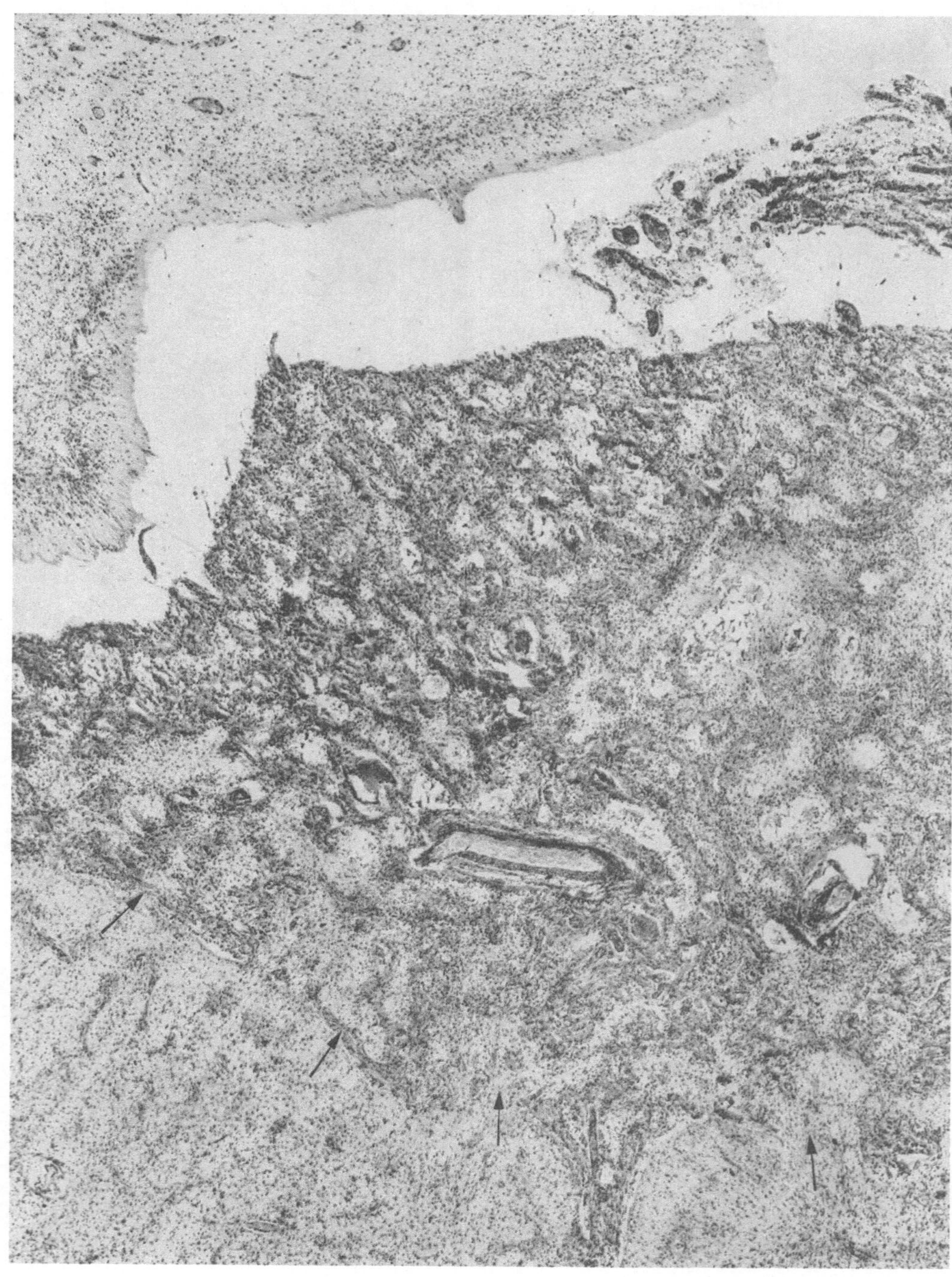

Abb. 76. Infiltration der Leptomeninx durch ein Kleinhirnspongioblastom. Die weichen Häute werden aufgetrieben und mit dem unterliegenden Kleinhirnläppchen fest verstrebt. Bei einer chirurgischen Exstirpation löst sich das obenliegende Kleinhirnläppchen von den infiltrierten weichen Häuten, die als Kapsel erscheinen (s. Abb. 72). (Fall 966, Vergr. 24fach, Kresylviolettfärbung.)

Wurmgebiet (s. Normalatlas) erinnert, wird man verstehen können, daß bei der operativen Entfernung sich die Geschwulst gerade in dieser „richtigen" — d. h. noch gerade von der Geschwulst infiltrierten — Schicht vom Kleinhirngewebe löst und daß ihre Außenfläche — d. h. die oben erwähnte Kapsel — dann von blastomatös durchsetzter faserharter Arachnoidea gebildet wird (Abb. 84d). Dies eigenartige Verhalten gegenüber den weichen Häuten bildet demnach einen großen Vorteil für die chirurgische Entfernung, da es die Trennung von Geschwulst und normalem Gewebe in der „richtigen Schicht" erleichtert. Auch in den übrigen Teilen, wo — insbesondere lateral — infolge Fehlens der weichen Häute eine derartige Absetzung nicht eintritt, ermöglicht meist der große Faserreichtum der „sog. Kleinhirnastrocytome" die Lösung vom normalen Gewebe (Abb. 72, 76).

Regressive Vorgänge: Vacuoläre Degeneration, Verschleimung, Cystenbildung, Verkalkung, Verfettung. Bereits bei der makroskopischen Beschreibung wurde erwähnt, daß sich alle bisherigen Berichte über das Spongioblastom in der Betonung der starken Neigung zur Cystenbildung einig sind. Diese läßt sich auch in allen Phasen mikroskopisch

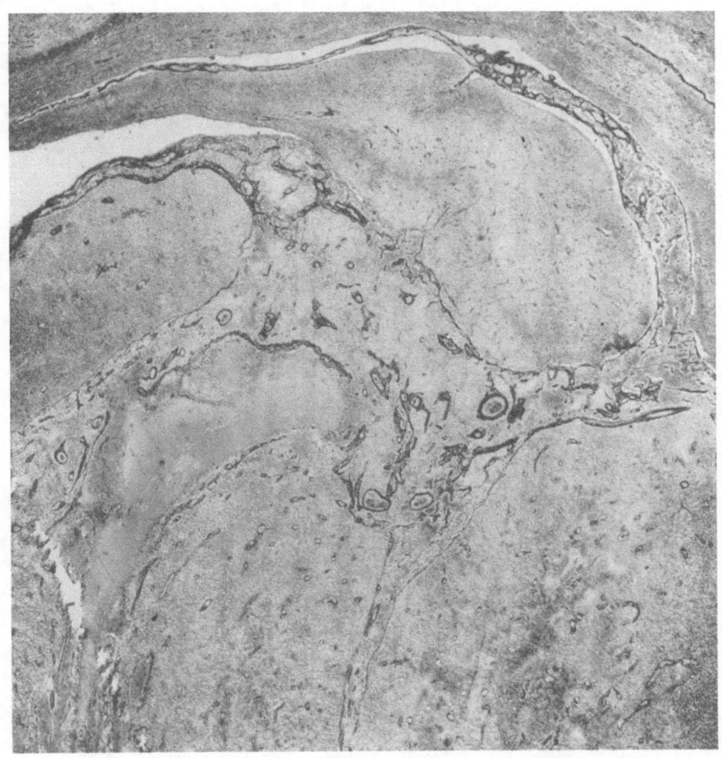

Abb. 77. Örtliches Einwachsen des Spongioblastoms in die weichen Häute des Kleinhirns. Die Läppchen sind infiltriert und aufgetrieben, ebenso das arachnoidale Maschenwerk. Beide werden einheitlich in die Geschwulst einbezogen (s. Abb. 76, 84d). (Fall 725, Vergr. 20fach, PERDRAU-Imprägnation.)

verfolgen. Besonders deutlich zeigt die Färbung mit stark metachromatischem Kresylviolett die Vorstufen der Cystenbildung durch eine Rotfärbung des Gewebes (Farbumschlag), in dem sich bald kleine Vacuolen bilden (Abb. 79d). Diese führen zu einer Lockerung des Gewebes und zur Umbildung des fibrillären in einen mehr reticulären Bau (Abb. 79a). In diesen Gebieten lassen sich dann die langen wurmförmigen Zellen meist nicht mehr nachweisen, mit Kernfärbungen ist überdies eine zunehmende Abrundung und Pyknose der Kerne festzustellen (Abb. 78a). Die regressiven Vorgänge beginnen übrigens in den gefäßfernen Gebieten, während um die Gefäße noch lange die ursprüngliche Architektur und der Zelltyp erhalten bleiben (Abb. 80c). Geht so durch die hydropisch-muköse[1] Umwandlung die Form und der Fasergehalt der Zellen verloren (wobei Zellkerne übrig bleiben, die von einem Plasmamantel umgeben sind und durch Plasmabrücken miteinander in Verbindung stehen: reticulär-netziger Aufbau!), so kann bei

---

[1] Es soll hier auf die Frage der verschiedenen Schleimarten und die Bewertung der Thioninmethoden für die Auffassung der mucoproteiden Natur [BENGT SYLVÉN (1939)] nicht näher eingegangen werden.

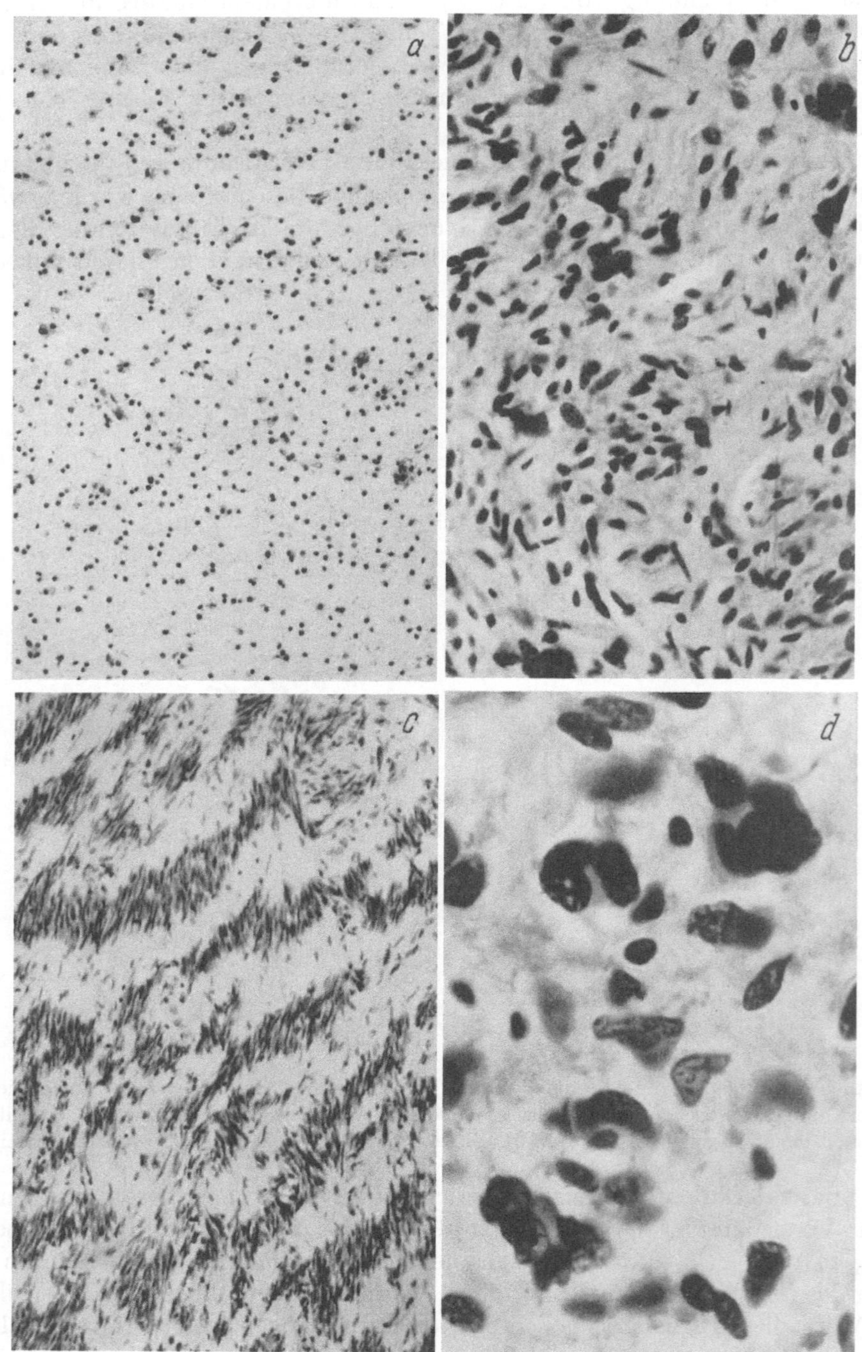

Abb. 78a—d.
a Vollständig verschleimtes Spongioblastom des Kleinhirns. Die Kerne sind rund und hochgradig pyknotisch, das Gewebe ist mukös umgewandelt und in lockerem Zerfall. (Fall 1058, Vergr. 72fach, Kresylviolettfärbung.)
b Bildung von Riesenzellen und mehrkernigen Zellkomplexen in einem sonst typischen Spongioblastom mit zahlreichen Rosenthalschen Fasern. (Fall 1059, Vergr. 112fach, Kresylviolettfärbung.)
c Vorwiegend spindelzelliges Spongioblastom, bei dem sich ausgesprochene Palisadenstellungen der Kerne ausgebildet haben. (Fall E 140, Vergr. 112fach, Kresylviolettfärbung.)
d Ansammlung chromatinreicher polymorpher Kerne in einem Kleinhirnspongioblastom. (Fall 1059, Vergr. 604fach, Kresylviolettfärbung.)

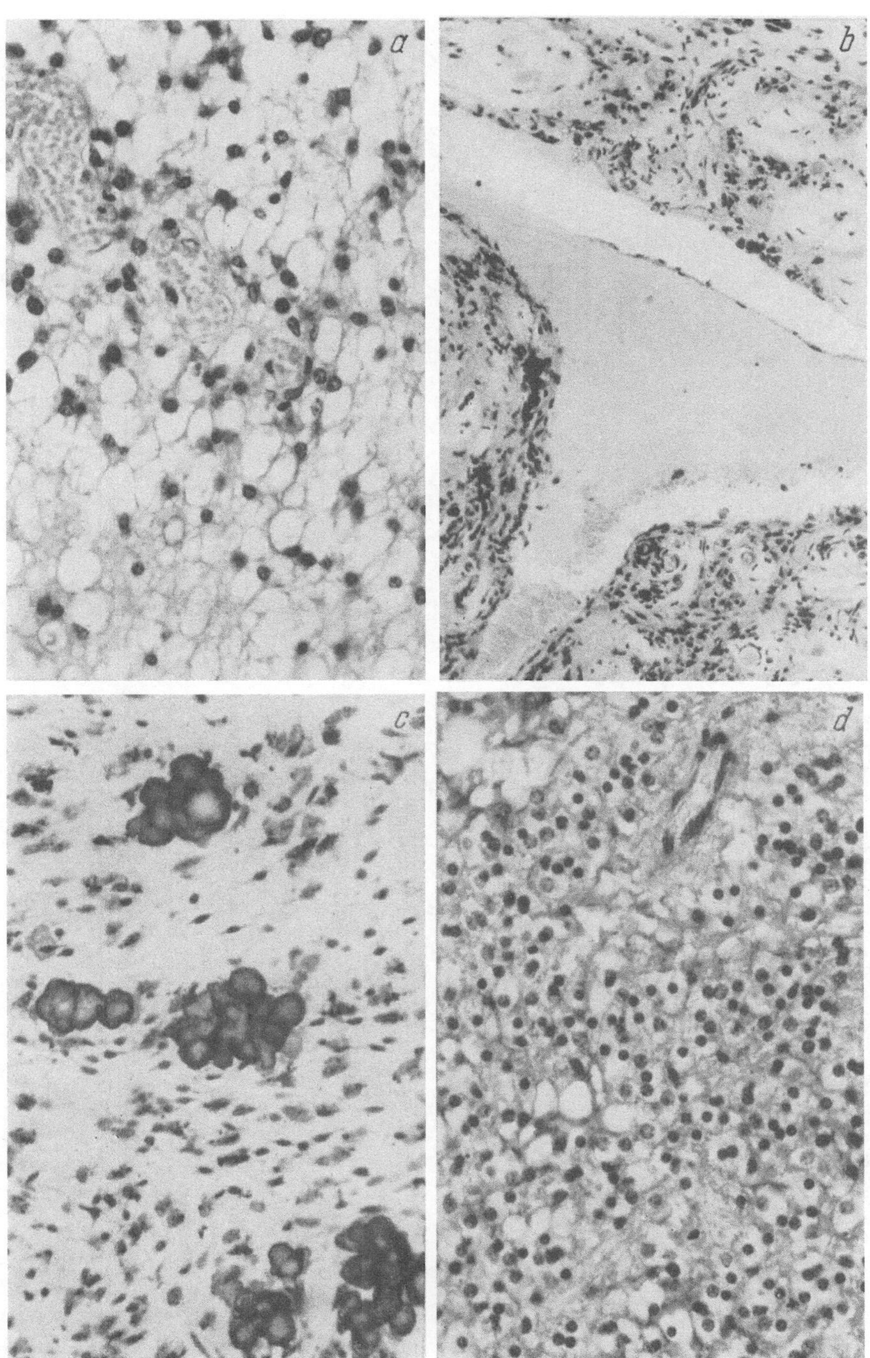

Abb. 79a—d.

a Schleimige Umwandlung in einem Spongioblastom des Kleinhirns. (Fall 5226, Vergr. 262fach, Kresylviolettfärbung.)
b Cystenbildung in einem Spongioblastom des Kleinhirns. Am Rande liegen knäuelartig gewucherte Gefäße.
(Fall 233, Vergr. 96fach, Kresylviolettfärbung.)
c Verkalkung in einem Spongioblastom des Kleinhirns. (Fall M 9/35, Vergr. 240fach, Kresylviolettfärbung.)
d Schleimige Umwandlung eines sonst typischen Spongioblastoms des Kleinhirns. Dabei entsteht eine typische
Honigwabenarchitektur wie beim Oligodendrogliom. (Fall 1045, Vergr. 272fach, Kresylviolettfärbung.)

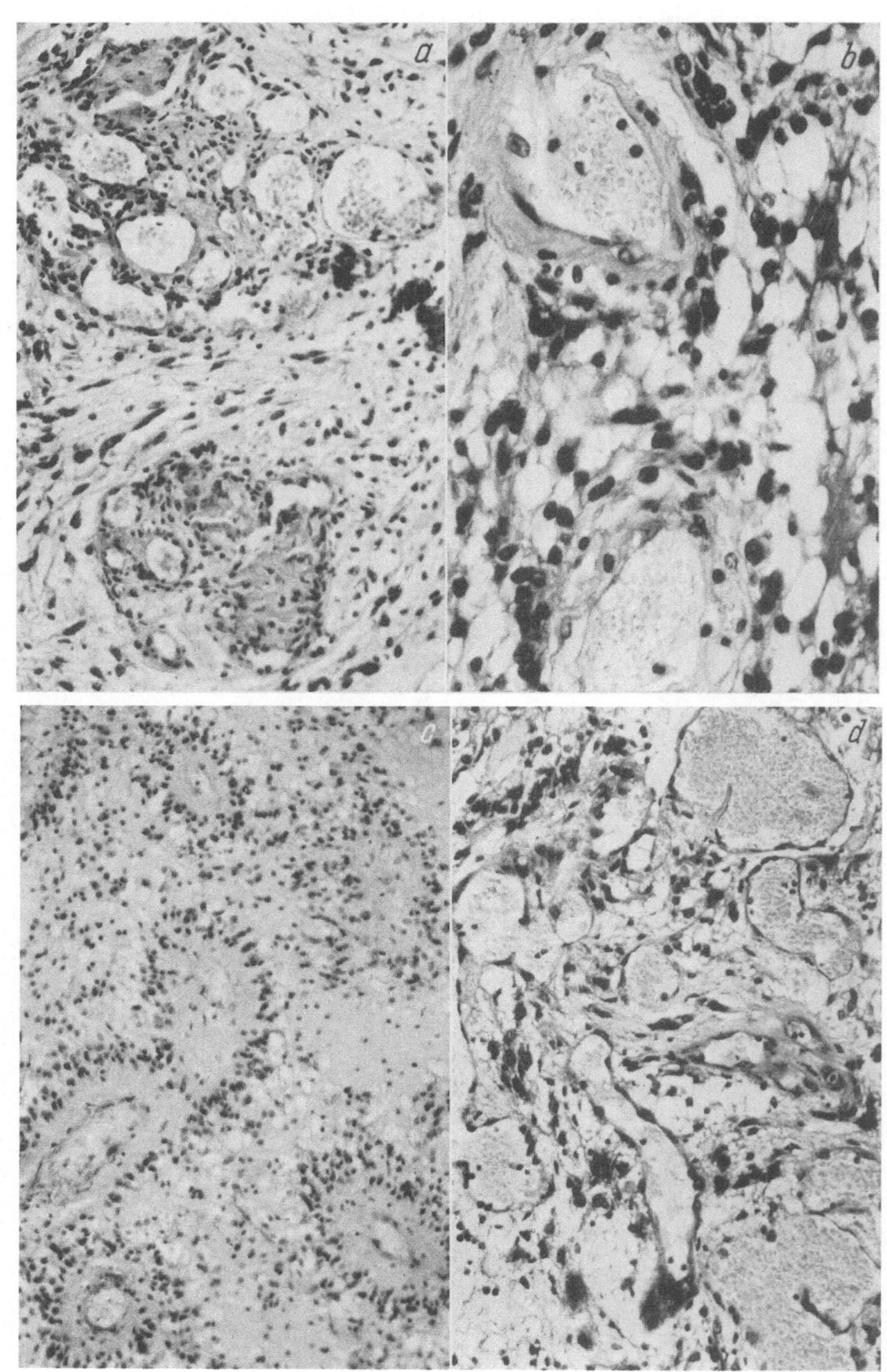

Abb. 80a—d.

a Große kavernomartige Gefäßkonvolute in einem Spongioblastom. (Fall 5725, Vergr. 136fach, Kresylviolettfärbung.)
b Schleimige Verquellung der Gefäßwände und des Geschwulstgewebes mit Cystenbildung. (Fall 5758, Vergr.
272fach, Kresylviolettfärbung.)
c Völlige Verschleimung des Geschwulstgewebes. Nur um die Gefäße bleiben Zellkränze stehen. Es entsteht
das Bild von „Pseudopapillen", ähnlich wie im Ependymom. (Fall 1091, Vergr. 104fach, Kresylviolettfärbung.)
d Zahlreiche Capillarschlingen und sinusoide Gefäße. (Fall 5308, Vergr. 272fach, Kresylviolettfärbung.)

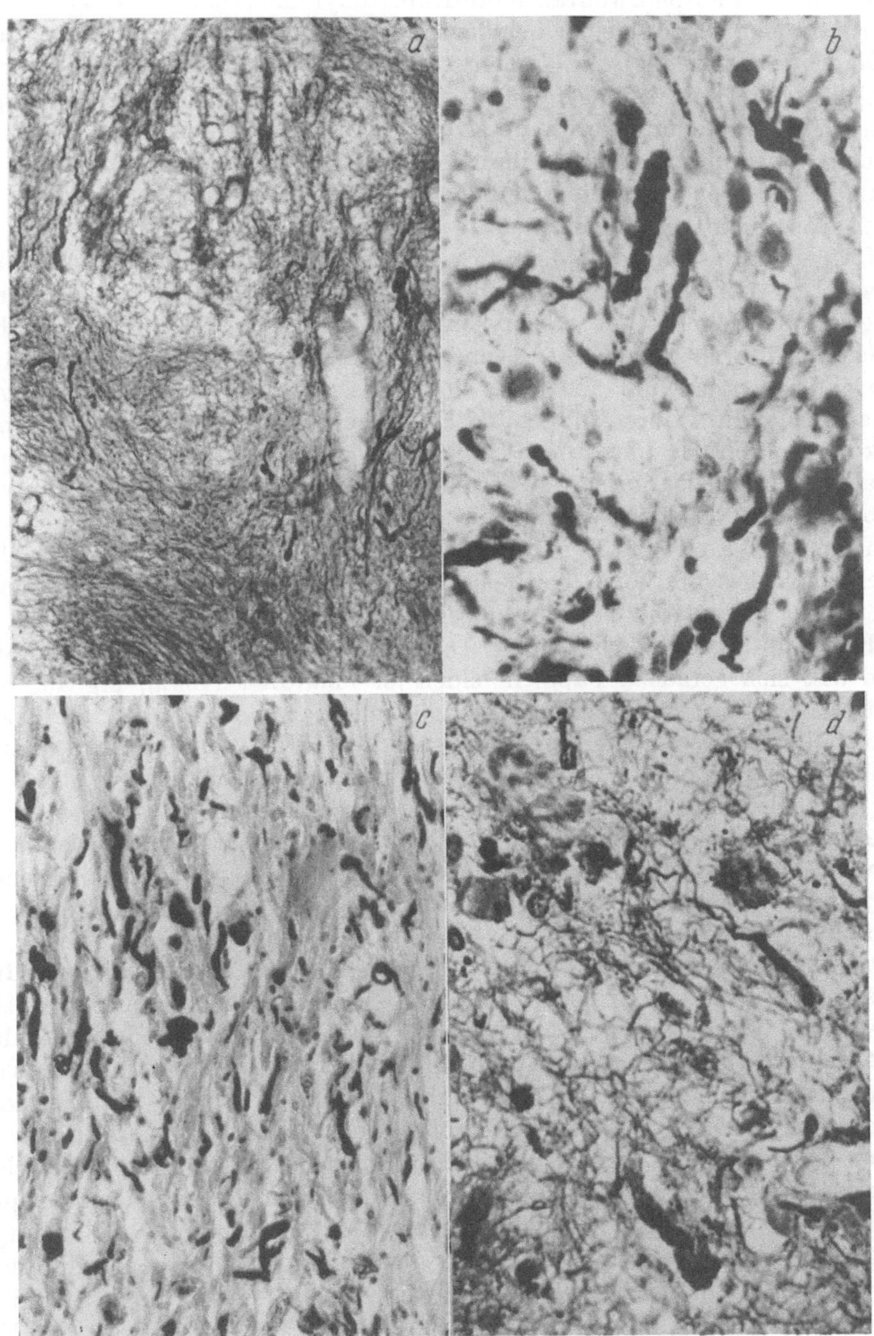

Abb. 81 a—d.

a ROSENTHALsche Fasern in Goldsublimatimprägnation. (Fall 16, Vergr. 192fach.)
b u. c ROSENTHALsche Fasern in HEIDENHAIN-Eosin-Färbung. Man erkennt die langen kolben- oder wurst-
förmigen Gebilde, die sich schwanzartig verjüngen. In diesem Schwanzteil besteht das Material oft aus einzelnen Brocken, die in die Gliafasern eingelagert sind. (Vergr. b 244fach, c 122fach.)
d Entstehung der ROSENTHALschen Fasern: Eine Gliafaser ist gequollen und aufgetrieben und geht in die
kolbenförmige ROSENTHALsche Faser über. (Fall 233, Vergr. 108fach, HOLZER-Färbung.)

verschiedenen Färbungen — besonders kommt dies für die in den Vereinigten Staaten häufig verwandte Phosphorwolframsäure-Hämatoxylinmethode in Frage — das Bild dieser sternförmigen Netze zu einer Fehldeutung als protoplasmatische Astrocyten führen, obwohl deren Verband erst *sekundär* entstanden ist. Große Cysten pflegen von einem dichten Gefäßschlingennetz eingefaßt zu sein. Obwohl Bucy-Gustafson im großen zu einer ähnlichen Darstellung der regressiven Vorgänge kommen, läßt sich auf Grund ihrer Beschreibung und insbesondere ihrer Abb. 3 D, 5 B (verglichen mit unserer Abb. 79a) sagen, daß sie der eben erwähnten Gefahr der Fehldeutung dieser regressiven Zellen als Astrocyten wohl nicht entgangen sind.

Was für Fehlauffassungen — bei vorwiegender Berücksichtigung der Architekturen in Geschwülsten — entstehen können, soll Abb. 79d zeigen, die eine typische Architektur eines Oligodendroglioms bringt. Sie ist in einer sonst typischen Form des Kleinhirn-spongioblastoms durch vacuoläre Degeneration entstanden. Auch Bucy-Gustafson erwähnen ein derartiges Bild an Hand einer einschlägigen Abbildung (ihre Abb. 4 A), ohne anscheinend die wahre Entstehung zu erkennen (sie sprechen hier nämlich von dem Vorkommen von Oligodendroglia). Durch diese regressiven Vorgänge verändert sich das Gewebe und ähnelt durch die Struktur der nackten Kerne in einer vacuoligen Grundsubstanz dem Bild des Oligodendroglioms [hieraus erklärt sich wohl auch die Klassifikation Hortegas (1932) und von Busch und Christensen (1937)]. Besonders häufig sieht man dies Bild auch bei den Kleinhirnformen der Spongioblastome.

Am längsten halten sich bei der Verschleimung die besternährten Zellen, d. h. die in einem Kranz um die Gefäße liegenden. Dort bleiben Zellringe im verschleimten Gewebe stehen, so daß sich geradezu Papillen bilden [s. Verhoeff (1932), Fig. 13, Lundberg (1935)]. Diese erinnern nur oberflächlich an die gleichen Strukturen im Ependymom (Abb. 80c). Kleine Cysten mit den bekannten gezackten Bändern [Lundberg (1935), Abb. 4] stehen örtlich oft am Anfang dieses Vorganges (Abb. 80b, 224b).

Außer Verschleimung gibt es auch einen Homogenisierungsvorgang, der zu einer Art Hyalinisierung ganzer Gebiete führt, deren amorphe Struktur dann keine genauere Aufklärung mehr gestattet. Hier sind aber eigenartigerweise oft noch zahlreiche Rosen-thalsche Fasern nachweisbar, die ja überhaupt ein regelmäßiger Befund an den Spongio-blastomen sind (Abb. 81a—d).

Rosenthalsche Fasern. Das Vorkommen eigenartiger Degenerationsprodukte der Geschwulstzellen — Rosenthalsche Fasern — habe ich schon sehr frühzeitig (1937) beschrieben. Sie werden auch von Verhoeff (1932) als „cytoid bodies" abgebildet. Es scheint sich um eine eigenartige Aufquellung der Faserfortsätze der Geschwulstzellen zu handeln, die in früheren Phasen als „perlschnurartiger" Prozeß beginnen kann. Die Rosenthalschen Fasern finden sich in großen Schwärmen besonders in den regressiv veränderten Gebieten, aber auch in den Infiltraten der weichen Häute. Sie gleichen in der Außenform Kaulquappen oder bilden kolbige Auftreibungen an den langen spindeligen Zellen (Abb. 81b). Sie stellen sich am deutlichsten mit Heidenhains Hämatoxylin oder mit Phosphorwolframsäure dar, werden aber auch mit den Metallmethoden inkrustiert (Abb. 81a). Teile von ihnen — nämlich die Endkolben — sind auch im ungefärbten Präparat durch ihre Brechung und bei Nissl-Färbung (grünblau) oder mit HE (rosa) dargestellt. Nach den Untersuchungen mit den verschiedenen Färbemethoden und bei Verfolgung ihrer Beziehung zu den Zellen (Abb. 81d) erscheinen sie mir genau wie dem ersten Beschreiber Rosenthal (1898) und wie Hortega (1932) — entgegen Tannenberg (1924), Bielschowsky (1927), Liber (1936), Jung (1935), Hallervorden (1952) u. a. — als Teile zugrunde gehender Faserglia. Auf die Fehldeutung dieser Bildungen durch Bergstrand (1937) als „mißgebildete Markscheiden" habe ich bereits früher hingewiesen und wurde darin auch von Bucy-Gustafson (1939) unterstützt [s. auch Lundbergs (1935) „Riesenzellen" in seiner Abb. 12].

Eine Auffassung der druckatrophischen und sklerosierten Kleinhirnläppchen als „mißgebildet" [s. auch Weitbrecht (1949), zit. nach Gagel und Kreissel (1948)]

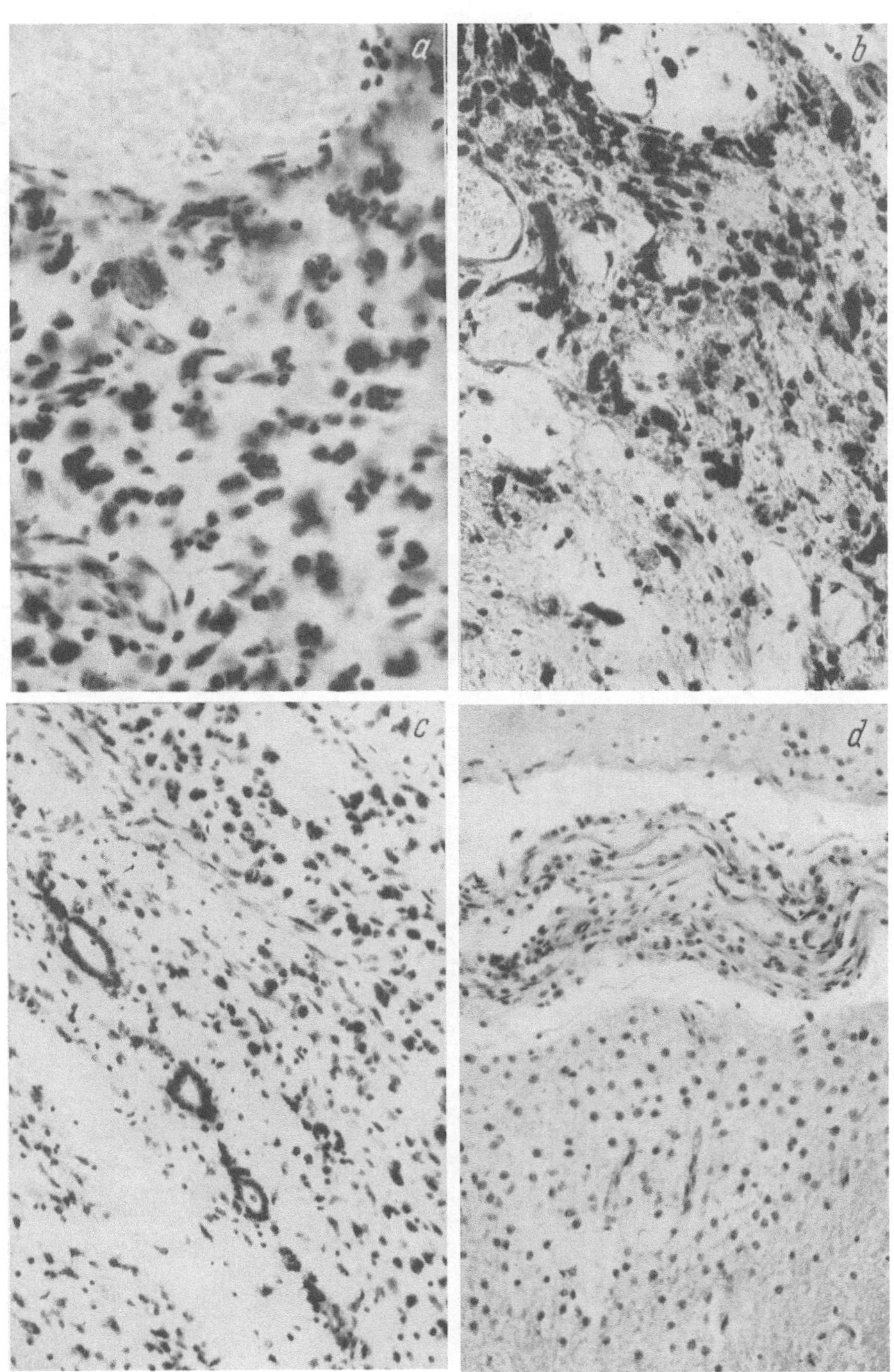

Abb. 82a—d.

a Durch regressive Vorgänge (Verklumpung) entstandene hyperchromatische ein- und mehrkernige „Riesenzellen". (Fall 233, Vergr. 448fach, Kresylviolettfärbung.)
b Zahlreiche mit Blutpigment beladene Makrophagen (Fe. pos.), die sich besonders am Rande von großen
Cysten zu dichten Herden lagern. (Fall 233, Vergr. 114fach, Kresylviolettfärbung.)
c Wucherung von Geschwulstgewebe oberhalb des Ependyms, von dem noch Reste in Form von Hohlräumen
erhalten geblieben sind. (Fall 4769, Vergr. 136fach, Kresylviolettfärbung.)
d Eigenartiges verschleimendes Gewächs in den weichen Häuten, das von dort die Molekularschicht des Kleinhirns infiltriert. Es ähnelt am ehesten einem protoplasmatischen Astrocytom. (Fall 306, Vergr. 128fach,
Kresylviolettfärbung.)

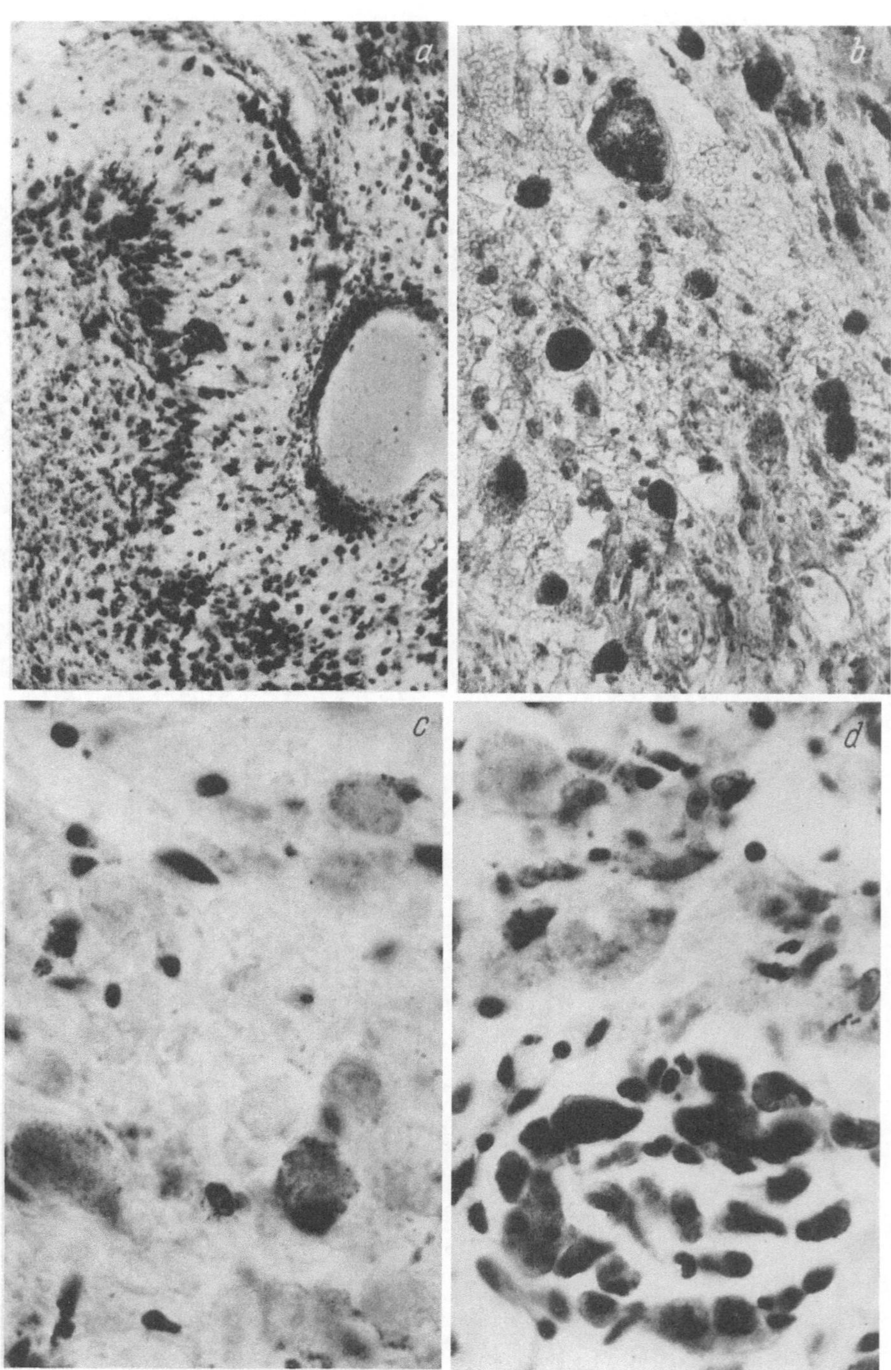

Abb. 83a—d.

a Proliferation der Bergmann-Schicht mit gleichzeitiger Einlagerung von Blutpigment am Rande eines Spongioblastoms. (Fall 1080, Vergr. 72fach, Kresylviolettfärbung.)
b Große mit Blutpigment beladene Makrophagen (Fe. pos.). (Fall 233, Vergr. 128fach, Nissl-Färbung.)
c Große Makrophagen mit einem eigenartigen hellblauen körnigen Pigment. (Fall 233, Vergr. 448fach, Kresylviolettfärbung.)
d Perivasculäre Ansammlung kleinerer Makrophagen mit Blutpigment und einzelne große Makrophagen mit dem unter c beschriebenen Pigment. (Fall 233, Vergr. 448fach, Kresylviolettfärbung.)

erscheint nicht möglich. Bei der Schicht „ungewöhnlicher Neurofibrillen" [BERGSTRAND (1937)] aber dürfte es sich um hochgradig proliferierte Gliafasern handeln, die von den BERGMANN-(Epithelial-)Zellen gebildet werden. Diese bilden bereits normalerweise [entgegen den Angaben BUCY-GUSTAFSON (1939)] reichlich Fasern und zeigen auch bei der Kleinhirnrindenatrophie die rechtwinklige Umknickung unterhalb der Pia, ja können sich mit dem Bindegewebe zu einem einheitlichen Gewebe verfilzen.

Ein gewisser Zellpolymorphismus besteht gerade bei Metallimprägnationen im Spongioblastom — wobei sich im Rahmen der degenerativen Zellvorgänge auch einmal Riesenzellen bilden können [s. S. 73ff. und Abb. 82a und 78d sowie LUNDBERG (1935)]. Erst die Degenerationen bewirken im Verein mit den zahlreichen mesenchymalen Reaktionen das vielfältige Bild der Spongioblastome.

Pigmentierte Zellen. Eine eigenartige und von mir in dieser Ausprägung und Form nur bei den Kleinhirnspongioblastomen beobachtete Erscheinung sind die großen Herde von blutpigmentbeladenen (Hämosiderin, Fe. pos.) Zellen, die dicht beieinander versammelt liegen können (Abb. 83b). Auch diese Erscheinung ist besonders stark im Gebiet älterer Cystenbildung zu beobachten, was die Entstehung derartiger Cysten durch einmaligen größeren Gewebszerfall mit Blutung nahelegt, wofür auch die starken bindegewebigen Reaktionen der Cystenwände sprechen (s. oben). Ich sah sie ein einziges Mal auch am Rande eines Kavernoms (Abb. 26b). Auch die Geschwulstzellen selbst zeigen oft eine feinstäubige Einlagerung von rostbraunem Pigment (Abb. 83a, d). Die großen hämosiderinbeladenen Makrophagen sind zu unterscheiden von einem anderen großleibigen „Makrophagen"(?)-typ, der sich mit Goldsublimat deutlich als feingranuliert darstellt, aber nur ein feines thioninfärbbares Pigment enthält (bläulich) (Abb. 83c). Die Darstellung mit Markscheidenmethoden läßt diese Zellen rauchblau erscheinen, verfettet sind sie jedoch nicht. Sie zeigen hochgradig regressive, randständige Kerne und liegen häufig in den Gebieten mit reichlichen degenerativen Vorgängen, insbesondere der Ausbildung von ROSENTHALschen Fasern. Ihre Entstehung und Deutung erscheint mir noch gänzlich unklar.

Eine **Verkalkung** im Röntgenbild ist bei den Spongioblastomen nicht gerade häufig. Histologisch dagegen finden sich Kalkansammlungen nicht so selten, meist in Form kleinerer Herde von Kalkperlen, u. a. (Abb. 74a, 84d) auch im infiltrierten Kleinhirngewebe am Rande der Geschwulst. Der von BERGSTRAND abgebildete Fall unseres Materials [BERGSTRAND-OLIVECRONA-TÖNNIS (1936), Abb. 72, S. 63] — der damals als Angiogliom aufgefaßt wurde — zeigt allerdings eine außergewöhnlich hochgradige Form der Verkalkung. In MABONs und Mitarbeiter (1950) 115 Fällen von Kleinhirnastrocytomen waren 7 röntgenologisch und 21 auch mikroskopisch verkalkt.

Auch die Neigung zur *Verfettung* ist bei dieser Geschwulstart nur gering ausgeprägt, diese beschränkt sich meist auf wenige Zellen. Einzig in den Randgebieten von Cysten, die auch reichlich von Gefäßen durchsetzt sind, finden sich oft Herde von fettführenden Zellen, wobei auch die Wände der oft gleichzeitig hyalinisierten Gefäße eine feine Rosafärbung und Fettbestäubung bei Scharlachrotfärbung zeigen. Die Nachbarschaft der Geschwulst zeigt manchmal einen beginnenden fettigen Abbau der Markscheiden, gelegentlich weisen auch die hochgradig atrophischen Kleinhirnläppchen über der Geschwulst eine totale Verfettung ihrer BERGMANN-Zellschicht auf.

Gefäße — Stroma. Gefäße sind in den Spongioblastomen im allgemeinen nicht sehr häufig oder nur lokal gehäuft (Abb. 84a—c, 85a, c, d, 87). Manche entstehen erst reaktiv im Rahmen der Cystenbildung. Dabei sehen wir große Gefäßschlingen und -knäuel (mit Mitosen) und mit zu- und abführendem Gefäß [bestätigt auch von GOUGH (1940)], deren Schlingen in Richtung auf die Cyste zeigen (Abb. 86). Ja, hierbei können sich zusammenhängende, massive Gefäßwälle bilden, die die Cystenwände auskleiden [s. die Abb. 1, 2, 3, 4b in Z. Neur. 164, 585 (1939) und Abb. 23 in Zbl. Neurochir. 5, 238 (1940)]. Auch DÖRING (1939) hat bei einem Spongioblastom (Astrocytom) des Kleinhirns einen ähnlichen Gefäßwall um eine Cyste (seine Abb. 8) abgebildet. Aber auch sonst sieht man im Spongioblastom eigenartige, manchmal geradezu angiomartige Gefäßknäuel, deren Genese nicht ganz klar ist [s. SCHROEDER und Mitarbeiter (1951), Abb. 14—19]. Sie fallen durch die Neigung zur hyalinen Verbreiterung und Verquellung der Wände auf (Abb. 87c, d). Bei den von WEISS (1932) und UDVARHELYI (1954) veröffentlichten Tumoren handelte es sich wahrscheinlich um gefäßreiche Spongioblastome der Septumgegend. In einem Spongioblastom im 4. Ventrikel war sogar ein fast erbsgroßes

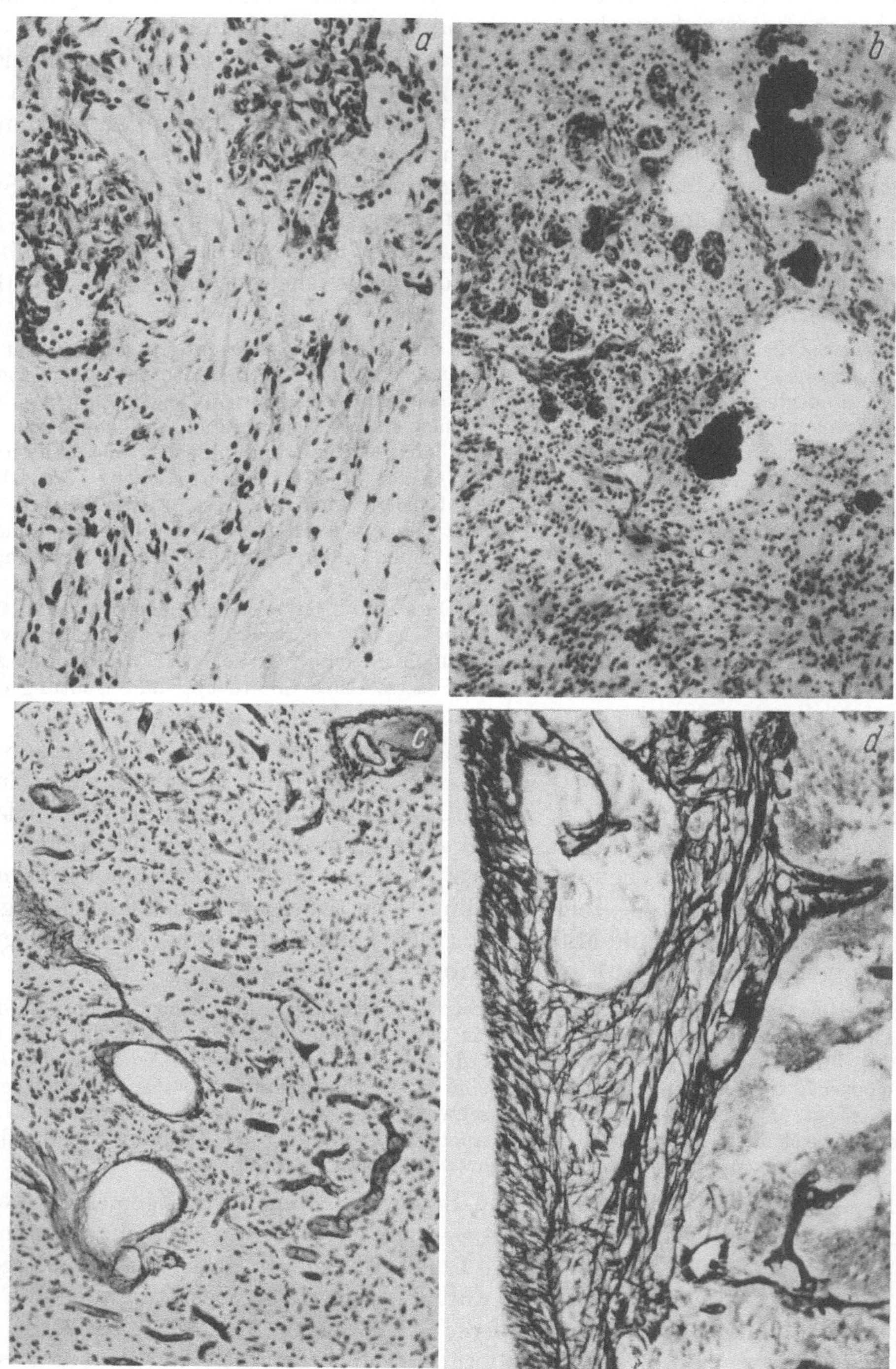

Abb. 84a—d.

a Knäuelartige Wucherung der Gefäße in einem Spongioblastom. (Fall 462, Vergr. 112fach, Kresylviolettfärbung.)
b Glomerulusartige Wucherung der Gefäße und Bildung großer Kalkperlen in einem typischen Spongioblastom des Kleinhirns. (Fall 1059, Vergr. 84fach, Kresylviolettfärbung.)
c Capilläre und venöse Gefäße in einem Spongioblastom des Kleinhirns. (Vergr. 84fach, PERDRAU-Imprägnation.)
d Schnitt durch die „Kapsel" eines Spongioblastoms im Kleinhirn (s. Abb. 72). Man erkennt deutlich das
Maschenwerk der weichen Häute, in das die Geschwulst eingewuchert ist. (Fall 233, Vergr. 72fach, PERDRAU-
Imprägnation.)

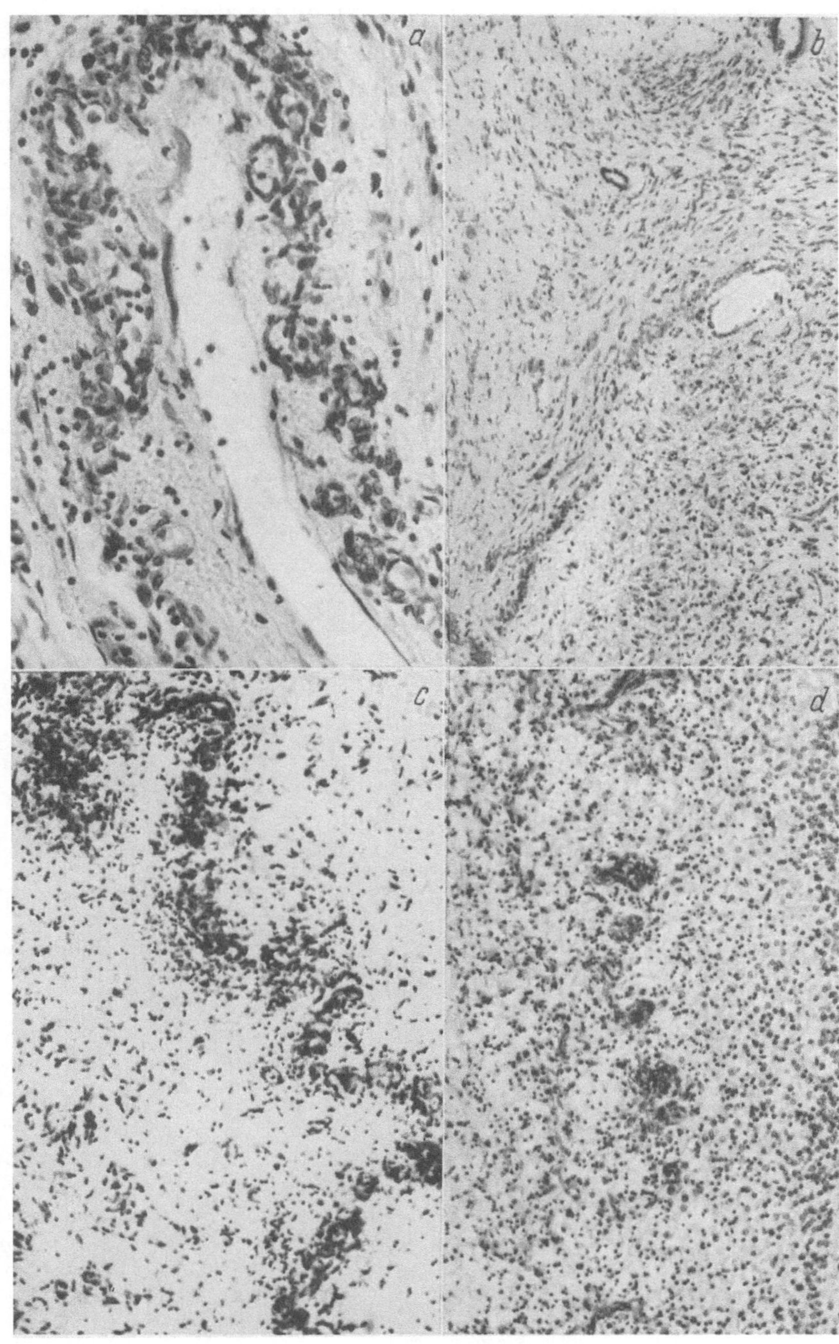

Abb. 85a—d.

a Dichte Gefäßnetze am Rande einer Cyste in einem Spongioblastom des Kleinhirns. (Fall 788, Vergr. 192fach, NISSL-Färbung.)

b Spongioblastome im Aquädukt, dessen Ependym noch deutlich erkennbar ist. Die subependymäre Zone ist nur gering infiltriert. (Fall 261, Vergr. 72fach, NISSL-Färbung.)

c Bandartige Wucherungen von Gefäßen entlang einer Cyste (Spongioblastom des Hypothalamus). (Fall 672, Vergr. 120fach, Kresylviolettfärbung.)

d Glomerulusartige Gefäßbildungen in der hochgradig proliferierten subependymären Zone über einem Spongioblastom des Kleinhirns. (Fall STROBL, Vergr. 104fach, NISSL-Färbung.)

Gefäßkonglomerat von angiomatösem Bau (kavernomähnlich, Fall 160) bereits makroskopisch zu sehen. Das läßt daran denken, daß der Keim für das Spongioblastom zur Zeit gelegt wird, wo die Mesenchymierung des neuroektodermalen Gewebes erfolgt. Diese Ansicht wird auch von HALLERVORDEN (1952) vertreten.

Die Beteiligung der infiltrierten weichen Häute wurde oben beschrieben (s. S. 160, 161).

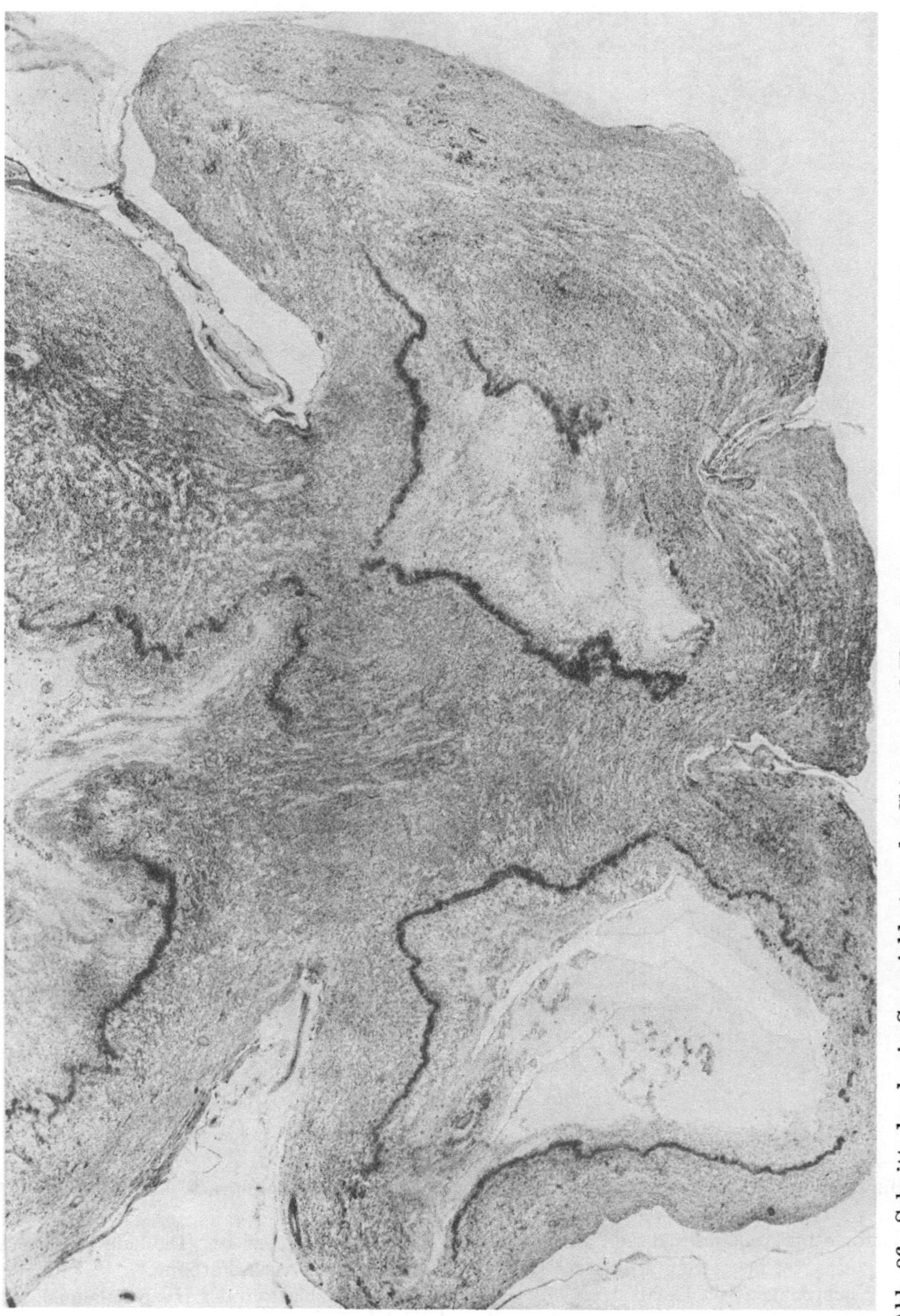

Abb. 86. Schnitt durch ein Spongioblastom des Chiasma und Hypothalamus. Mehrere schleimige Nekrosen mit Umwandlung in Cysten, die von dichten Gefäßschlingennetzen „abgekapselt" sind. (Fall 369, Vergr. 13fach, Kresylviolettfärbung.)

Varianten. In einer Arbeit von 1940 (Zbl. Neurochir. **5**) wurden einige spongioblastomartige Tumoren erwähnt, von denen einer (E 140, Abb. 9, S. 250) durch seine Palisadenbildung, ein anderer (Fall 1128) durch seine Mitosen auffiel. Ein dritter (Fall 206) wurde später mit einigen anderen ausführlich beschrieben [Acta neurochir. (Wien) **1950**]. Der Fall 954 (Dtsch. Z. Chir. **253**, 1939)

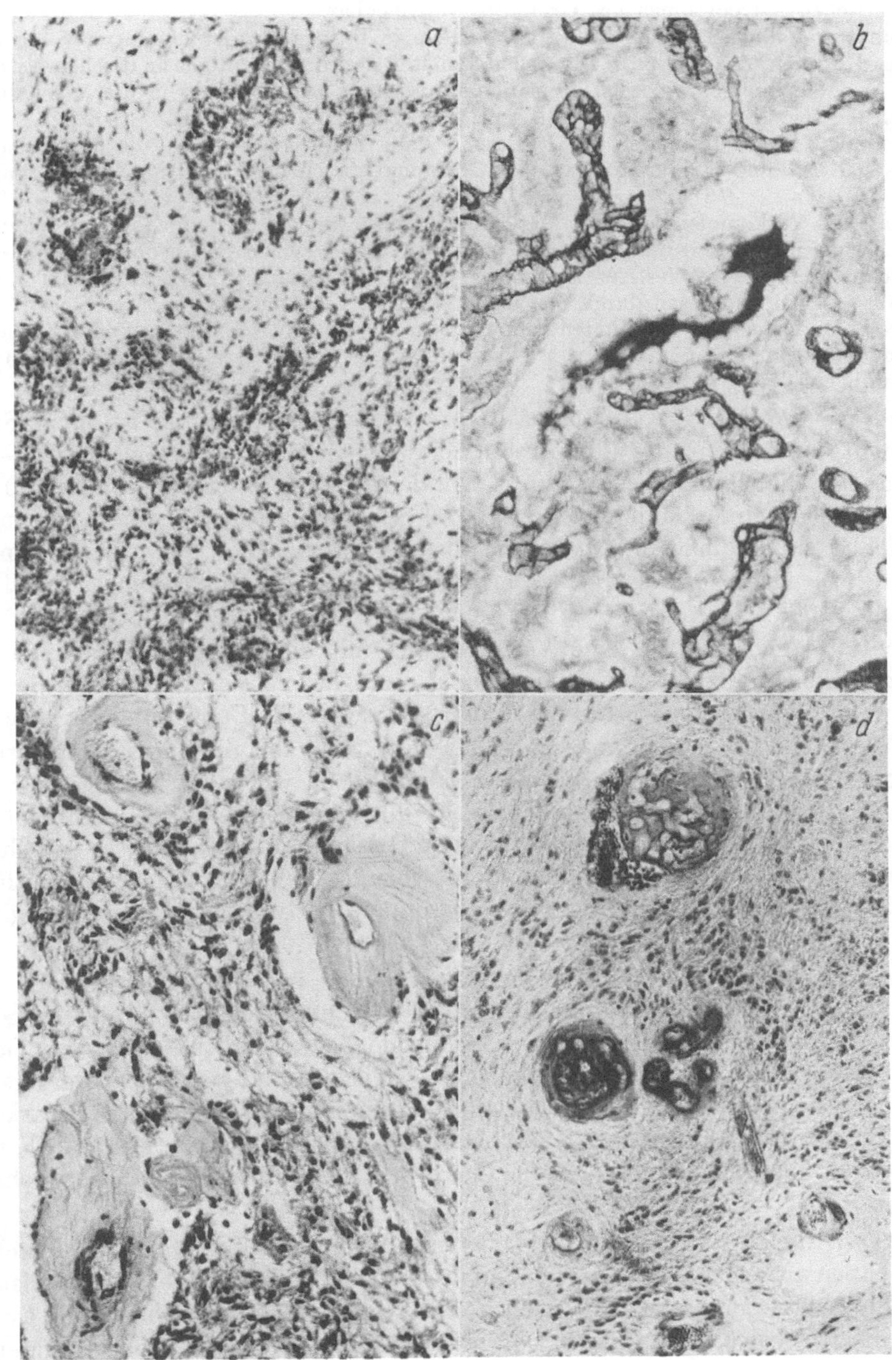

Abb. 87 a—d.

a Gefäßschlingenbildung mit reichlicher Wucherung der Gefäßwandzellen am Rande einer Cyste (s. Abb. 86). (Fall 396, Vergr. 96fach, NISSL-Färbung.)

b Gefäßknäuel- und Schlingenbildung in einem Spongioblastom am Rand einer Nekrose. (Fall 1060, Vergr. 96fach, Silberimprägnation nach PERDRAU.)

c Hyaline Verquellung der Gefäße in einem Spongioblastom. (Fall 788, Vergr. 104fach, Kresylviolettfärbung.)

d Angiomartige Bildung von Gefäßkonvoluten in einem Spongioblastom. (Fall 1123, Vergr. 72fach, VAN GIESON-Färbung.)

unterschied sich von den üblichen Kleinhirnspongioblastomen bereits durch das Auftreten von großen landkartenartigen Nekrosen mit einer erheblichen Hirnschwellung. Es war am ehesten mit den protoplasmatischen Astrocytomen des Großhirns vergleichbar.

Einer unserer Fälle fiel durch die diffuse schleimige Infiltration der Meningen völlig aus dem Rahmen des Üblichen (s. Abb. 82d). Die Zellen ähnelten denen des protoplasmatischen Astrocytoms des Großhirns. Sie drangen von den Arachnoidalräumen in breiter Front in die Molekularschicht vor [s. auch die sog. Astrocytosis cerebellaris WALKER (1941) s. S. 14, 15].

Bei RINGERTZ und Mitarbeiter (1951) fielen 8 Fälle histologisch völlig aus der Reihe. Einer entwickelte sich maligne (32jährige Frau, Tod 38 Monate nach der Operation, histologisch später Mitosen.)

Zur Frage des Vorkommens echter „Angiogliome" kann auf die Stellungnahme S. 455 verwiesen werden. Ich habe in unserem riesigen pathologischen Material keinen Fall beobachtet, bei dem sich diese Bezeichnung hätte rechtfertigen lassen. Ich habe am Septum zwei gleichartige Tumoren wie WEISS (1932) gesehen und einen durch UDVARHELYI (1954) veröffentlichen lassen. Über kleine subependymäre Spongioblastome berichteten auch BOYKIN und Mitarbeiter (1954). Von der eigenartigen subependymären Spongioblastomatose von GEREBTZOFF und Mitarbeitern (1950) könnten einige Fälle auch entzündlicher Natur gewesen sein.

Metastase — Rezidiv — Maligne Entartung. Metastasenbildung ist beim Spongioblastom nicht beschrieben. Rezidive treten bei den typischen Formen nach der — wegen der Lokalisation manchmal erschwerten — Totalentfernung anscheinend nicht auf. HENSCHEN hat (1954) eine „Malignisierung" des Spongioblastoms gesehen. In unserem Material fehlte sie, sie mag im Ausnahmefall vorkommen. Die Gefahr, fusiforme Glioblastome — wie viele Verfasser heute noch tun — als Spongioblastome zu mißdeuten, ist jedenfalls groß.

Differentialdiagnostisch ist eine Verwechslung mit den Oligodendrogliomen in den vacuolig zerfallenden Gebieten möglich, zumal eine gewisse Verwandtschaft der beiden Gruppen wohl besteht. Es wurde oben mehrfach zu dieser Frage Stellung genommen.

Eine Abgrenzung der Kleinhirnspongioblastome von den übrigen Kleinhirntumoren ist im allgemeinen leicht. Ein echtes *Angiogliom* haben wir noch nicht gesehen. Vom *Medulloblastom* kann man sie makroskopisch durch eventuelle Zuckergußmetastasen der weichen Häute, durch die weiche grießbreiartige Konsistenz dieser Geschwülste, histologisch durch die Metastasen, den Zellreichtum, die cytologische Einheitlichkeit, die zahlreichen Mitosen, die infiltrierende, besonders perivasculäre Ausbreitung in den Randgebieten abtrennen.

Von den *Ependymomen* erscheint eine Abgrenzung in jedem Fall möglich. Diese unterscheiden sich von den Spongioblastomen des 4. Ventrikels durch ihre glatte gelappte Oberfläche. Histologisch ist eine Verwechslungsmöglichkeit allenfalls in den Gebieten mit den perivasculären Zellkränzen gegeben — mit dem *Angioblastom* ergibt sie sich nicht. Bei diesem ist die Lage in den Hemisphären und insbesondere der starke Blutreichtum (Beschreibung des Wandtumors innerhalb der Cyste oft: „wie eine Kirsche") charakteristisch und zu beachten. Mit dem *Papillom* besteht keine Verwechslungsmöglichkeit.

Beziehungen zum Krankheitsablauf ergeben sich durch Sitz und langsames Wachstum. Die Bilder haben aber nichts für die Spongioblastome als Tumorgruppe Charakteristisches. Gutartige Opticustumoren sind praktisch immer Spongioblastome, ebenso die Chiasmatumoren mit den von OLIVECRONA-LYSHOLM (1941) beschriebenen Sellaveränderungen wie auch in der Regel die primären Hirn- und Rückenmarksgeschwülste bei der RECKLINGHAUSENschen Krankheit (s. S. 31). Ebenso sind Tumoren der Kleinhirnmittellinie im Jugendalter mit langjähriger Vorgeschichte meist Spongioblastome. Das Spongioblastom findet sich eher bei Mädchen (s. Abb. 12b).

BRUGGER (1954) beschrieb den plötzlichen Tod eines 17jährigen Mannes mit über kastaniengroßem Spongioblastom der Medulla oblongata, das vorher kaum Symptome gemacht hatte (Abb. 68). Sie bleiben also gelegentlich lange „stumm".

Prognose. Die Spongioblastome sind im ganzen langsam wachsende äußerst gutartige Gewächse, die nur bei ungünstigem Sitz in der „Mittellinie" operativ große Schwierigkeiten bieten und dann eine Totalentfernung verbieten. Sehr gut ist die Prognose der Spongioblastome im Kleinhirn, operabel sind sie auch im Rückenmark und am Fasc. opticus (s. unten).

Den statistischen Nachweis finden wir im einzelnen in der Lebensarbeit CUSHINGS (1935) und in den Zusammenstellungen seines Mitarbeiters CAIRNS (1936). Hier findet dieser bei einer Nachuntersuchung 8 Jahre nach der Operation, daß von den 4 Patienten mit sog. Kleinhirnastrocytomen noch 3 am Leben waren. Zwei von diesen waren Frauen, die inzwischen geheiratet und Kinder bekommen hatten. Der aus CUSHINGS Krankenkreis am längsten überlebende Kranke (28 Jahre) hatte ebenfalls ein sog. Kleinhirnastrocytom gehabt.

BUCY (1946) hat im einzelnen über die Lebensschicksale von Patienten mit sog. Kleinhirnastrocytomen berichtet. Danach lebte der Patient von CUSHINGs Fall 5 noch 11 Jahre, nachdem 1911 und 1922 nur die Tumorcyste entleert war, dann wurde er operiert (1924) und ein solider Tumor entfernt. Danach blieb der Patient gesund. Im Falle 7 überlebte er 7 Jahre zwischen 2 Operationen, im Fall 17 noch $7^1/_2$ Jahre. In BUCYs eigenem Fall 50 wurde ein solider Tumor nicht entfernt, trotzdem überlebte der Patient 15 Jahre. Auch bei RINGERTZ und Mitarbeiter (1951) überlebte ein Patient bereits 8 Jahre, nachdem bei ihm nur eine Biopsie ausgeführt worden war. HAUSMANN und STEVENSON (1933) sahen sogar einen Patienten mit Spongioblastom des Kleinhirns, der 45 Jahre ohne Operation überlebte, nachdem die Symptome im 8. Lebensjahr begonnen hatten. Bei ELVIDGE und Mitarbeitern (1935) war die Überlebensdauer für die cerebellaren Astrocytome 47,2 Jahre. Übrigens waren in MABONS (KERNOHAN) (1950) Untersuchungen von 133 Astrocytomen des Kleinhirns nach der Malignitätseinteilung KERNOHANs 115 aus der Gruppe 1, 11 aus der Gruppe 2 (Astroblastome), 7 jedoch waren aus der Gruppe 3 (Glioblastoma multiforme)!

Aus unserer operativen Abteilung sei nur auf das Ergebnis der Operation bei einem 2jährigen Mädchen mit einer derartigen Geschwulst hingewiesen, die 1940 die Operation bereits 4 Jahre überlebte. Wir haben sie dann leider aus dem Gesicht verloren. In einem von SORGO eingesandten Fall eines Chiasmatumors war vor 28 Jahren ein Spongioblastom des Opticus entfernt worden.

b) Spongioblastome des Sehnerven.

[Geschichtliches s. LUNDBERG(1935), RETTELBACH und SCHUTZBACH(1941) und POSNER-HORRAX(1948)].

Eine ähnliche folgerichtige Entwicklung, wie wir sie bei den intrakraniellen Gliomen gesehen haben (s. S. 3ff.), führt von MORGAGNIs und WISHARTs Erstbeschreibungen eines Sehnerventumors, STRAUBs erstem Einteilungsversuch in Neurogliome und Myxofibrome (1886), SALZMANNs Studien über das Myxosarkom des Sehnerven, GOLDMANNS (1893) erstem Hinweis auf die Beziehungen zur von RECKLINGHAUSENschen Erkrankung, EMANUELs (1902) erstem Vergleich von Neubildungen des Sehnerven und des ZNS (Gliome des Sehnerven), HUDSONs (1912) genauer Beschreibung der primären Sehnerventumoren, FLEISCHER-SCHEERERs (1920) richtiger Deutung der früheren Myxome und Myxosarkome als Gliome, DANDYs (1922) und MARTIN-CUSHINGS (1923) erster ausführlicher klinischer Beschreibung und VERHOEFFs (1932) Studien[1] bis hin zur genauen histologischen Beschreibung durch BAILEY-CUSHING (1926) und DEL RIO HORTEGA (1932) und der Klassifizierung der primären Sehnervengliome als Spongioblastome durch GRINKER (1930).

Als GRINKER (1930) das Einteilungssystem von BAILEY-CUSHING auch auf die Geschwülste des peripheren optischen Systems übertrug, war diese Entwicklung zunächst zu einem gewissen Abschluß gekommen (Nachweis uni- und bipolarer, spongioblastischer Zellen). Wichtig und entscheidend war aber die Erkenntnis, daß diese primären Gliome des Sehnerven histologisch und biologisch denen jenseits des Foramen opticum analog waren. Nicht nur die Gewebsart, sondern auch die zahlreichen Fälle mit gleichzeitiger intra- und extrakranieller Ausbreitung gaben dafür den endgültigen Beweis. Ich brauche also hier nur eine genauere Beschreibung der *Besonderheiten* der Spongioblastome am Fasc. opticus zu geben. Allerdings sind diese Opticusgliome von HORTEGA (1932) als Oligodendrocytome aufgefaßt worden und BUSCH und CHRISTENSEN u. a. (1937) haben sich dieser Deutung angeschlossen. Die Mehrzahl der Verfasser aber sind bei der alten Auffassung als Spongioblastome geblieben [s. auch GRÜNTHAL (1941), ORTIZ DE ZARATE (1954)].

Alter — Häufigkeit — Sitz — Ausbreitung. Nach LUNDBERG beträgt das Durchschnittsalter im Augenblick der ersten Erscheinungen 12,6 Jahre, die überwiegende Mehrzahl der Fälle tritt sogar

---

[1] Er unterscheidet geweblich 3 Typen, fein reticulierte, grob reticulierte und spindelzellige grob fibrillierte.

im ersten Lebensjahrfünft auf (I. Jahrfünft: 22, II.: 12, III.: 13, IV.: 7, III. Jahrzehnt: 4 usw.). Eine Geschlechtsbevorzugung gibt es anscheinend für das weibliche Geschlecht [41 männliche, 45 weibliche bei Lundberg (1935), noch betonter aber 51 männliche, 95 weibliche bei Hudsons (1912) Kasuistik]. Eine familiäre Häufung beschreibt Schiffer (1944).

Die durchschnittliche *Häufigkeit* beträgt nach Lundberg 1 Tumorfall auf 68000 Augenpatienten, nach Verhoeff (1932) 4 Fälle auf 670000 Patienten, nach Grinker (1930) sollen die Sehnervengeschwülste 0,84% der intrakraniellen Geschwülste und 2% der Gliome ausmachen. Zu den Sarkomen der Chorioidea verhalten sie sich zahlenmäßig wie 1:200. Die Spongioblastome des Sehnerven kommen in allen Abschnitten vor, vom Chiasma bis dicht hinter die Netzhaut. Es handelt sich hier also um eine *einheitliche Tumorgruppe*. Nach Dandy und Grinker sollen sich sogar 20% aller Fälle gleichzeitig intra- und extrakraniell ausbreiten. Von den von Lundberg zusammengestellten Fällen[1] war, — soweit man die Angaben als vollständig ansehen kann — von 114 Fällen in 16 das Chiasma befallen, in 5 Fällen dieses der alleinige Sitz. Bei Rettelbachs (1941) 40 Sektionsfällen war sogar 39mal eine intrakranielle Ausbreitung festzustellen.

Die Form der Geschwulst ist nach dem Sitz verschieden: kleine Gewächse führen zur spindelförmigen Auftreibung des Nerven, die im weiteren Verlauf entweder umschrieben nußgroß werden kann, oder zur diffusen Vergrößerung des ganzen Nerven führt (Abb. 65a). Bei gleichzeitig intraorbitalem und intrakraniellem Sitz kommt es zur Sanduhrform der Geschwulst. Die Konsistenz des Blastoms ist verschieden und schwankt zwischen hart und elastisch bis zu fluktuierend, sie ist abhängig vom Grade der Degenerationen. Die Gewebsart des intraorbitalen Teils der Spongioblastome unterscheidet sich wohl nur insoweit von der bei intrakraniellem Sitz, als es hier durch die Einmischung des festen Gewebes der endoneuralen Opticusscheide — die man an der Architektur noch deutlich erkennen kann, weil sie den Tumor in einzelne Inseln aufspaltet — weniger häufig zur Bildung großer Cysten und zur völligen Verschleimung kommt. Auch werden die Zellen durch die ortsständigen Architekturen besonders häufig lang ausgezogen und in parallelen Reihen und Büscheln geordnet (Abb. 74b). Schließlich wächst der Tumor regelmäßig in die Opticusscheide ein und treibt sie auf. Rosenthalsche Fasern sind häufig (Cytoid bodies, Verhoeff).

Beziehungen zur Recklinghausenschen Krankheit sind oft erwähnt worden [Busch und Christensen (1939), Bürki (1939), Davis (1939)], ja es wurde das Opticusspongioblastom geradezu als eine Forme fruste dieser Krankheit bezeichnet. In der Tat findet man recht regelmäßig zumindest Pigmentanomalien — wie Café au lait = Flecke, Pigmentnaevi usw. Davis fand hier 32 Fälle mit echter Recklinghausenscher Krankheit. Im Falle 3 von Davis bestand neben den Tumoren der F. optici ein Hirntumor bzw. eine diffuse Spongioblastomatose, wie man sie ebenso bei der Recklinghausenschen Krankheit gelegentlich findet (S. 60).

Differentialdiagnostisch sollte man daran denken, daß das viel seltenere Meningeom den Nerven mantelartig umwächst, das Spongioblastom aber ihn diffus auftreibt. Gut gekapselte Kavernome nahe dem Fasciculus opticus sind sehr selten.

Die **Prognose** ist hinsichtlich der Wachstumsdauer gut, wie bei den meisten Spongioblastomen. Im eigenen Fall E 568 [von Dr. Sorgo war im Alter von 3 Jahren ein Spongioblastom des Opticus, mit 35 Jahren ein Caudaneurinom und ein Mediastinalneurinom operiert worden. Außerdem gab es ein Rezidiv am Chiasma. Tönnis (1950) operierte mit Löhlein gemeinsam 17 Fälle von Spongioblastomen, von denen Nachuntersuchungen nach 1—6 Jahren vorlagen.

Anhang: Gliome im Nasenbereich: Eigenartige spongioblastomatöse Tumoren am Nasenrücken wurden als „Gliome" der Nase beschrieben [Schmidt (1900), Berblinger (1920), Davis (1942), Black und Smith (1950)].

Es handelt sich dabei gewöhnlich um Kinder mit Tumoren entweder außen auf dem Nasenrücken (10 Fälle) oder im Innern der Nase (5 Fälle), die keine Beziehungen zur „Tiefe" zu haben brauchen, aber auch gleichzeitig intra- und extranasal liegen können (2 Fälle). Histologisch bestehen alle Tumoren aus Gliazellnestern mit eingestreutem Bindegewebe. Sie scheinen mir am ehesten mit dem Spongioblastom vergleichbar zu sein.

3. Oligodendrogliome.

(Synonyme: Gliome à petites cellules rondes — Gliome muqueux — Oligodendroblastome, -cytome, „diffuse Gliome", Rundzell- und angiolithische Sarkome des Gehirns.)

Geschichtliches — Definition — Stellung im System der Hirngeschwülste. Bereits 1924 forderte Bailey in einer Arbeit mit Hiller das Bestehen einer Geschwulstgruppe der Oligodendrogliome und beschrieb sie dann auch 1926 mit Cushing und 1929 mit Bucy.

Auf Grund der Imprägnationsmethoden (Globus-Penfield) glaubten die Verfasser die Deutung der Geschwulstzellen als blastomatös wachsende Oligodendroglia zweifelsfrei bewiesen zu haben. Es lag der Beschreibung eine einheitliche Gruppe von 13 Geschwülsten zugrunde, deren Gewebsbau folgendermaßen wiedergegeben wurde:

---

[1] Es werden bei genauerer Durchsicht wohl nicht alle von ihm erwähnten Fälle wirklich zu den polaren Spongioblastomen gehören. Vom Falle Foerster-Gagel (1931) ist das heute sicher (s. auch Sarcoma monstrocellulare S. 474).

An einem (für die Diagnosestellung bereits ausreichenden) H-E-Schnitt erschien der Zellreichtum groß und das Gewebsbild sehr einheitlich. Die Kerne waren bei Anilinfärbungen der einzige genügend klar dargestellte Teil der Zellen, sie waren fast alle rund und von verhältnismäßig einheitlicher Größe und gleichmäßig dicht gelagert. Ihre Größe lag zwischen 10—20 μ im Durchmesser, sie waren verhältnismäßig chromatinreich, von gleichmäßig dichter Anordnung mit 1—2 nucleolusartigen Chromatinbrocken. Mitosen fanden sich selten. Das Cytoplasma der Zellen war kaum dargestellt (durchsichtig, weil nur wenig eosinophil), die Zellen waren voneinander durch eine Intercellularsubstanz getrennt, die die schachtelartigen Hohlräume umgab, in denen die einzelnen Kerne lagen. Oft befanden sich in einer derartigen Kammer 2—3 Kerne. Die eben erwähnte Intercellularsubstanz wechselte in der Masse und war oft verbreitert und degenerativ im Sinne einer Homogenisierung verändert. In ihr verliefen die zwischen den Gefäßen liegenden Bindegewebsfasern, die protoplasmatischen Fortsätze der Astrocyten und die feinen Fortsätze der Oligodendrogliazellen.

Die Gefäßversorgung wechselte beträchtlich, war meist nur mittelstark, es gab jedoch auch hochgradig capillarisierte Gebiete; vielfach sah man auch eine Vermehrung des Gefäßbindegewebes, oft verbunden mit Kalkeinlagerung. Diese Kalkherde sollten am ehesten in den nekrotischen oder halbnekrotischen Teilen der Geschwulst vorkommen, obwohl sie nicht darauf beschränkt waren. Nekrosen gab es häufig. Sie schwankten in der Ausdehnung von Quadratzentimetergröße bis zu mikroskopischer Kleinheit. Sie enthielten Fett und eine körnige, eosinophile Substanz. Gelegentlich waren sie auch cystisch umgewandelt.

Dies mag zunächst zur Charakterisierung der von BAILEY beschriebenen Geschwulstart genügen. Weitere Angaben werde ich in der Folge an den entsprechenden Stellen erwähnen und mit den eigenen Befunden vergleichen. BAILEY hatte seine Auffassung als geschwulstmäßig wachsende Oligodendroglia auf die spezifische Färbbarkeit der Geschwulstzellen mit den Oligodendrogliamethoden nach HORTEGA-GLOBUS-PENFIELD und die morphologische Übereinstimmung der dargestellten Zellen mit normaler Oligodendroglia begründet. Die Begriffsbestimmungen der übrigen Verfasser[1] schließen sich eng an die BAILEY-BUCYs (1929) an, einzig ROUSSY-OBERLING (1931) haben [wie später DEL RIO HORTEGA (1932, 1944, 1945)] auch das sog. Spongioblastom des Opticus einbezogen.

ROUSSY-OBERLING waren dabei zu der Ansicht gekommen, daß gewisse, vornehmlich nahe dem optischen System (Opticus, Chiasma, Hypothalamus) vorkommende Geschwülste, die BAILEY als polare Spongioblastome bezeichnet hatte, trotz geweblicher Abweichungen in die Gruppe der Oligodendrogliome einzureihen seien. Trotz der vorwiegend bipolaren, spindeligen Form der Zellen erschien es den französischen Verfassern jedoch „logischer", diese Zellen als Oligodendrocyten aufzufassen und die Tumoren als fasciculierte Oligodendrogliome zu bezeichnen (Oligodendrogliome à cellules fusiformes, O. fasciculé, s. auch S. 143).

DEL RIO HORTEGA (1932) hat dann versucht, auch zelltypologisch diese Einordnung zu beweisen) und hat in den Opticusgliomen Oligodendrogliazellen des Typus 1, 2 und 4 (schwannoider Typus) gefunden.

Vornehmlich sah er in derartigen Geschwülsten den kleinkernigen Typus 1 [ROBERTSON (1900)] mit wenigen zarten Fortsätzen, seltener den Typus 2 und 3 mit längeren Fortsätzen, die sich T-förmig gabeln und dichotomisch verzweigen, häufig jedoch auch unipolar sein und gewundene Fortsätze haben sollten. Das Charakteristische dieser Geschwulstart sei überhaupt ihre Polymorphie. Nur selten beständen sie aus einer einzigen der beschriebenen Oligodendrogliatypen. Zudem seien sie in der Regel — wenn auch in wechselndem Grade — reichlich mit Astrocyten und Astroblasten untermischt. Ähnlich auch BUSCH und CHRISTENSEN (1937).

Träte dann noch — wie beim Opticusgliom — der formative (und wohl auch mechanisch formende) Einfluß der Markscheiden dazu, so gäbe es weitere Abweichungen, wobei Tumoren aus dem Oligodendrogliatyp 4 entständen, die demnach ebenfalls als Oligodendrogliome aufgefaßt werden könnten, wie auch die SCHWANNsche Zelle in engster Verwandtschaft zur zentralen Oligodendroglia stände (HORTEGA, PICON).

Diese These HORTEGAs (1932) und ROUSSY-OBERLINGs (1931) wurde in die heute meist verwandten Klassifikationen nicht übernommen, man gliedert vielmehr diese Geschwülste von Opticus und Hypothalamus bei den Spongioblastomen ein (s. S. 143).

Die von KERNOHAN (1949) empfohlene Gradeinteilung je nach ihrer Malignitätsstufe der Gliome nach 4 Graden läßt sich, wie er selbst [EARNEST-KERNOHAN-CRAIG (1950)] beschrieben hat, auf das Oligodendrogliom nicht anwenden. Die Verfasser unterscheiden daher nur die zwei Gruppen der Oligodendrogliome und -blastome. Diese wurden auch von RINGERTZ (1950) übernommen.

---

[1] PENFIELD (1932), KERNOHAN (1949) und RINGERTZ (1950) unterscheiden je nach dem Reifegrad Oligodendro*gliome* und Oligodendro*blastome*.

Baileys Definition — die von Hortega, dem großen Kenner der Glia, auf Grund zellmorphologischer Beweise bestätigt werden konnte — schien eindeutig und klar. Daß diese anscheinend klare und präzise Gewebsbeschreibung bereits für ganz einwandfreie Fälle nicht ausreicht, werde ich später zeigen (s. S. 213). Sie muß also erweitert werden. Eine Erweiterung der Gruppeneigenschaften entspricht aber ganz der historischen Entwicklung der Anschauungen an der Cushingschen Klinik und folgt ihrer Arbeitsrichtung. Schreibt doch Cushing 1937: „. . . es verbleibt noch (neben den 27 bisher gesicherten Fällen von Oligodendrogliomen) eine beträchtliche Zahl relativ benigner Tumoren, welche — obwohl zur Zeit anders klassifiziert — sich bald als eng verwandte Geschwülste erweisen könnten, sobald wir von ihrem Verlauf mehr wissen werden . . . .“ Er meinte hiermit unter anderem jene bisher als „cerebrale Medulloblastome“ bezeichnete Gruppe, für die ein Sitz im Großhirn, eine hochgradige Neigung zur Verkalkung und ein kleiner, wenig differenzierter Rundzellentyp charakteristisch war. Im supravitalgefärbten Präparat glichen deren Geschwulstzellen zwar den cerebellaren Medulloblastomen — der postoperative Ablauf (ihr biologisches Verhalten) schied sie jedoch streng von ihnen. Interessant ist, daß Oligodendrogliome auch beim Tier gefunden wurden: Davis und Neubürger (1940) fanden ein Oligodendrogliom im linken Frontallappen eines 6jährigen Terriers.

Alter. Eine Kurvenübersicht über die Altersbeziehungen unserer Fälle von Oligodendrogliomen gibt die Tafel Abb. 7d. Sie leidet an der Ungenauigkeit aller derartigen Übersichten (s. S. 48).

Auch eine Berücksichtigung der zeitlichen Angaben für das Auftreten der *ersten Symptome* würde den Fehler nicht ausmerzen, leiden diese doch an der gleichen Ungenauigkeit wegen der zeitlich verschieden beginnenden Symptomatologie.

Die Alterskurve zeigt 2 Gipfel, einen kleineren im Jugendalter (13—17 Jahre), der durch das niedrige Alter der „Hirnstamm-Oligodendrogliome“ bedingt ist, und den zweiten, größeren (30—45 Jahre), der die gemeinhin für die Geschwulstgruppe angenommene Altershäufung angibt.

Die erstgenannte Gruppe der „Hirnstamm-Oligodendrogliome“ scheint in der Tat zu einem frühzeitigen Auftreten zu neigen, denn 3 von 4 Fällen lagen unter der 20. Jahresgrenze, ebenso wie der von Bailey 1939 beschriebene Fall (64: 4 Jahre altes Kind). Auch Gagels (1938) Beobachtungen entsprachen dem.

Der zweite Gipfel entspricht wohl dem durchschnittlichen Alter der Kranken bei der Einlieferung. Bailey (1929) selbst gibt dieses mit 43 Jahren an, bei Elvidge, Penfield und Mitarbeiter (1935) lag es bei 37, bei Környey (1938) etwa bei 42 und bei den von Purdon Martin (1931) gesammelten 18 Fällen des Schrifttums standen 85% der Kranken zwischen 23 und 45 Jahren. Das Durchschnittsalter bei Shenkin und Mitarbeiter (1947) war 37, bei Reymond-Ringertz (1950) 38, bei Earnest-Kernohan und Mitarbeiter (1950) 36,25. Unser jüngster Fall war 3 Jahre, der älteste 60 Jahre alt, die jüngsten des Schrifttums scheinen das 4jährige Kind mit dem Hirnstammtumor aus Baileys (1939) Buch und das 5jährige Kind mit dem Occipitallappentumor aus der Bailey-Cushingschen Monographie (1930) zu sein, obwohl Gass und van Wagenen (1950) ihren 8jährigen Jungen mit einem frontolateralen Oligodendrogliom für besonders jung halten.

Die **Häufigkeitsangaben** des Schrifttums über das Vorkommen der Oligodendrogliome zeigt die folgende Tafel. Die Häufigkeit der Oligodendrogliome schwankt in

Oligodendrogliome.

Von	70	Gliomen	waren	2	Oligodendrogliome	3,0%,	Cox (1933)
„	862	„	„	27	„	3,1%,	Cushing-Bailey (1935)
„	107	„	„	9	„	8,4%,	Bailey-Környey (1937)
„	210	„	„	8	„	3,6%,	Penfield (1937)
„	305	„	„	5	„	1,6%,	Gagel (1937)[1]
„	230	„	„	9	„	3,9%,	Greenfield (1933)
„	281	„	„	14	„	5,0%,	Bennet (1946)
„	523	„	„	24	„	4,6%,	Davis, Martin und Mitarbeiter (1950)
„	773	„	„	52	„	6,7%,	Reymond-Ringertz (1950)
„	2000	„	„	200	„	10,0%,	Kernohan (1952)
„	1628	„	„	203	„	12,4%,	Zülch (1951)
„	680	„	„	26	„	3,8%,	Horrax und Wu (1951)

[1] Gagel verfügte 1944 bereits über 19 Oligodendrogliome.

den einzelnen Statistiken erheblich. Das erklärt sich aus den Schwierigkeiten bei der Abgrenzung der Oligodendrogliome, auf die unten noch näher eingegangen wird.

Immerhin zeigt die Statistik KERNOHANs eine ähnliche hohe Häufigkeit wie die unsere.

Sitz. Nach BAILEYs Beschreibung sollte das Oligodendrogliom ein Tumor der Großhirnhemisphären im Erwachsenenalter sein. Bereits von PURDON MARTIN (1931) wurde jedoch auf eine Gruppe von „Mittellinien-Oligodendrogliomen" hingewiesen[1]. Im Kleinhirn soll das Oligodendrogliom nach BAILEY (1932) und JUHASZ (1942) nur selten beobachtet werden. Meist wird es sich hier um feincystisch und vacuolig degenerierende Spongioblastome handeln. Siehe den Abschnitt: Differentialdiagnose, S. 217. Wir unterscheiden auf Grund der Angaben der Operationsberichte und des reichlichen Autopsiematerials folgende Haupttypen:

Das frontolaterale Oligodendrogliom. Das häufigste Oligodendrogliom ist meist ein gänseeigroßer Tumor, der am caudalen Ende der 2. und 3. Frontalwindung beginnt und diese Windungen guirlandenförmig durchsetzt, sich in sagittaler Richtung nach hinten fortsetzt und immer oberhalb der Fisssura Sylvii bleibt. Diese wird nach unten und hinten verschoben, so daß der Tumor oft wie ein frontotemporaler wirkt. Doch wird nur die Insel infiltriert. Auch kann er das Vorderhorn erreichen. Oft erscheint der Tumor als eine Art Pilz zwischen den Windungen, da er die Leptomeninx breit infiltriert hat. Er ist

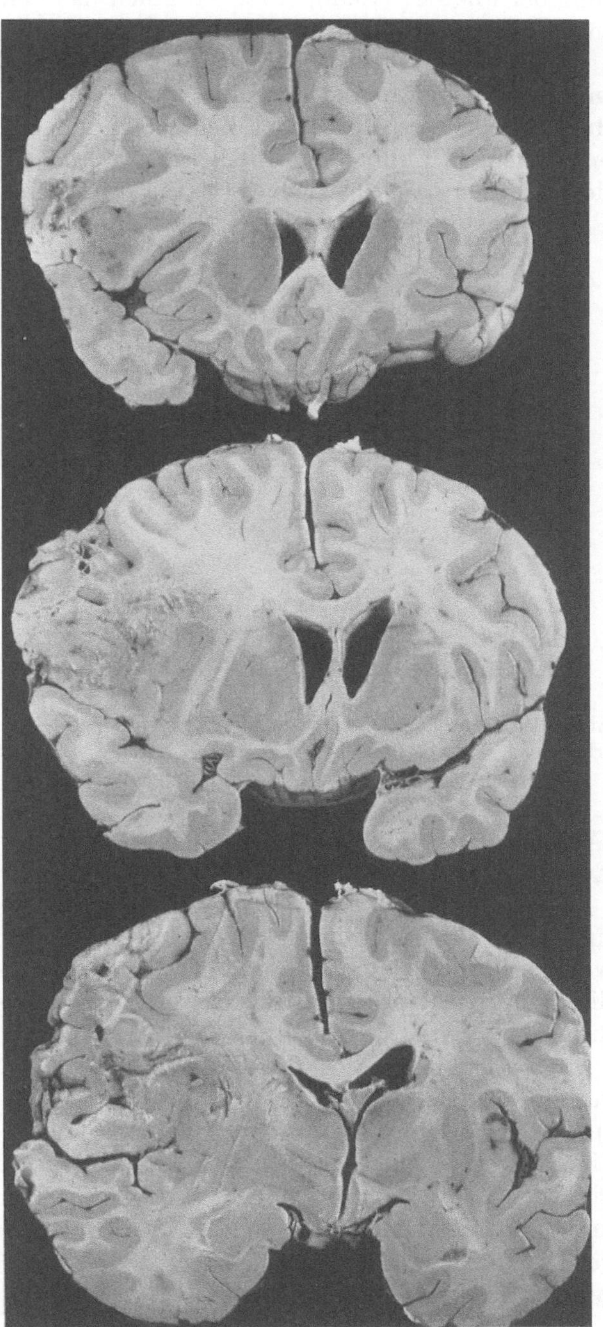

Abb. 88. Frontolaterales Oligodendrogliom, das auch die Inselwindungen durchsetzt. Mäßige Massenverschiebungen zur Gegenseite (Fall 55).

---

[1] Von den angeführten 4 Fällen sehen wir drei nicht als typisch an, den Fall von DICKSON (1926) und von DIVRY und EVRARD (1936) vielmehr als sog. Spongioblastoma polare des Opticus bzw. Hypothalamus und den von A. THOMAS-JUMENTIÉ (1938) als ein Ependymom der Foramen Monroi-Gegend. Der dritte Fall war von BAILEY mitgeteilt worden. Es dürfte sich hier jedoch nicht — wie bei PURDON MARTIN (1931) irrtümlich angegeben — um den Fall 3 BAILEY-BUCY (1929) handeln — dieser liegt in Wirklichkeit occipital — links, Fall 30880, — sondern um einen von BAILEY-CUSHING mitgeteilten Fall Nr. 12150, der vom Septum ausgehen sollte (Deutsche Ausgabe der Monographie 1930). Die Angaben über den Sitz sind hier allerdings sehr kurz und aus der Abb. 100 läßt sich nicht genau erkennen, ob es sich nicht um eins der von uns später beschriebenen „Hirnstamm-Oligodendrogliome" mit starker Seitenverschiebung handelt.

nicht so selten mit der Dura verwachsen (Abb. 89). Wir fanden im Schrifttum frontolaterale Oligodendrogliome bei Hoff und Schönbauer (1933), Abb. 73/74, möglicherweise auch 79/81, bei Guttmann (1936), Abb. 41, bei Scheinker [Z. Neur. **163** (1938)]
und bei Flügel (1932), Abb. 20. Auch das von Weil (1952) beschriebene Astrocytom
mit 15jährigem Wachstum halte ich eher für ein frontolaterales Oligodendrogliom.

   Parietolaterale Oligodendrogliome. Diese Geschwülste liegen analog weiter rückwärts
und durchsetzen in gleicher Höhe und Größe die Parietalwindungen. Sie verlaufen dabei
durch die untere Hälfte der Zentralwindungen bis in den unteren *Parietal*lappen. Sie
entwickeln sich nur wenig in Richtung auf die Cella media, zu der sie lateral oder laterodorsal liegen. Gelegentlich verwachsen auch sie mit der Dura oder erscheinen wie ein
Pilz zwischen den Windungen. Sie können nach vorne unten bis zur Insel vordringen

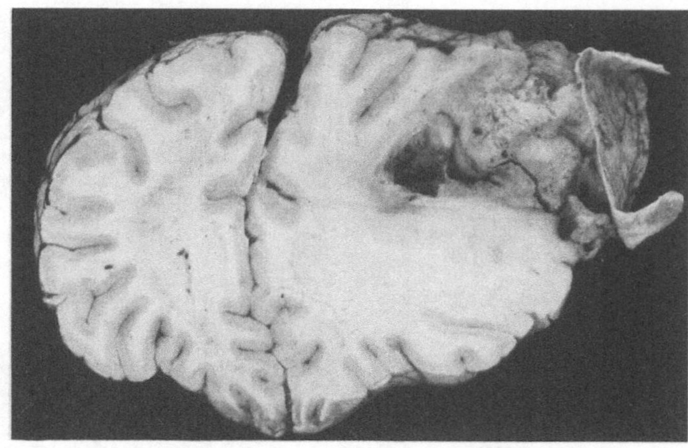

Abb. 89. Frontolaterales Oligodendrogliom, das in breiter Ausbildung mit der Dura verwachsen ist. Es
erhebt sich wie ein Pilz über die Hirnoberfläche. Braunpigmentierte Cyste in der Tiefe. Große frische
Blutung in den Tumor (Fall 1321).

(Abb. 90, 91) und bei Flügel [(1932), Abb. 20] und Gagel [(1938), Abb. 37], Ostertag [(1941), Abb. 80].

   Fronto-mediale Oligodendrogliome. Diese sind neben dem frontolateralen wohl die häufigsten Oligodendrogliome. Sie infiltrieren die Windungen der Medianspalte einer Seite,
wachsen in den Balken ein und oft über diesen in die Gegenhemisphäre (Abb. 92). Auch
diesem Typ entspricht selten ein weiter parietal gelegener Tumor. [Wahrscheinlich zeigt
die Abb. 1/2 von H. H. Meyer (1937) ein frontomediales Oligodendrogliom.]

   Parasagittale und Balkenoligodendrogliome. Oligodendrogliome, die den Balken ausgedehnt durchsetzen und auftreiben und von dort aus die basalen Windungen des Medianspaltes infiltrieren. Sie können allenfalls an der Umschlagstelle des Medianspaltes auf
die Konvexität diese erreichen, wenn sie sich halbseitig stärker entwickeln. Bei gleichmäßiger Ausbreitung im Balken aber durchsetzen sie zwingenförmig beide Gyr. cinguli
und beziehen das Septum in die Geschwulstmasse ein. Sie liegen entweder mehr im
vorderen Balken und Septum oder im hinteren Balken bis zum Splenium. Sie zerfallen
gelegentlich unter Bildung ausgedehnter Cystensysteme (Abb. 93).

   Temporomediale Oligodendrogliome. Gänseeigroße, meist in der Tiefe des Lappens
gelegene Oligodendrogliome mit Ausbreitung in Richtung auf den basomedialen Anteil,
anscheinend mit Wachstumszentrum im Hippocampus. Sie liegen dann meist basomedial
zum Unterhorn. Bei größerer Ausdehnung können sie auch lateral die zwei unteren
Schläfenwindungen erreichen und breit auftreiben, oder medial die Cyst. basalis und
ambiens infiltrieren. T 1 aber bleibt frei. Manche Geschwülste infiltrieren auch zugleich
die medialen Windungen des Frontoorbitalgebietes (Fall 3588, Abb. 94).

   Im Schrifttum fanden wir nur bei Hoff-Schönbauer (1933) temporolaterale Oligodendrogliome Abb. 108/111, möglicherweise auch Abb. 112/116.

Ein temporomediales Oligodendrogliom bildet auch GUTTMANN [(1936), Abb. 46] ab, weiter LYSHOLM-NORSTEDT [Teil II, (1935)].

Temporooccipitale Oligodendrogliome. Diese Gewächse liegen in den hinteren Anteilen der oberen Temporalwindungen und greifen auf den Occipitallappen über. Einer unserer Fälle (M 3973) hatte eine apfelgroße Cyste.

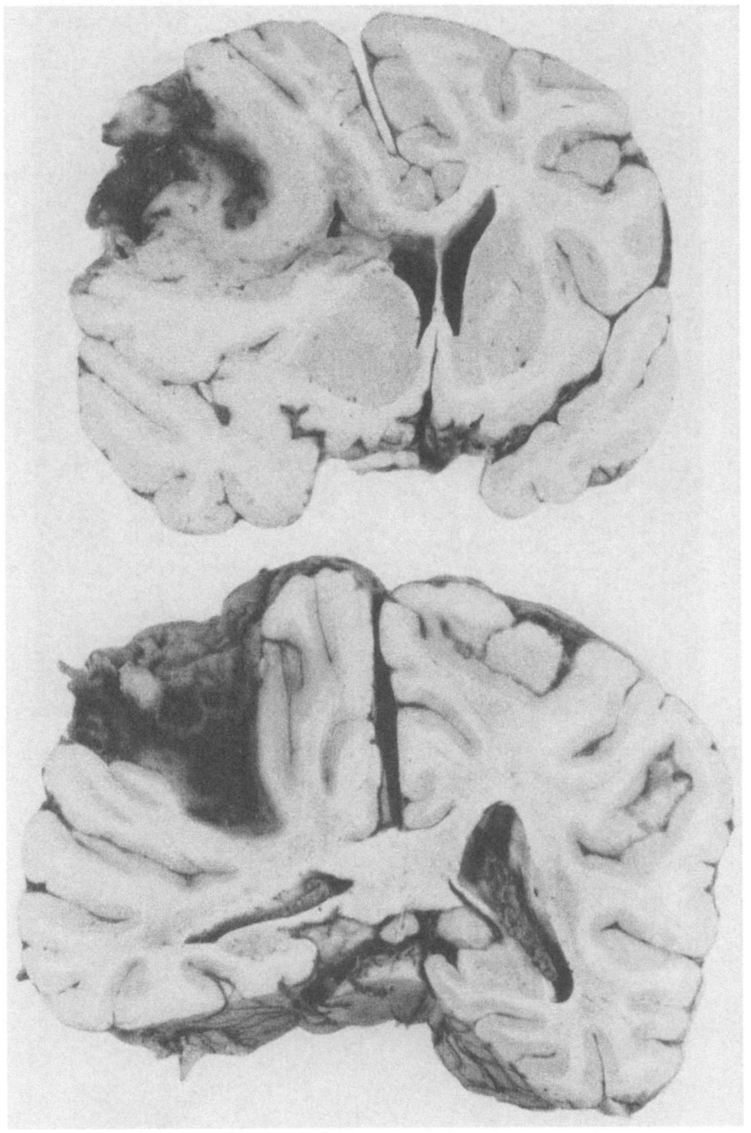

Abb. 90. Pilzförmiges parietolaterales Oligodendrogliom. Große Markcyste in Verbindung mit dem Vorderhorn. (Encephalographisch dargestellt.) Frische Blutung in die Geschwulst (Fall 1284).

Occipitale Oligodendrogliome liegen an den medialen Windungen [KERNOHAN (1952), Abb. 54] oder infiltrieren dorso-medial die gesamte Rinde [BAILEY-CUSHING (1930), Abb. 99].

Thalamus-Oligodendrogliome. Apfelgroße kugelige Oligodendrogliome im Thalamus, die lateral durch die Insel, medial durch den 3. Ventrikel, dorsal durch den Balken begrenzt werden, der selbst nicht infiltriert wird. Dagegen können der Fornix und Plexusanteile des 3. Ventrikels halbseitig in die Geschwulst einbezogen werden oder diese kann durch den Hirnstamm auf das Vierhügelgebiet übergreifen. Das Zentrum der Geschwulst liegt

gleichmäßig zwischen Cella media, 3. Ventrikel und Unterhorn, die entsprechend verdrängt werden (Abb. 95).

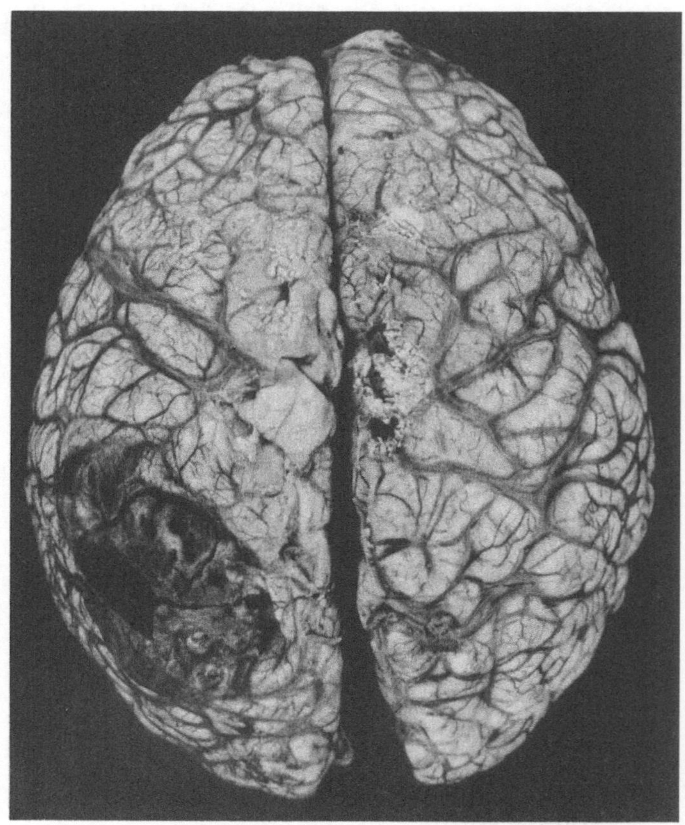

Abb. 91. Großes pilzförmiges parietolaterales Oligodendrogliom. Frische Blutung in den Tumor (Fall 1409).

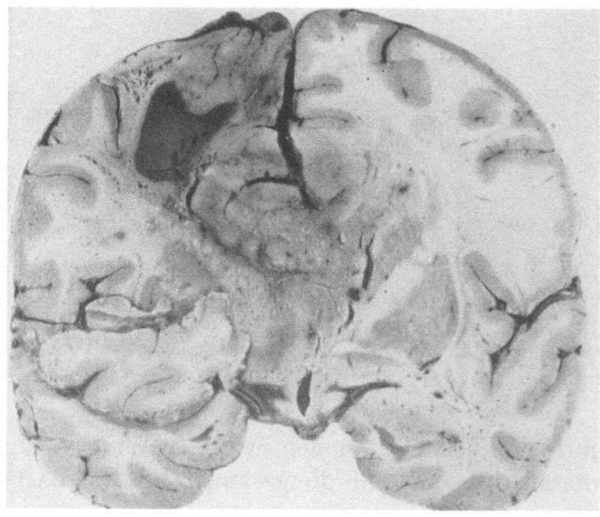

Abb. 92. Großes frontomediales Oligodendrogliom mit subcorticaler Cyste (von vorn gesehen!). Der Tumor
hat das rechte Vorderhorn obliteriert und wächst durch den Balken auf die linke Seite herüber (Fall 169).

Schließlich kommen die Oligodendrogliome im *Rückenmark* und — anscheinend
äußerst selten und nicht zu verwechseln mit schleimig degenerierenden Spongio-

blastomen — auch im *Kleinhirn* vor [s. besonders Juhasz (1942), Wycis (1949) und Bakay (1948)].

In den Berichten des Schrifttums lagen bei den von Purdon Martin (1931) gesammelten 19 Fällen 16 lateral, 3 in der „Mittellinie" [Dickson (1926), André-Thomas und Jumentié (1928) und Baileys (1930) Fall: Septum pellucidum, s. aber S. 179 Anm.], bei den Fällen von Greenfield und Robertson (1933) 3 lateral und 3 in der „Mittellinie". Bei Verteilung auf die Lappen sah man 14 im Frontoparietalgebiet, 1 im Temporal- und 1 im Occipitallappen. Bei Kwan und Alpers (1931) lagen 3 frontal und 1 parietal. Bei Earnest und Mitarbeiter (1950) lagen 14 infratentoriell; die von Reymond-Ringertz (1950) erwähnten Oligodendrogliome der Pinealisgegend haben wir nie gesehen. Köhlmeier (1943) berichtete über 2 diffuse Oligodendrogliome, eines davon bei einer 48jährigen Frau mit Infiltration beider Frontallappen und der Gyr. cinguli. Ich bildete ein ähnliches 1941 ab (Abb. 18).

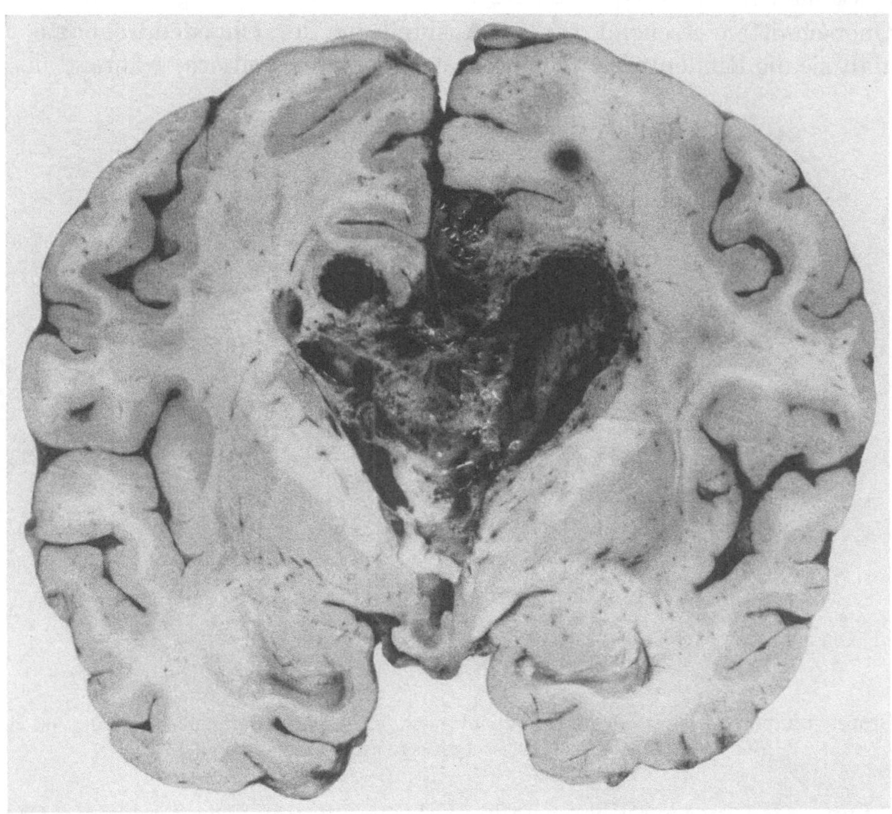

Abb. 93. Oligodendrogliom des Balkens und des Septum pellucidum. Die anliegenden Gyri cinguli sind ebenfalls infiltriert. Der Tumor zerfällt cystisch, zahlreiche Blutungen in den Tumor (Fall 925).

Geschlechtsprädilektion. Von unseren 312 Fällen von Oligodendrogliomen waren 174 männlich, 138 weiblich. Von Earnest und Mitarbeiters (1950) 165 Patienten waren 95 männlich und 70 weiblich; bei Reymond-Ringertz (1950) waren 46 männlich und 28 weiblich, bei Horrax und Wu (1951) 17 Männer und 9 Frauen. Die Männer überwiegen also deutlich.

Gestalt mit bloßem Auge. Die von der Geschwulst guirlandenartig durchsetzten Rindengebiete sind häufig stark verbreitert. Die Windungen erscheinen gewöhnlich wie „hypertrophisch" (Fall E 38), so daß Bailey-Cushing (s. auch Abb. 99, Monographie 1930) sie mit dem Aussehen von Heterotopien vergleichen. Oft ist es auch nur eine Windung, die breit infiltriert die benachbarten auseinanderdrängt oder sie gar *pilz*förmig überwächst (Abb. 89, 91). Dann erscheinen auf einem Querschnitt kleine Tumorkuppen zwischen 2 Windungen und ohne Beziehung zu diesen. Gelegentlich sind diese Geschwülste breit in die weichen Häute eingewachsen und sekundär mit der Dura (Konvexität, Falx, Tentorium) verwachsen [Sachs (1950) 16jähriges Mädchen, eigener Fall 977, 1321, M 3973 u. a., Abb. 89 und 96].

Vom Operateur wird weiter festgestellt, daß es sich meist um „derbe oder mittelderbe", „graurötliche oder fleischige", derbbröckelige oder nekrotische, teils „von Septen oder strangartigen Massen" durchzogene Geschwülste handelt, die an der Oberfläche scharf abgegrenzt sind, in einzelnen Teilen (insbesondere in der Tiefe) diese Grenze zum umliegenden Hirn allerdings auch vermissen lassen können. Nach eigenen Beobachtungen zeigen die Rindengebiete der Geschwulst gelegentlich *knotig-warzige Höcker,* die dem tastenden Finger verhärtet erscheinen.

Diese hat KLEBS (1874) [Fall 1] zum erstenmal beschrieben. Eine derartige Angabe fand sich z. B. im Operationsbericht Fall Nr. 811: „Oberhalb der hinteren $^2/_3$ der Fissura Sylvii ist die Hirnoberfläche ganz weiß und höckerig. Die Windungen sind hier stark verbreitert. Bei Betastung merkt man eine harte, teilweise höckerige Resistenz." Darauf wird später noch eingegangen (S. 193).

Auf Querschnitten erscheint für die Ausbreitung der Oligodendrogliome charakteristisch, daß sie die Rindenguirlande durchsetzen und verbreitern, während das Mark in

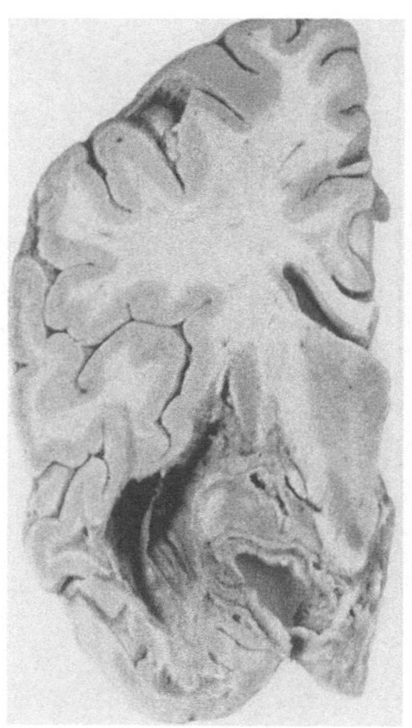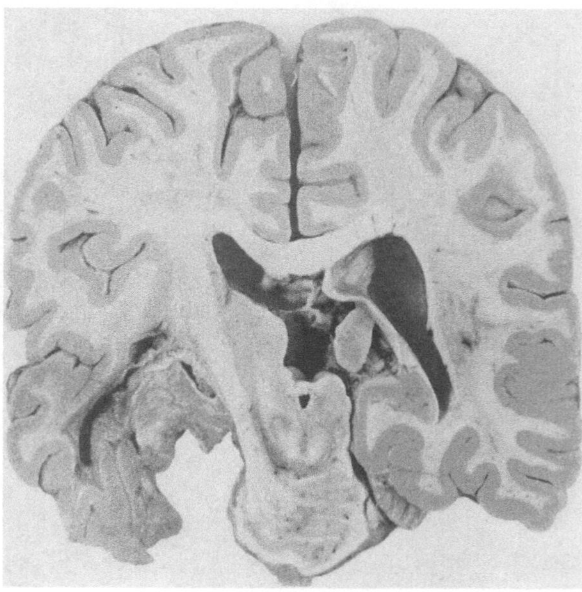

Abb. 94. Großes temporomediales Oligodendrogliom nach intensiver Röntgenbestrahlung (s. S. 98). Das gesamte temporale Mark ist cystisch umgewandelt (Fall 1112).

der Tiefe fein- oder grobcystisch zerfällt (Abb. 88, 89, 92). Die Farbe des Geschwulstgewebes ist fleischig, graurosa (vielleicht infolge des Capillarreichtums?) bei alten Blutungen auch braunrot oder blauschwarz. Die Oberfläche des nichtzerfallenen Geschwulstgewebes ist samtartig rauh (infolge des großen Zellreichtums und geringen Fasergehaltes im Gegensatz zu dem speckigen Aussehen der zellärmeren und faserreichen Astrocytome. Beide Gruppen ähneln sich allerdings in verschleimtem Zustand.) Auf dem Schnitt ist weiter die Durchsetzung ganzer Rinden- oder Tumorgebiete mit Kalkperlen bemerkenswert, die das Messer beim Schneiden zum Knirschen bringen. Diese Verkalkung kann sich bis zur Ausbildung kirschgroßer Kalkknoten steigern. Das Cystenwerk liegt gewöhnlich im Mark und ist fein- oder grobwabig (Abb. 88, 93), nicht selten finden sich auch große solitäre Cysten (Abb. 92).

Feingewebsbau. Die Begriffsbestimmung BAILEYs für die Geschwulstgruppe der Oligodendrogliome wurde oben bereits wiedergegeben. Sie soll ebenfalls die Grundlage für unsere Einordnung bilden.

Architektur und Zellreichtum. Die Oligodendrogliome sind meist zellreiche Geschwülste aus dichtliegenden, cytoplasmaarmen Zellen mit runden chromatinreichen Kernen. Sie sind gleichmäßig gelagert und weisen unter gewissen technischen Voraussetzungen (Paraffineinbettung) eine sehr betonte Architektur auf (Abb. 97 und 98a). Hierbei liegen die Kerne in einem Honigwabennetz („Pflanzenzellen“), in dessen Kämmerchen die Kerne einzeln, gedoppelt oder in Grüppchen lagern. Dies „Kammerwerk“ entsteht durch eine Vacuolenbildung in der Cytoplasmasubstanz um die Kerne, wodurch helle Höfe um diese herum entstehen (Abb. 97a—c), die dem spärlichen nichtgefärbten Cytoplasma der Zellen entsprechen. Die Außenwand dieser „Vacuolen“ (die zugleich die Außenwand

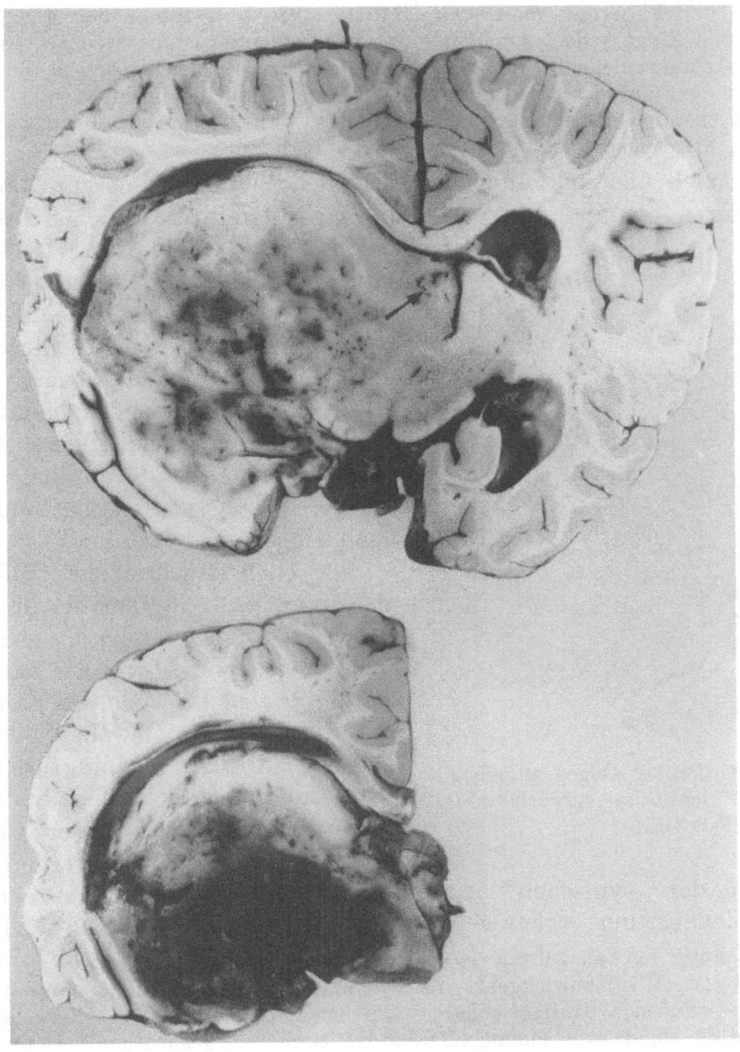

Abb. 95. Großes Oligodendrogliom des Thalamus mit Übergreifen aufs Mittelhirn. Apoplektische Massenblutung in den Tumor mit Durchbruch in den Ventrikel. Der Pfeil zeigt auf das Gebiet, das in Abb. 103 re. vergrößert ist (Fall 1182).

der Zelle darstellt), färbt sich meist etwas stärker an als die übrige Intercellularsubstanz (besonders bei Metallimprägnationen, s. Abb. 97c).

Diese Architektur wird besonders betont durch Paraffineinbettung — wo es bekanntlich zu erheblichen Schrumpfungen des Gewebes, insbesondere in flüssigkeitsreichen Gebieten kommt — ist aber bei den meisten Fällen auch bei anderen Einbettungsmethoden (Gelatine, Celloidin, Gefriermethode mit rascher Einbettung) wenigstens in einzelnen Teilen angedeutet, besonders deutlich bei scharfer, färberischer Heraushebung der Intercellular substanz, wie mit der H-E-Färbung.

Die Goldsublimatmethode zeigt *aber auch beim Gefrierverfahren* die Architektur meist deutlich (Abb. 97c). In den frischwachsenden Randgebieten der Geschwulst ist sie manchmal nur in den Grundzügen, vielfach überhaupt nicht, sichtbar. (Ebenso wie bei der Nissl-Färbung am Celloidinschnitt). Sie nimmt zu entsprechend der Neigung zu regressiven Vorgängen im Tumor.

Daher kann man die typische Architektur mit der Ausbildung des breiten perinucleären Hofes mit einem degenerativen Vorgang an den Geschwulstzellen in Verbindung bringen, der etwa der „akuten Schwellung der Oligodendroglia [Penfield (1932)] entsprechen würde. Die Zahl der „normalen Zellen" (d. h. ohne stark geschwollenes Plasma), nimmt mit der Länge der Zeit ab, die zwischen Operation und Fixierung verstreicht [Bailey (1929)]. Nun sind derartige helle Höfe um den Kern als schmale Ringe jedoch auch in supravital gefärbten Präparaten gelegentlich sichtbar (Cushing, Abb. 45, Intrakranielle Tumoren 1935). Hier ähneln sie nach seiner Angabe den Zellen des Medulloblastoms, zu dem übrigens auch eine Reihe weiterer Merkmale hinführen sollen. Auch Gefrierschnitte zeigen oft eine locker-vacuoläre Zellordnung, so daß die typische Honigwabenarchitektur nicht etwa *nur* ein Fixationsprodukt, sondern in vivo vorhanden ist.

Reichen also nach übereinstimmendem Urteil des Schrifttums zur Darstellung der typischen Architektur — und damit zur Erkennung — bereits die üblichen Färbemethoden

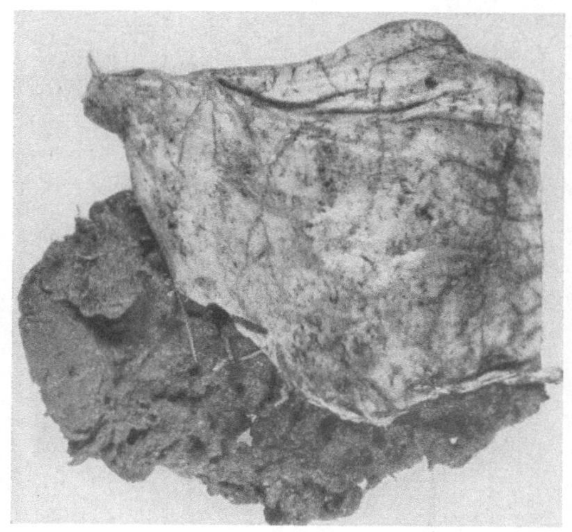

Abb. 96. Operativ entferntes Oligodendrogliom, das breitflächig mit der Dura verwachsen ist (Fall 218).

aus [H-E: Bailey-Bucy (1929), Penfield (1932), Gagel (1938), Purdon Martin (1931)], da die Kerne meist von einem Ring umlagert sind, der sich bei der Paraffineinbettung zu einer breiten Vacuole steigert, so sind zum *Beweis* der Oligodendroglianatur der Geschwulstzellen vornehmlich Spezialimprägnationen angewandt worden. Darauf wird bei der genaueren Beschreibung der Zellen noch eingegangen werden.

Die eben beschriebene „uniforme", oft als „monoton" empfundene Architektur des Honigwabennetzes wechselt aber bei Untersuchung größerer Abschnitte. Abgesehen von der *formenden Wirkung* der Faserstrukturen des durchsetzten Gewebes, die sich weitgehend auf die Architekturen auswirken kann, kommen auch einige andere typische Zellanordnungen bei dieser Geschwulstart vor, die jetzt erwähnt werden sollen. Bei der Untersuchung der „typischen" Architektur einer Geschwulst muß allerdings die Entstehung der Zellagerung vorher genauestens studiert werden[1] (s. S. 71ff.).

Bei der Untersuchung der Zellagerung im Oligodendrogliom fällt zunächst eine Beobachtung auf, die bereits auf Landau (1910) zurückgeht. Es scheint eine ursprüngliche (genuine) Neigung der Geschwulstzellen zu sein, sich trabant-zellartig um etwa vorhandene Ganglienzellen zu lagern. Landau hat daraufhin sogar von einem „Trabantzellengliom" gesprochen. Diese übertriebene *Satellitosis* findet sich mit großer Regelmäßigkeit in der Randzone der Oligodendrogliome [Bailey-Bucy (1929), Divry-Christophe (1931)].

Meist sind es etwa 6—10 Zellen, die eine Ganglienzelle umklammern. Vielleicht ist dieses als eine gewisse atavistische Neigung der Mutterzellen (Oligodendroglia = Trabantzellen) zu deuten (Abb. 99a, c, d).

Gelegentlich trifft man auch eine Neigung zur *kreisförmigen Lagerung* um einen virtuellen Mittelpunkt (Abb. 100a, „Pseudorosetten"-Bildung). Ausgesprochen häufig ist auch die Ausbreitung und Verdichtung der Geschwulstzellen in den Adventitialräumen der Gefäße (Abb. 105d). Möglicherweise sind diese auffälligen perivasculären Infiltrate (Abb. 105c) in den zelldünnen Bezirken oder in den Randzonen, ja weit bis ins normale Gewebe hinein, ein Ausdruck einer besonderen Wachstumsart, wobei es sich um ein Vordringen „unreifer" Zellen handeln könnte (s. S. 85). Wir können die Herkunft dieser Zellen

---

[1] Auch die Wirkung des chirurgisch verwandten elektrischen Stromes — Umlagerung und Koagulation von Zellen — ist hier in Rechnung zu stellen (s. S. 77).

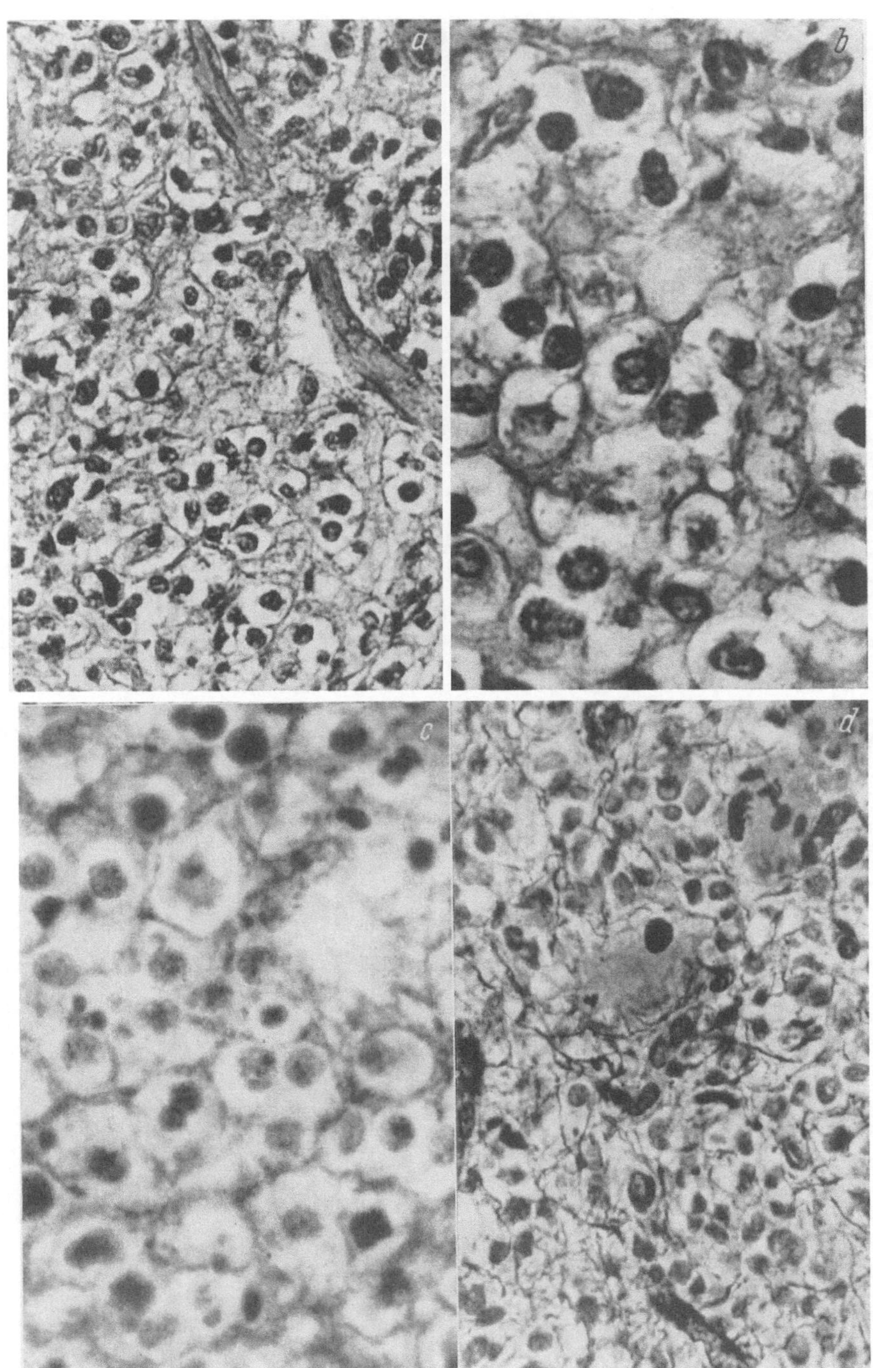

Abb. 97a—d.

a u. b Typische Honigwabenarchitektur eines Oligodendroglioms bei Paraffineinbettung: „nackte" Kerne liegen zu zwei oder mehreren in einem Netz von Vacuolen. (a Vergr. 288fach, b Vergr. 616fach, HE-Färbung, Fall 883.)

c Das gleiche Bild bei Imprägnation mit Goldsublimat, wobei das Netzwerk nur verschwommen erscheint. Die Zellen sind nicht imprägniert. (Fall 883, Vergr. 635fach.)

d Im Oligodendrogliom bleiben die Axone meist lange erhalten. (Fall 388, Vergr. 275fach, BIELSCHOWSKY-Imprägnation.)

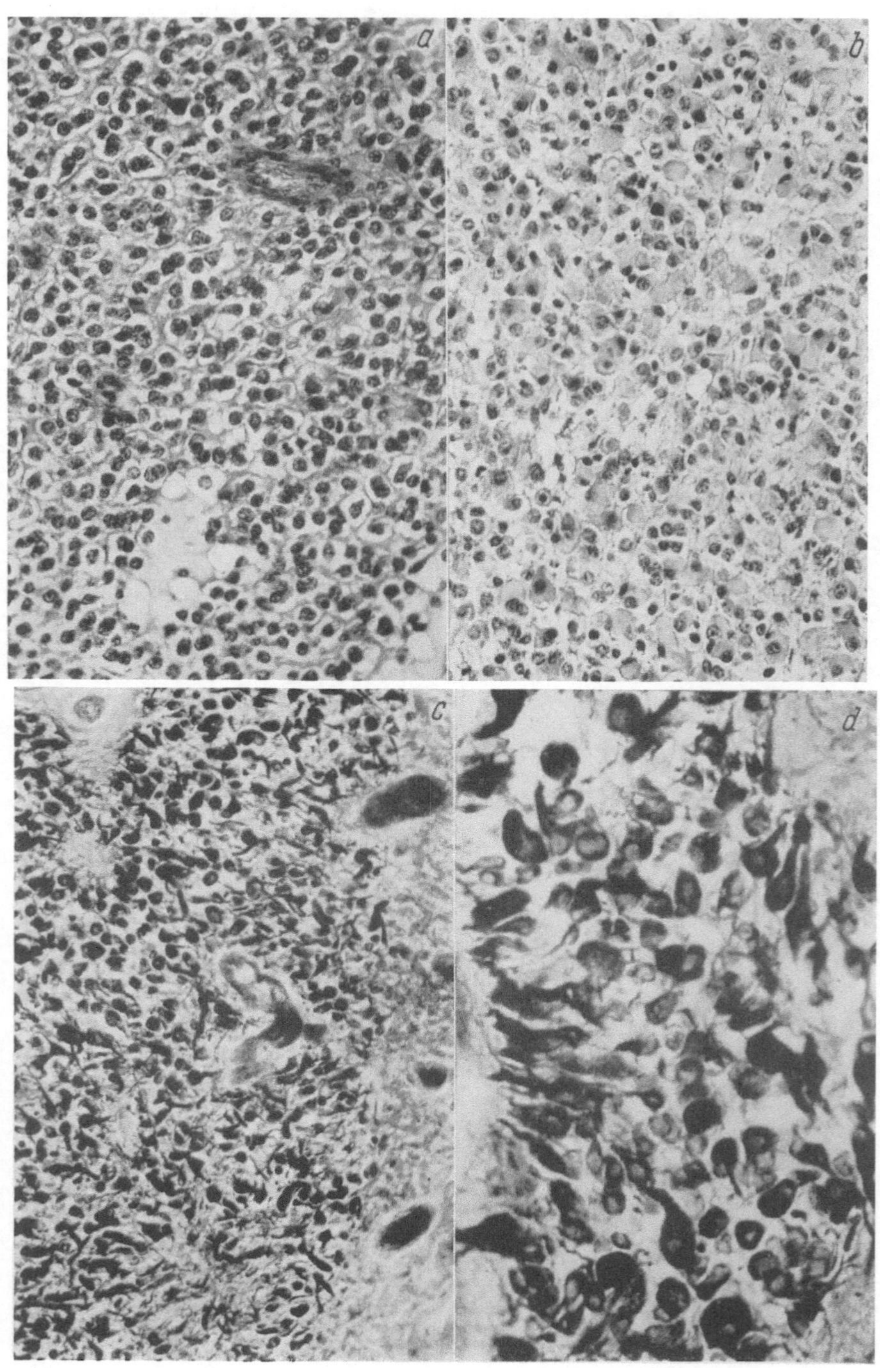

Abb. 98a—d.

a u. b Zwei verschiedene Architekturen in einem Oligodendrogliom. a typische Honigwabenarchitektur,
b cytoplasmareiche Zellen mit kleinen Rundkernen, die aber das Honigwabennetz noch in Andeutung
zeigen. (Beide: Fall 44, Vergr. 160fach, HE-Färbung.)

c u. d Eigenartige, kugelige, unipolare bzw. astroblastenartige Zellen in einem Oligodendrogliom (s. a u. b).
An Stelle der Kerne bleiben helle Lücken in der Imprägnation. (Fall 44, c Vergr. 96fach, d 216fach,
Goldsublimatmethode.)

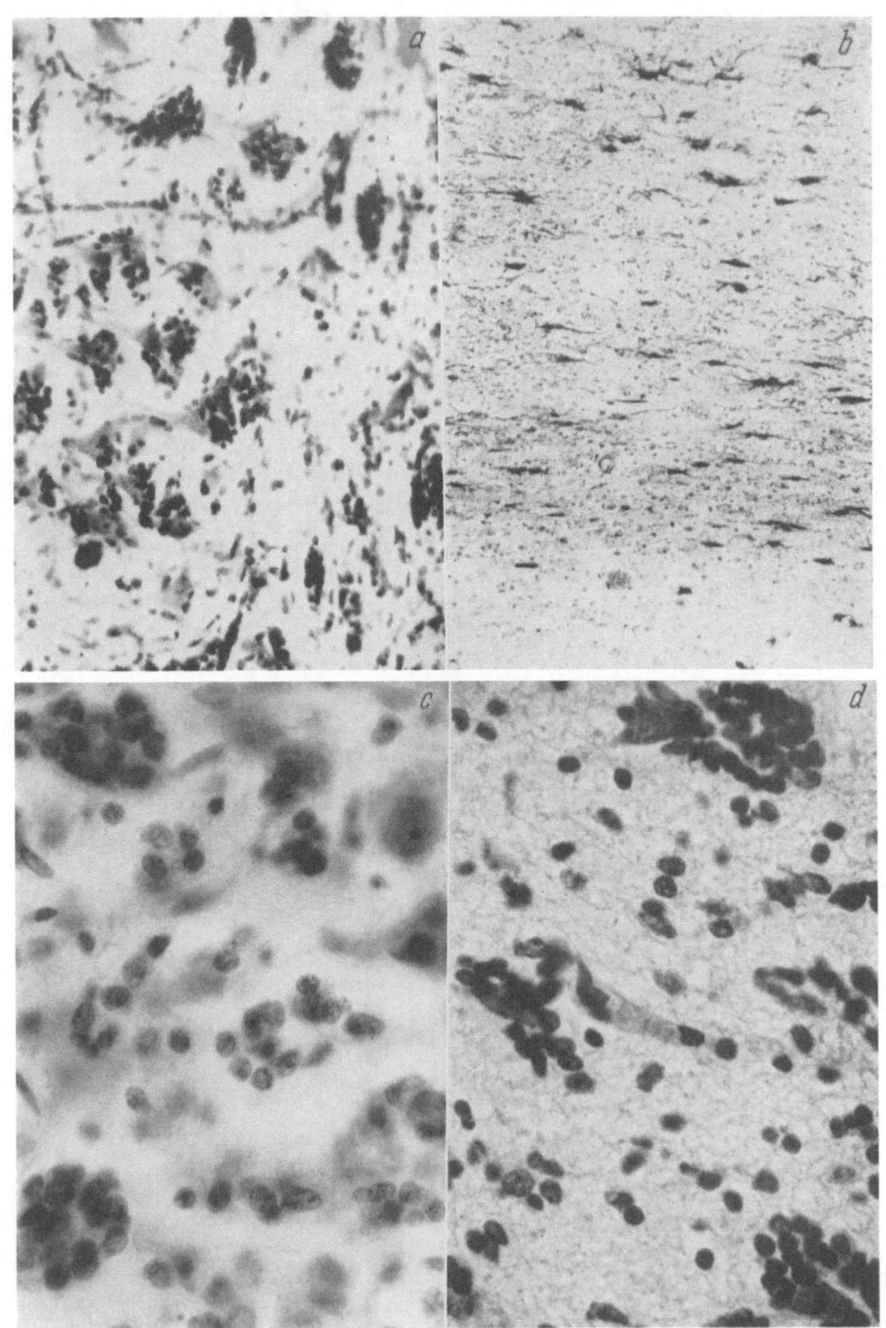

Abb. 99a—d.

a, c u. d In der Randzone des Oligodendroglioms neigen die Geschwulstzellen zur Ansammlung um die Ganglienzellen (Satellitose).

a Fall 811, Vergr. 72fach, Kresylviolettfärbung.

c Fall 426, Vergr. 212fach, Nissl-Färbung.

d Fall 785, Vergr. 180fach, HE-Färbung.

b Proliferation der Makroglia am Rande eines Oligodendroglioms. (Fall 1321, Vergr. 78fach, Goldsublimatmethode.)

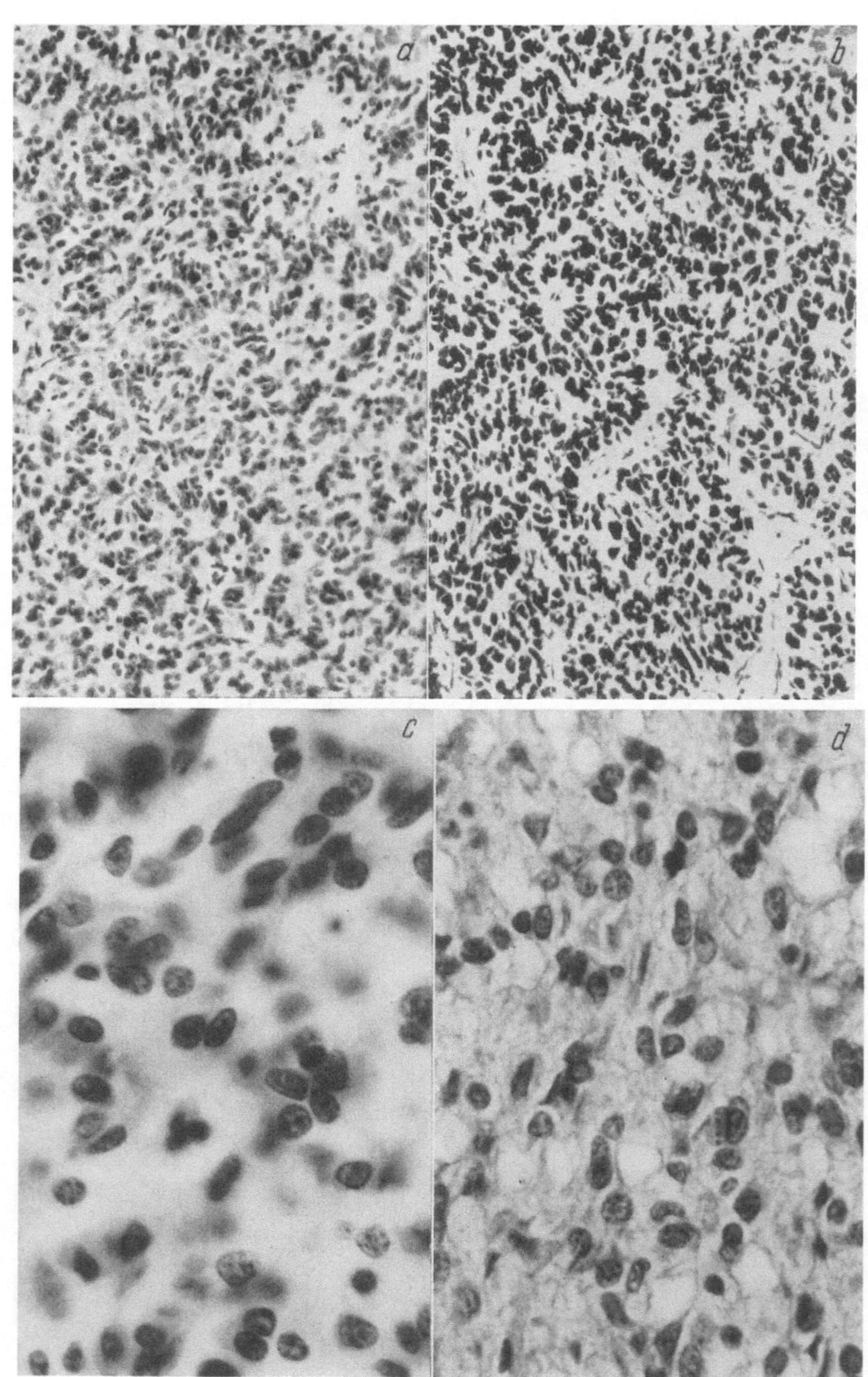

Abb. 100a—d.

a Angedeutete Bildung von Pseudorosetten in einem Oligodendrogliom. (Fall 1067, Vergr. 154fach, Kresylviolettfärbung.)
b Anordnung der Geschwulstzellen in Bändern entlang Gefäßen. (Fall 146, Vergr. 120fach, Kresylviolettfärbung.)
c Die Kerne des Oligodendroglioms sind rund, bohnenförmig oder länglich, ihr Chromatinnetz gleichmäßig
verteilt. Manchmal bildet sich ein größerer Nucleolus. (Fall 1067, Vergr. 420fach, Kresylviolettfärbung.)
d Die Kerne im Oligodendrogliom können nach Form und Größe sehr schwanken. (Fall 314, Vergr. 342fach,
HE-Färbung.)

jedoch nicht deuten, da sie in Größe und Form zwischen Lymphocyten und Oligodendroglia liegen und eine sichere Unterscheidungsmöglichkeit dieser beiden morphologisch nicht besteht. Charakteristisch erscheint weiterhin die ausgesprochene Neigung zu einem subpialen Wachstum, mit einer Steigerung zu breiten subpialen Verdichtungszonen, die wahrscheinlich eine Vorstufe zu der später beschriebenen *Warzenbildung* der Rinde

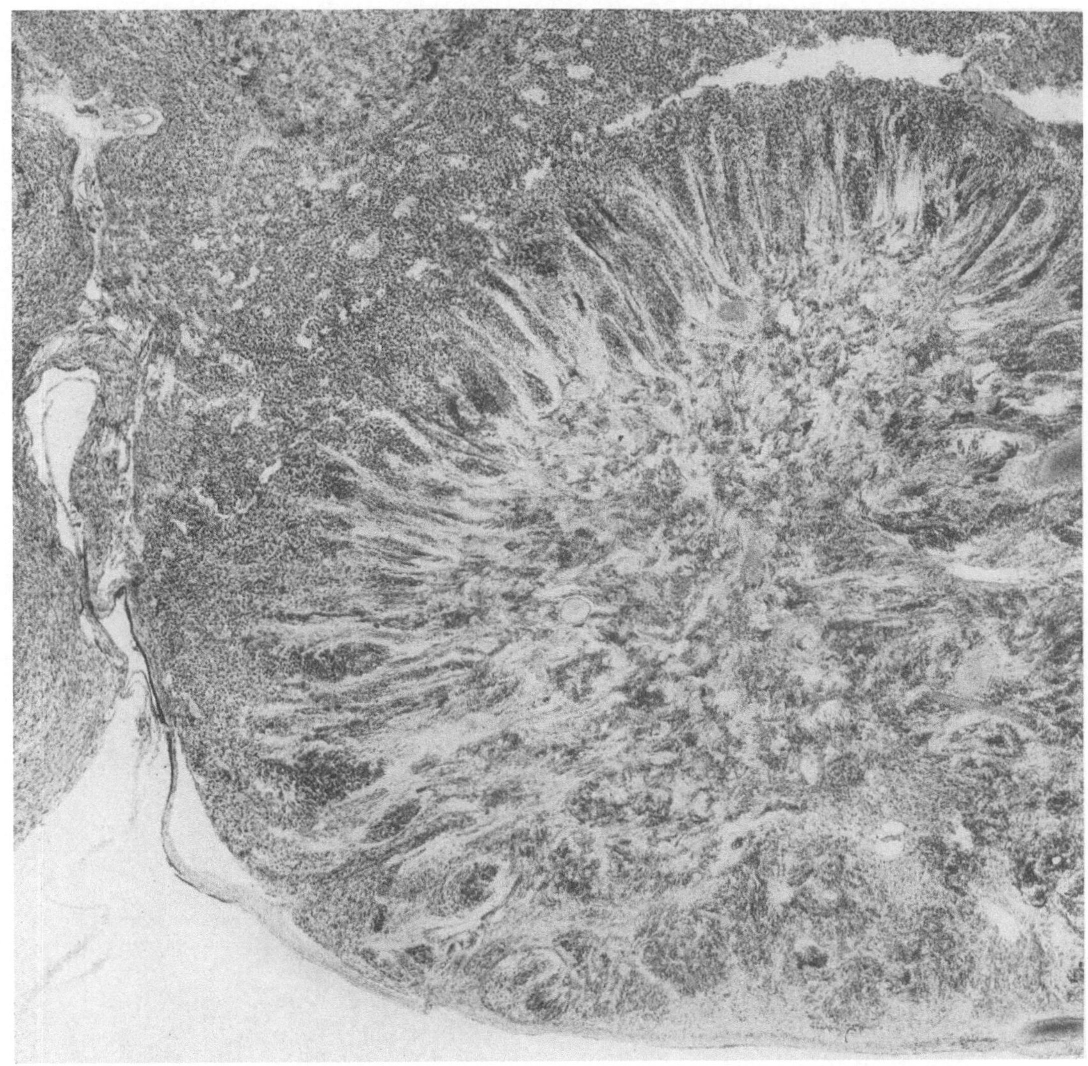

Abb. 101. Infiltration eines Corpus mamillare durch ein Oligodendrogliom. Die präexistenten Fasern bewirken die Lagerung der Tumorzellen in Bändern und Inseln. (Fall 1061, Vergr. 20fach, Nissl-Färbung.)

ist (Abb. 102, 107, 115, 116a). Auf die formbildende Wirkung der regressiven Vorgänge wird später eingegangen. Auf die gestaltende Wirkung präexistenter Bahnen wurde bereits hingewiesen. Sie zeigt sich sehr deutlich bei bekannter Struktur des Grundgewebes, insbesondere sich kreuzenden Faserbahnen und Gefäßsystemen einer durchsetzten Gegend (Radiärfasern, Faserung im Corp. mamillare, Abb. 101). Die langen Reihen der Geschwulstzellen erinnern oft an eine Übertreibung normaler „interfasciculärer" Lagerung. Auch eine „kammartige" Lagerung — wie sie gelegentlich im cerebellaren Medulloblastom auftritt — konnten wir beobachten (Abb. 108), sie wird oft durch eingelagerte Capillaren bedingt (s. S. 71ff.).

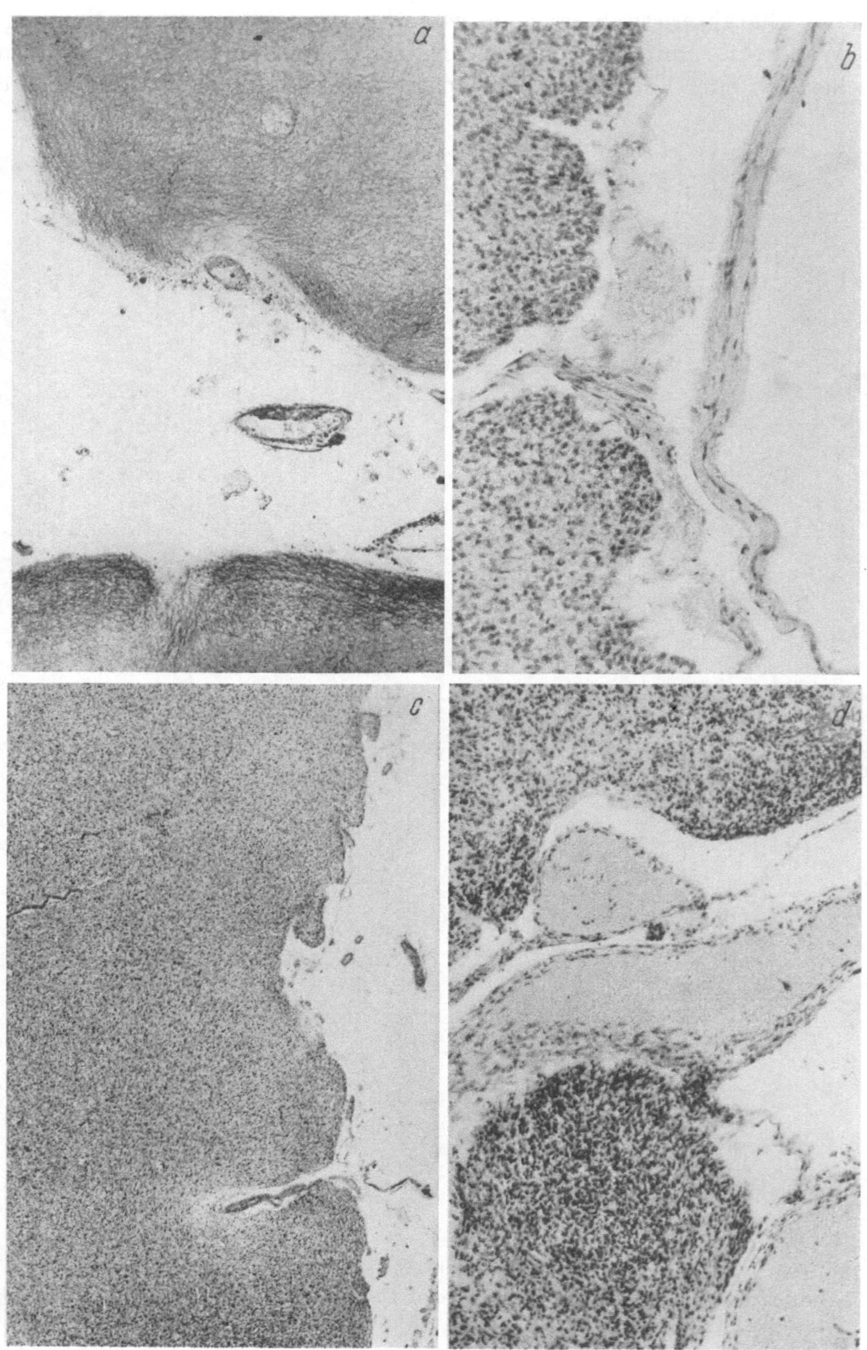

Abb. 102a—d.

a Subpiale Verdichtung mit Warzenbildung in einem Oligodendrogliom. Die Holzer-Färbung zeigt hier die starke Gliafaserbildung der ersten Schicht. (Beim Betasten erscheinen die Warzen hart!) (Fall 395, Vergr. 90fach.)

b Subpiale Zellverdichtung mit Warzenbildung in einem Oligodendrogliom, die in dieser Form artspezifisch ist. (Fall 55, Vergr. 90fach, Nissl-Färbung.)

c Subpiale Zellverdichtung und Andeutung von Warzenbildung. (Fall 188, Vergr. 20fach, Kresylviolettfärbung.)

d Ausgesprochene Rindenwarzen in einem Oligodendrogliom. (Fall 165, Vergr. 90fach, Kresylviolettfärbung.)

Die Neigung zu einer subpialen Ausbreitung bzw. zu einer Ausbildung subpialer Verdichtungszonen wurde bereits erwähnt und geht aus der Abb. 102 hervor. Diese Verdichtungszonen können verschieden stark vertreten sein, können sich zur Ausbildung großer, *warzen*artiger Knoten steigern (Abb. 102d), ja höckerig-pilzförmig die Oberfläche überragen. Meist ist eine starke Gliafaserbildung — wohl vorwiegend der subpialen Glia (die sehr leicht progressiv reagiert) — zu verzeichnen (Abb. 102a), welche für die Härte derartiger Warzen verantwortlich ist. Übrigens sind diese nicht selten sogar makroskopisch zu beobachten und finden sich auch gelegentlich in Operationsberichten erwähnt (s. S. 184). Sie scheinen in dieser Form artspezifisch für das Oligodendrogliom zu sein. Die Nabel dieser Warzen entstehen beim Durchtritt eines Gefäßes (Abb. 102c). Gar nicht selten ist ein örtlicher Einbruch der Geschwülste in den Subarachnoidalraum

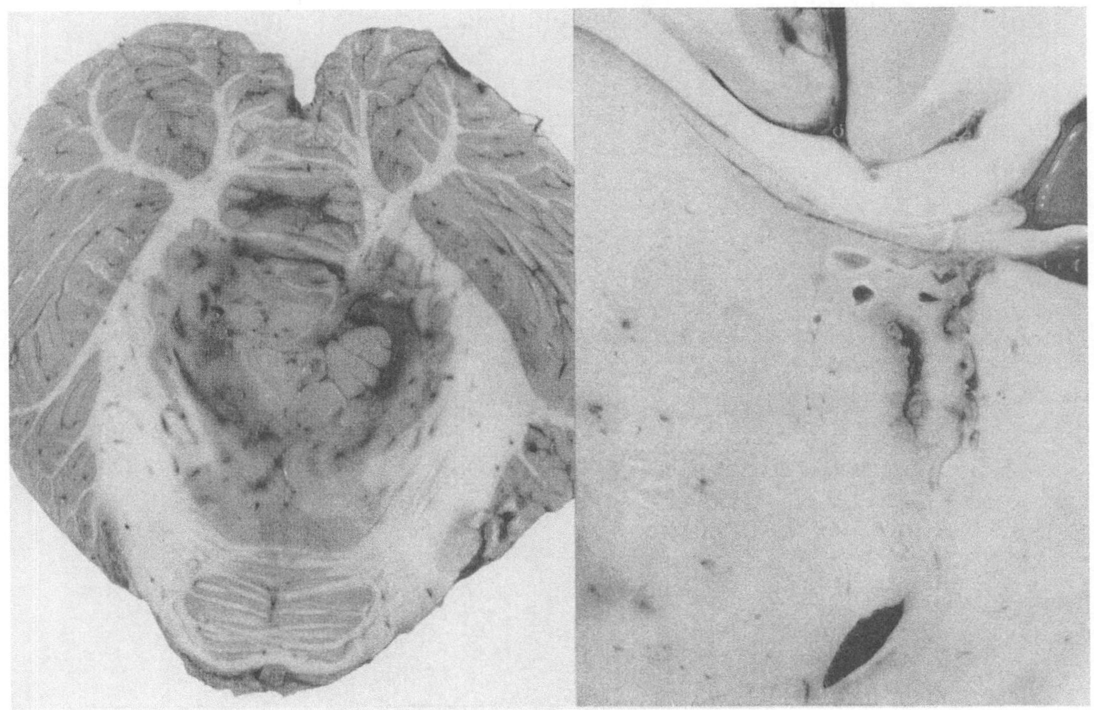

Abb. 103.

Links: Totalmetastasierung eines Oligodendroglioms über das ganze Liquorsystem nach Operation (s. Abb. 123, 124). Das Lumen des 4. Ventrikels ist völlig durch Geschwulstmassen verlegt (Fall E 30).
Rechts: Vergrößerung von Abb. 95. Man erkennt deutlich die Infiltration des Plexus des 3. Ventrikels und die dabei entstandenen Hohlräume (s. Abb. 104c, d). (Fall 1182.)

[KÖRNYEYs Fall (1937) 5, KWAN und ALPERS (1931), eigene Fälle z. B. 1112 und 269 mit Ausfüllung der gesamten Cisternenräume an der Hirnbasis, s. auch Abb. 105a]. Dieses Verhalten fand sich in 37 von 74 Fällen von REYMOND-RINGERTZ (1950). Einige besonders eindrucksvolle eigene Beobachtungen wurden 1941 von mir erwähnt.

Wachstum. Wie wichtig eine genauere Untersuchung der Wachstumseigenschaften für die Ausdeutung der Architekturen der Geschwülste sein kann, ist genügend betont worden. Gerade beim Oligodendrogliom finden sich sehr eigenartige Wachstumsformen. 1941 (S. 432) wurden zwei eigene Beobachtungen genauer beschrieben. In dem einen Fall war der Plexus des Seitenventrikels umwachsen (Abb. 104b) und in die Geschwulst einbezogen worden, so daß inmitten des soliden Tumorgewebes eine Plexuszotte lag (Abb. 16 der damaligen Arbeit). Im anderen Falle (Nr. 1182) war es anscheinend zu einer eigenartigen Invagination des Plexusstiels beim Einwachsen der Geschwulstmassen gekommen, so daß auf dem Querschnitt Hohlräume angeschnitten wurden (Abb. 103 und 104), die

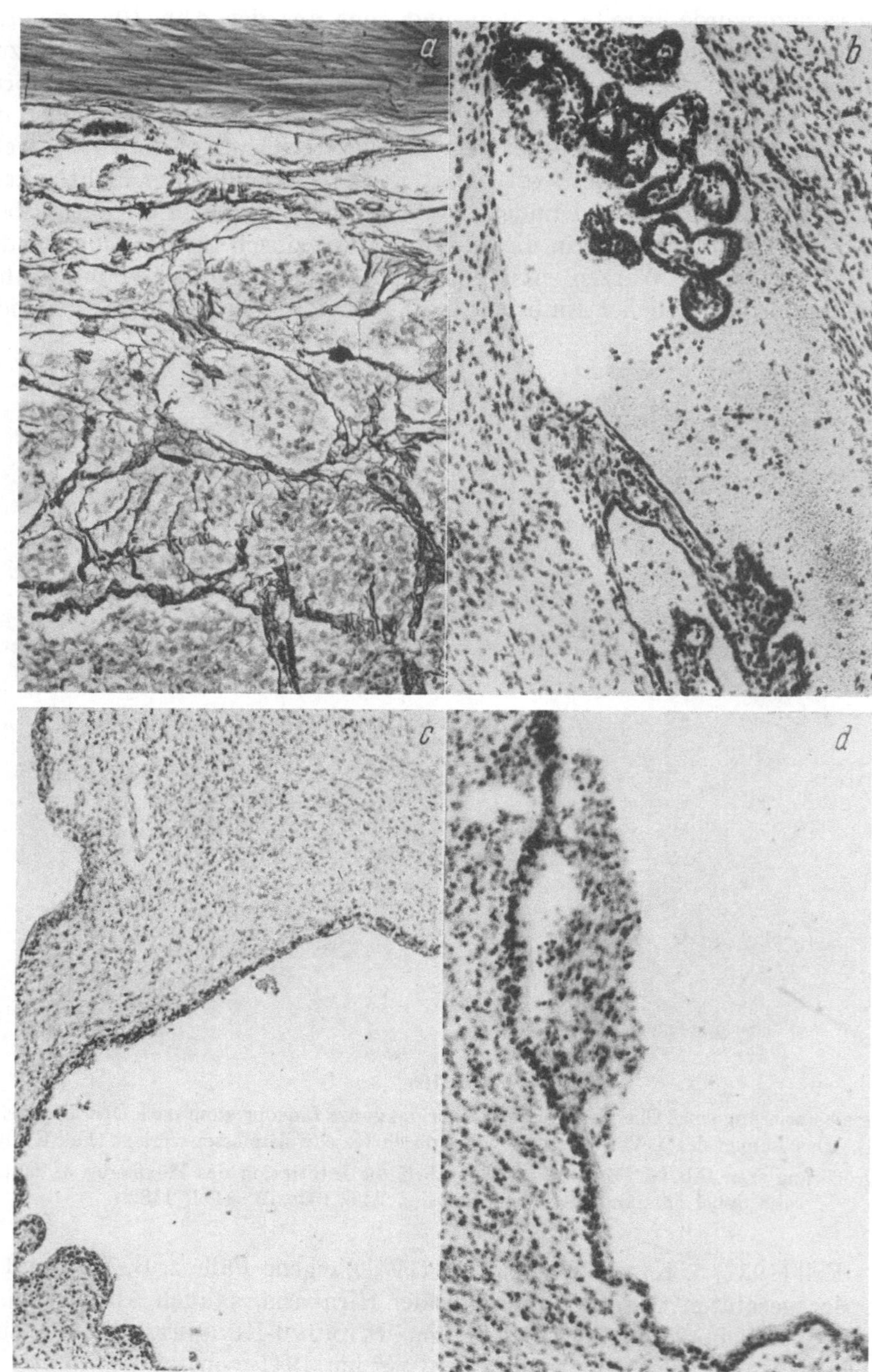

Abb. 104a—d.

a Einwachsen eines Oligodendroglioms in die weichen Häute, wobei die Dura mit diesen fest verklebt (s. Abb. 89, 96). In den Maschen der Arachnoidea liegen Geschwulstinseln. In diesen Teilen ähnelt die Architektur dem endotheliomartigen Meningeom. (Fall 1251, Vergr. 100fach, PERDRAU-Imprägnation.)

b Plexuszotten in einer blutgefüllten „Kammer", die mit einschichtigem „Epithel" ausgekleidet scheint. Die Geschwulst hatte den Plexus umwachsen, später kam es zur Massenblutung, wobei sich auch dieser Hohlraum vom Ventrikel aus mit Blut füllte. (Fall 269, Vergr. 100fach, NISSL-Färbung.)

c Durch Umwachsen des Plexus entstehen eigenartige Hohlräume, die mit „Neuroepithel" (in Wahrheit: Plexusepithel) ausgekleidet scheinen (s. Abb. 103). (Fall 1182, Vergr. 72fach, HE-Färbung.)

d (Fall 1182, Vergr. 128fach, HEIDENHAIN-Eosin-Färbung.)

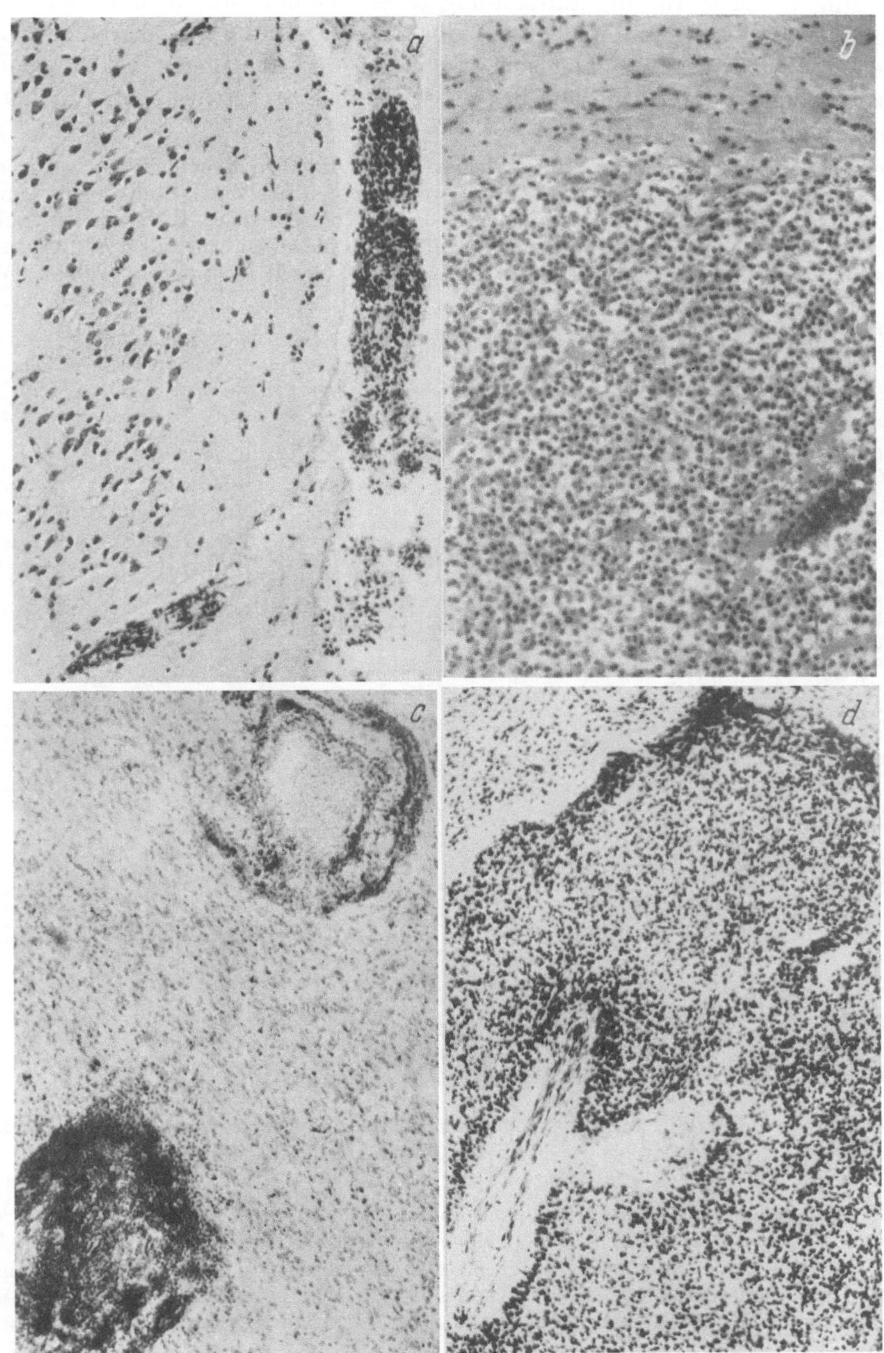

Abb. 105a—d.

a Kleine arachnoidale Metastase bei einem Oligodendrogliom. (Fall 785, Vergr. 108fach, NISSL-Färbung.)
b Scharfe Abgrenzung eines verschleimenden Oligodendroglioms vom Hirngewebe. (Fall 746, Vergr. 120fach, HE-Färbung.)
c Ausgesprochen perivasculäre Ausbreitung eines Oligodendroglioms. (Fall 398, Vergr. 96fach, Kresylviolettfärbung.)
d Wucherung der Geschwulst in der Adventitia eines Gefäßes. (Fall 1182, Vergr. 72fach, Kresylviolettfärbung.)

mit „Ependym" (in Wahrheit Plexusepithel) ausgekleidet schienen. Es wurden bereits etwas voreilig Schlüsse für die Entstehung dieses Tumors auf dem Boden von Keimzersprengungen bezogen, ähnlich der Beobachtung STROEBES (1895) [s. S. 36]. Die tatsächlichen Verhältnisse ergaben sich in beiden Beobachtungen bei Anwendung der Gitterfasermethoden, die den Verlauf des Bindegewebes am Plexusansatz (Taenia thalami, bzw. Plexus ventriculi III) zeigte.

Unsere Fälle haben uns auch die folgenden weiteren Angaben über das Wachstum der Oligodendrogliome nahe gelegt. Es ist zwar sehr schwer, aus den einzelnen Stadien der Gewebsbilder auf den wirklichen Verlauf im Wachstum einer Gliomform zu schließen. Es herrschen doch über die einfachsten Grundanschauungen — wie die Feststellung, ob die Geschwulst als dysembryogenetischer Keim entsteht und ob sie ein infizierendes oder propagierendes Wachstum hat [ZÜLCH (Wien. klin.

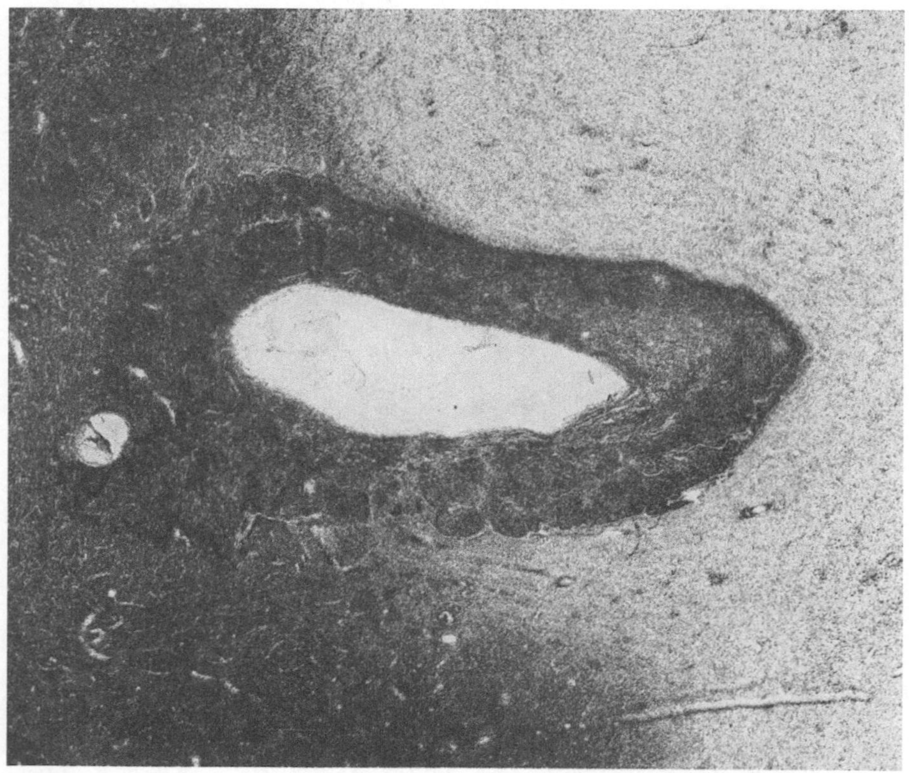

Abb. 106. Breite Infiltration und Auftreibung der Adventitia einer größeren Vene am Rande eines Oligodendroglioms. (Fall 269, Vergr. 18fach, NISSL-Färbung.)

Wschr. 1940)] — noch keine einmütigen Anschauungen. Immerhin scheint es, als ob die Oligodendrogliome sich *zunächst* in den Markstrahlen ausbreiteten und von *dort* erst in die Rinde einwüchsen, wo sie um die Ganglienzellen liegen. Weiter: als ob sie gern den langen Markbahnen in ihrer Ausdehnung folgten und schließlich, wie oben bereits festgestellt, eine Neigung zur subpialen Ausbreitung hätten, wobei in den untersten Rindenschichten die Infiltration sogar noch fehlen kann.

Auffällig ist auch — neben den bereits erwähnten makroskopischen Merkmalen (Durchsetzung und Verbreiterung der Rinde, während das darunter liegende Mark bereits zerfallen ist) — eine ausgesprochen „fleckförmige" Ausbreitung in den Randzonen (Abb. 107). Der 1941 abgebildete Fall Le. war ein ausgeprägtes Beispiel für ein fleckförmiges Wachstum (s. damalige Abb. 18).

Besonders auffällig ist manchmal die scharfe Abgrenzung des Geschwulstgewebes von der Nachbarschaft (Abb. 108). Ich denke hier nicht an die Fälle, wo durch pilzförmiges Überwachsen benachbarter Windungen oder durch Eindringen eines Geschwulstteiles zwischen 2 Windungen, die *infiltrierten* und die *nicht durchwucherten* Teile schroff gegeneinander stoßen. Auch sonst kann die Ausbreitung der Geschwulstzellen abrupt und ohne ausreichenden Grund (z. B. durch quer zur Ausbreitung verlaufende Faserbündel) zum Stillstand kommen, wobei oft eine heftige makrogliöse Reaktion des anstoßenden Gewebes sichtbar wird (Abb. 99b). Ebenso kann aber ein diffuser Zellschleier die Geschwulst umgeben.

Schließlich ist die perivasculäre Ausbreitung für manches Oligodendrogliom sehr charakteristisch (Abb. 105c und 106).

Verhalten gegenüber dem infiltrierten Hirngewebe. Die Oligodendrogliome wachsen langsam und infiltrierend, die Reste des präexistenten Gewebes sind lange nachweisbar. An den Ganglienzellen finden sich bei stärkerer blastomatöser Infiltration der Umgebung

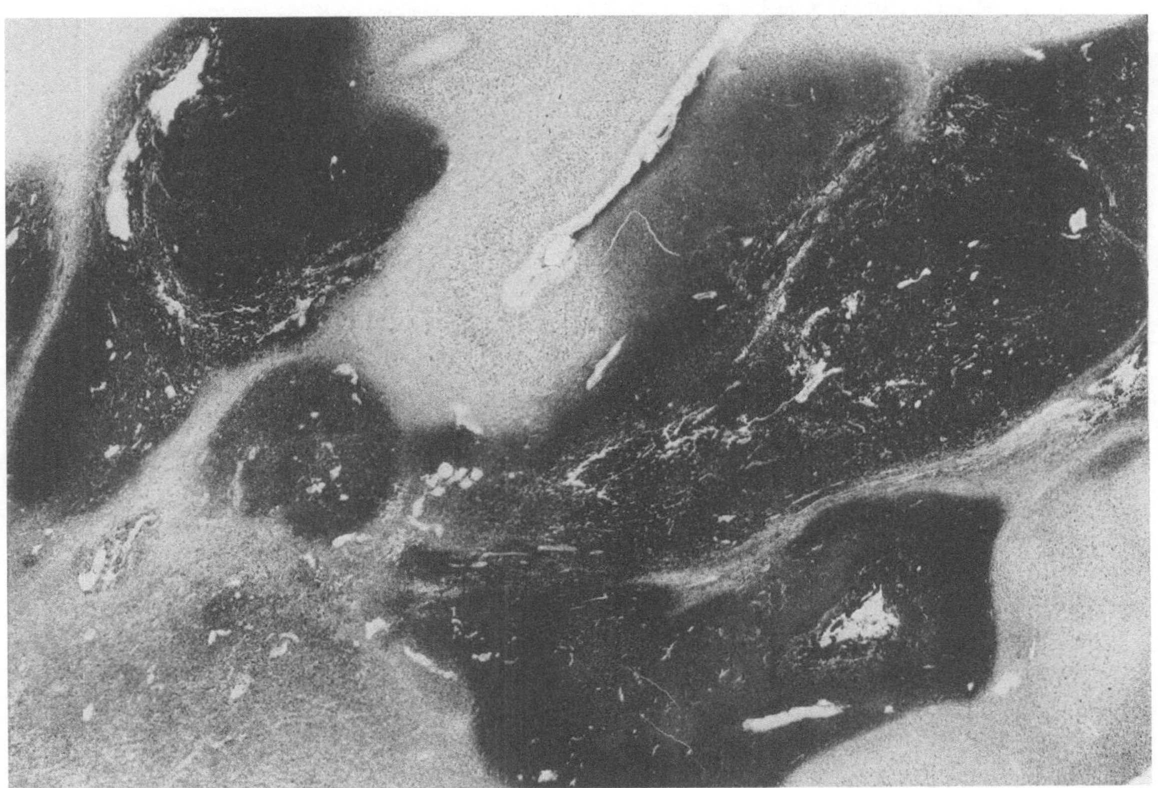

Abb. 107. Ausgesprochen fleckförmiges Wachstum eines Oligodendroglioms, das sich vorwiegend im Mark ausbreitet. Von dort erreichen die Tumorzellen in diffuser Ausbreitung die Rinde, wo sie sich subpial verdichten und kleine Warzen bilden. (Fall 169, Vergr. 11fach, Kresylviolettfärbung.) (Siehe Abb. 115.)

meist schwere Untergangszeichen: feinstäubige Auflösung der NISSL-Körper, randständige Lagerung und regressive Umwandlung der Kerne. Schließlich verschwindet die Zelle vollständig, nachdem sie noch kurze Zeit als Schatten nachweisbar war.

Die Markscheiden sind beim Oligodendrogliom meist nur in den Randgebieten erhalten, während in der Tiefe häufig noch Myelinreste liegen. Im Astrocytom sind sie aber weit länger nachweisbar (Fall 883: In zelldichten Partien ist nicht eine Markscheide erhalten!). Die Markscheiden zeigen die üblichen Degenerationserscheinungen wie Rosenkranzbildung, Perlschnurform usw. In der Nähe des Tumors sahen wir in einigen Fällen Markscheidenveränderungen, die charakteristisch für Hirnschwellung sind. Die Hirnschwellung steht übrigens in einer gewissen Wechselbeziehung zur Oligodendroglia bzw. Schwellungsprozessen dieser Gliaart [ZÜLCH (1953), PINTO (1953)]. Die Achsenzylinder scheinen sich in den Oligodendrogliomen länger zu halten (wenn auch mit Degenerationserscheinungen) als die Markscheiden (Abb. 97d); allerdings stützt sich diese Vermutung nur auf einige Fälle. Auch BAILEY (1929) macht für einen seiner Fälle die Angabe, daß

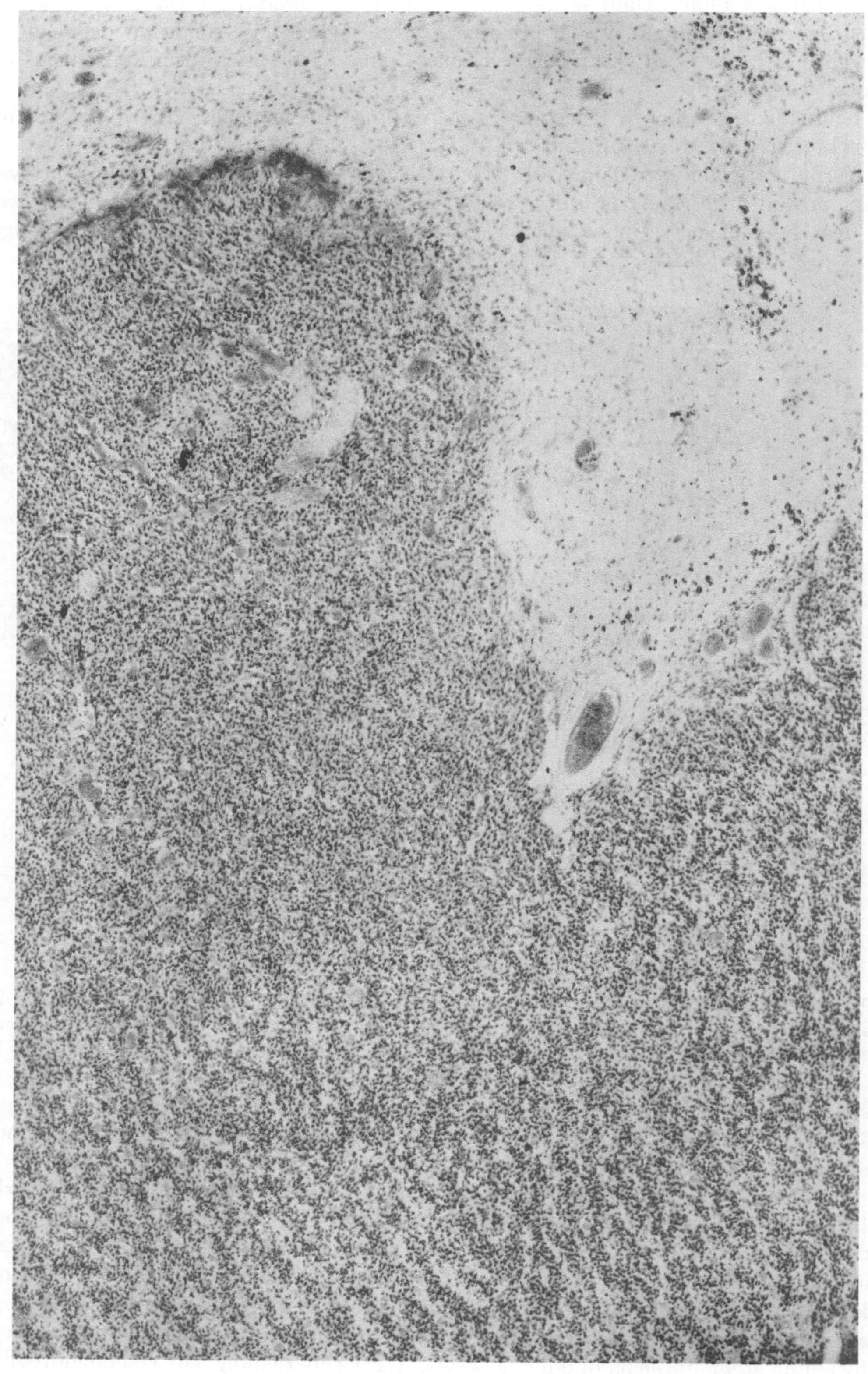

Abb. 108. Randzone eines Oligodendroglioms mit scharfer Begrenzung. Kalkperlen im benachbarten Hirngewebe. Im Tumor selbst lagern sich die Zellen entlang von Capillaren, wodurch eine bandartige Architektur entsteht. (Fall 14, Vergr. 72fach, Nissl-Färbung.)

sich reichlich Axone darstellen ließen. Környey (1937) gibt an, die Markscheiden gingen im Oligodendrogliom zugrunde, während die Axone schwere Degenerationserscheinungen zeigten.

Wachstumsgeschwindigkeit. Aus den klinischen Angaben — die röntgenologisch gestützt werden — geht hervor, daß die Oligodendrogliome oft außerordentlich langsam wachsen. Krankengeschichten mit 15—20 Jahren sicherer Vorgeschichte (s. S. 220) sind gar nicht einmal selten. Andererseits wissen wir aus dem Krankheitsablauf nach der Operation, daß diese Tumoren ihr Wachstum zu einem gewissen Zeitpunkt erheblich beschleunigen müssen. Das Auftreten großmassiger Rezidive erfolgt jedenfalls oft früher, als man nach der präoperativen Vorgeschichte erwarten müßte; andererseits entspricht die postoperative Überlebenszeit oft der Länge der Vorgeschichte. Auf die Möglichkeit einer eigenartigen Entdifferenzierung derartiger Tumoren wird später noch hingewiesen (Abb. 118c, d). Cushing (1935) stellt dementsprechend auch fest, daß in diesen Tumoren entgegen seiner früheren Anschauung gewöhnlich Mitosen zu finden seien, und daß die Prognose viel weniger günstig zu stellen sei, als die Neigung zur Verkalkung früher vermuten ließ. Auch Elvidge, Penfield und Mitarbeiter (1935) sahen in allen ihren 8 Fällen Mitosen, Környey (1937) dagegen in 4 von 9. Greenfield-Robertson (1933) und Purdon, Martin (1931) fanden ebenfalls zahlreiche Mitosen, besonders auch in den Metastasen (während sie bei uns in diesen Teilen nicht häufiger waren als im Primärtumor). Wir haben Mitosen im größten Teil unserer Fälle — oft sogar sehr reichlich — beobachtet, konnten aber keine sichere zeitliche Beziehung zwischen Krankheitsablauf und Zahl der Mitosen oder andererseits dem Auftreten von Verkalkungen feststellen. Pathologische Mitosenformen haben wir nicht gesehen. Ringertz (1929) sah 7 (maligne) Fälle mit besonders viel Mitosen.

Infiltriertes Gewebe. In der Regel zeigen die Zellen des Oligodendroglioms runde Kerne und kaum sichtbare Cytoplasmaleiber. Die Kerne ähneln im Nissl-Bild ausgesprochen denen der normalen Oligodendroglia, d. h. es sind chromatin*reiche* (Abb. 97, 98, 100) [Bailey-Bucy (1929), Hortega (1932, 1944, 1945) und eigene Beobachtungen, entgegen Gagels (1938) Angaben], kugelige oder etwas eiförmige Kerne, bei denen das Chromatin vorwiegend der Außenwand anliegt, während nur 1—2 gröbere Brocken im Zentrum gelagert sind. Die Kerngröße soll nach Bailey (1932) ziemlich konstant 10—20 μ sein. Allerdings gibt es sehr häufig auch Unterschiede der Zellgröße (bis zur Ausbildung von Riesenzellen, s. S. 213ff.); auch die Form des Kerns wechselt. Er ist rund, pflaumenartig, gelegentlich auch dreieckig, vieleckig oder in gröberen Gebieten auch spindelig. Bei den Fällen mit Riesenformen der Geschwulstzellen kommen immer auch einige mehrkernige Zellen vor, die vielfach hyperchromatisch sind (Abb. 117—119).

Auf weitere Abnormitäten im Zellbau wird an späterer Stelle noch eingegangen (s. S. 214, 215). Bailey (1932) gründete seine Deutung der Geschwulstzellen als blastomatöse Oligodendroglia auf die Übereinstimmung beider im mikrochemischen und morphologischen Verhalten bei der Versilberungsmethode nach del Rio Hortega. Es gelang ihm in den Geschwülsten einen großen Teil der Zellen durch Imprägnation in ihrer Außenform darzustellen, die im wesentlichen derjenigen des Typus 1 [Robertson (1900)] glich[1]. Ein weiterer Teil der Zellen war allerdings größeren Formats (gigantic oligodendroglia) und glich den Typen 2 und 3 Hortegas (Abb. 109). Außerdem stellte sich eine Reihe von Zellen dar, die teils morphologische Charakteristika der Oligodendroglia, teils der Astroglia hatten. Bailey bezeichnet sie als „Übergangszellen" [s. Cooper (1935)].

Schließlich fanden sich reichlich spongioblastenartige, spindelige Elemente (Abb. 110), sowie nicht imprägnierte Zellen (Abb. 97c, 109a) oder solche im Zustand der „akuten Schwellung".

Man sieht, von einer Monotonie des Gewebsbildes kann keine Rede sein. Im Gegenteil, je länger ich die Oligodendrogliome studiere, desto vielfältiger finde ich sie. So spricht auch Hortega sowohl

---

[1] Die eigenen Bilder stammen von einem Celloidinschnitt eines Oligodendroglioms nach einer Versilberungsmethode Professor Biondis, dem ich dafür herzlich danke.

in bezug auf Zellform wie Architektur von einer ausgesprochenen „Polymorphie" der Oligodendro-pliome. Er hat auch reichlich Astroblasten und Astrocyten (diese letzten wie BAILEY) in den Oligo-gendrogliomen gesehen. Ganz kurz seien einige weitere Bemerkungen HORTEGAS wiedergegeben, der wohl die größte Erfahrung in der Darstellung der Glia mit Imprägnationen hat.

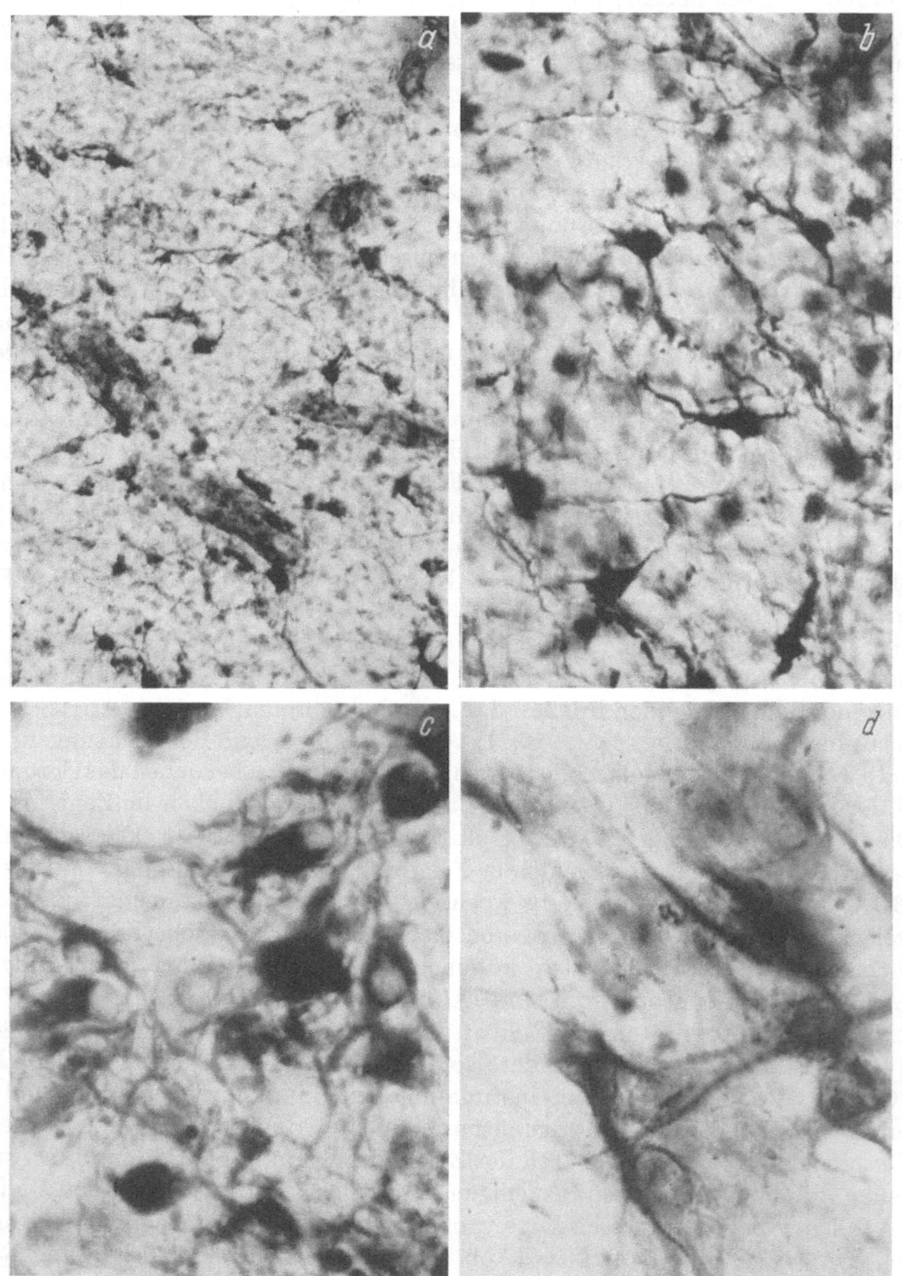

Abb. 109a—d.

a Geschwulstzellen mit feinen Fortsätzen, die sich mit Goldsublimat imprägniert haben; dazwischen liegen die nicht imprägnierten Elemente. (Fall 445, Vergr. 112fach.)
b Netz von Geschwulstzellen mit kleinen Fortsätzen, vorwiegend vom Typus 2 und 3 HORTEGA. Oligo-dendrogliamethode nach BIONDI. (Fall von Prof. BIONDI, Vergr. 229fach.)
c Imprägnation von Geschwulstzellen mit Silbercarbonat. Der Kern ist nicht imprägniert, sondern fällt als helle Vacuole auf. (Fall 44, Vergr. 600fach.)
d Imprägnation der kleinen (am häufigsten vorkommenden) Geschwulstzellen vom Typus 1. Sie sind nur schwer zu imprägnieren und erscheinen gewöhnlich als nackte Kerne. (Fall von Prof. BIONDI, Vergr. 1080fach, Imprägnation nach BIONDI.)

Hortega selbst gibt zu, daß die Darstellbarkeit der Geschwulstzellen mit den Metallmethoden nur beschränkt ist, ein Teil derselben erscheint immer als „nackte Kerne". Die Zellform wird übrigens erheblich durch Degenerationen beeinflußt (z. B. durch Mucinbildung). Die Zahl und Form der Geschwulstzellfortsätze schwankt ebenso wie die der normalen Glia. Sie sind oft T-gegabelt, können

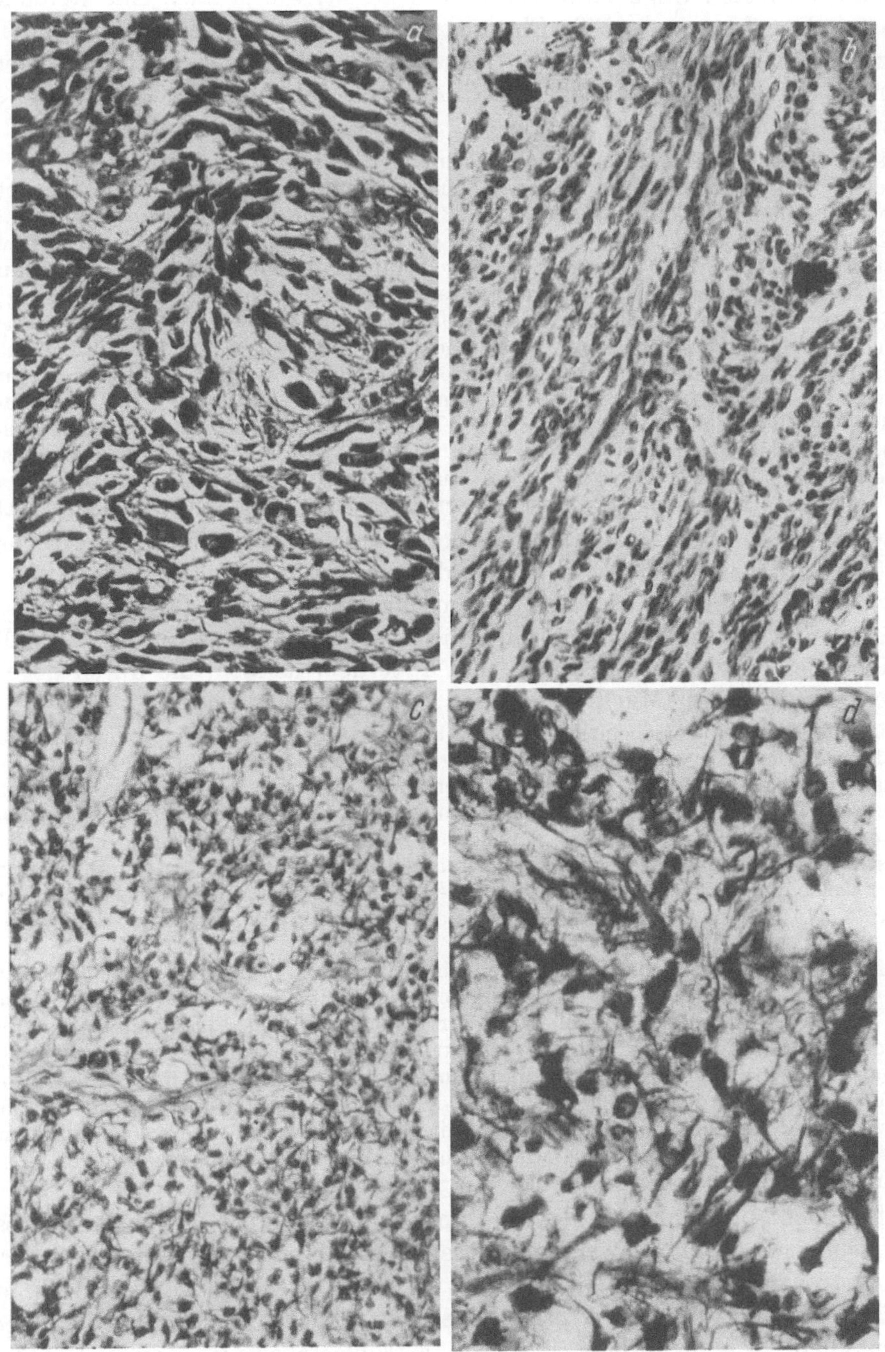

Abb. 110a—d.

a Spindelzellige Variante in einem Oligodendrogliom, bei dem man noch typisch die Honigwabenarchitektur erkennt. (Fall 1115, Vergr. 168fach, HE-Färbung.)
b Ausgesprochen spindelzelliges Gebiet in einem Oligodendrogliom nach Einwachsen in die weichen Häute. (Fall 1321, Vergr. 224fach, Kresylviolettfärbung.)
c u. d Imprägnation von a mit Goldsublimat. Man erkennt die spindeligen faserbildenden, oft auch kugeligen oder astroblastenartigen Zellen. (Fall 1115, Vergr. c 96fach, d 216fach.)

aber auch unipolar vertreten sein und sich dann dichotomisch teilen. Sie bilden oft miteinander Plexus (Abb. 109b). Vorwiegend sieht man die kleinen Zellen des Typus 1, häufig auch die gewundenen des Typus 2, selten die des Typus 3 (Abb. 109a—d).

Ich gebe zu, daß die morphologische Ähnlichkeit eines großen Teiles der Geschwulstzellen mit der normalen Oligodendroglia auffallend ist, wie ja auch eine Reihe sonstiger Eigenschaften (Kernform und -größe, Chromatingehalt, Wachstumseigenschaften) für einen derartigen Vergleich sprechen würden. Daneben gibt es aber eine Reihe andersartiger Formen und „Übergangszellen" [s. auch PRADO und Mitarbeiter (1950)], was aber bei geschwulstmäßigem Wachstum von Zellen ja nichts Außergewöhnliches ist.

Die Tatsache einer Ähnlichkeit in der mikrochemischen Affinität dagegen darf nicht zu hoch bewertet werden. Die Methoden sind außergewöhnlich schwierig und launisch [nach dem Urteil vieler Untersucher, einschließlich KÖRNYEY (1937) aus BAILEYS Laboratorium]. Ihr Gelingen hängt vielfach vom Zufall ab und ist außergewöhnlich stark auch von dem frischen Zustand des Gewebes abhängig (CAJAL ist es lange nicht gelungen, die Oligodendrogliamethoden HORTEGAS nachzumachen!). BAILEY hat später auf diesen mikrochemischen Nachweis nicht mehr allzuviel Wert gelegt, schrieb er doch 1939 "we do not believe the methods of HORTEGA to be sufficiently specific, when applied to neoplastic cells to identify the cells of these tumors" (er meint die Gliome des Opticus als „Oligodendrogliome"). Für die Identifizierung des Oligodendroglioms erscheint mir die sicher arbeitende Goldsublimatmethode CAJALS wertvoller, deren — normalerweise — in bezug auf die Oligodendroglia *negatives* Bild in einer nahezu artspezifischen Weise die Architektur des Oligodendroglioms vorführt (Abb. 97c). Bei dieser Methode bildet sich allerdings ein Teil der Geschwulstzellen in einer der Oligodendroglia ähnlichen Form ab (wohl einige der „Übergangszellen") (Abb. 109a und c), ebenso wie auch die eingesprengten, ortsständigen Astrocyten gut abgebildet werden (Abb. 99b).

Die Zwischenzellsubstanz. Die Analyse der „Zwischenzellsubstanz" des Hirns ist mit moderner Methodik bereits fortgeschritten und weitgehend geglückt [K. F. BAUER (1953)]. Ähnlich wie im Hirn enthält sie auch in den Oligodendrogliomen die Fortsätze der Geschwulstzellen und der ortsständigen Glia, die Reste der Achsenzylinder (Abb. 97d) und Markscheiden der durchsetzten Gegend und außerdem Massen, die durch degenerative Prozesse entstanden sind (Mucin, Fett usw., Abb. 114b).

Die Zwischenzellsubstanz erscheint bei der H-E-Färbung als eine homogene oder körnig-bröcklige, oft auch fädige Masse. Sie unterliegt sehr häufig einer regressiven Umwandlung im Sinne einer Metachromasie, besonders deutlich bei Kresylviolett- und Thioninfärbungen [SYLVÉN (1939)]. Sie ist färberisch von mehreren Untersuchern geprüft und man hat reichlich Mucin dort festgestellt. Dies Mucin soll etwa gleichartig wie bei den „Mucocyten" [GRYNFELTT (1926) BAILEY-SCHALTENBRAND (1927)] entstehen. Diese metachromatischen Massen haben wohl zuerst UNNA und KRYSZTALOWICZ bei ihren Untersuchungen über die Mastzellen gesehen. Dieser Befund entspricht anscheinend der von BUSCAINO (1913) und GRYNFELTT (1926) beschriebenen mukösen Umwandlung der Oligodendroglia.

Die Zwischenzellsubstanz stellt sich also vielfach als eine fädige, oft leuchtendrote (Kresylviolett) Masse dar, die — beim Fortschreiten dieses Metachromasierungsvorganges — immer flüssiger und reichlicher zu werden scheint und schließlich zur Ausbildung von Flüssigkeitsansammlungen in kleineren und größeren Cysten führt. ROUSSY-OBERLINGS (1932) Auffassung der Zwischenzellsubstanz als „Kollagen" (auf Grund der Fuchsin-Anilinblaumethode) ist bereits von GREENFIELD-ROBERTSON (1933) zurückgewiesen worden. „Schleim" wird bei dieser Methode färberisch gleichartig dargestellt und der Ausfall der PERDRAU-Methode spricht mit Sicherheit gegen eine solche Auffassung. Die starke Verschleimung war diesen Verfassern jedoch bekannt und sie selbst hatten die Bezeichnung „gliome muqueux" für derartige Geschwülste vorgeschlagen.

Die Glia. Nicht blastomatöse — also zum Stroma gehörige — Gliazellen lassen sich beim Oligodendrogliom nur schwer nachweisen. Oft läßt aber die progressiv veränderte Form der Astrocyten innerhalb der Geschwulst keinen Zweifel, daß es sich um ortsständige Glia handelt. Vielleicht produzieren ein Teil der zum Blastom gerechneten „Übergangszellen" wie auch die eigenartigen, astroblastenartigen Formen[1] (Abb. 98c, d, 109c, 110c, d) Gliafasern. Die faserreichen Gebiete aber entstehen wohl vorwiegend durch progressive Reaktion der ortsständigen Glia (Abb. 99b).

Die Faserbildung ist an HEIDENHAIN-Präparaten, wie auch mit der HOLZER-Methode nachzuweisen, wenn auch gerade die letzte Methode durch die starke Mitfärbung flüssiger Intercellularsubstanz nur mit Vorsicht auszuwerten ist. Denn es stellen sich die Randmembranen der einzelnen

---

[1] Bei BAILEY-BUCY (1929) und KÖRNYEY (1937) finden sich mehrfach Angaben über die nahe Verwandtschaft der einzelnen Gliaarten.

Balken des intercellulären „Schleim"-Netzes oft ähnlich wie Gliafasern dar. Auf die Mitwirkung der ortsständigen Glia der ersten Schicht bei der Entstehung der härten, faserreichen Rindenwarzen wurde schon hingewiesen (Abb. 102).

Gefäße — Stroma. Die Rolle des Bindegewebes (einschließlich der Gefäße) in den Gliomen bedarf trotz zahlreicher Untersuchungen noch grundlegender Klärung. Die Auffassung, daß es ein blastomatöses koordiniertes Wachstum des Bindegewebes in den Gliomen gäbe (im Sinne eines echten Gliosarkoms) wird noch vertreten [SPATZ (1938)], auf der anderen Seite aber heftig bestritten.

Für die Gruppe der Oligodendrogliome ergaben sich in eigenen Untersuchungen von 1939 und 1941 keine besonderen Befunde in dieser Richtung. Die Gefäßversorgung ist keines-

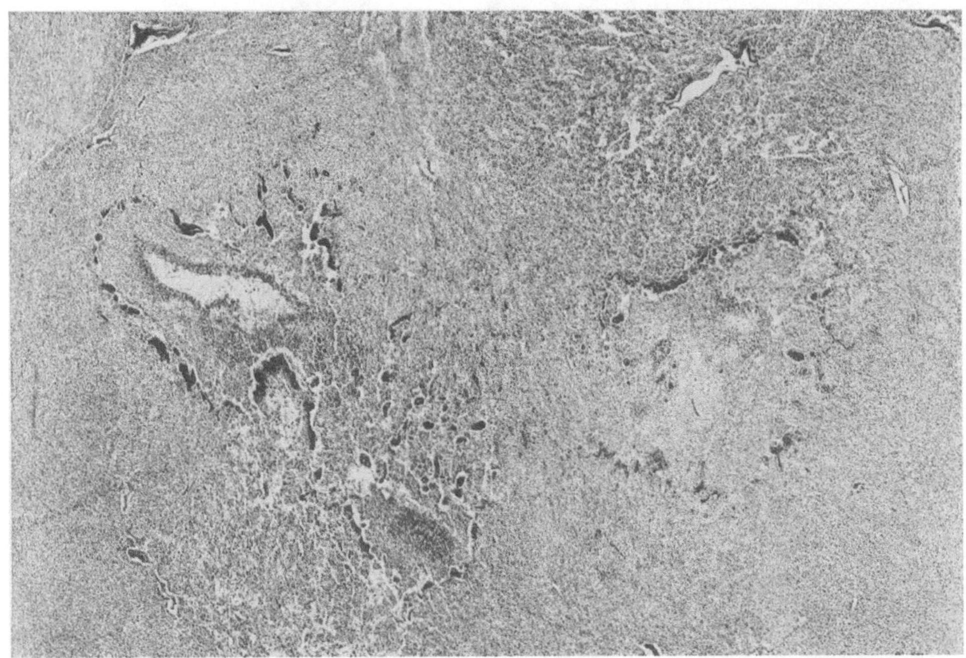

Abb. 111. Kleine Nekrosen mit Bildung von Gefäßschlingen in der Nachbarschaft. (Fall 169, Vergr. 18fach HE-Färbung.)

wegs einheitlich, zumal es häufig — wahrscheinlich in den Gebieten stärksten Wachstums, besonders der Rinde, die ja bereits über ein dichtes, eigenes Capillarnetz verfügt — dichte Capillarsysteme gibt, die denen eines Hämangioblastoms nicht unähnlich sein können [(Abb. 114c), dies entgegen den Angaben GAGELs (1938) und PENFIELDs (1932), daß die Oligodendrogliome nur wenig Gefäße enthalten]. Auch BAILEY-BUCY (1929) sind der Ansicht, daß der Reichtum an Gefäßen recht unterschiedlich sei: sie sahen capillarreiche und -arme Partien. Sie wußten von der sehr häufigen Vermehrung des perivasculären Bindegewebes und der Neigung zur Endothelproliferation [d. h. die Bilder zeigen wohl vorwiegend eine Verquellung bzw. Hyalinisierung. Außer ihnen fanden das PURDON, MARTIN (1931), GREENFIELD-ROBERTSON (1933), nicht dagegen KÖRNYEY (1937)]. Die Proliferation des Endothels kann bis zum vollkommenen Verschluß des Lumens führen [KWAN und ALPERS (1931)]. Auch echte Glomeruli [PENFIELD (1932)] kamen vor, wie REYMOND-RINGERTZ (1950) bestätigen (Abb. 111, 113b).

Ich kann mich den meisten dieser Angaben nur anschließen, muß allerdings feststellen, daß nicht nur die verschiedenen Gebiete, sondern auch die einzelnen Fälle sich sehr unterschiedlich verhalten. Dabei kann aber der Gefäßreichtum — insbesondere eine etwaige „Unruhe" im Bau — keineswegs als Zeichen für die maligne Degeneration bzw. für ein schnelles Wachstum gelten. Denn der größte Teil der Gefäße, insbesondere die Schlingen-, Knäuel- und Glomerulusbildungen, entstehen als bindegewebige Reaktionen auf Cysten- und Nekrosebildung [Abb. 3 und 4 ZÜLCH (1939)], und zwar in den gut-

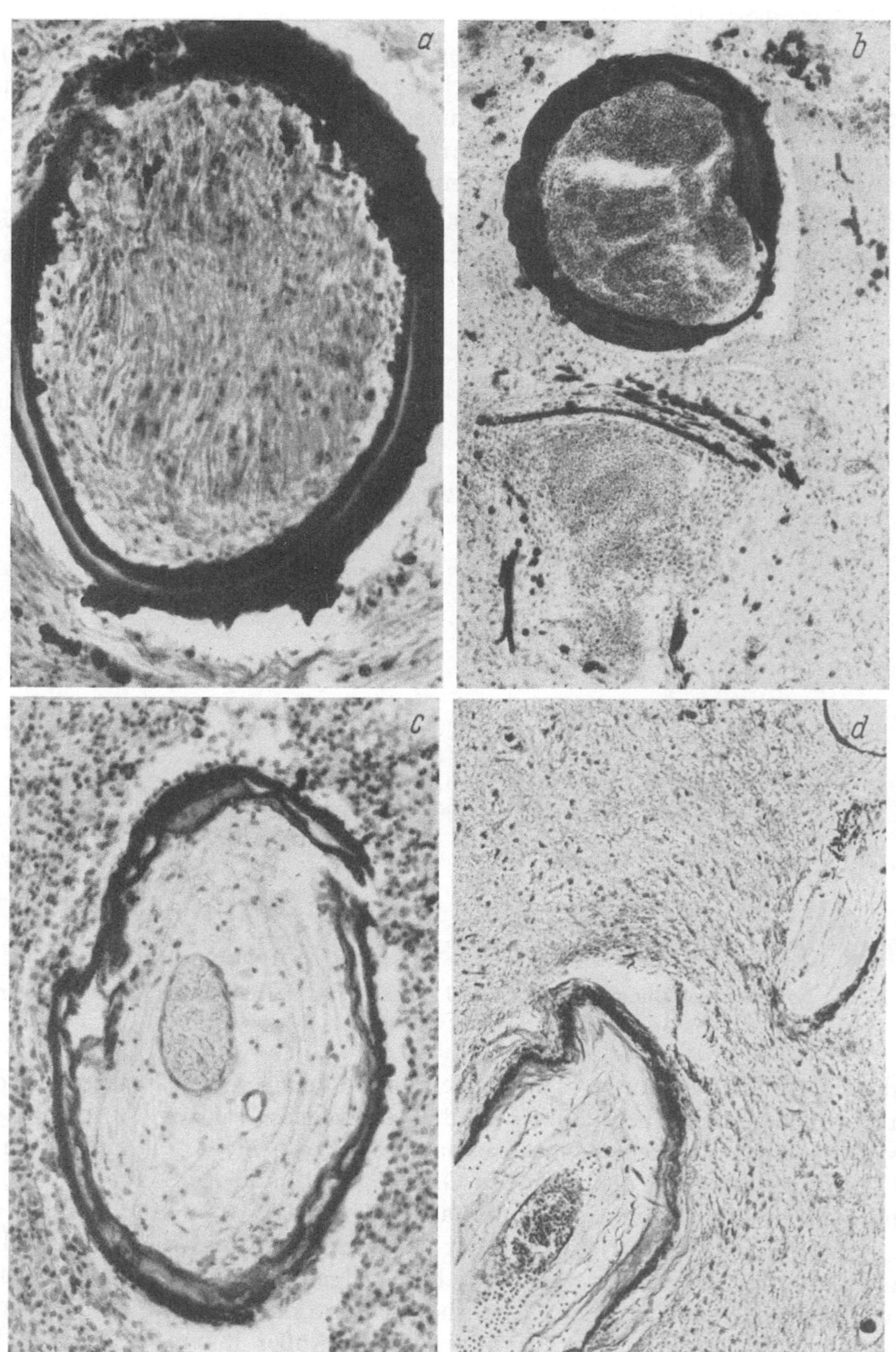

Abb. 112a—d.

a Verkalkung und völliger Verschluß eines großen Gefäßes in einem Oligodendrogliom. (Fall 345, Vergr. 128fach, HE-Färbung.)

b Verkalkung eines großen Gefäßes und Kalkplatteneinlagerung in eine große Vene (?). (Fall 1182 Vergr. 75fach, HE-Färbung.)

c Verschluß eines verkalkten Gefäßes mit einem lockeren Füllgewebe. Nur zwei kleine Restlumina blieben bestehen. (Fall 1182, Vergr. 121fach, HE-Färbung.) (Siehe Abb. 103 re., 104 c, d, 105 d.)

d Zart gewuchertes Füllgewebe mit kleinem Restlumen in verkalkten Gefäßen. (Fall 1218, Vergr. 92fach, HE-Färbung.)

artigsten bekannten Gliomen ebenso wie in den bösartigen. Sie haben damit viel von ihrer Bedeutung für die biologische Diagnose eingebüßt, eine Ansicht, der sich auch REYMOND-RINGERTZ (1950) anschließen.

Die Gefäße der Oligodendrogliome neigen zu verschiedenen Veränderungen. Nicht nur sieht man häufig eine Verquellung (metachromatisch) oder eine Hyalinisierung der

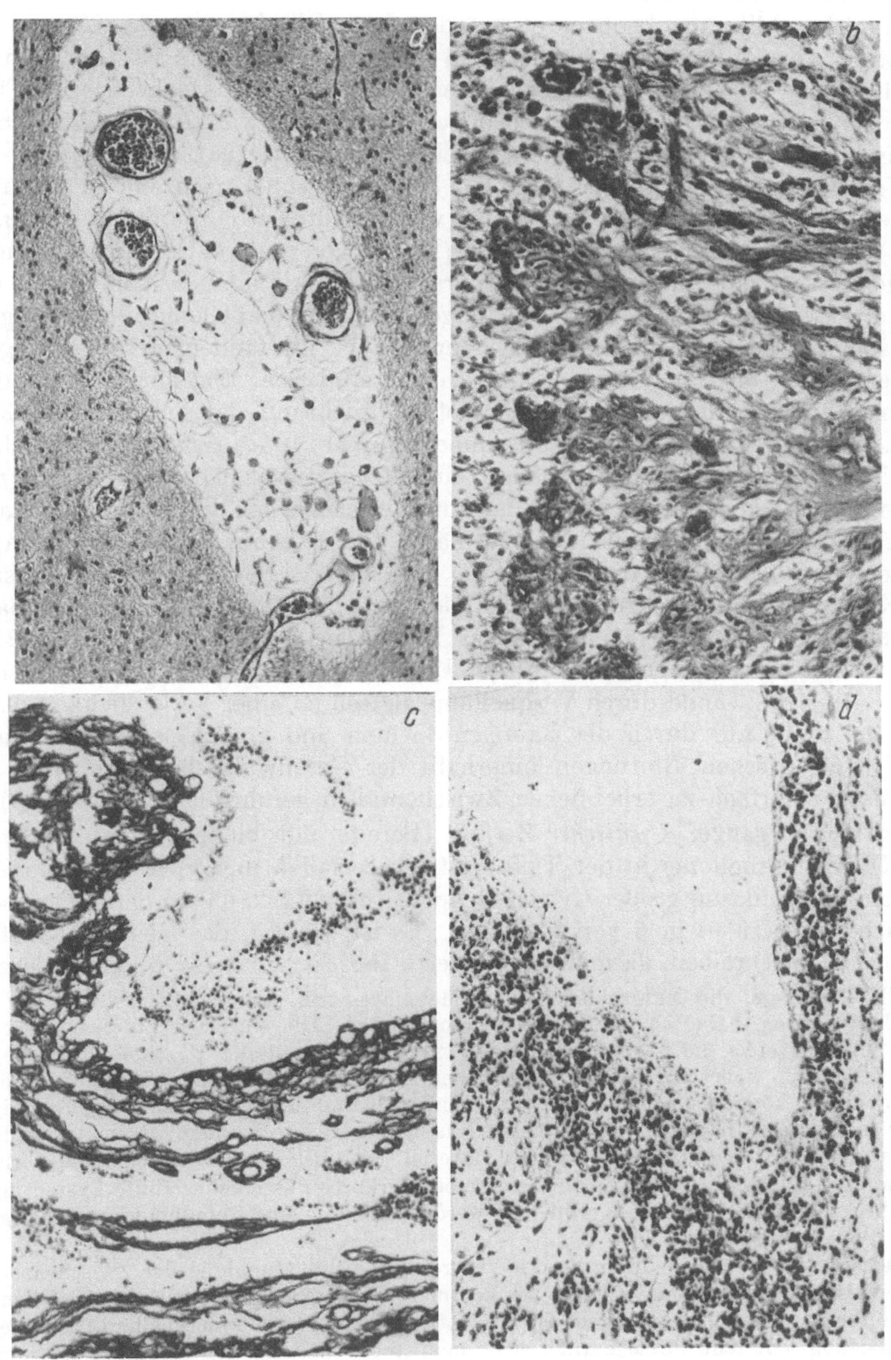

Abb. 113a—d.

a Großer perivasculärer Schrumpfraum am Rande eines Oligodendroglioms, der von einem feinen Netzwerk mit Makrophagen ausgefüllt ist. Wahrscheinlich handelt es sich um den Restzustand eines perivasculären Ödems. (Fall 437, Vergr. 84fach, HE-Färbung.)

b Glomerulusartige Schlingen am Rande einer Nekrose. (Fall 6, Vergr. 112fach, HE-Färbung.)

c u. d Bindegewebige Kapselzone einer großen Cyste in einem Oligodendrogliom. (Fall 1041, c Vergr. 78fach, PERDRAU-Methode; d Vergr. 84fach, HE-Färbung.)

Wand, oft bis zum Verschwinden des Lumens und bis zur Umwandlung in ein Balkensystem. Ich sah auch alle Formen der Verkalkung (auf die noch eingegangen wird), sah Endothelveränderungen, die in den üblichen, groben, zelligen Wucherungen bestehen können. Ich sah sie aber auch als ein eigenartiges, zartes Füllgewebe die Lumina bis auf kleine Reste oder total (Abb. 112) verschließen, wie es gelegentlich auch bei der Thrombangitis obliterans beobachtet worden ist. Ob dieses zarte Gewebe bei der Organisation von Thromben entsteht, muß ich offen lassen. Es ist aber wenig wahrscheinlich, da — abgesehen von Ausnahmen (Fall 1284) — weder frische Thromben noch solche in frischer Organisation beobachtet wurden, wie sie beim Glioblastom so häufig sind (wo wieder diese Füllmassen fehlen!) (s. Abb. 188).

Die Versorgung mit Gefäßen ist (wie oben bereits erwähnt) in einzelnen Fällen reichlich. Sie können aus kavernomartigen Partien mit weitgestellten Hohlräumen bestehen, so daß zunächst in einem unserer Würzburger Fälle (Fall 6) von anderer Seite die Diagnose eines „Angioglioms" gestellt wurde, es war hochgradig verkalkt! (s. auch Abb. 114d). Daneben kommen alle Formen der Gefäßwall-, Schlingen-, Knäuel- und Glomerulusbildung vor, die bisher als charakteristisch für das Glioblastom galten. Wir fanden sie bei histologisch einwandfreien Fällen mit langjährigen, klinischen Anamnesen. Eigenartige Veränderungen sah ich gelegentlich an der Außenwand der Gefäße. Nicht nur, daß sich hier die Geschwulstzellen besonders dicht und reichlich ansammeln (s. Abb. 105c, 106), manchmal sieht man auch in ihrem adventitiellen Maschennetz eine eigenartige lockere Zone gefüllt mit einer schleimigen Flüssigkeit (Fall 918). Sie ist mit Körnchenzellen durchsetzt, und es handelt sich wohl um ein abklingendes perivasculäres Ödem (Abb. 113a). Von den übrigen regressiven Vorgängen kann die Verkalkung, wie bereits erwähnt, bis zur vollständigen starren Kalkrohrbildung (selbst an großen Gefäßen) fortschreiten, und zwar unabhängig vom Alter des Geschwulstträgers und der Dauer der Anamnese (s. Abb. 112b, c, die von einem 3jährigen Jungen stammen). Diese Verkalkung, wie auch die erhebliche Fragilität der Gefäßwände durch Verquellung, führen zu einer Verletzlichkeit des Gefäßsystems, die nicht nur durch die häufigen kleinen und großen, alten (reichlich Blutpigment!) und frischen Blutungen innerhalb der Geschwulst bewiesen wird, sondern auch klinisch mehrfach zu erheblichen Zwischenfällen geführt haben (s. S. 220).

Regressive Vorgänge. *Cystischer Zerfall.* Bereits mit bloßem Auge erscheinen die meisten Oligodendrogliome in der Tiefe cystisch zerfallen und viele Operationsberichte wissen von der Punktion großer Cysten (s. auch Abb. 89, 92, 93) zu berichten: bei Davis und Mitarbeitern (1950) in 6 von 24 Fällen. Es ist wichtig, das Gewebe derartiger Gebiete näher zu beschreiben, da man degenerierte Bezirke nur schwer klassifizieren kann.

Auf die Vorgänge, die wahrscheinlich zur Metachromasie der Zwischenzellsubstanz und der Cystenbildung führen, habe ich S. 202 bereits hingewiesen. Die einzelnen Stadien dieser Gewebslockerung scheinen etwa die folgenden zu sein: Einerseits nimmt die „Vacuolen"-Bildung an den einzelnen Zellen zu, wobei durch Zusammenfließen mehrerer Schleimvacuolen große „Löcher" im Gewebe entstehen können, in denen wohl noch einige Kerne liegen. Dieser Vorgang steigert sich, bis immer mehr kleine Kerngruppen in einem Flüssigkeitssee [vorwiegend aus metachromatischem Material, s. auch Bailey (1932) „mucinoides Material" Abb. 105b] schwimmen. Die Kerne werden dann untergehen und schließlich bleiben kleinere oder größere flüssigkeitsgefüllte Cysten mit glatten Wänden übrig (Abb. 92). Sind diese größer, so werden sie durch eine Gefäßbindegewebs-Organisation abgesteift (Abb. 113c, d).

Andererseits kann es auch durch starke Verbreiterung und Zunahme der Zwischenzellsubstanz zur Homogenisierung des Geschwulstgewebes kommen, wobei wieder nur vereinzelte Zellen erhalten bleiben, im übrigen aber eine allgemeine, leichte Metachromasie des Gewebes, allerdings ohne Neigung zur Verflüssigung, entsteht. Gelegentlich sieht man auch, daß der Zelleib einzelner Elemente sich vergrößert und metachromatisch wird, wobei der Kern sich regressiv verändert.

Zu der Angabe Greenfields und Robertsons (1933), daß die Oligodendrogliome immer dann stärker zur Verschleimung neigten, wenn sie in den Ventrikeln oder am Rande von Cysten wüchsen, läßt sich nur sagen, daß umgekehrt verständlicherweise Geschwülste mit großer Neigung zu cystischem Zerfall vorwiegend einem verschleimenden Typ angehören werden.

Nekrosen. Das Vorkommen akuter Nekrosen ist im Oligodendrogliom gar nicht selten, es kann aber nur im Ausnahmefalle beträchtliche Ausmaße erreichen [Bailey-Bucy

(1929), entgegen Környey (1937)], wie diese bisher nur für die Glioblastome bekannt waren. In frischem Zustand sind auch hier die Ränder von Kernschutt[1] (Abb. 114a) und einigen Entzündungszellen eingesäumt, in älteren Nekrosen kommt es zu ausgedehnten Reaktionen

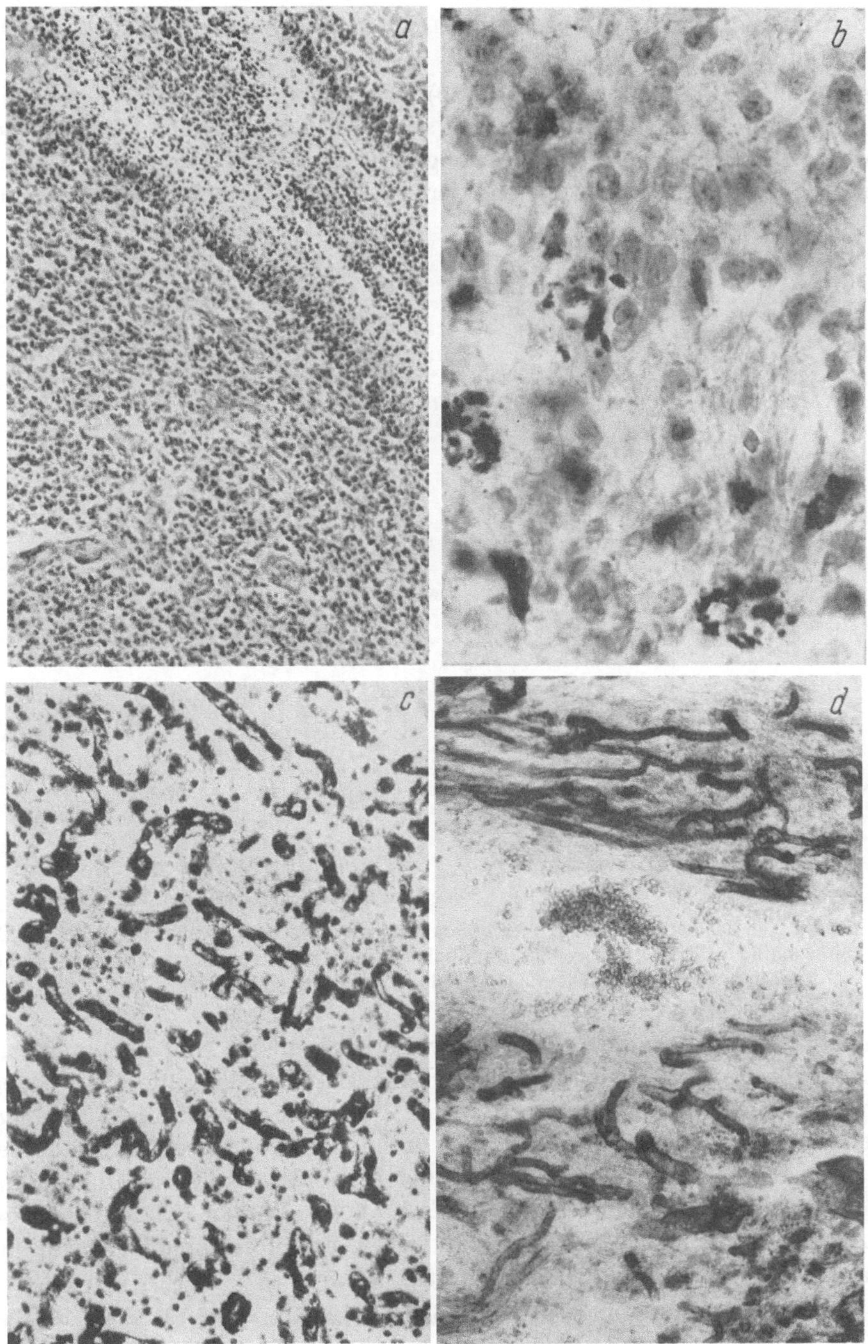

Abb. 114a—d.

a Strichförmige Nekrose in einem Oligodendrogliom. (Fall 1321, Vergr. 112fach, Kresylviolettfärbung).

b Fettinfiltration in einzelnen Geschwulstzellen (Fall 445, Vergr. 440fach, Scharlachrotfärbung).

c Regelmäßiges Capillarnetz in einem Oligodendrogliom. (Fall 165, Vergr. 156fach, Tanninsilberimprägnation).

d Capillarverkalkung in einem sehr gefäßreichen Oligodendrogliom. (Fall 1041, Vergr. 112fach, HE-Färbung s. Abb. 116b, c.)

---

[1] Dieser erscheint oft unter dem Bilde kleiner, hyperchromatischer Zell-„Kerne".

des Gefäßbindegewebes in Form von nekrosenahen Gefäßschlingen- und Knäuelbildungen (Abb. 111). Penfields (1932) frühere Auffassung, daß derartige Bildungen als artspezifisch für das Glioblastom gelten sollten, ist längst erweitert [Zülch (1939)]. Die Randzonen der Nekrose füllen sich dann mit einzelnen fettbeladenen Tumorzellen. Die Angaben des Schrifttums, daß diese Nekrosen sich in Cysten umwandeln können, habe ich nicht bestätigt gefunden.

Verfettung. Bereits Bailey-Bucy (1929) hatten eine feintropfige Fetteinlagerung in Geschwulstzellen gesehen (Abb. 114b). Ich sah sie sich gelegentlich bei Scharlachfärbung bis zur totalen Rotfärbung des Gewebes steigern (Fall 6). Die Verfettung schien gelegentlich in der Nähe von Verkalkungen besonders stark, jedenfalls war sie selten gleichmäßig

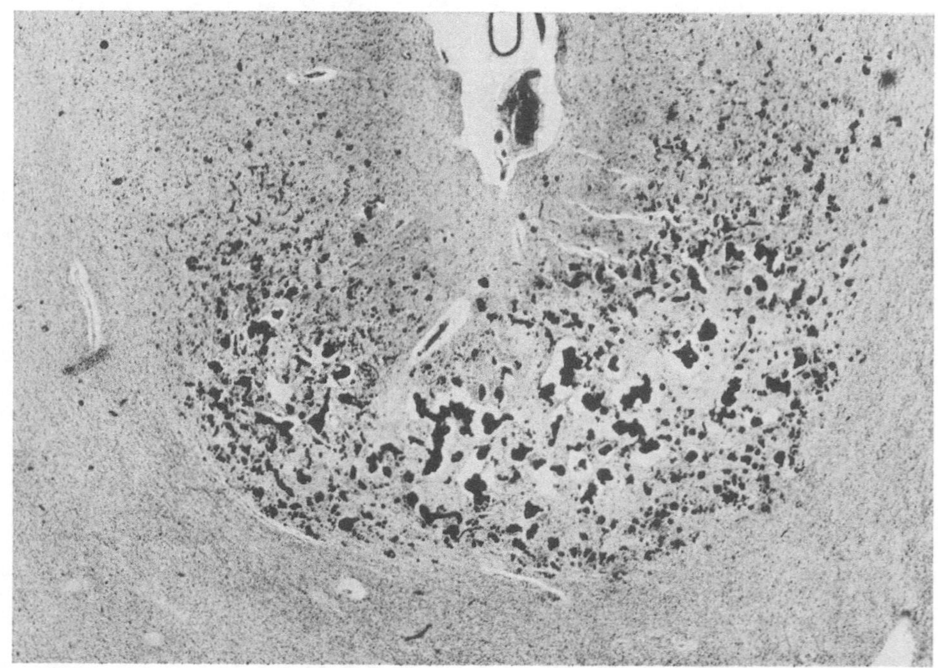

Abb. 115. Hochgradige Rindenverkalkung über einem Oligodendrogliom (Capillarverkalkung). Die Rinden-schichten sind nur mäßig infiltriert, dagegen ist die subpiale Zone bereits recht stark durchsetzt und es beginnen sich Warzen zu bilden. (Fall 169, Vergr. 26fach, HE-Färbung.)

diffus, vielmehr meist ausgesprochen herdweise vorhanden. Hier sah man dann pralle Fettkörnchenzellen, oft auch fettführende Stäbchenzellen, besonders in Gegenden, wo die Zellen in „langen Zügen" gelagert waren. Auch die feinstrahlige Einlagerung von Fetttropfen in Geschwulstzellen (Fall 445) habe ich beobachtet: ob dabei eine Ver-fettung der Geschwulstzellen anläßlich irgendeiner Abräumfunktion aufgetreten ist [wie dies für die normale Oligodendroglia von Ferraro-Davidoff (1928) behauptet wird], ließ sich nicht feststellen. Die Markscheiden waren oft gelbrot angefärbt, ab und zu sah man auch, daß die Gefäßwandzellen verfettet waren.

Verkalkung. Die röntgenologisch sichtbare Verkalkung gilt als eines der sichersten artdiagnostischen Merkmale des Oligodendroglioms. Sie kann sich unter einigen charakte-ristischen Formen darstellen, wie Környey (1937) gezeigt hat. Besonders auffällig ist es, wenn die Schatten die gewundenen Verläufe der Gyri nachahmen (Abb. 115). Dann können sie mit dem gleichen Bild bei der Sturge-Weberschen Erkrankung verwechselt werden (entgegen Környey). Von dieser unterscheidet sie aber der Krankheitsablauf und der klinische Befund (Hirndruck) [Tönnis (1938, 1948), Zülch (1941): Abb. 24b].

Auch makroskopisch kann die Verkalkung häufig bereits zu erkennen sein. Es gibt eine mehr diffuse Form (Fall 997), bei der das Knirschen der Kalkperlen beim Schneiden das auffälligste ist, und eine örtliche Verdichtung zu richtigen Kalkknoten (Fall 918) oder Kalkplatten (Fall 314). Der Hundertsatz des Auftretens von Verkalkungen ist verschieden, je nach röntgenologischer (eine moderne Technik vorausgesetzt) oder

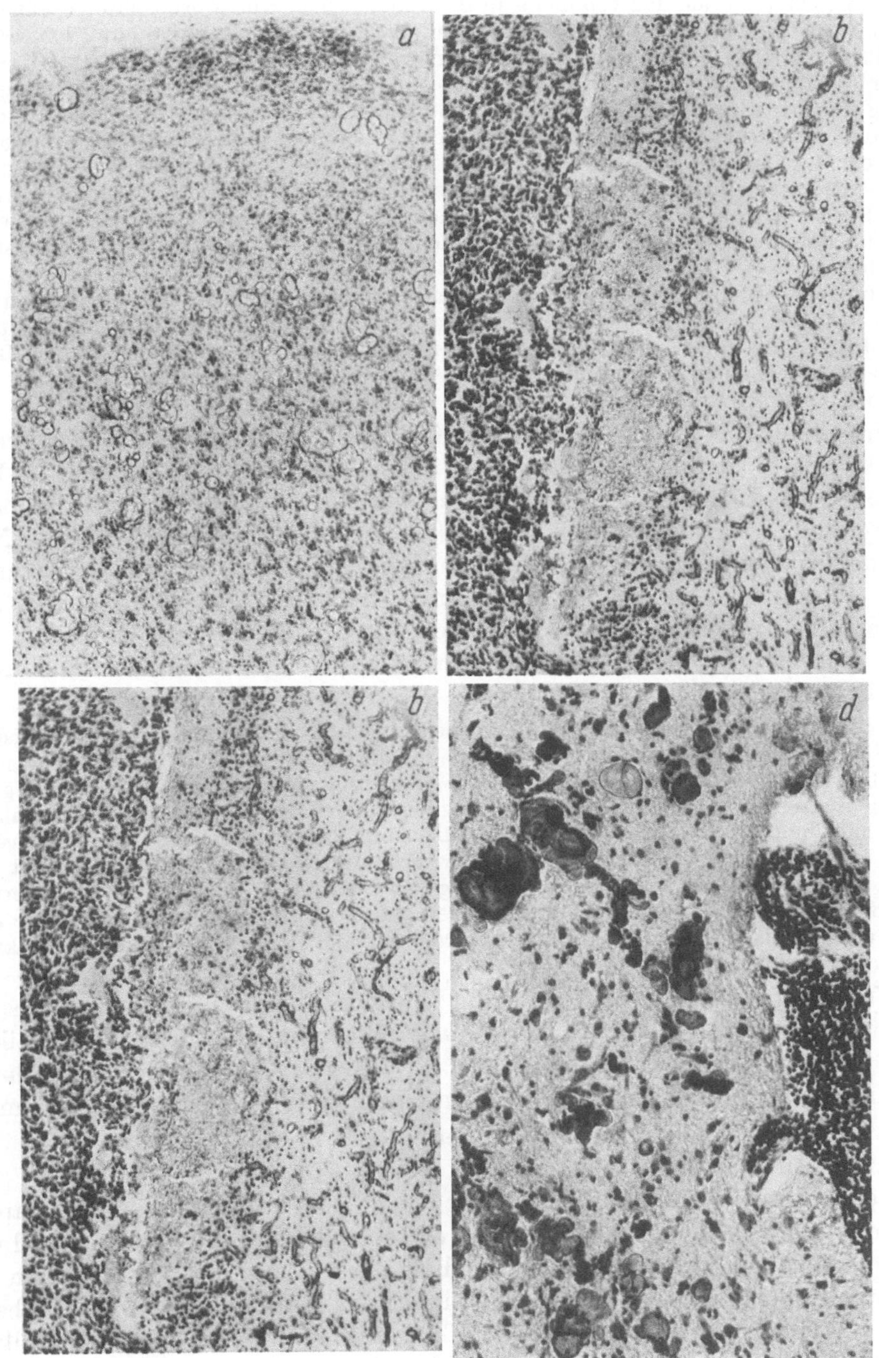

Abb. 116a—d.

a Zahlreiche Kalkperlen in einem Oligodendrogliom, das gerade die Rinde durchsetzt und zur subpialen Verdichtung der Zellen führt. (Fall 785, Vergr. 78fach, Kresylviolettfärbung.)

b Verkalkung der Capillaren in der Rinde oberhalb eines noch recht scharf abgesetzten Oligodendroglioms. (Fall 997, Vergr. 72fach, HE-Färbung.)

c Verkalkte Capillaren in einem Oligodendrogliom. (Fall 345, Vergr. 92fach, HE-Färbung.)

d Kalkperlen in der Randzone eines Oligodendroglioms, das in der Randzone ausgesprochen perivasculär wächst. (Fall 918, Vergr. 172fach, HE-Färbung.)

                14

histologischer Untersuchung. Die Betrachtung an den Schnitten aber lehrt, daß man ein abschließendes Urteil erst nach Durchsuchung großer Bezirke abgeben kann, da sich die Verkalkung oft auf wenige, die Geschwulst überlagernde Rindenabschnitte, beschränkt.

Körney (1937) gibt an, daß von den 9 an der Baileyschen Klinik beobachteten Fällen alle verkalkt waren, bei Penfield-Elvidge und Mitarbeiter (1935) wiederum waren es nur 2 von 8 Fällen, von Kwan und Alpers (1931) Fällen war keiner röntgenologisch oder histologisch verkalkt. Earnest und Mitarbeiter (1950) fanden unter 165 Fällen 115 mit histologischer, davon 64 auch mit röntgenologischer Verkalkung. In Shenkins und Mitarbeiter (1947) 25 Fällen waren 18 histologisch, davon 13 röntgenologisch verkalkt. Bei Reymond-Ringertz (1950) waren die entsprechenden Ziffern: 28% röntgenologisch sichtbar, von 74 Fällen bei Bennet (1946) waren es 32%, bei Horrax und Wu (1951) 34,6%.

Über die Gründe zu dieser besonderen Neigung zur Verkalkung kann man bisher nur Vermutungen anstellen. Sie gehört zum Teil sicher in den Rahmen der „dystrophischen" Formen. Ich möchte als Beweis dafür, daß die Verkalkung nicht nur mit dem *langsamen Wachstum* der Geschwulst, sondern auch mit der *chemischen Eigenart der Geschwulstzellen* etwas zu tun haben muß, anführen, daß man die Verkalkung der Capillarsysteme in tumorfernen Windungen oder der die Geschwulst überlagernden Rinde niemals bei den ebenfalls langsam wachsenden Meningeomen und nur ausnahmsweise bei den Astrocytomen findet (hier vorwiegend bei der als Astroblastom bezeichneten Unterform). Ob aber bereits die normale Oligodendrogliazelle etwas mit dem Kalkstoffwechsel zu tun hat, muß durch die weitere Forschung erwiesen werden[1].

Die Entstehung der Verkalkung muß ebenfalls noch geklärt werden. Bodechtel (1934) fragt, ob es sich nicht um eine Verkalkung ischämischer Nekrosen handelt [s. Bochnik (1950, 1953)]; das kann für unser Material rein auf Grund des Bildes der Kalkmassen abgelehnt werden. Umgekehrt haben wir Kalkeinlagerungen niemals in älteren Nekrosen des Oligodendroglioms gesehen. Ebenso dürfte eine Beziehung zur Verfettung nicht bestehen. Purdon Martins (1931) Annahme, daß der Tumor wohl erst in späteren Jahren verkalke, widerspricht besonders dem eigenen Befund von Fall 1182, — eines 3jährigen Jungen! — dessen Geschwulst bereits eine reichliche Gefäßverkalkung zeigte (s. Abb. 112b, c).

Zu der Behauptung, daß „Mittellinien-Oligodendrogliome" nicht verkalken sollen, ist auf die Stellungnahme zu dieser ganzen Geschwulstgruppe hinzuweisen (s. S. 183). Jedenfalls zeigen unsere Thalamusoligodendrogliome (Fälle 1182 und 269) gerade eine recht reichliche Verkalkung. Ob die Neigung zur Verschleimung bei den Oligodendrogliomen des Thalamus auch zur Verkalkung Beziehungen hat, muß noch untersucht werden (die häufig verschleimenden „Spongioblastome des Kleinhirns" verkalken nur selten!). Wir sahen zwar häufig metachromatische Höfe und positiven Ausfall bei den Mucinfärbungen in der Umgebung von Kalkperlen, halten diese Veränderung aber für sekundär bedingt. Auch erscheint nicht sicher, daß etwa nur hyalin umgewandelte oder verquollene Gefäße Kalk abfangen, sie sind oft gerade frei davon, wie auch andererseits kaum veränderte bereits reichlich Kalk ablagern.

Die Verkalkung bleibt auch nicht auf einzelne Gefäßwandschichten beschränkt, sondern befällt und verändert oft das *gesamte Gefäßrohr* (Abb. 112). Den Kalk haben wir durch die Kossa-Methode nachgewiesen. Die Art der Verkalkung läßt sich bei den Oligodendrogliomen in drei große Gruppen einteilen: zwei betreffen die Gefäße, und zwar:

1. Die Verkalkung von einzelnen Gefäßen oder
2. von ganzen Gefäßsystemen.

Hier sieht man die ersten Stadien in einer feinen Kalkbestäubung der Capillaren. Die Verkalkung kann auch mit der Einlagerung einzelner Kalkperlen beginnen und erreicht ihr stärkstes Ausmaß dann in der Umwandlung des ganzen Gefäßes (ja auch großer, präexistenter Gefäße wie im Fall 1182) in ein starres Kalkrohr (Abb. 112). Aber nicht nur in der Geschwulst selbst verkalken Gefäße, häufig findet man auch eine Kalkablagerung in den Capillarsystemen oberhalb oder fernab vom Tumor (Abb. 114d, 115, 116). *Diese Art* von Capillarverkalkung (Abb. 115) wird wahrscheinlich vorwiegend für die streifige, vielfach gyrusartige Schattenbildung im Röntgenbild verantwortlich sein. Denn

---

[1] Etwa im Sinne einer Membranabdichtung, sie ist ja die Begleitglia des Neurons: Oligodendroglia, Kapselzelle, Schwannsche Glia werden als funktionelle Einheit aufgefaßt und zeigen auch gewisse mikrochemische (Hortega, Picon u. a.) gemeinsame Eigenschaften. Diesen Hinweis möchte ich mir erlauben, obwohl man sich vor Schlüssen von der Eigenart blastomatöser Zellen auf die vermeintliche Mutterzelle hüten muß.

sie ähnelt histologisch der bei der STURGE-WEBERschen Erkrankung [s. ZÜLCH (1941) Abb. 24]. Es sei in diesem Zusammenhang auf die eigenartige Klassifikation eines Oligodendroglioms als Angioblastom [SCHEINKER (1938)] hingewiesen (s. S. 455).

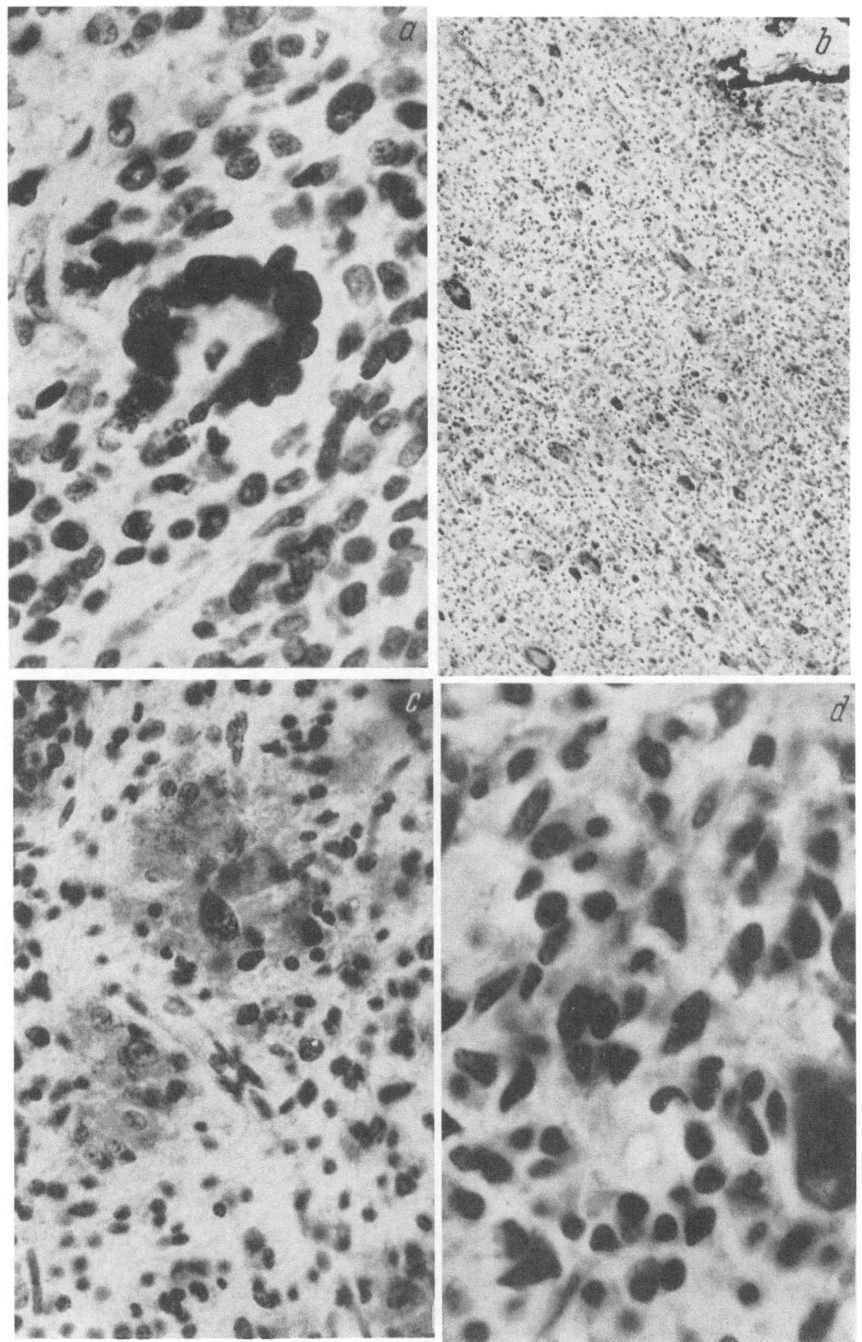

Abb. 117 a—d.

a Kranzförmig gebaute mehrkernige Riesenzellen in einem typischen verkalkten Oligodendrogliom. (Fall 811, Vergr. 454fach, Kresylviolettfärbung.)

b Zahlreiche Riesenzellen in einem Oligodendrogliom (vgl. a). Ein verkalktes Gefäß. (Fall 811, Vergr. 78fach, HE-Färbung.)

c Rasenartig wuchernde Zellsymplasmen in einem Oligodendrogliom. (Fall 388, Vergr. 244fach, Kresylviolettfärbung.)

d Hyperchromatische Riesenzellen in einem sonst typischen Oligodendrogliom. (Fall 1067, Vergr. 520fach, HE-Färbung.)

Als 3. Form sei noch die diffuse Kalkperlenbildung inmitten des Tumorgewebes erwähnt. Wie diese entsteht, muß noch weiter untersucht werden. Ich habe daran gedacht, ob nicht eine Veränderung des Kernes — die fast an eine kolloidartige

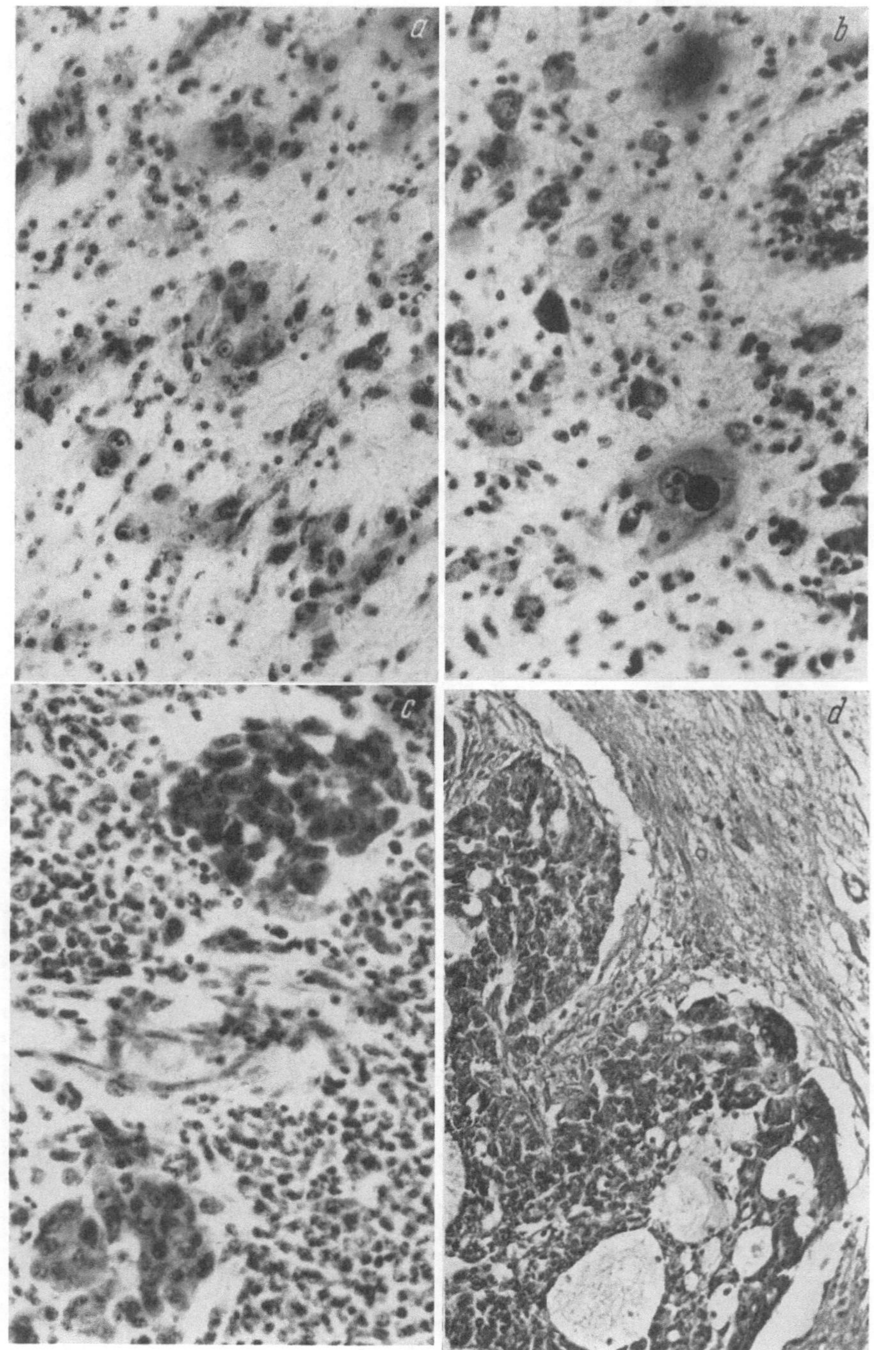

Abb. 118a—d.

a u. b. Eigenartige cytoplasmareiche Riesenzellen, zum Teil in rasenartiger Wucherung in einem Oligodendrogliom. Die Mehrzahl hat einen ausgesprochen ganglioiden Kern. (Fall 490, Vergr. 205fach, Nissl-Färbung.)
c Eigenartig epitheliales Wachstum in Nestern in einem Oligodendrogliom. (Fall M 3973, Vergr. 210fach,
Nissl-Färbung.)
d Nest- und zapfenartig vordringende Geschwulstpartien in einem Rezidiv eines früher typischen Oligodendroglioms. (Fall 14, s. Abb. 108! Vergr. 85fach, HE-Färbung.)

Verquellung erinnert — die Vorstufe zur Kalkeinlagerung sein könnte. Oft verschmelzen derartige Kalkherde zu großen Kalkknoten, bei denen dann die Aufklärung der Verkalkungsart noch schwieriger ist.

Varianten. Die vorigen Kapitel haben gezeigt, daß die als „monoton" und „uniform" bezeichneten Oligodendrogliome durch die reichlich vorhandenen regressiven Vorgänge keineswegs eintönig erscheinen. Aber auch die *riesenzelligen* Gebiete in einer Anzahl von Oligodendrogliomen (s. Abb. 20, 117a bis c) beweisen das gleiche. Jetzt muß ich noch weitere Gewebsabweichungen beschreiben, die ebenfalls auf dem Gebiet der Zellform liegen.

Ich habe 1941 bereits eine Reihe von Oligodendrogliomen beschrieben, die vom üblichen Gewebstyp abwichen. Wir fanden „rasenartige" Zellbezirke, bei denen jeweils 4—8 blasige Zellkerne mit großem Nucleolus (symplasmatisch verbunden) einen gemeinsamen Zelleib hatten (Abb. 117c, 118a, b). Diese Zellen bildeten keine Fasern. Auch fanden wir als Vorstufe dieser Symplasmen große geblähte „epitheliale" Zellen. Diese bildeten mit mehrkernigen, teils hyperchromatischen Zellen den Übergang zu den großen Zellrasen (Abbildung 118a, b).

Ich zeigte „epitheliale" Zellen, die den hervorstechenden Zellbestand ganzer Tumorteile bilden. Sie ähneln großen regressiven Astrocyten (Abb. 98b, c, d).

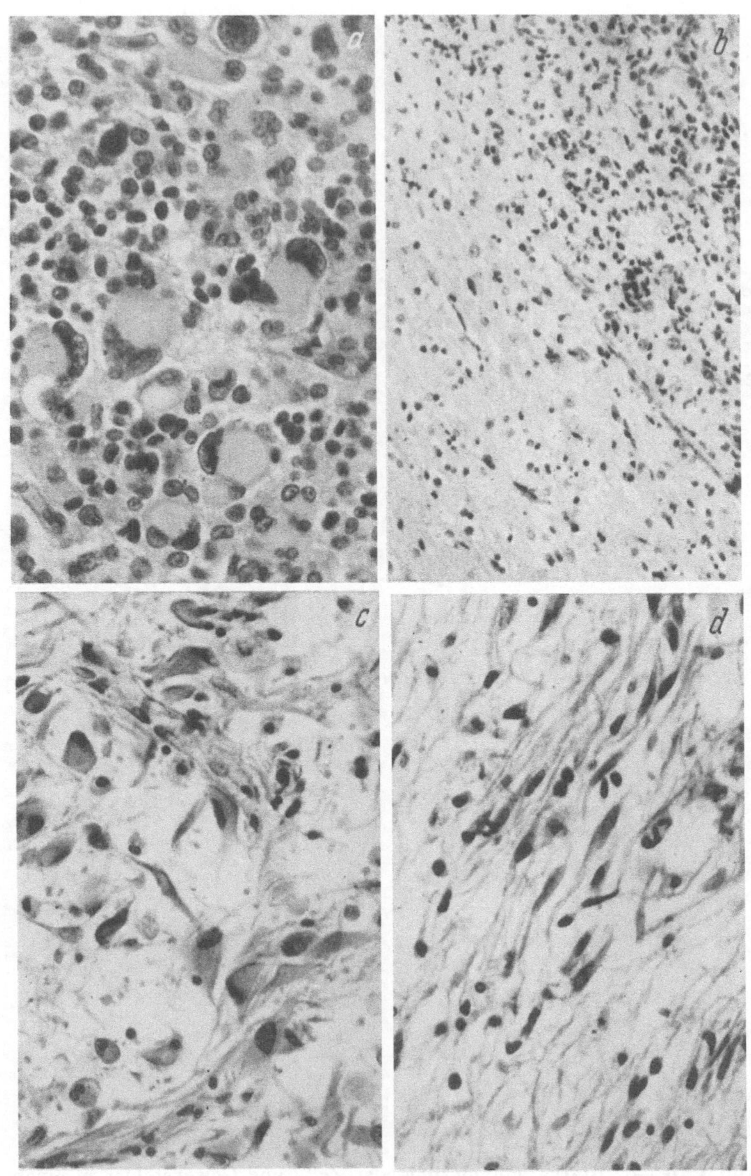

Abb. 119a—d. Zahlreiche polymorphe Gewebsbilder in einem oligodrogliomartigen Gewächs. (Fall 5490, s. Abb. 120.)

a Aus der Randzone eines umschriebenen Knotens: zellreiche Gewebsteile aus kleinen Rundzellen und sehr großleibigen polymorphen Zellen, bei denen eine Honigwabenarchitektur angedeutet ist.

b Vorwiegend kleinkerniger Bezirk aus der Randzone mit scharfer Abgrenzung.

c Langgezogene und großleibige Zellen mit Lagerung entlang den Capillaren, einzelne Rundzellen.

d Vorwiegend spindelzelliger Teil. (Vergr. a, c, d 220fach, b 110fach, HE-Färbung.)

Auch hier erinnert noch die Gesamtarchitektur mit dem Grundnetz der „Honigwaben" an das typische Oligodendrogliom. Diese Zellen sind mit Goldsublimat gut dargestellt, wenn sie sich auch von den Astrocyten durch fehlende Imprägnation des Kernes unterscheiden, der als helle Vacuole in der dunklen Zelle sichtbar bleibt (Abb. 98c, d). Oft sind diese Zellen auch schlanker, haben einen oder mehrere gut imprägnierte Fortsätze und ähneln damit den (hypothetischen) „Astroblasten" der Cytogenese (Abb. 98d). Gelegentlich aber sind sie auch lang und spindelig, so daß hier die Architektur eher an die Spongioblastome erinnert (Abbildung 110a, b). Aber auch hier ist als charakteristische Reminiszenz (s. Abbildung 110a) das System der Honigwaben zu erkennen, abgesehen davon, daß in enger Nachbarschaft gewöhnlich Teile mit der klassischen Grundarchitektur erscheinen. Das habe ich 1941 am Falle 44 einwandfrei beschrieben. Bereits BAILEY und BUCY (1929) stellten fest, daß praktisch jedes Übergangsstadium von typischer Oligodendroglia bis zu typischen Astrocyten im Oligodendrogliom zu finden ist.

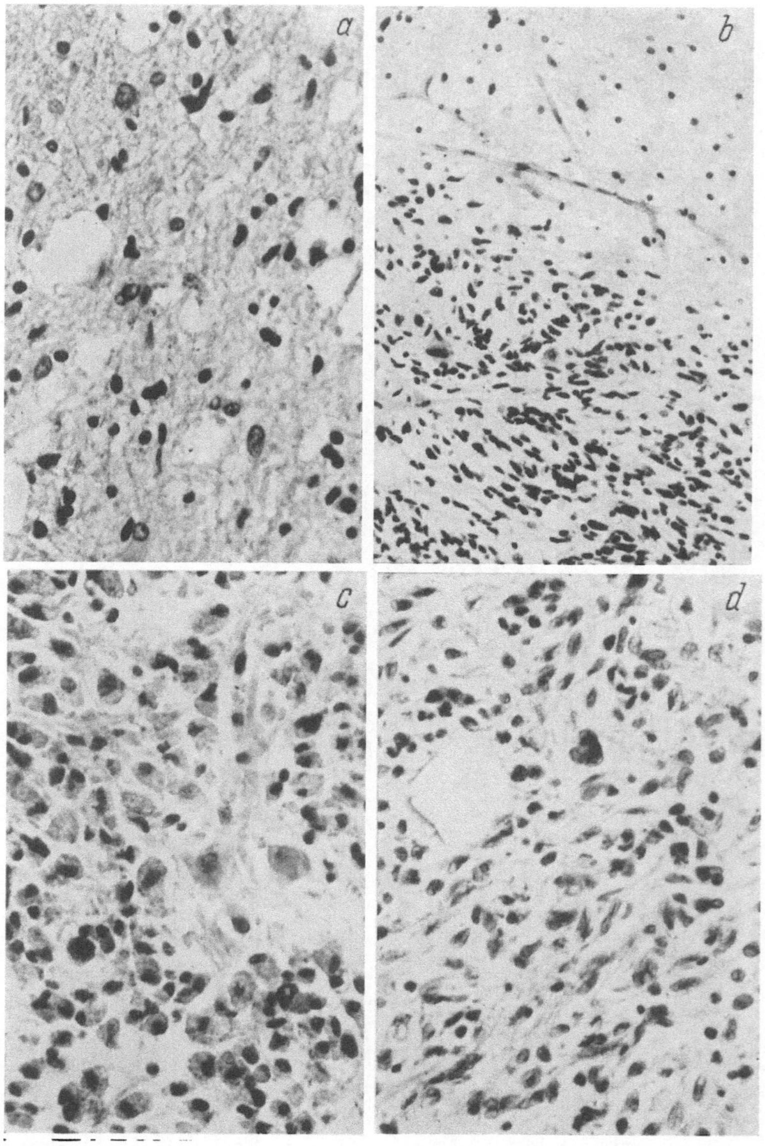

RAVENS und Mitarbeiter (1955) unterscheiden sogar je nach Zellform 5 Typen.

Auf andere Bilder polymorphen Charakters habe ich 1953 mit PINTO aufmerksam gemacht. Hier fanden wir bei 4 Fällen — neben typischen Gebieten — sehr polymorphe zum Teil vielkernige und hyperchromatische Zellen. In einem Fall waren die Zellen in einem Bezirk hochgradiger cystischer Degeneration langgezogen, zum Teil auch zu sehr großleibigen Zellen geworden, die meist die Capillaren begleiteten (Abb. 119c). Auch hier erinnerte die Architektur manchmal an das „Astroblastom". Manche Bilder erinnerten auch an Ependymome (Abb. 121b, d), andere an Spongioblastome. Jedenfalls war die Bildung von Gewebsvarianten hier auf kleinstem Raum sehr groß (Abb. 119, 120). In einem unserer Fälle von 1941 schließlich fanden wir in einem Tumor den aufregendsten Befund: „epitheliale" Geschwulstzellen in Nestern, die von einem echten Plattenepithelkrebs nicht mehr zu unterscheiden waren (Abb. 118c, d). Sie nahmen in der sonst typischen Geschwulst einen daumennagelgroßen Bezirk ein.

Abb. 120a—d. Starke Polymorphie der Zell- und Gewebsbilder in einem an manchen Stellen typischen Oligodendrogliom.
a Zellarmer Bezirk aus faserbildenden, teils astrocytenartigen, teils oligodendrogliaartigen Zellen.
(Fall 5540, Vergr. 220fach, Kresylviolettfärbung.)
b Spindelzelliger Bezirk, der sich scharf gegen die Umgebung absetzt. (Fall 5540, Vergr. 110fach, Kresylviolettfärbung.)
c Große epitheliale Zellen mit regressiven Kernen. (Fall 5490, Vergr. 220fach, HE-Färbung.)
d Kleine und mittelgroße Zellen mit zahlreichen Mitosen. (Fall 5490, Vergr. 220fach, HE-Färbung.)

Daraufhin muß ich allerdings die Frage stellen, ob es sich bei dem zuletzt erwähnten Geschwulstteil nicht etwa um einen unabhängig vom ersten, etwa metastatisch entstandenen Tumor handelt. Da derartige, nach den bisherigen Kenntnissen über die Gliome unerklärbare Befunde — nämlich das Nebeneinander von grundverschiedenen Geweben im Oligodendrogliom (ähnliche Befunde haben wir sonst bei Gliomen nie gefunden), — so häufig vorkommen, glaube ich doch eher, daß hier eine Entdifferenzierung des Gewebes eingetreten ist. Dabei entstehen dann Bilder, die primär epithelialen Tumoren so sehr ähneln. Die Behauptung, daß etwa Primärtumoren anderer Organe in diesen beiden Fällen nicht gefunden worden seien, kann mich nicht überzeugen, obwohl das nach unseren Erfahrungen trotz sorgfältigster Sektion gelegentlich vorkommt. Primäre epitheliale Geschwülste sind bisher mit Sicherheit im Hirn nicht nachgewiesen (s. S. 538).

Wir müssen also mit einer malignen Entdifferenzierung der Oligodendrogliome unter grotesken Formen rechnen. Auch REYMOND-RINGERTZ (1950) betrachteten 7 ihrer Fälle als maligne (Zelldichte, Mitosen, Polymorphie).

Ich machte 1955 beim Londoner Internationalen Neuropathologenkongreß noch einmal auf die außergewöhnliche Neigung der Oligodendrogliome zur Bildung polymorpher Partien aufmerksam. Eine Nachuntersuchung bei 70 Patienten ergab, daß die Länge der Vorgeschichte und die Überlebensdauer in keiner sicheren Relation zur Isomorphie oder Polymorphie der Oligodendrogliome stand. Es gab vielmehr auch polymorphe Fälle mit langen Vorgeschichten und Überlebensdauern. Ich wies darauf hin, daß viele Fälle des Schrifttums wahrscheinlich in diese Gruppe gehören, die bisher als Glioblastome mit ungewöhnlich langer Überlebensdauer beschrieben wurden. Ein Vortrag von COHN and ZIMMERMAN (1955) über die Gewebsbilder experimentell erzeugter Hirntumoren ergab auch hier ähnliche Befunde der Polymorphie. Allerdings gelang es durch Züchtung einzelner Gewebspartien diese „gemischten Tumoren" rein zu züchten.

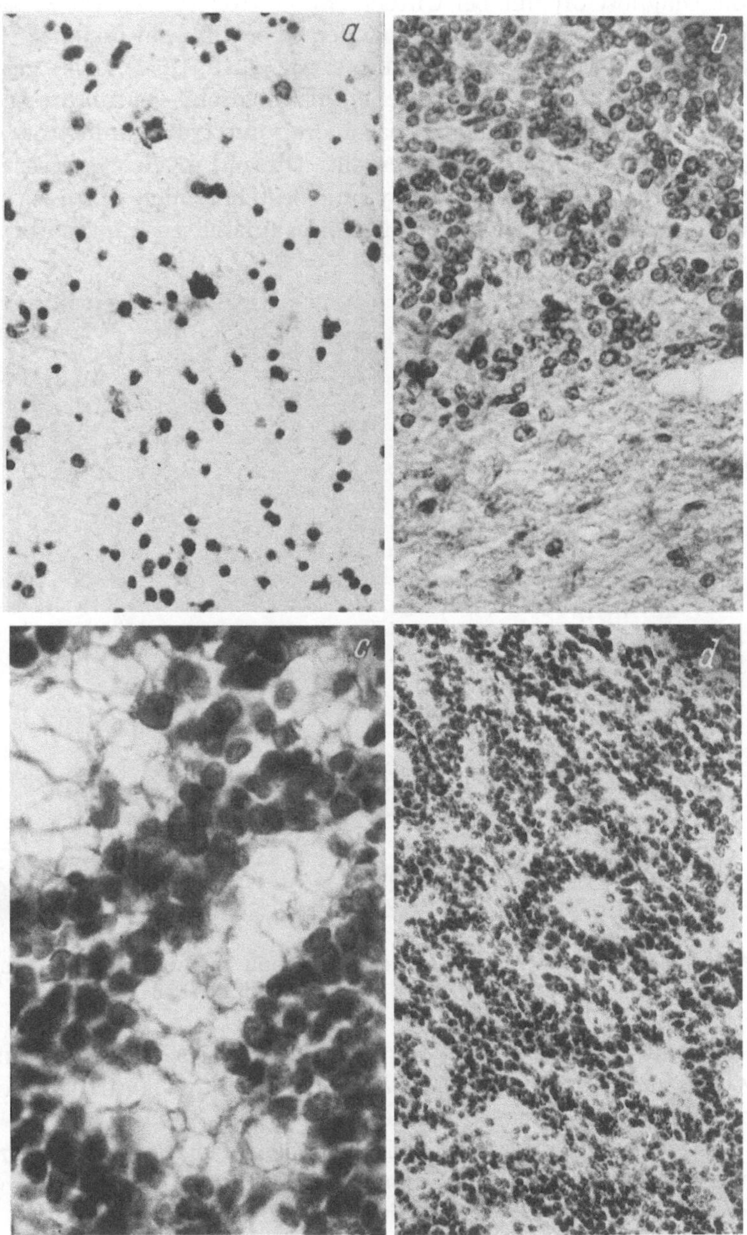

Abb. 121a—d. Zahlreiche verschiedene Zell- und Gewebsbilder in einem an manchen Stellen typischen Oligodendrogliom.
a Zellarmer Tumorteil mit kleinen Zellen, die teils Astrocyten, teils Oligodendrogliazellen ähneln. (Fall 5541, Vergr. 220fach, HE-Färbung.)
b Zellreicher Bezirk aus der Randzone eines scharf begrenzten knotenartigen Oligodendroglioms. (Fall 5541, Vergr. 220fach, HE-Färbung.)
c u. d. Sehr zellreiche Partien aus dem knotenförmigen Tumorteil, deren Architektur an die Strahlenkronen der Ependymome erinnert, in Wirklichkeit aber durch schleimige Entartung von Zellen entsteht. (Vergr. c 520fach, Kresylviolettfärbung, d 220fach, HE-Färbung.)

Zusammengefaßt ist also festzustellen, daß es bei den Oligodendrogliomen zu so außergewöhnlichen Abweichungen vom üblichen Zell- und Architekturtyp kommen kann, daß man die Diagnose oft nur bei Untersuchung größerer Bezirke zu sichern vermag. Das erschwert die Untersuchung kleinerer (bei der Operation gewonnener) Gewebsstücke. Es erschwert auch die „Gradeinteilung" KERNOHAN (1949, 1952). Die „großen" Zellen, die den „Astroblasten" so ähnlich sind, leite ich histologisch — wenn dieser Vergleich überhaupt erlaubt ist — aus der Oligodendrogliareihe ab und trete damit trotz der Polymorphie für die *Einheitlichkeit derartiger Tumoren* ein. Obwohl in vielen dieser Fälle eine gewisse Verwandtschaft zur Gruppe der Astrocytome bestehen mag, würde es nur verwirren, wenn wir jetzt eine eigene Gruppe von Mischtumoren aufstellten [„mixed tumors" oder etwa im Sinne der

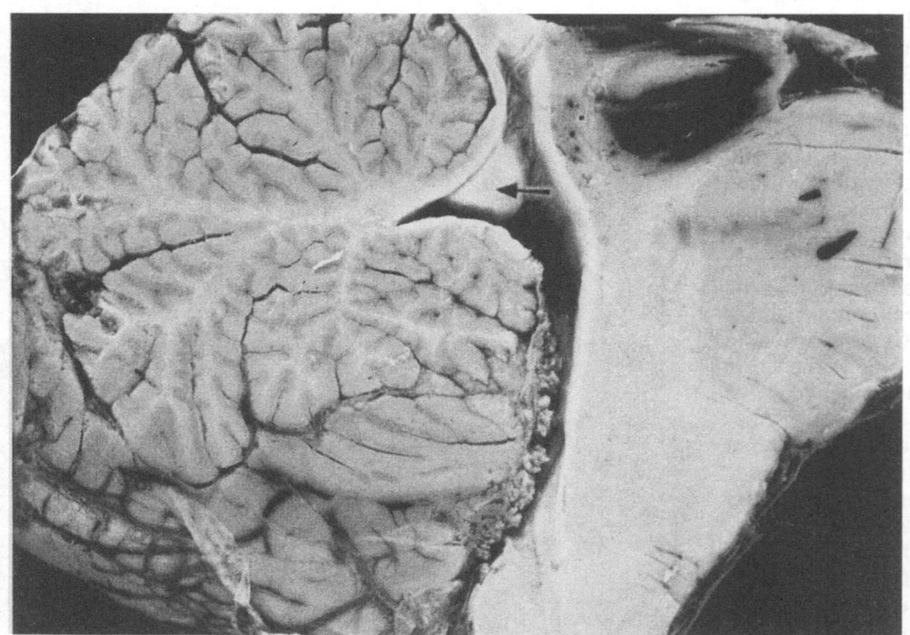

Abb. 122. Erbsgroße Metastase, die knopfförmig ins Lumen des 4. Ventrikels vorspringt. Blutungen ins Mittelhirn (Fall 169).

Oligoastrocytome von COOPER (1935) und DE BUSSCHER und SCHERER (1942)]. Dazu würde uns nur eine *biologische* Sonderstellung derartiger Formen zwingen, für die aber bisher keine Unterlagen vorliegen.

Metastase und Rezidiv. Die Angaben über die Metastasierung der Gliome sind bisher noch spärlich, eine zusammenfassende Darstellung fehlt noch. Über die Oligodendrogliome sind einige Angaben im Schrifttum enthalten.

So sahen GREENFIELD und ROBERTSON (1933) einen Fall, bei dem sich eine Absiedlung ins Vorderhorn, den 3. Ventrikel und (in Spuren) in den 4. Ventrikel fand, während der Aquädukt freiblieb. Histologisch lagen die Infiltrate meist unter dem Ependym, durchbrachen es jedoch auch oft. Einen gleichen Fall sah PURDON MARTIN (1931), bei dem außerdem auch der Aquädukt befallen war. Wo die Ventrikelmetastasen nur einen dünnen Belag ausmachten, fehlte das Ependym, sonst war es auch zur Reaktion der subependymären Glia gekommen. Ein eigenartiger Befund stammt ebenfalls von PURDON MARTIN (1931), der 1 Jahr nach der Operation eine Metastase im Skalp unter der Galea beobachten konnte, die ein Volumen von etwa 1 cm³ hatte. Auch BAILEY-BUCY (1929) sahen eine Metastase im Skalp. Aus der CUSHINGschen Klinik ist schließlich ein Fall mitgeteilt worden, bei dem 3 Jahre nach der Operation eines frontalen Oligodendroglioms plötzlich der Tod eintrat. Autoptisch fanden sich eine Absiedlung in beiden Hinterhörnern und im 4. Ventrikel [CAIRNS (1936)] mit Blutung. Eine Liquoraussaat sahen auch BECK und RUSSELL (1942), sowie BLUMENFELD und GARDNER (1945), POLMETEER und KERNOHAN (1947), CAIRNS und RUSSELL (1931). In der Mayo-Clinic waren sogar 11,5% der 42 Fälle mit Ventrikelaussaat Oligodendrogliome. Auch TROWBRIDGE und FRENCH beobachteten die spontane Aussaat eines Oligodendroglioms bei einem

38jährigen Patienten mit einem linksseitigen temporooccipitalen Sitz. [Ähnlich auch JANES und PAGEL (1951), KERNOHAN, WOLTMAN und ADSON (1931).]

Zwei eigene Fälle von 1941 gaben weitere Befunde zur Frage der Metastasierung: 1. Nr. 169, 23 Jahre, großes doppelseitiges frontomediales Oligodendrogliom (Abb. 92). Kleine knopfförmige Metastase am Eingang in den 4. Ventrikel (Abb. 122). 2. Fall E 33, 31jähriger Mann (Hirn von auswärts). Vor $2^1/_2$ Jahren Operation eines parietalen Oligodendroglioms. Vollkommene Beschwerdefreiheit. Aus voller Gesundheit erneutes Auftreten von Hirndruckerscheinungen. Operation eines Rezidivs. Tod 13 Wochen später (Abb. 103 li., 123 und 124.

Autoptisch fand sich eine Ausgießung von Geschwulstgewebe in die weichen Häute, insbesondere in die Zisternen (die N. optici waren in der Cisterna chiasmatis in Geschwulstteile eingebacken). Weiter sah man Metastasen in den weichen Häuten des Kleinhirns beider Brückenwinkel und des Rückenmarks (Abb. 103 li. und 124). Das Septum pellucidum war durch eine gelblich-glasige Masse aufgequollen, die Unterwand der rechten Seitenkammer und beide Vorderhörner waren von einer 4 mm breiten Platte von Geschwulstmasse überzogen (Abb. 123). Auch am Boden des 3. Ventrikels fanden sich derartige Auflagerungen. Schließlich waren beide Fornices darin völlig eingehüllt. Ähnliche Befunde sah man im Unterhorn und im hinteren Balkenteil. Keine Absiedlungen im Hinterhorn. Der 4. Ventrikel war durch Geschwulstanteile vollkommen zugemauert (Abb. 103 li.). Das Rückenmark zeigte von außen knotige Auflagerungen und Einlagerungen von Geschwulstteilen in die weichen Häute. Auf Querschnitten erschien das Mark durch Geschwulstinfiltration aufgetrieben, es erreichte nahezu Daumendicke (Abb. 124). Besonders das Gebiet der einstrahlenden, hinteren Wurzeln und der Fissura ant. waren deutlich von glasigen Geschwulstmassen erfüllt. Histologisch wurde die Geschwulst als ein stark verschleimendes Oligodendrogliom klassifiziert.

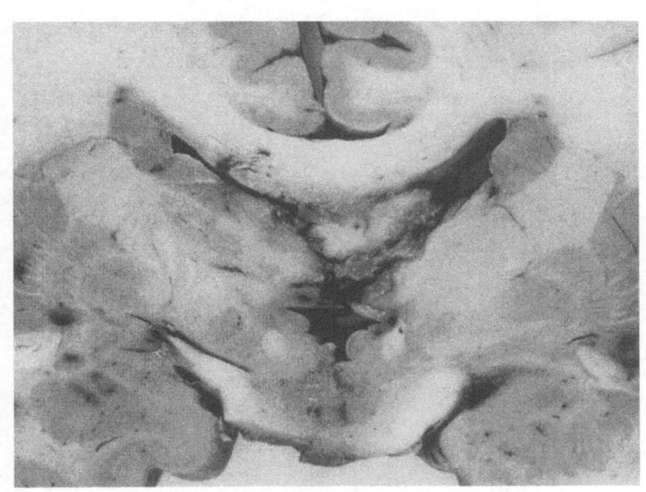

Abb. 123. Totalmetastasierung eines Oligodendroglioms über das innere und äußere Liquorsystem nach Operation. Seitenventrikel und 3. Ventrikel sind mit einer glasigen Geschwulstmasse überzogen (s. Abb. 103 li., 124, Fall E 30).

Danach kommt es beim Oligodendrogliom zur spontanen Metastasierung, was bei dem häufigen Einwachsen in den Subarachnoidalraum gar nicht verwunderlich ist. Durch eine mechanische Verschleppung von Geschwulstteilen bei der Operation kann es zu einer Totalmetastasierung über die gesamten Liquorräume kommen, die bis zur völligen Verlegung der Liquorbahnen führt. Sie wird im Ausmaß nicht einmal vom Medulloblastom übertroffen und ähnelt darin manchen Ependymomen des Großhirns (s. Abb. 234, 235).

Differentialdiagnose. Beim Oligodendrogliom kann in Architektur, Zelltyp und sonstigem Verhalten eine erhebliche Ähnlichkeit mit dem Spongioblastom bestehen. In der Tat werden diese Tumoren im Opticus von einigen noch immer als Oligodendrogliome aufgefaßt (s. S. 175). Es wurde oben beschrieben, daß im Oligodendrogliom auch spindelige Zellen bzw. ganze spindelzellige Partien auftreten, ebenso astroblastenähnliche Elemente und „Übergangszellen". Diese sind gewissen Zellen in den Spongioblastomen, besonders des Opticus, ähnlich. Doch ist sowohl das normale — regressiv *nicht* veränderte — Kernbild verschieden, wie auch das mikrochemische Verhalten der Zellen (sie stellen sich im Opticusgliom gut dar mit Goldsublimat, im cystischen Oligodendrogliom nur wenig). Ebenso unterscheidet sie auch die Neigung zur Faserbildung von diesen. Weiter stellt sich die undegenerierte Zelle im Oligodendrogliom als ein rundliches Element mit schmalem Cytoplasma und einem runden Kern dar, die im Opticustumor als eine lange spindelige, oft wurmförmige Zelle. Wenn man formbildende Eigenschaften der Axone des N. opticus selbst berücksichtigt, reichen diese allein zu einem derartigen Gestaltwechsel nicht aus, der sich übrigens auch in axonenarmen Gebieten des Hypothalamus anzeigt. Es ähneln sich also nur die — nicht sehr häufigen — spindelzelligen Gebiete des Oligodendroglioms und die nicht degenerierten Teile des Spongioblastoms sowie die „normale" Architektur der Oligodendrogliome[1] und die feincystisch verschleimten Spongioblastome (s. Abb. 79d).

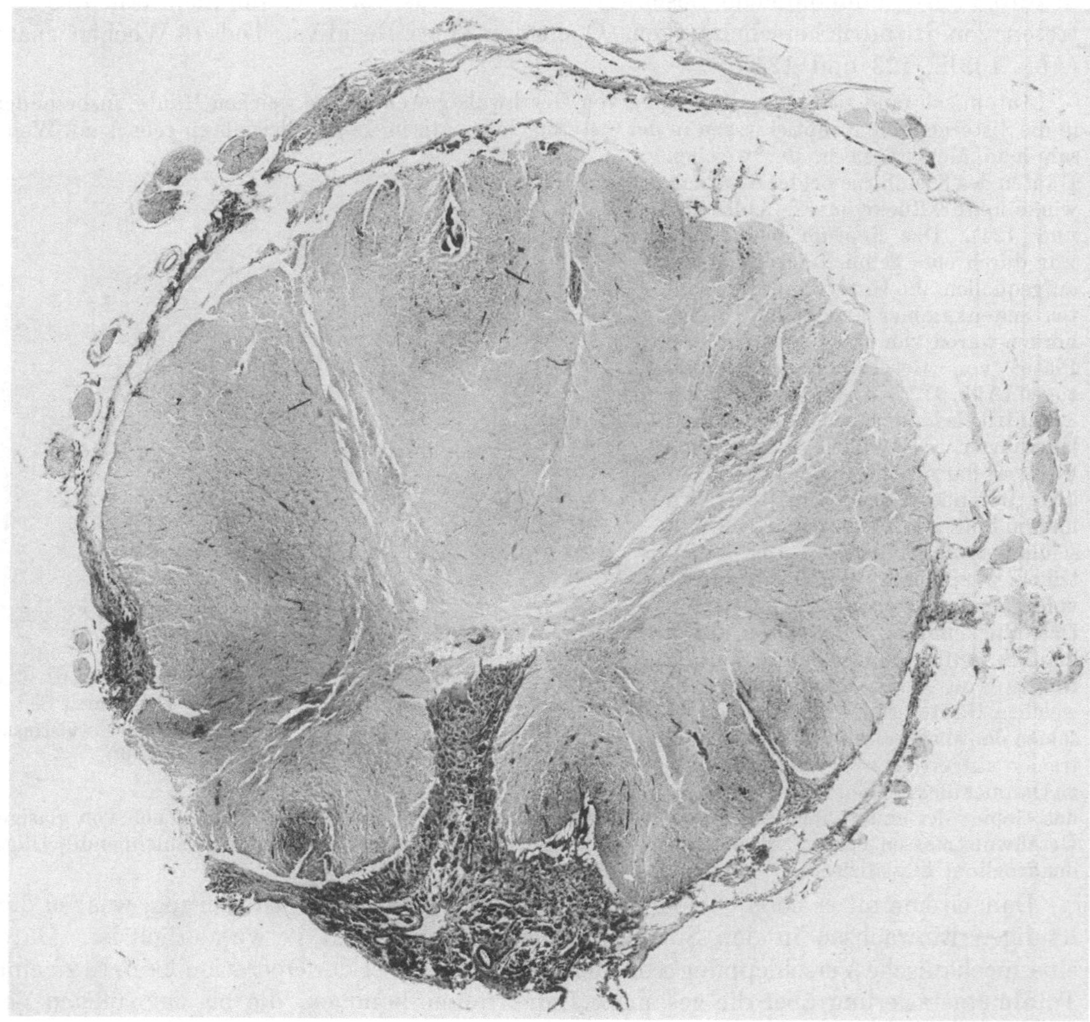

Abb. 124. Totalmetastasierung eines Oligodendroglioms über das ganze Liquorsystem nach Operation. Infiltration der weichen Häute, besonders entlang der Fissura anterior. Von den weichen Häuten aus dringen die Geschwulstzellen diffus in die benachbarten Rückenmarksteile ein. (Fall E 33, Vergr. 10fach, Kresylviolettfärbung, s. Abb. 103 li., 123).

Das ständige Schwanken in der histologischen Zuordnung der Geschwulstarten muß sich für den Kliniker sehr verwirrend auswirken, da ein derartiger Wechsel der Bezeichnungen ihn aller Verständigungsmöglichkeiten beraubt und die Zuordnung der klinischen Syndrome erschwert. Allein aus der Tatsache, daß die „Spongioblastome des Opticus bzw. Hypothalamus" wohl abgesetzte klinische Einheiten darstellen, deren Beziehung zur Recklinghausenschen Erkrankung wahrscheinlich gemacht wurde [Busch und Christensen (1937)], sollte uns veranlassen, an der früheren Bezeichnung und Auffassung Baileys (1932) als Spongioblastome festzuhalten, die noch heute wohl begründet erscheint[2].

---

[1] Als Faustregel sei festgestellt: Die Spongioblastome sind eher faserreiche und zellarme, die Oligodendrogliome faserarme und zellreiche Geschwülste.

[2] Siehe auch die Ausführungen Zülch, K. J.: Zbl. Neurochir. 4, 251—272, 325—335 (1939): 5, 238—274 (1940).

Die weitere Differentialdiagnose der Oligodendrogliome kann zu den schwierigsten Entscheidungen in der gesamten Tumorpathologie des Hirns gehören, so leicht sie auch in typischen Fällen ist. Man muß sie nämlich besonders von gewissen großzelligen Astrocytomen und bestimmten kleinzelligen Formen des multiformen Glioblastoms abtrennen.

Das typische, fibrilläre (harte) *Astrocytom* zeigt makroskopisch die speckige, knorpeligharte Konsistenz, die kugelige umschriebene Abgrenzung und unterscheidet sich darin vom Oligodendrogliom. Anders steht es um das diffus-wachsende, schleimig-glasige, protoplasmatische Astrocytom. In typischen Fällen spricht für das Oligodendrogliom die graurosa Färbung, die Warzenbildung, die Infiltration und Verbreiterung der Windungen bei cystischem Zerfall in der Tiefe, die samtartige (infolge des Zellreichtums) Schnittfläche, sowie etwaige Verkalkungen. Bei stark verschleimenden Fällen und wenig typischer Ausbreitung fällt aber diese Unterscheidung makroskopisch schwer. *Histologisch* ist die Trennung an frischem Material bei gutem Ausfall der Goldsublimatmethode leicht möglich; dann färben sich nämlich protoplasmatische Astrocyten nur schattenhaft an, die gigantocellulären Typen sind zwar dargestellt, durch die plumpe Form mit fehlenden Fortsätzen aber von den eigenartigen, großzelligen Gebieten des Oligodendroglioms wohl zu unterscheiden. Auch findet sich bei den mit Goldsublimat dargestellten Elementen der Oligodendrogliareihe die eigenartige Aufhellung des Kernes (s. Abb. 109), was man auch an den Imprägnationen von HORTEGA (1932, 1944, 1945), COX (1933), KÖRNYEY (1937) sowie von ORZECHOWSKI und KULIGOWSKI (1933) sieht.

Bei altem Formolmaterial ist die Trennung jedoch besonders schwierig. Hier gilt es bei Paraffineinbettung und HE-Färbung möglichst viele Gebiete in bezug auf ihre Architektur zu untersuchen. Entscheidend kann hier die Lage der Kerne entweder *innerhalb* der Vacuolen (Oligodendrogliom) oder im *Verknüpfungspunkt* der Netze (Astrocytom) sein. Unser Fall 44 mit seinen großen goldsublimat-imprägnierten Zellen kann als Beispiel derartiger „Übergangsfälle" gelten (Abb. 98).

Schließlich ist aber eine scharfe Trennung der Astrocytome von den Oligodendrogliomen vom klinischen Standpunkt nicht so unbedingt wichtig, da beide zu der Gruppe der „bedingt gutartigen Gliome" gehören. Die Differentialdiagnose vom kleinzelligen *malignen Glioblastom* aber ist von erheblicher Bedeutung. Die großen Zahlenunterschiede im Material der einzelnen Kliniken [KÖRNYEY-BAILEY (1937) finden unter 109 Gliomen 9, GAGEL (1938) unter 305 Gliomen nur 5 Oligodendrogliome, davon 2 spinal] beweisen, daß hier die Abgrenzung noch nicht einheitlich ist. Sie wird aber besonders wichtig, wenn man an die prognostisch unterschiedliche Bewertung der beiden Gruppen denkt [GAGEL (1938) glaubt sogar, das „kleinzellige Glioblastom" für den bösartigsten der 3 Glioblastomtypen halten zu müssen].

Die Unterscheidung kann — worauf oben hingewiesen wurde — am Celloidinschnitt kleiner Ausdehnung wirklich schwer fallen. Ausmaß der Nekrosen, der Gefäßbeteiligung, Proliferationen und besonders das Vorkommen der lacunären sinuoiden Gefäße und das mikroskopisch und makroskopisch so bunte Bild sprechen für das Glioblastom, während größere Blutungen bei beiden vorkommen. Das Auftreten von Verkalkungen im Gewebe, insbesondere in den Gefäßwänden, sollte uns immer an das Oligodendrogliom denken lassen und zur Untersuchung weiterer Partien veranlassen.

Wir fanden nur zwei sichere Glioblastome (übrigens ebenfalls kleinzellige) in unserer ganzen Sammlung, bei denen Kalkperlen vorhanden waren. Auch bei diesen mußte man sich die Frage vorlegen, ob es sich nicht um Oligodendrogliome handelte, die im Sinne des Glioblastoma multiforme maligne entartet waren.

Hochgradige Verkalkung spricht also für die Diagnose des Oligodendroglioms. Das Fehlen dieser schließt sie aber nicht aus. So bleibt als wichtiges Merkmal das Syndrom der folgenden Eigenschaften: der oben geschilderte guirlandenartige Wachstumstyp, die typischen Honigwabenarchitekturen und die Zellformen des Oligodendroglioms bei Paraffineinbettung, das geringe Ausmaß der Nekrosen, das Überwiegen von Verschleimung und Cystenbildung, die beim Glioblastom selten vorkommen. Pathologische

Mitosenformen sind im Oligodendrogliom kaum enthalten. — Die Untersuchung nur kleiner Teile kann die Differentialdiagnose vom Spongioblastom schwer machen, während andererseits die typische Architektur einschließlich der Rosenthalschen Fasern die Entscheidung erleichtert. Die Faustregel heißt hier: Das Oligodendrogliom ist ein zellreicher, faserarmer Tumor, das Spongioblastom ein zellarmer, faserreicher. Die Verwechslung mit dem verfetteten Acusticusneurom (s. S. 375) wie mit dem Chordom sollte nicht vorkommen. Schwierig ist die Abgrenzung von gewissen Ependymomen der Septumgegend [s. Zülch und Schmid (1955)].

Im Schrifttum sind eine Reihe von Fällen zu den Oligodendrogliomen gerechnet worden, die wohl in andere Gruppen gehören, wie der Fall von André Thomas-Jumentié (1923), den ich (Begründung s. 1941) als Ependymom auffassen möchte. Auch bei dem Fall von Lill (1951) eines kleinzelligen „Glioblastoms" mit 6^1/$_4$jähriger Überlebensdauer dürfte ein Oligodendrogliom vorgelegen haben, auch wenn das Autopsiepräparat als „Grad IV" diagnostiziert wurde.

Andererseits fügen sich die Beobachtungen von Bodechtel (1934) und Orzechowski und Kuligowski (1933) und Scheinker (1938) gut in unsere Gruppe ein (s. 1941). Ja, sogar im klassischen Schrifttum kann man aus den guten Beschreibungen und Abbildungen noch die richtige Diagnose des Oligodendroglioms bei den Fällen von Bruns (angiolithische Sarkome) (1904), Merzbacher-Uyeda (1909), Landau (1910), Bielschowsky (1915) und der jüngsten Veröffentlichung von Donat (1944) und Benedek und Juba (1941) („Mikrogliome") stellen. Selbst Klebs (1877, 1889) beschrieb schon in klassischer Form ein Oligodendrogliom des linken Stirnlappens, wobei er auch zum ersten Male die Rindenwarzen erwähnte.

Beziehungen zum Krankheitsablauf. Welches ist nun die Auswirkung der Besonderheiten des pathologischen Prozesses auf den Krankheitsablauf? Aus den Krankengeschichten geht hervor, daß die Oligodendrogliome klinisch besonders auch zur Entstehung von *Krampfanfällen* neigen. Gerade bei den frontomedialen Fällen bestehen oft jahrelang generalisierte Anfälle ohne alle anderen Symptome. Hier könnte man auf die ständige Reizung der Parenchymelemente in den infiltrierten Gebieten durch die reichliche (in den verschiedensten Formen auftretende) Verkalkung, insbesondere auch auf den Befall ganzer Capillarsysteme der Rinde hinweisen.

Weiter muß man die *Lebensgefährdung* durch diese Geschwulstgruppe beachten. Wir wissen, daß gerade die Oligodendrogliome Krankengeschichten — zum Teil sogar fokaler Natur — von über 20 Jahren aufweisen, ohne daß es dabei zu einer Lebensgefährdung gekommen wäre. Andererseits aber sind *Massenblutungen* in die Geschwulst nach unseren anatomischen Befunden nicht so selten. Bei genauerer Untersuchung findet sich sogar eine ausgesprochene Häufung von Zwischenfällen mit tödlichem Ausgang bei der Gruppe der Oligodendrogliome, insbesondere nach diagnostischen Eingriffen [das steht im Widerspruch zu der bisherigen Auffassung, daß die Glioma „apoplectica" vorwiegend in der Gruppe der Glioblastome zu suchen seien. In diesem Sinne spricht auch das Material Stenders (1938)].

Ich habe 1941 bei einigen unserer Fälle sehr erhebliche — tödliche — Massenblutungen zum Teil nach Ventrikelpunktion, zum Teil nach Arteriographie beschrieben. Auch im Schrifttum erwähnte Cairns (1936) 3 Fälle von tödlichen Massenblutungen und auch E. Fischer und W. Sorgo haben mir (s. Zülch 1941) Berichte über derartige Beobachtungen gegeben.

Zusammengefaßt läßt sich also sagen, daß die Oligodendrogliome ganz besonders leicht zu apoplektiformen Blutungen in das Geschwulstgewebe neigen, wobei Druckveränderungen außerhalb und innerhalb der Schädelkapsel, wie bei Ventrikulo- und Encephalographie, eine auslösende Rolle spielen dürften. Auch die Arteriographie scheint von den Trägern eines Oligodendroglioms gelegentlich nicht gut vertragen zu werden. Man muß jedenfalls das Gefäßsystem derartig Kranker von vornherein wie das von hochgradig arteriosklerotischen Patienten ansehen.

Prognose. Genauere Ausführungen zu dieser Frage würden eine ins einzelne gehende Durcharbeitung der Krankengeschichten vom chirurgisch-klinischen Gesichtspunkt voraussetzen. Da diese Beschreibung sich aber vorzüglich auf die pathologisch-anatomische

Fragestellung beschränkt, will ich nur summarische Angaben über das biologische Verhalten machen.

Es wurden 1941 einige typische eigene Beobachtungen ausführlich mitgeteilt, die die durchschnittliche Überlebenszeit für die Oligodendrogliome etwa [wie auch BAILEY (1933, 1951)] mit 3—5 Jahren beziffern lassen. In der TÖNNISschen Klinik sind aber auch Patienten mit längerer Überlebensdauer beobachtet worden. Neueste Katamnesen s. S. 215.

Im Schrifttum gibt es bereits eine Reihe von Angaben über die operativen Ergebnisse bei Patienten mit Oligodendrogliomen. CUSHING (1935) selbst sagte allerdings schon, daß es sich bei den Oligodendrogliomen um Tumoren handle, von denen „wir wissen, daß ihre Prognose viel weniger günstig ist, als die Neigung zur Verkalkung uns früher anzunehmen bewog".

Demgegenüber erwähnt CAIRNS (1936) einen Fall seines Jahrganges [Fall BAILEY-BUCY (1929), Nr. 5]: 43jähriger Mann. Erste Einlieferung 1921, mit 17jähriger Anamnese. Damals Entfernung eines großcystischen Tumors vom Fuß der Frontalwindungen, Nachoperationen 2, 4 und 6 Jahre danach. Tod 1929.

Die diffuse Ausbreitung der Geschwülste, insbesondere ihre Neigung zum Einwachsen in die tieferen Hirnteile (Septum, Balken) und in die weichen Häute machen also eine längere Besserung oder Dauerheilung sehr unwahrscheinlich und beschränken sie vielleicht auf wenige Fälle, wo die Geschwulst infolge ihrer Verkalkung durch Zufall entdeckt wurde und dadurch frühzeitig und weitgehend im Gesunden operiert werden konnte. In den anderen Fällen wird man nur eine mehrjährige Symptomfreiheit erzielen können.

Die *Vorgeschichte* der Patienten mit Oligodendrogliomen sind oft auffallend lang [bei EARNEST und Mitarbeiter (1950) 21 Jahre 4 Monate], wenn auch eine kurze Vorgeschichte nicht auf ein schnelles Wachstum des Tumors hinweisen muß. Die längste Vorgeschichte war bei ELVIDGE, PENFIELD und Mitarbeiter (1935) 29 Jahre, bei EARNEST und Mitarbeiter, wenn der Tumor röntgenologisch verkalkt war, $4^1/_2$ Jahre und mehr, wenn nur histologisch verkalkt 3 Jahre und mehr, wenn nicht verkalkt durchschnittlich nur $2^1/_2$ Jahre. Die längste von ihm beobachtete Gesamtdauer der Erkrankung betrug 27,8 Jahre. Er bezeichnet als *durchschnittliche* Überlebensdauer eines Oligodendrogliomkranken 8—14 Jahre. Die Vorgeschichte dauerte bei REYMOND-RINGERTZ $4^1/_2$ Jahre, bei SHENKIN und Mitarbeiter 35 Monate, bei PURDON MARTIN 4 Jahre und 9 Monate, bei ELVIDGE und Mitarbeiter 11,7 Jahre, bei KÖRNYEY 3 Jahre, bei HORRAX und WU 28,6 Jahre.

Von ELVIDGE-PENFIELDS (1935) 8 Patienten lebten 3 nach 4, 11 und 16 Monaten, 4 dagegen waren nach 3, 33, $2^1/_2$ Jahren und 4 Monaten gestorben.

Im Schrifttum erwähnen REYMOND-RINGERTZ (1950) die ersten Rezidive (d. h. nach sog. Radikalentfernung) durchschnittlich bereits nach 2—3 Jahren, wenn sie sich auch nach Lappenresektionen auf 10—11 Jahre und weniger verspäten können (längste Überlebensdauer 17,5 Jahre). Im übrigen können auch Patienten mit kurzer präoperativer Anamnese von 2—3 Monaten bis zu 15 Jahren überleben. Sonst geben die Verfasser die postoperative Überlebensdauer mit 6 Jahren [DAVIDOFF (1940)], 21 Monaten, [SHENKIN und Mitarbeiter (1947)] bzw. 5 Jahren und 3 Monaten [REYMOND-RINGERTZ (1950)] an. EARNEST und Mitarbeiter (1950) fanden, daß die Unterteilung in Oligodendrogliome (68 Fälle) bzw. -blastome (97 Fälle) sich nicht sicher auf die Überlebensdauer auswirkte. Die durchschnittliche Überlebenszeit in seinem großen Material war 48 Monate, bei HORRAX und WU (1950) 87 Monate oder mehr als 7 Jahre! Die längste postoperative Überlebensdauer war bei EARNEST (1950) 26 Jahre und 4 Monate.

4. Astrocytome.

(Synonyme: Sternzellen-, Spinnenzellen-, Riesenzellengliom, Astrogliom, Astrom, Amöboidzellengliom, hartes Gliom usw.)

Geschichtliches — Definition — Stellung im System der Hirngeschwülste. Die richtige Deutung des Astrocytoms als gliöse Geschwulst stellt eine bedeutsame Phase in der Geschichte der Klassifikation der Gliome überhaupt dar. Hat doch VIRCHOW (1846), als er diese Geschwülste auf die von ihm 1846 entdeckte Stützsubstanz bezog, den Begriff des *Glioms* damit überhaupt erst geschaffen und die endgültige Abgrenzung dieser Geschwülste von den Sarkomen und Carcinomen gesichert.

Neben dem Glioma durum, das auf die faserbildenden Zellen der Stützsubstanz zu beziehen war, kannte er auch die verschleimenden Formen des Myxoglioms, unter denen sich ein gut Teil der „protoplasmatischen" Astrocytome verborgen hat. Nachdem dann durch die Forschungen von DEITERS (1865), GOLGI (1884), JASTROWITZ (1884), BOLL (1874) und v. LENHOSSÉK (1895) die einzelnen Typen der Glia ausführlicher erkannt und geschildert worden waren, konnte SIMON bereits 1874 ein „Spinnenzellengliom" beschreiben. Interessant ist allerdings die Angabe von SIMON, daß er die Pinsel- und Spinnenzellen bereits in den Gliomen gesehen hatte, bevor sie in normalem Gewebe beschrieben wurden. Die weitere historische Entwicklung der Kenntnisse über unsere Geschwulstart führt dann über die „Astrome" v. LENHOSSÉKS (1895), über die Ausführungen STROEBES (1895) — für den Gliom und „Sternzellengeschwulst" das gleiche sind, ein „Sternzellengliom" also ein Pläonasmus, — die „Astrocytome" EWINGS (1922) bis zu den Riesenzellgliomen MEYERS (1913). Diese setzt OLGA LOTMAR (1918) dann noch durch den Zusatz „amöboide" Riesenzellen in Beziehung zu den von ALZHEIMER beschriebenen Degenerationsformen der Glia (jetziges Astrocytoma gigantocellulare).

Wir finden dann die Astrocytome im System RIBBERTs (1918) als „Gliome" wieder, müssen danach allerdings bis zur grundlegenden Neuordnung der Gliome durch BAILEY und CUSHING (1926—1930) warten, bis wir die Formen antreffen, die sich heute durchgesetzt haben: das Astrocytoma fibrillare und protoplasmaticum. In 290 von 412 Gliomen wurden diese beiden Formen von ihnen diagnostiziert. Sie trennten jedoch die Astroblastome von diesen ab.

Die folgenden großen Bearbeitungen der Gliome fügten diesen beiden Astrocytomgruppen, die im wesentlichen übernommen wurden, nur noch weitere hinzu: ROUSSY-OBERLING (1931) sahen unter 258 Gliomen 119 Astrocytome, die sie außer in die beiden bereits angegebenen Formen noch in zwei weitere unterteilten, die gigantocellulären und pseudopapillären Formen. Das subependymäre Astrocytom von ROUSSY-OBERLING dagegen entspricht dem Ventrikeltumor bei der tuberösen Sklerose (s. S. 35), während das pseudopapilläre Astrocytom von CROUZON und OBERLING (1929) wohl eher bestimmten papillär gebauten Ependymomen glich. Setzen wir die pseudopapillären Astrocytome mit der Gruppe der Astroblastome gleich, die auch BERGSTRAND (1933) mit unter die Astrocytome — vornehmlich bei der gigantocellulären Form — eingliedert, so haben wir eine ausreichende Gruppeneinteilung, die auch im folgenden übernommen werden wird.

Auch GREENFIELDS (1918) Neuroblastome entsprachen wohl den Astroblastomen. In der Astroblastomgruppe BAILEYS (1930) waren offensichtlich zwei biologisch verschiedene Tumorarten vertreten gewesen, die eine — zum Astrocytom gehörig, deren Zellfortsätze sich mit Goldsublimat darstellen lassen und die typische Gefäßarchitektur zeigen — die andere biologisch eher den Glioblastomen nahestehend, die zwar „astroblasten"ähnliche Zellen hatte, aber nicht durch Goldsublimat zu imprägnieren war. Bereits COX (1934) hatte darauf hingewiesen, daß unter dem Titel des Astroblastoms mehrere Typen beschrieben worden waren, einer, der unzweifelhaft zum Glioblastom (damals Spongioblastom) gehörte, der andere aber zum Astrocytom, dessen gigantocellulärer Form er am meisten glich. So ist auch HORTEGAS (1932, 1944, 1945) [bzw. PORTUGALS (1949)] Astroblastom wohl gleich unserem gigantocellulären Astrocytom. Auch KERNOHAN (1949) schloß sich der allgemeinen Kritik an der Gruppe der Astroblastome an.

Die Kleinhirnformen der Astrocytome allerdings fassen wir — den Anregungen und Untersuchungen BERGSTRANDS (1933) folgend — als Spongioblastome auf und trennen sie von unserer Gruppe ab, da sie durch Alter, Sitz und Gewebsart eine biologische Eigenstellung fordern (s. S. 145). Die von PENFIELD gegebene (1932) Unterteilung in eine *pilocytische* (aus piloiden, länglich gebauten Zellen), *gemistocytische* (aus gemästeten, d. h. gigantocellulären Elementen) und eine *diffuse* (etwa am ehesten dem protoplasmatischen Typ entsprechende) Unterart möchten wir nicht übernehmen, da sie den Verhältnissen unserer Ansicht nach nicht gerecht wird. In unserem Untersuchungsgut fanden wir eine einzige, allenfalls bei der pilocytischen Gruppe einzuordnende Geschwulst des *Großhirns*, die jedoch mühelos unter die fibrillären Astrocytome gerechnet werden konnte. Auch bei PENFIELD findet sich die pilocytische Gruppe vorwiegend bei den Kleinhirnformen im Jugendalter, was sich aus der Sonderstellung der Geschwülste dieses Sitzes leicht erklärt, die ja doch wohl zu den Spongioblastomen gehören.

Aus dem Schrifttum der Folgezeit müssen besonders die Arbeiten von H. J. Scherer (1940) zitiert werden, der sich mehrfach mit den Astrocytomen befaßt hat. Seine Beobachtungen, Deutungen und Ansichten weichen zwar oft besonders von meinen und denen des übrigen Schrifttums ab. Wollte man sie Punkt für Punkt durchgehen, so würde die Auseinandersetzung sehr umfangreich werden, zumal der Wert dieser Untersuchungen Scherers mit ihrer Fülle von wichtigen Einzelbeobachtungen ausdrücklich festgestellt werden soll. Die Unterschiede beginnen bereits in der Klassifikation, wo sich Scherer als ausdrücklichen Gegner der „amerikanischen" Einteilung bekennt, die er durch eine „natürliche" Einteilung ersetzen will. Dies ist ihm leider bis zu seinen letzten Arbeiten 1942 nicht gelungen, weshalb er auf die sonst überall gebräuchlichen „amerikanischen" Namen zurückgreifen mußte.

Besonders auffallend sind seine Thesen über die biologische Bewertung der Geschwülste. Hier kommt er z. B. zu der Ansicht, daß die Astrocytome schlecht abgegrenzt seien und es bestände für den nicht Vertrauten daher Gefahr, daß er sie für Ödem oder Sklerose mißdeutete. Überdies entdifferenzierten sich die meisten von ihnen sogar ohne chirurgischen Eingriff. Hierzu ist aber wohl zu sagen, daß, selbst wenn man — wie heute die meisten Neurochirurgen und Neuropathologen — die so gutartigen sog. Kleinhirnastrocytome im Jugendalter von den Großhirnformen abtrennt, dennoch für die Mehrzahl der umschriebenen Großhirnastrocytome eine so gute durchschnittliche Überlebensdauer nach „Radikaloperation" bleibt, daß die Einrechnung unter die „bedingt gutartigen" Gliome berechtigt ist. Schließlich lassen sich die Statistiken von Bailey (1933), Cushing (1935) und ihren Mitarbeitern Cairns (1936), v. Wagenen (1934), Eisenhardt (1935), von Tönnis (1938) und Olivecrona (1934, 1947) und schließlich von Davidoff (1940) nicht einfach wegreden. Hier muß sich eine rein auf das Laboratorium beschränkte Arbeitsmethode mit nur oberflächlichem Kontakt zur neurochirurgischen Klinik rächen, wie sie Scherer bevorzugte. So erklärt sich wohl auch sein eigenartig zusammengesetztes Untersuchungsgut, wo die umschriebenen harten Astrocytome zu fehlen scheinen und die Hälfte aller Gliome Glioblastome waren! Denn Scherer bezeichnet die Astrocytome als „diffuse" Gewächse, die in einer Gruppe mit den Fällen von „diffuser Gliomatose" stehen sollen (s. S. 60, 61). Das ist sicher falsch! Diese Meinung ist auf einem ganz einseitigen und ausgelesenen Material aufgebaut.

Hingegen kann Alpers und Rowes (1937) Beschreibung gut mit der eigenen in Einklang gebracht werden. Nur erscheint die dort gewählte Unterteilung der Astrocytome in 1. fibrilläre, a) solide, I. piloide, II. diffuse, b) cystische, 2. gigantocelluläre, 3. celluläre Formen nicht glücklich, weil nicht logisch durchgeführt. Zudem sind doch keineswegs nur die fibrillären Formen cystisch. Auch die Einführung des Namens „cellulär" beseitigt nicht die Unschönheit des bisherigen Benennungssystems, dessen Hauptfehler in dem Wechsel des Einteilungsgrundsatzes liegt. Über die ganze Problematik der Astrocytome s. auch Muratorio (1954). Hortega (1932, 1944, 1945) unterschied bei der ausführlichen Beschreibung der Astrocytome die langzelligen, rundzelligen, gigantocellulären und mikrocellulären Formen. Kernohan und Mitarbeiter schließlich schlugen 1949 eine abgeänderte Einteilung der Gliome vor, in der für die Astrocytome 4 Gruppen (Grade) vorgesehen waren. Von diesen gehörten die ersten zwei zu den Astrocytomen in der bisherigen Definition (1. fibrillare und protoplasmaticum, 2. Astroblastome). Die 3. und 4. Gruppe aber entsprach dem Glioblastoma multiforme (siehe S. 10), das als eine „maligne Variante" des Astrocytoms aufgefaßt wurde.

Kernohan behielt dagegen die Kleinhirnastrocytome weiter bei der Gruppe der Astrocytome und fand daher bei ihnen am häufigsten den Grad 1 vertreten. Aber auch Grad 3 und 4 kämen vor. Diese waren sonst am häufigsten unter den Ponsgliomen der Kinder zu finden. Meine eigene Stellung zu dieser Klassifikation wurde S. 10, 11 begründet.

Als Klassifikation der Zukunft möchte ich eine Einteilung in 1. *fibrilläre*, klein- und groß(riesen)zellige und 2. *afibrilläre*, klein- und groß(riesen)zellige Astrocytome vorschlagen, wobei die bisherigen Astroblastome zu den großzelligen fibrillären Typen rechnen. Diesen muß sich dann als 5. Gruppe eine mit maligner Entartung anfügen.

Aber zur endgültigen Bestätigung dieser Einteilung bedarf es noch genauer Untersuchungen. Bis dahin werde ich gemäß den von mir immer wieder betonten Grundsätzen an den alten traditionellen Namen festhalten, da wir andernfalls in einem Meer neuer Namen zu ertrinken drohen. Das Schrifttum der letzten Jahre gibt dafür genügend warnende Beispiele.

Wir sehen also, daß die Abgrenzung der „Astrocytome" heute noch reichlich unklar ist. Finden wir doch unter diesem Namen noch Ventrikeltumoren bei der tuberösen

Sklerose[1], sowie die charakteristischen cystischen Spongioblastome der Kleinhirnmitte im Jugendalter neben ependymomartigen Formen im Großhirn und den zahlreichen echten Mitgliedern dieser Gruppe vereinigt. Soll aber unsere Arteinteilung überhaupt klinische Brauchbarkeit haben, so dürfen nur Formen *gleicher biologischer Wertigkeit* in einer Gruppe zusammengeschlossen werden. Und diese Forderung scheint mir für die folgende Unterteilung erfüllt.

Häufigkeit — Erkrankungsalter — Vorzugssitz — Geschlechtsprädilektion — Ausgangspunkt.

Häufigkeit. In unserem Gut von 4000 intrakraniellen Geschwülsten waren 283, d. h. 7,1% Astrocytome (wobei die sog. Kleinhirnastrocytome bei den Spongioblastomen gerechnet wurden).

Die relative Häufigkeit der Untergruppen wurde in unserer Arbeit mit Teltscharow (1948) bestimmt. Von 55 auf großen Schnitten untersuchten Tumoren waren 17 fibrilläre, 13 gigantocelluläre, 8 protoplasmatische Astrocytome und 11 Astroblastome. Sechs Astrocytome waren maligne. Ob diese Zahlen allgemeine Gültigkeit haben, muß offen gelassen werden, da es sich um ein ausgelesenes Gut handelte. Doch ist das Untersuchungsgut jeder Anstalt nach irgendwelchen Gesichtspunkten „ausgelesen"[2]. Hier könnte sich dieser Vorgang durch Verschiebung nach der Seite der mehr „bösartigen" Fälle bemerkbar machen, da ja Autopsiegut die besten Bedingungen für eine Untersuchung an großen Schnitten bot. Andererseits bestand unser Gut auch aus zahlreichen Fällen großer Resektionen und Exstirpationen aus der neurochirurgischen Klinik, was diese Einseitigkeit vielleicht wieder aufwog. Die Serie von Carillo und Mitarbeitern (1951) bestand aus 12 Astroblastomen, 29 Astrocytomen und 9 gemischten Tumoren, von diesen 7 Astroblasto-Astrocytomen, 1 Glioblasto-Astrocytom und 1 Astroblasto-Oligodendrogliom.

Sitz. Mit den oben gemachten Einschränkungen können wir also die Verteilung der Unterarten in der untenstehenden Tabelle 4 als typisch ansehen. Die Häufung im Frontal- und Temporalgebiet wird für die einzelnen Formen sehr deutlich, wobei die Zahl der operativ ungünstigen Astrocytome danach zunächst gering erscheint. Nun war beim Autopsiegut die Bestimmung des Sitzes ja einfach. Bei den operativ gewonnenen Fällen dagegen mußte man sich auf den Befund der sehr genauen Operationsberichte verlassen, die aber *anatomisch* weitgehend unvollständig sind, da die „histologische" Ausbreitung in der Tiefe und nach den Seiten daraus nicht mit Sicherheit hervorgehen kann.

Bei Davis und Mitarbeitern (1950) lagen von 106 Astrocytomen im Großhirn 60 in der rechten, 46 in der linken Hemisphäre und 7 im Balken. Am häufigsten war der Parietallappen befallen, danach gleich häufig der Frontal- bzw. Temporallappen und schließlich am seltensten der Occipitallappen. In Bennets (1946) Beobachtungsgut von 56 (ohne die 7 Kleinhirnfälle!) Astrocytomen unter insgesamt 446 Tumoren lagen 22 frontal, 14 temporal und 9 parietal. Bei Elvidge und Mitarbeiter (1935) bildeten die Astrocytome mit 41 von 210 Gliomen (ohne die 14 cerebellaren) die größte Gruppe. Im Sitz waren sie folgendermaßen verteilt: frontal 14, parietal 8, temporal 9, occipital 1, Stammganglien 2.

Tabelle 4. *Übersicht über die Häufigkeit der einzelnen Unterformen an verschiedenem Sitz bei 55 Fällen* (1949).

	Frontal	Zentral	Parietal	Temporal	Occipital	Hirn-stamm-oral	Diffus	Ventrikel	
A. fibrillare	7	3	—	6	—	1	—	—	17
A. gigantocellulare . .	9	—	2	2	—	—	—	—	13
Astroblastome	7	—	2	1	—	—	—	1	11
A. protoplasmaticum .	1	—	1	5	—	—	1	—	8
A. malignum	2	—	2	2	—	—	—	—	6
	26	3	7	16	—	1	1	1	55

Die Aufteilung aller unserer Fälle nach dem *Sitz* ergab in etwa die folgenden Typen. Sie lagen frontal, temporal, zentral, parietal, occipital, Hirnstamm oral, Hirnstamm caudal, diffus, spinal.

[1] Siehe Stender-Zülch (1943), Roussy-Oberling (1931): Astrocytome sousependymaire.
[2] Siehe die Ausführungen von Zülch, K. J.: Fortschr. Neur. 11, 124—137 (1939).

Unter diesen kann man einige im *Sitz* einheitliche Astrocytomgruppen jetzt bereits angeben.

1. *Frontodorsale* Astrocytome durchsetzen als gut apfelgroße Blastome die Windungen F. 1 und F. 2 vom Lappenpol bis etwa zur Mitte. Sie greifen aber auch auf die Medianfläche von F. 1 und die basal davon liegenden Teile bis zum Gyr. cinguli über (Abb. 125). Am caudalen Ende der Geschwulst liegt oft — neben kleineren — eine bis mandarinengroße Cyste (Abb. 126), die von vorne oben gegen die Vorderhornspitze drückt und von diesem durch eine dünne Wand getrennt ist [s. OSTERTAGs (1936) Abbildung 58a und b (1935), Abb. 94/96, HOFF-SCHÖNBAUERs (1933) Abb. 66 und BAILEY (1933, 1936, 1951) Hirngeschwülste, Abb. 104].

2. Die *frontomedialen* Astrocytome (oder Astrocytome des Frontalpols) durchsetzen als mandarinen- bis apfelgroße Gewächse die oralen Windungen des Frontalpols — besonders F. 1 (Abb. 127) — und wachsen von dort sagittal ins Mark bzw. bis ins Septum. Sie treiben dieses symmetrisch oder mit herdseitiger Betonung zu einer breiten Platte auf, die dann von oral und medial in die Vorderhornspitzen hereinragt. Die Geschwulst liegt

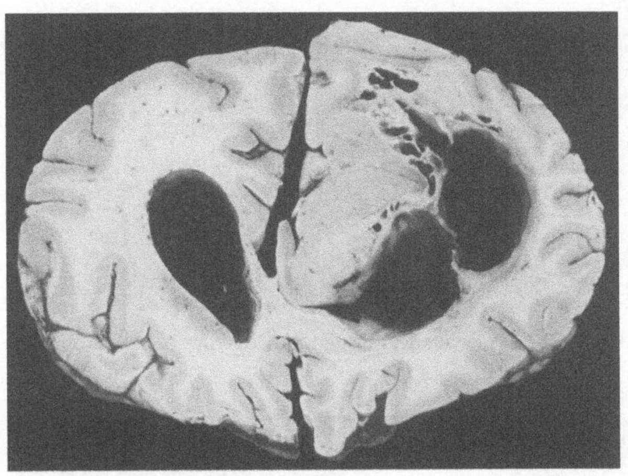

Abb. 125. Frontodorsales Astrocytom mit riesiger Cyste dorsolateral vom Vorderhorn (Fall 1664).

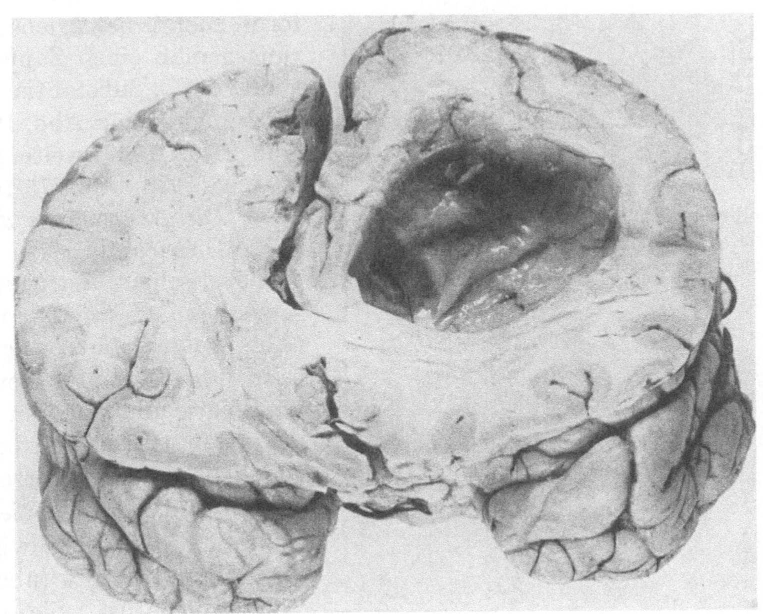

Abb. 126. Große Cyste bei einem frontodorsalen (gigantocellulären) Astrocytom. Erhebliche Massenverschiebungen zur Gegenseite (Fall 1086).

meist mit Hauptmasse im zentralen Mark und erreicht caudalwärts die Rinde erst in den Windungen der Medianfläche nahe dem Rostrum. Sie bildet keine großen Cysten. Die Geschwulst liegt oral und medial zur Vorderhornspitze und wirkt auf das Vorderhorn vornehmlich durch die Auftreibung des Septums (Abb. 128) ein [s. HOFF-SCHÖNBAUERs (1933) Abb. 77].

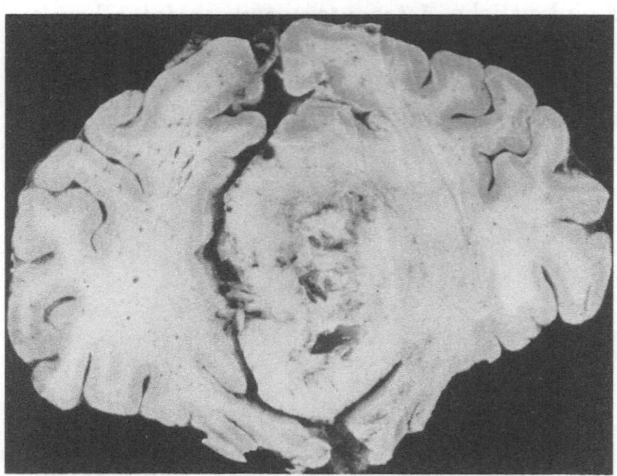

Abb. 127. Typisches frontomediales Astrocytom (s. Abb. 128)
(Fall 1704).

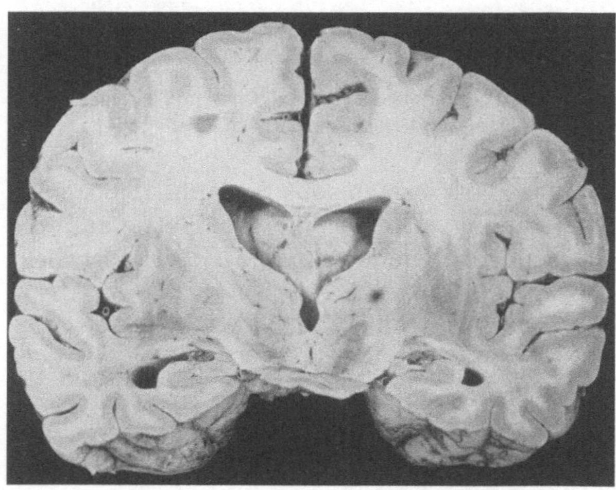

Abb. 128. Auftreibung des Septums zu einem riesigen
Knoten, der beide Vorderhörner von vorne eindellt, bei
einem frontomedialen Astrocytom (s. Abb. 127, Fall 1704).

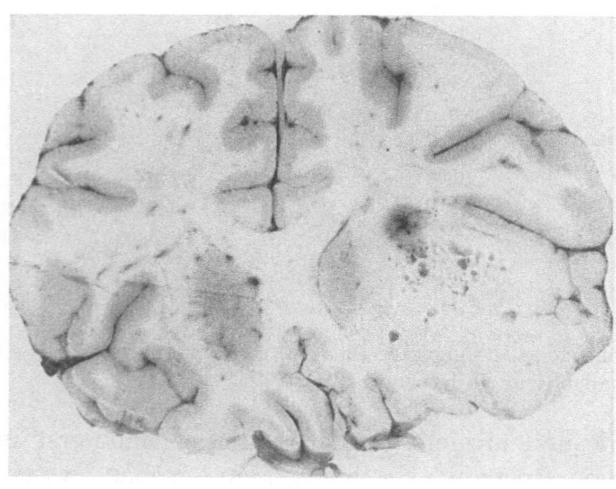

Abb. 129. Frontolaterales Astrocytom mit zentraler Cystenbildung. In diesem Falle bestand ein typischer Fortsatz
ins Inselmark (Fall 1082) s. Abb. 131, 132.

3. Die *frontolateralen* Astrocytome in Gänseei- bis Apfelgröße durchsetzen die lateralen Windungen des Orbitalhirns direkt unterhalb von F. 3 und dehnen sich teils in der Rinde aus, teils breit im subcorticalen Mark (Abbildung 129, 131). Dabei werden die Frontalwindungen nach oben verschoben und die Vorderhornspitze von basolateral her zusammengedrückt. Die Geschwulst erreicht im allgemeinen nicht die Ventrikelwand, setzt sich aber mit einem zapfenförmigen Fortsatz ins Inselgebiet und obere Temporalmark fort (Abb. 132, 133). Diese werden breit aufgetrieben und können — wie auch der Hauptteil der Geschwulst — feincystisch zerfallen. Dabei wird die Unterhornspitze nach caudal und basal verschoben. Die medialen Orbitalwindungen bleiben — im Gegensatz zum frontobasalen Glioblastom — von der Geschwulst frei. Lateral kann sich — selten — eine solitäre größere Cyste entwickeln. Ostertag hat wohl diese Astrocytomform zuerst beschrieben, die erfahrungsgemäß einen Zapfen in die Gegend der „Substantia innominata“ vordrängt [seine Abb. 19 (1935) und Abb. 91/92 (1936), weiter Hoff-Schönbauer (1933) Abb. 75/76].

4. *Die Astrocytome des Temporalpols.* Diese apfelgroßen, klein- oder großcystischen Astrocytome durchsetzen am Temporalpol die Rinde (Abb. 134), entwickeln sich dann weiter caudal im gesamten zentralen Temporalmark und wachsen dabei besonders nach medial und in die Stammganglien ein oder setzen sich nach vorne in das Inselgebiet oder nach frontal in die Orbitalwindungen des Frontallappens fort (über den Fasciculus uncinatus). Sie liegen dorsolateral vom Unterhorn, an dessen Wand sie eben heranreichen. Caudal begrenzt sie der Occipitallappen [siehe auch Abb. 106 Bailey-Cushing (1930) und Gagel (1938) Abb. 20. Christeller (1927), Abb. 171].

5. *Parietolaterale Astrocytome.* Von den frontodorsalen Astrocytomen gibt

es fließende Übergänge zu den parieto-
lateralen Astrocytomen. So liegen z. B.
oral *Astrocytome in den Zentralwindungen.*
Die Geschwulst liegt hier in der Rinde, erreicht je nach Sitz (d. h. nach Einsetzen der
Symptomatologie) Nuß- bis Taubeneigröße
und bildet gewöhnlich in der Tiefe ein oder
mehrere Cysten, die sogar bis zur Ventrikelwand reichen können. Die Rinde über der
Cyste zeigt das typische glasig-speckige
Aussehen der fibrillären Astrocytome. Die
Begrenzung ist recht scharf; durch Verbreiterung der Windungen wirkt das Astrocytom verdrängend auf die Nachbarschaft.

Weiter rückwärts erreichen die Astrocytome im mittleren und unteren *Parietallappen* oft Mandarinen- bis Apfelgröße
(Abb. 135). Auch bilden sie oft große
Cysten. Sie können aber auch solide in
die Tiefe wachsen, so daß sie z. B. die Wand
des Trigonums erreichen (Abb. 136). Sie
können neben dem Mark sogar den Thalamus erreichen und zu einem Knoten gegen
den Ventrikel zu auftreiben oder gar den
Balken infiltrieren (Splenium). Häufiger
aber bleiben sie gut abgegrenzt [s. auch
HOFF-SCHÖNBAUER (1933) Abb. 129/130
bzw. auch 93/95 sowie OSTERTAG (1935)
Abb. 11].

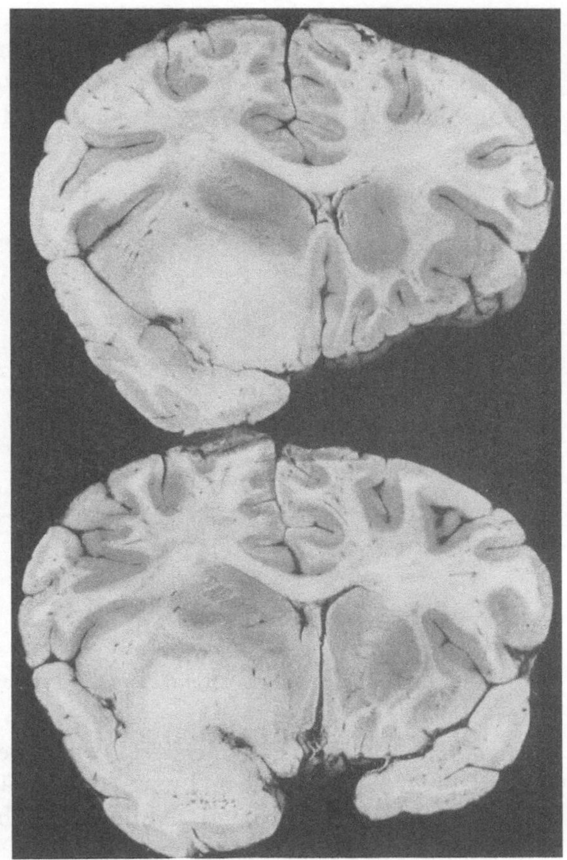

Abb. 130. Frontobasales Astrocytom (selten).
Fall 5648.

(Parietomediale Astrocytome). In vorgeschrittenen Fällen und bei mehr dor-
salem Sitz scheint das Astrocytom auch die Medianfläche erreichen zu können, wo es dann
die Rinde des Parazentralgebietes oder Praecuneus erreicht und auftreibt (s. Abb. 137,
138). Einen primären Sitz von Astrocytomen habe ich an dieser Stelle nicht gesehen.

6. *Astrocytome des Thalamus.* Diese Astrocytome durchsetzen gleichmäßig einen oder
beide Thalami, die bis zu Tauben- ja Hühnereigröße aufgetrieben werden (Abb. 139).

Äußerlich sind sie oft nicht vom Glioblastom gleichen Sitzes zu unterscheiden, zu dem fließende Übergänge bestehen (Abb. 169, 179). Sie greifen auch
auf die andere Hemisphäre über,
wahrscheinlich über die mittlere Commissur, die dann breit aufgetrieben
ist. Es sind im allgemeinen protoplasmatische Astrocytome, nur in seltenen Fällen fibrilläre Formen, die
kleincystisch zerfallen und dann größeres Ausmaß erreichen können (s. Abbildung 139). Das vergrößerte Pulvinar
ist oft von der Cisterna ambiens aus
auch von außen sichtbar. Oft finden
sich bereits kleinere Nekrosen. Hier
zeigt das Gewebe dann eine maligne

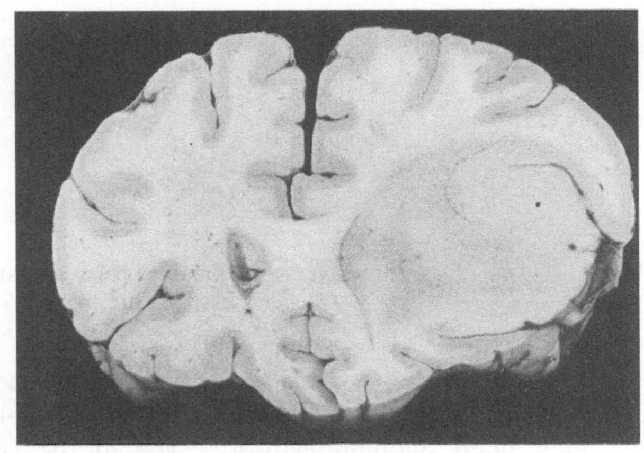

Abb. 131. Frontolaterales Astrocytom, das die Windungen
unterhalb der 3. Frontalwindung breit aufgetrieben hat.
Geringe Massenverschiebungen zur Gegenseite (Fall 67).

15*

Entartung in Richtung auf das Glioblastom [Abb. 169 — s. auch Smyth und Stern (1938) sowie Pette (1937), Abb. 3, 7a und b, Ostertag (1936), Abb. 73, Ostertag (1941), Abb. 50a].

7. *Astrocytome des Mittelhirns (und Aquädukts)*. Die Astrocytome des Mittelhirns treiben die Vierhügelplatte zu Taubeneigröße auf. Histologisch gibt es fließende Übergänge zum

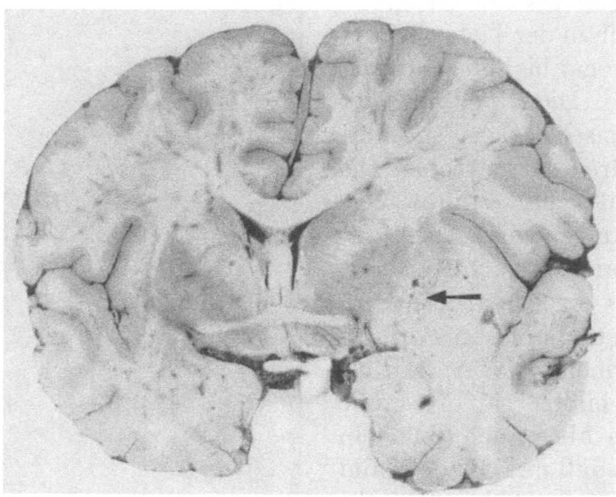

Abb. 132. Fortsatz eines frontolateralen Astrocytoms ins Inselmark (Fall 1082 s. Abb. 129).

Spongioblastom, in das die meisten Formen besser einzugliedern sind. Gleiches gilt für die erbsengroßen Astrocytome im Lumen des Aquädukts, die dieses mit einer glasigen Masse verschließen und über das Ependym hinaus die Umgebung nur wenig infiltrieren (Abb. 63, 65).

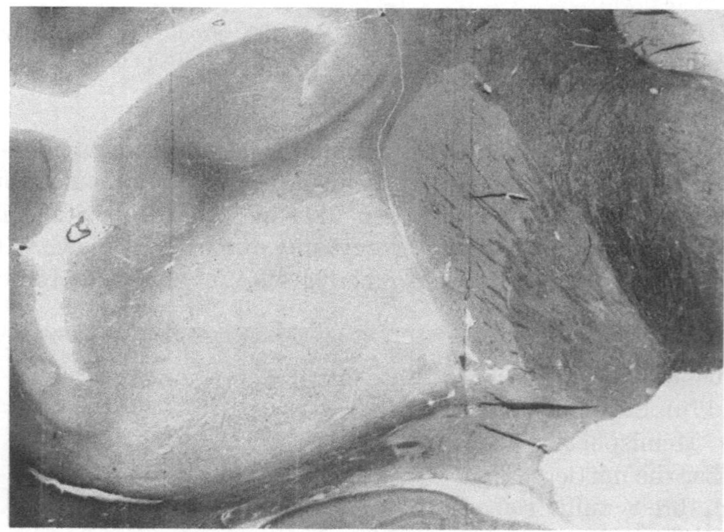

Abb. 133. Typische Infiltration des Inselmarkes bei frontolateralen Astrocytomen (s. Abb. 132, Markscheidenfärbung nach Heidenhain-Wölcke), Fall 1082.

8. *Astrocytome der Brücke*. Die Astrocytome treiben die Brücke breit auf. Meist überwiegt die Infiltration einer Seite. Umschriebene Formen mit Cystenbildung finden sich eher beim Spongioblastom. Erreicht die Geschwulst die Vorderseite der Brücke, so kann diese zu einer weißlichen Platte aufgetrieben werden, von der zapfenförmige Teile in die basalen Cisternen (C. ponto-cerebellaris) vordringen. Makroskopisch ist eine sichere Unterscheidung vom Spongioblastom gleichen Sitzes oft nicht möglich, zu dem

auch fließende Übergänge bestehen (Abb. 67, 140). OSTERTAG (1936), Abb. 64, BUCY [in BANCROFT und PILCHER] (1946), Abb. 110.

9. *Diffuse frontale Astrocytome.* Es gibt schließlich diffus wachsende Astrocytome, die besonders das Mark des Frontallappens durchsetzen und über den vorderen Balken zur

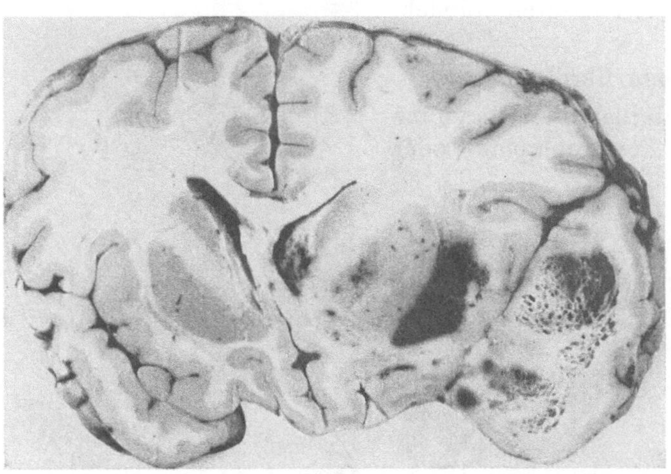

Abb. 134. Temporolaterales Astrocytom mit feincystischem Zerfall und Massenblutung. Die Geschwulst greift (über den Fasciculus uncinatus?) auf den basalen Frontallappen über (Fall 327).

Gegenseite herüberwachsen können. Auf Hirnschnitten sieht man eine einfache (Abb. 141) Verbreiterung der weißen Substanz, die oberflächlich — abgesehen von der Verhärtung — einer Hirnschwellung ähnelt [s. auch OSTERTAG (1941), Abb. 81].

Alter. Die Astrocytome sind eine Geschwulstart, die typisch die mittleren Lebensjahrzehnte (25—50 Jahre) bevorzugt, wobei der Gipfel der Alterskurve

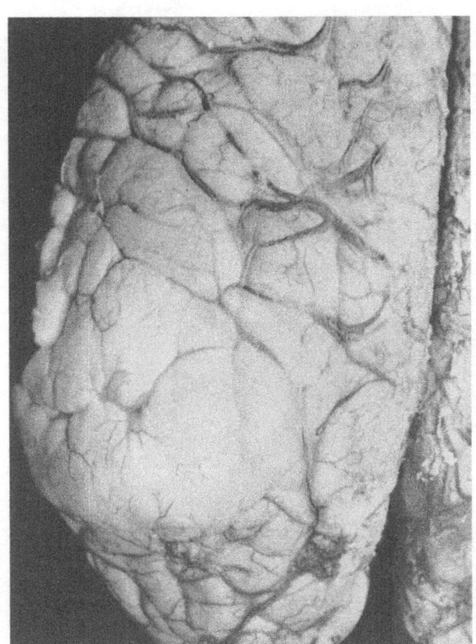

Abb. 135. Typisches parietolaterales Astrocytom links. Die Windungen sind verbreitert und verhärtet und erscheinen speckig-knorpelig (Fall 261).

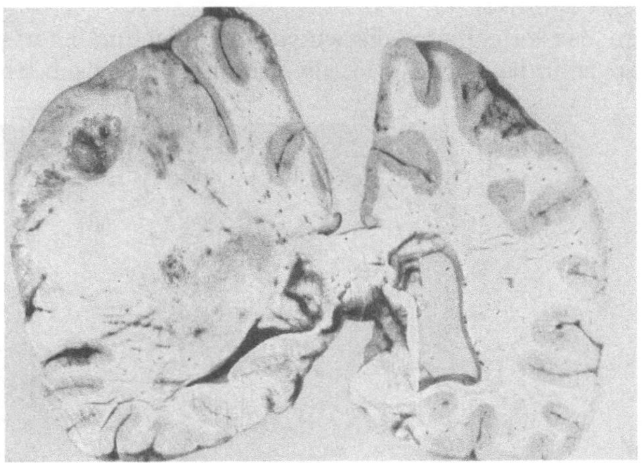

Abb. 136. Parietolaterales Astrocytom, das die Oberfläche pilzförmig überragt. Die Geschwulst reicht bis an die Wand des Trigonum (Fall 497).

(Abb. 7e) ziemlich genau um das 40. Lebensjahr liegt. Es ergeben sich aus der Kurve keine Hinweise, daß die einzelnen Unterarten ein besonderes Erkrankungsalter haben [TELTSCHAROW und ZÜLCH (1948)]. Außerdem dürfte die Zahl unserer Beobachtungen für eine derartige Untersuchung zu gering sein. Bei ELVIDGE und Mitarbeitern (1935) waren bei den Astrocytomen mit Sitz im Großhirn die Patienten durchschnittlich 33,2 Jahre alt.

Geschlechtsverteilung. Bei unseren Astrocytomen ergab sich die folgende Geschlechtsverteilung: es waren 166 Patienten männlich, 117 Patienten weiblich.

Astrocytoma fibrillare.

Die meisten fibrillären Astrocytome lagen im Frontal-, Frontotemporal- oder

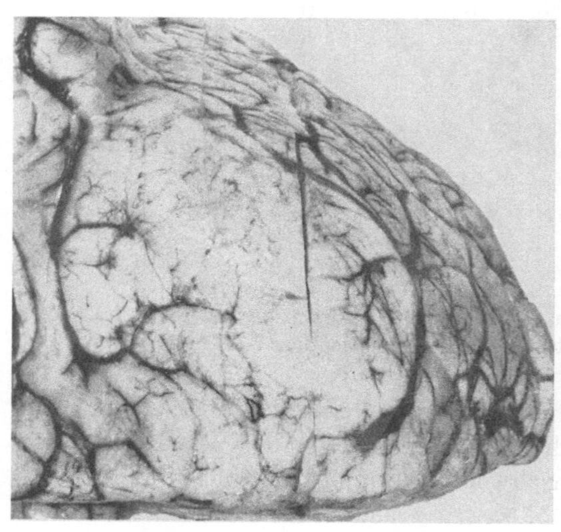

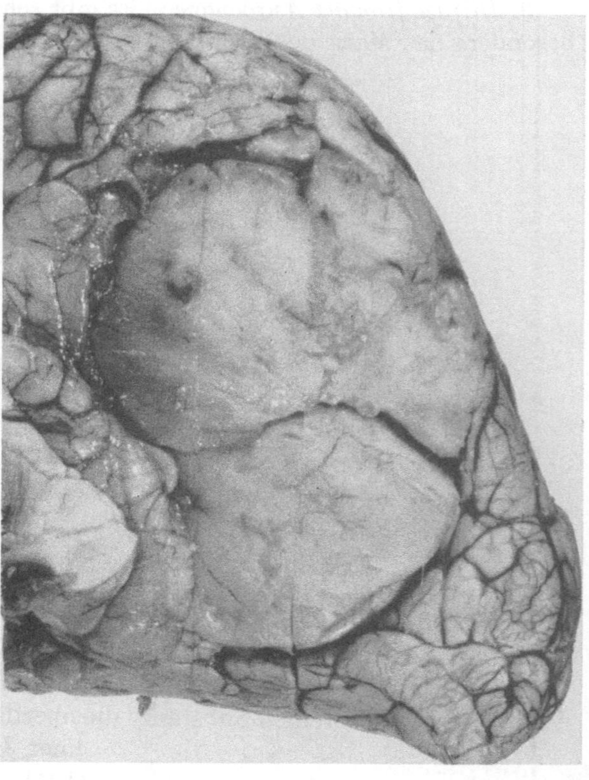

Abb. 137. Ansicht von oben auf ein parietales fibrilläres, umschriebenes Astrocytom, über dem der Schädelknochen eine Druckusur zeigte. Der Tumor entartete maligne, Einzelheiten s. Text S. 249 (s. auch Abb. 138, Fall 985).

Abb. 138. Umschriebenes hartes knotiges Astrocytom, das die Oberfläche an der Konvexität (s. Abb. 137) und an der Medianfläche erreichte (s. Abb. 157 und Text S. 249) (Fall 985).

im Zentralgebiet. Sie wucherten gleichmäßiger durch die Hirnmasse, waren aber nicht so raumbeengend wie die grobmorphologisch ähnlichen Astroblastome. Sie erreichten

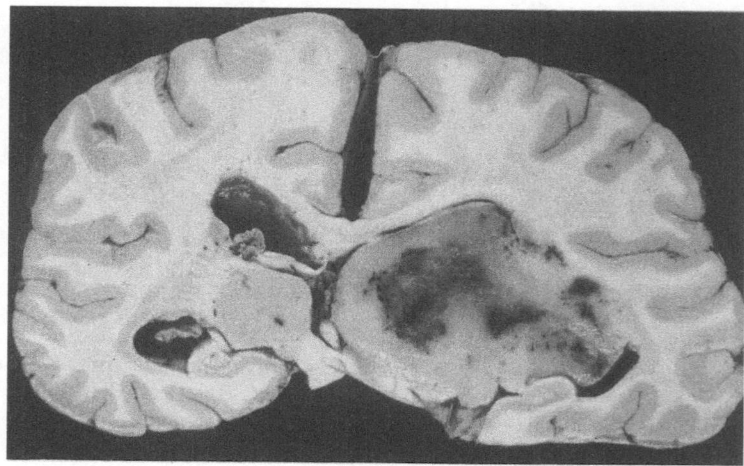

Abb. 139. Großes glasiges Astrocytom des Thalamus mit Blutungen (Fall 62).

die Größe von einer Pflaume bis zu einem Apfel, wuchsen gelegentlich weit in einen Nachbarlappen vor, so besonders vom Frontal- in den Schläfenlappen (Abb. 130), mit einem Fortsatz ins Inselmark in Walzenform (Fall Nr. 116, 1141 und Abb. 129). An der Oberfläche fielen die fibrillären Astrocytome besonders durch pilzförmiges Überragen der Nachbarschaft und glasig-weißliche speckige Farbe und ihre härtere Konsistenz auf und waren charakterisiert durch die Bildung einer oder mehrerer Cysten, seltener auch eines Cystennetzes (Abb. 134, 142).

Das Gewebe der fibrillären Astrocytome war gekennzeichnet durch die gleichmäßig im Parenchym verteilten, nicht sehr zahlreichen Geschwulstzellen, die im allgemeinen runde, gelegentlich auch etwas nieren- und bohnenförmige Kerne (Abb. 143) von verschiedener Größe hatten. Die Kerne lagen häufig in kleineren Gruppen zu 2—4 (Abb. 143, 146) — als Folge amitotischer Teilung? — zusammen. Sie hatten ein lockeres Chromatinnetz mit 1—2 groben Körnern, wobei die kleineren Kerne im allgemeinen chromatinreicher waren als die großen (Abb. 143). Daneben gab es immer einzelne große Kerne, die gebläht und gelockert nur ganz selten auch einmal hyperchromatisch waren (Abb. 143). Alle hatten eine deutliche Kernmembran. Mitosen waren meist nicht vorhanden und traten nur bei zellreichen und besonders bei den mit protoplasmatischen Zellen untermischten Geschwülsten auf.

Mit Metallimprägnationen stellten sich die Zellen als faserbildende kleine und mittelgroße Astrocyten dar. Selten waren monströse Zellen, die Spongioblasten und Astroblasten ähnelten (Abb. 144 und 145). Auch Cox (1934) weist auf die zahlreichen Varianten in der Zellform der Astrocytome hin. Die Parenchymreste des durchsetzten Gebietes ließen sich sicher, wenn auch mit Schädigungszeichen, nachweisen (Ganglienzellen mit Vacuolisierung oder den typischen Erkrankungsformen, Markscheiden mit Auftreibung und Rosenkranzbildung usw.). Es fehlten aber meist Zeichen stärkeren Gewebsabbaues, nur einige Fettkörnchen kamen regelmäßig in den perivasculären Räumen vor. Selten sah man Rundzelleninfiltrate. Gefäße waren in der fibrillären Form der Astrocytome meist nur spärlich vorhanden (Abb. 143). Sie bestanden

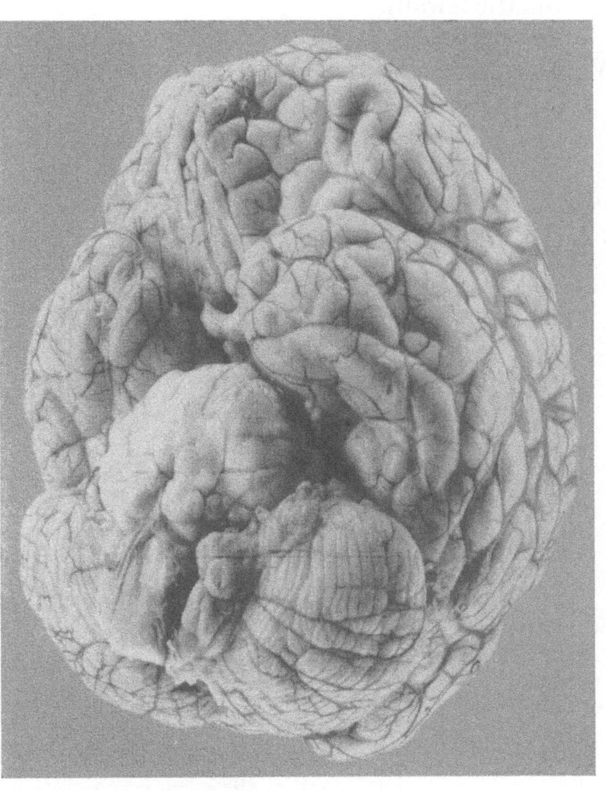

Abb. 140. Typisches Astrocytom der Brücke. Diese ist breit aufgetrieben, einzelne Zapfen ragen in die benachbarten Cisternen vor. Deutlicher cerebellarer Druckconus (Fall 2070).

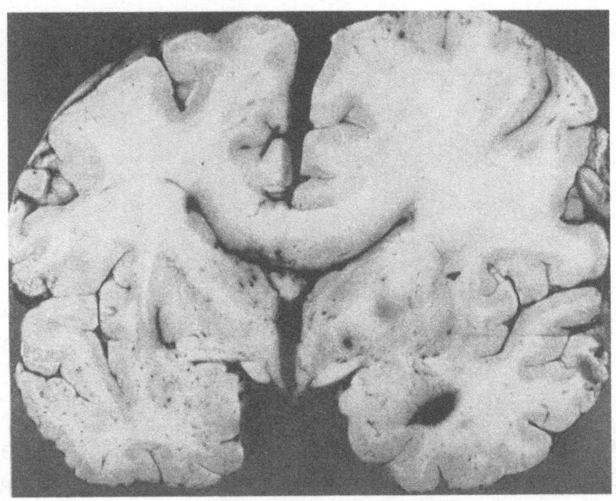

Abb. 141. Diffuses (protoplasmatisches) Astrocytom, das Balken und Hemisphärenmark aufgetrieben und auf die andere Hemisphäre übergegriffen hat (Fall 845).

gewöhnlich aus einfach gebauten Capillaren ohne Wucherung (Abb. 145a). Gefäß-
wandproliferationen sahen wir nur einmal und hier als Folge der Operation (reaktiver
Granulationswall).

Der cystische Zerfall war bei den fibrillären Astrocytomen der häufigste regressive
Vorgang, seine Vorstufe war eine schleimige Entartung der Zellen. Gerade bei diesen

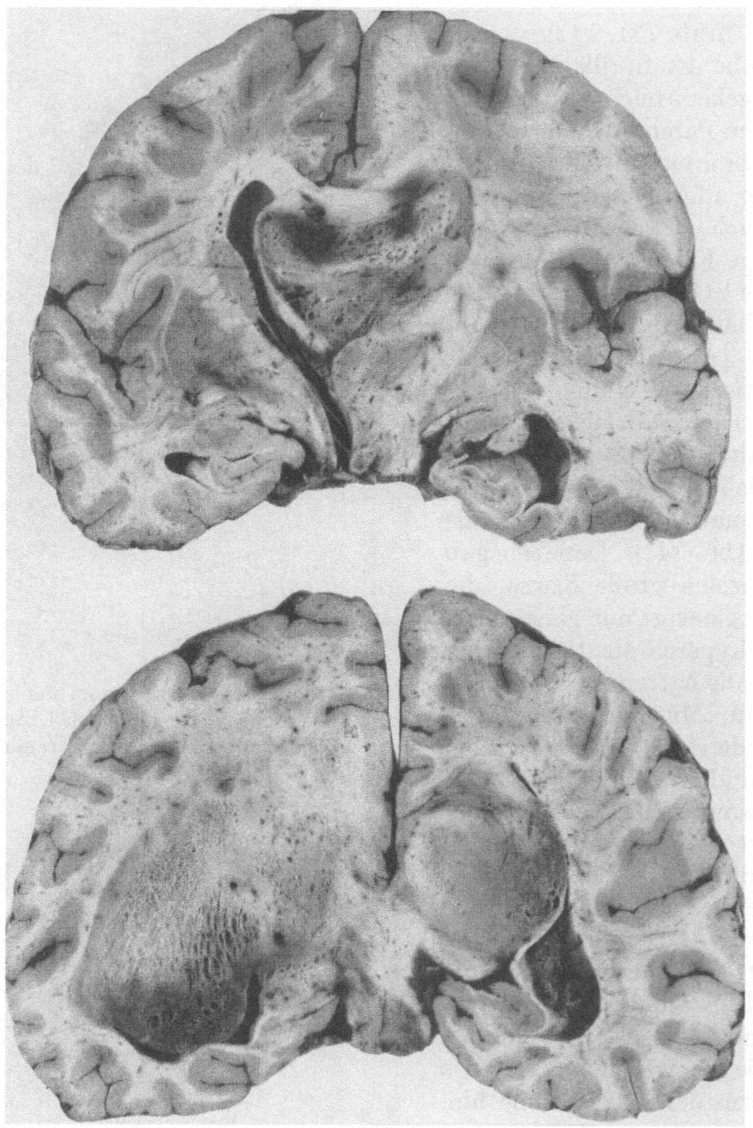

Abb. 142. Wachstum eines cystischen Astrocytoms entlang den Fornices, die breit aufgetrieben werden.
Occipital wächst die Geschwulst breit ins anliegende Hirn ein (Fall 494).

verschleimten Formen fand sich regelmäßig eine Untermischung mit protoplasmatischen
Astrocyten, die regressiv verändert waren (Abb. 145c). Ob das Verschwinden der
Fasern bei den „protoplasmatischen Formen" auf diese regressive Umwandlung zurück-
zuführen ist, ließ sich nicht sicher feststellen. Bei ELVIDGE und Mitarbeitern (1935) waren
von 10 cerebralen Fällen im Durchschnitt 3 cystisch. Verkalkung wurde innerhalb der
Geschwulst niemals festgestellt; über Verfettung wurde oben berichtet. In manchen
Gebieten war der Gliafasergehalt reichlicher, als der Zahl der Geschwulstzellen entsprach.
Es lagen also ähnliche Verhältnisse vor wie bei alten Glianarben [SPIELMEYER (1922)].

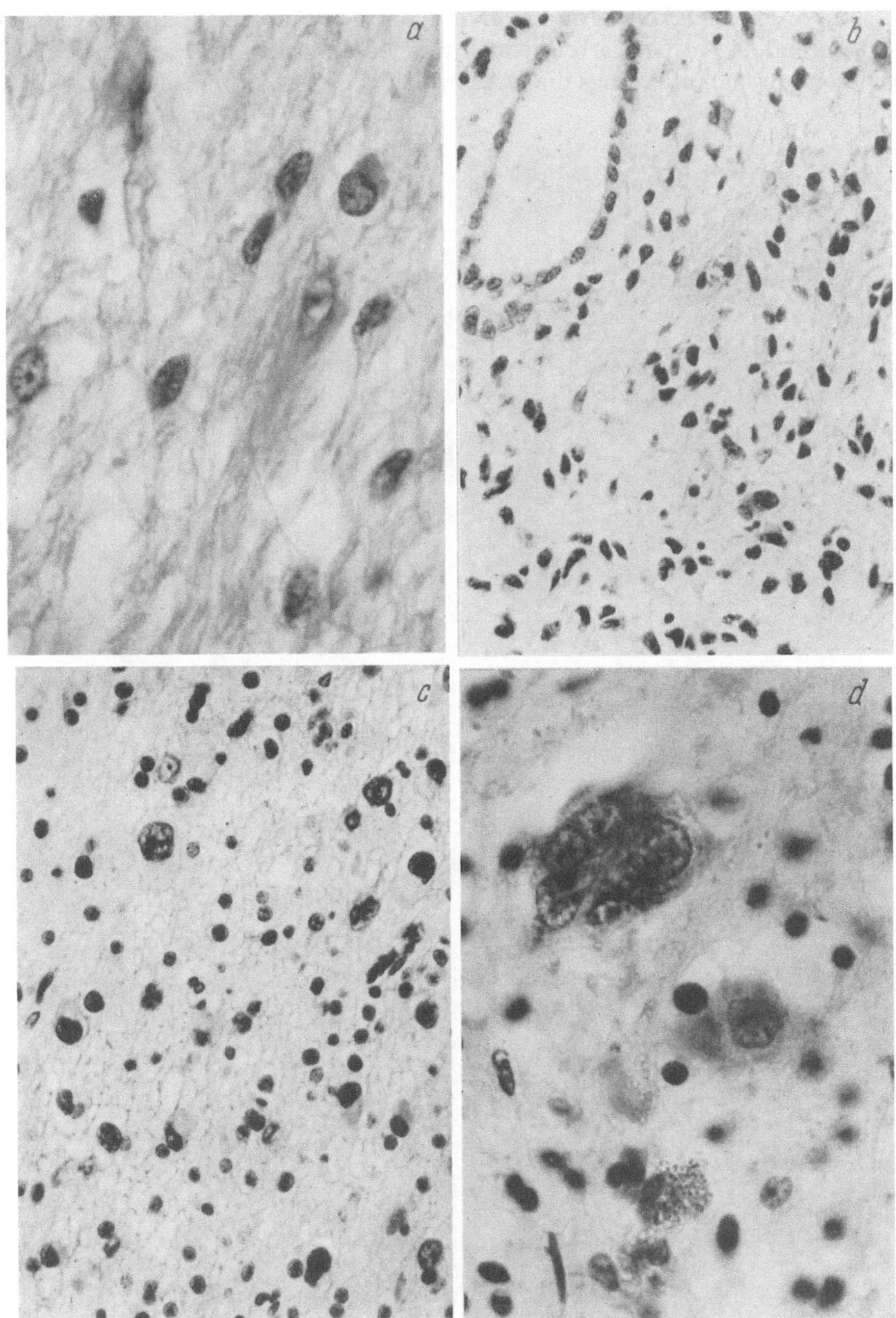

Abb. 143a—d.

a Kernformen in einem fibrillären Astrocytom: rundliche oder ovale Kerne mit kräftigem Chromatinnetz. Bei 2 Zellen ist der Kern etwas blasiger und ein Nucleolus hebt sich deutlich ab. (Fall 495, Vergr. 648fach, Kresylviolettfärbung.)

b Kleine, mittelgroße und größere Kerne in einem Astrocytom des Aquädukts. Links oben ein Ependymschlauch als Rest der ehemaligen Auskleidung. (Fall E 1372, Vergr. 272fach, Kresylviolettfärbung.)

c Kleinere und mittelgroße Kerne in einem vorwiegend fibrillären Astrocytom. Bei einigen Zellen erkennt man den Zelleib. Verschiedene Kerne liegen zu 2—3 in Grüppchen beieinander. Man erkennt eine Ganglienzelle des infiltrierten Gebietes. (Fall 5853, Vergr. 272fach, Kresylviolettfärbung.)

d Mehrere Zellen bilden eine symplasmatisch verbundene mehrkernige Zelle. Fibrilläres Astrocytom. (Fall 787, Vergr. 576fach, Kresylviolettfärbung.)

Wachstumsgeschwindigkeit. Die fibrillären Astrocytome wuchsen in den Randzonen immer infiltrierend, sie respektierten jedoch meist die Grenze der Pia. Im Falle 192 und einigen anderen sah man allerdings die Geschwulstzellen in die weichen Häute einwachsen

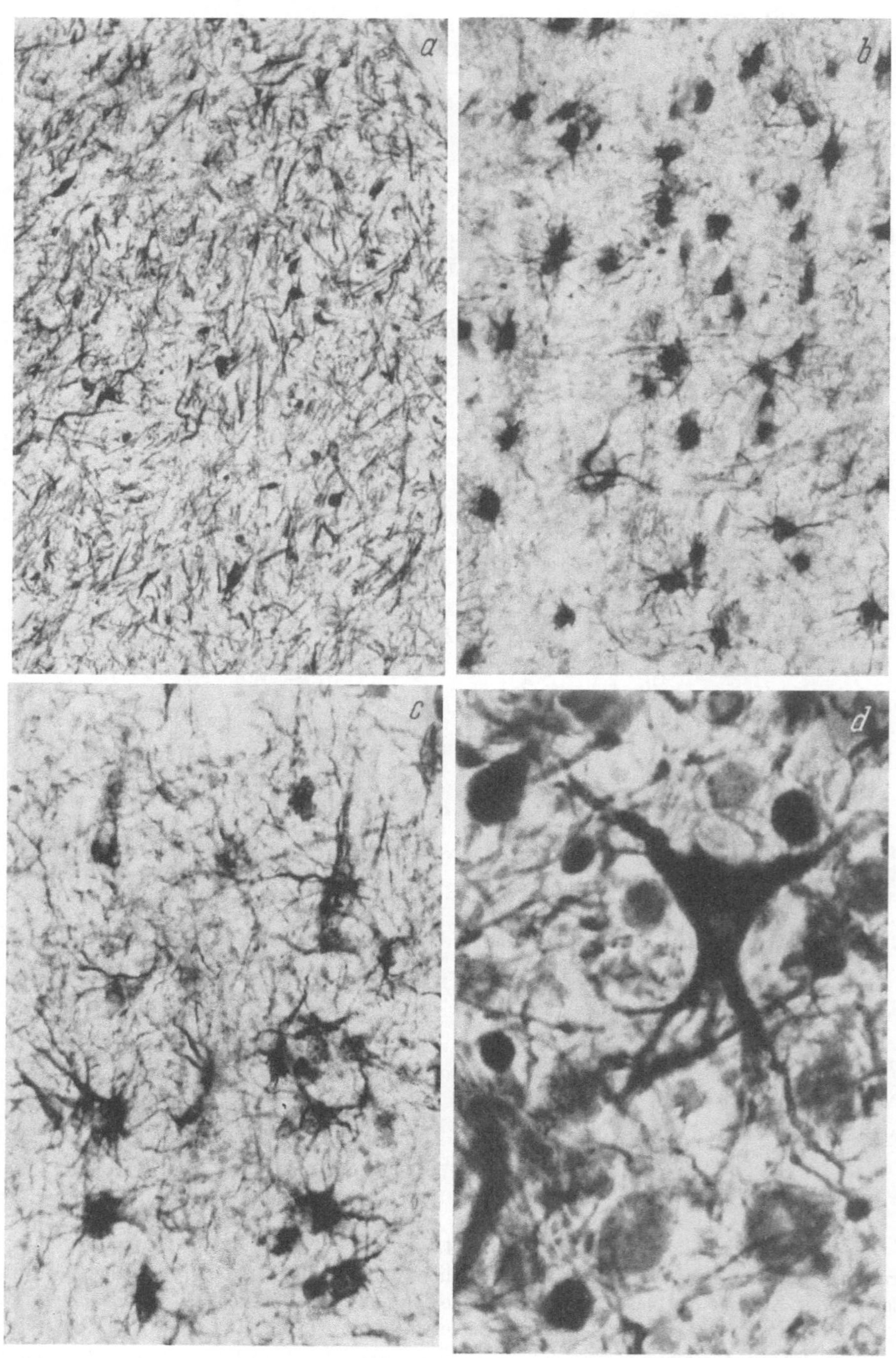

Abb. 144a—d.

a Außergewöhnlich. starke Faserbildung. (Fall 985, Vergr. 72fach, Goldsublimatmethode.)
b Im Vergleich zu a geringe Faserbildung. (Fall 4416, Vergr. 272fach, Goldsublimatmethode.)
c Faserbildende Astrocyten in höherer Vergrößerung. (Fall 192, Vergr. 336fach, Goldsublimatmethode.)
d Ein einzelner fibrillärer Riesenastrocyt zwischen anderen großleibigen, aber vorwiegend protoplasmatischen Astrocyten. (Fall 1317, Vergr. 580fach, Goldsublimatmethode.)

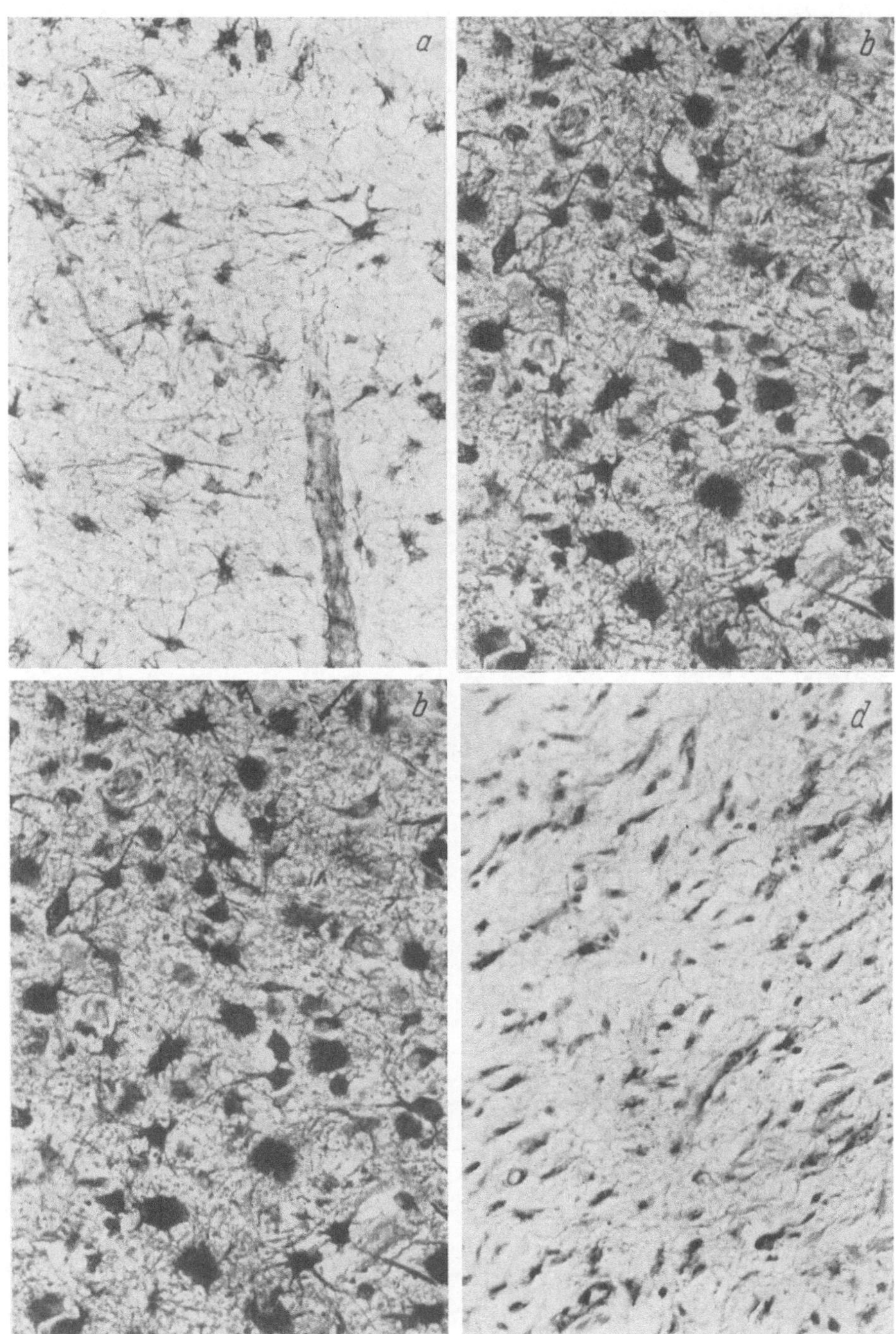

Abb. 145a—d.

a Fibrilläres Astrocytom bei Goldsublimatimprägnation. Man erkennt deutlich die „Saugfüße" der Astrocyten. (Fall 1175, Vergr. 96fach.)

b Reichlich faserbildende großleibige Astrocyten eines fibrillären Astrocytoms. (Fall 1106, Vergr. 266fach, Goldsublimatmethode.)

c Vorwiegend fibrilläre Astrocyten. Man erkennt aber auch die Schatten einiger protoplasmatischer Zellen. (Fall 1063, Vergr. 272fach, Goldsublimatmethode.)

d Überwiegend längliche Zellen in einem fibrillären Astrocytom des Aquädukts. (Fall E 1346, Vergr. 272fach, Kresylviolettfärbung.)

(s. auch Abb. 146). Bei Elvidge und Mitarbeitern (1935) kam bei allen 3 Astrocytom-
typen eine Infiltration der Leptominx vor.

Im Falle 140 war die Geschwulst in das Unterhorn eingewachsen, — wobei sie die
Ependymgrenze durchbrochen hatte — und hatte dieses massiv ausgefüllt. Das Ependym
hatte mit einer starken bandartigen Wucherung reagiert, die mitten durch die Geschwulst

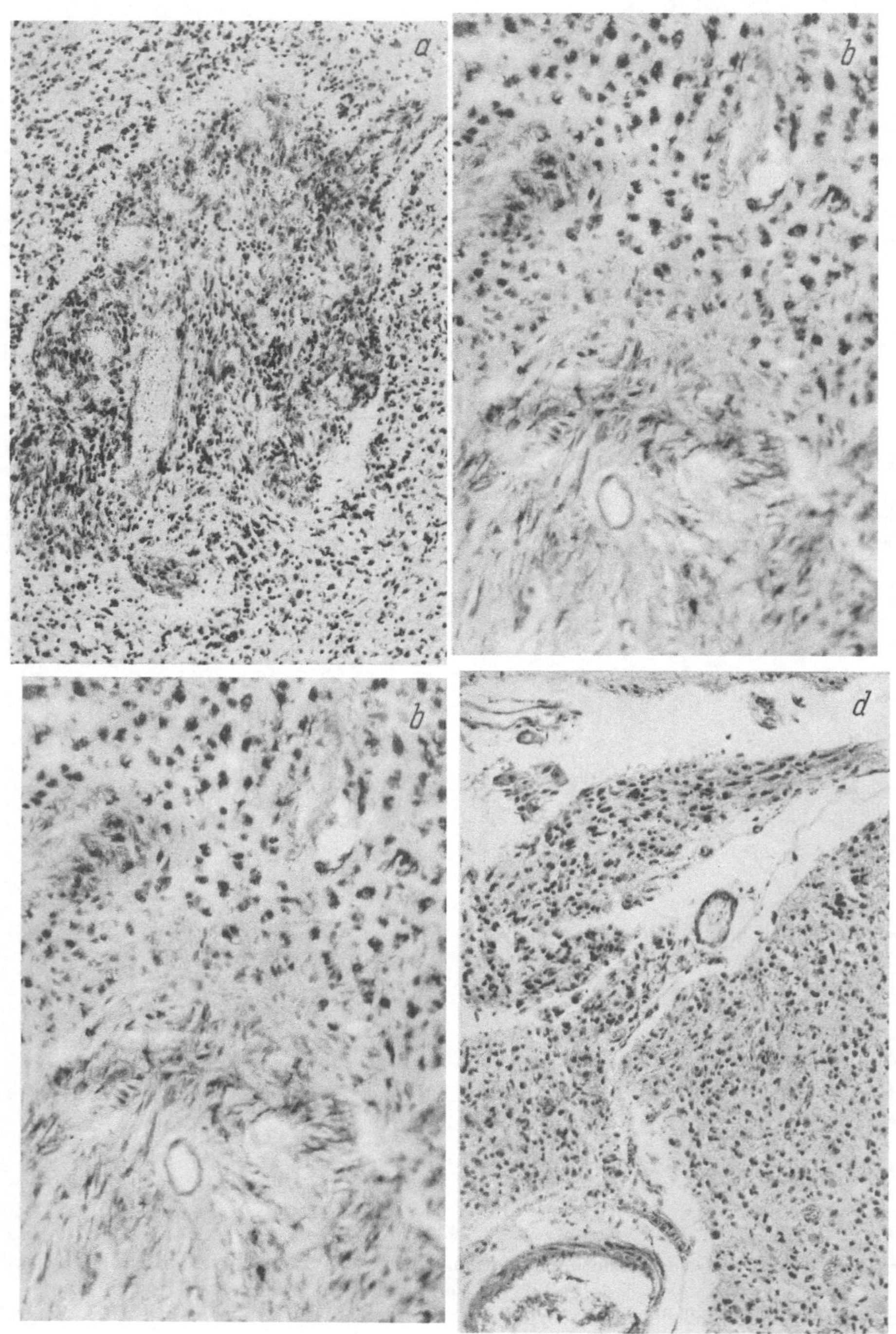

Abb. 146a—d. Einwachsen eines fibrillären Astrocytoms in die anliegenden weichen Häute.
a Fall 329, Vergr. 76fach, Kresylviolettfärbung.
b Fall 784, Vergr. 112fach, Kresylviolettfärbung.
c Fall 1267, Vergr. 78fach, Goldsublimatmethode.
d Fall 186, Vergr. 84fach, Kresylviolettfärbung.

verlief. Das Gewebe bestand vorwiegend aus fibrillären Astrocyten, war aber mit protoplasmatischen Zellen untermischt. Auch fand ich in einem Astrocytom des Aquädukts Reste des Ependyms (Abb. 143b).

Mehrfach habe ich eine Ausrichtung fibrillärer Astrocyten in parallele Bündel gesehen (Abb. 145d). Diese Astrocytenformen entsprachen am ehesten denen der „pilocytischen" Astrocytome PENFIELDs (1932), obwohl diese ja wohl hauptsächlich zu den Spongioblastomen (sog. Astrocytomen) des Kleinhirns gehören. Diese Zellform war vielfach durch das Wachstum innerhalb vorgebildeter Markfasern — deren formbildende Eigenschaften bekannt sind — gelegentlich auch durch Elektrokoagulation bzw. -resektion bedingt[1].

Auch von den fibrillären Astrocytomen besteht — wie oben bereits grundsätzlich für die Astrocytomformen betont — ein fließender Übergang zu den anderen Unterformen. Wir erwähnten die gelegentliche Durchmischung mit protoplasmatischen Zellen (Abb. 144d, 147b). Auch einzelne gigantocelluläre Bezirke kommen vor. In einem Fall erlebten wir eine klassische „maligne Entartung" eines faserbildenden fibrillären Astrocytoms, das unten noch genauer beschrieben wird (Fall 985, s. S. 249 und Abb. 137, 157).

Astrocytoma protoplasmaticum. *Sitz und makroskopische Beschreibung.* Die protoplasmatischen Formen des Astrocytoms lagen bei uns vorwiegend im Temporallappen. Sie waren viel weniger gut abgegrenzt als die fibrillären Formen, durchsetzten die Hirnmasse mehr diffus und zeigten eine weiche Konsistenz und eine glasige Schnittfläche. In der Tiefe liegende protoplasmatische Astrocytome infiltrierten die Stammganglien und den Balken oft ganz diffus. Diese Strukturen wurden dabei zu einer weißen, einheitlichen Masse umgebildet, so daß oft eine sichere Unterscheidung etwa von einer Hirnschwellung im ersten Augenblick nicht möglich war (Abb. 141).

Architektur und Zellreichtum. Die protoplasmatischen Astrocytome sind durch das Überwiegen protoplasmatischer Sternzellen gekennzeichnet, die also mit Metallmethoden, besonders der Goldsublimatmethode, keine Fasern bilden (Abb. 147, 148). Jedoch sieht man keine ganz reinen Bilder, selbst wenn man einen Teil der nachgewiesenen *fibrillären* Elemente als ortsständige Glia auffaßt (Abb. 147d). Vielmehr waren die Tumoren immer durchmischt mit zahlreichen meist großzelligen — gigantocellulären — sehr häufig auch fibrillären Partien. Im NISSL-Bild glichen sich die kleinzelligen, protoplasmatischen und die fibrillären Astrocytome oft so weitgehend, daß sich ein sicherer Unterschied morphologisch nicht herausarbeiten ließ (Abb. 143a, 148c). Meist entsprachen sie dem Typ, den ROUSSY-OBERLING (1931) als Astrocytome à petites cellules bezeichnet haben (Abb. 143b). Mit Metallimprägnationen stellten sich die Zellen als kleine protoplasmatische Astrocyten mit vielen zarten Fortsätzen eben dar, die ein Maschenwerk bildeten. Im Knotenpunkt dieser Maschen lagen gewöhnlich die Kerne. Andere protoplasmatische Formen ließen sich bereits im Kernbild erkennen, wenn nämlich Elemente mit größerem Zelleib, insbesondere Übergangsformen zu den gigantocellulären Astrocyten, vorhanden waren. Dann waren die Kerne häufig randständig, die Zellen lagen zu mehreren dicht nebeneinander, gelegentlich waren sie sogar rasenartig gewachsen. Ebenso gab es dann hyperchromatische Formen und die Lagerung war zelldichter, die Architektur der Zellen und das Gefäßbild wurden unruhiger.

Die Gefäße bestanden im allgemeinen aus normal gebauten Capillaren, genau wie bei den fibrillären Formen. Nur bei der letzterwähnten Art, den zellreichen und unruhigen, protoplasmatischen Astrocytomen, war das Gefäßstroma verstärkt und dann auch unruhig gebaut. Von hier aus kann sich ein fließender Übergang zu den „maligne entarteten" Astrocytomen ergeben (s. S. 248). Auch BERGSTRAND (1933) erwähnt sehr polymorphe Tumoren (s. seine Abb. 26!), die dennoch biologisch einen gutartigen Verlauf gezeigt haben.

Auch im Verhalten gegenüber dem durchsetzten Gewebe unterschieden sich die protoplasmatischen von den fibrillären Astrocytomen nicht, abgesehen von den oben erwähnten diffus wachsenden Astrocytomen der Stammganglien (Abb. 139).

---

[1] ZÜLCH, K. J.: Dtsch. Z. Nervenheilk. **151**, 141—145 (1940) u. S. 77.

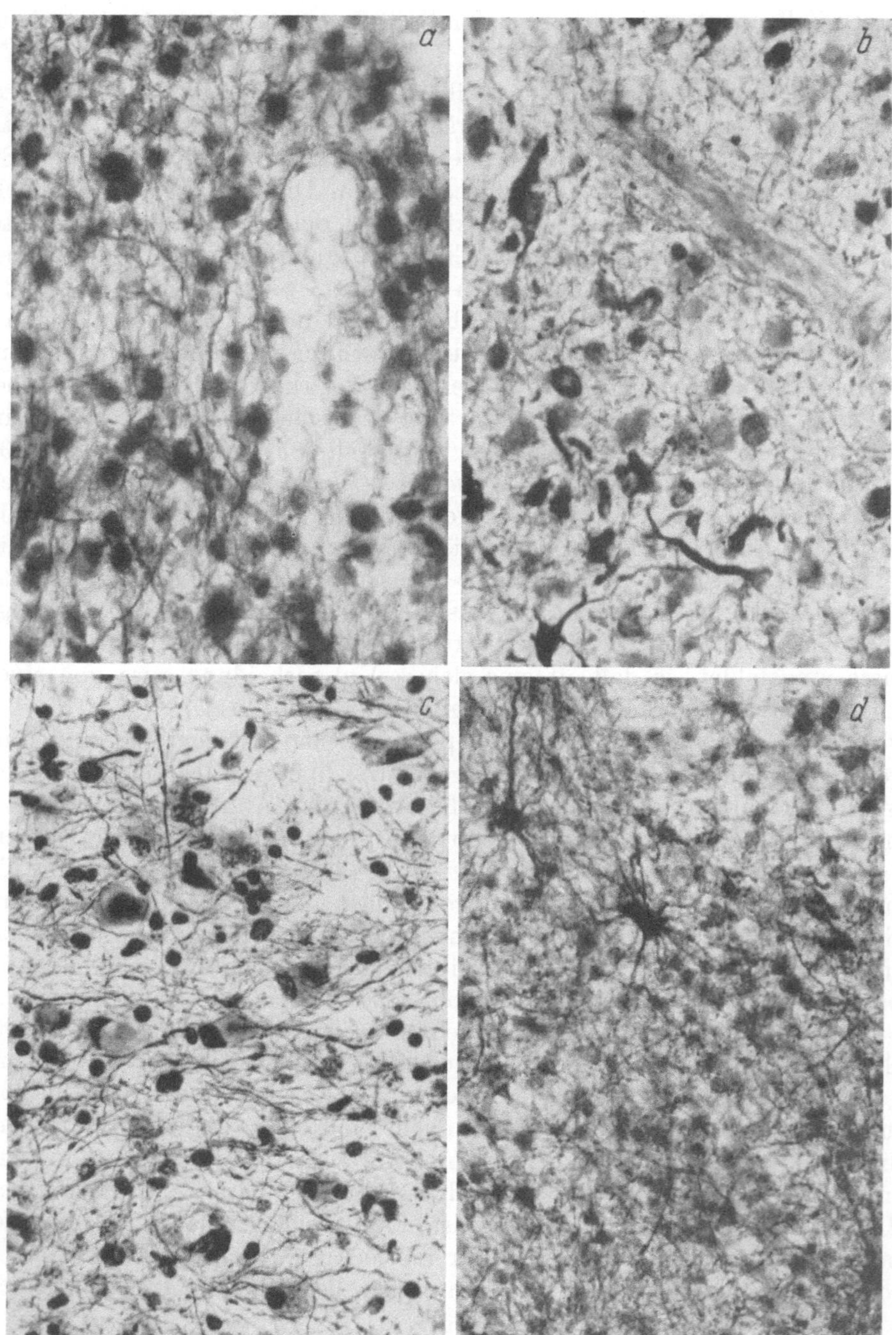

Abb. 147a—d.

a Vorwiegend protoplasmatische Astrocyten, zwischen denen aber noch reichlich Gliafasern liegen. Cystenbildung. (Fall 1019, Vergr. 112fach, Goldsublimatmethode.)

b Vorwiegend fibrilläres Astrocytom mit einzelnen protoplasmatischen Zellen. (Fall 128, Vergr. 272fach, Goldsublimatmethode.)

c Reichlich Gliafasern werden am Paraffinschnitt mit HEIDENHAIN-Hämatoxylin dargestellt. Fall 1086, Vergr. 272fach.)

d Einzelne ortsständige Astrocyten in einem vorwiegend protoplasmatischen Astrocytom. (Fall 1019, Vergr. 76fach, Goldsublimatmethode.)

Die Zahl der erhaltenen Markscheiden und Ganglienzellen sowie ihrer Abbauprodukte — Fettkörnchenzellen — ähnelten sich also bei beiden Formen. Auch die regressiven Veränderungen der Geschwulstzellen waren bei beiden Formen gleich. Die Vorstufe war

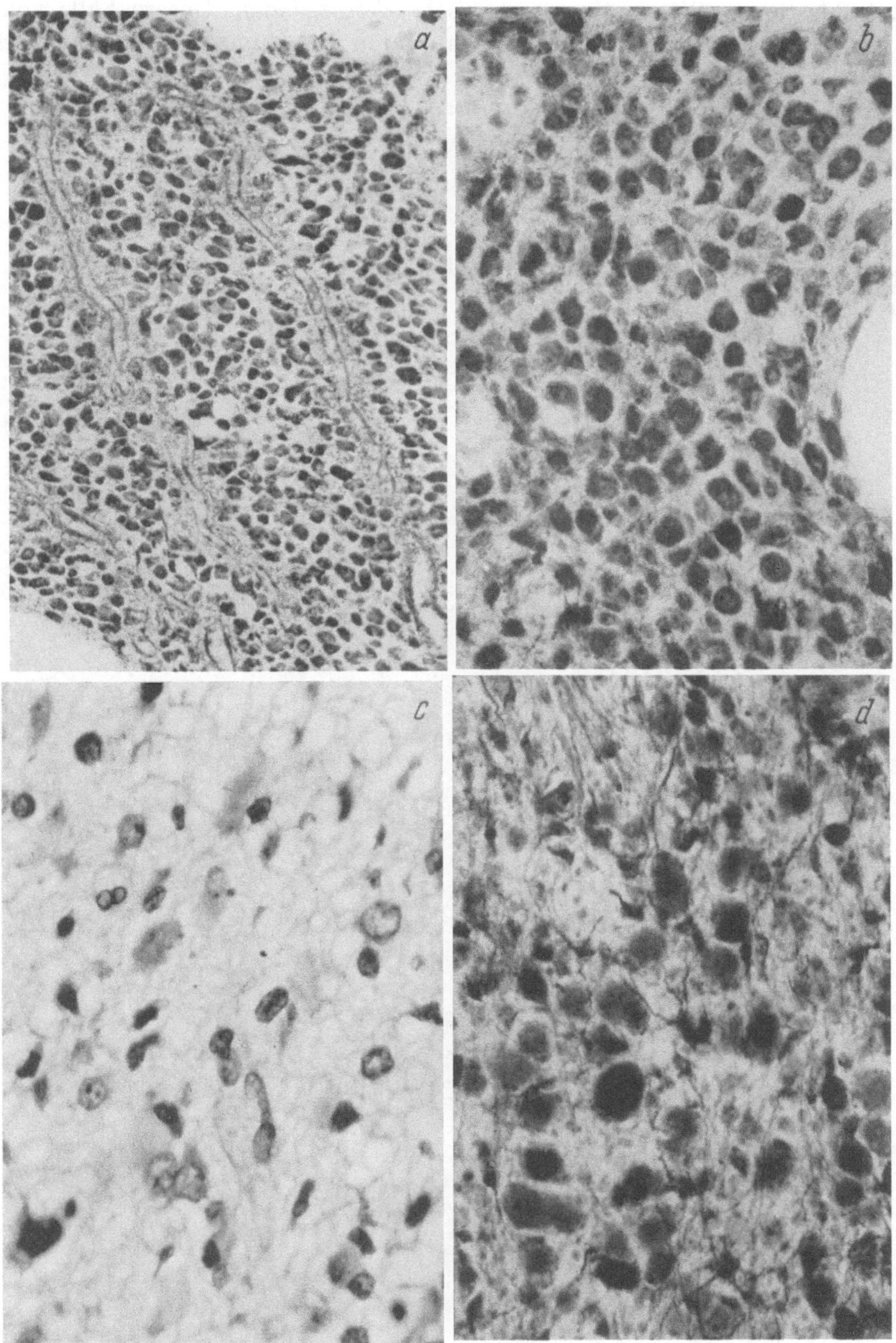

Abb. 148a—d.

a u. b Gigantocelluläres, aber vorwiegend protoplasmatisches Astrocytom. (Fall 1184, Vergr. a 90fach, b 180fach, Goldsublimatmethode.)

c Protoplasmatisches Astrocytom mit schleimiger Entartung des Gewebes. Die Zellen sind teils progressiv, teils regressiv verändert. (Fall 5086, Vergr. 488fach, Kresylviolettfärbung.)

d Gigantocelluläres, vorwiegend protoplasmatisches Astrocytom. (Fall 1190, Vergr. 172fach, Goldsublimat-methode.)

gewöhnlich die schleimige Entartung, die zu einem frühzeitigen Verlust der Fasern führt. Man findet dann in Gebieten cystischen Zerfalls bei beiden Formen keine Faserbildung mehr. Erste Anzeichen dieser regressiven — schleimigen — Veränderung lassen sich mit einem reichlich metachromatischen Kresylviolett gut durch die rote Anfärbung nachweisen.

Die Astroblastome. *Sitz und makroskopische Beschreibung.* Unsere Fälle von Astroblastom lagen vorwiegend im Frontallappen, waren wohl umschrieben und verhältnis-

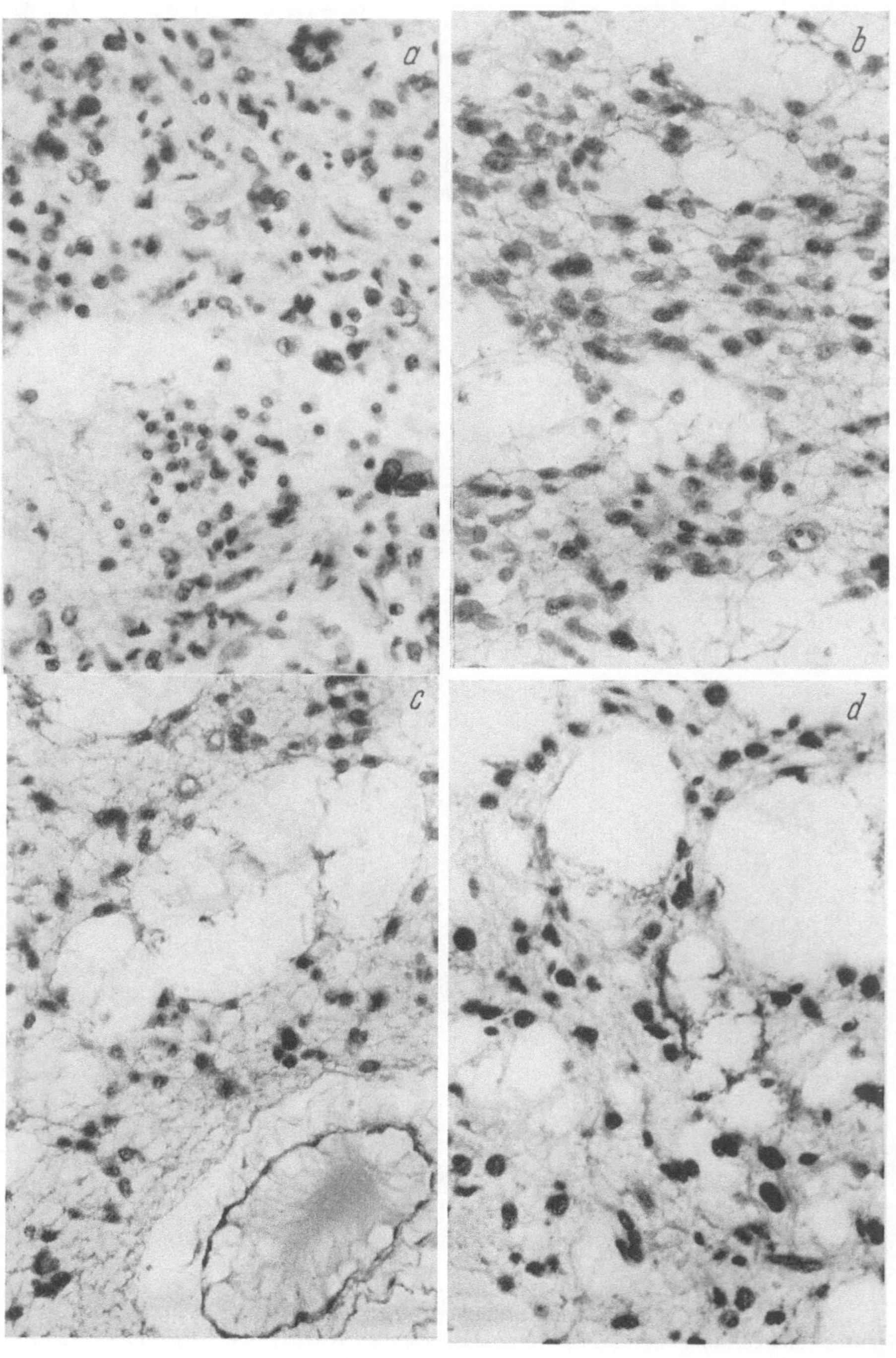

Abb. 149a—d. Verschiedene Formen der schleimigen Umwandlung bis zur Cystenbildung in fibrillären und protoplasmatischen Astrocytomen. Einzelne mehrkernige Zellen, sämtlich in Kresylviolettfärbung.
a Fall 4416, Vergr. 272fach, b Fall 497, Vergr. 224fach, c Fall 5808, Vergr. 272fach, d Fall 4416, Vergr. 272fach.

mäßig derb. Sie zeigten fast artspezifisch ein feines cystisches Maschennetz (Abb. 150, 151)
dessen Entstehung histologisch erklärt werden kann (s. S. 242). Meist lagen sie rindennah
oder dicht unter derselben. Die Rinde war infolgedessen verbreitert und etwas runzelig,

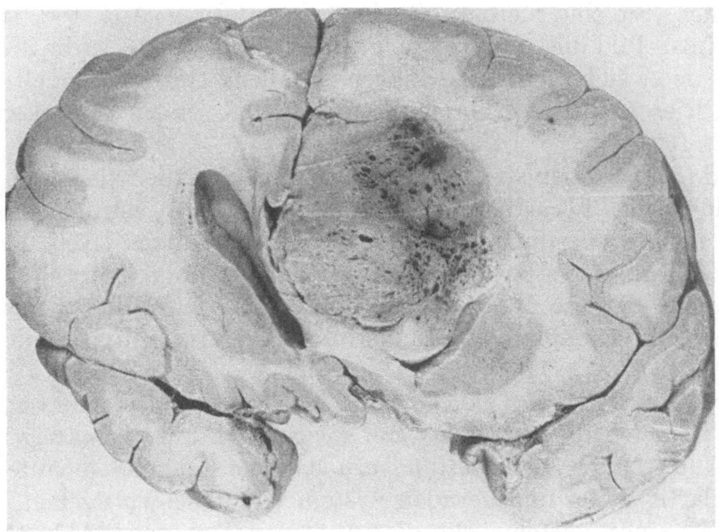

Abb. 150. Umschriebenes, feincystisch zerfallenes frontomediales Astrocytom (Astroblastom, s. auch Abb. 151)
(Fall M 3461.)

Eine große monolokuläre Cyste haben wir nur einmal (Fall 276) gesehen. Die Astroblastome fielen bereits makroskopisch durch ihr großes Volumen und dementsprechend
durch ihr raumbeengendes Verhalten auf.

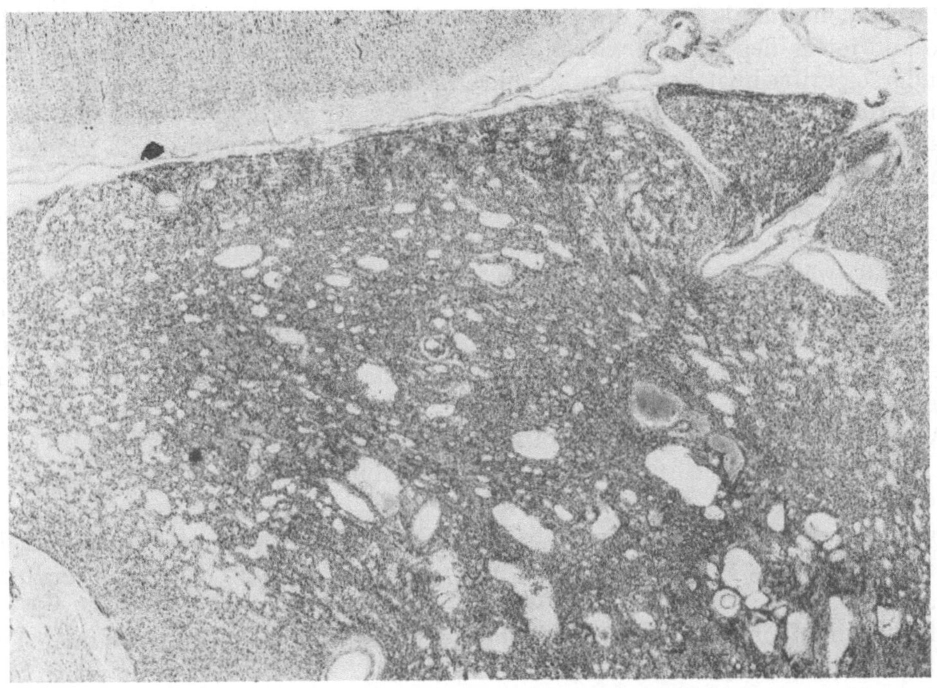

Abb. 151. Übersichtsaufnahme des Astrocytoms (Astroblastoms) von Abb. 150 am Celloidinschnitt. Man
erkennt deutlich den feinmaschigen Aufbau der Geschwulst und die reichliche Cystenbildung. Die Rinde
wird bis dicht unter die Pia durchsetzt, die Bindegewebsschranke aber eingehalten. (Fall M 3461, Nissl-
Färbung, Vergr. 14fach.)

Architektur und Zellreichtum. Die eigenartige Architektur, nämlich die Lagerung der plumpen „astroblastenähnlichen" Geschwulstzellen radiär zu den Gefäßen fällt sofort in die Augen (Abb. 152a). Sie wird in allen Beschreibungen der Geschwulst erwähnt.

Die Geschwulstzellen haben mittelgroße, chromatinreiche Kerne, seltener mit größeren Chromatinbrocken. Sie sind meist rund oder bohnenförmig (Abb. 152, 153). Auffällig ist manchmal im NISSL-Bild die „Polymorphie" des Gewebes, die allerdings regressiv bedingt zu sein scheint, da es sich meist um cystisch zerfallene Gebiete handelt. Hier sieht man Aufquellung zu Riesenzellen, Verklumpung mehrerer Kerne zu „mehrkernigen Gebilden" usw. (Abb. 152, 153).

Mit Metallimprägnationen stellen sich die Geschwulstzellen als kleine und mittelgroße Astrocyten mit wenig Fortsätzen oder vorwiegend als „astroblastenartige" plumpe Elemente mit einem großen und mehreren kleinen Fortsätzen (Abb. 152a, b) dar. Die großen Fortsätze liegen meist in der Nähe der Gefäße, waren allerdings selten so plump, wie im Schrifttum dargestellt. Auch verliefen die „Gefäßfüße" nicht immer radiär (d. h. senkrecht zum Gefäßlumen), sondern häufiger tangential „wie ein Mantel von Kabeln" (Abb. 153a).

Der Gefäßfuß zeigte bei HOLZER-Färbung häufig eine Faserstruktur. In der Wachstumszone breiteten sich die Astroblastome gelegentlich mit eigenartigen fingerförmigen Knospen aus (Abb. 153a). Diese bestanden aus einem knäuelig gebauten Gefäß, besetzt mit einem kabelartig dieses umlagernden System von Geschwulstzellen. Sie entsprachen etwa dem Begriff eines „sistema glio-vascular" von HORTEGA (Abb. 154).

Dieser Befund ist wohl wichtig für die Frage der Ausbreitung der Astrocytome, wobei es sich um die Frage handelt, ob diese Geschwulst in Kontinuität, d. h. von *einem Keim* aus oder durch Infektion *mit Umwandlung* des ortsständigen Gewebes in Geschwulstzellen wächst. Er spricht für die erste These.

Reste des durchsetzten Gewebes sind beim Astroblastom seltener nachzuweisen als bei den bisher beschriebenen Formen. Man kann daraus auf eine stärkere Produktion von Geschwulstzellen „aus dem Innern heraus" schließen. Nur einzelne Ganglienzellen und Markscheiden sind als Reste des Parenchyms fast regelmäßig zu beobachten. Abbauprodukte und fettig degenerierte Geschwulstzellen sind nicht sehr zahlreich vorhanden.

Besonders spezifisch ist bei diesen Formen Anordnung und Bau der Gefäße. Sie sind in einem verhältnismäßig dichten, regelmäßigen Netz angeordnet (Abb. 152c, d). Die Gefäßwände sind meist durch starke Gitterfaserproduktion verbreitert, während die Gefäßwandzellen zurücktreten.

Die Geschwulstzellen um diese Gefäße wurden bereits beschrieben. Besonders deutlich tritt die Architektur der Gefäße hervor, wenn zwischen ihnen ein cystischer Gewebszerfall beginnt, während um die Gefäße nur dünne Manschetten von Geschwulstzellen erhalten bleiben. Dieses Bild dürfte das Entstehen des gleichmäßig feinmaschigen, makroskopisch bereits so gut erkennbaren Cystennetzes erklären [daher das „pseudopapilläre" Aussehen, wie es auch aus den Originalabbildungen BAILEYs und BUCYs (1930) hervorgeht].

Die Astroblastome zeigten als einzige Unterart der Astrocytome häufig eine Verkalkung in Form kleiner Kalkperlen oder der Verkalkung von Capillaren in und oberhalb der Geschwulst (z. B. M. 3461, M. 3228).

In einem unserer Fälle sahen wir ein Einwachsen in die weichen Häute und durch diese in das Hirngewebe der Gegenseite. Sonst wurde die Glia-Bindegewebsgrenze meist geachtet.

Mehrfach gab es Übergangsbilder zwischen den Astroblastomen und anderen Unterformen, z. B. dem Astrocytoma fibrillare (im Fall 1075). Wenn auch an manchen Stellen plumpe Zellen in typisch radiärer Lagerung zu den Gefäßen auftraten, so hatte doch die Gefäßarchitektur die vorherrschende Stellung im Gewebsbild verloren und es lagen zahlreiche Astrocyten fibrillären Typs ohne Beziehung zu den Gefäßen. Eigenartig war hier das Bild der Gefäße weit im Mark, in deren perivasculärem Raum — obwohl sonst

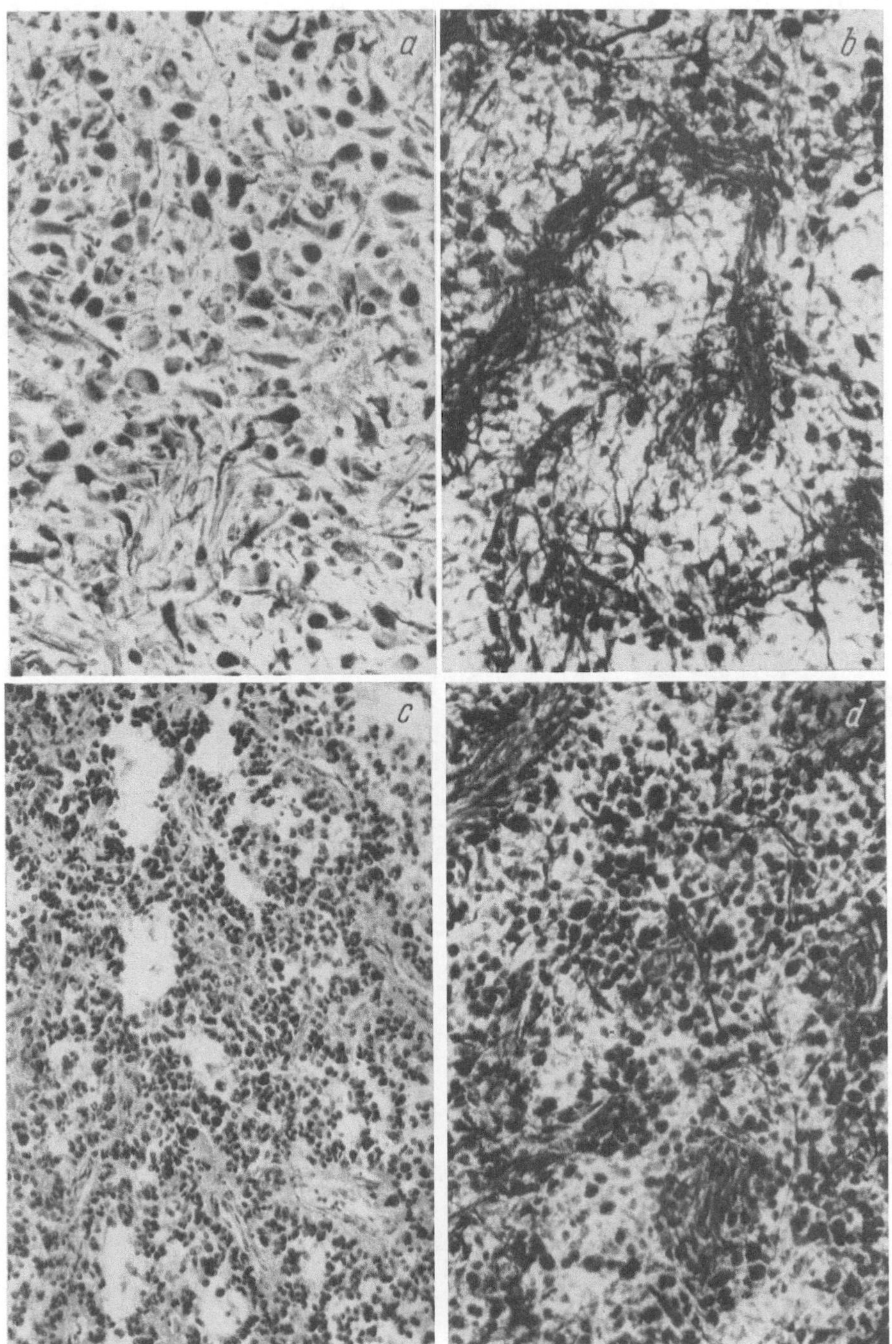

Abb. 152a—d Typische Bilder eines Astroblastoms.

a Plumpe, großleibige Zellen, meist mit kurzen Fortsätzen liegen radiär um die Gefäße. (Fall 1063, Vergr. 84fach, Goldsublimatmethode.)

b Zwischen den Gefäßen beginnt der schleimige Zerfall des Gewebes. Vorläufig liegen um die Gefäße herum noch die faserbildenden Geschwulstzellen. (Fall M 3228, Vergr. 104fach, Goldsublimatmethode.)

c Typische „pseudopapilläre" Architektur in einem Astroblastom. Sie entsteht durch cystischen Zerfall des Gewebes *fern* von den Gefäßen, während die gefäß*nahen* Geschwulstzellen erhalten bleiben. (Fall 1190, Vergr. 76fach, Kresylviolettfärbung.)

d siehe c, aber Fall 1317.

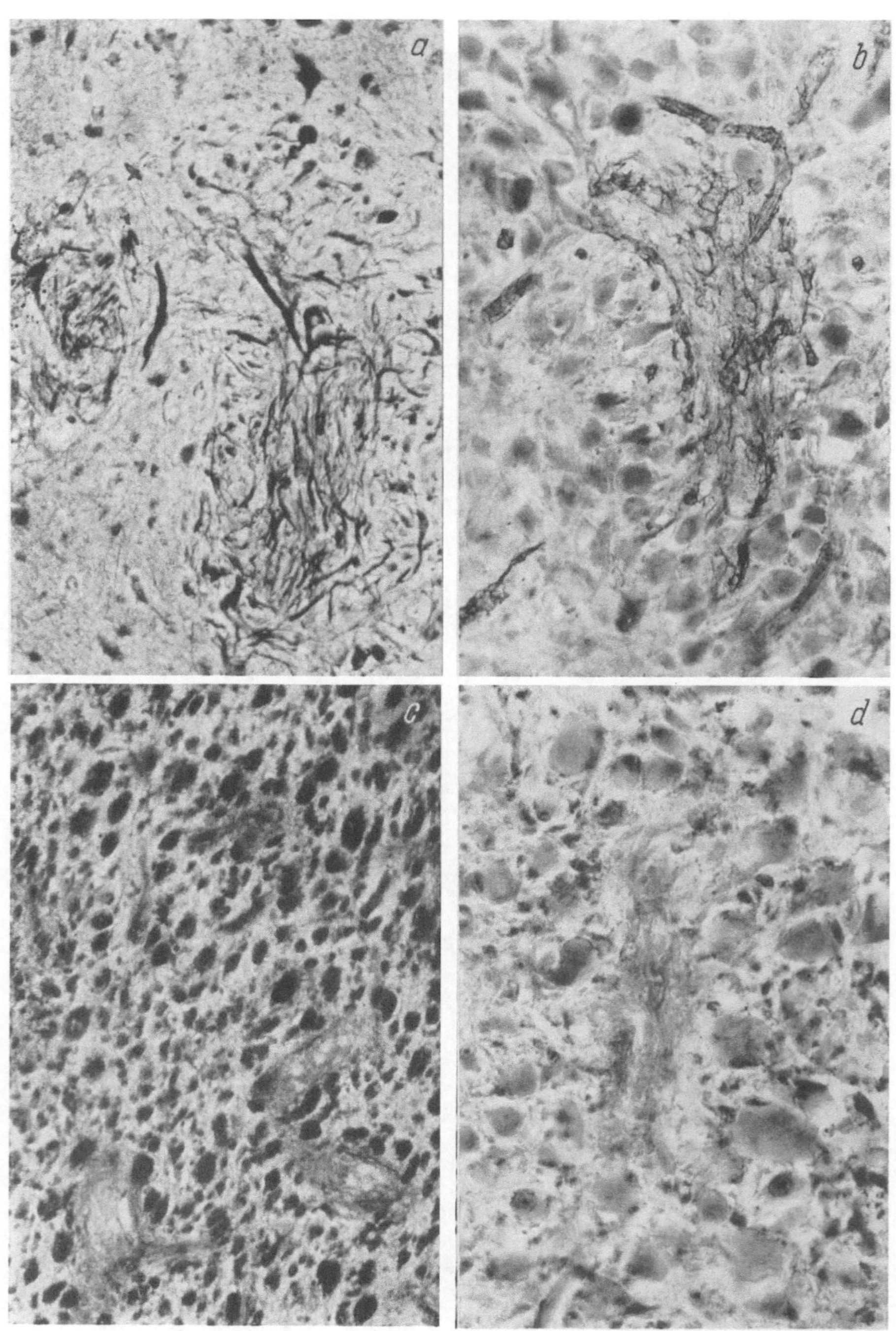

Abb. 153a—d.

a Eigenartige Ausbreitung eines Astroblastoms in der Randzone: fingerförmige Gefäßsprossen werden von einem dichten Mantel wurmförmiger Gliazellen eingescheidet. Von dieser Knospe wachsen die Zellen ins Gewebe aus und nehmen dort „reifere" Formen an. (Fall 1063, Vergr. 108fach, Goldsublimatmethode.)
b Gefäß in einem typischen Astroblastom: Um den Adventitiamantel — der vielleicht etwas verbreitert ist — liegen radiär die plumpen, eben imprägnierten Geschwulstzellen. Das Gefäßbindegewebe ist spezifisch imprägniert. (Fall 1063, Vergr. 112fach, Perdrau-Imprägnation.)
c Astroblastom mit großen hier vorwiegend astrocytenartigen Zellen. (Fall 324, Vergr. 96fach, HE-Färbung).
d Gleicher Fall wie b, nur in Kresylviolettfärbung. (Vergr. 112fach.)

eine Geschwulstinfiltration nicht mehr zu beobachten war — immer noch einzelne „spongioblastenartige" Zellen lagen. Hier läßt sich unschwer noch die Beziehung zu der oben (für den Fall 1063 s. Abb. 153a, 154) geschilderten Ausbreitungsart erkennen.

Schließlich sahen wir in einem Falle (Nr. 1082), daß nur der Zentralteil der Geschwulst typischen Astroblastombau aufwies, während ein peripherer Fortsatz ins Inselmark (Abb. 132) ein rein fibrilläres Gewebsbild hatte.

Astrocytoma gigantocellulare. Sitz und makroskopische Beschreibung. Die meisten Fälle dieser Unterart lagen im Frontallappen und stellten hauptsächlich frontodorsale Astrocytome mit großer Cyste im Mark dar, ein Typ, der oben genauer beschrieben wurde (Abb. 125, 126). Auch sie verdrängten mehr das Gewebe „aus sich heraus", als daß sie es diffus durchsetzten. Die gigantocelluläre Form ist in den typischen Partien, besonders zentral, im allgemeinen recht einheitlich gebaut und hier auch auf Grund der charakteristischen Zellform sicher abzugrenzen (Abb. 155). Doch gibt es selten Geschwülste, die überall einheitlich sind. In den Randgebieten herrschen vielmehr Gewebsbilder vor, die der fibrillären oder der protoplasmatischen Form gleichen. Wahrscheinlich gehen sie, wie das auch aus der Namengebung von O. LOTMAR (1918) angenommen werden kann („amöboide"), aus diesen hervor. COOPER (1935) spricht bei dieser Zellveränderung von einer „Hyalinisation" der Astrocyten, d. h. der eben besprochenen Schwellung.

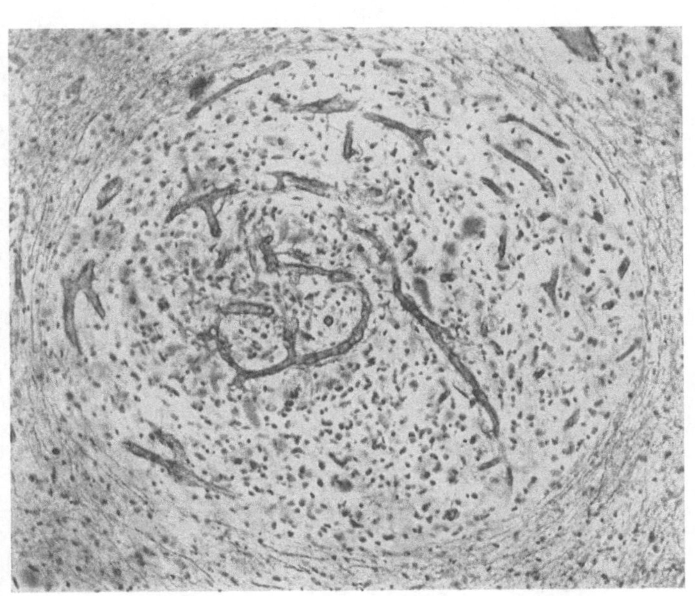

Abb. 154. Gefäßgerüst einer Geschwulstknospe aus der Randzone (s. Abb. 153a). In den Maschen liegen die Geschwulstzellen. Außen ist das Hirngewebe noch normal und nur auseinandergedrängt. (Fall 1063, PERDRAU-Methode, Vergr. 96fach.)

Bei Kernfärbungen fällt bei den gigantocellulären Astrocytomen im Vergleich zu den bisher beschriebenen Formen die große Unruhe in der Lagerung und die Polymorphie der Kerne auf (Abb. 155b, d). Sie sind meist oval oder länglich — halbmondförmig — und zum großen Teil hyperchromatisch (weil regressiv verändert?)! Die Kerne liegen oft randständig zum Zelleib und sind wie Fischaugen gelagert. Mit Hämatoxylin allein stellen sich die Zelleiber meist nicht dar, recht gut jedoch mit Kresylviolett (Abb. 155c, d). Hier sind auch oft kurze Fortsätze abgebildet, sie fehlen aber bei den sehr plumpen Zellen. Manche Zellformen ähneln etwas denen der typischen Ventrikeltumoren bei der tuberösen Sklerose [STENDER-ZÜLCH (1943), s. auch das „Astrocytome sousépendymaire", s. S. 35, 222]. Die Zellen haben vielfach auch mehrere Kerne. Sie sind häufig regressiv verändert — d. h. verklumpt und hyperchromatisch — oder progressiv, d. h. bläschenförmig mit deutlicher Kernmembran und einem oder mehreren Nucleoli. Zwischen diesen großen Zellen liegen meist einige kleinere, einkernige Typen, teils länglicher, teils runder Form. Aus diesen bestehen überwiegend die Randzonen, während nach der Mitte zu die gigantocellulären Elemente zunehmen (s. oben).

Mit Metallimprägnationen werden die Geschwulstzellen meist sehr deutlich dargestellt (Abb. 148) und liegen bei den faserbildenden Formen in einem dichten Faserfilz, der sowohl von den großen wie den kleinen Zellen gebildet wird. Neben den faserbildenden gigantocellulären Geschwülsten kommen aber auch protoplasmatische vor, die durch ihre großen plumpen Zellen fast ohne alle Fortsätze gekennzeichnet sind (Abb. 148).

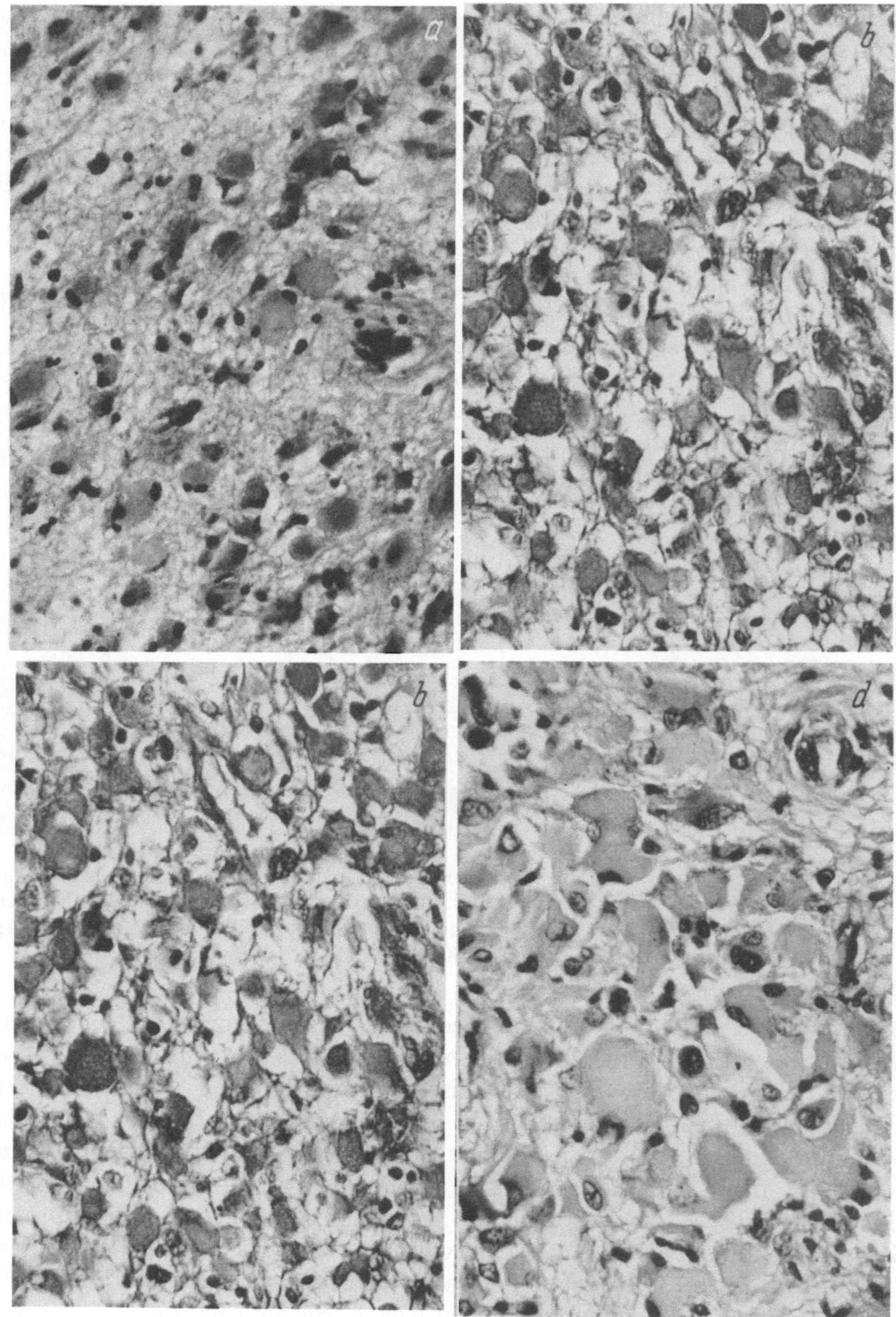

Abb. 155a—d. Vorwiegend gigantocelluläres Astrocytom, plumpe Zellen mit randständigen pyknotischen Kernen. Gelegentlich sieht man mehrkernige Zellen.
a Fall 1056, Vergr. 112fach, Kresylviolettfärbung; b Fall 140, Vergr. 272fach, Kresylviolettfärbung; c Fall 1317, Vergr. 112fach, HE-Färbung; d Fall 4331, Vergr. 272fach, Kresylviolettfärbung.

Das Parenchym ist bei dieser Unterart infolge der großen Zellproduktion „aus dem Innern heraus" mehr geschädigt als bei den übrigen Formen. Das ließ sich besonders gut im Markscheidenbild erkennen, wo große „Entmarkungs"-Lücken auftraten.

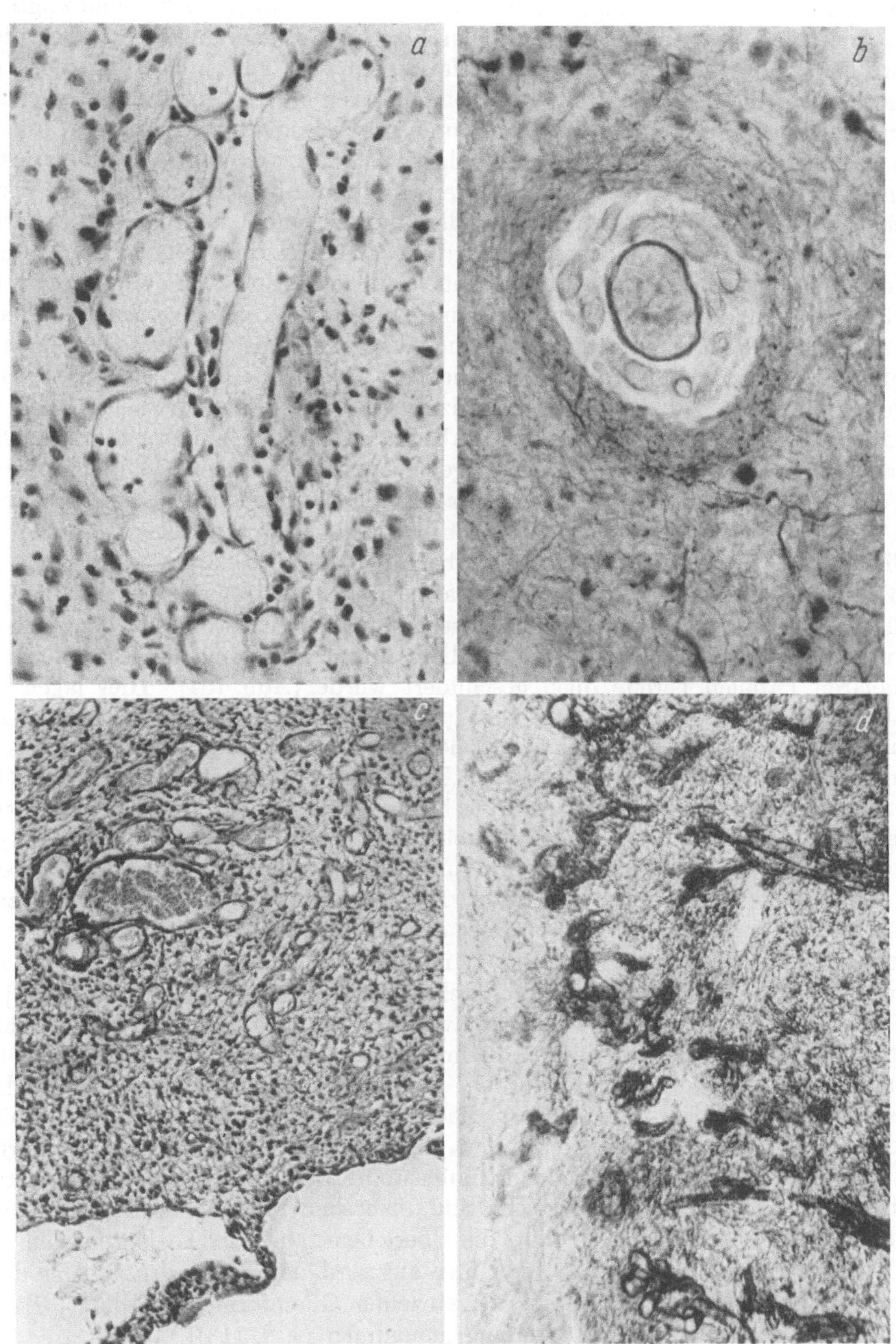

Abb. 156a—d.

a Eigenartige Anordnung der Gefäße in einem Knäuel. Astrocytoma gigantocellulare. (Fall 1041, Vergr. 108fach, Kresylviolettfärbung.)

b Ähnliche Knäuelbildung wie a aber im Querschnitt. Beide entsprechen den mit der Benzidinmethode sichtbaren „doppelläufigen" (reduplicated) Gefäßen. (Fall 519, Vergr. 108fach, Goldsublimatmethode.)

c Wucherung capillärer und sinusoider Gefäße am Rande einer Nekrose. (Fibrilläres Astrocytom.) (Fall 184, Vergr. 90fach, Goldsublimatmethode.)

d Netz von schlingenförmigen Gefäßen mit Glomerulusbildung am Rande einer Cyste. (Fibrilläres Astrocytom.) (Fall 281, Vergr. 72fach, Goldsublimatmethode.)

Die Achsenzylinder waren im allgemeinen besser erhalten. Auch das Fettbild zeigte meist stärkere Anzeichen des Abbaues als bei den übrigen Formen. Während aber die Geschwulstzellen kaum je selbst verfetteten, fand sich eine Fetteinlagerung nicht selten in kleinen Zellen der Gefäßwände. Die Gefäße waren in den gigantocellulären Astrocytomen reichlicher als in den fibrillären und protoplasmatischen Astrocytomen, besonders reichlich um die großen Cysten gelagert. Auch war das Gefäßbild unruhiger und bei polymorphen Formen begannen bereits Gefäßwandwucherungen. Von hier aus ließen sich ebenfalls fließende Übergänge zu den Astrocytomen „mit maligner Entartung" finden, auf die unten noch eingegangen wird. Mehrfach wurden eigenartige Schlingen- und Knäuelbildungen an den Gefäßen innerhalb eines einzigen Adventitialraumes (Abb. 156a, b) gefunden. Diese wurden dann nach außen von einem dichten Gliafaserring — auch im Zellbild als zellfreie helle Zone sichtbar — abgedichtet. Dies eigenartige Bild entspricht den doppelläufigen (reduplicated) Gefäßen von Hardman (1940) und Luzzato (1942) [s. S. 78—80]. Diese „reduplizierten" Gefäße finden sich besonders schön auf einer Abb. 17 bei Hardman und auf den Abb. 47, 51, 53 und 48 bei Luzzato (1942), aus denen auch die Strömungsrichtung hervorgeht. Mehrfach kamen (in nicht operierten Fällen) dichte Rundzelleninfiltrate, einmal auch Plasmazellen im Adventitialraum vor.

Wie bereits oben erwähnt, war das Gewebsbild nur in den zentralen Geschwulstteilen einheitlich, in den Randzonen fanden sich Übergänge zum fibrillären — Fälle Hb. 38/60, M. 2814, 1056, — andererseits auch protoplasmatischem Astrocytom (Fälle 1086, 307). Im Fall 181 waren bei völlig fehlender Faserbildung Riesenastrocyten ganz besonders stark ausgebildet. Auch der Fall 1063 verdient hier Erwähnung, dessen Wachstum in gliovasculären Papillen bereits oben geschildert wurde (Abb. 154). Hier lagen in der Tiefe ausgesprochen gigantocelluläre, sehr plumpzellige Partien, die allerdings immer noch eine gewisse radiäre Lagerung der Zellen zu den Gefäßen zeigten (Abb. 153b, d). Bei den mit Radiumbomben behandelten Tumoren [Davis und Mitarbeiter (1952)] fanden sich übrigens ähnlich eigenartige, ja bizarre zum Teil ringartige Zellformationen, außerdem ein hyperchromatisches Zerbröckeln der Kerne, eine Verquellung und Hyalinisierung der Gefäße mit Proliferation der Intima, sowie das Auftreten von Mitosen.

Die Astrocytome mit maligner Entartung. Die Frage einer malignen Entdifferenzierung von Gliomen hat immer ein großes Interesse erregt. Seit den Arbeiten von Strauss und Globus (1918), die über eine Umwandlung in maligne Formen berichteten, sind immer wieder neue Beiträge zu dieser Frage gebracht worden [Müller, W. u. a. (1933)]. Wir müssen aber darauf hinweisen, welche Schwierigkeiten sich einer wirklich stichfesten Beweisführung von vornherein eröffnen, da in den meisten Fällen nur kleinere Gewebsteile der primären Geschwulst untersucht wurden, so daß ein Vergleich wirklich entsprechender Bezirke nicht möglich ist. An sich ist die Abgrenzung „bedingt gutartiger" Gliome gegen die „bösartigen" Formen leicht, etwa die Unterscheidung eines echten fibrillären Astrocytoms von einem nekrotisierenden Glioblastom. Den Ausschlag für die Beurteilung kann aber letztlich nicht das histologische Bild, insbesondere nicht die Einzelzelle geben, sondern das biologische Verhalten, d. h. die Überlebensdauer des Patienten nach „radikaler" Entfernung der Geschwulst. Von hier aus wird dann *rückwirkend* erst die biologische Wertigkeit, d. h. „Malignität" der einzelnen Gliomformen bestimmt. Es wurde bereits mehrfach zu diesem Thema Stellung genommen (s. S. 113ff.).

Die von Busch und Christensen (1947) [s. S. 252] beschriebene dritte Form der Glioblastome (G. magnocellulare) gehört wohl nach Morphologie und biologischem Verhalten eher zu den gigantocellulären Astrocytomen.

Wir haben die fraglichen Geschwülste, wenn sie noch vorwiegend Astrocytomcharakter zeigten, aber sonstige Merkmale maligner Geschwülste aufwiesen, noch als Astrocytome „mit maligner Entartung" geführt. Der folgende Fall scheint besonders geeignet, dies Thema zu besprechen, da das Verhalten und das morphologische Bild des *Primär*tumors in selten einwandfreier Weise seiner *sekundären* Ausbreitung in maligner Entartung gegenübergestellt werden konnte.

Fall 985. 30jähriger Mann. Seit über 2 Jahren fokale Anfälle, erst vor $^1/_2$ Jahr Beginn von Hirn-
drucksymptomen. Die Lokalisierung der Geschwulst war auf Grund des klinischen Bildes — im
Bein beginnende, später auf die ganze Seite übergehende Parese — und besonders durch die hochgradige Verdünnung des Knochens über dem rechten Parietooccipitalgebiet möglich. Operative
Freilegung, die wegen der großen Ausdehnung der Geschwulst nur im Anlegen einer temporalen

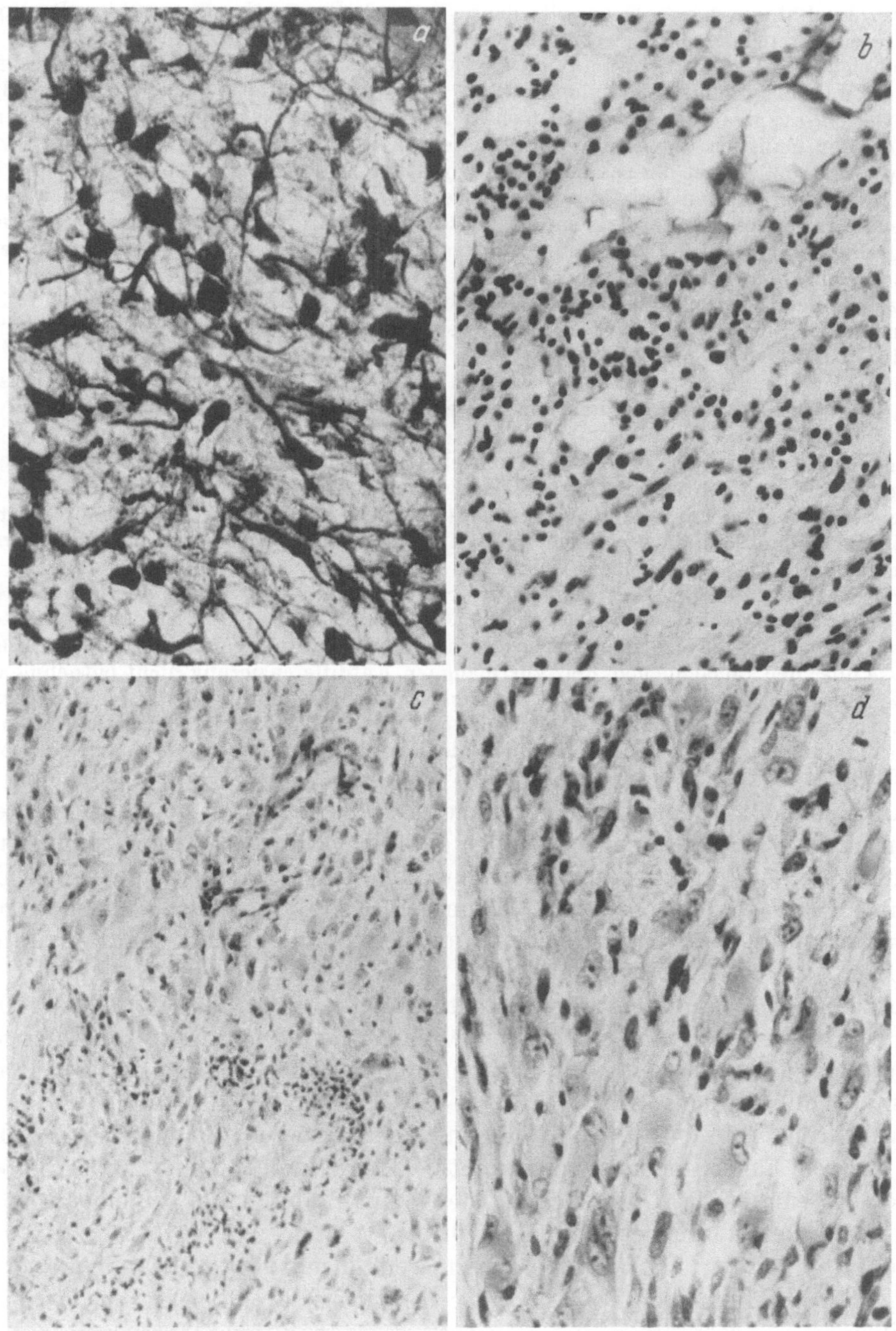

Abb. 157a—d. Maligne Degeneration eines typischen fibrillären Astrocytoms. Sämtlich Fall 985.
a Ausgesprochen fibrilläre Astrocyten in einer vielleicht etwas unruhigen Lagerung. (Vergr. 220fach, Goldsublimatmethode.)
b Kernbild zu a. Beginn der cystischen Entartung. (Vergr. 112fach, Kresylviolettfärbung.)
c u. d Aus dem maligne entarteten Teil: großleibige sehr polymorphe Zellen. Strichförmige Nekrosen, Beginn
einer Gefäßwandwucherung. Mehrkernige Zellen. (Vergr. c 72fach, Kresylviolettfärbung, Vergr. d 112fach,
Kresylviolettfärbung.)

Dekompensation bestand. Starke Röntgenbestrahlung. Später Hirnprolaps und Tod in einer Heilanstalt. Bei der Autopsie fand sich eine Volumenvermehrung der ganzen rechten Hemisphäre und ein harter, speckig-weißer, pilzförmig die Windung überragender Tumor im Parietooccipitalgebiet rechts, der sowohl die Konvexität als auch die mediale Fläche der Mantelkante durchsetzte (Abb. 137, 138). Die weitere Hirnsektion zeigte eine diffuse Ausbreitung des Blastoms in der ganzen rechten Hemisphäre mit Einwachsen in den Balken und in die Stammganglien und durch den Balken zur Gegenseite. Im Balken war es beiderseits deutlich zur Nekrose gekommen. Besonders interessant war die Gegenüberstellung der Gewebsbilder, die im *umschriebenen* Teil ein — wenn auch vielleicht etwas zellreiches (Abb. 157a, b) und unruhiges, sonst aber typisches — Bild eines fibrillären Astrocytoms mit hochgradiger Faserbildung zeigte. Die *diffuse* Ausbreitung aber war durch polymorphe, unruhige Gewebe aus gigantocellulären Elementen mit zahlreichen Nekrosen, Gefäßproliferationen und anderen Zeichen malignen Wachstums charakterisiert. Während im ersten Teil Mitosen so gut wie fehlten, waren sie im Gebiet der sekundären Ausbreitung zahlreich. Hier fehlte dafür die Gliafaserbildung. Der hochgradigsten Verwilderung aber begegnete man auf einem Schnitt durch die Frontalwindungen, wo die Geschwulst übrigens die ganze Hemisphäre durchsetzt hatte. Hier bestand sie aus hochgradig polymorphen, klein- und großzelligen, oft mehrkernigen oder riesenhaften Geschwulstzellen und reichlichen Gefäßen mit hochgradigen Wucherungserscheinungen, von denen sich viele stäbchenzellähnliche Fibroblasten frei ins Gewebe ablösten, mit Nekrosen und allen Proliferationserscheinungen des Gefäßsystems, wie sie das Gewebsbild des multiformen Glioblastoms kennzeichnen (s. Abb. 157c, d).

Zusammengefaßt: Man wäre histologisch in dem erstbeschriebenen Gebiet zweifelsohne zur Diagnose eines fibrillären Astrocytoms, im zweiten Teil zu der eines Glioblastoma multiforme verpflichtet.

Aus dem klinischen Verlauf und dem morphologischen Befund ist man wohl berechtigt anzunehmen, daß es sich um ein fibrilläres Astrocytom handelt, das wahrscheinlich schon lange vor Einsetzen der klinischen Erscheinungen bestand (bewiesen durch die örtliche Atrophie der Schädeldecke, die bei Gliomen eine ausgesprochene Rarität ist!). Das Wachstum hat sich wahrscheinlich beschleunigt (durch den Reiz bei der operativen Freilegung?), wurde diffus, es kam zur malignen Entdifferenzierung in der gleichen Hemisphäre. Später hat sich der Tumor durch den Balken auch auf die Gegenseite ausgebreitet. Aus den spärlichen Aufzeichnungen der Krankengeschichte und aus den genau durchforschten morphologischen Befunden des Autopsiegutes lassen sich irgendwelche Aufschlüsse über den tatsächlichen Reiz zur malignen Entdifferenzierung nicht entnehmen. Jedoch muß diese nunmehr für einzelne Formen des Astrocytoms als bewiesen angesehen werden[1].

Trotzdem ist wenig wahrscheinlich, daß sich ein größerer Teil der Glioblastome durch sofortige maligne Entartung aus kleinen, zunächst noch nicht entdifferenzierten andersartigen Geschwülsten, insbesondere Astrocytomen, entwickelt, wie das H. J. Scherer (1940) vermutet hat.

Zusammengefaßt läßt sich aus der genauen Untersuchung des eben mitgeteilten Falles schließen, daß es in den an sich „bedingt gutartigen" Astrocytomen zu einer malignen Entartung kommen kann, wodurch das Gewächs örtlich in einem fließenden Übergang zum multiformen Glioblastom steht. Wenn derartige Geschwülste aber noch *vorwiegend* Astrocytomcharakter zeigen, so sind sie als „Astrocytome mit maligner Entartung" einzuordnen.

Auch als *multiple* Tumoren kommen Astrocytome vor. G. R. Hoffmann (1952) fand bei einer 61jährigen Frau einen großen spindelzelligen Tumor mit Nekrosen („Astrocytom") im parietotemporooccipitalen Mark zusammen mit einem Meningeom der Pyramidenspitze im Kleinhirnbrückenwinkel.

Metastase und Rezidiv. Die Astrocytome metastasieren nur sehr selten. Ich habe das in unseren Fällen niemals beobachtet. Cairns und Russell (1931) haben allerdings bei systematischer Untersuchung des Spinalraums auch bei einem Astrocytom spinale Liquormetastasen gesehen (s. S. 108).

Die *Operabilität* der Astrocytome hängt weitgehend von der Ausdehnung und Abgrenzung (d. h. oft von dem *Zeitpunkt* der Operation) ab. Bei umschriebenen kleinen cystenbildenden Astrocytomen sind Dauerheilungen, z. B. eine Überlebensdauer von bis zu 26 Jahren ohne Rezidiv [Eisenhardt (1935)] beschrieben. Andererseits müssen Fälle, wie die Astrocytome des Frontallappens mit Einwachsen ins Septum und in die Ventrikelwand, mit Übergreifen ins Inselmark oder in andere Teile des Temporallappens als ausgesprochen ungünstig angesehen werden, während der Sitz in den Stammganglien andere als nur entlastende Operationen von vornherein verbietet.

---

[1] Genau wie das für die Oligodendrogliome nachgewiesen wurde (s. S. 214/215).

Differentialdiagnose. Über die Abgrenzung der Astrocytome von den Glioblastomen wurde im vorigen Abschnitt einiges gesagt. Weitere Ausführungen siehe beim Glioblastom (s. S. 294). Ebenso findet sich beim Oligodendrogliom ein Abschnitt über die Abgrenzung von den Astrocytomen (s. S. 219). Weiter wurde die Stellung der Astrocytome zu den Ventrikeltumoren bei der tuberösen Sklerose (s. S. 35) und zu den Spongioblastomen s. S. 145) bereits mehrfach ausführlich abgehandelt.

Prognose. Die Sammelangaben über eine Überlebensdauer „der Astrocytome" erscheinen mir wertlos, weil sie durch die Mitverwertung der Spongioblastome des Kleinhirns als Astrocytome viel zu günstig ausgefallen sind. Ich habe daher von einer Wiedergabe der meisten Ziffern hier abgesehen, weil die Zahlen nicht getrennt für die verschiedenen Lokalisationen gegeben wurden.

Davis und Mitarbeiter (1950) hatten unter ihren Fällen 9 protoplasmatische Astrocytome des Großhirns mit einer durchschnittlichen Überlebensdauer von 19 und einer längsten von 44 Monaten.

Einige Patienten mit Astrocytomen erhielten von Davis und Mitarbeiter eine Bestrahlung mit Radiobomben. Bei ihnen war die längste Überlebensdauer 123, die durchschnittliche 36,5 Monate.

Bei Elvidge und Mitarbeiter (1935) überlebten 15 Patienten mit Großhirnastrocytomen noch 35,7 Monate nach der Operation, dagegen waren 15 Patienten im Durchschnitt 11 Monate nach der Operation gestorben.

Bei Tönnis (1938) überlebten nach 3 Jahren noch 10 von den 17 operierten Patienten.

Als Ganzes gesehen stellen die Astrocytome eine der beiden großen Gliomarten des Großhirns mit „bedingt gutartigem" Verlauf dar (s. S. 117).

5. Die malignen Glioblastome.

(Synonyme: Spongioblastoma multiforme — Gliosarkom — Gliome polymorphe, — buntes Gliom, — multiformes Gliom; ein Teil der „apoplektischen" und „teleangiektatischen" Gliome gehört in diese Gruppe, andere zu den Oligodendrogliomen).

Geschichtliches — Definition — Stellung im System der Hirngeschwülste. Die multiformen Glioblastome wurden bereits von Virchow (1863/65) wegen ihres so charakteristischen Äußeren besonders herausgestellt. Wir finden sie teils unter den Gliomen (hämorrhagische Gliome mit frischen und älteren Blutungen, mit käsigen oder fibrinösen Knoten), teils unter den Gliosarkomen (zellreiche weiche Formen mit zahlreichen Gefäßen, mehrkernigen Zellen und reichlicher Verfettung) abgehandelt. Unter diesen Namen haben sie sich in der Allgemeinpathologie lange Zeit gehalten. Sie wurden in der Ribbertschen Arbeit von 1918 als zellreiche Gliome bzw. Glioblastome erwähnt. Eine genauere Gruppenbegrenzung ist aber erst erfolgt, als durch die „histogenetische" Klassifikation neues Interesse an den Hirngeschwülsten entstand.

Sie waren zwischenzeitlich (1918) von Strauss und Globus als „Spongioblastom mit ungewöhnlich raschem Verlauf" erwähnt und 1925 genauer beschrieben worden.

Aus dieser Aufstellung gehören allerdings einige Fälle nicht zur jetzigen Gruppe der Glioblastome (wie Fall 14 und 15), die beide Beispiele einer tuberösen Sklerose sind, der letzte als typischer Ventrikeltumor. Nicht ganz sicher zu klassifizieren sind auch die Fälle 2 (polares Spongioblastom?), 5 (?), 9 (Ependymom?), 13 (?) und 16 (Oligodendrogliom?).

Als Merkmale der multiformen Glioblastome heben die Verfasser hervor: neben der Gestalt der Zelle, — die häufig dem Spongioblasten ähneln soll — das Vorkommen von Riesenzellen, die stark proliferativen Tendenzen des Bindegewebes usw. Hierdurch wurde das Interesse auf diese Geschwulstform gelenkt und Bailey-Cushing (1926) dazu veranlaßt, sie zunächst unter dem Namen Spongioblastoma multiforme in ihre Aufstellung zu übernehmen. Sie verließen allerdings diesen Namen bereits 1930 zur klaren Abgrenzung gegen die bi- und unipolaren Spongioblastome und änderten ihn in Glioblastoma multiforme. [Ostertag (1949, 1950) bevorzugt noch heute den Namen Spongioblastom.]

Später haben besonders Globus und Strauss gegen die Umbenennung Einspruch erhoben. Doch hat Bailey (1932) diesen mit der Begründung zurückgewiesen, daß die Bezeichnung „Glioblastom" sich bereits überall durchgesetzt habe und auch von der Amerikanischen Nomenklaturkommission und der Amerikanischen Neurologischen Gesellschaft anerkannt sei. Zur Begründung des Einspruches — den übrigens auch Penfield (1932) früher gestützt hatte — haben die Verfasser darauf hingewiesen, daß es in der Histogenese keinen „Glioblasten" gäbe. Man kann diese Bemerkung aber einfach durch den Hinweis auf del Rio Hortegas (1932) Schema (s. S. 7) und z. B. eine Darstellung Kuhlenbecks (1927), S. 28 entkräften, wo der Begriff „Glioblast" gleichwertig mit Spongioblast gebraucht wird. Hortega hat sich übrigens kürzlich (1946), S. 270 Anm.) noch einmal mit der Bezeichnung „Glioblast" auseinandergesetzt. Das multiforme Glioblastom findet sich auch in den Einteilungen der französischen Neuropathologie teils unter dem charakteristischen Namen „Gliome polymorphe", teils unter seiner heutigen Bezeichnung [Roussy-Oberling (1931)]. Bei Bergstrand (1933) bilden die Glioblastome die Gruppe der bösartigen Gliome und werden in die 3 Untergruppen der multiformen-fusiformen und protoplasmatischen Glioblastome unterteilt, wobei diese Unterscheidung allerdings keine wesentliche biologische Bedeutung hat, also im wesentlichen für den Histologen gedacht ist. Gagel (1938) hat unter Abänderung der „protoplasmatischen" in die „mikrocelluläre" Form diese Unterteilung unter der Gruppenbezeichnung des „malignen Glioblastoms" übernommen. Leider ist in der Hortegaschen Einteilung bei den „isomorphen" Glioblastomen durch zu einseitige Betonung der Zell*form* eine Vermischung z. B. mit den (Kleinhirn-) Medulloblastomen vorgekommen, die ebenfalls bei den isomorphen Glioblastomen abgehandelt werden. Eine recht gute Beschreibung der Glioblastome gibt auch Cammann 1932.

Kürzlich haben Busch und Christensen (1947) die Glioblastome in 3 Gruppen unterteilt, die angionekrotische, multicelluläre und magnocelluläre. Die Unterscheidung erfolgt auf Grund folgender Merkmale:

1. *angionekrotische*, mit bloßem Auge: gelblich-graue Farbe, Nekrosen und Blutungen. Jeder 6. Tumor zeigt Kalkperlen. Histologisch: Polymorphismus, Nekrosen, Blutungen und Gefäßreichtum mit Proliferation von Intima und Adventitia. Thrombosen, hyaline und fibröse Degeneration mit folgender Nekrose sind häufig. Die vasculären Phänomene führen zu dem im Namen erwähnten Befund.

2. Der *multicelluläre* Typ ist besser umschrieben, weniger diffus und weniger infiltrierend als der vorige; der Tumor hat eine gliöse Reaktionszone. Histologisch ist der Tumor weniger gefäßreich als der vorige, der Zellreichtum ist groß, die Polymorphie geringer, sehr häufig sind fusiforme Zellen.

3. Der *magnocelluläre* Typ ist durch die groben plumpen Zellen charakterisiert. Die hier vorhandenen Gefäßproliferationen unterscheiden sie vom gigantocellulären Astrocytom.

Kernohan hat in seiner neuen Einteilung (1949) den Begriff des Glioblastoms verlassen und führt es als 3. und 4. Grad der Astrocytome) s. S. 10). Die übrigen Einteilungsversuche sind belanglos und brauchen daher nicht erwähnt zu werden. (Die Einteilung von Davis und Mitarbeiter s. S. 17.)

Einzig die immer wieder neu auflebende Frage einer etwaigen *sarkomatösen* Natur der multiformen Glioblastome muß jetzt noch besprochen werden, die, wie oben erwähnt, bereits in den ersten Einteilungen der Hirngeschwülste diskutiert worden war und letztlich auf die Allgemeinpathologie, d. h. auf Virchow (1863/65) zurückgeht. Nach Stroebe (1895) hatte Borst (1902) eine genaue Begriffsbestimmung für die Glio*sarkome* gegeben und sie als *Misch*geschwülste bezeichnet, in denen neben einer echten mesoblastischen Sarkomwucherung ein geschwulstmäßig entwickeltes Gliagewebe nachzuweisen wäre. Wenn er selbst sich auch sehr zurückhaltend und mehr hypothetisch reflektierend ausdrückte, so hatte Stroebes frühere autoritäre Angabe, daß es solche Gliosarkome wirklich gäbe, der Auffassung von der *koordinierten* Natur der beiden Bestandteile in diesen Blastomen neue Nahrung gegeben. Merzbacher und Uyeda (1910) [Einzelheiten s. auch Oligodendrogliom] hatten sich zwar ziemlich scharf gegen eine derartige Auffassung gewandt, doch hat schließlich die kurze Bemerkung von Spatz zum Gliosarkomproblem (1938) diese Theorie wiederbelebt.

Er hat dann durch Hasenjäger (1938) auch eine eingehendere Begründung geben lassen, auf die an anderer Stelle (s. S. 17, 488) eingegangen wurde. Ich habe bereits 1940 darauf hingewiesen, daß sich unter den Glioblastomen sicher zahlreiche echte Sarkome (als „ganglioide" Glioblastome) verbergen und damals für diese den Namen Sarcoma monstrocellulare diskutiert. Ich habe sie dann 1947 auf Grund ausreichenden Beobachtungsmaterials von den Glioblastomen abgetrennt und 1952 ausführlich beschrieben (s. S. 474).

Abschließend kann festgestellt werden, daß in der Gruppe der malignen Glioblastome eine Reihe feingeweblich nicht immer einheitlicher, unreifer Gliageschwülste zusammengefaßt wird, die aber in der *äußeren Gestalt*, der *Ausbreitung* und dem *Wachstum* übereinstimmen (besonders auch in den regelmäßigen *regressiven Vorgängen* wie Nekrose, Verfettung, Blutung). Auch die starke Ausbildung des *Stromas* und besonders der *Gefäße* charakterisiert diese Gruppe. Das wesentlichste ist aber das *einheitliche, biologische (bösartige) Verhalten dieser Blastome.*

Kann nun diese maligne Gruppe durch Entartung aus *gutartigen* Tumoren hervorgegangen sein ?

SCHERER stellte 1940 fest, daß von den von ihm untersuchten 125 Gliomen nur 5 „reine" Astrocytome waren, 13 weitere Fälle hingegen zeigten Bezirke mit Entartung zum Glioblastom. Diese „sekundären" Glioblastome sollten von den „primären" getrennt werden.

Sicher ist, daß es eine maligne Entartung der Astrocytome gibt (s. S. 248ff.). Sicher ist auch, daß im Einzelfalle sogar aus einem harten, fibrillären Astrocytom sich ein nekrotisierender diffuser glioblastomartiger Tumor entwickeln kann (Abb. 157). Ebenso sicher gehört dies aber zu den Ausnahmen. Vielmehr ist das durchschnittliche Glioblastom *ein Tumor sui generis, nämlich der echte Krebs des Gehirns.*

Häufigkeit. Die Glioblastome stellten in unserem Gut von 4000 intrakraniellen Tumoren mit 530 Fällen 25 % aller neuroepithelialen Tumoren und 13,3 % aller Tumoren. Im Beobachtungsgut CUSHINGs (1935) waren 23 % aller Gliome aus dieser Gruppe und 10,3 % aller Tumoren, bei GAGEL-FOERSTER (1938) waren 84 von 560, bei BUSCH-CHRISTENSEN (1947) 102 von 1000 intrakraniellen Tumoren Glioblastome. Bei ELSBERG-DAVIDOFF-BROUWER (1936) finden wir die zahlenmäßig höchsten Angaben: die Glioblastome bildeten dort 37 % aller Hirntumoren. Bei KERNOHAN (1949, 1952) figuriert das Glioblastom in der neuen Einteilung (s. S. 10) als Astrocytom 3. und 4. Grades. Es stellte 60 % der Gliomserie. In BENNETs (1946) Zusammenstellung waren 22,9 aller intrakraniellen Tumoren und 36,6 % aller Gliome Glioblastome, bei ELVIDGE und Mitarbeitern (1935) waren es 56 von 210 Gliomen, bei DAVIS-MARTIN (1949) und Mitarbeitern 29,5 %.

Erkrankungsalter. Die Altersbeziehungen der Glioblastome sind eindeutiger als bei den meisten Geschwulstgruppen. Man kann als Faustregel feststellen, daß typische Glioblastome — wie wir sie durchschnittlich zu sehen gewohnt sind — nur als *Ausnahme* im *Jugendalter* vorkommen. Sie beginnen um das 30. Jahr aufzutreten und zeigen einen deutlichen Altersgipfel um das 50. Lebensjahr (Abb. 7f). Unser jüngster Fall eines echten Glioblastoms lag allerdings im 7. Jahr, der älteste im 78. Jahr. Das Durchschnittsalter war bei ELVIDGE und Mitarbeitern (1935) 44,8 Jahre.

Allerdings glauben schon PERRIA und SACCHI (1949), daß das Wachstum der Glioblastome in Parallele zum Alter des Patienten steht: Bei Jüngeren wüchse die Geschwulst langsamer! Die Altersbeziehungen geben auch Hinweise zur Beurteilung der 3 Glioblastomgruppen bei BUSCH und CHRISTENSEN (1947). Während der angionekrotische Typ die gewohnten Alterskurven zeigt, ist das Durchschnittsalter der beiden anderen Gruppen um 10 Jahre jünger, darüber hinaus die Kurve des magnocellulären Typs (s. die Fig. 19 dieser Verfasser) kongruent mit der unserer Astrocytome, so daß es sich wahrscheinlich biologisch um diesen ähnliche Tumoren handelt.

Die Glioblastome kommen, wie alle Gliome, an bestimmten Stellen des Hirns gehäuft vor.

Vorzugssitz. Seit den Arbeiten von SCHWARTZ (1932, 1936) und OSTERTAG (1932, 1936) ist es nun auch gelungen, für die Glioblastome den Vorzugssitz zu bestimmen. Unter Verwertung dieser und anderer Angaben des Schrifttums kommen wir bei den eigenen Fällen zu der folgenden Einteilung.

Fronto-laterale	Glioblastome	Glioblastome des	Thalamus
-dorsale	,,	,,	der Vierhügel
-basale	,,	,,	des vorderen Balkens
Temporo-laterale	,,	,,	des hinteren Balkens
-mediale	,,	,,	des Fornix
Parieto-dorsale	,,	Glioblastom	der vorderen Balkenstrahlung
-laterale	,,	,,	der hinteren Balkenstrahlung.
Occipito-dorsale	,,		
-laterale	,,		
-basale	,,		

Frontolaterale Glioblastome. Die hühnerei- bis gänseeigroßen Glioblastome infiltrieren die 3. Frontalwindung in der Mitte und setzen sich im subcorticalen Mark nach occipital fort. Sie erreichen meist in der Tiefe nicht die Vorderhornspitze, zu der sie lateral liegen (Abb. 158). Das hintere Ende der Geschwulst liegt etwa in Höhe des Temporalpols, der nach abwärts gedrängt werden kann, oral wird der Frontalpol gewöhnlich nicht erreicht. Es besteht meist eine zentrale Nekrose [s. auch die Abb. 66 bei Hoff-Schönbauer (1933), Abb. 51 bei L. Guttmann (1936), Abb. 8 und 5 bei McLean (1936), Abb. 22 bei Flügel (1932), Abb. 10 bei H. H. Meyer (1937)].

Frontodorsale Glioblastome. Die hühnerei- bis gänseeigroßen Glioblastome durchsetzen die 1. und 2. Frontalwindungen etwa in der Mitte und dringen von hier aus in die Tiefe des Markes vor (Abb. 159). Die Windungen des Medianspaltes bleiben dabei im allgemeinen frei von Infiltration. Dagegen wird die Wand der Vorderhornspitze — zu der sie dorsal oder dorsolateral liegen — in der Tiefe oft vom Geschwulstge-

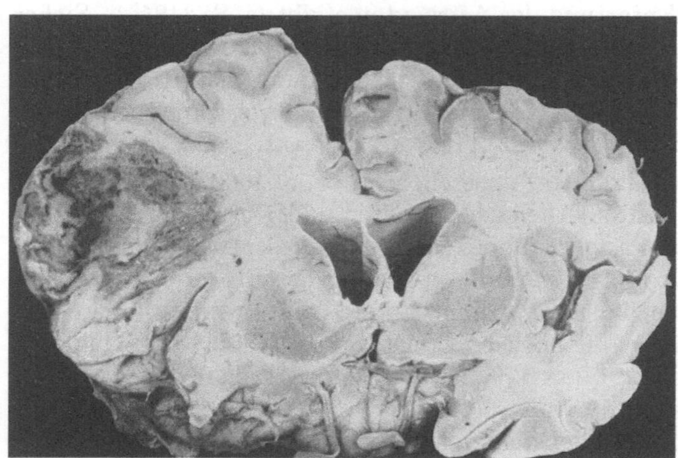
Abb. 158. Frontolaterales Glioblastom mit mäßiger Hirnschwellung und leichten Massenverschiebungen (Fall 132).

webe erreicht. Oral erreichen sie fast den Frontalpol, nach basal greifen sie nur selten auf die Windung F. 3 über, die caudale Begrenzung liegt etwa in Höhe des Temporalpols [s. auch die Abb. von Fall 8 bei Globus und Strauss (1925), Abb. 19a bei Pette (1938), auch dürften Ostertags (1941) Abb. 56a und b („Astroblastom") in diese Gruppe gehören, weiter die Abb. 10 von McLean (1936), Abb. 8 bei Stender (1938), Abb. 7 bei H. H. Meyer (1937)].

Frontobasale Glioblastome. Es handelt sich hier um Glioblastome des Gyrus rectus und der benachbarten basalen Windungen mit Ausbreitung nach oben ins zentrale Mark und Übergreifen auf die Gegenseite entlang der unteren Balkenfaserung (Abb. 160). Medial werden meist die Windungen der Mantelkante durchsetzt, ein Gyrus rectus ist breit aufgetrieben, häufig wird auch die Septumwand infiltriert. Kein Übergreifen auf den Temporallappen. Gesamtgröße etwa die

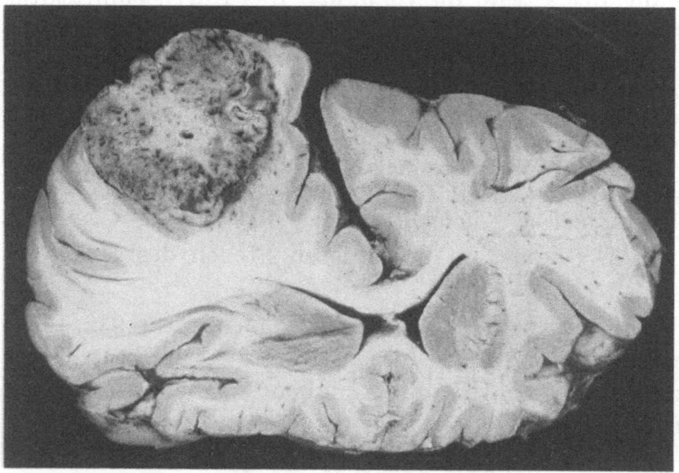
Abb. 159. Frontodorsales Glioblastom mit reichlich umgebender Hirnschwellung und Massenverschiebungen zur Gegenseite (geringe artefizielle Verformung des Gehirns, Fall 2232).

eines Gänseeis oder kleinen Apfels. Die caudale Begrenzung liegt im Gebiet des Schweifkernkopfes. Im allgemeinen findet man keine Cysten und nur mäßig große, zentrale Nekrosen. Die Glioblastome liegen basolateral zum Vorderhorn der durchsetzten Seite[1]

---

[1] Ich habe mich bei unseren Fällen von dem Vorkommen eines Spaltes als Überrest einer basalen Vorderhornrinne [Ostertag (1936)] nicht überzeugen können. Ich glaube, daß die in allen unseren Fällen in den Markstrahlen einer oder *mehrerer* basaler Windungen bestehenden Spaltbildungen im nekrotischen Gewebe künstlich und bei der Hantierung entstanden sind. Auch die histologische Untersuchung gab keinen Anhalt für die dysembryogenetische Herkunft des Spaltes.

[s. die Glioblastome der embryonalen Riechhirnausladung von OSTERTAG (1936), Abb. 101—105, HOFF-SCHÖNBAUER (1933), Abb. 83—89, KERNOHAN (1952), Abb. 20, OSTERTAG (1941), Abb. 71].

Tempolaterale Glioblastome. Die gänseei- bis apfelgroßen Glioblastome im temporalen Mark reichen nach vorne meist bis an den Pol und durchsetzen in der Mitte der 1. und 2. Temporalwindung die Konvexität, die breit aufgetrieben wird (Abb. 161). Die basalen und medialen Temporalwindungen bleiben im allgemeinen frei (s. Abb. 162). Die Blastome erreichen in der Tiefe meist die Wand des Unterhorns (Abb. 161), zu dem sie laterodorsal liegen, während weiter hinten das Gebiet des Trigonums frei bleibt. In dieser Höhe liegt auch die caudale Begrenzung der Geschwulst.

In 2 Fällen wuchs das Glioblastom vom Pol aus durch die Fissura Sylvii bzw. entlang dem Fasc.

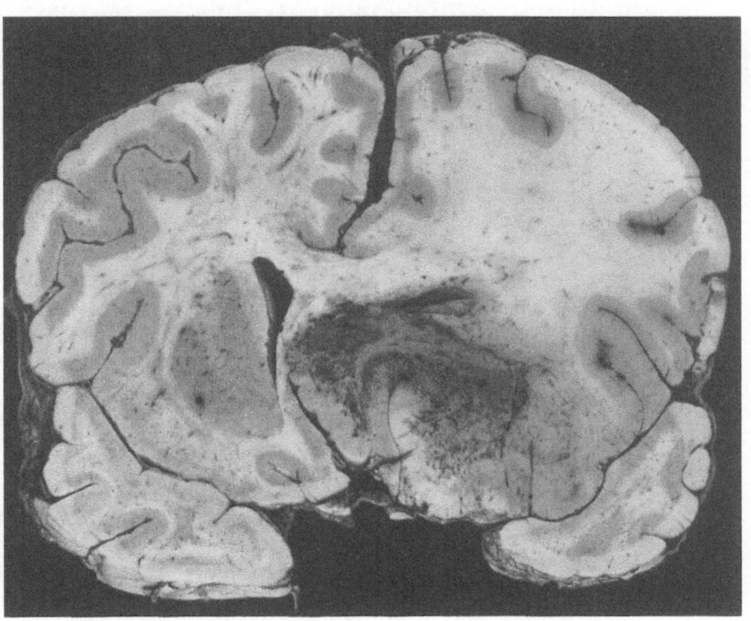

Abb. 160. Frontobasales Glioblastom, das den Gyrus cinguli und die anliegenden frontoorbitalen Windungen durchsetzt hat. Erhebliche Hirnschwellung und Massenverschiebungen zur Gegenseite (Fall 365).

uncinnatus auf die lateralen Anteile der Orbitalwindungen über, wobei die Hauptmasse der Geschwulst allerdings im Temporalpol lag [s. auch HOFF-SCHÖNBAUER (1933), Abb. 112—116 und MCLEAN (1936) Abb. 11, sowie OSTERTAG (1936) Abb. 59 und 60].

Temporomediale Glioblastome. Die gänseei- bis apfelgroßen Glioblastome im medialen Temporalmark entwikkeln sich besonders in Richtung auf die medialen Windungen, den Gyrus hippocampi zu, den sie gewöhnlich breit auftreiben (Abb. 163). Nach oral zu können sie den Temporalpol erreichen, nach caudal zu dehnen sie sich bis in den Beginn des Occipitallappens aus. Medial kann der Linsenkern von unten seitlich her infiltriert werden, lateral bleiben die Windungen der Konvexität unbeteiligt. Die Geschwulst liegt basal zum Unterhorn bzw. sie umfaßt

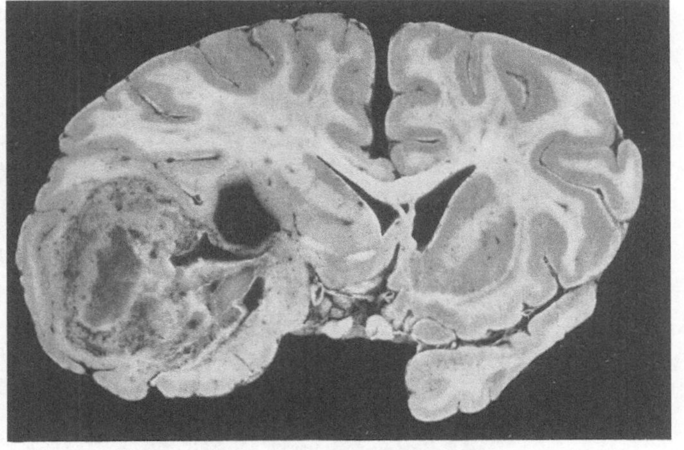

Abb. 161. Temporolaterales Glioblastom mit Cystenbildung und Massenblutung. Erhebliche Massenverschiebungen zur Gegenseite mit Prolaps des Gyrus cinguli (Fall 1593).

dieses und bezieht es in die Geschwulst mit ein [s. auch OSTERTAGs (1935) Abb. 13 und BANNWARTH (1935) Abb. 2, KERNOHAN (1952) Abb. 21, BANCROFT-PILCHER (1946) Abb. 80 A].

Parietodorsale Glioblastome. Diese Glioblastome beginnen am Fuß der 1. und 2. Frontalwindung und dehnen sich in sagittaler Richtung nach parietal aus. Sie durchsetzen die obere Hälfte der Zentralwindungen und füllen den oberen Parietallappen aus (Abb. 164,

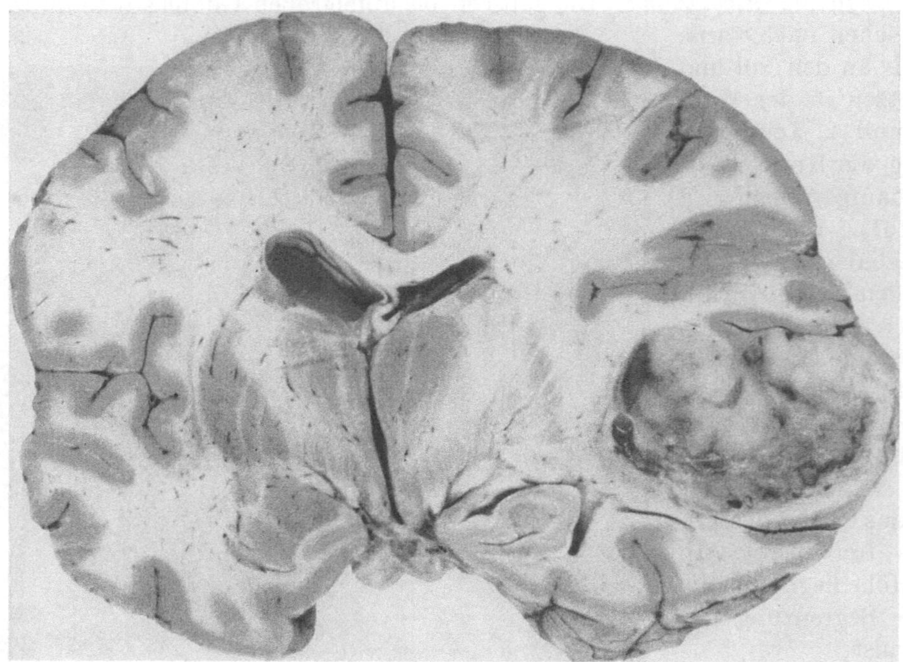

Abb. 162. Temporolaterales Glioblastom (Fall E 31) mit mäßigem cystischen Zerfall in der Tiefe.

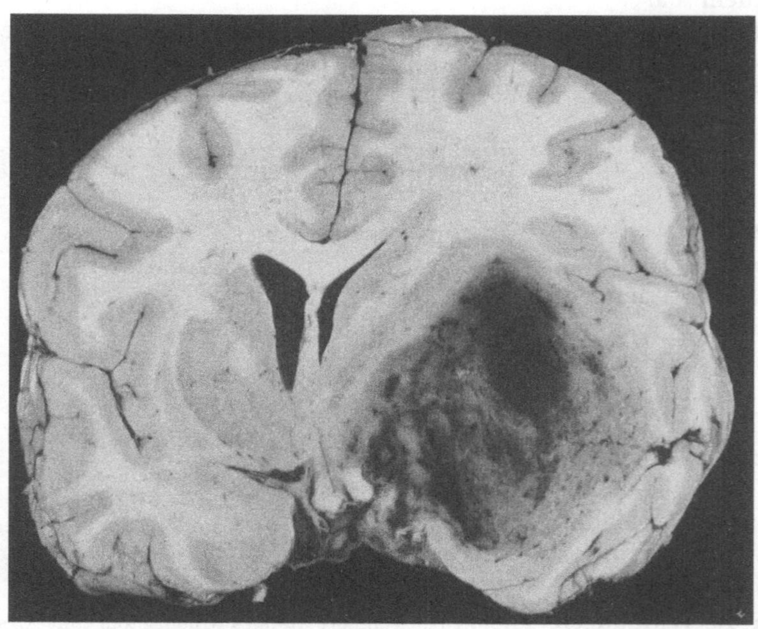

Abb. 163. Temporomediales Glioblastom, das die Konvexität nicht erreicht. Verschiebung der Fissura Sylvii und des Balkenmassivs nach oben. Erhebliche Massenverschiebungen über die Mittellinie zur Gegenseite (Fall 377).

165). Sie liegen hier und im Zentralgebiet rindennah und verbreitern die Windungen. Sie sind oberhalb des Daches der Cella media gelagert und erreichen bei großer Ausdehnung den Ventrikel. In Sitz und Ausdehnung liegt die Hauptmasse der Geschwulst ähnlich dem Meningeom des mittleren Sinusdrittels [s. auch Abb. 55, 58 bei L. GUTTMANN (1936) und ähnlich auch Abb. 3 bei McLEAN (1936)].

Parieto-laterale Glioblastome. Die Glioblastome beginnen etwa im Fußgebiet der 3. Frontalwindung — also basaler als die parietodorsalen — und setzen sich rückwärts bis

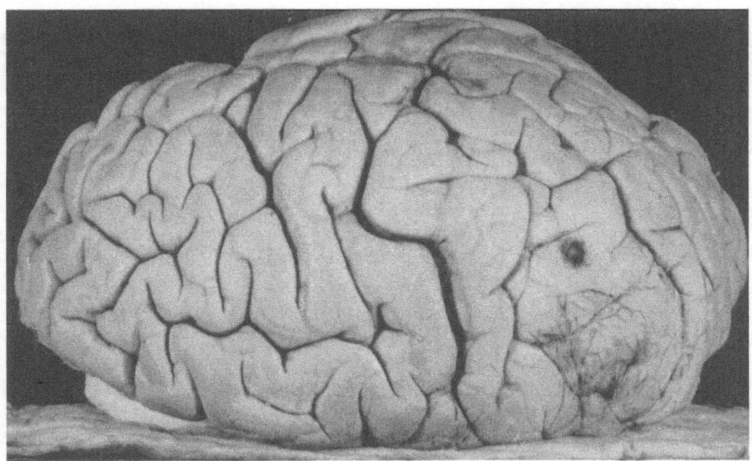

Abb. 164. Parietodorsales Glioblastom mit mäßigem örtlichen Hirndruck, das an der Mantelkante die Oberfläche erreicht hat (Fall 726, s. Abb. 165).

in den Parietallappen fort. Sie erreichen Gänseei- bis Apfelgröße (Abb. 166). Sie durchsetzen das mittlere und untere Drittel der Zentralwindungen und den unteren Parietallappen. Sie erreichen hier die Oberfläche, wobei sie die Windungen breit auftreiben. Immer liegen sie oberhalb der Fissura Sylvii, etwa lateral zur Cella media und zum

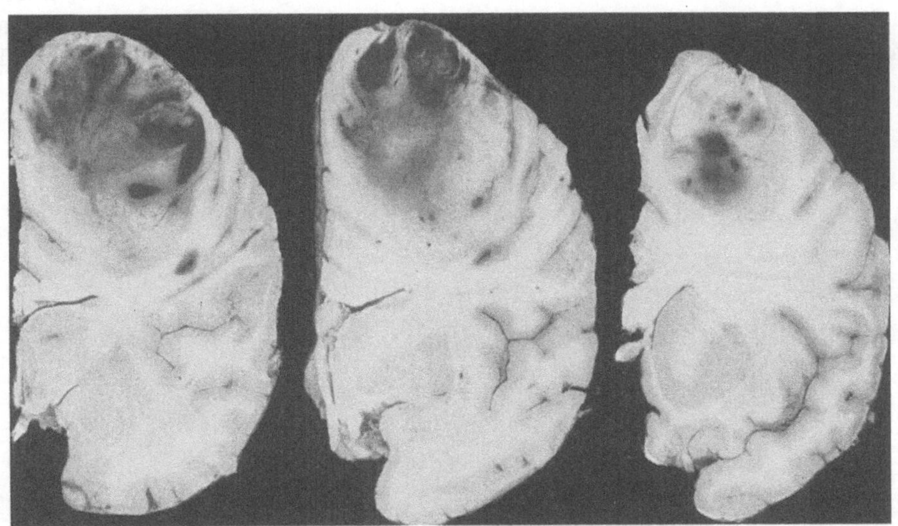

Abb. 165. Parietodorsales Glioblastom mit auffällig geringen Massenverschiebungen (Fall 726, s. Abb. 164).

Trigonum, deren Wand nur bei großer Ausdehnung des Tumors infiltriert wird [s. auch CUSHING (1935) Abb. 18, CUSHING-BAILEY (1930) Abb. 83, OSTERTAG (1936) Abb. 103a und b, OSTERTAG (1941) Abb. 60 und BERGSTRAND (1933) Abb. 20].

Bei dem von KAUTZKY (1948) beschriebenen „gefäßreichen, parietalen Glioblastom" fehlen leider makroskopische Abbildungen, da es sich um klinische Beobachtungen handelt. Es dürfte aber etwa unserem parieto-lateralen Glioblastom entsprechen.

Occipitodorsale Glioblastome. Meist nur bis gänseeigroße, rindennahe und dorsal an der Konvexität gelegene Glioblastome, die dorsolateral vom Hinterhorn liegen. Sie bilden die occipitale Fortsetzung der Glioblastome der hinteren Balkenstrahlung (s. dort S. 261), mit denen sie oft kombiniert sind (Abb. 167, 175).

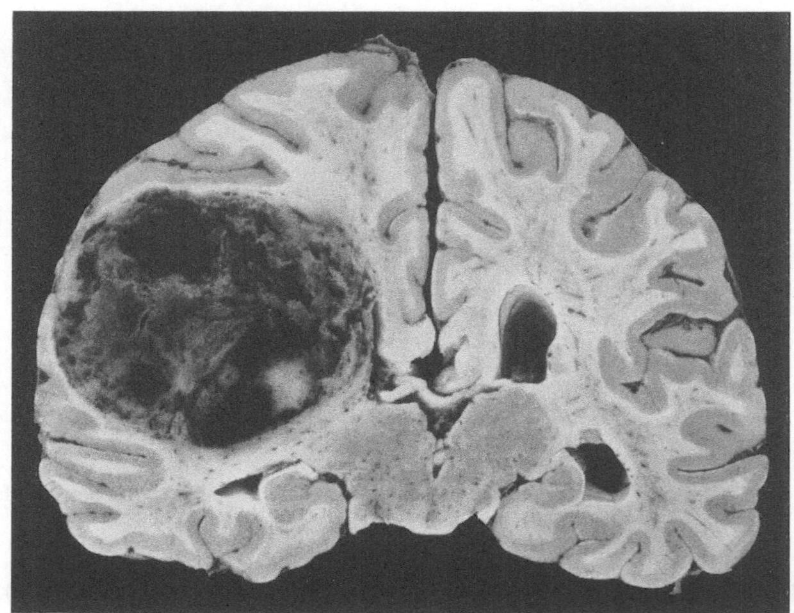

Abb. 166. Parietolaterales Glioblastom (Fall 1458). (Text s. S. 30 und 257.)

Occipitobasale Glioblastome (selten). Eiförmige, in die Längsachse des Hirns gestellte Glioblastome der occipitalen Basalfläche, deren Windungen verbreitert und durchsetzt werden. Sie liegen mediobasal vom Hinterhorn und setzen sich nach vorne allenfalls in das basale Temporallappenmark fort [s. auch CHRISTELLERs (1927) Abb. 170 und OSTERTAGs (1941) Abb. 75]. OSTERTAG (1936) weist daher mit Recht

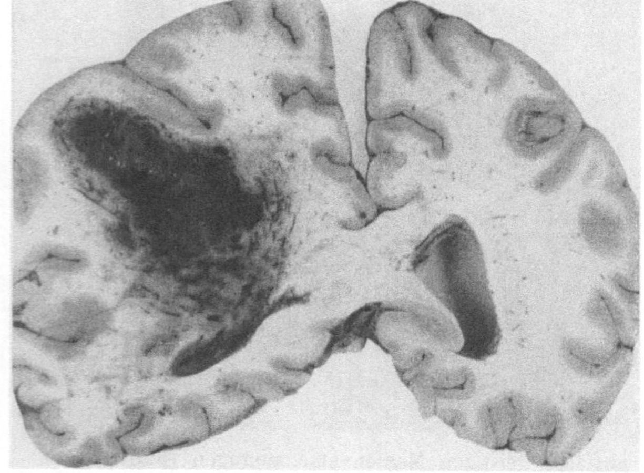
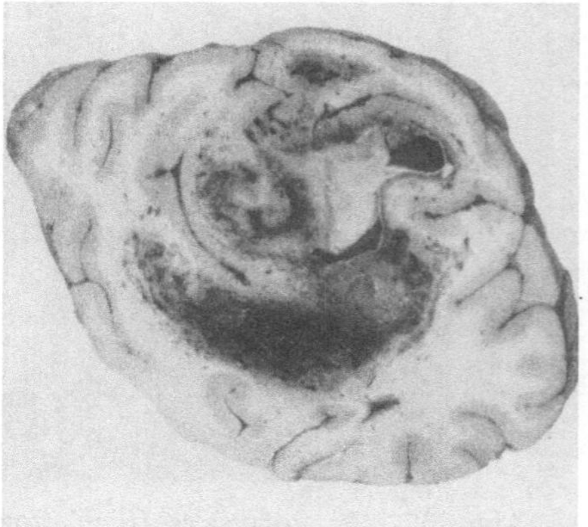

Abb. 167. Typisches Glioblastom der hinteren Balkenstrahlung mit Ausbreitung nach occipitodorsal (Fall 783).

darauf hin, daß die Temporallappen-Glioblastome oft walzenförmig in den Occipitallappen reichen. Es gibt also Übergangsformen zwischen den Gruppen der temporalen und occipitalen Glioblastome.

Occipitolaterale Glioblastome (selten). Nur bis zu gänseeigroße (Abb. 168), rindennah an der lateralen Konvexität bzw. im temporooccipitalen Übergangsgebiet gelegene

Glioblastome, die sich lateral vom Hinterhorn ausdehnen [s. auch CUSHING-BAILEY (1930) Abb. 85 und CUSHING (1935) Abb. 19].

Glioblastome des Thalamus. Diese Glioblastome durchsetzen den gesamten Thalamus und treiben ihn zu einer gänseeigroßen Bildung auf. Die Geschwülste breiten sich besonders im Pulvinar aus (Abb. 169), dringen gegen die Cisterna ambiens vor und erreichen hier die Oberfläche. Sie verdrängen die Zirbel nach

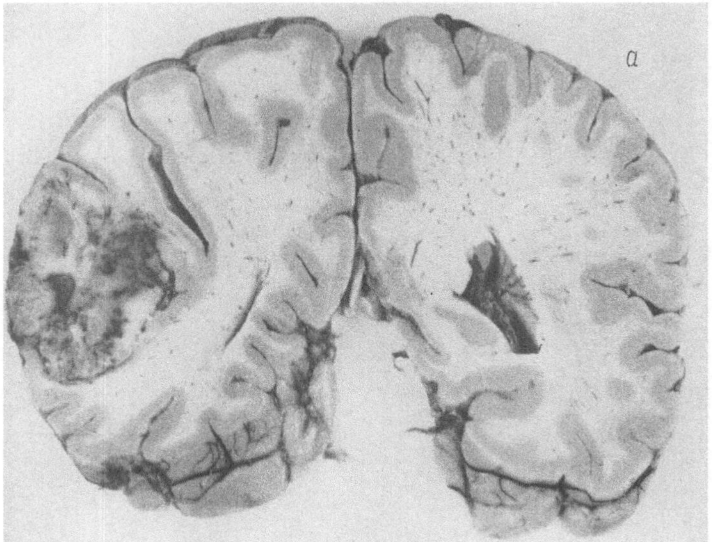
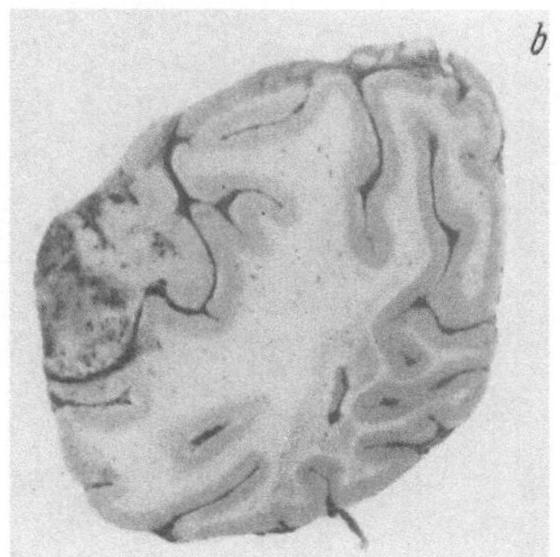

Abb. 168. Occipitolaterales Glioblastom (Fall 784).

basal und zur Gegenseite. Die Mittellinie wird meist in der ganzen Ausdehnung überschritten. Der Linsenkern wird von der Geschwulst meist nicht mit einbezogen [s. auch Abb. 142/143 und 145 bei HOFF-SCHÖNBAUER (1933), Abb. 75 bei OSTERTAG (1936), BENNET (1946) Abb. 2].

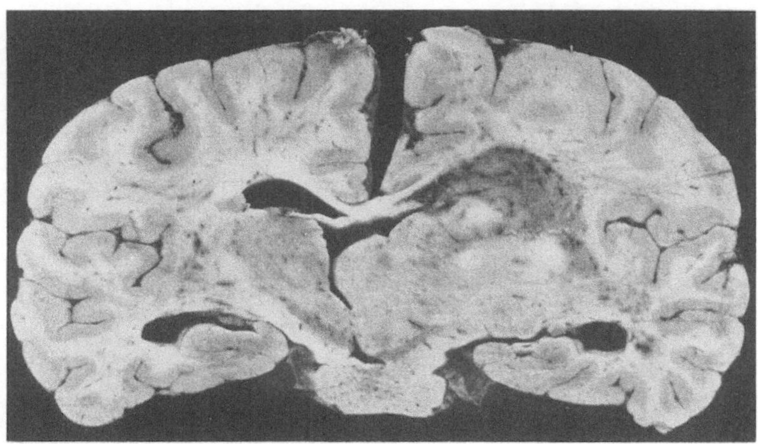

Abb. 169. Glioblastom des Thalamus. Die ausgedehnte Nekrose liegt im Gebiet der Balkenstrahlung (Fall 823).

Glioblastome der Vierhügelplatte (sehr selten). Diese Glioblastome treiben die caudalen Vierhügel bis zu Kirschgröße auf, entwickeln sich vorwiegend infratentoriell und verdrängen daher den Oberwurm und Kleinhirnvorderlappen nach caudal (s. Abb. 170).

Vordere Balkenglioblastome. Sehr typische, diffus den vorderen Balken durchsetzende Glioblastome, die entweder nur halbseitig ausgebildet sind [KERNOHAN (1952) Abb. 19] und sich dann zwingenartig auf den entsprechenden Gyrus cinguli fortsetzen, diesen breit auftreiben und hier die Oberfläche erreichen (halbseitiges vorderes Balkenglioblastom).

Oder aber sie sind — häufiger — median gelegen und breiten sich nach beiden Seiten aus, verbreitern den Balken und das Septum gleichmäßig und entwickeln sich beidseits in Richtung auf das zentrale Mark (Abb. 171) entlang der „Balkenstrahlung". (Vorderes

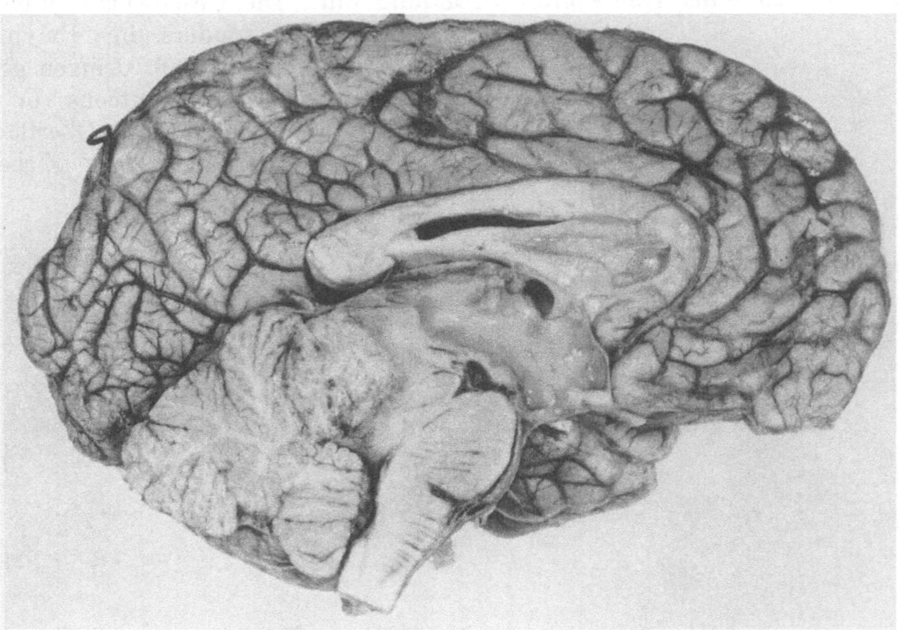

Abb. 170. Kastaniengroßes Glioblastom des Vierhügelgebietes (Fall E 51, s. Abb. 198).

doppelseitiges Balkenglioblastom.) Diese Form wird auch als *Schmetterlingsglioblastom* des Balkens bezeichnet [s. auch Abb. 9 bei TÖNNIS (1938), Abb. 23a, b bei DYES (1937), Abb. 2 bei PETTE (1938), Abb. 817 bei KAUFMANN (1922), OSTERTAG Abb. 3 (1935),

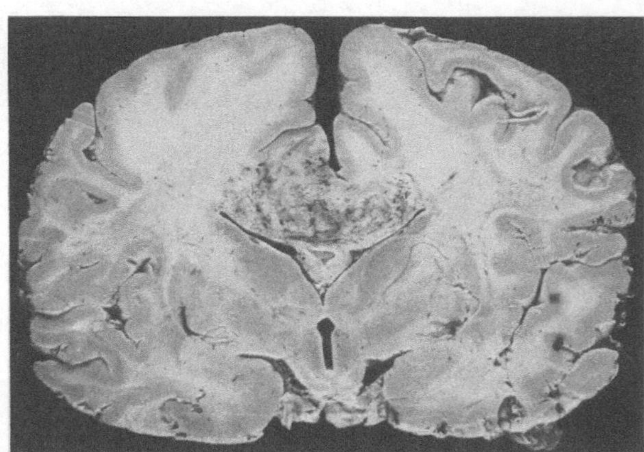

Abb. 171. Typisches doppelseitiges Glioblastom des Balkens (Schmetterlingsglioblastom), beidseitige Hirnschwellung (Fall 721).

Abb. 78/79 (1936), Abb. 67/68 (1941), BAILEY (1951) Abb. 117, RIBBERT (1914) Abb. 349, McLEAN (1936) Abb. 4, BENNET (1946) Abb. 1].

Hintere Balkenglioblastome. Diese Glioblastome durchsetzen den Balken diffus im Spleniumgebiet und entwickeln sich von dort nach allen Richtungen in der Balkenstrahlung, besonders nach occipital (Abb. 172). Dabei infiltrieren sie oft das ganze Markweiß und umwachsen die Hinterhörner fast ringartig [OSTERTAG (1941) Abb. 62 und OSTERTAG (1936) Abb. 82, BAILEY (1951) Abb. 116].

Glioblastome des Fornix. Es gibt Glioblastome, die besonders im Fornix bzw. im mittleren und hinteren Balken und Gyrus cinguli wachsen (Abb. 173, 178). Sie folgen dem Verlauf des Fornix ein- oder doppelseitig bis in den Temporallappen. Dabei bilden sie entlang dieser Bahn im benachbarten Gewebe große Tumormassen [Abb. 6—17 bei HASENJÄGER (1938)]. Auf manchen Schnitten erscheinen sie infolge des komplizierten Wachstums [s. die Abb. 24 bei HASENJÄGER] als „multiple Tumoren" [OSTERTAG (1941) Abb. 64, BANNWARTH (1936) Abb. 310].

Glioblastome der vorderen Balkenstrahlung. Diese Glioblastome liegen bei nur geringer Entwicklung im Balken selbst mit ihrer Hauptmasse in der lateralen Balkenstrahlung,

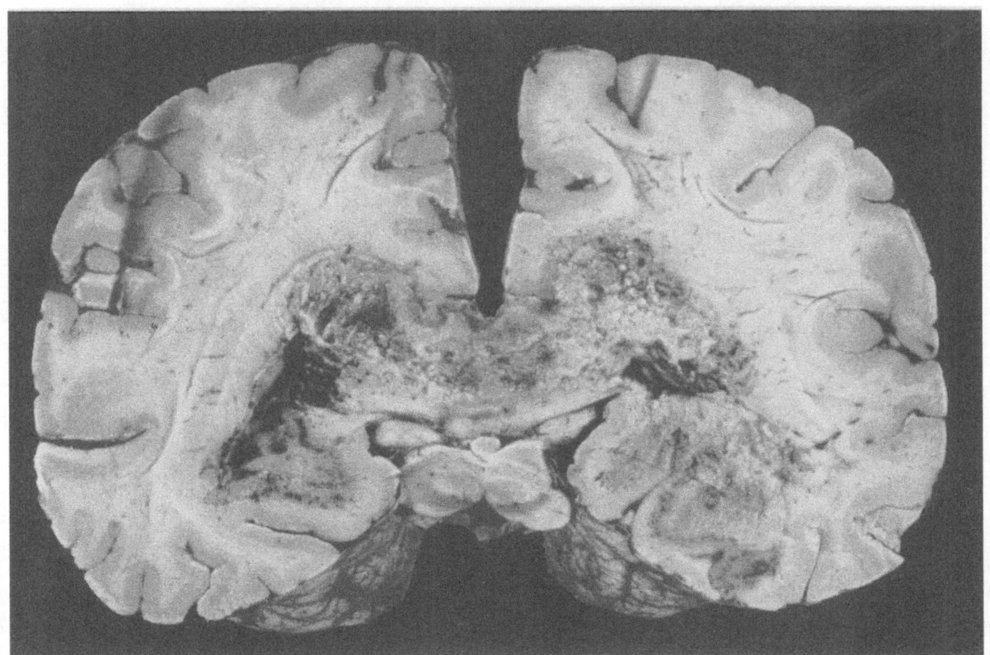

Abb. 172. Großes „Schmetterlings-"Glioblastom im hinteren Balken. Man erkennt deutlich die Bevorzugung der weißen Substanz der Markstrahlen beim Tumorwachstum (Fall L 71).

wobei das anschließend gelegene zentrale Mark des Centrum semiovale infarktartig durchsetzt wird (Abb. 174). Die Spitze des Keils zeigt auf die Ventrikelkante [s. Abb. 79 bei OSTERTAG (1936) und Abb. 57b (1941), Abb. 21 bei CUSHING (1935) und Abb. 2 bei McLEAN (1936). MAXWELL (1946) fand bei 28 Glioblastomen in 21 eine Ausbreitung durch den Balken zur Gegenseite.

Glioblastome der hinteren Balkenstrahlung. Diese Glioblastome breiten sich bei nur geringer Ausbreitung im Balken gegen das dorsale Occipitalmark aus (Abb. 175) und folgen dabei der Balkenstrahlung. Sie können die mediale Rinde erreichen und durchsetzen. Die Hauptmasse der Geschwulst liegt dorsal vom Hinterhorn [s. Abb. 117 bei OSTERTAG (1936) und BAILEY (1951), Abb. 119, GLOBUS und STRAUSS (1925) Fall 10].

Glioblastome im Kleinhirn (?). Im Kleinhirn habe ich primäre Glioblastome nie gesehen, wohl aber zweimal Metastasen auf dem Liquorwege. POWELL (1947) beschreibt hier ein Glioblastom bei einem 70jährigen Mann im Kleinhirn. Er vermutet, der Tumor könne sich von der äußeren Körnerschicht entwickelt haben. Die Beschreibung ist zu kurz, um ihr Einzelheiten entnehmen zu können. Er stellt auch einige Fälle aus dem Schrifttum zusammen, die aber zum Teil mehr als zweifelhaft sind. Übrigens betreffen sie vorwiegend Kinder.

Ausgangspunkt und Wachstum. OSTERTAG (1932, 1936) und SCHWARTZ (1932, 1936) haben versucht, bei den Hirngeschwülsten — beide verwenden vorwiegend Glioblastome

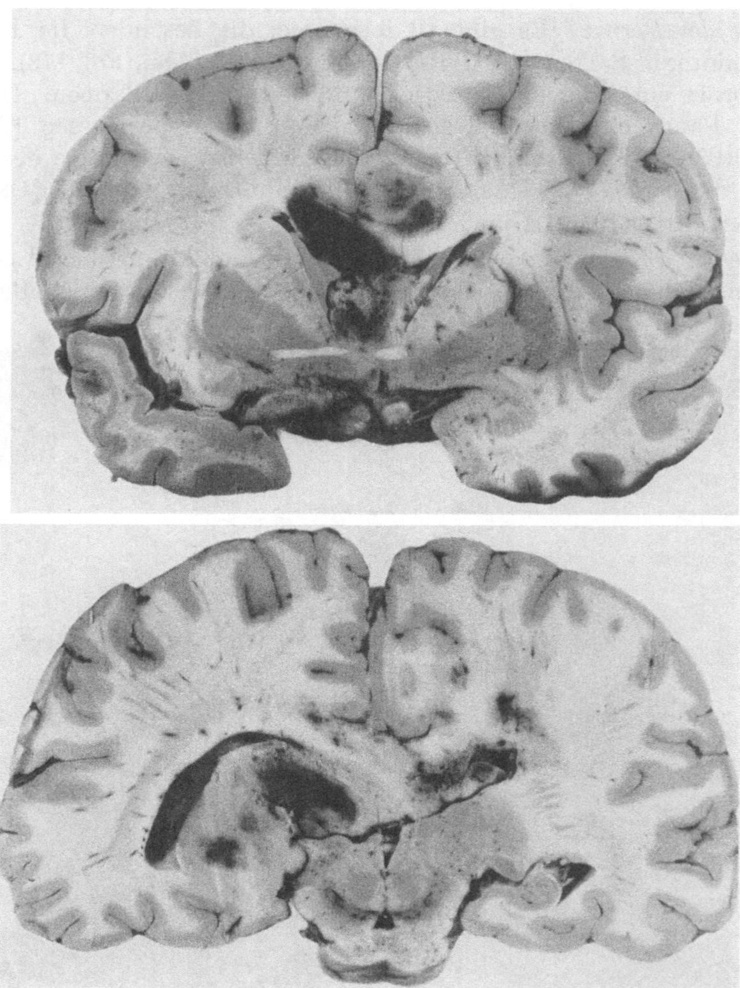

Abb. 173. Glioblastom des Fornix. Man sieht auf den beiden Scheiben die Ausbreitung in die Nachbarschaft. und insbesondere das Übergreifen auf den Temporallappen (Fall 977, s. Abb. 178).

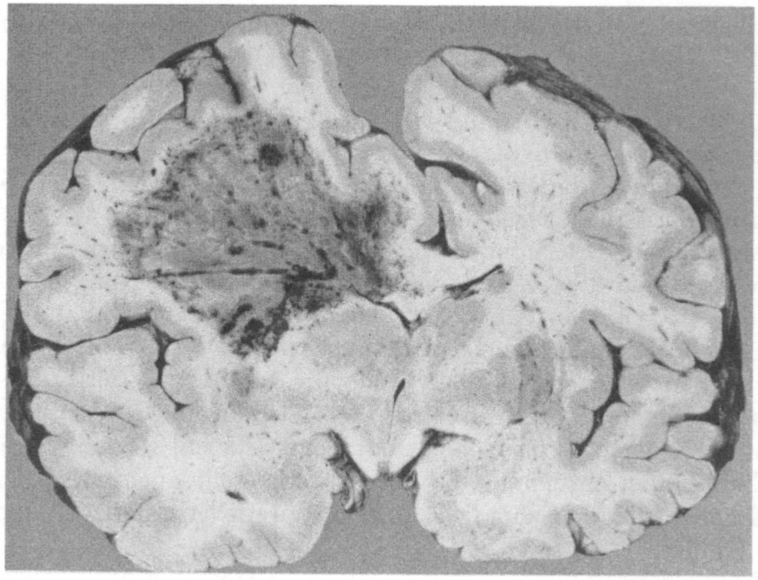

Abb. 174. Typisches Glioblastom der Balkenstrahlung mit sehr erheblichen Massenverschiebungen zur Gegenseite (Fall 946).

für ihre Aufstellung — die „Quellgebiete" festzulegen, aus denen diese vermutlich ihren Ausgang nehmen sollten. Insbesondere hat OSTERTAG auf Grund seiner embryologischen Studien versucht, die Matrix für die verschiedenen Formen festzulegen und etwa für den

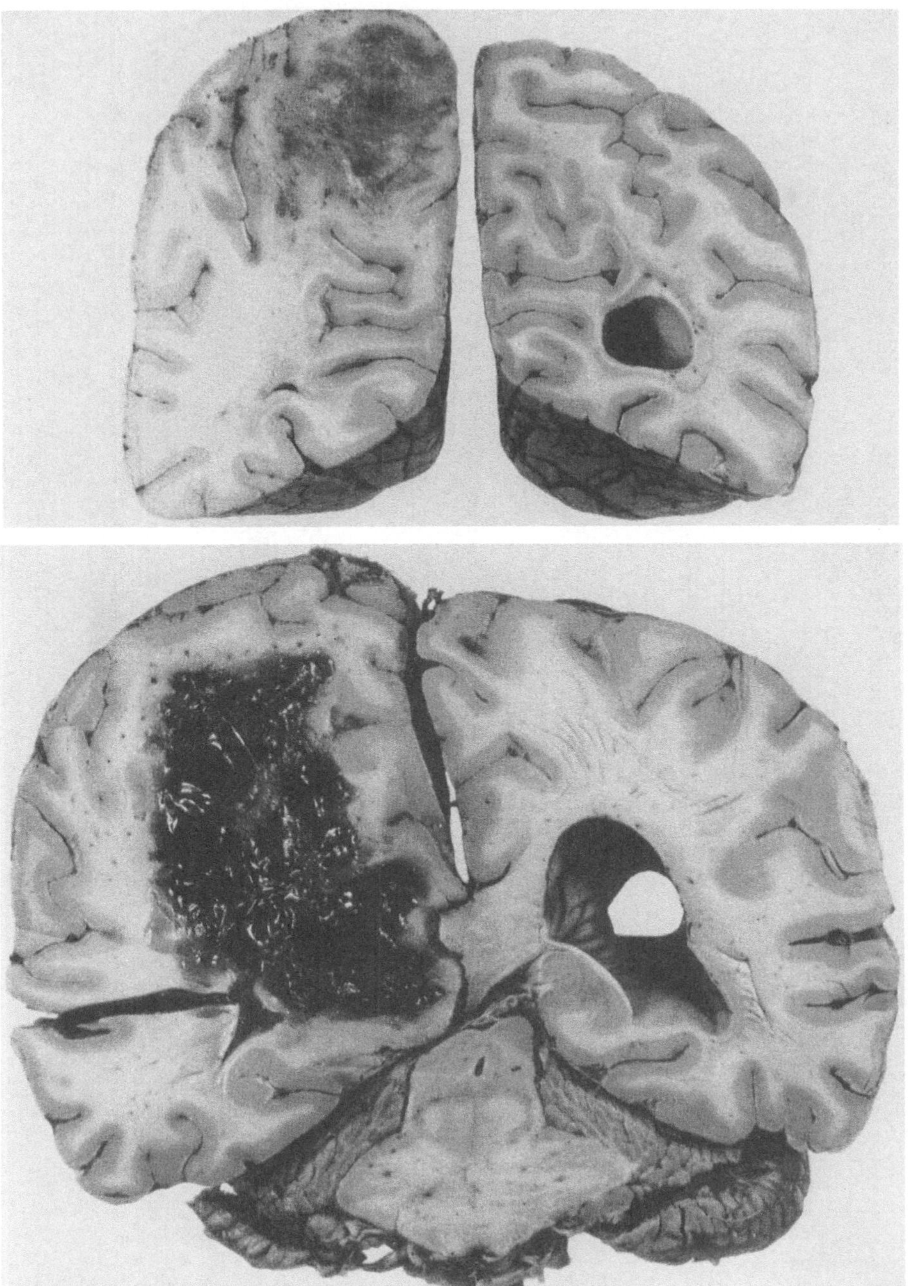

Abb. 175. Occipitodorsales Glioblastom mit massiver Blutung (Fall Hb 2049).

Frontallappen die verschiedenen Ventrikel „umschlagstellen" mit Wachstumsrichtung der von ihnen ausgehenden Blastome anzugeben. Mir scheinen die Ergebnisse der dysembryogenetischen Forschung für die Entstehung des Glioblastoms noch nicht genügend begründet, um sie hier bereits zu übernehmen. Ich begnüge mich also mit der Feststellung des Lieblingssitzes und den allgemeinen Angaben über die Geschwulstgenese (S. 51 ff.) und warte die weiteren Ergebnisse ab.

GLOBUS und KUHLENBECK (1942) haben sich besonders mit den Tumoren der Regio striothalamica befaßt und ebenso ihre Beziehungen zu den Keimlagern erörtert. Histologisch sollen sie zu 5 Kategorien gehört haben. Es handelte sich wohl aber im wesentlichen

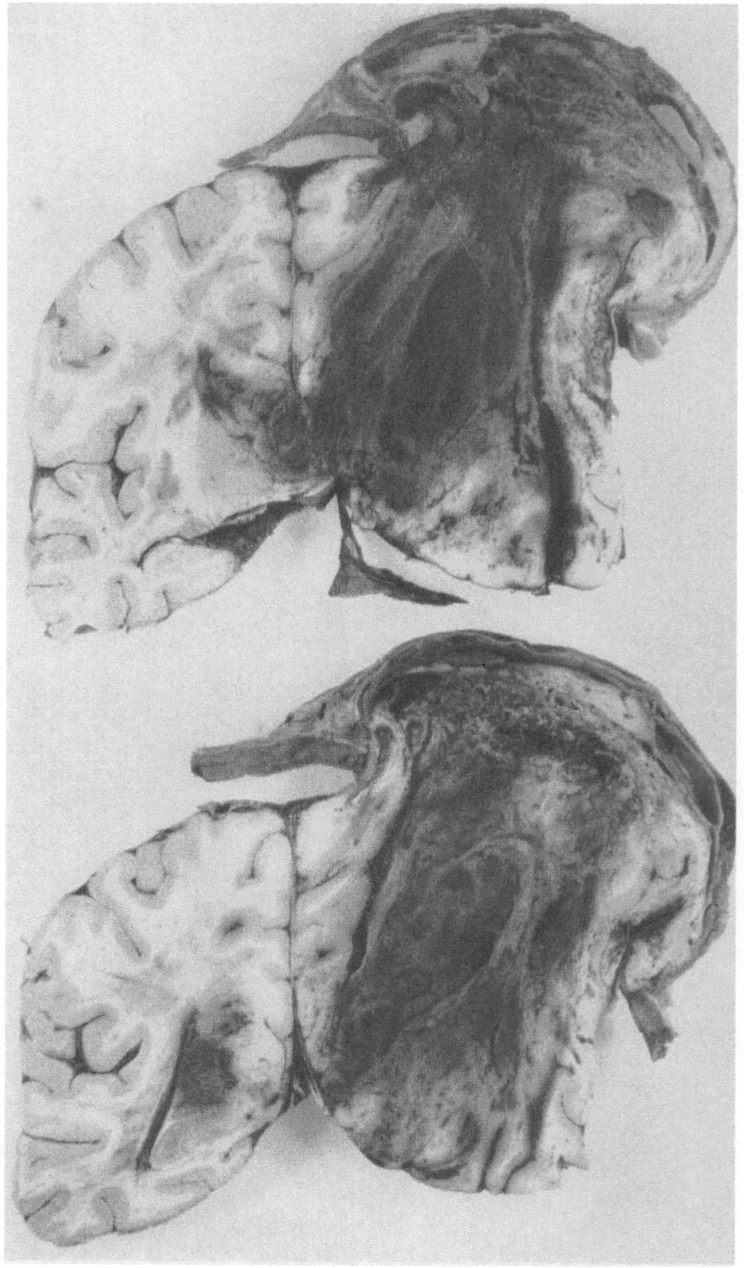

Abb. 176. Riesiger Prolaps bei einem Glioblastom nach Trepanation. Die Geschwulst hat praktisch die ganze Hemisphäre durchsetzt und ist durch den Balken auf die andere Seite herübergewachsen (Fall 971, s. Abb. 203).

um Varianten des Glioblastoms. BAILEY glaubt, daß die Glioblastome von den protoplasmatischen Astrocyten des Cortex ausgingen.

Die *Größe* der Glioblastome ist im Einzelfall verschieden und kann von der einer Walnuß (Abb. 170) bis zu einer Mannsfaust (Abb. 166) schwanken. Bei genügender Druckentlastung kann die Geschwulst eine ganze Hemisphäre durchsetzen (Abb. 176). Im ganzen scheint die Ausdehnung in der sagittalen Achse die in der transversalen zu

übersteigen, besonders stark bei den Fällen, die ausgesprochene Walzen- oder Zeppelin-
form zeigen (Abb. 197). Von der Masse des Gewächses können sich einzelne Fortsätze
in die benachbarten Lappen ausdehnen (Abb. 177).

Geschlechtsprädilektion. Von unseren Fällen waren 176 Glioblastome bei Frauen,
354 bei Männern aufgetreten. Die auffällige Geschlechtsprädilektion dieser Tumoren
für Männer wurde auf S. 65 schon betont. Bei ELVIDGE und Mitarbeiter (1935) waren es
32 Männer und 21 Frauen, bei BUSCH
und CHRISTENSEN (1947) 92 Männer
und 41 Frauen, bei NETZKY und Mitarbeitern (1950) war das Verhältnis 1:1,8.

Gestalt mit bloßem Auge. Das Aussehen der Glioblastome mit bloßem
Auge ist auf Hirnschnitten äußerst
charakteristisch. Man kann es geradezu als artspezifisch bezeichnen. Die
Glioblastome sind äußerlich recht gut
begrenzt, ja oft scharf vom Hirngewebe abgesetzt [Abb. 161, 166 (s. a.
MURATORIO und Mitarbeiter 1955)].
Sie fallen durch ihr „buntes Aussehen" auf. Gelegentlich sehen sie wie
ein hämorrhagischer Infarkt aus (Abbildung 179). Ihre Farbe stellt ein
Gemisch von roten (Blut), braunen
(altes Blut, Abb. 175, 176) und grauen
(Nekrosen) Gebieten in Landkarten-
form dar, die von gelben (Fett-)Flecken
und Streifen durchsetzt werden. Das
Geschwulstgewebe ist meist *weicher* als
das umgebende Hirn, besonders die
grauen (nekrotischen) Teile sind oft
zundrig-mürbe (Abb. 178, 181). Allerdings finden sich dazwischen nicht
selten auch narbig-bindegewebige härtere Streifen. Die gelblichen Streifen
sind ebenfalls meist sehr weich. In den
Randgebieten umgibt das Glioblastom
entweder eine Zone von weißlich-
gelblich und glasig gefärbtem Gewebe,
— nämlich aus den noch nicht regressiv veränderten Geschwulstteilen —
(Abb. 179) oder die beschriebenen,

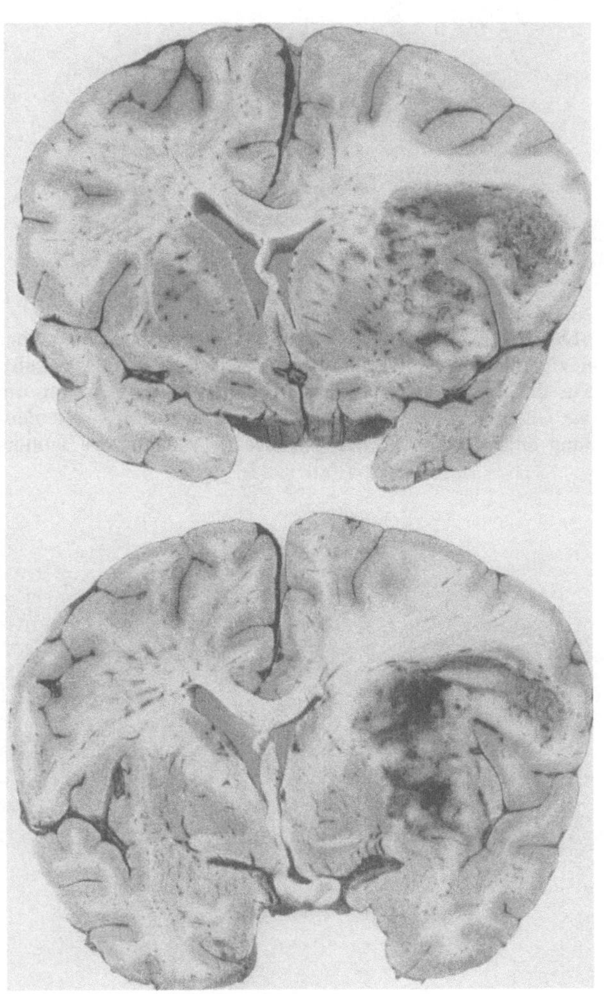

Abb. 177. Frontotemporales Glioblastom, das sich von der
dritten Frontalwindung aus zwingenförmig gegen die Insel
entwickelt hat. Mäßige Massenverschiebungen (Fall 1142).

bunten Teile des Tumors grenzen scharf gegen das Hirn. Die Mehrzahl der Glioblastome
umgibt ein makroskopisch erkennbarer Mantel von gut gefüllten „venös" erscheinenden
Gefäßen, die zum Teil auch thrombosiert sind (Abb. 180, 188 und 197).

Seltener sind die Glioblastome einigermaßen gleichmäßig, oft „flohstichartig" rotbraun
verfärbt und nur von zahlreichen erweiterten Gefäßen durchsetzt und umgeben. Sie
erscheinen dann ähnlich wie eine nekrotisierende Entzündung (Abb. 180). Kleinere bis
erbsgroße Cysten sind nicht so selten, große Cysten bilden wohl eine Ausnahme (Abb. 161,
166). Beim Weiterwachsen bevorzugen die Glioblastome oft zunächst den Markstrahl
(Abb. 181).

An der Hirnoberfläche sind die Glioblastome meist noch nicht als solche zu erkennen
(Abb. 164). Die Rinde ist hier über diesen Geschwülsten weißlich glasig verändert,

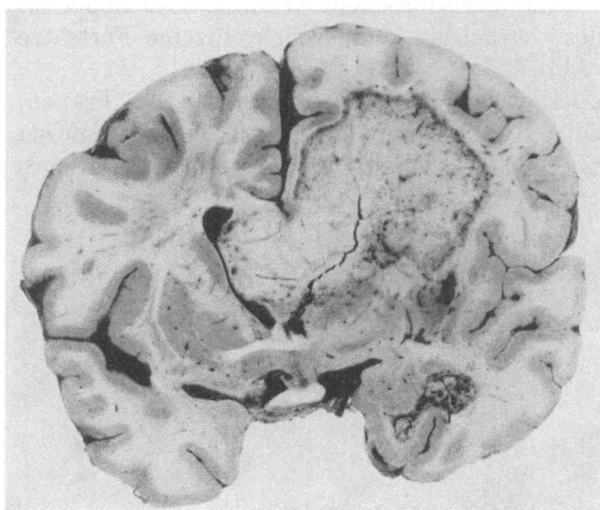

Abb. 178. Riesiges Glioblastom, das praktisch aus einer einzigen Nekrose mit landkartenartiger Begrenzung besteht. Ein 2. Tumor liegt auf diesem Schnitt völlig getrennt um das Unterhorn. In Wirklichkeit fand sich ein Zusammenhang entlang dem Fornix. Scharfe Begrenzung des Tumors (Fall 2222).

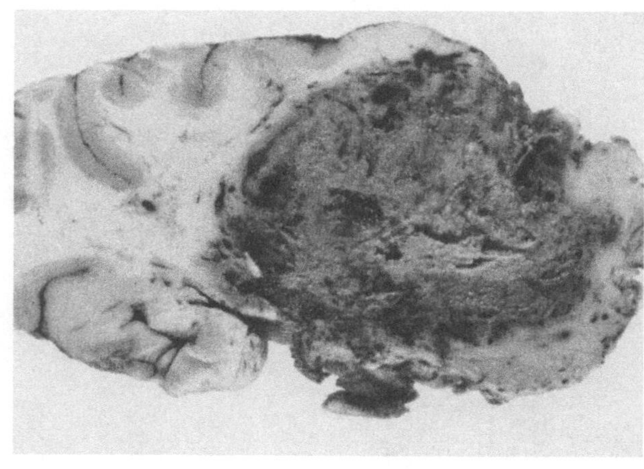

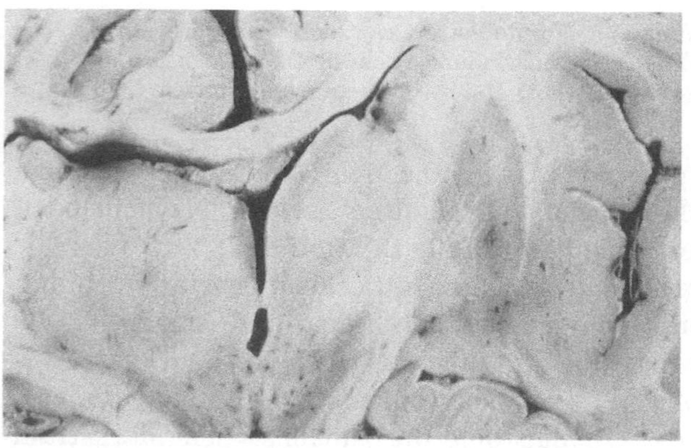

Abb. 179. Zwei gegensätzliche Arten eines Glioblastoms. Oben: vollständige Nekrose des Geschwulstgewebes mit Blutungen. Unten: keine regressiven Veränderungen im breit-aufgetriebenen Thalamus (Fall oben: 5279; Fall unten: 5921).

meist ist sie erheblich verbreitert und zeigt den örtlichen Hirndruck (Verstrichensein der Furchen), oft eine Gefäßinjektion (Abb. 164). Erst beim Eingehen in die Tiefe erkennt man an der Art der Gefäßversorgung, den Blutungen und dem Auftreten von Nekrosen sowie der ausgedehnten Verfettung das charakteristische Bild der Glioblastome.

Die Glioblastome rufen — wie auch die meisten Metastasen — äußerst starke Umgebungsreaktionen des Hirns (Hirnödem und Hirnschwellung) hervor (Abb. 171, 204). Durch diese Volumenvermehrung entstehen die bekannten hochgradigen Massenverschiebungen (s. dort S. 102ff.).

Feingewebsbau. Unterteilung: Ähnlich dem Vorschlag von DEERY, BERGSTRAND und GAGEL habe ich eine Gliederung der Glioblastome nach Zelltyp und Architektur in 3 Unterabteilungen versucht.

Von 105 Fällen mit ausreichend großen Schnitten gehörten zur Gruppe der vorwiegend

globuliformen	16,
fusiformen	61 und
multiformen	28.

Eine Untermischung der Zelltypen in den Gruppen kam vor. So waren etwa regelmäßig Riesenzellen in den fusiformen Glioblastomen vorhanden oder spindelzellige Elemente bei den kleinzellig undifferenzierten Glioblastomen usw. Den Ausschlag gab bei der Zählung die *Mehrzahl* der Geschwulstzellen.

Es ergab sich sofort die weitere Frage, ob sich aus diesen morphologischen Gruppen irgendeine bemerkenswerte Sonderstellung in Sitz, Alter, Aussehen mit bloßem Auge, d. h. Wachstum und biologischem Verhalten, regressiven Vorgängen, Klinik bzw. Arteriogramm ergab. Die genau durchgeführte Prüfung ergab bisher keine schlüssigen Fingerzeige in dieser Richtung [SCHIEFER und UDVARHELYI (1954), UDVARHELYI, WALTER und SCHIEFER (1955)]. Wir können daher

— mit Ausnahme von Architektur und Zelltyp — die Glioblastome *einheitlich* als *Gesamtgruppe* beschreiben.

Architektur und Zellreichtum. Bei den Glioblastomen handelt es sich um Gewächse mittlerer und größerer Zelldichte. Besondere Architekturen zeigte nur die fusiforme Untergruppe.

Im Übersichtsbild sieht man das Glioblastom häufig entlang den großen Faserbahnen wachsen, wenn auch nicht so ausgeprägt, wie oft das Oligodendrogliom. Gern richten sich die Zellen besonders der fusiformen Unterart entlang den Markscheiden — gelegentlich mit rhythmischer Verdichtung — aus, was im Balken und Markweiß deutlich zur Bildung von parallelen Zellzügen führt (Abb. 185a). Aber auch sonst liegen die Zellen der fusiformen Art gern in langen Strömen oder Strudeln' angeordnet oder durchflechten sich, ähnlich wie wir es im Spongioblastom und Neurinom sehen. Jedoch entstehen niemals Wirbel oder konzentrische Schichtungen. Durch regressive Vorgänge

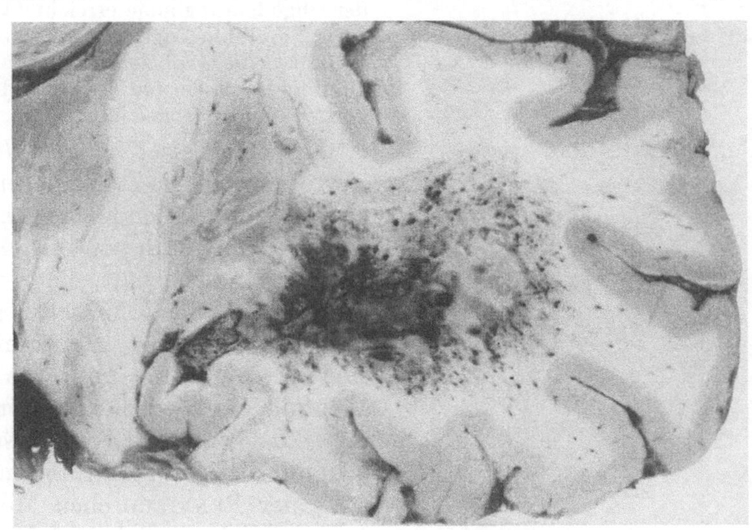

Abb. 180. Typisches Bild eines Glioblastoms mit positivem Arteriogramm: man sieht die Mantelzone großer erweiterter Gefäße um den nekrotischen Kern (Fall 1458).

kann eine Lagerung in Kernreihen und Bändern (Pseudopalisaden, s. S. 73 und Abb. 16b und Abb. 199b) oder in „perivasculären" Zellkränzen (s. Abb. 17b und Abb. 199a) zustande kommen. Aber auch ohne diese regressiven Vorgänge entsteht oft eine Verdichtung der Zellen um die Gefäße.

Geschwulstzellen. Man hat den Eindruck, als ob die Glioblastome primär nicht in der Rinde entstünden, sondern von der *Tiefe* des Markes kommend in die Rinde einwüchsen (Abb. 182). Dabei bilden die weichen Häute keine Grenze für das Weiterwachsen. Sie werden vielmehr nicht so selten durchwachsen und mäßig aufgetrieben (Abb. 182a). Einmal in die Arachnoidalräume eingedrungen, machen die Zellen auch hier nicht Halt, sondern greifen auf die benachbart liegenden Windungen über, so daß ein Keil von aufgetriebener Arachnoidea zwischen zwei infiltrierte Windungen zu liegen kommt (Abb. 182a), was auf versilberten Schnitten gut zu erkennen ist. Niemals bilden sie dort pilzförmige Knoten wie die Oligodendrogliome (s. Abb. 91). Auch sonst wachsen die Geschwulstzellen hemmungslos in die Bindegewebsräume der Cisternen oder das Bindegewebe des Plexus ein. Dieser kann dabei völlig umwachsen werden (Abb. 183), ebenso die Gefäße der Basis bei Einbruch der Geschwulst in die Cisternen [in 8% meningeales Wachstum bei den Fällen von ELVIDGE und Mitarbeiter (1935)]. Wenn sich die Zellen in den Randgebieten der Geschwulst ausbreiten, lassen sich besondere Wachstumseigenschaften nicht erkennen, dies im Gegensatz zum monstrocellulären Sarkom (s. S. 474). Auch eine perivasculäre Ausdehnung — wie bei den

Oligodendrogliomen und Astroblastomen — findet man beim Glioblastom nicht. Die Glioblastome scheinen vielmehr in *breiter Front* und *diffus* vorzuwachsen.

Die umgebenden Hirnteile beantworten den Reiz der wachsenden Geschwulst zunächst oft mit progressiven Reaktionen der ortsständigen Makroglia, die dann zu einer deutlichen Faserbildung neigt (Abb. 182 d), doch sind derartige Beobachtungen — anscheinend wegen des schnellen Wachstums der Glioblastome — selten. Auffällig ist diese Reaktion aber in der ersten Schicht der Rinde, die dann aus rasenartig gewucherten Astrocyten bestehen kann (Abb. 182 b). (Dem entspricht wohl makroskopisch die oft sichtbare weißliche Rindenverfärbung!). Doch muß ich zugeben, daß man derartige gigantocellulär gewucherte, subpiale Zonen häufiger sieht, als daß es sich nur um „reaktive" Prozesse handeln könnte. Damit rückt die Möglichkeit einer „infizierten", d. h. koordiniert blastomatösen Umwandlung und Vermehrung der ortsständigen Glia ebenfalls ins Blickfeld. Die subpiale Zellverdichtung kann also zur Bildung von makroskopisch „zuckergußartigen" weißlichen Schichten führen, die allerdings niemals die knotige Warzenbildung der Oligodendrogliome erreicht (Abb. 102). Auch eine „Satelliten-Lagerung" um die Ganglienzellen kommt beim Glioblastom angedeutet vor, wenn auch nie so stark und etwa mit der Regelmäßigkeit wie beim Oligodendrogliom.

I. *Globuliforme (rundzellig-*undifferenzierte*)* Form. Die Zellen liegen meist dichtgedrängt und haben kleine runde oder ovale Kerne (Abb. 184 a) von mittlerem bis dichtem Chromatingehalt, einen nur schmalen Zelleib, von dem Fortsätze stummelartig ausgehen können. Bei Anilinfärbungen sind aber meist nur die Kerne zu erkennen, allenfalls ein kärgliches Reticulum des Zelleibes. Die volle Zellgestalt erscheint eigentlich nur bei gewissen Silbermethoden (wie etwa der Penfieldschen Mikrogliaimprägnation), gelegentlich auch bei der Methode nach Perdrau. Die Zellen ähneln am ehesten kleinen, wenig differenzierten protoplasmatischen Astrocyten mit nur kurzen Fortsätzen oder den sog. apolaren (oder „Wander"-) Spongioblasten [s. die Abbildungen Klatzos (1952) mit der Golgi-Methode]. Eine Untermischung mit zarten Spindelzellen und einigen Riesenzellen ist die Regel.

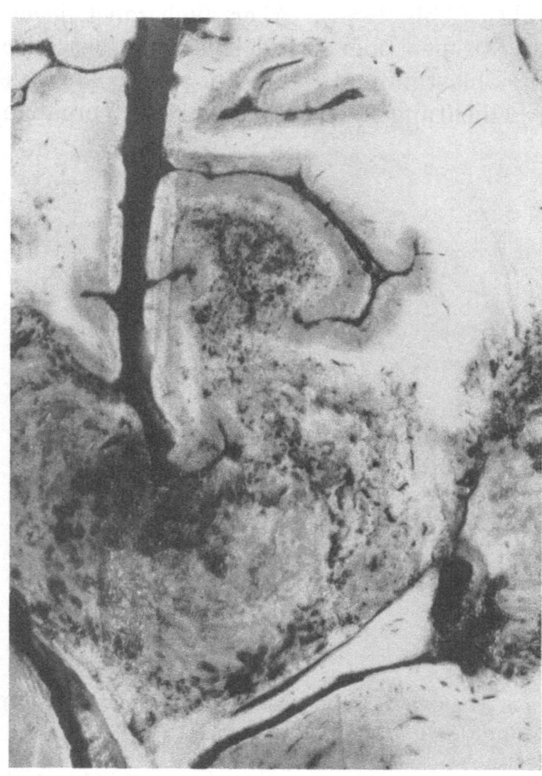

Abb. 181. Typische Ausbreitung eines Glioblastoms in der weißen Substanz (doppelseitiges Balkenglioblastom) auf einem Horizontalschnitt. Der Markstrahl des Gyrus cinguli ist bereits durchsetzt, während die Rinde noch freigeblieben ist (Fall 1321).

II. Die häufigste Unterart der Glioblastome aber ist die *fusiforme (spindelzellige)*, bei der diese Zellen in langen Strömen und Strudeln angeordnet sind und sich durchflechten können (Abb. 183 c), worauf Bergstrand (1933) und andere Verfasser unter Hinweis auf die gutartigen Vettern — die polaren Spongioblastome — hingewiesen haben. Meist sind die Zellen dieser Unterart in ihrer ganzen Ausdehnung bereits bei Anilinfärbungen zu erkennen, wobei sie ein spongiöses Syncytium bilden (Abb. 184 b, 185 c). Bei Goldsublimat- und Silberimprägnation sind die Einzelzellen als lange spindelige, zarte oder grobe Elemente zu erkennen (Abb. 185 d, 186 a), deren lange Fortsätze [Stroebe (1895)] sich nicht selten gabeln und miteinander verflechten können. Sie vermehren sich besonders reichlich durch — oft pathologische — Mitosen [s. Bailey (1932), Penfield (1932), Gagel (1938)]. Aber auch Amitosen sieht man [Elvidge und Mitarbeiter (1935)]. Die Zellen im fusiformen Glioblastom bestehen nach Klatzo (1952) [Golgi-Methode] vorwiegend aus spindeligen „spongioblastischen" Elementen mit Verzweigung ihrer protoplasmatischen Fortsätze.

Unter ihnen gibt es aber auch eine Reihe anders geformter Zellen, die sich mit den verschiedensten Zellen des histogenetischen Schemas vergleichen lassen, jedoch in ihrer Größe recht verschieden sein können. So finden wir „Riesenspongioblasten", unförmige „Astroblasten", „Riesenastrocyten", aber auch plumpe fortsatzlose Zellplatten (Abb. 186b, c). Die Mehrzahl der in diesen Glioblastomen vorkommenden Typen aber bestehen aus mehrkernigen Zellen bzw. gleichmäßig gebauten Spindelzellen (Abb. 185d), die nicht selten auch eine gewisse Radiärstellung zu den Gefäßen einnehmen. Auch

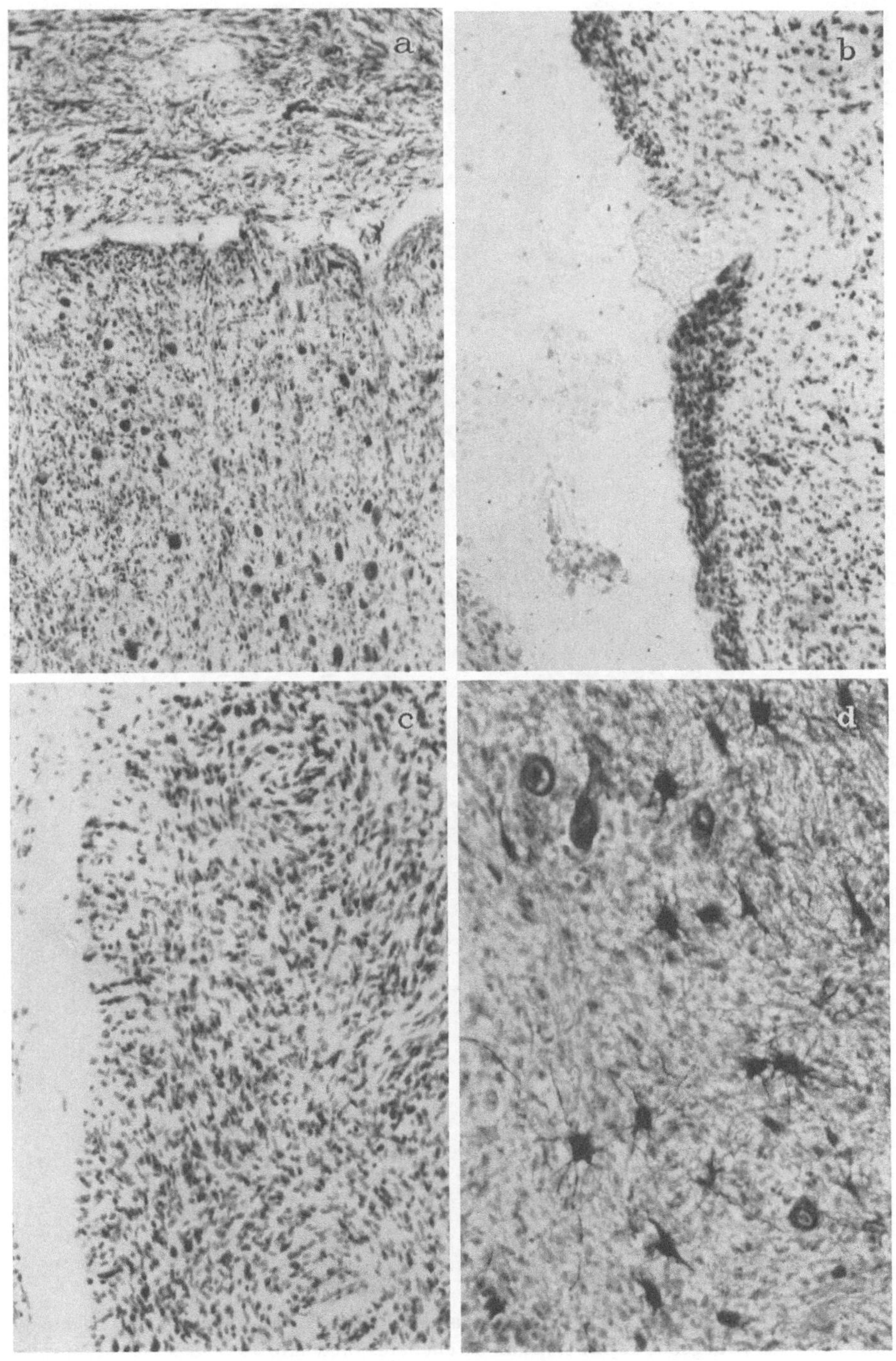

Abb. 182a—d.

a Einwachsen eines Glioblastoms in die weichen Häute. (Vergr. 112fach, Kresylviolettfärbung, Fall 551.)
b Subpiale Konzentration von Geschwulstzellen (selten). (Vergr. 120fach, Kresylviolettfärbung, Fall 370.)
c Wirbelige Anordnung der Zellen in einem Glioblastom. (Vergr. 120fach, Nissl-Färbung, Fall 423.)
d Einzelne ortsständige Astrocyten. (Vergr. 108fach, Goldsublimatmethode, Fall 1288.)

richtige „Gefäßfüße" kann man an diesen Zellen sehen. Demgegenüber erkennt man reaktiv ver-
gröberte Astrocyten des ortsständigen Gewebes meist an ihrer weit stärkeren Metallimprägnation.

Die multiformen Arten. Diese Unterart hat, weil gerade sie charakteristisch für die
ganze Gruppe ist, ihr auch den Namen gegeben. Sie ist zwar nicht der häufigste, aber

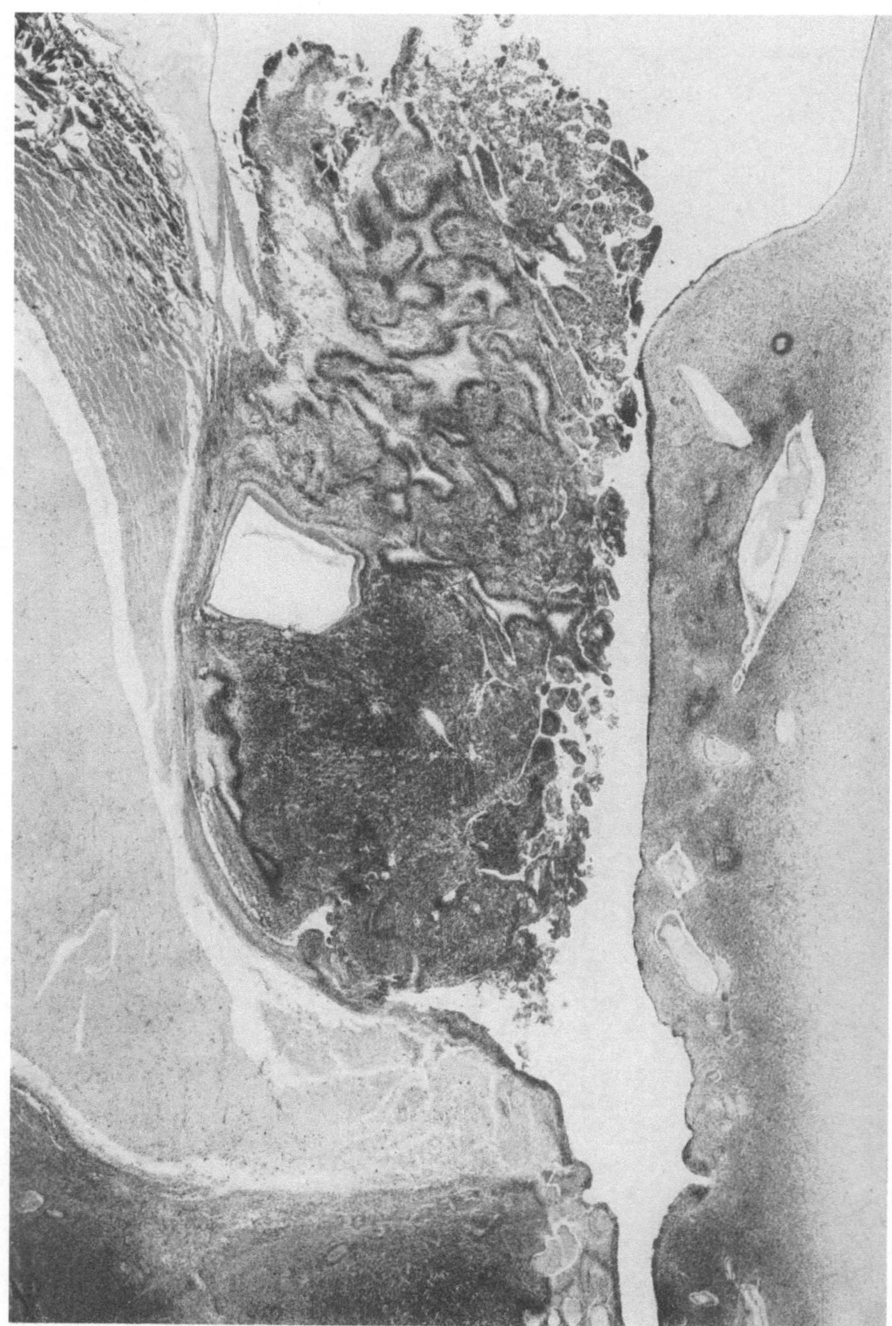

Abb. 183. Große Metastase in den Plexus chorioideus des linken Seitenventrikels mit beginnenden strichförmigen Nekrosen. Das anliegende rechte Septum ist ebenfalls breit infiltriert, das Ependym selbst zum Teil
gewuchert (Fall L 79).

der charakteristischste Vertreter. Hier können wir alle verschiedenen Zellarten antreffen, die
es überhaupt im Glioblastom gibt: kleinkernige, fortsatzlose und undifferenzierte Elemente
[entsprechend dem sog. migratorischen Spongioblasten von PENFIELD (1932)], größere

Spindelzellen, besonders aber mehrkernige Zellen, Riesenzellen mit Kernplatten, mit rasenartigen Verbänden, gelegentlich unter abenteuerlichen und bizarren Formen (Abb. 184d, 187). In diesem Punkte ähneln sie den jetzt von der Gruppe der multiformen Glioblastome abgetrennten monstrocellulären Geschwülsten, die ich zu den Sarkomen

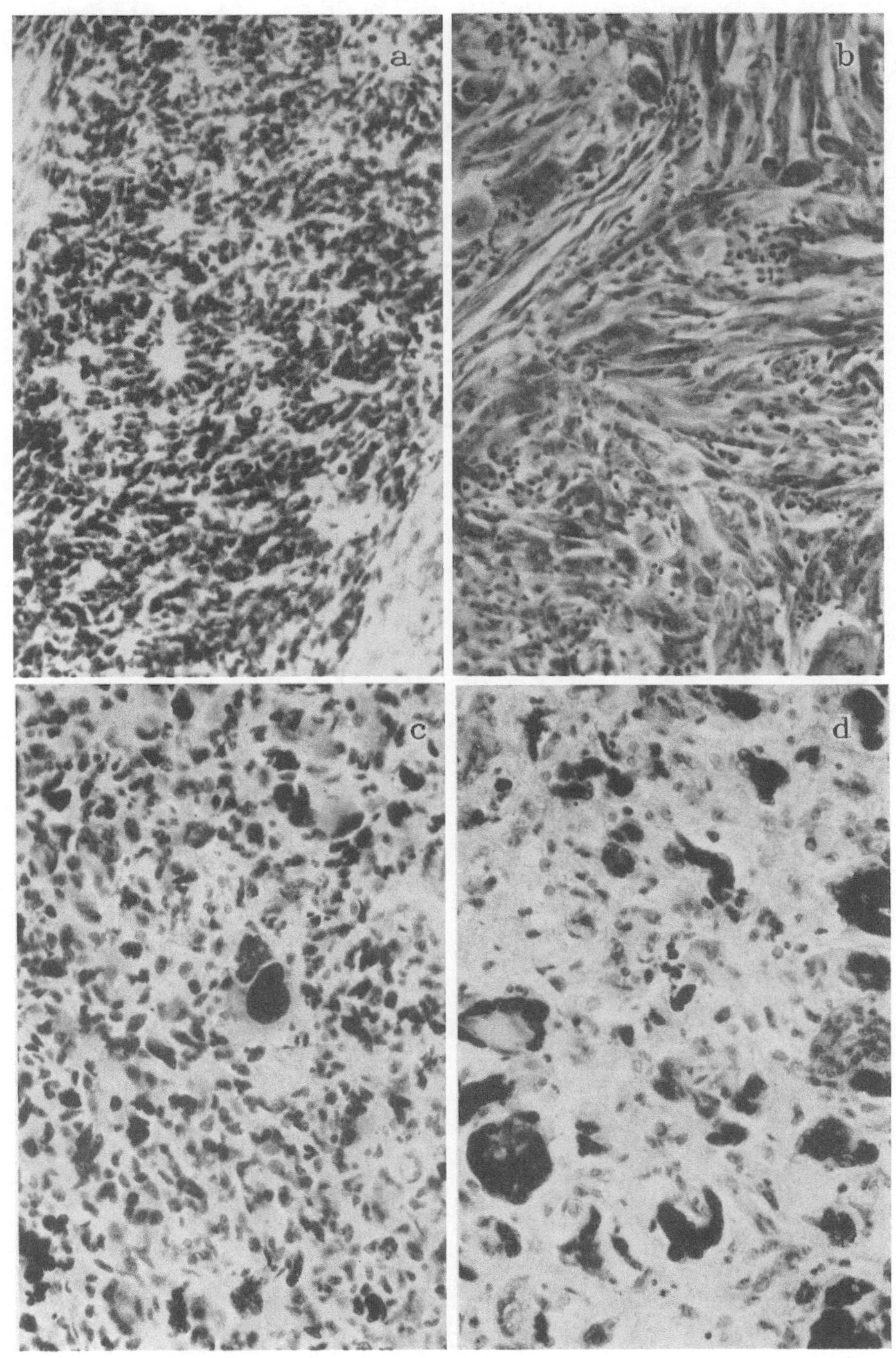

Abb. 184a—d.

a Rundzelliges Glioblastom aus recht isomorphen Elementen. (Vergr. 120fach, NISSL-Färbung, Fall Gischl.)
b Spindelzelliges, sehr polymorphes Glioblastom mit zahlreichen Mitosen. (Vergr. 120fach, Kresylviolett, Fall M 4030.)
c u. d Ausgesprochen multiforme Glioblastome mit hyperchromatischen Riesenzellen. c Vergr. 148fach, Kresylviolett, Fall 110; d Vergr. 148fach, Kresylviolett, Fall 551.

echne. (Früheres Spongioblastoma multiforme „ganglioides, s. S. 474.) Die Kernplasmaelation ist bei den *multiformen* Unterarten besonders hochgradig gestört; wir haben hier

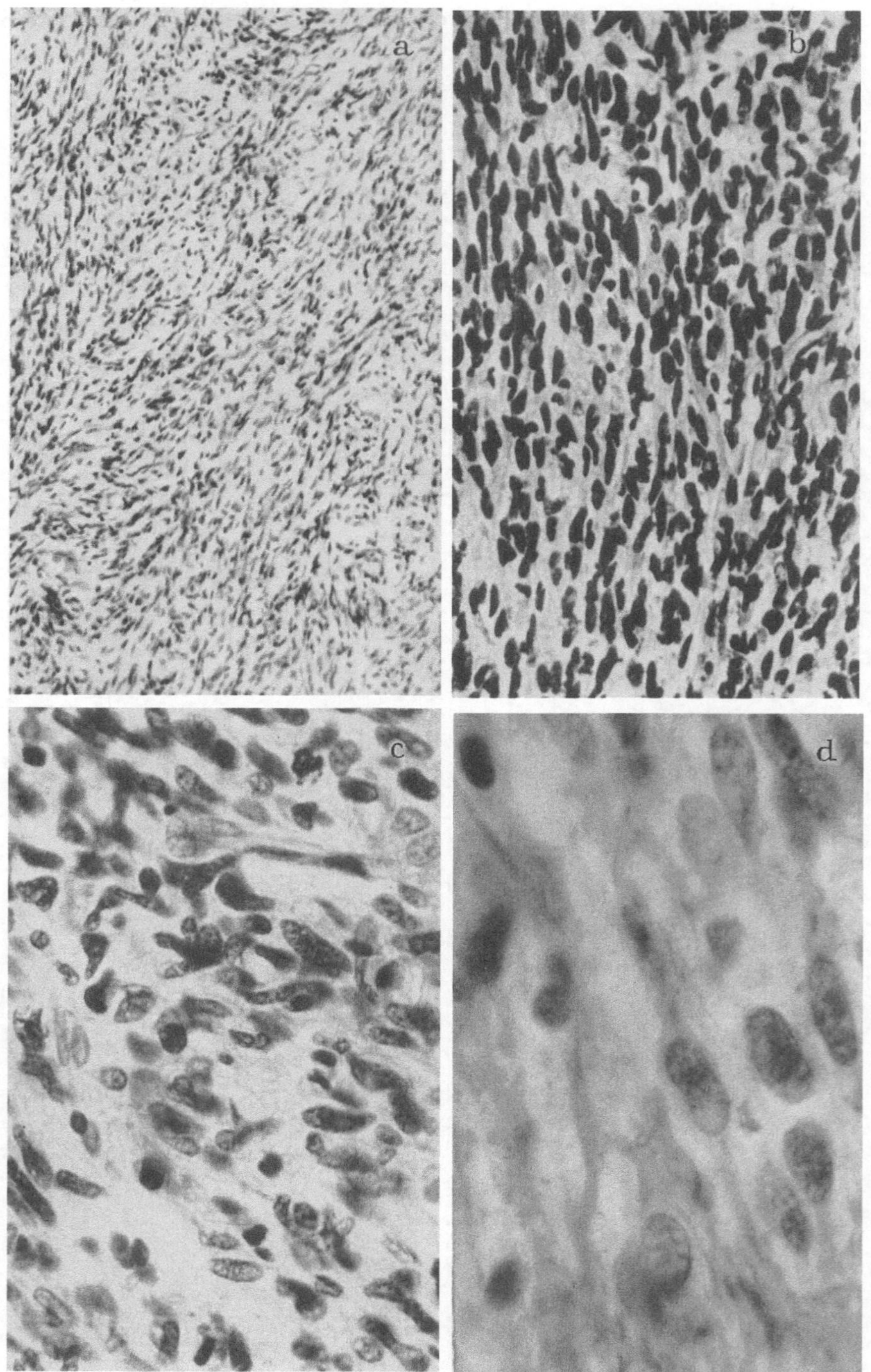

Abb. 185a—d.

a Fusiformes Glioblastom, dessen Zellen in Zügen und Strömen angeordnet sind. (Vergr. 120fach, NISSL-Färbung, Fall 423.)

b Fusiformes Glioblastom mit Mitosen. Mäßige Polymorphie. (Vergr. 240fach, Kresylviolettfärbung, Fall 381.)

c Zahlreiche Mitosen in einem vorwiegend fusiformen Glioblastom. Die Polymorphie ist hier schon recht deutlich. (Vergr. 480fach, Kresylviolettfärbung, Fall 719.)

d Bei hoher Vergrößerung erkennt man das zarte Chromatingerüst der Kerne und die protoplasmatischen Fortsätze der spindeligen Zellen. (Vergr. 840fach, Imprägnation mit Silbercarbonat, Fall 62.)

bei den multiformen Glioblastomen einen Zelltyp vor uns, den man — soweit überhaupt möglich — auch morphologisch am ehesten als „maligne" bezeichnen kann.

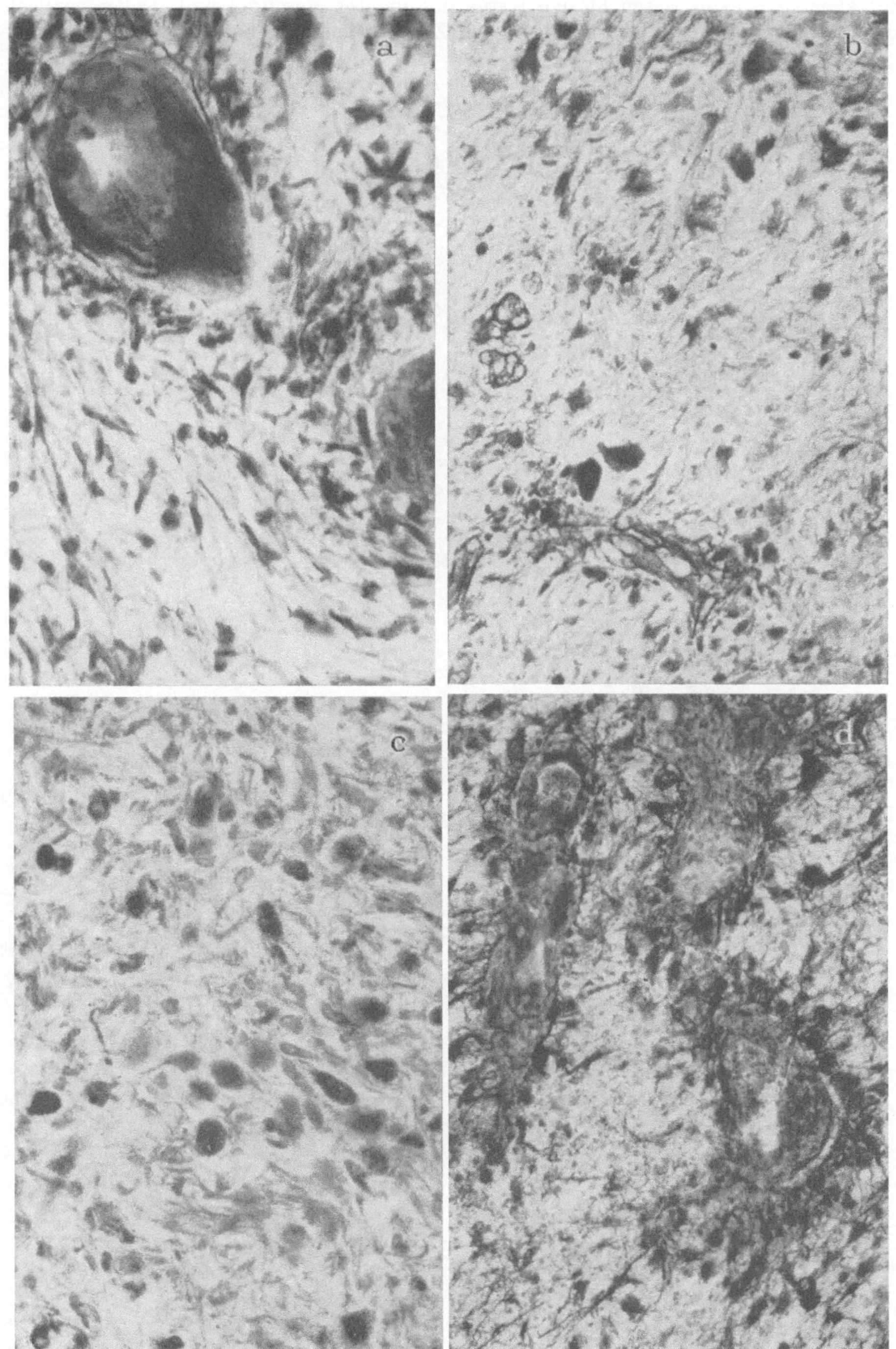

Abb. 186a—d.

a Spindelige, spongioblastenartige Zellen in einem fusiformen Glioblastom. (Vergr. 256fach, Silbercarbonatmethode, Fall 62.)

b Schattenhaft angefärbte plumpe Astrocyten in einem äußerst multiformen Glioblastom. (Vergr. 256fach, Goldsublimatmethode, Fall 551.)

c Plumpe, schattenhaft imprägnierte Geschwulstzellen. (Vergr. 204fach, Goldsublimatmethode, Fall 902.)

d Perivasculär angeordnete Astrocyten in einem Glioblastom. (Vergr. 204fach, Goldsublimatmethode, Fall 1283.)

Die Kerne [s. ACHUCARRO (1913)] sind meist hochgradig hyperchromatisch; gleichzeitig aber zeigen die Zellen die verschiedensten anderen Störungszeichen wie Kernvacuolenbildung, Zerfalls- erscheinungen (z. B. im Sinne der schweren Zellveränderung NISSLS), Kernwandabschnürungen usw. Man sieht aber auch nicht selten blasige Kerne mit dichter Membran und großen nucleolenartigen Chromatinkörnchen, wie sie bei den „progressiven" Zellreaktionen erscheinen bzw. auch für die Ganglien-

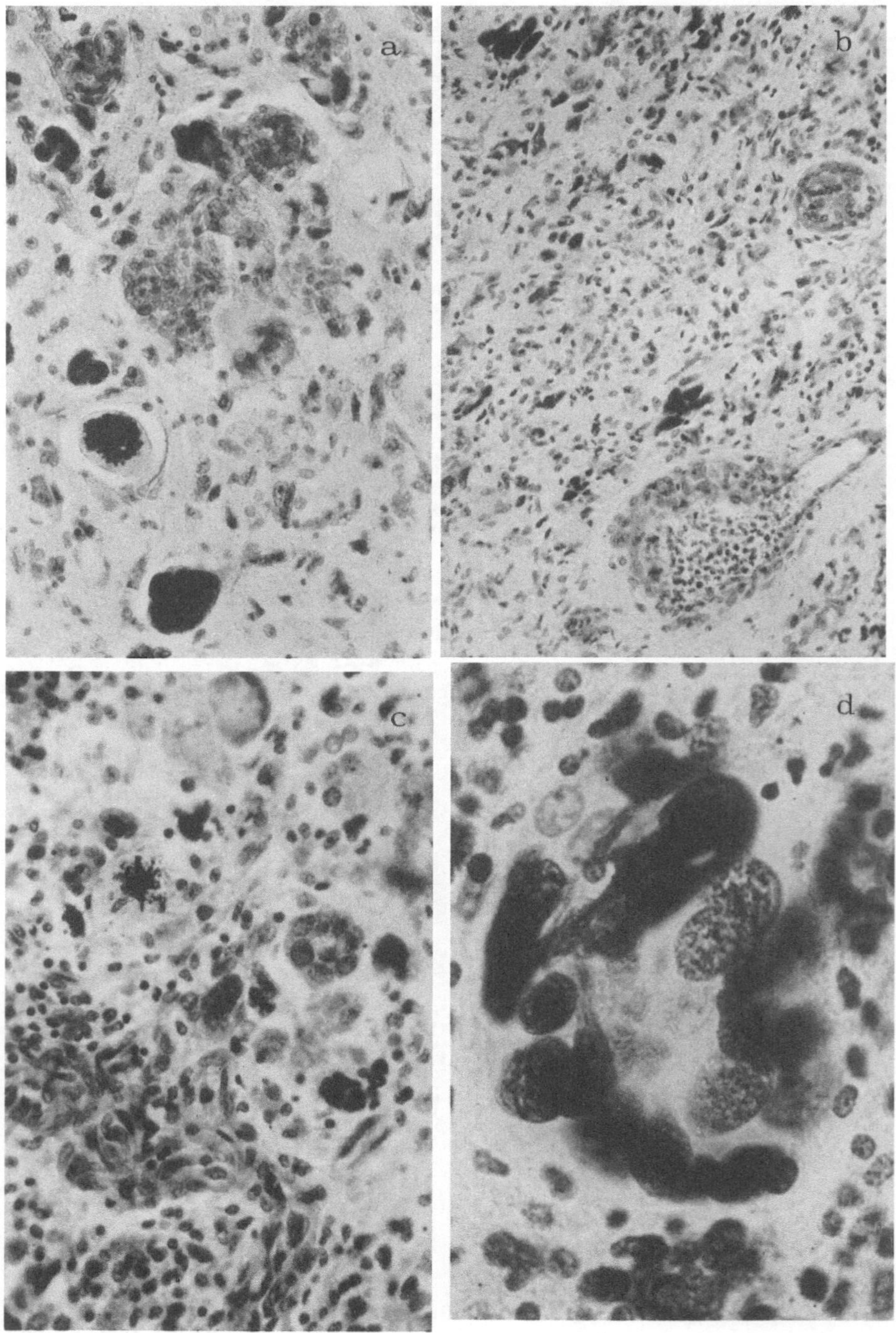

Abb. 187a—d.

a Ausgesprochen polymorphes Glioblastom mit reichlicher Wucherung der Gefäßendothelien. Man erkennt die verschiedenen teils ein- teils mehrkernigen hyperchromatischen Riesenzellen bzw. Zellkonglomerate, die zahlreichen zum Teil atypischen Mitosen und die hochgradige Polymorphie. (a Vergr. 84fach, Kresylviolett, Fall 345; b Vergr. 84fach, Kresylviolett, Fall 551; c Vergr. 168fach, Kresylviolett, Fall 311; d Vergr. 640fach, Kresylviolettfärbung, Fall 311.)

zellen typisch sind. Die Polymorphie soll in diesen Tumoren durch Röntgenbestrahlung noch vermehrt werden. Versucht man eine Metallimprägnation der Zellen, so kann man alle Formen des sog. „histogenetischen Schemas“, daneben bizarre Typen aller Art dargestellt finden. Auch atypische Mitosen,

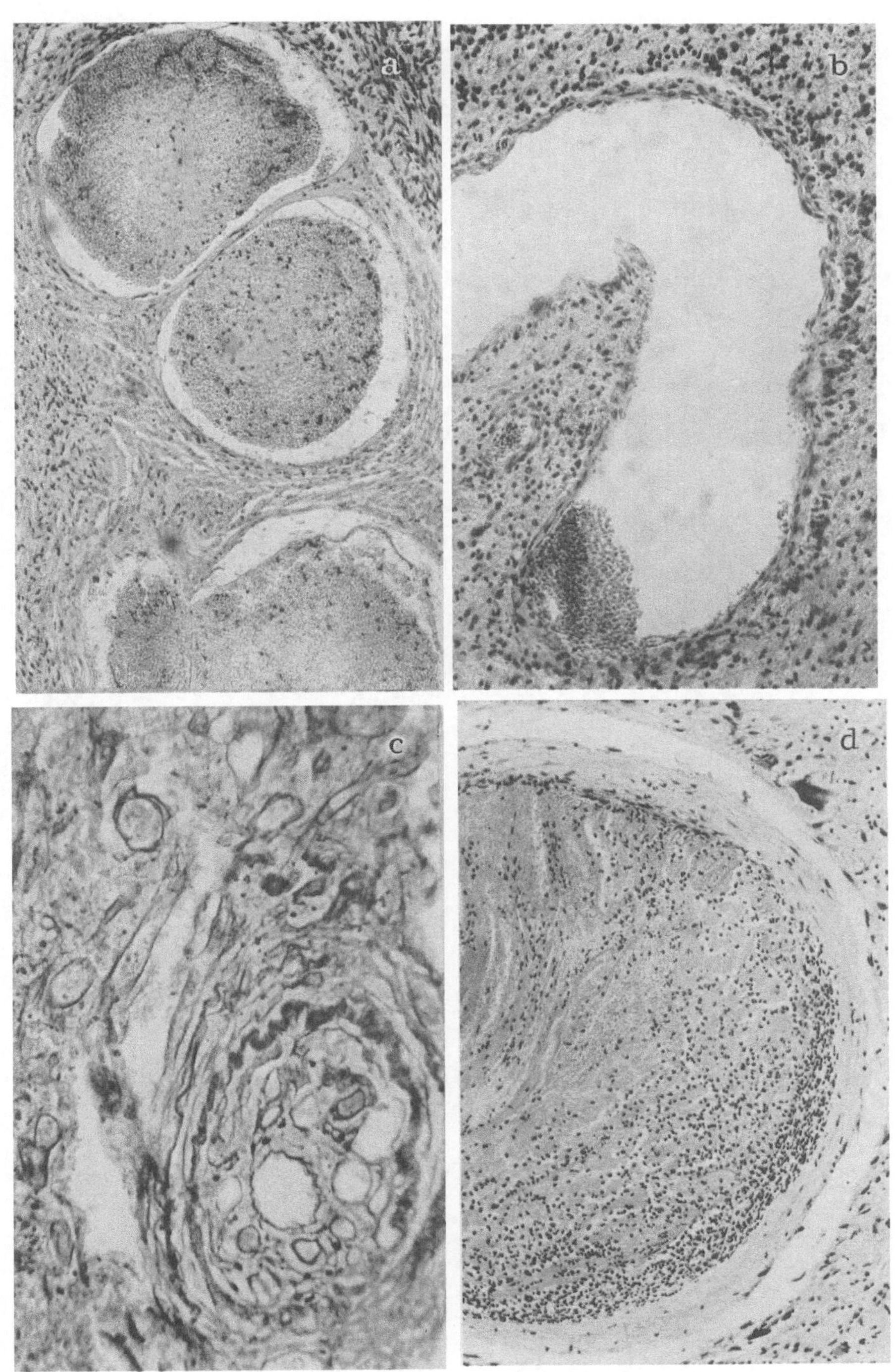

Abb. 188a—d.

a Große lacunäre Gefäße mit frischer Thrombose. (Vergr. 84fach, Kresylviolett, Fall 1232.)
b Man erkennt deutlich die dünnwandige Auskleidung des etwa stricknadeldicken Gefäßes. (Vergr. 84fach, Kresylviolett, Fall 190.)
c Ausbildung zahlreicher kleiner Gefäßlumina in einem großen Gefäß. Wahrscheinlich durch Rekanalisation. (Vergr. 78fach, Goldsublimatimprägnation, Fall 67.)
d Etwas ältere Thrombose in einem lacunären Gefäß. (Vergr. 84fach, Kresylviolett, Fall 489.)

18*

3 und 4 Strahler, Riesenmitosen, wie auch zahlreiche andere Abnormitäten der Teilung, sah ich hier besonders gehäuft.

Zusammengefaßt sprechen aber gerade hier die Zellformen dafür, daß es sich um einen *anaplastischen* Tumor handelt [ROUSSY-OBERLING (1931), KERNOHAN (1952)].

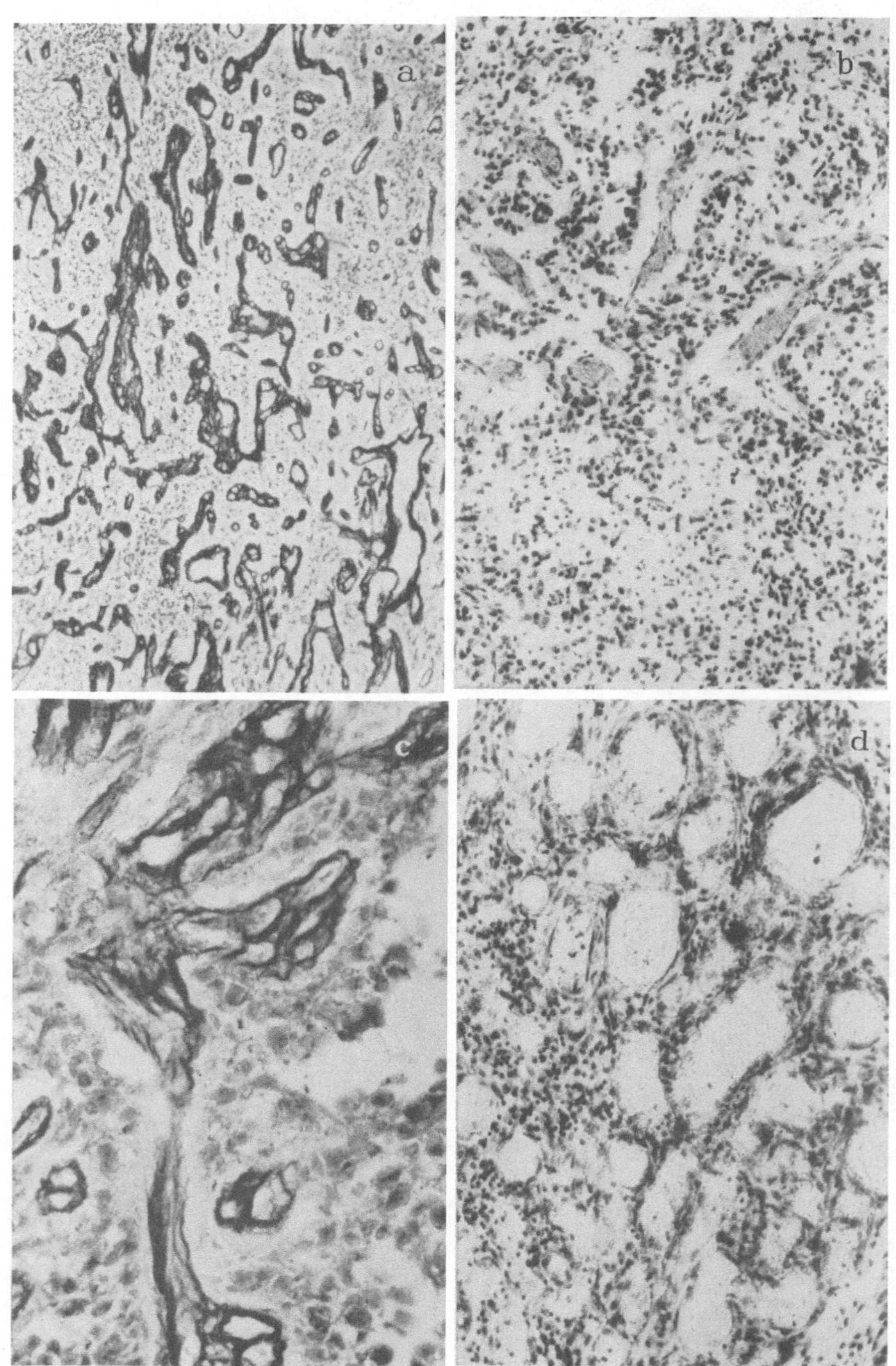

Abb. 189a—d.

a Unruhig gebaute Capillarsysteme mit Gitterfaservermehrung in einem Glioblastom. (Vergr. 72fach PERDRAU-Imprägnation, Fall 847.)

b Kleine sinusoide Gefäße mit nur geringer Wandwucherung. (Vergr. 120fach, Kresylviolett, Fall 62.)

c Gefäßknäuel- und Schlingenbildung in einem typischen Glioblastom. (Vergr. 156fach, PERDRAU-Imprägnation, Fall 947.)

d Kavernomartige Systeme von weitgestellten Gefäßen am Rande einer Nekrose. (Vergr. 96fach, Kresylviolett, Fall 783.)

Kᴇʀɴᴏʜᴀɴ gibt als rohen Anhalt, daß bei Grad 3 (s. S. 10) etwa die Hälfte, bei Grad 4 die meisten Zellen anaplastisch seien.

Cᴏx (1933) fand als Zellen hauptsächlich: kleinkernige, runde oder ovale, daneben Riesenzellen, bipolare oder aber auch „höher differenzierte", die letzten besonders um die Gefäße. Er faßte sie trotzdem viel eher als anaplastisch statt als „unausgereift" im histogenetischen Sinne auf.

Auch Eᴡɪɴɢ (1922) hielt das Glioblastom schon immer eher für einen anaplastischen als für einen dysembryogenetischen Tumor. So stehen sich eigentlich die Anschauungen konträr gegenüber, da Dᴇᴇʀʏ (1934) gerade beim Glioblastom zur Auffassung gekommen war, es ließen sich alle Stadien der „Reifung" nachweisen, von der primitiven neuroektodermalen Zelle bis zum Astrocyten.

Wachstumsgeschwindigkeit. Bereits das klinische Verhalten spricht für ein rasches Zellwachstum im Glioblastom. Die stets auch beim Autopsiematerial vorhandene hohe

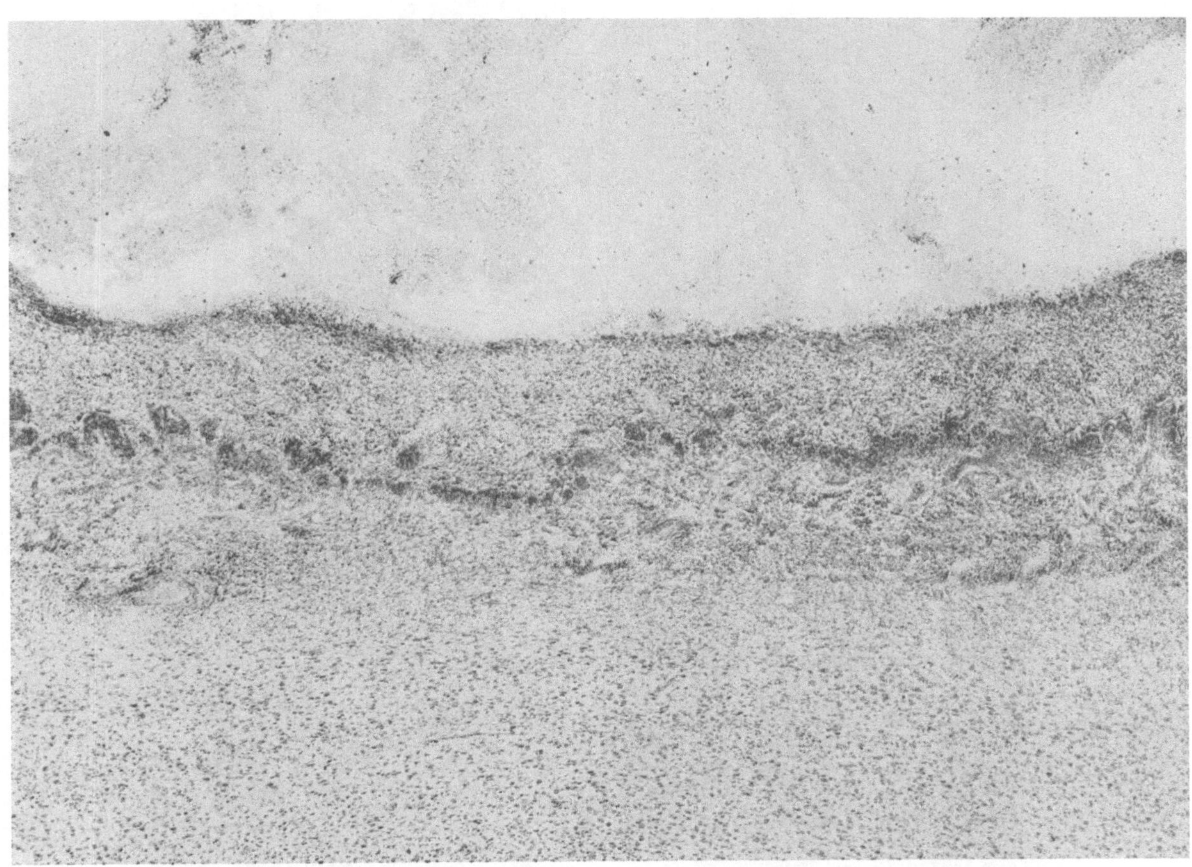

Abb. 190. Randzone einer großen Nekrose im Glioblastom: Man sieht die systematische Ausbildung eines Gefäßwalles, zum Teil mit Glomerulusbildung (Fall 942, Kresylviolettfärbung, 30:1 vergr.).

Zahl von Mitosen bestätigt diese Vermutung. Doch neigt die Einzelzelle nicht zum Zerfall (wie etwa beim Medulloblastom). Der Untergang betrifft vielmehr ganze Zellverbände (s. regressive Vorgänge).

Zwischenzellsubstanz. Eine eigentliche Zwischenzellsubstanz läßt sich bei den Glioblastomen nicht zeigen. Mit den Anilinfärbungen stellt sich morphologisch außerhalb von Kern und Zelleib eine „Gewebsmasse" dar, die sich aber mit den modernen Methoden weitgehend auflösen läßt. Sie besteht aus Markscheiden und Axonen des infiltrierten Gewebes, aus Zellausläufern und intracellulären Abbauprodukten wie Fett, Mucin usw. Sie spielt aber bei der histologischen Untersuchung der Glioblastome keine wesentliche Rolle.

Gefäße — Stroma. Der bindegewebige Anteil dieser Gliomform findet schon von alters her reges Interesse und wurde immer wieder als *primär blastomatös* gedeutet, d. h. im Sinne einer koordinierten Beteiligung am Geschwulstwachstum, also eines echten *Gliosarkoms* [Sᴘᴀᴛᴢ (1938), Sᴛʀᴏᴇʙᴇ (1895)] (s. S. 17, 468). Auch Bᴇʀɢsᴛʀᴀɴᴅ (1933) glaubte, daß Bindegewebe im multiformen Glioblastom als „selbständiges Bindegewebe im Geschwulstparenchym enthalten" sei. In der Tat ist der Aufbau des Mesoderms

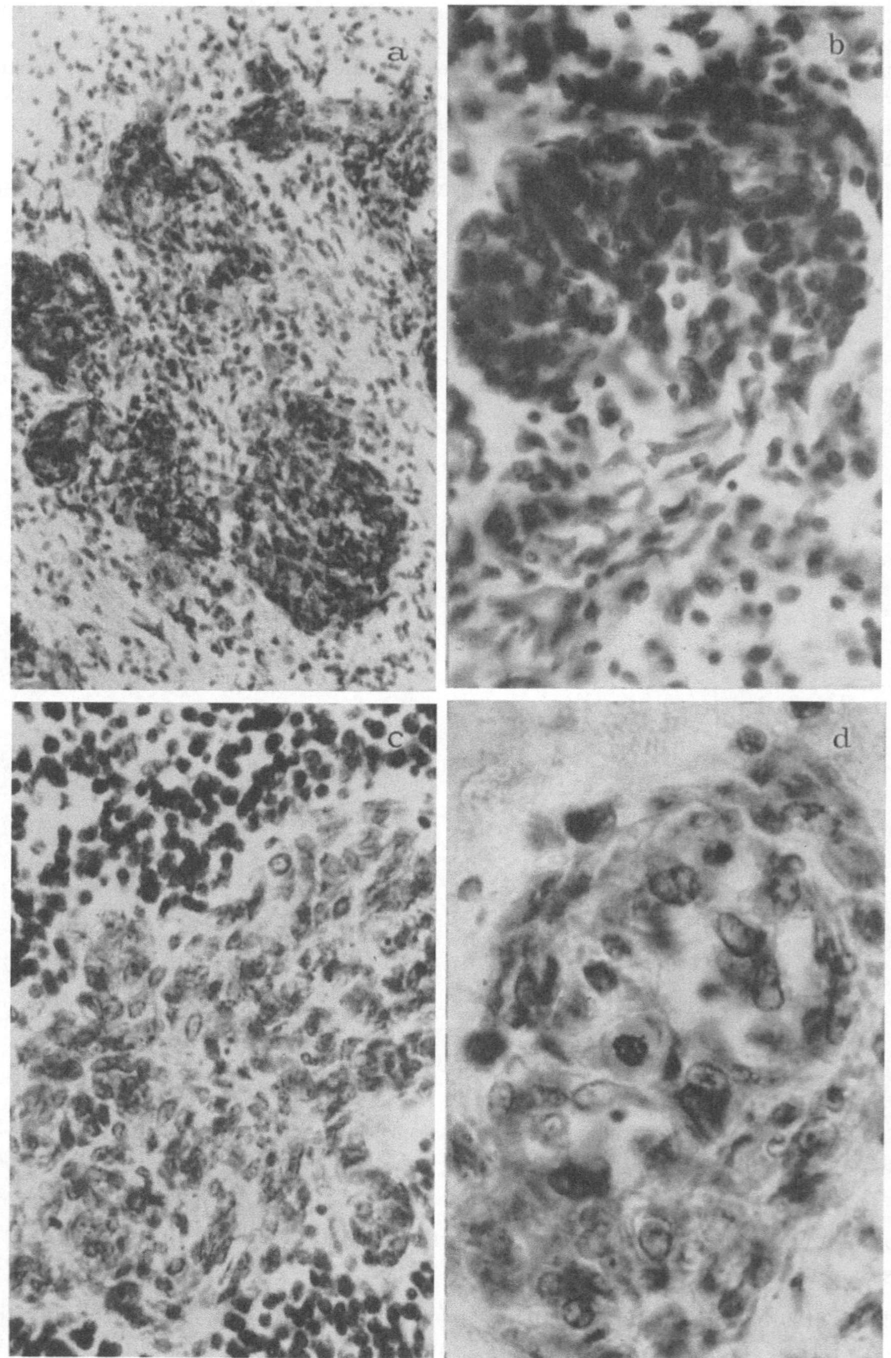

Abb. 191a—d. Typische Glomerulusbildungen in einem Glioblastom. Man erkennt manchmal das zu- und abführende Gefäß, sowie die saftigen Bindegewebszellen und die Mitosen. (a Vergr. 96fach, Kresylviolett, Fall 977; b Vergr. 180fach, NISSL-Färbung, Fall 169; c Vergr. 240fach, NISSL-Färbung, Fall 311; d Vergr. 680fach, NISSL-Färbung, Fall 466.)

überstürzt und die Gefäßsysteme sind pathologisch gebaut. Auch pathologische Einzelgefäße mit allen Formen der Intima- und Adventitiawucherung sind sehr auffällig [TOOTH (1912)].

Versucht man eine systematische Beschreibung und Gliederung der Gefäßformen, so läßt sich diese am besten unter den folgenden 8 Typen durchführen [s. auch UDVARHELYI, WALTER und Mitarbeiter (1955)]. Man sieht:

1. große *lacunäre Gefäße* venösen oder arteriellen Baues (je nach dem Teil des Schenkels, den man untersucht!). Es handelt sich teils um ortsständige, teils um neugebildete

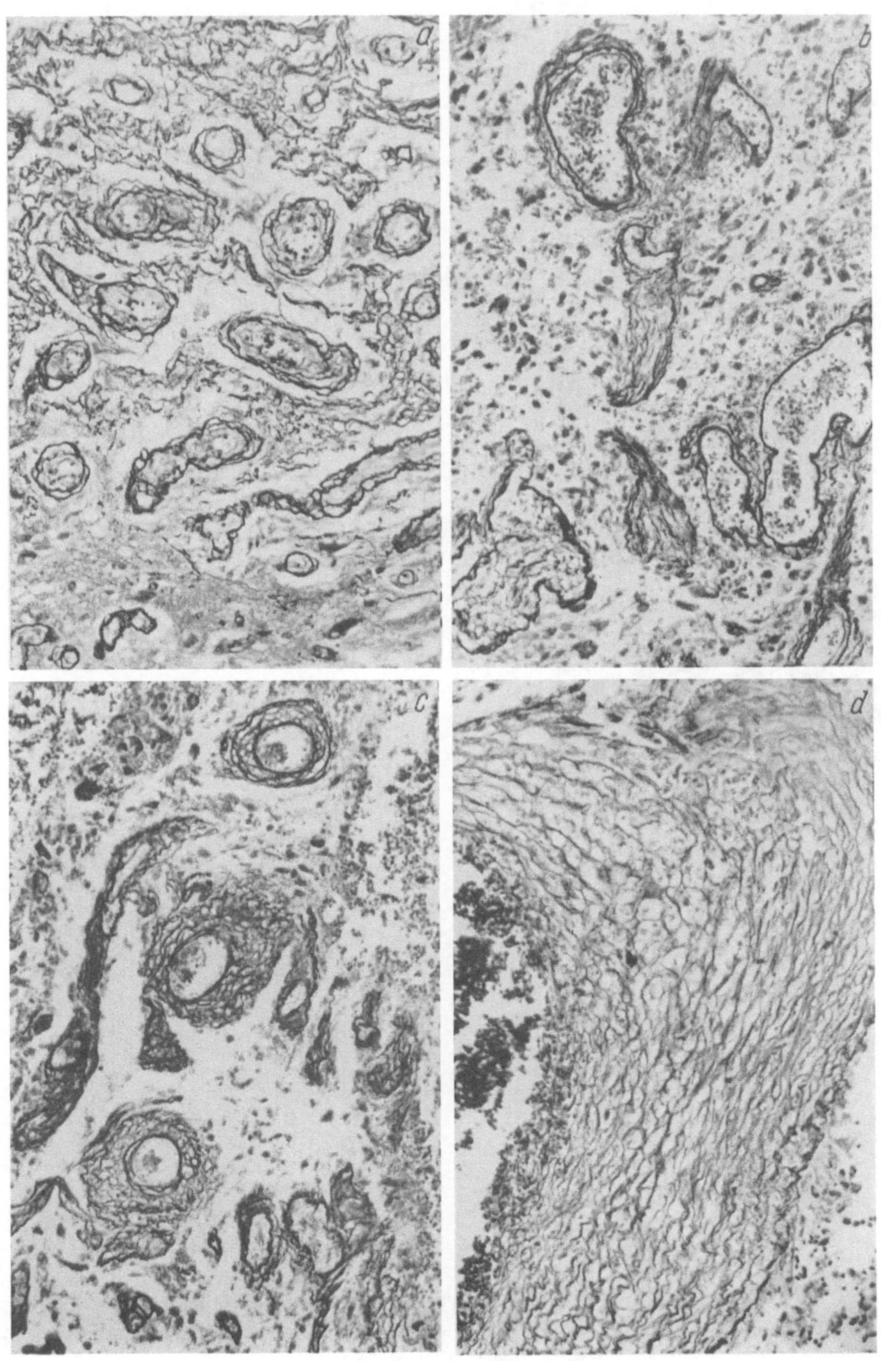

Abb. 192a—d.

a Kleine sinusoide Gefäße in der Randzone eines Glioblastoms. (Fall E 3, Vergr. 128fach.)
b Große sinusoide Gefäße.
c Sinusoide Gefäße mit adventitialer Wucherung.
d Ausgedehnte adventitielle Wucherung an einer Arteriole. (a—d Vergr. 128fach, PERDRAU-Imprägnation.)

(„Gefäßfisteln, Lacunen") Gefäße, die später etwa bis stricknadeldick sind und den Tumor mantelartig umgeben (Abb. 188a, b, d, 195, 196, 197).

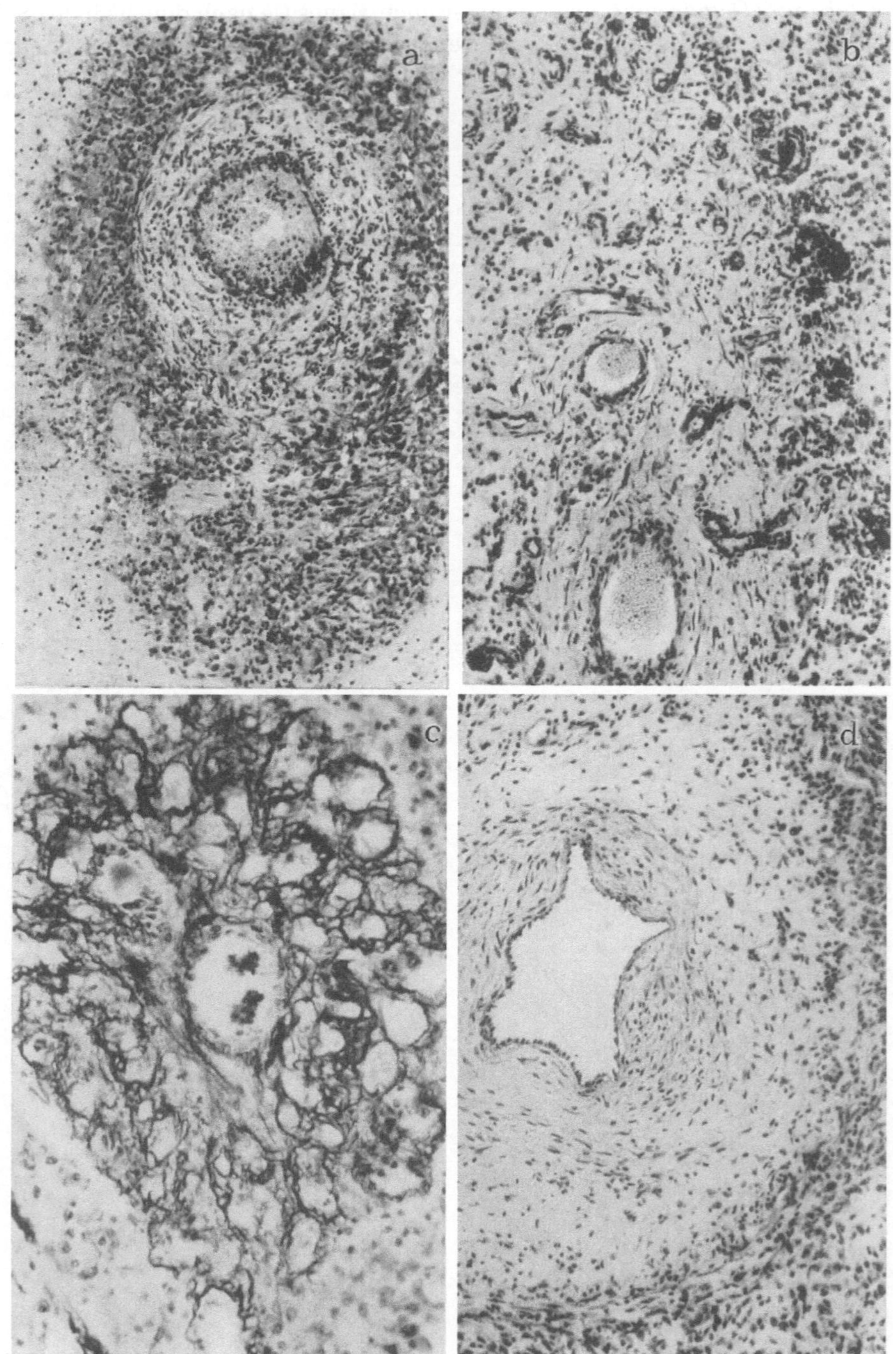

Abb. 193a—d. Verschiedene Typen der Adventitiaproliferation.
a Doldenförmige Wucherungen der äußersten Randzone an einem mittelgroßen Gefäß. (Vergr. 78fach, Kresylviolett, Fall E 54.)
b Zahlreiche neugebildete capilläre Gefäße, zum Teil in Glomerulusform.
(Vergr. 78fach, Kresylviolett, Fall 758.)
c Systematisches Netz von traubenartigen Capillarwucherungen um ein kleineres Gefäß. (Vergr. 78fach, Perdrau-Imprägnation, Fall 947.)
d Hochgradige Mediawucherung und Verquellung. (Vergr. 78fach, Fall 791, Kresylviolett.)

2. Dichte, etwas unruhige *Capillarnetze*, die von normalen Capillaren durch eine deutliche Vermehrung der Silberfasern und eine Erweiterung ihres Lumens unterschieden sind (Abb. 189a).

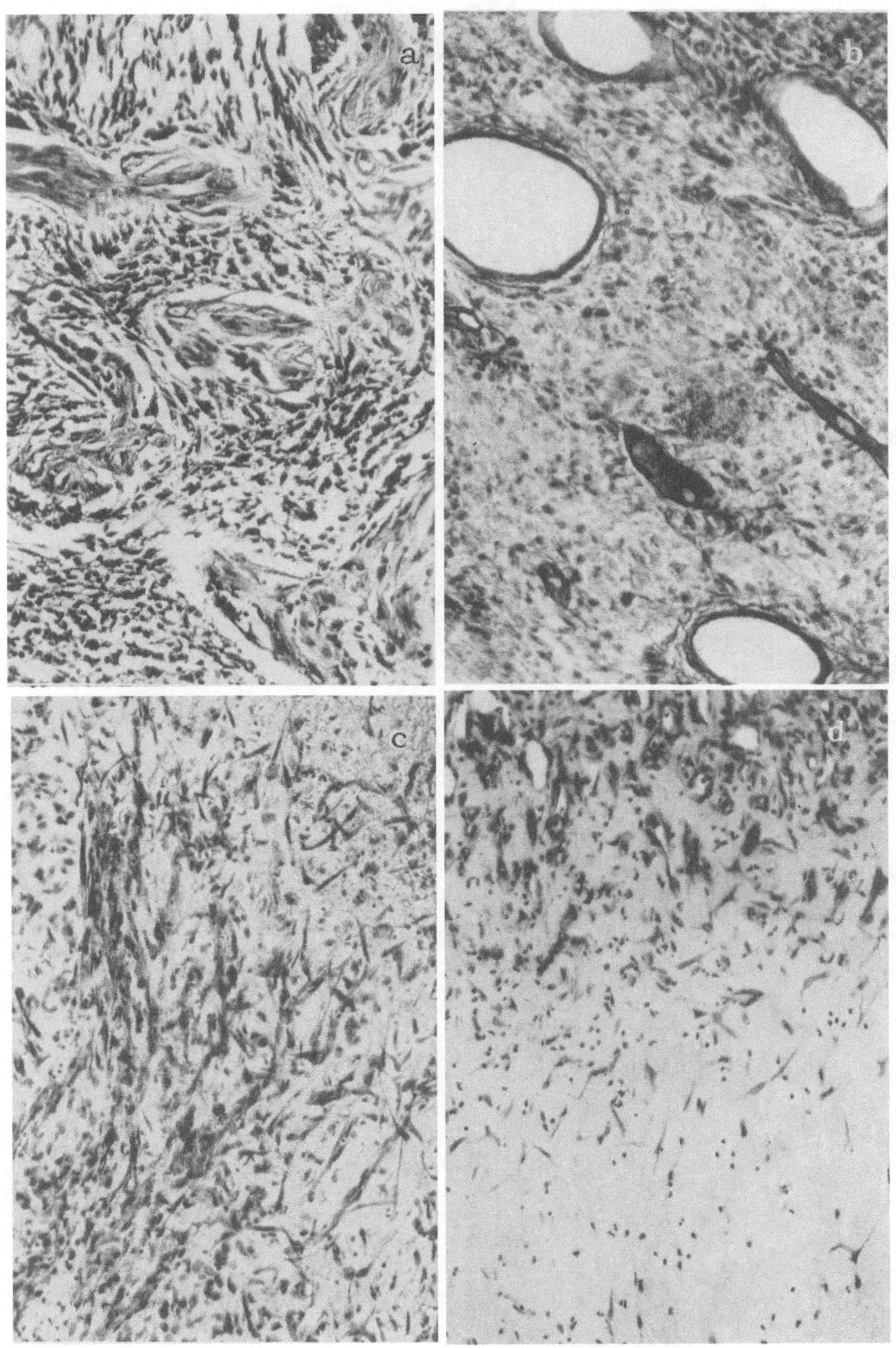

Abb. 194a—d.

a Capilläre Gefäße mit gewucherten und verquollenen Wänden in einem fusiformen Glioblastom. (Vergr. 120fach, Kresylviolett, Fall 67.)

b Kleine lacunäre Gefäße in einem Glioblastom. (Vergr. 90fach, Goldsublimatimprägnation, Fall 977.)

c u. d Auswachsen von Fibroblastenkolonien in eine Nekrose. (c Vergr. 108fach, Nissl-Färbung, Fall 152; d 90fach, Kresylviolett, Fall 1658.)

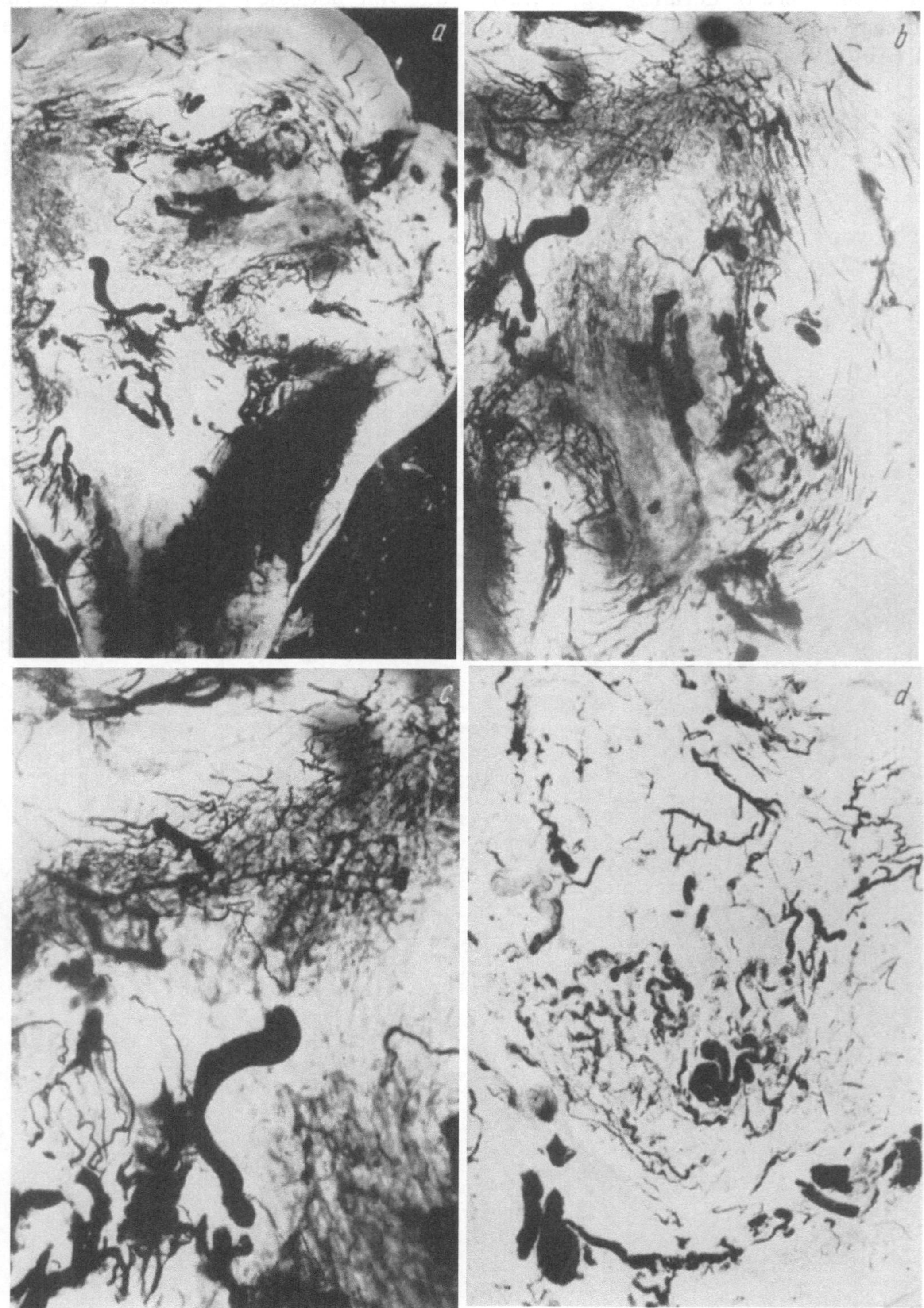

Abb. 195a—d.

a—c Gefäße in einem frontobasalen Glioblastom. Aufhellung nach SPALTEHOLZ. Man erkennt deutlich den Kranz von lacunären und sinusoiden Gefäßen. In der Wachstumszone sieht man dichte Gefäßgeflechte. (Vergr. a 2fach; b 6fach; c 10fach.) Eine Orientierung über den vergrößerten Bezirk ist an Hand des typischen lacunären Gefäßes leicht möglich. Aufnahme b und c sind um 90⁰ nach rechts gedreht (Fall 6072). d Lacunäre, sinusoide und capilläre Gefäße in einem Glioblastom. Färbung der roten Blutkörperchen nach PICKWORTH. (Vergr. 12fach, Fall 4808.)

SCHERER (1933) weist hier auf die Bedeutung des infiltrierten präexistenten Gewebes für den Gefäßgehalt einer Geschwulst hin. Die Infiltration capillarreicher Gebiete, wie des Nucl. supraopticus etwa, wird auch die Geschwulst besonders capillarreich machen.

3. Sieht man lange Gefäßwälle aus gewucherten *Capillaren*, die meist Schlingen- und Knäuelbildung zeigen. Sie treten auch in einzelnen kleineren Gruppen, gewöhnlich nekrosenah, auf (Abb. 190).

4. Organisierte *Gefäßsysteme*, die an den Bau der Kavernome erinnern (Abb. 189d).

5. Einzelne oder Systeme von *Glomeruli* mit deutlich erkennbarem zu- und abführendem Gefäß, besonders nekrosenah. Die Glomeruli stehen nach SCHERER (1933, 1935, 1940) an der Grenze zwischen reaktiver und blastomatöser Wucherung (Abb. 189c, 187b, 191).

Darin hat er sicher recht; denn es handelt sich um reaktive Bildungen, deren Form und Art durch den blastomatösen Reiz spezifisch geprägt wird.

6. Wucherung der *Adventitia* an ortsständigen Gefäßen, die um ein zentrales Gefäß Dolden und Trauben neugebildeter Schlingen hervorbringt (Abb. 193).

7. Frisch thrombosierte große Gefäße (Abb. 188, a, d).

8. Durch endovasale Wucherung verödete Gefäße, wahrscheinlich oft auch als Spätstadien nach Thrombose (Abb. 188c). Von hier aus lösen sich oft ganze Schwärme von Fibroblasten ab [s. auch DEERY (1932, 1934)] (Abb. 194c, d), die zu einer bindegewebigen Organisation der Nekrosen und zu breitflächiger diffuser bindegewebiger Vernarbung der Glioblastome führen. Etwas anders scheint GOUGH (1940) die „angiomatösen Bildungen durch Kanalisation des reticulären Bindegewebes" zu erklären. Die gelegentlich sehr reichliche Beteiligung fibrösen Bindegewebes am Glioblastom betonen auch HAWN und INGRAHAM (1945).

Nach ROZYNEK (1941) beginnt bei Angiomen die Gefäßneubildung mit der Differenzierung von Capillaren. Neben dem Wachstumstrieb der Endothelien spielt die Einschaltung in den Kreislauf eine große Rolle. In unserem Falle des Glioblastoms aber wird der erste Reiz vom Blastom auf die Capillaren wirken.

Die Gefäße im Glioblastom bedürfen daher noch weiterer Untersuchung, die auf einer kombiniert morphologisch-funktionellen Betrachtung basieren müßte. Mir ist z. B. die Ähnlichkeit mit den Polster- und Sperrarterien der normalen Anatomie (SPANNER 1952) und mit manchen Gefäßveränderungen der allgemeinen Pathologie aufgefallen, wie sie STAEMMLER (1955) beim Hochdruck im kleinen Kreislauf beschrieben hat.

Versuchen wir nun eine funktionelle Deutung dieser Bindegewebsformen, so ist diese aus dem feingeweblichen Bild allein nicht möglich, sondern erst unter gleichzeitiger Benutzung der Gefäßdarstellungen am dicken Schnitt mit der Benzidinmethode [BERTHA (1939), WILKE (1943), HARDMAN (1940), LUZZATTO (1942), SASS und ALEXANDER (1939), an unserem Laboratorium auch von F. PINTO — Rio de Janeiro — durchgeführt, s. Abb. 195d). Ich habe diese Methode ergänzt durch Aufhellungspräparate von Scheiben durch die ganzen Tumoren nach SPALTEHOLZ [s. Abb. 195a—c], die ich unter dem binocularen Mikroskop studiert und mit den Angiogrammen verglichen habe (s. auch S. 79). Die folgende Deutung scheint mir diskutabel: Das Auftreten von Nekrosen und Cysten bedingt eine Beanspruchung des Bindegewebes für die Reparation. Sie wird mit einer Wucherung der benachbarten Capillarsysteme bzw. in Einzelfällen auch der größeren ortsständigen Gefäße beantwortet [s. oben: 2] (Abb. 191). Auch SCHERER (1933) nimmt an, daß als Reiz der Chemismus des nekrotischen Gewebes eine Rolle spielt. Parallel zum Rand der untergegangenen Gebiete richtet sich dann ein Bindegewebswall auf (s. 3), der die Abdichtung, Abgrenzung und Verfestigung zu übernehmen hat (Abb. 190). Das sehen wir auch bei benignen Tumoren (s. S. 78ff.)

An großen benachbarten Gefäßen führt dieser Reiz gelegentlich zum Aussprossen von reichlich Capillarästen (Abb. 193). Die Gefäße werden dabei sehr weit gestellt und ektatisch, so daß unter diesem „Reiz" aus den Capillaren ganze kavernomartige Netze entstehen können (Glioma cavernosum, Abb. 189d). Die unter 3—4 beschriebenen Bilder ließen sich so erklären.

Vom wachsenden Geschwulstgewebe geht offensichtlich ein Wachstumsreiz auch auf das früher ortsständige Gefäßnetz aus (Abb. 189a), das im weiteren Verlauf als Stroma in die Geschwulst mit eingebaut und übernommen wird. Unter diesem Reiz kommt es zu einer erheblichen Vermehrung des vorhandenen Capillarnetzes, wobei der *Umbau* der vorhandenen Gefäße nur geringfügig ist und in einer geringen zelligen und gitterfaserigen Vermehrung besteht: s. 2). Auch eine Weitstellung der Gefäße (zur Durchblutungsförderung?) tritt ein (Abb. 194b, 196). Ähnliche Bilder sehen wir bei den ebenfalls sehr zellreichen Oligodendrogliomen in der Wachstumszone. Die unter 2. angeführten Capillarsysteme finden so ihre Erklärung.

Weiter wirkt auf die Gefäße, seien sie ortsständig — hier hat z. B. SCHERER (1933) nicht erkannt, daß es sich bei der Abb. 35 um ein Gefäß der weichen Häute handelte, das vom Tumor umwachsen wurde! — oder in der wuchernden Geschwulst neu gebildet, ständig ein Proliferationsreiz ein. Dieser wirkt sich jetzt weniger in einer *zahlenmäßigen* Vermehrung, als in Wucherungserscheinungen an den Wänden aus: Wir sehen also jetzt in der Tiefe der Geschwulst eine Wucherung der Adventitia

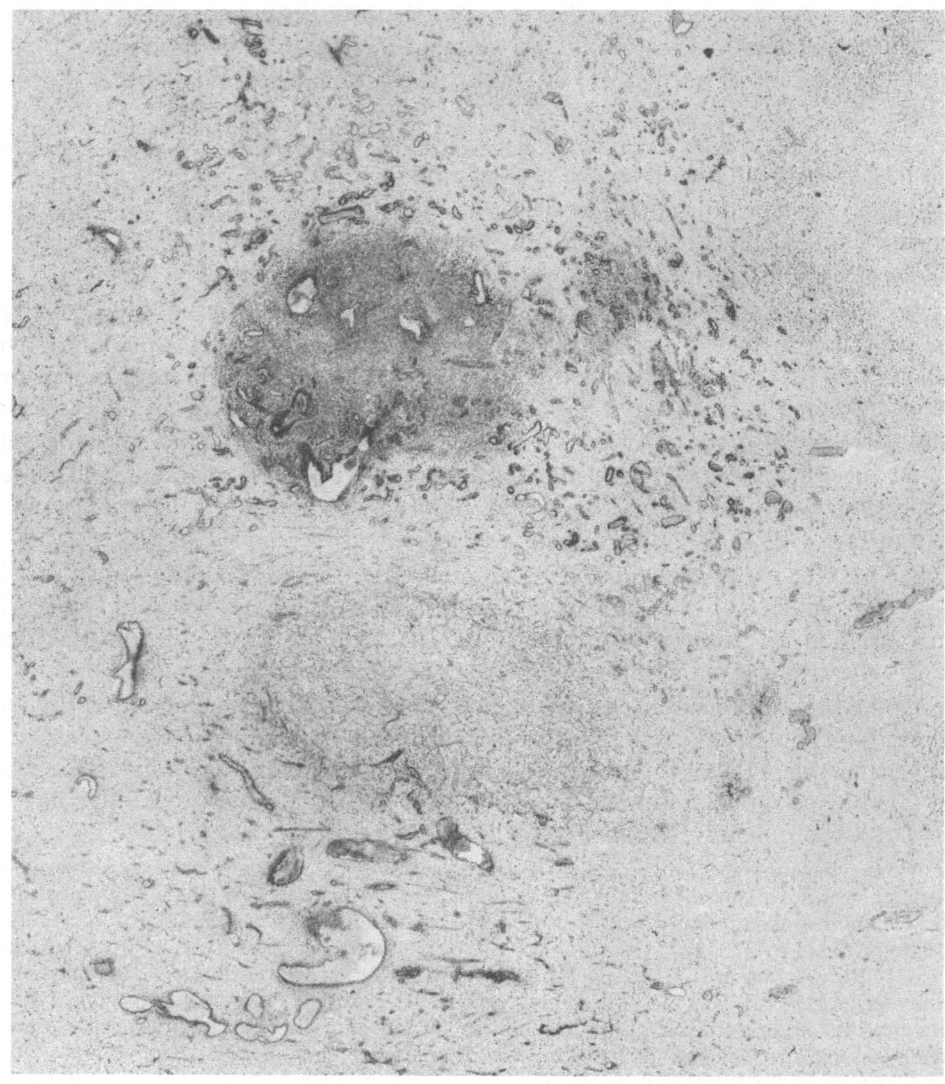

Abb. 196. Bildung eines dichten Gefäßmantels um eine erbsgroße Glioblastommetastase. Man sieht schon einige sinusoide und lacunäre Gefäße. Sie sind die Frühform der später arteriographisch darstellbaren Gefäßsysteme. (Fall 461, Vergr. 10 : 1, Kresylviolettfärbung.)

(Abb. 193a) und Intima der Gefäße (aber unter frühzeitiger Hyalinisierung). Sie wirkt sich meist im Sinne einer Einengung des Lumens aus und kann schließlich an größeren und kleineren Gefäßen zum völligen Verschluß führen (s. die unter 8 beschriebenen Formen) [Abb. 188c].

Eine eigenartige Auswirkung dieses Wachstumsreizes sehen wir oft an großen (ortsständigen ?) Gefäßen, wo es im Lumen an der Intima zur Wucherung kommt, die aber zur Bildung zahlreicher Capillaren im Innern führt, was ebenfalls mit dem nahezu völligen Verschluß des Lumens enden kann [DEERY (1932, 1936), SCHERER (1933)]. Auch eine Erklärung als Rekanalisation früherer Thrombosen liegt auf der Hand, da man frische Thrombosen (s. 7.) häufig sieht [PENFIELD (1932)].

Der unter 2. beschriebene Anreiz vom wachsenden Geschwulstgewebe auf das ortsständige Gefäßnetz und zur Weitstellung der vorhandenen Gefäße markiert sich besonders auf der Abb. 196. Hier hat eine fernab liegende erbsgroße rein zellige Metastase zu einer Vermehrung und gleichzeitigen Weitstellung des umgebenden Capillarnetzes geführt, wobei sich ein Mantel von bereits erheblich erweiterten Gefäßen um diesen Herd gebildet hat (s. ZÜLCH 1939, 1948).

Überträgt man diesen Vorgang ins Große, so erklären sich die Gefäßnetze, die mantelartig einen großen Teil der Glioblastome umgeben (Abb. 180, 197). Man findet sie oft auch in den überliegenden weichen Häuten. Sie stellen lacunenartig miteinander verbundene Hohlraumsysteme arterieller und venöser Gefäße dar und entsprechen einer bestimmten Form der zuerst von TÖNNIS (1938) und später von LORENZ (1940) genauer beschriebenen arteriographischen Bilder beim Glioblastom [s. auch SCHIEFER und UDVARHELYI (1954), UDVARHELYI, WALTER und SCHIEFER (1955)]. Nach den Befunden bei der Operation und im Serienangiogramm muß es sich um arteriovenöse Kurzschlüsse — meist mit erhöhter Strömungsgeschwindigkeit — handeln, da diese Gefäßbildungen ihre abfließenden Venen bereits in der arteriellen Phase mit Kontrastmittel füllen können. Man kann sich diese Fistelbildungen so erklären, daß es sich um eine allgemeine Ektasie des örtlichen und neu entstandenen Gefäßnetzes um die Geschwulst handelt, das nach Weitstellung unter arteriellen Druck gerät und sich immer mehr weitet. Durch die Eröffnung der Gefäße auch in den capillären und venösen Teilen gerät jetzt das ganze Netz unter arteriellen Druck, wobei möglicherweise auch direkte arteriovenöse Kurzschlüsse eine Rolle spielen, ähnlich wie im arteriovenösen Aneurysma. Die Ausbildung elastischer Fasern in sonst venös gebauten lacunären Gefäßen

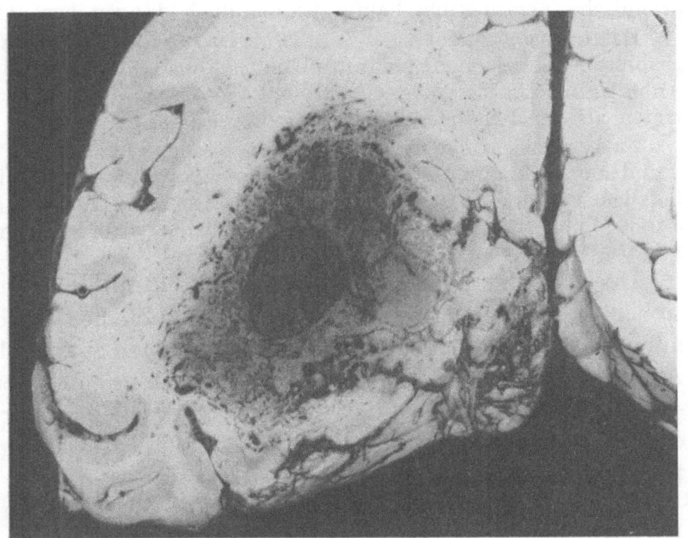

Abb. 197. Walzenförmiges Glioblastom mit zentraler Massenblutung und typische Mantelzone von großen lacunären Gefäßen. (Ultrarotaufnahme, Fall 119.)

spricht für einen derartigen Umbau unter erhöhtem Innendruck. Wichtig ist aber, daß die Geschwulstmasse trotz der guten Durchblutung des Randgebietes durch die Kurzschlüsse in den Mantelzonen das Blut kaum ausnützen kann, ähnlich wie das normale Hirn bei den arteriovenösen Aneurysmen. Weiteres über „Pathoangioarchitektonik" bei BERTHA (1955).

Wichtig ist weiter, daß es sich bei dieser Bildung pathologischer Gefäße um ein *allgemeines biologisches Phänomen* handelt, das *weder* auf die intrakranialen Tumoren *noch* gar auf die Glioblastome beschränkt ist. Denn auch ein großer Teil der Metastasen zeigt die gleichen Gefäße, wenn man dort auch aus der kugeligen Anordnung der pathologischen Gefäße im Angiogramm — oder gar aus der Multiplizität — auf Metastasen schließen kann. Ausschlaggebend war aber, daß GOLDMANN ganz ähnliche Bilder aus dem makromikroskopischen Grenzgebiet [wie BERTHA (1939) und HARDMAN (1940) bei Glioblastomen] bereits 1911 an Magencarcinomen veröffentlicht hat. Ebenso wichtig aber ist die Arbeit von DOS SANTOS (1950) geworden. Er sah bei Knochensarkomen eine abnormale und unkontrollierte Bildung von neuen Gefäßen im Arteriogramm, wie sie z. B. bei Granulomen (Tuberkulose) nicht entstanden. Er fand ein reiches Netzwerk von neuen Gefäßen und eine abnorm frühe Füllung der Venen im Tumor im Serienangiogramm. Das Angiogramm ähnelte sehr denen der Glioblastome im Gehirn (siehe z. B. seine Abb. 12/13 und 20).

Es sei hier hinzugefügt, daß sich die seinerzeit von LORENZ (1940) im Arteriogramm unter 1. und 2. beschriebenen Bilder feinster Gefäße mit fleckig verwaschenem Aussehen und wirr durcheinanderlaufenden, wie feinste Spinnenfäden erscheinenden Gefäße im Arteriogramm des Glioblastoms sich durch Füllung der unter 2—4 beschriebenen Gefäße erklären lassen, während die grobfleckigen Arteriogramme sich wahrscheinlich aus der Füllung der lacunären Gefäße erklären lassen. Lorenz fand, daß 53,3% der untersuchten (und histologisch sichergestellten) Glioblastome auf Grund derartiger Veränderungen im Arteriogramm sich artdiagnostisch sichern ließen. Schiefer und Mitarbeiter (1954) konnten an Serienangiogrammen die Zahl der positiven Beobachtungen um weitere 20% erhöhen. Irgendwelche Beziehungen zum Zelltyp der 3 Glioblastomformen, zu Wachstum, Nekrose und sonstigem biologischen Verhalten, ließen sich (1940) nach eigenen Untersuchungen dabei nicht feststellen. Das hat Walter (1954) in ausführlichen Untersuchungen in unserem Laboratorium bestätigt (s. Udvarhelyi, Walter und Mitarbeiter).

Er hat dann weiter in einer genaueren Untersuchung auch zahlenmäßig die Korrelationen zwischen angiographischen Veränderungen und den histologischen Modellen des Stromas an den gleichen Fällen überprüft. Die grobfleckigen Veränderungen entsprechen danach auch zahlenmäßig vorwiegend den großen lacunären Gefäßen. Für die diffuse Anfärbung sind die feinkalibrigen pathologischen Gefäße verantwortlich zu machen, während sich bei den Glioblastomen ohne arteriographische Veränderung häufig Glomerulusbildungen bzw. thrombosierte Gefäße vorfanden.

Herringson glaubt sogar darüber hinaus, es bestände eine enge Beziehung zwischen dem arteriographischen Erscheinungsbild des Glioblastoms und dem Grad der Malignität. Dafür fand ich keinen Anhalt. Das Bindegewebe war in den Fällen über 50 Jahre bei Perria und Sacchi (1950) stärker vertreten als bei den jugendlichen Patienten.

Zu berücksichtigen ist nun aber besonders auch der von Wilke (1943) betonte Gesichtspunkt, daß das ortsständige Gefäßnetz in die Geschwulst eingebaut wird. Und dieses ist wohl — je nach der befallenen Area — verschieden. Hardmans Annahme (1940), daß die Tumorgefäße in den tiefen Zonen durch Wucherung von ortsständigen Gefäßen entstünden, wurde allerdings von Klatzo (1952) nicht bestätigt.

Der „örtliche Faktor" der Angioarchitektonik ist aber bei der Analyse der Tumorgefäße sicher auch für die Ausbreitung von erheblicher Bedeutung (s. S. 86). Dafür sprechen auch die von Kautzky (1948) bei gewissen parietalen Glioblastomen beschriebenen Arteriogramme, die sich meines Erachtens aus den Besonderheiten der örtlichen — den Tumor umgebenden Gefäße — ergeben. Hier spielt vielleicht eine Rolle, daß die Achse des Tumors parallel geht mit den ortsständigen Gefäßgruppen der A. parietalis post. bzw. A. gyr. angularis.

Für die allgemeine Blastomlehre hat auch die Grenze zwischen Bindegewebe und Parenchym eine große Rolle gespielt [Schaltenbrand und Bailey (1928)], d. h. die Ausbildung einer Membrana limitans gliae an den Gefäßen mit „Eindämmung" des Bindegewebes auf diese. Auch beim Glioblastom wird diese Beschränkung bei den meisten Formen eingehalten. Es gibt nur *eine* Gewebsbildung, bei der eine Durchmischung von Geschwulstzellen und Bindegewebszellen einsetzt, das ist die unter 8. erwähnte Organisation nekrotischer Bezirke vom Bindegewebe her. Hier strömen von der Nachbarschaft einzelne Fibroblasten ein, und es werden dann diffuse Gitterfasernetze in der Nekrose gebildet (Abb. 194c, d). Manchmal kann man infolge der Ähnlichkeit der Fibroblasten und der fusiformen Geschwulstzellen die Zugehörigkeit nicht sicher unterscheiden und es könnte scheinen, als ob sich in diesen Zonen beide vermischen, wie das sehr früh bereits O. Lotmar (1918) angenommen hat.

Im makromikroskopischen Grenzgebiet hat Hardman (1940) die topische Verteilung der Gefäße untersucht. Er fand mit der Pickworth-Lepehne-Technik in der Randzone A: Capillaren und Venolen in geschlängelter Form; in der Zone B: Capillaren unterbrochen und dilatiert, einzelne oder mehr sinusoide Gefäße. In der Zone C wurden die Sinusoiden immer größer, aber auch spärlicher. Im Gebiet D lag ein nekrotisches Zentrum. Elsberg und Hare (1932) haben entsprechend an sehr eindrucksvollen Diagrammen darauf hingewiesen, daß beim Glioblastom die Hauptmasse der Gefäße in der Peripherie, beim Astrocytom eher zentral liegt.

Luzzatto (1942) hingegen hat mit der Pickworth-Methode das Stroma der Glioblastome hinsichtlich seiner Struktur untersucht und fand, daß ein *eckiger Verlauf* besonders für die malignen Formen spräche. Ähnlich verhielten sich übrigens auch die Metastasen.

Infiltriertes Gewebe. Die Glioblastome wachsen überall *infiltrierend* und beziehen dabei das ortsständige Gewebe mit in die Geschwulst ein. In den weichen Häuten kommt es nach der Infiltration zu einer mäßigen Zellproduktion in den Arachnoidalräumen, wodurch diese aufgetrieben werden können (Abb. 182a). Zunächst zeigen aber die einbezogenen Teile z. B. des Markes nur geringe Degenerationserscheinungen wie Perlschnurbildung der Markscheiden usw. Doch werden dann bald große Geschwulstteile durch Nekrose zerstört, so daß es nicht zum nekrobiotischen Untergang einzelner Zellen sondern gleich zur massiven Vernichtung des *ganzen Gewebes* kommt. Die ortsständige Glia reagiert zunächst progressiv, so daß man manchmal zwischen den schwach mit Metall imprägnierten Geschwulstzellen kräftige progressive Astrocyten findet. Auch KLATZO (1952) sah in der Zone der Infiltration eine Astrocytenproliferation.

Regressive Vorgänge. Die regressiven Veränderungen sind bei den Glioblastomen wohl bekannt und geben der Geschwulst das bekannte Aussehen (mit bloßem Auge) mit den Farben *braun* und *rot:* alte und frische Blutung, *grau:* Nekrose und *gelb:* Verfettung. Die Neigung des Glioblastoms zu diesen Veränderungen erklärt sich wohl aus dem großen

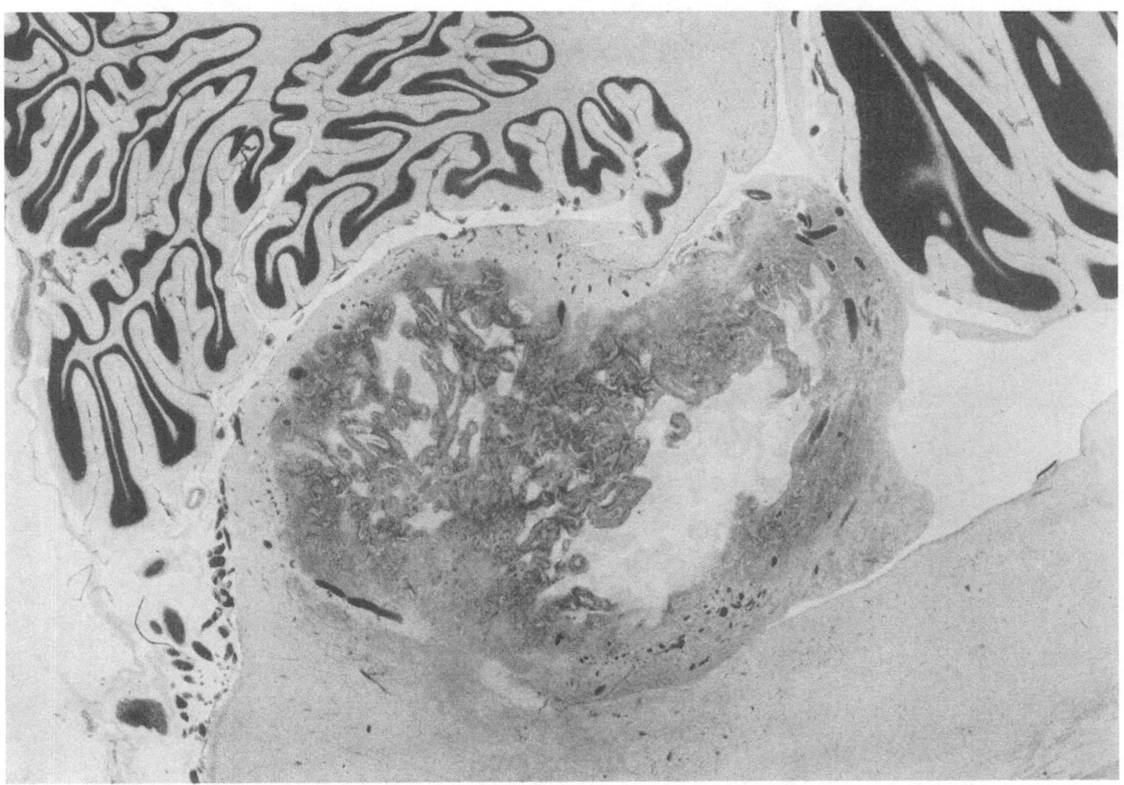

Abb. 198. Kastaniengroßes nekrotisches Glioblastom des Vierhügelgebietes (Längsschnitt s. Abb. 170, Fall E 51).

Sauerstoffbedarf einer rasch wachsenden, zellreichen Geschwulst, bei der die Gefäße zwar proliferieren, aber funktionell unterwertig sind (Arteriovenöse Kurzschlüsse!). Auch ist ihr Lumen ständig durch die verschiedensten Proliferationen und durch Thrombosen eingeengt, auf die schon BAILEY-CUSHING (1930) und ELVIDGE und Mitarbeiter (1935) die Nekrosen bezogen haben.

Auch DEERY (1932, 1934) hat versucht, die Nekrosebildung und die Gefäßwucherungen in einen genetischen Zusammenhang zu bringen. Er kam zu negativen Ergebnissen und vermutete daher einen andersartigen Faktor im Spiel. Die zentrale Nekrose soll nach HARDMAN (1940) entstehen durch die Einengung des Capillarbetts bei reichlicher Zellproduktion mit Dilatation und Blutungen an den kleinen Gefäßen sowie folgenden kleinen Nekrosen.

Das massierte Vorkommen der Nekrosen (Abb. 178, 190) ist in der Tat nicht nur makroskopisch, sondern auch histologisch eines der wichtigsten Charakteristika des Glioblastoms. Es ist die unzweifelhafte Folge des Gefäßverschlusses bzw. der Lumeneinengung. Sehr charakteristisch entspricht die Verteilung und Anlage der Nekrose dem Prinzip der „Mangeldurchblutung an der Grenzzone zweier Gefäßgebiete" [s. ZÜLCH (1954)]. Ist sie klein, so hat sie meist „Strich"form (Abb. 16b, 199b), ist sie größer, so betrifft sie das zwischen den Gefäßen liegende Gewebe, läßt aber um dieselben einen Zellmantel

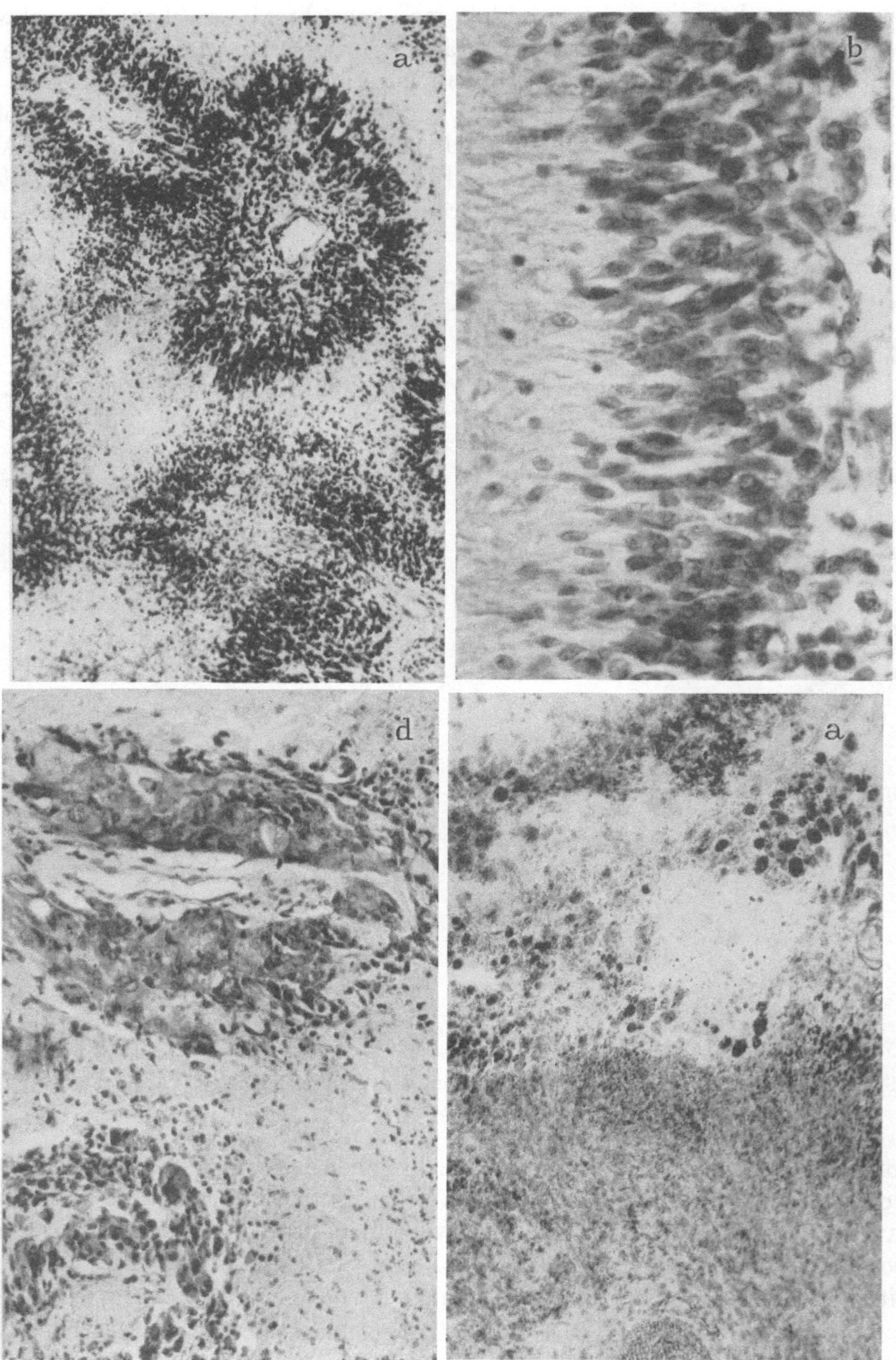

Abb. 199a—d.

a Zahlreiche Nekrosen in einem Glioblastom. Es sind nur noch perivasculär ringförmige Zonen mit bester Ernährung erhalten geblieben (perivasculäre Zellkränze). (Vergr. 78fach, Kresylviolett, Fall 3013.)

b Pseudo-Palisadenstellung der Kerne am Rande einer strichförmigen Nekrose. (Vergr. 240fach, Kresylviolettfärbung, Fall 1242.)

c Bandartig gewucherte Gefäße am Rande einer Nekrose. (Vergr. 120fach, Kresylviolettfärbung, Fall E 24).

d Auffällig großzellige Wucherung der Gefäßadventitia in einer Nekrose. (Vergr. 120fach, Kresylviolettfärbung, Fall 488.)

stehen, der im Schrifttum häufig (fälschlich!) als „Pseudorosette" bezeichnet wurde (Abb. 199a, s. auch Abb. 17b). (Der Name sollte wegen der Verwechslungsmöglichkeit mit den gleichnamigen Bildungen des Medulloblastoms durch den klaren Ausdruck „perivasculäre Zellkränze" ersetzt werden.) Diese für ein Glioblastom sehr typischen Bildungen

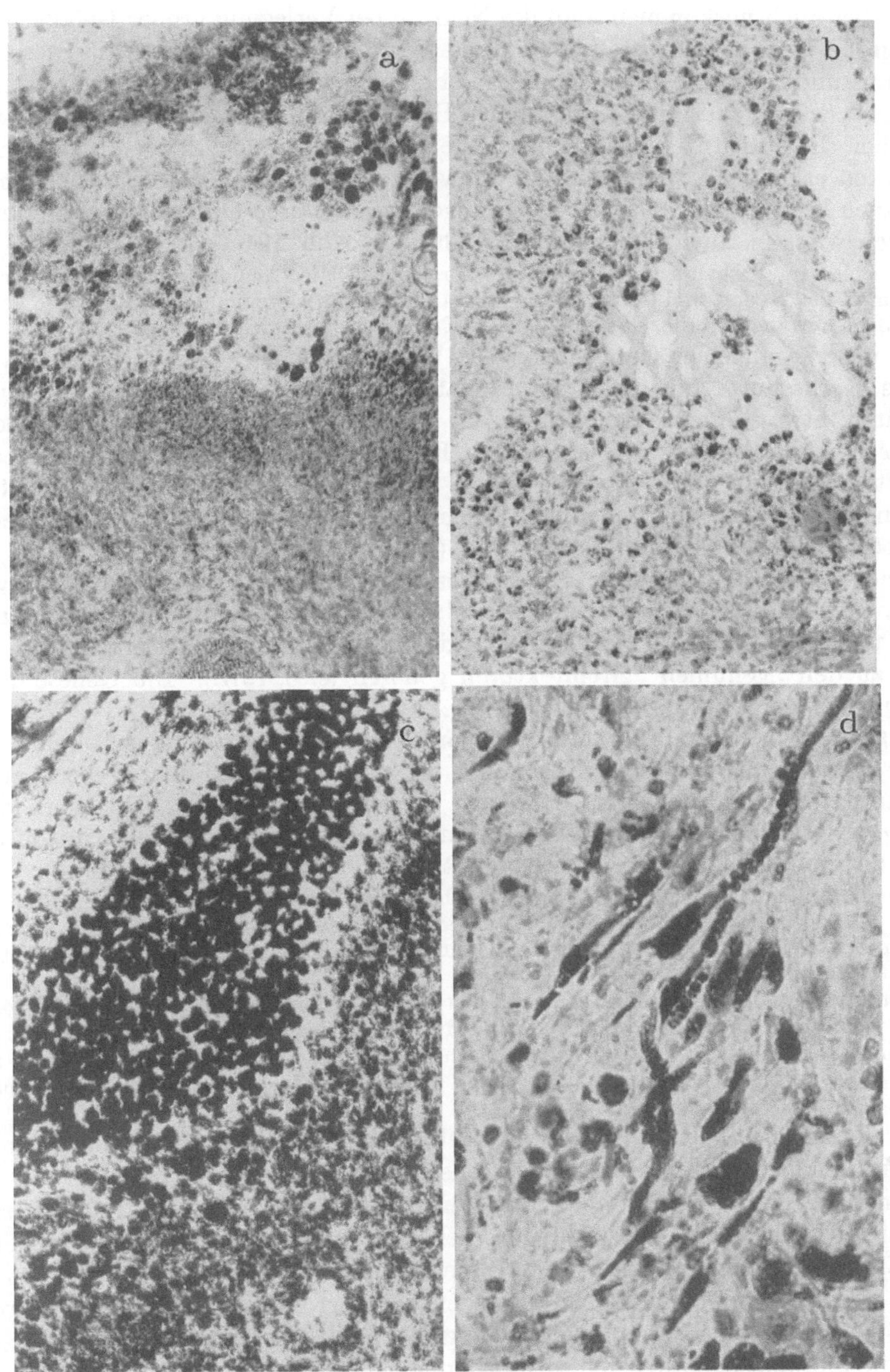

Abb. 200a—d. Sudan-Fettfärbungen in Glioblastomen.
a Einzelne Fettkörnchenzellen am Rande einer Nekrose. (Vergr. 78fach, Fall 1084.)
b Diffuse Ansammlung von Fettkörnchenzellen in einem cystisch zerfallenen Tumor. (Vergr. 78fach, Fall 321.)
c Massive Fettkörnchenzellherde. (Vergr. 84fach, Fall 119.)
d Fettführende Stäbchenzellen. (Vergr. 880fach, Fall 62.)

sind im Schrifttum sogar als Neuroepithel fehlgedeutet worden, woraus die Fehldiagnose einer Geschwulst als Neuroepitheliom herrührt [Fresen (1939)]. Diese strichförmigen Nekrosen mit ihren Pseudopalisadenzellen wurden von Klatzo (1952) mit der Golgi-Methode untersucht. Im weiteren Verlauf der Beengung des Gefäßlumens gehen auch diese Zellkränze unter.

Es kann aber auch vorkommen, daß die Nekrose bei Verlegung großer Gefäße sofort schlagartig große Gewebsteile befällt und diese zerstört. Der Untergang ist zuerst bei Nissl-Färbung, und zwar als „Erbleichung" zu erkennen, während die Zellen mit anderen Kernfärbungen (z. B. mit Hämatoxylin nach Heidenhain) noch einige Zeit gut dargestellt werden. In diesen Nekrosen sind übrigens die Gefäße noch lange als „thrombosierte" Schatten erkennbar, wenn sie auch schwer geschädigt sind. In manchen Fällen gehen von ihnen kräftige Fibroblastenwucherungen zur weiteren Organisation des nekrotischen Gewebes aus [s. auch Deery (1932, 1936) und Abb. 194c, d].

Der Unterschied im Verhalten der regressiven Vorgänge bei den angionekrotischen und multicellularen Formen von Busch und Christensen (1947) ist nach Beschreibung und Bildern so gering, daß ich mir nicht zutrauen würde, daraufhin selbst Tumoren zu rubrizieren (s. S. 252).

Von den untergegangenen Geschwulstzellen kann man noch einige Zeit lang Reste in Form des Kernschutts (kleine hyperchromatische Brocken) nachweisen. Man muß sich aber hüten, etwa diese kleinen Stücke als „Kerne" und damit als eine besondere Art von Geschwulstzellen aufzufassen. Diese Kernschuttreihen liegen besonders auffällig gehäuft am Rande der Nekrosen, wo sie die innerste Schicht bilden (Abb. 183). Außen liegen ihnen Geschwulstzellen an, die merkwürdigerweise „radiär" (senkrecht) gegen die Achse der Nekrose ausgerichtet sind (Abb. 199b). Klatzo (1952) hat sie imprägniert und als Geschwulstzellen nachgewiesen. Hier finden sich aber auch viele Fettkörnchen bzw. Mikrogliazellen [Penfield (1932)]. Es entstehen dadurch eigenartige Kernbänder und „palisadenartige" Bildungen, die aber „sekundär" entstanden sind und damit nicht zu den „genuinen" Architekturen gehören (s. S. 72ff.). Die Genese dieser Zellausrichtung ist noch unklar (daher besser „Pseudopalisaden").

Verfettung. Neben diesem akut und schlagartig auftretenden Gewebsuntergang der Nekrose gibt es langsamere regressive Vorgänge, die zum Zelltod auf dem Wege über die Verfettung führen. Auch hier gibt es wieder verschiedene Formen: Die Verfettung ganzer *größerer* Geschwulstgebiete, die Verfettung *einzelner* Geschwulstzellen in diffuser Verteilung und die Verfettung der Zellen am Rand von Nekrosen (Abb. 200).

Die Entstehung dieser letztgenannten Verfettung haben wir uns zum Teil im Rahmen der Abräumfunktion der Zellen (des Gefäßbindegewebes) erklärt. Daran ist auch die ortsständige Mikroglia beteiligt (Penfield). Übrigens hat nicht nur Penfield die Mikroglia in der Abräumzone gefunden, sie wurde später erneut von Klatzo bestätigt.

Deery hat übrigens beobachtet, daß die Phagocytose nur zu einem Teil von der ortsständigen Mikroglia, daneben sehr reichlich aber auch von den Adventitialzellen der Gefäße besorgt wurde. Das entspricht meinen Befunden. Die Astrocyten hingegen speicherten wohl häufiger Fett, waren aber keine aktiven Phagocyten. Gelegentlich zeigen diese fettführenden Zellen sogar geradezu Stäbchenzellform (Abb. 200c).

Zwischen den noch erhaltenen Geschwulstzellen und dem Kernschutt können auch einzelne fettführende oder total verfettete Zellen liegen.

Blutungen. Auf den pathologischen Bau der Gefäße, von denen ein Teil bestimmt unter arteriellem Druck steht, wurde hingewiesen. Oft geben diese Wände — vielleicht unter dem Einfluß der benachbarten Nekrosemetaboliten — nach und es tritt Blut aus den Gefäßen aus; ja es entstehen kleinere, gelegentlich aber auch große Massenblutungen (Abb. 175, 176, 197) [Glioma „apoplecticum", Stender (1938)]. Wir finden deshalb auch nicht selten in Abräumzellen altes gelbes Blutpigment. In einem unserer Fälle (5019) war im Gutachten Stellung zu nehmen, ob die tödliche Blutung in ein Glioblastom des vorderen Balkens möglicherweise in einem ursächlichen Zusammenhang mit einem Hirntrauma vor 12 Jahren stand. Diese Frage konnte einwandfrei verneint werden.

Cystenbildung. Der Zelluntergang über Verflüssigung — schleimige Entartung — ist bei den Glioblastomen häufiger anzutreffen. Kleinere Cysten sieht man nicht so selten

(Abb. 161, 166) [bei ELVIDGE und Mitarbeiter (1935) in 27%], große gehören aber zu den Seltenheiten, obwohl sie vorkommen. Cystenbildung ist — als Faustregel festgestellt — eher eine Eigenschaft der *gutartigen*, langsam wachsenden Gliome, Nekrose eine der schnell wachsenden, *bösartigen*. Es gibt aber sowohl beim Glioblastom als gerade bei den Metastasen Ausnahmen von dieser Faustregel.

Verkalkung. Die gleiche These gilt mit viel größerer Regelmäßigkeit für die Verkalkung, sei es unter dem Bilde einer Kalkimprägnation der Gefäße, sei es als Ablagerung von Kalkschollen im Gewebe. Diese letzte wird nur ganz selten einmal beim Glioblastom vorkommen (bei uns 3 Fälle!). Da man sie — wenn überhaupt — gerade bei den kleinzelligen Formen findet, muß man in diesen seltenen Fällen immer daran denken, ob es sich hier nicht um eine maligne Entdifferenzierung eines Oligodendroglioms handelt.

Varianten. Häufiger habe ich intracerebrale Blastome gesehen, die wohl in *einigen* Eigenschaften eine gewisse Ähnlichkeit mit den Glioblastomen hatten, die aber im *Gesamt* der Merkmale doch nicht mit ihnen übereinstimmten. Ich habe sie dann unklassifiziert gelassen und als „glioblastomartig" bezeichnet. Im Schrifttum hat z. B. KINO (1937) ein eigenartiges plurifokales malignes „Glioblastom" mit Wachstum in den subependymären Zonen beschrieben, das sich schlecht einordnen ließ. Auch hatte dieses knopfförmige Metastasen auf dem Liquorwege gebildet, die allerdings nicht vascularisiert waren, wie die von HASENJÄGER (1938).

In der Arbeit von ELSBERG und HARE (1932) wird (Fig. 1) von einem Glioblastom und einem Astrocytom gleichzeitig in einem Hirn gesprochen. Es ist kein Zweifel, daß es sich hier um eine besonders faserbildende Randzone des Tumors handelt, wie ich sie genau so im Falle Nr. 726 (Abb. 164, 165) gesehen habe.

Cox (1934) glaubt in einzelnen Glioblastomen eine Untermischung mit anderen Tumoren gefunden zu haben, z. B. bei einem Seitenventrikeltumor eines 65jährigen Mannes mit Teilen eines Ependymoblastoms.

EINARSON und NEEL (1940) haben schließlich darauf hingewiesen, daß Übergangsfälle zwischen diffuser Sklerose und diffusem Gliom vorkommen sollen (s. auch S. 60ff.).

Die Vielfalt der Gewebs- und Zellbildungen im malignen Glioblastom wird bereits durch den Namen „multiforme" angedeutet. Und doch herrscht bei Berücksichtigung der aufgezählten Kennzeichen eine gewisse Uniformität im *gesamten biologisch-morphologischen* Verhalten vor. Schwierigkeiten entstehen aber bei der Differentialdiagnose, besonders gegenüber einem von H. H. MEYER (1937) beschriebenen Blastomtyp, den ich auch in unserem Gut häufiger gesehen habe. *Schwierigkeiten macht überhaupt die klare Definition des Glioblastoms.* Nach meiner Meinung gehört das magnicelluläre und wahrscheinlich auch manches der multicellulären Glioblastome [von BUSCH und CHRISTENSEN (1947)] nicht in diese Gruppe, ebenso natürlich nicht die monstrocellulären Sarkome! (s. auch Differentialdiagnose).

Metastase und Rezidiv. Metastasenbildung ist gelegentlich bei den Glioblastomen bekannt geworden. Ich habe sie als *Fern*metastasen in einer Reihe unserer Fälle beobachten können (Abb. 201, 202 und 203). Die Absiedlung scheint über den äußeren oder inneren Liquorweg zu verlaufen. Metastasen häufen sich daher bei solchen Tumoren, die die Ventrikelwand durchsetzen oder die Oberfläche erreichen.

HASENJÄGER (1938) beobachtete bei ihrer Gruppe von „seitenventrikelnahen" Glioblastomen des Fornix besonders häufig eine Aussaat auf dem Ependym, die in Knoten oder Polster- bzw. Beetform anging und reichlich vascularisiert war. Trotzdem scheint mir die von HASENJÄGER beschriebene Form der Metastasierung als „Ependymitis blastomatosa", d. h. die multiple Aussaat kleiner Warzen auf dem Ependym eine Seltenheit, obwohl auch ich sie gesehen habe. In unserem Fall 971 war es z. B. zu einer derartigen Ausbreitung gekommen; zahlreiche Geschwulstzell-Wärzchen lagen auf dem Ependym in Form von Gewebswucherungen mit vielen Mitosen. Allerdings zeigte keines auch nur andeutungsweise die von HASENJÄGER beschriebene Versorgung mit capillären Gefäßknäueln. Diese fehlten auch bei KINO.

Eine besonders klare Metastasenbildung ins Aquäduktgebiet — die wir insgesamt zweimal sahen, — zeigt die Abb. 203. Auch hier fehlt die Gefäßwucherung noch völlig, wohl aber sieht man die Weitstellung der Gefäße in der Nachbarschaft. In einem Falle sahen wir knopfförmige spinale Metastasen (Abb. 201), im Falle 971 beobachteten wir sogar drei verschiedene Metastasen, außer in dem Aquädukt (Abb. 203) noch eine zwischen Tonsille und Dentatum (Abb. 21e) und eine weitere in das Gebiet des Colliculum acusticum. Immer waren diese Metastasen umschrieben oder granulär, eine diffuse Aussaat wie beim Medulloblastom sah ich nie. Eine Metastase (Abb. 196) ins Occipitalgebiet gab mir die Möglichkeit zum Studium des Stromas bei derartigen Absiedlungen.

Eigenartig war eine Kombination „zweier" getrennter Glioblastome, die ich insgesamt dreimal gesehen habe. Sie liegen a) in der 2. und 3. Frontalwindung und b) in den Occipitalwindungen [s. auch BERTHA (1942), s. Abbildung 204]. Große Schnitte in den Zwischengebieten gaben keinerlei Anzeichen für eine kontinuierliche Verbindung der beiden Gewächse durch Geschwulststraßen, obwohl histologisch die beiden Tumoren gleich waren. Die Entstehung muß vorläufig offen gelassen werden. Eine Absiedlung über den äußeren Liquorraum möchte ich für am wahrscheinlichsten halten. Im Schrifttum sind Metastasen beim Glioblastom z. B. von CAIRNS und RUSSELL (1931) beschrieben (in 1 von insgesamt 22 Fällen spinaler Metastasen von Gliomen).

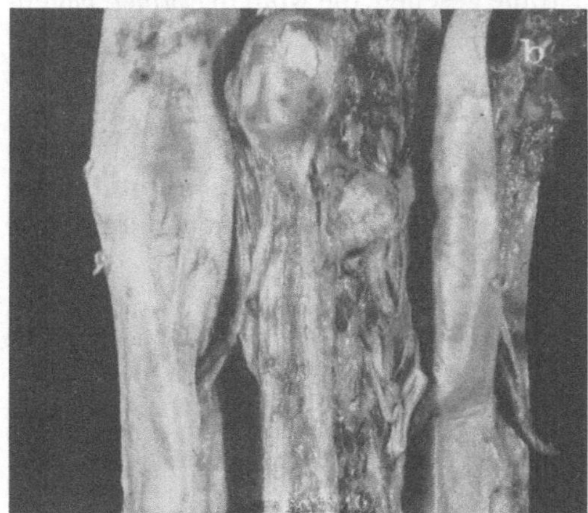

Abb. 201. Knotenförmige Absiedlungen eines Glioblastoms des Großhirns in den Spinalkanal (Fall 1280).

Jedes Glioblastom führt, soweit heute bekannt, selbst nach anscheinend „totaler" Exstirpation zum Rezidiv. Die Kontrolle der gewonnenen Gewebe bei Operation und Autopsie ergaben keine wesentlichen Gewebsabweichungen, so daß über eine weitere maligne Dedifferenzierung bei diesen an sich schon hochmalignen Geschwülsten nichts bekannt ist. PERRIA und SACCHI (1950) haben darauf hingewiesen, daß bei den Patienten unter 50 Jahren der Verlauf des Glioblastoms weniger maligne war; doch mag das auch von ihrer Definition des Glioblastoms abhängen.

Differentialdiagnose. Makroskopisch kann in typischen Fällen die Diagnose des Glioblastoms fast immer mit einiger Sicherheit gestellt werden („buntes" Aussehen s. S. 265). Histologisch kann die Diagnose wesentlich schwerer sein.

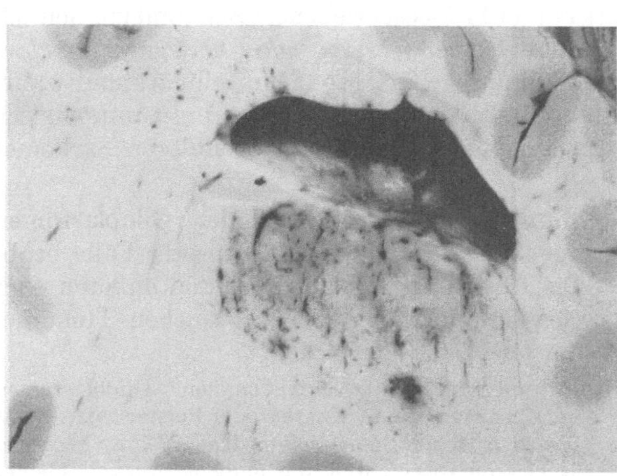

Abb. 202. Kleine Ventrikelmetastase eines Glioblastoms; man erkennt bereits in den Anfangsstadien die zahlreichen erweiterten Gefäße (Fall 1277).

Wichtig ist besonders die Abgrenzung gegen die *Astrocytome*, bei denen es ja „fließende" Übergangsstufen zur „malignen" Form nicht so selten (in 10% ?) gibt (s. S. 248). Die Differentialdiagnose stützt sich hier nicht so sehr auf den Zelltyp oder irgendeine einzelne Eigenschaft, sondern auf das gesamte Verhalten des Gewebes.

Die Definition des Glioblastoms war bei ELVIDGE und Mitarbeiter (1935): Es kommen vor als Zelltypen: Spongioblasten, gemästete Astrocyten und Riesenzellen. Weiter findet man Nekrosen, eine Proliferation des Gefäßendothels, reichlich Mitosen, Fibroblasten, rasches Wachstum, eine vermehrte Vascularisierung und eine Adventitiaproliferation.

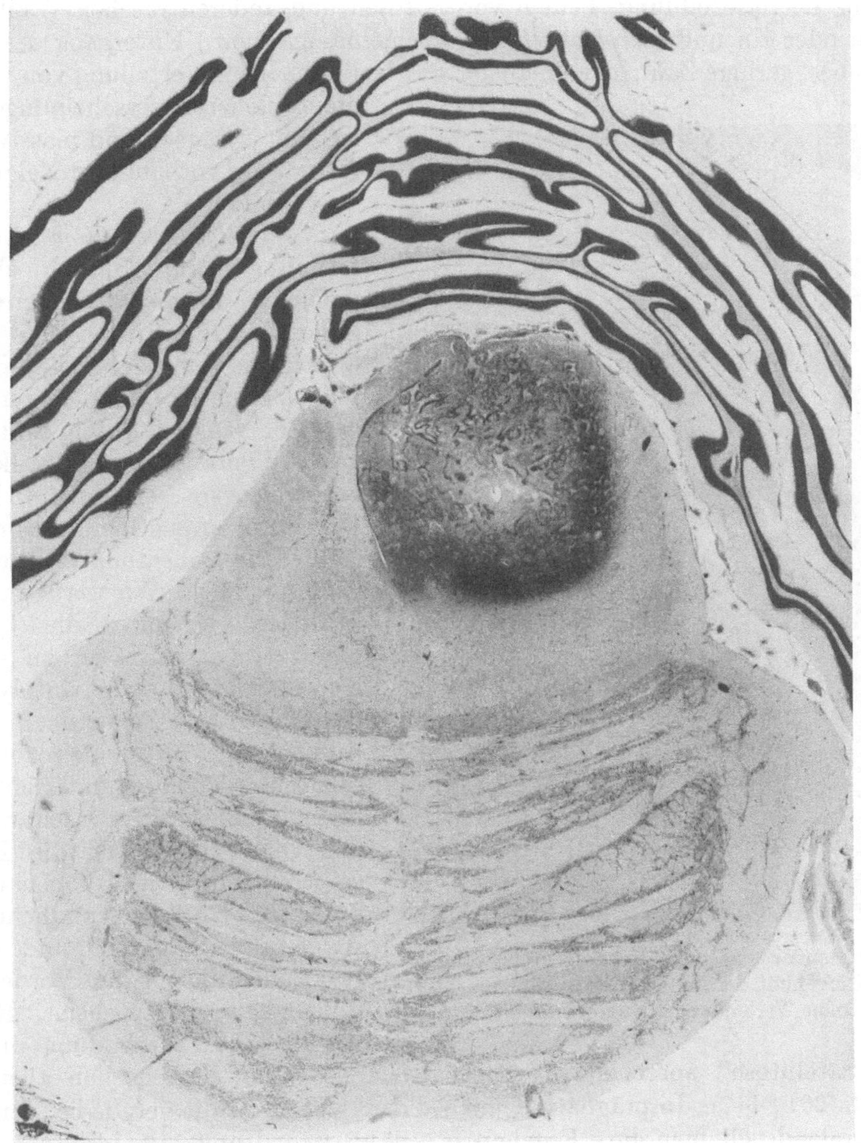

Abb. 203. Metastase eines Glioblastoms in das Vierhügelgebiet. Das Ependym des Aquädukts wölbt sich über der Geschwulstmasse und ist nach links verlagert (s. Abb. 176).
(Fall 971, Kresylviolettfärbung, Vergr. 4:1.)

Für die Unterscheidung vom Astrocytom hat sich mir daher die folgende Faustregel bewährt (s. auch S. 248).

Für das *Glioblastom* sprechen Zellreichtum, unregelmäßiger Zellbau, Kernhyperchromasie und andere Störungen (z. B. auch der Kernplasmarelation), Merkernigkeit, Fehlen von Gliafaserbildung, Mitosen — insbesondere solche mit pathologischem Bau! — und andere Zeichen raschen Wachstums wie Proliferationen und unruhiger Bau des Stromas (Gefäßwälle, -schlingen, -glomeruli, Thrombenbildung, frische Endothel- und

Adventitiaproliferationen sowie „freies" Bindegewebe, Neigung zur sinusoiden Ektasie der Gefäße, Vorkommen der großen lacunären Gefäße), reichliche Einschmelzung und sonstiger Untergang von Parenchym und Geschwulstgewebe durch Nekrose, Abgrenzung derselben durch Gefäßwucherung und Wälle von Fettkörnchenzellen, Fehlen von Verkalkung und Cystenbildung.

Für das *Astrocytom* lassen sich auswerten: Zellarmut und regelmäßiger Bau der Zellen, Einkernigkeit, Gliafaserbildung, Fehlen von Mitosen und anderen raschen Wachstumszeichen, kein oder ein nur *nekrobiotischer* (Verschleimungs- usw.) Untergang des durchsetzten Gewebes, geringe Zahl, gleichmäßiger Bau und homogene Verteilung von Gefäßen ohne Wucherungserscheinungen, Fehlen von Nekrosen und massiver Verfettung bei vorhandener Neigung zur Cystenbildung.

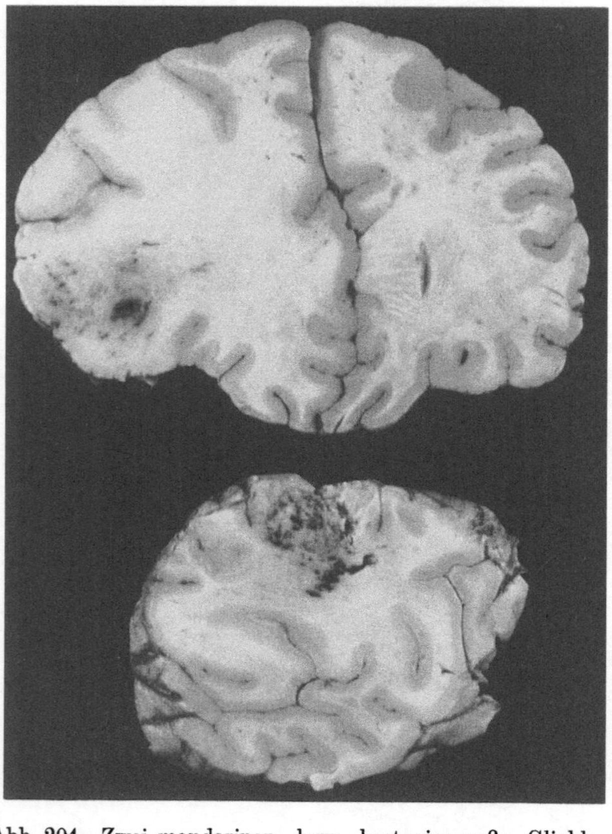

Vom *Oligodendrogliom* ist die Abtrennung makroskopisch ebenfalls recht oft möglich [Rindenwarzen, girlandenartiges Wachstum an der Oberfläche usw. (s. oben S. 18)]. Histologisch wird sie erleichtert durch den Zelltyp und durch etwaige regressive Veränderungen (Kalkimprägnation contra Nekrose!). An kleinen Gewebsfetzen aus Operationsmaterial ist die Unterscheidung aber gelegentlich unmöglich. Wir werden uns hier bemühen, irgendwo die typische Honigwabenarchitektur zu entdekken, obwohl diese (bei autolytischer Zersetzung von Zellen nach langem Aufenthalt in physiologischer Kochsalzlösung) auch sekundär entstehen kann. Auch wird im rasch wachsenden Oligodendrogliom die Zellzahl *größer*(!) sein als im Glioblastom, die Zellkerne häufiger rundlicher, die Neigung zu Nekrose und Gefäßreaktionen nicht so im Vordergrund stehen. Ausgesprochene Rindenwarzen mit Faserbildung und eine

Abb. 204. Zwei mandarinen- bzw. kastaniengroße Glioblastome an der Konvexität der linken Hemisphäre, die histologisch keine Verbindung hatten (Fall 466).

vermehrte „Satellitose" sprechen für das Oligodendrogliom, Riesenzellen aber nicht dagegen (Abb. 20b, 117). Imprägnation mit Goldsublimat gibt oft gerade bei den polymorphen Oligodendrogliomen gute Ergebnisse (s. Abb. 98c, d und 110c, d).

Die Trennung kann aber bei den polymorphen Formen des Oligodendroglioms sehr schwer, ja gelegentlich unmöglich sein (s. Abb. 119). Wir begnügen uns dann meist den Tumor unklassifiziert zu lassen und nur durch Zusätze wie „glioblastomartig" zu charakterisieren.

Bei der Differentialdiagnose zwischen Glioblastom und monstrocellulärem Sarkom (s. S. 474) sprechen die folgenden Befunde für das Sarkom. Das monstrocelluläre Sarkom neigt weniger zur Nekrose, Verfettung und Blutung, d. h. „buntem" Aussehen, vielmehr findet sich häufiger die Bildung großer Cysten. Die Geschwulst ist gewöhnlich härter (Gitterfaserproduktion!), hat eine asbestartige Oberfläche auf dem Schnitt oder bildet umschriebene harte Knoten. Histologisch sind es besonders die grotesken und monströsen Zellformen, die alles bei Glioblastomen Vorkommende übertreffen. Sie liegen diffus in einem Grundtypus eines spindelzelligen Gewebes mit reichlicher genuiner Gitterfaserproduktion zwischen den Zellen. Gelegentlich kommen herdweise verdichtete „lymphoide"

Zellen vor, besonders um die Gefäße. Die topischen Beziehungen der Geschwulstzellen zu den Gefäßen (ringförmige konzentrische Anordnung, „Ablösen" der Geschwulstzellen von der Gefäßwand) und das eigenartige Vorwachsen der Geschwulst mit „Gefäßsprossen" in der Randzone sowie das Vordringen in keimblattfremde Gewebe, wie Dura, Narbenbindegewebe und Haut, das bei einem Gliom nicht vorkommt, sind fast artspezifisch (s. auch BIGELOFF und Mitarbeiter, 1955).

Beziehungen zum Krankheitsablauf. Sie ergeben sich reichlich: das schnelle Wachstum bedingt die kurzen Krankengeschichten (akute „Gliome", ELSBERG 1929), die oft riesige Ausdehnung mit schwerer Gewebszerstörung erzeugt die vielfach massiven klinischen Ausfälle (Hemiplegien). Die Neigung zu Blutung bei ausgedehnter Hirnschwellung erklärt den nicht selten apoplektiformen Einsatz [STENDER (1938)] der schweren Erscheinungen

DE SAUSSURE und Mitarbeiter (1951) beschrieben kürzlich sogar eine diffuse Arachnoidalblutung als erstes Symptom eines „Glioblastoms (Astrocytom III)." Es handelte sich um eine 27jährige Patientin mit einem Tumor im rechten Frontallappen, der in den Balken einwuchs (Oligodendrogliom ?).

Die starke peritumoröse Hirnschwellung ganzer Hemisphären erzeugt den oft sehr erheblichen Hirndruck mit den riesigen Massenverschiebungen bei den Kontrastabbildungen.

Die Vorgeschichte bis zur Klinikaufnahme fanden PERRIA und SACCHI (1950) bei den Patienten mit einem Durchschnittsalter von 37,7 Jahren länger — nämlich 12,2 Monate, — als bei einer anderen Gruppe mit einem Durchschnittsalter von 55 Jahren, wo sie nur 3,2 Monate war. Sie glauben, diesen Zusammenhang auf die besondere Art des Stromas in diesen Fällen beziehen zu können.

Prognose. Bei NETSKY und Mitarbeitern (1950) überlebten 5 Patienten mit Glioblastom 6 Jahre oder mehr nach Auftreten des ersten Symptoms, einer sogar 14 Jahre. Alle stammten aus niedrigen Altersklassen (24—42 Jahre) [sollten nicht einige Fälle aus anderen Gruppen stammen ? Die Abb. 3 läßt mich sehr an ein frontolaterales Oligodendrogliom denken, s. im Vergleich unsere Abb. 88, 89]. In der Serie von BUSCH und CHRISTENSEN (1947) überlebten 20% der angionekrotischen Gruppe 1 Jahr; die anderen waren gestorben und $1^1/_2$ Jahre nach der Operation waren alle tot, ebenso die Hälfte der übrigen beiden Untergruppen, die aber eine deutlich bessere Prognose hatten (weil hier vermutlich auch „maligne Astrocytome" eingerechnet wurden ?).

In der Serie von ELVIDGE und Mitarbeiter (1935) wurde die Überlebensdauer für drei verschiedene Gruppen von Patienten mit 14,8 (4 Patienten), 18,5 (7 Patienten) bzw. 5 Monate (15 Patienten) angegeben. Nach allem muß man damit rechnen, daß ein Patient mit einem typischen Glioblastom spätestens nach einem Jahr einem Rezidiv erlegen ist. Obwohl die Mehrzahl der 154 Patienten von SACHS (1954) mit Glioblastomen innerhalb eines Jahres verstarben, lebten doch 14 länger als ein, 8 mehr als 2 und 4 mehr als 3 Jahre. Aus den allerdings kurz gehaltenen histologischen Beschreibungen geht nicht zwingend hervor, daß es sich in allen Fällen tatsächlich um Glioblastome gehandelt hat.

Die Paragliome.

6. Ependymome.

(Synonyme: Adenogliom, Glioepitheliom, Ependymgliom, Ependymocytom, Pfeilerzellgliom, Blastoma ependymale, fälschlich auch als „Angiosarkom" und „Neuroepitheliom" bezeichnet).

Geschichtliches — Definition — Stellung im System der Hirngeschwülste. Die richtige Deutung mancher dieser Ependymgewächse kannte schon VIRCHOW (1863), ihre Ableitung vom Ependym als Ausgangspunkt wurde von MUTHMANN und SAUERBECK (1903) an Serienschnitten und von MALLORY (1902) durch den Nachweis von Blepharoblasten in sacral gelegenen Ependymtumoren wahrscheinlich gemacht. Zahlreiche „Ependymgeschwülste", die entweder gar nicht in diese Gruppe gehörten bzw. einfache Ependymgranulationen waren, sind beschrieben worden, andererseits zahlreiche echte Ependymome unter anderen Namen, besonders dem des „Neuroepithelioms" im

Schrifttum (s. unten) niedergelegt. In der klassischen Pathologie hatte sich Ribbert sowohl mit dem Neuroepithel in Gliomen als auch mit der Klassifikation der Gliome befaßt, wobei die Ependymome offensichtlich als Spongioneuroblastome bzw. die reiferen Formen als Spongioblastome erschienen. Ependymome sind z. B. ausgezeichnet abgebildet in der Arbeit von Storch (1899), der nicht nur (s. seine hervorragende Zeichnung) die „Strahlenkronen" beschrieb, sondern auch dunkle Körnchen in den Tumorzellen, also wahrscheinlich als erster die Blepharoblasten sah. Storch (1899) spricht sehr farbig von den Zellfortsätzen, die wie „Sonnen mit Strahlen" (auf dem Querschnitt) oder wie „Tausendfüßler" (auf dem Längsschnitt) aussehen (Fall 4). Weiter haben wir Bilder bei Besold (1896) [„Strahlenkrone" um die Gefäße] von 2 Ependymomen des 3. Ventrikels, bei Link (1903) [kleines Ependymom im 4. Ventrikel] und schließlich bei Saxer (1902), bei dem aber einige von ihm zu den Ependymtumoren gerechnete Fälle in Wirklichkeit Plexuspapillome gewesen sein dürften.

Das Verdienst einer einigermaßen sicheren Umgrenzung der Gruppe der Ependymome ist Bailey (1924) zuzuschreiben. Bailey und Cushing (1926, 1930) hatten zunächst 2 Formen unterschieden: die *Ependymoblastome* mit kurzen gedrungenen Zellfortsätzen und die mehr massiven *Ependymome* mit mosaikartig gelagerten Zellen. [Die umgekehrte Wiedergabe von Foerster-Gagel (1936) beruht wohl auf einem Diktierfehler, ebenso wie die Gleichsetzung der cellulären Form mit dem Ependymoblastom bei Benedek und Juba (1941).]

Leider bestehen über den Begriff des Ependymoblastoms starke Diskrepanzen. Soweit ich Bailey (1924) verstanden habe, wollte er mit „Ependymoblastom" gerade die Gewächse bezeichnen, bei denen deutliche epitheliale Fortsätze der Zellen um die Gefäße zu erkennen waren (... „ces tumeurs different des ependymoblastomes en ce, que les cellules contiennent rarement les prolongements" ...). Demgegenüber versteht Kernohan (1937) unter Ependymoblastomen die weniger differenzierten mit wenig, oder ohne Fortsätze und mit Mitosen. Diese Definition übernahm auch Gagel (1938). Übrigens bevorzugt v. Lehoczky (1949) noch immer den Ausdruck eines Ependymoblastoms für eine „maligne Variante" des Ependymoms.

Diese Unterscheidung nach dem „Reifegrad" der Zellen haben Bailey und Cushing [s. Cushing (1935)] später selbst mangels jeder biologischen Bedeutung fallen gelassen.

Die von Roussy-Oberling (1931) gewählte Unterteilung in Ependymome, Ependymoblastome, Ependymocytome und Ependymgliome (mit höheren astrocytenartigen Gliaformen) hat bisher ihre Existenzberechtigung weder aus dem morphologischen noch dem biologischen Verhalten gefunden. Kernohan und Kernohan (1937) hatten zunächst den *epithelialen* Typ (Ependymschläuche), den *papillären* Typ, den *cellulären* Typ (mit perivasculärer Anordnung der Zellen) und die eigentlichen *Papillome* des Plexus *chorioideus* unterschieden.

Diese Einteilung hatte eine gewisse morphologische Berechtigung[1], ist aber der gleichen Kritik unterworfen wie die eben erwähnten Unterformen, da weder hinsichtlich Alter und Sitz (vielleicht mit Ausnahme der myxopapillären Form, die auf das Gebiet des Filum terminale beschränkt erscheint) noch im biologischen Verhalten einheitliche Gruppeneigenschaften nachgewiesen werden konnten. Inzwischen hat aber auch Kernohan (1949) eine neue Einteilung bevorzugt (s. unten).

Sein Versuch, eine engere Verwandtschaft zwischen Ependymomen und Oligodendrogliomen zu konstruieren, weil gelegentlich in beiden honigwabenartige Architekturen vorkommen können, erscheint nicht genügend begründet (s. unten). Dieser Befund hat ihn sogar zu entsprechenden Änderungen im Gliastammbaum veranlaßt (s. seine Abb. 90)[2].

Kernohan hat 1949 eine neue Untergliederung der Ependymome nach 4 Malignitätsgraden versucht. Diese Einteilung nach Graden geht aus vom Pleomorphismus, der Hyperchromasie und den Mitosen in den Gewächsen. Troland und Mitarbeiter (1951) wandten diese Einteilung von Kernohan nach 4 Graden auf die Ependymome an, wobei sie den Grad 4 auch als Manteliom (!), d. h. ähnlich den Zellen der Mantellage, bezeichneten.

---

[1] Benedek und Juba (1941) glauben diese noch durch eine vierte, die hyalinopapillare Unterart, vermehren zu sollen.

[2] Derartige Bilder entstehen vielmehr außerdem auch sekundär bei Paraffineinbettung in verschleimenden Spongioblastomen (Abb. 79d) und Hypophysenadenomen (s. Abb. 387 und S. 532).

Nach den eigenen Befunden und der Durchsicht des Schrifttums halte ich diese Gradeinteilung für ein noch sehr unsicheres Verfahren (s. S. 10). An großen Schnitten findet man immer wieder Bezirke, die so unterschiedlich sind, daß man am gleichen Tumor 2—3 verschiedene Graddiagnosen stellen müßte.

ANTONI gab 1950 zu bedenken, ob nicht bestimmte Tumoren des Hypophysenstiels und Hinterlappens in Wirklichkeit als Ependymome aufzufassen seien. Ich gehe auf diese Frage später näher ein (s. S. 536, 537). Bei den von GLOBUS und KUHLENBECK (1944) veröffentlichten Tumoren handelt es sich meiner Auffassung nach um verschiedene Gewächstypen, teils um echte Ependymome (Fall 3 und 6), teils um Glioblastome (Fall 1, 4 usw.), teils auch um Plexuspapillome (Fall 7).

Die Umwandlung der subependymären Zellplatte in ein Blastom, wie sie von KUHLENBECK (1947) erörtert wurde, stellt wahrscheinlich nur einen Vernarbungsvorgang dar, wie er z. B. bei alten sub-chronischen Entzündungen (z. B. auch nach Lues) zu sehen ist. KUHLENBECK beschreibt entzünd-liche Infiltrate auch in seinem Fall, z. B. perivasculär bzw. um den 3. Ventrikel.

Von den von SCHEINKER (1945) ausführlich beschriebenen Fällen von „Subependy-momen" gleichen die meisten (insbesondere die zwei kasuistisch ausführlicher wieder-gegebenen) den druckatrophischen Formen des Ependymoms von GIAMPALMO (1937) [s. S. 314, 321]. Die Anschauungen der HORTEGA-Schule über die Ependymome (Glio-epitheliome) wurden noch einmal ausführlich (1951) von INSAUSTI zusammengefaßt.

Von den bekannten Mitteilungen des Schrifttums mögen hier außer den erwähnten noch die folgenden Verfasser angeführt werden: SAXER (1902), ROMAN (1913), VONWILLER (1911), WÄTZOLD (1905), NATONEK (1914), URBAN (1932), LINK (1903), ROSENTHAL (1898), TÖNNIS-ZÜLCH (1937). Im Schrifttum fanden wir *Ependymome der Großhirnhemisphären* beschrieben bei: STORCH (1899), FINCHER-COON (1929). Wahrscheinlich waren auch die folgenden Fälle Großhirnhemisphären-Epen-dymome: der Fall CUSHING-BAILEYS [20638], 10jähriges Mädchen, 400 g schweres „angiolitisches Gliosarkom" (s. 119, 1930, S. 10, 1935); das Abb. 94/1930 und Abb. 54/55, 1935 gezeigte „Neuro-epitheliom" (Nr. 15265) eines 30jährigen Mannes, sowie der Fall 85 der BAILEYschen Monographie von 1939. Ein weiteres Beispiel (Fall 33332) bei einem 27jährigen Mann mit großem knotig-gelapptem Tumor der Parietooccipitalregion wurde teilweise bereits als Ependymom angesprochen.

Ependymome des 3. Ventrikels (Vierhügelgebiet): BESOLD (1896), ROMAN (1913) [Abbildungen in KAUFMANNS (1922) Lehrbuch], DANDY (1933), FRIEDMAN-SCHEINKER-MARBURG (1934) [Abb. 43].

Ependymome des Seitenventrikels (Foramen Monroi): DANDY (1934), ZÜLCH und SCHMID (1955).

Ependymome des 4. Ventrikels: GOLD (1924), RINKE (1933), RIBBERT (1904), CASH (1923), MUTH-MANN-SAUERBECK (1903), CIMBAL (1901), v. HASSELBALCH (1931), KÖRNER (1919), HIRSCH-ELLIOT (1925).

Ependymome des Rückenmarks: ROSENTHAL (1898), THIELEN (1908), SAXER (1902), BITTORF (1904), MARBURG (1921), ANTONI (1936), PETTE-KÖRNYEY (1931).

Ependymome des Filum terminale: MALLORY (1902), SAXER (1902), FOERSTER-GAGEL (1936), BENEDEK-JUBA (1941), LORZ (1938), BACH (1949), WERTHEIMER und Mitarbeiter (1950).

Von den Schrifttumsbeiträgen der letzten Jahre sei besonders die Beschreibung der Ependymome im Brückenwinkel durch GIAMPALMO (1937) und HARDMAN und JEFFER-SON (1938), in den Großhirnhemisphären bei Jugendlichen durch TÖNNIS und ZÜLCH (1937), am Filum terminale durch FOERSTER und GAGEL (1936), am Foramen Monroi durch ZÜLCH und SCHMID (1955) und auf die Arbeiten von KERNOHAN und KERNOHAN (1937), sowie von RINGERTZ und REYMOND (1949) hingewiesen. BAILEY-BUCHANAN-BUCY (1939) finden keine Erklärung für die Häufung in der Serie von TÖNNIS und ZÜLCH (1937). Sie ist jedoch inzwischen vielfach bestätigt worden [s. auch ZÜLCH (1940), BORCK und TÖNNIS (1952) u. a.].

Ich werde im Anhang versuchen das Ependymom vom Neuroepitheliom (s. dort) abzugrenzen.

Häufigkeit. Die Ependymome mit Sitz in den Großhirnhemisphären sind das häufigste Gliom des Großhirns im Jugendalter (Abb. 205—207). RINGERTZ (1949) konnte diese unsere Erfahrung nicht bestätigen, daß 50% der Großhirnhemisphärengliome des Jugend-alters Ependymome waren. Unsere Überprüfung von 263 Tumoren des Jugendalters (1940) ergab einen nur etwas geringeren Wert (24 von 56) Gliomen. In unserer der-zeitigen Serie waren 85 Ependymome der Großhirnhemisphären. Die Ependymome des 4. Ventrikels stellten 3% der Gliome und 34,2% der Ependymome. Die Rückenmarksependymome bilden nach Kernohan (1952) 60% aller Gliome an diesem Sitz (meist lumbosacral). Die Ependymome insgesamt bildeten in unserem Beobachtungsgut mit 184 Fällen 8,7% aller Gliome und 4,6% aller intrakraniellen Tumoren. Ringertz und

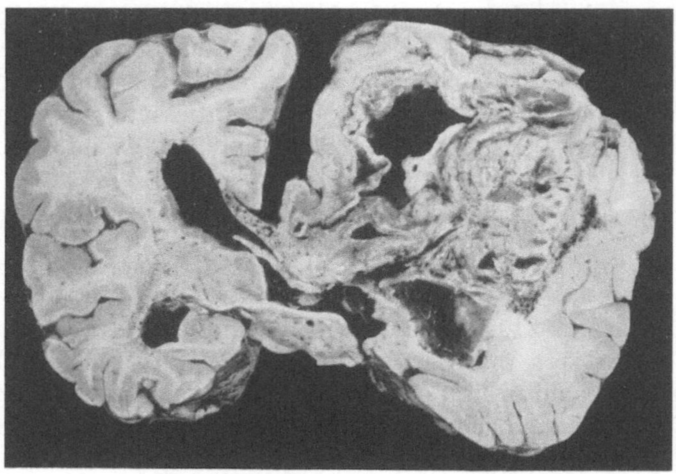

Abb. 205. Großhirnhemisphären-Ependymom mit riesiger Cyste. Die Geschwulst liegt der Außenwand der Cella media an und erreicht an der Dreiländerecke die Oberfläche (Fall 1568).

Reymond (1949) fanden in der Sammlung Olivecronas 72 Ependymome, von denen 49 aus einer 10 Jahresreihe stammten. Diese bildeten 6,3% der 773 Gliome der gleichen Dekade. Elvidge und Mitarbeiter (1935) hatten unter 210 Gliomen 19 Ependymome, Bennet (1946) 14 Ependymome unter 380 Gliomen. Svien und Mitarbeiter (1953) fanden

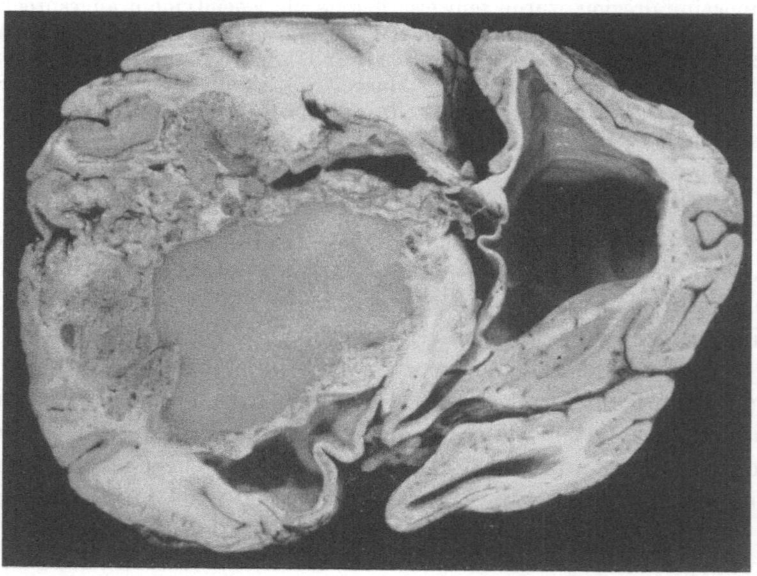

Abb. 206. Großes Ependymom der Großhirnhemisphäre, das dem Trigonum außen anliegt. Man erkennt die riesige Cyste im Tumor und die gelappte Außenfläche. Hydrocephalus auf der Gegenseite (Fall 5426).

unter 1782 Gliomen insgesamt 162, d. h. 9,1% Ependymome, davon 40,5% supratentoriell. Sie bildeten 4,8% der Serie der intrakraniellen Tumoren. Von diesen waren 50% vom Malignitätsgrad 1, 13,5% vom Grad 2, 21,4% vom Grad 3 und 15,1% vom Grad 4.

Erkrankungsalter. Die Altersbeziehungen der Ependymome in den Großhirnhemisphären sind ganz eindeutig, sie kommen praktisch nur im Jugendalter vor. Die übrigen Ependymome liegen altersmäßig oft etwas später und bevorzugen besonders das

3. und 4. Jahrzehnt (Abb. 7g). Unser jüngster Fall (Nr. 860) war der einer Patientin von 7 Monaten mit einem Ependymom im 4. Ventrikel, der älteste Patient war 65 Jahre.

KLEIN (1953) sah jedoch 2 Großhirnependymome bereits bei Säuglingen von 3 und 5 Monaten, deren Präparate er mir freundlicherweise demonstrierte. Bei ELVIDGE und Mitarbeiter (1935) war das Durchschnittsalter der Patienten mit cerebralen Ependymomen 29, mit cerebellaren 22 und mit spinalen 41 Jahre; bei SVIEN und Mitarbeiter (1953) lag das Durchschnittsalter bei 23,4 Jahre für sämtliche Ependymome. Bei den supra-

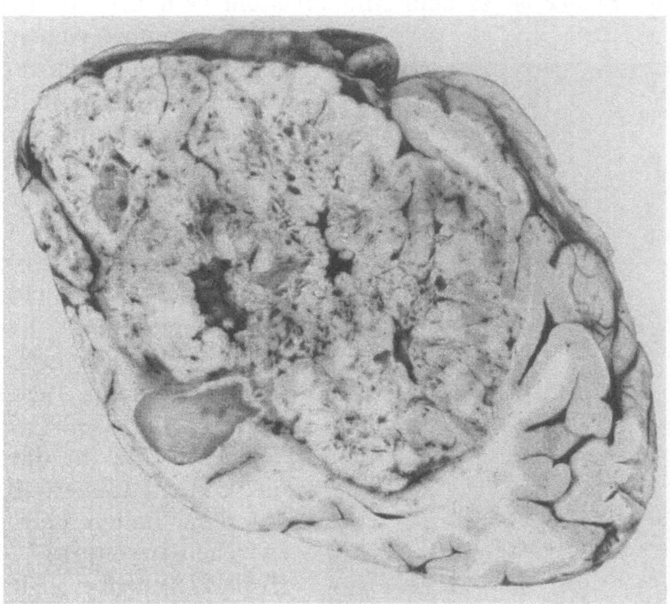

Abb. 207. Riesiges Ependymom an der Oberfläche des Occipitallappens, das vom Hirngewebe scharf abgesetzt ist. Die lappige Oberfläche des Gewächses ist auf dem Querschnitt deutlich zu erkennen (Fall 1568).

tentoriellen Ependymomen war bei diesen Verfassern das Durchschnittsalter 16,6 Jahre; das der infratentoriellen 22,8 Jahre.

Vorzugssitz. In unserem Material lagen 120 supra- und 64 intratentoriell, bei RINGERTZ und REYMOND (1949) 21 supra-, 33 infratentoriell, 9 spinal und am Filum terminale ebenfalls 9.

Bei ELVIDGE und Mitarbeitern (1935) saßen 6 Ependymome im Cerebrum, 5 im Kleinhirn, 5 im Rückenmark und 3 am Filum terminale.

Bei SVIEN und Mitarbeitern (1953) lagen 40,5% supra-, der Rest infratentoriell

1. Von den 184 Ependymomen unserer Sammlung lagen 76 in den Großhirnhemisphären und zwar

<table>
<tr><td></td><td>22 frontal</td><td>12 temporal</td></tr>
<tr><td></td><td>31 parietal</td><td>11 occipital,</td></tr>
</table>

wobei die Geschwulst meist auf die benachbarten Lappen übergriff. Die Kerngruppe lag also etwa im Gebiet der „Dreiländerecke" zwischen Parietal-, Occipital- und Temporallappen [s. die ausführliche Beschreibung von TÖNNIS und ZÜLCH (1937) und ZÜLCH (1940)] und erreichte die Oberfläche des Hirns etwa im Gebiet der Gyri angularis und supramarginalis (Abb. 205, 206). Die Ependymome liegen hier der *Außenwand der Seitenkammern*, bevorzugt dem Trigonum, an (Abb. 207) und wachsen von dort im wesentlichen *verdrängend* gegen die Rinde vor, die durch Druck verdünnt wird (Abb. 205). Auf dem Querschnitt gewinnt die äußere Begrenzung wegen der lappigen Oberfläche Girlandenform (Abb. 207). Die Schnittfläche der Geschwülste ist fest, dunkelrötlich, gelappt, zentral liegen oft Nekrosen oder hyalinisierte Gebiete. Die Oberfläche der entfernten Geschwülste ist mittelderb, gelappt mit zottiger, blumenkohl- oder placentaähnlicher Außenfläche (Abb. 208 und 209). Die Gefahr des Abreißens einzelner Zotten ist daher groß (eigener Fall 8 der Arbeit 1937, in dem relativ frisch nach der Operation — Tod nach Scharlach — das Autopsiematerial untersucht werden konnte. Hier fand sich ein kirschkerngroßer Geschwulstrest!) Die Tumoren werden gänseei- bis faustgroß, bei Dekompression auch wesentlich größer (Abb. 210). Bei der Großhirnform treten besonders gern mandarinen- bis apfelgroße Cysten auf, die nicht selten bei der Ventrikelpunktion eröffnet werden (s. Abb. 206, 211). Der Fall von Keller (1933) schien mir makroskopisch am ehesten ein Großhirnhemisphärenependymom zu sein. Mikroskopisch habe ich nach genauerem Studium doch etwas Zweifel an der Einordnung. Sicher ist es kein Angioblastom vom Lindau-Typ, wie es kürzlich zum erstenmal sicher im Großhirn von Kautzky und Vierdt (1953) beschrieben wurde [s. auch Abb. 2 der eigenen Arbeit von 1937 und Abb. 14 bei McLean (1936), sowie Abb. 95 Bailey-Cushing (1926) und Abb. 3 bei Tönnis (1938), sowie Abb. 54 bei Cushing (1935)]. Auch bei dem von A. de Mattos Pimenta und W. E. Maffei (1950) beschriebenen „Neuroepitheliom" handelt es sich um ein typisches Ependymom der Großhirnhemisphären im Jugendalter.

2. *Vierter Ventrikel.* Der am besten bekannte Sitz für die Ependymome ist die 4. Hirnkammer. Hier sitzen sie fest auf dem Boden und füllen das — inzwischen erweiterte — Lumen völlig aus (Abb. 212), wobei sie in die Rec. laterales vordringen, ja durch diese hinauswachsen können (Abb. 214). Der orale Anfangsteil der Kammer kann allerdings auch lange freibleiben und ist dann besonders stark erweitert (Abb. 213). In der Mehrzahl der Fälle dringt ein Geschwulstzapfen — makroskopisch meist nicht zu unterscheiden vom gleichen Bild beim Medulloblastom — zwischen den Tonsillen in den Raum der Cisterna magna vor (Abb. 214). Er reichte im eigenen Fall 1012 bis ins Segment C 5 herab. Ringertz und Reymond (1949) fanden einen derartigen spinalen Fortsatz von Ependymomen im 4. Ventrikel in 17 von 33 Fällen. Giampalmo (1937) zeigte bei 2 Fällen das Herauswachsen eines Zapfens aus dem 4. Ventrikel in den Brückenwinkel und das Umwachsen der Medulla oblongata (ähnlich auch eigener Fall 836). Ein ganz ähnliches Ependymom vor der Brücke und in den benachbarten Cisternen zeigte die Abb. 1 von Ehlers und Mitarbeiter (1936). Die Geschwulstmassen können sich auch im Ausnahmefall einmal auf die Vorderseite vorschieben, dort die Cisterna pontocerebellaris ausfüllen und die A. basilaris umwachsen (eigener Fall 836). Seltener ist ein *primärer* Sitz im *Brückenwinkel* (Abb. 216), obwohl einzelne Fälle im Schrifttum bereits berichtet wurden [Cushing (1935), Hardman und Jefferson (1938)]. Im *Brückenwinkel* fanden Woltman und Mitarbeiter (1949) bei 8 von 10 Gliomen Ependymome, die vom Velum medullare lat. ausgehen sollen. Ihre Abb. 2, 3, 4 und 8 zeigen sicher Ependymome. Andere dieser Fälle (Abb. 6 und 7) würde ich allerdings als Plexuspapillome klassifizieren [s. auch Alexanders (1937) Ausführungen über den Recessus lateralis].

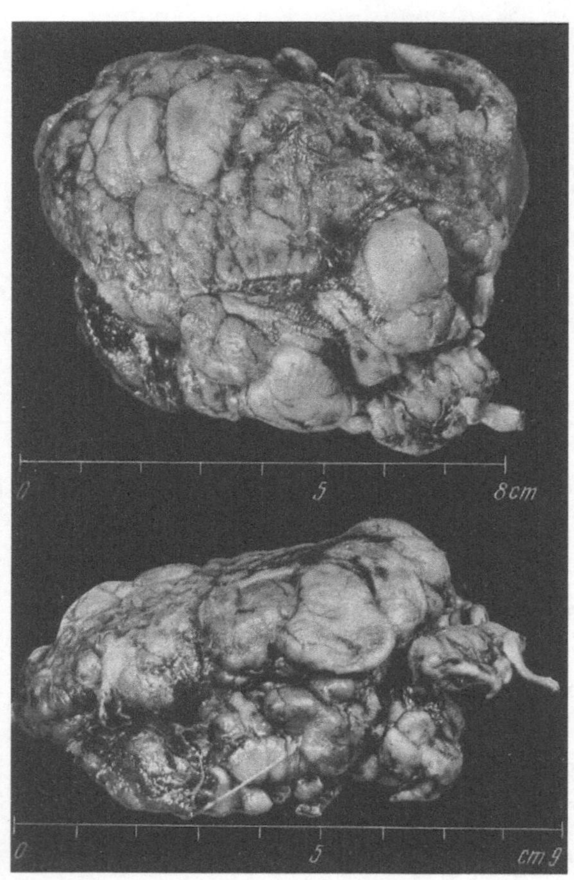

Abb. 208. Operativ entferntes Ependymom. Die Oberfläche ist gelappt und „placentaartig" (Fall 113).

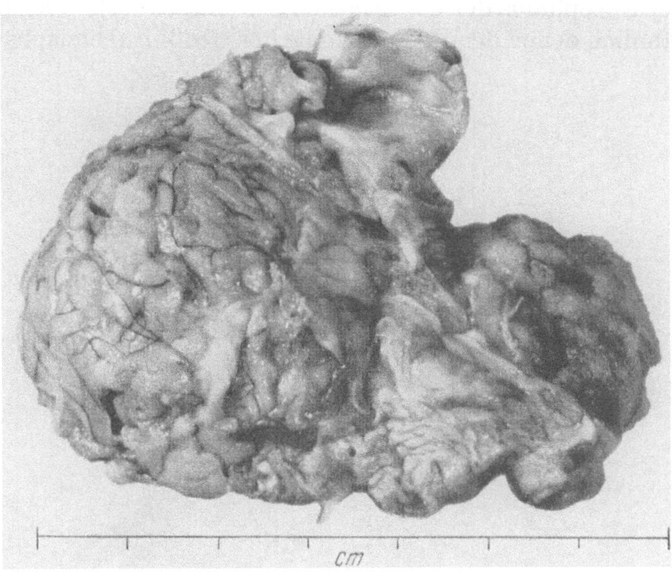

Abb. 209. Faustgroßes bei der Rezidivoperation entferntes Ependymom (s. Abb. 211).

3. *Seitenkammer*. Seltener liegen die Ependymome auch in Hühnereigröße in der Seitenkammer in der Gegend des Foramen Monroi (Abb. 217, 218, 233), schieben das Septum weit zur Gegenseite vor und verschließen dabei die Liquorpassage

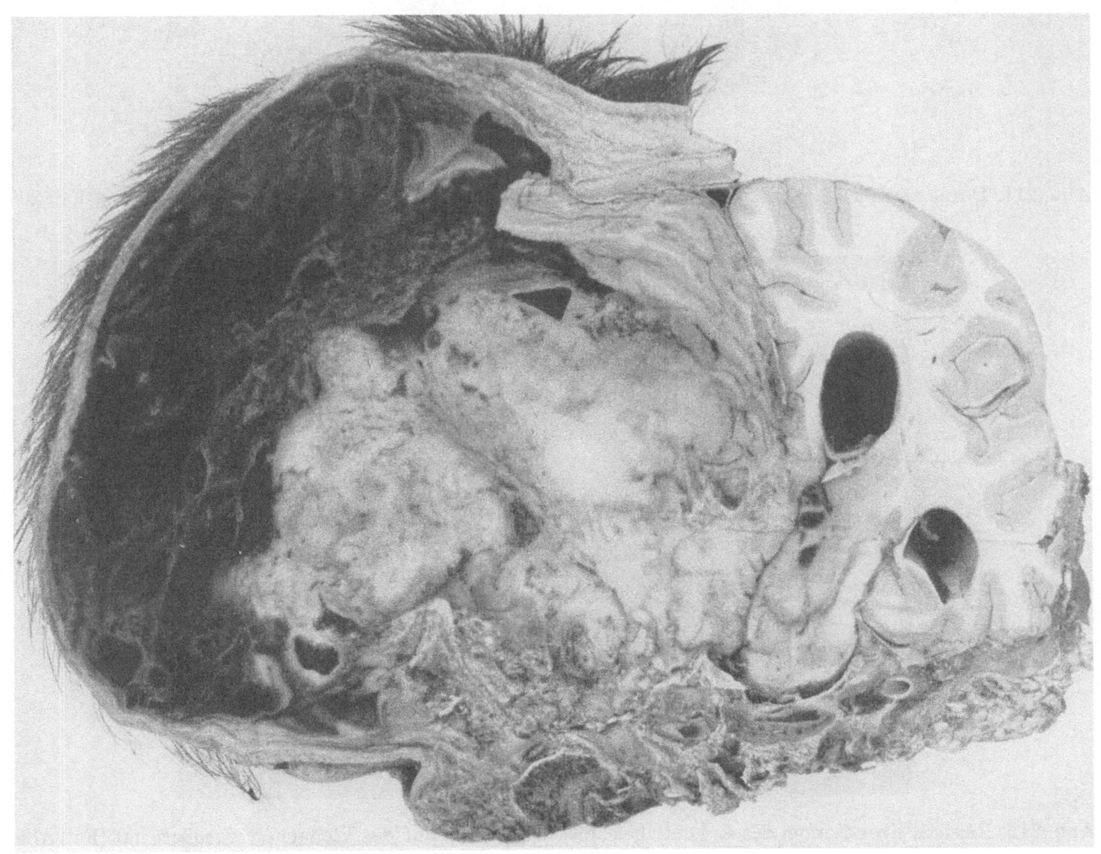

Abb. 210. Riesiges Ependymom der Großhirnhemisphäre an typischer Stelle mit kindskopfgroßem Prolaps nach osteoclastischer Operation (Fall 103).

(entsprechender Hydrocephalus der herdgleichen Seitenkammer). Oberfläche und Schnittfläche sind dabei ähnlich denen der Ependymome der Großhirnhemisphären. Abbildungen

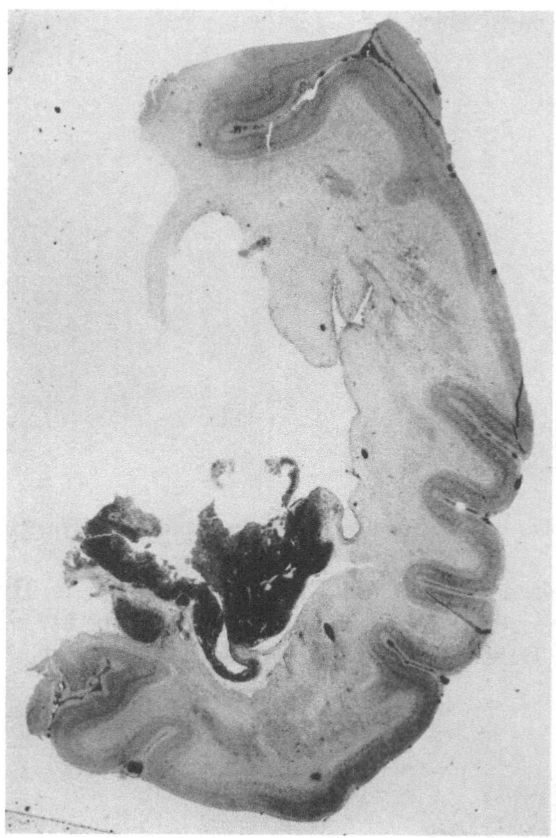

Abb. 211. Durch Occipitallappenresektion entferntes Ependymom mit großer Cyste. (Nissl-Färbung, Fall 200.)

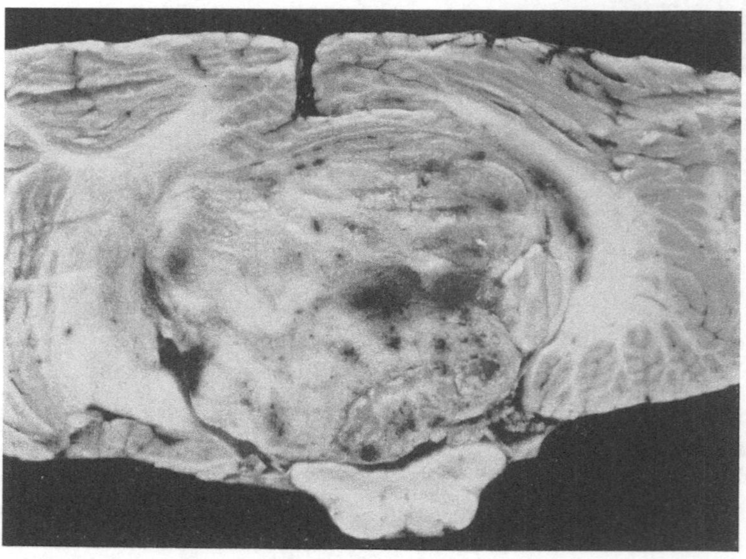

Abb. 212. Riesiges Ependymom des 4. Ventrikels, das sein Lumen auf das Vielfache vergrößert hat (Fall 5734).

finden sich im Schrifttum bei Hoff und Schönbauer (1933) Abb. 63—65, bei Hueck (1937) Abb. 806, bei Kernohan (1952) Abb. 31, bei Bailey-Cushing (1926) Abb. 95,

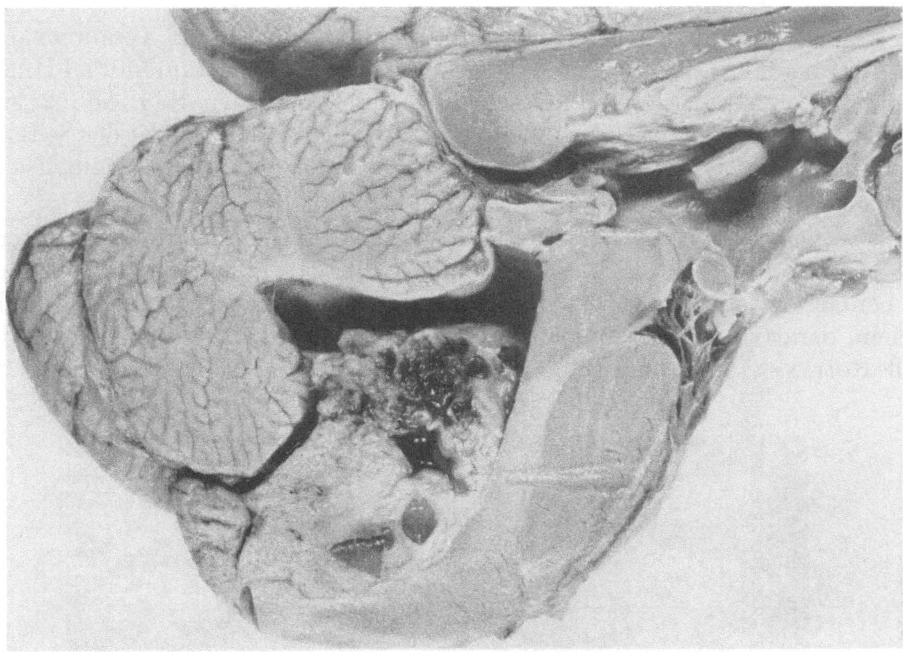

Abb. 213. Typisches Ependymom des 4. Ventrikels mit kleinem Geschwulstzapfen in die Cisterna magna. Mehrere kleinere Cysten und Blutungen. Die obere Hälfte des 4. Ventrikels ist stark erweitert (Fall 1).

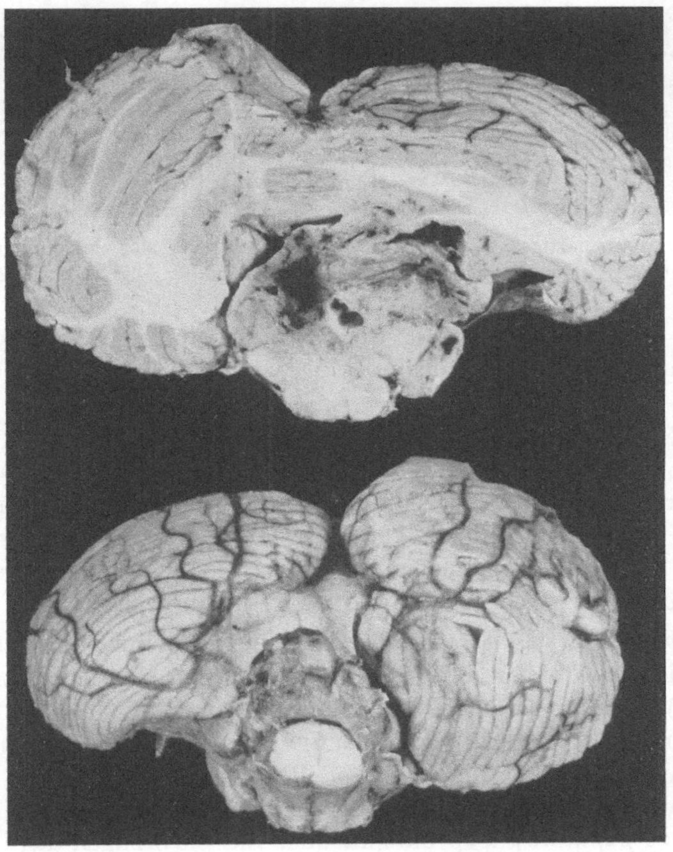

Abb. 214. Typisches Ependymom des 4. Ventrikels, das rechts mit einem Zapfen durch den Recessus lateralis gewachsen ist und einen weiteren Zapfen nach unten in die Cisterna magna vorgeschoben hat (Fall 2304).

bei Bennet (1946) Abb. 35, bei Ostertag (1936) Abb. 66, 67, E. Christensen (1955), Abb. 24, F. Henschen (1954) Abb. 684, sowie im früheren Schrifttum im Fall Hennebergs, abgebildet in Oppenheims (1902) „Geschwülste des Großhirns", S. 5, Abb. 2; s. auch die ausführliche Beschreibung von Zülch und Schmid (1955). Fünf Gliome der Seitenventrikel beschreibt auch Tolosa (1954), unter denen der Fall 5 ein Ependymom des Foramen Monroi sein dürfte.

4. *Ependymome des 3. Ventrikels.* Im 3. Ventrikel werden sie nur am hinteren Ende beobachtet, wobei sie wie ein Vierhügeltumor (Abb. 219, 220) wirken. Besolds (1896) 2 Fälle bei Geschwistern von 16 und 11 Jahren hatten, nach Beschreibung und Bildern zu urteilen, derartige Ependymome des hinteren 3. Ventrikels (Vierhügelgegend), ebenso der Fall Romans (1913) und Draganesco und Sagers (1935), Marburgs (1924) und

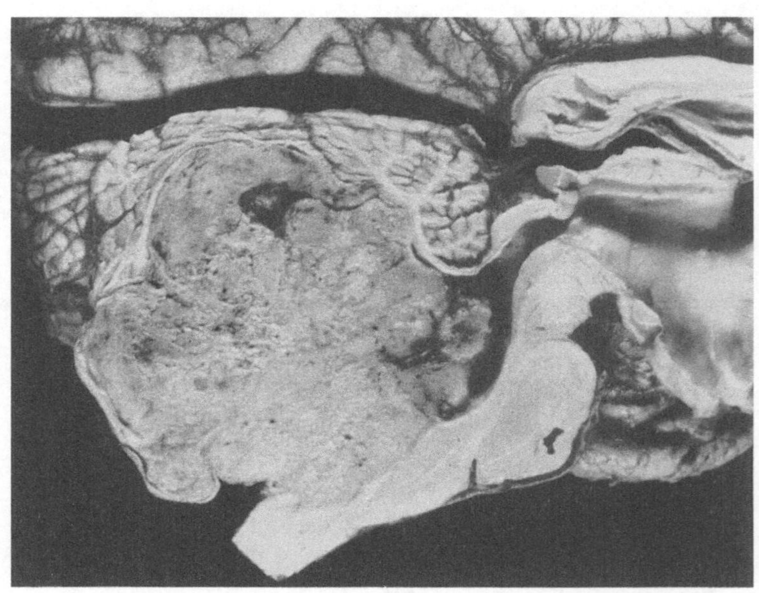

Abb. 215. Großes ependymomartiges Gewächs des 4. Ventrikels, das sich fest mit dem Boden verzahnt hat und an manchen Stellen das Ependym durchbrochen hat (s. Abb. 227a, b, 237b., Fall 300).

Friedmann und Scheinkers (1934). Eine Rarität sind die Ependymome wohl im Aquädukt. Ein ausgezeichnetes Beispiel gibt Gagels (1938) Abb. 36 und McLeans (1936) Abb. 38.

5. *Rückenmark und Filum terminale.* Im Rückenmark liegen die Ependymome gewöhnlich mehr dorsal und zwischen den Hintersträngen und erstrecken sich dabei stiftförmig über mehrere Segmente. Sie sind makroskopisch von den übrigen Stiftgliomen am ehesten durch ihre dunkelrötliche Farbe (vermehrte Durchblutung) zu unterscheiden. Ihre „Cyste" (s. die Großhirnhemisphären-Ependymome) ist quasi die oft in den Segmenten darüber oder darunter gelegene sog. „Syringomyelie".

6. Die *Ependymome des Filum terminale* waren neben anderen häufig als „Middeldorf-Tumoren" beschrieben worden. Zum ersten Male wurden sie von Mallory (1902) und von Saxer (1902), dann ausführlich von Kernohan und Kernohan (1937) und später von Foerster und Gagel (1936) als Ependymom des Filum terminale beschrieben (3 von 13 Fällen von Caudatumoren). Es handelte sich um sehr große — viele Zentimeter lange — Tumoren von zottigem Bau, die histologisch dem von Kernohan (1937) beschriebenen *myxo-papillären* Typ entsprachen. Sie bevorzugen das Conusgebiet bzw. die Höhe der unteren Lumbal- bzw. oberen Sacralwirbel und hängen gewöhnlich mit dem Filum zusammen. Sie erreichen hier erstaunliche Längen (9—11 cm) und fallen durch ihr schwammiges Aussehen und den papillären Bau auf. Sie sind von Arachnoidea über-

zogen [im Schrifttum besonders Foerster-Gagel (1936), Abb. 4, 10]. Auch Lüthy und Irsigler (1952) berichteten über 13 Caudatumoren, von denen 9 zur engeren Gruppe der Ependymome des Filum terminale gehörten (175 spinale Tumoren). (In der Mayo-Klinik 6% der spinalen Tumoren, bei den beiden zitierten Verfassern etwa 5,2%.)

Geschlechtsprädilektion. Von der Gesamtzahl der Ependymome wurden 94 bei Männern, 90 bei Frauen beobachtet. Bei Elvidge und Mitarbeitern (1935) waren 6 Patienten mit Ependymomen männlich und 13 weiblich, bei Baker (1943) 8 Patienten weiblich und 16 männlich; bei List (1933) überwogen bei den Patienten mit Ependymomen des 4. Ventrikels die Männer mit 2:1; bei Svien (1953) hingegen waren 45,2% der ganzen Patientenserie weiblich, 54,8% männlich, was etwa der Gesamtverteilung der Geschlechter bei den intrakraniellen Tumoren entspricht.

Ausgangspunkt. Die Ependymome sind eine der Gliomarten, bei denen der Ausgangspunkt bekannt ist. Die Ableitung vom Ependym gilt heute als gegeben, was zum erstenmal von Muthmann-Sauerbeck (1903) an Serienschnitten eines Ependymoms im 4. Ventrikel wahrscheinlich gemacht werden konnte. Ependymome kommen wohl ohne direkte Beziehung zum Ependym überhaupt nicht vor. Besonders bei Ependymomen des Rückenmarks läßt sich die Beziehung und möglicherweise sogar der Übergang ins Ependym des Zentralkanals nachweisen. Rauch (1943) ver-

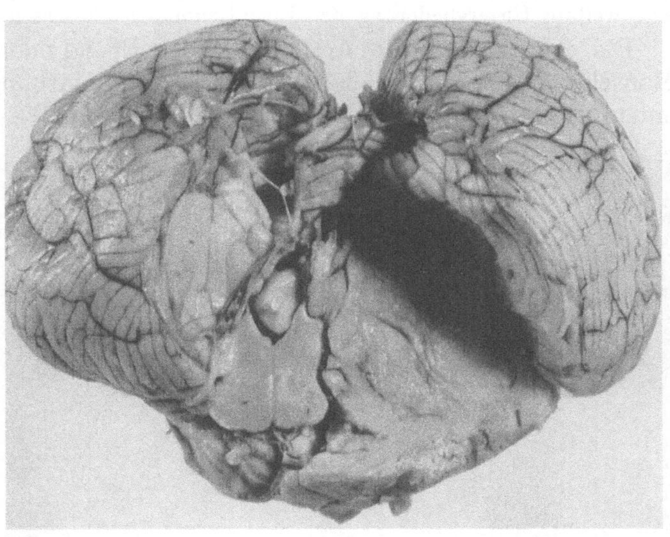

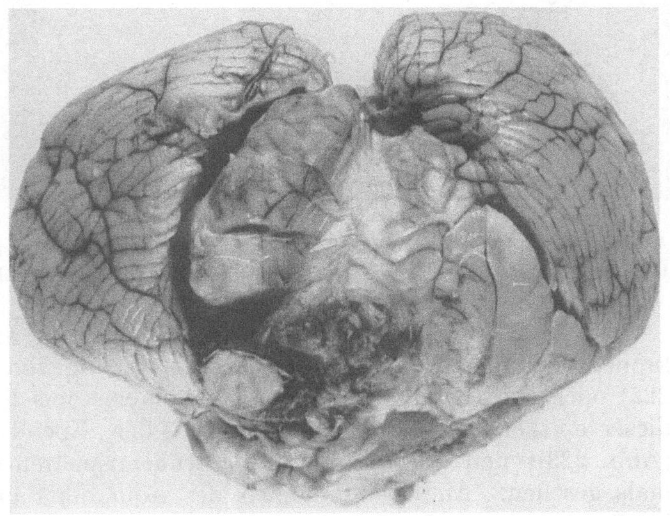

Abb. 216. Primäres Ependymom des Recessus lateralis (Brückenwinkel), das nur mit einem kleinen Zapfen in den 4. Ventrikel reicht. Die Cisterna magna ist ganz mit Geschwulstmassen ausgefüllt und auf ein Vielfaches erweitert (Fall 860).

tritt auf Grund einer Beobachtung den Standpunkt, daß das Ependymepithel des Erwachsenen keine blastomatöse Wucherungsfähigkeit mehr besitze und daß die Ependymome von der subependymären Glia ausgehen. Allerdings scheint die blastomatöse Natur seiner „Tumoren" nicht gesichert. Keinesfalls aber handelte es sich um ein Ependymom.

Feingewebsbau, Architektur und Zellreichtum. Unter den Ependymomen gibt es, wie oben bereits erwähnt — und wie früher auch in der Namengebung zum Ausdruck gebracht wurde — zwei verschiedene Formen der Architektur, eine mehr *kompakte* Lagerung der Zellen nach Art eines *Mosaiks* und eine mehr *epitheliale* Anordnung in Zellbalken meist entlang den Gefäßen.

Diese Gefäße geben den zellreichen Ependymomen die Gliederung (Abb. 221). Sie sind meist gleichmäßig in ruhiger Lagerung auf die Geschwulst verteilt (Abb. 223a) und bilden bei der kompakten

Form einen kahlen Gefäßbaum (Abb. 228a), während sie bei der epithelialen Form ein dichtes Netzwerk mit zahlreichen fein verzweigten Capillaren bilden (Abb. 228b). Der Gefäßreichtum ist so verschieden, daß man vergleichsweise sagen möchte, bei dem einen säßen dichte Zellhaufen „muffartig" den Ästen auf, bei den anderen würden eher die Zellbalken allseits von Gefäßen eingescheidet. Da aber diese verschiedenen Architekturen keinerlei biologische Bedeutung haben, verzichte ich im folgenden auf eine weitere Untergliederung der Ependymome nach diesen Kennzeichen.

Die charakteristische Architektur der Ependymome entsteht durch die kernfreien Manschetten um die Gefäße, wodurch bei Anilinfärbungen ein „geschecktes" Gesamtbild entsteht („wie bei einem Leopardenfell", Abb. 221). Diese „kernfreien Höfe" um die Gefäße sind eins der wichtigsten Merkmale für die Erkennung (Abb. 223a, b).

Bei den Ependymomen ist die *Zellzahl* im allgemeinen groß, die Zellform ist isomorph, daraus erklärt sich die früher häufige Fehldeutung als Sarkome (Angiosarkome). Die Zellen liegen entweder mosaikartig dicht gepackt beieinander (Abbildung 223a, b) oder in Balken entlang den Gefäßen (Abbildung 224c, d). Eine letzte Form der Zellagerung ist die in epithelialen Bändern um ein echtes Lumen (Abb. 223d). Dadurch entstehen die sog. echten „Rosetten" (Abb. 231a). Diese Zellen haben dann meist noch eine Cuticula, oft auch Cilien und immer Basalkörperchen (Blepharoblasten). Sie sind nicht zu verwechseln mit den „Strahlenkronen"-Bildungen, d. h. der radiären Lagerung von Zellen um ein Gefäß (Abb. 224d, 225) oder den Pseudorosetten des Medulloblastoms (s. S. 124). Ich fand die Beteiligung dieser epithelialen Bildungen vom Typus der „Ependymschläuche" sehr verschieden oft (Abb. 223d und 231b). Bei Großhirnhemisphären-Ependymomen habe ich sie niemals gesehen. An Ependymomen des Aquädukts und Rückenmarks waren sie recht häufig, bei denen des 4. Ventrikels im ganzen doch selten (Abb. 223d, 231a). (Zahlreich allerdings im Falle E 543, einer 8jährigen Patientin mit Ependymom im 4. Ventrikel, s. Abb. 231b.)

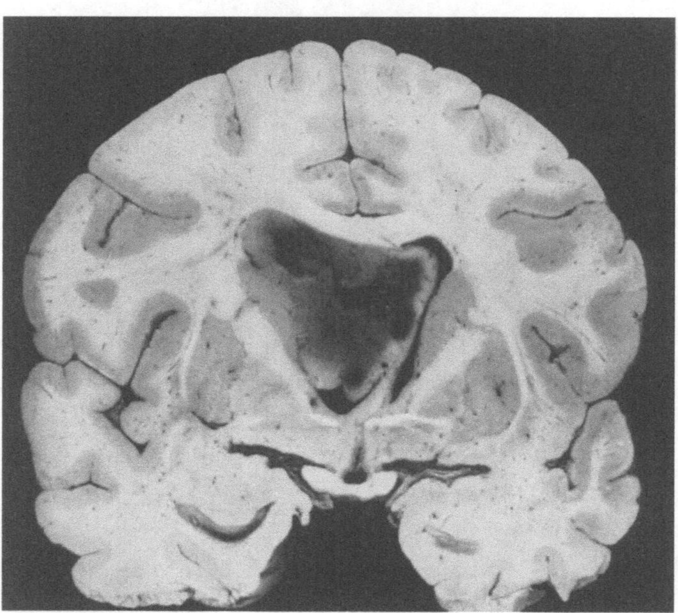

Abb. 217. Ependymom der linken Seitenkammer am Foramen Monroi. Verschiebung des Septums nach rechts mit relativer Blockade auch des rechten Foramen Monroi (Fall 5166).

Geschwulstzellen. Die Zellen haben beim Ependymom ovale oder rundliche Kerne mit deutlicher Kernmembran und einem dichten Chromatinnetz (Abb. 223a—c). Sie sind bei den beiden Unterarten verschieden, entweder mehr polygonal oder länglich pfeilerzellartig mit kurzem gedrungenen Fortsatz (Abb. 224). Bei beiden lassen sich mit Silbercarbonat oder Phosphorwolframsäure-Hämatoxylin, häufig auch mit Goldsublimat (Abb. 225), Fortsätze darstellen, die in der Nähe der Gefäße radiär auf diese zulaufen und an diesen mit einer Art von Gefäßfuß (Abb. 225) ansetzen. Die breiten gedrungenen Fortsätze mancher Tumoren stellen sich bereits mit HE-Färbungen dar (Abb. 224c). Die kernfreie Manschette um die Gefäße wird dabei radiär von den Zellfortsätzen durchzogen, wodurch sich bei geeigneter Schnittrichtung das Bild der „Strahlenkrone" oder „Strahlensonne" darstellt (Abb. 225). Werden derartige Strukturen längs getroffen, so ergibt sich eine „pfeilerzellartige" Lagerung (Abb. 224c). Das Cytoplasma ist bei den beiden Formen verschieden reichlich, hebt sich aber sehr wenig ab, es wird eigentlich nur bei den

Formen mit Pfeilerzellen wirklich deutlich. Auch gewisse Metallimprägnationen lassen die Umrisse der Zellen in einer Art von mosaikartiger Lagerung erscheinen.

Die Ependymome müssen im Sinne HORTEGAs (1932) als ein „isomorphes" Gliom gelten, die Zellen zeigen meist eine monotone Formengleichheit. Immerhin kommen einzelne Riesenzellen — oft mit hyperchromatischen Kernen — vor. Eine eigentliche „Grundsubstanz" oder „Zwischenzellsubstanz" gibt es nicht.

Mit Goldsublimat stellen sich die Zellen im allgemeinen (mit Ausnahmen Abb. 225d) nur schattenhaft dar. Wohl aber heben sich einzelne Zellen heraus, die man teils als ortsständige Glia, teils als Geschwulstzellen „höherer Entwicklung" auffassen muß (Abbildung 226c, d).

So sah Cox (1937) bei seinen Ependymomen spindelzellige (ependymale) Spongioblasten und eine weitere Entwicklung dieser zu Astrocyten, die sich sämtlich mit Goldsublimat imprägnierten. Solche Beobachtungen scheinen ROUSSY-OBERLING (1931) zur Aufstellung der Unterform der „Ependymgliome" veranlaßt zu haben, an der WERTHEIMER und Mitarbeiter (1950) noch festhalten. Eine eigentliche grobe Gliafaserbildung gibt es aber nicht.

Die Zellen des Ependymoms führen im allgemeinen bei bestimmten Färbungen und Imprägnationen [HEIDENHAINs Hämatoxylin, Phosphorwolframsäure-Hämatoxylin, Äthylviolett-Orange-G und bei HORTEGAs 4. Variante] Basalkörperchen oder Blepharoblasten[1], die als eine Gruppe von 2 bis 6 Körnchen oder Stäbchen mit

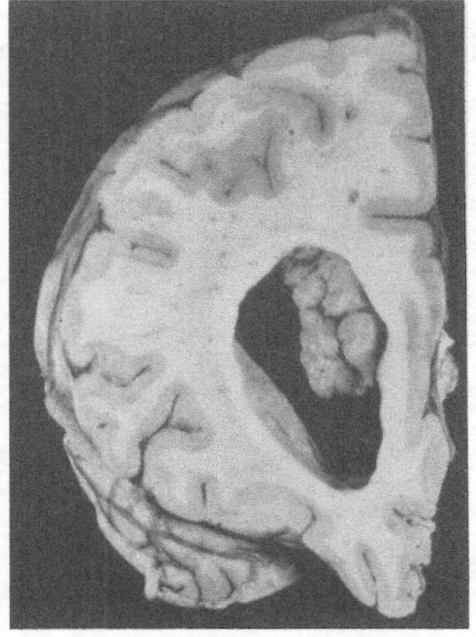

Abb. 218. Ependymom des Foramen Monroi mit Blutungen. Das Septum ist weit auf die Gegenseite verdrängt. Das Foramen Monroi der Herdseite ist verschlossen, das der Gegenseite verengt (Fall 52).

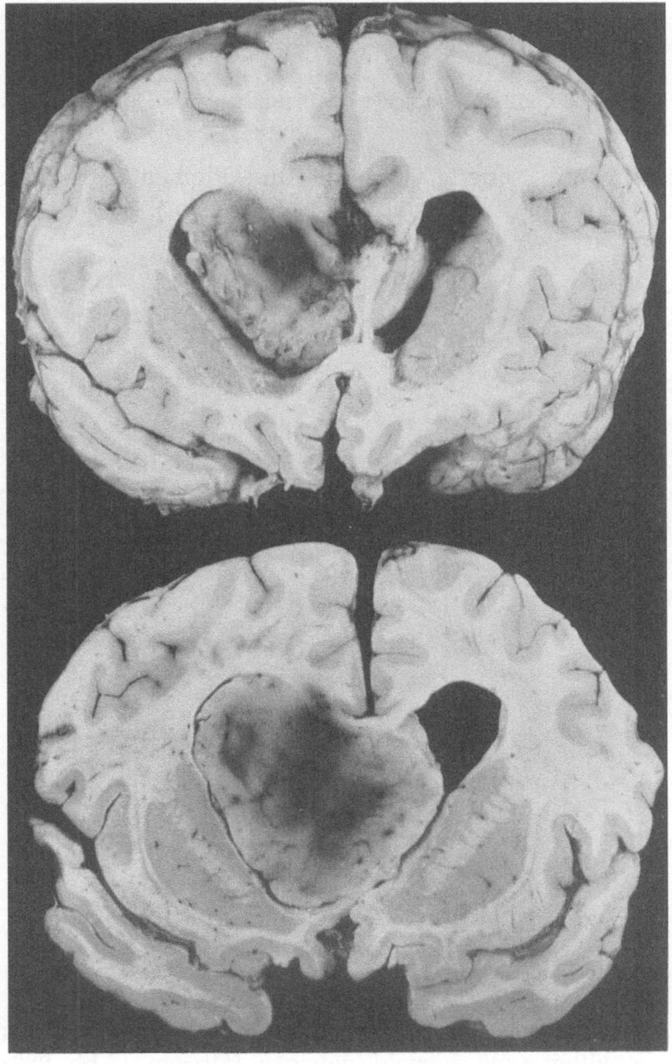

---

[1] Einer der seltenen Fälle, wo die Geschwulstzelle ihren „Ahnenpaß" oder ihre „Visitenkarte" mit sich führt! Siehe auch oben MALLORY (1902). Bereits STORCH (1899) sah Körnchen im Zelleib, ebenso LEWY (1903) in BENDAs Fall „Zentralkörperchen in Doppelstäbchenform"!

hell aufleuchtendem Hof *neben* dem Kern im Zelleib liegen. Die Größenordnung ist
so, daß sie nur bei Ölimmersion erkannt werden können. Vorsicht wegen Verwechslungs-

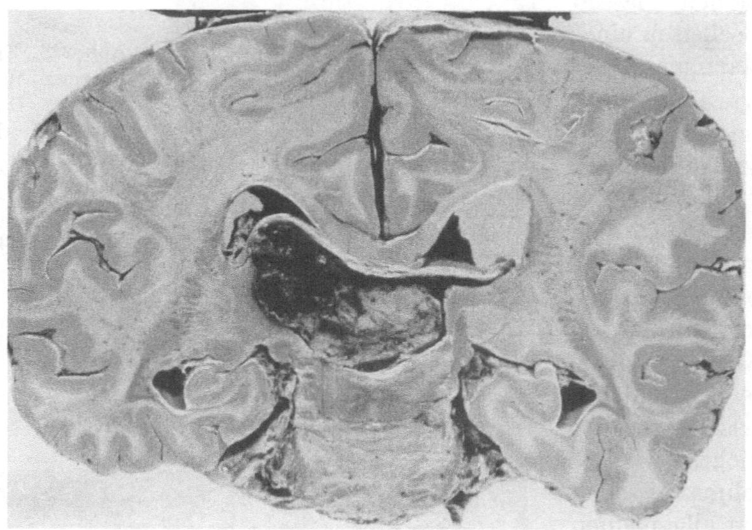

Abb. 219. Kastaniengroßes Ependymom im hinteren Teil des 3. Ventrikels (vgl. Abb. 220).
(Vierhügelgebiet, Fall Hb 553.)

gefahr mit anderen Granula und Pigmenten (Formalinpigment, gelbes Blutpigment,
z. B. auch mit fuchsinophilen Körnchen).

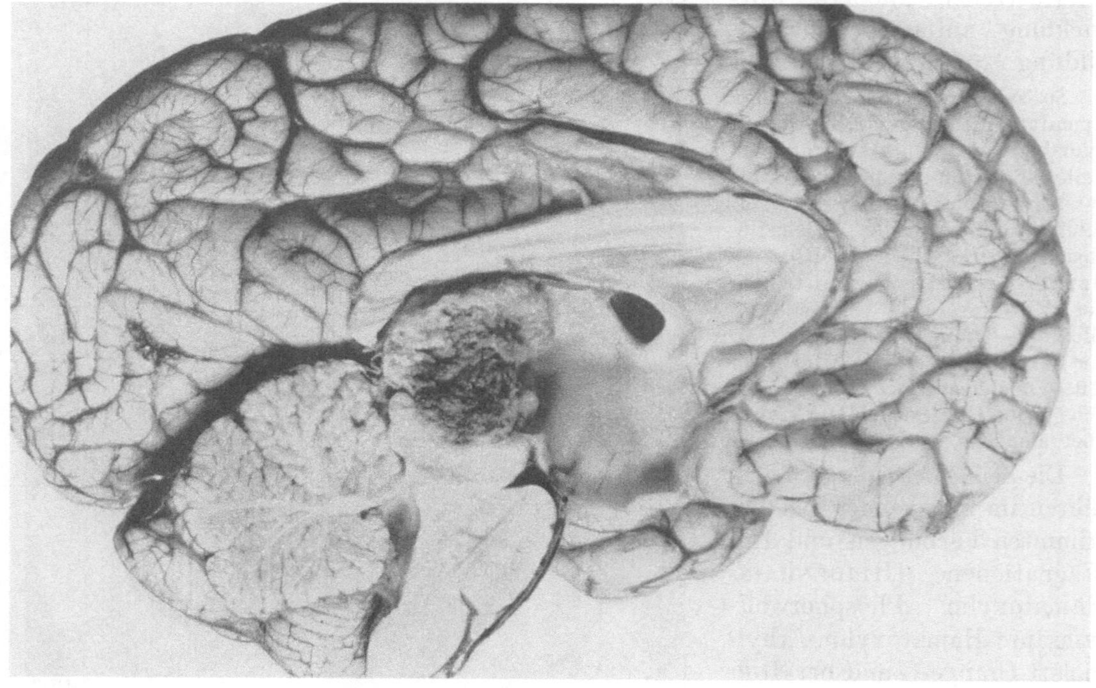

Abb. 220. Typisches Ependymom im hinteren Teil des 3. Ventrikels (Vierhügelgebiet, s. Abb. 219, Fall 932).

Bei den Großhirnformen, die biologisch *nicht* als gutartig gelten können, finden sich
regelmäßig auch normal gebaute Mitosen (Abb. 223c), bei den übrigen Formen sind
Mitosen eine Seltenheit. Das entspricht ihrem gutartigen biologischen Verhalten.

Wachstum. Die Ependymome wachsen im allgemeinen rein verdrängend (Abb. 205
bis 207, 210, 221). Einzig in den Randzonen können einzelne Gewächse sich mit kleinen

Papillen gegen das Hirngewebe vorschieben (Abb. 224a, b). In diesen Fällen wird diese Art des Wachstums mit einer Makrogliose beantwortet (Abb. 227c, 224b). In einem

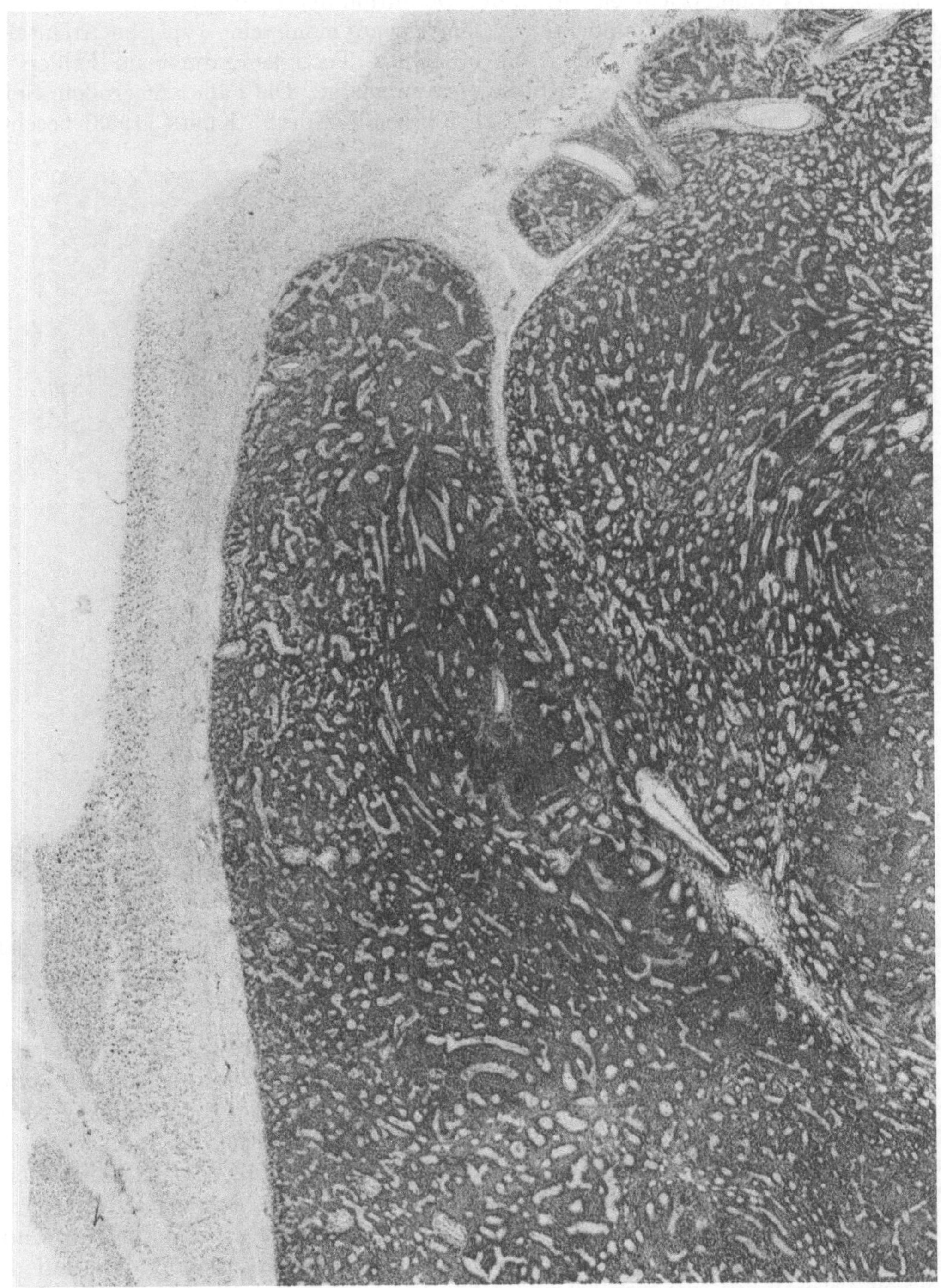

Abb. 221. Typische Architektur eines Ependymoms. Die zahlreichen Gefäße mit den kernfreien Manschetten geben der Geschwulst das eigenartig gefleckte Aussehen. Man erkennt deutlich das verdrängende Wachstum gegen die Hirnrinde. (Fall 264, Vergr. 14,5fach, NISSL-Färbung.)

Ependymom fand ich in der Tiefe sichere Ganglienzellen (Abb. 226a). Das benachbarte Gewebe reagiert kaum mit Atrophie, im Gegenteil, es ist auffällig, wie gut die Hirnwindungen über einem Großhirnhemisphären-Ependymom erhalten bleiben (Abb. 221).

Die weichen Häute werden im allgemeinen als Grenze respektiert. Bei den Ependymomen des Filum terminale haben BENEDEK und JUBA (1941) angeblich invasive (?) Eigenschaften gesehen (Einwachsen in die Dura, Wachstum entlang dem Spatium intervertebrale). Das widerspricht eigentlich der Definition der Ependymome.

Gefäße — Stroma. Die Gefäße geben dem Ependymom seine typische Architektur und verleihen ihm anscheinend auch die erhebliche Festigkeit, die beim Fehlen von Gliafasern und bei dem großen Zellreichtum erstaunlich ist. Die Fälle mit großem Gefäßreichtum (z. B. Fall 230 Abb. 222) sind daher besonders derb. KLEIN (1953) beschrieb

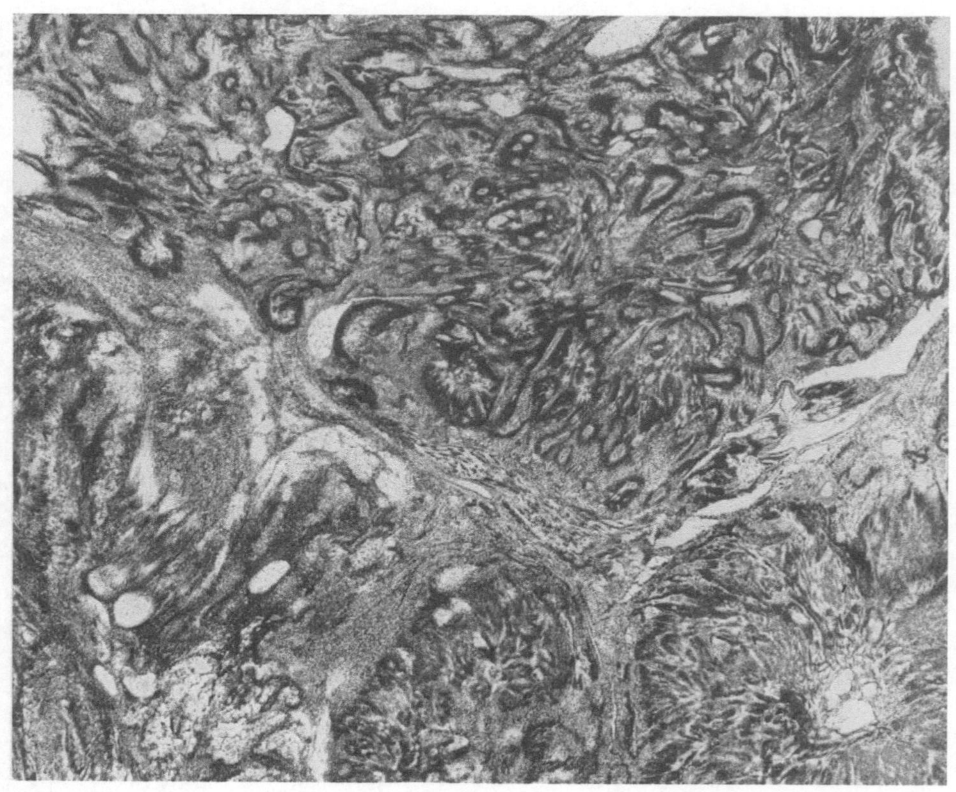

Abb. 222. Ausgesprochen unruhiges Bild eines gefäßreichen Ependymoms. Man erkennt auch hier die zahlreichen Gefäße mit den kernfreien Manschetten. Da diese aber sehr zahlreich sind und zwischen zwei Gefäßen oft nur wenige Lagen Geschwulstzellen liegen, wird die Architektur besonders unruhig (Sitz: Großhirnhemisphäre). (Fall 239.)

— eine Rarität — ein kirschgroßes Ependymom des unteren Brustmarks, bei dem eine sehr gefäßreiche Zone im Zentrum lag, die er für einen hämangioblastomatösen Bestandteil ansah. Er zitiert einen gleichen Befund von VRAA-JENSEN. Die reichliche Gefäßversorgung erklärt sich aus dem großen Zellreichtum. Die Ernährungsfunktion der Gefäße ist durch Wucherungserscheinungen in ihrem Lumen sehr gefährdet. Solche Proliferationen sieht man bei den meisten Formen z. B. als beetartige Wucherungen mit Mitosen (im Fall 71), wo sie sich bis zum Verschluß des Lumens (Abb. 228c, d) unter Umständen mit folgender Rekanalisation steigern können. Möglicherweise entsteht diese auf dem Boden von Thrombosen, die man sehr häufig in frischem Zustand sieht. In SEIFFARTHs (1948) Abbildung vermag ich einen überzeugenden „Querschnitt eines Nerven" in der Wucherung im Gefäßlumen nicht zu erkennen. Mir scheint, daß es sich hier eher um die typische Endothelwucherung handelt, wie sie (s. auch Abb. 228c, d) eben beschrieben wurde.

Die dem Gefäßverschluß folgende Minderung der Blutversorgung erklärt die erheblichen Untergangserscheinungen wie Nekrose und Cystenbildung, zumal sich direkt um die Gefäße noch sehr lange Geschwulstzellkränze erhalten, die mit einer Minimal-durchblutung auskommen. Die Gefäße haben gewöhnlich etwas über Capillargröße (Abb. 223a, b), nur im Fall der Wucherung sind sie erheblich vergrößert (Abb. 228c, d). Ihre Innenwand besteht aus einem einfachen Endothel, in den wenigen sie umgebenden

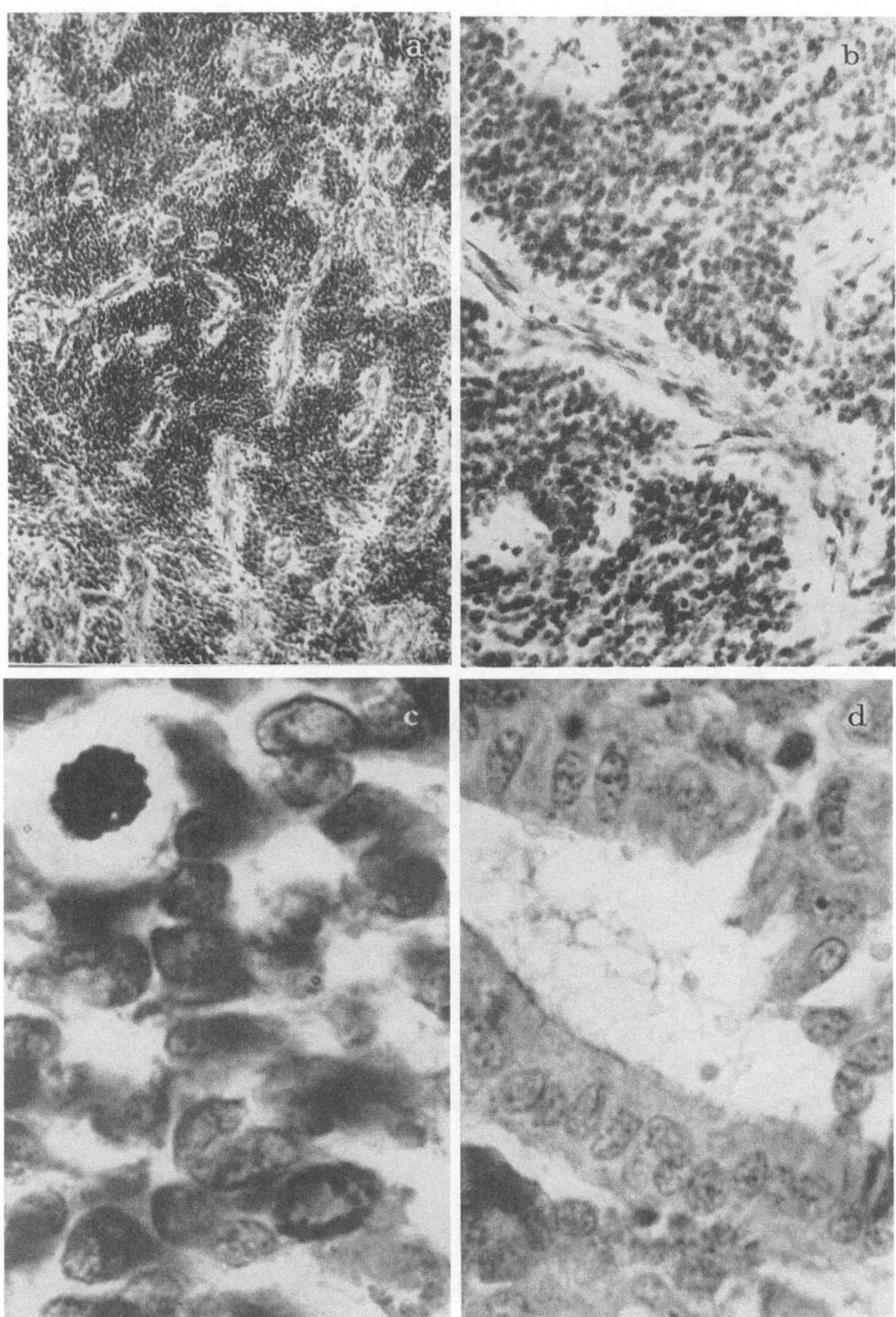

Abb. 223a—d.

a Übersichtsbild eines Ependymoms: zellreiche Geschwulst, die durch regelmäßig gelagerte Gefäße unterteilt wird. Um die Gefäße liegen kernfreie Manschetten. (Fall 172, Vergr. 64fach, Kresylviolettfärbung.)

b Die gleiche Architektur mit höherer Vergrößerung. (Fall 225, Vergr. 380fach, Kresylviolettfärbung.)

c Vergrößerung von a: Man sieht die chromatinreichen Kerne und eine Mitose. (Vergr. 1400fach.)

d Ependymschläuche in einem Ependymom des 4. Ventrikels. (Fall 953, Vergr. 920fach, HE-Färbung.)

Bindegewebslagen liegen Elastinbrocken, bei größeren Gefäßen Elasticalagen. Die äußeren Wandteile neigen zu hyaliner Verquellung (Abb. 228d). Schreitet diese vorwärts, so kommt

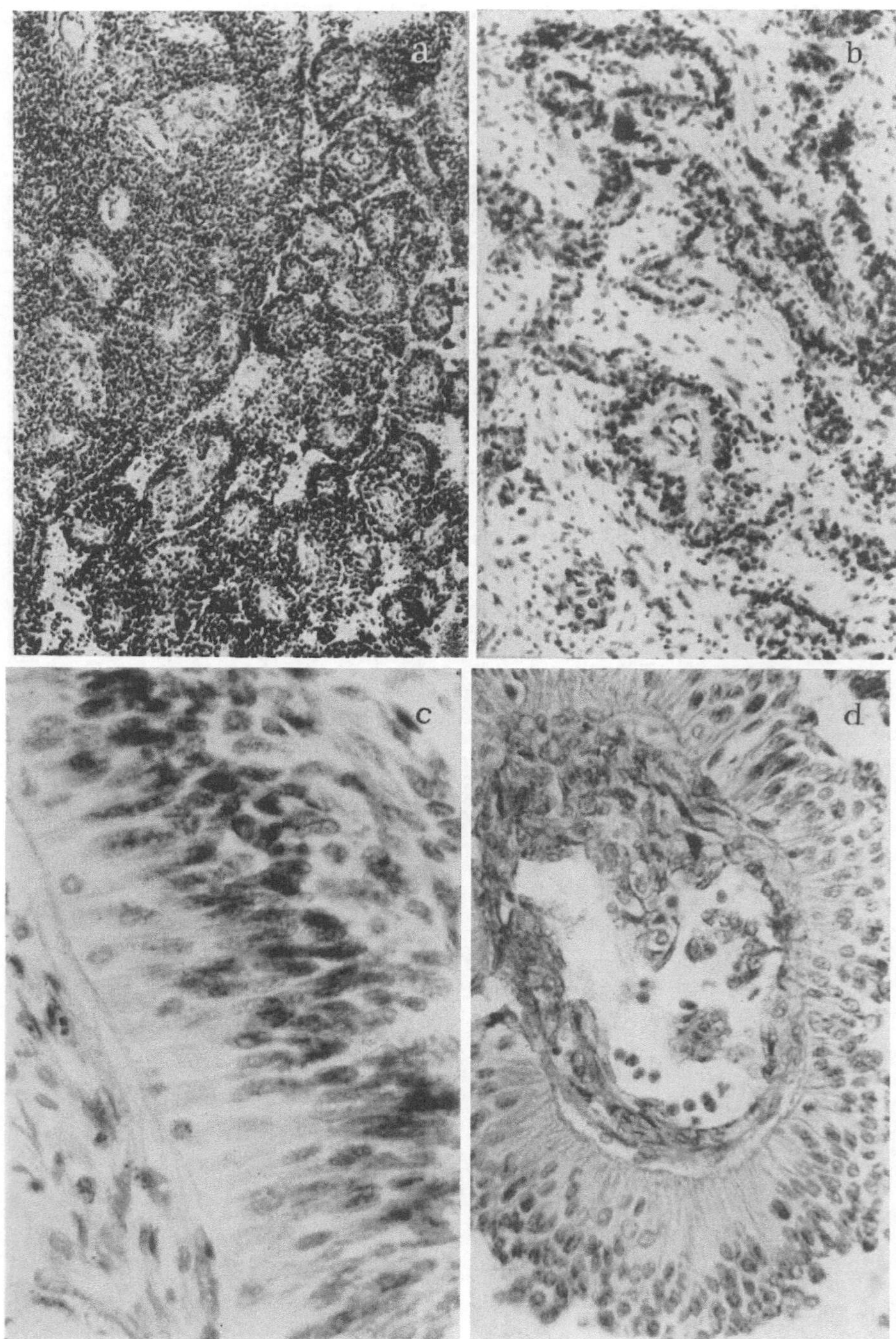

Abb. 224a—d.

a Ausgesprochen papillär wachsendes Ependymom (Randzone eines Großhirnhemisphärentumors). (Fall 252, Vergr. 120fach, Kresylviolettfärbung.)

b Vordringen einzelner Papillen gegen das Hirngewebe in der Randzone. Progressive Reaktion der Makroglia. (Fall 1083, Vergr. 208fach, Nissl-Färbung.)

c Pfeilerzellbildung an der Wand eines Gefäßes. Endothelwucherung im Lumen. (Fall 200, Vergr. 480fach, HE-Färbung.)

d Querschnitt durch eine Papille eines Ependymoms der Großhirnhemisphäre. (Fall 201, Vergr. 640fach, HE-Färbung.)

es neben Atrophie der Geschwulstzellen, von denen nur Manschetten oder Nester stehen bleiben (Abb. 229), zu einer erheblichen Änderung der Architektur. Wir sehen dann breite hyalin verquollene Bänder an Stelle der Capillaren (Abb. 229a, b), zwischen denen streifen- oder nestartig angeordnet Geschwulstzellen liegen (Abb. 229c, d). Gelegentlich

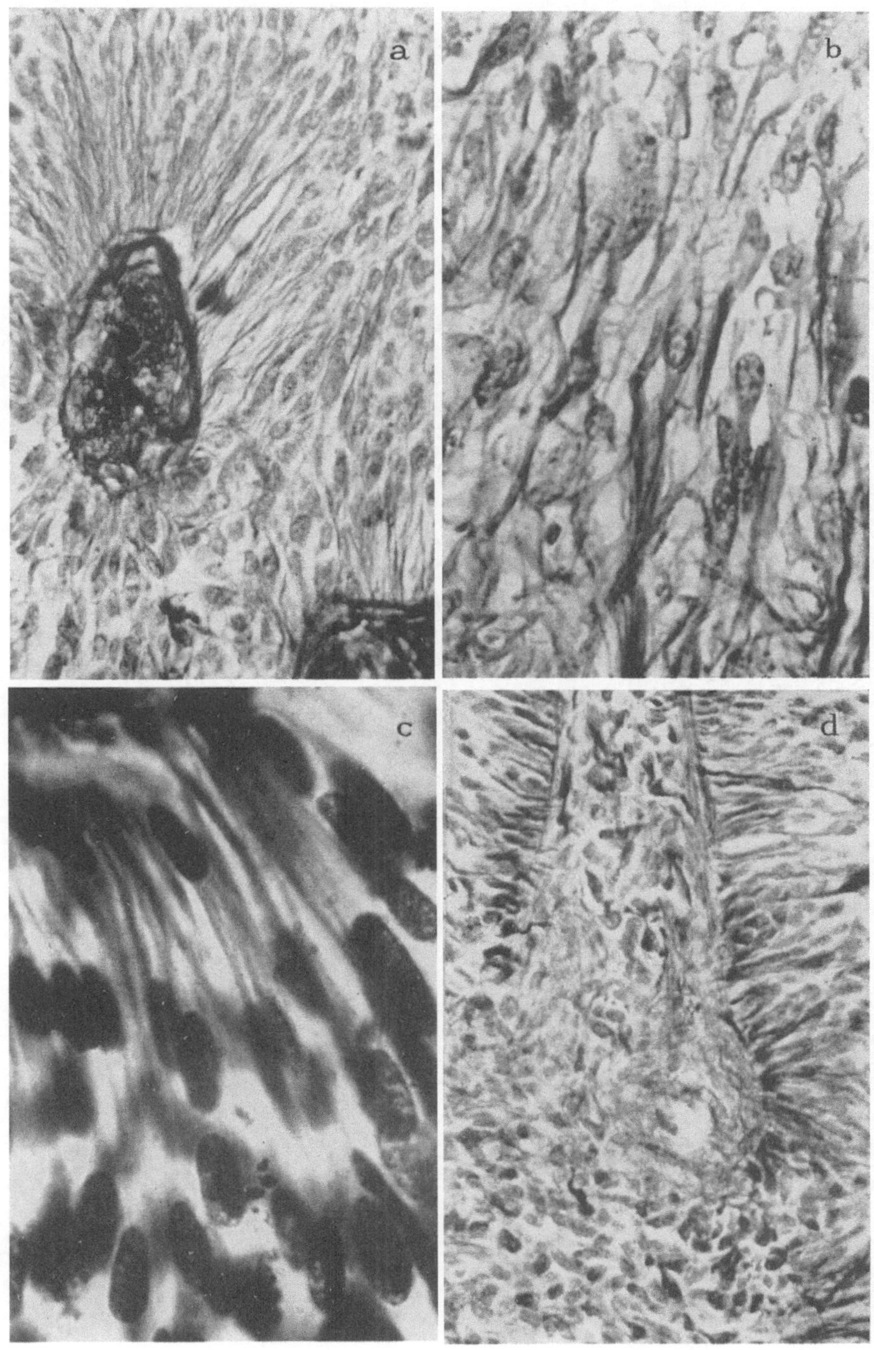

Abb. 225a—d.

a Perivasculäre „Strahlenkronen". (Fall 200, Vergr. 312fach, MALLORY-Färbung.)

b Deutliche Abbildung der Zellfortsätze. (Fall EL, Vergr. 920fach, MALLORY-Färbung.)

c Gefäßfüße im kernfreien perivasculären Raum. (Fall 200, Vergr. 1400fach, MALLORY-Färbung.)

d Die Gefäßfortsätze der Zellen stellen sich im Ependymom oft auch mit Goldsublimat gut dar. (Fall 200, Vergr. 312fach, Goldsublimat.)

zeigen diese die Andeutung von Palisadenstellung. Die Erkennung der Geschwulst ist dann sehr erschwert, das Bild gleicht manchen „Cylindromen" [Abb. 229a—d und GIAM-PALMO (1937) Abb. 1d, 6a]. GIAMPALMO hat hier darauf hingewiesen, daß durch Druck

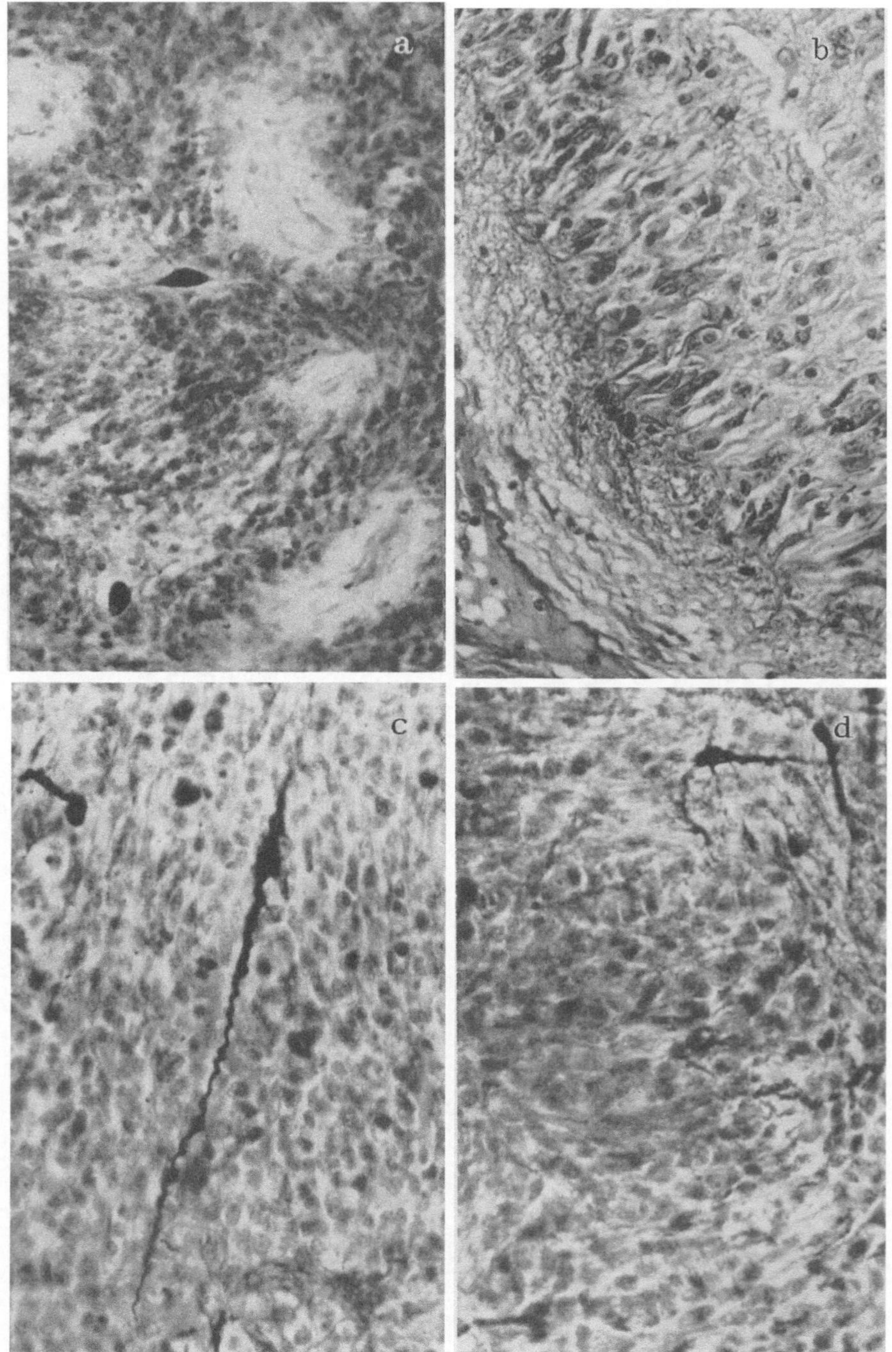

Abb. 226a—d.

a Zwei Ganglienzellen in der Randzone eines typischen Ependymoms. Wahrscheinlich sind sie bei dem papillenförmigen Wachstum der Randzone in die Geschwulst einbezogen worden. (Vergr. 168fach, NISSL-Färbung, Präparat von Prof. HALLERVORDEN.)

b Sehr polymorphe Zellen aus der perivasculären Manschette. (Fall Elli, Vergr. 256fach, MALLORY-Färbung.)

c und d Darstellung spongioplasten- und astroblastenartiger Zellen in einem Ependymom mit Goldsublimat. (c Fall 1012, Vergr. 248fach; d Fall 1012, Vergr. 248fach.)

(besonders am spinalen Geschwulstzapfen der Ependymome des 4. Ventrikels) sich
am Gewebe regressive Vorgänge abspielen können, die zum völligen Verlust der normalen Architektur führen (Abb. 214 unten). — Das Bindegewebe ist normalerweise

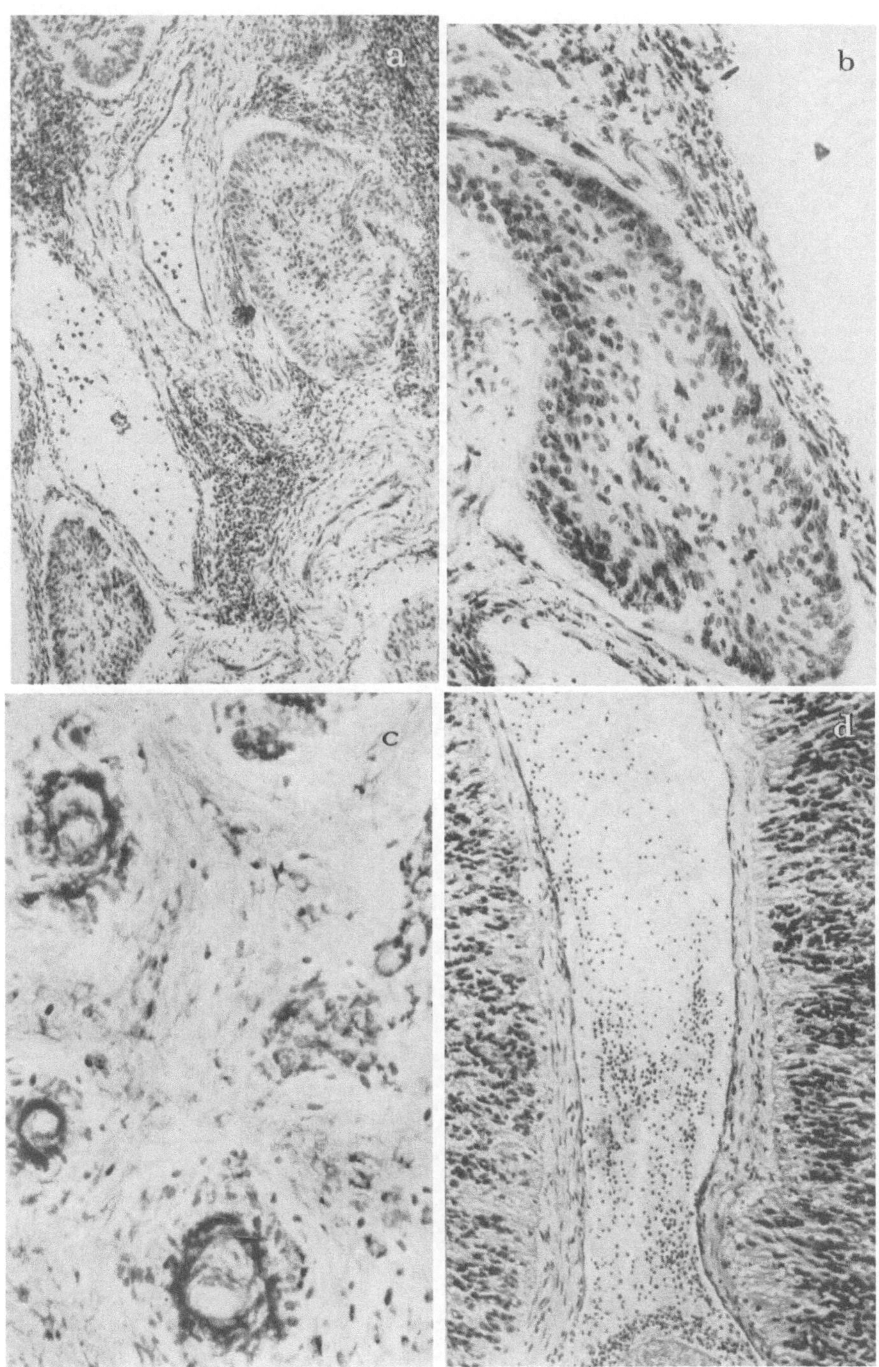

Abb. 227 a—d.

a und b Die Geschwulst hat sich mit einzelnen Geschwulstzapfen in das Gewebe der Medulla oblongata vorgeschoben (s. Abb. 215 und 224a, b). Man erkennt deutlich die epitheliale Randzone dieser Zotten. Frische
postoperative Entzündung. (Fall 300, Vergr. 84- und 92fach, Kresylviolettfärbung.)
c Vorschieben einzelner Papillen in benachbartes Hirngewebe bei einem Großhirnependymom. Man erkennt
eine reaktive Makrogliose. (Fall 1083, Vergr. 224fach, PERDRAU-Imprägnation.)
d „Pfeilerzellbildung" entlang den Gefäßen. (Fall 1117, Vergr. 84fach, HE-Färbung.)

ausschließlich auf die Gefäßwände beschränkt, „freies" Bindegewebe wird nicht angetroffen, außer in Fällen mit maligner Entartung.

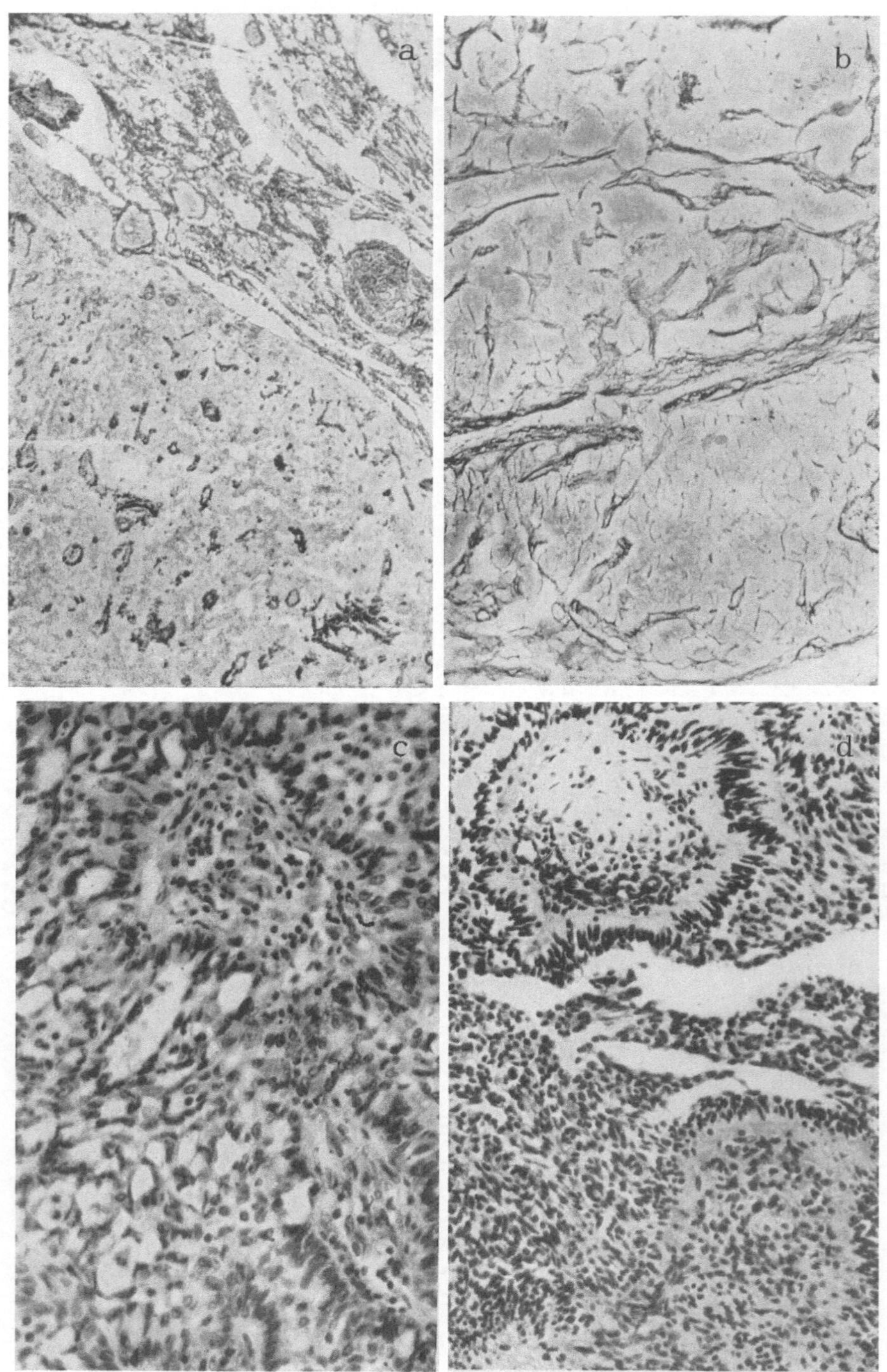

Abb. 228a—d.

a Randzone eines Ependymoms mit einer Art von bindegewebiger Abgrenzung gegen das Hirn. Die Gefäßversorgung ist gering im Vergleich zu b. (Fall 200, Vergr. 86fach, PERDRAU-Imprägnation).

b Reichlicheres Netz von größeren Gefäßen und von Capillaren. (Fall 201, Vergr. 86fach, PERDRAU-Imprägnation.)

c und d Fast vollständiger Verschluß der Gefäßlumina durch Endothelwucherung. Radiäre Lage der Zellen zu den Gefäßen. Netzartige Struktur des dazwischenliegenden Gefäßgewebes mit Beginn des cystischen Zerfalls.

(c Fall Malc., Vergr. 168fach, HE-Färbung; d Fall 200, Vergr. 124fach, NISSL-Färbung.)

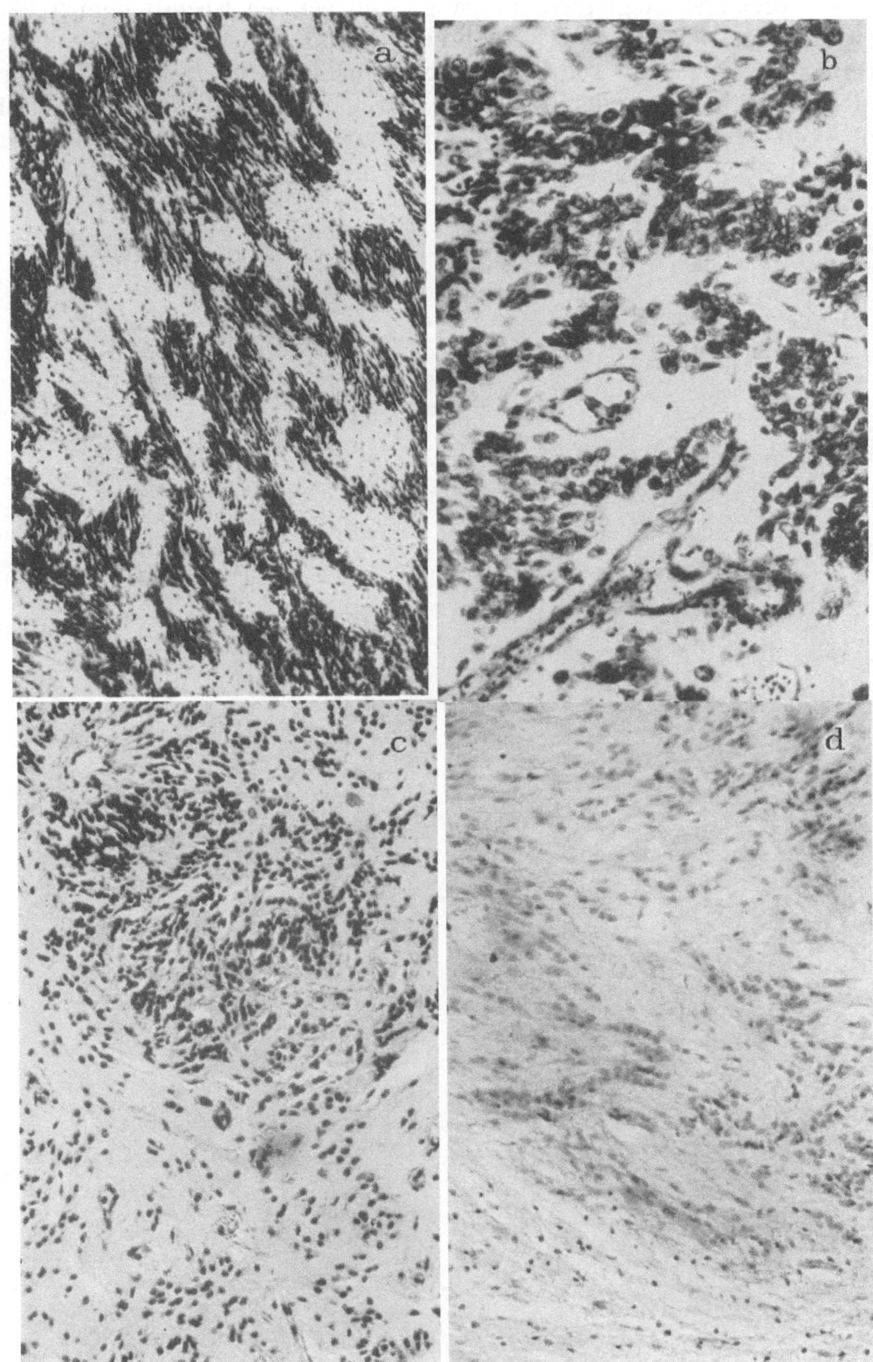

Abb. 229a—d.
Verschiedene Stadien „atrophischer" Veränderungen im Ependymom.
a Deutliche Vergrößerung der perivasculären Zonen. Es entsteht ein „cylindromartiges" Bild. (Fall 205, Vergr. 120fach, Nissl-Färbung.)
b Die typische Architektur des Ependymoms ist kaum mehr zu erkennen. (Fall 1117, Vergr. 200fach, Kresylviolettfärbung.)
c Die Zellverarmung ist weiter fortgeschritten und die Architektur nur noch oben in einer perivasculären Zellverdichtung angedeutet. (Fall 860, Vergr. 154fach, Kresylviolettfärbung.)
d Hochgradige Zellverarmung im intraspinalen Geschwulstzapfen eines Ependymoms des 4. Ventrikels. Man sieht nur noch einzelne Grüppchen oder Bänder von Geschwulstzellen. Schlechte Färbbarkeit des Gewebes. (Fall Hb 4807, Vergr. 154fach, Kresylviolettfärbung.)

Regressive Vorgänge. Regressive Vorgänge sind bei den Ependymomen häufig. Am bekanntesten ist die Neigung zur Cystenbildung (Abb. 206, 213), die besonders bei den Großhirnformen hervorsticht. Die Cysten erreichen hier Kinderfaustgröße. Ihre Wände sind, wie nicht selten bei den anderen Gliomen, durch dichte Gefäßwälle organisiert (Abbildung 230c). Von den supratentoriellen Ependymomen waren z.B. 39,2% cystisch [Svien

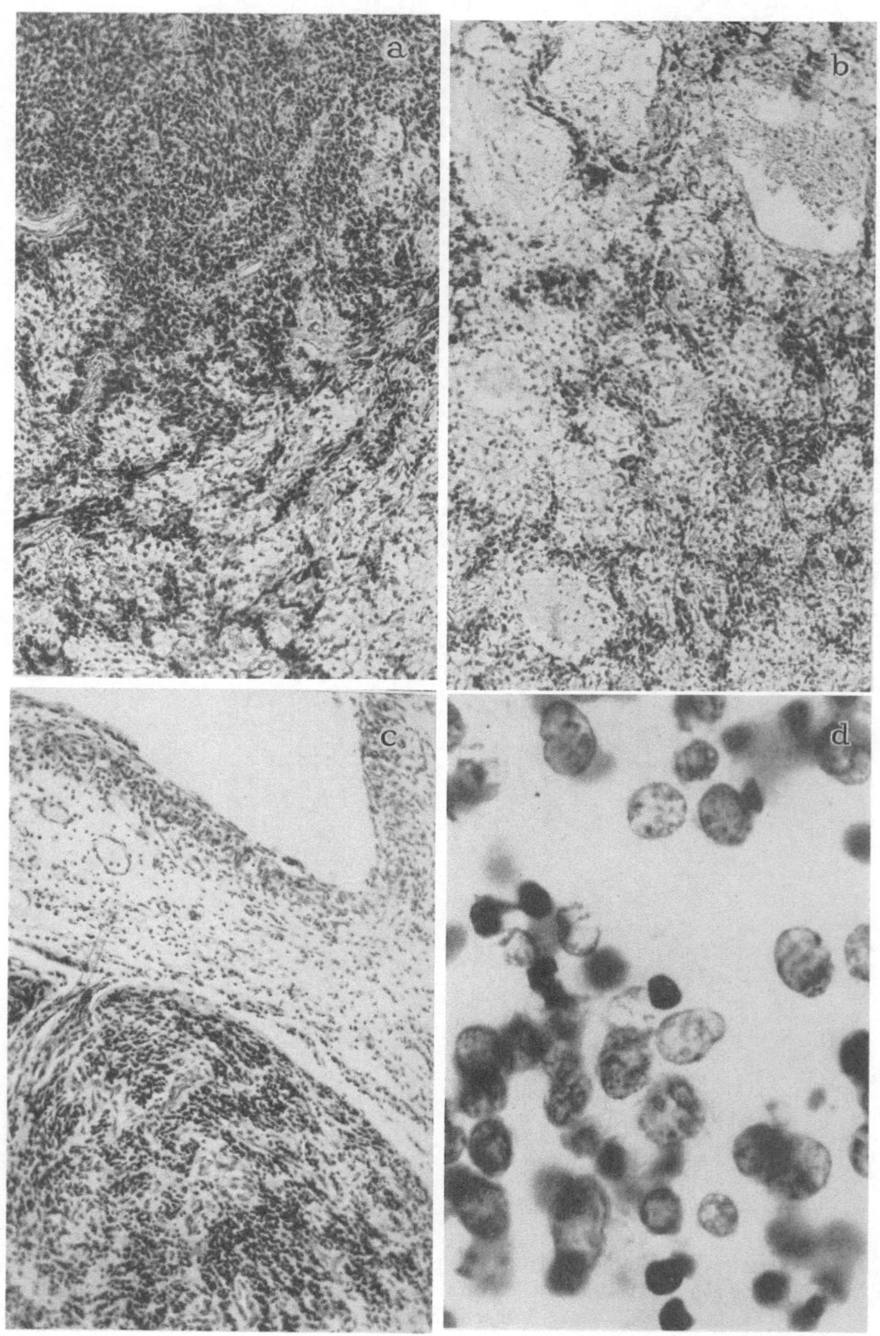

Abb. 230a—d.

a Beginn des cystischen Zerfalls in einem Großhirnependymom. (Fall 201, Vergr. 120fach, HE-Färbung.)
b Der cystische Zerfall ist vollkommen, sonst wie a.
c Die Wand einer großen Cyste im Ependymom (oben) ist durch Gefäßwucherungen versteift. (Fall 201, Vergr. 78fach, Kresylviolettfärbung.)
d Zellen im Punktat eines Ependymoms (s. Abb. 210). (Fall 103, Vergr. 548fach, Kresylviolettfärbung, Präparat von Prof. Ostertag.)

und Mitarbeiter (1953)]. Die Vorstufen liegen in einer Verschleimung bzw. Zellverflüssigung, wobei es wechselweise zur Blähung oder Pyknose des Kerns kommen kann. Die Zellreste liegen dann später als fädiges Material mit eben erkennbarem Kern in den frischgebildeten Cysten (Abb. 230b). Dieser Vorgang einer beginnenden Dissoziation der festen

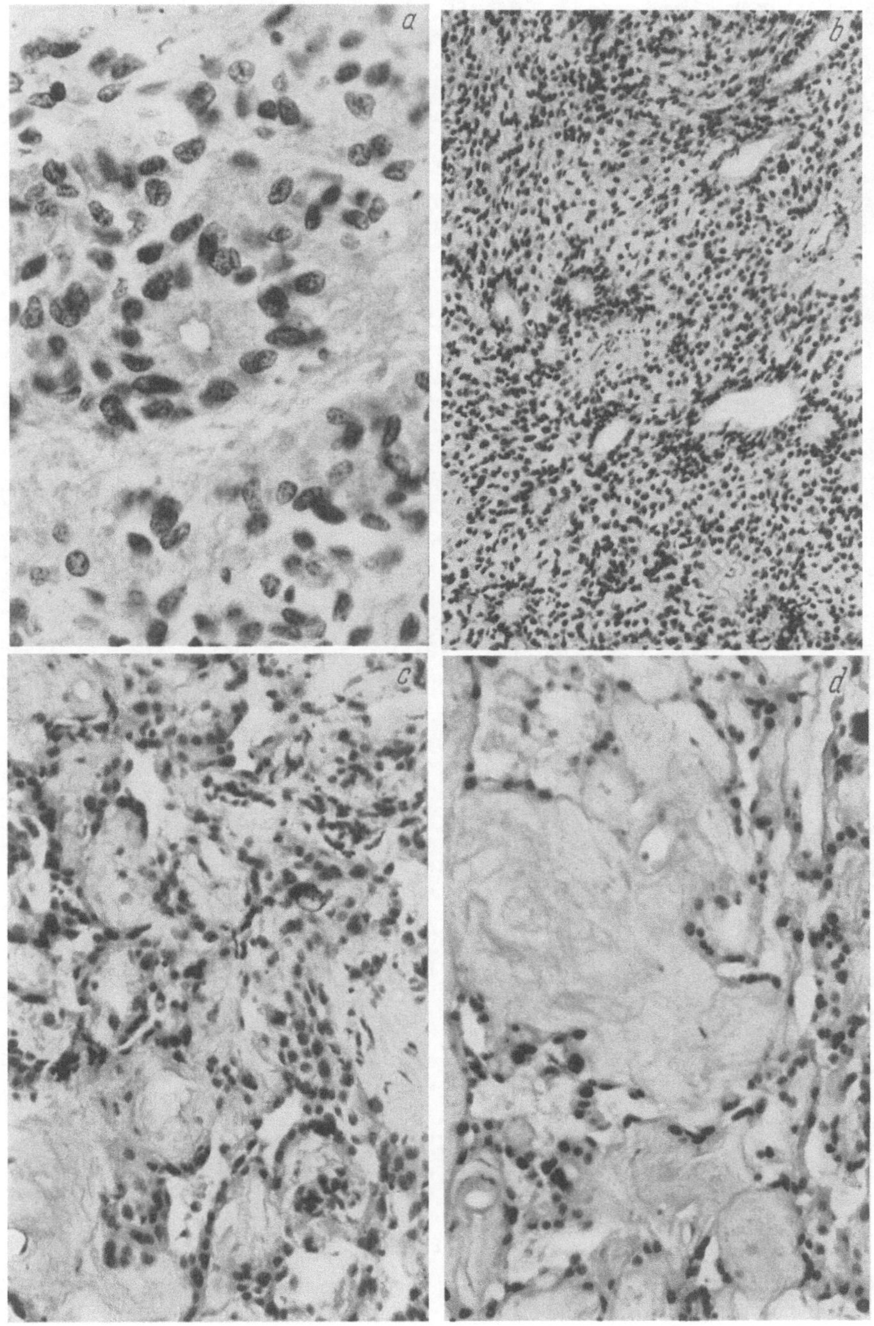

Abb. 231a—d.

a Typische „echte Rosette" in einem Ependymom des 4. Ventrikels. (Fall 5432, Vergr. 272fach, HE-Färbung.)
b Zahlreiche Ependymschläuche und Rosetten in einem Ependymom des 4. Ventrikels. (Fall E 543, Vergr. 136fach, HE-Färbung.)
c Papilläres Ependymom des Filum terminale mit starken regressiven Veränderungen durch Verschleimung und Hyalinisierung. (Fall E 1204, Vergr. 136fach, HE-Färbung.)
d Noch stärker regressiv veränderte Partien von c.

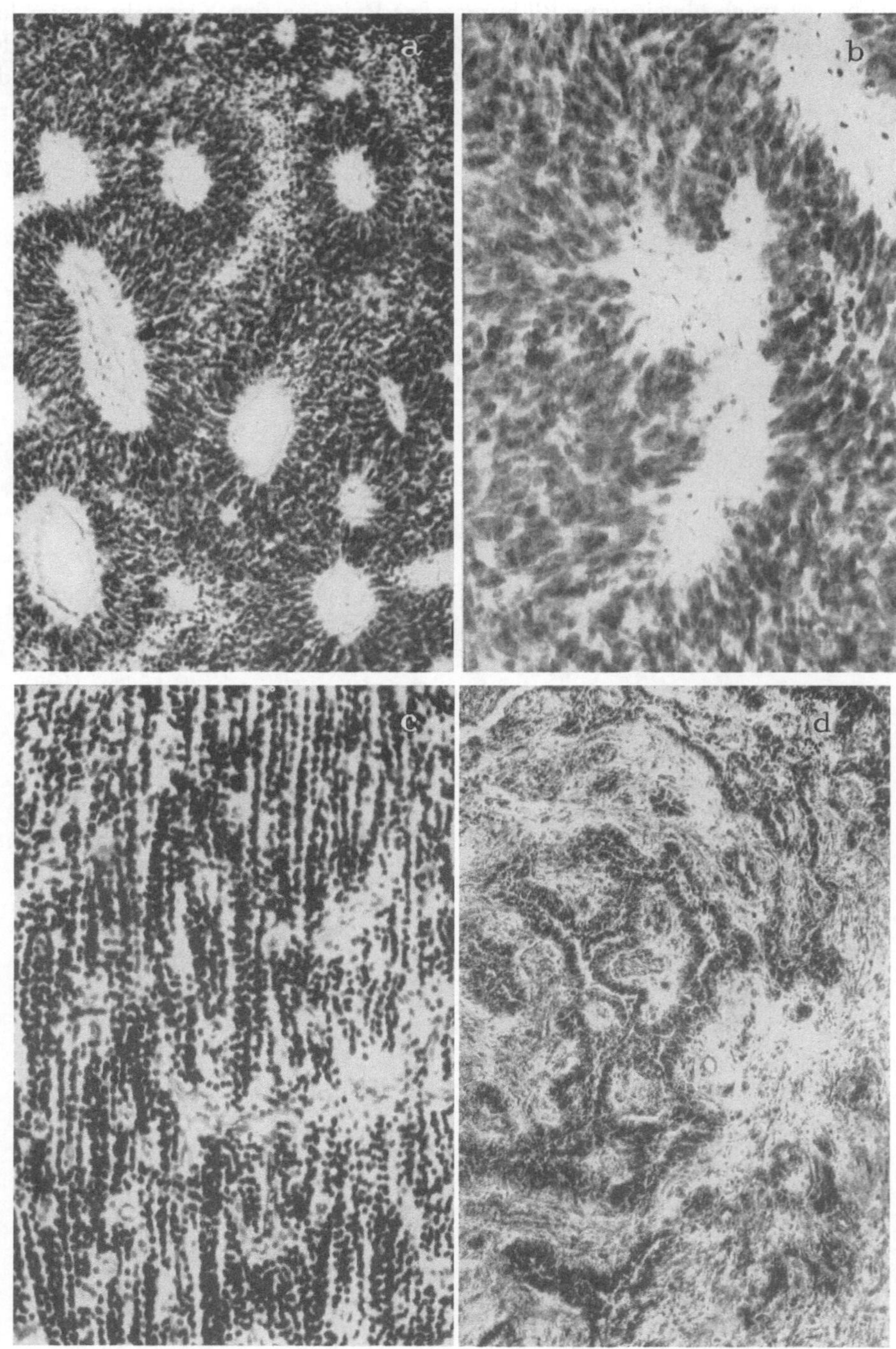

Abb. 232a—d.

a Ependymom des Aquädukts. Die Architektur ist typisch, doch reichen die Kerne bis fast an die Gefäßwände heran. Die Zellen sind radiär um die Gefäße gelagert. (Vergr. 112fach, NISSL-Färbung, Präparat von Prof. GAGEL, s. Abb. 36, 1938.)

b Ependymom des 4. Ventrikels. In den kompakten Partien sieht man eine auffällige Neigung zur Lagerung in Pseudorosetten, die sonst als typisch für das Medulloblastom gilt. (Fall 304. Vergr. 180fach, Kresyl-violettfärbung.)

c Eigenartig reihenförmige Lagerung der Zellen in einem Großhirnependymom. (Fall Frau R., Vergr. 128fach, NISSL-Färbung.)

d Lagerung in Zellbändern, die auf ersten Blick an das „Medulloepitheliom“ der klassischen Beschreibung erinnern. (Fall 201, Vergr. 86fach, Kresylviolettfärbung.)

Zellverbände während der Verschleimung ist es wohl, der bei Paraffineinbettung Architekturen hervorbringt, die einem Oligodendrogliom ähnlich sind (Abb. 228c). KERNOHAN und KERNOHAN hatten 1937 in Ependymomen Architekturen vom Typus der Honigwaben beschrieben, in denen sich die Zellen auch mit Silbercarbonat darstellten. Die Verfasser glaubten, daß es sich um echte Oligodendrogliazellen handelte, und berücksichtigten dieses Vorkommen auch in ihrem Stammbaum der Histogenese (in ihrer Abb. 90). 1952 erwähnte allerdings KERNOHAN bereits, daß zahlreiche Zweifel an der primären Natur dieser Strukturen angemeldet worden seien, so daß man auch eine regressive Entstehung erörtern müsse.

BAILEY, BUCHANAN und BUCY (1939) beschreiben dagegen eine Vacuolisierung von Zellen in einem Ependymom als Folge der Röntgenbestrahlung (s. ihre Abb. 56). Daneben findet man hier auch einzelne Fettkörnchenzellen, wahrscheinlich als Endstadium einer Verfettung der Geschwulstzellen. Sonst findet man Verfettung nur in Anfangsstadien als eine feinstäubige Einlagerung: sie kann sich aber zur massiven Verfettung einzelner Herde oder einer diffusen Verfettung einzelne Zellen steigern.

Einzelne Ependymome neigen zur Verkalkung, die außergewöhnliche starke Grade annehmen kann im Gegensatz zu der Angabe McLEANS (1936), daß die Ependymome praktisch niemals verkalkten! So waren bei LIST (1933) von 23 Fällen 45% röntgenologisch verkalkt, bei FINCHER und COON (1929) 3 von 5 Fällen, bei SVIEN (1953) selbst 39,2% der Großhirnfälle, 25,3% der infratentoriellen Ependymome. Die Tatsache, daß [nach SVIENS Angabe] die supratentoriellen Ependymome sehr viel häufiger verkalken als die infratentoriellen, widerspricht allerdings der Faustregel, daß die verkalkten Tumoren im allgemeinen eher benigne sind. Hier haben gerade die infratentoriellen Ependymome, die seltener verkalken, *keine Mitosen* und können als *benigne* gelten, während die häufiger verkalkenden Großhirnhemisphären-Ependymome regelmäßig Mitosen haben und eher maligne sind. Im eigenen Fall 205 war die Verkalkung im Röntgen„leer"bild sichtbar, und histologisch lagen um jedes Gefäß einige Kalkschollen. Daneben kommt sogar eine massive Kalkknotenbildung vor. Im ganzen ist jedoch die Verkalkung histologisch keineswegs so häufig wie bei den Oligodendrogliomen.

Eine Knochenbildung im Ependymom des 4. Ventrikels beschrieb MACKAY (1935) bei einem $4^1/_2$jährigen Knaben.

Die Zellverarmung durch Druck wurde von GIAMPALMO (1937) beschrieben und geht aus den Abb. 229 und 22a hervor (s. auch S. 314, 334).

Auch die Hyalinisierung des Gefäßbindegewebes und die Folgen für die Architektur wurden bereits beschrieben. Sie war in einem eigenen Fall so hochgradig, daß eine Klassifizierung des Tumors kaum mehr möglich war. Dieser Fall (Nr. 103) wird unten noch näher beschrieben (s. Abb. 210, 230d).

Zu besonders starken regressiven Veränderungen neigen die Ependymome des Filum terminale, bei denen man aber gewöhnlich die Vorgänge noch in den einzelnen Phasen verfolgen kann (Abb. 231c, d). Es kommt offensichtlich zu einer Druckatrophie mit Untergang von Zellen (Abb. 231c) und zu einer mukös-hyalinen Degeneration des Bindegewebes, so daß die papilläre Struktur immer mehr hervortritt (Abb. 231d). Schließlich erkennt man nur noch dicke hyalin-muköse Zotten, die von einem schmalen Zellkranz umgeben sind (Abb. 22b). FOERSTER und GAGEL (1936) haben diese Bilder im einzelnen beschrieben und an schönen Imprägnationen gezeigt.

Als letztes ist die oft großflächige Nekrosebildung (Abb. 205) zu erwähnen, die aber von der im Glioblastom durch die geringe Neigung zum mürbe-zundrigen Zerfall unterschieden ist. Sie ähnelt eher einer käsigen Nekrose, bei der die äußeren Formen lange erhalten bleiben, wahrscheinlich weil die Gefäße nicht zerfallen.

Varianten. Abgesehen von den mehrfach erwähnten Veränderungen durch regressive Vorgänge kommen bei manchen Formen z.B. im 3. Ventrikel[1], im Aquädukt und Rückenmark die sonst hervortretenden kernfreien Höfe weniger zum Ausdruck. Die Kerne liegen vielmehr bis dicht an die Gefäße heran (Abb. 232a). Weiter kommt gelegentlich eine Zellagerung in Pseudorosetten wie in einem Medulloblastom vor (Abb. 232b). Selten ist die Zelle sehr lang ausgezogen: man sieht zigarettenartige Kerne in langen Bändern, die eine angedeutete Palisadenstellung (Abb. 229a) zeigen (Abb. 10a, der eigenen Arbeit 1940).

---

[1] Zu diesen gehört wahrscheinlich der als Neurocytom aufgefaßte Fall von KORBSCH-SZILLY (1939). Sollte es sich übrigens bei dem ebenfalls im 3. Ventrikel gelegenen Gewächs von VONDERAHE und ABRAMS (1934) nicht um ein Kraniopharyngeom gehandelt haben? (s. seine Abb. 4!).

Von hier aus bestehen fließende Übergänge zu gewissen Spongioblastomen des Großhirns, die oben erwähnt wurden (Abb. 78 c). In einem Falle war die Papillenbildung
(Fall 47, die sonst nur in den Randzonen (Abb. 224a) vorkommt, besonders stark. Im Falle

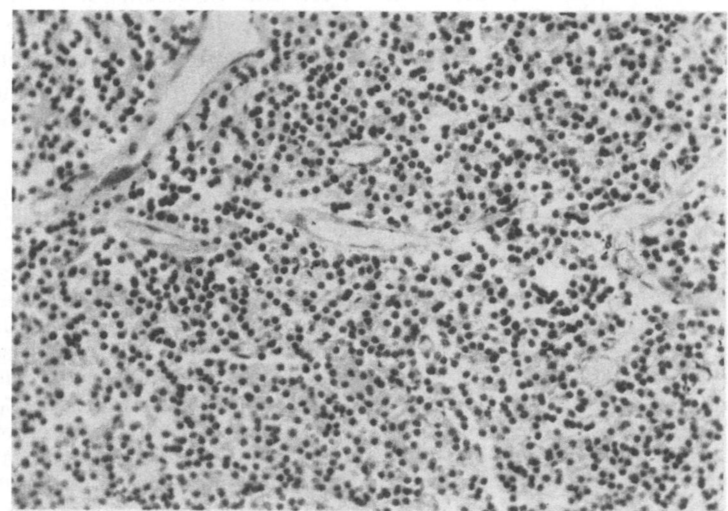

Abb. 233. Sehr typisches Bild eines Ependymoms am Foramen Monroi: die Zellen sind isomorph, großleibig,
haben runde Kerne, liegen gleichmäßig verteilt und bis nahe an die Gefäße heran. Es fehlen die typischen
kernfreien perivasculären Räume. (Fall 52, Vergr. 112fach, Färbung Kresylviolett.)

Nr. 821 eines riesigen Großhirnhemisphären-Ependymoms bei einem 2jährigen Mädchen
war zwar die Grundarchitektur erhalten, doch waren die Zellen sehr großleibig und recht
polymorph. Zahlreiche Mitosen kamen vor, manche Zellen waren mehrkernig. Am Geschwulstrand lag ein unruhig gebauter Herd mit polymorphen Riesenzellen. Auch

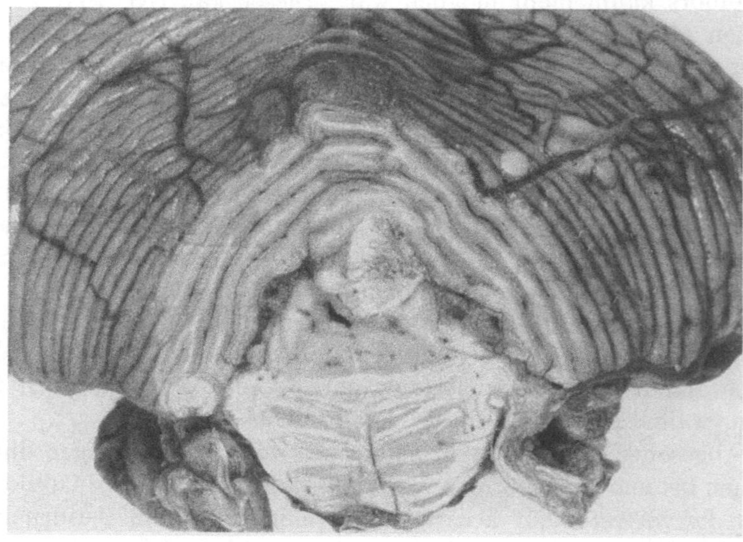

Abb. 234. Nußgroße Metastase oberhalb des Vierhügelgebietes mit Verlagerung des Aquädukts. Zuckergußartige Metastasen an der Kleinhirnoberfläche (s. Abb. 209, 211, 235, Fall 200).

hatte das Gewächs in den Liquorraum metastasiert. — Weiter ist das Ependymom des
Foramen Monroi (in der Seitenkammer) abweichend gebaut. Die Zellen sind isomorph
und oft recht großleibig, aber es fehlt die typische Gefäßarchitektur mit den kernfreien
Räumen um die Gefäße. Die Zellen liegen vielmehr bis dicht an die Capillaren heran

[s. Abb. 233 und Zülch und Schmid (1955)]. Diese Tumoren werden häufig als Oligodendrogliome (s. Abb. 105b) fehlgedeutet.

Metastase und Rezidiv. In den nicht operierten Fällen von Ependymomen findet man Metastasen auf dem Liquorwege nur als Ausnahmen (Fall 821, Abb. 237d). Bei dem 15jährigen Patienten mit einem occipitalen Ependymom (Nr. 1548) bestand z. B. eine Metastasierung aufs Ependym und in die weichen Häute des Unterhorns. Anders nach Operation, wo es im Falle 200 eines 9jährigen Jungen nach einer Occipitallappenresektion mit anscheinend totaler Entfernung eines großcystischen Ependymoms (Abb. 211 und S. 299ff.) zu einer Totalmetastasierung der Geschwulst über das ganze Ventrikelsystem und in die äußeren Liquorräume kam (Abb. 234, 235). Das Ependym war überall mit einer kleinknotigen Aussaat von Geschwulstteilen von Hirsekorngröße überzogen (Abbildung 236b). In den weichen Häuten, besonders der basalen Cisternen und der Cisterna

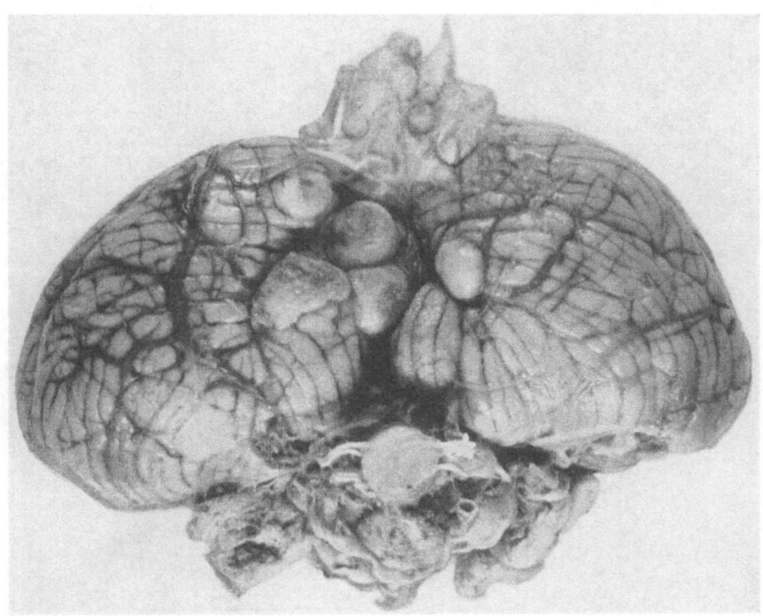

Abb. 235. Grobknotige Geschwulstaussaat eines Großhirnhemisphären-Ependymoms in die äußeren Liquorräume nach Operation. Auch die Cisterna ponto-medullaris und beide Brückenwinkel sind ausgefüllt, ebenso die Cisterna magna. Die Außenwand der Cisterne ist hochgeklappt und man sieht dort kleine Geschwulstknötchen, die von der Arachnoidalwand aus vascularisiert sind. (Fall 200, s. Abb. 234.)

magna, war die Absiedlung in größeren erbs- bis kirschkerngroßen Massen erfolgt (Abb. 235). Interessant war, daß sich Metastasen sogar in der bindegewebigen Außenwand der Cisterna magna angesiedelt hatten und von dort aus erheblich vascularisiert worden waren (Abb. 235). Auch in den äußeren Liquorräumen lagen zuckergußartig kleine Metastasen (Abb. 234). Histologisch war eine Änderung im Gewebsbild gegenüber dem Primärtumor nicht erfolgt (Abb. 236b). Eine ähnliche Totalmetastasierung ist von Müller beschrieben (1940) worden.

Beschreibungen über eine Liquormetastasierung finden wir sonst noch bei Spiller (1907) [2 Berichte], Tarlov (1907) [1 Fall spinal], Dyke und Davidoff (1946) [3 Fälle spinal] und weitere 2 Fälle von Tarlov und Davidoff (1946), Polmeteer und Kernohan (1947) [3 Fälle spinal] und Gordinier und Sawyer (1911) [zit. nach Svien und Mitarbeiter (1953)]. Schließlich beschreibt Chusid (1948) einen Fall von diffuser Absiedlung bei einer 46jährigen Frau, allerdings war der Ausgangspunkt des Primärtumors wohl nicht ganz klar. Der Verfasser schließt aus seiner Abb. 1 auf einen primären Ausgang vom Infundibulum. Doch sah dieses Bild ebenso aus, wie man es bei einer allgemeinen Ventrikelaussaat immer findet. Da die Symptome seit 7 Jahren auf das Caudalgebiet hinwiesen, halte ich eine aufsteigende Absiedlung gegen den Liquorstrom für möglich, wie wir es beim Medulloblastom oft sehen (Abb. 49). Auch Ehlers (1907) und Courville (1936) sahen eine diffuse Ausbreitung [zit. nach Bailey-Buchanan-Bucy (1939)]. Pette und Környey (1931) haben die diffuse Aussaat sogar

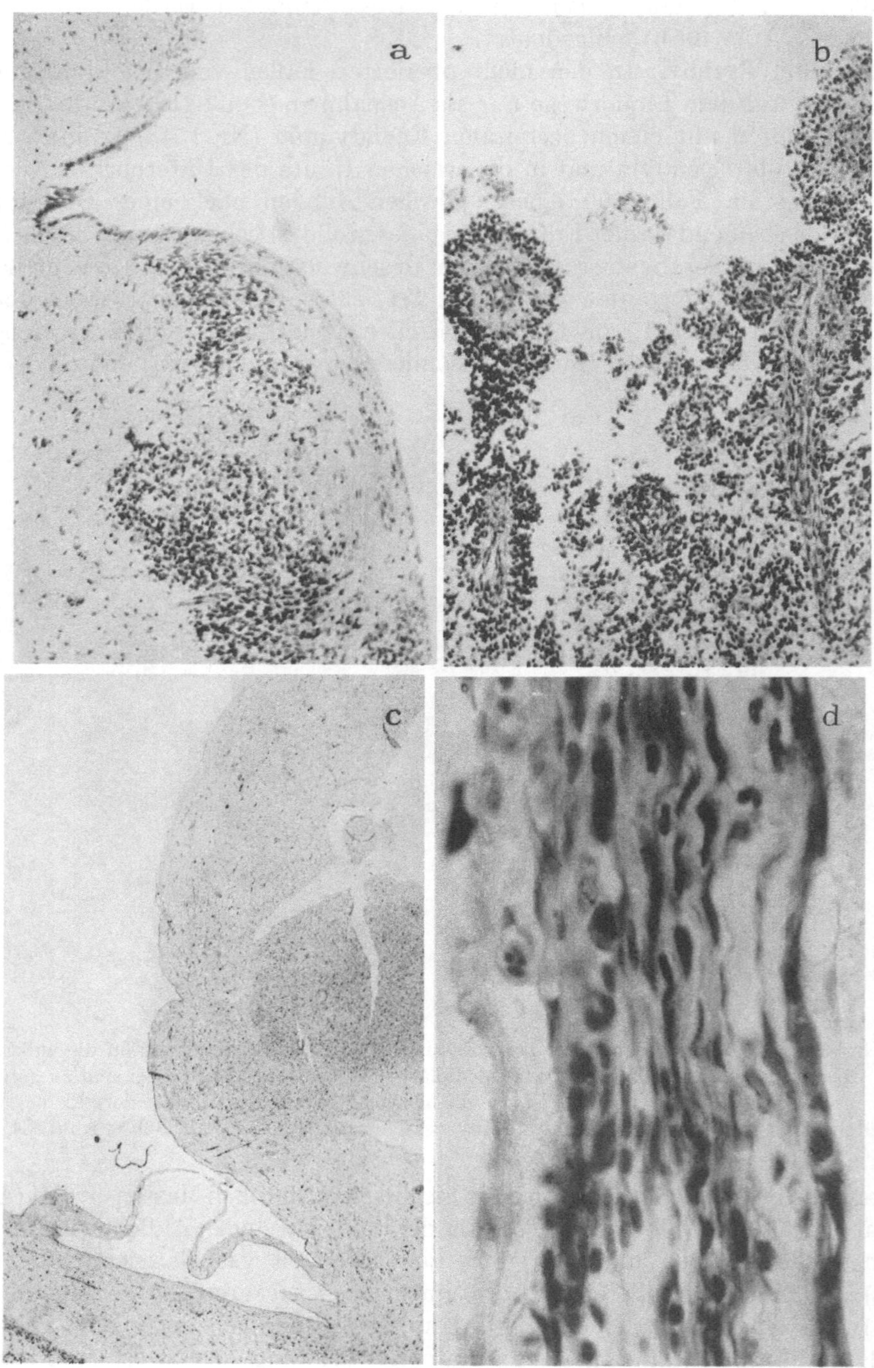

Abb. 236a—d.

a Kleine Geschwulstzellnester unter dem Ependym (Sektionsmaterial). (Fall 200, Vergr. 78fach, Kresyl-violettfärbung.)

b Geschwulstknötchen auf der Ventrikelwand bei allgemeiner Aussaat nach der Operation. Man erkennt noch die typischen Papillen, die sich mit dem supependymären Gewebe fest verankert haben. Das Ependym fehlt. (Fall 200, Vergr. 78fach, Kresylviolettfärbung.)

c Paramedianschnitt durch eine glattwandige Cyste im Vierhügelgebiet (s. ähnlich Abb. 239). Man erkennt deutlich die Auskleidung mit einem einschichtigen Ependym. (Fall 572, Vergr. 7,5fach, Nissl-Färbung.)

d Ependymcyste des Foramen Monroi. Die innerste (rechts) Schicht ist ein einzeiliges Ependym. Dann folgen einige Lagen Bindegewebe zum Teil mit entzündlichen Infiltraten (s. auch Abb. 240, 241 und 242, 243). (Fall 281, Vergr. 784fach, Nissl-Färbung.)

bei einem langsam wachsenden spinalen Ependymom einer 42jährigen Frau beschrieben. CAIRNS und RUSSELL (1931) fanden bei systematischer Untersuchung des Rückenmarks in 1 von 8 Fällen, SVIEN und Mitarbeiter (1953) in 6 von 9 Fällen eine Metastasierung auf dem Liquorwege.

Das Ependymom der Großhirnhemisphären neigt besonders stark zu *Rezidiven*, selbst bei „totaler" Entfernung. Rezidive waren in unseren Fällen sogar recht regelmäßig aufgetreten. Zwar war nach Ansicht des Operateurs die Entfernung der Geschwulstmassen in allen Fällen total gewesen, und es wurde — etwa im Falle 113 (Abb. 208) — die Oberfläche der Geschwulst wie eine Placenta auf das Fehlen von Geschwulstteilen untersucht. Doch konnte beim Tod der Patientin, die interkurrent starb, das Hirn in dieser Richtung genauer untersucht werden. Dabei wurde ein kleiner zurückgebliebener Knollen entdeckt. Ob also auch bei wirklich vollständiger Entfernung *immer* mit Rezidiven zu rechnen ist, muß noch entschieden werden. In unserem Fall E 623 fehlte das Rezidiv beim Tod 8 Jahre später (s. S. 492). TÖNNIS und BORCK (1955) haben Überlebenszeiten bis zu 6 Jahren, KAPLAN (1941) bis 15 Jahren gesehen. In unseren zunächst beobachteten Fällen traten diese Rezidive nach 1—4 Jahren auf (1940). Makroskopisch unterschied sich das Gewächs bei der Reoperation nicht wesentlich von der Primärgeschwulst. Histologisch war in einzelnen Fällen eine Entdifferenzierung eingetreten (Abb. 237a). Dies Bild kann nicht durch irgendwie geartete degenerative Vorgänge entstanden sein, noch ähnelte es irgendwelchen Formen im Gewebsbild der Primärtumoren.

So fiel im Falle 201 (Abb. 237a)[1] die eigenartige Architektur des Rezidivs nach 4 Jahren auf: das Gewebe war im Gegensatz zu früher nicht mehr durch Gefäße gegliedert, die Einzelzellen waren „epithelialer" und großleibiger geworden und waren jetzt einem medullären Carcinom ähnlich. Dazu traten einzelne Riesenzellen mit gestörter Kern-Plasmarelation auf (Abb. 237a). [Die Fig. 52 bei KERNOHAN (1952) gleicht übrigens sehr weitgehend unserer Abbildung]. Es sei allerdings darauf hingewiesen, daß eine ausgedehnte Röntgenbestrahlung stattgefunden hatte.

Bei dem Patienten Frit. [Fall 172] kam es nach 8 Monaten zum Rezidiv, das zwar im ganzen noch Ependymombau zeigte, inzwischen jedoch ausgesprochen spindelzellig geworden war (Abb. 237c). Die Zellen lagen jetzt in unruhigen Strömen beieinander; als Auffälligstes aber hatte jetzt im Silberbild eine gewisse Durchmischung von Parenchym und Stroma stattgefunden, auch außerhalb der Gefäße lagen jetzt freie Gitterfasern. Bei der Patientin Bit. [Fall 252 (Abb. 224a)] hatte sich auch im Rezidiv die ausgesprochene Papillenstruktur erhalten, doch war an anderen Stellen ebenfalls eine diffuse Durchwucherung mit Bindegewebe eingetreten.

Über den Fall Nr. 200 wurde oben bereits als ein Bild der Totalmetastasierung berichtet.

Von dem histologisch besonders interessanten Gewebe im Falle 239 (Abb. 222) war leider, da auswärts nachoperiert, Untersuchungsgut nicht zu erhalten. Die Tatsache, daß der Patient bereits 2 Jahre nach der Operation an einem Rezidiv erkrankte, beweist, daß das biologische Verhalten dem der Ependymomgruppe entsprach. Hierin kann übrigens eine weitere Bestätigung für unsere Einordnung unter die Großhirnhemisphären-Ependymome gefunden werden [s. 1940, S. 242/43 und die Bemerkungen BAILEYS und Mitarbeiter (1939) zu diesen Fällen].

Differentialdiagnose. Die Ependymome sind von verschiedenen anderen Gewächsen abzugrenzen. Die Unterscheidung vom *Medulloblastom* dürfte bei typischem Gewebsbau keine Schwierigkeiten machen. Wenn die zellfreien Räume um die Gefäße aber wenig ausgeprägt sind (Abb. 232a) und eine Lagerung der Zellen in Pseudorosetten vorliegt (Abb. 232b), dann spricht für das Ependymom der absolut gleichmäßige Bau der Zellen mit gleichmäßig rundlichen und ovalen Kernen, ohne Mitosen (diese kommen nur bei den Großhirnformen vor!), im Gegensatz zur Kernpolymorphie und den rübenförmigen Zellen im Medulloblastom, weiter der Nachweis von längeren Zellfortsätzen mit einer der oben erwähnten Methoden und von Blepharoblasten.

Bei Dissoziation des Gewebes in den Ependymomen mit Isolierung der Zellen und bei Quellung mit Ausbildung von perinucleären Vacuolen (wie z. B. bei Saugflaschenmaterial oder langem Verweilen des Operationsmaterials in physiologischer Kochsalzlösung) wird eine Abgrenzung vom *Oligodendrogliom* erwünscht. Hier bewährt sich die Untersuchung

---

[1] Einzelheiten s. TÖNNIS und ZÜLCH (1937), ZÜLCH (1940).

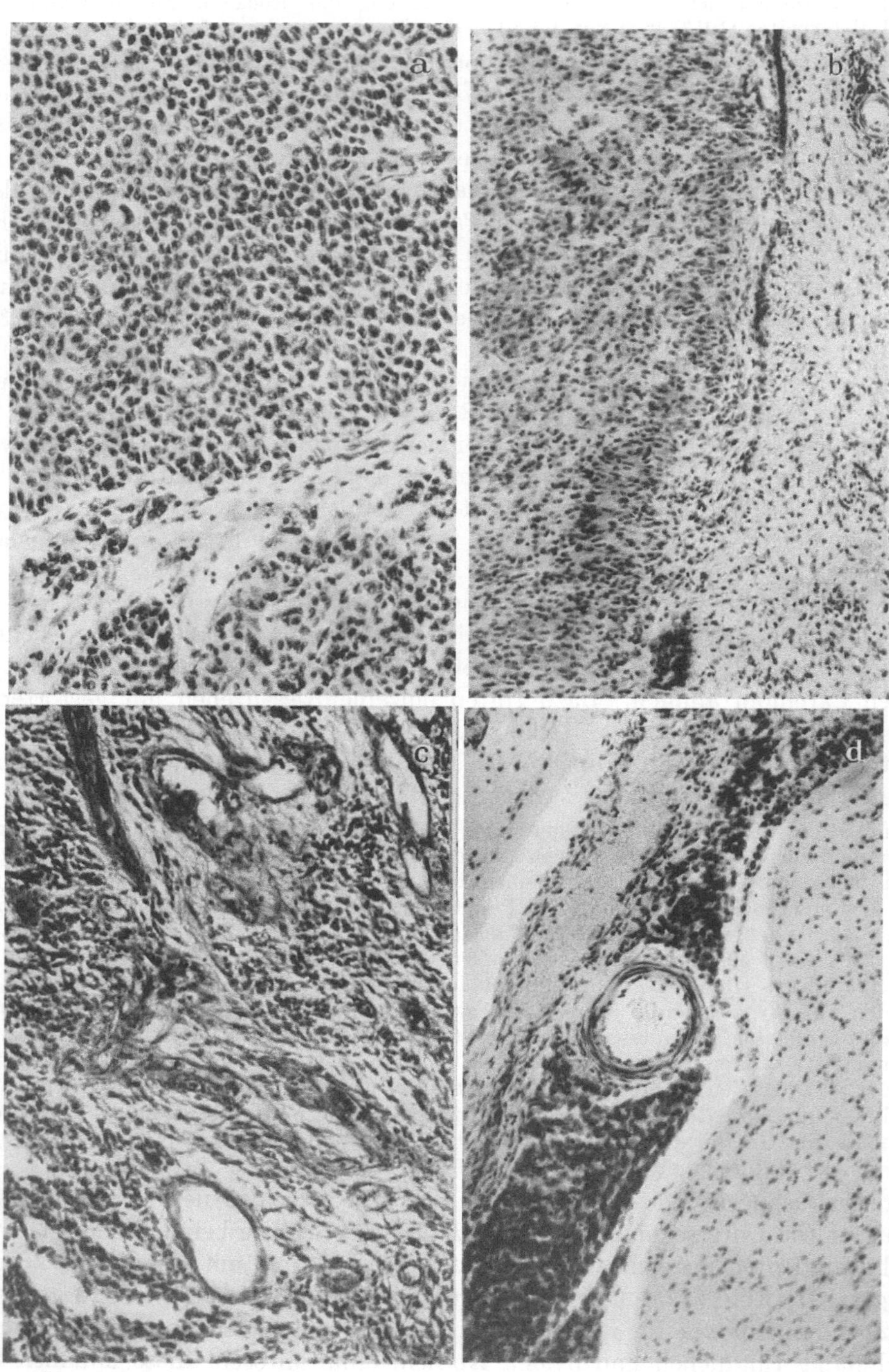

Abb. 237a—d.

a Eigenartig solide kompakte (plattenepithelartige) Lagerung der Zellen im Rezidiv eines Großhirnependymoms. Einzelne Riesenzellen. (Fall 201, Vergr. 288fach, Nissl-Färbung.)

b Sagittalschnitt durch die Medulla oblongata: auf dem Boden des 4. Ventrikels sitzt ein Ependymom, das aber an einzelnen Stellen das Ependym durchbrochen hat. (Fall 300, Vergr. 84fach, Kresylviolettfärbung, s. Abb. 215, 227a, b.)

c Starke Verwilderung im Rezidiv eines Großhirnependymoms. Die Lagerung der Gefäße ist besonders unruhig. (Fall 172, Vergr. 112fach, HE-Färbung.)

d Metastase eines Großhirnependymoms in die weichen Häute. (Fall 821, Vergr. 104fach, Nissl-Färbung.)

auf Blepharoblasten. — Auch RINGERTZ und REYMOND (1949) sahen normalerweise keine Schwierigkeiten in der Differentialdiagnose. Allenfalls müsse man die Ependymome von den Oligodendrogliomen unterscheiden. Das konnten wir bestätigen, besonders für die Ependymome des Foramen Monroi [s. ZÜLCH und SCHMID (1955), Abb. 233], die im Schrifttum vielfach als Oligodendrogliome klassifiziert worden sind. Mit dem *Glioblastom* können wohl nur ganz verwilderte Großhirnformen — etwa das Rezidiv von Fall 172 (Abb. 237c) — verwechselt werden. Zum *Spongioblastom* gibt es im Großhirn Übergangsformen, die bei makroskopisch gleichem Bild histologisch aber deutlich Abweichungen zeigen (Fehlen der gliedernden Gefäßarchitektur, geringerer Zellreichtum). Auch die Blepharoblasten fehlen (Abb. 229a und 78c). Es gibt allerdings auch hier Fälle, bei denen histologisch ein Übergang zwischen beiden Formen besteht [Abb. 9 und 10 der Arbeit ZÜLCH (1940)]. Über die Beziehungen zum isomorphen Glioblastom von HORTEGA s. CALVO (1952).

Daneben gibt es allerdings Übergangsfälle, die nicht mehr sicher in eine der Gruppen einzuordnen sind (Abb. 237b). Makroskopisch gleicht das Gewächs nach Sitz und Schnittfläche eher einem Ependymom, histologisch aber ähnelt das entdifferenzierte wenig gegliederte Gewebe — ähnlich Nr. 201, Rezidiv — einem polymorphen Medulloblastom.

Ähnlich ist in einem anoperierten Falle im 4. Ventrikel (Abb. 237b) zwar die makroskopische Abgrenzung vom Hirn recht gut, histologisch wird die Grenze des Ventrikelependyms nicht mehr respektiert, die Gliederung durch die Gefäße tritt zurück, das Gewebe gleicht sehr einem medullären Carcinom und erst in den Zotten der Randzone, mit denen sich das Gewächs am Boden der Medulla verankert, kommt die Architektur des Ependymoms noch zum Vorschein (Abb. 237a, b). Doch liegen bereits überall um diese Papillen herum freie Geschwulstzellen im Gewebe. Wir haben diese Geschwulst als „ependymomartig in maligner Entdifferenzierung" angesprochen.

Die Einordnung einzelner Tumoren am Boden des 3. Ventrikels, wo M 3117 makroskopisch extracerebral lag, histologisch aber eine sehr starke Ähnlichkeit (Abb. 384a) zum Ependymom zeigte, machte mir keine Schwierigkeiten, da ich mit vielen anderen Verfassern— entgegen ANTONI (1950) und WILHELM MÜLLER (1953) — diese Tumoren nicht als Ependymome, sondern als Hypophysenadenome auffasse (S. 536, 537).

Zum Schluß sei folgender eigenartiger Fall beschrieben, der ein mindestens 19jähriges Wachstum gehabt haben muß:

Fall Nr. 103 (Abb. 210). Seit dem 13. Jahr wöchentlich Krampfanfälle, mit 21 Jahren Anstaltsaufnahme, keine Anzeichen für herdförmigen Prozeß, keine Encephalographie. Mit 28 Jahren Operation, da Tumor inoperabel, nur Entlastungsoperation, Röntgenbestrahlung, riesiger Prolaps bis auf Kinderkopfgröße (Abb. 210), Tod im 32. Jahr. Makroskopisch: Faustgroßer Tumor intracerebral von der Ventrikelaußenwand bis zur Hirnbasis und von einer dünnen Lamelle Hirngewebe überdeckt. Konsistenz hart oder gummiartig zäh. Histologisch breite, nekrotische oder hyaline Zonen, die reichlich Bindegewebe und amorphe Massen enthalten. Daneben zellreiche Gebiete mit kleinkernigen rundlichen oder ovalen, cytoplasmaarmen Zellen in langen Strömen, häufig durch Gefäße unterbrochen, die hochgradig zur Hyalinisierung neigen. Neigung auch zur Cystenbildung. Hier gab aber das Gewebe einer Probepunktion mehrere Jahre zuvor noch einen Eindruck von dem früheren Gewebe des Tumors (Abb. 230d).

Histologisch ganz ähnlich war übrigens der Fall Frau R. (Sammlung M), dessen Gewebe makroskopisch typisch für ein Ependymom gewesen war (Abb. 232c).

Beziehungen zum Krankheitsablauf. Ein besonderer Krankheitsablauf ergibt sich aus den Besonderheiten des Wachstums bei den Ependymomen im allgemeinen nicht, wenn man nicht die Ausbildung der riesigen Cysten bei den Großhirnhemisphärenfällen im Jugendalter erwähnen will. Hier ist das späte Auftreten von lokalisierenden Symptomen und die allgemeine Symptomenarmut durch die Nachgiebigkeit des wachsenden Schädels bestimmt. Einzelne Gewächse lassen sich arteriographisch füllen (eigene Beobachtung als Consiliarius bei einem 26jährigen Mann, bei dem sich bei temporalem Sitz ein mandarinengroßes Konglomerat normal gebauter Gefäße von der A. chorioidea aus gefüllt hatte. Operativ histologisch bestätigt: keine Exstirpation, Schicksal unbekannt). Die lange Symptomlosigkeit der Ependymome am Filum terminale wird von WERTHEIMER und Mitarbeiter (1950) auf die Weite des Knochenkanals in diesem Gebiet bezogen. LÜTHY und IRSIGLER (1952) glauben, daß die Ependymome der Cauda klinisch wie histologisch auch mit den Neurinomen verwechselt werden können, die BAASCH (1944) näher beschrieben hat.

Prognose. Die Lebenserwartung der Ependymomträger ist je nach Sitz des Gewächses und Alter verschieden. Man kann heute mit einiger Wahrscheinlichkeit sagen, daß die Patienten mit Ependymomen der Großhirnhemisphären im Jugendalter, selbst nach radikaler Operation, ihre Rezidive in 1—6 Jahren bekommen. Sie sind natürlich zunächst gut operabel [Fincher und Coon (1929), Tönnis und Zülch (1937), Tönnis und Borck (1953)]. de Martel und Mitarbeiter hatten bereits 1931 über die glückliche Operation eines Großhirnhemisphären-Ependymoms bei einem 6jährigen Mädchen berichtet.

Die Rezidive können zwar erneut operiert werden, die Gefahr einer Totalmetastasierung ist dabei aber groß (Abb. 234, 235). Nur einzelne Patienten scheinen rezidivfrei zu bleiben. Die Fälle mit Ependymom im 4. Ventrikel sind durch die hohe Operationsmortalität beim Versuch der Totalexstirpation sehr gefährdet. Die Operationsmortalität bei den Ependymomen des 4. Ventrikels war in der Serie Olivecronas 50% [Ringertz und Reymond (1949)]. Eine erfolgreiche Totaloperation eines Ependymoms im 4. Ventrikel haben allerdings Barré und Isch (1949) mitgeteilt. Wir verfügen über folgende Beobachtung (Zülch, 1952): Eine Frau, die vor 15 Jahren von Tönnis an einem Ependymom des 4. Ventrikels operiert worden war (s. S. 30) und bei der nur eine Probeexcision gemacht wurde, stellte sich gesund und arbeitsfähig vor, was beweist, daß diese Tumoren auch sehr langsam wachsen können. (Eigenartigerweise hatte ihr Sohn wahrscheinlich einen Halsmarktumor der Mittellinie, s. S. 31.) Eisenhardt (1935) berichtete über das 13jährige Überleben eines Jungen mit Ependymom des 4. Ventrikels nach Dekompression. Nicht sehr gut steht es um die Fälle mit Ependymomen im 3. Ventrikel, während die Ependymcysten an dieser Stelle und im Brückenwinkel eine ausgezeichnete Operationsmöglichkeit bieten. Besser steht es um die seltenen Ependymome im Seitenventrikel, im Rückenmark und in der Gegend des Filum terminale [s. Zülch und Schmid (1955), Kernohan und Woltman (1931), Foerster und Gagel (1936)]. Als Lebenserwartung hatte Bailey (1926, 1930) früher für die Ependymome 25 Monate und mehr errechnet.

Die Ependymcysten.

Unter diesem Namen werden verschiedene pathologische Prozesse beschrieben, die folgendermaßen gegliedert werden können:

1. Abschnürungen der Ventrikel mit einfacher oder mehrfacher Kammerung, die mit den Kammern in offener Verbindung stehen können oder abgeschlossen sind. Sie liegen besonders häufig an den Ventrikelspitzen. Sie besitzen im allgemeinen keine Wachstumstendenz und sind mit typischem Ventrikelependym ausgekleidet. Die sog. Cysten des Septum pellucidum gehören *nicht* hierher, da sie nicht mit Ependym belegt sind. Pathologisch spielen sie keine Rolle. Gleichartige Ependymausstülpungen in die Rec. lateralis, die Alexander (1937) in vielen Fällen gesehen hat, fanden wir bei der Obduktion von mehreren Hundert jugendlicher Hirne von Gesunden (mit Kriegsverletzungen) niemals in nennenswerter Größe. Sie scheinen sich aber in einzelnen Fällen ausbilden zu können.

2. Ependymcysten mit Wachstumstendenz, die raumbeengend wirken. Es handelt sich hier anscheinend um Abschnürungen vom Ventrikelependym, die durch Mißbildung entstanden sein werden. Sie können recht erhebliche Ausmaße erreichen und sind einfach oder mehrfach gekammert. Wir sahen 2 Cysten im Vierhügelgebiet von Walnußgröße (Abb. 238, 239). Die Urform dieser Ependymcysten im Vierhügelgebiet haben wir möglicherweise in dem Befund von Globus-Silbert (1931) zu sehen, wo oberhalb des Aquädukts ein kleiner ependymausgekleideter Hohlraum lag, über diesem zudem noch eine Ansammlung von embryonalem Pinealisgewebe mitten im Vierhügeldach.

Möglicherweise gehört die mir nur auszugsweise bekannte Cyste des Thalamus (Vitek-Sachs-Jedlicka) auch in diese Gruppe. Die Wand soll mit ependymärem Epithel ausgekleidet gewesen sein. Die von Hamby und Gardner (1935) beschriebene Cyste im Vierhügelgebiet hatte, von der *inneren* Oberfläche her gesehen, ein sehr vascularisiertes lockeres kollagenes Stroma, dann — angeblich — eine gliöse Schicht, schließlich ein einschichtiges — nach den Bildern aber nicht sehr typisches — Ependymepithel. Keine Angaben über Cilien oder Blepharoblasten! Nach Abbildungen und Beschreibung ist es ebenso gut möglich, daß es sich hier um eine Arachnoidalcyste gehandelt hat, die ja bekanntlich in diesem Gebiet häufiger beschrieben sind (s. S. 610). Ich habe gemeinsam mit ROER den eigenartigen Fall einer Ependymcyste bzw. Pinealiscyste mit Makrogenito-somie bei einem 7jährigen Jungen beobachtet und 1950 kurz bei der Besprechung der Pathologie der Liquorräume erwähnt; eine ausführliche Beschreibung von ROER (1956) wird folgen. Dabei hatte sich ein fingerförmiger cystischer Fortsatz vor den Eingang des Aquädukts gestülpt und diesen ventilartig verschlossen.

Von den Fällen des Schrifttums lag übrigens ein hühnereigroßes Konglomerat mit 8 Kammern im Brückenwinkel bei einer 20jährigen Frau [FOERSTER-GAGEL (1934), s. Abb. 42 bei GAGEL (1938)]. Die Cysten waren von einzeiligen, ependymartigen Epithelien mit Blepharoblasten ausgekleidet. Über das Ependym hier s. auch ALEXANDER (1937). Bei einer 49jährigen Frau [HARDMAN und JEFFERSON (1938) lagen ebenfalls im Brückenwinkel Cysten ähnlicher Struktur mit einem einzeiligen Ependymepithel. Vor ihnen hatte

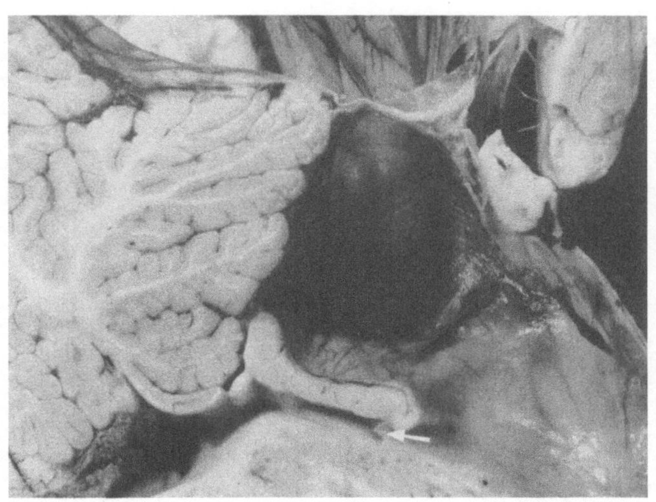

Abb. 238. Verlegung des Aquädukts durch eine Ependymmembran (Mißbildung). Ausweitung des Recessus suprapinealis zu einem kastaniengroßen Sack, der infratentoriell gelegen auf den Oberwurm drückt (Fall 187/38).

HILL (1933) bei einem 18jährigen Mädchen eine mehrkammerige Cystenmasse durch PEET entfernen lassen, die ebenfalls von einem einschichtigen Säulenepithel ausgekleidet wurde. Die Vermutung, daß auch der Fall ZEHNDERs (1938) aus unserer Abteilung (seine Abb. 10, 11) zu dieser Gruppe gehörte, kann ich nach eigener Kenntnis der histologischen Bilder nicht teilen. Die Herkunft dieser Cyste scheint mir anders erklärbar (s. S. 610).

Der gewebliche Unterschied zwischen diesen Fällen und den eigenen im Vierhügeldach ist äußerlich nur der, daß im Brückenwinkel das Ependym außen von einer mehrschichtigen Bindegewebslage überzogen war, bei uns aber sich die Cyste papierdünn direkt ins Ventrikellumen ausbeulte oder gegen das Hirngewebe grenzte, wo sich als Reaktion eine Schicht faseriger Glia mit einigen ROSENTHALschen Fasern ausgebildet hatte. Auch bei der von HILL mitgeteilten Cyste im 4. Ventrikel muß offen bleiben, ob sie wirklich vom Ependym ausging (seine Abb. 4).

3. Ependymcysten im 3. Ventrikel (Synonyme: Foramen Monroi-Cysten, Kolloidtumoren des 3. Ventrikels, Paraphysencysten).

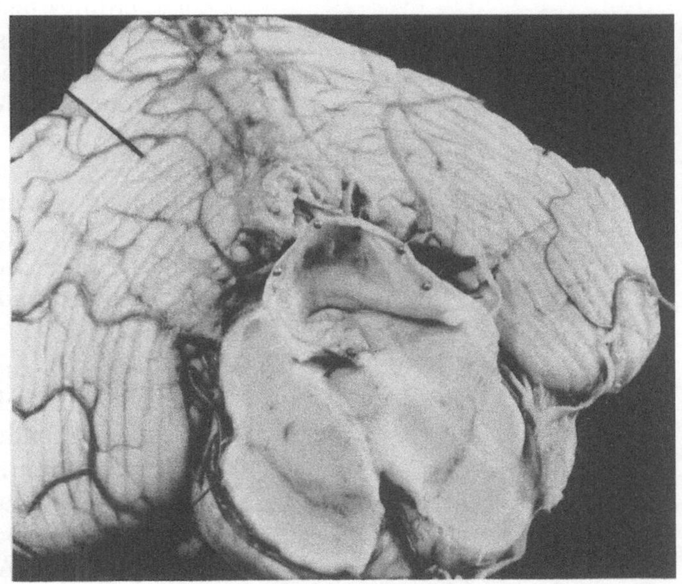

Abb. 239. Kastaniengroße Ependymcyste des Vierhügelgebietes mit Verlegung des Aquädukts (Fall 163).

Ausgangspunkt. Zur Zeit ist noch nicht endgültig bewiesen, daß die von SJÖVALL (1909) bereits seit Beginn vertretene und später oft — z. B. auch von MCLEAN (1936) — verfochtene Ansicht über die Entstehung dieser Cysten aus Resten der Paraphyse richtig ist, wenn sie auch die größte Wahrscheinlichkeit für sich hat. Die Paraphyse ist ein bei verschiedenen niederen Tiergruppen vorhandenes Organ unbekannter Funktion oral des Velum transversum (Einzelheiten s. McLean), das aus einer Ausstülpung des epi-thelialen Daches [Kuhlenbeck (1927)] entsteht. Bei den Säuge-tieren wird das der Paraphyse und dem Velum transversum entspre-chende Gebiet zur Bildung der Plexus chorioidei herangezogen. Kessel (1937) hat an Präparaten Hochstetters auf die Mißbil-dungsnatur der Ependymcysten hingewiesen, die sich bereits bei einem Embryo fanden.

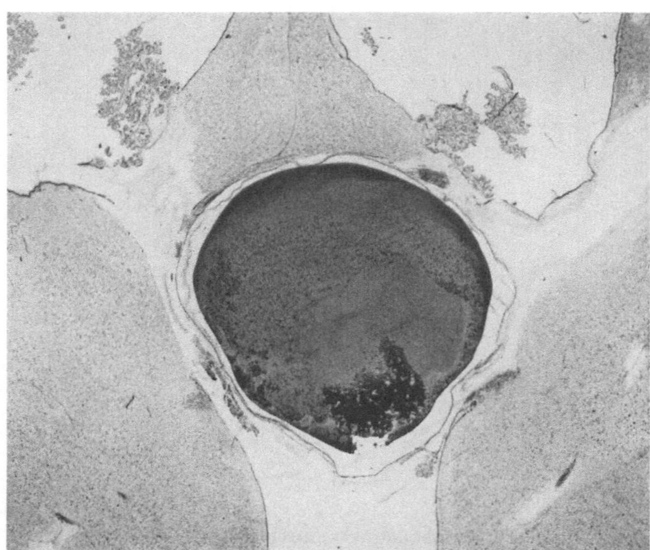

Abb. 240. Erbsgroße Ependymcyste des 3. Ventrikels. Die Cyste liegt unterhalb der beiden Fornices. An der Unterseite ist der Ependymbelag doppelt und besteht 1. aus dem Ependym der Cyste und 2. aus dem Dach des 3. Ventrikels. (Fall M 3187).

Durch den Befund McLeans bei einem hydrocephalen Kind (s. seine Abb. 5 und 6b) ist die Lage dieser Cysten zum Plexus und der Tela chorioidea geklärt: sie liegen oberhalb derselben im unteren Fornixteil. Diese Be-schreibung kann durch eigene Be-obachtungen noch erhärtet wer-den (Abb. 240). Derartige Cysten scheinen als Zufallsbefunde — Erbsgröße — gar nicht einmal so selten zu sein, wir verfügen über drei derartige Befunde (Abb. 241). In dem einen ließ sich makroskopisch im einen Fornix noch eine weitere etwas kleinere Cyste entdecken, die allerdings histologisch nicht untersucht wurde. In einem gleichartigen mikroskopischen Schnitt eines anderen Falles (Abb. 240) lag die Cyste am Unterrand der Fornices zwischen diesen und der Tela chorioidea ventriculi III, von dem Plexus aber völlig getrennt. Auf der linken Hälfte der Abbildung erkennt man deutlich im basalen Teil der Cyste ihre doppelte Wand, deren innere La-melle der Innenauskleidung der Cyste, deren äußere der Tela chorioidea entspricht (Dach des 3. Ven-trikels).

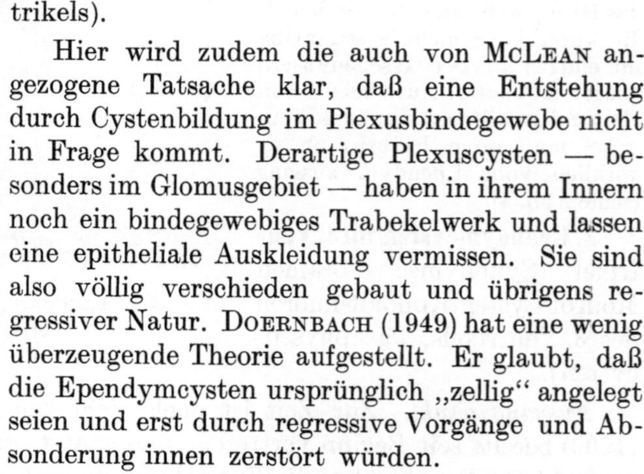

Abb. 241. Erbsgroße Ependymcyste zwischen den Foramina Monroi. Zufallsbefund (Fall 1033).

Hier wird zudem die auch von McLean an-gezogene Tatsache klar, daß eine Entstehung durch Cystenbildung im Plexusbindegewebe nicht in Frage kommt. Derartige Plexuscysten — be-sonders im Glomusgebiet — haben in ihrem Innern noch ein bindegewebiges Trabekelwerk und lassen eine epitheliale Auskleidung vermissen. Sie sind also völlig verschieden gebaut und übrigens re-gressiver Natur. Doernbach (1949) hat eine wenig überzeugende Theorie aufgestellt. Er glaubt, daß die Ependymcysten ursprünglich „zellig" angelegt seien und erst durch regressive Vorgänge und Ab-sonderung innen zerstört würden.

Hambücher beschrieb (1952) erneut die Ependymcysten des Foramen Monroi, vertrat aber von neuem ihren Ursprung vom Plexus. (Sein Fall 2 dürfte allerdings nicht in die Gruppe gehört haben:

raumbeengender Typ einer Septum pellucidum-Cyste ?). „..... Wir glauben, wie dies schon der erste Beschreiber WALLMAN (1858) erkannte, daß die Cysten des 3. Ventrikels von der Plexusleiste ihren Ausgang nehmen und eine cystische Entartung des Plexus darstellt.....“

HAMBÜCHER meint, die von mir (1951, s. auch Abb. 241) veröffentlichte Ependymcyste sei von Plexusgewebe umgeben und stützt damit seine These. Er kennt aber offensichtlich nicht die viel instruktivere Abb. 11, 1950, die ganz deutlich die Trennung der Ependymmembran vom Plexus zeigt (Abb. 240). Wie auch immer einmal der Streit über den Ursprung der Ependymcysten ausgehen möge, es erscheint der von HAMBÜCHER gebrauchte Ausdruck „cystische Entartung“ des Plexus sehr ungeeignet. In keinem Falle handelt es sich um den regressiven Vorgang einer „Entartung“. Die cystische Entartung des Plexus findet man andererseits sehr deutlich bei den sog. Plexuscysten im Glomusgebiet.

Eine grundlegende Beschreibung an Hand von 60 (!) Fällen legen soeben HAYMAKER und YENERMAN (1955) vor.

Makroskopisch ist in Autopsiefällen eine im allgemeinen bis kirschgroße

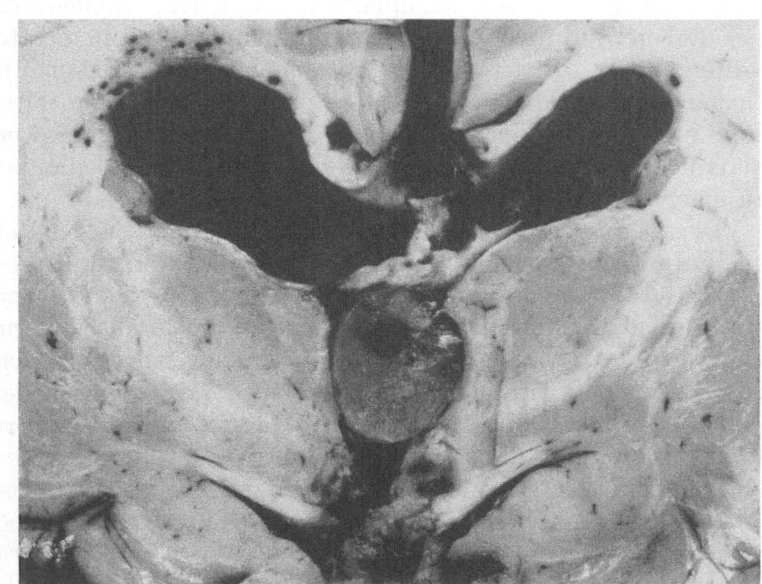

Abb. 242. Ependymcyste des Foramen Monroi in situ. Zustand nach Operation Fall 937).

mit Kolloid gefüllte Cyste (Abb. 243) im vorderen Drittel des 3. Ventrikels zwischen den Foramina Monroi zu sehen. Der Liquorstrom ist bei stärkerem Wachstum *ventilartig* gesperrt. Dementsprechend ist der Hydrocephalus nur mäßig (Abb. 242).

Mikroskopisch finden sich bei der Untersuchung der Cystenwand (Abb. 240 und 236 d) von außen nach innen bindegewebige Lagen mit lymphocytär-plasmacellulären Infiltraten und mit hämosiderinhaltigen Zellen und reichlich Gefäßen zwischen den Maschen. Die innere Schicht ist ein ependymartiges, flaches oder zylindrisches einzelliges Epithel mit Basalkörpern (Blepharoblasten), meist aber ohne Cilien.

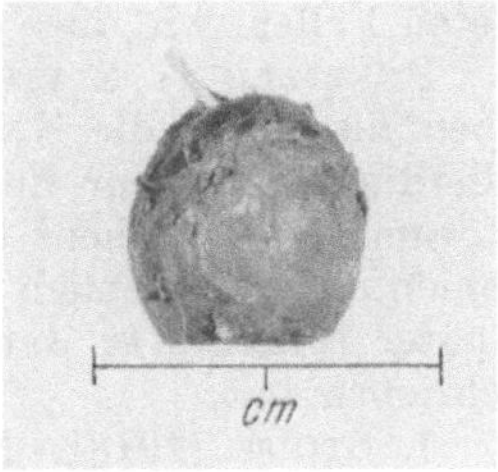

Differentialdiagnostisch muß der Hinweis genügen, daß die Septum pellucidum-Cysten mit den Ependymcysten nichts gemein haben. Von hochgradig cystischen Kraniopharyngeomen wird im allgemeinen die *Mehrschichtigkeit* die Abgrenzung ebenso ermöglichen wie die *Art* des Epithels (Abb. 373d). In Zweifelsfällen suche man nach Blepharoblasten.

Abb. 243. Kugelige Ependymcyste des Foramen Monroi, operativ entfernt (Fall 281).

Fälle des Schrifttums. Ependymcysten der Foramina Monroi sind in zahlreichen kasuistischen Mitteilungen beschrieben worden [s. kürzlich GREENWOOD (1949), POPPEN und Mitarbeiter (1953), Abbildungen s. besonders auch MOSBERG und BLACKWOOD (1954), Abb. 1, ZIMMERMANN und GERMAN (1933), Abb. 2a, 3, MCLEAN (1936), Abb. 5 und 6b, BARBU (1936), Abb. 1, sowie HOFF-SCHÖNBAUER (1933), Abb. 162, KERNOHAN (1952), Abb. 115, 116, LYSHOLM-NORSTEDT (1935), S. 21, TORKILDSEN (1936), KESSEL-OLIVECRONA (1936), Abb. 3, HAMBÜCHER (1952), Abb. 1 und 4, BANNWARTH (1939), Abb. 18, BENNET (1946), Abb. 100, 101]. Eine zusammenfassende Übersicht verdanken wir HAYMAKER und YENERMAN (1955). Eine Ependymcyste der Vierhügelgegend bildeten HOFF-SCHÖNBAUER (1933) unter Abb. 163 ab, Ependymcysten im Brückenwinkel GAGEL (1938) als Abb. 42.

Medulloepitheliom — Neuroepitheliom. In der grundlegenden Einteilung von 1926 hatten Bailey und Cushing für bestimmte seltene Geschwulstformen die beiden angeführten Namen vorgesehen und die folgende Begriffsbestimmung gegeben:

Medulloepitheliome sollten Tumoren aus breiten Zellbändern mit einer großen Ähnlichkeit zur Medullarplatte sein. Diese Zellbänder sollten sich gelegentlich geradezu einrollen, um eine Art Medullarrohr zu bilden. Stellenweise trugen diese Zellbänder eine äußere und innere Grenzmembran ähnlich wie in Teratomen. Derartige Gewächse sollten z. B. in der Retina vorkommen (Fall Emanuel). Die Verff. fügten zwei eigene Fälle an, die im Dach des 3. Ventrikels gelegen waren (48 Jahre, weiblich) bzw. in Form eines Doppeltumors im 3. Ventrikel und Pinealisgebiet vorkamen (17 Jahre, männlich). Bailey hat 1932 bereits diese Medulloepitheliome mit den Neuroepitheliomen zu einer Gruppe zusammengefaßt.

Die *Neuroepitheliome* hingegen sollten ein Gewächs der Retina oder des Rückenmarks aus primitiven Spongioblasten sein, die sich besonders gern in (echten!) Rosetten (Abb. 15d) um kleine Hohlräume ordneten. An der Innenwand der Kanalbildungen sollte eine Cuticularmembran liegen, die winzige Blepharoblasten trug, gelegentlich auch Cilien. Die Fortsätze der Zellen sollten färberisch nur schwer darzustellen sein, sollten sich insbesondere nicht, wie bei den Ependymomen, mit Gliamethoden färben. Bailey-Cushing (1926/30) ordneten folgende Fälle des Schrifttums in diese Gruppe ein: Wintersteiner-Flexner (1897), Schlapp (1911), Rosenthal (1898), Thielen (1908), Zinn (1908), Benda und Bittorf (1904), Ribbert (1918), Marburg (1921), Roussy und Mitarbeiter (1924).

1929 haben dann Bucy und Muncie einen Fall von Neuroepitheliom im Recessus lateralis beschrieben, der in der unteren linken Kleinhirnhälfte gelegen und hier fest mit dem anliegenden Hirn verbunden war. Obwohl die Geschwulstmasse außerhalb des 4. Ventrikels lag, ließ sich eine gewisse Beziehung zum Ependym feststellen. Geweblich bestand das Gewächs aus Papillen und kanalartigen Strukturen. Säulenartige Zellen kleideten diesen Kanal aus, wobei sich der Fortsatz der anderen Seite im Gewebe verlor oder an einem Gefäß ansetzte. Es fanden sich nur wenige Mitosen, die Gefäße waren zahlreich, um diese lagen kernfreie Manschetten, durch die hindurch die Fortsätze der Zellen liefen (also „Strahlenkronen!").

Außer den bereits erwähnten Fällen rechneten diese beiden Verfasser einen Fall von Bailey (30jähriger Mann) mit großem röntgenologisch verkalkten Tumor, der von der äußeren Ventrikelwand ausging und echte Rosetten und Blepharoblasten zeigte (offensichtlich der Fall 15265, Abb. 54, 1935 bei Cushing, der heute als typisches Großhirnhemisphären-Ependymom gilt) und einen gerade von Cushing operierten dazu. Eine Reihe von im Schrifttum als Neuroepitheliom bezeichneten Fällen, wie die von Roman (1913), Silberberg (1926) usw. lehnten sie aber ab.

Penfield [s. Elvidge und Mitarbeiter (1935)] hat dann die beiden oben erwähnten Gruppen ebenfalls unter die Neuroepitheliome gerechnet. Er hielt diese Gruppe für sehr maligne, konnte allerdings 1932 nur über einen Fall berichten, der nach 3monatiger Symptomdauer zu einer Zerstörung des Knochens der Hinterhauptschuppe geführt hatte, worauf das Gewächs im Nacken erschien. Feingeweblich sah man epitheliale Strukturen, echte Rosetten und zahlreiche Mitosen. Später rechnete er dann auch noch die folgenden Fälle dazu, die Stout (1949) ausführlich beschrieben hat.

1. Stout (1918): N. ulnaris [s. auch Abb. 36, 37 und 38B, Stout (1949)] 10 Monate nach Auftreten an Metastasen gestorben, kleine Rosetten, Cilien mit Blepharoblasten.

2. Lanford und Cohn (1927): N. medianus [s. auch Abb. 38D, Stout (1949)] — innerhalb 6 Monaten 2maliges Rezidiv — Aufbau in Epithellagen, nur selten Rosetten, keine Cilien und Blepharoblasten.

Schließlich ist dann Gagel (1938) seinem Beispiel gefolgt und hat ebenfalls beide Gruppen bei den Neuroepitheliomen beschrieben und selbst einen Fall (Fall Schütz) aus der Hypophysengegend angefügt. Bei diesem handelte es sich — [Prof. Gagel gab mir freundlicherweise Einblick in die histologischen Originalschnitte] — um spärliches Operationsmaterial, das im großen Teil aus epithelialen Bändern zylindrischer Zellen bestand, die teils noch deutlich einem Stromabaum von Gefäßen papillär aufsaßen, teils aber auch mehr zu epithelialen Bändern vereint erschienen [s. Abb. 1a, bei Gagel (1938)]. Diese machten bei Nissl-Färbung den Eindruck von echten Rosetten, als die Gagel (1938) sie auch aufgefaßt hat. Mir persönlich erscheint eine andere Deutung möglich, zu der besonders die van Gieson-Färbung aufforderte. Möglicherweise war — ähnlich wie bei den Ependymomen des Filum terminale — durch hochgradige, schleimige Degeneration des Gefäßbindegewebes eine völlige Verflüssigung eingetreten, wodurch der Papillenstiel färberisch nicht mehr darzustellen war und die Belegepithelien voneinander entfernt und „isoliert" erschienen. Eine kleinere, noch wenig degenerierte Zone der Geschwulst zeigte nämlich ein anderes Bild und ließ daran denken, daß es sich um eine jener papillären („fetalen") Formen von Hypophysengeschwülsten handelte, die auch von Redlich (1937) beschrieben worden ist (s. auch Abb. 384a—d und S. 527).

Ich komme damit zu einer anderen Auffassung seines Falles Schütz, wenn ich auch grundsätzlich mit der Begriffsbestimmung von Gagel übereinstimme.

Bei diesen starken Unterschieden der Einordnung und der Auffassung müssen die wenigen weiteren Fälle einer genauen Prüfung unterzogen werden. Denn auch bei dem Fall von Naeslund (1926) kann man ähnliche Erklärungen geltend machen, wie im Falle Gagels. Bei ihm handelte es sich um einen dunkelroten papillomatösen Tumor anscheinend vom Dach des 4. Ventrikels, den die Bilder als ausgesprochen zottig erkennen ließen. Histologisch war es ein unregelmäßig verzweigter Tumor aus verwobenen Papillen, die an der Oberfläche epitheliale, oft zylindrische Zellen trugen. Die Papillen enthielten angeblich keine Blutgefäße, Cilien sah man nicht. Manche Papillen wurden so aufgelöst, daß nur breite Bänder von Epithelien stehen blieben. Die Beschreibung der meisten Bilder sprechen meiner Ansicht nach mehr für ein Plexuspapillom, bei dem durch schleimige Degeneration des Stromas *sekundär* Epithelbänder und „Hohlräume" entstehen können, die von den echten „Kanälen" bei gewissen Färbungen vielleicht nicht unterscheidbar sind. Ich habe derartige Fälle gesehen, in denen man aber immer die Entstehung an den verschiedenen Stellen in diesem Sinne erklären konnte. Einzig die Beschreibung von drüsenartigen Hohlräumen mitten im Hirngewebe bereitet Erklärungsschwierigkeiten, wenn man nicht an die so häufigen Ependymversprengungen denkt. *Gesichert* ist also in diesem Falle von Naeslund die Diagnose eines Neuroepithelioms keineswegs. Wie das von McLean und Lantiere (1936) als Neuroepitheliom beschriebene Gewächs wirklich zu klassifizieren ist, muß offen bleiben. McLeans (1936) im Handbuch der Neurologie veröffentlichte „Medulloepitheliome" (s. Abb. 3) würde ich trotz der Mitosen als Ependymome auffassen.

Der Fall von Bucy-Muncie (1929) wurde oben bereits ausführlich wiedergegeben. Es handelte sich um ein wohlabgegrenztes Gewächs an einer Stelle, an der bekanntlich Ependymome vorkommen. Auffällig war wohl nur das Überwiegen der Kanalbildungen in der Geschwulstmasse, wie das bei spinalen Ependymomen aber *keineswegs selten ist*. Es ist aber auch hier die Erklärungsmöglichkeit für eine sekundäre Entstehung von anscheinend „echten" Rosetten durch Flachschnitt im Gebiet einer papillären Randzone gegeben. Mitosen sind allerdings für ein Ependymom bei Sitz in der hinteren Schädelgrube ungewöhnlich, kamen aber in einem eigenen Fall im Aquädukt auch vor. Ich würde das Gewächs von Bucy und Muncie als Ependymom klassifizieren, auch wenn es (s. ihre Abb. 7) an einer Stelle infiltrativ zu wachsen scheint. Aber das habe ich gelegentlich am Großhirn und an der Medulla oblongata (Abb. 237 b) gesehen.

Cushing selbst (1935) hat die Eingliederung seines Falles 15265 (Abb. 54/1935) als Neuroepitheliom bemängelt, da er anscheinend benigne war. Wir halten ihn für ein Ependymom der Großhirnhemisphären. Diese Deutung stimmt überein mit McLeans (1936) Beschreibung der Neuroepitheliome als „langsam wachsende, umschriebene, verkalkte Tumoren".

Den Fall Ribberts (1918) vermögen wir aus der kurzen Beschreibung nicht sicher zu erfassen. Möglicherweise handelt es sich um ein Ependymom der Großhirnhemisphären.

Roussy-Lhermitte-Cornil (1924) setzen für die Neuroepitheliome eine etwas andere Begriffsfassung. Bei diesen sollten außer embryonalen Spongioblasten auch Neuroblasten und von diesen gebildete echte Achsenzylinder vorkommen, daneben reifere Glia und Ganglienzellen. Ihr einer Fall entspricht wohl dem im Atlas du cancer wiedergegebenen Bild (Planche I, Ependymgliom), wurde also später anscheinend umklassifiziert. Ein zweiter sacraler Tumor gehörte wohl zu den myxopapillären Ependymomen.

Das „Neuroepitheliom" von Fresen (1939) war ein typisches Balkenglioblastom, histologisch mit perivasculären Zellkränzen infolge Nekrosebildung (s. Abb. 17b, 199a).

Der kürzlich von Hirsch und Oldberg (1938) beschriebene Fall eines Neuroepithelioms im Kleinhirn war, wie viele seiner Vorgänger, ein reines Ependymom. Auch ein von Gigante (1940) als primitives Spongioblastom (Neuroepitheliom) im 4. Ventrikel veröffentlichtes Gewächs würde ich lieber als ein Ependymom klassifizieren [vgl. seine Abb. 4 und Kernohans (1952) Abb. 43/44].

Globus und Cares (1953) versuchten auf Grund von 6 Beobachtungen einen neuen Beweis für das Bestehen der Gruppe der Neuroepitheliome zu liefern. Sie beschrieben, wie sich die Neuralplatte, die primitiven neuroepithelialen Zellen, die undifferenzierten Zellen von Schaper (1897), die Keimzellen, die Mantelschicht und die innerste Schicht von dieser: die Ependymzone herausbilden. Darüber formt sich dann das Neurospongiom um, indem sich Spongioblasten, ependymale Spongioblasten, Astroblasten [Lenhossék (1895)], Astrocyten mit Saugfuß bzw. die Oligodendrogliazellen bilden. Ebenso formen sich aus den Keimzellen in der Phase 4 die Neuroblasten [His (1901)] oder die monopolaren Zellen und schließlich in der 5. Phase die multipolaren Ganglienzellen.

In den 6 Fällen von Globus und Cares (1953) könnten sich — wie sie beschreiben — auch zahlreiche anaplastische Zellen und intermediäre bzw. Spätphasen der Entwicklung zeigen. Einzelne Zellen sollen der Oligodendroglia ähneln. Reichlich Mitosen. Charakteristisch sollte die reichliche Entwicklung nach der neuronalen und spongioblastischen Seite sein. Ich vermochte die Gemeinsamkeit der 6 beschriebenen Fälle nicht zu erkennen.

So bleiben von allen Fällen von angeblichen Neuroepitheliomen nur die oben (S. 332) zitierten an den peripheren Nerven (?) und die seit langem von den Ophthalmologen in der

Retina beschriebene Fälle (s. S. 141). Diese bilden *biologisch aber eine Gruppe, die sich von den Ependymomen durch ihre Malignität* deutlich abhebt. Sie ist charakterisiert durch ihre besondere Gewebsart und die Neigung zu Rezidiv und Metastase in den *Körper.* Ich habe sie auf S. 141 f. bei den Medulloblastomen näher abgehandelt.

Zusammenfassend möchte ich vorschlagen, *auf die Gruppe der Neuroepitheliome (und natürlich auch der Medulloepitheliome) zu verzichten, da es sich um eine wenig bestimmte und weder morphologisch noch biologisch einheitliche Gruppe handelt.* Die noch am ehesten charakteristischen Gewächse im Auge mit „echten Rosetten" klassifiziere ich bei den Medulloblastomen (Retinoblastomen), zumal sie sich biologisch von den Fällen *ohne* „Rosetten" nicht unterscheiden.

Die *Subependymome* Scheinkers (1945) scheinen mir als eigene Gruppe nicht berechtigt. Meiner Ansicht nach handelt es sich hier um Ependymome mit einer eigenartigen, aber sehr typischen regressiven Veränderung, die mir lange bekannt war, aber erstmalig von Giampalmo (1937) [s. seine Bemerkung S. 285, Anm. 1] beschrieben wurde. Dabei können (z. B. im Zapfen in der Cisterna magna), die Ependymome durch Druckatrophie an Geschwulstzellen verarmen und ihre Architektur verlieren (s. S. 314 und 321). Man sieht dann in einem zellarmen faserreichen, verquollen erscheinenden Gebiet nur mehr spärliche Gefäße und einzelne Grüppchen von Zellen liegen, während andere Geschwulstteile unverändert geblieben sind. Die sekundär druckatrophischen Teile ähneln übrigens den kleinen, gelegentlich als Zufallsbefund beobachteten echten Hamartomen auf dem Ependym (nicht zu verwechseln mit der Ependymitis granularis).

Die Ventrikeltumoren bei der tuberösen Sklerose. Für den Neurochirurgen hat das Krankheitsbild der tuberösen Sklerose bis heute keine wesentliche Rolle gespielt. Ein chirurgisches Vorgehen — etwa die Exstirpation der krampfenden Foci — kam wegen der Vielzahl der Herde und des systematischen Charakters der Mißbildung nicht in Frage. Wenn die Art der Erkrankung sichergestellt war, entfiel daher die Anzeigestellung für einen Eingriff. Es gibt aber offensichtlich Kümmerformen (formes frustes) oder Abortivfälle, die jedes spezielle äußere Zeichen dieser Erkrankung vermissen lassen. Die Kranken kommen vielmehr in die Klinik nur unter Hirndruckzeichen, obwohl anatomisch eine Fülle von zur Zeit symptomlosen Herden im Hirn und übrigen Körper besteht [s. Stender und Zülch (1943), s. S. 35].

Anatomisch weisen typische Fälle der tuberösen Sklerose knotenförmige Rindenveränderungen mit hochgradiger Sklerose, Makro-, selten Mikrogyrie, Fehlentwicklungen im feineren Gewebsbau, Heterotopien, Glianester, Monstrezellen (zwittrigen Charakters oder mit Entwicklung nach der Glia- oder Ganglienzellseite hin), kleinere Tumoren des Ependyms und selten auch echte Gliome, meist spongioblastomartigen Charakters, auf. An den übrigen Körperorganen finden sich Geschwulstbildungen, z. B. an Herz und Nieren (Rhabdomyome, Mischgeschwülste), Fibrombildungen der Haut, des Zahnfleisches und des Nagelbettes, Papillome der Retina, Adenoma sebaceum Pringle oder Barlow, Pflastersteinnävi oder Chagrinlederhaut.

Das *klinische* Krankheitsbild der tuberösen Sklerose wurde in der letzten Handbuchdarstellung von Josephy (1936) unter den folgenden Formen umrissen:

1. die sog. klassischen Fälle mit der bekannten Trias von Epilepsie, Schwachsinn und Hautveränderungen;

2. die Fälle mit Symptomen von seiten der erkrankten Körperorgane;

3. Abortivfälle, d. h. Fälle nur mit Hautveränderungen, aber ohne Symptome von seiten des Gehirns oder der inneren Organe, wobei anatomisch jedoch auch am Hirn Veränderungen bestehen können. Diese Aufstellung wurde von Stender und Zülch (1943) um eine 4. Gruppe vermehrt, jene mit einem klinisch völlig uncharakteristischen Bilde einer Hirndrucksteigerung, infolge eines neurochirurgischen angreifbaren Ventrikeltumors mit Verschluß der Foramina Monroi, aber mit *anatomisch* vorhandenen typischen Hirnveränderungen der tuberösen Sklerose, die symptomlos bleiben.

In den eigenen Fällen dieser 4. Gruppe (s. Brugger 1955) fanden sich am Boden [siehe auch Kaufmann (1922), Abb 824] der Vorderhörner und mit diesen sowie mit dem Septum pellucidum und der Gegend des Foramen Monroi verwachsen kirsch- bis mandarinengroße, mittelharte, etwas höckrige Tumoren, die eine Monroi-Blockade erzeugt hatten (Abb. 4). Sie verlagern dabei häufig das Septum zur Gegenseite [s. auch Abb. 2,

Globus und Mitarbeiter (1932) u. a.]. Der Ausgangspunkt dieser Tumoren scheint im subependymären Gewebe des Vorderhorns zu liegen (s. Abb. 3).

Histologisch haben die Geschwülste einen artspezifischen Bau. Sie zeigen verschiedenen Zellreichtum, aber mindestens mittlere Zelldichte, eine Anordnung der Zellen in Zügen und Wirbeln, wobei das Gewebe entweder mehr fasciculären oder mehr reticulären Charakter hat. Durch die Unterteilung mit zahlreichen Gefäßen, zu denen sich die Zellen radiär anordnen, entstehen eine Art plumper „Strahlenkronen" wie in einem Ependymom (Abb. 5). Die Geschwulstzellen sind entweder kleine, bipolare, spindelige Formen mit ovalen Kernen — in den fischzugartig gelagerten fasciculären Gebieten — oder mehr großzellige Formen mit großem Leib und exzentrischem Kern in den reticulären Zonen. Die Kerne haben einen blasenförmigen Bau, meist einen Nucleolus, gelegentlich findet man mit entsprechenden Färbungen Blepharoplasten (Abb. 5d). Die Gliafaserung ist sehr reichlich. Die Fasern gehen von den polygonalen Zellen aus und bilden häufig ein unentwirrbares Filzwerk. Die Geschwülste neigen zur Verkalkung, die meist auch röntgenologisch zu sehen ist.

In einem eigenen Fall zeigte sich uns kürzlich zum erstenmal, daß die Diagnose histologisch nicht so einfach war, wie wir es bisher vermutet hatten. Hier gab es neben den typischen großzelligen bzw. spindelzelligen Gebieten auch ganz kleinzellige, wo eine gewisse Ähnlichkeit in Zellform und Architektur mit dem Oligodendrogliom bestand und wo nur einzelne größerleibige, spindelige Zellen auf die wahre Natur hinwiesen. Auf größeren Schnitten allerdings konnten niemals Zweifel über die Klassifikation entstehen.

Es handelt sich insgesamt um eine operativ gut angreifbare Geschwulst im vorderen Drittel der Vorderhörner. Es können nur postoperativ Schwierigkeiten durch die Schädigung der autonomen Zentren während der Entfernung entstehen. Im Pneumogramm sind die Gewächse — wie immer bei Sitz in den Seitenkammern — gut erkennbar [s. auch unser Fall 6, bei Dyes (1937), Abb. 22a und 22b und Stender und Zülch (1943)]. Bei der Freilegung kann man die Tumoren allenfalls als Ependymom mißdeuten, da im freigelegten Teil gerade Tuberi oder sonstige Veränderungen fehlen können. Doch liegen sie *basal* am Ventrikelboden, während das Ependymom des Foramen Monroi auf *halber Höhe* ansetzt. Die Pneumogramme sind daher grundverschieden [s. Kautzky und Zülch (1955)].

In der Beschreibung von Globus und Strauss (1925) über das Spongioblastoma multiforme finden sich einige typische derartige Fälle (z. B. Fall 15), ebenso in Globus' und Mitarbeiter späteren Arbeiten (1932).

Roussy-Oberling (1943) haben diese Gewächse übrigens als Astrocytome sousependymaire beschrieben und abgebildet, aber auch ihre Beziehungen zur tuberösen Sklerose betont. Es geht aber aus ihrer Beschreibung nicht sicher hervor, ob sie diese Klasse auf die tuberöse Sklerose beschränkt wissen wollen. *Das Gewebsbild ist andererseits doch so typisch, daß es mit keiner anderen Geschwulst verwechselt werden kann.* Wir haben in unserer großen Sammlung niemals derartige Tumoren ohne anatomische Zeichen der tuberösen Sklerose gesehen.

Auch Stefanini und Schergna (1950) beschrieben einen derartigen Ventrikeltumor bei der tuberösen Sklerose, den sie am ehesten für ein Ependymom hielten. Eine kurze Mitteilung gab auch Brugger (1955).

7. Plexuspapillome.

(Synonyme: Chorioidpapillome, Chorioidepitheliome, Adenome, Epitheliome des Plexus usw.).

Geschichtliches — Definition — Stellung im System der Hirngeschwülste. Berichte über Plexuspapillome finden wir sehr frühzeitig; Guerard (1833) sah eine Plexusgeschwulst bei einem 3jährigen Kind, die aus Gefäßen bestand und das Aussehen einer Schilddrüse hatte [zit. nach Leubuscher (1854)]. Besonders zahlreich wurden die Beschreibungen nach der Jahrhundertwende, als das allgemeine Interesse der Pathologen sich Gliomstudien zuwandte. Vornehmlich die Auseinandersetzung über die Abgrenzung des Ependyms vom Plexusepithel [Saxer (1902), Vonwiller (1911), Natonek (1914) u. a.]

und die Unterscheidung der von diesen ausgehenden Tumoren vermehrte dieses Interesse.

Über die Eingliederung der Plexuspapillome bestehen heute noch Unstimmigkeiten. Während sie bei Roussy-Oberling (1931) im System der Hirngeschwülste ähnlich wie bei Bailey (1932) stehen und Hortega (1932) sie bei den Paragliomen führt, erscheinen bei Kernohan (1952) die Plexuspapillome mit bei den Ependymomen (Abb. 48 und 49) als Papilloma chorioideum. (Ich würde aber auch seine Abb. 45/46 für ein echtes Papillom halten.) Ebenso bezieht Bennet (1946) sie dort ein. Man sollte die Plexuspapillome jedoch klar von den Ependymomen trennen, was mir immer und ohne jede Schwierigkeit gelungen ist. Ich befürworte daher eine scharfe Trennung und führe sie als eigene Gruppe.

Eine eigene — wohl noch lange nicht vollständige — Zusammenstellung von Fällen des Schrifttums ergab 85 Fälle gegenüber 45 (plus zwei eigenen) von van Wagenen (1930). Aus seiner Zusammenstellung scheiden jedoch einige aus, da es sich mit großer Wahrscheinlichkeit um Metastasen gehandelt hat, auch wenn der Primärtumor seinerzeit nicht gefunden wurde. Gerebtzoff und Mitarbeiter (1949) kennen über 90 Fälle.

So würde ich aus der Literatursammlung van Wagenens (1930) den Fall le Blancs (1868) streichen. Das Studium der Beschreibung und der Abbildungen konnten mich nicht von seiner Papillomnatur überzeugen. Auch im Falle Bielschowsky und Unger (1906) bestehen mir Zweifel an der Zugehörigkeit zu dieser Gruppe. Ein Vergleich der „Metastasen" der beiden zitierten Fälle mit den Absiedlungen der beiden *eigenen* (sicheren!) Plexuspapillome (Abb. 248 und 249) ließ auch hier den Verdacht aufkommen, es könnte sich doch dort um Metastasen eines unentdeckt gebliebenen Körpercarcinoms handeln [insbesondere die Abb. 14 (Bielschowsky-Unger spricht dafür!]. Le Blanc (1906) spricht sogar von einer Ähnlichkeit der Zylinderzellen seines Hirntumors mit denen des Dünndarms (außerdem bestand eine starke Schleimproduktion!). Zweifelhaft erschien schließlich die Zugehörigkeit des Falles Bouwdijk (1915). Hier fand sich ein gelatinöser Tumor an der Oberfläche des Cerebellums mit Metastasen. Als wir die mikroskopischen Abbildungen mit den Fällen von Carcinommetastasen der Sammlung der Bucher-Abteilung verglichen, schien es eher gerechtfertigt, sie als Metastasen aufzufassen als wie als Plexuspapillom, zu dem es weder nach Sitz noch durch mikroskopische Struktur gehören dürfte. Auch den von Hall und Fentress (1933) als Papillom des Plexus mit diffusen Metastasen aufgefaßten Fall kann ich nicht als Plexuspapillom ansprechen. Hier bestanden überhaupt keine eigentlichen Tumoren des Plexus, sondern nur ein solcher der Caudagegend, während im Hirn nur eine diffuse Metastasierung beobachtet wurde, die aber ebensogut als die Metastasierung eines primären Körpercarcinoms (Prostatektomie!) aufgefaßt werden kann. Hierfür spricht auch besonders das histologische Bild. Dieser Fall wäre demnach, wie bereits besprochen, ebenfalls anzuzweifeln.

Das Fehlen eines Primärtumors bei der Sektion spricht wieder nicht unbedingt gegen diese Deutung als Metastase von Körpertumoren. Wir haben immer wieder die Erfahrung gemacht, daß bei absolut zuverlässig durchgeführter, aber routinemäßig ablaufender Autopsie ein Primärtumor nicht gefunden wurde, während bei der späteren — im fixierten Zustand durchgeführten — Hirnsektion eine sicher metastatische Natur der Geschwulst klar wurde. Hier hätte man den Primärtumor bei minutiösem Suchen vielleicht noch finden können.

Heute wird immer wieder in den Einzelabhandlungen der Allgemeinpathologen erörtert, wieweit die metastasierenden (echten!) Plexuspapillome maligne sind und wie sie von den „Krebsen" abgegrenzt werden können. Es ergibt sich die Frage, ob es einen echten „Krebs" des Plexus im Hirn überhaupt gibt. Der einzige bisher einigermaßen als stichhaltig betrachtete Fall war der von Hall und Fentress (1931), auf den ich aber oben näher eingegangen bin.

Zu der Aufstellung von van Wagenen (1930) über die Plexuspapillome im Schrifttum kommen heute noch die Fälle von Vincent (1931), Spota (1931) und Guillain [zit. Hall und Fentress (1933)] sowie die von Sai (1936), Jakob (1927), Esser (1926), Bettinger (1931) und schließlich Fälle von Gagel (1938) und Ringertz und Mitarbeiter (1951). Aus anderen Zusammenstellungen ist wieder zu streichen der Fall von Selke (1891) (papilläres Epidermoid?).

Auch in Dandys (1933, 1934) Beschreibung der Tumoren des 3. Ventrikels und Seitenventrikels finden sich Plexuspapillome.

Das von Lindenberg (1938) beschriebene Epitheliom des Plexus dürfte am ehesten als ein außergewöhnlich papillär gebautes Gewächs aus der Gruppe der Kraniopharyngeome oder Epidermoide betrachtet werden, ähnlich vielleicht dem Fall von Selke (1891). Das „Peritheliom" von Wätzold (1905) hingegen läßt sich weder nach Beschreibung noch nach Bildern klassifizieren, ist aber wohl am ehesten ein sarkomartiger Tumor gewesen.

GLOBUS und KUHLENBECK (1944) beschrieben ein sicheres Papillom (Fall 7), daneben aber ihren Fall 8 bei einem 10 Wochen alten Knaben. Beide Hinterhörner waren hier dicht angefüllt mit einer Tumormasse, die auch subependymär zu finden war, also sicher infiltrierend wuchs. Histologisch ähnelte das Bild zwar eher Metastasen, aber das wird ja bei einem Patienten diesen Alters nicht sehr wahrscheinlich gewesen sein. Bei R. C. GREENE (1951) scheint mir nicht ganz sicher, daß es sich nicht um eine papilläre Carcinommetastase gehandelt hat (Cholecystektomie!).

Die **Häufigkeit** im eigenen Gut ergab: 20 Fälle von 4000, d. h. 0,5%. Im Material CUSHINGS (1935) wurde eine Beteiligung von 0,6% der Fälle berechnet. RINGERTZ und REYMOND (1949) hatten in einer Jahresdekade neben 773 Gliomen 9 Plexuspapillome.

Alter. Die Plexuspapillome machen oft bereits im 1. Lebensjahrzehnt die klinischen Erscheinungen. Unser jüngster Patient war 2 Jahre, unser ältester 60 Jahre. Ja, sie sind die Gruppe, die wohl überhaupt am frühesten auftritt. Finden sich doch 4 Tumoren, die bereits vor Beendigung des 1. Lebensjahres auftraten, ein Fall VAN WAGENENs (1930) sogar mit 3 Monaten, der bei der ersten Freilegung bereits eine Größe von 5—6 zu 4—5 cm hatte und nach starker Röntgenbestrahlung im 7. Monat in einem — inzwischen — stark verkleinerten Zustand exstirpiert werden konnte. Auch bei der Beobachtung von v. PLATH (1884) [3jähriges Kind mit Kopfumfang von 54 cm, hydrocephaler Kopf bereits bei Geburt!] lag ein walnußgroßer Tumor am Glomus, während der sonstige Plexus atrophisch war. Weiter erwähnen BRAUNSTEIN und MARTIN (1952), DRUCKER (1939) sowie v. PLATH (1884) offensichtlich „angeborene" Plexuspapillome. Über ein Plexuspapillom bei einer Frühgeburt, das erfolgreich operiert wurde, berichtet MATSON (1953). Plexuspapillome beim Kind beschreiben auch RAND und Mitarbeiter (1940). Es scheint, als ob die Fälle mit Sitz im Seitenventrikel vorwiegend bei Kindern vorkämen, die im 4. Ventrikel bei Älteren. Bis 1942 hatte POSEY 86 Fälle des Schrifttums gesammelt. Von diesen kamen 28 Fälle in der ersten Lebensdekade, 7—11 in den darauf folgenden, 5 in der 6. Dekade und nur 2 Fälle in der 7. Dekade vor.

Ein sicherer Altersgipfel besteht zunächst einmal im frühesten Jugendalter, eine zweite leichte Erhöhung im Greisenalter dürfte wohl auf eine Reihe von Autopsieberichten zurückzuführen sein, bei denen aber das Gewächs als Zufallsbefund entdeckt wurde.

Vorzugssitz. Im Sitz ist ja eine Beschränkung auf die Kammerteile mit Plexus gegeben, doch kommt es dabei zu einer ausgesprochenen Bevorzugung bestimmter Teile. Der Lieblingssitz ist:

a) Seitenkammer (Trigonum);

b) 3. Ventrikel;

c) 4. Ventrikel.

Nach VAN WAGENEN (1930) lagen 50% im Seitenventrikel, 34,7% der Plexuspapillome im 4. Ventrikel und 15,3% im 3. Ventrikel. Nach POSEY (1942) waren die gleichen Daten 40%, 44%, 16%. FRIEDMANN und Mitarbeiter (1936) stellten 34 Plexuspapillome zusammen, davon 13 im Seitenventrikel, von diesen 3 rechts und 10 links gelegen, 6 im dritten und 15 im vierten Ventrikel.

In den *Seitenkammern* bevorzugen die Plexuspapillome merkwürdigerweise auffällig und jenseits üblicher statistischer Fehlergrenzen die linke Seite, und zwar besonders die Unterhorn-Trigonum-Gegend. Ein schönes Beispiel einer derartigen verkalkten Geschwulst im Temporalhorn bildet SORGO (1940) ab (seine Abb. 36); s. auch Röntgenbild BERTHA und SORGO (1940) [Abb. 1] bzw. die Beschreibung WILKINS und Mitarbeiter (1948).

Die Papillome erreichen hier oft Faustgröße bei entsprechender Erweiterung der Kammern. Sie pressen sich tief ins Hirngewebe und wirken wie ein tiefsitzender von der Hirnsubstanz ausgehender Tumor. (Sie können oft arteriographisch durch ihre Blutzufuhr aus der A. chorioidea anterior und posterior präoperativ als Plexustumoren mit Wahrscheinlichkeit erkannt werden.) Bei der Operation selbst ergibt am ehesten das zerreißliche feinzottige Geschwulstgewebe einen Hinweis auf die Zugehörigkeit. Gerade bei diesen Tumoren der Seitenkammern kommt es auch zur Ausbildung von bis kastaniengroßen Cysten [Beschreibung bei PERTHES (1919)], die vielleicht zum Teil auf degenerative Vorgänge, zum Teil aber wohl auch auf die sekretorische Wirkung von abgeschnürten Kammerteilen oder gar der Geschwulst selbst zurückzuführen sind. Die Cystenbildung kann vermutlich das eigentliche Geschwulstvolumen noch vermehren.

Sie kommen anscheinend auch beidseitig [s. BAILEY (1933, 1951), Abb. 136] vor. Gute makroskopische Bilder auch: Abb. 8 und 9 bei DAVIS und CUSHING (1925) und Abb. 6 bei VAN WAGENEN (1930), weiter JAKOB (1927), Abb. 202, und NOODT (1925)]. Ein ausgezeichnetes Bild eines Plexuspapilloms an typischer Stelle im Trigonum rechts stellt die Abb. 173 von G. LIEBEGOTT, Morphologie und Klinik der Geschwülste in LEXER, Lehrbuch der Allgemeinen Chirurgie, Stuttgart, Ferdinand Enke (1952) dar.

Im *3. Ventrikel* liegen sie im ganzen wohl mehr im vorderen Anteil (Abb. 244), erweitern ebenfalls das Lumen und können sich aber auch mehr in Richtung auf eine Seitenkammer entwickeln. Größe etwa die einer Kastanie [s. die Abbildung bei GEREBTZOFF und NIZET

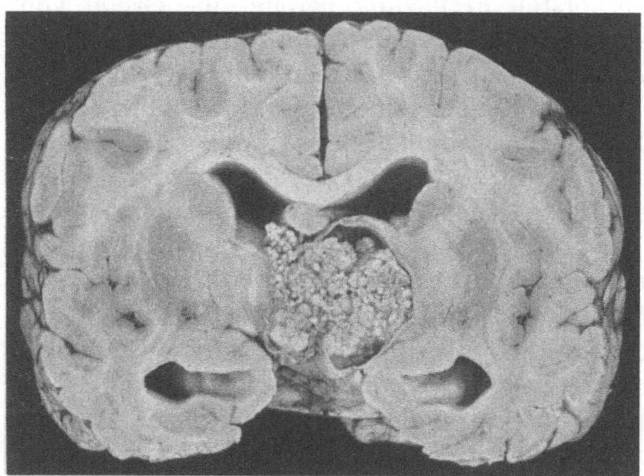

Abb. 244. Großes Plexuspapillom im 3. Ventrikel (Fall Tre.).

(1949)]. Ein Plexuspapillom des hinteren Teils des 3. Ventrikels bzw. des Aquädukts (Vierhügelgegend) beschrieben sehr frühzeitig BIELSCHOWSKY und UNGER (1906) und GAGEL (1938).

Am häufigsten sind die Plexuspapillome überhaupt in der *4. Kammer*, wo sie vom Dach des caudalen Teils ausgehen. Auch hier wird die Kammer zunächst ausgefüllt und erweitert, bei weiterem Wachstum kann auch ein Geschwulstzapfen zwischen den Tonsillen vorgeschoben werden. Es gibt auch die primär vom Plexus des Recessus lateralis im Brückenwinkel ausgehenden Geschwülste.

So scheint KERNOHAN, WOLTMAN und ADSONS Fall 2 (1948) ein primäres Papillom des Brückenwinkels gewesen zu sein (s. Abb. 6 und 7). In einem Fall von RINGERTZ und REYMOND (1949) dagegen reichte der Tumor mit einem Fortsatz aus dem 4. Ventrikel in den Recessus lateralis [s. Abb. 43 bei GAGEL (1938), Abb. 1 bei DAVIS und CUSHING (1925) und bei RHEINDORF (1908), VONWILLER (1911), PRIESEL (1924) und NOODT (1925); bei BÜDNER (1950), Abb. 192 und CHRISTELLER (1927) Abb. 132].

Geschlechtsprädilektion. Eine *Geschlechtsbevorzugung* war bei unseren Fällen bei einer Beteiligung von 10 Männern und 10 Frauen nicht gegeben. Nach HERREN (1941) sollen unter den Papillomträgern häufiger Männer als Frauen sein. Auch ZANDER (1949) hat eine stärkere Beteiligung des männlichen Geschlechts bei den Plexuspapillomen gefunden (6 Fälle, sämtlich männlich!). In einer Schrifttums-Zusammenstellung waren 25 Patienten männlich, 14 weiblich, beim Rest war das Geschlecht unbekannt.

Ausgangspunkt. Der *Ausgangspunkt* ist bei dieser Geschwulstart völlig klar, nämlich der Plexus chorioideus der Ventrikel; allerdings fehlt es bisher an Angaben über eine etwaige Neigung zu Fehlbildungen des Plexus an bestimmten Stellen — etwa des 4. Ventrikels — woraus man einen Hinweis auf die Geschwulstentstehung entnehmen könnte.

Der Lieblingssitz entspricht nur dem anderer Tumoren, etwa also am Trigonum den Meningeomen, am 4. Ventrikel den Ependymomen usw., was an sich für eine Gefährdung der betreffenden Region in der Entwicklung spricht. Die experimentelle Erzeugung von Plexuspapillomen soll WEIL und BLUMKLOTZ (1943) durch Einwirkung von Methylcholanthren auf den Plexus gelungen sein. ZANDER (1949) veröffentlicht für einen seiner Fälle ein Gutachten zur Frage des Unfallzusammenhangs (UEHLINGER). Es wird ein Zusammenhang weder als erbracht noch auch nur als wahrscheinlich angesehen.

Gestalt mit bloßem Auge. Die Plexuspapillome liegen mitten in den Kammerteilen, von denen sie ihren Ausgang nehmen. Sie füllen diese vollständig aus und erweitern sie im Verlaufe des Wachstums noch wesentlich. Sie können sich in die Kammerwände mit ihren Zotten zum Teil sogar mit größeren, fingerartigen [v. WAGENEN (1930)] Fortsätzen hineingraben. Die Oberfläche der Tumoren ist gelegentlich mit einem feinen häutchenartigen Überzug versehen, das Gewebe als solches mürbe-rauh-faserig (wie Lofaschwamm), die Farbe graurosa bis bräunlich.

Größe. Die Geschwülste erreichen je nach Sitz eine zum Teil ungeheure Ausdehnung [z. B. Fall 1 VAN WAGENENs (1930)]. Das Papillom des eigenen Falles 251 im linken Occipitallappen [ZÜLCH (1938)] hatte die Größe einer Mannsfaust (s. auch Abb. 249). Auch der Fall 2 VAN WAGENENs hatte einen Durchmesser von 7:6,5 cm und reichte von etwa 2—3 cm vom Frontalpol bis 4 cm an den Occipitalpol, füllte also fast den ganzen linken Seitenventrikel und den 3. Ventrikel aus, der bereits stark erweitert war. Das Gewicht schwankte bei den ZANDERschen Fällen zwischen 6,2 und 40 g.

Feingewebsbau. Das Gewebe des Plexuspapilloms entsteht bei einer blastomatösen Vermehrung des Plexus, wobei sich das Bild des Plexus eines Jugendlichen mit seinen noch mehr zylindrischen Epithelien wiederholt (während sie beim Erwachsenen flacher und „atrophisch" sind!). Mit der Geburt sind übrigens auch am normalen Plexus die während der Embryonalperiode noch vorhandenen Cilien mit ihren Basalkörpern verschwunden, diese fehlen auch bei den Tumoren.

Architektur und Zellreichtum. Die *Architektur* der Plexuspapillome ist äußerst charakteristisch: sie kopiert einen äußerst verzweigten, gleichmäßig gebauten Gefäßbaum, auf dessen einzelnen Gefäßästen einschichtige Epithelien reihenweise sitzen. Die einzelnen Zweige sind je nach dem bestehenden Druck locker oder fest gegeneinander gepreßt. Jedoch kommt ein echtes (sekundäres) Verwachsen der Epithelien niemals vor!

Die Abgrenzung des normalen Ependyms von den Plexuszellen gelingt heute ausreichend. Arbeiten wie die von MEEK, STUDNICKA, AGDUHR, SCHMIDT, ASKANAZY, GAGEL, SCHALTENBRAND [dort Schrifttum (1932)] u. a. seien hier erwähnt. Eine Übersicht über die verschiedenen Thesen findet sich im Handbuch der Cytologie von PENFIELD (1932). [Kapitel: COWDRY.]

Wachstumsgeschwindigkeit. Die *Wachstumsgeschwindigkeit* ist nicht besonders groß, Mitosen sieht man beim normalen Plexuspapillom nie. Auch den Untergang einzelner Zellen durch Zerfall bekommt man nicht zu sehen.

Die Epithelien der Geschwulstzellen reihen sich einschichtig radiär an den Gefäßen auf, *nur* bei sehr dicken Schnitten oder schräger Schnittrichtung entsteht der Eindruck der Mehrzeiligkeit. Eine Membrana limitans gibt es nicht. Die Zellen sind im allgemeinen völlig gleichmäßig gebaut und eher zylindrisch als pflastersteinartig oder flach (Abb. 245, 246), wie beim normalen Plexus. Die Kerne sind daher auch meist länglich-oval. Niemals sind die Zellen mehrkernig. Im Zellkörper lassen sich oberflächennah bei NISSL-Färbung häufig Granula darstellen, deren Natur nicht ganz klar ist (Abb. 246c). Ob sie übereinstimmen mit den z. B. bei Methylgrün-Pyroninfärbung gut gefärbten Mitochondrien, muß noch offen gelassen werden. Diese letzten werden jedoch *nicht* mit den üblichen Blepharoblasten-Methoden (s. S. 307, 308) dargestellt, was zur Unterscheidung vom Ependymom wichtig ist (s. auch Abb. 5d). Bei Metallmethoden können noch eine Reihe anderer Strukturen im Plexus und seinen Gewächsen gezeigt werden (BIONDI-Ringe). Für die praktische Diagnose haben diese noch keine Bedeutung.

Auch Glykogen und Schleim kann man in den Geschwulstzellen nachweisen. Wichtig ist, daß normalerweise die Plexuszellen beim Menschen reich an Mitochondrien sind, aber keine Basalfortsätze, Blepharoblasten oder Cilien haben [die SCHALTENBRAND (1936, 1949, 1955) noch bei der Katze nachgewiesen hat], während die Ependymzelle die ersten beiden regelmäßig besitzt. Die Cilien sind beim Menschen kurz nach der Geburt zwar noch regelmäßig, im späteren Leben dagegen meist nur in Teilen des Aquädukts und 4. Ventrikels vorhanden. Die als Mitochondrien aufgefaßten Granula lassen sich übrigens bei Spezialfixierung und Färbung leicht nachweisen [s. DAVIS-CUSHING (1925)].

Ebenso wie beim Plexus des Erwachsenen sind also bei den Plexus*papillomen* Cilien und entsprechend Blepharoblasten nicht vorhanden. Die Form der Tumorzellen aber

ist — verglichen mit den oft mehr pfeilerzellartigen Formen mancher Ependymome —
nicht so länglich, die basalen Fortsätze — mit denen beide den Gefäßen aufsitzen (siehe

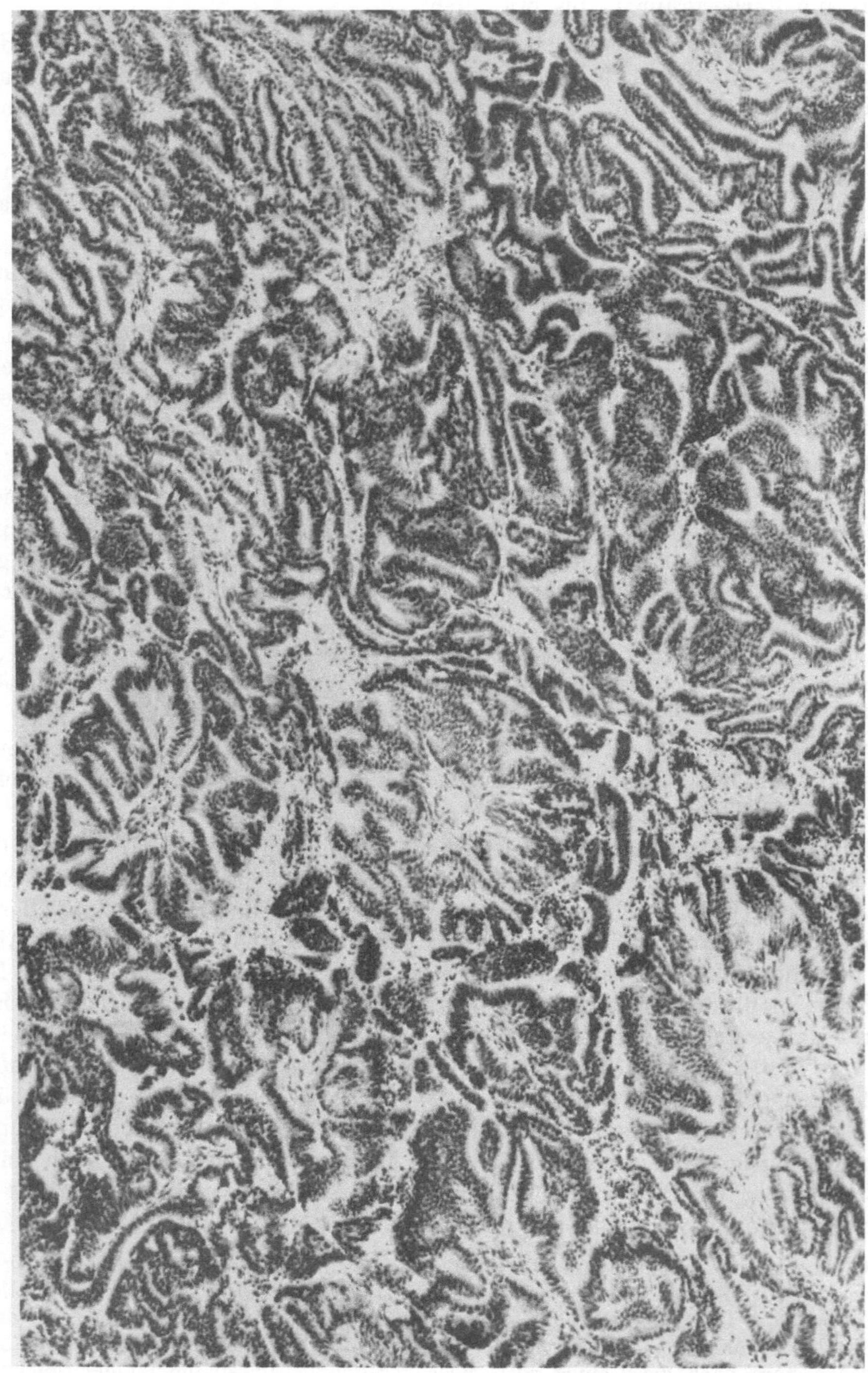

Abb. 245. Übersichtsbild eines Plexuspapilloms. Man erkennt deutlich die gleichmäßige Papillenbildung.
Keine regressiven Vorgänge. (Nissl-Färbung, Fall 251, Vergr. 100fach.)

Abb. 246c) — sind beim Ependymom weit länger als beim Plexuspapillom, wo sie kaum
ausgebildet sind. Weder mit Phosphorwolframsäure-Hämatoxylin noch mit Äthylviolett-

Orange G. noch mit Silbercarbonat lassen sich bei den Plexuspapillomen Fortsätze,
Fasern oder faserähnliche Strukturen darstellen wie beim Ependymom.

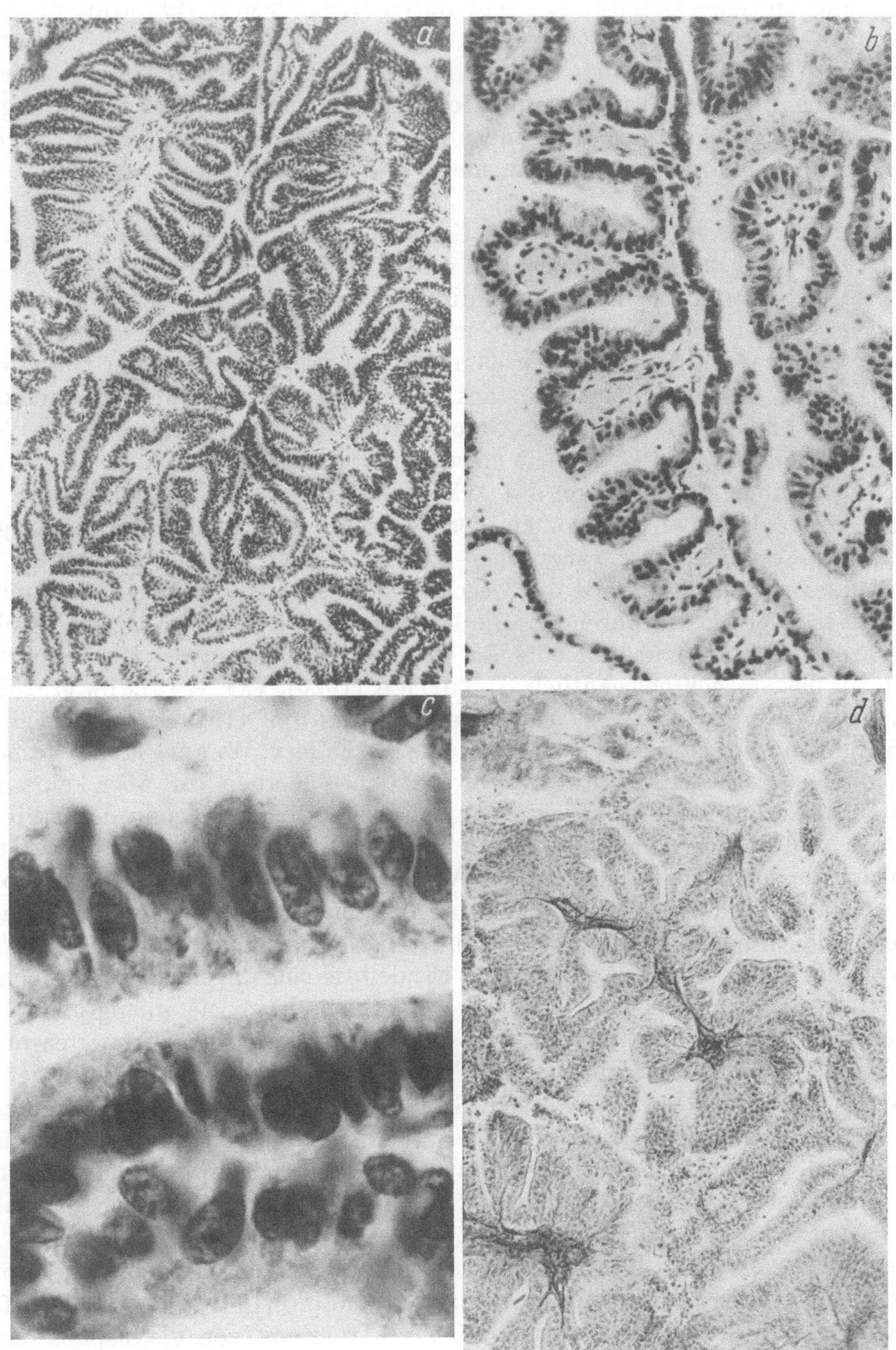

Abb. 246a—d.

a Übersichtsbild eines Plexuspapilloms: Systematische Ausbildung von Papillen an den zentralen Stromastielen. Regelmäßige Lagerung der Belegzellen. (Vergr. 62fach, Nissl-Färbung, Fall 251, vgl. Abb. 245.)
b Gleichmäßige Papillen mit zylindrischen oder pflasterförmigen Epithelien. (Vergr. 240fach, Kresylviolettfärbung, Fall 720.)
c Vergrößerung von a): Man erkennt hier Thionin-färbbare Granula an der Außenzone der Zellen.
(Vergr. 1000fach.)
d Abbildung der Elastinfasern im Gefäßstroma. (Vergr. 94fach, Fall 251.)

Gefäßstroma. Die Belegzellen sitzen dem Achsenwerk eines verzweigten Gefäß-baumes von Capillaren auf (Abb. 247b). Aber nur an wenigen Stellen pflegen diese normalen Bau zu haben. Meist ist das Bindegewebe der Wände verbreitert, häufig hyalin verquollen und einzelne Gefäßwände sind durch Elastinfasern verstärkt, oft auch verfettet (Abb. 247d).

Regressive Vorgänge. Wahrscheinlich nach der Hyalinisierung setzt eine Kalk-inkrustation von Bindegewebszellen und Gefäßendothelien ein, die zur Bildung der bekannten Schichtungskugeln des Hirnsandes (Psammomkörner) [Abb. 247a] auch in den Papillomen des Plexus führt. [Einzelne sind sogar röntgenologisch verkalkt, s. BERTHA und SORGO (1940).]

Aber auch zwischen den Zotten der Geschwulst können größere Herde von verfetteten Zellen (wohl aus abgestoßenen Plexusepithelien ?) liegen (Abb. 247c). Die Epithelien neigen aber während ihrer Lage direkt am Gefäß noch kaum zur Verfettung oder zu irgendwelchen anderen Degenerationsformen, außer der Einlagerung von Schleim [KERNOHAN (1952) seine Abb. 49]. Größere Nekrosen habe ich in der Geschwulst nie gesehen. (Dies im Gegensatz zu den stark nekrotisierenden papillären Carcinommetastasen!). Cystenbildung innerhalb der Geschwulst kommt auf dem gleichen Wege vor, wie bei der Ausbildung der Cysten im normalen Plexus (besonders im Glomusgebiet), d. h. durch schleimige Degeneration des Achsenbindegewebes. Ob nicht jedoch die auffälligerweise besonders bei Papillomen der Seitenkammern vorkommenden größeren Cysten eher als *Sekretions*cysten anzusehen sind, muß noch genauer untersucht werden.

Varianten. Im Regelfalle wird die Geschwulst nach außen von einer dünnen Haut — histologisch einer elastinführenden Bindegewebsschicht — abgegrenzt; in einzelnen Fällen grenzen die Zotten überall oder an einzelnen Stellen an das benachbarte Hirngewebe an, in das sie sich gelegentlich — TÖPPICH (1926), VAN WAGENEN (1925) — eingraben können. Ein infiltratives Wachstum hält ZANDER (1949) für möglich.

Abweichungen vom Normaltyp sind selten. Im Falle v. WEBERs (1935) kamen allerdings eigenartige Riesenzellen mit hyperchromatischen Kernen vor, aber keine Mitosen! Der Kranke war röntgenbestrahlt, was möglicherweise die Erklärung dafür gibt.

Metastase und Rezidiv. Metastasierung im Liquorsystem ist gar nicht selten. Es handelt sich, wie schon in einigen großen Arbeiten [VAN WAGENEN (1930) Abb. 5—10] und von BAILEY (1932) schließlich zusammenfassend festgestellt wurde, um *Abriß*-metastasen, die auf den inneren und äußeren Liquorbahnen abgeschwemmt sind (Abb. 247c). Im eigenen Fall 251 (Abb. 249) handelte es sich um einen faustgroßen Seiten-kammer- (Occipitallappen-) Tumor, mit zwei pflaumen- bzw. kastaniengroßen Tumoren im Brückenwinkel, einem kirschkern- und einem pflaumenkerngroßen Tumor paramedullär an der unteren Oblongata und einer ebenfalls kirschkerngroßen Metastase in der Fissura Sylvii. Als Primärtumor war — nach der Größe zu urteilen — das Papillom der Seiten-kammer anzusprechen. Histologisch glichen die Absiedlungen absolut dem üblichen Gewebsbau und zeigten keinerlei Malignität (Abb. 246a, 247b, c). Ein primär multi-lokulärer Tumor war auszuschließen, da er auch an Stellen wuchs, wo normalerweise kein Plexus vorkommt.

Differentialdiagnose. Die Plexuspapillome sind zunächst einmal von den „papillären" Ependymomen zu unterscheiden. Denn ROUSSY-OBERLING (1931) und DEL RIO HORTEGA (1932) sowie H. JAKOB (1950) glauben, daß eine Trennung von Plexuspapillomen und Ependymomen Schwierigkeiten machen könne. Die besten Merkmale dafür gibt die Architektur, wobei es zwischen den einzelnen Papillen im Plexuspapillom immer freie Räume gibt, während diese beim Ependymom nur als Kunstprodukt bei saftreichen Gewächsen und Paraffineinbettung auftreten können. Aber diese künstliche Entstehung kann der geübte Histologe sicher erkennen. Auch der Gefäßbaum ist beim Plexus-papillom charakteristisch: Es ist *ein Stamm*, von dem Zweige ausgehen.

Beim Ependymom („Ependymoblastom") werden entgegengesetzt Epithelreihen *außen* von Capillaren und Bindegewebe begrenzt (s. Abb. 228b), wobei ein Gewebe, ähnlich

einem Fibroadenoma intracanaliculare, entsteht. Weiter können auch die Blepharoplasten zur Unterscheidung herangezogen werden, die — wenn einmal bekannt — nicht

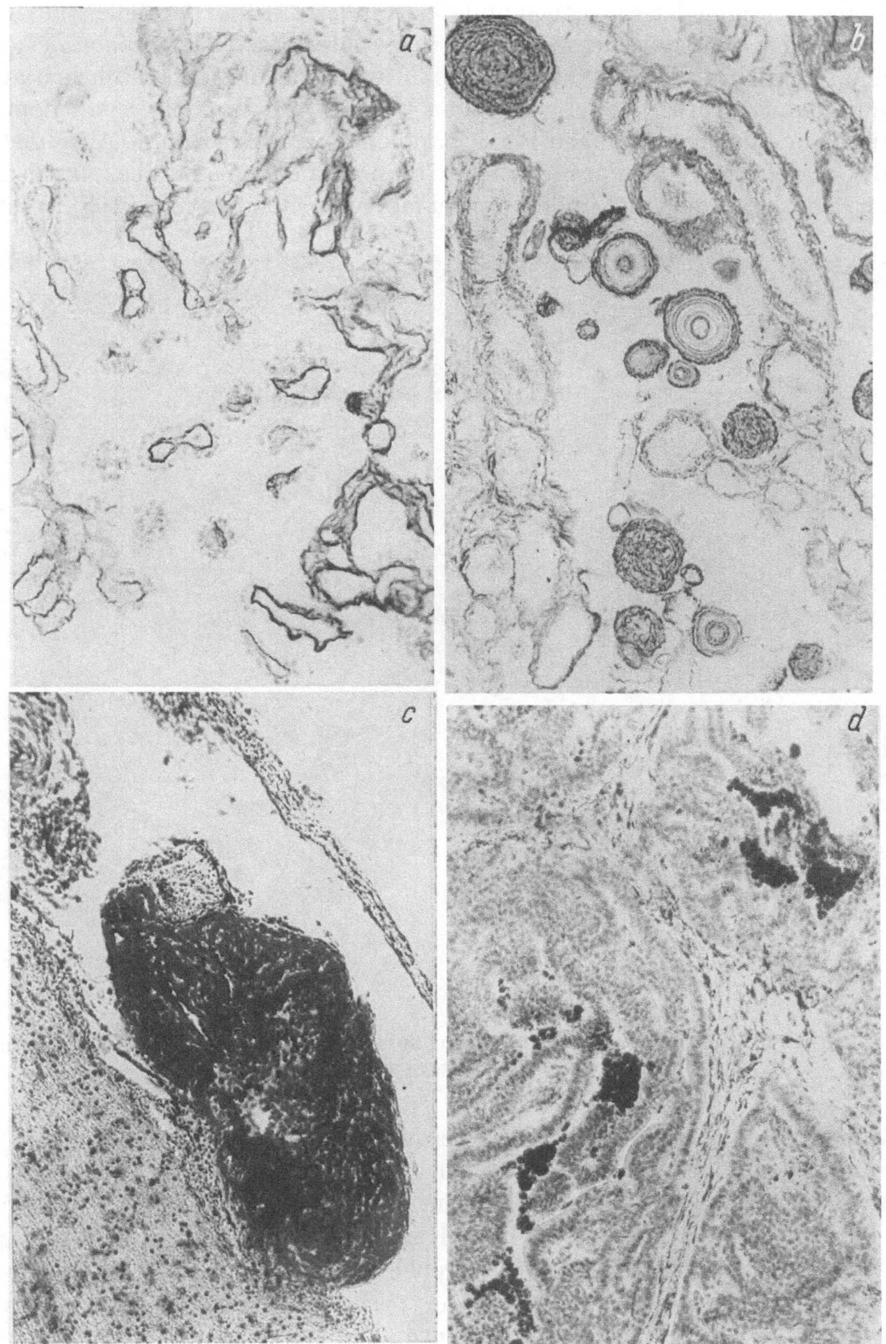

Abb. 247a—d.

a Gitterfasersystem der Papillen in einer kleinen Abrißmetastase eines Plexuspapilloms. (Vergr. 96fach,
PERDRAU-Imprägnation, Fall 251.)

b Konzentrisch geschichtete Psammomkörner. (Vergr. 144fach, PERDRAU-Imprägnation, Fall 251.)

c Kleine Abrißmetastase unter die weichen Häute der Cist. fiss. Sylvii bei einem Plexuspapillom.
(Vergr. 86fach, NISSL-Färbung, Fall 251.)

d Verfettung von Bindegewebszellen und Endothelien im Stroma. Einzelne grobe Fettkörnchenherde.
(Vergr. 94fach, Fett-PONCEAU-Färbung, Fall 251.)

mit anderen Zelleinschlüssen zu verwechseln sind. Zudem sind die Färbemethoden bekannt, bei denen sie sichtbar werden (s. Abb. 307, 308). Wichtig ist, daß man in Zweifelsfällen für alle diese Unterscheidungen dünne Paraffinpräparate heranzieht, in denen man die Lagerung der Epithelien und die Einzelstrukturen der Zelle studieren kann.

Zum Schluß ist die Frage des Bestehens von echten Plexus-,,*Carcinomen*" oder sonstigen primären Hirncarcinomen kurz zu diskutieren, auf die ich ausführlich auf S. 538 zu sprechen komme. Dieser Name wird leider (wie bei den Hypophysenadenomen) allzu häufig fälschlich auf ungewöhnliche Plexuspapillome (z. B. solche mit Abrißmetastasen) angewandt, obwohl hier der Parallelfall der Blasenpapillome doch bekannt ist. Abrißmetastasen über den Liquorweg finden wir bei fast allen Gliomen (s. S. 108). Wir müßten

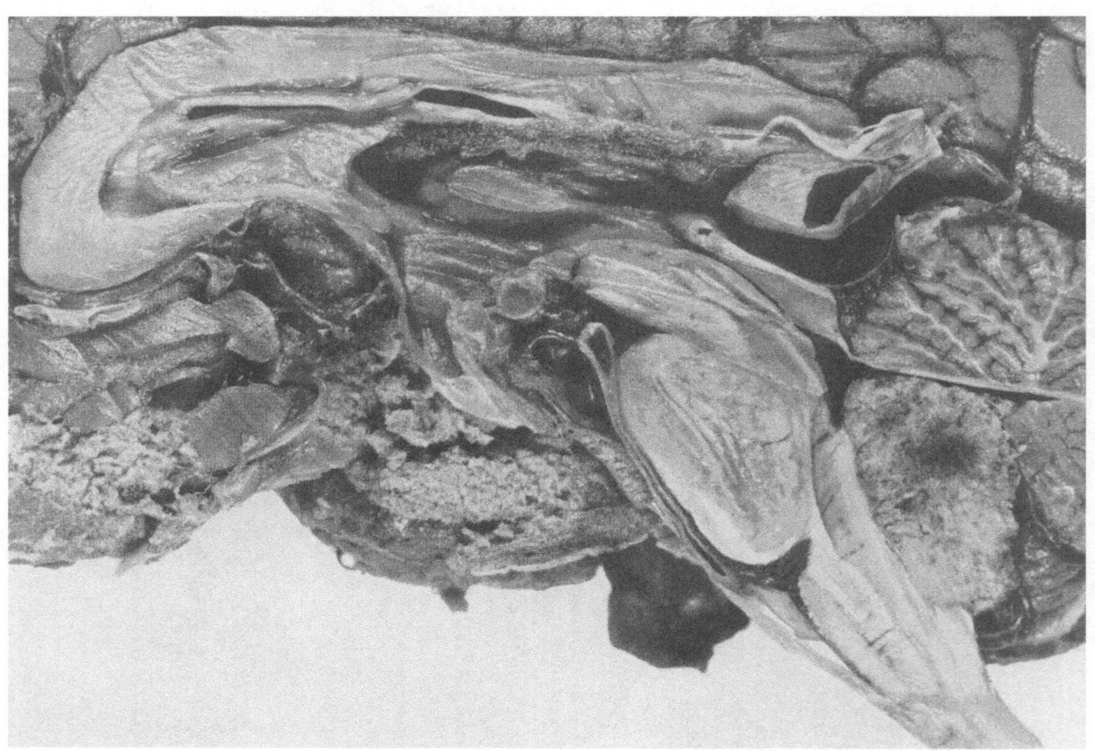

Abb. 248. Diffuse Aussaat eines Plexuspapilloms im 4. Ventrikel in die äußeren Liquorräume (der Fall entspricht Ostertags Abb. 82, 1941).

für die Diagnose eines echten Plexus*krebses* verlangen [das gilt auch für den Fall Töppich (1926), den wir als solchen *nicht* anerkennen]: ein infiltratives destruierendes Wachstum (nicht nur ein Eingraben der Papillen durch Druck!) in die obersten Schichten des Hirns bei entsprechenden feinhistologischen Kennzeichen der Malignität (Mitosen, Polymorphien aller Art, Verlust der Stroma-Parenchymgrenze usw.).

Zum Beispiel berichten J. C. Walker und Horrax (1947) über die Operation eines Plexuspapilloms im 4. Ventrikel bei einem 44jährigen Mann, der 6 und 10 (!) Jahre danach an Rezidiven erkrankte, dann aber wieder erfolgreich nachoperiert werden konnte. Es ist deshalb weder nach dem biologischen Ablauf noch nach dem histologischen Bild zu verstehen, weshalb sie ihren Tumor als *Adenocarcinom* und als ,,maligne" klassifiziert haben. Auch von den Fällen Zanders (1949) sollen 2 Zeichen von ,,Malignität" geboten haben, ähnlich wie der 2mal reoperierte Fall von J. C. Walker und der von Wilkins und Mitarbeiter (1948).

Bei unseren beiden Fällen mit diffuser Metastasierung handelte es sich um eine ,,gutartige" Absiedlung von abgerissenen Geschwulstpartikeln, die mit dem Liquor verschleppt wurden (Abb. 248 und 249). Auch Kono (1924) hatte ähnlich einen taubeneigroßen, feinhöckerigen Tumor des Seitenventrikels beschrieben, von dem offensichtlich Implantationsmetastasen in den Brückenwinkel und die Brücke, sowie auf das Ependym abgesiedelt worden waren (s. Abb. 3 und 4). Ähnlich ist die Entstehung multipler Geschwülste von VAN WAGENEN (1930) gedeutet worden. Für eine Metastasierung mit Zeichen maligner Umwandlung fehlte jeder Anhalt. Weder hatte die Wachstumsgeschwindigkeit zugenommen, noch war eine Verwilderung der Zellen eingetreten (Formatypien, Mitosen, Störung der Kernplasmarelation, Polymorphie, Hyperchromasie), noch hatte die Geschwulst schließlich zerstörende Eigenschaften angenommen (infiltratives Wachstum gegen das Hirn), noch waren schließlich die Zeichen mangelhafter Absetzung der Epithelien vom Stroma (Fortfall der Cuticularmembran) vorhanden.

TURNER und SIMON (1937) zeigen (ihre Abb. 3), wie die Tumorzellen ihres Falles 2 bei einem 55jährigen Mann das Ependym zerstört haben. Vielleicht handelt es sich aber nur um eine mechanische Zerstörung durch Druck, während es nicht zu einer eigentlichen Infiltration gekommen ist. Bei ihrem Fall 1 ist allerdings Abb. 1 und 2 nicht sehr charakteristisch für ein Plexuspapillom.

Wir müssen also rasches Wachstum, Mitosen, eventuell auch Zeichen einer Verwilderung, Ungleichmäßigkeit der Zellen, Störung der Kern-Plasmarelation usw. des Epithel-

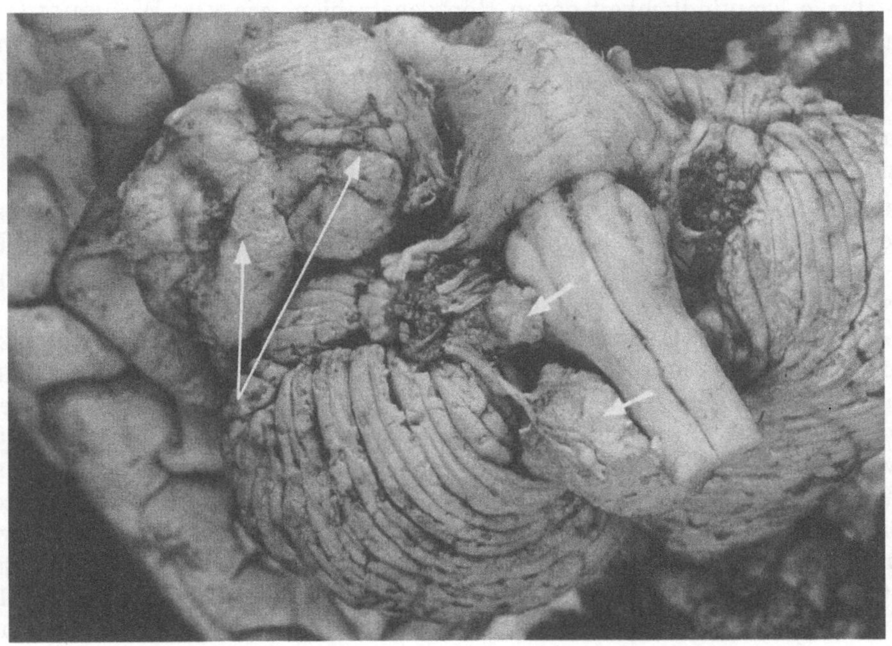

Abb. 249. Zwei bis kastaniengroße Metastasen im rechten Kleinhirnbrückenwinkel, eine erbs- und eine pferdebohnengroße Metastase rechts parabulbär bei einem großen linksseitigen Papillom des Plexus des Occipitallappens (Trigonums), Fall 251. (Vgl. Abb. 245—247.)

stroma-Verhältnisses usw. als Voraussetzung für die Anmerkung der Krebsnatur fordern. Abrißmetastasen *allein* — wie im eigenen Fall 251 und HB 955 (der übrigens identisch ist mit dem von OSTERTAG (1941) abgebildeten — (Abb. 248) können selbst bei so diffuser Aussaat wie im letzten Fall nicht als charakteristisch für einen echten Krebs gelten. Histologisch waren beide einwandfrei gutartig!

Die Frage, ob es ein primäres echtes Carcinom des Plexus gibt, wurde auch mir gelegentlich an Hand von Fällen gestellt. Zum Beispiel wurde mir ein infiltrierend gegen das Kleinhirn wachsender Tumor eines 40jährigen Mannes (E 950) übersandt, der einen ausgesprochen papillären Bau, ein hochzylindrisches, einzeiliges, mäßig polymorphes Epithel hatte und dessen Stroma reichlich rundzellig infiltriert war. Weit über die Hälfte des Tumors war nekrotisch. An einzelnen Teilen zeigten sich kleine psammonkornartige Inkrustationen, die zum Teil zwischen den Epithelzellen lagen. Ich habe mich auch hier zur Annahme eines primären Plexuscarcinoms nicht entschließen können. Leider starb der Patient bei der Operation und wurde nicht seziert, so daß die Frage der wahren Natur der Geschwulst offenblieb.

Wachstumsdauer. Über die exakte Wachstumsdauer der Plexuspapillome fehlen, wie bei den meisten Geschwulstgruppen, noch verläßliche Angaben. Aus der Dauer der Krankengeschichte lassen sich immerhin gewisse Schlüsse ziehen, zumal sich eine Geschwulst im 4. Ventrikel bereits lange vor einer solchen des Seitenventrikels bemerkbar macht, gleiches Wachstum voraussetzt. Es ist demnach schwer, irgendwelche sicheren Vorstellungen über die Wachstumsgeschwindigkeit zu gewinnen. Patienten von van Wagenen (1930) und Braunstein und Mitarbeiter (1952) scheinen die Geschwulst bereits bei der Geburt gehabt zu haben. Das Kind van Wagenens erbrach bereits am 5. und 6. Tag, es hatte zwar einen normal geformten Schädel, aber im Alter von 3 Monaten bereits einen erheblichen Tumor (5—6 zu 4—5 cm); das Kind Braunsteins starb am 35. Tag bereits mit einem Hydrocephalus. Eine Zusammenstellung der Krankheitsdauer (bis zur Einlieferung) von 11 Fällen von Papillomen des Seitenventrikels liefert Angaben, die von 24 Monaten bis zu 3 Wochen gehen, im Durchschnitt sind es etwa 8 Monate. Man wird aber im allgemeinen das Wachstum als sehr langsam ansehen können, zumal viele Gewächse seit der Geburt bestehen.

Beziehungen zum Krankheitsablauf. Sichere Beziehungen der Geschwulst zum Krankheitsablauf sind bisher nicht bekannt. Die Plexuspapillome besitzen wahrscheinlich eine starke Empfindlichkeit gegen Röntgenstrahlen, wie van Wagenen (1930) sehr schön nachweisen konnte. Bei dem bereits mehrfach erwähnten 3monatigen Kind verbot sich bei der 1. Freilegung infolge der hochgradigen Vascularisierung eine Operation am Tumor. Bei der erneuten Freilegung nach 4monatiger Röntgenbestrahlung war die Geschwulst in allen Achsen etwa 2 cm kleiner geworden. Es gelang eine Excision in toto. Drei rezidivierende Subarachnoidalblutungen beschrieb Ernsting (1955).

Prognose. Die Plexuspapillome haben an jedem Sitz eine gute Prognose, wenn nicht die Lokalisation als solche die Operation schwierig macht, wie bei der Nähe der Zentren des 3. und 4. Ventrikels. Die Gefahr der Abrißmetastasen ist allerdings wegen der Zerreißlichkeit der feinen Zotten besonders groß.

Die erste glückliche Operation eines Plexuspapilloms aus dem Seitenventrikel (Occipitallappen) dürfte Perthes gelungen sein (1919), die aus dem 4. Ventrikel Sachs (1922). Hier war allerdings nach 4 Jahren der 4. Ventrikel angefüllt mit Rezidiven. Über van Wagenens (1930) Operation wurde schon berichtet. Es ist merkwürdig, daß seit der Arbeit von Davis und Cushing (1925) immer wieder die von diesen Verfassern geäußerten Zweifel an der Zugehörigkeit von Perthes' (1919) Fall wiederholt worden sind, obwohl aus der Beschreibung doch wohl alles für ein Papillom des Seitenventrikels (Trigonum) spricht (s. auch den eigenen Fall 251, Abb. 249). Die günstigsten Ergebnisse bei den Operationen hat wohl Norlén (1950) berichtet. Von 5 Patienten, bei denen das Papillom des 4. Ventrikels radikal entfernt werden konnte, überlebten alle 5 mit Überlebenszeiten von 8, 13, 16 usw. Jahren. Die Patienten mit Papillom im 3. Ventrikel überlebten etwa 8 Jahre. Von den 4 Patienten mit Papillomen der Seitenventrikel war nur einer chirurgisch diagnostiziert und glücklich operiert. Interessant ist aus dem Schrifttum weiter der oben angeführte Patient von Walker und Horrax (1947), der in einem Zeitraum von 10 Jahren 3mal erfolgreich operiert bzw. nachoperiert wurde. Ebenso war im Falle von Wilkins und Mitarbeitern (1948) der 6 Jahre alte Junge 4 Jahre nach der Operation noch in guter Verfassung am Leben. Auch Zander (1949) hat kürzlich über mehrere glücklich operierte Fälle berichtet.

8. Pinealome.

(Synonyme: Pineocytome, Choriome, Fibrome-, Adenome-, Gliome-, Gliosarkome-, Adenocarcinome-, Carcinome-, Psammome-, Psammosarkome-, Angiosarkome oder Sarkome oder Alveolarsarkome der Pinealis im älteren Schrifttum.)

Geschichtliches — Definition — Stellung im System der Hirngeschwülste. Der 1. Fall eines *Zirbeltumors* soll von Blaue 1800 beschrieben worden sein [zit. nach Fukuo (1914)]. Auch Virchow (1863/65) hat sich bereits intensiv mit der Pathologie der *Zirbel* befaßt; das eigentliche Interesse an den Geschwülsten der Zirbel beginnt aber erst mit den Veröffentlichungen Weigerts (1875), Ogles (1899), Oestreich und Slawyks (1899) usw. und um die Jahrhundertwende mit den großen Arbeiten Askanazys (1921), Bendas (1932), Marburgs (1909, 1913, 1927), Krabbes (1916, 1923), später besonders auch Berblingers (1922, 1926, 1930).

WALTON (1949) und McGOVERN (1949) schlossen sich der Anschauung D. RUSSELLs (1944) an, daß die Mehrzahl der „Pinealome" in Wirklichkeit Teratome seien.

Die Zirbel*geschwülste* haben besonders deswegen so reges Interesse gefunden, weil die Beziehungen der Zirbel zum System der inneren Sekretion bis heute noch nicht völlig geklärt sind und daher die Möglichkeiten zu einer weiteren Erforschung begierig ausgenutzt wurden, zumal durch die geringe Größe und schlechte Zugänglichkeit des Organs die Möglichkeiten zur experimentellen Ausschaltung und Untersuchung im Tierversuch auch heute noch gering geblieben und Extraktversuche (Fütterung) noch immer nicht eindeutig ausgefallen sind [FoÁ (1914, 1934), DAVIS und MARTIN (1940), ROWNTREE und Mitarbeiter (1936), ENGEL (1937), HORRAX (1947), COWDRY (1932), HALDEMAN (1927), zit. BARGMANN (1943), JORES (1939) und SELYE (1947), dort auch Schrifttum]. ENGEL und BERGMANN (1951/52) bestätigen in einem Übersichtsreferat erneut die frühere These von dem Antagonismus zwischen Hypophyse und Zirbel, besonders auch die Hemmung der Sexualfunktionen und des Wachstums (angeblich auch von Tumoren!).

Der Name „Pinealom" ist erstmalig von K. KRABBE (1916, 1923) angegeben worden und hat sich eingebürgert, der von BERBLINGER (1922, 1926, 1930) bevorzugte — und korrektere — der Pinealocytome hat sich nicht durchgesetzt. Die Geschwulstgruppe umfaßt diejenigen Tumoren, die den Bau der normalen Zirbel oder ihrer Zellen im großen und ganzen wiederholen.

Die — oben zitierten — aus der Allgemeinpathologie entlehnten Namen können durch die jetzt fest eingebürgerte Nomenklatur als überholt gelten. Die Deutung als Chorionepitheliome [ASKANAZY (1921)], d. h. sozusagen als Äquivalente eines Teratoms aus einem primären (angeborenen) Keim war offensichtlich irrig. Auf die Ähnlichkeit mit den Seminomen (Dysgerminomen) des Hodens [BENEKE (1936)] wird unten noch eingegangen. Genauerer Erläuterungen bedürfen nur wenige Bezeichnungen: Der Name „Pinealis-Adenom" (entsprechend Hypophysenadenom) wäre in dem Augenblick angebracht, wo eine sekretorische Funktion der Zirbel„drüse" nachgewiesen wäre (s. oben). Die Bezeichnung „Gliom" der Pinealis wäre dann gangbar, wenn die Gewächse nur aus den gliösen Bestandteilen der Zirbel und nicht aus den pinealen „Parenchymzellen" [HORTEGA (1932)] zusammengesetzt wären. Das trifft aber für die bisher bekannten Typen nicht zu. „Zirbelkrebs" wäre nur dann angebracht, wenn es sich bei der Zirbel um eine ektodermale Struktur vom Drüsentyp handelte, wie bei der Hypophyse. Zudem sollte man die Bezeichnung „Krebs" für solche bösartigen Gewächse zurückhalten, die alle Keimblätter wahllos infiltrieren und die in den *Körper* Metastasen setzen. Bereits in der Allgemeinpathologie finden wir daher in ähnlichen Fällen die Tendenz zur Unterscheidung epithelialer Tumoren beschränkter Bösartigkeit und ohne Metastasenbildung (Cancroide, Carcinoide usw.) von den echten Krebsen [s. auch BÜNGELER (1951)].

Die von HORRAX und BAILEY (1925, 1928) gebrauchte Bezeichnung „Spongioblastom" der Pinealis erscheint nicht so günstig wegen der Verwechslungsmöglichkeit mit den genuinen vom Mittelhirndach ausgehenden echten Spongioblastomen (ihr Fall 11 und eigener Fall S. 150, Abb. 61, 62). Der gleichsinnig gebrauchte Name „Pinealom vom spongioblastischen Typ" ist ebensowenig zu empfehlen, er wird zudem nicht einheitlich gebraucht. — Wir werden in den wenigen Fällen echter maligner Entartung von Pinealomen (eigener Fall 118/35) die Bezeichnung „malignes" Pinealom anwenden. Infiltrierend wachsende Pinealome sonst typischen Baues als „maligne" zu bezeichnen, liegt keine Veranlassung vor, da diese Art der Ausbreitung für die Geschwulst typisch ist.

Die Pinealome reihen wir dem Vorschlag HORTEGAs (1932) folgend bei den Paragliomen ein. Bereits im System BAILEY-CUSHINGs (1926, 1930) wurden sie unter den Abkömmlingen des Medullarepithels erwähnt.

Auf GLOBUS und SILBERT (1931) geht der Versuch zurück, die einzelnen Formen der Pinealome mit den Entwicklungsstufen des Organs zu vergleichen (z. B. des 2. Monats), dem sich auch HORTEGA (1932) anschließt. BERBLINGER (1925, 1930, 1944) hat später auch das Gewebe eines „polymorphen" (s. unten) Pinealoms mit der Zirbel des 6.—7. Embryonalmonats verglichen. RINGERTZ und Mitarbeiter (1954) haben soeben noch einmal eine ausführliche Übersicht über die historische Entwicklung und den heutigen Stand der Kenntnisse über die Tumoren der Pinealisregion gegeben: 65 Fälle in einem Zeitraum von 25 Jahren, davon 38 Pinealome (11 „undifferenziert") und 11 Teratome. In 6 der Teratome fand sich Pinealisgewebe.

Die Verfasser unterteilen die eigentlichen Pinealistumoren in die „undifferenzierten" (isomorphen), die Pinealome vom „Germinomtyp", sowie die „ordentlichen Zweizelltypen" und schließlich die vom Typus der „reifen Pinealis".

Zu diesen Typen ist zu sagen, daß die Begriffe „undifferenziert" und „reif" so lange vermieden werden sollten, als die biologische Stellung noch nicht sicher geklärt ist. Ich finde daher völlig neutrale Namen besser. Wenn sich auch in den Durchschnittsziffern der Gruppen anscheinend biologische Unterschiede ergeben, so ist die Statistik doch viel zu klein und die Summe viel zu sehr durch die operative Situation jedes einzelnen Falles belastet, als daß sich schon Endgültiges mit ausreichender Sicherheit behaupten ließe. (Überlebensdauer auch bei den „undifferenzierten" von 1—18, bei den germinomartigen von 1—12 Jahren.)

Häufigkeit und Geschlechtsverteilung. Es ist schwer, eine Übersicht über das durchschnittliche Vorkommen der Pinealome zu bekommen, da sie wegen der Rarität besonders häufig veröffentlicht wurden. Im Beobachtungsgut CUSHINGs (1935) stellten sie 14 Fälle, d. h. 0,7%, bei ELVIDGE und Mitarbeiter (1935) waren 2 von 210 Gliomen Pinealome, d. h. 1%, im eigenen Beobachtungsgut waren 16 von 4000 Tumoren Pinealome, d. h. 0,4%.

HALDEMAN (1927) hat aus dem Schrifttum 113 Fälle in Tafeln gesammelt, leider aber die Cysten einbezogen und die histologischen Bezeichnungen des alten Schrifttums nicht auf Grund der Beschreibungen neu überprüft. (Sein eigener Fall 2 einer 45jährigen Frau dürfte übrigens kein Pinealom sein!) Seine Angaben haben daher nur einen relativen Wert. Immerhin ist die Bevorzugung des männlichen Geschlechts, wie bei den Teratomen, auch bei ihm sicher. BERBLINGER (1944) sammelte 146 Fälle von Pinealistumoren, von denen 124 beim männlichen und 22 beim weiblichen Geschlecht aufgetreten waren. Von diesen sind 127 histologisch ausreichend untersucht, 86% davon männlich und 14% weiblich. Das Verhältnis ändert sich noch bei den Jugendlichen unter 17 Jahren (52 Fälle), wo 92% männlich und 8% weiblich waren. Unter diesen waren 49 echte Pinealome, von denen wieder 42 beim männlichen und 7 beim weiblichen Geschlecht vorgekommen waren.

MÜLLER und WOHLFART (1947) konnten bereits 216 Fälle des Weltschrifttums von Pinealistumoren sammeln, eingeschlossen 47 Fälle aus der Klinik OLIVECRONAs; davon waren 27 Pinealome oder Pinealoblastome, 4 Teratome und 1 Epidermoid. Das Geschlechtsverhältnis bei den 47 eigenen Fällen der Verfasser ergaben ein Überwiegen des männlichen Geschlechts mit 3:2, für die Fälle des Weltschrifttums ein Überwiegen mit 143:43. Bei BENNET (1936) stellten die Pinealome 13 von 446 intrakraniellen Neoplasmen (2,9%) und 4,7% der Gliome. Die Zahlen liegen zu hoch, weil es sich um eine nach Alter und Geschlecht (Soldaten!) ausgelesene Gruppe handelt.

Aus dem eigens durchgearbeiteten Schrifttum von Zirbelgeschwülsten aller Arten habe ich unter Neuordnung der Diagnose 53 Fälle echter Pinealome der 3 Arten zusammengestellt, von denen nur 9, d. h. etwa 6% bei Kranken weiblichen Geschlechts vorkamen.

Erkrankungsalter. Die Mehrzahl der Pinealome kommt im 2. und 3. Jahrzehnt vor aber auch das 1. und 4. sind beteiligt. GABRIEL (1936) [zit. BAILEY-BUCHANAN-BUCY (1939)] hat 122 Fälle von Pinealomen aus der Literatur gesammelt; von diesen stammten 10 aus den ersten 5 Lebensjahren, 18 aus dem 6.—10., 18 aus dem 11.—15., 20 aus dem 16.—20., 32 aus dem 21.—30., 17 aus dem 31.—40., 5 aus dem 41.—50. Jahr und nur 2 waren noch älter. 89 davon waren männlich und 32 weiblich. Eine Zusammenstellung von 53 mir aus dem Schrifttum zugänglichen Befunden echter Pinealome einschließlich 9 eigener Fälle, bei denen man *mit Sicherheit* aus Abbildungen oder Beschreibungen die Diagnose stellen konnte (1947), ergab die folgende Dekadeneinteilung: I: 10, II: 19, III: 13, IV: 8, V: 2. Der jüngste Fall war unser Kind (Nr. 1178) mit $1^1/_2$ Jahren, der älteste die 49 Jahre alte Frau HALDEMANs (1927) bzw. unser Patient (Nr. 118/35) mit 74 Jahren; dieser hatte aber einen malignen Tumor (s. Abb. 254b).

Vorzugssitz. Die Geschwülste gehen von der Zirbel aus, daher ist ein *einheitlicher Sitz* im Vierhügelgebiet gegeben, zumal anscheinend Keimversprengungen von Zirbelgewebe in entferntere Teile nicht vorkommen. Die sog. *ektopischen* Pinealome im Infundibulum werden allgemein als Abtropfmetastasen kleiner Blastome mit typischem Sitz betrachtet.

Ausgangspunkt. Der Ausgangspunkt der Pinealome ist offensichtlich die Zirbel selbst bzw. bei ihrer Entstehung örtlich ausgeschaltete Keime. Gerade die Zirbelgegend mit ihrer komplizierten Embryogenese neigt zur Bildung von Tumoren, bei denen oft die Entstehung aus Mißbildungskeimen noch angezeigt wird (s. die Doppeltumoren S. 355).

Da das Kind unserer Beobachtung (Nr. 1178, Abb. 250) nur 1¹/₂ Jahre alt war, könnte man auch hier einen *angeborenen* Tumorkeim annehmen. Einen Pinealistumor bei einem 61jährigen Mann mit RECKLINGHAUSENscher Krankheit — also bei einer systematischen Blastomatose — beschrieb ROSE (1954). Nach seiner Angabe soll dies der 2. Fall des Weltschrifttums sein.

Gestalt mit bloßem Auge. Die Pinealome sind je nach der Phase der Untersuchung und nach ihrer Differenzierung verschieden groß: sie erreichen zwischen Haselnuß- und Mandarinengröße (Abb. 251), die malignen Formen auch die eines Apfels (Abb. 250). Hierbei kann das Balkensplenium hochgedrängt werden, bis die Falx einschneidet. Die isomorphen Pinealome sind scharf abgesetzt und haben eine Art von Kapsel, die anisomorphen wachsen infiltrierend (s. auch Abb. 252, 254a) in die angrenzenden Hirnteile. DANDY (1938), BENNET (1946) und KERNOHAN (1952) bezeichnen merkwürdigerweise *alle* Pinealome als gut gekapselt. Die Pinealome liegen anfangs — da sie von der Zirbel ausgehen — oberhalb der Vierhügelplatte, die nach abwärts gedrängt wird, später füllen sie zudem noch das ganze hintere Ende des 3. Ventrikels etwa bis zur mittleren Commissur aus.

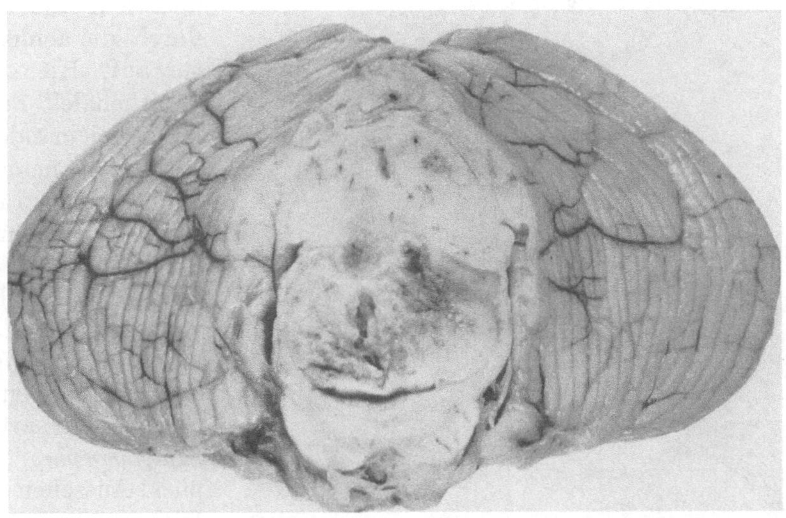

Abb. 250. Medulloblastom der Pinealis (Pineoblastom), das bisher noch recht gut abgegrenzt ist, jedoch die Kleinhirnläppchen zu infiltrieren beginnt (Fall 1178).

[Im Falle 5 BAILEY-HORRAX (1928) drangen die Tumormassen sogar durch ein Foramen Monroi.] Sie schieben dann die beiden Thalami beiseite, den Balken im hinteren Drittel nach oben und gegen die Falx, den Hirnstamm zur Basis, den Kleinhirnwurm nach hinten unten (Abb. 250). Dabei wird die A. basilaris im Gabelteil nach vorne unten verschoben (eigene Beobachtung im Angiogramm!) und die V. magna Galeni nach oben-hinten [MONIZ (1940), LORENZ (1948)]. Die Pinealome können auch einen Geschwulstzapfen in den Aquädukt vorschieben, ja unter Umständen [Fall HORRAX-BAILEY 1 (1928)] durch Aquädukt und 4. Ventrikel bis zum Calamus scriptorius vordringen (Abb. 252).

Die Farbe dieser Gewächse ist im allgemeinen graurötlich, selten sind kleinere Blutungen ins Geschwulstgewebe, auch Nekrosen (graue Farbe) spielen meist nur eine untergeordnete Rolle. Die Konsistenz der Tumoren ist fest und derb oder bröckelig (Abb. 251). Häufig ist auch in den Tumoren eine deutliche Verkalkung bereits makroskopisch zu erkennen. Das Gewebe läßt sich meist mit dem Sauger abtragen. Manche Pinealome infiltrieren auch die weichen Häute, besonders im Gebiet der Cisterna ambiens, umwachsen die Venen dort (V. magna Galeni, Operabilität!) und können sogar zu ihrer Thrombosierung führen [BERBLINGER (1944), FRIEDMANN und PLAUT (1935)]. Im Schrifttum findet man gute Abbildungen von Pinealomen — außer in den speziellen Arbeiten, — besonders auch bei KERNOHAN (1952) als Abb. 122, bei GAGEL (1938) als Abb. 46 und bei BENNET (1946) als Abb. 51 wiedergegeben.

Feingewebsbau, Architektur und Zellreichtum. Wir können bei den Pinealomen nach der Architektur 3 Formen unterscheiden: 1. Die zellreichen und *undifferenzierten Pinealome* (Abb. 250) [Medulloblastome der Pinealis, s. S. 140]. Diese wachsen mit isomorphen, wenig differenzierten Zellen und mit Pseudorosetten [Dias (1930)] überall diffus ins umgebende Gewebe und in die weichen Häute ein, besonders gern auch perivasculär, kurz sie ahmen die morphologischen und biologischen Eigenschaften der Medulloblastome

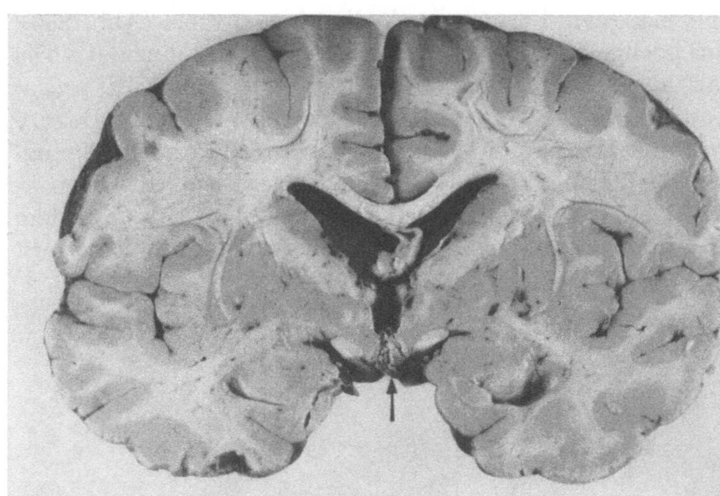

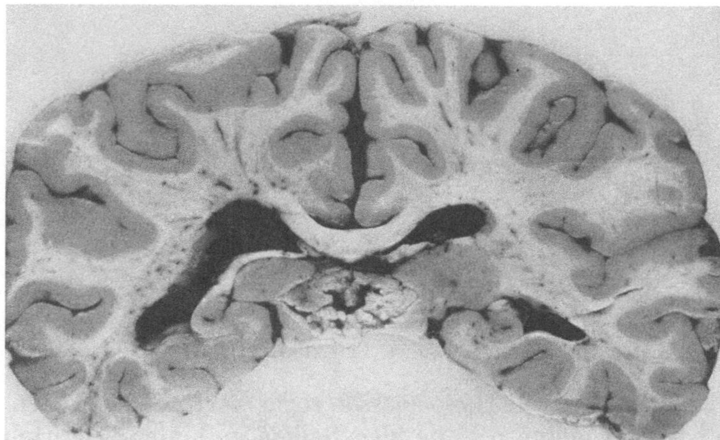

nach (s. dort, Abb. 56). Sie können dabei im kindlichen Schädel riesige Ausmaße erreichen. Sie sind hochmaligne und wir rechnen sie daher direkt zu den Medulloblastomen. 2. Die eigentlichen — anisomorphen — Pinealome, die die Struktur der Zirbel im *Reife*stadium wiederholen. Sie fallen sofort durch die acinöse Architektur auf. Hier liegen große „epitheliale" Zellen in Nestern beieinander und sind getrennt voneinander durch Bindegewebsstränge, die von kleinen hyperchromatischen „Rundzellen" durchsetzt sind. Dies Nebeneinander von epithelialen Zellnestern blasserer Färbung und dunklen Zellsträngen gibt dem Gewebe ein artspezifisches *„anisomorphes"* (polymorphes) Aussehen (Abb. 253a). Dies ist die am häufigsten vorkommende Pinealomart.

Sie wurde von Allgemeinpathologen [Askanazy (1906)] mit dem Chorionepitheliom, mit einigem Recht aber [Beneke (1936)] mit den Dysgerminomen (Seminomen) und später unter anderen von D. Russell (1944)

Abb. 251. Infiltrierend wachsendes Pinealom (s. Abb. 254a) mit kirschkerngroßer Metastase im Infundibulum (Fall 1096).

und Friedmann (1947) [s. S. 347 und z. B. Abb. 34, 37, 38, 39 bei Dixon und Moore (1952)] und auch mit gleichem Recht mit bestimmten soliden Granulosazelltumoren [s. z. B. Kaufmann (1922), Abb. 710] verglichen. (Diese Ähnlichkeit sollte nicht zur Auffassung der Identität oder Homologie verleiten!) Ferey und Mitarbeiter (1955) sehen sogar einen Tumor am Boden des 3. Ventrikels für ein Seminom an. (Abtropfmetastase eines Pinealoms?)

D. Russell (1944) hat sich zu der Ansicht bekannt, daß es neben den eigentlichen Pinealomen und Teratomen auch Kombinationen von einem Teratom mit einem Seminom und gegebenenfalls auch mit dem Chorionepitheliom geben könnte. Angeblich soll bei diesen Tumoren des Gehirns die Epiphyse intakt gewesen sein. Da Pinealom und Seminom sich so ähneln, sollte man Silbermethoden zur Unterscheidung heranziehen. Auch hätten die echten Pinealome angeblich keine Nucleolen.

Auch Friedmann (1947) nennt die Pinealistumoren „Germinome" und denkt dabei an eine Entstehung aus den Urkeimzellen. Dieser ganze Fragenkomplex wird sehr ausführlich in der Doktorthese von den Hartog (1933) erörtert. Dieser untersucht das Schicksal der Urgeschlechtszellen, die überall im Körper verlagert, ja, nach Swift *sogar in die* Nähe der Hirnanlage verlagert werden können. Er untersuchte 123 Hodentumoren vom Typus der Chorionepitheliome; zweimal sah er sie im vorderen Mediastinum und einmal an der Pinealis. Nach seinen Untersuchungen haben auch die männlichen Geschlechtszellen die Fähigkeit Chorionepithel zu bilden, weshalb er die Seminome auch als Chorionepitheliome betrachtet. Extragenitale Chorionepitheliome (wie in der Zirbelgegend) seien auf abgeirrte Urgeschlechtszellen zu beziehen. Auch STOWELL und Mitarbeiter (1945) fassen die Pinealistumoren als Chorionepitheliome auf, ebenso wie letztlich GLASS and CULBERTSON (1946), die einen zusammengesetzten Pinealistumor beobachtet haben.

HUGHES und SMITH (1955) beschreiben einen ähnlichen Tumor bei einem 17jährigen Mädchen, den sie mit den „Chemodectomen", d. h. den Tumoren des Glomus caroticum vergleichen. Sie vermuten eine chemoreceptorische Eigenschaft der normalen Pinealis.

Diese „anisomorphen" Pinealome können in das anliegende Hirngewebe infiltrieren und in breiter Front oder mit besonders perivasculär betonter Ausbreitung vordringen

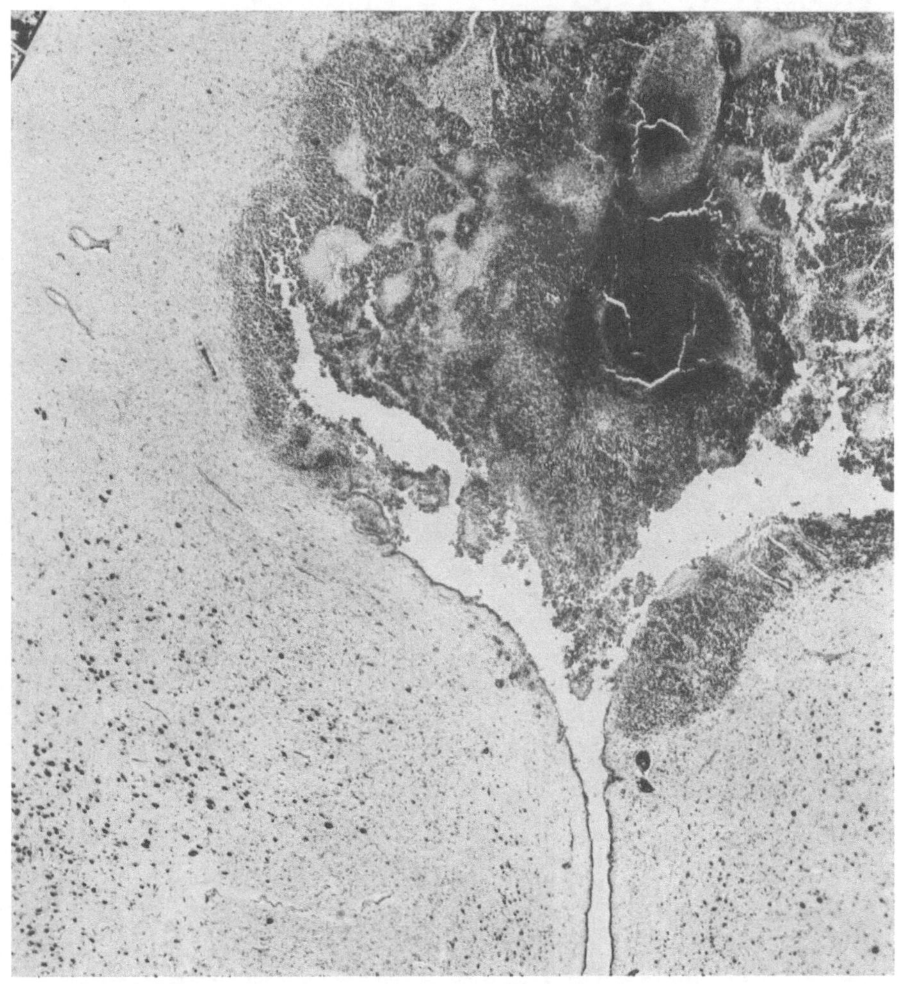

Abb. 252. Großer Geschwulstzapfen eines „reifen" Pinealoms im Lumen des Aquädukts (Fall 983).

(Abb. 252, 254a). Auch im Bindegewebe der weichen Häute breiten sie sich aus. Sie sind bedingt gutartig.

Von diesen läßt sich makroskopisch durch die bessere Abgrenzung, mikroskopisch durch die Einheitlichkeit (Isomorphie) der Zellform eine *dritte* Art abgrenzen (Abb. 253d), die im wesentlichen nur einen bestimmten Zelltyp hervorbringt, der zwischen den beiden oben beschriebenen steht (*isomorphe* Pinealome). Die Zellen haben einen epithelialen Bau, aber einen kleineren Leib, besitzen einen chromatinreicheren ebenfalls kleineren Kern und die Zellen sind kaum durch Bindegewebe untergliedert (Abb. 253d). Diese Form ähnelt dem von HORRAX-BAILEY (1925) sog. „spongioblastischen" Typ (ihr Fall 5) der Pinealome. Nach Ansicht der Verfasser entspricht ihr Bau dem der Zirbel im 2. Monat, während sich die polygonalen Zellen erst ab 6. Monat bilden; CH. MAHAIM (1953) hält in seiner sehr sorgfältigen Arbeit an diesem Namen fest.

Ein infiltratives Wachstum habe ich beim isomorphen Typ weder am Hirn noch in den weichen Häuten gesehen. Diese Pinealome scheinen eher noch benigner als die

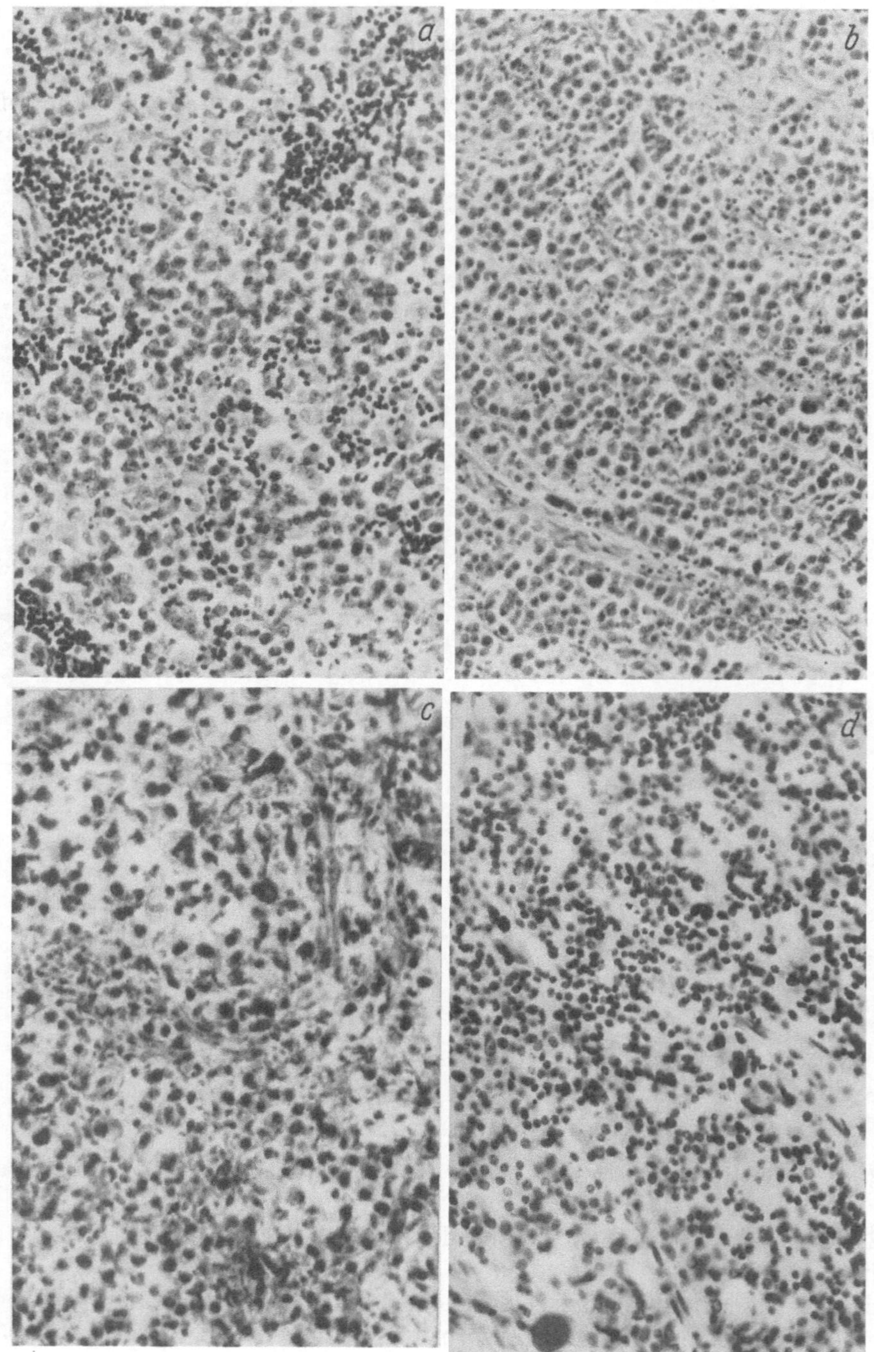

Abb. 253a—d.
a Typisches Nebeneinander der großen hellen Zellen und der kleinen „lymphoiden" Elemente im anisomorphen Pinealom. (Fall 983, Vergr. 144fach, Kresylviolettfärbung.)
b Ausgesprochen streifenförmige Anordnung der Zellen in einem anisomorphen Pinealom mit einzelnen mehrkernigen Riesenzellen und wenig lymphoiden Elementen. (Fall 385, Vergr. 168fach, Kresylviolettfärbung.)
c Gleiches Gewebe wie a) aber bei Imprägnation mit Goldsublimat. (Fall 983, Vergr. 224fach.)
d Isomorpher Typ eines Pinealoms. Die Zellen sind sämtlich mittelgroß, rundlich oder oval, nur einzelne etwas größere hyperchromatische Kerne sind zu sehen. Es fehlen die lymphoiden Zellen. Unten eine Kalkperle. (Fall 574, Vergr. 144fach, Nissl-Färbung.)

anisomorphe Form. BAGGENSTOSS und LOVE (1939) unterscheiden ebenfalls 3 Arten von Pinealomen. Ihr „spongioblastisches" Pinealom zeigt aber [nach KERNOHANs (1952) Abb. 123!] das reife Pinealisgewebe des „klassischen" Typs, während die zweite Gruppe den „entwicklungsgeschichtlichen Stadien", die dritte aber „pinealen Ependymomen" gleichen sollte. MAHAIM (1953), dessen Arbeit eine ausgezeichnete historische Übersicht in aller Kürze wiedergibt, kommt zu der folgenden Einteilung:

I. Teratome.

II. Pinealome, a) anisomorphe, b) isomorphe.

III. Gliome der Epiphyse (Medulloblastom der Pinealis, spongioblastische Formen von HORRAX und BAILEY, Ependymom der Pinealis und Ganglioneurom der Pinealis usw.).

IV. Sarkome der Pinealis (?).

Die einzelnen Unterarten der Verfasser entsprechen sich also bisher noch nicht.

Geschwulstzellen. Die Zellen der *ersten* Form (Pineoblastome) gleichen weitgehend denen des Medulloblastoms, sind cytoplasmaarm, von ovalem oder rübenförmigem Bau mit gleichartig gebauten, ovalen, chromatinreichen Kernen. In der Architektur herrscht eine perivasculäre Verdichtung oder eine Anordnung in Pseudorosetten vor.

Die *zweite* (anisomorphe) Form läßt sich am besten durch den Vergleich mit dem normalen Zirbelgewebe einprägen. Hier finden wir in den Nestern (Läppchen oder Streifen) die großen epithelialen Zellen aller Formen (Polymorphie) mit großem Zelleib. Meist haben sie — besonders bei Imprägnation — einige Fortsätze (Abb. 253c). Sie haben einen oder mehrere polyedrische große Kerne mit bläschenförmigem Bau (Abb. 255a), deutlicher Kernmembran und einem oder mehreren Nucleolen. Sie liegen mosaikartig, dicht gedrängt. Zwischen ihnen verlaufen die Straßen kleiner rundkerniger, sehr chromatinreicher „lymphoider" Zellen. Die großen Zellen haben häufig kleine Vacuolen, die teils mit Lipoiden, teils auch mit Glykogen gefüllt sind [hyaline und kolloide Tröpfchen von PAPPENHEIMER (1910)]. Von der Kernmasse finden sich oft Abschnürungen ins Cytoplasma, die von KRABBE (1923) als „Kernexkretion" aufgefaßt und als Zeichen sekretorischer Tätigkeit angesehen wurden. Daneben gibt es in dieser „anisomorphen" Geschwulst die kleinen „lymphoiden" Elemente, die in ihrer Natur noch ungeklärt sind, ähnlich wie die gleichartigen Zellen bei Oligodendrogliomen, Gangliocytomen und Neurinomen. Sie wurden hier bei den Pinealomen — wie bei den eben erwähnten — als Jugendformen aufgefaßt [UEMURA (1917)], aus denen sich die großen Zellen später entwickeln sollten. Dieser Ansicht haben sich auch KALM und MAGUN (1950) angeschlossen. Sie beschreiben ausführlich die Zelltypen in den („anisomorphen") Pinealomen. Sie halten die „lymphoiden" Zellen für die „primitive" Grundform, die sich zu den „reifen", großen Zellen entwickeln kann. Daher sieht man in den Randgebieten und in den Metastasen zum Teil nur eine „lymphoide", perivenöse Aussaat, während in der Tiefe bereits eine „Differenzierung" der Zellen stattfindet. Sie fanden in einem ihrer Fälle auch neben einer großen Metastase ins Infundibulum kleinere Absiedlungen aufs Ependym in Körnchenform (ihre Abb. 4).

Sicher ist, daß besonders die Gefäße in der Infiltrationszone von diesen Mänteln lymphoider Zellen umgeben sind. Ob Ganglienzellen oder ihre Abkömmlinge in den Pinealomen vorkommen, was z. B. WALTER (1923) und GAGEL (1938) vermuteten, steht noch zur Diskussion.

Bei dem *dritten* (isomorphen) Typus findet man nur ein Zellelement: die Zellen sind epithelial, aber kleiner als die bisher beschriebenen, auch die Kerne sind kleiner, mehrkernige Formen kommen kaum vor, selten einmal sieht man einzelne hyperchromatische Riesenkerne. Die Architektur fehlt, obwohl überall einzelne Gefäße ohne Wucherungserscheinungen zwischen den Zellen liegen. Sie ähneln dem pinealen Proparenchym [KRABBE (1923)]. Die Gefäßanordnung ähnelt etwas der im Ependymom, obwohl wieder die zellfreien perivasculären Manschetten fehlen. Mitosen sahen wir nicht. Gute Beispiele für diese Form sind HORRAX-BAILEYs (1928) Fall 5, der Fall von VAN WAGENEN (1931), die Abb. 55 von Bennet (1946) und der eigene Fall 574 (s. Abb. 253d). Es muß hier aber zum Schluß noch einmal darauf hingewiesen werden, daß meine isomorphe Form der Pinealome eher noch benigner ist als die anisomorphen Formen und daß sie daher nicht den malignen Formen entspricht, d. h. den Medulloblastomen, sondern eher den „spongioblastischen Formen" der Pinealome mancher Autoren. Bis zur endgültigen Klärung würde ich daher vorschlagen, an meinem neutralen Namen festzuhalten.

Wachstumsgeschwindigkeit. Die Zellvermehrung bei den Medulloblastomen der Pinealis (Pineoblastomen) ist, wie bei den „Kleinhirn-Medulloblastomen", sehr erheblich, die Mitosen aber sind meist regelrecht gebaut. Bei den anisomorphen Pinealomen findet man Mitosen weniger häufig, aber noch in erheblicher Zahl. Bei den „isomorphen" Pinealomen kommen diese anscheinend nicht vor.

Gefäß und Stroma. Das beim anisomorphen Typ sehr reichlich vorhandene dichtfaserige Stroma umspinnt mit Silberfasern die Zellnester. Es bestimmt durch die Septenbildung weitgehend die Architektur und besteht, wie bei der normalen Zirbel, aus gefäßreichem Bindegewebe, dessen Silberfasern aber auf die Wände beschränkt bleiben. Es ist durchsetzt mit „lymphoiden" Zellen. Beim isomorphen Typ tritt dieses Stroma dagegen zurück. Es neigt nicht zur Beteiligung an den regressiven und reparativen Prozessen.

Pappenheimer (1910) sah in seinem — ausgezeichnet beschriebenen — Fall im Stroma rudimentäre oder atypische Muskelfasern mit Querstreifung. Sie sollen bereits normalerweise in der Zirbel von einigen Tiergruppen [z. B. beim Rind: Engel (1937)] vorkommen.

Eine eigentliche Zwischenzellsubstanz sah ich bei der HE-Färbung nicht. Trotzdem lassen sich mit Spezialfärbungen eine Reihe von Fortsätzen an den pinealen Parenchymzellen des anisomorphen Typs darstellen, die bei der Goldsublimatmethode nur eben angedeutet sind (Abb. 253c). Wenn — wie hier nicht allzu selten — die Pinealome das Hirngewebe infiltrieren, so kann man einige Zeit lang noch ortsständige Axone, Markscheiden und Ganglienzellen nachweisen. Im Fall 1 von Horrax-Bailey (1928) sollen sich einzelne Gewebsteile in Richtung auf den Knorpel entwickelt haben.

Regressive Vorgänge. Die Neigung zum Untergang von Einzelzellen, die beim Pinealoblastom erheblich ist, bleibt beim anisomorphen Pinealom auf kleine massive Gewebsnekrosen beschränkt, beim isomorphen Typ ist sie dagegen kaum zu finden. Demgegenüber treten nekrobiotische Prozesse wie Verfettung und Verschleimung völlig zurück. Wie bei der normalen Zirbel kommt es dagegen häufig zur Verkalkung, meist durch Bildung typischer Schollen des Hirnsandes (Acervulus). In dem Bericht von Dandy (1936) waren 4 von 6 Kindern, bei Baggenstoss und Love (1939) war in 5 von 10 Fällen von Pinealomen der Tumor röntgenologisch verkalkt. Kleine Blutungen ins Tumorgewebe sieht man nur gelegentlich.

Varianten. Fast alle Tumoren der eigentlichen Pinealis lassen sich unter den beschriebenen 3 Gewebsbildern eingliedern. Es kann sein, daß gelegentlich Randpartien oder ganze Bezirke der Geschwulst nur aus „undifferenzierten Rundzellen" bestehen.

Ein atypisches Pinealom des polymorphen Typs (Fall 262/37) des eigenen Gutes ist zunächst zu erwähnen, über dessen Träger allerdings klinische Angaben fehlen. Es war ein haselnußgroßes infiltrierend wachsendes Blastom im Mittelhirndach, das histologisch insoweit vom normalen Gewebsbau abwich, als eine ungewöhnlich papilläre Struktur vorherrschte. Die großen Zellen, die zwar recht polymorph waren, im ganzen doch den üblichen Pinealiszellen ähnelten, lagen oft wie in Reihen entlang den Stromastielen, zeigten wenig Neigung zur Nestbildung und waren nur von wenigen dünnen Zügen von hyperchromatischen Rundzellen durchsetzt (Abb. 253b).

Das Bild eines echten hochmalignen Zirbeltumors sah ich einmal (Nr. M. 118/35) bei einem 74jährigen Mann. Er hatte eine Krankengeschichte von 14 Tagen (Verwirrungszustand), der Tod trat 14 Tage nach Klinik-Aufnahme an Herzschwäche ein. Es war *nur* eine Hirnsektion gestattet. Es fanden sich keine Zeichen des Hirndrucks, in der Mittelhirnhaube ein kirschgroßer Tumor, der die oralen 2 Hügel — links mehr als rechts — zerstört hatte. Die Geschwulst war außerdem in anliegende Teile des Thalamus eingewachsen. Histologisch ergab sich ein Tumor höchster Polymorphie aus epithelialen Zellen verschiedenster Größen, der sicher vom Zirbelgebiet ausging (Abb. 254b). Die Zellen hatten meist 5—15 Kerne bläschenartiger Form mit einem oder mehreren großen Nucleoli. Es gab zahlreiche Mitosen. Es fanden sich in diesem Falle keine „lymphoiden" Rundzellen. Die Geschwulst drang infiltrierend in die Umgebung vor. Von der Zirbel selbst waren keine Reste, außer einigen Psammomkörnern (keinesfalls „Hornperlen"!) nachweisbar.

Obwohl in diesem Fall durch Fehlen der allgemeinen Körpersektion das Bestehen eines primären Körpertumors nicht mit letzter Sicherheit auszuschließen war, glaube ich mich morphologisch berechtigt, die Geschwulst als einen primären malignen Zirbeltumor aufzufassen. Die Geschwulst hatte das Zirbelgewebe völlig ersetzt. Reste der Zirbel lagen nur noch als Psammonkörner vor. Der Zelltyp war für einen Körpertumor absolut ungewöhnlich, dagegen gut als eine besonders polymorphe Abart der Pinealis-Parenchymzellen aufzufassen. Eine endgültige Entscheidung ließ sich nicht mehr treffen. Eine Ähnlichkeit mit dem von SCHMINCKE (1914) beschriebenen Gangliogliom der Pinealis (s. unser Sarcoma monstrocellulare S. 474) bestand aber sicher nicht.

Hier ist weiter auf die sehr wichtigen Befunde UEMURAS (1917) [Fall 2, Abb. 15], HORRAX-BAILEY Fall 1 (1928) und JOHAN-STEINER (1923) [drüsenförmige Strukturen mit Zylinderzellen] hinzuweisen, die auch im eigenen Fall (Nr. 1373) eines 11jährigen Jungen sichtbar waren (Abb. 254c). Es handelt sich um das Bestehen von Hohlräumen in typischen Pinealomen, die mit einem einzeiligen niedrigen Zylinderepithel ausgekleidet sind. Bereits ILLING (1910) weist darauf hin, daß bei den Tieren zwischen den Zirbelzellen Hohlräume vorkämen, die gelegentlich mit Ependym ausgekleidet schienen. Auch KERNOHAN (1952) bildet ähnliche Cysten ab (seine Abb. 124). Das Auftreten derartiger „epithelialer" Kanäle sollte uns nicht dazu veranlassen, von „Ependymomen" der Pinealis zu sprechen, zumal es echte Ependymome im Vierhügelgebiet gibt! (s. S. 308 und Abb. 219, 220).

Die genaue Untersuchung des eigenen Falles (Nr. 1373) eines 11jährigen Knaben ergab einen walnußgroßen derben Tumor mit grauweißer Schnittfläche an typischem Sitz. Histologisch ließen sich deutlich 3 Zelltypen unterscheiden: 1. Nester epithelialer großer Zellen, bei denen polygonale Formen mit einzelnen oder mehreren Kernen in geschlossenem Verband lagen, abgegrenzt durch ein zellreiches Stroma. In diesen Epithelnestern kam es durch Verflüssigungsvorgänge im Zentrum zur Bildung kleinster Cystenräume, die mit ein- oder mehrschichtigen Epithelien „ausgekleidet" schienen. 2. sah man außerdem kleine, flache, echte Hohlräume von Epithelschläuchen, die wie Ependym aussahen (Abb. 254c), aber keine Blepharoblasten zeigten. Manchmal sah es so aus, als ob sich metaplastisch aus diesen Epithelschläuchen die Zellnester entwickelten (Abb. 254c). Schließlich gab es in diesem Fall als 3. Zellform ein ausgedehntes zellreiches Stroma aus langen Bindegewebszellen mit zahlreichen Rundzellen untermischt, und zwar besonders betont in den Randgebieten. Keine Mitosen. Eine Imprägnation mit Goldsublimat zeigten die großen Zellen als typische Schatten dargestellt, eine Versilberung aber ein dichtes Netz feinster Gitterfasern, das nur an den Stellen der geschlossenen Epithelnester fehlte, so daß man neben dem Pinealom an einen gemischten „teratoiden" Tumor denken muß.

Damit stellt sich die Frage nach den sog. *Doppeltumoren* im Vierhügelgebiet. Sie wurden bereits mehrfach als Gewächse in der Zirbelgegend beobachtet. So fanden KLAPPROTH (1922) und BENEKE (1936) die Kombination eines typischen Teratoms mit einem echten Pinealom (polymorpher Typ), später noch HORRAX-BAILEY (1928) die eines echten Pinealoms mit einem Spongioblastom des Hypothalamus bzw. der Chiasmagegend (Fall 8) und eines Pinealoms mit einem angioblastischen — nicht näher beschriebenen — Gewächs des 3. Ventrikels.

Wahrscheinlich sind derartige Kombinationen im Zirbelgebiet selbst gar nicht einmal so selten und auf kombinierte dysembryogenetische Störungen zurückzuführen. Neben der oben erwähnten Beobachtung ist der folgende eigene Fall sozusagen eine Kümmerform eines derartigen „großen" Syndroms: Im Falle (Nr. 983) eines 15jährigen Jungen erschien das Gewebe des Pinealoms typisch (Abb. 253a). Eine bereits makroskopisch in Erbsgröße sichtbare Cyste neben dem Gewächs bestand histologisch aus einem mehrschichtigen verhornenden Plattenepithel (Abb. 255b) und lag inmitten von Geschwulstgewebe. Sie glich zwar damit völlig dem Befunde KLAPPROTHS (1922), der sie aber als „Epidermoidcyste" bezeichnete, was der üblichen Definition des Epidermoids aber nicht entspricht. Hier wie auch dort fehlte die typische Epidermisschichtung.

Einen sehr merkwürdigen Fall konnten wir kürzlich nicht klären. Es handelte sich um einen vor 14 Jahren im Alter von 29 Jahren operierten Patienten Fall 1739 mit einem Tumor links parietal. Dieser wurde von einem Allgemeinpathologen als Carcinommetastase diagnostiziert. Der Patient stellte sich jetzt gesund und voll leistungsfähig vor. Der Tumor bestand histologisch aus Inseln von Zellen mit „epithelialen" Leibern, mit hellen, manchmal etwas bläschenförmigen Kernen mit einem mäßigen Chromatinnetz und einem bis zwei größeren Nucleolen. Einschlußkörperchen oder Vacuolen waren nicht sichtbar. Die Nester waren umgeben von breiten Straßen kollagenen Bindegewebes, die reichlich von lymphoiden Zellen durchsetzt waren. Zwischen den großen epithelialen Zellen lagen nicht so selten Mitosen. Nach dem Bild hätte man den Tumor ohne jeden Zweifel als Pinealom diagnostizieren müssen. Von dem in Abb. 255c erwähnten Fall unterschied er sich durch die fehlende Polymorphie der großen Zellen (s. NACHTWEY 1956).

Metastase und Rezidiv. Medulloblastome der Pinealis metastasieren — wie die des Kleinhirns — häufig, die anisomorphen Pinealome nicht selten. RUSSELL und SACHS (1943) fanden 51 gute beschriebene Fälle von Pinealomen, von denen 19 Metastasen gesetzt hatten, von diesen 6 in die Meningen.

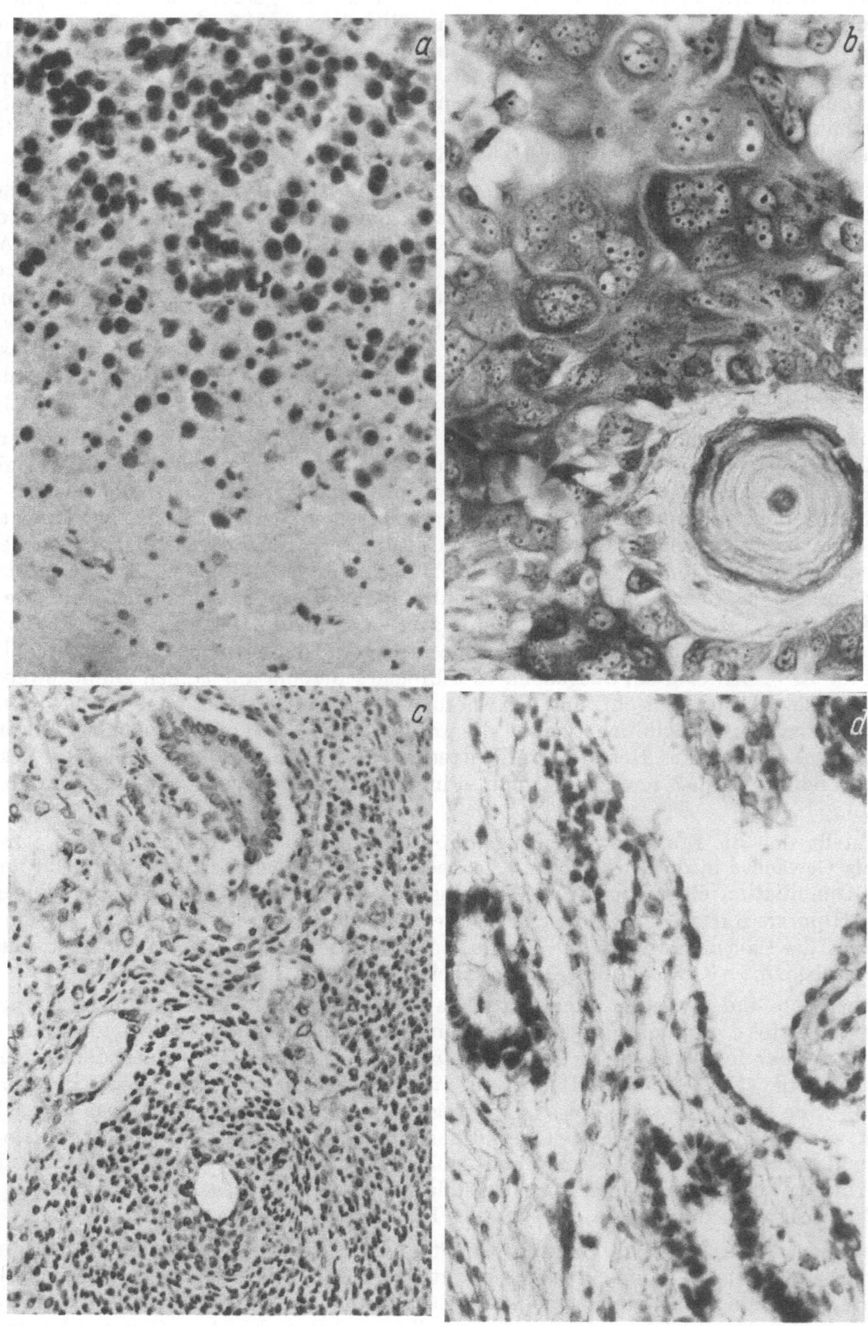

Abb. 254a—d.

a Randzone eines Pinealoms: man erkennt die Infiltration gegen das Hirngewebe. Meist handelt es sich um große Zellen mit zahlreichen Mitosen, zwischen denen nur einzelne lymphoide Elemente liegen. (Fall 1096, Vergr. 128fach, HE-Färbung.)

b Aus einem atypischen malignen Pinealom: die Zellen sind vielkernig, die Kerne bläschenförmig mit einem oder vielen Nucleolen, der Zelleib ist recht groß. Rechts unten ein Psammomkorn, wahrscheinlich aus der infiltrierten Pinealis. (Fall 118/35, Vergr. 192fach, Kresylviolettfärbung.)

c In einem Pinealom liegen Ependymschläuche (oben), von denen sich anscheinend durch Metaplasie die Tumorzellen entwickeln (unten). (Fall 1373, Vergr. 112fach, Kresylviolettfärbung.)

d Mehrere Hohlräume mit ependymartigem Epithel bei Zirbelcyste (s. Text S. 329). (Vergr. 296fach, HE-Färbung, Fall E 791.)

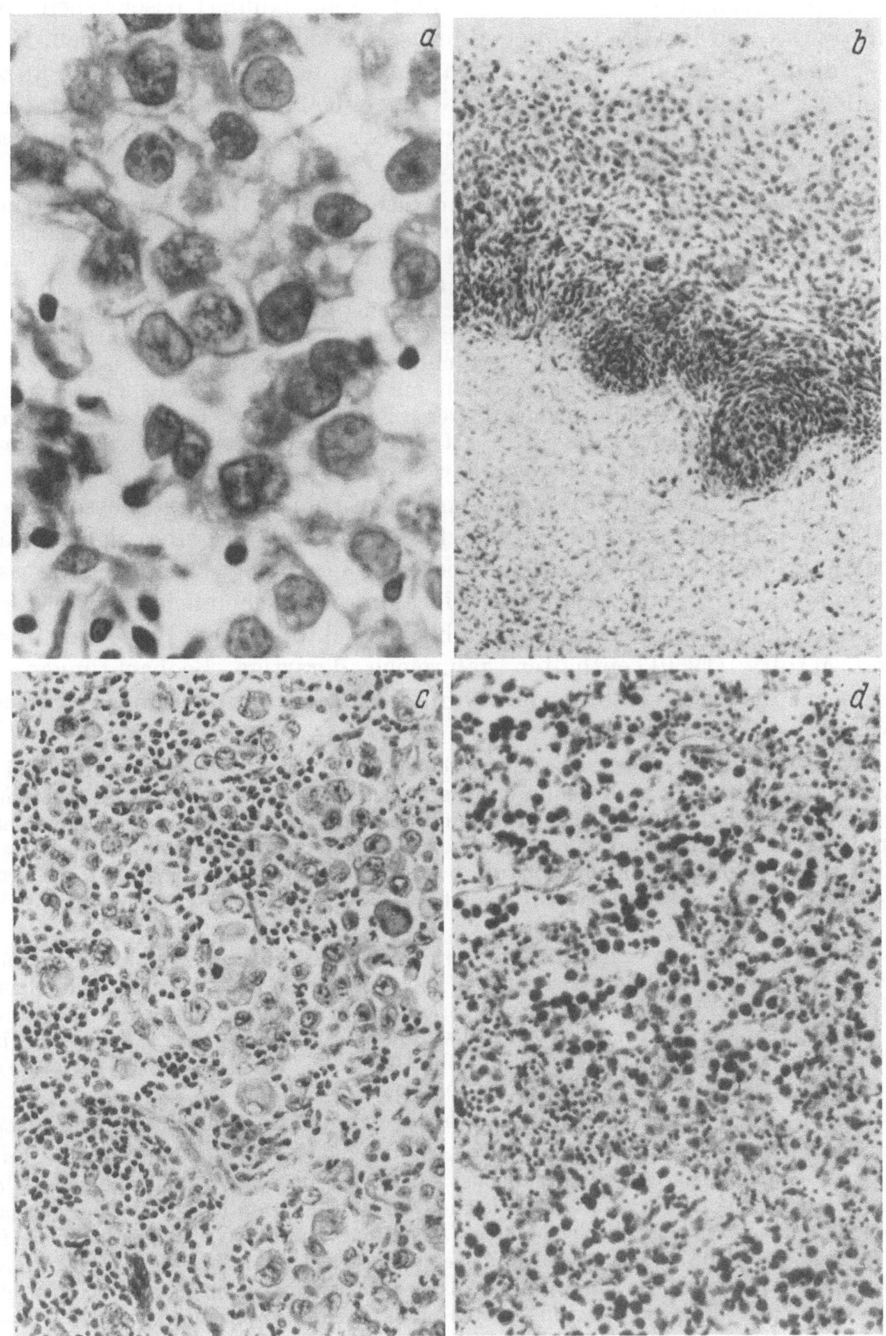

Abb. 255a—d.

a Große helle Zellen im typischen anisomorphen Pinealom. (Vergr. 528fach, Kresylviolettfärbung, Fall E 1811.)

b Mikroskopisches Bild einer Cyste in einem Pinealom. Man erkennt das nicht verhornende Plattenepithel, von dem nach dem Cysteninneren zu die Epithelien abschilfern. (Vergr. 224fach, Goldsublimatmethode, Fall 983.)

c Aus einer Seminommetastase (?) des Hirns: Man erkennt hier das Nebeneinander großer, meist heller Epithelien in nestförmiger Anordnung und dazwischen Straßen mit dunklen, kleinen lymphoiden Zellen. (Vergr. 324fach, HE-Färbung, Fall E 1503.)

d Aus einer Pinealommetastase ins Caudagebiet (s. Text S. 358). (Vergr. 136fach, HE-Färbung, Fall E 1572.)

Berblinger (1925, 1944) hat zuerst die Aussaat eines derartigen Pinealoms über die äußeren Liquorräume (Nn. 5, 6, 7, 12 und Cauda equina) beschrieben. Nach ihm haben Friedmann und Plaut (1935) eine diffuse Absiedlung über Meningen, Hirnnerven (Nr. 3, 5, 7), die Cauda equina und die Spinalganglien mitgeteilt, ebenso Werner (1939), Hornet (1939), Thurel (1949), Alajouanine und Mitarbeiter (1937), Magarey und Wolf (1949) [singuläre spinale Metastase, die als „Zwergsack"-Tumor die cervicalen Wurzeln entlang gewachsen war].

Im Falle Werners (1939) dachte man sogar zuerst überhaupt nicht an einen Pinealistumor makroskopisch ähnelten die Veränderungen vielmehr einer alten chronisch-eitrigen Meningitis. Histologisch glich jedoch die Infiltration ganz typisch der eines Pinealoms, das sich besonders deutlich perivasculär ausbreitete. Auch kleine Knötchen auf dem Ependym kamen vor.

Bei Baggenstoss und Love (1939) hatten 2 Pinealome in die Meningen, einer auf die Ventrikelwände metastasiert, bei Kutscherenko (1926) ins Vorderhorn und den 4. Ventrikel.

Polmeteer und Kernohan (1947) fanden unter 42 Gliomen mit Metastasen nur 1 Pinealom [veröffentlicht von Baggenstoss und Love (1939)] mit Ausbreitung in den 3. und andere Ventrikel und in die Zisternen. Sie beobachteten einen weiteren Fall mit Massen hinter dem Chiasma wie vor ihnen Goldzieher (1913) und Stark (1928). Horrax und Bailey (1925) wiesen schon auf drei eigene Beobachtungen hin, darunter eine im 3. Ventrikel.

Neben diesen Totalmetastasierungen kommen Einzelabsiedlungen besonders gern ins *Infundibulum* vor [Horrax-Bailey (1925) Fall 4 und Abb. 251 eines eigenen Falles 1096 von einem 23jährigen Mann]. Diese können bereits röntgenologisch einen metastasierenden Vierhügeltumor sichern und damit ein Pinealom wahrscheinlich machen (Abb. 251).

Auch die Arbeiten von Horrax (1942) über die „ektopischen" Pinealome und die von Kalm und Magun (1950) enthalten zahlreiche derartige Beobachtungen. In den meisten dieser Fälle beginnt sogar die Symptomatologie zuerst von der Zwischenhirnmetastase aus.

Berblinger (1944) untersuchte allerdings in einem Falle eines Diabetes insipidus bei Pinealom die Gegend des Tuber cinereum, Nucl. supraopticus und des Nucl. paraventricularis „besonders gut", ohne dort eine Geschwulstmetastase oder auch nur Ganglienzellveränderungen zu entdecken. Nur in der Neurohypophyse fand sich in größerem Ausmaße eine Anhäufung von lymphoiden Zellen, obwohl er damit den Diabetes insipidus nicht erklären wollte. Nach dem Befunde von Kalm und Magun (1950) wird man hier eine Metastasierung annehmen und auch eine ausreichende Erklärung für den Diabetes finden können.

Diese Metastasierung kann auch zu schwierigen diagnostischen Fragestellungen führen. So wurde mir ein Präparat eines 15jährigen Jungen von Herrn Dr. Perišić — Belgrad — zugeschickt, bei dem klinisch vor 5 Jahren auf Grund eines verkalkten Mittelhirntumors ein Pinealom diagnostiziert und eine Torkildsen-Drainage angelegt wurde. Drei Jahre später kam es zu einer Paraparese, und es fand sich ein spinaler Tumor in Höhe D 12/L 1. Dieser bestand histologisch aus einem — teils recht typischen — Gewebe eines Pinealoms (Abb. 255d).

Und nun noch einige Worte zu den Berichten des Schrifttums über *Körper*metastasen.

Goldziehers (1913) Bericht über die Metastasierung eines Pinealistumors in die Lungen, die Lymphknoten und die Leber legt diese zunächst etwas unwahrscheinliche Möglichkeit doch nahe. Die Farbe des Primärtumors war dunkelrot, sie glich der eines „Thrombus". Histologisch sah man im wesentlichen hämorrhagisch-nekrotische Massen. Erhaltene Gewebsteile ließen sich als Plexus erkennen. Soweit das Gewebe zu beurteilen war, bestand es aus zwei Zellformen: syncytialen großen Formen, aber ohne epitheliale Verbände, dann aus protoplasmaarmen stäbchenförmigen chromatinreichen Zellen, die teils die Gruppen umsäumten, teils diffus durchsetzten. Der Verfasser wurde an ein Chorioepitheliom erinnert, dachte aber auch an ein angioplastisches Sarkom im Sinne der französischen Schule. Übrigens bestand hier offensichtlich auch eine Metastase ins Infundibulum (entsprechende Symptomatologie: Genitalentwicklung, -behaarung). Natürlich mußte man bei der Beurteilung derartiger Fälle auch die umgekehrte Möglichkeit einer *Metastase* ins Vierhügelgebiet erwägen. Daß Metastasen in die Vierhügelgegend nicht selten sind, beweisen 11 Fälle des Schrifttums [zit. Engel (1937)], 6 Beobachtungen Berblingers (1944) und eine eigene Beobachtung bei einem kleinen Magencarcinom. [Operation durch Prof. O. Foerster; Tod einige Monate später an Kachexie. — Autoptische Bestätigung.]

Besonders nachdenklich muß uns stimmen machen, daß bei Jugendlichen derartige Metastasen von Zirbelgewächsen in den Körper immer wieder beschrieben werden. So zeigt uns der eindrucksvolle Fall von Tompkins, Haymaker und Campbell (1950), daß mit derartigen Metastasen gerechnet werden muß, obwohl Berichte über Körpermetastasen von Pinealistumoren ungeheuer selten sind. Zunächst war neben Goldziehers (1913) Beobachtung nur ein Fall beschrieben: Stowell-Sachs-

Russells (1945) Bericht über einen 15jährigen Jungen mit „primärem intrakraniellem Chorionepitheliom", das sich aus einem Teratom entwickelt haben sollte, indem es die anderen Gewebsbestandteile verdrängte. Dann berichteten Tompkins, Haymaker und Campbell (1950) über zwei neue Fälle: 1. 34jähriger Mann mit 6wöchiger Vorgeschichte, ventrikulographische Darstellung eines Ventrikeltumors. Typischer operativer Zugang von parietal. Darstellung eines über 5 cm langen Tumors, der am hinteren Rande verkalkt war. Histologisch bestand er aus einem Gewebe mit dem für Pinealome typischen Bau (kleiner Teil) und aus einem anderen Gebiet, das als Teratocarcinom angesprochen wurde („große Masse der Geschwulst"). Drei Monate nach der Operation Tod. Großes lokales Rezidiv mit Ausbreitung weit ins benachbarte Hirn gegen das Zentrum semiovale. Mehrere Knoten in der Lunge von 0,4—1 cm Durchmesser. Die Metastasen enthielten in ihrem Aufbau die Gewebe, die dem pinealomatösen Teil entsprachen (große Zellen mit lymphoiden Infiltraten), keine teratoiden Teile.

2. 21jähriger Mann mit 3wöchiger Vorgeschichte. Ventrikulographisch: Tumor des 3. Ventrikels. Typische Operation. Histologisch: Pinealom. Tod 16 Monate nach Operation. Autoptisch fanden sich Knoten von 3×2, 5×2 cm mit kleinen verkalkten Resten der Pinealis in Verbindung mit der Falx. Aussaat über das Ependym und die Leptomeninx, z. B. der Medulla. In beiden Lungen weißliche Knoten, ebenso in Niere und Lymphdrüsen. Histologisch: Gewebe aus großen und kleinen Zellen, das wiederum als Pinealom aufgefaßt wurde.

Differentialdiagnose. Bei der Differentialdiagnose ergeben sich bei bekannter Herkunft des Geschwulstmaterials aus dem Vierhügelgebiet nur wenig Schwierigkeiten. Denn die Pinealoblastome sind morphologisch den Medulloblastomen gleich. Die „isomorphen" Pinealome *des Typus 3* haben äußerlich eine gewisse Ähnlichkeit mit den am gleichen Sitz vorkommenden Ependymomen. Sie sind zwar gut abgegrenzt, wenn auch lange nicht so fest — da gefäßärmer — und nicht so knotig-lappig gebaut. Auch histologisch ist nur eine gewisse entfernte Ähnlichkeit im Zelltyp vorhanden: Es fehlt die Unterteilung durch die Gefäße mit der so charakteristischen Architektur der zellfreien Höfe. Auch fehlen regelmäßig die Veränderungen — Intimaproliferationen — der Gefäße, die für das Ependymom doch recht charakteristisch sein können.

Schwierigkeiten ergeben sich nur, wenn man Metastasen untersuchen muß und das primäre Pinealom nicht bekannt ist (s. oben S. 357, 358). Auch aus der strukturellen Ähnlichkeit mit dem Seminom können sich differentialdiagnostische Schwierigkeiten ergeben. So wurden mir Schnitte von einer Hirngeschwulst eines 33jährigen Mannes von Herrn Dr. Kloss Innsbruck, zugesandt (E 1503), bei dem vor einem Monat die Symptomatologie apoplectiform eingesetzt hatte. Arteriographisch ließ sich nur ein parieto-occipitaler Tumor darstellen, der sich bei der Operation mit der Dura verwachsen zeigte. Im Tumor fand sich eine Blutung, die aus einer 2 cm langen jetzt thrombosierten Arterie stammte. Nach der Lokalisation ließ sich eine Pinealisgeschwulst ausschließen. Histologisch aber hatte der Einsender bereits aus dem bekannten Nebeneinander der zwei Zellarten daran denken müssen. Mir schien nach dem Bilde und dem Vergleich mit entsprechenden Abbildungen nur die Möglichkeit der Seminommetastase zu erwägen (vgl. Abb. 255c). Ich weise allerdings auf den merkwürdigen Parietallappen-Tumor von S. 335 hin.

Beziehungen zum Krankheitsablauf. Die Pinealistumoren haben ihre Bedeutung durch die Lage zum Mittelhirn, wo es neben lokalen Zeichen besonders leicht zum Block des engen Aquädukts kommt. Nur im Falle 2 von Globus und Silbert (1931) entstand durch Zerstörung der Mittelhirnplatte selbst ein neuer Liquorweg zum 4. Ventrikel. Die Wachstums*geschwindigkeit* scheint sich auf die Entstehung des neurologischen Syndroms nicht auszuwirken. Dieses wird vielmehr eher durch die Größe und die Richtung der Ausbreitung und den eventuellen Vorgang der Metastasierung gefärbt.

Moniz (1941) weist darauf hin, daß die Pinealistumoren aus der Tiefe von einem arteriellen Gefäßnetz über die A. cerebri media gespeist werden, das man angiographisch ebenso sichtbar machen könne, wie die durch das Blastom verlagerten Gefäße.

Kalm und Magun (1950) fanden zu dem bereits von Stark (1928) beobachteten, von Horrax und Wyatt (1947) eindeutig herausgestellten Diabetes insipidus noch eine fortschreitende *Magersucht* (Kachexie) als Zeichen einer Hypothalamus-Metastase der Pinealome [Allegranza (1952)]. Mahaim (1953) fand den Diabetes insipidus in 30 Fällen des Schrifttums von Pinealomen vertreten. Er berichtet außerdem über Dystrophia adiposogenitalis, Impotenz, Fettsucht, zentrale Hyperthermie, Senkung des Grundumsatzes, Narkolepsie usw., die er ebenfalls in den Fällen gefunden hatte.

Bisher wurde nun gelehrt, daß auch das Auftreten einer Pubertas praecox (alias psychogenitalis) bzw. der Makrogenitosomie (Pelizzi, Marburg, Askanazy) für eine Zirbelgeschwulst, und zwar vorzugsweise für ein Teratom charakteristisch sei. Der erste Fall einer Pubertas praecox scheint (1898) von Heubner bei einem 4¹/₂jährigen Knaben mit einem Teratom der Pinealis beobachtet worden zu sein. Später wurden derartige Fälle bei *Teratomen* z. B. von Frankl-Hochwart (1909), Boehm (1919) und Klapproth (1922), bei Pinealomen von Bailey-Horrax (1925, 1928) [Fall 2 eines 9jährigen Jungen, Horrax (1937) bei einem 10jährigen Jungen] aber auch von zahlreichen anderen Verfassern bei den verschiedensten Prozessen gefunden. Hier hebt sich besonders die Gruppe der Ganglienzelltumoren am Infundibulum bzw. 3. Ventrikel heraus [Foerster-Gagel (1933), Heuyer und Mitarbeiter (1931), Horrax-Bailey (1925, 1928), J. E. Meyer (1948), Marquand-Russell (1934, 1935) und besonders Driggs und Spatz (1940), H. Lange-Cossack (1951)]. Spatz hat an Hand seines Falles dem Problem der sexuellen Frühreife besondere Beachtung geschenkt und mit Weisschädel und Bustamante [s. Spatz (1951)] auch tierexperimentell bearbeitet. Nach seinen Ergebnissen scheint es sich um eine Einwirkung des Vierhügeltumors auf ein infundibuläres Sexualzentrum — sei es durch Metastase oder örtlichen Hydrocephalus — zu handeln. Damit hat auch die Fragestellung Berblingers (1944) ihre Bedeutung verloren, ob die Pubertas praecox „onkogen" (d. h. durch hormonale Eigensekretion des Teratoms) oder pineogen (durch Ausfall eines Wirkstoffes) entstehen könne. Ich gehe auf die Pubertas praecox bei den Gangliocytomen (s. S. 386) noch näher ein.

Prognose. Da bisher die Zahl der erfolgreich entfernten Pinealome noch gering ist, fehlt es auch noch an der Kenntnis über ihr Verhalten nach Totalexstirpation.

Es erscheint zunächst als eine Ehrenpflicht, hier daran zu erinnern — da es im Schrifttum meist übersehen wird, — daß Fedor Krause (1913) nicht nur als erster die Beschreibung eines operativen Zugangs zum Vierhügelgebiet gegeben hat, sondern daß ihm auch die erste erfolgreiche operative Entfernung geglückt ist. Histologisch ist die Geschwulst allerdings nicht mehr genau zu bestimmen („Sarkom").

10jähriges Kind. Klinische Diagnose durch Oppenheim: Neubildung im Vierhügelgebiet bzw. 3. Ventrikel. Operative Dekompression, 9 Tage später Freilegung der hinteren Schädelgrube im Sitzen. Subtentorielles Vorgehen entlang dem Oberwurm bis zur Freilegung eines Tumors an der Unterfläche des Tentoriums. Ausschälung mit dem scharfen Löffel. Dabei wurden die V. magna und die Zirbel frei dargestellt. Mikroskopisch völlig abgekapseltes gemischtzelliges Sarkom (Pinealom?).

Ein Monat danach Vorstellung in der Berliner Medizinischen Gesellschaft. Fedor Krause hat mit dieser Methode [s. Araki (1937)] 3 Patienten operiert, die sämtlich am Leben blieben. Allerdings konnte er den Tumor nur in einem Falle entfernen (1913).

Nach Fedor Krause versuchten Brunner [s. Rorschach (1913)] und Puusepp (1929) die Entfernung, die aber erst wieder Otfrid Foerster glückte. [Operation durch den hinteren Balken vorgeschlagen von Nosetti (1913), Foerster (1928).]

In dem von Foerster berichteten Falle ist die Art der Geschwulst nicht näher beschrieben (Gliom). Der Kranke überlebte noch ¹/₂ Jahr nach der Operation.

In Dandys (1936) Fall 2 einer 28jährigen Frau gelang es, die Geschwulst einigermaßen vollständig zu entfernen, wenn auch stückweise, wobei es zu einer cellulären Aussaat gekommen sein dürfte. Tod am Rezidiv 3 Monate später, keine Autopsie. Den besten Aufschluß erhalten wir von Harris und Cairns (1932), deren Kranker (mit einem Pinealom vom anisomorphen Typ) 6 Monate nach der ersten — rein dekompressiven — Operation erneut operiert wurde, dabei Teilentfernung der Geschwulst. Der Patient überlebte noch 13 Monate nach der zweiten Operation.

Weiter erwiesen sich besonders die Zugangswege von van Wagenen (1931) (transventrikulär) und nach Resektion des Occipitallappens [Dandy (1937), Horrax (1949, 1950)] erfolgreich. Pratt und Brocks nehmen allerdings den ersten Fall einer Totalexstirpation für sich in Anspruch.

Horrax (1949, 1950) berichtete über die Operation von 22 Patienten mit Pinealistumoren, von denen 14 histologisch bestätigt wurden, während in den übrigen Fällen die Diagnose nur ventrikulographisch gesichert war. Zehn von diesen Tumoren wurden „vollständig" entfernt. Hier überlebten 2 Patienten 12 bzw. 5¹/₅ Jahre nach der Operation. Ein Patient mit einem „ektopischen" Pinealom überlebte noch nach 5 Jahren. Ein Patient überlebte 8 Jahre nach Dekompression mit energischer Röntgenbestrahlung. Sieben von 12 Patienten nur mit Dekompression und histologischer Untersuchung überlebten zwischen 2 und 15 Jahren. Immerhin ist also heute die Entfernung auch außergewöhnlich großer [Horrax (1935) und (1937) 6 cm langer Tumor von 70 g Gewicht) Gewächse möglich.

Auch die Chiasmatumoren der ektopischen (metastasierenden) Pinealome wurden von Horrax und Wyatt (1947) und Baker und Rucker (1950) erfolgreich operiert.

Faßt man zusammen, so muß man den Medulloblastomen der Pinealis die gleiche Malignität zuschreiben, wie denen des Kleinhirns. Die anisomorphen Pinealome entsprechen etwa nach der biologischen Wertigkeit den Oligodendrogliomen, sie sind also bedingt gutartig. Es besteht kein Grund, sie mit Kux (1931) generell als „bösartig" zu bezeichnen. Die „isomorphen" Formen aber stehen eher besser da.

9. Neurinome.

(Synonyme: Perineurales Fibroblastom, Schwannom, Lemmom, Lemmoblastom, Chitoneurom, Neurofibrom, fasciculäres Neurom, Gliofibrom, Neurilemmom.)

Geschichtliches — Definition — Stellung im System der Hirngeschwülste. Die Geschichte des Neurinombegriffes ist eine „Geschichte der Irrungen" [KORBSCH (1930, 1939)]. Die erste richtige Beschreibung geht wohl bereits auf ALEXANDER (1800) zurück, wenn auch schon unzweifelhaft früher derartige Geschwülste gesehen worden sind. Die erste sichere Bezeichnung gibt ODIER (1803) den Geschwülsten am Nerven („Neurom"), unterscheidet sie allerdings noch nicht je nach ihrer blastomatösen bzw. entzündlich-regenerativen Natur. Eine gute Beschreibung eines Acusticustumors gibt es bereits bei CRUVEILHIER (1835). Erst bei VIRCHOW finden wir aber den Versuch einer genauen Begriffsbestimmung für diese Gruppe, als er 1857 in einer Arbeit einen Fall „von vielfachen Neuromen" (sog. Faserkerngeschwülsten) schilderte. Er rechnete auch die Acusticustumoren wegen ihrer „feinfaserigen fasciculierten Anordnung" zu den „echten Neuromen", die er von den „falschen" Neuromen und von den Fibromen scharf abgrenzte.

Nach VIRCHOW kamen noch drei große Wendepunkte in der Neurinomforschung: *Zuerst* brachte v. RECKLINGHAUSEN (1882) in einer Arbeit über die multiplen Fibrome der Haut eine neue Deutung dieser Geschwülste, wobei er sie als neuromatöse Fibrome, als „Neurofibrome" aufgefaßt wissen wollte, d. h. „Fibrome, welche in kleinen Cutisnerven .... gebildet sind". Das Neurofibrom sollte „aus den Bindegewebsscheiden der Nervengefäße und Follikel" entstehen. Er vermutete also die Herkunft zumindest der multipel auftretenden Gewächse aus dem Mesoderm.

„.... Nach diesen Untersuchungsresultaten bin ich zu behaupten berechtigt, daß diese kleinen Tumoren Neurofibrome sind, Fibrome, welche in kleinen Cutisnerven, nach dem Typus der Fibrome in den größeren Stämmen, mit Verlagerung, aber anfänglicher Erhaltung der Primitivnervenfasern gebildet sind. Da im Bau des fibromatösen Gewebes zwischen großen und kleinen Tumoren kein wesentlicher Unterschied ist, so hat der Schluß die größte Wahrscheinlichkeit für sich: auch die größeren Hautfibrome sind im Anfang nur solche Neurofibrome gewesen. Hinsichtlich der Entstehung sind die multiplen, weichen Fibrome der Haut aus Neuromen entsprossen, also neuromatöse Fibrome oder Neurofibrome. Auch für die multiplen Fibrome wird vielleicht mancher den rettenden Anker in der Hypothesenflut zu erlangen glauben, wenn ihm jemand die Auffassung, daß ein *Rest fetalen Bindegewebes* an der Tumorstelle geblieben sei und die Tumorbildung veranlasse, darbietet. Wenn nur mit dem Namen des embryonalen Gewebes etwas Wesentliches in der Erkenntnis der Genese der Geschwülste gewonnen wäre! .. Was wir wissen wollen und müssen, ist die Ätiologie, warum das wachstumsfähige Gewebe in der Geschwulst über alles Maß hinauswächst, warum das Bindegewebe in den Nerven sich nicht innerhalb der gezogenen natürlichen Schranken hält, alle Widerstände überwindet, während das Wachstum des Nachbarn hübsch die richtigen Proportionen innehält. ...."

Dieser Auffassung v. RECKLINGHAUSENs trat — als Beginn einer neuen Wende — in drei großen Arbeiten VEROCAY (1908—1910) entgegen, der sich unter Stützung auf den von KOHN (1907) und HELD (1909) erbrachten Nachweis der ektodermalen Natur der SCHWANNschen Zellen für eine *ektodermale* Ableitung einsetzte.

.... „Es liegt der Gedanke nahe, die Geschwulstbildung .... mit einer Wucherung der SCHWANNschen Zellen oder analogen Bildungen in Beziehung zu bringen." .... Die Fälle mit einer stärkeren Beteiligung des Bindegewebes sah VEROCAY als eine Mischgeschwulst an und nannte sie Fibroneurinom, während er die rein ektodermalen Formen mit dem neuen Namen einer neuralen *Faser*geschwulst, d. h. als „Neurinom" bezeichnete. Dieser neue Name hat sich jetzt im Weltschrifttum durchgesetzt und dürfte sich trotz gewisser Unvollkommenheiten auch halten.

Ein *dritter* Wendepunkt zeichnete sich in den Arbeiten ANTONIs (1920, 1936) über die Neurinome ab. Bereits VIRCHOW hatte beobachtet, daß zwei verschiedene Gewebstypen in diesen Gewächsen vorkamen. Aber erst der klassischen Arbeit ANTONIs (1920) verdanken wir die genauere Kenntnis und Beschreibung der Gewebe. Er unterschied zwei Architekturformen, die „fibrilläre" (Typ „A") und die „reticuläre" (Typ „B").

Beide Formen sollten auseinander hervorgehen können, und zwar sollte der Typ B durch sekundäre Abänderung aus A entstehen. Phalanx- und Palisadenstellungen der Zellen [zuerst von Meyer (1902) gesehen] sollten ausschließlich im Typ A vorkommen und wären, falls vorhanden, immer als pathognomisch für das Neurinom anzusehen; sie fehlten jedoch in vielen Fällen. Charakteristisch für den Typ B sollte die hyaline Entartung der Intercellularsubstanz sein, die sich bis zur Entstehung einer hyalinen Gallerte steigern konnte, in der die Zellen vollkommen frei lagen. Solitäre Tumoren sollten reine Neurinome[1] sein, bei multiplen Fällen käme eine Durchmischung mit Bindegewebe vor: diese Tumoren beständen aus einem Mischgewebe und wären somit als „fibroneurinomatös" zu bezeichnen. Im übrigen deckt sich die Schilderung Antonis so weitgehend mit der heute allgemein üblichen, daß sie auch weiter unten als Grundlage der Beschreibung übernommen werden kann.

Wenn sich damit die Auffassung einseitig nach der Seite der *ektodermalen* Entstehung dieser Tumoren gewendet hatte, so fand die alte v. Recklinghausensche Auffassung später erneute Unterstützung. Bereits Mallory hatte 1920 gemeint, in diesen Tumoren würden vorwiegend Fibroglia und kollagene, ja auch elastische Fasern gebildet und hatte sich für die Bezeichnung „perineurales Fibroblastom" entschieden.

Rhoads und van Wagenen (1928) aber mußten doch auf die *unspezifische* Färbung des Viktoriablaus hinweisen, das bisher zur Differenzierung verwandt war. Sie bestätigten aber sonst die Anschauungen Mallorys über die kollagene (oder Retikulin-) Natur der Fasern, worauf sich die Klassifikation der Neurinome als „perineurale Fibroblastome" heute noch stützt.

Auch Penfield (1927, 1932) wurde durch die wahrscheinliche Indentität der silber-„affinen" Fasern im Neurinom mit denen des Perineuriums veranlaßt, sich für eine derartige mesodermale Deutung einzusetzen. Die Fasern im Neurinom sollten sich nämlich *selektiv* mit Hortegas Bindegewebsmethoden darstellen lassen. Er unterschied aber schließlich doch von den Scheiden ausgehende perineurale Fibroblastome und die Neurofibrome der Recklinghausenschen Krankheit.

Aber auch damit sollte der Streit um die Entstehung und Natur der Neurinome kein Ende finden, wobei sich die Waage immer abwechselnd nach der einen oder anderen Seite wandte.

Gewisse Ähnlichkeiten bei Gliafärbungen (mit Viktoriablau) veranlaßten Lhermitte-Leroux (1923) dazu, sogar die *Gliom*natur der Neurinome zu erwägen und sie als „periphere Gliome" zu bezeichnen. Als Stütze einer derartigen Auffassung erwähnten sie besonders den symplasmatischen Charakter der Zellen und die feinfibrilläre Struktur, sowie den Lipoidgehalt dieser Geschwülste. Auch Roussy-Lhermitte und Cornil (1924) übernahmen diese These. Sogar Verocay (1908, 1909, 1910) und besonders Bielschowsky-Gallus hatten zeitweilig die Neurinome als periphere Spongioblastome den „zentralen Neurinomen" [Orzechowski und Nowitzki (1932)] gegenübergestellt. Dann fand aber wieder die mesodermale Ableitung der Neurinome von anderer Seite her erneute Unterstützung. Krumbein (1925) und später Lauche (1925) und Nestmann (1927) beobachteten die Entstehung der angeblich für das Neurinom charakteristischen Palisaden in den verschiedensten Geweben (Pylorus, Appendix, und in einer Reihe von mesodermalen Tumoren, besonders den Myomen) und wußten sie teils aus mechanischen Momenten, teils aus gewissen formenden Eigenschaften der Gefäße zu erklären. Der Ableitung vom Bindegewebe als Matrix trug man durch den Namen „Fibroma tenuicellulare" [Krumbein (1925)] Rechnung.

Schließlich hat dann Masson (1935) zu diesen Deutungen Stellung genommen und ist zu einer ganz neuen Auffassung der rhythmischen Strukturen — nämlich als einer „organoiden Bildung" — im Neurinom gekommen, die er als mehr oder weniger gelungenen Versuch der Nachahmung Wagner- und Meissnerscher Tastkörperchen deutete. Ihm haben sich später H. J. Scherer (1934) und Ratzenhofer (1940, 1941) angeschlossen. Die Neurofibrome faßte Hortega (1932, 1944, 1945) als eine Mischung zwischen Schwannschen Zell-Abkömmlingen und Bindegewebsfasern auf. Daneben unterschied er noch die plexiformen „Neurome" (ein unglücklich gewählter Name, da er blastomatöse Bildungen damit meint!).

Aus diesem Dilemma der widersprechenden Anschauungen hat auch die kritische Arbeit H. J. Scherers (1934) nicht herausgeholfen, er hat die Verwirrung allenfalls noch vermehrt, als er versuchte, die Bildung von Vorstufen von Ganglienzellen in den

---

[1] Übrigens leitete auch er die Neurinome von dem Schwannschen Hüllgewebe („lemma") ab, verzichtete aber auf die Einführung des entsprechenden Namens „Lemmom"!

Neurinomen nachzuweisen. Doch werde ich darauf noch an anderer Stelle genauer eingehen.

Nach den letzten Ergebnissen von STOUT (1949) sowie von STOUT und MURRAY (1942) und ZUBA (1947) in der Gewebskultur, kann man die Ableitung des Neurinoms von den SCHWANNschen Zellen als *gesichert* ansehen [s. STOUT (1949), Abb. 13 und 14].

Dieser kurze geschichtliche Überblick kann leicht aus den Arbeiten von KORBSCH (1930, 1939), ORZECHOWSKI (1932) und H. J. SCHERER (1934) vervollständigt werden. Ich will ihn mit der Wiedergabe der Ansichten GAGELS (1936) abschließen, der über umfassende Kenntnisse gerade der v. RECKLINGHAUSENschen Krankheit verfügt. Er meint, daß die endgültige Beantwortung der Frage nach der ekto- oder mesodermalen Herkunft der Neurinome noch offen gelassen werden sollte, da sich die Ansichten, je nach dem Untersuchungsgut des Bearbeiters (Acusticustumoren — spinale Neurinome — multiple Neurinofibrome bei der v. RECKLINGHAUSENschen Erkrankung), ändern würden.

Meine eigenen Anschauungen und Erfahrungen werde ich jeweils im Laufe der Beschreibung im einzelnen vorbringen. FEYRTER (1948) nennt noch heute die von den peripheren Nerven ausgehenden autonomen Geschwülste „Neurome", ein Ausdruck, der sich in der Klinik ganz eindeutig für die Regenerations„geschwulst" durchgesetzt hat. Auf die Frage des „zentralen" Neurinoms wurde an anderer Stelle (s. S. 146) bereits ausführlich eingegangen.

Gegenüber diesem akademischen Streit über die Zugehörigkeit der Neurinome finden das Interesse der Kliniker besonders die Monographien von HENSCHEN (1910) und CUSHING (1917) über die Brückenwinkel- bzw. Acusticustumoren und die neueren Arbeiten, die noch zitiert werden.

Häufigkeit. Im eigenen Beobachtungsgut stellten die Neurinome 297 Fälle und intrakraniell 7,5% der Gesamtzahl der Blastome. Über das Vorkommen im Spinalkanal wurde auf S. 62/63 berichtet. Über die Häufigkeit der Neurinome in einem Allgemein-Pathologischen Institut gibt die Dissertation BAUERs (1938) Angaben. Es lagen an den Hirnnerven 99, an der Haut 23, im Rückenmark 78, am Splanchnicus 37 Fälle.

In OLIVECRONAs (1950) Serie von 3265 Hirngeschwülsten waren 304 Neurinome, d. h. 9,3%. Außerdem waren noch 6 Fälle bilateraler Acusticus- und 4 Fälle von Trigeminusneurinom vorhanden. In dem nach Alter und Geschlecht ausgelesenen Gut BENNETs (1946) (Soldaten!) stellten sie aber nur 15 der 446 Fälle, d. h. 3,4% dar.

Die Neurinome bilden mit 30% den häufigsten Tumor im Spinalkanal [KERNOHAN (1952)].

Erkrankungsalter. Die solitären Neurinome bevorzugen bei ihrem Auftreten die höheren Lebensjahrzehnte (25—45 Jahre, s. Abb. 7h). Der Altersgipfel liegt um das 35. Jahr. In den eigenen Fällen war der jüngste Patient mit Acusticusneurinom (Nr. 1327) 11 Jahre, der älteste 67 Jahre.

Das Durchschnittsalter lag bei den verschiedenen Verfassern zwischen dem 35. und 45. Jahr, der jüngste Patient des Schrifttums war 13, der älteste 72 Jahre (nur bei einem Zufallsbefund 78 Jahre!) alt. Eine kombinierte Alterstafel von GRAF (1952) zeigt für 382 Fälle des Schrifttums (einschließlich 40 eigener Beobachtungen) für die I. Dekade 3, für die II. 24, für die III. 64, für die IV. 114, für die V. 106, für die VI. 55, für die VII. 15 Patienten, über 70 Jahre alt war ein Patient.

In den Büchern über die Kindertumoren [BAILEY-BUCHANAN-BUCY (1939), CUNEO-RAND (1952)] sind nur Fälle von RECKLINGHAUSENscher Neurofibromatose erwähnt, keine solitären Neurinome. Die Neurinome sind im Kindesalter also selten. In der Serie von CRAIG-KEITH und KERNOHAN (1949) von 427 Fällen war nicht ein einziges Kind.

Bei den Patienten mit spinalen Neurinomen liegt das Durchschnittsalter niedriger als bei intrakranialem Sitz der Neurinome. Trotzdem fand sich auch in der Statistik über die Rückenmarksgeschwülste von ANTONI (1920, 1936) kein intraspinales solitäres Neurinom bei Kindern, nur in einem Fall hatte die *Symptomatologie* im 9. Lebensjahr begonnen. Vier Fälle von spinalem Neurinom im Kindesalter beschrieben KRAYENBÜHL und LÜTHY (1947). Beginn der Krankheit bereits mit 6, 7, 9 und 13 Lebensjahren. Einer von diesen Fällen rezidivierte mehrfach. Über die Operation von 2 Kindern von 11 und 14 Jahren berichteten MCKCRAIG, DODGE und ROOS (1951). Für die *spinalen* Fälle hat ANTONI die folgende Altersverteilung gegeben. Von 134 Fällen lagen in der

I. Dekade 0%, II. Dekade 7,5%, III. Dekade 23,1%, IV. Dekade 27,6%, V. Dekade 33,5%, VI. Dekade 7,5%, VII. Dekade 0,8%, VIII. Dekade 0%. Die kleinen Neurinome der Caudagegend sah Zschau (1929) nur als Zufallsbefunde in 11,2% aller seiner Beobachtungen. Sie häuften sich in der VII. Dekade.

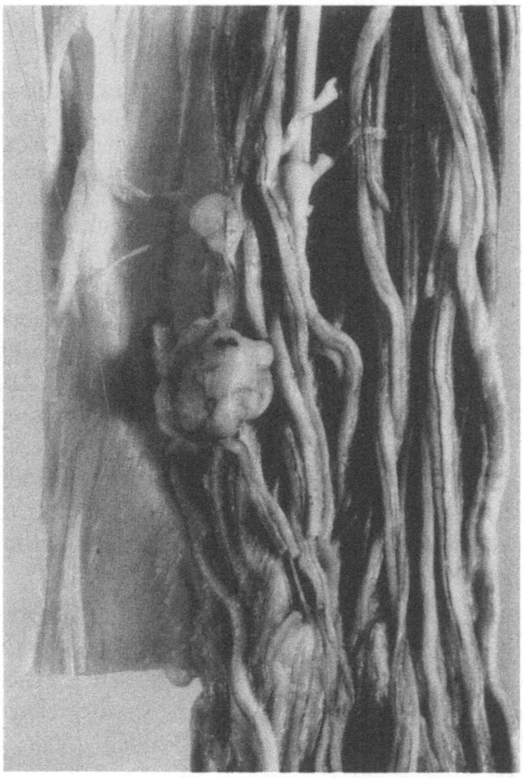

Vorzugssitz. Die solitären Neurinome treten wohl am häufigsten im Brückenwinkel auf, nach Angaben Gagels (1938) [s. auch Gagel und Kreissel (1948)] sollten sie sogar zu 10% doppelseitig sein [zit. Ratzenhofer (1940, 1941), dies sicher nicht in den großen operativen Serien!]. In der Sammlung von Henschen (1916) waren 245 in der Tat unilaterale und 24 bilaterale Fälle von Acusticusneurinomen. Gardner und Frazier (1930) konnten bis 1930 schon 44 bilaterale Fälle sammeln. Reeves berichtete über ein 16jähriges Mädchen mit bilateralem Acusticusneurinom, aber *ohne jedes Zeichen* einer Neurofibromatose, wie sie die meisten Schrifttumsfälle hatten. Die Acusticus-Neurinome sollen vom vestibulären Anteil ausgehen. Im Spinalkanal wird die sensible Wurzel nach übereinstimmenden Berichten häufiger vom Neurinom befallen als die motorische. Im Caudagebiet kommen kleine Neurinome nicht selten als Zufallsbefund [Zschau (1929)] ohne klinische Erscheinungen vor (s. Abbildung 256). Solitäres Vorkommen an anderen Hirnnerven ist seltener (N. 5, selten N. 3, 7, 9, 10, 11, 12). Loeliger (1947) beschreibt zwei Neurinome des Facialis, vorwiegend in seinem peripheren intraossalem Anteil, die angeblich am ehesten bei weiblichen Jugendlichen vorkommen sollen. Ein besonders großes Neurinom des Ganglion Gasseri beschrieben Guillaume und Mitarbeiter (1949), ein Neurinom am N. 12 Haase (1946). Im Rahmen der v. Recklinghausenschen Erkrankung können sie an jedem markhaltigen aber auch den marklosen vegetativen Nerven vorkommen. Abb. 197 bei Stout (1935, 1949) zeigt sehr übersichtlich, wo überall die Tumoren bei der Neurofibromatose zu sitzen pflegen (s. dort). An den Hirnnerven liegen sie nur als Ausnahme

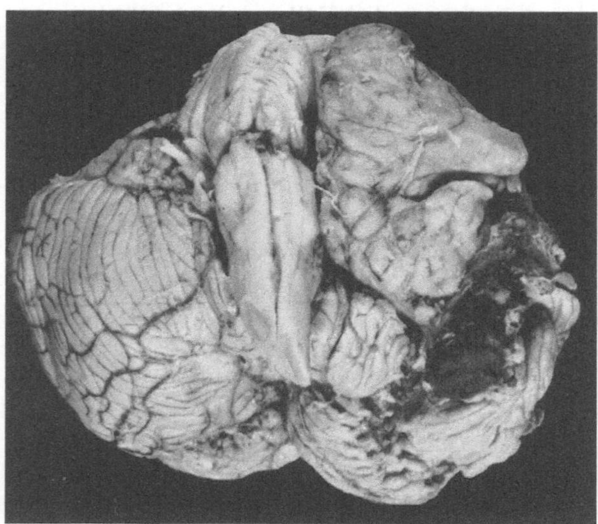

Abb. 256. Zwei kleine Neurinome der Cauda equina (Zufallsbefund Fall 1029).

Abb. 257. Großer anoperierter Brückenwinkeltumor mit starker Verdrängung von Brücke und Medulla oblongata (Fall 772).

extradural. Von den 226 spinalen Neurinomen Kernohans lagen 61 in den Halssegmenten, 103 thorakal, 84 lumbal und 12 sacral. Davon saßen 176 (66%) rein intraspinal, 45 (17%) extradural, der Rest hatte Zwerchsackform (s. auch Kernohan 1952, Fig. 3). Zur Pathologie der Hirnnervengeschwülste s. auch Henschen (1955).

Geschlechtsprädilektion. Die Geschlechtsbeziehungen der eigenen Fälle mit intrakranialem Sitz waren: 97 Patienten männlich, 200 Patienten weiblich. Wir finden also eine ausgesprochene Prädilektion für die Frauen bei den Brückenwinkeltumoren (s. S. 65ff.)! Auch im Schrifttum ist bei GRAF (1952) das Geschlechtsverhältnis für eine größere Sammlung mit 310 Männern zu 499 Frauen angegeben.

Ausgangspunkt. Die Neurinome des N. 8 sollen von versprengten Keimen des vestibulären Anteils ausgehen, die durch die verschiedene zeitliche Versorgung der beiden Wurzeln mit SCHWANNschen Zellen ausgesondert werden.

Gestalt mit bloßem Auge. Die Neurinome im Brückenwinkel erreichen die Größe einer Walnuß bzw. kleinen Mandarine (Abb. 257—261). Sie liegen im allgemeinen extracerebral, d. h. sie sind vollständig von Arachnoidea überzogen.

Im Brückenwinkel liegt der Tumor — entweder mehr medial oder lateral — vorne dem Felsenbein, unten der Schädelbasis, oben dem Tentorium an und drängt mit der freien Fläche gegen Kleinhirn, Brücke und Hirnnerven. Caudalwärts von dem Tumor sitzt häufig eine oder mehrere Arachnoidalcysten [GRAF (1952)] (s. Abbildung 259), die das Volumen des Tumors vergrößern. Diese zusammen mit dem Tumor können ein tiefes Bett in Brücke,

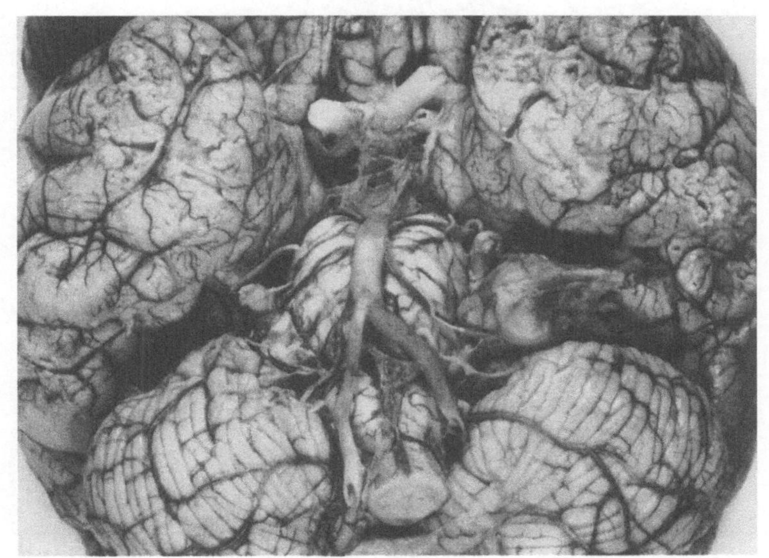

Abb. 258. Kirschgroßes „medial" gelegenes Neurinom des linken Brückenwinkels. Zufallsbefund (Fall 1030).

verlängertes Mark und Kleinhirn eindrücken und das letzte nach oben verschieben (Abb. 257, 261) [s. auch das Neurinom im Brückenwinkel bei CHRISTELLER (1927) Abb. 173]. Im verdrängten Gewebe entstehen daher manchmal Erbleichungen, Erweichungen oder Cysten. Eine derartige Erweichungscyste kann sich auch weit in den 4. Ventrikel vorwölben (eigene Beobachtung). DÖRING (1939) beschrieb im einzelnen auch eine Ganglienzellschädigung an den Kerngruppen der Nn. 9, 10 und 12. Demgegenüber berichtete WÜNSCHER (1953) über ein Neurinom des Acusticus bei einem 45jährigen Mann, bei dem kleine Rundzellen ohne NISSL-Substanz und große multipolare Zellen mit NISSL-Substanz eingestreut waren. Diese Deutung erregte bereits im Referat die Zweifel der Referenten. Die Brückenwinkelneurinome können sich in seltenen Fällen [s. Abb. 22 RIESSNER und ZÜLCH (1939)] bis in das Foramen magnum vorschieben, ja sogar die Tonsille verdrängen und an der Bildung des Druckconus in der Cisterna magna teilnehmen. Bei allen größeren Acusticustumoren liegt gewöhnlich ein größerer Zapfen auch supratentoriell [OLIVECRONA (1927) Abb. 118, 147], der von der hinteren Schädelgrube aus operativ nur schwer zu erreichen ist. Auch die Teile, die sich in die Brücke eingraben, sind oft schwer herauszulösen, zumal sich hier in der Tiefe zahlreiche Gefäße hinziehen können. Entlang dem Verlauf des Nerven zieht sich gewöhnlich ein Zapfen der Geschwulst in den dadurch erweiterten Porus acusticus internus herein (Abb. 260) [s. auch die Abb. 7b GRAF (1952) und 248b STENVERS (1928)]. Die bereits von CRUVEILHIER und WEIGLEIN beschriebene Erweiterung kann nach GRAF [entgegen HENSCHEN (1916)] in einzelnen Fällen auch fehlen, OLIVECRONA (1950) fand sie in 80%.

Durch die Verschiebung des Aquädukts und des 4. Ventrikels kommt es zu einer Beengung des Liquorabflusses, so daß gewöhnlich ein mäßiger Hydrocephalus der vorliegenden 3 Kammern entsteht. Über den Tumor ziehen sich gewöhnlich die Nerven des Brückenwinkels, die allerdings oft so weit auseinandergezogen und zu einem schmalen Band breitgewalzt sind, daß man die Fasern nur mikroskopisch in der Kapsel wiederentdeckt. Dies Schicksal kann auch den Trigeminus treffen, nur selten aber die Nn. 9—12; fast nie aber ist der Abducens befallen. *Bilaterale* Acusticustumoren (Abb. 261) beschrieben GARDNER und FRAZIER (1930) sowie GARDNER und TURNER (1940) in dominanter Vererbung bei einer Familie über 6 Generationen (s. S. 31). GRAF (1952) hat die zahlreichen Berichte über „kleine" Neurinome zusammengestellt, die als Zufallsbefunde bekannt wurden (s. dort). Das größte in der Literatur bekannte Volumen eines Acusticusneurinoms soll bis dahin $7 \times 4,5 \times 3,5$ cm gewesen sein [HENSCHEN (1916)], es wurde aber von dem Falle v.OPPENs (1930) übertroffen (s. S. 377).

Ein winziges Neurinom im Porus beschreibt WOLFF [4,5 mm Länge, zit. HENSCHEN (1955)], ein solches im Mittelohr selbst bildet CUSHING (1935) Abb. 71 ab.

KERNOHAN berichtet (1952) von einem Riesenneurinom des N. facialis, das bis zur Basis der mittleren Schädelgrube vorgedrungen war.

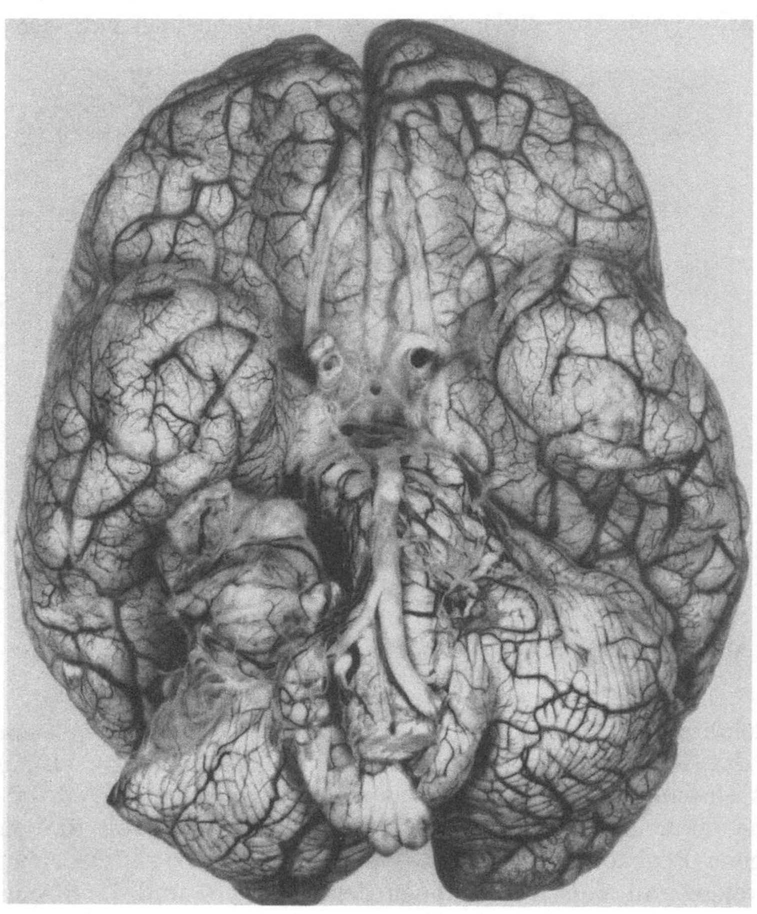

Abb. 259. Großes nicht operiertes Acusticusneurinom mit kleinerer caudal gelegener Arachnoidalcyste. Hochgradiger, rechts erheblich stärkerer, cerebellarer Druckconus. Tod in der Einklemmung. An der A. basilaris und den Aa. vertebrales Zeichen der Arteriosklerose (Fall Last.).

Die *spinalen* Formen der Neurinome sind pferdebohnenartig geformt (Abb. 262) oder fingerförmig. Diese langen Gewächse dehnen sich dann über mehrere Wurzeln aus und können die Länge von 6—12 cm erreichen, im Caudagebiet sogar eine solche von 14 cm. Die Sanduhr- oder Zwerchsackform der Geschwülste entsteht, wenn das Wachstum das Intervertebralloch überspringt und auf den peripheren Nerven übergreift. Es kann hier auch zu extradural liegenden Knoten kommen.

Von den *Trigeminus*tumoren gab FRAZIER schon 1917 eine Übersicht über 43 Fälle. Eine ausführliche Beschreibung stammt von ALTMANN (1928). Ein Einzelfall wurde von ORLANDO (1937) mitgeteilt. KRAYENBÜHL sammelte 1936 aus dem Schrifttum 54 Fälle und fügte 2 hinzu, s. auch LOEW und TÖNNIS (1954).

Die Trigeminusneurinome liegen meist extradural im Cavum Meckeli [NOVOTNY und UIBERALL (1938)] und distal. Nur selten liegen sie proximal und intradural. Die ersten entwickeln sich mehr gegen die mittlere Schädelgrube, die letzten gegen den Brückenwinkel hin. Die Neurinome des *Facialis* sind sehr selten; GRAF (1952) sammelte 25 Fälle des Schrifttums. Am *Glossopharyngeus* und *Hypoglossus* [HAASE (1946)] sind Neurinome eine Rarität.

Die Oberfläche des Neurinoms wird meist von einer glatten Kapsel gebildet (Abb. 257, 259) oder hat auch ein fein höckeriges Aussehen (Abb. 261). Diese Höcker können solide sein oder kleinen Cysten entsprechen. Auf der Schnittfläche erscheint das Gewebe landkartenartig-streifig unterteilt. Die Gesamtfarbe ist rosagrau; bräunlichgelbe (verfettete) bzw. grauglasige (hyalinisierte) Streifen und dunkelbraune Flekken (alte Blutungen) durchziehen die Gewächsmasse. Die Konsistenz ist dementsprechend verschieden, sie ist bei reichlichen regressiven Veränderungen mürbe, wodurch eine Auslöffelung erleichtert wird. Meist sind die Acusticustumoren weicher als die am Rückenmark. Unter der Kapsel sieht man die oft erheblich erweiterten und gestauten zahlreichen Gefäße verlaufen (Abb. 261, 262). Die bei der Auslöffelung anfallenden Geschwulststückchen deuten später durch ihre gelblich-grauglasige Farbe und die bröckelige Konsistenz meist artspezifisch auf das Neurinom hin.

Feingewebsbau. Nach BAILEY (1952) ist der N. statoacusticus nach seinem Bau in zwei Teile zu teilen. In dem ersten Teil bis zum Porus besteht er aus Nervenfasern und „Neuroglia", der distale Teil hingegen hat den Bau des peripheren Nerven. Daß eine derartige Unterteilung zu Recht besteht, wird auch durch die Befunde KLÜVERs (1944) wahrscheinlich gemacht, der Porphyrine nur im zentralen Anteil fand.

Das Gewebsbild nicht degenerierter Neurinome — besonders ausgeprägt bei den spinalen Formen — zeigt einen einheitlichen Charakter: den fibrillären Gewebstyp A. Er besteht aus langen spindeligen Zellen mit „zigaretten"- oder „stäbchen"förmigen Kernen von mittlerem Chromatinreichtum (Abb. 263, 264). Die einzelnen Zelleiber sind nicht abzugrenzen, sondern vielmehr mit ihren Nachbarn zu einem längs gestreiften syncytialen Verband

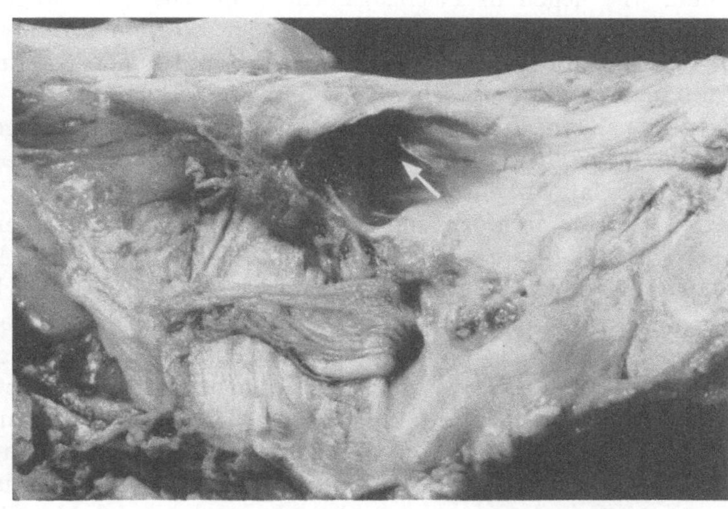

Abb. 260. Erweiterung des Porus acusticus internus links. Blick von innen gegen die Felsenbeinfläche. Die Felsenbeinspitze liegt rechts. Man sieht unten die Nn. glossopharyngeus und vagus und accessorius (Fall Fleck).

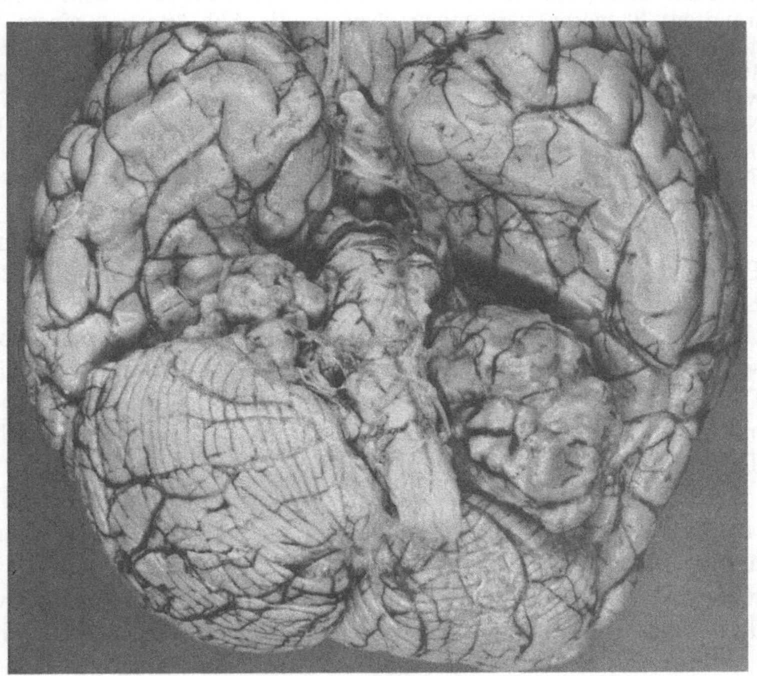

Abb. 261. Doppelseitiges Acusticusneurinom mit erheblicher Verdrängung der Brücke. Keine Operation (Fall 1030).

vereinigt. Sie neigen dabei zu bestimmten Lagerungen und rhythmischen Strukturen, die von PENFIELD (1932) aber als sekundär und als Folge des Faserverlaufs aufgefaßt werden. Sie liegen in Fischzugsform (Abb. 264c), in langen Zügen oder welligen Verläufen, können dabei Strudel, Wirbel oder Einrollungsfiguren bilden oder sie wechseln plötzlich hakenförmig die Richtung (Abb. 264d) oder sie kreuzen und verflechten sich, so daß man auch von Fischgrätmustern und „Palmwedeln" gesprochen hat. Besonders neigen die Kerne zur Ausrichtung nebeneinander in langen Kernbändern, den sog. „Parade"-,„Phalanx"-,„Palisaden"bildungen, in „tiger"- oder „zebragescheckten" Bändern oder „faßdaubenartigen" Strukturen (Abb. 263, 264a, b, 266a). Diese örtlich gehäuften und knotenförmigen Ansammlungen von Palisadenstellungen der Kerne hält MASSON (1935) für artspezifisch für die Neurinome (1923, Abb. 152). Die von RATZEN-HOFER (1940) auf Abb. 13 abgebildeten konzentrischen Wirbelbildungen, wie in einem klassischen Meningeom, habe ich allerdings nie gesehen.

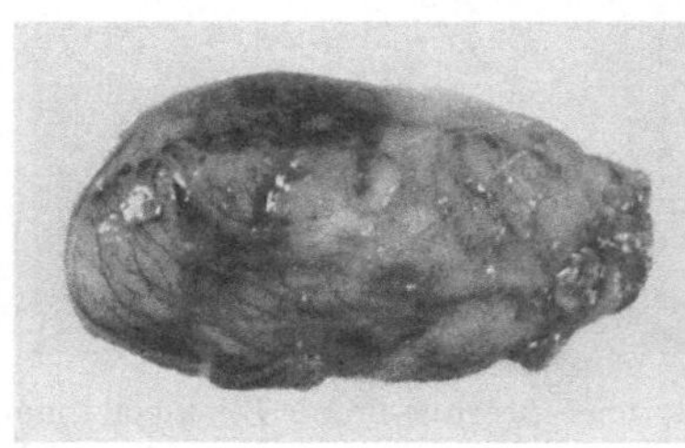

Abb. 262. Spinales Neurinom. Man erkennt unter der Kapsel die längs verlaufenden Gefäße (Fall 80).

Bei ausgeprägter Einhaltung dieser Architektur sind die Kerne nebeneinander schnurgerade ausgerichtet (Abbildung 266a, b), miteinander fest verbacken, dann folgen in gleicher Richtung kernfreie Gewebsmassen, die wohl aus den syncytial verflochtenen Zelleibern bestehen, aber auch deutlich fein längs gestreift sind (Abb. 266a). Diese Eigenart zur Einhaltung rhythmischer Strukturen teilen die Neurinome nur mit wenigen anderen mesodermalen Tumoren (Myome, Fibrome).

RATZENHOFER (1940) weist darauf hin, daß hier eine Unterscheidung vom Neurinom durch das Fehlen der Fibrillierung auch der kernfreien Massen möglich ist. Daß derartige klassische Palisaden auch in anderen „verwandten" Tumoren vorkommen, beweist die Abb. 78c von einem Spongioblastom der Großhirnhemisphären. Die Bandstellungen der Kerne deuteten VEROCAY (1908—1910) und ANTONI (1920, 1936) im Sinne der FRANCINIschen These als Folge eines besonders ablaufenden Teilungsvorganges, während NESTMANN (1927) sie als Folge der überhandnehmenden Faserbildung auffassen möchte. Nach v. GIESON färben sich diese fibrillären Teile teils gelblich-bräunlich oder häufiger auch ins rötliche hinüber. HENSCHEN (1910) hat darauf hingewiesen, daß sie weder die leuchtend rote Farbe des Fibroms noch die echte gelbliche des Glioms besäßen. Aber diese Feststellung ist jetzt irrelevant.

Die Kerne dieser fibrillären Gebiete sind ausgesprochen lang ausgezogen, an den Polen aber stumpf (zigarettenförmig, stäbchenförmig (Abb. 265b), haben eine deutliche Kernmembran und ein gleichmäßig verteiltes Chromatinnetz, in dessen Maschen Chromatinbrocken, oft mit besonderer Verdichtung zu 1—3 nucleolenartigen Körpern liegen, so daß Kernbilder entstehen, die sehr an Ganglienzellkerne erinnern (Abb. 269d). An den Umbiegungsstellen der Wirbel erscheinen die Kerne perspektivisch verkürzt, hyperchromatisch und ähneln Rundzellen. Durch Spielen der Mikrometerschraube ist diese Tatsache leicht zu erkennen.

Mit Kernfärbungen ist bereits die feine Streifung des ganzen Gewebes in der Längsrichtung der Kerne zu erkennen. Sie ist ein feines und sicheres Kennzeichen der Neurinome. Sie läßt sich mit Metallmethoden noch weiter sichtbar machen. Versucht man die reine BIELSCHOWSKYsche Silbermethode, so stellen sich nur wenige sichere Axone unter der Kapsel, selten einmal im Innern, dar. Mit den Markscheidenfärbungen lassen sich einzelne Markscheiden oder ganze Bündel davon in der Kapselzone färben. Die Axone kann man an den Ösenbildungen sicher von den sonstigen Silberfibrillen unterscheiden [GAGEL (1935), Abb. 110].

Ich fasse beide als präexistent auf, und habe nie Befunde gehabt, die eine *genuine* Bildung von Axonen durch die Geschwulstzellen wahrscheinlich machen, dies im Gegensatz zu PICK und BIELSCHOWSKY (1911), die zumindest beim Neurofibrom an einer *Sprossung* aus präexistenten Fasern festhielten.

Weiter werden durch die FOOT- oder HORTEGA-Silberimprägnationen die verschiedensten Fasern dargestellt (übrigens nicht mit der Goldsublimatmethode!). Einmal sieht man vom Kapselgebiet grobe bindegewebige Gitterfasern einstrahlen oder sich von den Gefäßen abzweigen (Abb. 266c). Daneben finden sich sicher in den meisten fibrillären Teilen des

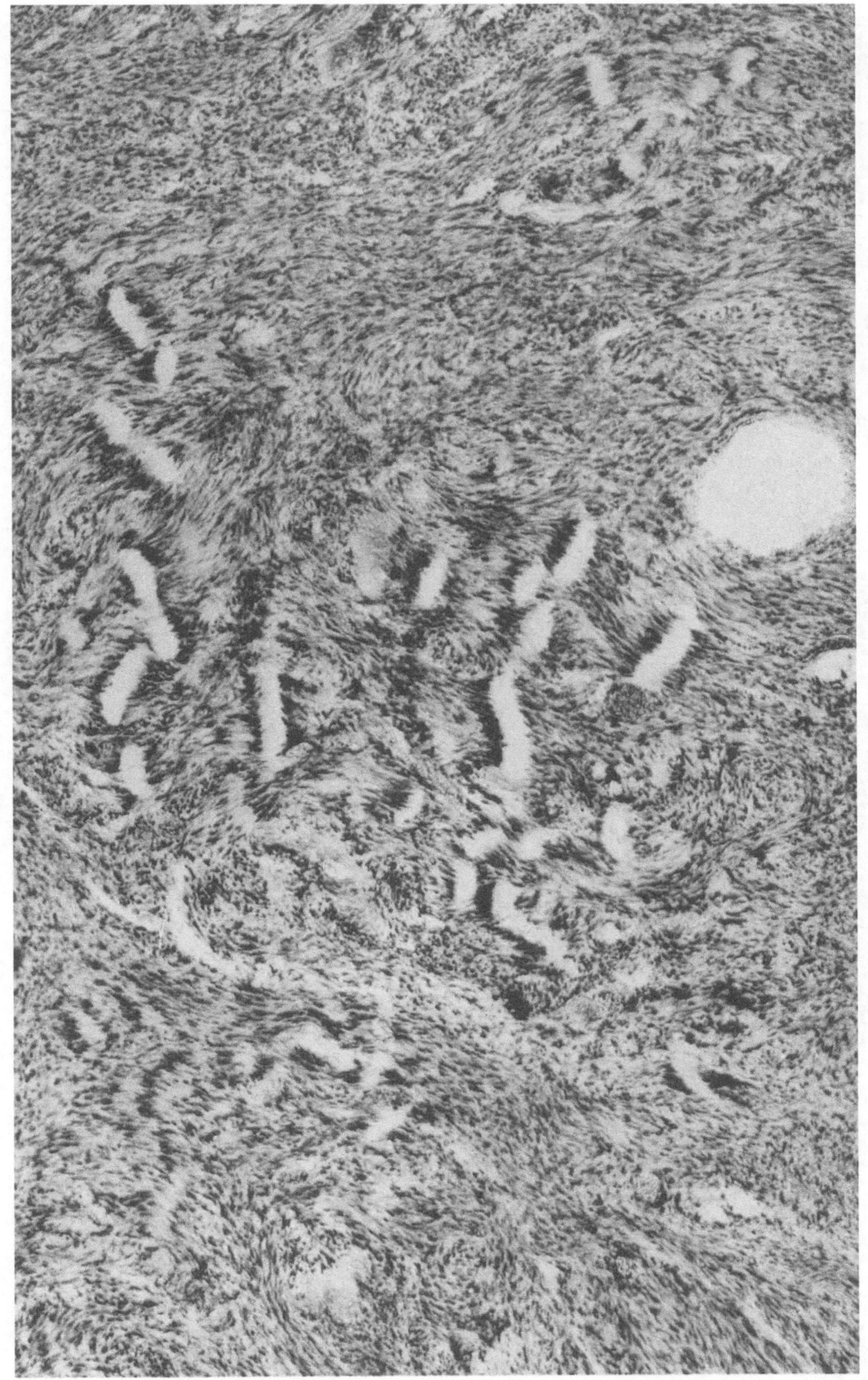

Abb. 263. Ausgesprochen fibrilläre Partien in einem spinalen Neurinom. Sehr markante Palisadenstellungen der Kerne. (Fall 80, Kresylviolettfärbung, Vergr. 110fach.)

Gewächses ganz zarte, oft sägeartig gebrochene oder frauenhaarartig gelockte feinste Silberfibrillen (Abb. 266d). Die einzelnen Fasern sind allerdings oft nicht so distinkt abzugrenzen wie Gitterfasern, vielmehr erscheinen sie oft nur als Verdichtungen einer membranösen Substanz (Abb. 266d, 267c, d). Hortega spricht bei den Neurinomen von einer intraprotoplasmatischen Fibrillenbildung. Seine Abb. 48 (1945) zeigte sehr deutlich die vielen zarten Fäserchen, die an jeder Zelle sichtbar sind. Niemals allerdings

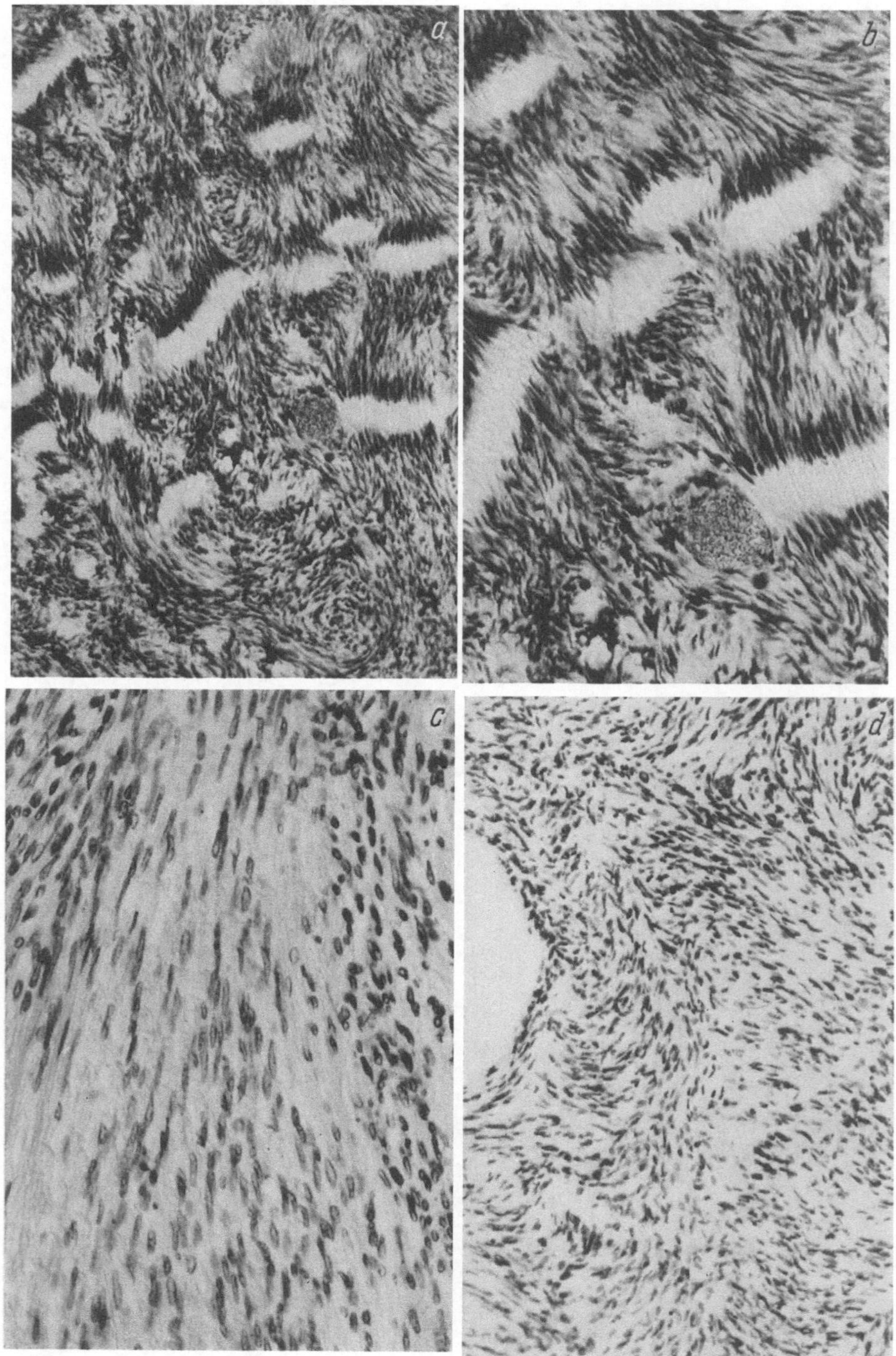

Abb. 264a—d. Verschiedene Architekturen in den fibrillären Partien eines Neurinoms.

a u. b Besonders ausgeprägte Palisadenstellung der Kerne in einem spinalen Neurinom. (Vergr. 86- und 134fach, Kresylviolettfärbung, Fall 80.)

c Anordnung der Geschwulstzellen in langen Strömen. (Vergr. 285fach, Kresylviolettfärbung, Fall 795.)

d Umbiegungsstellen und Strudelbildung. (Vergr. 86fach, Kresylviolettfärbung, Fall 795.)

imprägnieren sich diese Fasern mit Elastinfärbungen. Das Gesagte gilt für die solitären intrakranialen und intraspinalen Neurinome. PENFIELD (1932) weist allerdings darauf hin, daß die „kollagenen" Fasern im Neurinom sich weder — wie sonst üblich — zu breiten Bändern vereinigten, noch miteinander anastomosierten.

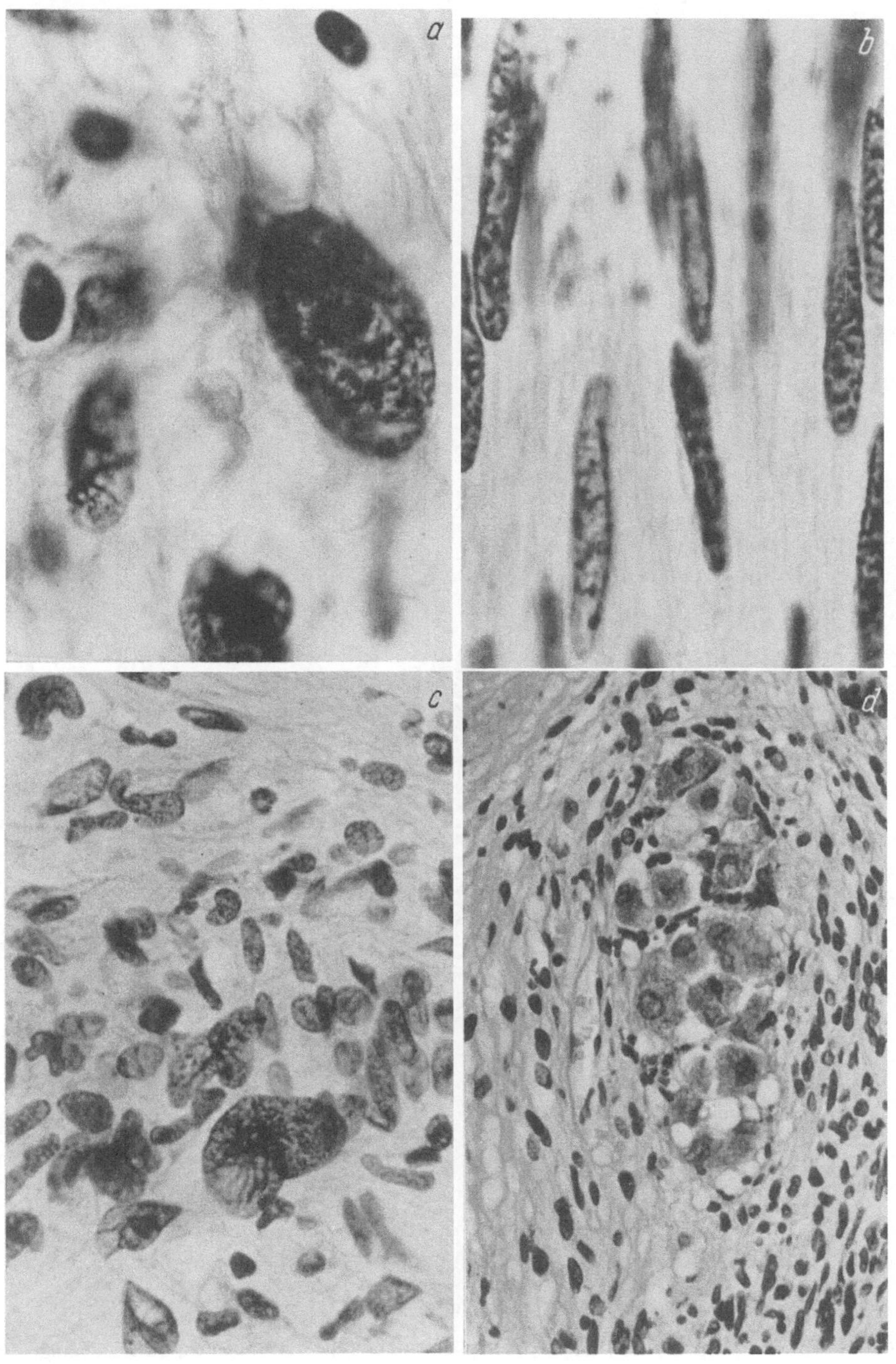

Abb. 265a—d.
a Große ovale Kerne in einem sonst typischen Neurinom. (Fall 795, Vergr. 1100fach, Kresylviolettfärbung.)
b Typische stäbchenförmige Kerne, sonst wie a.
c Eine Riesenzelle mit chromatinreichen Kernen. (Fall 795, Vergr. 540fach, Kresylviolettfärbung.)
d Ansammlung großer „ganglioider" Zellen in einem kleinen Neurinom der Cauda (Zufallsbefund). (Fall 1627, Vergr. 262fach, Kresylviolettfärbung.)

Anders beim peripheren Neurofibrom v. Recklinghausens, wo man gröbere (echte bindegewebige) Gitterfasern neben kollagener Faserung nachweisen kann. Weitere Versuche,

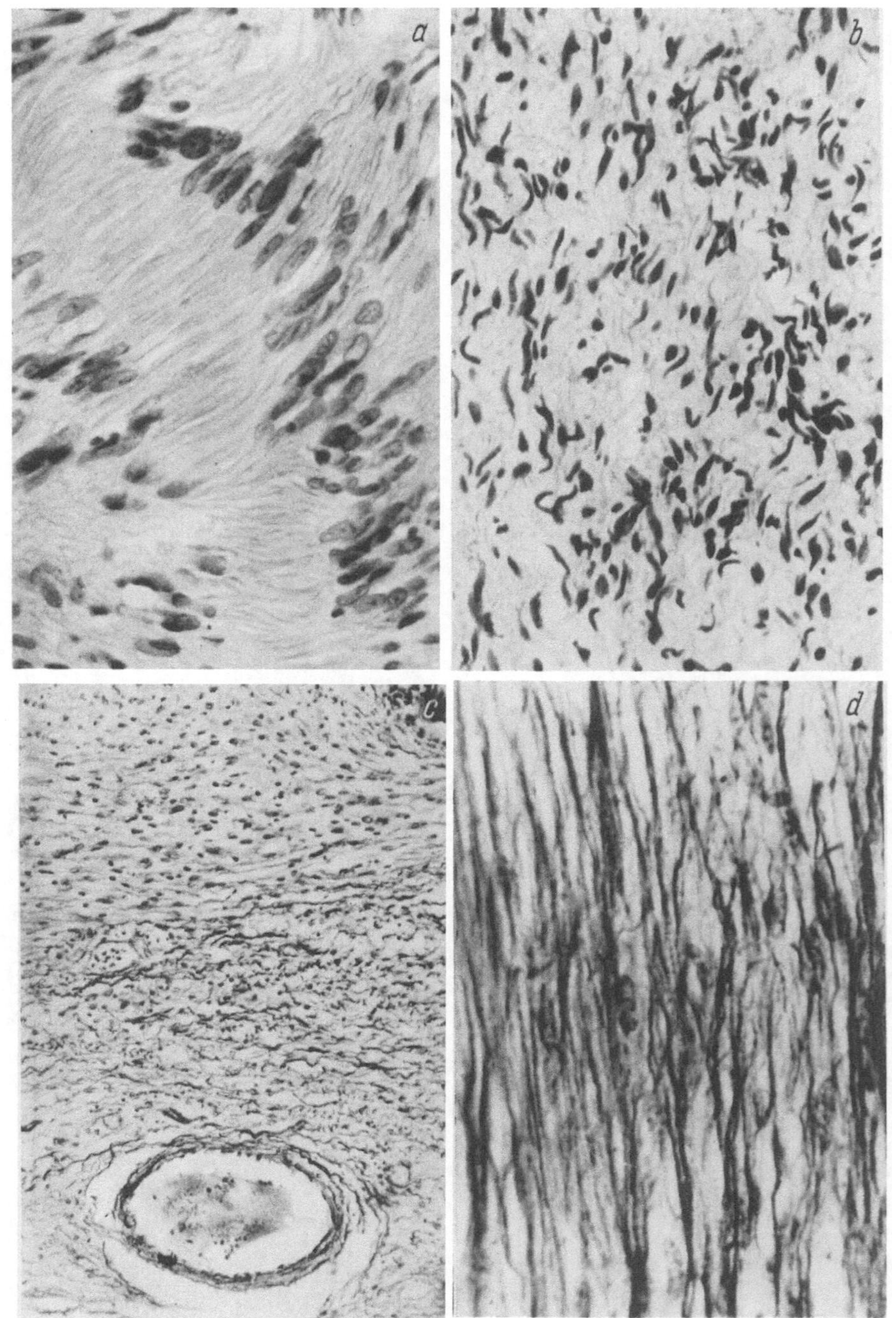

Abb. 266a—d.

a Typische Palisadenstellung in einem Trigeminusneurinom. (Vergr. 524fach, HE-Färbung, Fall 4147.)

b Seltene Variante bei den peripheren Neurinomen. Die Zellen sind sehr lang und gewunden bzw. geknickt (ähnlich dem Regenerationsneurom). (Vergr. 336fach, Kresylviolettfärbung, Fall 5538.)

c Gitterfasernetz in der Kapselzone eines Acusticusneurinoms (unten). (Vergr. 84fach, Perdrau-Methode, Fall 795.)

d Zarte Silberfibrillen zwischen und am Rande der Neurinomzellen. (Vergr. 540fach, Perdrau-Methode, Fall 795.)

die Natur dieser „spezifischen" Fasern zu klären, sind noch nicht geglückt. Man kann nur sagen, daß es sich *nicht* um Achsenzylinder, aber auch *nicht* um die üblichen Gitterfasern handelt.

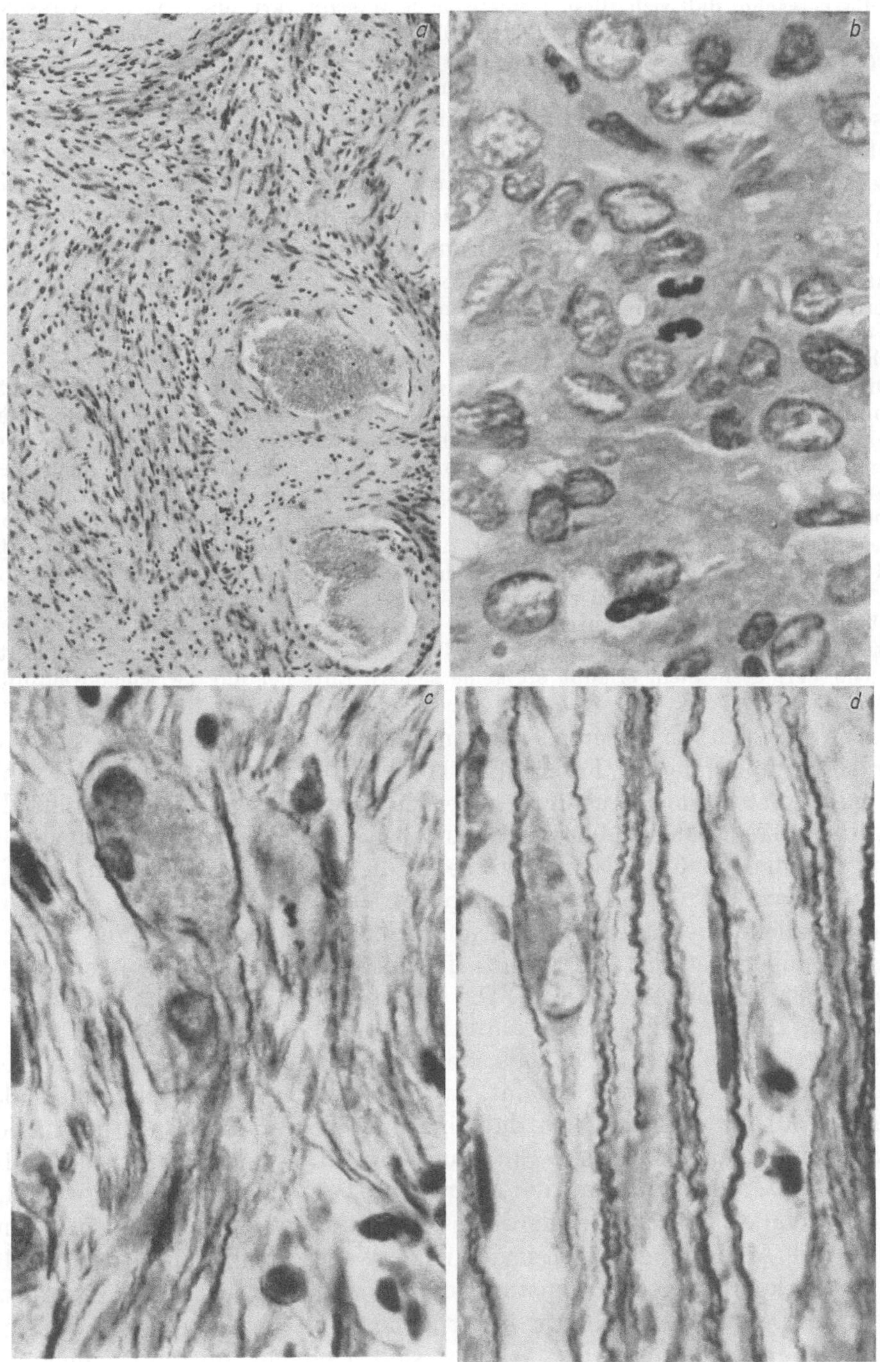

Abb. 267a—d.

a Einzelne große Gefäße mit breiten hyalinen Gefäßwänden, die manchmal kavernomartig beieinander liegen. (Fall 798, Vergr. 112fach, Kresylviolettfärbung.)

b Mitosen in einem Neurinom des Acusticus (Rarität). (Fall 5898, Vergr. 1076fach, HE-Färbung.)

c Feine „gebrochene" Silberfasern in der fibrillären Partie eines Neurinoms. (Fall 795, Vergr. 648fach, PERDRAU-Imprägnation.)

d Silberfasern am Rande einer Palisadenstellung der Kerne. Man erkennt deutlich, wie die Silberfasern jeweils am Rande der Zelle, d. h. neben den Kernen entlang laufen. (Fall 136, Vergr. 1100fach, PERDRAU-Imprägnation.)

Wendet man Gliamethoden an, so können die Fasern z. B. mit Viktoriablau (wie mit der Holzer-Färbung) dargestellt werden, doch ist diese Methode völlig unspezifisch für die Fasernatur! Das berechtigt daher keineswegs zur Auffassung, daß es sich um „gliöse" Fasern handeln könnte, genau so wenig wie die Tatsache, daß sich diese Gebiete nach Masson zart blau, nach v. Gieson zartrosa bis rötlich färben können. Verocay (1908—1910) glaubte, die Fasern seien „Nervenfasern", die ohne Elternnervenzellen in diesen Tumoren entstehen könnten. Masson (1935) dagegen dachte zwar auch an einen Ausgang von Schwannschen Zellen, doch hielt er sie *nicht für Nervenfasern.*

Korbsch (1930, 1939) hat wohl zuerst eine Erklärung für die Faserbildung gegeben, die mir sehr plausibel erscheint. Danach sind die im optischen Schnitt beim Spielen der Mikrometerschraube als Fäserchen sichtbaren Inkrustationen in Wirklichkeit nichts anderes als orthograd getroffene Schnittbilder der Lamellen und Membranen. Orze-chowski (1932) konnte allerdings diese Deutung nicht bestätigen.

Für Masson (1935), Rhoads und van Wagenen (1928) und für Penfield (1932) ist die Identität dieser Fasern mit mesodermalen Fasern auf Grund der Imprägnationen gegeben. Es ist verständlich, daß von hier aus der Streit um die Ableitung der Neurinome beginnt.

Feststehende Tatsache ist (v. Möllendorf) die *Launenhaftigkeit aller Färbungen.* Die fär-berische Differenzierung beweist nicht mikro*chemische* Affinität, sondern gerade bei Mehrfach-färbungen nur Dichte des Gewebes, Farbbindungs- und Verlustvermögen. Die Affinität für Metalle aber ist wohl abhängig von der Struktur und Dichte, aber auch von feinsten Unterschieden der p_H usw. Man muß daher neben der Tatsache der Anfärbung bzw. der Imprägnation auch ebenso stark die *Struktur* der dargestellten Medien in Rechnung setzen. Eines der bekanntesten Beispiele bildet hier die Holzer-Färbung, die gleichermaßen Glia- und kollagene Bindegewebsfasern wie auch Fibrin färbt. Diese lassen sich aber durch die Struktur, d. h. Kaliber und Faserverlauf einigermaßen sicher unterscheiden. Jede Beweisführung rein färberischer Art ohne derartige Kritik ist daher von vorn-herein zum Scheitern verurteilt. Man wird daher Scherers (1934) kritische Stellung zur sog. „selek-tiven" Färbbarkeit nur energisch unterstreichen, worauf auch Herxheimers Bemerkung von der Launenhaftigkeit der Silbermethoden hinweist: „Die Struktur hat im Zweifelsfalle zu entscheiden, das färberische Verhalten allein erlaubt oft keine sichere Entscheidung zwischen Neurofibrille und Bindegewebe."

Wir haben kürzlich an unserer Abteilung genauere Nachuntersuchungen über die Natur der silberimprägnierten Fasern (Methode von Tibor Pap) angestellt, über die Brugger und Walter noch ausführlich berichten werden. Danach scheint die These von Korbsch (1930, 1939) am ehesten diskutabel. Die Silberfasern erscheinen als feine Verdichtungsstränge im Cytoplasma der Zelle, die zusammenfließen und sich trennen können, ähnlich wie die Gitterfasern zur kollagenen Faser. Besonders deutlich werden sie z. B. bei strahlenorthograder Beobachtung beiderseits des Kerns. Nur ist ihr Kaliber noch zarter, weniger distinkt, diffuser als die Gitterfasern, sie sind sägenartig fein ge-brochen oder haarlockenartig gewellt. Die Bilder der Zellen in der Kultur [C. Stout (1949), Abb. 13, 14] sind diesen sehr ähnlich (s. oben Abb. 267c, d).

Wachstumsgeschwindigkeit. Niemals werden Mitosen im gewöhnlichen Neurinom-gewebe gefunden, das Wachstum scheint, wie auch klinisch bekannt, äußerst langsam. Olivecrona (1950) hält es für möglich, daß einzelne Tumoren ihr Wachstum einstellen. In Schädel und Spinalkanal ist maligne Entartung mit Mitosen eine Rarität (s. Abb. 267b).

Gefäße-Stroma. In der Randzone der Neurinome, besonders im Brückenwinkel, pflegen dicht gelagert Gefäße zu liegen, die allerdings sehr häufig regressive Erscheinungen zeigen. Zunächst ist ihre Anordnung örtlich manchmal so eigenartig konzentriert (Abb. 267a), daß man an ein koordiniertes Wachstum im Rahmen der blastomatösen Einwicklung glauben könnte. Denn sie liegen häufig kavernomartig verdichtet zusammen, zeigen dann keinen normalen Schichtenbau der Wände, sind vielmehr nur mit einem einfachen Endothel ausgekleidet, das dann wieder meist regressiven Veränderungen unterzogen ist (Abb. 267b). Manche Fälle zeigen sogar ganz deutlich aktive Zellwucherungen, die die Gefäße in knäuelartige Zellkonglomerate ohne Lumen umwandeln, dies aller-dings meist am Rande von Cysten, die sogar durch dichte Gefäßwucherungen abgesteift werden. Daneben finden sich an normal gebauten Gefäßen auch regressive Veränderungen (Lipoideinlagerung, Endothelwucherungen), die gelegentlich der Arteriosklerose ähneln.

Von der meist gut dargestellten *kollagenen Kapsel* aus strahlen gröbere kollagene und feinere Gitterfasern, oft in Strangform bis zu einer gelegentlich läppchenförmigen Unterteilung des Gewebes in den Tumor ein (Abb. 266c); auch von den Gefäßen zweigen sich einzelne echte Gitterfasern ab. Bei den (multiplen) Neurofibromen besteht darüber hinaus eine diffus grobe Durchmischung mit Bindegewebe, das aber im Innern der solitären Formen sonst nicht angetroffen wird.

Regressive Vorgänge. Aus diesem fasciculiert-fibrillären Gewebe A geht nun offensichtlich der reticuläre lockere Gewebsbau des Typus B durch regressive Vorgänge hervor. Verteilung und Menge der beiden Gewebsarten ist bei den einzelnen Formen verschieden. Bei den Acusticustumoren überwiegt eher der letzte, bei den kleineren spinalen Tumoren der erste. Der Übergang vom einen zum anderen kann abrupt oder kann fließend sein.

Das Gewebe des Typus B ist zellärmer, die sonst feinfibrilläre Grundsubstanz ist fein-netzig-schwammig (Abb. 269), die Zellen sind eher als Einzelformen zu erkennen, haben häufiger eine strahlige Gestalt, so daß STERNBERG (1900) sie mit Gliomzellen, HORTEGA (1932, 1945) mit Astrocyten verglich. Wir können bei genauerem Zusehen zwei Unterformen dieses reticulierten Gewebes unterscheiden, eine ausgesprochen netzige Architektur mit honigwabenartig-löcheriger Struktur, in deren Maschen die kleinen runden regressiven (pyknotischen) Kerne liegen (Abb. 268). Es handelt sich hier um eine Gewebsveränderung durch *Verfettung*, deren erste Stadien in der Einlagerung von kleinen Fetttröpfchen an den Kernpolen besteht (Abb. 268a), danach auch in einer Fetteinlagerung in die länglichen Fortsätze der Zellen, so daß in späteren Stadien stäbchenzellartige Gebilde entstehen, bis sich schließlich im letzten Stadium eine kugelige verfettete „Fettkörnchenzelle" bildet (Abb. 268b, c). Größere Ansammlungen derartiger Zellen haben bei Paraffineinbettung durch ihre Honigwabenstruktur eine gewisse Ähnlichkeit mit den Oligodendrogliomen (s. Abb. 268d).

Bei 15 Neurinomen fand RATZENHOFER (1940) in wechselnder Menge derartige lipoide Einlagerungen, die sich mit der FEYRTERschen Thionin-Weinsteinsäurefärbung metachromatisch färbten. Diese standen färberisch den Einlagerungen der normalen SCHWANNschen Zellen nahe und wären wahrscheinlich — nach seiner Ansicht — nicht degenerativer Natur. Er sieht also diese Fetteinlagerung nicht als regressiv an. Ich kann aber weder diese Ansicht noch die Auffassungen des Schrifttums verstehen, wonach die verfetteten Zellen als „Abräumzellen" aufgefaßt werden sollen. Ich finde vielmehr allein die auch von BERWALD und KERNOHAN (1952) geäußerte Ansicht vertretbar, daß es sich um eine regressive Verfettung von Tumorzellen handelt [s. Abb. 38a und b, ZÜLCH (1941)].

Die *besondere* Verfettung der Acusticusneurinome erklärt man am besten durch die mangelhafte Vascularisierung des tiefen Gewebes bei größeren Tumoren.

Derart geformte Zellen bildete nun KORBSCH (1930, 1939) in seinem 4. Fall (Abb. 62/64) ab, sah sie aber als „epitheliale Tumormassen" an, die „unverkennbar" Zellmembranen hatten, die vom Protoplasma des Zelleibes mit Sicherheit zu unterscheiden waren. Wenn auch mit Scharlachrotfärbung die kleinen Vacuolen sich als mit Fett ausgefüllt erwiesen, glaubte er sie doch auf „die Urelemente der nervösen Zentralorgane, die HELDschen Neurogliocyten der Medullaranlage" beziehen zu müssen. Nach KORBSCH sollte hier „eine jener zuerst von MARCHAND (1907) unter der Bezeichnung Neurocytom beschriebene Geschwulstform" vorliegen, die er auf „keimversprengte derartige Urelemente" zurückführte. Neben diesen „epithelial" gebauten Tumormassen fanden sich dann noch ausgesprochen neurinomatöse Bestandteile in seinem Gewächs.

Mir scheint, daß KORBSCH durch Feststellung der Scharlachfärbbarkeit die Aufklärung über die Genese dieser Partien selbst gegeben hat. Es handelt sich um nichts anderes, als die gradweise zunehmende Verfettung der Zellen, die immer mehr zur Abrundung der länglichen Form führt, ähnlich wie bei der Umwandlung der länglichen Mikroglia- oder Fibroblastenzelle zur Fettkörnchenzelle.

Eine andere häufige Form der regressiven Veränderungen ist die „Einlagerung" (?) von hyalinartigen Substanzen bzw. die entsprechende Umwandlung ganzer Partien in „hyaline" Massen. In diesen ist die Zellzahl meist herabgesetzt (Abb. 269a—c). Diese hyalinen Massen sind gut zu erkennen, manchmal liegen nur mehr einzelne — dann vielfach sternförmige Zellen — in einer hyalinen Substanz. Das Bild der erhaltenen Zellen ist aber von dem bei der Verfettung grundverschieden. Der diffus verschwimmende, jetzt aber bereits in groben Umrissen erkennbare ganze *Zelleib* ist mit Kernfärbungen etwas angefärbt. Es besteht eine gewisse Ähnlichkeit mit Gliarasen. Im ganzen sind die Zellen noch länglich. Die Fortsätze, die miteinander verzahnt sind, heben sich aber deutlich ab. Ähnliche Gebilde sieht man in der Zellkultur des Neurinoms [STOUT (1949), Abb. 32]. Die Kerne sind dann vergrößert, heller, bläschenförmig mit dichter Kern-

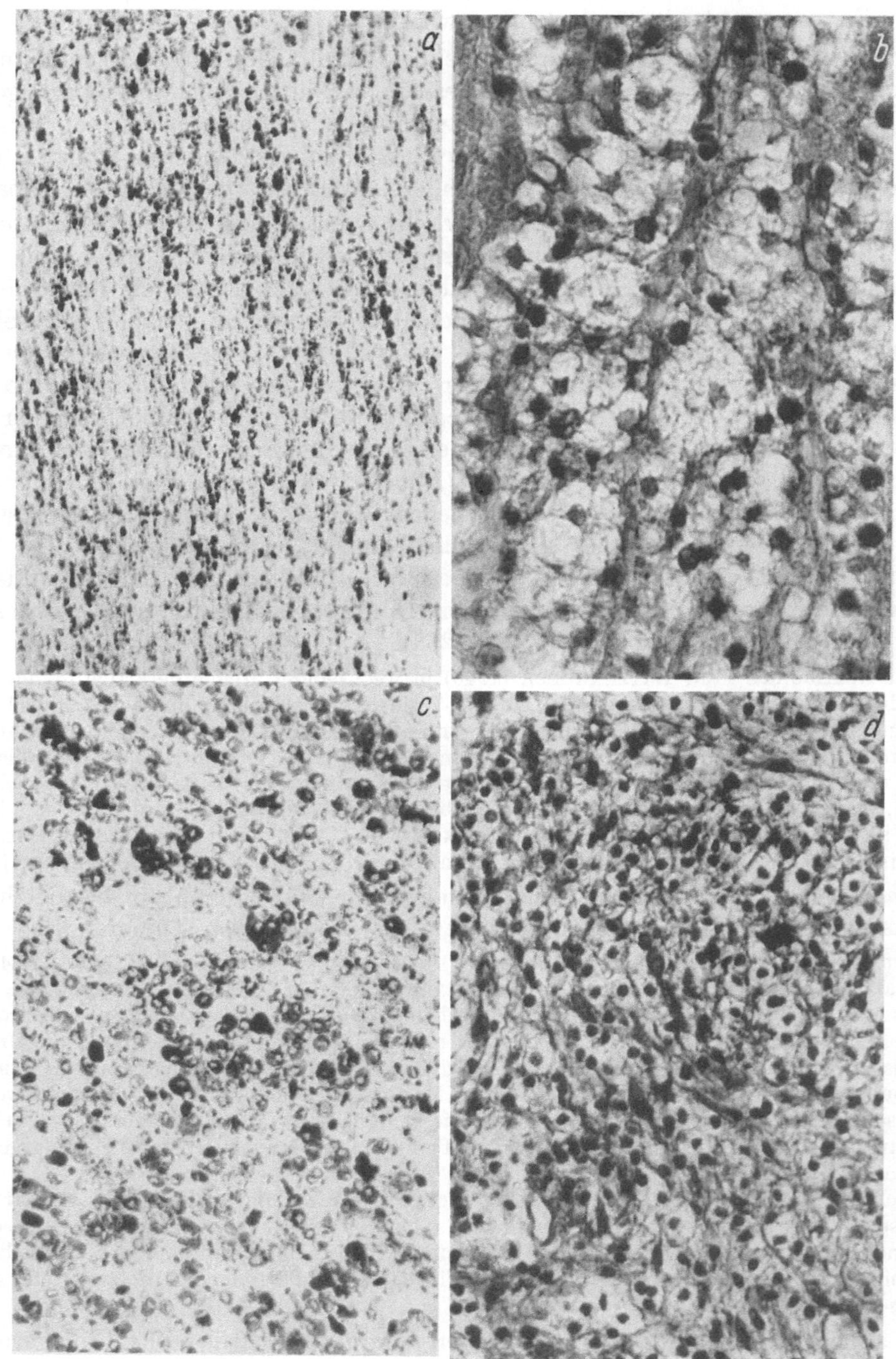

Abb. 268a—d. Typen der Verfettung im Neurinom.
a Verfettung in einer fibrillären Partie, man sieht die Fetttropfen parallel gelagert in langen Straßen. (Vergr. 86fach, Sudanfärbung, Fall 795.)
b Verfettete Zellen bei hoher Vergrößerung: man erkennt deutlich die schaumige Struktur der Zellen. (Vergr. 540fach, MALLORY-Färbung, Fall 80.)
c Gebiet mit totaler Verfettung der Zellen, wo in dem positiv dargestellten Zelleib die helle Vacuole des Kerns ausgespart bleibt. (Vergr. 220fach, Fettponceau-Färbung, Fall 1050.)
d Negativ zu c: Bei Anilinfärbung liegen die Kerne in einer hellen Vacuole, wodurch die Architektur eines Oligodendroglioms vorgetäuscht wird. (Vergr. 220fach, HE-Färbung, Fall 1050.)

membran, zartem Chromatinnetz, das gelegentlich bis auf 1—2 nucleolenartige Körper verschwindet. Manchmal löst sich der Kern auch schaumig.

Die beiden geschilderten zum „hyalinartigen" Umbau und zur „Verfettung" führenden Gewebsveränderungen können sich auch nebeneinander abspielen (Abb. 269d).

Eine letzte regressive Veränderung ist die der Verflüssigung, die mit der cystischen Umwandlung endet (PENFIELD). Diese finden wir besonders im spinalen Neurinom (Cauda!). Sie zeigt sich ebenfalls durch eine reticuläre Umwandlung des Gewebes mit metachromatischer Färbung an. Eine besonders hochgradige cystische Umwandlung eines Acusticusneurinoms ($5,5 \times 6,0 \times 5,0$ cm), das nur zum kleinen Teil aus solidem Gewebe bestand, beschrieb v. OPPEN (1930). Bei größeren Cysten sah ich eine bindegewebige Organisation der Wand auch im Neurinom. In wenigen Schnitten fanden wir perivasculäre Rundzelleninfiltrate.

SCHERER (1934) nimmt an, daß derartige Rundzellenherde als „Keimzentren" anzusprechen seien. SCHERER verfällt damit in seinen Neurinomstudien den gleichen Gefahren, die er bei anderen so scharf kritisiert hat. (Was beweist z. B. die Ganglienzell- bzw. Neuroblastennatur der Zellen in Abb. 12, 1934? Alle von ihm angeführten Kriterien fehlen doch!). Und nachdem er anfangs von der Launenhaftigkeit der Färbemethoden gesprochen hat, nennt er (S. 507 unten) die HOLZER- und BIELSCHOWSKY-Methode „spezifisch".

Häufig sah ich auch, besonders bei spinalen Fällen, Herde von altem Blutpigment bzw. perivasculäre Herde von Makrophagen mit Pigment. Manchmal lagen diese am Rande von Cysten, in die es hineingeblutet hatte [KRAYENBÜHL und LÜTHY (1947)]. Das fand ich besonders ausgeprägt in einem spinalen Fall, wo es eine Blutung mit entsprechender apoplektiformer Paraplegie gegeben hatte. Daneben finden sich auch einzelne Mastzellen, selten auch einmal Plasmazellen in den Neurinomen.

Varianten. Auf Abweichungen vom Normaltyp wurde während der Beschreibung genügend hingewiesen.

Oft besteht eine sehr erhebliche Ähnlichkeit mit Ganglienzellen, aber auch mit rasenartiger, progressiver Makroglia! Echte Tigroidsubstanz fehlt aber immer. PENFIELD (1932) weist bereits auf die Gefahr hin, die Kerne von degenerierenden Fibroblasten für die von Ganglienzellen zu halten. PENFIELD (1932) selbst fand nur einmal echte Nervenzellen in einem Acusticusneurinom. GAGEL (1935) sah 2mal echte — wohl präexistente — Ganglienzellen in Neurinomen. Ich habe sie einmal in einem spinalen Neurinom gesehen, in einem Neurinom der Cauda aber einen eigenartigen Herd, der nur oberflächliche Ähnlichkeit mit Spinalganglienzellen hatte (Abb. 265d).

Daneben gibt es aber auch hyperchromatische Riesenzellen, vielfach mit vergrößerten Kernen (Abb. 265a, c), deren formale Genese nicht ganz klar zu übersehen ist. Die Versilberung führt zu einer diffusen schattenhaften Abbildung der ganzen Zelle, wobei die Fortsätze „faserartig" distinkt erscheinen. Auch diese Beobachtung spricht für die Deutung der „spezifischen" Fasern (Abb. 267c, d) als membranartige Verdickungen von Hüllen, die im undegenerierten Zustand röhrenförmig gebaut sind, was KORBSCH ja erwogen hat.

Mir fiel bei manchen peripheren Neurinomen immer wieder die eigenartige Architektur und der Zelltyp auf (Abb. 266b). Man findet den Weg zum Verständnis am besten, wenn man an die Regenerations„geschwulst", an die Neurome denkt. Hier ist auch die SCHWANNsche Zelle besonders lang, der Kern darin häufig etwas geknickt, die Anordnung der Zellen unorganisch, eher etwas netzig, die Richtung wechselt ständig. Nach meinen Erfahrungen gibt es auch — dies im Gegensatz zur Angabe KERNOHANs (1952) — recht erhebliche Unterschiede in Architektur und Zelltyp zwischen den intrakraniellen und intraspinalen Neurinomen einerseits und denen der peripheren Nerven bzw. den Neurofibromen der RECKLINGHAUSENschen Krankheit andererseits.

Metastase und Rezidiv. Metastasierung kommt im allgemeinen bei solitären Formen nicht vor. Nur der Fall 63 von GRAF (1952) hatte ausgedehnte Körpermetastasen. Doch war wohl die Klassifikation der Primärgeschwulst nicht ganz klar (neuroide Geschwulst, malignes Neurinom). Die „duralen Implantationsmetastasen" von Schmincke (1925) bei einem Kleinhirnbrückenwinkeltumor werden wir heute leicht als eine Kombination eines Neurinoms mit fibroblastischen Meningeomen deuten können.

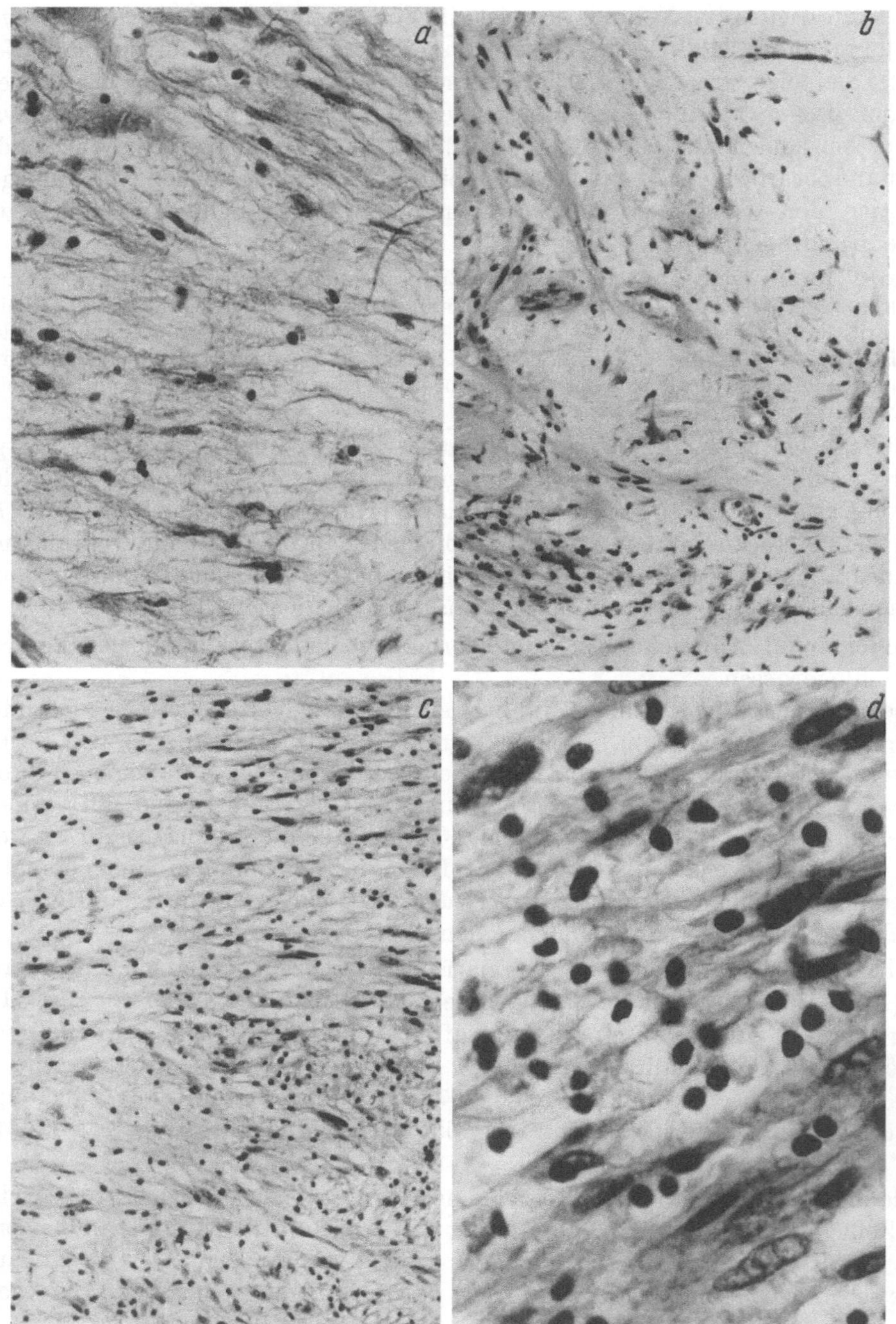

Abb. 269a—d. Verschiedene Formen der regressiven Vorgänge.
a Vorwiegend faserige, zellarme Partie. (Vergr. 348fach, v. Gieson-Färbung.)
b Vorwiegend hyaline Umänderung des Gewebes mit leichter Verflüssigung. Nur wenige Zellen sind in der amorphen Masse zu erkennen. (Fall 795, Vergr. 142fach, Kresylviolettfärbung.)
c Teils Hyalinisierung, teils Verfettung von fibrillären Partien. (Fall 795, Vergr. 120fach, Kresylviolettfärbung.)
d Verfettete Partie mit einzelnen chromatinreichen, spindeligen Zellen mit großem plasmareichem Zelleib. (Fall 795, Vergr. 648fach, Kresylviolettfärbung.)

Maligne Entartung ist bei den peripheren Neurinomen der RECKLINGHAUSENschen Krankheit gar nicht so selten (Abb. 356c). Sie kommt aber auch bei den spinalen Neurinomen vor. Ich habe oben in Abb. 28a, b einen solchen Fall wiedergegeben. Ein „malignes Neurinom" eines peripheren Nerven bilden auch ROUSSY und OBERLING in ihrem Atlas (1931) als Abb. XII C, D ab. Es enthält zahlreiche Mitosen. Der früher an der gleichen Stelle operierte Tumor war nach Angabe der Verfasser noch benigne gewesen.

Differentialdiagnose. Wegen des Sitzes und der großen äußerlichen und feingeweblichen Ähnlichkeit muß man das Neurinom besonders vom Meningeom abgrenzen. Schon makroskopisch ist das für die Neurinome in Brückenwinkel und Spinalkanal nicht immer möglich, obwohl das Haften an der Dura eigentlich klar den Ausschlag geben sollte. Im Spinalkanal sind zwar die Meningeome häufig Psammome, also besonders hart und kalkreich. Die Neurinome wieder sind bekannt durch ihre Neigung zur Verfettung, im Spinalkanal auch zur Cystenbildung. Multiple Tumoren können sowohl Neurinome, wie auch Meningeome sein. Oft ist daher eine histologische Untersuchung notwendig, um die Entscheidung mit Sicherheit treffen zu können.

Histologisch ist die Differentialdiagnose verständlicherweise nur gegenüber dem fibroblastischen Meningeom schwer. Die Zelldichte ist beim Meningeom größer als beim Neurinom, auch ist die Gesamtarchitektur beim Meningeom einheitlicher und straffer, es fehlt das lockere anisomorphe Nebeneinander des Zelltyps A und B mit seinen verfetteten Partien. Die Kerne sind beim Meningeom eher spindelig, beim Neurinom stäbchenförmig. Echte Palisaden haben wir nie beim Meningeom gesehen, wohl aber Rhythmen aller Art, Umbiegungen, Haken, Strudel und Durchflechtungen von Gewebszügen. Palisadenartige Bildungen sind allerdings auch in echten mesodermalen Tumoren, ja im Normalgewebe bestimmter Organe (Uterus, Pharynx) beschrieben worden [KRUMBEIN (1925), LAUCHE (1925) s. S. 72]. Echte konzentrische Wirbel und Psammomkörner gibt es nur im Meningeom. Die Kernmembran ist beim Meningeom gewöhnlich dichter, der Kern wohl im ganzen chromatinreicher. Große, und besonders rasenartige Zellen sprechen eigentlich immer für das Neurinom. Mitosen kommen beim Meningeom vor, wir haben sie nie beim Neurinom gesehen, außer einmal in einer Gefäßwucherung. Cystenbildung bei spinalen Tumoren spricht für das Neurinom, Psammomkörner oder Verkalkung gegen dasselbe, Blutungen bzw. altes Hämosiderinpigment kann man für das Neurinom auswerten, es sei denn, es handle sich um ein früher anoperiertes Rezidiv eines Meningeoms. Echte Gitterfasern findet man nur im Meningeom, im Typ A des Gewebes beim Neurinom liegen die etwas andersartigen spezifischen Silberfasern (Abb. 266d, 267c, d).

Beziehungen zwischen Tumorwachstum und Krankheitsablauf. Das Syndrom der Acusticusneurinome erklärt sich aus ihrer Lage und den eventuell auftretenden gefäßabhängigen Schäden und Massenverschiebungen. Eigenartigerweise führt der Liquor reichlich Eiweiß, wenn ein Neurinom liquornahe liegt. Die Genese dieser Eiweißbeimischung ist noch nicht bekannt. Bei spinalen Neurinomen kann es in die oft vorhandenen Cysten hineinbluten; es entsteht dann bei Patienten mit der Anamnese von seiten einzelner spinalen Wurzeln apoplektiform ein paraplegisches Bild [KRAYENBÜHL und LÜTHY (1947)].

Auf die Frage Trauma und Hirngeschwulst ist GRAF (1952) in seiner Monographie über die Neurinome besonders eingegangen. Er beurteilt die Zusammenhangsfrage sehr zurückhaltend (s. S. 37ff.).

Operabilität und Prognose. Die längste von EISENHARDT (1935) beobachtete postoperative Überlebensdauer eines Patienten mit Acusticusneurinom betrug 26 Jahre 7 Monate. 72 Patienten überlebten die 5-Jahresgrenze [von CUSHINGs 174?]. HORRAX (1950) gab die Zahl der Patienten mit einer „nutzvollen" Überlebenszeit (von 5 Jahren) bei „totaler" Entfernung des Tumors mit 61,8% an, gegenüber 25% bei intrakapsulärer Auslöffelung. Nach totaler Entfernung starben in den ersten 5 Jahren keine weiteren

Patienten. Bei den intrakapsulär operierten Tumoren war die Mortalität der ersten 5 Jahre 56,2% der Patienten. Die folgenden Ergebnisse fanden sich bei den 300 Patienten Olivecronas (1950): Es war bei 217 Patienten eine Total- und bei 83 eine partielle Exstirpation ausgeführt worden; bei den unvollständig entfernten Tumoren waren 50% der Patienten rezidivfrei, bei den totalexstirpierten sämtliche [Givré und Olivecrona (1949)].

Olivecrona kam auf Grund seiner Beobachtungen zu der Auffassung, daß manche Acusticustumoren anscheinend ihr Wachstum einstellen und „verdorren" könnten (. . . . it is hardly possible to escape the conclusion that some acoustic tumors do not continue to grow after incomplete removal . . . .). Auch an den übrigen Hirnnerven sind Neurinome mit Erfolg operiert. So haben z. B. Loew und Tönnis (1954) über die Operation der Trigeminusneurinome, Scott und Mitarbeiter (1949) über die der Hypoglossusneurinome berichtet.

Die Recklinghausensche Krankheit und die maligne Entartung der Neurofibrome.

Die Bedeutung der Recklinghausenschen Krankheit für die allgemeine Geschwulstlehre wurde oben (s. S. 31ff.) bereits skizziert. Sie stellt aber dem Neurochirurgen oft besondere Probleme, etwa die der operativen Entfernung eines gleichzeitigen Olfactoriusmeningeoms und eines Acusticusneurinoms (s. S. 32). In einem der zahlreichen eigenen Fälle eines Tumorsyndroms bei der Recklinghausenschen Krankheit hatte der 46jährige Mann (Nr. 1258) die klinischen Erscheinungen bereits seit 22 Jahren. Es waren ihm bereits 29 oberflächliche Neurofibrome entfernt worden. Jetzt litt er seit 3 Jahren an einem Syndrom der hinteren Schädelgrube mit Einklemmungserscheinungen. Bei der Freilegung fand sich ein von der Falx cerebelli (Torcular) ausgehendes Meningeom, ein linksseitiges Acusticusneurinom und ein an der Pyramidenspitze liegendes hochgradig verkalktes Meningeom. Das Torcularmeningeom wurde entfernt, aus den übrigen Tumoren nur Probeexcisionen gemacht. Histologisch handelte es sich um fibroblastische, zum Teil stark verkalkende Meningeome.

Der zweite neurochirurgisch wichtige Punkt ist die gelegentlich eintretende maligne (sarkomatöse) Entartung eines Neurofibroms mit eventueller Metastasierung. Auch auf diesen Punkt will ich kurz eingehen, obwohl die Tumoren der Nerven an anderer Stelle dieses Handbuches ausführlich beschrieben werden.

Neben der *Vielzahl* der Neurofibrome bei der Recklinghausenschen Krankheit gibt es auch *einzelne* Neurinome der *peripheren* Nerven, — die sich von dem oben beschriebenen nur wenig unterscheiden. Beide können auch sarkomatös entarten. Nur ist der Nachweis der Abstammung vom Bindegewebe eines peripheren Nerven beim singulären Sarkom schwer zu führen. Daraus erklärt sich, daß die Mehrzahl dieser Tumoren („neurogene Sarkome") bei der Recklinghausenschen Krankheit beschrieben worden ist. Ich beschränke mich hier auch auf die Beschreibung dieser Formen. Klinisch muß man den Verdacht auf eine maligne Entartung bei jedem Neurofibrom haben, das plötzlich an Größe zunimmt, mit der Umgebung zu verbacken beginnt und natürlich bei mAuftreten von Metastasen. Das Alter des Patienten gibt keinen Hinweis. Wie häufig die maligne Entartung ist, läßt sich noch nicht übersehen; nach Stout (1949) waren es 13% der „berichteten" Fälle. Die von Adair und McLean (1932) angegebene Zahl jährlicher Beobachtungen von 21 Fällen scheint außergewöhnlich groß und man fragt sich, ob der „neurogene" Ursprung immer nachzuweisen war. Denn keinesfalls genügt eine gewisse Ähnlichkeit in der Architektur eines Spindelzellsarkoms mit der des Neurofibroms, um bereits seinen „neurogenen" Ursprung annehmen zu können, sondern man muß klar die Beziehung zum Nervenbindegewebe aufdecken können. Gleiche Zweifel entstehen bei der Betrachtung der Überlebenszeit auf der Tafel S. 453.

Demgegenüber gibt Stout auch die Zahl der beschriebenen Fälle mit 140 an, von denen sich ⁴/₅ bei Patienten mit Recklinghausenscher Krankheit ausbildeten. Stout erwägt mit Recht, ob nicht viele der übrigen auch noch eine nicht erkannte Form dieser Erkrankung hatten.

Histologisch muß man wohl etwas vorsichtig mit der Feststellung der „Malignität" bei den Neurofibromen und Neurinomen sein, denn manche Neurinome erinnern durch die größere Kernmenge und die gleichmäßigere Struktur an Fibrosarkome [ORZECHOWSKI (1932)]. Es handelt sich hier aber *nicht* um eine echte maligne Umwandlung. Diese Tumoren entsprechen nur in der Nomenklatur dem Neurinoma sarcomatodes von VEROCAY. Wir vermeiden heute einen derartigen Namen und sprechen nur von zellreichen Neurinomen.

Bei den Neurofibromen der v. RECKLINGHAUSENschen Krankheit sind die Variationen im Gewebsbild überhaupt größer als im Neurinom. Das allgemeine Bild des Tumors entspricht mehr dem einer „Reaktion" um die *Nervenfasern*, als wie einem wirklich zellreichen Tumor. PENFIELD (1932) legt große Bedeutung auf die Anwesenheit dieser „abnormen" Nervenfasern in der Mitte des Tumors, von denen nur ein Teil markscheidenhaltig ist. Die Wucherung geht nach ihm zurück auf eine Reizung des perineuralen Bindegewebes.

HORTEGA (1944) stellte mit seiner Methode drei verschiedene Zelltypen in den Neurofibromen der RECKLINGHAUSENschen Krankheit dar: 1. Lemmocyten, 2. Fibrocyten und 3. Histiocyten. Von diesen sind nur die Lemmocyten neoplastisch, die beiden anderen Formen reaktiv entstanden. Diese Zellen wurden von SCHARRENBERG (1932, 1945) bestätigt und noch weiter untersucht.

Untersucht man nun die echten Sarkome bei der RECKLINGHAUSENschen Krankheit, so findet man (s. Abb. 28a und 356c) entweder ein mehr lockeres zellärmeres Gewebe aus langen spindeligen Elementen, in dem einzelne Zellen durch Kerngröße, Hyperchromasie und Form sich deutlich als andersartig herausheben oder — häufiger und typischer — man sieht ein zellreiches, spindelzelliges Gewächs, bei dem die wenig differenzierten isomorphen Zellen noch gewisse „atavistische" Eigenarten haben: die Anordnung in langen Zügen mit Umbiegungsstellen. Sie vermehren sich mitotisch, bilden reichlich Gitterfasern und das Gewebe neigt zu regressiven Veränderungen: Verflüssigung und Nekrose.

Neben diesem recht isomorphen Bild gibt es auch einige Variationen durch Bildung ein- oder mehrkerniger hyperchromatischer Riesenzellen. Die maligne Ausartung kann Neurofibrome mit jedem Sitz an der Oberfläche oder in der Tiefe befallen.

Metastasierung ist nach STOUT (1949) nicht häufig und findet sich in etwa 20% (*Lungen, Pleura*, dann auch Zwerchfell, Leber, Knochen als seltener Sitz!).

10. Gangliocytome.

(Synonyme: echte Neurome, Gangliocytome, Ganglioneurome, Ganglioneuroblastome, Ganglioglioneurome, Gangliogliome, Gangliome, am Kleinhirn auch Purkinjeome.

Geschichtliches — Definition — Stellung im System der Hirngeschwülste. Besondere Veröffentlichungen und Fälle des Schrifttums. Der erste sichere Tumor des Sympathicus ist wohl von VIRCHOW (1863, 1865) selbst beschrieben worden. Ein genaueres Studium beginnt allerdings erst mit den Arbeiten von LORETZ (1870) [Ganglioneurom] und PARKER (1880) [Sympathoblastom]. Der erste chromaffine Tumor der Nebennieren wurde von MANASSE (1896), das erste Gangliocytom des zentralen Nervensystems wohl 1910 von SCHMINCKE veröffentlicht [da die zwei von COURVILLE (1930, 1931, 1941) angezogenen Beobachtungen von WORCESTER und DUMAS (1904) nicht ausführlich genug beschrieben sind, um klassifiziert zu werden].

Nach der Jahrhundertwende haben sich besonders BIELSCHOWSKY (1911) und seine Mitarbeiter, daneben PICK (1912) und HERXHEIMER (1914) und COURVILLE (1930, 1931) um die Deutung der Ganglienzellgeschwülste bemüht. Eine Fülle von Einzelfällen haben auch FOERSTER und GAGEL (1932, 1933) — von denen der letzte durch seine normalcytologischen Studien dazu besonders angeregt war — mitgeteilt. Sie haben gleichzeitig eine Tafelzusammenstellung mit kritischer Sichtung des Schrifttums gegeben. Die ebenfalls von Courville (1930, 1931), Christensen (1937) und Abner Wolf und Mitarbeiter (1937) [50 Fälle] zusammengestellten Tafeln unterscheiden sich im Umfang aber von dieser, da die Fälle nicht kritisch gesichtet, sondern nur auf Grund der von den ursprünglichen Beschreibern gestellten Diagnosen gewertet wurden.

Die Beschreibung und Definition der Ganglienzellgeschwülste erschwert sich dadurch erheblich, daß hier eine große Zahl inhomogener Geschwulstarten nach ihrer angeblichen Abstammung aus einer Entwicklungslinie zu einer Gruppe zusammengefaßt wurden.

Die erste grundlegende Ordnung der Ganglienzellgeschwülste geht wie bei den meisten Gruppen auf Virchow (1863—1865) zurück, der wahre und echte Neurome von den falschen Neuromen unterschied. Die ersten unterteilte er in fibrilläre, nur aus Axonen (ohne Ganglienzellen) bestehende, celluläre und gemischte Formen, die im Innern entweder Axone mit Markscheiden (myelinicum) oder ohne Markscheiden (amyelinicum) haben konnten. Der Haupteinwand gegen diese Einteilung Virchows war die grundsätzliche Frage, ob es fibrilläre, ,,d. h. ohne Mutterzellen entstehende echte Nervengeschwülste nur aus Nervenfasern‘‘ überhaupt gab. — Beim weiteren Studium stellte sich als notwendig heraus, auch dem *Reifegrad* Rechnung zu tragen, man führte also die Bezeichnung ,,reif‘‘, ,,unreif‘‘ oder ,,ausreifend‘‘ als Epitheton ein.

Wir finden daher das ,,System der Neurome‘‘ 1911 bei Pick und Bielschowsky in diesen Punkten bereits abgeändert, wobei auch die Gedanken einer histogenetischen Einteilung, wie sie später bei Ribbert (1918) und Bailey-Cushing (1926, 1930) auftauchten, zum ersten Male grundlegend berücksichtigt wurde.

Das Vorkommen von Ganglienzellgeschwülsten im menschlichen Körper, an den verschiedensten Stellen, veranlaßte diese Verfasser auch zu einer Unterteilung nach dem *Sitz* in solche des *Sympathicus*, der *Cerebrospinalnerven* und des *Zentralnervensystems*.

Als in den Gangliocytomen mit der damals üblichen Methodik anscheinend auch *Glia* gefunden wurde, mußten entsprechende Namen, wie Ganglio*gliom* usw. eingeführt (s. unten) werden. Die letzte Erweiterung der Klassifikation erfolgt schließlich in den zahlreichen, grundlegenden Arbeiten von Foerster und Gagel (1932, 1933), die für die rein zelligen Ganglienzellgeschwülste — ohne Beteiligung von Axonen — den Namen ,,Gangliocytom‘‘ einführten. Hortega (1949) führte die Ganglienzellgeschwülste als Neurocytome bzw. Sympathocytome. Kernohan (1952) klassifiziert die Ganglienzellgeschwülste als ,,Neuroastrocytome‘‘ und findet, daß gewöhnlich die astrocytären Elemente überwögen, doch finden diese in seinem Atlas keine besondere Beachtung. Das Neuroblastom von Gerebtzoff und Mitarbeiter (1953) scheint mir nicht einheitlich definiert zu sein. Ich habe (1949) die Gangliocytome im Gesamtsystem der Geschwülste neben die Gliome und Paragliome als selbständige Gruppe eingesetzt (s. S. 11).

Unter Verwertung dieser zahlreichen Vorschläge ergibt sich das jetzt verwandte System der Ganglienzellgeschwülste. Im heutigen Schrifttum wird etwa die folgende Einteilung der besonderen Formen der Ganglienzellgeschwülste verwandt, die mir allerdings noch reichlich dogmatisch erscheint. Ich habe für den eigenen Gebrauch daher eine weit einfachere Klassifikation bevorzugt (s. S. 18).

Nach dem Grundsatz der ,,Histogenese‘‘ werden unterschieden:

Neuroblastome[1] aus neuroblastenartigen Zellen ohne wesentliche ,,Ausreifung‘‘ zu Ganglienzellen,

Gangliocytome aus Ganglienzellen und ihren ,,Vorstufen‘‘ a) benigne, b) maligne,

Ganglioneurome (?) aus Ganglienzellen mit Bildung von *Achsenzylindern* (amyelinicum) oder *Markscheiden* (myelinicum),

Gangliogliome (?) aus Ganglienzellen mit Untermischung von *Glia*, die blastomatös wuchert (myelinicum oder amyelinicum bei entsprechender Bildung von *Achsenzylindern* oder *Markscheiden*).

Diese Ganglienzellgeschwülste verteilen sich örtlich auf die folgenden Lokalisationen:

Hirn und Rückenmark: Neuroblastome, Gangliocytome, Ganglioneurome ?, Gangliogliome ?

Hirnnerven: Gangliocytome, Ganglioneurome.

---

[1] Eigentlich sollte dieser Name vermieden werden, da er im Schrifttum bereits bei der Beschreibung von Astroblastomen, Sympathicustumoren, Medulloblastomen verwandt wurde. Man will damit einen Ganglienzelltumor bezeichnen, der benigner sein müßte als das Medulloblastom.

Sympathicus: Sympathoblastome[1].

Leider stützt sich diese Einteilung des Schrifttums nicht auf eine gleichartige oder überhaupt bekannte Skala der biologischen Wertigkeit, was für uns heute die grundlegende Voraussetzung aller histologischen Unterteilungen ist.

Die folgenden *Fälle des Schrifttums* heben sich besonders heraus (aufgeteilt nach der Lokalisation):

Großhirn: SCHMINCKE (1910), KERNOHAN-LEARMONTH-DOYLE (1932), OLIVECRONA (1919), BIELSCHOWSKY-HENNEBERG (1928), TÖPPICH (1936), A. WOLF (1937), COURVILLE (1930, 1931), SCHÄR und CHRISTENSEN (1939), TÖNNIS-ZÜLCH (1939).

Hirnstamm: FOERSTER-GAGEL (1932, 1933), McLEAN (1933).

Tuber cinereum und 3. Ventrikel: ROBERTSON (1915), GREENFIELD (1918, 1919), PERKINS (1926), ALPERS-GRANT (1931), FOERSTER-GAGEL (1933), J. E. MEYER (?) (1948), LANGE-COSSACK (1951) usw.

Septum: BERBLINGER (1917).

Zirbel: M. NEUMANN (1901).

Kleinhirn: LHERMITTE-DUCLOS (1920), BIELSCHOWSKY-SIMONS (1930), CHRISTENSEN (1937), FOERSTER-GAGEL (1933), MAISS (1940), OPPENHEIMER (1955).

Oblongata und Boden des 4. Ventrikels: FOERSTER-GAGEL (1932), AMSTADT (1937), DE HAENE und Mitarbeiter (1953).

Rückenmark: BIELSCHOWSKY-PICK (1911), AUGUSTIN FOERSTER (1924), LICHTENSTEIN und ZEITLIN (1937), KERNOHAN-LEARMONTH-DOYLE (1932).

Sympathicus: s. auch LANDAU (1912), PICK (1912), OBERNDORFER (1907), BRUNNER (1924), HERXHEIMER (1914), ROBERTSON (1914), BÜLBRING (1928), v. FISCHER (1914), MARCHAND (1923), SCHERER (1934) u. a.

Zur Kritik der Einteilungsversuche. Wenn wir in einer *biologischen* Klassifizierung der Ganglienzelltumoren jemals weiterkommen wollen, müssen wir sie zunächst *histologisch* klar einteilen. Sie müssen daher mit besonderer Schärfe von den übrigen Tumoren abgegrenzt werden. Die Entscheidung wird leicht, wenn man als selbständig wucherndes blastomatöses Element „reife" Ganglienzellen vorfindet. Als Merkmal für diese muß man mindestens den typischen „ganglioiden" Kern *und* das Vorkommen von NISSL-Körpern verlangen. Endofibrillen — die in einigen Fällen beobachtet worden sind — scheinen nicht unbedingt notwendig [GAGEL (1938)]. Sie fehlen sogar bei sicheren Ganglienzellen des Normalgewebes (autonome Kerne des Zwischenhirns, GAGEL). Äußerste Zurückhaltung aber gebührt gegenüber allen sog. „spezifischen" Metallimprägnationsmethoden [H. J. SCHERER (1934) und s. S. 374]. Am Merkmal der NISSL-Körper aber wird man festhalten müssen, obwohl auch diese nicht immer normalerweise an den Ganglienzellen vorhanden sind. (Substantia gelatinosa Rolandi, Körnerzellen des Kleinhirns, granuläre Zellen der Fascia dentata usw.) Denn die „ganglioide" Zellform allein — bläschenförmiger Bau, großer Nucleolus, dichte Kernmembran, eventuell „Kernkappen" — reicht als Charakteristikum nicht aus. Sie ist nach neueren Auffassungen vielmehr nur das Zeichen für einen besonders aktiven Funktionszustand des Kernes [CASPERSSON, HYDÉN, BARGMANN (1943, 1948), O. VOGT (1947)]. Daher muß man heute die Bedeutung dieses Merkmals als Zeichen für die Herkunft und Zugehörigkeit einer Zelle bestreiten: Der Kern ist nicht die „Visitenkarte" der Zelle. Bereits H. J. SCHERER (1934) hat auf diese Tatsache hingewiesen. Finden wir doch „ganglioide" Kerne bei den von uns als Sarkomen klassifizierten Geschwülsten (Sarcoma monstrocellulare, s. S. 474) wie auch beim aktiven Wanderfibroblastom. Viele Fälle des Schrifttums [unter anderem SCHMINCKE (1914), PAUL (1926), WÄTJEN (1930)] waren auf Grund dieses Merkmals als Ganglienzelltumor beschrieben, werden aber heute als derartige Sarkome aufgefaßt. Man kann täuschend „ganglioide" Kerne auch bei progressiv veränderten oder gigantocellulären Astrocyten, in manchen Oligodendrogliomen und vielen Krebsen sehen. Ja, eine bläschenförmige Struktur des Kerns mit besonderer Betonung — und Vergröberung? — des Nucleolus kann man auch artefiziell bei NISSL-Färbungen von Geschwulstgewebe herstellen, das primär mit Brom-Ammonium-Formol fixiert wurde [ZÜLCH (1939)]. Die Betonung dieser Eigenart findet sich bereits am nach ZENKER oder BOUIN fixierten Gewebsmaterial. Es gibt nur eine Situation, wo wir unsere Zurückhaltung in diesem

---

[1] Der Name Neuroblastom wird am Sympathicus besser vermieden, um nicht zu einer Überschneidung mit den andersartigen gleichnamigen Formen im ZNS zu kommen, die sich vornehmlich hinsichtlich der biologischen Stellung unterscheiden. Die Sympathoblastome stehen in der „Unreife" auf der gleichen Stufe wie die Retinoblastome, Pineoblastome und die Medulloblastome des Kleinhirns (der entsprechende Name „Cerebelloblastom" ist völlig unmöglich!) und sind mit einer indifferenten Urzelle dieses Gewebes zu vergleichen.

Punkte etwas aufgeben können: bei der Beurteilung von „Reifungsformen" in Ganglienzellge-schwülsten selbst. Finden wir nämlich gleichzeitig *voll entwickelte Ganglienzellen* (NISSL-Körper, Endofibrillen, COX (1934)] in einer Geschwulst, so werden wir auch in der Deutung von *Vorstufen*, z. B. bei dem Vergleich mit den sog. Medulloblasten und Neuroblasten der Histogenese großzügiger sein können. Aber *ohne die ausgereiften Zellen* bleibt die Deutung und der Vergleich letztlich unbewiesen und gewagt. Das gilt besonders für die Diagnose von „Neuroblastomen" in Hirn und Rückenmark. H. J. SCHERER (1934) hat auf diese Lage mit großem Nachdruck hingewiesen. Er ist aber der gleichen Gefahr bei seiner Beurteilung von „nervösen Keimzentren", „ganglienzellähnlichen Elementen" und „Neuroblasten" erlegen [s. Virchows Arch. **292**, 504—508 (1934)].

Zusammengefaßt: Wir dürfen eine Geschwulst nur dann sicher in die Reihe der Ganglienzellgeschwülste einordnen, wenn wir sicher blastomatöse, „reife" Ganglienzellen vorfinden.

Die Sympathoblastome lassen sich wenigstens mit einer gewissen *Berechtigung* an die Ganglienzellgeschwülste angliedern. Denn sie sind ähnlich mit einer indifferenten Bildungszelle des Nervensystems zu vergleichen, wie die Retino-, die Pineoblastome und die Medulloblastome des Kleinhirns.

Häufigkeit. Die Häufigkeit der Ganglienzellgeschwülste schwankt im Beobachtungs-gut der einzelnen Verfasser sehr erheblich je nach der Definition, die dieser Gruppe gegeben wird. Bei FOERSTER-GAGEL (1932/33) fanden sich 9 von 560 Blastomen. In der Serie CUSHINGs (1935) spielten die Ganglienzellgeschwülste merkwürdigerweise keine Rolle (0,2%), während von SCHÄR und CHRISTENSEN (1939) 5 Fälle als Mißbildungstumoren, dann von TÖNNIS und ZÜLCH (1939) 3 Beobachtungen ausführlich, und zwar als auch operativ wichtige Gangliocytome beschrieben wurden. BAILEY und BEISER (1947) fanden bei besonderer Aufmerksamkeit unter 162 Gliomen nur 2 Ganglienzelltumoren, von denen der zweite aber vorwiegend gliöser Natur war (Gangliogliom). Im eigenen Gut kamen 15 Gangliocytome vor. Von unseren Patienten waren 10 männlich, 5 weiblich. Ganglio-cytome des Sympathicus sollen bei Frauen häufiger vorkommen als bei Männern.

Erkrankungsalter. In FOERSTER und GAGELs (1933) Zusammenstellung verteilten sich die Ganglienzellgeschwülste folgendermaßen auf die Dekaden des Lebens:

Es fanden sich in der I. Dekade 7, in der II. 11, in der III. 9, in der IV. 9 Fälle, in der V. 1 und in der VI. 1 Fall.

Also bildet die II. Dekade den Gipfel der Alterskurve. Damit deckt sich z. B. die Feststellung, daß die Ganglienzellgeschwülste in der Gegend des Tuber cinereum bzw. 3. Ventrikels ausgesprochene Tumoren des *Jugendalters* sind. Auch in den von TÖNNIS-ZÜLCH (1939) zusammengestellten Fällen von Ganglienzellgeschwülsten des basalen Temporallappens war das Durchschnittsalter der Patienten beim Auftreten der ersten *klinischen* Erscheinungen 11 Jahre, im Zeitpunkt der Operation 19 Jahre. Schließlich wird von den lose angegliederten Sympathoblastomen übereinstimmend festgestellt, daß es sich um eine Geschwulstart des Kindesalters handelt. Ja, wir finden sie selbst im frühkindlichen Alter [z. B. der Fall von PICK (1912) eines Sympathoblastoms der Uterusgegend mit $2^1/_2$ Jahren und noch früher (s. unten)]. Eine Tafelzusammenstellung von WASSMUND (1919) ergab für die ein-zelnen Dekaden beim Sympathoblastom (45 Fälle: 1.—5. Jahr 10 Fälle, 6.—10. Jahr 6 Fälle; II. Dekade 12, III. 4, IV. 7, V. 1 Fall; über diesen Altersstufen lagen 5 Fälle. Unser jüngster Patient war 10 Jahre, der älteste 52 Jahre alt.

Vorzugssitz. Der Sitz der Ganglienzellgeschwülste ist bei den einzelnen Unterarten recht verschieden. An den folgenden Stellen aber tritt eine Häufung ein (Reihenfolge nach der Häufigkeit): Boden des 3. Ventrikels und Tubergebiet [14 von 46 in der Zu-sammenstellung von FOERSTER-GAGEL [1933)]. Basaler Temporallappen (11 s. oben), Frontal- und Parietallappen (je 5 s. oben). Danach Kleinhirn, Oblongata und Rücken-mark. SZENTPETERY [zit. GAGEL und KREISSEL (1948)] beschrieb kürzlich 2 Ganglio-neurome am Rückenmark in Bohnengröße.

Die Tafelzusammenstellung von COURVILLE (1941) hat eine etwas andere Zusammensetzung, da sich unter ihnen noch einige zweifelhafte bzw. nicht zugehörige Fälle befanden. Es waren 17 Fälle von Gangliogliomen am 3. Ventrikel, 11 am Temporallappen, 7 in der Parietooccipitalregion, 6 im Frontallappen, 7 im Kleinhirn, 6 am unteren Hirnstamm und 3 weitere gesammelt.

Bisher wurden diese Ganglienzellgeschwülste nur grob auf die einzelnen Regionen bezogen. Einige haben aber eine so ausgeprägte Sonderform, daß man sie als selbständige Geschwulstgruppe beschreiben muß. Diese sind besonders die „Gangliocytome des 3. Ventrikel und Tuber", des „basalen Temporallappens" [TÖNNIS-ZÜLCH (1939)] und des „Kleinhirns" [LHERMITTE-DUCLOS (1920)]. Im *peripheren* Nervensystem liegen die Gangliocytome überall entlang dem Truncus sympathicus und seinen Ausläufern mit einer Häufung in Höhe der Nieren bzw. der Nebennieren. Diese Gangliocytome werden daher häufiger in chirurgischen Kliniken mit viel Brust- und Bauchchirurgie beobachtet werden; eine übersichtliche Tabelle über die Häufigkeit und den Sitz im einzelnen findet sich in der Monographie von HESSE (1930) [Chirurgie des vegetativen Nervensystems]. Reihenfolge nach der Häufigkeit: lumbal, thorakal, cervical.

Beschreibung der 3 Hauptgruppen:

1. Im *Tubergebiet* liegen Ganglienzellgeschwülste von Taubenei- bis Walnußgröße zwischen den Sehnerven, sie gleichen im Sitz etwa dem Spongioblastom des Opticus. Der hintere Pol der Geschwulst reicht bis an die Fossa interpeduncularis [FOERSTER-GAGEL (1933)]; sie dringt gegen den Boden des 3. Ventrikels vor, kann aber auch die basalen Hirnganglien infiltrieren oder nach hinten-oben gegen das Vierhügelgebiet vorragen. Der wahrscheinliche Ausgangspunkt der echten raumbeengenden Tumoren wird durch die Fälle der Heterotopien fast ohne Wachstum (s. S. 386) angezeigt.

2. *Im basalen Schläfenlappen* kommen pflaumen- bis apfelgroße Ganglienzellgeschwülste lateral und oberhalb des Gyr. hippocampi vor und bilden dann mit ihrem Unterrand das Dach des Unterhornes. Von hier als „Zentrum" des Wachstums schiebt sich die Geschwulst entweder mit soliden Anteilen oder mit Cysten nach vorne bis in die Gegend der basalen Frontalwindungen, nach oben bis ins Inselmark und gegen die Außenwand der Seitenkammern, nach hinten bis an den Vorderrand des Occipitallappens vor. Dabei liegt

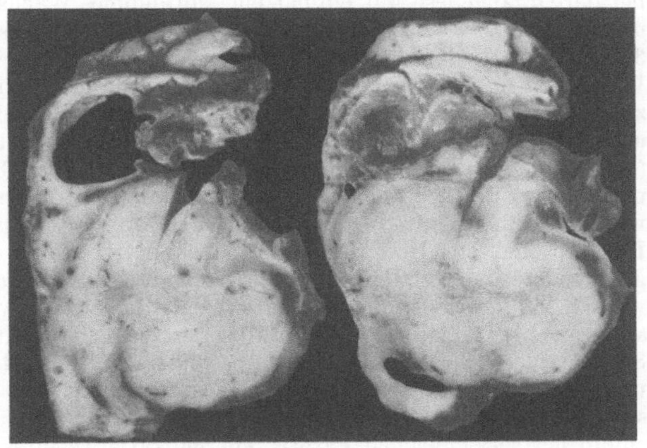

Abb. 270. Schnitt durch ein temporobasales Gangliocytom. In der oberen Hälfte ist der Rest einer größeren Cyste sichtbar (Fall 935).

die Hauptmasse des „soliden" Geschwulstgewebes immer in den „weichen Häuten", die gewöhnlich breit und knotig aufgetrieben werden. Der Rest des Volumens besteht meist aus einer Cyste (s. Abb. 270). Die Infiltrate der weichen Häute können dabei sogar als ein „Überzug" über die bis dahin noch nicht befallenen Windungen hinwegziehen [s. die Abb. 5 bei BIELSCHOWSKY-HENNEBERG (1928)].

3. Im *Kleinhirn* findet man eine enorme Vergrößerung einer Kleinhirnhemisphäre durch die Infiltration mit einer Ganglienzellgeschwulst unter dem Bild eines „Riesenwuchses" der Windungen, die allerdings nicht mehr die gleiche Anordnung haben wie auf der normalen Seite. Die Windungen verlaufen wurmförmig, sind vergröbert, schmiegen sich aber dicht aneinander. Die Verbreiterung der Läppchen — d. h. Infiltration — kann auch auf den Wurm übergreifen. — Eine Heterotopie mit Ganglienzellen im Kleinhirn hat HOPF (1952) als Choristom beschrieben.

Geschlechtsprädilektion. In der Zusammenstellung von FOERSTER-GAGEL (1919) verteilten sich die Fälle auf die beiden Geschlechter folgendermaßen: es waren 10 männlich, 9 weiblich.

Von den 16 Fällen der von uns näher beschriebenen Temporallappen-Gangliocytome waren 7 männlich, 9 weiblich, die Geschlechter hielten sich also die Waage. In der Gesamtzahl unserer Ganglienzelltumoren waren 10 männlich und 5 weiblich. Bei WASSMUNDs (1919) Zusammenstellung von Sympathicustumoren waren allerdings 63% weibliche, 37% männliche Patienten.

Ausgangspunkt. Aus der großen Zahl der Einzelfälle hebt sich durch ihren Vorzugssitz, — wie bereits oben hervorgehoben und beschrieben wurde — eine kleine Zahl von

Geschwulstgruppen heraus: die des 3. Ventrikels und Tubers, des basalen Schläfenlappens und die im Kleinhirn gelegenen Ganglienzellgeschwülste.

Mit der Entstehung der Gangliocytome hat sich besonders Bielschowsky (1925, 1928, 1930) in einer Reihe von Arbeiten befaßt. Er ging dabei von dem großen Gehalt der *Ganglienzellgeschwülste an mesenchymalen Anteilen* der Pia-Arachnoidea und von der Durchmischung der beiden Gewebe aus. Er versuchte, die Entstehung der Blastome — und damit diese Tatsache —, durch eine fehlerhafte Mesenchymation im 3. Monat und das Entstehen von Heterotopien zu erklären. Der Einbruch artfremder Mesenchymsprossen sollte eine fehlerhafte Wanderung der Spongio- und Neuroblasten zur Folge haben. Diese gelangten also nicht an das Ziel ihrer Wanderung, wüchsen vielmehr mit dem Mesenchym planlos durcheinander und reiften nicht aus. Es träte dadurch eine mehr oder minder tiefgreifende Störung der Organgenese ein. Daß neben diesem Modus auch noch andere Entstehungsarten möglich sein müßten, ließ Bielschowsky selbst bereits für seinen Fall der multiplen Ganglioneurome offen und es wird dies auch durch den Fall Foerster-Gagels (1932) eines Gangliocytoms der Oblongata bzw. des eigenen Falles Nr. E 1364 (Abb. 273a) angedeutet, wo eine Einsprengung von Bindegewebe völlig fehlte! Warum allerdings derartige Heterotopien im Sinne Bielschowskys bei der Organgenese auf einmal ein „autonomes Wachstum" beginnen sollen, ist auch heute noch unklar (s. S. 22). Besonders interessant ist in diesem Zusammenhang, daß am Boden des 3. Ventrikels — dem häufigen Ort von Gangliocytomen — derartige Heterotopien *ohne* blastomatöses Wachstum in der Tat mehrfach beobachtet wurden, vermutlich besonders deswegen, weil sie klinisch zu dem auffälligen Syndrom der Pubertas praecox geführt hatten [Fälle von Heuyer, Lhermitte und Mitarbeitern (1931), le Marquand und Russell (1935), Driggs und Spatz (1940), R. Richter (1951)], wo in dem untersuchten Gewebe eine wenn auch unorganisch angeordnete, so doch mengenmäßig etwa richtige Zahl von Gewebsbestandteilen, nämlich von Ganglienzellen und Glia, zu finden war. Auch im Falle Lange-Cosacks (1951) waren interessanterweise neben einem autonom wachsenden Blastom mehrere Heterotopien in der Ventrikelwand gelegen. Daß gerade für die Ganglienzellgeschwülste die Entstehung durch Keimausschaltung und Gewebsmißbildung am ehesten vertreten werden kann, belegen diese Arbeiten von Bielschowsky. Auch die Fälle mit einem weitergreifenden, sozusagen systematischen Charakter der Keimausschaltung [Josephy (1924), Bielschowsky und Simon (1930)] sprechen dafür. Ein besonders eindringliches Beispiel ist allerdings erst Bielschowskys und Simons (1930) zweiter Fall (eines Gangliocytoms des Kleinhirns), wo gleichzeitig eine halbseitige Vergrößerung des Gesichts und eine Leontiasis ossea bestand und wo dazu noch ein Carcinom der seitengleichen Parotis, ein zentral erweichtes „Peritheliom" des seitengleichen Stirnhirns außer dem Kleinhirnbefund vorlag. In zwei der Kleinhirnfälle bestanden übrigens Hydromyelien, in zwei weiteren Fällen von Ganglioneurom lagen Polydaktylien vor.

Erbbiologisch wichtig ist der an anderer Stelle beschriebene Fall eines diskordanten Zwillings mit Gangliocytom von Pedersen-Geyer (1938) (s. S. 30).

Wenn also auch die Entstehung der Ganglienzellgeschwülste nicht völlig geklärt ist, so kann doch mit dem größten Maß an Berechtigung eine Blastomgenese auf dem Boden von dysontogenetischen Störungen gerade hier vertreten werden, zumal auch das jugendliche Alter bzw. die kongenitale Natur und die Häufung der Geschwülste an bestimmten ontogenetisch gefährdeten Stellen dafür spricht.

Gestalt mit bloßem Auge. Infolge der sehr unterschiedlichen Gewebe der Gangliocytome können diese hier zusammengefaßt in 3 Gruppen beschrieben werden, und zwar als

1. Gangliocytome der Großhirnhemisphären, des Hirnstamms (Abb. 271) und Rückenmarks,

2. Gangliocytom des Kleinhirns und

3. Gangliocytom des Sympathicus.

1. Die Gangliocytome der Großhirnhemisphären, des Hirnstamms und Rückenmarks. Mit bloßem Auge sind die Gangliocytome meist recht gut umschriebene und abgegrenzte, pflaumen- bis apfelgroße, vorwiegend derbe [Tönnis und Zülch (1939), Schöpe (1942)] manchmal bis zu knorpelig harte — besonders bei Wachstum in der Leptomeninx! — graurötliche Geschwülste, die nur in einzelnen Teilen weicher sind. Oft liegen kirsch- bis mandarinengroße Cysten in bzw. neben den Tumoren (Abb. 270). Der Einbruch und die Ausbreitung in den weichen Häuten ist bereits makroskopisch — wie etwa im Falle Bielschowsky-Henneberg (1928) Abb. 5, wo sich eine blastomatös aufgetriebene Lamelle über die 4. Temporalwindung hinüberzieht — gut zu erkennen. Auch im Falle B. der Arbeit Tönnis-Zülch (1939) lag die Geschwulst in der Arachnoidea „zwischen" den Hirnwindungen, wie bei den oben zitierten Bildern von Bielschowsky und Henneberg (1928).

Der große Gehalt an Bindegewebe bestimmt die Architektur dieser Gangliocytome. Diese Architektur wird unter zwei Formen sichtbar: als straffes dichtzelliges, gut durchflochtenes Fasergewebe (Abb. 272a) oder als weitmaschiges, grobbalkiges Stromanetz mit größeren Lücken, in denen Inseln von Geschwulstzellen liegen [Abb. 272b und unter anderem COURVILLEs (1941) Abb. 4 C und D].

Wir haben mithin zwei Gewebstypen vor uns: einen „fibrillären", dichtzelligen und dichtfaserigen mit Durchflechtung der Faserzüge. Dieser bildet Züge und Strudel mit „neurinomatösem" Bau, wie er im Schrifttum gelegentlich benannt wurde. Die „gliogenen" Partien dieser Gangliogliome haben COURVILLE und ANDERSON (1941) mit den polaren Spongioblastomen (!) verglichen. Und weiter gibt es eine zweite Form mit alveolärer Trennung von Parenchym und Stroma (Abb. 272b).

Von den eigentlichen Geschwulstzellen sind am leichtesten die reifen Ganglienzellen zu erkennen, die als bipolare oder multipolare Formen mit großem Zelleib und großen bläschenförmigen Kernen mit deutlich abgesetzter Kernmembran und großen Nucleoli vorhanden waren (Abb. 273a, b). GAGEL hat (1938, Abb. 10) die verschiedenen Typen der Zellen in den Ganglienzellgeschwülsten sehr übersichtlich zusammengestellt. Auch mehrkernige Zellen kamen in einem malignen Fall nicht so selten vor (Abb. 274a—c). Doppelkernige Zellen sah z. B. ROBERTSON (1915); BAILEY (1932), Fig. 20; GAGEL (1938) u. a. Diese wurden von OBERNDORFER (1907) als Zeichen der Malignität betrachtet, was wohl aber nicht berechtigt ist, solange sonstige Zeichen, insbesondere Mitosen, fehlen.

Die NISSL-Körper waren in Schollen- oder Körnerform meist mehr an der Peripherie gelegen, so daß oft eine gewisse Ähnlichkeit

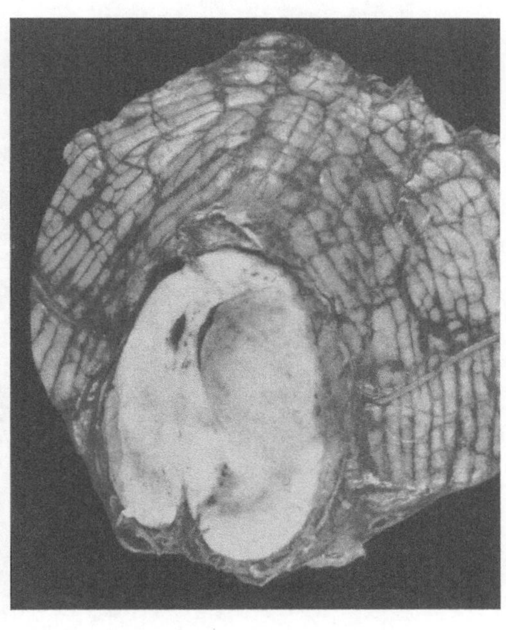

Abb. 271. Umschriebenes Gangliocytom des linken Mittelhirns, das den Aquädukt zur Gegenseite verschoben hat (Fall 3417).

mit dem Bild der „primären Reizung" der Ganglienzellen bestand. Manchmal war die Tigroidsubstanz auch staubförmig zerfallen oder der Zelleib war vacuolig verändert. Die Kerne hatten [GAGEL (1938)] vielfach Ähnlichkeit mit den Zellen autonomer Kerne (WESTFAL-EDINGER-KERN, dorsaler Vaguskern usw.). Endofibrillen haben weder GAGEL noch wir finden können. Sie wurden aber einige Male im Schrifttum erwähnt.

Neben diesen großen (sicheren) Ganglienzellen sah man regelmäßig auch kleinere Zellen von spindeliger oder runder Form (Abb. 275c, d), deren Kerne zwar bereits ein zartes Chromatinnetz, immer jedoch einen ausgeprägt hervorspringenden Nucleolus zeigten. Das Plasma des Zelleibs war verschieden reichlich, bei den kleinen spindeligen Formen diffus (Abb. 275), bei den mittelgroßen feinkörnig angefärbt. Diese Typen ließen sich deutlich von den kleinen dunkelkernigen Zellen des Bindegewebes unterscheiden. Ich faßte sie als Vorstufen von Ganglienzellen auf, wenn sonst die Ganglienzellnatur des Tumors gesichert war. Ich wiederhole hier die Begriffsbestimmung FOERSTER-GAGELs (1932/33) für diese *Vorstufen* — um überhaupt irgendwelche Maßstäbe aufzustellen —, obwohl sie nur einen *hypothetischen* Wert hat: *Medulloblasten* sind Zellen mit großen hellen bläschenförmigen Kernen, die chromatinarm sind; die Kernmembran ist scharf gefärbt, sie haben 1—2 Nucleoli und ein zartes Cytoplasma. *Neuroblasten* sind Zellen, größer als die Medulloblasten, ihr Hauptkennzeichen ist die intensive Färbbarkeit des Zelleibes

oder seiner Randzonen, die Zellkerne sind hell, bläschenförmig, häufig exzentrisch gelegen; nur ein Kernkörperchen ist vorhanden.

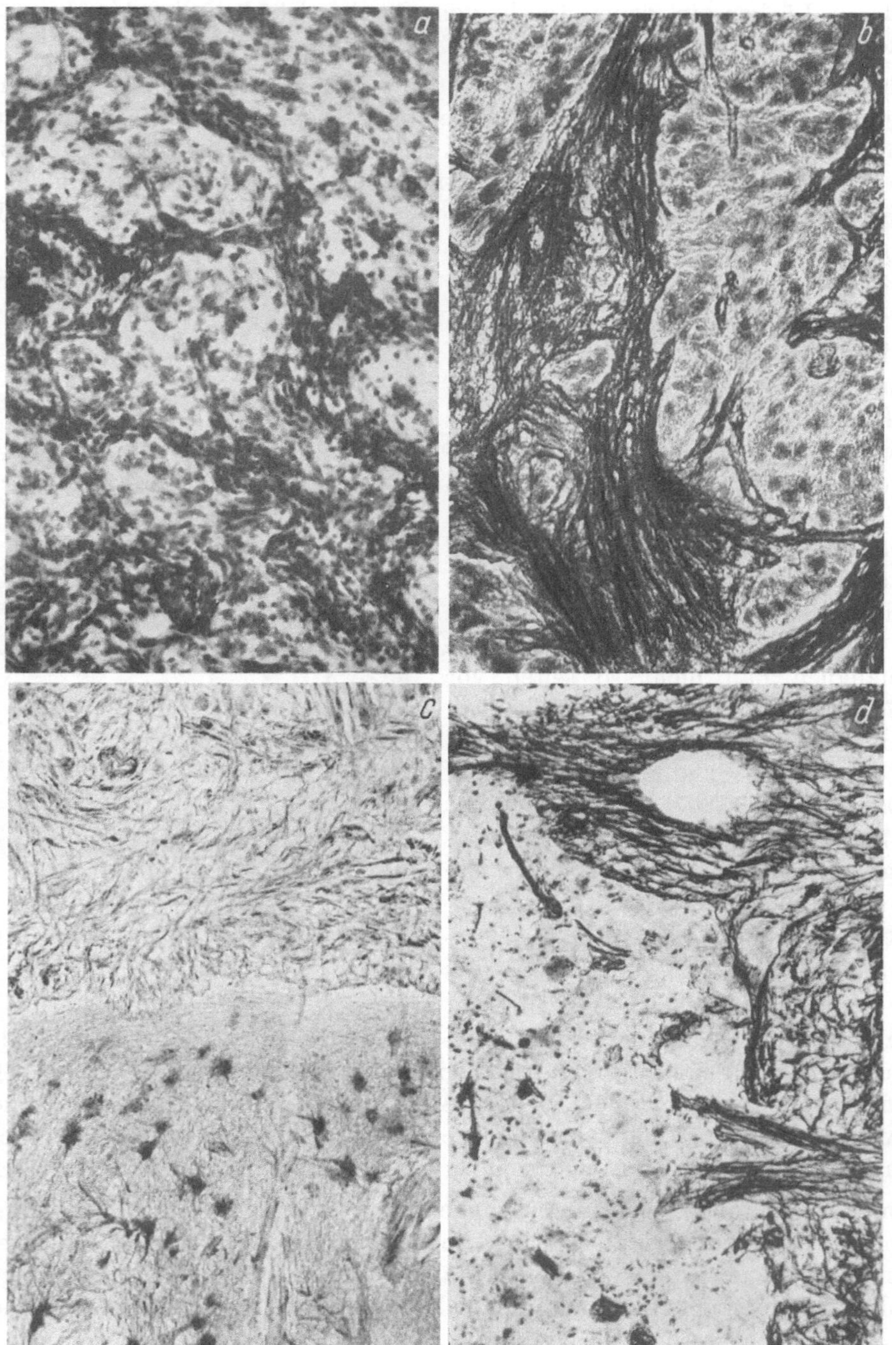

Abb. 272a—d.
a u. b Das Bindegewebe, bestehend aus Balkenwerk mit Gefäßen, läßt einzelne Inseln frei,
in denen Ganglienzellen liegen.
a (Vergr. 120fach, Kresylviolettfärbung, Fall 856.) b (Vergr. 104fach, Tanninsilbermethode, Fall 534.)
c Die von der Geschwulst aufgetriebenen weichen Häute (oben) sind vom Hirn scharf getrennt (unten). In
den obersten Schichten reaktive Makrogliose. (Vergr. 75fach, Goldsublimatmethode, Fall 856.)
d Die weichen Häute sind von dem Gangliocytom infiltriert (rechts). Deutliche Vermehrung der Adventitia
an den Gefäßen, die in das Hirn strahlen. Die Maschenräume sind hier mit „Rundzellen" gefüllt.
(Vergr. 96fach, Perdrau-Methode, Fall 935.)

Die Erkennung von Zellen mit diesen Kennzeichen war in dem straff gebauten Gewebs-
teil schwierig, da sich Geschwulst- und Stromazellen innig durchmischten, wobei „reife"

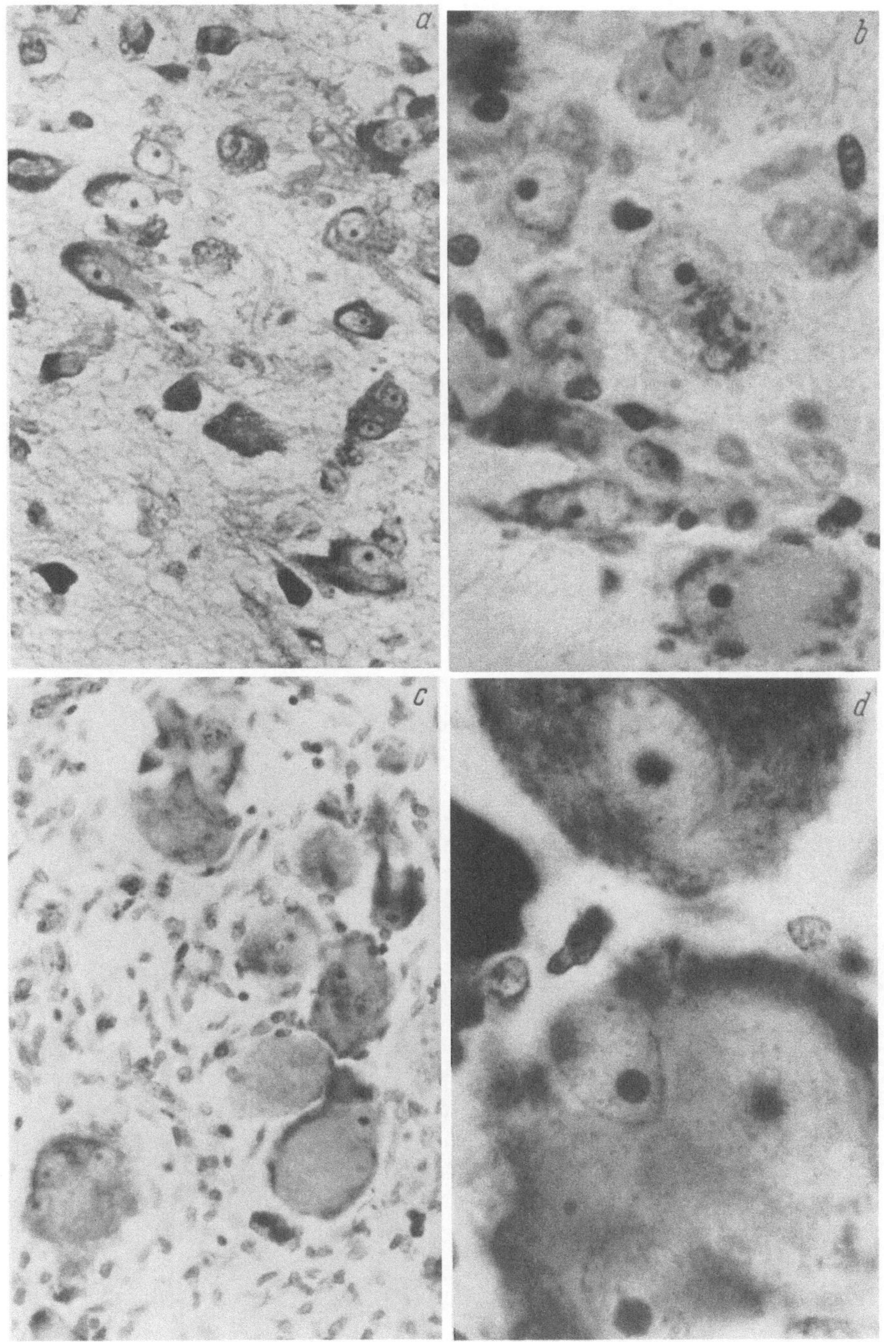

Abb. 273a—d.
a „Reife" zum Teil doppelkernige Ganglienzellen in einem kleinen Tumor des Schweifkernkopfes.
(Vergr. 272fach, Kresylviolettfärbung, Fall E 1364.)
b Große Ganglienzellen mit Nissl-Schollen. (Vergr. 548fach, Kresylviolettfärbung, Fall 935.)
c u. d Typische Zellen eines Gangliocytoms des Sympathicus (Präparat von Prof. Gagel). c Vergr. 120fach,
Kresylviolettfärbung. d Vergr. 240fach, Kresylviolettfärbung.

Ganglienzellen hier überhaupt selten waren. Doch gab es sichere Mitosen, die ich auf
die Ganglienzellen beziehen möchte. Außerdem neigte die Zwischenzellsubstanz zur

Metachromasie, und es fand sich eine schleimig-ödematöse Durchtränkung des Gewebes mit Ausbildung von Mikrocysten.

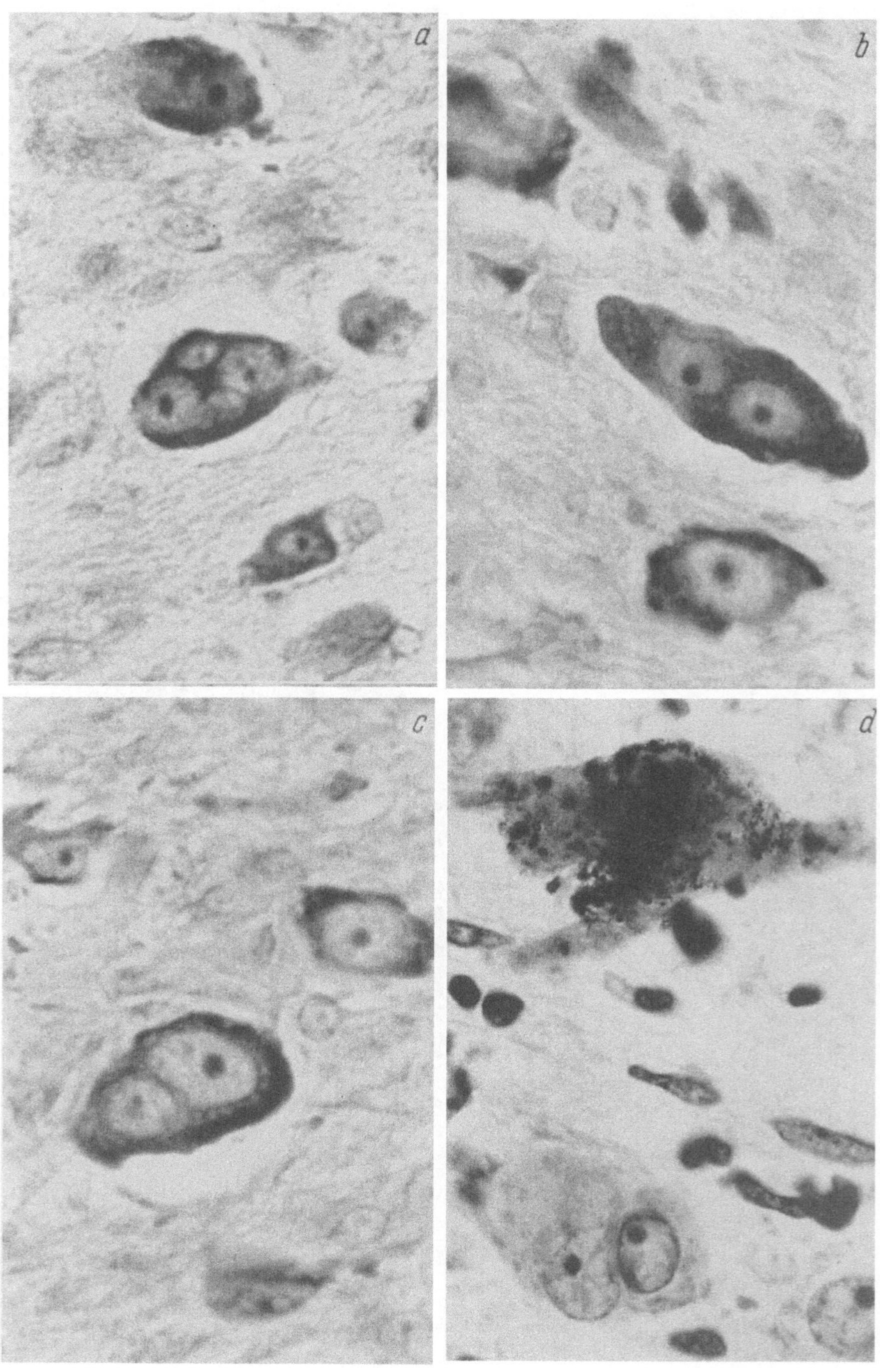

Abb. 274a—d.

a—c Mehrkernige Ganglienzellen aus einem malignen Gangliocytom. Die Zellen tragen sämtlich die Zeichen höchster „Reife". Biologisch verhielt sich die Geschwulst wie ein Glioblastom. (Vergr. 648fach, Kresylviolett-färbung, Fall 36.)

d Unten liegt eine doppelkernige Ganglienzelle mit nur wenig Nissl-Schollen, oben eine große mit feinstäubiger Verkalkung. Die dunklen spindeligen Kerne gehören zu Bindegewebszellen (vgl. auch Abb. 8, Bielschowsky und Henneberg). (Vergr. 420fach, Kresylviolettfärbung, Fall 935.)

Wurde dieser Typ — den ich soeben nach seiner Erscheinung am Gefrierschnitt
beschrieben habe — mit Paraffin eingebettet, so war dies saftreiche gut verflochtene
Gewebe gelockert und geschrumpft, die Zellverbände zerrissen, so daß statt eines fibrillären

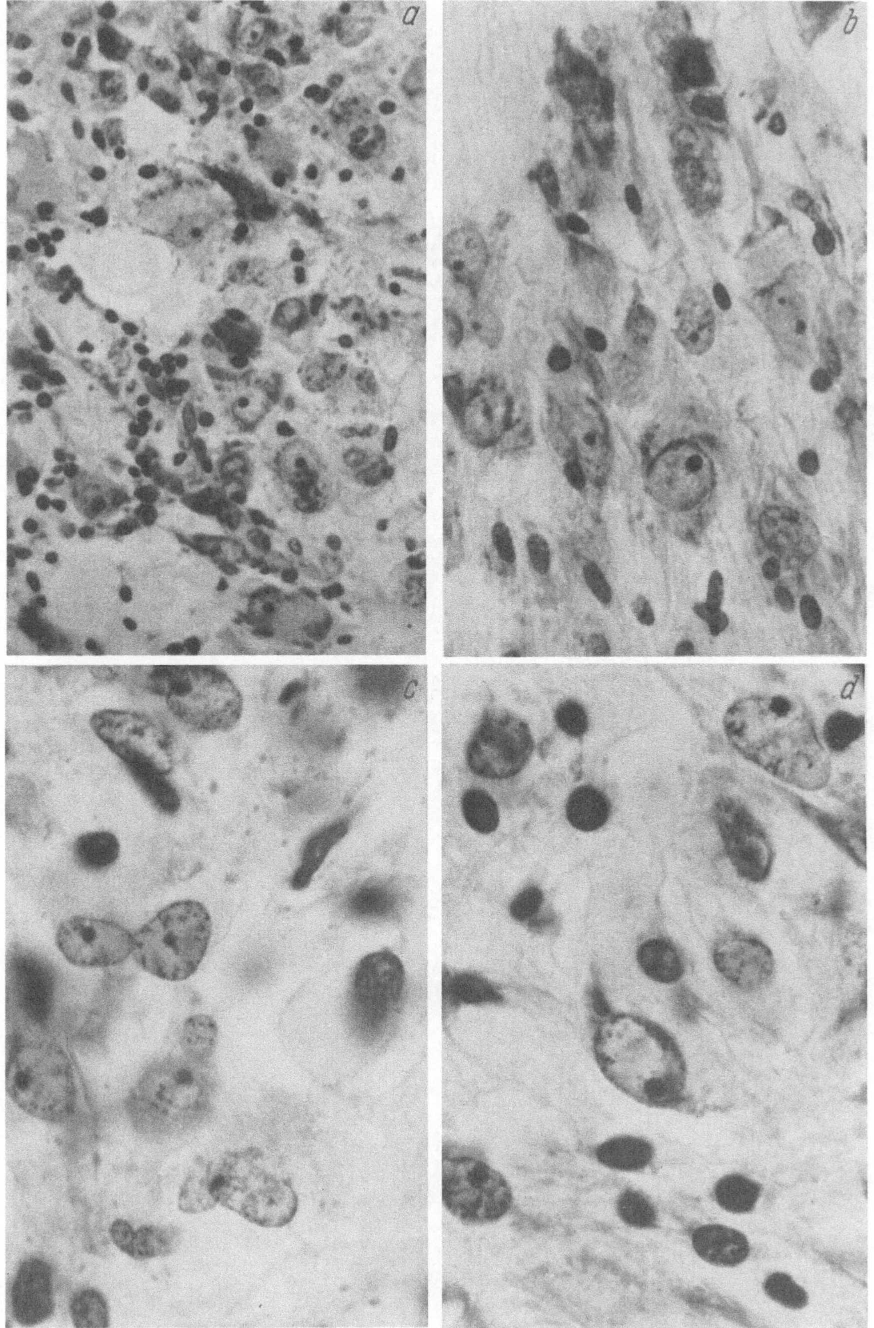

Abb. 275a—d. Verschiedene Bilder der Geschwulstzellen in einem Gangliocytom. Manche Zellen haben
typische Nissl-Körner und zwischen ihnen liegen die spindeligen oder lymphoiden kleinen Zellen des Zwischengewebes. Bei anderen ist die Nissl-Substanz nur feinstäubig vorhanden. Bei den letzten beiden Aufnahmen
erkennt man nur noch „ganglioide" Kerne, während man auf die wahre Natur der Zellen mit Sicherheit nur
aus anderen Stellen der Geschwulst schließen kann. Im Schrifttum werden diese Zellen als „Neuroblasten"
bezeichnet. (Vergr. a 218fach, Kresylviolettfärbung, Fall 935; b 780fach, Kresylviolettfärbung, Fall 935;
c 1040fach, Kresylviolettfärbung, Fall 935; d 1040fach, Kresylviolettfärbung, Fall 935.)

mehr ein reticuläres Bild entstand. Die jetzt sichtbaren „sternförmigen" Verbände erinnerten an manche Astrocytome, wenn sich auch mit Goldsublimat entsprechende Zellen niemals darstellen ließen.

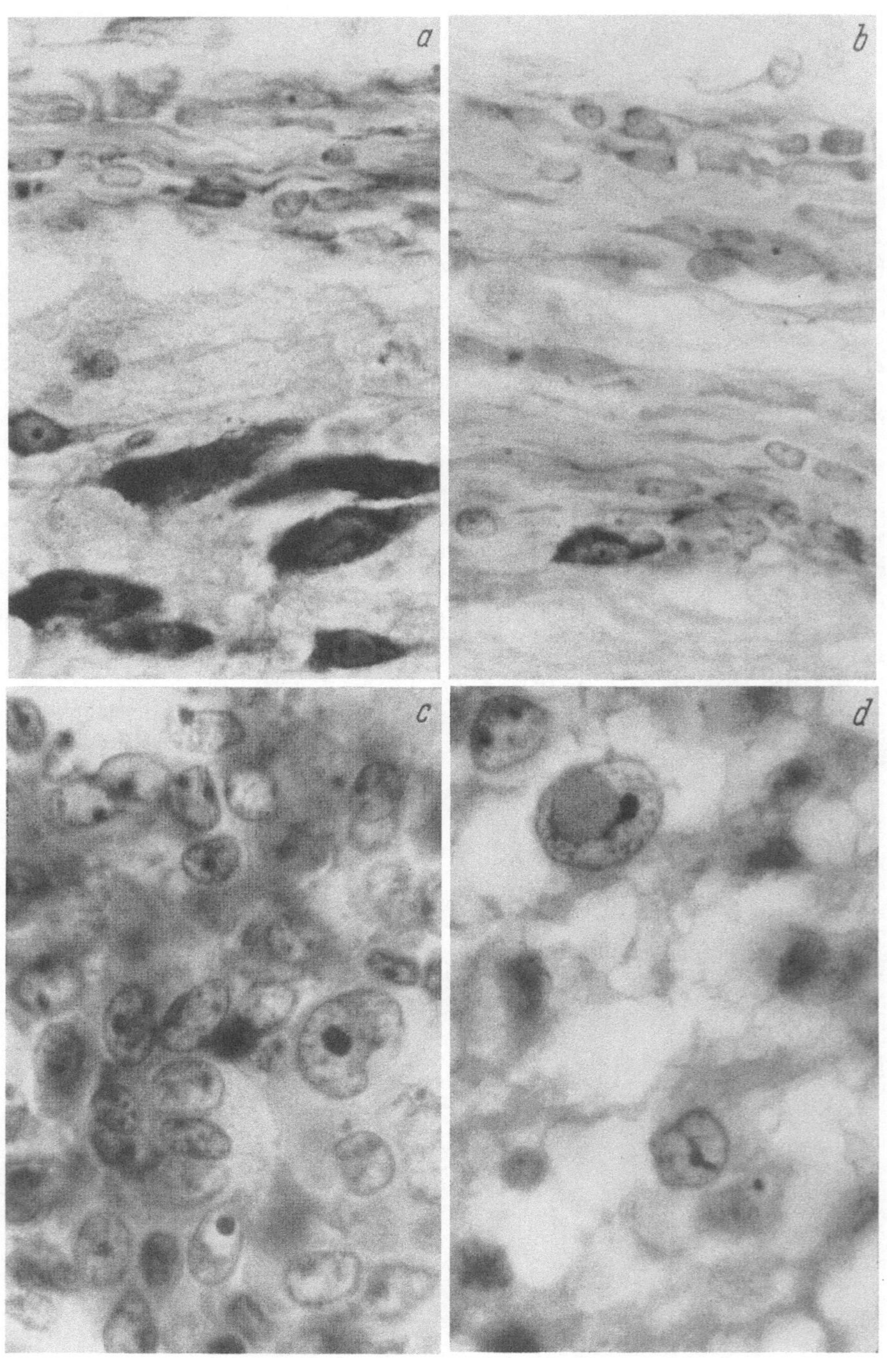

Abb. 276a—d.

a u. b Perivasculär gelegene kleine und große Ganglienzellen mit deutlicher polständiger NISSL-Substanz. Man glaubt, alle Größen und „Entwicklungsstadien" erkennen zu können (vgl. Abb. 14: Gangliocytom der Oblongata von FOERSTER-GAGEL). (Vergr. 96fach, Kresylviolettfärbung, Fall 935.)
c Zellen aus einer unklassifizierten Geschwulst, die aber den Gangliocytomen nahesteht. (Vergr. 550fach, Kresylviolettfärbung, Fall 202.)
d Gleiche Zellen bei Äthylviolett-Orange-G-Färbung. Man erkennt einen großen Kerneinschluß. (Vergr. 770fach.)

So erklärte sich denn auch, daß ich unseren — von GEYER und PEDERSEN (1939) veröffentlichten — Fall von „Gangliocytom bei erbgleichen Zwillingen" zunächst als Astrocytom fehlgedeutet hatte. Auch MAROSSERO und Mitarbeiter (1950) fanden in einem sonst typischen Ganglienzelltumor des Temporooccipitalgebietes bei einem 23jährigen eine geringe „gliöse Mitbeteiligung".

Untersucht man die Geschwulst mit der BIELSCHOWSKYSCHEN Methode auf das Vorkommen von Achsenzylindern, so waren in unseren Fällen nur wenige zarte *Axone* mit kolbigen Auftreibungen dargestellt. In den Fällen des Schrifttums sind allerdings oft dichte Netze von Achsenzylindern beschrieben, die, soweit sie die charakteristischen Veränderungen — knötchen-tropfen-kolbenförmige Auftreibungen, Seitensprossen, Kollateralen, dichotome Teilung — zeigten, wohl auch zu Recht als solche aufgefaßt wurden. In nicht wenigen Fällen aber mögen auch Gitterfasern fehlgedeutet worden sein. Wenn sich die Achsenzylinder wesentlich am Aufbau der Geschwulst beteiligen, so ist man nach den bisherigen Angaben berechtigt, der Geschwulst das Prädikat „amyelinisch" zu geben. Doch muß ich betonen, wie schwer es bei den nicht sehr selektiv arbeitenden Silbermethoden doch sein kann, an den „Silberfibrillen" einer Geschwulst die Axone von den Reticulinfasern zu trennen, wenn es sich um eine starke mesenchymale Durchmischung handelt; ebenso schwer ist es bei infiltrativem Wachstum, angeblich „neugebildete" von den ortsständigen Achsenzylindern zu unterscheiden. Da bisher ein Unterschied in der biologischen Wertigkeit von Ganglio„cytomen" und Ganglio-„neuromen" noch nicht nachgewiesen ist, hat eine solche Trennung nur einen mehr oder weniger akademischen Wert und ich bewerte diese Eigenschaft überhaupt nicht. Nur bei Exzeßbildung von Axonen — wie in den peripheren Gangliocytomen des Sympathicus [H. J. SCHERER (1934)] — sollte man daher auf eine derartige Unterscheidung überhaupt Wert legen.

Markhaltige Nervenfasern sind in zentralen Gangliocytomen nur in den seltensten Fällen beobachtet worden. Auch in unseren Beobachtungen fehlten sie regelmäßig. Färbungen des Geschwulstgewebes mit spezifischen *Glia*färbungen verdanken wir erst der neuesten Zeit. FOERSTER-GAGEL (1932/33) sahen niemals eine derart starke Beteiligung der Glia, daß sie den Namen eines Ganglio„glioms" hätten anwenden mögen. Man muß daher den früheren Angaben über den Gliagehalt auf Grund von unspezifischen Methoden wie der VAN GIESON-Färbung sehr kritisch gegenüberstehen [ROBERTSON (1914/15), BERBLINGER (1917)] und daneben noch berücksichtigen, daß es auch ortsständige Gliazellen gibt, die in einem infiltrierend wachsenden Tumor erhalten bleiben können.

Gefäße-Stroma. In den meisten Ganglienzellgeschwülsten des „reifen" Typs finden wir mit Silbermethoden (weniger mit Färbungen des *kollagenen* Bindegewebes) eine starke Durchmischung mit Bindegewebe, das vorwiegend aus den weichen Häuten stammt, bzw. mit diesen im örtlichen Zusammenhang steht und durch das Blastomwachstum knotig aufgetrieben und offensichtlich zur Proliferation gereizt wurde (Abb. 272). COURVILLE und ANDERSON (1941) leiten allerdings das Stroma im wesentlichen von den Gefäßen ab. DE HAENE und Mitarbeiter (1953) haben ein Gangliocytom der Brücke beschrieben, das ebenfalls weitgehend die Leptomeninx infiltriert hatte. Die der Geschwulst anliegende, meist noch nicht infiltrierte Hirnzone, grenzt sich oft durch eine starke (progressive) Makrogliose ab (Abb. 272c, d).

Fehlt die bindegewebige Durchmischung — wie etwa meist bei Sitz im oralen oder caudalen Hirnstamm — so liegen die verschiedenen Typen der Ganglienzellen und ihrer Vorstufen bunt durcheinander und ohne eine wesentliche Architektur einzuhalten (Abb. 275).

Regressive Vorgänge. Einen *Fettabbau* sahen wir im Geschwulstgewebe so gut wie nie; im Schrifttum fehlen darüber Angaben [LICHTENSTEIN-ZEITLIN (1937), TÖPPICH (1936), AUGUST FOERSTER (1924)]. Die anliegenden Hirnwindungen waren sehr häufig verkalkt. (Einlagerung von Kalkschollen bzw. Kalkinfiltration der Capillaren.) Diese Verkalkung war gelegentlich so stark, daß sie röntgenologisch sichtbar wurde [TÖNNIS und ZÜLCH (1939), Abb. 8].

Von sonstigen regressiven Veränderungen wurde bereits auf die *Metachromasie* des Gewebes als Vorstufe der ödematös-schleimigen Durchtränkung und des feincystischen Zerfalls hingewiesen. Tönnis und Zülch (1939) deuteten darauf hin, daß gerade die temporobasalen Gangliocytome zur Cystenbildung neigten.

Aber auch an den Ganglienzellen selbst scheint es neben den bereits beschriebenen Varianten im Bild der normalen Geschwulstzelle zu regressiven Veränderungen zu kommen. Sie deuten auf einen langsamen Untergang der Zelle hin; so ist z. B. immer wieder auf das Auftreten blasser „Schollen" (von Ganglienzellgröße) im Gewebe hingewiesen worden, an denen weder Kern noch Nissl-Körper sichtbar waren, die aber andererseits auch keine Kalkreaktionen zeigten [z. B. Robertson (1914/15), Amstadt (1937)]. Vermutlich handelte es sich um untergehende Ganglienzellen („Zellschatten"). Auch ich habe diese gesehen. Weiter gibt es umgekehrt hyperchromatische (wie koaguliert aussehende) Formen (Abb. 274d).

Schließlich muß ich noch auf die Rundzellinfiltrate eingehen, da sie theoretisch ja auch auf einen entzündlichen Vorgang hinweisen könnten. Besonders an den Gefäßen der Randzone gelegen, haben sie sowohl an den peripheren Sympathicustumoren wie auch [seit Schminckes (1910) Beschreibung] an den zentralen Ganglienzelltumoren immer wieder im Mittelpunkt des Interesses gestanden.

Schmincke hatte sie als „Bildungsnester und Proliferationszentren" jugendlichen Nervenbildungsgewebes aufgefaßt. Diese Anschauung hat sich bis in die heutige Zeit gehalten und ist besonders auch von H. J. Scherer (1934) erwogen und bejaht worden, während Amstadt (1937) sie ablehnte und die Rundzellen in seiner letzten Arbeit für echte Lymphocyten hielt und dem Befund Herrmann und Terplans (1924) an normalen Sympathicusganglien an die Seite stellte. Nun sind diese Rundzellen keineswegs ein Charakteristikum der Ganglienzellgeschwülste, sondern sie kommen auch bei anderen intracerebralen Tumoren, besonders häufig bei den Oligodendrogliomen und Pinealomen, vor. Wenn auch vieles für die Deutung dieser Zellanhäufungen als funktionelle Keimzentren spricht — z. B. die „Entwicklung" von anscheinend „höher differenzierten" Bildungsstufen gerade in unmittelbarer Nachbarschaft dieser Rundzellen —, so muß man zugeben, daß der letzte Beweis für diese Behauptung fehlt.

Die Ganglienzelltumoren des Kleinhirns [alias Ganglioneuroma myelinicum des Kleinhirns; die von Christensen (1937) gewählte Bezeichnung „Purkinjeom" halten wir für nicht empfehlenswert!].

Diese zunächst unter dem Namen Gangliocytoma dysplasticum von Foerster und Gagel (1933) beschriebene Geschwulst konnte von Maiss (1940) und Oppenheimer (1955) erneut bestätigt werden. Es gab bis dahin außer den Fällen von Lhermitte und Duclos (1920), Bielschowsky und Simons (1930), Foerster und Gagel (1933), Barten (1934), Christensen (1937) noch die genaue Beschreibung von Heinlein und Falkenberg (1939). In zwei der 8 Fälle bestand eine Hydromyelie im Rückenmark. Die Tumoren befielen meist Menschen des mittleren Lebensalters.

Makroskopisch sieht man einen gegenüber der Norm verbreiterten Läppchenbau [s. Abb. 1, Foerster und Gagel (1933)]. Feingeweblich sieht man von außen nach innen zunächst eine kernarme Schicht, die mit Gliazellen und wenigen in Nestern liegenden Ganglienzellen durchsetzt ist. Sie entspricht etwa den äußeren Lamellen der Molekularschicht [Abb. 4, 5, Foerster und Gagel (1933), Maiss (1940)]. [Der Fall von Lhermitte-Duclos (1920) wurde offensichtlich von Roussy-Oberling (1931) in ihrem Atlas unter den Abb. IX C und D wiedergegeben und zeigt die großen Ganglienzellen in der Purkinje-Zellschicht.] Nach innen zu liegt an Stelle der Purkinje- und Körnerschicht ein breites Band dicht gelagerter Zellen mit reichlich Ganglienzellen in Nest- und Reihenanordnung. Dann folgt eine dichtzellige Schicht mit reichlich Ganglienzellen in Nestern oder in Reihen senkrecht zur Windungsoberfläche. Sie besteht aus kleinen bis großen, rundlichen bis multipolaren, manchmal zweikernigen dendritischen Zellen, die meist eine staub- oder körnerartige Tigroidsubstanz besitzen. Die kleineren meist runden oder spindeligen Zellen haben keine Axone, die großen besitzen sämtlich Achsenzylinder, die nach außen zu verlaufen und in einer zwischen der kernarmen und kernreichen Zone liegenden Schicht tangential gelagert sind (etwa in Höhe der sonst hier liegenden Molekularschicht-Innenzone). Bei entsprechenden Färbungen sieht man auch eine dichte Markfaserschicht, die nur von wenigen axial verlaufenden Fasern gekreuzt wird. Nach zentral zu werden keine Markfasern entsandt. Die Ganglienzellen erreichen eine Größe bis zu der einer PURKINJE-Zelle, ähneln aber in der Form mehr den Zellen autonomer Kerne [MAISS (1940) entgegen CHRISTENSEN (1937)] und sind daher mit den ersten nicht vergleichbar. Endofibrillen sind bei den kleinen Zellen angedeutet, bei den großen sicher vorhanden. Mitosen finden sich selten. Die Durchmischung mit Bindegewebe ähnelt den Befunden bei den übrigen Ganglienzellgeschwülsten und besteht in der zelldichten Schicht aus zahlreichen Capillaren. Die Glia ist am Aufbau nicht wesentlich beteiligt. Nach den Krankengeschichten zu urteilen, wächst die Geschwulst langsam. Der Fall 2 von BIELSCHOWSKY und SIMONS (1930) spricht dafür, daß es sich um eine systematische Fehlbildung handelt. Dort bestand seit Geburt eine starke Vergrößerung der linken Gesichtshälfte mit Leontiasis ossea. Es kam allerdings zusätzlich zur Ausbildung einer Reihe von Tumoren an der gleichen Schädelhälfte, die an anderer Stelle bereits erwähnt wurden (s. S. 386).

Auf die sonstigen Mißbildungen bei den übrigen Fällen des Schrifttums [es sind 7 bzw. 8 Fälle bei MAISS (1940) tafelmäßig zusammengestellt!] wird unten noch verwiesen werden.

Es ist etwas schwieriger, diese Ganglienzelltumoren des Kleinhirns unter die echten Geschwülste einzugliedern, da hier der Mißbildungscharakter so sehr betont ist. OPPENHEIMER (1955) hält sie entsprechend eher für hypertropisch als für neoplastisch. Trotzdem ist an dem *autonomen Wachstum* der Geschwülste kein Zweifel (Krankengeschichten s. auch MAISS!). Wir können sie am besten als Hamartome mit autonomem Wachstum (Hamartoblastome) auffassen.

Die Ganglienzelltumoren des Sympathicus. Bei den Ganglienzelltumoren des peripheren Sympathicus haben wir zwei Formen zu unterscheiden: die kongenital oder im frühesten Jugendalter auftretenden malignen *Sympathoblastome* (sog. Neuroblastome des Sympathicus, früher auch Neurocytome oder embryonale Sympathome genannt) und die (ausreifenden) benignen *Ganglioneurome* des Sympathicus, die gewöhnlich in späteren Altersstufen auftreten. Die von ROBERTSON (1914) beschriebene 3. Gruppe der *Ganglioneuroblastome*, die eine Mischung von beiden sein sollte, kann wohl fortfallen. Derartige Fälle lassen sich leicht bei den Ganglioneuromen einordnen. Auch BIELSCHOWSKY unterschied (1932) zunächst die Sympathicustumoren von den chromaffinen Neoplasmen, d. h. den Paragangliomen. Doch gibt es Übergangsformen. Wenn auch der Verfasser zusammen mit PICK (1911) die Sympathicustumoren in 3 Gruppen unterteilte (Sympathogoniome, Sympathoblastome und Ganglioneurome), so hielt er selbst diese Trennung im wesentlichen nur für didaktisch wichtig.

Man kann deshalb auch die beiden ersten Gruppen zusammenfassen und gemeinsam als Sympathoblastome oder Medulloblastome des Sympathicus beschreiben (s. S. 140).

Die Sympathoblastome. Geschichtliches: Die Sympathoblastome wurden zunächst als Rundzellen-Lympho- oder hämorrhagische Sarkome aufgefaßt, dann aber bereits 1880 von PARKER richtig beschrieben, von MARCHAND 1891 auf den Sympathicusanteil der Nebenniere bezogen und von KÜSTER (1905) aus dem RIBBERTschen Arbeitskreis als *Gliome*, von WRIGHT (1910) schließlich als Neuroblastome bezeichnet. Die Häufigkeit der Sympathoblastome wird von FREIO auf 24 unter 7000 Autopsien, von BLALOCK auf 14 unter 3744 Autopsien von Kindern beziffert. Nach ROSENDAL sollen bis 1942 etwa 300 Fälle beschrieben worden sein [zit. OLESEN und SJØNTOFT (1948)].

Makroskopisch sind die Sympathoblastome Tumoren von Walnuß- bis Kindskopfgröße, das letzte besonders im Gebiet der Nebenniere ($^2\!/_3$ der Fälle). Altersmäßig befallen die Sympathoblastome meist Kinder. Das älteste Kind war nach DIETRICH und SIEGMUND 9 Jahre. Von 28 Kindern waren 12 unter 3 Monaten; auch bei Frühgeburten kommen sie schon vor. Als Faustregel gilt: Die Größe der Tumoren steht im umgekehrten Verhältnis zum Alter ihrer Träger. Sie können äußerlich zwar recht gut abgesetzt sein, wachsen aber vielfach infiltrierend in die Umgebung ein.

Ihre Konsistenz ist meist weich bzw. schwammig; die Außenfläche ist oft höckerig. Auf der Schnittfläche zeichnen sich nicht selten einzelne Knoten ab. Meist trifft man eine gute bindegewebige Kapsel mit Septen an, die ins Innere laufen. Die Farbe der Schnittfläche ist weißlich-gelblich oder graurosa-fleischig bzw. dunkel graurot-marmoriert, oft sieht man auch Nekrosen (grau) bzw. reichliche Verfettung (gelblich) oder Blutungen (rotbraun). Sie infiltrieren meist die Nachbarschaft und wachsen in Blut- und Lymphgefäße rücksichtslos ein.

Histologisch sind die Sympathoblastome zellreiche Geschwülste aus unentwickelten Zellen von der Größe von Lymphocyten und darüber, die häufig eine Lagerung in Pseudorosetten, ähnlich der des embryonalen Sympathicusgewebes [beim 30—40 Tage alten Schweineembryo, s. Abb. PICK (1912)] einhalten. Darin ähneln sie den Medulloblastomen (s. S. 119). Die Kerne sind rund oder elliptisch und chromatinreich, die Zellen im ganzen birnen- oder keulenförmig bei spärlichem Cytoplasma. Sie bilden reichlich Mitosen und liegen in einem feinfaserigen Stroma. Blutungen und fleckförmige Nekrosen sind sehr häufig. Es finden sich zahlreiche, oft dünnwandige Gefäße. Eine Verkalkung dieser Gefäßwände kommt vor. Die „Fasern" dieser Geschwülste sind bisher meist als Axone dieser Geschwulstzellen aufgefaßt worden [besonders von HERXHEIMER (1914), BÜLBRING (1928) und WEGELIN (1909)]. Diese selbst wieder wurden mit Sympathogonien verglichen. Eine derartige Deutung wird gestützt durch den gleichzeitigen Nachweis derartiger wenig differenzierter Zellen in „den weiter ausdifferenzierten" Tumoren, in denen dann auch voll entwickelte Ganglienzellen vorkommen [BÜLBRING (1907)]. Aus diesen Typen läßt sich dann eine kontinuierliche Reihe der Zellentwicklung konstruieren. Diese „histogenetische" Ableitung ist im Schrifttum sehr frühzeitig von OBERNDORFER (1907) und PICK (1912) versucht worden. *Es ist die erste histogenetische Unterteilung von Tumoren des Nervensystems!*

Der Nachweis von Glia (faserige Zwischensubstanz nach VAN GIESON gelb gefärbt), in diesen Geschwülsten muß als mißlungen gelten. Damit ist auch die Möglichkeit zu einer Auffassung als „Gliome" [KÜSTER (1905) aus der Schule RIBBERTS, SCHILDERUS] gefallen. Andererseits können einzelne dieser Fälle jede „Differenzierung nach der Ganglienzellseite" vermissen lassen. Sie zeigen nur die undifferenzierten Zellen, womit dann jeder Hinweis fehlt (z. B. in Form von Achsenzylindern), daß es sich wirklich um „neurogene" Geschwülste handelt. Solche Tumoren müssen wir heute mangels jeden Hinweises als „banale" [H. J. SCHERER (1934)] Rundzellsarkome bezeichnen.

In ihrer biologischen Wertigkeit sind die Sympathoblastome meist äußerst maligne[1], sie infiltrieren das umliegende Gewebe. Im Falle ANITSCHKOFFS (1913) sehen wir sogar einen Einbruch in den Wirbelkanal (s. die guten Abbildungen bei ihm). Die Tumorzellen brechen weiter in die Gefäße ein und setzen auch auf dem Lymphweg Metastasen [z. B. im Falle MILLERS (zit. PICK und BIELSCHOWSKY 1911)] mit 4 Metastasen in die Lymphknoten; bei anderen Fällen auch in die Leber, in die glatten Knochen, z. B. am Schädelknochen besonders in die Orbitae oder Becken, Schulterblatt usw.). Auch in den beiden Beobachtungen von OLESEN und SJØNTOFT (1948) war es zur diffusen und ausgedehnten Metastasierung gekommen. Wie wenig etwa das Merkmal der „Ausreifung" der Zellen biologisch zu bedeuten hat, geht aus der Tatsache hervor, daß der Fall HEINRICIS (1933) eines solchen „reifen" Sympathoblastoms des Bauchteils bei einem 32jährigen Mann Metastasen gesetzt hatte. NÖTZEL (1938) berichtet neuerdings von einer bisher noch nie beschriebenen, knotig begrenzten soliden Metastase auch ins Hirn, sowie von einer diffusen perivasculären Aussaat in die Rinde. Der Nachweis der *neurogenen* Natur der eben erwähnten Geschwulst, die zudem aus Zellen mit einem nicht bleichbaren Pigment bestand, ist allerdings schwer zu führen.

Die Phäochromocytome (Paragangliome) des Sympathicus. Die weiterhin auf die Bildungszellen des Sympathicus bezogenen sehr seltenen Phäochromocytome, meist in der Nebennierengegend, kommen an allen Stellen mit chromaffinem Gewebe vor. Ich will sie hier nur anhangsweise erwähnen. Diese Geschwülste entsprechen in der Gewebsreife und im biologischen Verhalten ebenfalls etwa den Retino-Pineo- und Medulloblastomen (s. dort S. 140ff.).

Die (reifen) Ganglioneurome des Sympathicus (Erstbeschreibung durch LORETZ (1870)]. Eine ausführliche Übersicht über das Schrifttum der Ganglienzellgeschwülste des Sympathicus findet sich bei VIDAU (1949), BIGLER-HOYNE (1932), NITTNER (1947), STOUT (1949), BIELSCHOWSKY (1932), BÉRARD (1930). Makroskopische Beschreibung: siehe oben. Auch diese Geschwülste kommen im allgemeinen bevorzugt im *Jugendalter* und bei Mädchen [NITTNER (1947)] vor. In der Größe liegen sie zwischen Kirschgröße und der von Kolossaltumoren z. B. im Falle SAUERBRUCHS [zit. HESSE (1930)] bei einem 19jährigen Mädchen ($17 \times 12 \times 8$ cm).

Histologisch sieht man ein gleichmäßig feinfibrilläres, leicht welliges Gewebe, das nur an einzelnen Stellen einen mehr reticulären Bau hat. Eingelagert sind hier zahlreiche meist ausdifferenzierte Ganglienzellen in Nestern oder einzeln gelegen (Abb. 273c, d). Sie sind häufig mehrkernig, ihre Außenform eher oval oder rund als polyedrisch. Sie zeigen mit Silbermethoden weder Exo- noch Endofibrillen. Die immer vorhandenen NISSL-Körper lassen aber keinen Zweifel an der Ganglienzellnatur zu. Außer diesen Zellen liegen häufig gleich große oder größere homogene Scheiben ohne Kern im Gewebe, die vermutlich Untergangsformen dieser Ganglienzellen sind (s. oben). Weiter findet man andere Ganglienzellen, die eine Außenbestäubung mit einem nach NISSL färbbaren Pigment haben, wie es auch bei den zentralen Gangliocytomen vorkommt (Abb. 273c, d). Andere Degenerationsformen gleichen dem Bild der „primären Reizung" der Ganglienzellen nach NISSL. Die häufig im Gewebe sichtbaren Kalkschollen sind möglicherweise zum Teil durch Kalkimprägnation untergehender Ganglienzellen entstanden.

Neben diesen voll entwickelten Ganglienzellen gibt es Herde kleiner unentwickelter Rundzellen — ähnlich denen in den Sympathoblastomen und in anderen Tumoren. In diesen könnte die Ausbildung eines bläschenförmigen Kerns und ein deutlicher Nucleolus auf eine Weiterentwicklung

---

[1] Wiederum als Faustregel: Je jünger der Träger, desto maligner die Geschwulst [LANDAU (1912)].

in Richtung auf die Ganglienzelle hindeuten. Die Fragestellungen und Befunde sind von H. J. SCHERER (1934) ausführlich abgehandelt worden (Virchows Arch. **292, 491 ff.**).

Versucht man das mengenmäßig bei den Gangliocytomen absolut im Vordergrund stehende Faserwerk aufzulösen, so findet man darin bereits bei VAN GIESON-Färbung zahlreiche kollagene Fasern enthalten, während die BIELSCHOWSKY-Methoden zeigen, daß die Mehrzahl aller Fibrillen als echte Neurofibrillen aufzufassen sind. Hier wäre also die Bezeichnung Ganglio*neurome* am ehesten angebracht! Da im Verhältnis zu der Zahl dieser Axone die Zahl der Ganglienzellen nur sehr gering ist, war es schwierig, die Entstehung dieser Massen von Axone zu deuten. Man konnte dabei entweder eine autonome Bildung von Axonen aus SCHWANNschen Zellen — die von einer Reihe von Beschreibern angeblich gefunden wurden — im Sinne SPIELMEYERs (1922) annehmen, oder man müßte die Wirksamkeit des WALLERschen Gesetzes für diese Tumoren ablehnen [s. auch H. J. SCHERER (1934)]. Markscheidenfärbungen fallen hier immer negativ aus. Mitosen sind eine Seltenheit.

Diese „ausgereiften" Ganglienzelltumoren des Sympathicus verhalten sich im Gegensatz zu den erst beschriebenen *Sympathoblastomen* biologisch eher *benigne*, sie setzen nur selten [NITTNER (1947)] Metastasen.

Varianten. Die *Neuroblastome* (?): Es ist eine Frage, ob man mit LEARMONTH-KERNOHAN-DOYLE (1932) auch „Neuroblastome" als eigene Gruppe unterscheiden soll. Diese müßten vorwiegend aus unentwickelten Zellen bestehen, die mit recht großer Wahrscheinlichkeit auf die neuroblastenartigen Vorstufen der normalen Ganglienzellentwicklung bezogen werden könnten. Durch diesen Namen dürfte aber keineswegs von vornherein die „unausgereifte" — und damit etwa biologisch „maligne" — Natur derartiger Tumoren angedeutet werden, denn es scheint sich im Gegenteil eher um gutartige Blastome zu handeln. Ich habe aber den Namen überhaupt vermieden und halte ihn hier ebensowenig empfehlenswert wie bei den früher gleichnamig bezeichneten Tumoren der Retina und des Sympathicus. Aus dem gleichen Grunde sollte man auch die Bezeichnung Neuroblastome [DEL RIO HORTEGA (1932, 1945)] nicht für die Medulloblastome übernehmen.

Der Definition von KERNOHAN-LEARMONTH-DOYLE (1932) würde im eigenen Untersuchungsgut [s. Fall 3 TÖNNIS-ZÜLCH (1939)] am ehesten der Fall 202 entsprechen. Makroskopisch handelte es sich um einen mittelderben Tumor des linken Parietallappens bei einem 9jährigen Jungen. Histologisch war es ein zellreiches Blastom, das durch zahlreiche Gefäße untergliedert wurde. Die Zellen waren meist keulenförmig gebaut, hatten ovale, spindelige oder nierenförmige Kerne mit deutlicher und distinkt gefärbter Kernmembran, einem bläschenförmigen Kern mit mehreren kleinen oder häufiger einem großen sehr distinktem Nucleolus (Abb. 276c, d). Der Zelleib war verschieden groß, bei den größeren Elementen auch sehr weitgehend entwickelt. Die größten Zellen hatten die Form polyedrischer Ganglienzellen [s. Abb. 4 TÖNNIS-ZÜLCH (1939)], zeigten allerdings niemals NISSL-Körper oder Endofibrillen. In der Geschwulst lagen zahlreiche Achsenzylinder; Gliazellen und -fasern waren mit entsprechenden Färbungen nicht nachzuweisen. Ich würde aber heute diesen Tumor als unklassifiziert führen.

Der von JOSEPHY (1924) beschriebene Fall einer 29jährigen Frau hatte zwei verschiedene Tumoren, ein Blastom im Nucleus caudatus, das etwa als polares Spongioblastom angesprochen werden könnte und eine weitere diffuse Tumorbildung in Thalamus und Mittelhirn, die zwischen Gangliocytom und „Neuroblastom" stand.

Das von BIELSCHOWSKY (1925) beschriebene multiple Ganglioneurom war eine Mischung aus verschiedenen Hamartomen oder Heterotopien von Ganglienzellcharakter (überall auf dem Ependym der Seitenkammern und am Boden der Rautengrube gelegen) und einem weiteren Tumor von anscheinend spongioblastomartigen Bau im Brückenwinkel bei einem 26jährigen Mann. Auch hier handelt es sich anscheinend um das langsame autonome Wachstum (15jährige Krankengeschichte!) von Gewebsbildungen, die zunächst als Hamartom begannen. In den eigenen Fällen [s. TÖNNIS-ZÜLCH (1939), Fall Nr. 498 und Nr. 36] fanden sich zwar zellreiche Gewebe aus polymorphen cytoplasmareichen Elementen mit ausgesprochen ganglioiden Kernen, ein weiterer Aufschluß über die Zugehörigkeit der Zellen — NISSL-Körper und Endofibrillen — war aber nicht zu erhalten. Das biologische Verhalten der Tumoren entsprach mehr dem multiformen Glioblastom (s. Abb. 274a—c). Abb. 3 und 4 des Ganglienzelltumors von COURVILLE (1946) lassen Zweifel an der Klassifikation des Tumors aufkommen. Die Fälle von KUHLENBECK und HAYMAKER (1946) setzten sich teils aus peripheren Ganglioneuromen (Fall 1 und 2), teils Ventrikeltumoren bei der tuberösen Sklerose (Fall 3) zusammen, während mehrere andere Fälle den monstrocellulären Sarkomen bzw. dem multiformen Glioblastom nahestanden. Wir würden eine solche Zusammenfassung aus unserer Forderung heraus nicht empfehlen, daß derartige Gruppen nicht nur *morphologisch einheitlich* — was sie nicht einmal sind —, sondern auch *biologisch* eine übereinstimmende Wertigkeit haben sollten. Beides trifft aber nicht zu. So glaubte auch CORCORAN (1953), daß zahlreiche Ganglienzelltumoren des Schrifttums zu Unrecht als solche bezeichnet würden, während es sich tatsächlich um Gliome mit einbezogenen ortsständigen Ganglienzellen gehandelt habe.

Ich möchte mich daher abschließend noch einmal für eine scharfe Trennung der echten Ganglienzellgeschwülste von allen übrigen nur Ganglienzellen enthaltenden bzw. Gangliocytom-*ähnlichen* Blastomen aussprechen. Wenn diese letzten nicht in die typischen Bilder der übrigen Gliome hineinpassen, so schlage ich vor, sie vorläufig unklassifiziert zu lassen (s. S. 573).

Metastase und Rezidiv. Zusammenfassend läßt sich über die Metastasen bei zentralen Gangliocytomen sagen, daß nur in einem Fall von Bielschowsky-Henneberg (1928) [der an sich zu den biologisch *gutartigen* Formen gehörte], sich eine piale Metastase an der Basis des Kleinhirns fand. Für die peripheren Gangliocytome liegen zahlreiche Berichte über die Metastasierung „maligner Sympathoblastome" in Lymphknoten, innere Organe und Knochen vor (s. S. 142). Im Falle Nötzels (1938) mit Hirnmetastasen in umschriebener und diffuser Form scheint allerdings die Natur des pigmenthaltigen Tumors nicht völlig geklärt.

Von den zentralen Gangliocytomen ist eine Gruppe im Schläfenlappen durch langjährige [8 Jahre im Durchschnitt, Tönnis-Zülch (1939)] Krankengeschichten gekennzeichnet. Nach radikaler Operation kann man den Trägern dieser Geschwülste eine gute biologische Prognose stellen. Es gibt allerdings auch Gangliocytome mit voll entwickelten „ausgereiften" Ganglienzellen, die sich äußerst maligne verhalten, was durch die Zahl der Mitosen auch angedeutet wird (Abb. 274a—c). Es empfiehlt sich daher, nicht von „ausgereift" oder „nicht ausgereift" zu sprechen, sondern diesen Fällen eine generelle pathologisch-anatomische Kennzeichnung durch Zusatz von „maligne" oder „benigne" zu geben, entsprechend dem Vorschlag Olivecronas (1919). Ein solches malignes Gangliocytom war wohl auch das von Fletcher und Bailey (1947). So hatte der Fall 36 des eigenen Beobachtungsgutes [Tönnis-Zülch (1939) Fall 4 und Abb. 5] eines 18jährigen jungen Mannes z. B. eine Vorgeschichte von $1^1/_2$ Monaten. Der Tod am Rezidiv trat trotz ausgiebiger Operation nach $1^1/_2$ Jahren ein. Histologisch bestand die zellreiche Geschwulst aus allen Formen von zum Teil mehrkernigen Ganglienzellen mit allen Zeichen der „Reife" (s. Abb. 274a—c), während sich die Wachstumsgeschwindigkeit durch eine riesige Zahl von Mitosen anzeigte. Das Merkmal der Mesenchymierung aber war hier wie bei den meisten Ganglienzellgeschwülsten völlig uncharakteristisch für das biologische Verhalten; es handelt sich meist um ein Einwachsen in die weichen Häute, was bei den gutartigsten Gangliocytomen [s. Tönnis-Zülch (1939)] die Regel ist [s. auch Courville und Abbott (1955)].

Bei den zentralen Gangliocytomen sind mehrfach Rezidive beschrieben. Bei der geringen Zahl von operierten Fällen läßt sich allerdings Endgültiges über diesen Punkt noch nicht aussagen. Die umschriebenen („reifen") benignen Ganglio*neurome* des Sympathicus scheinen nach Totalexstirpation nicht zu rezidivieren.

Das äußerst maligne Verhalten der *Sympathoblastome* [Landau (1912), Pick (1912) usw.] wird äußerlich bereits durch den infiltrierenden Charakter des Blastoms, weiter durch die Metastasierung nach Einbruch ins Blut- und Lymphgefäßsystem bewiesen.

Differentialdiagnose. Auf diesen für die Eingliederung der ganzen Gruppe so ausschlaggebenden Punkt bin ich überall bei der Beschreibung eingegangen. Der Drehpunkt der ganzen Klassifikation der Ganglienzellgeschwülste ist die Festlegung des Mindestmaßes an Eigenschaften für die Anerkennung der Ganglienzellnatur einer Zelle.

Beziehungen zum Krankheitsablauf. Die Beziehungen des Wachstums zum Krankheitsverlauf ergeben sich aus dem allgemeinen biologischen Verhalten. Auffällig ist hier die Länge der Krankengeschichte bei den Gangliocytomen im Schläfenlappen, andererseits der rasche Krankheitsverlauf bei den malignen Sympathoblastomen im Kindesalter.

Prognose. Auf die Prognose wurde bei der Besprechung der Malignität schon eingegangen. Als gut operabel haben sich die Gangliocytome des Schläfenlappens [Tönnis-Zülch (1939)] erwiesen. Aber auch andere Tumoren der Konvexität wie der eine Fall von Olivecrona (1919) und der Fall 7 von Kernohan Learmonth-Doyle (1932) würden sich als gut operabel erweisen, während die zahlreichen Blastome an Hirnstamm, 3. Ventrikel und Oblongata [Foerster und Gagel (1932/33)] operativ kaum zugänglich sind.

Im Schrifttum ist außer der von Tönnis und Zülch (1939) und Schär und Christensen (1939) erwähnten Gruppe im Schläfenlappen bisher wohl nur von Kernohan-Learmonth und Mitarbeitern (1932) über dauerhafte Erfolge bei der Operation von Ganglienzellgeschwülsten berichtet worden.

II. Mesodermale Tumoren.

11. Meningeome.

(Synonyme: Fungus durae matris, Psammom-Fibrom-Sarkom-Endotheliom-Exotheliom-Mesotheliom der Dura mater, meningeales Fibroendotheliom, meningeales-arachnoidales Fibroblastom, Meningotheliom, Arachnotheliom, Leptomeningeom, Arachnoidendotheliom usw. — Globus (1937) geht wohl etwas zu weit, wenn er in seiner Aufzählung der Synonyme auch das Cylindrom und Neuroepitheliom aufführt.]

Geschichtliches — Definition *. Die Meningeome sind wohl die am längsten bekannte Gruppe der Hirngeschwülste. Haben sie doch bereits in der voranatomischen Zeit gelegentlich durch Ausbildung grotesker Schädelfungus die Aufmerksamkeit der Ärzte und der breiten Masse erregt. Eine Reihe derartiger Fälle des ältesten Schrifttums ist von Cushing und Eisenhardt (1938) in ihrer Monographie sorgfältig zusammengetragen und in vorzüglichen Reproduktionen wiedergegeben worden.

Einer der am frühesten bekannt gewordenen scheint der von Heister behandelte, von Kaufmann 1743 in einer Dissertation beschriebene und von Crellius sezierte Fall eines preußischen Soldaten zu sein, den Haller nebst anderen (s. unten den Fall Casparts eines Keilbeinmeningeoms) in seinen Disputationes Chirurgicae wiedergegeben hat [s. auch Cushing und Eisenhardt (1938) S. 463]. Genauere Einzelheiten über die Meningeome bringen aber erst Louis (1774) bei der Erörterung der Fungustumoren der Dura mater, weiter Bright, Cleland, Cruveilhier (1835), Lebert (1851), Paget, Rokitansky (1856) u. a.

Mit Virchow (1900) beginnt, wie auf so vielen anderen Gebieten der pathologischen Anatomie und besonders der Geschwulstlehre, die systematische gewebliche Beschreibung und Unterteilung auch der Hirnhauttumoren. Nach der Eigenart der Verkalkung benennt er einen Teil der Meningeome als „Psammome" und unterscheidet sie von den Sarkomen. Gleichzeitig bildet er in seinen Vorlesungen zwei derartige Tumoren — in der Olfactoriusgrube und im Brückenwinkel — ab. Er hat später seine Darlegungen dahingehend erweitert, daß er — um endlich die bestehenden Mißverständnisse zu beseitigen — die Endotheliome der Dura, auch wenn sie verkalkt wären, keineswegs zu den Psammomen gerechnet wünsche, womit er also nunmehr 3 Gruppen von Duratumoren unterschied: Psammom, Sarkom, Endotheliom.

Dieser Begriff des Endothelioms war von Golgi (1869) zur Überwindung bestehender Nomenklaturschwierigkeiten eingeführt worden. Er hat später Anlaß zu großen Diskussionen über den Begriff des Duraendothels gegeben, an denen Ribbert (1910), Mallory (1920) und später Marburg (1935) beteiligt waren (s. unten). [Ein historischer Rückblick auf die Begriffe Endothel und Epithel bei K. H. Elsässer (1939)].

Die notwendige Klarheit über die Herkunft und die Stellung der Meningeome brachten die Untersuchungen von M. B. Schmidt (1902), der die Beziehungen zu den Pacchionischen Granulationen und den *arachnoidalen* Zellzapfen in der Dura aufdeckte. Vor ihm hatten schon Rokitansky (1856) und Cleland (1938), nach ihm haben Mallory (1920) und Cushing und Weed (1915) diese Tumoren auf die Arachnoidea bezogen. Doch hat es lange gedauert, bis die endgültige Zusammenfassung dieser Sarkome, Fibrome, Endotheliome und Fibroendotheliome der Dura zu *einer Familie* der Meningeome erfolgte. Auch als „Alveolarkrebse" waren sie marschiert, bis Virchow die Krebse genau definiert hatte. Aber noch Prym (1914) und Fick hatten sich im Beginn des 20. Jahrhunderts für eine „epitheliale" Herkunft der Hirnhauttumoren und damit für eine Eingliederung unter die Krebse eingesetzt.

---

* Siehe auch die Monographien von Cushing und Eisenhardt (1938) und von Essbach (1943).

Die weitere Aufklärung über die Meningeome verdanken wir der Organisation der Neurochirurgie. Die Häufung dieser Tumoren in den nordamerikanischen Kliniken ermöglichte neue pathologisch-anatomische und klinische Untersuchungen.

MALLORY (1920) wandte sich nach den Beobachtungen am CUSHINGschen Gut gegen den Endotheliombegriff und faßte die Meningeome als *Fibro*blastome auf (arachnoidale Fibroblastome). PENFIELD (1932) übernahm diesen Namen mit Abänderung in „meningeale Fibroblastome" und stellte sie den „perineuralen Fibroblastomen" (den Neurinomen) gegenüber.

Die letzten aufschlußgebenden Untersuchungen, die uns den heutigen Stand der Kenntnisse vermittelten, verdanken wir CUSHING und seinen Mitarbeitern BAILEY-BUCY (1931) und L. EISENHARDT (1938), die die Meningeome nach genauen, zum Teil am supravitalen Präparat durchgeführten Gewebsuntersuchungen in 9 bzw. 10 histologische Unterarten gliederten. Darauf wird später noch eingegangen. Eine abschließende Bearbeitung CUSHINGs mit EISENHARDT (1938) gibt einen Überblick über sein Lebenswerk an dieser Geschwulstgruppe und zugleich eine umfassende Schrifttumsübersicht. In deutscher Sprache hat später ESSBACH (1943) eine moderne Bearbeitung der Pathologie der Meningeome versucht, indem er die „organoide" Natur dieser Geschwulstart in allen ihren Erscheinungen darstellte.

Stellung im System der Hirngeschwülste. Die Meningeome bilden in der heutigen Klassifikation die Hauptgruppe der *mesodermalen* „Hirn"geschwülste (s. S. 20), wenn sie auch nach strenger Begriffsfassung fast nie „intracerebral" sondern nur „intrakranial" gelagert sind. Der Weg bis zu dieser Einordnung war bei dieser Geschwulstart besonders langwierig (s. oben).

Die frühe Auffassung der Meningeome als „Krebse" fußte noch nicht auf der heutigen Definition dieser malignen Blastome durch VIRCHOW. Sie endet erst mit FICKs Behauptungen über die „epitheliale" Natur der Meningeome, die dieser gegen RIBBERT vertrat. Lange Zeit war es üblich, sie unter die *Sarkome* einzugliedern. Dagegen spricht die heutige Kenntnis ihrer biologischen Gutartigkeit, ausgedrückt durch die gute *Abkapselung*, das *verdrängende* Wachstum und die lange, postoperative Überlebensdauer. Der Ausdruck *Psammome* trifft nur eine kleine Untergruppe, die in keinem Punkte — außer in der Neigung zur Verkalkung — übereinstimmt. Auch der Name „*Fibrome*" würde nur den kleineren Teil dieser Tumoren erfassen. Der Begriff des *Endothelioms* ist — wenn auch der älteren Generation noch gut verständlich — nicht zuletzt auf das Betreiben FISCHER-WASELS (1927) heute weitgehend verlassen. So erscheint es in der Tat am zweckmäßigsten, den zu nichts verpflichtenden Begriff der *Meningeome* oder *Hirnhauttumoren* zunächst als Familiennamen zu übernehmen und somit „Sarkome, Psammome, Fibrome und Endotheliome" der Dura mater einschließlich ihrer angiomatösen Abarten hier zusammenzufassen. Es erscheint aber zweckmäßig, die Meningeome gegen die Angioblastome LINDAUS (s. S. 455) klar abzugrenzen. A. WOLF und COWEN (1936) haben sechs supratentorielle Tumoren beschrieben, die histologisch teils dem echten Angioblastom glichen, teils einen Übergang zu den sonstigen Meningeomformen zeigten. Die Trennung der beiden Gruppen wird man von der Kapselbildung und dem verdrängenden Wachstum abhängig machen (s. unten). Es gibt — mit Ausnahmen [ROCHAT (1931), KAUTZKY und VIERDT (1953)] — keine echten Angioblastome supratentoriell!

Auf die Beziehung zur v. RECKLINGHAUSENschen Erkrankung wird bei den multiplen Tumoren eingegangen (s. S. 31ff., 62).

Die diffusen primären Melanoblastome, die BAILEY (1940) und GLOBUS (1937) bei den Meningeomen einbeziehen, werde ich getrennt besprechen (s. S. 493).

Eine Abgrenzung von den übrigen neuroektodermalen Geschwülsten wird hier nicht mehr extra betont. Die von OBERLING (1922) über ROUSSY-CORNIL (1925) bis in die nordamerikanische Schule vorgedrungene These einer *neuroektodermalen* Herkunft der Meningen ist noch nicht beweisbar, auch wenn die Embryologie manches dafür anführen kann [s. DIEZEL (1954)]. Entsprechendes gilt daher für die unglückliche Namengebung von ROUSSY-CORNIL (1925) [Type neuroépithelial, glial, fusiforme und conjonctif-fibromateux ou sarcomateux). Ich gehe darauf unten noch ein.

Die Einteilung von BAILEY-BUCY (1931) in 9 (10) Untergruppen und die noch weiter fortgeführte Aufgliederung in 22 Varianten [CUSHING-EISENHARDT (1938)] folgt zwar richtigen Grundlinien, läßt aber die Frage berechtigt erscheinen, wieweit eine derartige Unterteilung eine *biologische* oder auch nur *histologische* Berechtigung hat (mesenchymatöse-angioblastische-meningotheliomatöse-psammomatöse-osteoblastische-fibroblastische-melanoblastische-(chondroblastische) und lipomatöse Form der Meningeome, *sowie* die generalisierte Sarkomatose der Meningen). Ich werde unten (s. S. 402) die Kritik von

Cushing (1935) selbst zu derartigen Einteilungen wiedergegeben. Bergstrand und Olivecrona lehnen dann auch bereits 1935 die angioblastische Untergruppe ab, da es sich nur um gefäßreiche Tumoren, mithin eine Abart der üblichen Meningeome, handle („maligne Meningeome").

Schließlich hat jüngst Globus (1937) in einer unglücklichen Mischung von histologischen, lokalisatorischen und histogenetischen Gesichtspunkten eine Neugliederung versucht (1935—1937): Leptomeningeom-Pachymeningeom-Meningeoma omniforme, Meningeoma indifferentiale, Meningeoma piale). Globus (1937) beschreibt im einzelnen sehr richtig, wie zu einer bestimmten Zeit der Histogenese das knochenbildende Periost, die kollagenbildende Dura, das arachnoidale Deckepithel, die Gefäßabkömmlinge und die Pia aus einer einzigen mesenchymalen Schicht (v. Hallerstein) bestanden (seine S. 218). Leider ist seine Einteilung der Meningeome weder nach logischen Gesichtspunkten korrekt, da der Einteilungsgrundsatz wechselt, noch histologisch überzeugend, noch schließlich für die biologische Prognose brauchbar. Auch bezieht er die Angioblastome Lindaus mit ein (seine Abb. 115/116).

Die Meningeome haben natürlich bestimmte histologische Verschiedenheiten trotz einer eigenartig homogenen äußeren Gestalt. Diese haben immer wieder zur Trennung dieser sonst so einheitlichen Gruppe der Hirntumoren verführt. Greenfield ist zwar ein Gegner der weiteren histologischen Unterteilung (1937). Die meisten Autoren aber kommen heute doch zu einer 3—4fachen Unterteilung. So unterscheidet D. Russell (1950) 4 Typen: den syncytialen (Übergangs-) fibromatösen-angiomatösen Typ und das sarkomatöse Meningeom. Auch Peters (1951) hat eine ähnliche Tripelunterteilung.

Versuchen wir die vielen Aufgliederungsversuche auf wenige Linien zu verdichten, so sind es 4 Spielarten, die wir immer wieder antreffen und die ich daher auch übernommen habe (1950).

Die *erste* Unterart war als „Alveolarkrebs" und „Sarcoma alveolare" früh bekannt, als *Endotheliom* der Dura bei der klassischen Pathologischen Anatomie eingeführt und tauchte später in den Untergruppen der *meningotheliomatösen* und *psammomatösen* Meningeome wieder auf. Die *zweite* entsprach dem früheren *Sarkom* [Virchow (1900)], dem späteren *Fibrom* der Dura, dem *fibromatösen* Hirnhauttumor und schließlich dem *fibroblastischen* Meningeom.

Die *dritte* Gruppe, als Angiosarkom hier und da beschrieben, erschien erst systematisch studiert als „angioblastisches Meningeom". Die *vierte* Spielart umfaßt die malignen Formen der Meningeome, die sarkomatös entarten.

Diese 4 Gruppen sind von Bizzozero und Bozzolo (1874) in der Grundkonzeption und von Engert (1900) in einer nahezu brauchbaren Einteilung herausgestellt worden: nur im Sarkombegriff entsprach dieser Verfasser nicht unseren heutigen Anschauungen. Auch Essbach (1943) hat die gleichen Gesichtspunkte für die Einteilung übernommen, während seine Namensgebung ungebräuchlich, ohne wesentliche sonstige Vorteile und daher auch nicht zweckmäßig ist.

. Calvo (1954) unterscheidet vier Unterarten der Meningeome: den syncytialen, fibrösen, angiomatösen und sarkomatösen Typ.

Bei den von uns gewählten Namen haben wir die besondere Anschaulichkeit allen anderen Gesichtspunkten vorgezogen: wir nennen die 4 Spielarten

1. das endotheliomatöse[1] Meningeom,
2. das fibromatöse Meningeom,
3. das angiomatöse Meningeom,
4. das sarkomatöse Meningeom.

Dabei lege ich entscheidenden Wert auf die Feststellung, daß die Unterteilung der ersten 3 Gruppen im wesentlichen nur dem Histologen dient. Der Kliniker hat vielmehr von der Tatsache auszugehen, daß die Meningeome trotz histologischer Verschiedenheiten

---

[1] Dieser Beiname wurde in Parallele zu dem amerikanischen „meningotheliomatös" gewählt. Diesen Ausdruck zu übernehmen hielt ich nicht für gut, da der Name „Meningothel" sich bisher ebensowenig wie der des „Arachnothels" [s. auch Laas (1935)] in der Neuroanatomie durchgesetzt hat. Wenn auch der Begriff des „Endothelioms" in der Geschwulstlehre heute bereits verlassen wird, so ist doch die Zellarchitektur, die mit diesem Namen gemeint war, uns allen geläufig, zumal sich eine lange geschichtliche Entwicklung an den Begriff des Endothelioms anschließt. Ich hoffe daher, daß der Name sich einprägen wird.

makroskopisch und biologisch eine fast einheitliche Gruppe sind, deren Wachstum also weitgehend einheitlich verläuft, auch wenn sie sich im Gefäßgehalt unterscheiden. Wo bei der äußeren Gestalt, im Wachstum, im Verhalten gegen die Umgebung, in der Wachstumsgeschwindigkeit Unterschiede auftreten, da sind diese nicht *eindeutig durch die histologische Spielart* bestimmt, wenn sich auch einige Unterschiede beim Verhalten der Unterarten gegenüber dem Knochen andeuten. Die möglichste Vereinfachung ist anzustreben. Denn auf CUSHING (1935) geht der Satz zurück, „daß feine Gewebsunterschiede, obwohl von akademischem Interesse, unwichtig bleiben, wenn sie nicht eine Beziehung zur klinischen Behandlung und Prognose haben".

Im Zusammenhang mit den Meningeomen sagt er weiter: „sie hätten, ein wenig zu ihrem Erstaunen, feststellen müssen, daß nur ein unwesentlicher Unterschied zwischen den verschiedenen Haupttypen bestände, und zwar sowohl vom Standpunkt der histofunktionellen Untergliederung, wie dem der Lebensgeschichte des Tumors". Er findet auch in der postoperativen Überlebensdauer aller 3 Hauptgruppen etwa die gleiche günstige Prognose.

Danach wird man verstehen, wenn ich zwar die histologische Untergliederung nicht völlig aufgebe, sie aber soweit wie möglich verdichte, im übrigen aber, wo immer möglich, das Verhalten der 3 Hauptgruppen der Meningeome einheitlich schildern werde.

Häufigkeit. In CUSHINGs (1935) Krankengut stellen die Meningeome 295 von 2023 Tumoren, d.h. 13,4%, in OLIVECRONAs [CASTELLANO und Mitarbeiter (1952)] 18,4% (in 608 von 3256 Fällen), bei KERNOHAN (1952) 17,2%, bei BAKER (1943) 16,1%, in unserer Sammlung waren es 723 Fälle, d. h. 18,24%. ESSBACH (1943) hat aus mehreren Statistiken 6116 intrakranielle Tumoren zusammengezählt, von denen 879, d. h. 14,3% Meningeome waren. In der Arbeit von DE VET handelte es sich um 93 Meningeome in einem Material von 389 histologisch verifizierten intrakraniellen Geschwülsten, d. h. 24%. Die Häufigkeit war 14,6% (168 von 1146) bei HORRAX (1952) und 13,8% (149 unter 1001 Tumoren) bei GRANT (1947). BENNET (1946) hatte in seiner nach Alter und Geschlecht (Soldaten) ausgelesenen Serie nur 9%, MOERSCH und Mitarbeiter (1941) an einer wieder altersmäßig (über 60 Jahre) ausgesuchten dagegen 25% Meningeome. Unterschiedlich ist nach dem oben Wiedergegebenen die prozentuale Beteiligung an den verschiedenen Altersklassen. Auch ist der Anteil der Meningeome an der Gesamtzahl der Tumoren in den verschiedenen Regionen verschieden groß. Diese Daten werden unten gegeben.

Bei einer Sammlung von 888 *spinalen* Tumoren durch ESSBACH (1943) fanden sich 282, d. h. 32% Meningeome, eine Zahl, die sich im Gut der Mayo-Klinik [KERNOHAN (1952): 979 Fälle intraspinaler Tumoren] gar auf 25,9% erhöhte. Im eigenen Gut, das im ganzen arm an spinalen raumbeengenden Prozessen war, lag der Anteil der Meningeome um $^1/_3$. Im Beobachtungsgut von LAPRESLE und Mitarbeitern (1952) waren 18% der Meningeome Zufallsbefunde bei der Autopsie.

Erkrankungsalter. Die Altersbeziehungen der Meningeomgruppen sind — wie die Kurve Abb. 7 zeigt — sehr eindeutig. Sie kommen praktisch erst *nach* dem *Jugendalter* vor und haben ihren Kurvengipfel (der Kliniksaufnahme, S. 48—50) um das 40.—50. Lebensjahr, bei LAPRESLE und Mitarbeitern (1952) allerdings in der 5. und 6. Dekade (einschließlich einer Reihe von Zufallsbefunden!). Wegen der häufig mehrjährigen Krankengeschichten liegt allerdings das Erkrankungsalter entsprechend früher, bei CUSHINGs Patienten z. B. um durchschnittlich 8 Jahre.

Der jüngste Patient unseres Gutes war 3 Jahre [bei GRANT (1947) sogar 2 Jahre!], in CUSHINGs Monographie war es der 5jährige Patient mit einem spinalen und ein 8jähriger Patient mit einem intrakraniellen Meningeom. Ein gleichaltriges Kind mit einem 262 g schweren Tumor im linken Parietalgebiet hat jüngst KEEGAN (1940) beschrieben. Das Durchschnittsalter bei der Einlieferung war bei CUSHINGs Patienten 46,6 [ähnlich bei KERNOHAN (1952)] für beide Geschlechter, für die Frauen mit 42,9 merkwürdigerweise um 10 Jahre jünger, als für die Männer mit 52 Jahren. In unserem Gut waren keine entsprechenden Unterschiede zu erkennen (Abb. 12e). Die 73 Patienten mit Meningeom des Keilbeinflügels von TÖNNIS und SCHÜRMANN (1951) hatten ein Durchschnittsalter von 41 Jahren.

Der älteste eingelieferte Patient war bei CUSHING 86 Jahre, in unserer Beobachtungsreihe ebenfalls 86 Jahre. In der Serie von CRAIG, KEITH und KERNOHAN (1949) waren
bei Kindern unter 15 Jahren nur 11 von 427 Hirntumoren (3%) Meningeome. Nimmt
man das Sektionsgut eines pathologisch-anatomischen Institutes, so erhöhen sich alle diese
Zahlen nach der Seite der höheren Altersklassen, da dann die Zufallsbefunde von
symptomlosen Meningeomen vorzuherrschen beginnen [s. ESSBACH (1943), LAPRESLE
und Mitarbeiter (1952)].

Vorzugssitz. Die Häufung der Meningeome an bestimmten Lokalisationen ist bereits
früh aufgefallen. 1922 bereits hat CUSHING z. B. diese Tatsache betont und durch eine
eindrucksvolle Skizze erläutert (1938, Abb. 504).

Die Meningeomgruppen mit bestimmtem Vorzugssitz sind dann in anatomischen und klinischen
Arbeiten von ihm und seinen Mitarbeitern, sowie von OLIVECRONA (1947), VINCENT (1933), TÖNNIS
(1951), GUTMANN und SPATZ (1929), BOSTROEM und SPATZ (1939), ROSENHAGEN (1934), STENDER (1933),
KÖRNYEY (1937), ELSBERG (1931), HORRAX (1939), MAJEWSKY und v. SANTHA (1943), PORTUGAL und
ELEJALDE (1949), ECTORS (1945) und vielen anderen näher beschrieben worden.

ESSBACH (1943) hat hier zuletzt große Serien zusammengestellt und bei 804 Meningeomen gefunden,
daß 263 an der Basis und 531 am Schädeldach lagen, während diese Zahlen in CUSHINGS Gut
umgekehrt ein geringes Überwiegen der basalen Blastome zeigten. [Nach Angaben von MCLEAN (1936)
liegen 92,9% im „Großhirn", 7,1% in der hinteren Schädelgrube.] Im einzelnen lagen bei ESSBACH
an Keilbein - Olfactoriusgrube und Fissura Sylvii 119, suprasellär 49, an den Hirnnerven 18, in
der mittleren Schädelgrube 14 und schließlich im Brückenwinkel, am Clivus und unterhalb des
Tentoriums zusammen 62 Tumoren.

CUSHINGS Einteilung, die mit geringen Namensänderungen — entsprechend der in
unserem Arbeitskreis üblichen Benennung — hier übernommen wird, enthielt die
folgenden Gruppen, die nach der Reihenfolge der Häufigkeit geordnet sind: [Zahl der
Fälle: CUSHING insgesamt 295 und OLIVECRONA (1947) insgesamt 608].

1. Meningeome des Sinus sagittalis oder parasagittale Meningeome [der 3 Sinusdrittel,
d. h. frontodorsale, parietodorsale, occipitodorsale Meningeome] (65, 205[1]).

2. Meningeome der Schädelkonvexität (54, 91).

3. Meningeome des Keilbeins (53, 111) und der Fossa Sylvii (4).

4. Meningeome der Olfactoriusgrube [oder Meningeome der Siebbeinplatte] (29, 46).

5. Meningeome des Tuberculum sellae [oder supraselläre Meningeome oder Meningeome
des vorderen Sehnervenwinkels] (28, 42).

6. Meningeome des Tentoriums (oder peritorculäre Meningeome) bei CUSHING supratentorielle (12), infratentorielle (15) [bei OLIVECRONA hintere Schädelgrube 72].

7. Meningeome der temporalen Schädelbasis (8) und des Cavum Meckeli (5), bei
OLIVECRONA zusammen 17.

8. Meningeome der Falx (7, 62).

9. Meningeome des Brückenwinkels (7, ?).

10. Meningeome der Ventrikel (4, 18).

11. Meningeome des Clivus [und sog. kraniospinale Meningeome] (1).

12. Meningeome des Spinalkanals oder spinale Meningeome (18).

Aus einer Serie von 794 intrakranialen Meningeomen [KERNOHAN (1952)] waren
184 parasagittal, 73 am Keilbein, 26 am Olfactorius, 61 um die Sella und 55 im Brückenwinkel gelegen.

Der Sitz und die Gestalt dieser Meningeomgruppen und ihr Verhalten gegenüber dem
Hirn wird im folgenden beschrieben, wobei, wie bei CUSHING, die Reihenfolge der topographischen Zusammengehörigkeit entspricht.

Die parasagittalen Meningeome. Sie sind von den Meningeomen der Falx [OLIVECRONA
(1947), 62 Fälle] und Konvexität (s. dort) zu trennen. Die des mittleren Drittels sind
am häufigsten [CUSHING 32 Fälle, OLIVECRONA (1947) 72], dann folgen die des vorderen
CUSHING 13, OLIVECRONA 46) und die des hinteren Drittels (CUSHING 6, OLIVECRONA 25).
Die parasagittalen Meningeome sind meist kugelige, oft etwas gelappte Tumoren. Doppelseitige Blastome kommen primär vor, können aber auch sekundär bei Durchwachsen

---

[1] Die beiden Zahlen geben die Werte in den Sammlungen von CUSHING und OLIVECRONA.

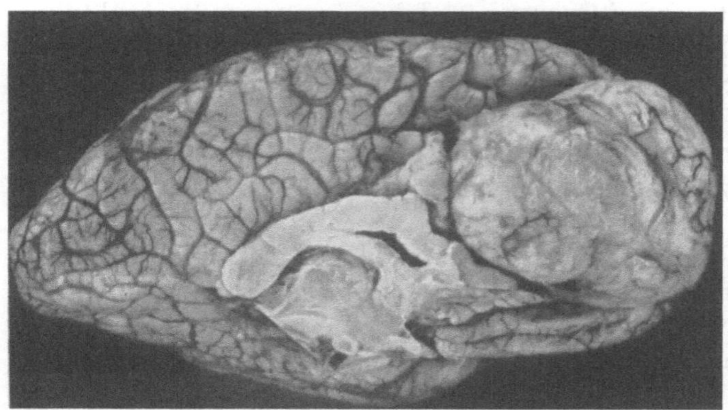

Abb. 277. Faustgroßes parasagittales Meningeom links. Vorderhorn und Vorderbalken wurden nach hinten und außen gedrängt (Fall 1436).

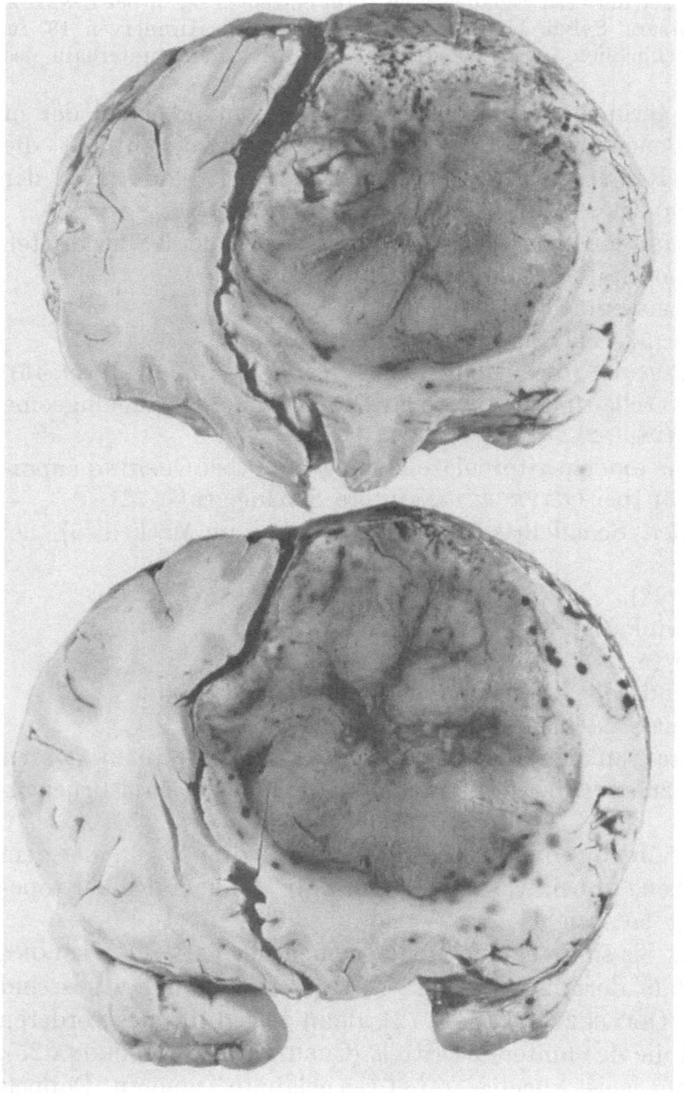

Abb. 278. Faustgroßes Meningeom des vorderen Sinusdrittels links mit hochgradiger Massenverschiebung zur Gegenseite (Fall M 4017).

der Falx entstehen (Abb. 279). Es gibt hier auch flach wachsende Formen. Bei diesen ist besonders häufig der Knochen infiltriert und hyperplastisch, wobei die eigenartigen Knochenkappen des alten „Fungus durae matris" entstehen. Die Fälle mit Hyperostosebildung am Schädel nach außen sind wegen der grotesken Schädelverunstaltung besonders häufig in pathologisch-anatomischen oder chirurgischen Sammlungen zu finden. Doch stellen sie nur etwa $^1/_5$ der Fälle — bei CUSHING 14 von 65 Fällen. — Vgl. die bizarren Abbildungen von Patienten CUSHINGs und des älteren Schrifttums. Häufig wird der Sinus sagittalis durchwachsen. Er war bei den 202 operierten Patienten von OLIVECRONA (1947) in 18,8% völlig und in 30,7% partiell verschlossen.

Meningeome des vorderen Sinusdrittels. Klein- bis großapfelgroße Geschwülste, die medial am *Sinuswinkel* zwischen der Dura der Konvexität und Falx ansetzen und diesen *ausfüllen* (Abb. 278 und 279). Sie liegen entweder mehr polwärts und schieben dann den Frontallappen (Abb. 277, 278) von der Mittellinie ab nach occipital oder sie finden sich weiter nach hinten, wo sie das Hirngewebe mehr nach seitwärts verlagern. Der vordere Balken wird entsprechend nach hinten oder nach hinten-unten verschoben (Abb. 277). Sie können halb- oder doppelseitig wachsen (Abb. 279). Diese frontodorsalen Meningeome, wie auch die der Olfactoriusgrube finden sich in besonders guten Beispielen in den Sammlungen der Psychiatrischen Abteilungen (z. B. in der früheren

Sammlung Spatz-München, s. Abb. 278) oder in entsprechenden nordamerikanischen Berichten, weil die Patienten wegen der im Vordergrund stehenden *psychischen* Symptome in diese Abteilungen eingeliefert wurden [s. auch Abb. 24 bei Flügel (1932)].

Meningeome des mittleren Sinusdrittels. Diese *parietodorsalen* Geschwülste sind oft kleiner — da ihre Symptomatologie früher bemerkbar wird — und haben von Nuß- bis Kleinapfelgröße (Abb. 280, 281). Die Lage zum Sinuswinkel ist wie oben beschrieben. Der Parietallappen und das Zentralwindungsgebiet werden von der Mittellinie nach seitlich-abwärts verschoben (Abb. 280) und die herdgleiche Kammer — oft bis zum Verlust des Lumens — zusammengequetscht. Die Massenverschiebungen können hochgradig sein (Abb. 281).

Meningeome des hinteren Sinusdrittels. Apfelgroße, vorwiegend kugelige *occipitodorsale* Geschwülste mit Lage am Sinuswinkel — wie oben —, die den Parietallappen und Occipitallappen von der Mittellinie abdrängen und nach seitlich-abwärts verschieben (Abb. 282).

Meningeome der Falx. Sie unterscheiden sich von den Meningeomen des Sinus sagittalis dadurch, daß sie bei Ansatz an der *Falx* oben, d.h. an der Konvexität von einem *Mantel von Hirngewebe völlig überdeckt werden* (Abb. 283). Die Haftstelle liegt an der Falx basaler als der Sinuswinkel, sie breiten sich meist doppelseitig aus [bei Cushing von 7 Fällen nur ein einseitiger, bei Ethelberg (1944) 10 von 12 bilateral (Abb. 284)]. Die Form ist meist kugelig, der Sitz überwiegend *vor* den Zentralwindungen (Abb. 283) [fronto-mediale Meningeome]. Häufiger sollen sie vom unteren Teil der Falx, d.h. nahe dem Sinus sagittalis inferior ausgehen, mit einer deutlichen Prädilektion am Schnittpunkt des vorderen und mittleren Drittels (s. Ethelbergs Abb. 1).

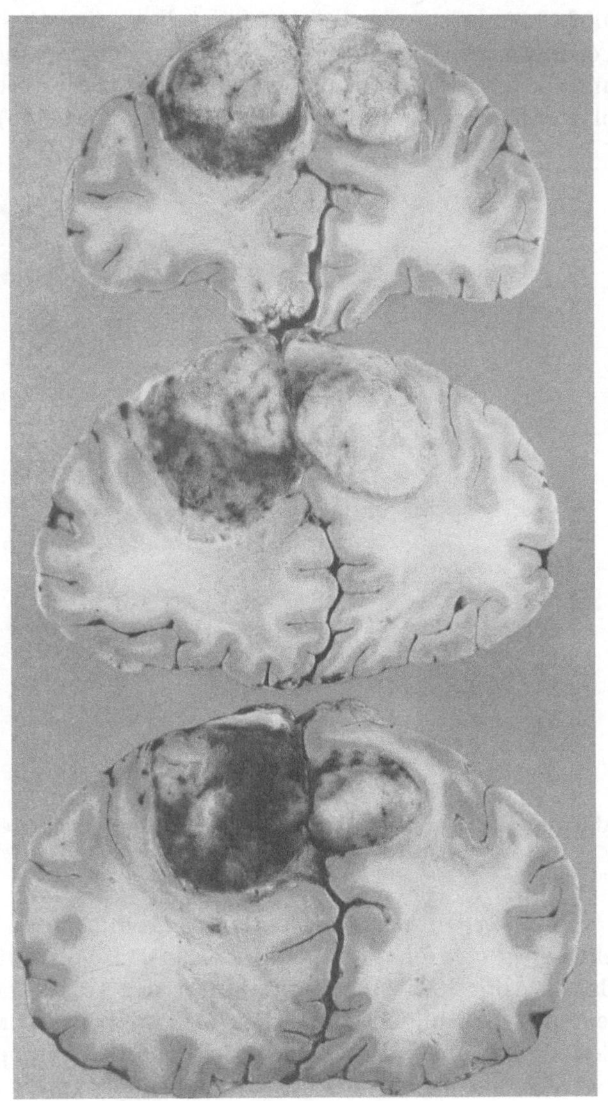

Abb. 279. Doppelseitiges parasagittales Meningeom des vorderen Sinusdrittels. Der linke Tumor ist größer als der rechte, daher erfolgt eine Massenverschiebung über die Mittellinie (Fall 138/35).

Die Verlagerung der anliegenden Hirnsubstanz ist bei diesen vielfach besonders großen (200—300 g) und zudem meist doppelseitigen Geschwülsten besonders grotesk und wird bei frontalem Sitz sehr deutlich an der Abwärtsverschiebung der Vorderhörner. Das steht in einem gewissen Gegensatz zu dem späten Auftreten einer grob manifesten klinischen Symptomatologie. Die Häufigkeit der Falxmeningeome ist nach einer Sammelstatistik von Ethelberg (1944) etwa 5% (31 von 634 Meningeomen), bei Petit-Dutaillis und Mitarbeitern (1955) 16,2% (12 Fälle).

Meningeome der Konvexität. Meist halbkugelige oder kugelige, nuß- bis apfelgroße Tumoren an der Konvexität, die frei von allen Haftstellen an den Sinus des Hirns sind,

Von den parasagittalen Meningeomen werden sie begriffsmäßig so abgetrennt, daß zwischen ihnen und der Falx eine Schicht von Hirngewebe liegen muß. 70% von ihnen liegen frontal vom Sulcus rolandi. Unter diesen gibt es das besonders charakteristische *frontolaterale* Meningeom (Abb. 285, 286), das Meningeom der 3. Frontalwindung von ECTORS (1945) [s. Abb. 91 bei KERNOHAN (1953) und bei THOMPSON (1947)]. Der Lage nach können sie genauer in frontale — (bei CUSHING 5 vor der Coronarnaht, 17 an der Coronarnaht, 7 dahinter und 9 an den Zentralwindungen gelegen) — parietale, temporale und occipitale unterteilt werden. Hyperostosen (Abb. 304) kommen vor, ebenso plattenförmiges Wachstum (s. Abb. 303 und 305).

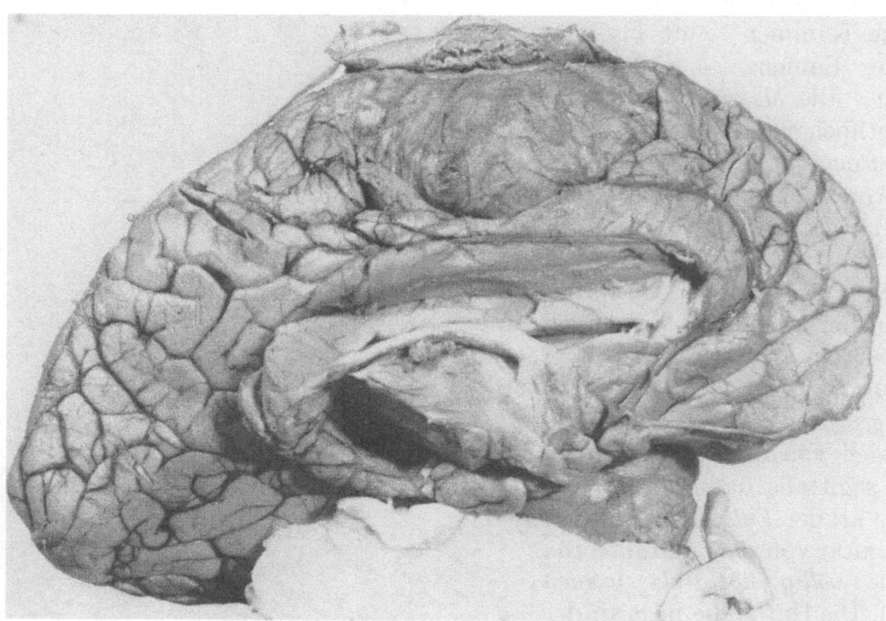

Abb. 280. Apfelgroßes parasagittales Meningeom des mittleren Sinusdrittels mit hochgradigem Prolaps ins Gebiet der Cisterna interhemisphaerica und Cisterna basalis und ambiens (Fall 457).

Meningeome der Olfactoriusgrube (Meningeome der Siebbeinplatte). Medial oder mehr halbseitig gelegene, oft bis kinderfaustgroße frontobasale Tumoren, die an der vorderen Basis (Abb. 287, 288) direkt hinter der Crista galli neben dem Bulbus olfactorius ansetzen. Sie bilden z. B. bei DAVID, GUILLAUMAT und ASKENAZY (1937) 13% der Serie. An dieser Haftstelle kommen kleine Hyperostosen in Form einer Spicula vor, die sich im Tumor als „Nabel"-förmige Delle abdrücken. Die knöcherne Basis der vorderen Schädelgrube und mediale Teile des kleinen Keilbeinflügels können aber auch druckatrophisch werden. Die basale Falx reitet häufig auf dem Tumor, was eine sattelförmige Einsenkung bedingen kann. Die Orbitalwindungen werden durch die Geschwülste nach oben verdrängt (Abb. 288), ebenso sind die A. cerebri ant. und communic. ant., der Boden des 3. Ventrikels und das Balkenrostrum angehoben und nach hinten verschoben (Abb. 287). Dabei werden die Foramina Monroi — halb- oder beidseitig je nach Lage der Geschwulst — beengt, aber gewöhnlich nicht blockiert.

Große Olfactoriusmeningeome ragen über den Rand der vorderen Schädelgrube ins Sellagebiet mit einem Zapfen vor, sie drängen dabei das Chiasma nach hinten und drücken auf das Diaphragma und die Hypophyse. In seltenen Fällen kann sich die Geschwulst auch entlang dem Fasciculus opticus durch das Foramen opticum nach vorne fortsetzen. Olfactoriusmeningeome sind nicht selten erheblich verkalkt [Röntgenbilder eines verkalkten Olfactoriusmeningeoms bei KOVACS (1938), Abb. 3 und 4]. Ein Durchwachsen der Schädelbasis mit Durchdringen in den Nasenraum — wie auf einer Abbildung

CRUVEILHIERS (1835), kopiert bei CUSHING und ·EISENHARDT (1938) als Abb. 203, dargestellt — ist wohl ein seltenes Ereignis. Eine gute Abbildung eines medial gelegenen Olfactoriusmeningeoms zeigt GLOBUS (1937), Abb. 110.

Meningeome des Tuberculum sellae (supraselläre Meningeome, Meningeome des vorderen Sehnervenwinkels). Kirsch- bis mandarinengroße, meist median gelegene, häufig feinhöckerige, kugelige Tumoren (Abb. 289), die sich im vorderen Chiasmawinkel von Tuberculum sellae nach oben entwickeln und der Dura breit aufsitzen. Sie verschieben das Chiasma nach vorne oben, dellen die hinteren Anteile der Gyri recti ein und heben den Boden des vorderen 3. Ventrikels an. Die Unci werden nach seitwärts verschoben, ebenfalls die beiden Carotiden, während die Anfangsabschnitte der Aa. cerebri ant. nach vorne-oben verlagert werden. Die vorderen Sellafortsätze werden oft im weiteren Verlauf druckatrophisch, die Hypophyse plattgedrückt. Selten ist eine kleine Knochenspicula an der Ansatzstelle sichtbar. [Ausführliches Schrifttum bei PORTUGAL, ELEJALDE und Mitarbeiter (1949).]

Die Meningeome der Opticusscheide bzw. des Orbitaldaches. Einzelne Meningeome entstehen auch im innersten Winkel der Orbita nahe dem Foramen opticum in der Opticusscheide, die sie oft umwachsen. Sie haben meist etwa die Gestalt einer Pflaume. Sie können durch das Foramen opticum in den Schädelinnenraum vordringen. Diese Meningeome der Opticusscheide und des Foramen opticum werden erfolgreich operiert [McK. CRAIG und GOGELA (1949)].

DAHLMANN (1951) und HEINE (1951) beschrieben vom röntgenologischen bzw. pathologisch-anatomischen Standpunkt aus ein hochgradig verkalktes und verknöchertes Meningeom *im Orbitaldach* extradural bei einem 12jährigen Mädchen. Angeblich war ein sicherer Zusammenhang zwischen Dura und Tumor nicht zu finden. Die Verfasser — durch deren Freundlichkeit ich die Schnitte sehen konnte — halten die Ge-

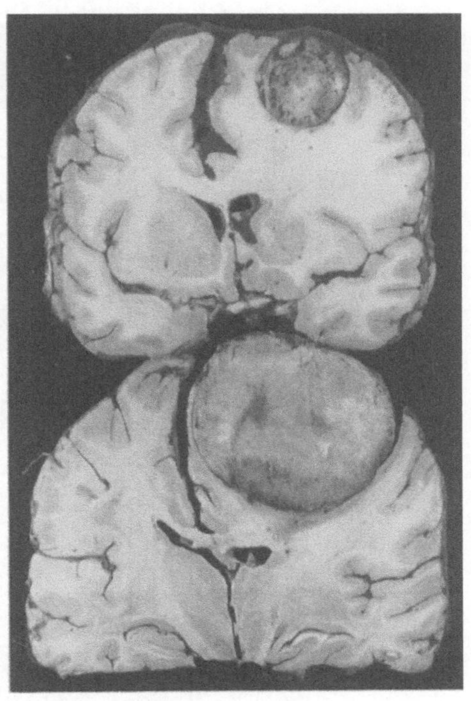

Abb. 281. Apfelgroßes Meningeom des mittleren Sinusdrittels. Erhebliche Massenverschiebung (Fall 3360).

schwulst für ein Meningeom und ich kann mich dieser Auffassung nur anschließen. Wir hatten einen ähnlichen Fall (Nr. 1422/54). KERNOHAN glaubt, daß ektopische Meningeome an der Glabella vorkommen können. Er hat vier derartige Fälle durch NEW und DEVINE (1947) beschreiben lassen. Den Sitz der Meningeome des Foramen opticum zeigt die Abb. 79 bei UIHLEIN und Mitarbeiter (1953).

Die Meningeome des (kleinen) Keilbeinflügels[1]. Die Keilbeinmeningeome werden je nach der Lage am Keilbeinflügel in *äußere* — pterionale — [in CUSHINGs Gut 16, HORNING und KERNOHAN (1950) 20, OLIVECRONA s. CASTELLANO und Mitarbeiter (1952) 74], *mittlere* [11, KERNOHAN (1952) 15, OLIVECRONA 17] und *innere* (13, KERNOHAN 20, OLIVECRONA 15 Fälle) Tumoren unterteilt. Die äußere Gestalt ist sehr verschieden. Sie sind entweder mehr kugelig (Abb. 290) oder mehr flächenhaft gewachsen (Abb. 291). Auch die Lage und Ausdehnungsrichtung sind unterschiedlich. So gibt es kugelige Formen mit Wachstum gleichmäßig gegen die vordere und mittlere Schädelgrube (Abb. 290), häufiger liegen sie noch mit der Hauptmasse im vorderen Anteil der mittleren Schädelgrube. Flächenhafte Geschwülste breiten sich wie ein Teppich über

---

[1] Einer der frühesten Fälle des Schrifttums ist offenbar der von CASPART [CUSHING und EISENHARDT (1938) Abb. 313].

die beiden Keilbeinflügel (Abb. 291) und dringen ins Orbitalgebiet, bis an die Sella und gegen das Hinterhauptsloch vor. So können Riechkolben, Chiasma, Carotis und

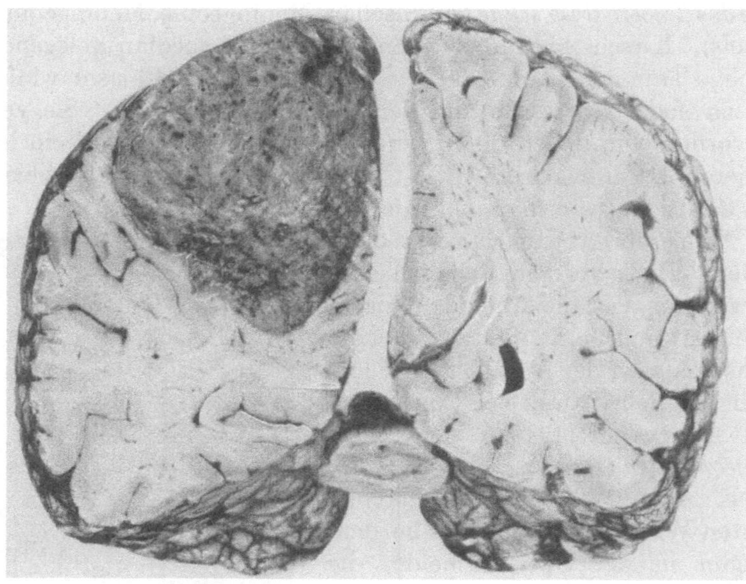

Abb. 282. Blick von vorn auf den Anschnitt eines parasagittalen Meningeoms des hinteren Sinusdrittels. Geringe Verbiegung der Falx zur Gegenseite (Fall 1743).

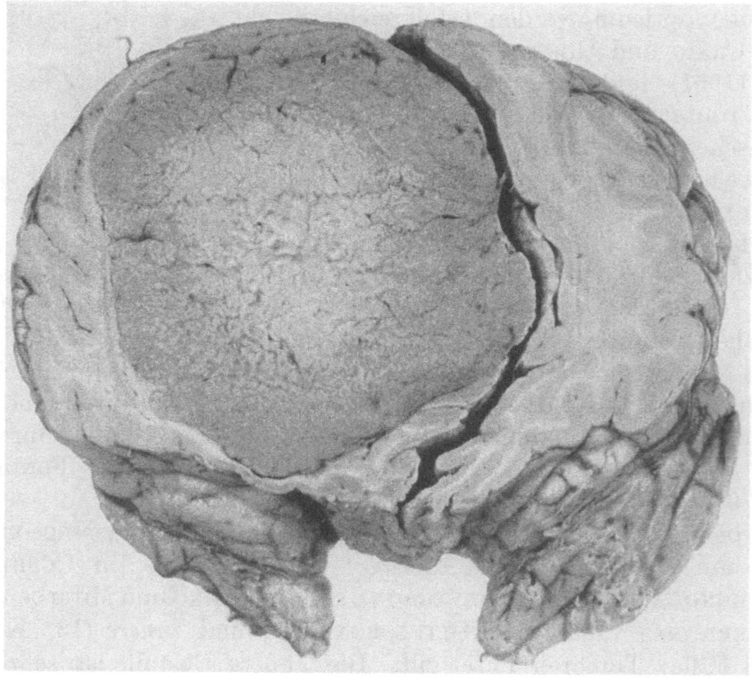

Abb. 283. Faustgroßes Falxmeningeom rechts (Fall M 2801).

Hirnnerven umwachsen werden (Abb. 327). Bei dieser Gruppe ist die Neigung zur diffusen Hyperostosebildung besonders stark. Sie kann zu breitflächiger Vergrößerung des kleinen und großen Keilbeinflügels führen, ja, auch sich im extrakraniellen Anteil des Pterions durch „Anschwellung" der Schläfenjochbeingegend auswirken [eines der frühesten Beispiele bei Virchow (1863—1865), s. auch Cushing und Eisenhardt (1938),

Abb. 281]. Die Verlagerung der anliegenden Hirnteile schwankt je nach der Größe, Form und Ausdehnungsrichtung des einzelnen Tumors. Sie geht aus den Abb. 290 und 291 hervor. Wie der Exophthalmus entsteht, ist noch nicht völlig klar [s. auch MYLIUS (1948)]. Selten wird die A. cerebri media von diesen Meningeomen umwachsen (Abb. 290).

Meningeome der Fissura Sylvii. Diese temporolateral gelegenen Meningeome liegen dorsolateral von den eben beschriebenen Keilbeinmeningeomen, wobei es Übergangsfälle zwischen beiden gibt. Sie könnten auch unter die Konvexitätsmeningeome gerechnet werden. Durch die halbkugeligen oder flachen Tumoren wird der Schläfenlappen im Gebiet der Fissura Sylvii nach medial gedrängt (Abb. 292). Bei diesen Meningeomen sahen wir einige Male eine zapfenartige Oberfläche [Abb. 310c, d, s. auch Abb. 586a bei ZÜLCH (1948)] und eine Verzahnung mit dem Hirngewebe.

Meningeome des basalen Temporallappens. Meist kugelige Tumoren, die den basalen hinteren Schläfenlappen hochdrängen und eine Übergangsform zwischen den Meningeomen des Brückenwinkels, Keilbeins und des Cavum Meckeli bilden (Abb. 9).

Meningeome des Cavum Meckeli. Meist flache Meningeome der Basis, die sattelförmig über oder neben der Felsenbeinspitze sitzen und Fortsätze in die mittlere und hintere Schädelgrube oder über die Mittellinie zur Gegenseite vorschieben können, oder schließlich gegen den Brückenwinkel drücken. Sie können dabei Zwerchsackformen annehmen [RASKIN (1950), VERBRUGGHEN (1952)].

Meningeome des Brückenwinkels. Meningeome von Kirsch- bis Pflaumengröße, die an der medialen Kante der vorderen Pyramidenspitze aufsitzen und in Richtung auf den Brückenwinkel wachsen

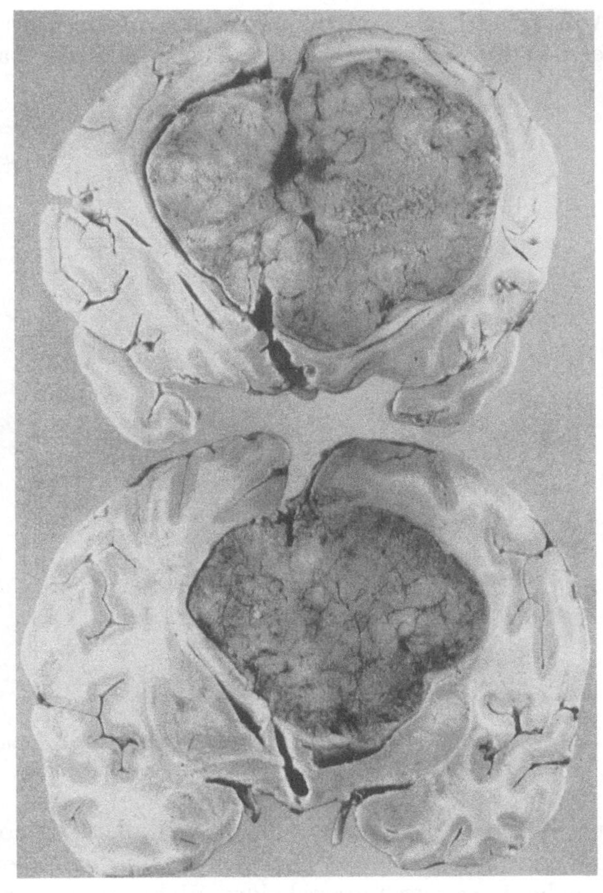

Abb. 284. Faustgroßes beiderseitiges Falxmeningeom, rechts stärker entwickelt als links (Fall M 3576).

(Abb. 293). Makroskopisch sind sie gelegentlich nur schwer von den Neurinomen (Zahlenverhältnis etwa 1:15) zu unterscheiden, außer, daß sie nicht den Zapfen in den erweiterten Porus vorschieben und mehr nach vorne-innen liegen und sich eher gegen das Foramen magnum vorschieben. Sie machen gelegentlich eine Hyperostose [BAGER (1944)]. Sie können auch gegen den Tentoriumschlitz vordrängen.

Meningeome des Tentoriums. Bei diesen Meningeomen unterscheiden wir die mit supratentoriellem Sitz von denen mit infratentorieller Lage (Abb. 295). Zwerchsackmeningeome auf beiden Seiten mit Ausdehnung in die mittlere hintere Schädelgrube [ARNVIG (1944)] kommen vor (Abb. 296, 301). Diese dringen einerseits gegen den basomedialen Schläfenlappen oder die Basis des Hinterhauptlappens und andererseits infratentoriell gegen die Oberseite des Kleinhirns vor. Im ganzen häufen sich die Tentoriummeningeome um den Torcular Herophili (peritorculäre Meningeome) oder entlang dem Sinus transversus und wachsen dabei in den Sinus ein. Das Durchwachsen der Falx ist selten, ebenso eine Hyperostosenbildung. Es kommen auch Meningeome an der Spitze des Tentoriumschlitzes, d. h. im Vierhügelgebiet vor (Abb. 297), Zeitlin (1935), Araki (1933).

Meningeome des Clivus und kraniospinale Meningeome. Selten gehen Meningeome auch medial oder lateral vom Clivus aus (Abb. 294) und drängen gegen die Medialfläche des Temporallappens, die Kleinhirnvorderfläche oder das Brückengebiet. Sie können gleichzeitig einen zapfenförmigen Fortsatz ins Foramen magnum und Spinalkanal vorschieben ("kraniospinale Meningeome"). [Bogorodinski bzw. Majewsky - v. Santha (1943), (Abb. 9, 298)]. Diese Meningeome wurden von Martin und Kleyntjes (1950) kürzlich auch bei den Tumoren des Foramen occipitale abgehandelt, bzw. früher von van Bogaert

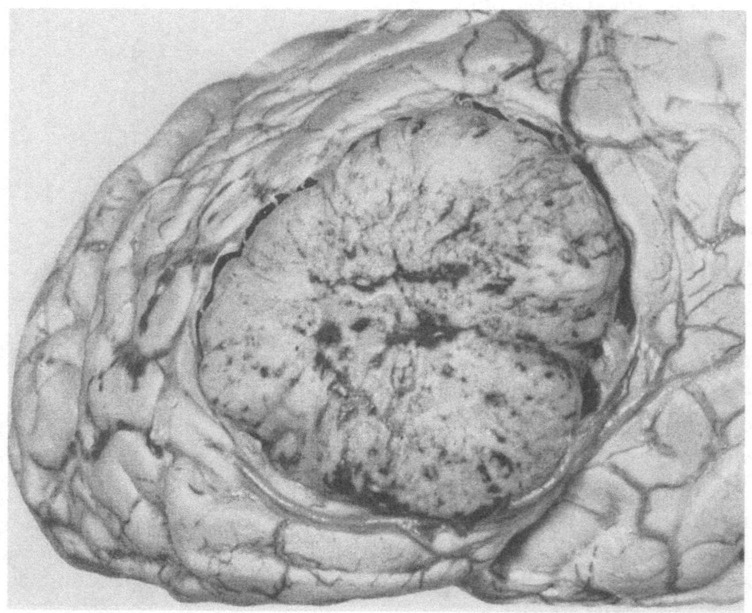

Abb. 285. Typisches frontolaterales Meningeom (der 3. Frontalwindung, s. Abb. 286), von seitlich gesehen (Fall 73/37).

und Martin (1935) als encephalo-medulläre Tumoren beschrieben. Über sechs derartige spinokraniale Tumoren, sämtlich Meningeome, berichten Smolik und Mitarbeiter (1934). Manche Verfasser unterscheiden nicht diese einzelnen Typen, sondern sprechen ganz allgemein von den *Meningeomen der hinteren Schädelgrube* [Petit - Dutaillis und Daum (1949), D'Errico (1950), Campbell und Whitfield (1948), Olivecrona (1947)]. Tönnis und Nittner (1954) haben auf diese Tumoren hingewiesen.

Meningeome des Spinalkanals. Bohnen- (Abb. 299) bis pflaumengroße, oder auch größere fingerförmig wachsende (Abb. 300) Meningeome des Spinalkanals, die das Rückenmark entsprechend verdrängen. Sie können sich über mehrere Segmente ausdehnen (Abb. 300). Zahlenmäßige Häufung im Thorakalgebiet [bei Learmonth (1927): cervical 13,3%, thorakal 63,4%, lumbosacral 23,3%], auf die Zahl der Segmente berechnet aber ergibt sich angeblich kein Vorzugssitz. Die größten Tumoren liegen cervical und caudal. Sie haben eine feste Haftstelle an der Dura. Ihr Sitz war [im Gut der Mayo-Klinik: Learmonth (1927)] hinten-lateral (38 Fälle), vorne-lateral (11), hinten (7) oder vorne (1). Die vorderen Meningeome können bei flacher Gestalt der Beobachtung fast entgehen (eigener Fall Nr. 969). Zur Differentialdiagnose: Neurinome sollen größer, glatter gekapselt, mehr in die Länge gezogen und weniger oft nach vorne gelegen sein. Das Zahlenverhältnis der spinalen Neurinome zu den spinalen Meningeomen ist im allgemeinen angeblich 3:4; bei uns 1:1 (61 Meningeome : 62 Neurinome). Die relative Häufigkeit der Meningeome unter den Rückenmarksgeschwülsten ist 1:3 [48:150

ODDSON (1948)], bei KERNOHAN (1952) von 979 Fällen 25,9 %; bei uns 61 Meningeome auf 62 Neurinome, 16 Ependymome, 11 Spongioblastome usw.

Meningeome der Ventrikel. Glatte, kugelige (Abb. 299) oder eiförmige, mit dem Plexus verwachsene [s. auch DANDY (1934 bzw. 1938), Abb. 438] Meningeome von Mandarinen- bis Gänseeigröße, die zu einer entsprechenden Erweiterung der Seitenkammern führen. Sie liegen meist im Glomusgebiet, d. h. im Trigonum. WALL (1954) fand bereits 50 Fälle von

Meningeomen der Seitenventrikel im Schrifttum, dazu kamen 8 eigene Beobachtungen. Sie wurden oft von der A. chorioidalis ant. oder post. gespeist. BUSCH (1939) hatte 5 Meningeome der Seitenventrikel unter 502 intrakraniellen Tumoren. Ein Sitz im 3. oder 4. Ventrikel [DANDY (1933), VOGEL und STEVENSON (1950)] ist selten. Eine — verglichen mit den bisherigen Bildern des Schrifttums — besonders anschauliche Wiedergabe eines (angioblastischen) Meningeoms des Glomusgebietes mit zahlreichen kleinen Cysten auf dem Schnitt finden wir bei BORCHERS (1910). Sie ist auch der Zusammenstellung CUSHING und EISENHARDTs (1938) entgangen [s. auch D. RUSSELLs (1950) Abb. 17]. Weiter BENNETs (1946) Abb. 74 [Schrifttum auch bei TSCHERNYSCHEFF und Mitarbeitern (1930)]. Eine sehr gute Zeichnung eines Frontalschnittes durch ein intraventrikuläres (fibroblastisches) Meningeom zeigt Abb. 8 von DAVID und Mitarbeiter (1937). Ein fibroblastisches Meningeom bei einem $3^1/_2$jährigen Mädchen sahen GARDNER und TURNER (1938) [BAILEY-BUCHANAN-BUCY (1939), S. 415]. Eine schematische Skizze des Meningeoms des Plexus chorioideus an typischer Stelle im Trigonum zeigt auch die Abb. 1 von DUNN und Mitarbeiter (1954), eine gute Zeichnung Abb. 8 von WALL (1954).

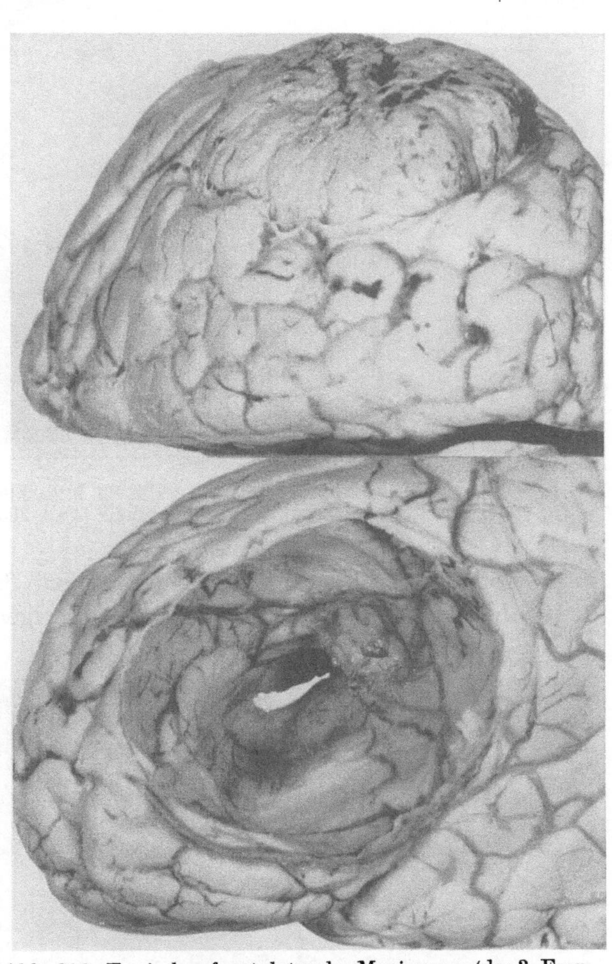

Abb. 286. Typisches frontolaterales Meningeom (der 3. Frontalwindung) von oben gesehen. Der Tumor wurde dann entfernt und man blickt jetzt durch das Tumorbett in das eröffnete Vorderhorn (s. Abb. 285). (Fall 73/37.)

Ein Meningeom eigener Beobachtung im Seitenventrikel (Fall 4500) wog 618 g. Es handelte sich um ein 11jähriges Mädchen.

Multiple Meningeome. Eine „Aussaat" multipler linsen- bis apfelgroßer Meningeome über die gesamte Dura (Abb. 302) mit Häufung an den auch sonst bevorzugten Stellen kommt — selten — vor. Einzelne von ihnen können dann eine so erhebliche Größe erreichen oder an einem symptomatologisch so bevorzugten Sitz liegen, so daß sie operativ angegangen werden müssen. Besonders häufig kommen multiple Meningeome im Rahmen einer rudimentären oder voll ausgebildeten RECKLINGHAUSENschen Krankheit vor (s. S. 31 ff.). Aus einer Zusammenstellung HOSOIs (1930) — der selbst einen Fall mit 38, FRÄNKEL-HUNT (1952) gar mit 100 Tumoren beschrieben hat — geht hervor, daß ihm 22 Fälle von multiplen Meningeomen bekannt waren, von denen

11 ohne weitere Tumoren,

2 mit unilateralem Acusticusneurinom,

8 mit bilateralem Acusticusneurinom, davon
4 mit sonstigen Zeichen

einer RECKLINGHAUSENschen Erkrankung kombiniert waren. Multiple Meningeome hatte auch der berühmte Patient „A." von BRICKNER (1952), bei dem seinerzeit DANDY das

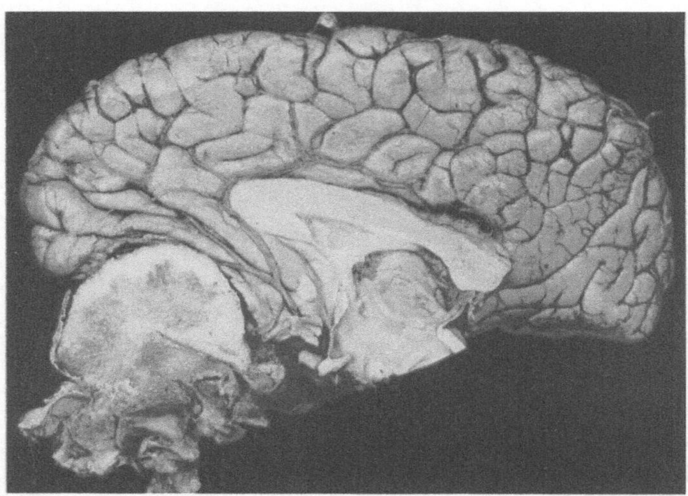

Abb. 287. Apfelgroßes Olfactoriusmeningeom mit typischer Verdrängung des basalen Frontallappens (Fall 266).

Olfactoriusmemingeom operiert hatte. Multiple spinale Meningeome beobachtete RAND (1952). Echte multiple Meningeome ohne Zeichen einer RECKLINGHAUSENschenKrankheit beschrieb weiter VESTERGAARD (1944). Die Häufigkeit multipler Meningeome beträgt nach seinen Schrifttumsangaben etwa 1 auf 75 Fälle. Es sollten bis dahin 32 Fälle des Schrifttums publiziert sein, die er kurz referiert. Danach sollen 21 Frauen und 9 Männer befallen gewesen sein mit einer Altersbevorzugung der 4. bis 6. Dekade. Diese Zahl erhöht sich auf 50 Tumoren [LUYENDIJK (1954)], wenn man die

Fälle mit RECKLINGHAUSENscher Krankheit dazurechnet. Im eigenen Gut hatte aus den zahlreichen Beobachtungen ein 25jähriger Patient (Nr. 77) multiple kleine und

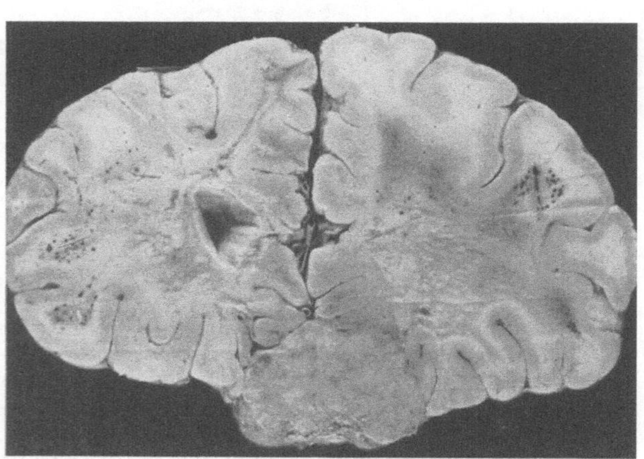

Abb. 288. Mandarinengroßes Olfactoriusmeningeom etwas rechts der Mittellinie nach hochgradiger Röntgenbestrahlung (s. Text S. 98). Das ganze Mark ist zerstört und gelatinös, sowie narbig bzw. cystisch umgewandelt. Flohstichblutungen in einigen Markstrahlen. Man erkennt an der Basis des Tumors eine Delle von der Spicula (Fall 4592). Vgl. Abb. 23, 24.

ein größeres typisches Konvexitätsmeningeom in der Windung F 3. Eine 37jährige Patientin (Nr. 185) hatte ein gänseeigroßes, parasagittales Meningeom des vorderen Sinusdrittels rechts, ein mandarinengroßes Meningeom in F 3 links und zahlreiche kleinere Meningeome, die über die Konvexität verstreut lagen. Eine 58jährige Frau (Nr. 1290) hatte bei einem RECKLINGHAUSENschen Syndrom multiple Meningeome (rechts postzentral, linke Fissura Sylvii, multiple Meningeome der Konvexität) und doppelseitige Neurinome. Meningeome können auch kombiniert mit anderen — z. B. neuroektodermalen — Tumoren vorkommen [s. S. 62 und FEIRING (1955)].

Multiple Meningeome, diffuse meningeale Meningeomatose. Während die Definition für die „multiplen Meningeome" recht leicht ist, ist das bei der „Meningeomatose" schwerer, wo die verschiedensten morphologischen Prozesse beschrieben werden.

HARBITZ (1935) berichtet über eigenartige multiple Tumorbildungen bei einem $5^{1}/_{2}$jährigen Mädchen. Nach der makroskopischen Beschreibung (kein Zusammenhang mit der Dura) und den histologischen Abbildungen möchte ich ein echtes Meningeomgewebe ausschließen und an eine Aussaat multipler (gliöser?) Gewächse im Liquorraum denken.

ARLT (1936) beschrieb „multiple Meningeome" bei einer 51jährigen Patientin (Gehirnbasis, Infundibulargegend bis zur Brücke, Brückenwinkel, sowie im Spinalkanal). Die Tumoren erschienen als „zahlreiche bis bohnengroße, teilweise zusammenhängende aus Hirnmassen bestehende, oft träubchenförmige Gebilde". Im Spinalkanal war die Arachnoidea stark von Geschwulstmassen aufgetrieben, die zum Teil ins Rückenmark einbrachen.

Abbildungen der Hirntumoren fehlen: die spinalen Tumoren sehen eher bestimmten gliösen Gewächsen ähnlich (Spongioblastom: Abb. 7 und 8) als echten Meningeomen. So heißt es auch im Text, es sei ein „Faserbündelverlauf angedeutet, wie er im peripheren und zentralen Neurinom vorkommt". Auch dieser Fall entspricht nicht der Diagnose eines Meningeoms.

Ich möchte daher mit großem Nachdruck empfehlen, die primäre diffuse Tumorbildung in der Leptomeninx, ohne Zusammenhang mit der Dura, nicht als meningeale „Meningeomatose" zu benennen oder gar von multiplen Meningeomen zu sprechen. Die Befunde etwa von ARLT (1936) oder HARBITZ (1935) haben mit Meningeomen offensichtlich nichts zu tun. Auch scheint häufiger eine diffuse Aussaat eines primär gliösen (z. B. spongioblastomartigen) Tumors vorzuliegen. Ich werde daher bis zur Klärung völlig neutral von einer diffusen oder multiplen Blastomatose (bzw. Sarkomatose) der Meningen einerseits und den „multiplen Meningeomen" oder der „diffusen Meningeomatose" andererseits sprechen. Der letzte Zustand bezeichnet dann die Bildung multipler, diffus ineinander übergehender, flächenhafter Meningeome (s. Abb. 302).

Unter *meningealer Gliomatose* versteht das heutige Schrifttum die „diffuse Metastasierung eines Hirntumors in der Leptomeninx" bzw. die diffuse leptomeningeale Aussaat [s. POLMETEER und KERNOHAN (1947)]. Ich würde den ersten Begriff zugunsten des zweiten vermeiden. Ich würde den Ausdruck allenfalls gebrauchen, wenn

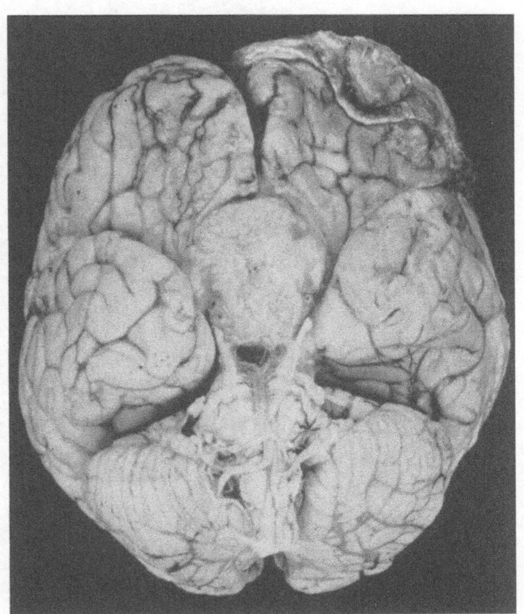

Abb. 289. Fast mandarinengroßes Meningeom des vorderen Chiasmawinkels (Tuberculum sellae), Zustand nach operativer Freilegung (Fall 1449).

sich — wie in unserem Fall 306 (s. Abb. 82d) — eine diffuse Ausbreitung eines wahrscheinlich gliösen Tumors vorfindet, wo aber ein Primärtumor fehlt, wo eine Metastasierung also nicht wahrscheinlich zu machen ist.

Den Begriff *meningeale Meningeomatose* halte ich für eine sehr unglückliche Zusammenstellung. Man müßte den Ausdruck entsprechend dem eben abgeleiteten definieren als die diffuse Ausbreitung von Gewebe von meningeomartigem Charakter ohne primäres Meningeom. Ich habe weder derartige Fälle gesehen, noch derartige Befunde dem Schrifttum sicher entnehmen können. Diese Kritik gilt auch für die maligne meningeale Meningeomatose von UIHLEIN und Mitarbeiter (1949), deren Beziehung zur Sarkomatose der Meningen stärker ist als zum Meningeom. Man sollte doch mit allen Ausdrücken, die mit „Meningeom" zusammenhängen, den Begriff des „gutartigen" verbinden können.

Danach möchte ich kurz und zusammenfassend definieren:

a) die „diffuse meningeale Gliomatose" ist die *diffuse Aussaat (Metastasierung) gliöser Gewächse* in dem Arachnoidalraum.

b) Die „diffuse meningeale Meningeomatose" entspricht der *diffusen primären Sarkomatose* der Meningen (des Arachnoidalraumes).

c) *„Diffuse Meningeomatose"* ist eine *diffuse flächenhaft wachsende* Form der *Meningeome.*

d) *„Multiple Meningeome"* sind voneinander getrennt wachsende multiple gutartige Hirnhauttumoren.

Nur die kursiv gedruckten Ausdrücke empfehle ich zu gebrauchen.

Geschlechtsprädilektion. Bei allen Untersuchern findet sich die übereinstimmende Feststellung, daß die Frauen als Meningeomträger in einem bestimmten Verhältnis überwiegen — das Cushing und Eisenhardt (1938) mit 60:40, Lapresle und Mitarbeiter (1952) mit 2:1 angeben und bei uns 5:4 beträgt. Nur Dandy (1938) berichtet, mehr Männer unter seinen Patienten gehabt zu haben! Essbach (1943) stellte auch hier wieder größere Zahlen zusammen und gibt an, daß bei den *spinalen* Meningeomen die Frauen mit 2,3:1 besonders auffallend betroffen waren [bei Cushing-Eisenhardt (1938) sogar noch erheblicher mit 13:4, bei Elsberg (1952) 5:4 (70 Patienten)]. In unserem Gesamtgut war das Verhältnis 319:404, d.h. 5:4. Lapresle, Netsky und Zimmerman (1952) berichteten über 121 Meningeome, davon 21 spinal gelegen; dabei überwogen die Frauen bei den spinalen Fällen sogar mit 20:1! Gleiche Angaben Cushings für die suprasellären Meningeome stellen sich auf 17:8, für die Keilbeinmeningeome auf 3:2, bei Horning und bei Kernohan (1950) auf 4:1. Ja, bei den plattenförmig wachsenden Keilbeinmeningeomen des äußeren Drittels waren bei Cushing sämtliche Patienten Frauen. Bei den Patienten mit parasagittalen Meningeomen überwogen bei

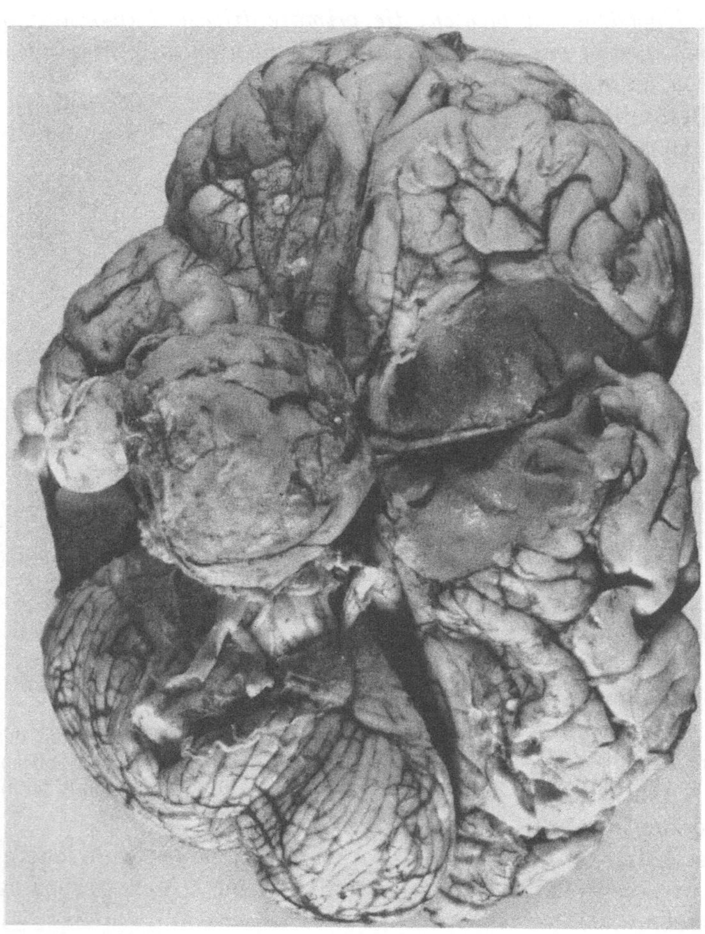

Abb. 290. Kugeliges mittleres Keilbeinmeningeom, das die A. cer. media umwachsen hat (s. Abb. 325). (Fall 1040.)

Dechaume und Mitarbeitern (1949) [ähnlich wie bei uns], die 26 Männer über die 18 Frauen, bei den Olfactoriusmeningeomen allerdings die Frauen sogar mit 7:3.

Rasse der Erkrankten. Nach Cushings Rückfrage bei den Neurochirurgen der stärker mit Negern bevölkerten Südstaaten Nordamerikas sollen die Menschen schwarzer Rassen ausgesprochen selten an Meningeomen erkranken. In dem Bericht über farbige Hirntumorträger von Janssen und Piraux (1955) hatte 1 von 6 Patienten ein Meningeom. Proctor (1955) fand die Meningeome und Astrocytome relativ bei Europäern 5—6mal so häufig als bei Bantunegern.

Erblichkeit. Ectors und van Bogaert (1952) beschrieben ein kraniospinales, intra- und extradurales Meningeom bei einem Geschwisterpaar. Beide Patienten hatten anscheinend auch periphere Neurofibrome, die aber nur bei der Schwester auch histologisch gesichert werden konnte. Beide hatten weiter eine Atlas-Occiputsynostose. Einer der diskordanten Zwillinge von Pedersen und Geyer (1938) (s. S. 30) hatte ein Keilbeinmeningeom. Über die Beziehungen zur RECKLINGHAUSENSchen Krankheit s. S. 31ff. Auf die erblichen Fälle haben hürzlich DAVIDOFF und MARTIN (1955) hingewiesen.

Bedeutung des Traumas für die Auslösung des Geschwulstwachstums. Die Anzahl der Fälle mit einem hinreichend belegten Trauma in der Vorgeschichte [SPILLER (1907) ist bei den Männern besonders hoch, in CUSHINGs Gut z. B. bei 101 von 313 Patienten. Ich habe zur Frage der Geschwulstauslösung durch Trauma auf S. 37 unter Mitteilung eines Falles von Meningeom ausführlich Stellung genommen. Im ganzen ist eine zurückhaltende Einstellung angebracht, obwohl in einzelnen Fällen gerade Meningeome am ehesten als Traumafolge wahrscheinlich zu machen sind [Fall REINHARDT (1928), s. S. 40].

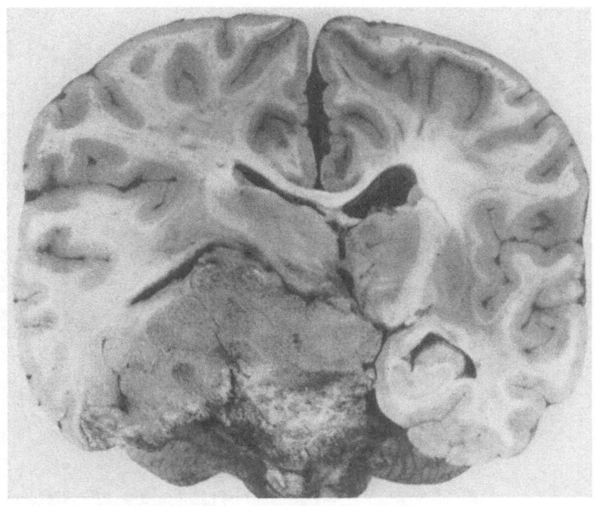

Abb. 291. Flaches Meningeom entlang dem ganzen kleinen Keilbeinflügel. Die Keilbeinkante hat an dem Gewächs eine Kerbe ausgespart („Sattel"). (Fall 880.)

Weiter hatte ein 44jähriger Patient von THIÉBAUT und Mitarbeitern (1949) vor 6 Jahren ein Schädeltrauma mit Hautnarbe direkt am Sitz des späteren occipitalen Meningeoms mit großer Hyperostose erlitten. Auch im Falle von ALPERS und HARROW (1932) lag ein Trauma vor mit Narbe an der gleichen Stelle, wo sich später ein Meningeom entwickelte. Trotzdem wußte ELSÄSSER (1939) bis 1939 noch keinen sicheren Fall einer traumatischen Entstehung eines Meningeoms. Hier sei aber betont, daß der Befund einer Knochenspicula bei den Meningeomen mehrfach als Fraktur der Interna gegen die Geschwulst hin fehlgedeutet worden ist [LESZYNSKI (1907)]. Auch dürfte nicht angängig sein, aus dem Bestehen dieses Knochenvorsprungs einen dauernden Wachstumsreiz gegen die Geschwulst zu postulieren [STERNBERG (1919)].

Bei den MARBURGSchen Fällen (1935) sind die Tumoren zu wenig beschrieben und abgebildet, als daß man heute mit Sicherheit aussagen könnte, daß es sich um zwei verschiedene Tumoren gehandelt habe. Gerade Abb. 2 kopiert das Wachstum gewisser Sarkome (s. Abb. 345), so daß man das Durchwachsen der Dura und des Hirns damit erklären könnte.

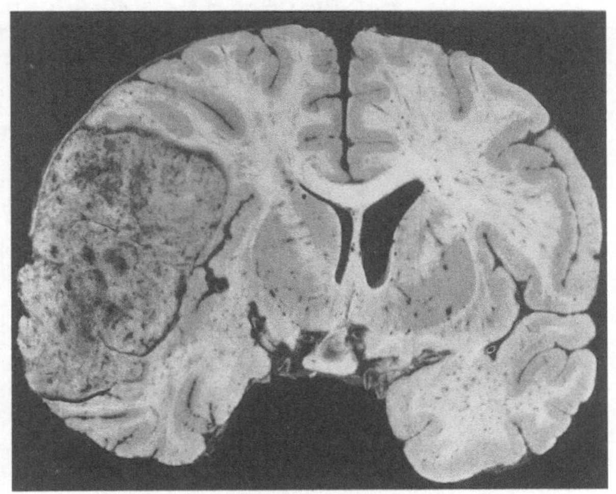

Abb. 292. Typisches Meningeom der Fissura Sylvii (Fall 1455).

Wir haben nur Fremdkörperreaktionen (Granulome) als Folge eines Reizes gesehen, niemals „Reizgeschwülste" (s. S. 39).

Auch wenn wir *versicherungsrechtlich* die Rolle des Traumas für die Auslösung des Wachstums beim Meningeom im Vergleich mit den übrigen Blastomen nicht so eindeutig ablehnen können, so lösen wir keineswegs damit die Frage der *spontanen* Blastomentstehung. Denn es spielen sicher eine Reihe anderer noch unbekannter Faktoren (endokriner Natur?) eine Rolle, die durch den Tatbestand der allgemeinen Häufung der Meningeome bei Frauen und der bevorzugten Beteiligung dieses Geschlechts im besonderen an den *spinalen* Meningeomen und an den flächenhaft wachsenden Keilbeinmeningeomen usw. angedeutet werden (s. S. 63ff.).

Ausgangspunkt. Bereits Virchow (1900) stellte über den Ausgangspunkt der Psammome Untersuchungen an. Er hielt die Hirnhauttumoren für hyperplastische Vorgänge an den Meningen. Eine genauere Untersuchung nahm Cleland (1864) an zwei „zottigen Tumoren der Meningen" vor, von denen er glaubte, sie hätten wahrscheinlich ihren

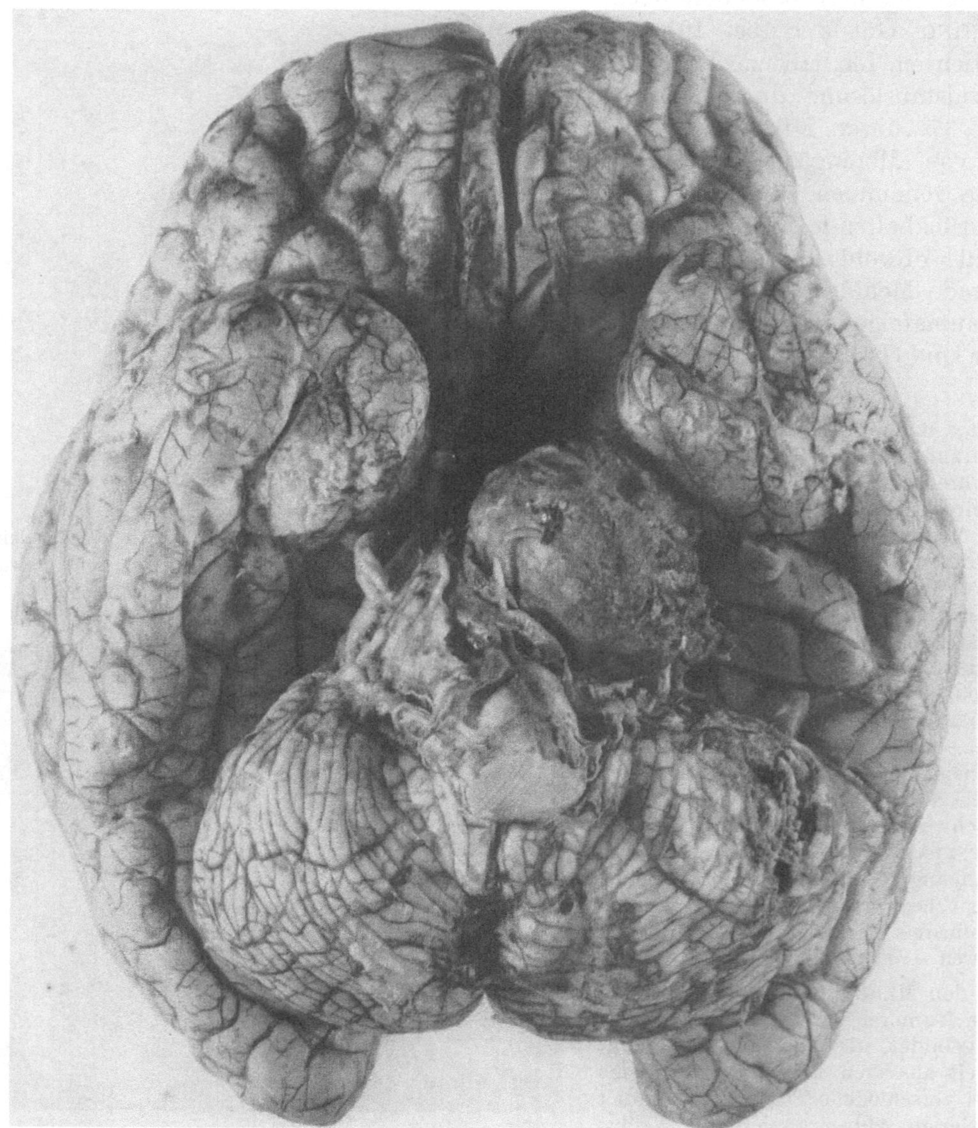

Abb. 293. Kastaniengroßes Meningeom der Pyramidenspitze mit Verdrängung von Brücke und Mittelhirn (Fall 964).

Ausgang von den weichen Häuten der Arachnoidea genommen, zumal sie von der Dura leicht zu trennen waren. Daran hatte vor ihm schon Cruveilhier (1835) gedacht und Robin (1869) und Mallory (1920) haben das nach ihm noch einmal ausgesprochen.

Aber erst die Arbeiten von M. B. Schmidt (1902) haben diese These eindeutig *bewiesen*. Er bezog die „Sarkome" der Dura auf die Zellzapfen vermutlich arachnoidalen Ursprungs in der Dura und auf die Pacchioni*schen Granulationen*.

Er wies darauf hin, daß die Geschwülste sich gerade an den Stellen häuften, wo auch die Granulationen am häufigsten gefunden wurden. Dieser Zusammenhang ist dann in mühevoller Zusammenarbeit von Aoyagi und Kyuno bestätigt worden [s. Abb. 66 bei Bailey (1951)]. Diese These gibt auch die Grundlage für die Untersuchungen Ferners (1940), der in der Dura „zellige Fleckchen und Knötchen" aus Arachnoidalgewebe beschrieb, die in einem stark aufgelockerten und capillarreichen Gewebe lagen [s. auch CAIN (1954)]. Diese Auffassungen über die Entstehung wurden auch von ESSBACH (1943) übernommen. Sie haben in der Tat auch heute noch die größte Wahrscheinlichkeit für sich.

Wir wissen aus Arbeiten von MARBURG (1934), daß auf einen chronischen Reiz hin arachnoidales Gewebe wuchern kann und daß die entstehenden Granulationsgewebe *örtlich* von Meningeomen nicht zu unterscheiden sind [s. MARBURG (1934), „Unfall und Hirngeschwulst, Wucherung um eine Revolverkugel an der Hirnbasis", Abb. 12]. Das geht auch aus meinen Befunden an den Hirnnarben hervor [s. TÖNNIS und GRIPPONISSIOTIS (1939), Abb. 3—7, s. S. 39]. Auch die Rolle des Traumas wird dort näher erläutert und eine Beobachtung eines temporalen Meningeoms an der Stelle einer alten

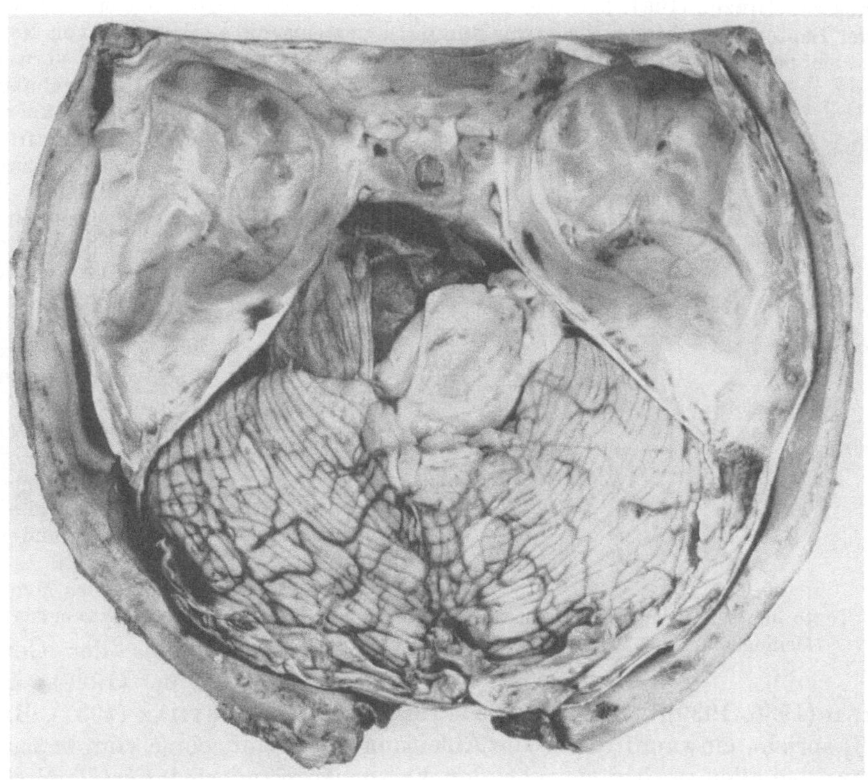

Abb. 294. Meningeom des Clivus links. Die Geschwulst hat Brücke und Mittelhirn nach rechts hinten und oben verdrängt und wird im Tentoriumschlitz von oben her sichtbar. Die linken Brückenwinkelnerven ziehen als flache Bänder über den Tumor. Zustand nach Trepanation der hinteren Schädelgrube (Fall 1225).

Fraktur ausführlicher beschrieben. Trotzdem ist die Art der Auslösung eines autonomen Wachstums „derartiger" Keime auch dadurch nicht geklärt. In diesem Zusammenhang ist aber nur das Ausgangsgewebe der Meningeome von Bedeutung und das erscheint hinreichend sicher bekannt.

Die andere Möglichkeit, die Meningeome auf ein angebliches Duraendothel zu beziehen [s. auch RIBBERT (1910)], läßt sich wohl kaum mehr vertreten. Das Bestehen eines derartigen Duraendothels ist von MALLORY (1920) energisch bestritten worden, und es läßt sich beim Erwachsenen wohl kaum mehr nachweisen. Anders bei embryologischen Untersuchungen, wo MARBURGS (s. 1935) Mitarbeiter RIEHL besonders nach Fixierung (nach KOLMER) es angeblich einwandfrei darstellen konnte (seine Abb. 1). Er will es nicht nur bei tierischen, sondern auch bei menschlichen Feten gesehen haben. Auch WEED (1932) nimmt ein Duraendothel als gesichert an. O. T. BAILEY (1940) hat die Möglichkeit erwogen, daß gewisse Meningeome primär von der Leptomeninx ausgehen und erst sekundär mit der Dura verwachsen.

Eine dritte Deutung der Meningeome weicht zwar nicht hinsichtlich der Matrix, wohl aber in der Ableitung der Meningen von den Keimblättern vom bisher Wiedergegebenen ab [OBERLING (1922), ROUSSY-CORNIL (1925), MASSON (1923), BENEDEK und JUBA (1943)]. Es wurde davon oben bereits gesprochen. Ich will hier wegen der kürzlich von DIEZEL (1954) veröffentlichten Arbeit noch einmal darauf eingehen.

OBERLING nahm an (1922), daß die Leptomeninx ganz von gliösem Gewebe gebildet würde und stützte sich dabei auf embryologische Untersuchungen. Er empfahl, die Tumoren der Hirnhäute

Meningoblastome zu nennen und ihre nähere Zusammensetzung durch Zusätze „gliomatös“, „epitheliomatös“ oder „sarkomatös“ näher zu kennzeichnen.

Masson unterteilte die Meningeoblastome in Anlehnung an Oberling in gliomatöse, epitheliale und syncytiale, sowie in fibrilläre und amorphe ein. Kernohan stellt sich ebenfalls heute noch auf den Standpunkt, daß die Meningeome neuroektodermalen Ursprungs sind. (1952 . . . These meningeomas are neuroectodermal in origin . . . and are derived from the neural crest. . .) Foot (1940) und O. T. Bailey (1940) betonen aber demgegenüber die Bedeutung eines mesodermalen Stromas.

Globus betrachtet (1937) wohl mit Recht die Oberlingsche These der Abkunft der Meningen als „äußerst spekulativ“. Das wird man von seinen Nachfolgern in dieser Anschauung auch heute noch sagen müssen. Diezel (1954) hat aber kürzlich wieder auf die Möglichkeit einer ektodermalen Entstehung der Leptomeninx hingewiesen, was durch das gemeinsame Vorkommen von Neurinomen und Meningeomen bei der Recklinghausenschen Krankheit nahegelegt wurde. Er verweist dabei besonders auch auf die Ergebnisse Holmdahls (1934) und auf tierexperimentelle Arbeiten, aus denen einwandfrei hervorginge, daß „die Leptomeninx zum großen Teil aus neuroektodermalem Bildungsmaterial der Neuralleiste entspringt“ [s. die Monographie von Hörstadius (s. Diezel)]. Die Struktureigentümlichkeiten der Hirnhautgewächse dienen Diezel (1954) dazu, seine These von der neuroektodermalen Genese der Arachnoidalzellen zu stützen. So unterscheidet er 3 Typen: 1. Tumoren mit arachnothelialer, 2. mit fibroplastischer und 3. mit gemischter Differenzierung. Schöpe (1951) hat hingegen die Meningeome zwar ebenfalls vom Neuroektoderm abgeleitet, wenn auch unter einer anderen Vorstellung. Er glaubte, daß es sich zumindest bei den multiplen Meningeomen um „Neurome“ der Duranerven handelte.

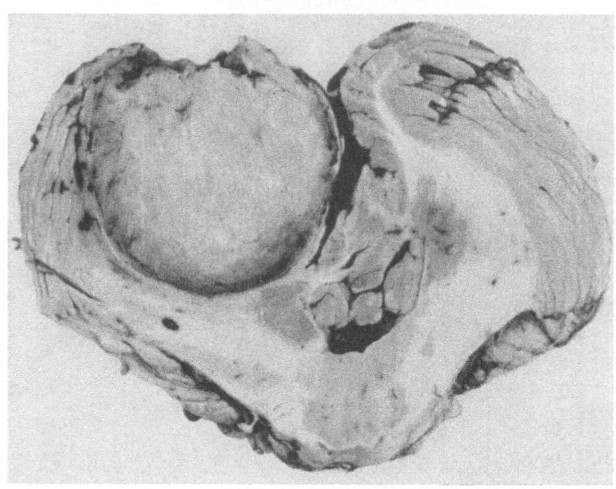

Abb. 295. Tentoriummeningeom: sog. peritorculäres Meningeom (Fall 1283).

Das Ergebnis der Gewebskulturen [Kredel (1928), Buckley (1929), Bland (1936, 1939), Russell (1934, 1950), Wolf-Honeyman (1937), Benedek-Juba (1942)] spricht einwandfrei für die Ableitung der Meningeome vom *mesodermalem* Gewebe. Denn bei allen positiv ausgehenden Versuchen wanderten *fibroblastische* Zellen aus dem Geschwulstgewebe aus, die allerdings gelegentlich Makrophagencharakter annahmen. Bland und Russell (1938) fanden in ihren Zellkulturen von Meningeomen verschiedene Zellformen, die zu einer Lagerung in Flächen (sheet) neigten. Dies Merkmal schien zu einer Abstammung von den arachnoidalen Deckzellen zu passen.

In den Gewebskulturen von Wolf und Honeyman glichen im 4. Falle die Zellbrücken den von M. B. Schmidt (1902) beschriebenen Bildern; bei Benedek und Juba bildeten sich Gitterfasern. Später (1950) hat Russell berichtet, daß bei ihren Gewebskulturen mit Bland aus einem und dem gleichen Tumor verschiedene Zelltypen herausgezüchtet worden wären. Wichtig erscheinen besonders die Ergebnisse von Kersting (Neurologenkongreß Hamburg 1955), der zeigen konnte, daß auch in einer Kultur aus — durch Zentrifugieren — isolierten Zellen eines Meningeoms sich wieder die typischen konzentrischen Architekturen bilden.

Hortega und Mitarbeiter fassen (1951) in einer ausführlich dokumentierten Arbeit frühere Ergebnisse noch einmal zusammen, wobei die vom „Exothel“ ausgehenden Tumoren den fibroblastischen gegenübergestellt werden.

Zum Schluß wäre nur noch zu untersuchen, auf Grund welcher Faktoren die Abtrennung einer eigenen chondro-lipo- bzw. osteoblastischen Unterart bei Bailey-Bucy (1931) wirklich gerechtfertigt ist. Das Gewebe der weichen Häute hat neben den ganz spezifischen Leistungsmöglichkeiten doch noch uralte Potenzen, wie die meisten undifferenzierten normalen Bindegewebe. Und diese Bindegewebe können im Einzelfall bei einem granulierenden Prozeß noch Knochen, Fett und Knorpel bilden. Ich glaube, es wird daher heute kaum darüber Meinungsverschiedenheiten geben können, daß die wenigen osteoiden, chondroiden oder lipomatösen Partien sich auf einen metaplastischen Vorgang und auf die entsprechenden Potenzen der mesodermalen Urzellen beziehen lassen.

LAAS (1935) wendet sich zwar dagegen, dem Arachnothel eine osteoblastische Funktion zuzuweisen; doch muß man ihm entgegenhalten, daß eben nur ein Teil der Meningeome von den arachnoidalen *Deck*zellen ausgehen, andere offensichtlich von den übrigen Bestandteilen der Meningen. BARCIA-GOYANEZ und Mitarbeiter (1953) fanden auch Meningeome ohne Haftstelle an der Dura.

Nun wird man zum Schluß noch nach der Entstehung der 3 Spielarten der Meningeome fragen, wenn man sie schon von einer einheitlichen Matrix ableitet. Man kann sich diese Frage leicht so erklären, daß die Matrix kombiniert aus 3 Einzelgeweben besteht wie die PACCHIONIsche Granulation, nämlich Deckzellen, Gefäßen und Bindegewebe. Sie ist einmal reicher an arachnoidalen Deckzellen (endotheliomatöses Meningeom), ein andermal an faserigem Bindegewebe (fibromatöses Meningeom) oder schließlich an Gefäßen (angiomatöse Form). Das wäre auch in Einklang mit der ESSBACHschen Auffassung zu bringen, der mit M. B. SCHMIDT

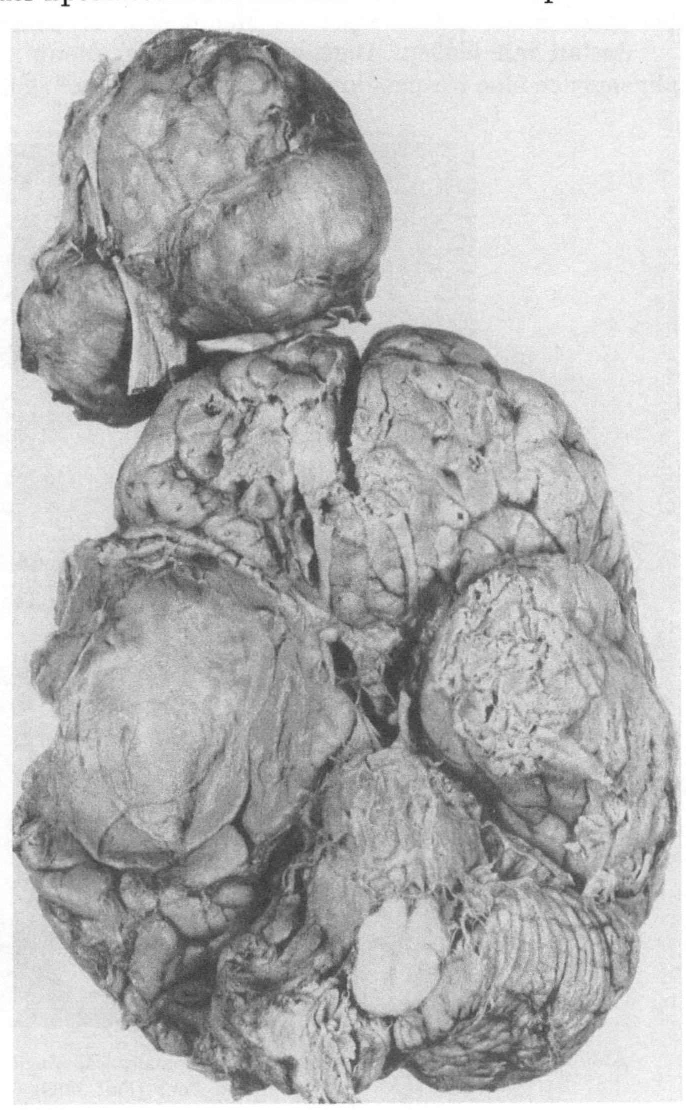

Abb. 296. Riesiges zwergsackförmiges Tentoriummeningeom rechts. Der apfelgroße Tumor der mittleren Schädelgrube hat den ganzen Temporallappen verdrängt, der mandarinengroße der hinteren Schädelgrube die Brücke und das Kleinhirn nach links verschoben (Fall Hb 1305).

(1902) und FERNER (1940) das Arachnothel der „Flecken, Knötchen, Zotten und duralen Zottenkappen" als Ausgangspunkt der Meningeome ansieht, wenn es nur in Kontakt mit ausreichenden Capillaren gerät. Daß es sich um histologische Unterschiede im Ausgangsmaterial von *Fall zu Fall* handelt, geht daraus hervor, daß die histologischen Spielarten an allen Lokalisationen vorkommen *können*, wenn es auch gewisse Vorzugssitze gibt. Kürzlich sahen wir in einem in den Randzonen endotheliomatösen Meningeom einen mit bloßem Auge sichtbaren runden Kern von Kastaniengröße, der rein fibroblastisch gebaut war (s. Abb. 315d). Fast schien es, als ob hier eine ganze PACCHIONIsche Granulation ins Wuchern geraten wäre (Fall Nr. 6280).

Tiertumoren. Davis, Philips und Neubürger (1948) beschrieben einen Tumor bei einem 12jährigen Hund, den sie am ehesten mit einem malignen Meningeom vergleichen konnten.

Im eigenen Beobachtungsgut (s. S. 45) fand sich ein fibroblastisches Meningeom bei einer Kuh und ein spinales Meningeom bei einem Hund.

Gestalt mit bloßem Auge. Die *Farbe* der Meningeome: Die Meningeome haben im allgemeinen eine frische, dunkelrote „Fleischfarbe", einzelne Knoten können auch einmal

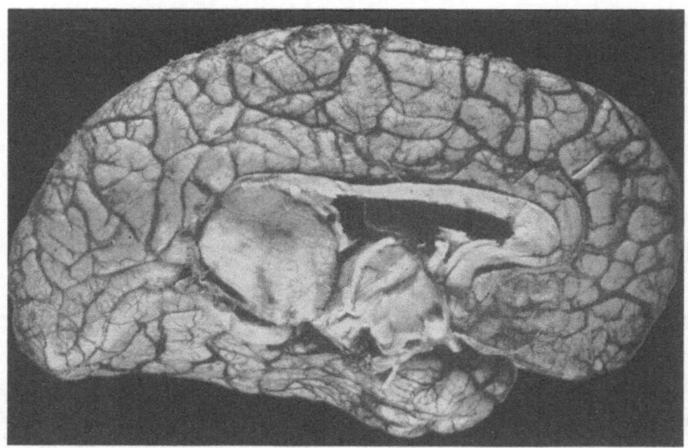

Abb. 297. Über kastaniengroßes Meningeom im Tentoriumschlitz (Mittelhirn).
(Fall 4743.)

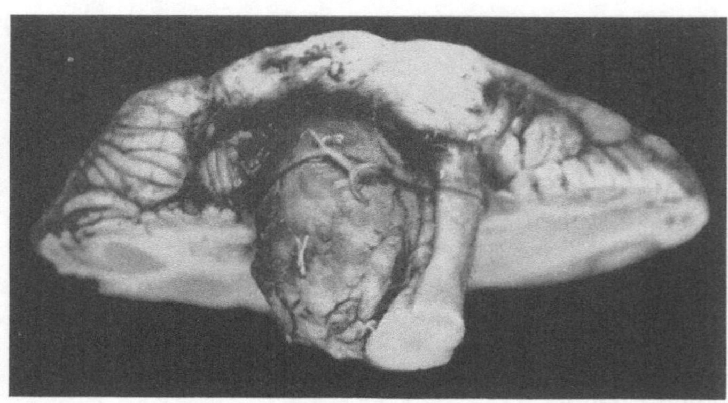

Abb. 298. Typisches rechtsseitiges „kraniospinales" Meningeom mit Verdrängung der Oblongata und Pons (Fall 3888).

etwas heller erscheinen, hyaline Partien mehr glasig, doch ist ein buntfarbiges Bild selten (Abb. 304b). Auf dem Querschnitt sieht man nicht selten nußkern- bis kirschgroße Cysten [s. Cushing und Eisenhardt (1938), Abb. 171], auch kleinere Blutungen sind manchmal vorhanden.

Form und Größe. Die Meningeome sind Geschwülste von Stecknadelkopf- bis Mannsfaustgröße. Ihre Form ist nach dem Sitz und der Wachstumsart verschieden, aber nicht in Beziehung zur geweblichen Unterart. Sie sind regelmäßig völlig gekapselt (Abb. 301 und 304), die Oberfläche aber verschieden; sie ist glatt, gelappt, grob- oder feinhöckerig oder maulbeerartig (Abb. 301, 304). Die *Form* der Meningeome ist entweder kugelig, halbkugelig, spitzkegelig oder sie sind plattenförmig ausgebreitet (Abb. 291, 305, 307, 309). Manchmal vereinigen sich auch mehrere Wachstumsarten, so daß ein spitzkegeliger oder knotiger Tumor auf einer großen Platte aufsitzt oder 2 Tumoren sozusagen ineinandergefügt sind [Nr. 1291] (Abb. 303). Sie haben — mit den seltenen Ausnahmen der Fälle im Ventrikel oder tief in der Fissura Sylvii — eine mehr oder minder große Haftstelle an der Dura, die je nach Form größer (Spitzkegelform) oder kleiner (Kugelform) als der Umfang der Geschwulst ist. In der Form sind die Meningeome mit Äpfeln, Mandarinen, Tomaten oder Kartoffeln verglichen worden (Abb. 301 und 304). Die unter ihrem Einfluß entstehenden Knochenvorsprünge [Hyperostose, Spicula] (Abb. 304c, 306b) bilden sich an der Duraseite der Geschwülste als entsprechende Delle (Nabel) ab (Abb. 304d). In den Fällen, wo die Blastome auf Knochenvorsprüngen reiten — Keilbeinflügel, Felsenbeinkante — zeigen sie entsprechende Abdrücke oder Einsenkungen (Abb. 291). In einzelnen seltenen

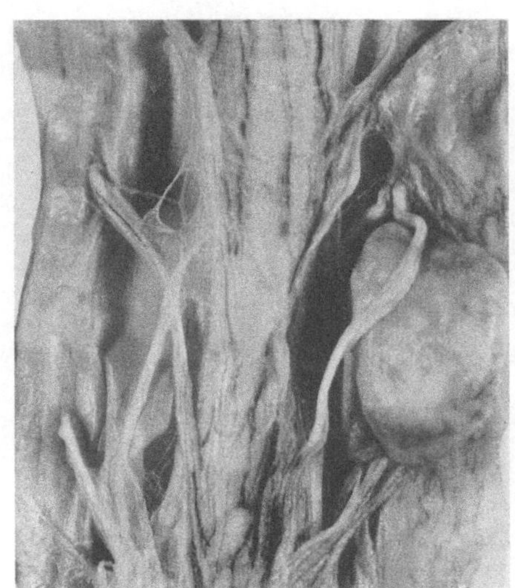

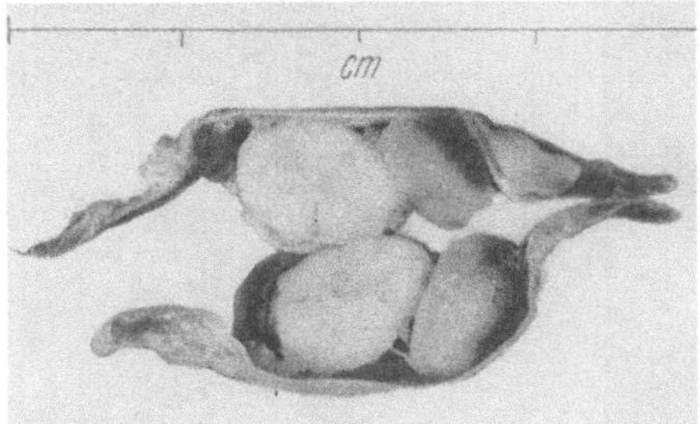

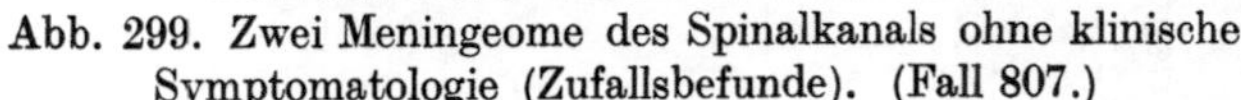

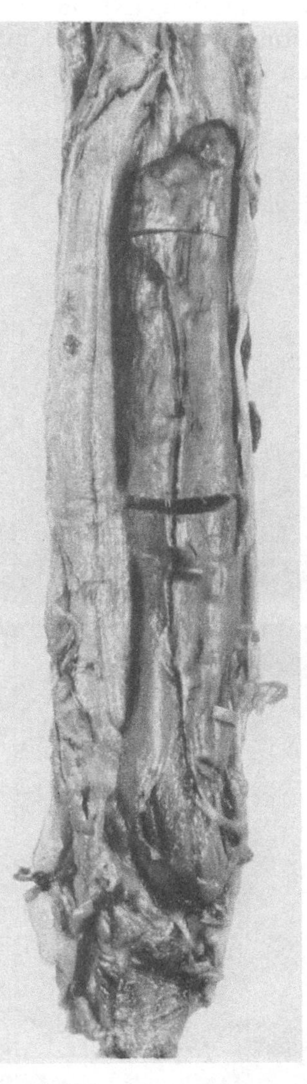

Abb. 299. Zwei Meningeome des Spinalkanals ohne klinische Symptomatologie (Zufallsbefunde). (Fall 807.)

Abb. 300. Langes fingerförmiges Meningeom über etwa 10 Segmente (Fall M 1144).

Fällen schiebt sich in Lücken des benachbarten Gewebes ein Geschwulstfortsatz vor, wie vom Olfactoriusmeningeom her ins Sellagebiet oder in die Opticusscheide.

Die *Größe* der Meningeome ist je nach Sitz und Ausdehnungsmöglichkeit (und Symptomreichtum der befallenen Gebiete!) verschieden (Abb. 278 und 306a). Durch Zufall sieht man bei genauen Autopsien Meningeome in statu nascendi [ENGERT (1900) hat angegeben, daß er durchschnittlich bei jeder 5.—6. Leiche derartige Blastome entdecken konnte, bei LAPRESLE und Mitarbeitern (1952) waren 18% der Serie Zufallsbefunde!] Meningeome der Größe eines Stecknadelkopfes bis zu einer Linse (Abb. 306a). Diese Größe ist gar nicht einmal so selten.

Im Falle von ROEMER (1894) hatte der Patient einen Schädelumfang voh 90 cm, der Knochen eine Dicke von 6—7 cm. Bei WINKELBAUER (1930) hatte der Tumor ein Gewicht von 600 g, bei KERSCHNER (1928) von 1300 g (18 × 14 × 9 cm!), bei DAVIDOFF (1937) von 835 g.

In unserem Fall 915 allerdings eines 36jährigen Patienten (s. Abb. 307, 308) fand sich eine diffuse Hyperplasie der Kalotte über der linken Hemisphäre und an der ganzen Basis.

Das Meningeom wuchs beetförmig in einer 1—2 cm dicken Schicht mit einzelnen mehr knotigen und kugeligen Tumoren darüber, und zwar besonders in der Keilbeingegend (Abb. 307 und s. S. 407—409). Ein noch größeres Meningeom eines 47jährigen Patienten aus unserer Sammlung (Nr. 4635) [s. Abb. 328] beschrieb Brugger (1955). Es hatte eine kurze Wachstumsdauer (3 Jahre), infiltrierte aber das Hirn nicht. Histologisch hatte es Zeichen raschen Wachstums [s. auch White und Mitarbeiter, J. of Neurosurg. 7, 455—460 (1950)].

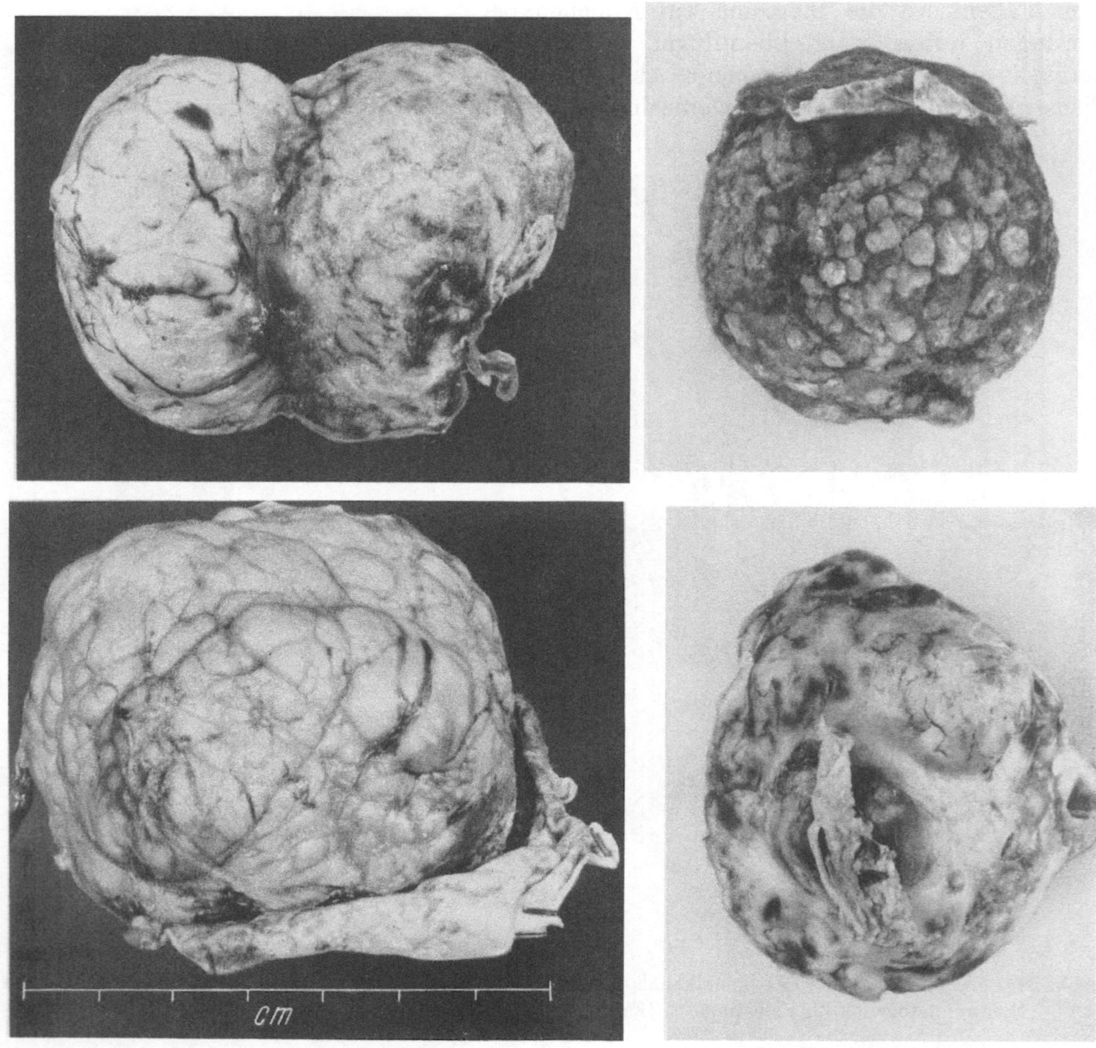

Abb. 301. Vier bei der Operation entfernte Meningeome; oben links ein Zwerchsackmeningeom des Tentoriums (Fall 1468), oben rechts ausgesprochen kleinknotiges Meningeom (Fall 1454), unten links grobknotiges Meningeom (Fall 294/676), unten rechts Meningeom des Seitenventrikels. Man erkennt noch an der Oberfläche ein Stück des Plexus, mit dem der Tumor fest verwachsen war (Fall 1137).

Feingewebsbau. Das Verhalten der Meningeome gegenüber dem anliegenden Gewebe: I. gegenüber dem Hirn. Die Meningeome haben ein *verdrängendes* Wachstum gegenüber dem neuroektodermalen Gewebe, d. h. gegen Hirn und Rückenmark. Sie infiltrieren jedoch keimblatteigenes, d. h. mesodermales Gewebe wie Sinus, Knochen, Dura, Ganglionscheide, Muskel (Abb. 310b). Cushing bildete (1922) das Einwachsen eines Meningeoms (Abb. 13) in den M. temporalis ab. Für eine Beurteilung der Malignität vom allgemeinpathologischen Standpunkt aus hat dieses nur „bedingt infiltrative" Wachstum früher eine große Rolle gespielt [Erdheim (1937): das „maligne" osteoplastische Meningeom]. Das verdrängende Wachstum ist auf die Bildung einer mehr oder minder dicken *Kapsel* zurückzuführen. Sie ist verschieden dick, kann bei nicht gelappten runden Blastomen in Dicke und Bau der Dura ähneln, während sie bei gelappten Formen nicht viel mehr als die Dicke der Pia-Arachnoidea zeigt und oft von dieser nicht zu unterscheiden ist (z. B. an Autopsiepräparaten). Die inneren Kapselschichten und die darunter liegenden Zonen sind meist sehr gefäßreich (Abb. 319b, c). In einem unserer Fälle (Nr. 6073) sahen

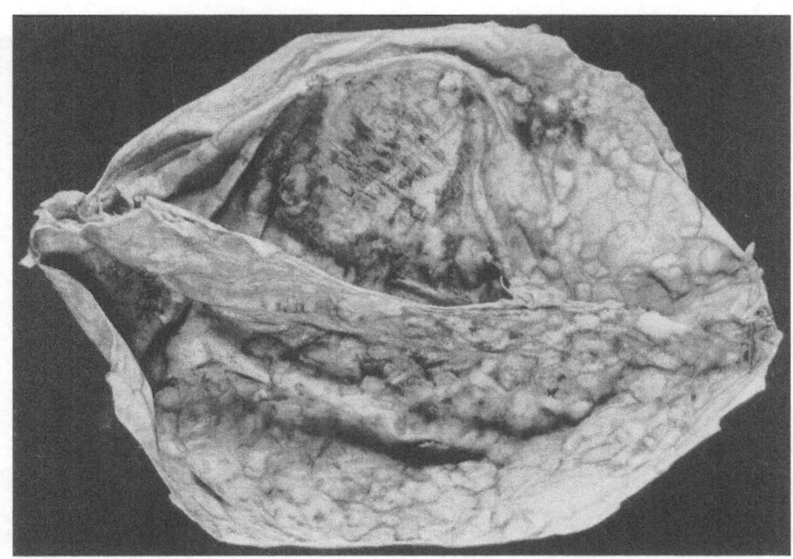

Abb. 302. Teils diffuse plattenförmige, teils knotige Bildung von Meningeomen in der Dura und Falx („Meningeomatose"). (Fall 1290.)

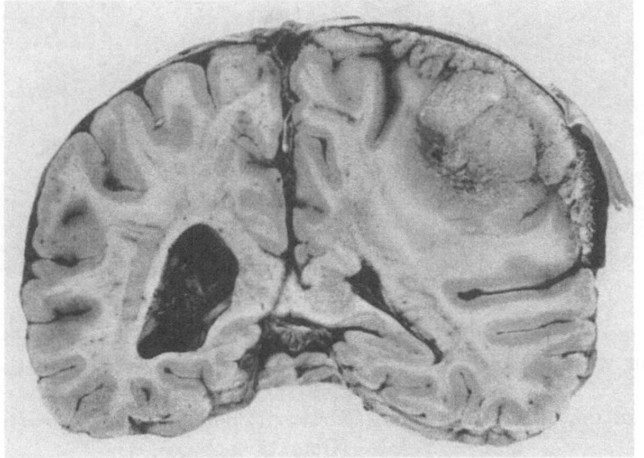

Abb. 303. Teils plattenförmiges, teils kugeliges Meningeom der rechten Konvexität (Fall 1291).

wir ein ganz merkwürdiges Verhalten: In einem sonst einheitlich endotheliomatösen Meningeom waren an Stelle des sonst aus wenigen Fasern und eventuell Capillaren bestehenden Zwischengewebes dichte angiomatöse Partien gelegen, die teilweise absolut das Übergewicht über das Parenchym hatten. Die Gefäße sind manchmal knäuelförmig verdichtet, können also dicht nebeneinander liegen, wie in einem Kavernom (Fälle Nr. 880, 507, 149). Sie stammen vorwiegend aus dem Carotis externa-Kreislauf und sind häufig weit gestaut. NÖTZEL (1951) erläutert im einzelnen die von TÖNNIS (1948) immer wieder betonte Ausbildung der Kommunikation zwischen dem Carotis externa- und interna-Kreislauf. Die Kapselzone ist gelegentlich von dichten Rundzelleninfiltraten durchsetzt (Abb. 319d). Einige seltene Meningeome wachsen auch ohne Kapsel und dringen mit Zapfen gegen das Hirn vor, allerdings ohne es zu infiltrieren (Abb. 310c, d). Möglicherweise war auch Cushing und Eisenhardts (1938) Abb. 491 von einem ähnlichen Fall, er hat ihn allerdings als infiltrierend bezeichnet.

Nach Nötzel (1951) sind die Meningeome meist von einer Kapsel überzogen, die der Dura entstammt. Diese trennt den Tumor von den weichen Häuten und vom Gehirn. Im eingedrückten Hirn entsteht wohl einmal eine Verschmälerung der Rinde, niemals aber ein Markschaden. Anders,

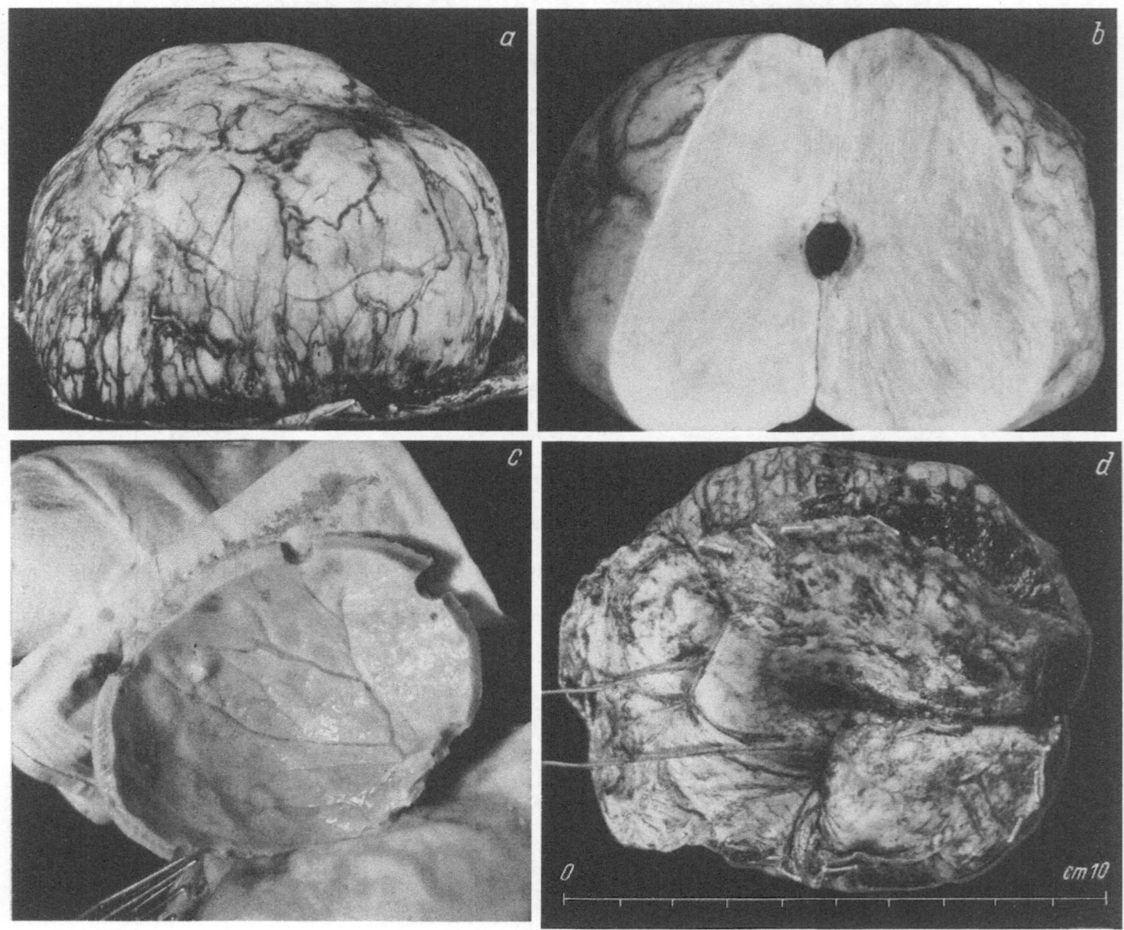

Abb. 304a—d.
a Großes kugeliges Meningeom mit reichlichem Gefäßnetz in der Kapsel. Die durchgeschnittene Geschwulst zeigt eine feinfaserige, nur wenig erweichte Schnittfläche. An der Haftstelle ein tiefer Geschwulst-„Nabel"
(Fall 137).
c Hyperostose (Spicula) an der Ansatzstelle eines Konvexitätsmeningeoms. Erweiterung der A. meningica und ihrer Äste (Operationsphoto).

wenn die Meningeome in die weichen Häute eingedrungen sind und Gefäßverbindungen mit dem pialen Gefäßsystem aufgenommen haben; dann entstehen erhebliche Zirkulationsstörungen.

Hier kommt es in der Wachstumszone zu kleineren oder größeren Randnekrosen, aber auch zur Bildung eines Walls von glomerulusartigen Gefäßen.

Die Pia und Arachnoidea als keimblatteigene Gewebe können allerdings vom Meningeom infiltriert werden [Cushing-Eisenhardt (1938) Abb. 517]. Dazu sagen Schaltenbrand und Bailey (1928): „Die piogenen Tumoren (Meningeome) respektieren die Piagliamembran länger als die Dura und den Knochen. Sie durchbrechen diese Membran erst, wenn sie sarkomatös entarten."

Die Ablösung vom Hirn, die sonst außer an den Stellen des Gefäßeintrittes leicht gelingt, kann dadurch erschwert werden, so daß — wie in unserem Fall — der Operateur den Eindruck eines malignen „infiltrierenden" Wachstums gewinnt, obwohl es sich nur um eine Verzahnung handelt. So bilden KALBFLEISCH und GREBE (1937) als Abb. 5 das Vorwachsen eines Meningeoms entlang den pialen Gefäßscheiden ins Hirn ab. Ein derartiges zapfenförmiges Verwachsen eines Meningeoms zeigt auch die Abb. 12 von H. H. MEYER (1937). Auch KAUFMANN (1922) bildet in Fig. 786 einen entsprechenden Tumor ab (doppelseitiges parasagittales Meningeom), „der sich, ohne histologisch bösartig zu sein, mit zapfenartigen Fortsätzen in das Hirn hineindrängt" (s. auch Abb. 310c, d).

Die dem Meningeom anliegenden Hirnteile werden zunächst mechanisch verdrängt (Abb. 280). Da das Hirn und Rückenmark ganz langsame mechanische Lageveränderungen — oft sogar mit geradezu grotesker Verformung (Abb. 278 und 296) — ohne gröbere Schädigung ertragen kann, erklärt sich hieraus die meist gute funktionelle Restitution nach Entfernung der Meningeome.

Anders, wenn die mechanische Wirkung sich auch auf die Gefäßversorgung auswirkt. Dann kann es zur Bildung kleiner, ja oft ausgedehnter Erweichungen in der Tiefe kommen [Abb. 290 und ASKANAZY und DAVID (1938)], während im ersten Falle nur eine Atrophie des verdrängten Gewebes eintritt. Wie es zur Bildung dieser Erweichungscyste kommt, ist nicht immer klar, ob als Folge eines Gefäßverschlusses oder eines Ödems. Nach NÖTZEL (1951) kommt es unterhalb der Meningeome zu starken Markverödungen bzw. zu einem Status spongiosus durch akute Randödeme, manchmal aber auch zu erheblichen Makrogliosen der Nachbarschaft. Auch JACOB (1940) beschrieb hier seine Ödemnekrose.

H. J. SCHERER (1936) weist darauf hin, daß nach seinen Erfahrungen die

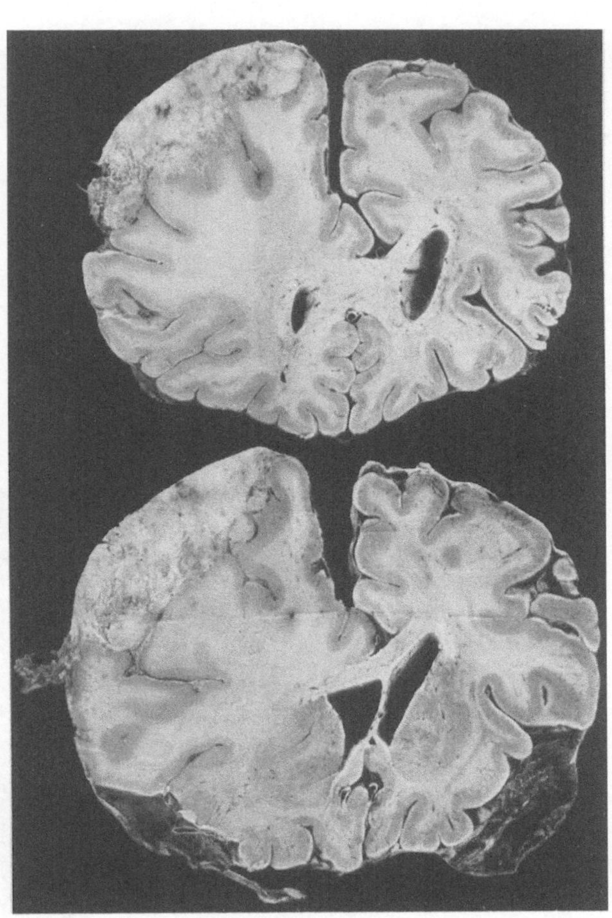

Abb. 305. Plattenförmiges Konvexitätsmeningeom mit zapfenförmigem Wachstum gegen die Hirnwindungen (s. ähnlich Abb. 310c, d). (Fall 1356.)

Schädigungen an der Hirnrinde durch ein Meningeom unter Umständen stärker seien als die durch ein subcorticales, auf die weiße Substanz beschränktes Gliom. Die Veränderungen sind also vasculärer Genese und laufen besonders über ein Ödem ab, ein direkter Druck hingegen soll auch nach SCHERER nicht wirksam werden können. Derartig grobe Erweichungscysten unterhalb der Meningeome zeigen z. B. im Handbuch der Inneren Medizin 1912, Bd. V, die Abb. 94, S. 456 oder CUSHING und EISENHARDTs (1938) Abb. 523. NÖTZEL (1951) hat daher mit Recht darauf aufmerksam gemacht, daß die Meningeome zwar „verdrängend" wachsen, daß aber trotzdem weitreichende Schäden an Rinde und Mark vorkommen können. Er wies auf Beobachtungen von JACOB (1940), GREENFIELD (1939) und ELSÄSSER (1952) hin. HANS JACOB jedenfalls hat das Bild einer groben Schädigung der anliegenden Mark- und Rindenteile als „diffuse" Ödemnekrose beschrieben. Durch die Durchblutungsstörungen am Rande der Meningeome kann es zu perivasculären Ödemen und späterem Gewebsuntergang kommen, wie ich das ebenfalls (1953, Abb. 2) beschrieben habe (s. S. 102ff.).

In der Nachbarschaft der Meningeome kann man aber in der Mehrzahl der Fälle bereits vor Eintritt gröberer gefäßabhängiger Veränderungen eine progressive Reaktion der Astrocyten sehen, die an Zahl vermehrt, großleibig und faserbildend wurden. In diesen Teilen können auch perivasculär oder herdweise im Gewebe verstreut Rund- oder seltener Plasmazellinfiltrate (Abb. 319d) liegen. Auch kleinere Blutungen müssen in der Randzone vorkommen, denn man sieht nicht selten Makrophagen mit Blutpigment.

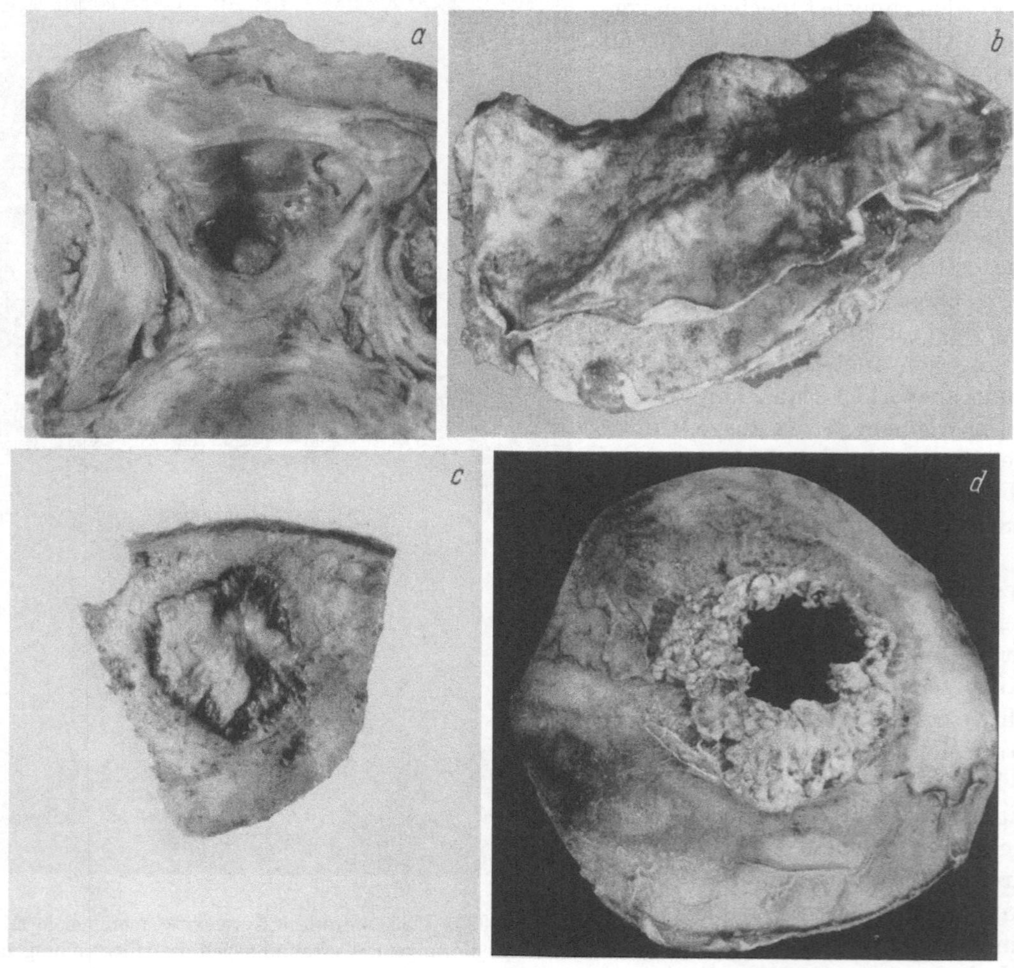

Abb. 306a—d.

a Hirsekorngroßes Meningeom direkt hinter dem Hypophysenstiel (Zufallsbefund).
b Flächige Hyperostose mit örtlicher Verstärkung bis zur Bildung einer Spicula an der Haftstelle eines Keilbeinmeningeoms (äußeres Drittel).
c Örtliche Knochenarrosion über einem Meningeom.
d Umschriebene Knochenarrosion mit Durchwachsen des Meningeoms in den Raum unterhalb der Galea.

II. Verhalten gegenüber den Hirnhäuten. Während die Meningeome gegenüber Hirn und Rückenmark eine scharfe Grenze einhalten, ist ihr Verhalten gegenüber den Hirnhäuten hiervon völlig verschieden. Wenn auch meist die weichen Häute unberührt gelassen werden, können die Meningeome im Einzelfall auch in diese eindringen. Das Umgekehrte, das Eindringen proliferierter Glia [Ostertag (1941)] in die Kapsel der Meningeome haben wir nie gesehen. H. H. Meyer (1937) hat darauf hingewiesen, daß bei den Gliomen durch das Einwachsen in die Meningen in der Architektur eine Ähnlichkeit mit dem Meningeom entstehen kann. Ich habe das bei den Oligodendrogliomen 1941 beschrieben (s. Abb. 104a).

KERNOHAN (1952) glaubt, daß die Meningeome (s. den Text seiner Abb. 96) von der Arachnoidea ausgehen und dann sekundär mit der Dura verwachsen. Häufiger wachsen die Meningeome in die harte Hirnhaut, mit der das Blastom sonst lose verwachsen oder durch Einsplitterung des duralen Bindegewebes in den Stiel des Tumors fest verzahnt ist. Die Infiltration der Dura folgt häufig entlang den dort einstrahlenden Gefäßen.

III. Verhalten gegenüber dem Knochen. CUSHING hat sehr lehrreich das Verhalten der Meningeome gegenüber dem Knochen in einem Schema mit 8 Möglichkeiten dargestellt

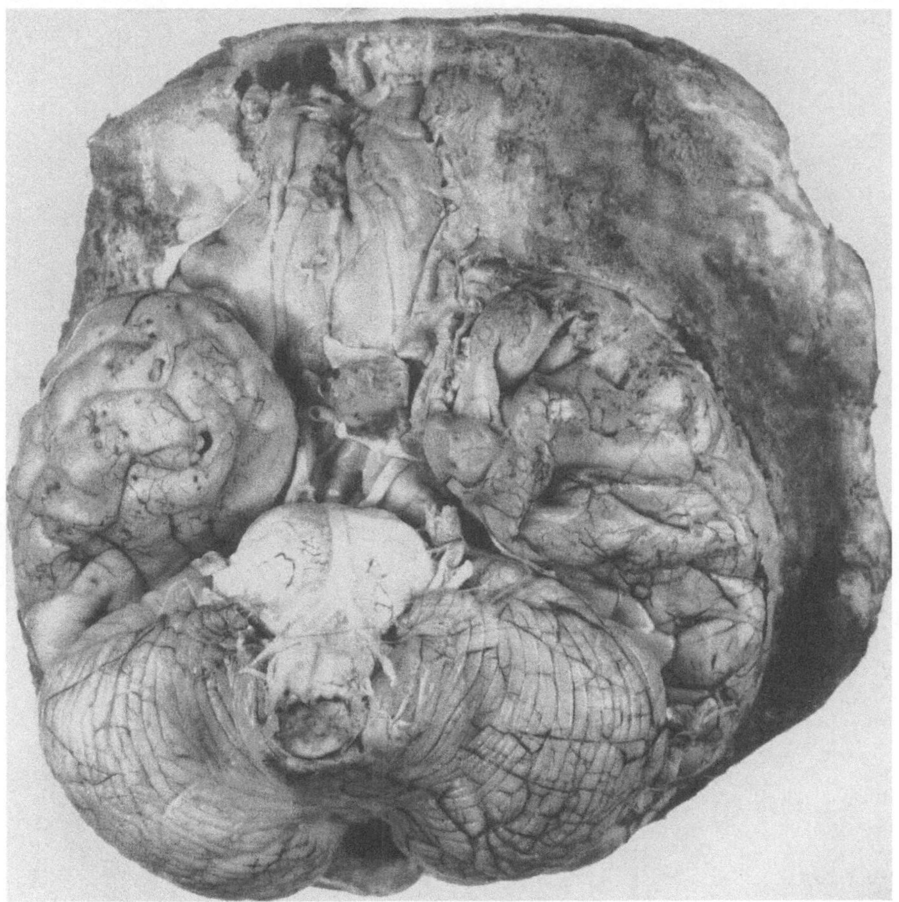

Abb. 307. Riesiges linksseitiges Meningeom, das diffus die ganze Konvexität überzieht (s. Abb. 308). Rechts erkennt man deutlich an der temporalen Basis die abgerissenen Hirnsubstanzhernien. Beidseitiger cerebellärer Druckconus (Fall 915).

[Abb. 10, CUSHING und EISENHARDT (1938), s. auch Reproduktion bei DAHLMANN (1951)]. Daraus geht hervor, daß die Meningeome entweder den Knochen unbeeinflußt lassen oder ihn arrodieren, ihn zu einer hyperplastischen Reaktion an der Haftstelle in Form einer Hyperostose oder Spicula (Abb. 304c, 311a, b) veranlassen können, *ohne daß sie dabei den Knochen selbst infiltrieren müssen.* Diese Spicula [der Ausdruck scheint von KLEBS zu stammen, er beschreibt sie bereits 1889] ist wohl die häufigste Form der Knochenveränderungen.

Nach COURVILLE (1948, 1952) sollen derartige Hyperostosen in 4,5—25 % der Meningeome entstehen; soweit schwanken die Angaben des Schrifttums. Die Hyperostose muß aber nicht auf die Interna beschränkt bleiben, sondern sie kann ebenso von der Externa gebildet werden. In einem Fall von ALPERS und HARROW (1932) lag die Exostose in der Externa, das dazugehörige Fibroblastom *außerhalb* davon unter der Galea! COURVILLE und CROCKET (1948) haben die Hyperostosebildung bei einem 25jährigen ausführlich beschrieben, wobei man sie auf dem Schnitt deutlich von der eigentlichen Externa unterscheiden konnte, weil sich die Spiculae in einer Art von konzentrischer Anordnung ausgebildet hatten. Tumorzellen waren nicht in den Knochen eingewachsen.

Eine geradezu groteske Hyperostose bei einem Meningeom eines 58jährigen Mannes bilden (Abb. 1) Courville und Mitarbeiter (1952) ab. Merkwürdigerweise führen die spinalen Meningeome nicht zur Hyperostose [Brown (1942)].

Die Entstehung dieser Knochenveränderung ist noch nicht geklärt. Formalgenetisch ist es die der Umwandlung des Fettmarks in Fasermark und eine anschließende Eburni-

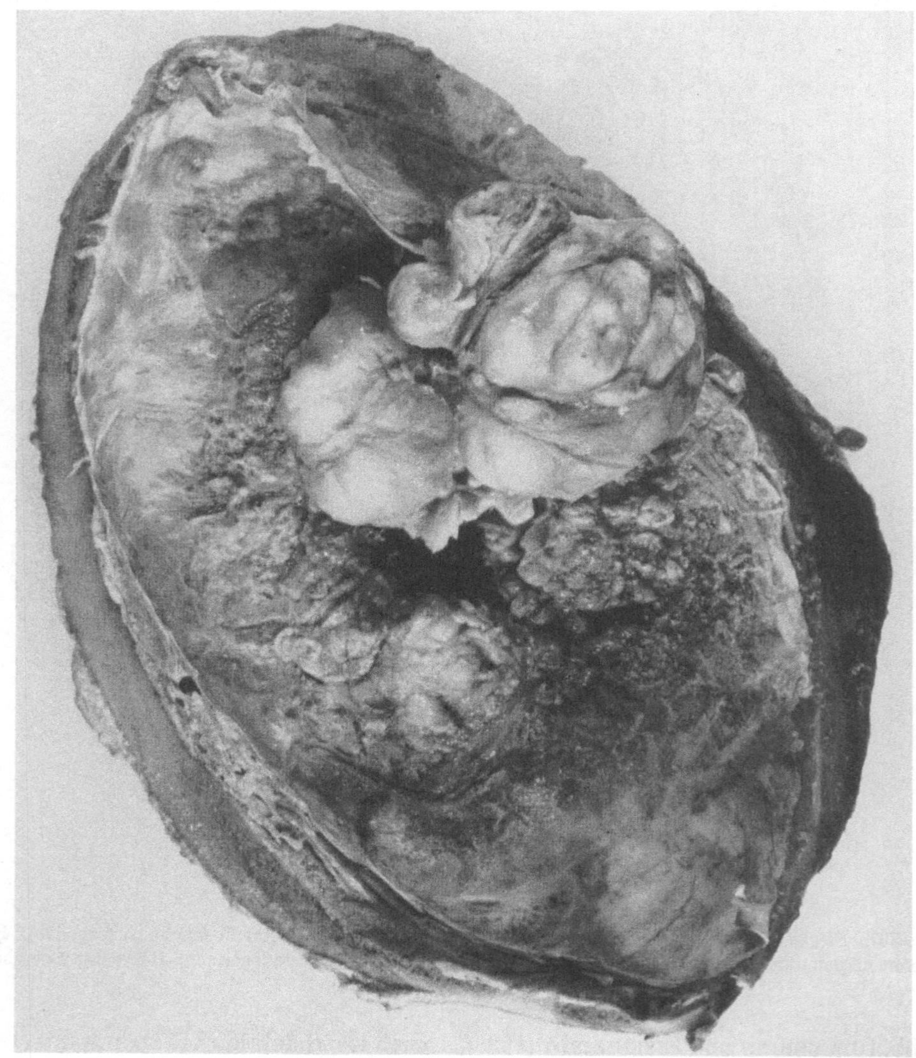

Abb. 308. Riesiges diffuses linksseitiges Meningeom der Konvexität und der Falx mit zahlreichen groben Knoten. Man erkennt eine diffuse Hyperostose des Knochens (s. Abb. 305), Fall 915.

sierung. Courville (1947) zeigte in sehr instruktiven Fällen und Abbildungen die verschiedenen Formen der Hyperostosebildungen bei den verschiedensten pathologischen Prozessen. Denn die hyperplastischen Prozesse des Knochens können sowohl *mit* als auch *ohne* (Abb. 311b) Infiltration mit Geschwulstzellen zustande kommen. Man kann sie daher nicht als einfache, reaktive, osteoplastische Wucherung auf die Blastominfiltration erklären, die sogar *meist* fehlt. Es scheint vielmehr die Gefäßversorgung eine Rolle zu spielen, wobei aber als Erklärung beides: vermehrte Durchblutung [Kolodny (1929)] wie auch verringerte Blutversorgung mit Stauung [Essbach (1943)] diskutiert werden.

Freeman und Forster (1948) dagegen glauben, daß der osteoblastische Effekt auf die Anwesenheit der Tumorzellen im Knochen zurückzuführen ist. Die Meningeomzellen sollten Fibroblasten, Osteoblasten und Osteoclasten hervorbringen oder als solche agieren können, ohne sichtbaren morphologischen Gestaltwechsel.

Demgegenüber stellte meiner Meinung nach COURVILLE (1949) richtig, daß in diesen Fällen oft gar kein Tumor in der Hyperostose gefunden wird. Demnach müßte die Reaktion *unspezifisch sein.*

Eine etwaige blastomatöse Infiltration des Knochens folgt zuerst auf dem Gefäßwege, d. h. die HAVERSschen Kanäle sind vollgestopft mit Zellen. Die Infiltration setzt sich bis unter das Periost fort, das durchsetzt werden kann. Die Galea ist mit seltenen Ausnahmen (unser Fall Nr. 915!) eine absolute Barriere für das Vordringen der Geschwulst. Nach seitlich dringen die Geschwulstmassen ebenfalls in den Knochen vor, hier scheinen

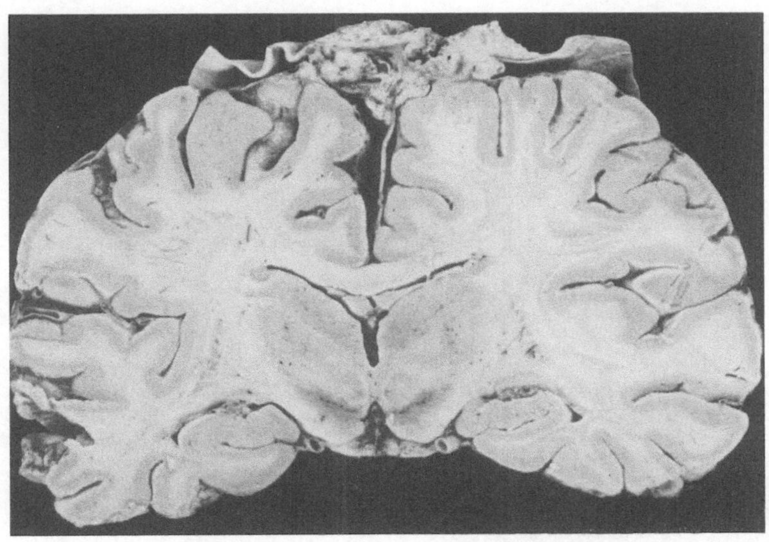

Abb. 309. Flächenhaftes Meningeom des mittleren Sinusdrittels beidseits der Falx. Die Geschwulst ist durch den Sinus in den Epiduralraum gewachsen (Fall 179).

die Nähte für lange Zeit ein erhebliches Hindernis für die Ausbreitung zu sein. Anliegende Muskelpartien dagegen bilden keine Schranke, so daß der M. temporalis nicht selten durchsetzt wird (s. Abb. 310b).

Der Prozeß der Infiltration eines Knochens wurde auch von ASKANAZY und Mitarb. (1937) ausführlich beschrieben, die allerdings einen primären Tumor außerhalb des Knochens nicht beobachtet haben wollen. Vielleicht ist dieser aber so flächenhaft dünn gewesen, daß er nicht auffiel. Sagt doch CUSHING, der Tumor könne sich oft „auf einen Teppich" beschränken, der einem „wuchernden Granulationsgewebe oder einer gummösen Meningitis" ähnele. Die Knochen*arrosion* folgt wohl im wesentlichen den Vorgängen bei den sonstigen mechanischen Druckatrophien (Abb. 306c, d).

Architektur und Zellreichtum. Es wurde oben bereits eine Unterteilung der Meningeome in drei histologische Unterarten und eine vierte mit maligner — sarkomatöser — Entartung vorgeschlagen. Diese Typen sollen im folgenden beschrieben werden. Eine osteolipo-chondroblastische Form von diesen abzutrennen sehe ich — wie oben betont — keine Veranlassung. Wir würden das Vorkommen entsprechender Bestandteile in einem Meningeom durch ein Beiwort (Meningeoma endotheliomatosum lipoblasticum) kennzeichnen. Die melanoblastischen Meningealtumoren (s. S. 493) trennen wir dagegen von den Meningeomen völlig ab, wie auch die diffusen sog. Sarkomatosen der weichen Häute (s. S. 469) bzw. die diffuse Sarkomatose der Gefäße (s. S. 472).

Ich möchte anfangs schon betonen, daß uns eine saubere Unterteilung in die 3 Spielarten, insbesondere an kleinen Stücken, nicht so leicht gefallen ist, wie anscheinend CUSHING und EISENHARDT.

[Ich bitte, z. B. einmal die Abb. 25 (Typ I, 3), 27 (Typ II, 1) und 31 (Typ III, 1) auf ihre Unter-schiede zu prüfen!) Wir haben oft große Stücke, häufig auch Silbermethoden zu Rate ziehen müssen. In einem unserer Fälle — wohl eine Rarität — lag im Innern scharf umgrenzt rein fibro-

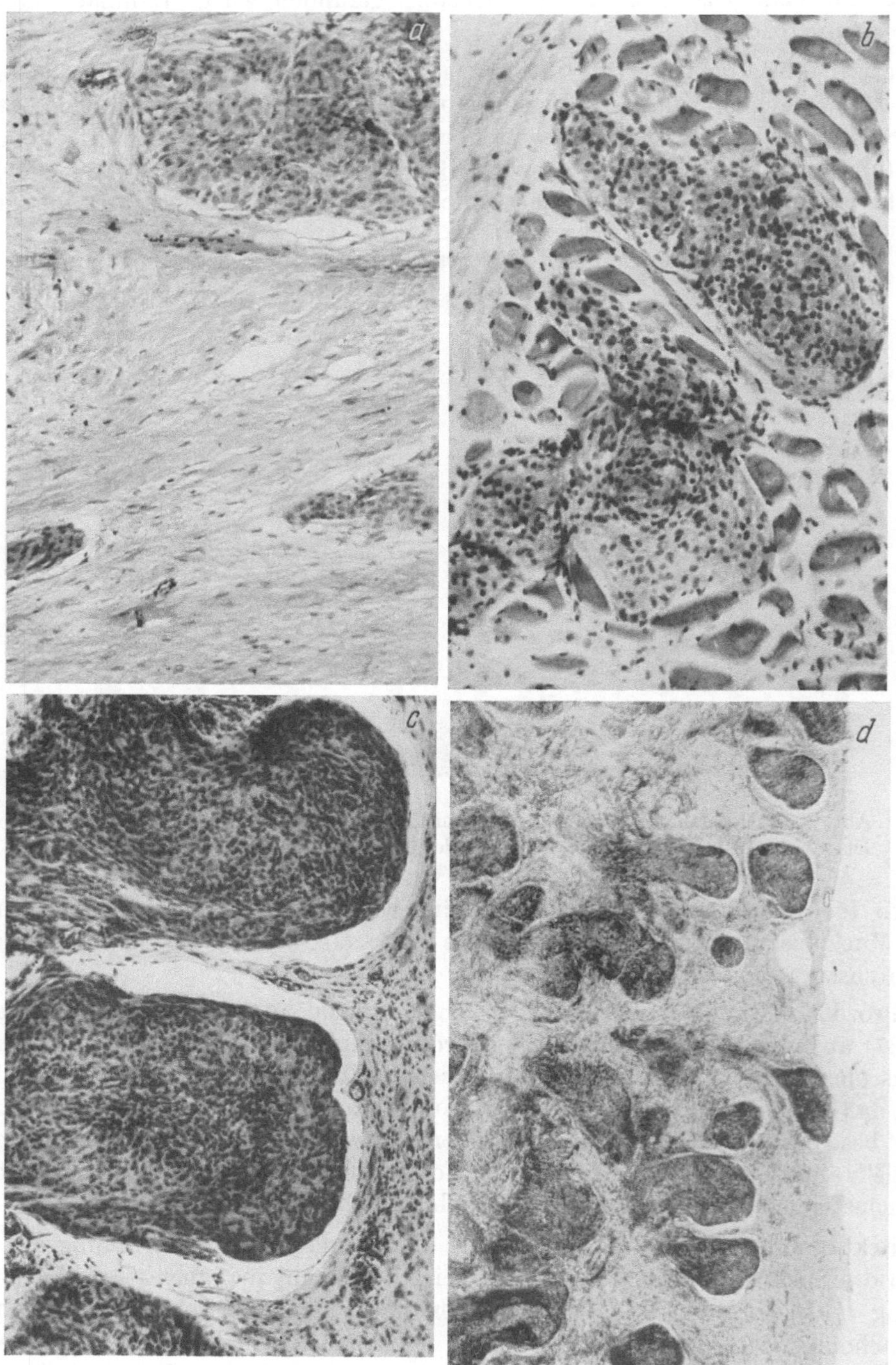

Abb. 310a—d.

a Nestförmige Infiltration der Dura durch ein endotheliomatöses Meningeom. (Vergr. 166fach, HE-Färbung, Fall 5127.)

b Durchwachsen eines Meningeoms bis in den M. temporalis. (Vergr. 136fach, HE-Färbung, Fall E 1494.)

c—d Zapfenförmiges Vordringen in die Hirnsubstanz bei einem Meningeom der Fissura Sylvii. Geringe reaktive Entzündung der Nachbarschaft. c Vergr. 136fach, Kresylviolettfärbung, Fall 123; d Vergr. 5fach, Kresyl-violettfärbung, Fall 123.

blastisches Geschwulstgewebe, außen rein endotheliomatöses (s. Abb. 315d). Ich gehe daher nicht so weit wie Greenfield (1937), der jede Unterteilung für unnötig hält und die sicher vorhandenen Gewebsunterschiede nur für Variationen innerhalb der gleichen Geschwulst ansieht, gebe aber zu,

daß es Übergänge auch zwischen den Formen gibt, was wohl auch letzten Endes aus Cushings Darstellung hervorgeht.

D. Russell (1953) hatte ähnlich 4 Typen beschrieben. Von diesen stellte der *syncytiale* 56,6% der ganzen Serie von Russell. Der erste entsprach dem meningotheliomatösen Typ bzw. dem diffusen Leptomeningeom von Globus (1937), dem Exotheliom von Hortega (1932, 1943, 1945). Der *Übergangstyp* aber glich dem primitiven Meningeom von Globus, dem meningotheliomatösen Typ Baileys, dem lobulären und nodulären Exotheliom von Hortega. Beide Typen zusammen entsprachen dem von mir beschriebenen endotheliomatösen Typ. Sie stellten 65% der Cushingschen Serie. Der dritte *fibroblastische* Typ von D. Russell entspricht dem duralen Fibroblastom von Globus und dem laminären Exotheliom von Hortega. Die *angioblastische* Form entspricht einer Unterart des pialen bzw. Leptomeningeoms, was Hortega in seiner Aufstellung nicht führt, sondern es von den übrigen trennt.

Über die geringe klinisch-biologische [s. Lapresle und Mitarbeiter (1952), Russell (1950) u. a.]. Bedeutung der histologischen Unterteilung in die Spielarten wurde oben bereits gesprochen. Darüber sind sich die meisten Verfasser einig.

1. Die endotheliomatösen Meningeome (Meningeoma endotheliomatosum) [187 Fälle in Cushings Sammlung!]. Ich füge die Zahl der Fälle Cushings entsprechend umgerechnet jeweils ein. Wir schließen in dieser Spielart die Gruppen I und II der meningotheliomatösen Meningeome von Cushing und Eisenhardt (1938) ein,

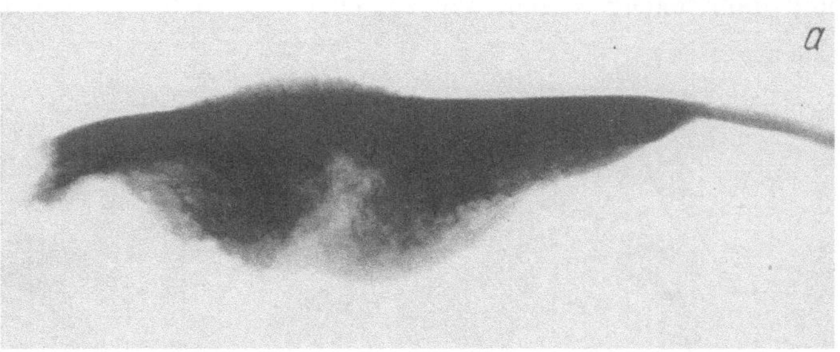
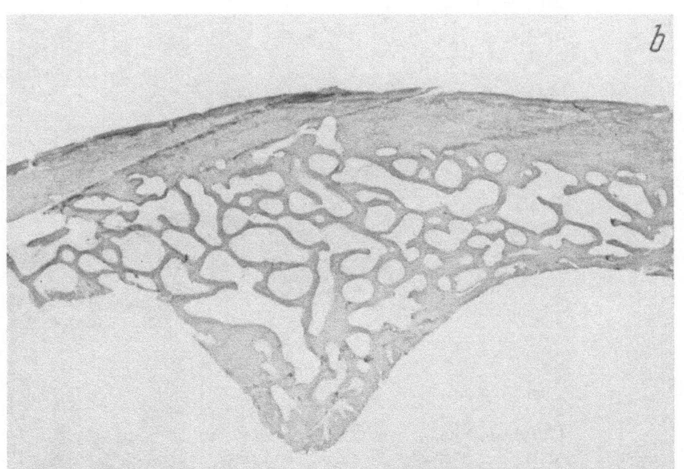
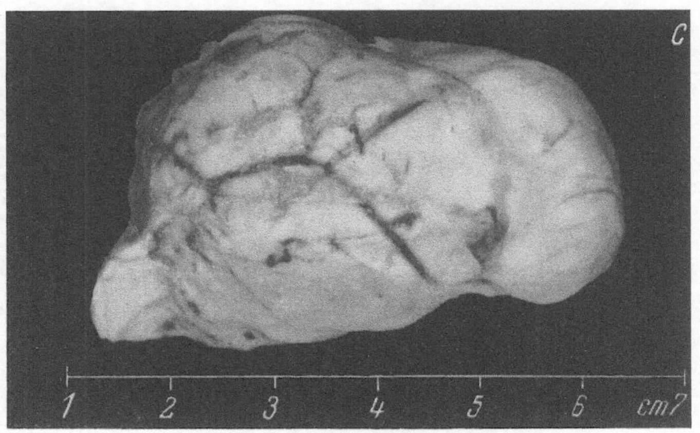

Abb. 311 a—c.

a Röntgenologischer Querschnitt durch eine Hyperostose bei einem Meningeom. Kein Einwachsen des Tumors.

b Histologischer Schnitt durch eine ähnliche Spicula. Kein Einwachsen des Tumors (s. Abb. 304), Fall 137.

c Rezidiv eines Meningeoms mit 22jährigem Wachstum, das schließlich durch Lungen- (1760 g) und andere Körpermetastasen den Tod herbeiführte (Fall 5325).

von denen die Gruppe V eine Unter- und Mischform ist. Der Name „cytoblastisch" von Essbach (1943) ist kein ausreichendes Kennzeichen für diese Gruppe. Die Abtrennung einer eigenen psammomatösen Gruppe erscheint nicht zweckmäßig, da, abgesehen von den größtenteils verkalkten Formen, die zu dieser Spielart gehören, die Bildung von Psammomkörnern auch bei den fibromartigen Meningeomen vorkommt.

Den früher in unserem Laboratorium geprägten Begriff des „Inseltyps" haben wir trotz seiner Anschaulichkeit fallen gelassen, um den Anschluß an die bekannten Namen des klassischen Schrifttums zu erleichtern. Weber hatte aus unserer Abteilung (1938) drei histologische Typen unterschieden und dann nachgewiesen, daß zwischen den histologischen Typen, dem Sitz, dem Alter und sogar

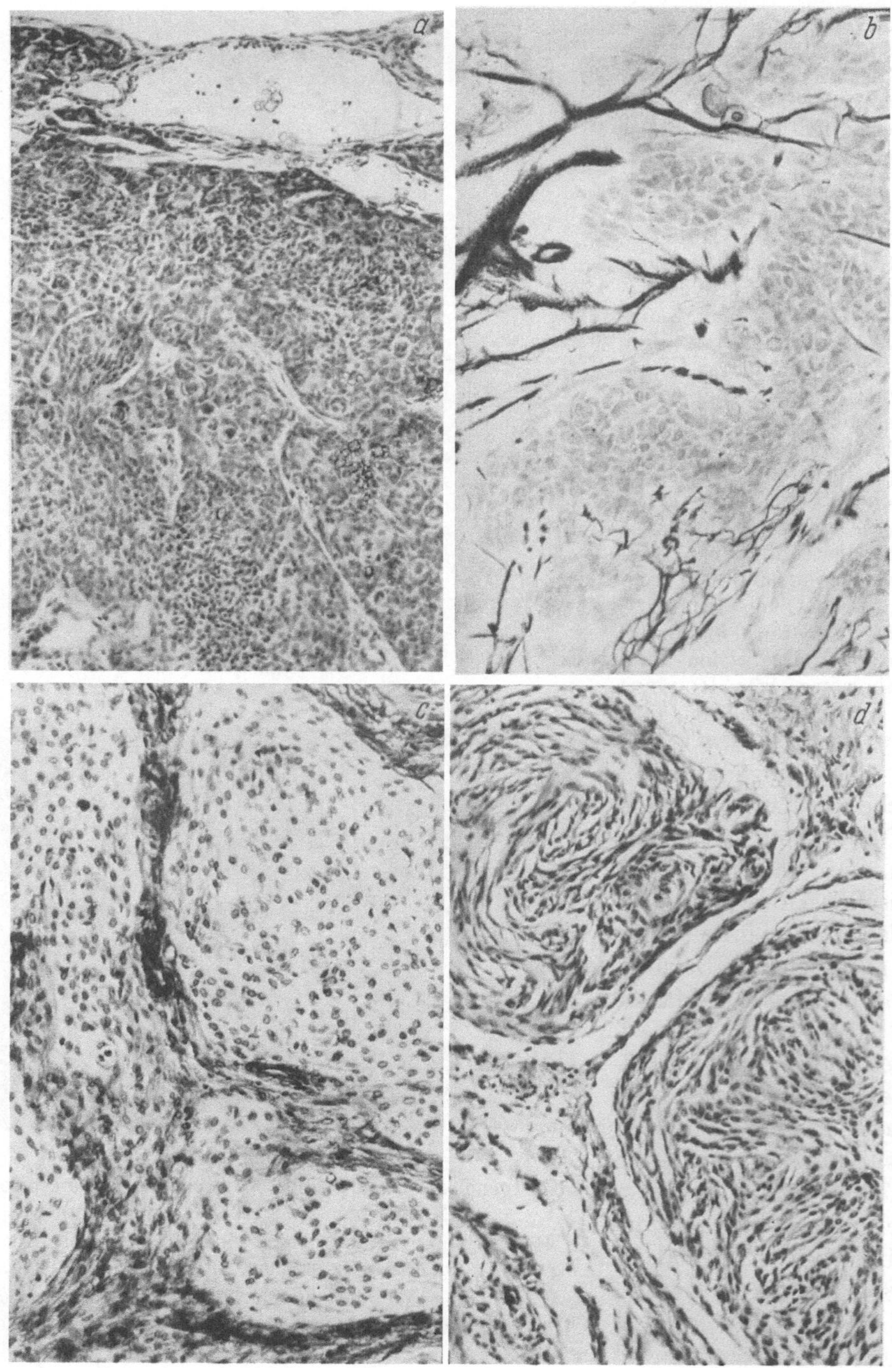

Abb. 312a—d.

a Endotheliomatöses Meningeom. Die Kapsel besteht nur aus der etwas verdickten Arachnoidea. Die Inseln sind in kleinere konzentrische Zellnester unterteilt. (Vergr. 120fach, Kresylviolettfärbung, Fall 144),
b Endotheliomatöses Meningeom bei Silberdarstellung des Zwischengewebes. (Vergr. 136fach, Perdrau-Methode, Fall 707.)
c u. d Das Zwischengewebe ist hier bereits etwas stärker ausgebildet (s. Abb. 313c, d „Übergangstyp").
c Vergr. 136fach, Kresylviolettfärbung, Fall 4868. d Vergr. 136fach, Kresylviolettfärbung, Fall 4971.

dem Geschlecht Korrelationen bestehen. Falx- und Keilbein-Olfactoriusmeningeome waren häufig von endotheliomatöser Unterart, solche der hinteren Schädelgrube immer fibromatös, die im Spinalkanal hochgradig endotheliomatös und verkalkt. LAPRESLE und Mitarbeiter (1952) bestätigten — entgegen PETERS — die von uns seinerzeit aufgestellte und von WEBER (1938) kurz berichtete

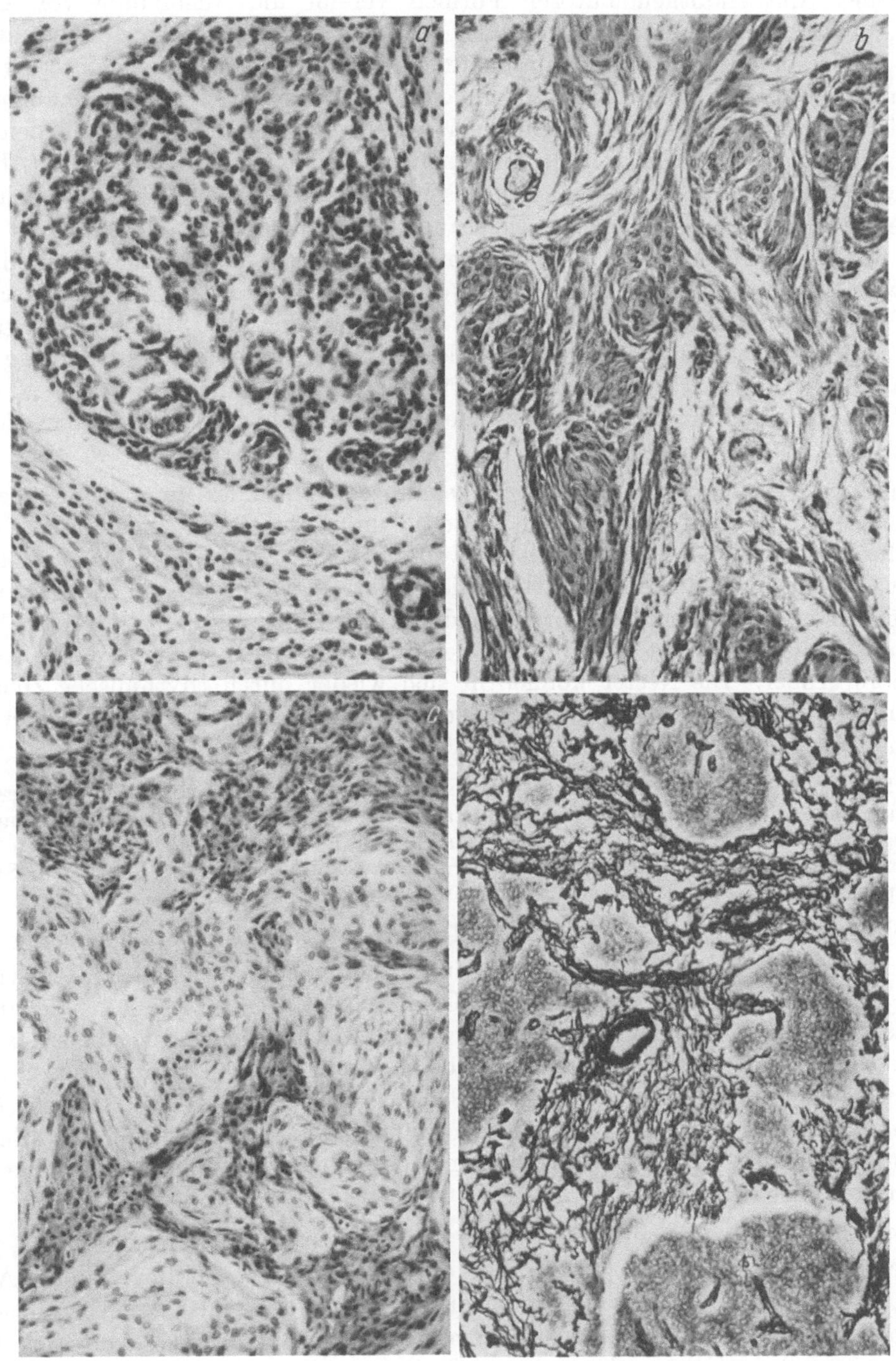

Abb. 313a—d.

a Endotheliomatöses Meningeom, bei dem das Zwischengewebe sehr reichlich ist und fibromatösen Charakter hat. (Vergr. 128fach, Kresylviolettfärbung, Fall 1116.)

b In diesem inselbildenden Meningeom besteht manchmal zwischen dem faserigen Zwischengewebe und den aufgelockerten Zellinseln kaum ein Unterschied. (Vergr. 136fach, HE-Färbung, Fall 4791.)

c u. d In diesem Meningeom sind Parenchym und Stroma gleichmäßig stark vertreten. c Vergr. 120fach, Kresylviolettfärbung, Fall 216. d Vergr. 120fach, PERDRAU-Methode, Fall 279.

Korrelation zwischen Sitz und histologischer Unterart: fibroblastische Meningeome fanden sie besonders in der hinteren Schädelgrube, psammomatöse im Spinalkanal.

Die zu dieser Spielart gehörigen Meningeome zeigen die folgenden Varianten in der Architektur: Alle endotheliomatösen Formen vereint die Ausbildung von Geweben großer „epithelialer" Zellen. Diese können entweder durch Zwischengewebe zu Inseln, Nestern oder anderen Zellverbänden aufgeteilt werden. Oder bei einer Unterart besteht das kompakte Gewebe aus großen „meningothelialen" Zellrasen in gleichmäßiger Lagerung, die eine ausgesprochene Ähnlichkeit mit den arachnoidalen Epithelien haben. Sie lassen keine sicheren Zellgrenzen erkennen und bilden große Syncytien (Abb. 312). Aber auch im Innern dieser Nester oder Rasen können die Zellen diffus und gleichmäßig oder aber in langen Strömen, gelegentlich auch mit Umbiegungsstellen oder in konzentrischen Gruppen gelagert sein. Bei den (meningotheliomatösen) Formen mit Zellströmen haben wir gelegentlich, wie auch Cushing, Schwierigkeiten in der Unterscheidung von den fibromatösen Typen gehabt (z. B. Fall E 1367 oder Abb. 315c). Mangelnde Ausbildung von Silberfasern zwischen diesen Zellen gibt aber eindeutig den Ausschlag. Kennzeichnend für die Architektur dieser Unterart ist also das fast völlige Fehlen von „Zwischengewebe" des Stromas im Silberbild, das vielmehr auf wenige Gefäße beschränkt bleibt (Abb. 312b).

Die häufigste Unterart und zugleich die bekannteste Form der Meningeome überhaupt, zeigt die Ausbildung von „Inseln und Nestern" und „alveolaren" Zellhaufen. Sie entstehen durch Eindringen von Zwischengewebe zwischen die einheitlichen Zellmassen. Bindegewebe, oft mit Gefäßen, splittert diese Massen in Inseln und Nester auf. Das Zwischengewebe ist knochennahe bzw. an der „Basis" der Geschwulst reichlicher vorhanden und mehr verzweigt als an ihrem freien Rande. Die Inseln sind daher im Innern des Tumors größer. Die Nester können in sich wieder durch rhythmische Zellagerung weiter unterteilt sein: meist liegen die Zellen in konzentrischen Ringen, Wirbeln oder in kleineren Gruppen (Abb. 312, 313).

O. T. Bailey (1941) glaubt, daß sich die Wirbelbildung aus der Deckzellfunktion der Geschwulstzellen ergibt, die sich deshalb konzentrisch um Fasern und Gefäße lagern. Doch findet man diese Schichtung auch ohne zentrale Strukturen. Ähnlich will Essbach (1943) einen großen Teil der Architekturen aus der „Hüll"(Thel-)Funktion der Zellen erklären. Ein Eindringen von Stroma in diese Zellplatten und Nester selbst gibt es allerdings nicht.

Bei einigen Formen sind die Wirbel und Ringe deutlich zwiebelschalenartig gebaut.

Diese Aufgliederung und Aufsplitterung in einzelne kleine und kleinste Zellgrüppchen geht bei einzelnen Arten so weit, daß die Geschwulst nur aus zwiebelschalenartig angeordneten kleinen Zellkugeln besteht (Abb. 314), zwischen denen allerdings das Gitterfasernetz dichter zu sein pflegt als sonst beim inselbildenden Meningeom. In diesen konzentrischen Strukturen sind regressive Prozesse besonders häufig (s. unten, Bildung der Psammomkörper). Auch kann hier sogar einmal eine Lagerung der Zellen in „(pseudo-)epithelialen" Bändern vorkommen, nämlich wenn sie durch Capillaren aufgegliedert werden (Fall 844).

Nimmt das Stroma mengenmäßig zu, so daß es dem Parenchym entspricht, so entsteht der „Mischtyp" Webers (1938) [Abb. 313c, d]. Man kann ihn als eine Art von Übergangsform zum fibromatösen Meningeom auffassen. Zwar ist die Abgrenzung von Inseln noch deutlich, das Zwischengewebe hat aber an Masse und Dichte so erheblich zugenommen, daß es nicht mehr nur aus Stroma zu bestehen scheint, sondern dicht mit Geschwulstzellen durchsetzt scheint. Auch eine rege Bildung von Gitterfasern findet dort statt (Abb. 313d).

Hortega und Mitarbeiter haben (1943) sehr plastisch gerade die Verhältnisse beim endotheliomatösen Meningeom („Exotheliom") beschrieben. Sie haben die noduläre, fasciculäre und lamelläre Architektur abgebildet, vielkernige Plasmodienbildung, polymorphkernige Syncytien (s. die instruktive Abb. 9), dann aber auch regressive Veränderungen bis zum reticulären Zerfall des Gewebes, die Vacuolisation, Ödematisierung usw. gezeigt.

2. Das fibromatöse Meningeom [Meningeoma fibromatosum] (53 Fälle CUSHINGs): In
dieser Spielart der Meningeome sind — wie bei den meisten Einteilungen — die als „fibroblastisch" bekannten Unterarten enthalten, z. B. CUSHING und EISENHARDTs (1938)

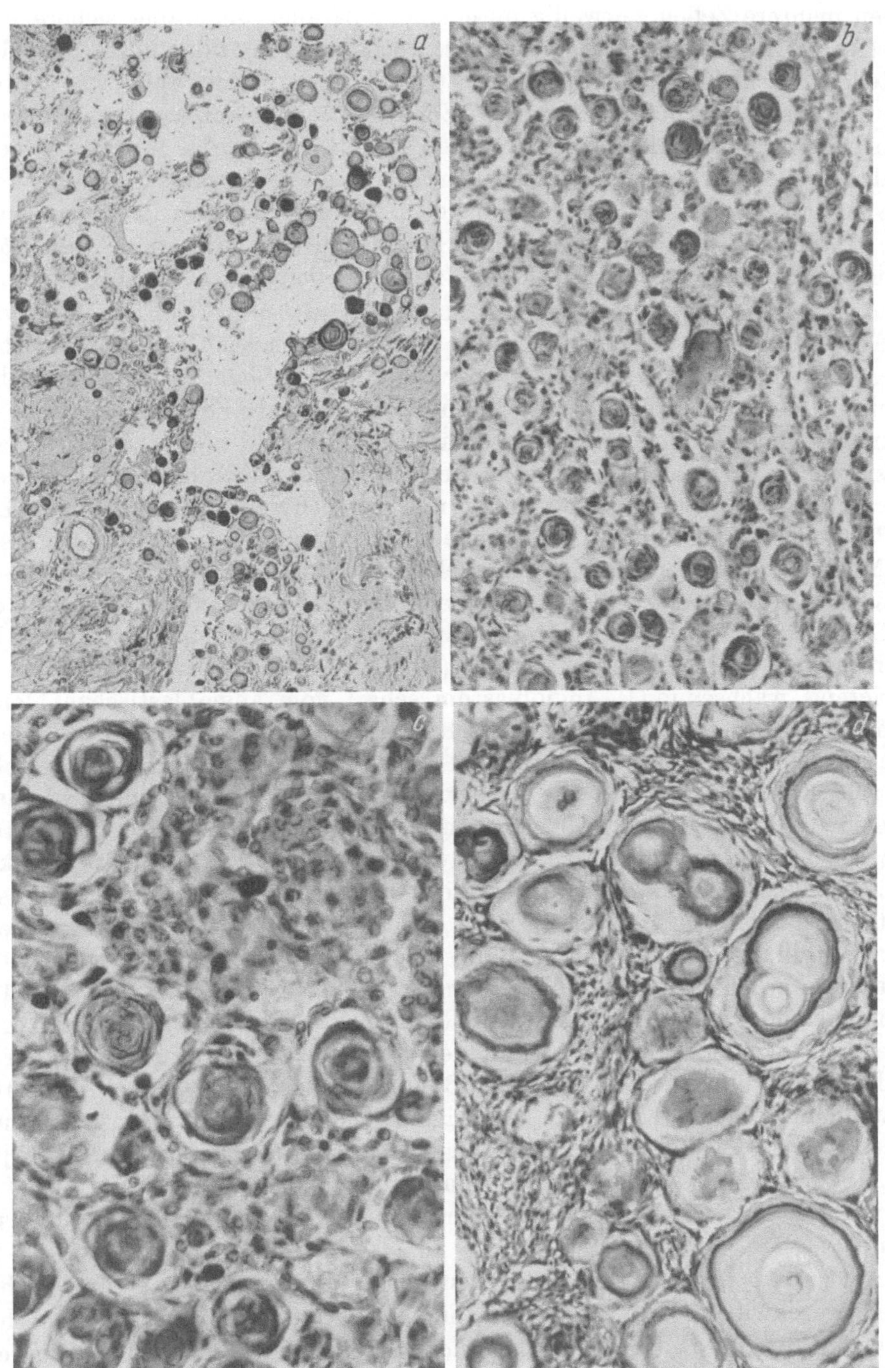

Abb. 314a—d. Endotheliomatöse Meningeome mit ausgesprochener Neigung zur Bildung von konzentrischen
Wirbeln, Hyalinisierung und Kalkeinlagerung (Psammomkörner).
a Vergr. 18fach, HE-Färbung, Fall 908.
b Vergr. 118fach, Kresylviolettfärbung, Fall 1100.
c Vergr. 544fach, Kresylviolettfärbung, Fall 1100.
d Vergr. 136fach, HE-Färbung, Fall 1611.

Gruppe III. Der Gewebstyp ist aus der Beschreibung der „Sarkome" und Fibrome der Dura mater" in der alten klassischen Pathologie gut bekannt.

Diese Meningeome mittleren Zellreichtums bestehen aus langen spindeligen Zellen, die sich in langen Strömen, häufiger noch in kurzen Strudeln miteinander verflechten. Dabei liegen mehrere Zellen zeitweilig miteinander parallel, ohne aber sichere Palisaden zu bilden (Abb. 315), wie beim Neurinom (s. auch Differentialdiagnose). An den Umbiegungsstellen der kleinen hakenförmigen Strudel liegen meist Capillaren. Selten sieht man auch die konzentrische Lagerung von Zellen um eine Capillare, was Bilder ergibt, die den Wirbeln der endotheliomatösen Formen ähneln. Doch fehlt gewöhnlich bei diesen die zentrale Capillare. Besonders kennzeichnend für die fibromatösen Meningeome sind weiter die Metallimprägnationen, die ein reiches Gitterfasernetz *zwischen den Zellen* darstellen. Dabei splittern sich die groben kollagenen Fasern in feine Silberfäserchen auf oder diese bilden sich diffus im Gewebe zwischen den Zellen (s. Abb. 315b).

3. Das angiomatöse Meningeom [Meningeoma angiomatosum] (23 Fälle Cushings). Bei dieser Spielart besteht das Geschwulstgewebe hauptsächlich aus Capillaren in netzartiger Anordnung, zwischen denen spindelige oder mehr „epitheliale" großleibige Zellen den Gefäßen unmittelbar aufsitzen. Es entstehen dabei oft ganze Zellbänder. Zwar sind die Belegzellen gewöhnlich nicht so protoplasmareich, wie bei den echten Angioblastomen Lindaus, sie neigen auch nicht so sehr zur Fettinfiltration, doch besteht im Gewebe eine erhebliche Ähnlichkeit und Verwandtschaft mit den echten Angioblastomen. Daneben kommen Partien vor (s. Fall 5815), die vom echten Angioblastom nicht zu unterscheiden sind. Die Meningeome haben aber im Unterschied zum Lindau-Tumor immer eine Kapsel und wachsen im Gegensatz zu diesem nur *verdrängend*. Auch fehlt die Bildung derartig massiver Cysten innerhalb der Geschwulst, wie beim Lindau-Tumor, während kleinere Cysten vorkommen [Häussler und Döring (1939)]. Ich lege aber großen Wert darauf, das infiltrierend wachsende (!) Angioblastom scharf vom angioblastischen Meningeom zu trennen. — Häussler und Döring beschrieben ein hühnereigroßes cystisches Duragewächs mit reichlicher Blutversorgung bei einem 32jährigen Mann, das anscheinend gut gekapselt war. Es bestand im wesentlichen aus Capillaren und Zwischenzellen und wurde in die Reihe der angioblastischen (s. ihre Abb. 9) Meningeome eingereiht. — Regressive Erscheinungen sind überhaupt häufig (s. unten). Die vasculäre Struktur der angiomartigen Meningeome kommt am besten im Silberbild zum Vorschein, wo sich das Capillarnetz gut darstellt (Abb. 316a, b). Dies „reticuläre" (netzartige) Bild ist in Kern- und Metallfaserdarstellung so einprägsam, daß diese Spielart — wenn einmal bekannt — sofort herausgefunden werden kann. Man sollte daher nicht — wie offenbar Essbach (1943) — bereits Meningeome allein auf Grund des Gefäßreichtums (Abb. 320b, c, d) zu dieser Spielart rechnen, sondern nur auf Grund der gesamten Architektur. Eine der besten histologischen Abbildungen findet sich bei Borchers (Inaug.-Diss., Leipzig, 1910) von einem Ventrikelmeningeom bei einem 18jährigen. Auch wir haben in unserer Sammlung das an dieser Stelle wohl seltene angioblastische Meningeom bei einem 17jährigen Mann (Nr. 162) gesehen. Gute Abbildungen bringen auch Wolf und Cowen (1936). Zeitlins (1942) Fall 2 gehört wahrscheinlich auch am ehesten zu den angioblastischen Meningeomen.

Kernohan (1952) schließt die angioblastischen Meningeome aus (und rechnet sie zu den Gefäßgeschwülsten), da er als „Meningeome" nur die vom Meningoethel ausgehenden betrachtet, d. h. die mit endotheliomatösen Formen. Für die Chirurgen muß eine derartige Gruppeneinteilung an Wert verlieren, da sie eine in Aussehen und Verhalten recht einheitliche Gruppe zerreißt.

Diese wohl charakterisierte Unterart des angiomatösen Meningeoms steht also in einer losen Verwandtschaft zum Angioblastom Lindaus. Die von A. Wolf und Cowen (1936) beschriebenen Tumoren waren offensichtlich — im Gegensatz zu den einzigen echten Großhirn-Angioblastomen von Rochat (1931) und von Kautzky und Vierdt (1953) — angioblastische Meningeome, die gekapselt, vom Hirn getrennt waren und der Dura anhafteten. Histologisch können sie immerhin — wie erwähnt — den Angioblastomen so ähnlich sein, daß man sie wenigstens im Photogramm kaum unterscheiden kann [Fall 2 Bailey-Cushing-Eisenhardt (1928)]. Dafür bringen auch Wolf und Cowen ausgezeichnete Beispiele (s. auch Abb. 316a). Daneben gibt es eine dritte Form der angio-blastischen Meningeome, die einen gewissen Übergang zum endotheliomatösen Meningeom bildet

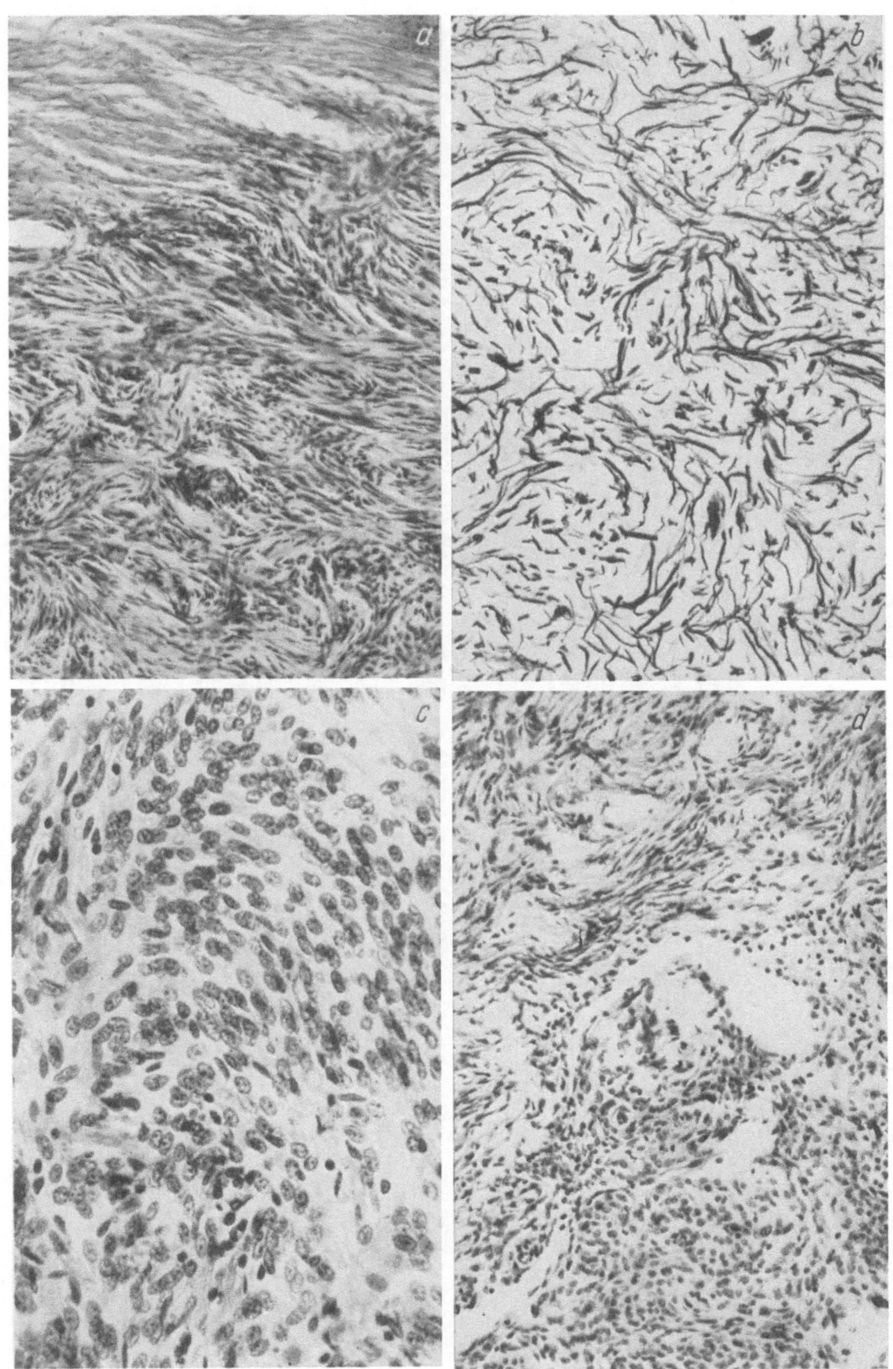

Abb. 315a—d.

a Fibromatöses Meningeom. Die Kapselzone besteht hier aus einem dichten zellarmen Bindegewebe (oben). (Vergr. 120fach, HE-Färbung, Fall 850.)

b Silberfasern in einem fibromatösen Meningeom. (Vergr. 120fach, Perdrau-Methode, Fall 850.)

c Fibromatöses Meningeom mit sehr wenig Fasern. (Vergr. 272fach, HE-Färbung, Fall 5832.)

d Eigenartiges Meningeom aus 2 Anteilen: einer endotheliomatösen Randzone (rechts unten) und einem fibromatösen Zentrum (oben links). (Vergr. 136fach, Kresylviolettfärbung, Fall 6280.)

(„Übergangsform" von Cushing und Eisenhardt, IV, 2 bzw. 3). Noch steht die Gefäßarchitektur im Vordergrund, doch sind die Belegzellen nicht auf schmale Bänder beschränkt, sondern können größere

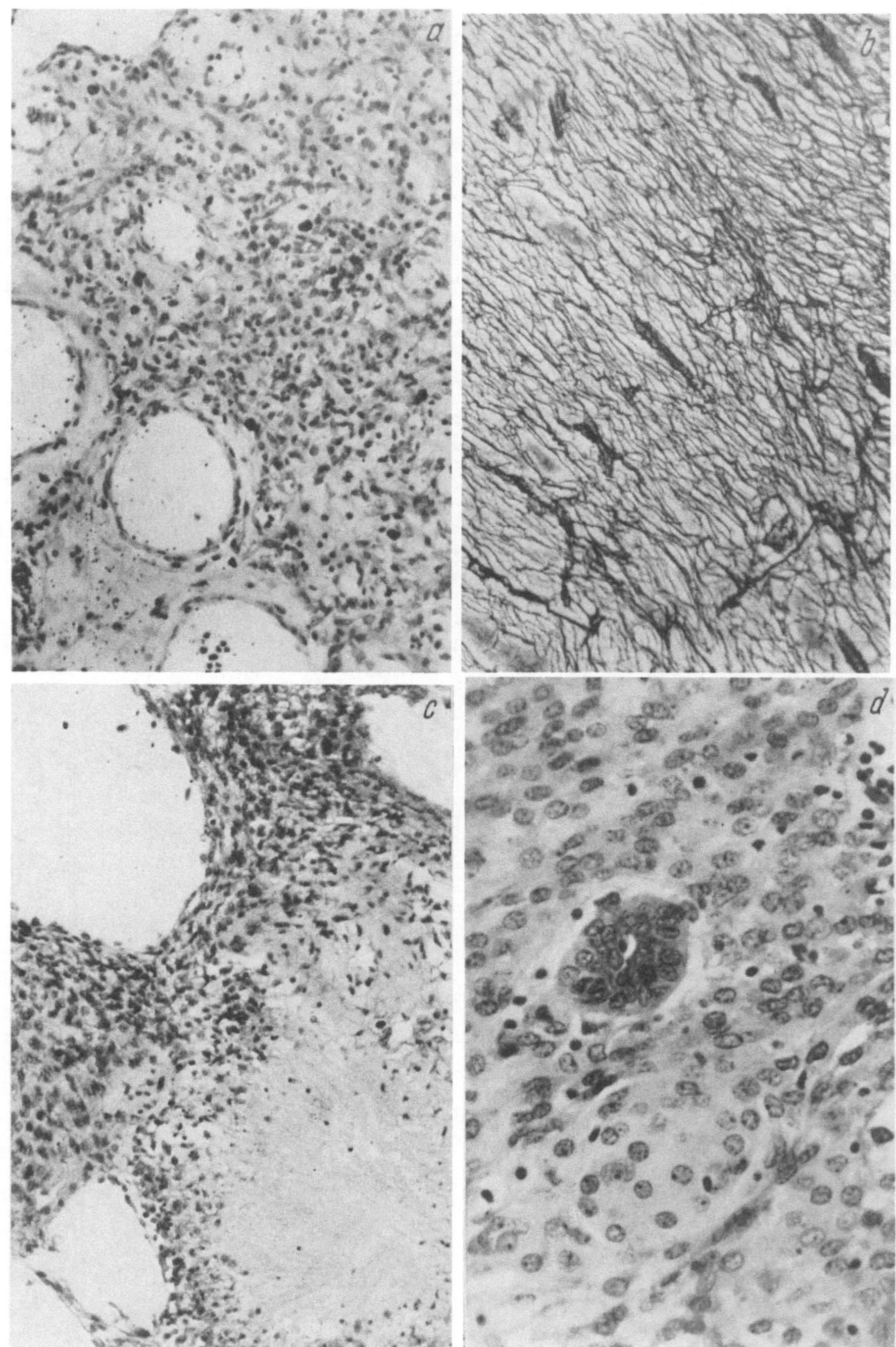

Abb. 316a—d.

a Netzartige Struktur eines angiomatösen Meningeoms mit vielen Capillaren und einigen größeren Gefäßen. (Vergr. 136fach, Kresylviolettfärbung, Fall 5815.)

b Dichtes Gitterfasernetz mit zahlreichen Capillaren in einem angiomatösen Angiom. (Vergr. 120fach, Tibor-Pap-Imprägnation, Fall 232.)

c Kleine Nekrose in einem cystisch zerfallenen Meningeom. (Vergr. 136fach, Kresylviolettfärbung, Fall E 1253.)

d Eigenartige Endothelknospe — ähnlich einem „Polstergefäß bzw. arteriovenösen Anastomosen" — in einem endotheliomatösen Meningeom. (Vergr. 320fach, Kresylviolettfärbung, Fall E 1490.)

inselartige Anordnungen einhalten. Im eigenen Fall M 3674 lagen zwischen zahlreichen capillären Gefäßen breite Bänder und Inseln von großleibigen Zellen, die von einer ganz ungewöhnlichen Polymorphie hinsichtlich Größe und Kern waren. Die Kerne zeigten normalen Chromatingehalt oder waren hyperchromatisch, hatten die verschiedensten Formen, ja, es kamen bizarre Kernplatten und mehrkernige Zellen vor [s. auch Abb. 788 bei KAUFMANN (1922)]. Diese Form ist pathologisch-anatomisch deswegen so wichtig, weil die hochgradige Kern- und Zellpolymorphie (bei Übersehen der Kapselbildung und des sonstigen gutartigen Verhaltens) allzu leicht zu einem malignen Prädikat veranlaßt. Diese Variation scheint uns weitgehend mit der Form V 1 von CUSHING und EISENHARDT zusammenzugehören, die wieder dem type neuroépithelial von ROUSSY-CORNIL (1925) entspricht (s. auch die Auffassung KAUFMANNS als Hämangiosarkom, Perithelsarkom). In CUSHINGS Gut hatten die Gruppen IV 2 und V 1 größtenteils eine Überlebensdauer von über 5 Jahren. Auch unser Fall hatte eine mehrjährige Vorgeschichte. Ich habe aus diesem Grunde einen besonders eindrucksvollen Fall dieser Art durch MARCOS (1954) veröffentlichen lassen (Abb. 28 c, d), bei dem diese Polymorphie und Hyperchromasie groteske Ausmaße angenommen hatte.

Die Meningeome mit sarkomatöser Entartung. Nach D. RUSSELL (1950) soll jeder der Untertypen zum Sarkom entarten können. Ich möchte diese entarteten Meningeome aber eher als „maligne Meningeome" bezeichnen (s. S. 490 und Abb. 318, 328). Die wirklich echten „sarkomatösen" Hirnhauttumoren sind sehr selten und stehen am äußersten Rand der Meningeomgruppe. Ich bezeichne sie bereits als Fibrosarkome der Dura. Sie fallen sofort durch die schlechte oder ganz fehlende Abgrenzung vom Hirngewebe, also durch infiltrierendes Wachstum und fehlende Kapselbildung auf. Die Zahl der Zellen ist vergrößert, die Gefäße sind reichlich, die Architektur ist unruhig (Abb. 356a,b). Ich beschreibe sie ausführlich bei den Sarkomen (s. S. 490).

Nach GLOBUS-LEVIN-SHEPS (1944) waren 9,3% der 150 Meningeome „sarkomatös" entartet. Es überzeugen mich aber nicht alle Fälle als sarkomatöse Meningeome. Die Genese der sarkomatösen Entartung ist nicht geklärt. Die Behauptung OSTERTAGS (1941) jedenfalls: die Meningeome könnten „sarkomatös" entarten, jedoch selten primär, meist erst nach mehrmaligen operativen Eingriffen, wenn das Blastomgewebe sich regeneriert bzw. durch die Folgen der Operation (Blutungen, Gewebszerfall) u. dgl. einen Proliferationsreiz erhält, wird durch die Erfahrungen CUSHING und EISENHARDTS (1938) nicht bestätigt (S. 690: It has been our general impression, that no intracranial tumors become more malignant and change their histological appearance as time passes .... and .... that over the course of years they rarely if ever tend to alter in type. S. 31). Sie würde nur für den eigenartigen Fall der Pat. Dorothy Russell aus der Beobachtung CUSHING und EISENHARDTS (1938) zutreffen, der aber überhaupt völlig aus dem Rahmen fällt. Die Gewebe bei den verschiedenen Operationen änderten sich zum Schluß völlig (ihre Abb. 652, 669, 679). Die Überlebensdauer von 13 Jahren bei 16 Operationen hingegen spricht doch die Klassifikation als Meningeom!

Wir haben vor kurzem übrigens einen ähnlichen Fall beobachtet, den ich wegen der über 22 Jahre laufenden Krankengeschichte ausführlich mit PINTO und POMPEU (1954) veröffentlicht habe. Aber hier blieb der Tumor trotz der Metastasierung in den Körper gekapselt (s. Abb. 317, 318, Näheres s. S. 450).

Geschwulstzellen. Auch die Einzelform der Zellen und nicht nur die Architektur ist bei den einzelnen Spielarten recht verschieden. Bei den endotheliomatösen Meningeomen sind es die großleibigen „epithelialen" Zellen, die das Bild bestimmen, wobei die Zellgrenzen sehr deutlich sein können, oder aber bis zur völligen Unbestimmbarkeit eines homogenen Syncytiums (Abb. 312) verschwinden. Bei den fibromatösen sind es spindelige Formen, bei denen dem ovalen Zellkern zwei halbspindelige Fortsätze aufsitzen. Bei allen Formen ist der Kernbau recht übereinstimmend. Ein nicht zu starkes Chromatinnetz durchzieht den Kern, eine sehr dichte straffe Kernmembran hüllt ihn ein. Er ist mittelgroß, rund oder oval, ein wenig bläschenartig, aber keine größeren Nucleolen verdichten

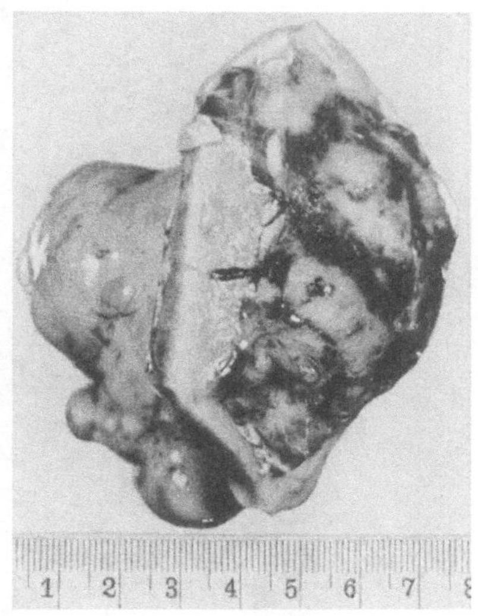

Abb. 317. Malignes Meningeom mit späterer Metastasierung in die Lunge. Bei der Operation mitsamt dem Knochen entfernter Tumor (s. Text S. 450). (Fall 5522.)

sich im Kernchromatin. Durch regressive Vorgänge gibt es eine Fülle von Varianten, besonders im endotheliomatösen Meningeom. Die polyedrische, großleibige Zelle kann schwach gefärbt oder „hyalin" gequollen sein, der Kern mag vergrößert, bohnenförmig

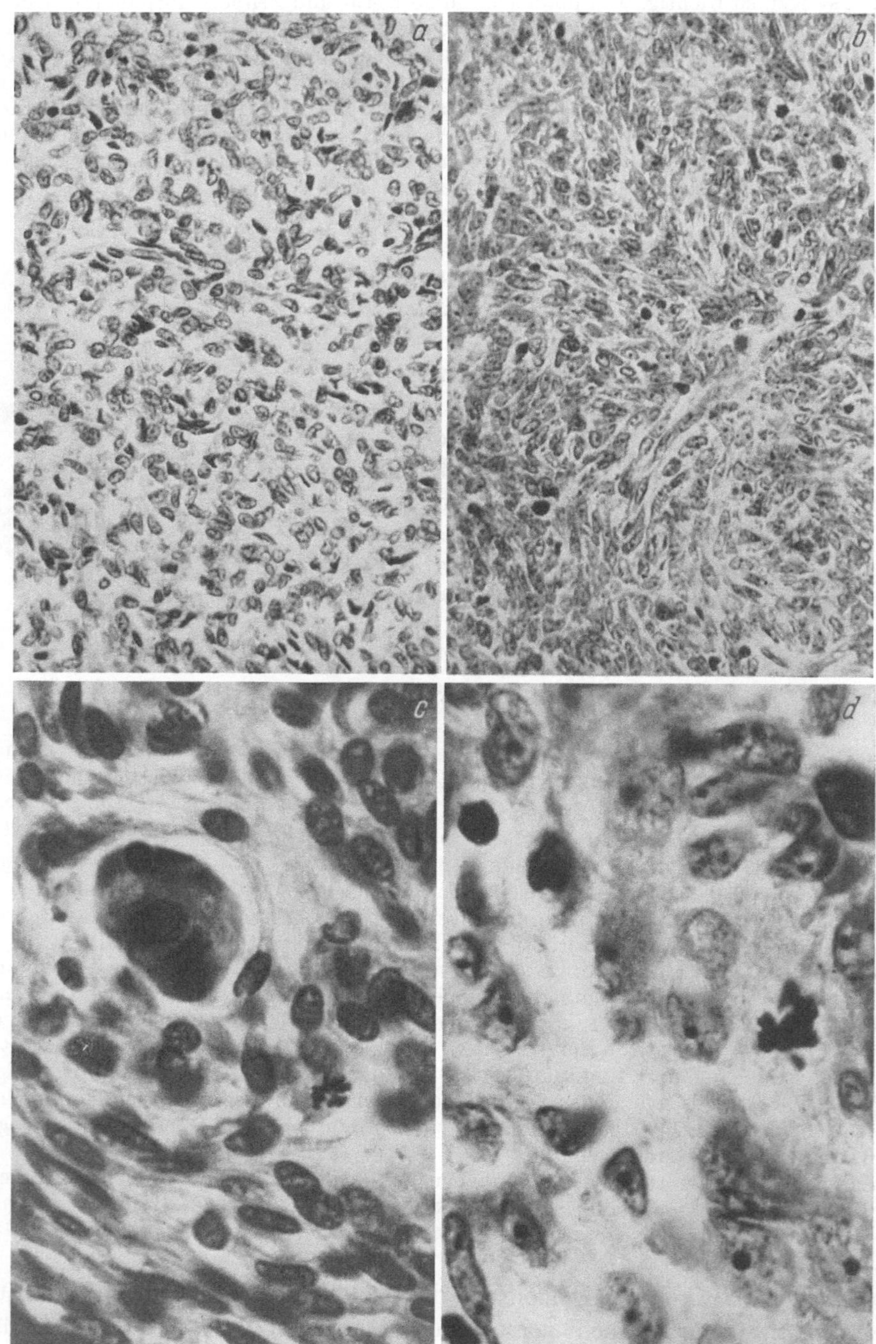

Abb. 318a—d.

a Malignes Meningeom mit Metastasierung in die Lunge und verschiedene Organe nach 22jährigem Wachstum. (Vergr. 272fach, Kresylviolettfärbung, Fall 5522.)

b—d Rasch wachsende Meningeome, meist vom fibromartigen Typ. Man erkennt deutlich Zellzüge und Wirbel, die bläschenförmigen Kerne mit großen Nucleolen und zahlreiche Mitosen. b Vergr. 272fach, HE-Färbung, Fall 6297. c Vergr. 496fach, Kresylviolettfärbung, Fall 676. d Vergr. 1072fach, Kresylviolettfärbung, Fall 5789.

oder ausgezogen oder zu einer großen Kugel gequollen sein (Abb. 312a, c), die sich nur schwach anfärbt. Aber auch das Gegenteil: bizarr geformte hyperchromatische koagulierte Kerngebilde (im Rahmen der Verfettung s. Abb. 323a) kommen vor, oder die Verschmelzung zu mehrkernigen Platten (Abb. 323c). Auch bilden sich hyperchromatische Riesenzellen am Rande kleinerer Cysten (Abb. 323d).

Besonders die gefäßreichen endotheliomatösen oder die Übergangsformen der angiomatösen Meningeome neigen zu diesem Umbau (eigener Fall Nr. 506 und 454 und CUSHING und EISENHARDT, Abb. 26). Zwei der angioblastischen Meningeome von WOLF und COWEN (1936) [Fall 5 und 6] hatten ähnliche Riesenkerne.

KAUFMANN (1922) bildet in Fig. 788 die Zellpolymorphie derartiger „Psammosarkome der Dura mater" ab, die er noch erläuternd als „Hämangiosarkome und perivasculäre Sarkome (Perithelsarkome)" benennt (s. auch unten bei den angiomartigen Meningeomen). Auch er faßt allerdings einen Teil der Polymorphie als regressiv entstanden auf.

Doch auch bei den fibromartigen Formen neigen die Kerne zu regressiven Veränderungen, hier besonders häufig zur Pyknose mit Hyperchromasie.

Gut bekannt ist auch seit langem der Aufbau der zwiebelartigen Zellkugeln, bei dem von innen nach außen ein Untergang über eine Art von hyaliner Verquellung erfolgt, bis die Umwandlung zur homogenen hyalinen Kugel mit späterer Kalkinkrustation diesen Vorgang abschließt (Abb. 312).

Wachstumsgeschwindigkeit. Es scheint mir nicht gesichert, daß das Vorkommen einiger Mitosen (Abb. 316b, d) bereits ein besonders rasches und „bösartiges" Wachstum anzeigt. Sicher ist, daß ein Überhandnehmen mitotischer Zellteilungen als ungewöhnlich gedeutet werden muß und ein Zeichen der Meningeome mit maligner Entartung ist. Denn die Mehrzahl der Meningeome *hat eben keine Mitosen*.

Die Geschwulstzellen scheinen eine lange Lebensdauer zu haben, ein diffuser Zerfall einzelner Elemente kommt nicht vor (kein diffuser Kernschutt), wenn sie nekrotisch werden, so im ganzen Zellverband. Weitere nekrobiotische Vorgänge verschiedenster Art dagegen werden unten noch beschrieben.

Gefäße-Stroma. Im endotheliomatösen Meningeom spielt das von der Dura hereindringende und sich aufsplitternde Stroma für die Entstehung der Architektur eine bedeutende Rolle. Es besteht aus kollagenen Fasern, von dem sich nur wenige Silberfäserchen einmal auch *in* die Inseln verlieren (Abb. 312b). Es grenzt sich scharf vom Geschwulstparenchym ab. Umgekehrt zeigen die Metallimprägnationen bei den fibromatösen Meningeomen dichte diffuse Gitterfasernetze, neben wenigen kollagenen Balken und einem im ganzen doch recht dürren Gefäßbaum (Abb. 315b). Bei den angiomatösen steht der Gefäßreichtum ganz im Vordergrund des Bildes (Abb. 316a, b).

WOLMAN (1953) kommt zu der Auffassung, daß das Fasergewebe im endotheliomatösen Meningeom nicht aus der Dura stammt, sondern von dem fibrösen Stiel einer PACCHIONIschen Granulation.

Wir finden im Meningeom Arterien, Arteriolen, Venen und Capillaren (Abb. 320). Nur selten einmal sind die Gefäße unruhig in der Form, proliferieren, bilden Capillarknäuel, Knospen, Konvolute, ja Glomeruli, ähnlich denen der Gliome (Abb. 319b, c).

ESSBACH (1943) konnte mit der von ihm eingeführten Azocarminfärbung am dicken Gefrierschnitt die Gefäßverhältnisse besonders gut studieren und in Beziehung zum Geschwulstparenchym setzen (s. Abb. 320a). Bei ihm findet man sehr aufschlußreiche Bilder über das Stroma. Bei den endotheliomatösen Meningeomen fand er — um es einmal räumlich auszudrücken, was wir bisher nur in 2 Ebenen betrachteten, — daß die Zellwalzen von gleichmäßigen Gefäßmaschennetzen umkleidet wurden. Daneben beobachtete er einzelne Riesencapillaren und sinusoide Gefäße. Die fibromatösen Formen dagegen hatten nur ein dürftiges, weitmaschiges Gefäßnetz. Bei den angiomatösen aber stand ein ganz dichtes Gefäßgitter im Vordergrund.

ESSBACH hielt die Untersuchung von Gefäßen und Bindegewebe nicht nur als Bestandteil des Stromas für wichtig, sondern bewertete sie weitgehend auch als den einen Gewebsbestandteil in der „organoiden" Natur einer Geschwulst. Er nahm an, daß von der Strombahngröße und der Leistungsfähigkeit des Gefäßsystems Wachstumsgrad und Volumen bestimmt würden. Fände eine Geschwulst keinen ausreichenden Anschluß an das Gefäßnetz, so seien Degenerationszeichen die Folge. Krankheitsdauer und Größe der Tumoren sollten also zur Gefäßwandunruhe und zur Vielgestaltigkeit des Gefäßsystems in Beziehung stehen. Auch den Bindegewebs- und Fasergehalt (er fand zarte kollagene Häutchen, lamelläre Schichten, zarte und grobe Fasern, Knäuel, Zapfen, Bänder, Balken, kollagene Massen oder Felder) sah er in Beziehung zur biologischen Wertigkeit. Je massiver und einheitlicher und je weniger zersplittert das Faserskelet eines Tumors war, desto gutartiger sollte er sein. Auf diesen Punkt wird bei der Beurteilung der Prognose noch eingegangen.

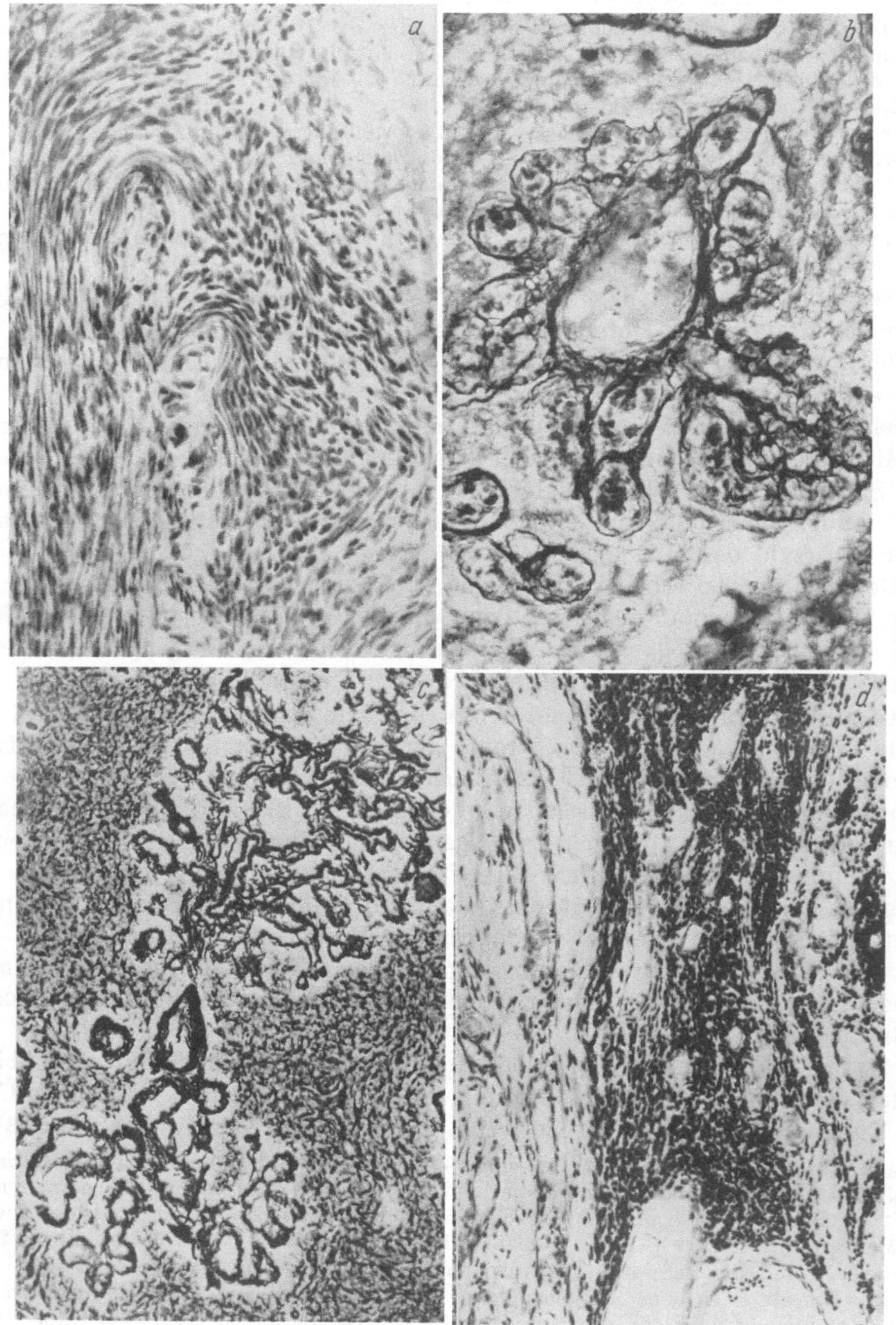

Abb. 319a—d.

a Artefizielle Änderung der Architektur durch elektrische Stromschleifen bei der Elektroexcision eines Tumors. (Vergr. 84fach, Kresylviolettfärbung, Fall 1269.)

b u. c Schlingenförmige Gefäßwucherungen in der Randzone eines Meningeoms. b Vergr. 196fach, Perdrau-Imprägnation, Fall 2463. c Vergr. 76fach, Hortegas Bindegewebsimprägnation, Fall 880.

d Rundzellige Infiltration der Kapselzone eines Meningeoms. (Vergr. 84fach, Kresylviolettfärbung, Fall 668.)

Außer den beschriebenen zahlreichen Formen des Stromabindegewebes können wir bei den fibromatösen Meningeomen noch elastische Fasern nachweisen, die übrigens auch an den mehr duranahen Gefäßen vorkommen sollen. Im Zwischengewebe sahen wir nicht so selten Mastzellen [WOLMAN (1953)], (z. B. Fall Nr. 355, 433) — im Zusammenhang mit einer schleimigen Umwandlung? — oder Infiltrate von Rundzellen (Abb. 319d) oder Plasmazellen (z. B. Fall Nr. 508, 676) oder auch polymorphkernige Leukocyten (z. B. Fall Nr. 923).

Regressive Vorgänge. Die Meningeome sind besonders reich an regressiven Vorgängen. PRADO und ORIBE (1946) beschrieben noch einmal ausführlich die bereits im Schrifttum niedergelegten regressiven Vorgänge in den Meningeomen als elementare (Verfettung, Verschleimung, Sklerosierung, Verkalkung, Verflüssigung, Blutung) bzw. als gefäßabhängige und schließlich als Vorgänge am Gefäßapparat selbst. Alle diese Veränderungen sollen auf die primären (sklerotischen) Veränderungen an den Gefäßen zurückgehen. Richtige Nekrosen sind im ganzen selten (Abb. 316c) und meist in Strichform zu sehen, ähnlich wie beim Glioblastom [z. B. Fall Nr. 198, 508, s. auch die Abbildung bei LAAS (1935)], bei der am Rand Kernschutt untermischt mit fettbeladenen Abräumzellen liegt. Massive Nekrosen sind dagegen selten.

Dagegen ist die *hyaline* Umwandlung des Gewebes eine ausgesprochene Eigenart des Meningeoms. Beim endotheliomatösen Meningeom können ganze Zellinseln verquellen und sich hyalin umwandeln (Abb. 313c, 314), wobei die Quellung der Zellen zu einem Druck auf die Umgebung führt. Man sieht in den Endstadien glasige Zellwalzen, in denen noch die Grenze der konzentrisch gelagerten, lang ausgezogenen, regressiv umgewandelten Zellen Aufschluß über die Entstehung geben, bis auch sie völlig verschwinden und nur einen hyalinen, homogenen Pfropf im Gewebe übriglassen. Dieser Prozeß kann so überhandnehmen, daß immer mehr Geschwulstteile umgewandelt werden, die erhaltenen Gebiete in der absoluten Minderzahl sind und nur noch in Form drei- oder viereckiger Inseln an die frühere Gestalt und den Zelltyp erinnern (Abb. 321c).

Die hyaline Umwandlung kann aber statt gleichmäßig die ganze Zellinsel auch nur ihr Zentrum befallen, wodurch zentrale hyaline Pfröpfe in diesen Zellwalzen entstehen, (die RIBBERT noch als „cylindromartig" bezeichnete, S. 385, 1904). Die hyaline Umwandlung von Zellen in den konzentrischen Zellkugeln des „Psammoms" als Vorstufe der Verkalkung ist allgemein bekannt. Schon RIBBERT brachte hier ausgezeichnete Abbildungen (1904, Abb. 540, 541ff.). Dabei beginnt der Verquellungsprozeß im Zentrum dieser zwiebelartigen Strukturen und schreitet — ob durch Druck verstärkt, ist noch unbekannt — nach außen fort, wobei glasige Kugeln mit konzentrisch geschichteten Kernresten entstehen, die schließlich von der Mitte aus mit Kalk inkrustiert werden (Abb. 314), [Psammomkörner!].

Die hyaline Umwandlung kann aber auch an anderen Teilen als dem Parenchym ansetzen. Viele Gefäße zeigen im Meningeom eine Wandverbreiterung und Verquellung, die an der Grundmembran beginnt. Diese läßt bei großem Gefäßreichtum und bei gleichzeitigem Parenchymuntergang ganze kavernomartige hyaline Systeme entstehen, in denen die eigentliche Gewebsstruktur kaum mehr zu erkennen ist. Besonders grotesk kann sich dieser Vorgang bei manchen angiomartigen Meningeomen auswirken, wo dann zwischen einem Balkennetz hyaliner Capillaren — jetzt bereits ohne Lumen — nur noch einige spindelige oder sternförmige „Belegzellen" aus der ehemaligen Endothelauskleidung liegen. Diese Bildungen erinnern ebenfalls an manche „Cylindrome" der alten Autoren.

Verkalkung und Knochenbildung. Die Umwandlung zwiebelartiger Zellkugeln zum verkalkten Psammomkorn wurden oben bereits beschrieben (Abb. 314). Sie gab VIRCHOW (1900) Anlaß zur Namengebung für diese bestimmte Gruppe der Meningeome. Die Entstehung der Psammomkörner bleibt aber nicht auf diese Art beschränkt. Sie können vielmehr auch im hyalinen Zwischengewebe ganz unvermittelt auftreten.

Es gibt aber auch andere, als nur geschichtete Kugelformen, wie das Psammomkorn. Auch *Kalkspieße* und *Pfeile* können in diesen Stromazügen oder entlang den Zellzügen im fibromartigen Meningeom entstehen [Bilder und Beschreibungen wieder bei RIBBERT (1904)]. Ja, man hat die regressive Verkalkung ganzer hyaliner Platten oder kleiner

Nekrosen oder auch ganzer Capillaren gesehen. Bekanntlich sind die intrakraniellen Meningeome oft bis zur röntgenologischen Sichtbarkeit verkalkt. Von den spinalen waren es bei Antonis (1936) 42 Fällen nur einer! (obwohl gerade sie meist bevorzugt Psammomkörner bilden. Allerdings ist der ausreichende Kontrast gegenüber der Wirbel-

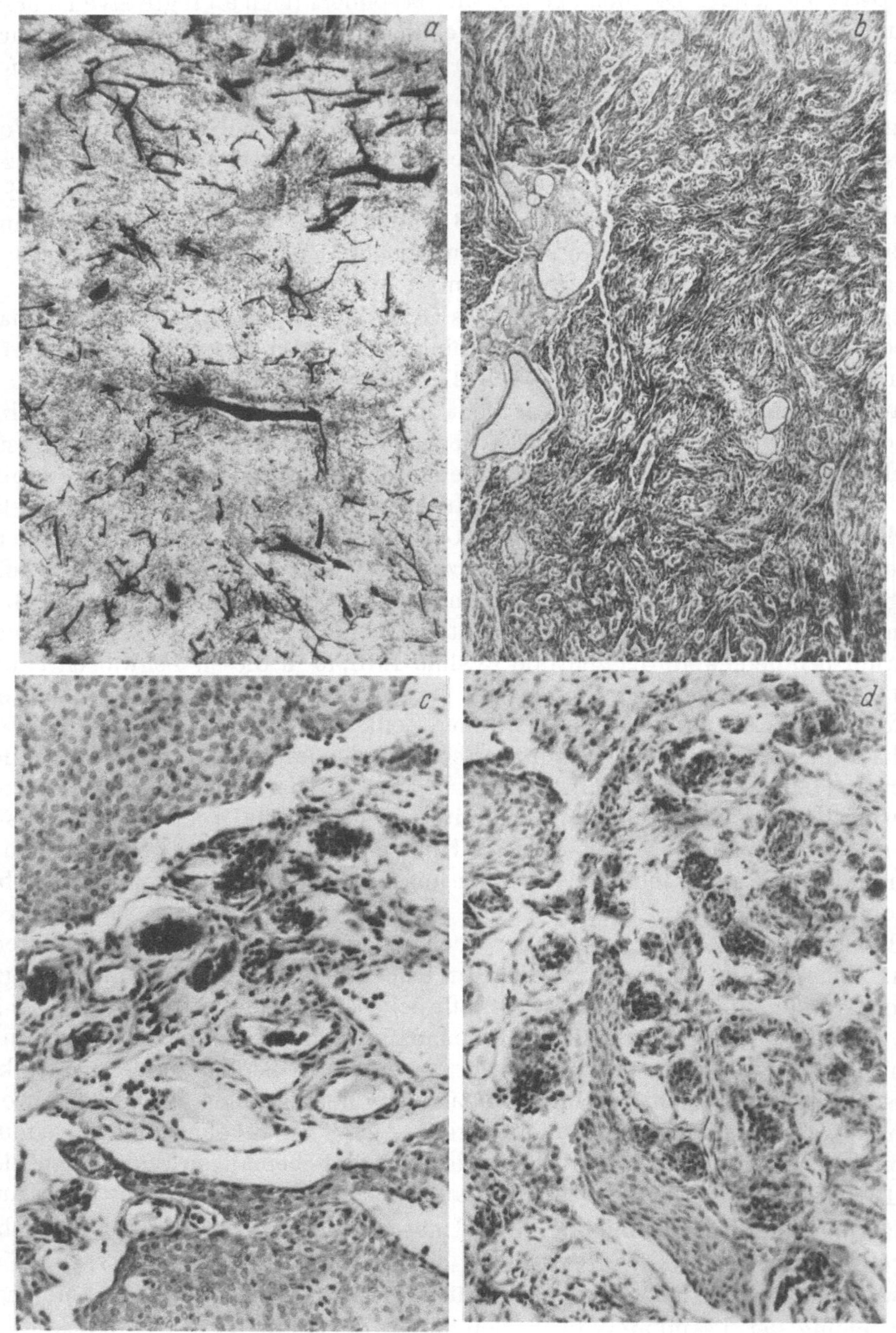

Abb. 320a—d.

a Gefäßversorgung in einem endotheliomatösen Meningeom. (Vergr. 17fach, Heidenhain-Hämatoxylin-Färbung, Fall 402.)

b Sehr gefäßreiches fibromatöses Meningeom. (Vergr. 17fach, HE-Färbung, Fall M 3788.)

c u. d Eigenartig angiomatöse Partien im Zwischengewebe eines endotheliomatösen Meningeoms. c Vergr. 136fach, HE-Färbung, Fall 6073. d Vergr. 136fach, HE-Färbung, Fall 6073.

säule schwerer erreichbar!). Knochenbildung ist in Meningeomen sehr selten [s. S. 427ff. und Abb. 322b, c, sowie die Abb. 2 von Laas (1935)]. Auch Weiser (1925) berichtet über die Bildung von Knochenschalen an der hyalinisierten Außenfläche der Meningeome.

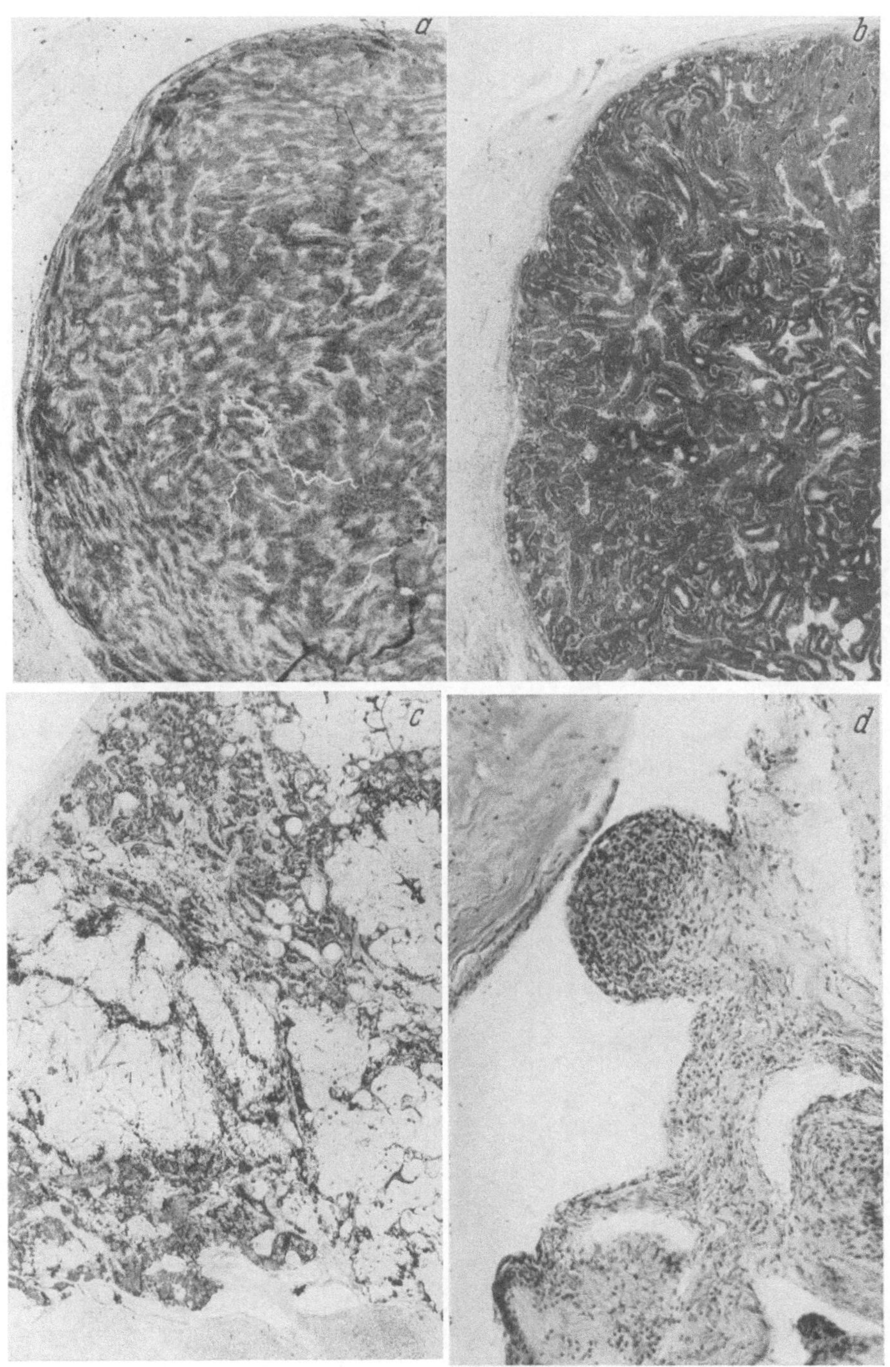

Abb. 321a—d.

a u. b Übersichtsbilder über walnußgroße corticale Meningeome. Das anliegende Hirn ist kaum verändert. a Vergr. 5fach, Kresylviolettfärbung, Fall 185. b Vergr. 5fach, Kresylviolettfärbung, Fall 166.

c Reichlich hyalinisierte Partien in einem endotheliomatösen Meningeom. (Vergr. 5fach, Kresylviolettfärbung, Fall 166.)

d Typische Pacchionische Granulation im Sinus sagittalis. (Vergr. 22fach, Kresylviolettfärbung, Fall 177.)

Verfettung. Die Infiltration der Geschwulstzellen mit Fett ist im Meningeom immer regressiver Natur und im allgemeinen recht häufig zu sehen. Die Verfettung im Zentrum der Zellwalzen des endotheliomatösen Typs beginnt mit einer feintropfigen Infiltration.

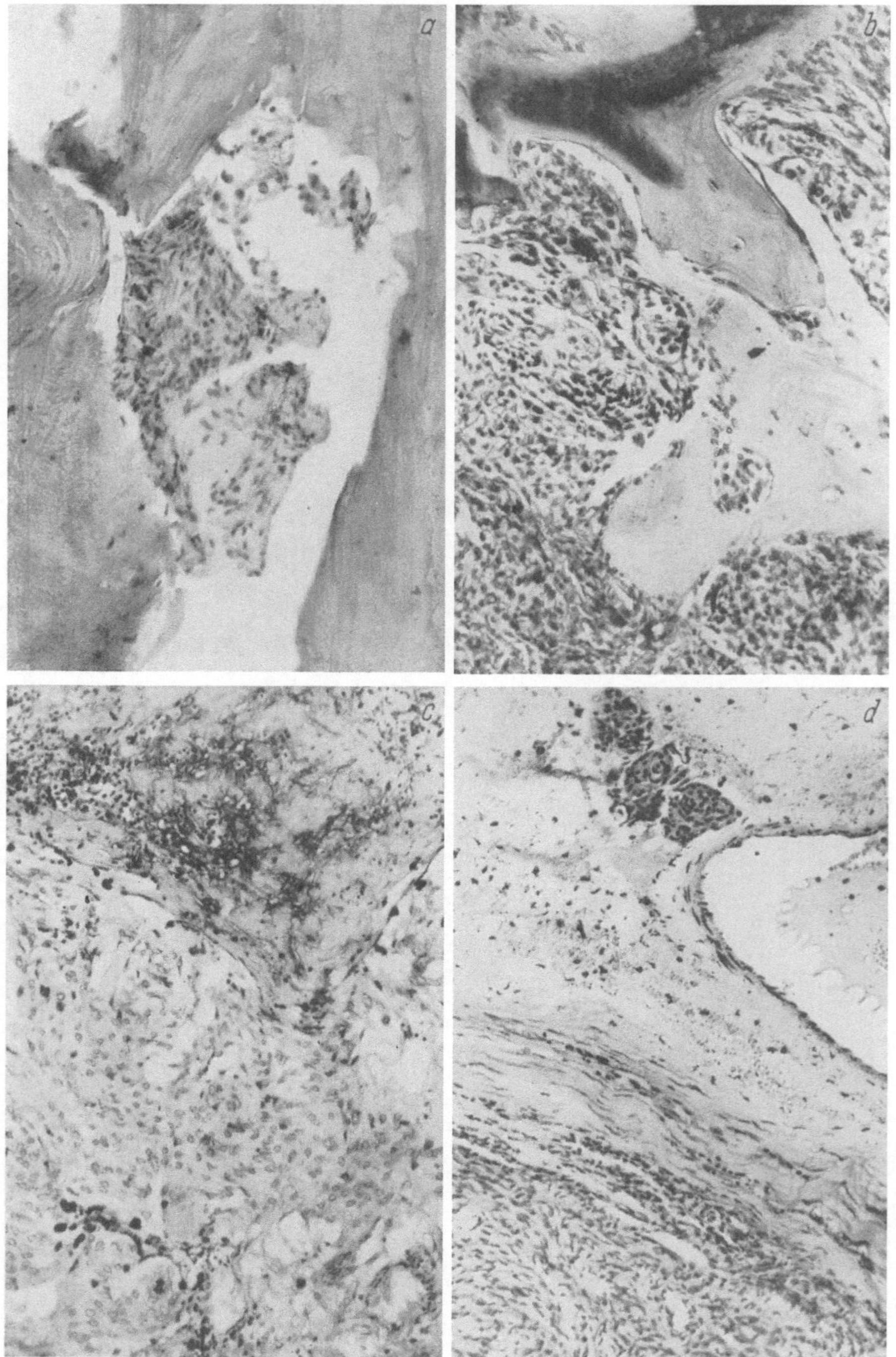

Abb. 322a—d.

a Einwachsen eines Meningeoms in den Knochen (nach Entkalkung). (Vergr. 136fach, HE-Färbung, Fall 3612.)

b Osteoid- und Knochenbildung in einem endotheliomatösen Meningeom. (Vergr. 136fach, HE-Färbung, Fall 4505.)

c Osteoidbildung in einem endotheliomatösen Meningeom. (Vergr. 136fach, Kresylviolettfärbung, Fall 4912.)

d Arachnothelnester in der Durakapsel eines Meningeoms. (Vergr. 136fach, Kresylviolettfärbung, Fall 6280.)

Sie steigert sich bis zur völligen Umwandlung zentral gelegener Zellen in einen Herd von Fettkörnchenzellen (Abb. 323a). Demgegenüber ist die diffuse Einlagerung von Fetttröpfchen bei diesem Typ selten.

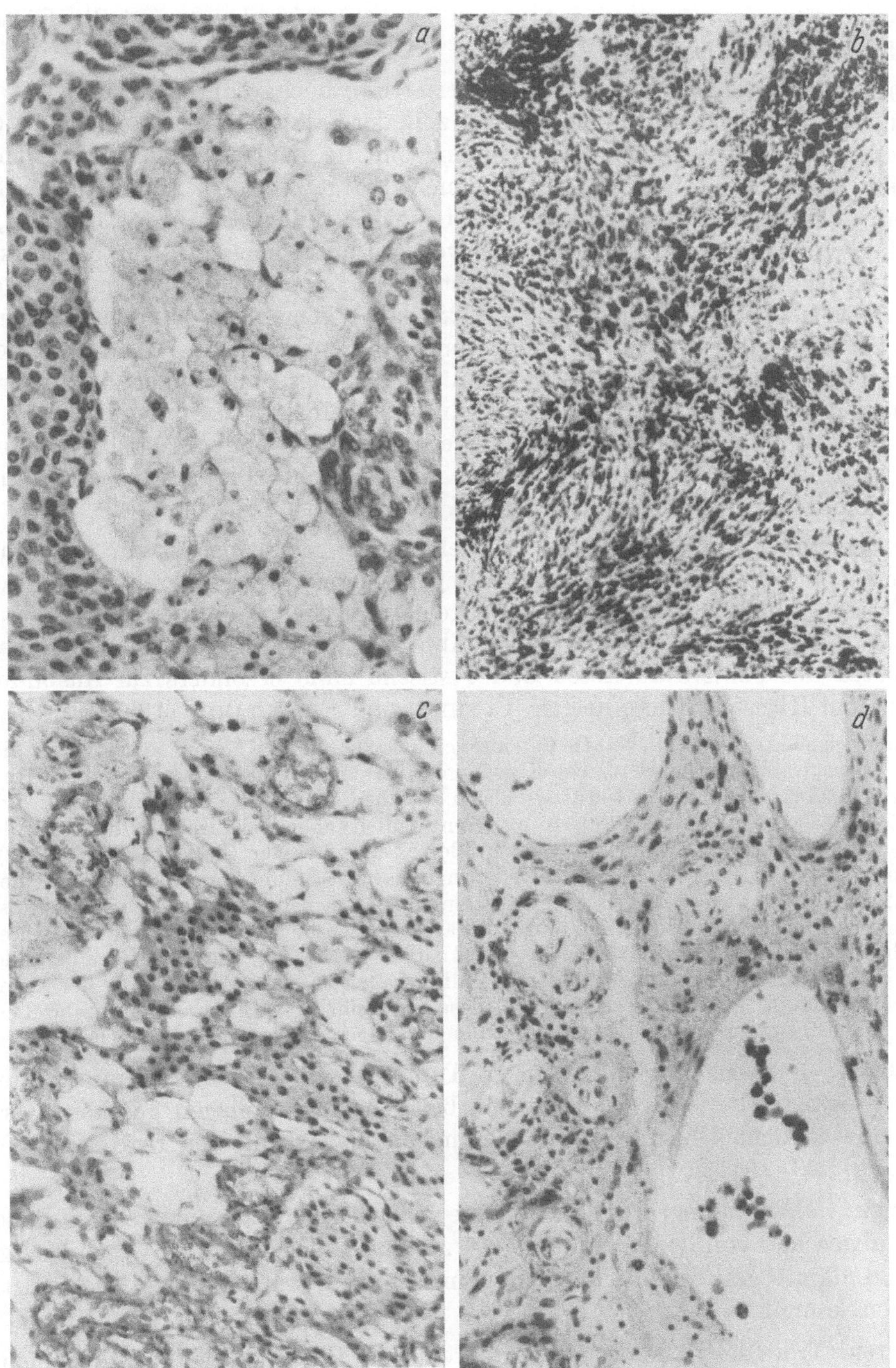

Abb. 323a—d.
a Herdförmige feintropfige Verfettung im Zentrum der Inseln eines endotheliomatösen Meningeoms („Schaumzellen"). (Vergr. 174fach, Kresylviolettfärbung, Fall 6210.)
b Diffuse Verfettung in einem fibromatösen Meningeom. (Vergr. 120fach, Fett-PONCEAU-Färbung, Fall 232.)
c Verflüssigung als Vorstufe der Cystenbildung. (Vergr. 136fach, HE-Färbung, Fall E 1619.)
d Kleinere Cysten in einem Meningeom. In ihrer Umgebung Makrophagen mit altem Blutpigment. (Vergr. 136fach, Kresylviolettfärbung, Fall 5070.)

Anders beim fibromatösen Meningeom, wo fettinfiltrierte Zellen diffus in den Zellzügen verstreut liegen (Abb. 323 b). Am Rande der — seltenen — strichförmigen Nekrosen liegen verständlicherweise Wälle von fettbeladenen Abräumzellen. Die Zellarchitektur bestimmt oft die Form der fettbeladenen Zellen, so daß in einem Zellwirbel auch einmal lang-ausgezogene „Stäbchen"formen vorkommen können. Manchmal sind die Gefäßwand-zellen diffus mit Fett bestäubt.

Wenn auch in manchen Gebieten die Verfettung hochgradig sein kann [eine solche hochgradige Verfettung der Tumorzellen zeigt z. B. der Fall 1 von Wolf und Cowen (1936)!] und besonders im endotheliomatösen Meningeom die Zentren aller Inseln sich derart umwandeln können, so ist das entstandene „Fettgewebe" — außer durch Spezial-färbungen — bereits morphologisch an dem feinen Gittergerüst (Abb. 323 a) der „Zellen" vom prallen einvacuoligen normalen Fettgewebe zu unterscheiden. Nur bei Vorkommen echter Fettzellen aber sollte man eine lipoblastische Komponente bei einem Meningeom an-erkennen. Smith (1912) und auch Kirch (1922) haben gemeint, es handele sich bei diesem Vorgang um eine Speicherungsfett-Einlagerung, während Morton (1936) zwar von einer „degenerativen" Form der Fetteinlagerung spricht, diese aber einer Entzündung mit Lipoidphagocytose folgen läßt. Wir haben nur ein einziges Mal einen solchen Befund gesehen. Smith (1912) und Kirch (1922) dagegen fanden zwei lipoblastische Meningeome, Cushing und Eisenhardt (1938) übrigens keines. Echte Lipome der weichen Häute gliedern wir nicht bei den Meningeomen (s. S. 496) ein.

Verschleimung und Cystenbildung. Einzelne Meningeome neigen zur diffusen schlei-migen Entartung, die sich bis zur Ausbildung kleinerer oder größerer — bis kirschkern-großer Cysten (Abb. 323 c, d, 324 a, b) — steigern kann. [Cushing und Eisenhardt, Abb. 171, 523, 524, 532, Guttmann (1930), Abb. 10]. Die Cysten sollen besonders in den Randgebieten des Tumors auftreten und cystische Fälle besonders zur Ausbildung von Hirnödem und Hirnschwellung neigen [Cushing und Eisenhardt (1938)].

In einem eigenen Fall (Fall Nr. 1619) eines endotheliomatösen Meningeoms waren alle Zellen gequollen, etwas wabig strukturiert, bei Kresylviolettfärbung metachromatisch rot gefärbt, wobei ein stärker gefärbtes gleichfarbiges Gerüstwerk sich zwischen den Zellen hinzog und mit Protoplasma-brücken die Zellen verband (Abb. 323 c). In weiteren Stadien sahen wir durch Verflüssigung der Zellen die Entstehung kleinerer (Fall Nr. 756) oder größerer, eiweißreicher (Fall Nr. M 3788, 162) Cysten (Abb. 324 b). Ein gleichartiger Vorgang scheint bei angiomartigen Meningeomen [s. die Bilder der Cysten bei Borchers (1910)] zu eigenartigen Architekturen zu führen, bei denen nach einem Verflüssigungs-vorgang zentraler Zellgebiete am Rande nur eine Lage erhalten bleibt, die jetzt wie ein Drüsenepithel einen Hohlraum umkleidet (Fall Nr. 162 mit Abb. 324 b und Fall Nr. 290). Die regressiven Veränderungen, besonders die Verschleimung und Verflüssigung, führen auch zu einer Veränderung der Zellen in der Nachbarschaft: ähnlich Abb. 323, Fall Nr. 4960, diese zeigt reihenweise hyperchromatische Riesenkerne am Rande einer Cyste. Nicht selten sahen wir in derartigen Fällen auch Mastzellen.

Blutungen. Kleinere Blutungen in die Tumoren scheinen vorzukommen, denn wir haben nicht ganz selten mit Blutpigment beladene Makrophagen gesehen. Ostertag erwähnt eine tödliche Blutung in ein Meningeom nach Eintreten regressiver Verände-rungen (s. S. 522, 1941).

Insgesamt haben die regressiven Vorgänge für den Operateur eine gewisse Bedeutung, da sie — abgesehen von der Verkalkung — zu einer Lockerung des Geschwulstgewebes führen und damit gegebenenfalls auch einmal ein Aussaugen der Geschwulstmassen ermöglichen können.

Varianten. Trotz der Fülle der Spielarten sind die Bilder bei den Meningeomen selten, die überhaupt nicht mehr einzugliedern sind. Die völlige regressive Umwandlung einer Geschwulst kann es allerdings unmöglich machen, noch eine sichere Diagnose zu stellen (Abb. 324 c, d).

Im Falle (Nr. 1376) einer 40jährigen Frau, die nach jahrelanger intensiver Röntgenbestrahlung bei uns operiert wurde, waren die regressiven Umwandlungen des Gewebes so stark, daß die Diagnose histo-logisch sehr unsicher war. Sie konnte aber aus Anamnese und makroskopischen Befund noch gesichert werden. Hier waren besonders viele hyperchromatische bizarre Riesenzellen vorhanden. Das hyperplastische, oft aber hyalin umgewandelte Stroma beteiligte sich auffällig stark am Aufbau, das Gewebe war hochgradig verfettet und überall verstreut sah man diffuse leukocytäre Infiltration (Abb. 324 c, d).

Wie anscheinend die Röntgenbestrahlung, so kann auch die Elektrochirurgie sehr interessante Veränderungen von Architektur und Zellen bedingen, auf die an entsprechender Stelle eingegangen wurde (Abb. 319 a), [s. ZÜLCH (1941)].

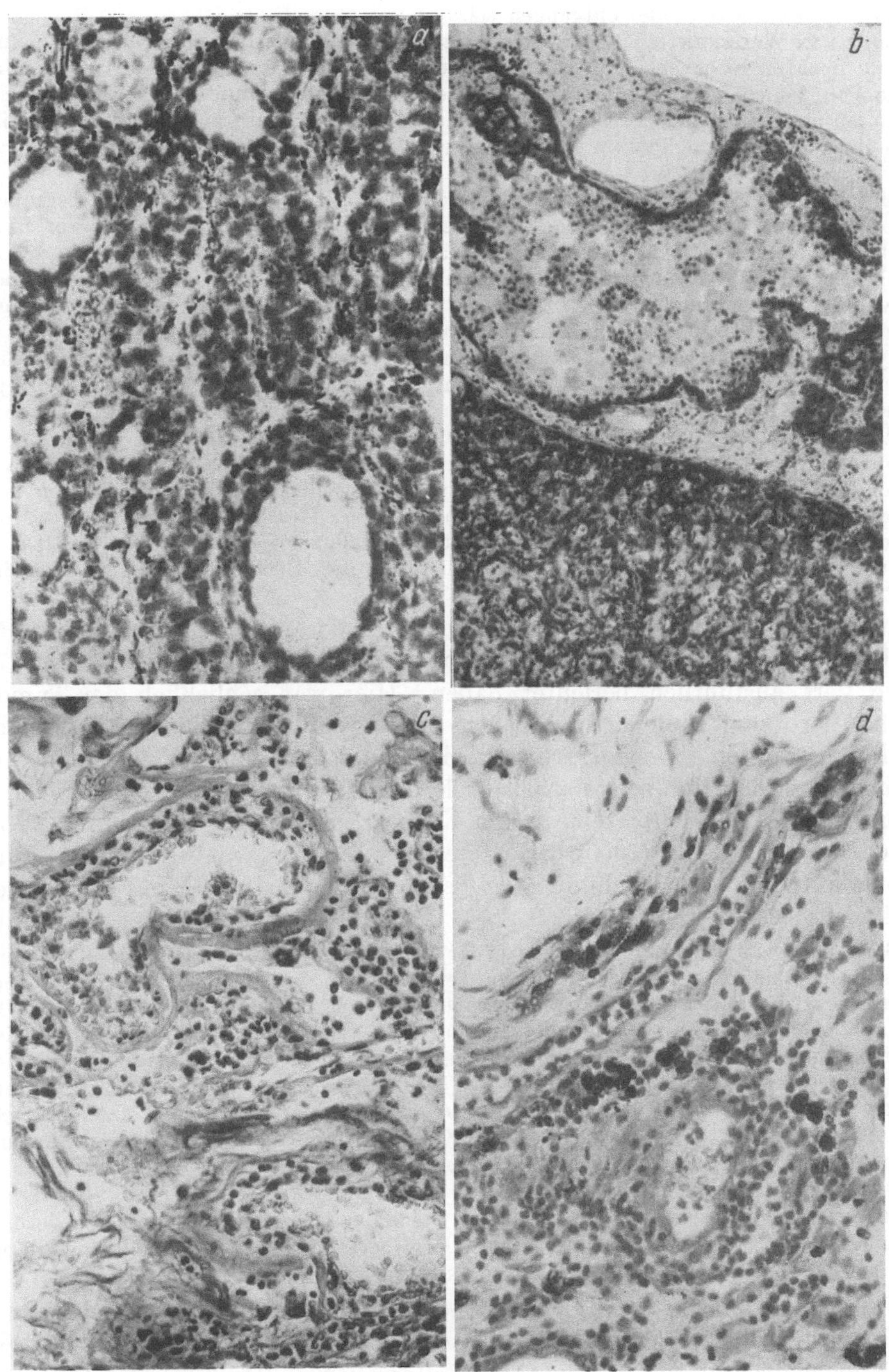

Abb. 324a—d.

a u. b Bildung eigenartiger Hohlräume in 2 Meningeomen. a Vergr. 204fach, Scharlach-Hämatoxylinfärbung, Fall 290. b Vergr. 78fach, Kresylviolettfärbung, Fall 162.

c u. d Veränderung in den Meningeomen nach starker Röntgenbestrahlung. Hochgradiger Zelluntergang, Sklerosierung, Gefäßreichtum, Infiltration mit Leukocyten, albuminoide Verquellung der Gefäßwände. c Vergr. 200fach, v. GIESON-Färbung, Fall 1376. d Vergr. 136fach, Kresylviolettfärbung, Fall 5907.

Ein Fall eines „meningealen" und fast faustgroßen Tumors am Boden der mittleren Schädelgrube bei einem 3jährigen Jungen (Fall E 10) wich im Gewebsbild sehr weitgehend von allen bekannten Beschreibungen ab. Die zelldicht gelagerten großleibigen epithelialen Zellen ähnelten am ehesten den Abb. 26 von Cushing und Eisenhardt (1938). Sonst haben wir aber niemals derartige architekturlose Geschwulstgewebe bei Meningeomen gesehen. D. Russell (1950) weist darauf hin, daß manchmal Meningeome, besonders der hinteren Schädelgrube und des Rückenmarks, *Melanin* enthalten, was Cushing und Eisenhardt (1938) entgangen sei.

Gass und van Wagenen (1950) beschrieben zwei übereinanderliegende Tumoren, „ein äußeres Meningeom", das den Knochen infiltriert haben soll und ein darum liegendes „Oligodendrogliom". Obwohl die Abb. 3 nicht völlig schlüssig ist, könnte es sich um das äußerst seltene Zusammentreffen von 2 Tumoren an der gleichen Stelle gehandelt haben, obwohl man sonst häufiger das pilzförmige Wachstum eines Oligodendroglioms in der Leptomeninx findet, das den Meningeomen ähnelt (Abb. 89, 91, 96).

Eine Metastasierung eines Mammacarcinoms bei einer 72jährigen Frau in ein erbsgroßes Meningeom, das aber gegen die Dura gut abgesetzt blieb, beschrieb Bernstein (1933), vor ihm meines Wissens aber schon Olivecrona. Auch ich habe am Hirnforschungsinstitut in Berlin schon einmal einen gleichartigen Fall gesehen. Auch Lapresle und Mitarbeiter (1952) berichten über das Nebeneinander von Meningeom und Krebsmetastasen, ja sogar eine Embolie von Krebsnestern in ein Meningeom. Weiter haben sie auch „Mehrfachtumoren" im intrakranialen Raum selbst gesehen: ein Ependymom und Meningeom nebeneinander im Brückenwinkel; ein linkes occipitales Glioblastom neben einem Olfactoriusmeningeom erwähnte übrigens D. Russell (1950) [ihre Abb. 16.]

Auch in unserem Falle 6545 eines rezidivierenden chromophoben Adenoms der Hypophyse fand sich ein frontales Konvexitätsmeningeom (wegen der Mehrfachtumoren s. S. 61ff.).

Freedman, Feiring und Davidoff (1949) berichteten über das Zusammentreffen von Mammacarcinom und intraspinalem Meningeom in 3 Fällen, was uns nicht wundernimmt wegen der großen Beteiligung des weiblichen Geschlechts (s. S. 414) an dieser Geschwulstgruppe und der möglichen Bedeutung der endokrinen Situation für das Entstehen maligner Geschwülste (s. S. 63ff.). Daneben ist dies Zusammentreffen für die Operationsindikation der Rückenmarkskompression in diesen Fällen natürlich auch praktisch wichtig.

Metastase und Rezidiv. Hier ist besonders auf den eigenartigen Fall der Patientin D. Russell im Gute Cushing und Eisenhardts (1938) hinzuweisen, über deren 17 Operationen die Verf. ausführlich berichtet haben. Hier war schließlich der Tumor nicht nur durch Anordnung säulenartiger Zellen entlang und um die Gefäße einem Krebs sehr ähnlich geworden, es erfolgte auch eine Metastasierung in die Lunge, die den gleichen histologischen Bau zeigte. Metastasierung ist überdies bei Meningeomen teils im Liquorraum [s. Kalm (1950)], teils in den Körper [von Zülch, Pompeu, Pinto (1954)] beschrieben worden. Kalm (1950) berichtete über die diffuse Aussaat eines Tentoriummeningeoms auf dem spinalen Liquorweg bei einem 48jährigen Mann. Es handelte sich um ein fibromatöses Meningeom.

Im Falle von Zülch, Pompeu und Pinto, der bereits von Lorenz (1940) erwähnt wurde, kam es nach insgesamt 22jähriger Vorgeschichte zur Metastasierung in Lunge, Leber, Nieren und andere Körperorgane, der die Patientin erlag (Lungenmetastase von 1780 g!) [Abb. 311c, 317, 318].

Einen ähnlichen Tumor mit Lungenmetastasen (Nr. E 1488) einer 39jährigen Frau erhielten wir von auswärts eingesandt; der Ablauf ist gleichartig. Nur fehlt in diesem Falle der histologische Vergleich des operierten Tumors mit dem Autopsiegut [s. Beschreibung bei Zülch und Mitarbeiter (1954)].

Metastasen haben Abbott und Love, Jurow, Russell und Sachs, Hamblet, Swingle, Christensen und Mitarbeiter [zit. Dor. Russell (1950)] beschrieben. Sechs von diesen Fällen wurden von Russell (1950) anerkannt [s. auch die eigenen Ausführungen mit Pompeu und Pinto (1954)]. Besonders ist auch auf die sorgfältige Studie von Winkelmann, Cassel und Schlesinger (1952) hinzuweisen, die — wie wir — eine große Zurückhaltung in der Anerkennung der Metastasierung zeigen. Die mechanische Aussaat von Blastomteilen bei der Operation kommt vor, dabei wachsen in der Galea einzelne Knoten weiter [Cushing und Eisenhardt (1938)].

Es scheint, daß — wie auch Cushing betont — die vollständige Entfernung einer Geschwulst (mit den anliegenden weichen *und harten* Häuten und einer eventuell beteiligten Knochenpartie) zur rezidivfreien Heilung führt. Doch ist die Breite der Geschwulstausdehnung schwer zu beurteilen, weshalb manchmal „im Gesunden" und über die Haftstelle hinaus Knochen, Dura und Sinusteile entfernt werden müssen. Diese Forderung ist bei Konvexitätstumoren leichter zu erfüllen als bei den basalen und in Sinusnähe liegenden Meningeomen. So gibt Olivecrona (1947) die Zahl der Rezidive bei den parasagittalen Meningeomen mit 10% an. Die Zahl der Heilungen wird sich nach der Einführung der Elektrochirurgie und bei weiterer Vervollkommnung der Technik immer mehr erhöht haben. Denn CUSHING-EISENHARDT (1938) hatten sogar noch reichlich Rezidive, was unter anderem aus der Zahl von 522 Operationen an 281 Patienten hervorgeht.

Differentialdiagnose. Für den Operateur kann zeitweilig während der Operation jede mit der Dura verwachsene Geschwulst — nach eigenen Beobachtungen häufig Oligodendrogliome — dann auch Glioblastome, möglicherweise auch Gummen, Tuberkel bzw. BOECKsche Sarkoide [SKILLIKORN und Mitarbeiter (1955)] und Metastasen (s. Abb. 428) zur Fehldeutung als Meningeom Veranlassung geben. Im weiteren Verlauf der Operation klärt sich dieser Fehler meist auf, so daß nur selten die Schnelldiagnose bei der Operation herangezogen werden muß. Im Brückenwinkel und Spinalkanal kann eine Verwechslung mit Neurinomen vorkommen. Wir sahen einen unklassifizierten Tumor [s. TÖNNIS und ZÜLCH (1939)], der äußerlich als typisches Meningeom imponierte, histologisch aber sicher keines war (Abb. 413, 417a, b).

Histologisch spielt die Differentialdiagnose besonders für die Brückenwinkeltumoren eine Rolle (s. Abb. 293), zumal dort die fibromatösen Meningeome gehäuft vorkommen, bei denen ja einzig die Unterscheidung schwierig ist. Wenn auch die biologische Wertigkeit beider Geschwulstarten sehr ähnlich ist, die Fehldeutung damit keine schwerwiegenden Folgen hätte, so ist die richtige Diagnose doch für das Verhalten bei der Operation wichtig. Ich bin auf S. 379 auf die histologische Unterscheidung eingegangen.

Beziehungen zum Krankheitsablauf. Infolge des langsamen verdrängenden Wachstums können die Meningeome bei geeigneter Lokalisation in „stummen" Regionen z. B. im Vorderlappen oder an der vorderen Falx ungeheure Größe annehmen (s. Abb. 283, 284), ohne daß gröbere subjektive oder objektive Symptome den Patienten zum Arzt zu führen brauchen. Da andererseits Hirn und Rückenmark bei langsamer Verschiebung groteske

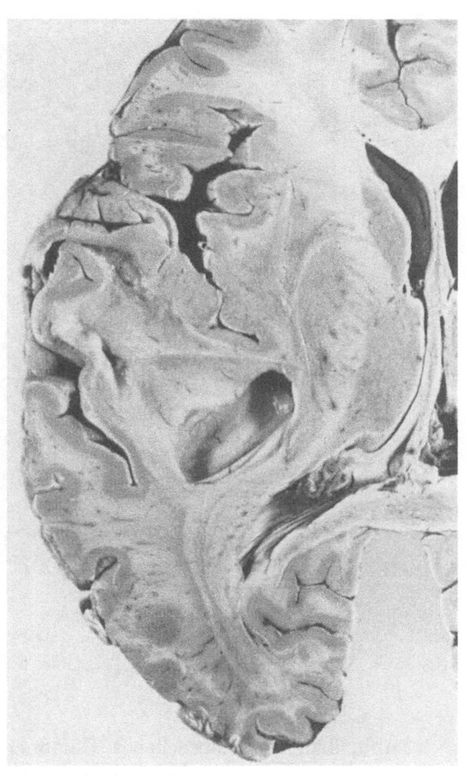

Abb. 325. Große Erweichung im Gebiet der A. cer. media, die von einem Keilbeinmeningeom umwachsen wurde (s. Abb. 290). Horizontalschnitt (Fall 1040).

Deformierungen ertragen, ohne Dauerschäden zu erfahren, so ist auch die funktionelle Restitution nach Entfernung des Blastoms häufig selbst dann noch gut. Anders, wenn über den Gefäßweg größere Schäden des anliegenden Gewebes entstanden sind (s. Abb. 325). Treten die Meningeome in symptomreichen Zonen auf, so finden wir manchmal langjährige Krankengeschichten z. B. mit Anfällen, bevor die erst spät einsetzenden Hirndrucksymptome den Patienten schließlich zur Klinik führen (s. den interessanten Gutachtenfall S. 43). Massive Blutungen — und damit apoplektiformer Beginn, wie bei Glioblastomen und manchen Oligodendrogliomen — sind nicht charakteristisch für ein Meningeom. Im ganzen heißt es, Basistumoren sollten langsamer wachsen als Meningeome des Schädeldaches. — Durch das verdrängende Wachstum findet eine Verschiebung der Gefäße statt, die oft im Arteriogramm die Randbegrenzungen des Meningeoms aufzeigt. Manchmal kann das durale „sternförmige" Gefäßnetz der A. carotis externa (Abb. 326). ebenfalls Größe und Sitz der Geschwulst anzeigen. Schließlich färben sich manche Meningeome auf Grund ihres dichten Gefäßnetzes (Abb. 316a, 320b) angiographisch diffus an. Das langsame verdrängende Wachstum bedingt die langsame Verschiebung der anliegenden Hirnteile und damit ein spätes Eintreten von groben Passagehindernissen an der Liquorbahn. Ein Hydrocephalus occlusus mit Vergrößerung der einzelnen Kammerabschnitte ist daher weniger häufig als bei Gliomen: „Hirne mit Meningeomen zeigen eher kleine Ventrikel" [s. Kautzky-Zülch (1955)].

Die Bedeutung der Knochenveränderungen der Meningeome — der Arrosion, vermehrten Vascularisierung, Hyperostosebildung (Abb. 306b, c, d und 304c) — im Röntgenbild braucht nur angedeutet zu werden. Verkalkung des ganzen Tumors bis zur röntgenologischen Darstellung kommt vor.

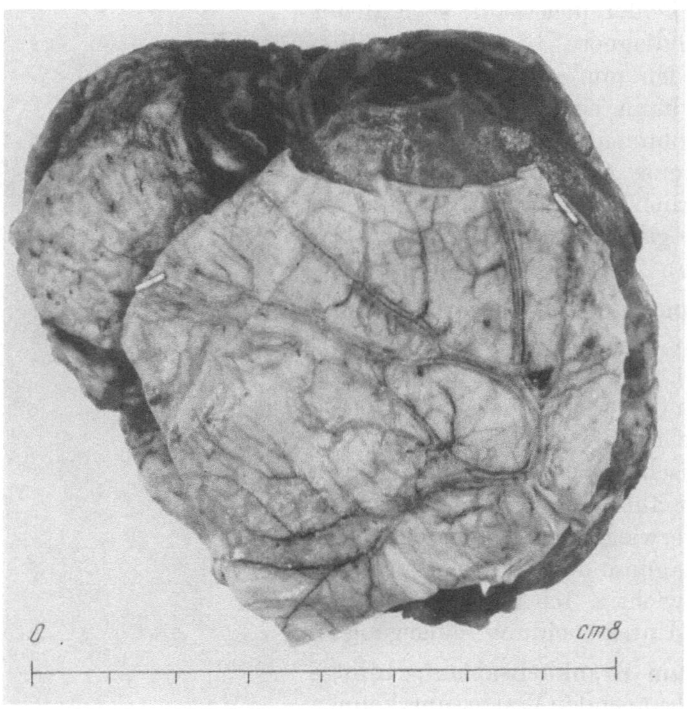

Abb. 326. Ausgesprochenes Gefäßnetz der Dura „in Sternform" über einem Meningeom, das von der A. meningica gespeist wird (Fall 1218).

Nittner und Schiefer haben soeben (1955) auch über einen Patienten mit 3 Meningeomen im Spinalkanal berichtet, deren Diagnostik beträchtliche Schwierigkeiten machte.

Operabilität. Die Meningeome sind operativ unter den Hirngeschwülsten mit am besten zu entfernen. Sie gehören auch zu den ersten mit Erfolg chirurgisch angegangenen Tumoren (McEwens' erste Operation eines frontalen hyperostosierenden Meningeoms, 1879!). Heute sind fast alle Unterarten mit verschiedenem Sitz mit Erfolg operiert worden. Die schwerst anzugehende Stelle bleibt noch heute die Clivusgegend [s. Bericht Voss (1937)], insbesondere in Form der kraniospinalen Meningeome [Majewsky und v. Santha (1943)]. Sie wird dem Operateur noch die größten Probleme bieten, wie auch die Sicherstellung eines flächenhaft die Basis überziehenden Meningeoms (Abb. 327) mit Umwachsung der Nerven und Gefäße und besonders der Carotiden. Große Schwierigkeiten bereiten die gefäßreichen Meningeome (Abb. 320c, d) besonders in der Nähe der Sinus, die Tumoren an der Basis — Keilbein — mit tiefer Infiltration des Knochens und eventuell Hyperostosen nach außen in die Fossa temporalis oder mit Tumorprolaps nach osteoclastischer Operation (Abb. 328) usw. Immerhin ist die Zahl der praktisch „geheilten" Patienten sehr hoch.

Bei Cushing und Eisenhardts (1938) 295 in der Monographie beschriebenen Fällen wurden 522 Operationen an 281 Patienten ausgeführt, wobei 55 Todesfälle durch Operation und während der postoperativen Periode auftraten. Von diesen 281 überlebten 172 die 5-Jahresgrenze. Da aber die Meningeome Tumoren sind, die besonders stark die

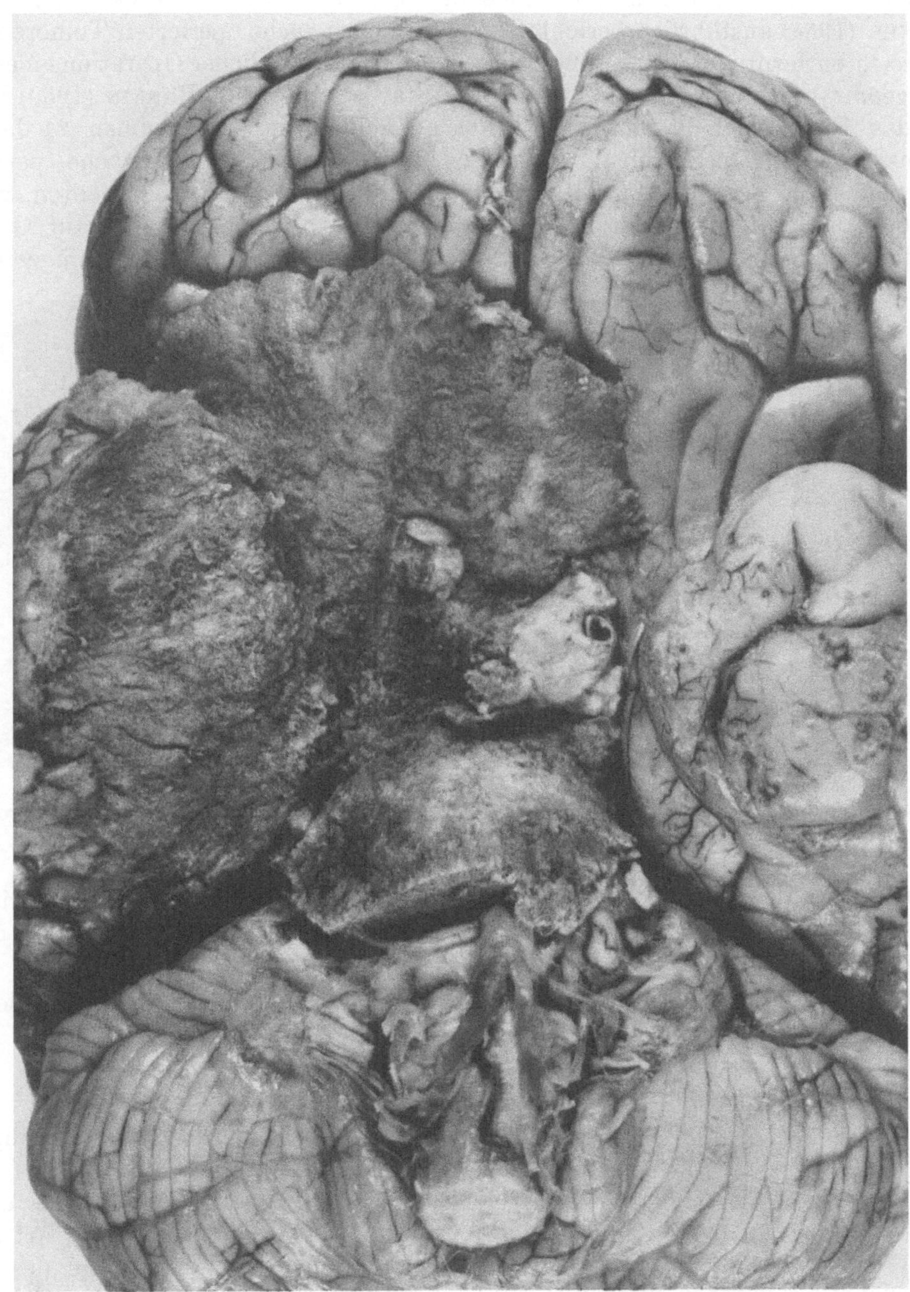

Abb. 327. Riesiges plattenförmiges Meningeom der Keilbeingegend, welches das Chiasma und beide Carotiden sowie die Hirnnerven umwachsen hat. Je ein Fortsatz schiebt sich in die vordere und hintere Schädelgrube. Am linken Temporalpol erkennt man die Defekte von abgerissenen Hirnsubstanzhernien (Fall 880).

letzten Lebensjahrzehnte befallen, müßte eine derartige Statistik noch nach den Gesichtspunkten der Lebensversicherungen bereinigt werden. Von WALLs (1954) 8 Patienten mit Meningeom der Seitenventrikel wurden alle wieder arbeitsfähig.

Von den 202 von OLIVECRONA (1947) operierten Patienten mit parasagittalem Meningeom waren 50% nach einem Jahr zur Arbeit zurückgekehrt. Bei den Patienten von

Horrax (1952) kehrten 97 von 168 Patienten postoperativ zur Arbeit zurück, d. h. fast 60%. Von Tönnis und Schürmanns (1951) 21 Patienten mit Operation eines Keilbeinflügel-Meningeoms waren 12 wieder 3—14 Jahre arbeitsfähig. Über die Meningeome der Pinealisgegend (der Tela chorioidea des 3. Ventrikels) bei Olivecrona hat soeben Heppner (1954) ausführlich berichtet. Vier von den sechs operierten Tumoren konnten erfolgreich entfernt werden. Ein 9jähriges Kind nach glücklicher Operation eines spinalen Meningeoms beschrieben Guillaume und Mitarbeiter (1949), Raskin (1950) berichtete über das Ende einer Patientin Cushings mit multiplen Meningeomen 24 Jahre nach den insgesamt 5 Operationen. Beim Tod zeigte sie noch mehrfache parasagittale Meningeome. Echols (1941) sah multiple Meningeome bei einem Patienten, von denen er 10 operativ entfernte. Nur Dechaume und Mitarbeiter (1949) sind auf Grund ihrer Ergebnisse sehr zurückhaltend in der Operationsprognose bei den Meningeomen.

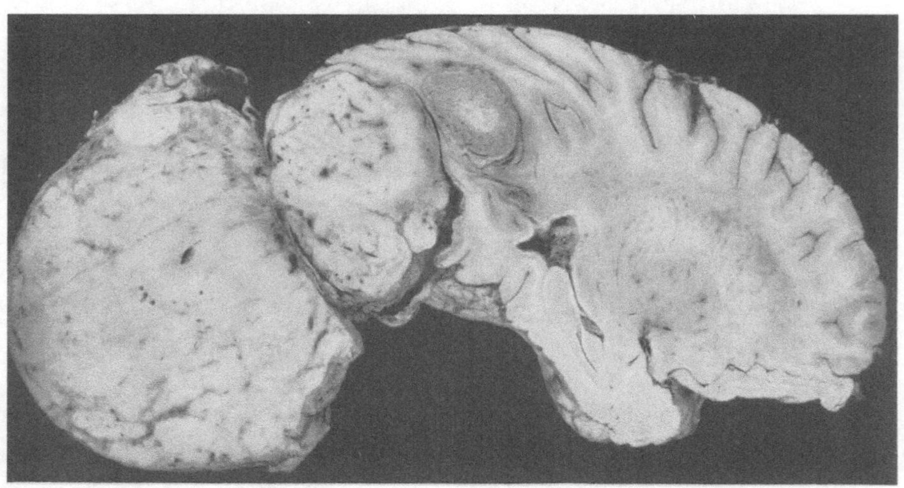

Abb. 328. Riesiges Tentoriummeningeom (peritorculäres Meningeom) mit überfaustgroßem Prolaps durch eine Trepanationsöffnung (Fall 4635).

Der berühmte Patient „A" von Dandy mit Operation eines Olfactoriusmeningeoms [s. die Monographie Brickners (1936)] starb 21 Jahre danach an multiplen Meningeomen (1952).

Prognose. Die Einstellung des Neurochirurgen wird auch bei Operation der Meningeome von folgenden Leitsätzen Cushings ausgehen:

1. die solitären Tumoren haben einen Lieblingssitz,
2. Tumoren gleichen Sitzes verhalten sich gleichmäßig,
3. bei genügend großem Beobachtungsgut kann die Lebensvorhersage mit immer wachsender Genauigkeit angegeben werden,
4. bei gut aufgenommener Vorgeschichte und bei guter neurologischer und röntgenologischer Untersuchung kann bereits vor der Operation nicht nur Sitz, Art und Ausmaß des Prozesses bestimmt, sondern auch eine ungefähre Voraussage des späteren Lebensschicksals gegeben werden.

Die Meningeome stellen unter den Hirntumoren die biologisch gutartigste Geschwulstgruppe. Bei Entfernung *aller* Blastombestandteile, — die allerdings schwierig sein kann — haben wir mit rezidivfreier Dauerheilung zu rechnen, wobei der Gewebstyp der vorliegenden Spielart (mit Ausnahme der seltenen angiomatösen) im allgemeinen keine wesentliche Rolle spielt. Überlebensdauer von 25 Jahren, wie bei Cushings Patienten, dürften in Zukunft keine Seltenheit bleiben. Eisenhardts (1935) Fall 13 brachte die Krankengeschichte eines derartigen 25 Jahre überlebenden Kranken.

Einzig die angiomatösen Formen neigen zur Rezidivbildung, und hier gelang es Cushing nicht so oft, die 5-Jahresgrenze der Überlebensdauer nach der Operation zu überschreiten.

Wieweit die von ESSBACH (1943) zusammengestellten Gesichtspunkte — ein Tumor ist desto gutartiger, je massiver, einheitlicher und weniger aufgesplittert sein Faserskelet ist — wirklich eine biologische Bedeutung haben, müssen erst klinische Nachprüfungen ergeben.

12. Angioblastome.

[Synonyme: LINDAU-Cysten oder LINDAUsche Krankheit, Angioreticulome, epitheliale Angiogliome, Kleinhirnangiome, capillare Hämangioendotheliome, Capillarangiome des Rückenmarks, Angiomatose des Zentralnervensystems usw.].

Geschichtliches — Definition — Stellung im System der Hirngeschwülste. 1926 fand ARVED LINDAU bei Studien über Kleinhirncysten, daß eine Reihe von diesen in der Wand hämangiomatöse Tumoren („angioplastische Tumoren", „capillare Angiome") enthielten und häufig mit kleinen Angiomen der Netzhaut (der bereits bekannten sog. Angiomatosis retinae — v. HIPPELsche Krankheit) vergesellschaftet waren. Er nannte das gemeinsame Vorkommen dieser beiden Befunde die Angiomatosis des ZNS. Zur Zeit LINDAUs waren bereits 275 Fälle von Kleinhirncysten bekannt. Diese rekonstruierten sich aus 6 Gruppen, von denen die eine aus den „Cysten im Anschluß an einen Tumor" bestand.

15 Fälle, die er persönlich untersucht hatte, beschrieb LINDAU auch mikroskopisch genauer. Umgekehrt waren in einer Serie von v. HIPPELscher Angiomatosis retinae in 10 von 47 (zit. LINDAU) Fällen Zeichen für cerebrale Komplikationen vorhanden; diese Kombination betrifft also etwa $^1/_5$ der Fälle. In den von LINDAU gesammelten Fällen von Angiomatosis des ZNS war weiter je zur Hälfte ein Cystenpankreas vorhanden, eine Koinzidenz, auf die BERBLINGER [zit. LINDAU] als erster hingewiesen hat. Weiter sind die Fälle von Angiomatose des Nervensystems nach LINDAU gelegentlich kombiniert mit Hypernephrom, Cystenpankreas, Nierencysten, Nebennierenadenomen, Nierenmarkfibromen, Leberkavernomen und anderen Blastomen oder Mißbildungen. DAVISON und Mitarbeiter (1936) sind später auf diesen Punkt noch einmal eingegangen.

Seitdem hat sich für dieses Syndrom die Bezeichnung „LINDAUsche Krankheit", für die Hirntumoren auch der Ausdruck „LINDAU-Tumor" im Schrifttum durchgesetzt. ROUSSY-OBERLING (1930) und OLIVECRONA (1952) bevorzugen nach den hervorstechenden Eigenheiten des Gewebsbildes der Kleinhirntumoren den Namen „Angioreticulom", JUNG (1935) den des „Angioms", ROULET (1932) den des „capillaren Angioendothelioms". KERNOHAN (1952) gebraucht gleichlautend die Ausdrücke Angioblastome oder Hämangioendotheliome bzw. capilläre Angiome, von denen er schneller wachsende Hämangiosarkome unterscheidet. Die Abgrenzung eines eigenen epithelialen „Angioglioms" [ROUSSY-OBERLING (1930)] erscheint nicht angebracht (s. unten). Auch BAILEY (1932) hat die Abtrennung dieser Formen zu einer eigenen Gruppe der „Angiogliome" abgelehnt. BERGSTRANDs (1932, 1937) „Angiogliom" hingegen ist nichts anderes als eine besonders gefäßreiche Form des Spongioblastoms („sog. Kleinhirnastrocytoms") [s. dort und S. 20 und 169ff.]. Auch KOELLAs (1947) „Angiogliom" und SCHEINKERs (1938) „Angioblastome" hatten keine Beziehungen zu unserem Thema.

Im System der Hirngeschwülste ist das Hämangioblastom abzutrennen von den sonstigen echten Angiomen (s. S. 558ff.), den angioblastischen Meningeomen (s. S. 436) und den arteriovenösen Angiomen (s. S. 564). Es wurde über das „angioblastische Meningeom" und seine Definition oben ausführlich (s. S. 436) berichtet. Hier seien daher nur einige Arbeiten zitiert, die die genetischen Zusammenhänge mit dem Angioblastom diskutieren.

CORRADINI und JEFF. BROWDER (1948) berichteten über 13 angioblastische Neoplasmen, deren *gemeinsame Basis* die Capillare war. Davon lagen 4 angioblastische Meningeome oberhalb des Tentoriums. Die übrigen 9 lagen im Kleinhirn, 2 waren solide, die übrigen cystisch. Histologisch konnten sie keinen sicheren Unterschied im Bild der beiden Gruppen erkennen, es sei denn in der Cystenbildung, die beim angioblastischen Meningeom äußerst selten war (s. S. 436), weiter in der Kapsel, die dem Kleinhirnangioblastom fehlte, im Sitz oberhalb oder unterhalb des Tentoriums, der Befestigung an der Dura bei den Meningeomen sowie schließlich im Wachstum, das beim Meningeom verdrängend, beim Angioblastom infiltrierend war.

Auch O. T. BAILEY und FORD (1942) stellten sich auf den Standpunkt, daß angioblastische Meningeome und Hämangioblastome sich nicht wesentlich unterschieden außer in ihrem Ausgangspunkt ("that hemangioblastomas and angioblastic meningiomas are pathologically identical, except for point of origin").

Löwenthal (1950) beschrieb bei einem 43jährigen Mann einen parieto-occipitalen flächenhaften Tumor als Angioblastom, der teilweise verknöchert war. Er glich am ehesten einem angioblastischen Meningeom. Gleichzeitig hatte der Patient ein Angioblastom des Kleinhirns und eine hochgradige Verkalkung des Plexus.

Die Lindausche Krankheit wird auch [Brouwer-v. d. Hoeve-Maloney (1937)] als eine der „vier Phakomatosen" bezeichnet. Wir nennen diese systematischen Geschwulsterkrankungen Hamartoblastosen (s. S. 31). Auch Putschar (1935) empfahl eine ähnliche Bezeichnung (Hamartomatose).

Häufigkeit. Die Angioblastome bilden in einem großen intrakranialen Geschwulstgut etwa 1,1% [Cushing (1935)], bei O. Foerster waren es 6 von 800 Tumoren [s. auch Urban (1936)], von den 4000 eigenen Fällen waren es 1,5%, d.h. 60 Tumoren.

In Olivecronas (1955) Zusammenstellung von 5250 intrakranialen Tumoren waren 2,4% Angioblastome, sie stellten 7,3% der Tumoren der hinteren Schädelgrube, bei Broager (1949) waren es 33 auf 2065 verifizierte Geschwülste.

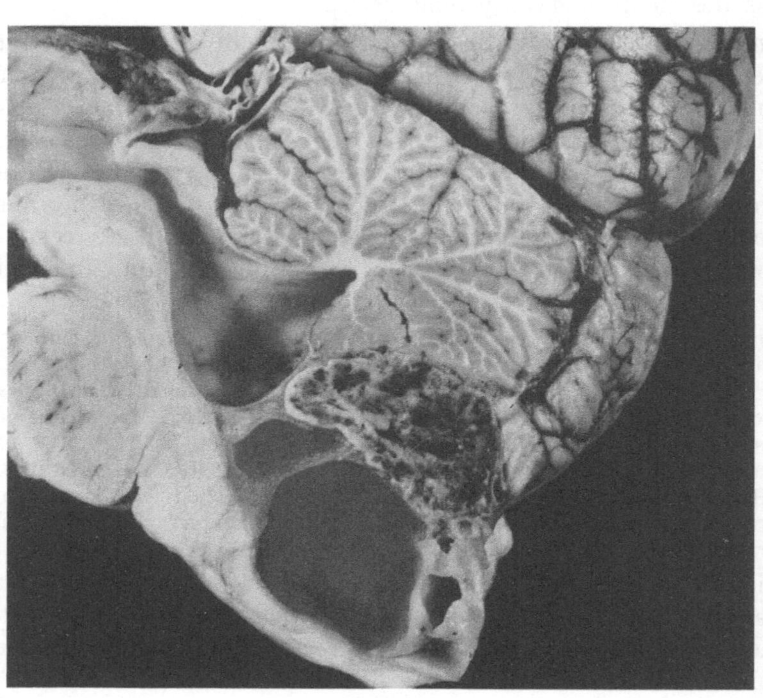

Abb. 329. Mandarinengroßes Angioblastom am Ausgang des 4. Ventrikels; große Cysten wurden gegen die Medulla oblongata entwickelt. Klinisch Verdacht auf tuberkulöse Meningitis (Fall 120).

In einer 15-Jahresserie von 1300 Hirntumoren hatten Perlmutter und Mitarbeiter (1950) 25 *cystische* Fälle von Hämangioblastomen. Bennet (1947) sah 16 Angioblastome unter 446 Tumoren, d.h. 3,8% (bei Soldaten!).

Erkrankungsalter. Die Hämangioblastome zeigen in ihrer Alterskurve einen ausgesprochenen Gipfel um das 35.—40. Lebensjahr, wobei der Beginn der Kurve um das 20. Jahr (Abb. 7k) steiler ansteigt als das Ende abfällt, das bis in das 50.—60. Jahr reicht. Die Angioblastome kommen zwar bereits im Jugendalter vor, sind dort aber in der ersten Dekade eine ausgesprochene Seltenheit.

Nach Lindau (1926, 1927) ist das Durchschnittsalter der Fälle von Angioblastomen im Kleinhirn und der Medulla oblongata etwa 32 Jahre, bei Silver und Hennigar (1952) 36,2 Jahre (40 Fälle).

Cramer und Mitarbeiter (1952) berichteten über die Altersverteilung bei 48 eigenen Fällen, von denen in der I. Dekade 4, in der II. 6,2, in der III. 23,3, in der IV. 39,3, in der V. 22,9 und in der VI. 8,2% vorkamen. Der früheste Beginn der klinischen Symptome war mit 4 Jahren, der späteste mit 60 beobachtet worden, das Durchschnittsalter betrug 31 Jahre.

Vorzugssitz. Die Lage der echten Hämangioblastome ist auf Metencephalon und Rückenmark beschränkt. Nur zwei sichere Angioblastome des *Großhirns* sind bisher beschrieben [Rochat (1931), Kautzky und Vierdt (1953)]. Sie liegen meist in den Hemisphären lateral und rindennah, eher an der Basis (Abb. 330, 331) und sind über-

zogen von vermehrten und prallen, stark geschlängelten Venen und Arterien (Abb. 333).
Sehr selten liegen sie im Marklager (Abb. 332). Meist wird der Wurm über die Mittel-

linie zur Gegenseite ver-
drängt und der 4. Ven-
trikel zusammengedrückt
und verlagert (Abb. 332).

Der Sitz von 9 der
70 Angioblastome aus
OLIVECRONAs (1952) Serie
war im Wurm, der Rest
lag in den Hemisphären.
Fünf lagen am „vierten
Ventrikel". Die Angio-
blastome können nämlich
auch zwischen den Ton-
sillen am Unterwurm, am
Ausgang des 4. Ventrikels
bzw. am Calamus scrip-
torius, liegen, wo sie tief
mit dem Bulbus verzahnt
sind (Abb. 329). Sie

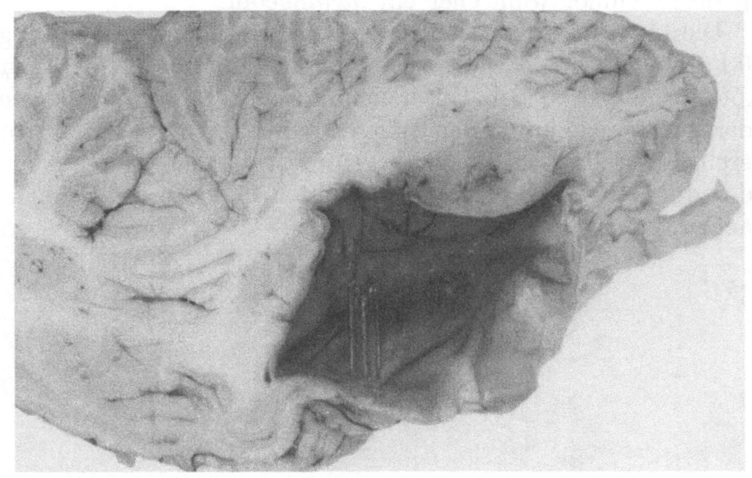

Abb. 330. Großes cystisches Angioblastom mit bohnengroßem Wandtumor.
Man erkennt die großen Gefäße in der Cystenwand (Fall 32).

dringen weit in die Substanz des verlängerten Marks ein und zerstören diese. Da sie
von den weichen Häuten überzogen sind, entsteht bei der operativen Freilegung der

Eindruck, als ob es sich
um einen primären Tumor
des Bulbus handelte, wäh-
rend der Hauptteil der
Geschwulst jedoch über
dem Niveau des Ven-
trikelbodens liegt und
den Unterwurm ange-
hoben und die Tonsillen
auseinandergedrängt hat
(Abb. 329).

Diese Angioblastome am
Unterrand des 4. Ventrikels
[s. Abb. 589 ZÜLCH (1948)]
wurden kürzlich von WALKER
und Mitarbeiter (1952) ausführlich klinisch beschrieben
und abgebildet (s. ihre Abb. 1).
Der Patient in ihrem Fall 2
begann mit seinen Sympto-
men offensichtlich schon im

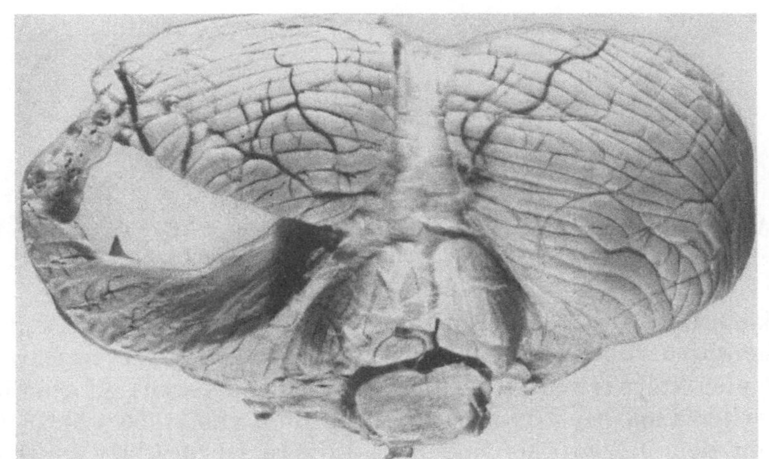

Abb. 331. Riesige Cyste eines kleinen, wandständigen Angioblastoms mit
erheblicher Einklemmung beider Tonsillen („Tonsillendruckconus").
(Fall M 3528.)

Alter von 22 Monaten. Frühere Fälle sind von JOSEPHY, FRIEDRICH und NIEHLER sowie von
BASSOE und APFELBACH beschrieben.

Ein sehr auffällig medial gelegenes Angioblastom in der Oblongata beschrieb KNODEL (1931),
das den 4. Ventrikel völlig blockierte (s. seine Abb. 3). Eine ähnliche mediale Lage hat anscheinend
der Tumor im Falle von PUECH und Mitarbeiter (1933) gehabt, der überdies im röntgenologischen
Übersichtsbild (ohne Kontrastfärbung!) sichtbar war (s. seine Abb. 1).

Die Angioblastome können auch in der Tonsille selbst gelegen sein, wodurch das
klinische Bild besonders gefärbt wird [DE MARTEL und GUILLAUME (1935), ZÜLCH und
SCHMID (im Druck)].

Die Betrachtung der Abb. 29/30 und der weiteren Abbildungen von LINDAU (1935)
zeigt, daß die Angiome im Kleinhirn — außer an den Tonsillen — eigentlich im Sitz keine

wesentliche Prädilektion zeigen. Der Fall Mariottis (1936) im Balken scheint mir histologisch nicht gesichert (70jährige Frau), der von Fasiani (1935) aus der Zentralregion operierte Tumor wohl eher ein Meningeom.

Die Angioblastome neigen besonders zur Cystenbildung, bei Olivecronas (1952) 70 Fällen z. B. in $^3/_4$. Diese Cysten können überraschende Ausmaße annehmen (Mandarine, Apfel) und bis zu den Untersuchungen Lindaus war die Mehrzahl der oft nur kirsch- oder gar kirschkerngroßen Wandtumoren nicht erkannt worden (s. Abb. 331), obwohl bereits *1888* Turner dazu aufgefordert hatte. Sie sind an ihrer bläulichen Färbung oder durch ihr Vorspringen ins Lumen in vivo zu erkennen oder auch angiographisch nachzuweisen [s. Lindgren Abb. 205—207 (1954)]. Die soliden Tumoren sind meist

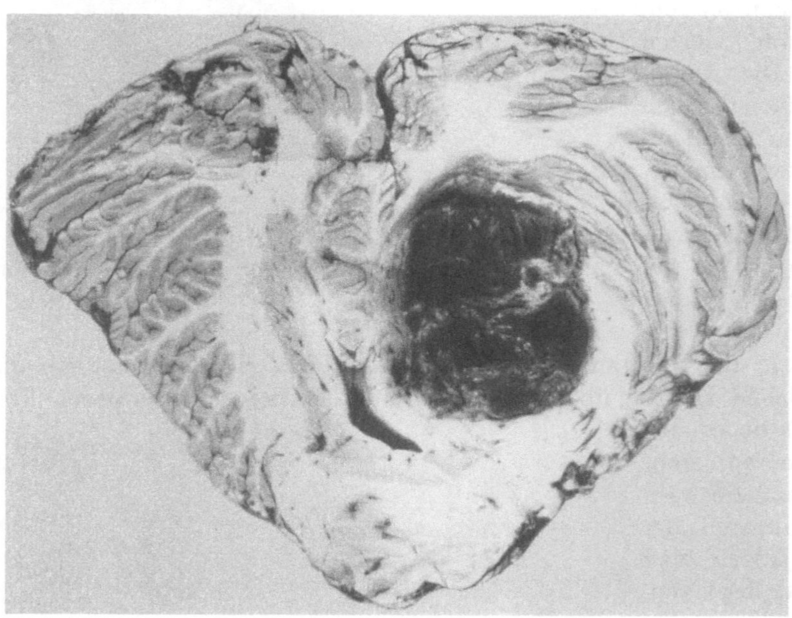

Abb. 332. Umschriebenes Angioblastom mit nur wenigen Cysten, in die es hineingeblutet hat. Hochgradige Verlagerung des 4. Ventrikels (Fall 454).

kleiner (s. Abb. 330). Auf der Seite des Tumors ist meist die Tonsille besonders stark herabgedrängt. An der Kleinhirnoberfläche, die eine vermehrte Gefäßzeichnung aufweist, laufen einige erweiterte Gefäße (Arterien und Venen) auf den Sitz des Tumors zu [Abb. 333, weiter auch bei Jung (1935), sowie Büchner (1950), Abb. 191]. Cysten in Verbindung mit dem 4. Ventrikel sind nach Lindau (1926, 1927) am ehesten eine Gruppe für sich, deren Entstehung noch unklar ist.

Die Angioblastome des Spinalkanals liegen immer dorsal und mit einer Prädilektion im Halsmark oder in der Cauda equina.

Die Abgrenzung der Hämangioblastome von Hirn und Rückenmark ist sehr scharf; ihre Konsistenz ist weich-elastisch, und hängt unter anderem von der Blutfüllung ab. Im Rückenmark bilden die Angioblastome stiftförmige meist cystische Tumoren, bei denen die Cyste (sog. ,,Syringomyelie") ganz im Vordergrund des Bildes stehen kann. Doch findet man auch hier bei genauerer Untersuchung die soliden Wandtumoren.

Multiple Angioblastome im Kleinhirn sind nicht so selten. In einem eigenen Fall eines 31jährigen Patienten (Nr. 3347) lagen 5 Angioblastome im Kleinhirn, Tonsille und der Medulla oblongata (Abb. 333) [s. auch die Ausführungen Pennybackers (1954)]. Wolf und Willen (1934) sahen Angioblastome in Kleinhirn und Rückenmark, Cysten im Rückenmark, Cystenpankreas und -niere, sowie ein Hypernephrom.

Raney und Courville (1937) berichteten ebenfalls über einen derartigen Fall von multiplen Angioblastomen im Kleinhirn bei einem 26jährigen Mann. Sie waren ähnlich verteilt wie in unserem Fall. Sie stellten auf einer Tafel 21 derartige Fälle von multiplen Angioblastomen zusammen.

CRAMER und Mitarbeiter (1952) berichteten über 5 Fälle (10%) von multiplen Angioblastomen. Nach Ansicht der Verfasser beruht die Mehrzahl der Rezidive auf dem Neuwachsen eines Tumors in der Nachbarschaft.

SCHMID und GAUPP (1943) beschrieben einen Fall extramedullärer Angioblastomatose mit 5 Tumoren (2 dorsal am Rückenmark, 1 an einer Vorderwurzel, 2 an Caudawurzeln). Weiter hatte der Patient ein Hypernephrom (dort auch Tafel der meningealen Angioblastome des Schrifttums). Die Verfasser glauben, daß die Lokalisation in ihrem Fall aus einer späteren Phase der Vascularisation zu erklären ist.

Geschlechtsprädilektion. Eine auffallende Bevorzugung des männlichen Geschlechts für die Erkrankung an Angioblastomen fand sich im eigenen Gut. Es waren bei den 60 Fällen 41 männliche und 19 weibliche Patienten. Bei OLIVECRONAS (1952) 70 Fällen handelte es sich ähnlich um 41 Männer und 29 Frauen. Es war sehr interessant, daß die Alterskurven (seine Fig. 2) anzeigten, daß die Frauen um 2—3 Dekaden früher zu erkranken pflegen als die Männer. Kein Patient stand noch vor

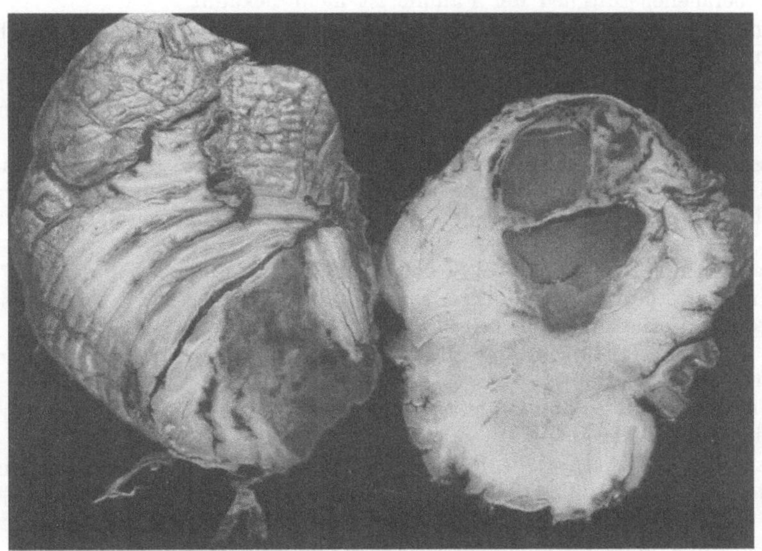

Abb. 333. Multiple Angioblastome des Kleinhirns. Man erkennt die großen Gefäße an der Oberfläche (Fall 3347).

der Pubertät und nur 8,7% waren unter 20 Jahren. Die Geschlechtsverteilung der 48 Patienten bei CRAMER und Mitarbeiter war etwa gleichmäßig, bei SILVER und HENNIGAR (1952) waren es 24 Männer und 16 Frauen. Bei LINDAU war das Geschlechtsverhältnis für die Angiomatosis retinae 31 Männer und 15 Frauen, für die Angioblastome im Rautenhirn 23 Männer und 19 Frauen.

Ausgangspunkt. Nach LINDAU kommt als Matrix die Gefäßplatte in Frage, die als ein gefäßreiches Mesenchym am Velum medullare post. liegt und als Anlage für die weichen Hirnhäute und den Plexus chlorioideus dient.

Diese wird nach den Untersuchungen von KARLEFORS (s. LINDAU 1926) im 3. Embryonalmonat entwickelt. Es handelt sich also um eine „Balancestörung in der Entwicklung des Mesoderms, die der Grund für die Anlagebildung zu Angiomatosis des ZNS zu sein scheint und sich gerade im 3. Embryonalmonat geltend macht". Bei der Ausbildung des „LINDAUschen Syndroms" aber liegt vor: „eine systematische mesenchymale Fehlbildung mit Angiomatosis des ZNS nebst multiplen Tumoren und Mißbildungen auch in anderen Organen."

Erblichkeit. Da die v. HIPPELsche Angiomatosis retinae bekanntlich gelegentlich familiär vorkam, stellte sich bereits für LINDAU die Frage nach der Erblichkeit der Angiomatose auch des ZNS. Er selbst setzte auf Grund seines Studiums des Schrifttums den familiären Befall mit regelmäßig oder unregelmäßig dominanter Vererbung mit 20% an. Doch war seine Zusammenstellung offensichtlich noch durch eine Serie von Fällen mit Raritätswert bestimmt. Derartige Familien wurden außer von LINDAU selbst auch noch von LUNDSGAARD, ROCHAT (1931), VINCENT und Mitarbeiter (1930), MÖLLER (1944) u. a. näher beschrieben.

In ROCHATS Familie (zit. KUFS 1932) von 3 Generationen starb die Großmutter an einem Kleinhirntumor. Von ihren 7 Kindern starben 2 im jugendlichen Alter, 3 erkrankten am Kleinhirnangioblastom, davon 2 zusätzlich mit Retinatumor. Die gesund gebliebene Tochter hatte 8 Kinder, von denen eines bereits ein doppelseitiges Retinaangiom hatte.

1931 beschrieb ROCHAT einen faustgroßen, angiomatösen Tumor temporobasal bei einem Mitglied der bekannten Familie „S". Der Patient war mit 20 Jahren erkrankt und hatte mehrere Kleinhirnangioblastome. Einige Brüder hatten ein komplettes LINDAUsches Syndrom.

MCCRAIG und HORRAX (1949) berichteten über eine Familie mit LINDAU-Tumoren, von denen die Mutter ein Retina- und Kleinhirnangioblastom und wahrscheinlich eine Nierencyste, die eine Tochter 2 Kleinhirnangioblastome, die andere mehrere Angioblastome am Rückenmark hatte.

MÖLLER (1944) beschrieb 3 Mitglieder einer Familie, über die er bereits 1929 berichtet hatte. Es bestand eine dominante, aber nicht geschlechtsgebundene Vererbung und zeigte in 3 Generationen 6 männliche und 4 weibliche Patienten, von denen 5 einen cerebellaren, 3 einen kombiniert retinalcerebellären Befall, einer hingegen nur Retinaangiome hatte. Der Charakter der Geschwulsterkrankung bei dem ersten befallenen Mitglied der Familie ist nicht bekannt.

TONNING und Mitarbeiter (1952) haben eine Familie von 3 Geschwistern beschrieben, die mit Angioblastomen des Kleinhirns erkrankt waren, während die 4. Schwester nur ein Hämangiom am Augenlid hatte. Die Mutter war auf einem Auge „blind" gewesen und an einem „Hirntumor" gestorben. Die eine 23jährige Schwester starb nach der 4. Operation ihres Kleinhirntumors. Es wurden Cysten an Pankreas, Niere und (sehr selten!) an der Lunge gefunden.

Auch OLIVECRONA (1952) konnte aus seinem Krankengut über 3 Familien berichten, in denen mindestens 2 Mitglieder an Angioblastomen erkrankt waren, von denen einer genauer von NORLÉN (1941) beschrieben wurde. Schließlich sah J. ADAMS (1953) familiären Befall bei 2 Familien über 3 Generationen.

Weitere Beschreibungen finden wir bei SOEBO (1952), der über eine Familie mit 5 Fällen v. HIPPEL-LINDAUscher Krankheit berichtete, die bereits von zahlreichen Verfassern früher beschrieben wurde. Drei Fälle hatte der Verfasser davon selbst untersucht.

Dann teilte BROAGER (1949) aus der MÖLLERschen Familie einen Patienten mit einem zweiten Angioblastom des Kleinhirns mit.

MCDONALD stellte (1940) 2 Familien mit 11 Mitgliedern zusammen, von denen 6 von der LINDAUschen Krankheit befallen waren.

GROSSMANN und KESERT (1944) beobachteten 4 Mitglieder einer Familie mit LINDAU-Tumoren, weitere familiäre Fälle COURVILLE (1935), sowie GRIEPENTROG (1951).

PATTERSON und ANDERSON (1940) berichteten über 3 Mitglieder einer Familie, von denen zwei LINDAU-Tumoren, einer aber ein angioblastisches Meningeom hatte.

Wachstum und Ausbreitung. Die Geschwindigkeit des Zell- und Gefäßwachstums scheint nicht sehr groß. Mitosen sieht man niemals. Die Lebensdauer der Einzelzellen ist dagegen wohl weniger groß. Sie gehen aber nicht einzeln und nicht durch Nekrose zugrunde, sondern als Verband durch Hyalinisierung, Verfettung und Cystenbildung (über Verschleimung?).

Die Hämangioblastome dringen in den Randgebieten infiltrierend mit einzelnen Capillarschlingen in die Hirnsubstanz (Abb. 19a) vor [s. die Abb. 4 von RANEY und COURVILLE (1937)]. Das Bild gleicht oberflächlich dem der Gefäßausbreitung bei der Organisation einer Nekrose. Nach LINDAU sind die angiomatösen Partien mit zu- und abführenden Gefäßen (Abb. 335d) versehen und stehen nicht in Verbindung mit dem angrenzenden Capillarnetz des gesunden Gewebes. Eine wesentliche makrogliöse Reaktion der Umgebung tritt nicht ein (Abb. 334) [wie etwa beim Ependymom]. Die Angioblastome können, wie PENNYBACKER (1954) gezeigt hat — zumindest nach einer Operation — auch Muskeln, Fascien und Dura durchwachsen. Ein Fünftel der Fälle von cerebellären Angioblastomen von SILVER und HENNIGAR (1952) war mit der Dura (meist mit dem Tentorium) verwachsen, ein weiteres Fünftel mit den weichen Häuten. Die Cystenwände dagegen sind meist durch eine gliös-faserige Wandschicht abgesteift, in der sich häufig ROSENTHALsche Fasern befinden. Es fehlt aber eine Ependymauskleidung.

Gewebsbild. Die Architektur der Hämangioblastome ist äußerst charakteristisch. Sie bestehen aus einem *Netz* (Reticulum) von capillären oder größeren kavernösen, meist blutgefüllten Gefäßen (Abb. 336a, b), zwischen denen einzelne Lagen oder größere Nester von „Zwischenzellen" liegen (Abb. 334, 335c). Die Gefäßwand ist innen oft mit Leukocyten, aber auch „unreifen" Blutbildungszellen besetzt. Die Blutgefäßräume werden gewöhnlich von einfachen Endothelien begrenzt, deren Kerne rundlich oder länglich sind und normalen Chromatingehalt haben. Sie sind aber auch häufig regressiv verändert und pyknotisch-chromatinreich. Die einzelnen Capillaren oder größeren Gefäße

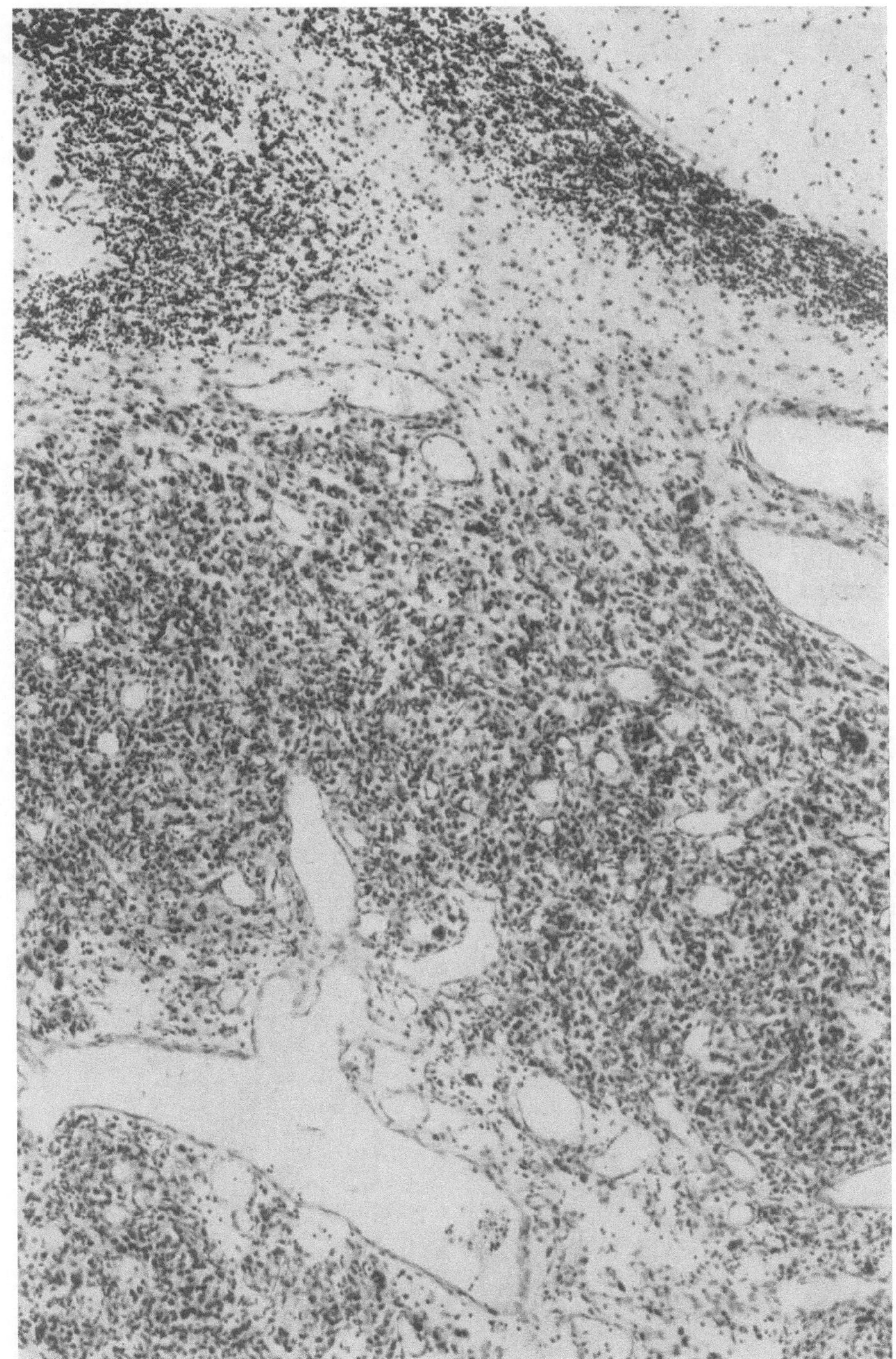

Abb. 334. Randzone eines Angioblastoms im Kleinhirn. Man erkennt deutlich die Aufsplitterung eines großen zuführenden Gefäßes und die zahlreichen Capillaren in der Wachstumszone. Dort liegen auch einige größere Gefäße. (Vergr. 110fach, Nissl-Färbung, Fall 454.)

grenzen direkt aneinander, so daß manchmal kavernomartige Bilder entstehen. Ihre Wände werden von feinen Reticulinfasern durchsetzt (Abb. 335c), die nur mit Silberimprägnation darstellbar sind. Grenzen die Gefäßräume nicht direkt aneinander, so sind sie durch „Zwischenzellen" getrennt, die dann der Gefäßwand aufsitzen. Sie haben verschiedene Formen und können dreieckig, polygonal, aber auch spindelig sein (Abb. 335).

Sie haben vielfach große Ähnlichkeit mit den Spongioblasten und sind wegen ihres „Gefäßfußes" auch als „gliös" gedeutet worden. [Marburg (1924), auch Jung (1935) hält diese Herkunft

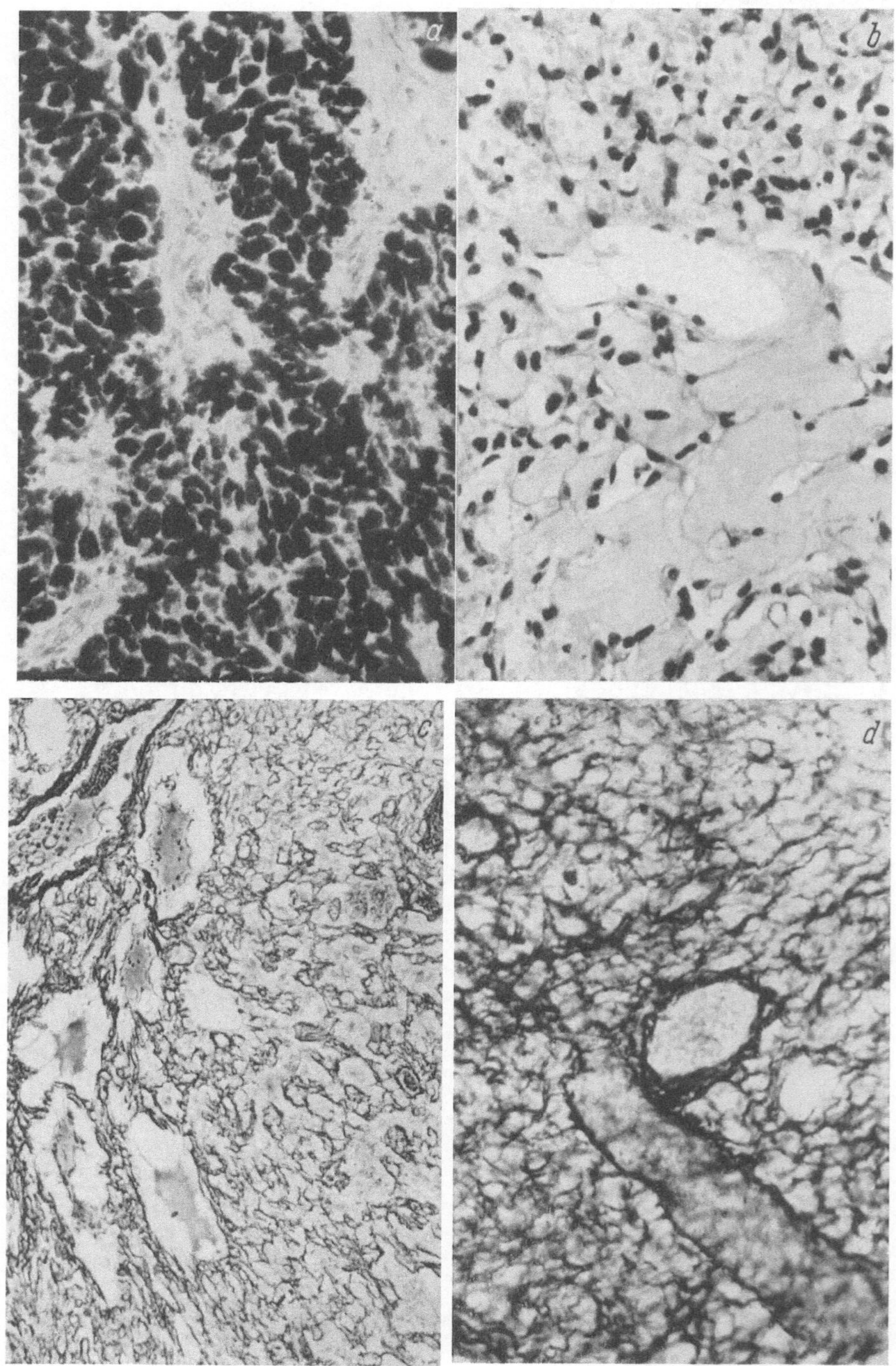

Abb. 335a—d.

a Totale Verfettung der Zwischenzellen in einem Angioblastom. (Vergr. 84fach, Sudanfärbung, Fall 454.)
b Partielle hyaline Veränderung der Capillaren. (Vergr. 272fach, HE-Färbung, Fall E 1587.)
c Capillarnetz in einem Angioblastom, links Bildung kleiner Cysten, die jeweils mit Bindegewebe ausgekleidet sind. (Vergr. 84fach, Perdrau-Imprägnation, Fall 958.)
d Dichtes Capillarnetz und einzelne größere Gefäße im Angioblastom. (Vergr. 84fach, Perdrau-Imprägnation, Fall 120.)

für möglich.) In dieser Richtung würde zwar die von uns festgestellte Imprägnation mit Goldsublimat (nach CAJAL) weisen, es fehlt aber bisher jeder schlüssige Beweis für diese These. Denn

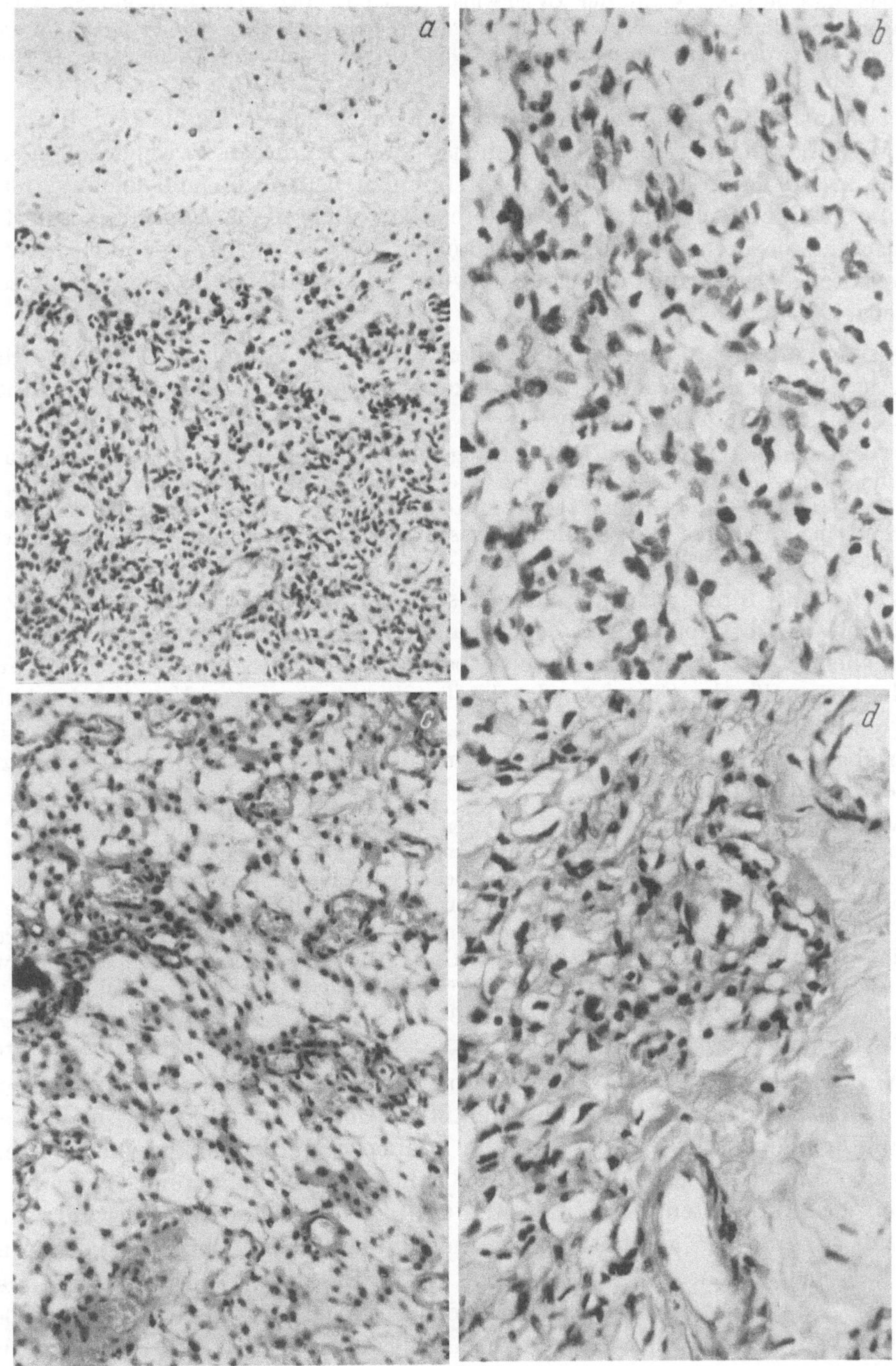

Abb. 336a—d.
a Scharf abgesetzte Randzone eines Angioblastoms. (Vergr. 124fach, HE-Färbung, Fall 1587.)
b Typisch netzartige Architektur. Einzelne Zellen sind verfettet. (Vergr. 272fach, HE-Färbung, Fall 1587.)
c Verflüssigung der Zwischenzellen. Es bilden sich kleine Cysten. (Vergr. 136fach, HE-Färbung, Fall E 1587.)
d Massive hyaline Veränderung des Capillarnetzes. (Vergr. 272fach, HE-Färbung, Fall E 1587.)

die Goldsublimatmethode ist — wenn zwar von den Imprägnationen noch am ehesten spezifisch für astrocytäre Glia — so doch keineswegs *beweisend*, die anderen Gliamethoden aber fallen verschieden aus. Ich glaube daher nicht, daß man aus dieser Imprägnierbarkeit irgendwelche Schlüsse auf die

Herkunft der Zellen ziehen darf und möchte sie weiter für mesodermal halten. Lindau selbst hält auch die Jungschen Präparate nicht für beweisend für die gliöse Natur und spricht auch den Fall Roussy-Oberling (1930, Nr. 2) nicht als echtes „Angiogliom" an [s. Jung (1935)].

Eine rein mesodermale Natur der Geschwulst [Lindau (1926, 1927), Marchesani (1930)] ist also viel wahrscheinlicher, zumal die Entstehung eines *gemischt gliös-mesodermalen* Tumors weder formativ noch embryogenetisch zu beweisen ist. Gelegentlich kommen einzelne regressiv entstandene Riesenzellen vor.

Die erwähnten „Zwischenzellen" sind wahrscheinlich Angioblasten, die nicht zur direkten Wandbegrenzung der Gefäße benötigt sind. In diesen Zwischenzellen sah Jung (1935) eine zweite Faserstruktur, die nicht mit den bekannten und leicht darstellbaren Retikulinfasern identisch war. Sie ähnelte aber auch nicht echten gliösen Fibrillen. Auch Einschlußkörperchen [Jung (1935)] fanden sich, sie waren aber nicht identisch mit Blepharoplasten. Das Stroma dieser Geschwulst bilden die Gefäße, die ja in diesem Falle aber gleichzeitig Parenchym sind.

Regressive Vorgänge. Die Zwischenzellen neigen zur Fetteinlagerung, die ihnen ein wabiges Aussehen verleihen kann („Pseudoxanthomzellen", s. auch S. 448). Eine völlige Verfettung (s. Abb. 335a) ist möglich.

Roussy-Oberling (1930) hielten den Vorgang für eine „Phagocytose" („Makrophagen", s. ihre Abb. 5). Die Kerne liegen dann randständig. Sie gleichen jetzt — besonders bei Imprägnationen etwa vom Typ der 4. Variante Hortegas — mittelgroßen „Epithelien", die in Nestern beieinander liegen. Daraus mag sich die Bezeichnung Roussys dieses Tumors als eines „epithelialen Angioglioms" erklären.

Die Verfettung führt natürlich immer stärker auch zur Abrundung des Zelleibes, man findet sie also bei spindeligen Zellen kaum je sehr ausgeprägt. Es handelt sich um doppeltbrechende Fette. Möglicherweise beruht der Hang zur Verfettung auf einer Stoffwechselanomalie des Gewebes, da sie für einen regressiven Vorgang (s. Abb. 335a) außergewöhnlich starke Ausmaße annimmt, zumal bei einem so stark durchbluteten Tumorgewebe. Allerdings dürfte die Blutströmung in einem derartig vielfaltig verzweigten Capillarnetz sehr langsam sein.

McGovern und Wyke (1948) halten dagegen den Ausdruck „pseudoxanthomatös" für ihre 8 Fälle von Hämangioblastom für nicht zutreffend. Sie glauben, es handele sich eher um eine Lipoidspeicherung als um eine Phagocytose; die Zellen gehörten zum „reticuloendothelialen" System des Gehirns. Die Tumoren stellten also eine Art von Reticuloendotheliosis des Hirns dar. Sie schlugen daher den Namen Hämangioxanthome vor. — Auf die reichliche Tendenz zur Fetteinlagerung geht Lindau ein, die er für phagocytär hält (nach Untergang von benachbartem Nervengewebe) im Gegensatz zu Tannenberg (1924), der sie für regressiv (infolge mangelhafter Durchblutung) ansieht.

Auch Roussy-Oberling (1930) betonten, daß die Fetteinlagerung derartige Grade annehmen könne, daß man an die Schaumzellen bei der Niemann-Pickschen Krankheit erinnert würde.

Eine Verkalkung gibt es beim Angioblastom praktisch nicht. An sonstigen regressiven Vorgängen fällt eine Hyalinisierung des Gefäßbindegewebes auf, das meist aus Retikulin, weniger aus kollagenen Fasern besteht. Es können dadurch völlig hyalinisierte, gefäßarme Bezirke entstehen (Abb. 335b, 336c). Auch die Verflüssigung kleinerer Partien (Abb. 336c) zu Mikrocysten ist nicht selten (Abb. 335c). Diese können wohl zusammenfließen und so größere „Cysten"-Hohlräume bilden. [Die Definition des Ausdrucks „Cyste" hat sich offensichtlich geändert, denn Lindau (1926, 1927) definierte sie („korrekt"!) nach als mit Epi- oder Endothel ausgekleidete Hohlräume. Demnach wären diese Cysten im Angioblastom Pseudocysten.] Daß dieser regressive Vorgang allein zur Entstehung so riesiger Cysten (Abb. 331) ausreicht, scheint zweifelhaft. Man muß vielmehr daran denken, daß diese Cysten einen blutplasmaähnlichen Inhalt haben, der durch kleinere — man findet auch sehr oft Makrophagen mit Blutpigment im Maschennetz — oder größere Blutungen (Abb. 332) häufig verstärkt wird [Globus (1950), Olivecrona (1952)]. Es könnten sich also ähnliche osmotische Vorgänge abspielen, wie sie für die Vergrößerung und Flüssigkeitsvermehrung des subduralen Hämatoms von Gardner angenommen werden. Auch könnte eine echte Transsudation eine Rolle spielen [Cushing und Ayer (1923), Lotmar (1935), Cumings (1950)]. Eine gleichzeitige echte Doppelanlage eines Tumors und einer kollateralen Cyste bzw. eines spinalen Angioblastoms plus Syringomyelie halte ich dagegen für unwahrscheinlich.

BROAGER (1949) beschrieb einen Patienten mit 2 Tumoren, einem großen cystischen in der Kleinhirnhemisphäre und einem kleinen, soliden in den weichen Häuten. Der Verfasser nimmt an, daß es hier zum Abfließen der Transsudate (LINDAU) und Degenerationsprodukte in den Liquor käme und daß so eine Cystenbildung ausbliebe. Auch ROUSSY-OBERLING (1930) hielten die Cysten nicht für regressiv entstanden (s. ihre Abb. 4). Am Rande der Cysten im Kleinhirn und Rückenmark können ROSENTHALsche Fasern liegen [JUNG (1935), ZÜLCH (1951)]. Schon TANNENBERG (1924) beschrieb ein typisches Angioblastom des Rückenmarks als capilläres Angiom. Das Vorkommen von ROSENTHALSCHEN Fasern in der Randzone gab ihm Gelegenheit zur Diskussion ihrer Entstehung.

An regressiven Vorgängen wurde weiter die Verflüssigung und Cystenbildung erwähnt. Ob die häufig im Maschennetz nachweisbaren „Mastzellen" auf einen Verschleimungsvorgang als Grundlage der Cystenbildung hinweisen, wäre noch zu klären (s. S. 98ff.).

SILVER und HENNIGAR (1952) schlagen eine histologische Dreiteilung der Angioblastome vor: 1. jugendlicher Typ, 2. Übergangstyp, 3. „helle Zellen"-Typ. Ich glaube, diese Typen sind a) *nicht* einheitlich in einer Geschwulst vertreten, b) sie entstehen zum Teil durch regressive Vorgänge, c) sie haben keine biologische Bedeutung, ich bleibe daher bei einer einheitlichen Gruppierung.

Differentialdiagnose. Die Differentialdiagnose macht im allgemeinen keine Schwierigkeiten, wenn man sich nur an die Faustregel mit den 4 Charakteristika LINDAUs (1926/27) hält:

I. relative Kleinheit der Tumoren.

II. Corticale Lage lateral und nach hinten im Kleinhirn.

III. Scharf markierte Tumorgrenzen.

IV. Mikroskopisches Bild des capillären Hämangioms mit kavernösen Räumen, Pseudoxanthomzellen, kleinen Riesenzellen sowie plasmatischen Transsudaten.

Selten ist das Gewebe regressiv so verändert, daß die Klassifizierung nicht möglich wäre. Einzig die Fälle machen eine Ausnahme, wo nur Cystenwand ohne „Blastomgewebe" zur Untersuchung zur Verfügung steht. Diese ist natürlich nur schwer von einer gleichen Struktur beim Spongioblastom (sog. Kleinhirnastrocytom) zu unterscheiden. Die Abgrenzung des Angioblastoms vom angioblastischen Meningeom ist bereits makroskopisch — glatte Kapselung, Härte — aber nicht immer auch histologisch möglich.

Im eigenen Fall eines Tentoriummeningeoms (Nr. 5815) bei einem 62jährigen Mann war der Tumor histologisch von einem Angioblastom (LINDAU) nicht zu unterscheiden (s. Abb. 316a). Auf Grund einer eigenen Fehldiagnose sei auf die Ähnlichkeit mancher Angioblastome mit den hypernephroiden Tumoren hingewiesen, wenn sie nämlich capillararm sind und die Zwischenzellen eine hochgradige Verfettung zeigen, wodurch eine Honigwabenarchitektur entsteht, wie sie auch manchen Hypernephromen eigen ist [s. HUECK (1937), Abb. 714, S. 722]. In unserem Falle einer 34jährigen Frau war ein intracerebelläres Gewächs entfernt worden, von dem nur kleine Stücke untersucht werden konnten. Architektur und Form der Zellen (s. oben), die absolut im Vordergrund standen und spärliche Gefäßversorgung ließen an einen hypernephroiden Tumor denken. Diese Diagnose wurde von Prof. ANDERS (Berlin-Buch), ausdrücklich bestätigt. Nach 14 Monaten ergab der Bericht des behandelnden Arztes, daß alle Versuche, ein Hypernephrom sicherzustellen, fehlgeschlagen seien. Der Patientin ginge es gut. Wir waren daraufhin gezwungen, die Diagnose zu revidieren.

Wie leicht sich eine derartige Beurteilung anbot, geht vielleicht auch aus dem Bericht von OLIVECRONA (1952) hervor, wo bei einer der Familien mit erheblicher Angiomatose des ZNS die Mutter der Patientin an einem Hypernephrom mit multiplen Lungenmetastasen gestorben war. Der anscheinend bestehende Kleinhirntumor war nicht operiert worden, da man eine Metastase vermutete. Dieser raumfordernde Prozeß bestand bei der Autopsie aber tatsächlich aus multiplen Angioblastomen.

Auch SILVER und HENNIGAR (1952) halten die Differentialdiagnose gegenüber dem Hypernephrom für wichtig, ja, meinen sogar, daß ihr „helle Zellen"-Typ überhaupt nicht sicher von diesem zu unterscheiden sei.

Bei spärlichem Operationsmaterial versucht man also in einem derartigen Falle — soweit noch möglich — Glykogen nachzuweisen, was für ein Hypernephrom sprechen würde bzw. sonst die Randzone zu treffen, wo ein Angioblastom gewöhnlich mit Gefäßschlingen vordringt (Abb. 19a).

Beziehungen zum Krankheitsablauf. Beziehungen zum Krankheitsablauf ergeben sich außer durch die Lokalisation der Tumoren im Kleinhirn oder besonders am Ausgang des 4. Ventrikels (frühzeitiger Hirndruck usw.) auch durch die Neigung zur Ausbildung großer Cysten, die zu einem erheblichen Volumen des raumbeengenden Prozesses führen, und die durch ständige Aufnahme von weiterer Flüssigkeit aus dem Blut einen erheblichen Druck auf die Umgebung auszuüben pflegen. Zülch und Schmid (1956) weisen auf die Neigung zu intermittierenden Hirndruckanfällen ohne alle sonstigen Hirndruckzeichen (fehlende Stauungspapille!) hin.

Perlmutter und Mitarbeiter (1950) zitieren eine Beobachtung Jacksons, wo 2 Geschwister an intermittierendem Hirndruck litten und plötzlich in einem Anfall starben. Autoptisch fand sich eine große Kleinhirncyste mit einem angiomatösen Tumor. Wodurch die intermittierende Form der Einklemmungsanfälle entsteht [Zülch-Schmid (1956)], ist noch nicht geklärt. Möglicherweise handelt es sich um eine rasche Volumenzunahme (und später Abnahme) im Angiom bei Füllung durch venöse Rückströmung [im Sinne eines Queckenstedtschen Phänomens]. Schon Cushing (1935) wies darauf hin, daß sich gerade beim Angioblastom die Cyste nach einer Punktion so schnell wieder füllte.

Die Angiomatosis retinae soll [Silver und Hennigar (1952)] zu einem Fünftel der Fälle [unter Möllers (1944) 27 Patienten nur bei 3] mit cerebellären Tumoren kombiniert sein. Umgekehrt ist sie bei neurochirurgischen Fällen [Cramer und Mitarbeiter (1952) 3,6%] so selten [Olivecrona (1952)], daß sie für die praktische Diagnose keine Rolle spielt. Es soll Massenblutungen in die Angioblastome geben, die sogar „tödlich" sein können [Wedd, zit. Cramer und Mitarbeiter (1952)].

Auch Olivecrona (1952) berichtete über eine tödliche Blutung in einen Tumor.

Sehr interessant sind die Beziehungen zwischen der Tumorart und dem *Blutbild*. Schon 1930 hat Sachs darauf hingewiesen, daß man bei einer Polycythämie mit Stauungspapille an einen angiomatösen Tumor denken muß. Weiter hatten Roussy-Oberling (1930) wie Liebegott (1937) berichtet, daß sich in verschiedenen Teilen eines Angioblastoms gehäuft Blutzellen der myeloischen Reihen fänden (Myeloblasten, Myelocyten) und die Ähnlichkeit mit Milz, Leber und Knochen brachte die französischen Verfasser dazu, diese Tumoren als reticuloendotheliale Angiome (Angioreticulome) anzusprechen.

Carpenter und Mitarbeiter (1943) und E. Walker (1945) beschrieben dann erstmals klinisch das Vorkommen von Polycythämie bei Patienten mit Angioblastomen (13,5% der Patienten von Walker). Cramer und Mitarbeiter (1952) bestätigten bei 18% ihrer chirurgischen Patienten mit Kleinhirnangioblastom polycythämische Werte bis 8,9 Millionen. Zwei Patienten bekamen eine regelrechte Polycythämie.

Schmidt (1948) beschrieb 5 Fälle von Angioblastomen des Kleinhirns mit Blutwerten um 7 Millionen. In 4 Fällen schwanden die erhöhten Werte nach der Operation.

Den „dritten Fall" einer Polycythämie bei einem Angioblastom des Kleinhirns berichtete im angelsächsischen Schrifttum R. D. Woolsey (1951). Drei Patienten von Silver und Hennigar (1952) hatten eine sichere Polycythämie, doch war die Suche nach Blutbildungszentren im Tumor ohne Erfolg.

Metastase und Rezidiv. Totalexstirpation des Hämangioblastoms führt zur Dauerheilung, die Eröffnung allein der Cysten und das Übersehen des Wandtumors läßt für später ein Rezidiv erwarten.

Eine der frühesten, gelungenen Operationen eines Kleinhirnangioblastoms dürften wir bei Oppenheim und Fedor Krause (1913) antreffen, die bei einer 30jährigen Patientin aus der Mittellinie einen Tumor bis in den 4. Ventrikel ($4 \times 2^1/_2 \times 3$ cm) entfernen konnten, der sich histologisch als „Lymphangiosarcoma plexiforme" herausstellte.

Von den 63 Patienten Olivecronas (1952), bei denen der Tumor vollständig entfernt worden war, blieben 47 (nach Abzug von 6 interkurrent Gestorbenen) am Leben, von denen 5 invalide waren. 42 waren also arbeitsfähig. Bei Silver und Hennigar (1952) starben 7 Patienten nach einer durchschnittlichen Überlebenszeit von 10,7 Jahren.

Bei Perlmutter und Mitarbeiter (1950) waren 17 der 25 operierten Patienten arbeitsfähig.

Pennybacker (1954) berichtete über 6 Fälle von Rezidiven bei Patienten nach anscheinend totaler Entfernung eines Kleinhirnangioblastoms aus einer Serie von 50 Patienten, d. h. in 12%. Er zitiert die Ergebnisse bei Dandys 40 Fällen [Silver und Hennigar (1952)], wo bei 9 ($22^1/_2$%) mehrfache Operationen vorgenommen werden mußten. Hier ließ sich aber nicht entscheiden, ob diese Angioblastome wirklich total entfernt waren. In einer ähnlichen Serie OLIVECRONAS (1952) waren es bei 70 Patienten nur 5 (d. h. 7%) mit klinischen Rezidiven, von diesen nahm er aber nur bei zwei ein echtes örtliches Rezidiv, bei den übrigen eine Bildung neuer Tumoren an (familiäre Fälle!). So glaubt auch PENNYBACKER (1954), daß es sich wohl meist eher um das Aufschießen neuer Tumoren, also um echte Multiplizität, wie auch wir sie gesehen haben, handelt (s. Abb. 333). Metastasierung gibt es nicht.

13. Fibrome.

Die Diagnose eines intrakraniellen Fibroms wird heute nur selten gestellt, nachdem die „Fibrome" der Dura in den fibromatösen Meningeomen aufgegangen sind. Und doch gibt es einzelne Tumoren, die mit Fug und Recht auch heute noch diesen

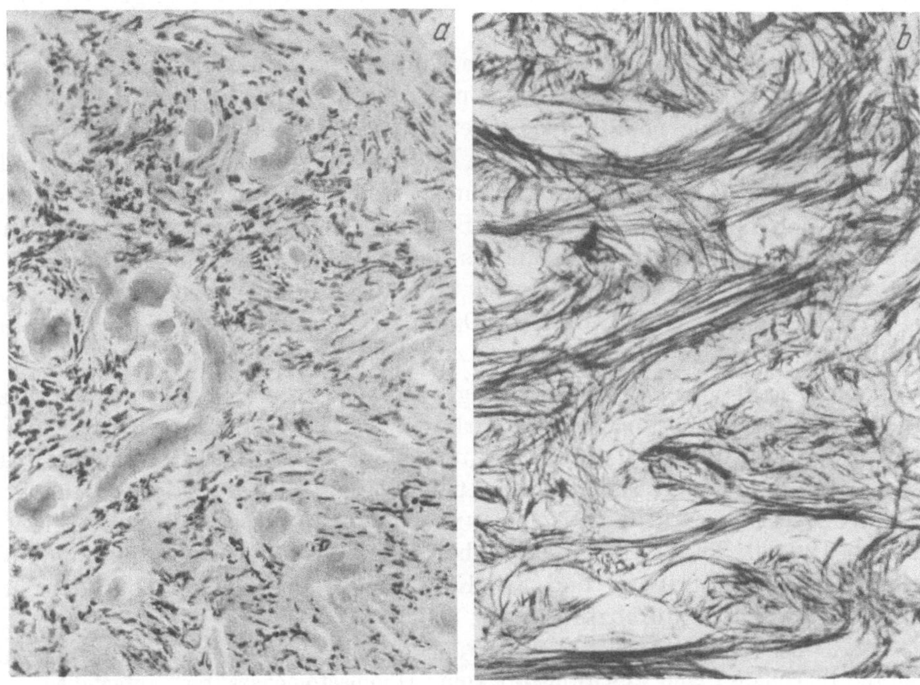

Abb. 337a u. b. Intracerebrales Fibrom mit recht erheblicher hyaliner Verquellung der Fasern. a Vergr. 72fach, Kresylviolettfärbung, Fall 837. b Vergr. 72fach, PERDRAU-Methode, Fall 837.

Namen verdienen. DANDY (1938) bildet Abb. 509 ein kleines Fibrom — das einzige seines Gutes — in der Schädeldiploe ab; wir hatten einen ähnlichen extraduralen Tumor des Brückenwinkels bei einem 52jährigen Mann (Nr. 818). Aber auch intracerebrale Fibrome kommen vor.

H. H. MEYER und SCHELLER (1937) haben ausführlich ein riesiges Fibromyxom des linken Schläfenlappens bei einer 24jährigen Frau beschrieben, das seit Geburt wachsend zum Schluß etwa die ganze Ausdehnung einer Hemisphäre einnahm. Es bestand aus fibroblastischem und reticulärem Bindegewebe, Schleim- und Fettgewebe. Es war sicher kein Chordom oder Chondrom, stand auch nicht in Beziehung zu den weichen oder harten Hirnhäuten. Auch BAKER und ADAMS (1937) berichten über ein Fibrom an den Frontalwindungen eines 10jährigen Mädchens. In unserem Gut hatten wir zwei sichere intracerebrale Fibrome, ein fast hühnereigroßes, verkalktes der linken Zentralregion bei einem 14jährigen Jungen (Nr. 837), das TÖNNIS 1937 auf dem Jahrestreffen der Soc. of Brit. Neurol. Surg. in Berlin voroperierte. Histologisch bestand das Blastom aus langen spindeligen Zellen mit reichlicher Gitterfaserbildung in wirbeliger Durchflechtung (Abb. 337). Das zweite ebenfalls verkalkte Fibrom lag in der Tiefe des Parietallappens bei einem 20jährigen Mann (Nr. 898). Hier waren die regressiven Vorgänge viel weiter fortgeschritten. Das Bindegewebsnetz war locker, die Zellen lagen oft als breiter Mantel um die zahlreichen Gefäße, deren Architektur sehr hervorstach.

Es wird also immer wieder einzelne echte, benigne Bindegewebsgeschwülste im Intracranium geben, die keine Beziehung zur Dura haben und der Begriffsbestimmung des Fibroms entsprechen. Definitionsgemäß ist ihre Prognose gut.

14. Sarkome.

(Synonyme: Sarkomatose der Meningen, periadventitielles Sarkom, Arachnoidal-sarkom, Gangliosarkom.)

Geschichtliches — Definition — Stellung im System der Hirngeschwülste. Die alte Bezeichnung „Sarkom" hatte zunächst beschreibend nur die fleischartige Natur einer Geschwulst charakterisieren wollen. Erst VIRCHOW (1863) hatte das „Sarkom" zu einer „ganz wohl definierbaren Formation" gemacht, ... „deren Gewebe der allgemeinen Gruppe nach der Bindesubstanzreihe angehört und die sich von den scharf zu trennenden Species der bindegewebigen Gruppe nur durch die vorwiegende Entwicklung der zelligen Elemente unterscheidet". Man versteht darunter heute eine bösartige Geschwulst der Bindegewebsreihe.

Unter den primären Hirngeschwülsten sind nun die Sarkome eine schlecht abgegrenzte Gruppe. Zahlreiche Hirngeschwülste, die von der alten Pathologie mit unter die Sarkome gerechnet wurden, wie die Medulloblastome, Oligodendrogliome und zahlreiche Meningeome, sind inzwischen richtig gedeutet und klassifiziert worden. Auch die Glioblastome sind endgültig von den Sarkomen abgetrennt. Was ist denn nun aus dieser früher so großen Gruppe der Sarkome — siehe etwa BRUNS (1908) — übriggeblieben? Unter den malignen Hirngeschwülsten des Mesoderms heben sich einzelne Unterformen bereits recht gut heraus. Nur diese dürfen vorläufig als primäre Hirnsarkome klassifiziert werden. Wir müssen uns hüten, daß *die Diagnose „Sarkom" noch einmal zu einer Ver-legenheitsdiagnose für sonst nicht bestimmbare Blastome wird!*

Eine größere Zahl von Veröffentlichungen hat sich in den letzten 2 Jahrzehnten mit der Abgrenzung der primären Hirnsarkome befaßt [BAILEY (1929), ABBOTT und KERNOHAN (1943), HSU (1940), FOERSTER und GAGEL (1936), GAGEL (1941), LEY und ROSENDO (1952), BLACK und KERNOHAN (1950), ZÜLCH (1952), DÖRING (1940), FABER (1934), KÖRNYEY (1933), NONNE (1902), CONNOR und CUSHING (1927), SCHUBERTH (1926), RINDFLEISCH (1904)]. TROLAND und Mitarbeiter (1950) versuchten sogar eine ähnliche „Gradeinteilung" [wie BRODERS und wie KERNOHAN (1949)] auch bei den malignen mesodermalen Gewächsen durchzuführen.

Mir selbst war bei meinen Studien über die Ganglienzellgeschwülste und später über die Hirn-geschwülste im Jugendalter eine Geschwulstart vom „Glioblastomcharakter" aufgefallen, die weder bei den Ganglienzellgeschwülsten noch bei den Glioblastomen eingeordnet werden konnte, wenn sie auch mit beiden eine gewisse Ähnlichkeit hatte. Nach meiner Ansicht gehörte sie zu den echten Sarkomen. Ich habe diese daher in mehreren Arbeiten diskutiert (1940, 1949, 1953) und versucht, die bisher erfaßbaren Sarkomarten zu beschreiben.

Unter diesen Voraussetzungen *einer strengen Beschränkung auf die bösartigen Ge-schwülste der Bindesubstanz* habe ich die Sarkome als Gruppe beibehalten.

Unter Berücksichtigung des erwähnten Schrifttums — besonders der Einteilung von HSU (1940) und von NEUBÜRGER-GREENE (1946) — und auf Grund der eigenen Erfah-rungen habe ich die derzeit gut bekannten Sarkomarten in die folgenden 5 Untergruppen unterteilt:

a) Sarkomatose der Meningen (diffus).

b) Sarkomatose der Gefäße (diffus).

c) Sarkom der Arachnoidea des Kleinhirns (umschrieben).

d) Sarkom der Gefäße (umschrieben) = sog. monstrocelluläres Sarkom.

e) Fibrosarkom der Dura.

Mir schien es besonders wichtig, die Gruppen nach ihrer Ausbreitung (diffus oder umschrieben) zu trennen, da diese für das Wachstum und die Symptomatologie ent-scheidend sein dürfte.

Hsu unterschied 1. Sarkomatose der Meningen, 2. Alveolarsarkome, 3. Fibrosarkome, 4. Peri-thelsarkom.

NEUBÜRGER und GREENE gruppierten in a) malignes Meningeom, b) die primäre Sarkomatose der Meningen, c) primäre Hirnsarkome.

Abbott und Kernohan (1943) unterteilten ihre Fälle in 1. Fibrosarkom, 2. perivasculäre Sarkome und 3. Sarkom von unbekanntem Typ.

Häufigkeit — Erkrankungsalter — Vorzugssitz — Geschlechtsprädilektion — Ausgangspunkt. Über die Häufigkeit, Alter- und Geschlechtsbeziehungen oder den Sitz lassen sich keine allgemeinen Aussagen machen. Nichols und Wagner (1952) beschrieben 9 Fälle von primärem Sarkom, die in ihrem Gut 0,6% darstellten. Diese neigten zu multizentrischer Ausbildung. Sie lassen sich aber nicht sicher in die oben angeführten Untergruppen einreihen. Bennet (1946) hatte 5 Sarkome (1,1%) in seiner Soldatenserie. Bei uns stellten die Sarkome jetzt 74, d. h. 1,9% der Tumoren. Unter Baileys (1929) Fällen waren nach der Klassifizierung des Verfassers unter anderem 4 maligne Tumoren von Pia

und Arachnoidea, 2 fibrosarkomatöse Geschwülste und 2 perivasculäre Sarkome [Connor und Cushing (1927) und Fulton und Bailey (1929)], eine diffuse Sarkomatose [s. Fall Fried (1926)].

Die wenigen Kenntnisse über biologische Daten werden bei der Beschreibung der einzelnen Gruppen später gebracht. Allgemein läßt sich über die Sarkome allenfalls sagen, daß sie nach W. Fischer (1943) im Körper ihre größte Häufigkeit erst um das 50. Jahr bekommen und daß beide Geschlechter gleich häufig vertreten seien. Bei uns kommen sie gleichmäßig in allen Lebensaltern vor. Das Sarkom soll in den warmen Zonen etwa 2—4mal häufiger auftreten als in Deutschland. Ob dies auch für die Hirnsarkome zutrifft, bedarf noch einer Untersuchung, da wir über die Hirnsarkome gar keine Zahlenangaben verfügbar haben. Die Geschlechter waren bei uns mit 46 männlichen und 28 weiblichen Patienten vertreten. Die Frage nach dem *Ausgangspunkt* der Hirnsarkome wird durch die *Einteilung* zunächst beantwortet. Tiefergehende Kenntnisse über diesen Punkt besitzen wir nicht.

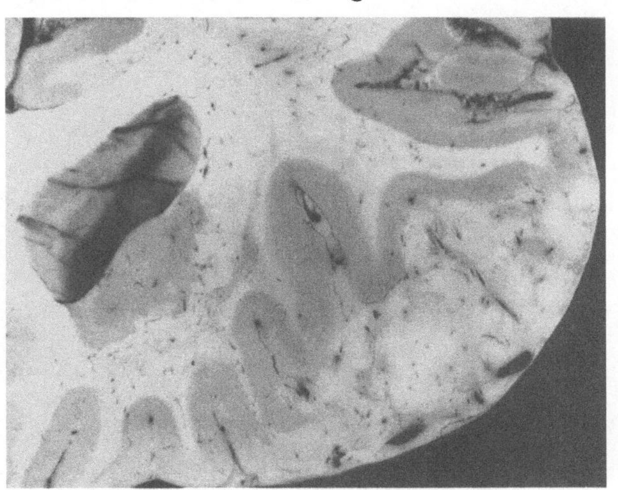

Abb. 338. Sarkomatose der Meningen. Die frontobasalen Windungen sind zum Teil bereits von den Tumormassen durchsetzt, die bis tief in die Furchen vordringen (Fall 4483, vgl. Abb. 51).

a) Die diffuse Sarkomatose der Meningen (diffuse meningeale Sarkome). Die ersten Fälle sollen von Ollivier (1837), Virchow (1863—1865) und Eberth (1870) beschrieben worden sein. Nach diesen Berichten ist eine Unzahl von angeblich primären Sarkomatosen der weichen Häute veröffentlicht worden, von denen allerdings zahlreiche Fälle in Wahrheit Medulloblastome mit meningealer Aussaat waren, oder nicht den Begriffsbestimmungen entsprachen [z. B. bei Grund (1906), Rindfleisch (1904), Schuberth (1926), Fall 2, s. unten], während andere auf Grund der Beschreibung *wahrscheinlich* oder aber unbestritten in diese Gruppe gehörten [Schuberth (1926), Fall 1, Fried (1926), Kaiser (1916), Nonne (1902), Wail (1929), Fahr (1936), Gömöry (1930), Connor und Cushing (1927), Ching Tung Liu und Mitarbeiter (1953)]. Auch der von v. Lehoczky (1953) als hämangioenthotheliomatöses Meningeom bezeichnete Tumor gehörte in diese Gruppe der diffusen Sarkomatosen. Bei dieser Sarkomform handelt es sich um Geschwülste bei Angehörigen *jugendlicher* oder *mittlerer* Altersklassen.

Makroskopisch erscheinen am Hirn die weichen Häute getrübt wie bei einer Leptomeningitis, oder es sind besonders die großen Cisternen bis zur plattenförmigen Verdickung infiltriert, wobei die hindurchziehenden Strukturen eingemauert werden (Abb. 338). Einzelne knotenförmige, bis kirschgroße Tumorbildungen können im anliegenden Hirn vorkommen.

Histologisch liegt in den weichen Häuten eine diffuse Ansammlung von teils lymphocytenartigen oder mehr länglichen oder polygonalen, immer recht chromatinreichen Zellen mit nur kleinem Zelleib, die sich — gemessen an der Zahl der Mitosen — stark vermehren. Das Gitterfasernetz ist vermehrt und verdichtet. Die Infiltrate dringen überall in die weichen Häute der Hirnwindungen vor und gießen diese aus. Sie können von dort *entlang den Gefäßen* (Adventitialraum) ins Hirn vordringen (Abb. 339). Sie infiltrieren auch gelegentlich von den weichen Häuten aus (Abb. 340c) in *breiter Front* die Hirnrinde. Doch steht das intracerebrale Wachstum hinter dem in den weichen Häuten zurück (Abb. 338). Sie lassen sich von den Medulloblastomen unterscheiden (s. S. 137). Interessant ist die Ausrichtung der Geschwulstzellen durch das Arachnoidalnetz zu Bändern, was KAISER (1916) zur Fehldeutung als Krebszellen veranlaßte. Diese architekturellen Einflüsse habe ich bereits mehrfach beschrieben (s. Abb. 44).

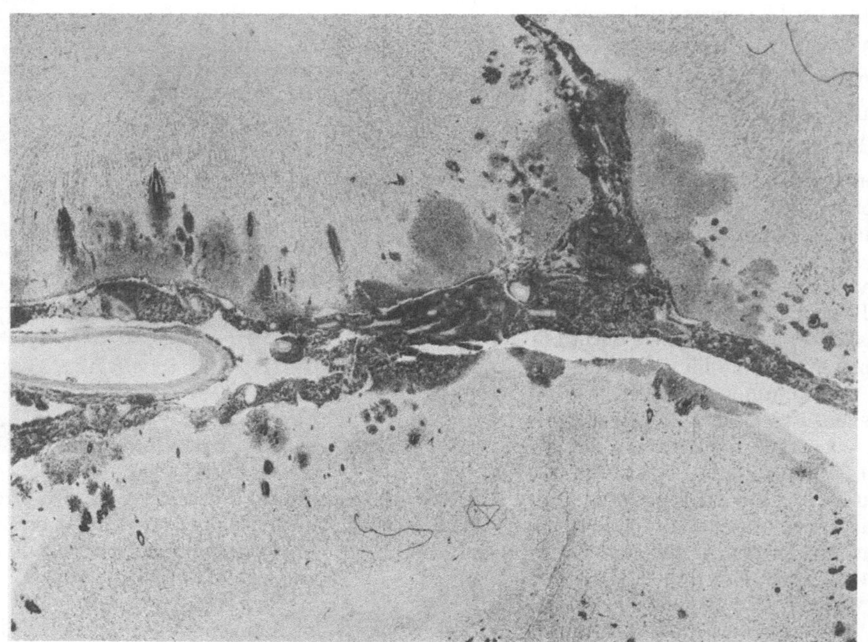

Abb. 339. Sarkomatose der Meningen mit Einwuchern in die benachbarte Hirnrinde, teils mit perivasculären Manschetten, teils in breiter Front. (Fall 980, NISSL-Färbung, 8,5fache Vergr., s. Abb. 340c.)

Es wurden in der eigenen Arbeit von 1953 vier Fälle beschrieben: 1. bei einem 2jährigen Jungen, 2. bei einem 13jährigen Jungen, 3. bei einem 22jährigen Mann und 4. bei einer 61jährigen Frau.

Die Aussaat war in den weichen Häuten bei allen Fällen derart ausgedehnt, und stand so sehr im Vordergrund, daß wir von vornherein niemals an Medulloblastome gedacht haben.

Von den Fällen CHING TUNG LIUs und Mitarbeiter (1953) könnte der erste eine solche meningeale Sarkomatose gewesen sein, ähnlich wie ein von BAILEY (1942) beschriebener [zit. LIU (1953)] Fall.

Nach BRONFMAN und REUMONT (1947) kommt die primäre Sarkomatose der Meningen in jedem Alter vor. Die Dauer der Symptome ist gewöhnlich etwa 5 Monate, nur im Ausnahmefall bis zu einem Jahr.

Bei ABBOTT und KERNOHANs (1943) Fall 3 eines 21 Monate alten Mädchens handelte es sich wahrscheinlich um eine diffuse Sarkomatose der Meningen. Allerdings fehlt hier die Körpersektion, die (s. den eigenen Fall Abb. 340a) eine Metastasierung im Hirn wahrscheinlich machen kann und damit den Fall ausschließt.

ROTTINO-POPITTIS (1943) Fall steht nach ihrer Abb. 3a dem Fibrosarkom nahe, der Ausbreitung nach entspricht er eher den diffusen Sarkomatosen der Meningen.

Die *biologische* Wertigkeit dieser Sarkome wird von BUCY (1946) als günstiger bezeichnet als die der Medulloblastome. Ein eigener Fall (E 323), den ich bei Herrn Prof. BRÜTT mitbeobachten konnte, unterstützt diese Auffassung BUCYs allerdings kaum.

Ein 22jähriger Mann wurde wegen eines Tumors der hinteren Schädelgrube operiert und aus einem tumorverdächtigen Kleinhirnteil eine Excision gemacht. Das Gewebe ergab zwischen

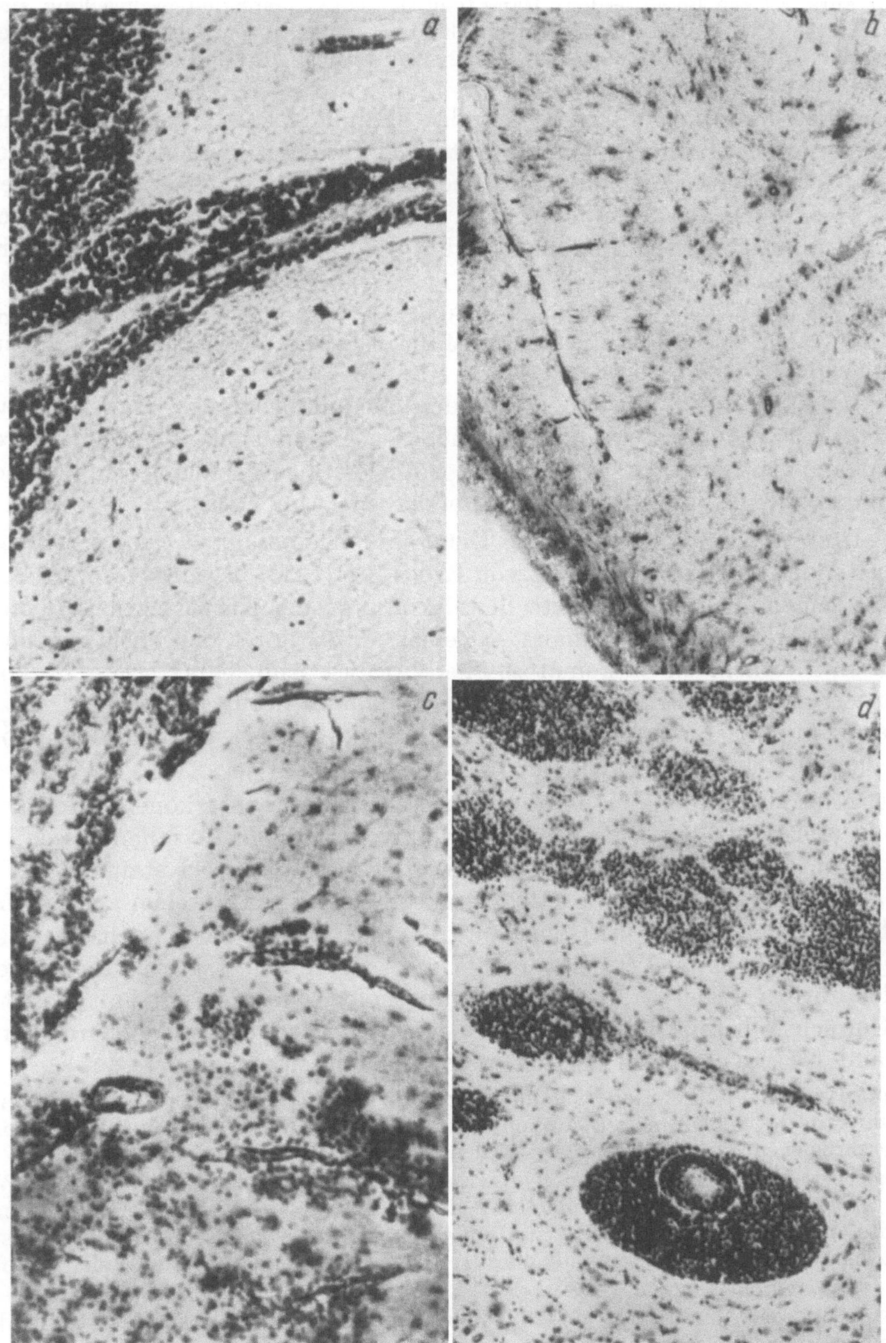

Abb. 340a—d.

a Diffuses Retothelsarkom verschiedener Körperorgane: Von den meningealen Infiltraten aus dringen die Geschwulstzellen entlang den Gefäßen ins Hirn. (Vergr. 168fach, HE-Färbung, Fall WEID.)

b Eigenartiges „periadventitielles" Gewächs, das den von WILKE beschriebenen retothelialen Tumoren nahesteht. (Vergr. 22fach, NISSL-Färbung, Fall 4349.)

c Diffuse Sarkomatose der Meningen: Die Zellen dringen von der Arachnoidea aus teils entlang den Gefäßen, teils in diffuser Front vor. Hirn vor. (Vergr. 378fach, PERDRAU-Imprägnation mit Kernechtrot-Färbung, Fall 980 s. Abb. 339.)

d Diffuse Sarkomatose der Gefßße. Die Zellen liegen teils im Adventitialraum, teils bereits als breiter Mantel außerhalb desselben. Makrogliose der Nachbarschaft. (Vergr. 78fach, Kresylviolettfärbung, Fall 484.)

unveränderten Kleinhirnläppchen eine diffuse, blastomatöse Aussaat. Ich diagnostizierte ein Medulloblastom (als häufigsten und damit wahrscheinlichsten Tumor mit meningealer Aussaat in der Altersklasse), hielt aber eine diffuse Sarkomatose für möglich. Bei einer Röntgenbestrahlung blieb der Kranke $1^1/_2$ Jahre frei von Beschwerden. Dann fand sich eine Lymphknotenschwellung am Nackenansatz. Nach 2jähriger Beobachtung starb der Kranke, wobei autoptisch ein großes Geschwulstknotenpaket der Operationsstelle der Dura auflag, von wo eine Infiltration bis an den befallenen Halslymphknoten führte.

Sicher werden umgekehrt ständig einzelne Medulloblastome als Sarkome diagnostiziert, weil nur solche Teile des Tumors untersucht werden können, an denen er in die weichen Häute gewachsen ist und diese knotenförmig aufgetrieben hat. Vielleicht gilt das auch für einzelne der 5 Tumoren von Bailey-Buchanan-Bucy (1939), zumal die Verfasser die ausgesprochene Ähnlichkeit zum Medulloblastom betonen und ihrer Abtrennung nicht ganz sicher sind.

Nach Bucys Angabe [S. 223 Fußnote in Bancroft und Pilcher (1946)] soll ein Patient Cushings, der 12 Jahre nach Operation eines „Medulloblastoms" noch überlebte, in Wirklichkeit ein leptomeningeales Sarkom gehabt haben.

Differentialdiagnostisch müssen neben den Medulloblastomen (s. S. 137) auch die diffusen retothelialen metastatischen Sarkome der Arachnoidea abgetrennt werden, wie wir sie bei einem 2jährigen Jungen gleichzeitig an Niere, Leber und anderen Bauchorganen, den Lymphknoten und am Hirn beobachtet haben (Abb. 340a).

b) Die diffuse Sarkomatose der Gefäße. Der erste Fall eines derartigen „periadventitiell" sich ausbreitenden „Sarkoms" scheint von Környey (1933) beschrieben worden zu sein. Leider fehlt seinem Befund die letzte Beweiskraft, da die Körpersektion — und damit der Ausschluß eines *primären* Tumors — versäumt wurde (s. den eben erwähnten Fall einer diffusen retothelialen Sarkomatose aller Organe! Abb. 340a). Diese Sarkomart ist charakterisiert durch die Ausbreitung in den Gefäßaußenräumen, während die weichen Häute erst in zweiter Linie und nur örtlich infiltriert werden, nämlich dort, wo die Geschwulst die Oberfläche erreicht.

Die Begriffe des Perithelioms bzw. perivasculären Lymphosarkoms [Schaltenbrand und Bailey (1928)] sollten wir wegen ihrer Mißverständlichkeit fallen lassen. Bailey verstand darunter Tumoren unserer Gruppe. Der Name Perithel stammt von Eberth (1870) [s. auch Cassirer und Lewy (1920)]; er soll ein feines Häutchen an der Oberfläche der von den weichen Häuten ins Gehirn eintretenden Gefäße bezeichnen, deckt sich also etwa mit dem Pialtrichter. Er hat nichts mit der Adventitia zu tun, sondern entspricht der Intima piae. In der Allgemeinpathologie wurden oft mit Peritheliomen alle die Gewächse bezeichnet, die eine besondere Anordnung in der Architektur von Gefäßen und Geschwulstzellen zeigten, z. B. auch die Ependymome.

In Környeys (1933) Fall breitete sich die Geschwulst bei einer 61jährigen Frau diffus vom Balken bis zum Zahnkern des Kleinhirns aus, während der Kleinhirnvorderlappen, ein Prädilektionsort der unter a) beschriebenen Sarkomatosen der weichen Häute, freigeblieben war.

Histologisch war die Geschwulst durch drei Eigenschaften der Zellen gekennzeichnet: Wachstum *entlang der Gefäßwand*, mäßige Polymorphie bei fehlender Bildung von Bindegewebsfasern und enorme Zahl der Mitosen. Einen ähnlichen Fall hatte Hsu (1940) aus der Baileyschen Abteilung beschrieben, und zwei gleichartige Fälle seiner Sammlung hat H. Jacob (1947) auf einem Treffen der pathologischen Anatomen Groß-Hamburgs gezeigt.

Auch van Bogaert und Martins (1953) Fälle gehörten in diese Gruppe. Über 13 Fälle mit einer derartigen perivasculären Ausbreitung berichteten Hanberry und Mitarbeiter (1954); eine wesentliche Gitterfaserproduktion konnten sie nicht feststellen. Wahrscheinlich gehörten nicht alle Fälle zu unserer Gruppe.

Hsu (1940) zeigte übrigens auch ein ausgezeichnetes Präparat eines perivasculären Hirnsarkoms (?) bei einem Hund, ich sah es ebenfalls bei einem Hund (s. S. 45).

In einem eigenen Fall einer 52jährigen Frau (Nr. 484) ähnelte der Befund dem Környeyschen sehr deutlich. Auch hier war das ganze Hirn bis ins Kleinhirn fleckweise befallen, wobei die Aussaat in den Meningen hinter der Ausbreitung im Hirngewebe zurückstand. Die Geschwulstzellen wuchsen anscheinend zuerst in den Adventitialräumen (Abb. 340d), später flossen die immer breiter werdenden Zellmanschetten zu kleinen soliden Tumoren zusammen. Die weichen Häute waren zwar auch infiltriert, doch im wesentlichen nur in der direkten Nachbarschaft der Geschwulstknoten.

Neben der großen Zahl der Mitosen war — ebenso wie bei den JACOBschen Fällen — der hochgradige, diffuse Zellzerfall auffällig, der die Unterscheidung zwischen Kernschutt und Mitosen oft erschwerte. In unseren 6 Fällen der beiden ersten Gruppen ergab die Körpersektion keinen Primärtumor.

Echte Retothelsarkome des Hirns? WILKE (1951, 1955) hat kürzlich in mehreren sehr gründlichen und interessanten Arbeiten auf die enge verwandtschaftliche Beziehung der adventitiellen Sarkome mit gewissen granulomatösen, anscheinend entzündlichen Prozessen diffuser Ausbreitung und lockerer Struktur erörtert. Es läßt sich morphologisch eine fließende Reihe von Bildern zusammenstellen, bei der am einen Ende noch der entzündliche Charakter überwiegt bis zu blastomartigen Bildungen am anderen Flügel, die der Entzündung schon recht ferne stehen. Es müßte aber wohl bei den letzten noch endgültig bewiesen werden, daß es sich um Abkömmlinge eines Reticuloendothels der Gefäße [WILKEs (1951, 1955) Bezeichnung ist „Reticuloendotheliosen"] handelt, das bisher im Hirn noch nicht nachgewiesen ist.

Später hat auch GERHARTZ (1951) über derartige primäre Retothelsarkome berichtet. Er beschrieb 2 Fälle primärer Retothelsarkome des Hirns, die er aus einem omnipotenten perivasculären Mesenchym ableitete. Die Ausbreitung begann offensichtlich (seine Abb. 4) von den äußeren Liquorräumen aus ins Hirn. Er glaubte die bereits von OBERLING und AHLSTRÖM geäußerte Meinung unterstreichen zu sollen, daß die Entstehung der Retothelsarkome nicht allein an das reticuloendotheliale Gewebe gebunden sei; denn solange handelt es sich nur um einen Wahrscheinlichkeitsbeweis auf der Basis von gewissen Strukturähnlichkeiten zu Tumoren anderer Organe.

Derartige Analogieschlüsse von Tumorbildungen — bei denen der Ausgang von „Retothel" nachweisbar ist — auf normale Gewebe sind aber äußerst gefährlich. Angelsächsische Autoren haben zwar ähnliche Gedanken schon gelegentlich geäußert. Es scheint uns aber, daß man erst eine größere Zahl von Fällen sammeln und an prägnanten Beispielen Pathogenese und Ätiologie studieren muß, ehe man so weitgreifende Schlüsse zieht. Denn in der Allgemeinpathologie werden heute sehr scharfe Bedingungen für die Retothelnatur eines Sarkoms gestellt. Dabei sind die wirklich charakteristischen Typen vom fast zelligen bis zum vorwiegend faserigen Typ von RÖSSLE (1939), ROULET (1954) und OLIVEIRA (1936) herausgearbeitet worden. Es ist kaum anzunehmen, daß die Fälle des Schrifttums diesen Anforderungen standhalten.

Etwas anderes ist es um die sekundär von der Basis ins Hirn wachsende Retothelsarkome, über die DÖRING (1940) ausführlich berichtet hat. Diese können nach DÖRING als exquisite Seltenheit auch in die Schädelinnenhöhle durchbrechen, sie können dann — wie in seinen Fällen — in den Temporallappen vordringen, die Hirnbasis infiltrieren (Kompression der Hirnnerven 3—6!), aber auch in die Sella durchwandern und damit die Hypophyse ummauern (Lymphweg?).

In einem eigenen Fall eines Retothelsarkoms, das in der Chiasmagegend von der Basis gegen das Hirn vorwuchs (bei einer 48jährigen Patientin des Falles 4012), die seit 2 Jahren Symptome gehabt hatte (Hirnnerven), fand sich bei der Autopsie, daß der Prozeß den Clivus, die Proc. clinoidei der Sella und Teile des Keilbeins, Siebbeins usw. zerstört hatte und in die weichen Häute der Chiasmagegend eingewachsen war. Histologisch fiel der große Gehalt an Mastzellen auf.

Auch eine Metastasierung von allgemeinen Retothelsarkomatosen ins Hirn kommt vor.

Ein eigener Fall eines 2jährigen Jungen (Abb. 340a) zeigte im Hirn eine Metastasierung einer im ganzen Körper — Leber, Niere usw. — diffus ausgebreiteten Retothelsarkomatose. Die weichen Häute waren diffus infiltriert und aufgetrieben von einem rundzelligen Tumor, dessen Elemente bei Darstellung nach TIBOR PAP in einem zarten Netz von feinsten Silberfasern lagen, denen die Zellen sich wie „Weidenkätzchen" anschmiegten.

Differentialdiagnostisch muß man besonders entzündliche Prozesse [WILKE (1951, 1955)], eigenartige zwischen Entzündung und Blastom stehende disseminierte Erkrankungen [SCHERER-DE BUSSCHER (1937)] und allenfalls die perivenösen Encephalitiden abtrennen. Das gilt gleichermaßen für die „Mikrogliomatosen" [DOR. RUSSELL (1948)] der angelsächsischen Autoren (s. S. 19).

Eine Reihe von Fällen des Schrifttums dürften entweder keine „primären" Sarkome des Hirns sein, oder sie lassen sich auf Grund der Beschreibung nicht sicher in eine der Untergruppen einordnen. So waren die 3 Fälle von REEKE (1935) wohl alle Meningeome, davon Fall 2 und 3 sehr gefäßreich. Man muß allerdings bezweifeln, ob sie wirklich „malignen Charakter" hatten. Bei dem Bericht von SCHLAGENHAUFER (1900) z. B. handelt es sich sicher nicht um ein Sarkom, sondern eher um ein Gliom (Oligodendrogliom wahrscheinlicher als Ependymom) des Rückenmarks mit Ausbreitung in den weichen Häuten, während der Fall von MARBURG, ANDERSON und REZEK (1943) wohl ein Sarkom sein kann, das in keines der bekannten Gruppen paßt.

Auch der Fall eines „Hämangiosarkoms" [Abbott und Love (1943), s. Kernohan (1952)] des Frontallappens, wird nur kursorisch erwähnt. Der Tumor metastasierte schließlich in die Lunge. Dies war der einzige Fall mit Körpermetastasen.

Schließlich haben Sparling und Adams (1947) über Retikelzellsarkome berichtet.

Neurogene Sarkome. Das „neurogene Sarkom" [s. Stout (1949)] kann überall an den peripheren Nerven und Rückenmarkswurzeln entstehen, und zwar aus den mesodermalen Bestandteilen. Besonders häufig sieht man das bei der Recklinghausenschen Krankheit (s. S. 31 ff.). Es gibt Übergangsformen zwischen dem echten Neurinom und dem Sarkom, die bisher noch nicht recht zu klassifizieren sind.

Über den eigenen Fall eines derartigen malignen Tumors einer peripheren Rückenmarkswurzel, Nr. 6340, s. S. 379 und Abb. 28a, b.

c) *Die umschriebenen Sarkome der Arachnoidea des Kleinhirns* (sog. umschriebene Arachnoidealsarkome des Kleinhirns). Diese Sarkomform wurde 1939 von Foerster und Gagel beschrieben, und ist inzwischen von Marquardt (1941) und Neubürger-Richter (1945) bestätigt worden. Die Geschwülste lagen als scharf umschriebene Knoten an den Kleinhirnhemisphären oder dem Wurm bei Patienten im 3.—4. Jahrzehnt. Die Blastome infiltrierten die anliegenden weichen Häute und drangen dann entlang dem Virchow-Robin-Raum in das anliegende Kleinhirn vor. *Histologisch* waren sie bezeichnet durch eine charakteristische Architektur: das Nebeneinander von Inseln *heller, größerer* Zellen und von Straßen *dunkel* gefärbter *lymphoider* Elemente. Überall im Tumor lag ein dichtes Silberfasernetz, auch *außerhalb* der Stellen, wo die weichen Häute einbezogen waren. Gliafasern konnten nicht dargestellt werden. Der Gefäßreichtum war verschieden, meist gering. Wenn auch nicht in allen Fällen Körpersektionen vorlagen, glauben doch die Verfasser sämtlich an die *primäre* Natur der Hirngeschwulst.

Im Falle des umschriebenen extracerebellären Arachnoidalsarkoms von Neubürger und Richter (1945) [bei einer 38jährigen Frau] zeigt Abb. 4 besonders deutlich das infiltrierende, perivasculäre Wachstum von den weichen Häuten ins Hirn (bis zu einer Tiefe von 2—2,5 cm). Histologisch glich es am ehesten einem Spindelzellsarkom.

Diese Geschwulstart scheint im ganzen noch etwas wenig bestimmt. Ich habe nicht mit voller Sicherheit eine Geschwulst aus dieser Gruppe gesehen.

Ich halte es allenfalls für möglich, daß ein Blastom, dessen Schnitte mir Prof. Hallervorden seinerzeit freundlicherweise zur Verfügung stellte, dieser Beschreibung entspricht. Prof. Hallervorden, der auf diesem Gebiete ja eine besondere Erfahrung hat, hält aber das Blastom für eine „zentrale Neurofibromatose des Kleinhirns". Ich habe es unklassifiziert gelassen (s. S. 576 und Abb. 420).

Ley-Rosendo haben (1952) 3 Fälle von Kleinhirnsarkomen beschrieben (34jährige Frau, 4jähriger Junge, 23jähriges Mädchen). Die Fälle sind schwer in dem obigen Schema unterzubringen, wahrscheinlich gehören sie auch nicht zur gleichen Gruppe, zumal sie sich auch biologisch nicht einheitlich verhielten.

Die meisten Verfasser zeigen zwar sehr deutlich die knotenförmige Ausbreitung der Tumoren in den weichen Häuten, übersehen aber bei der histologischen Beschreibung diese Tatsache und deuten die Gitterfasern als Produkte der Tumorzellen, während diese tatsächlich ortsständig sind, wenn sie auch unter dem Blastomwachstum relativ vermehrt sein können (s. auch S. 129 und Abb. 42b).

d) *Die umschriebenen Sarkome der Gefäße* (sog. monstrocelluläre Sarkome). Der erste Fall dieser Geschwulstart wurde ausführlich von Schmincke (Pathologenkongreß 1914) als walnußgroßes Gewächs im Temporallappen bei einem 17jährigen Mann unter dem Namen eines „Ganglioglioneuroms" beschrieben. Schmincke wies damals bereits auf die ungeheure Ausdehnung der Zellen hin (bis zu 340 μ) „von der Größe von Pyramidenganglienzellen, bis zu solchen, für welche die Histologie des menschlichen Körpers keine Vergleichsobjekte besitzt". In der Diskussion dieses Pathologenkongresses bemerkte Schmorl, daß er in seinem Atlas mit Karch einen ähnlichen Tumor abgebildet habe. Auch Orsos hatte einen gleichartigen Tumor im Balken beobachtet.

Zahlreiche Verfasser sind SCHMINCKE bei seiner Deutung und Gruppierung des Blastoms gefolgt. Die untenstehende Tafel gibt einen Überblick über die im Schrifttum niedergelegten Fälle und ihre Benennung.

FOERSTER und GAGEL (1936) haben später ihren Fall nicht mehr als Ganglienzelltumor aufgefaßt, sondern ihn diesen Geschwülsten nur angenähert, wenn sie ihn auch 1933 [ebenso wie den Fall WÄTJENS (1932)] in ihre Liste der Ganglienzellgeschwülste aufgenommen hatten. Schließlich hat H. J. SCHERER (1935) zwei gleichartige Tumoren zum Ausgangspunkt seiner Angriffe gegen die neue Einteilung der Gliome durch BAILEY-CUSHING (1926) genommen. Er übte damals — wie wir heute sehen, nachdem diese Tumoren als Sarkome erkannt sind — mit Recht Kritik an der Deutung dieser Tumoren als Ganglienzellgeschwülste und zeigte bemerkenswerterweise die Ähnlichkeit mit einem Wirbelsäulensarkom auf (1935, II, Abb. 20). Aber auch er erkannte nicht die Sarkomnatur dieser Tumoren, obwohl er sich mit dieser Frage auseinandersetzte, sondern hielt sie für verwilderte Gliome. Das ist besonders verwunderlich, da nämlich FOOT und COHEN (1933) vor ihm die Zugehörigkeit dieser Geschwülste zu dem Retothelsarkom erörtert hatten. FOOT und COHEN (1933) glauben, daß der von ihnen beschriebene monstrocelluläre Tumor am ehesten eine maligne Umwandlung einer der von LINDAU (1926/27) bzw. ROUSSY-OBERLING (1930) beschriebenen retothelialen Tumoren (Angioblastome) sei. RAU (1932) benennt die monstrocellulären Sarkome mit dem sehr unschönen Namen der „Gangliosarkome".

Ich habe dieser Geschwulstgruppe seit 1939 besondere Beobachtung geschenkt, 1940 die Sarkomnatur erwogen. Schließlich habe ich sie 1947 unter Vorweisung von 22 Fällen als eigene Gruppe abgegrenzt und 1953 ausführlich beschrieben.

Jahr	Verfasser	Benennung	Alter der Patienten Jahre	Sitz
1914	SCHMINCKE	Ganglioneurom	17 ♂	temporal
1930	SCHMINCKE	Ganglioneurom	50 ♂	Vierhügel
1914	ORSOS	?	?	Balken
	SCHMORL	?	?	?
1926	PAUL	Gangliogliom	$5^3/_4$ ♂	Kleinhirn
1930	WÄTJEN	Gangliogliom	34 ♀	temporal
1931	FOERSTER-GAGEL	Spongioblastoma multiforme ganglioides	30 ♂	Hirnstamm oral
1931	ALPERS	Spongioastroblastom	?	frontal und Hirnstamm oral
1931	COURVILLE	Gangliogliom	35 ♀	frontal und Hirnstamm oral
1932 bis 1938	GLOBUS-STRAUSS-SELINSKY	Spongioneuroblastom	42 ♀	Stammganglien links und Temporallappen
1933	FOOT-COHEN	Retothelsarkom	9 ♀	Hemisphäre
1935	SCHERER, H. J.	—	?	I. temporal
			?	II. temporal

Häufigkeit. Da die Untergruppe des monstrocellulären Sarkoms erst kürzlich abgegrenzt ist, vermag ich über die Häufigkeit nur Annäherungswerte zu geben, zumal mir ein Teil der verarbeiteten Fälle wegen meines Interesses an dieser Geschwulstart überlassen wurde, also eigentlich nicht in die laufende Serie gerechnet werden dürfte. Ich kann aber an Hand der ersten fortlaufend gezählten 2250 Fälle eine annähernde Durchschnittszahl errechnen, da damals 17 eigene Fälle zu dieser Gruppe gehörten. Die Häufigkeit ist demnach 0,8%, die der Glioblastome dagegen 16,8%. Es kommt also auf etwa 20 Glioblastome ein monstrocellulärer Tumor.

Erkrankungsalter. Die Alterskurve unserer Fälle zeigt das Vorkommen in allen Altersklassen, vielleicht mit einem geringen Gipfel um die Pubertät und die Involutionszeit. (Sonst bei den Sarkomen Maximum bis zum 50. Jahr).

Vorzugssitz. Unsere monstrocellulären Tumoren haben in allen Hirnregionen einschließlich Kleinhirn und Brücke gelegen, wobei sie sich aber bis zu einem gewissen Grade in der Tiefe des Markes (Abb. 341) und in den Stammganglien (Abb. 343) häuften. Eigentliche Rindentumoren sind seltener (s. Abb. 342 und 345).

Geschlechtsprädilektion. Während die Zählung von 22 Fällen anläßlich meines Vortrages 1947 noch beide Geschlechter ziemlich gleichmäßig vertreten zeigte (12 männlich zu 10 weiblich), ergab die letzte (1953) Zusammenstellung mit 29 männlichen und 13 weiblichen Patienten ein sicheres Überwiegen des männlichen Geschlechtes.

Gestalt mit bloßem Auge. Bei den monstrocellulären Sarkomen fällt meist die eigenartig scharfe Abgrenzung vom Hirngewebe und die fleischartige, im fixierten Zustand streifig-faserig-rauhe (asbestartige) Oberfläche auf, die sonst graurosa gefärbt ist (Abb. 341). Das Bild erinnert zunächst oft an Metastasen (Abb. 342, 343). Die Konsistenz ist wesentlich fester als das Hirngewebe und ähnlich der der Meningeome. Cystischer Zerfall bis zu eigroßen Höhlen kommt vor (s. Abb. 341). Die für das Glioblastom charakteristische

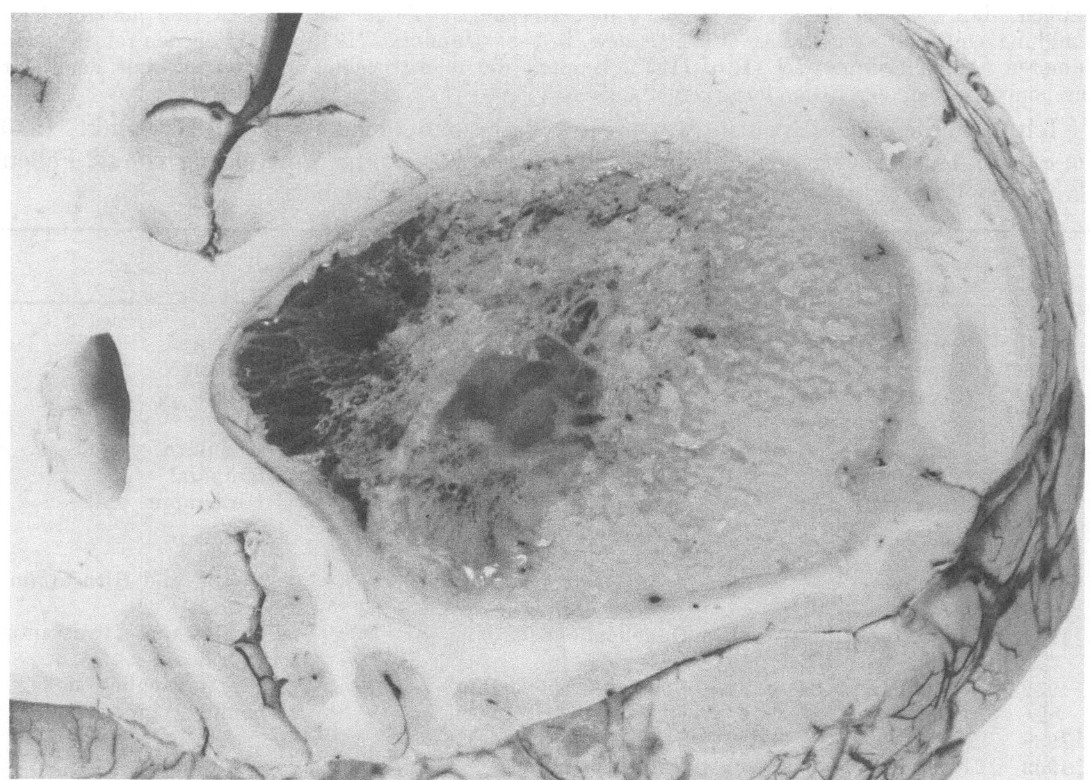

Abb. 341. Großes monstrocelluläres Sarkom im Frontalmark, das der Ventrikelaußenwand anliegt. In der Tiefe mehrere Cysten. Die Oberfläche ist asbestartig. Die Geschwulst ist scharf abgesetzt (Fall 987).

bunte Farbe ist infolge Fehlens größerer Blutungen und ausgedehnter Verfettung hier die Ausnahme. Im benachbarten Hirn besteht meist eine ausgedehnte kollaterale Markschwellung. Wenn sich die Geschwulst bereits diffus in den weichen Häuten ausbreitet, ähnelt das Bild dem einer „chronischen Meningitis", dies besonders in den Cisternen (Abb. 344). Das Blastom kann die Dura durchsetzen (Abb. 345).

Feingewebsbau, Architektur und Zellreichtum. Es kommen hauptsächlich 3 Zelltypen vor: lymphoide, spindelige und monströse. Sie erscheinen entweder untermischt, oder aber — häufiger — es überwiegt lokal ein Zelltyp. So kann man ganze Gebiete vorwiegend aus *spindelzelligen Teilen* (Abb. 346a) aufgebaut sehen, was einem Fibrosarkom sehr ähneln kann. Die Zellen können dabei in langen Zügen, Strömen und Strudeln, oft auch in Wirbeln oder konzentrischen Ringen um die Gefäße angeordnet sein (Abb. 346c, 348). Wätjen (1930) bemerkt, daß manche Teile ihn an ein Neurinom erinnert haben.

Oder es sind ganze Teile oder die Mehrheit des Geschwulstgebietes vorwiegend aus den *monströsen Riesenzellen* (Abb. 347) aufgebaut, die unten noch näher beschrieben werden.

Einmal fanden wir auch neben einem rein spindelzelligen Tumor ganz abgetrennt einen nur erbsgroßen Bezirk mit rein monströsem Bau. Schließlich kommen als dritter Zelltyp die *lymphoiden Zellen* vor, die entweder diffus verstreut oder herdweise (Abb. 346b) vertreten sind. Sie liegen besonders häufig auch als *lymphoide Infiltrate* um die Gefäße der Randzone.

Wachstumsgeschwindigkeit. In der Randzone ist die Geschwulst manchmal ganz scharf von der Umgebung abgesetzt und ohne die geringste Einwirkung auf die Nachbarschaft. Häufiger aber sieht man, daß die äußerste Schicht der Geschwulst noch recht zellreich und mäßig abgegrenzt ist. Dann folgt dieser Randzone ein lockerer, zellreicher Schleier mit zahlreichen Gefäßen und schließlich beginnt nach außen das nur wenig ver-

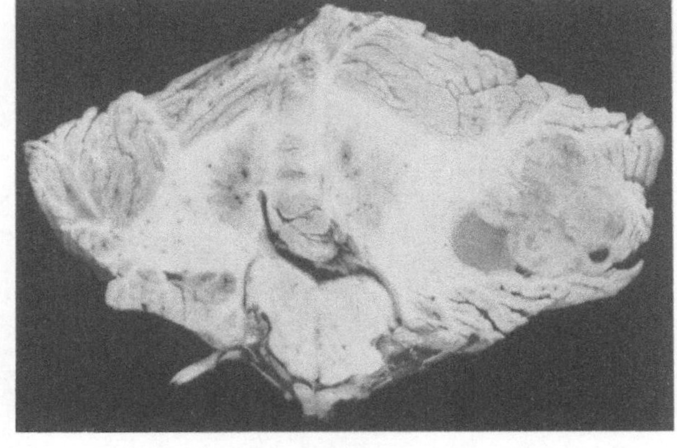

Abb. 342. Knotiges und teilweise cystisches monstrocelluläres Sarkom des Kleinhirns, das einer Metastase ähnelt (Fall 839).

änderte Hirngewebe, in dem aber überall die Capillaren etwas vermehrt und proliferiert sind. Gelegentlich ist allerdings diese Vermehrung so erheblich, daß es aussieht, als streckte sich das Gewächs mit einzelnen „Fingern" in das normale Hirn vor (Abb. 348a, b).

Diese Capillaren sind — ebenso wie auch die sonst noch normal aussehenden Capillaren — nun recht eigenartig verändert: Die Endothelien sind meist geschwollen, vollsaftig, die Kerne chromatinreich; von dieser Capillarwand lösen sich größere Zellen von ausgesprochen blastomatösem Bau nach außen ab, bzw. sie liegen bereits getrennt dicht neben der Capillare oder in der nächsten Nachbarschaft (Abb. 349). Durch diese Mantelzone von etwas proliferierten Capillaren ist diese Geschwulst besonders charakterisiert, wobei zwischen ihnen immer einzelne, sicher blastomatöse, große, gelegentlich riesenzellige und hyperchromatische Elemente „ziemlich unvermittelt" im sonst noch wenig veränderten Hirn (Abb. 349a, b) liegen. Weiter fällt als Eigenheit der Architektur an manchen über capillargroßen Gefäßen der „Besatz" mit kleinen beerenartig befestigten lymphoiden Zellen auf. So entstehen Strukturen, die wie eine Dolde oder Traube aussehen (Abb. 346b).

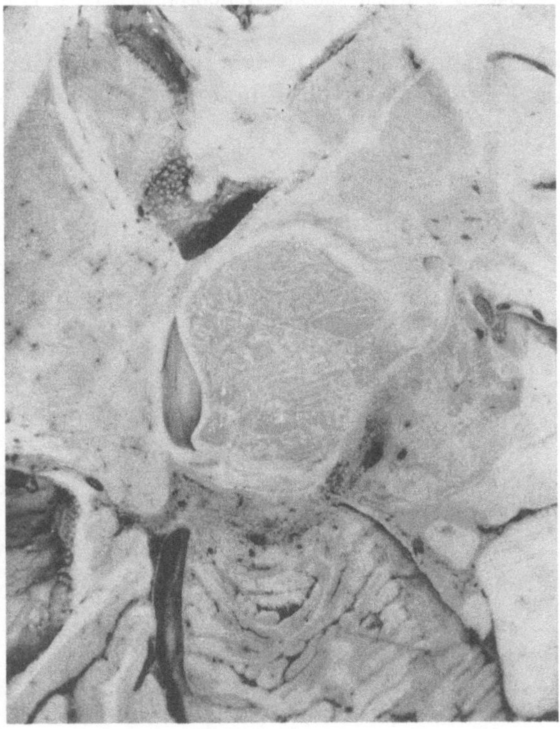

Schließlich gibt es als letzte Wachstumseigenart einen Einbruch der Geschwulst in die weichen Häute, die, wenn

Abb. 343. Monstrocelluläres Sarkom im rechten Thalamus mit Einbruch in die weichen Häute der Cisterna ambiens. Große Cyste. Ependymitis granularis. (Keine Geschwulstaussaat auf das Ependym!) (Fall 176, vgl. Abb. 344.)

sie einmal erreicht sind, zu dicken „chronisch-meningitisch" aussehenden Platten infiltriert werden (s. oben und Abb. 344).

Die Zellen. Es gibt — wie erwähnt — 3 Haupttypen und dazwischen alle Übergänge.

Die kleinsten („lymphoiden") Formen ähneln in der Größe und in der Form ihrer hyperchromatischen Rundkerne den Lymphocyten, ja, sind von ihnen oft nicht zu unterscheiden. Die Natur dieser Zellen ist ebensowenig geklärt wie die der gleichartigen Zellen im Oligodendrogliom, Pinealom und Gangliocytom. Häufig sind sie diffus unter die anderen Zellen gemengt oder perivasculär konzentriert (s. Abb. 346b). [SCHMINCKE (1914) „.... Ein besonderes Verhalten zeigen einige Gefäße an der Grenze der Geschwulst und des Hirngewebes. An diesen war die äußere Adventitiawandschicht der Gefäße dicht mit Zellen vom Charakter kleiner Rundzellen infiltriert, ...".]

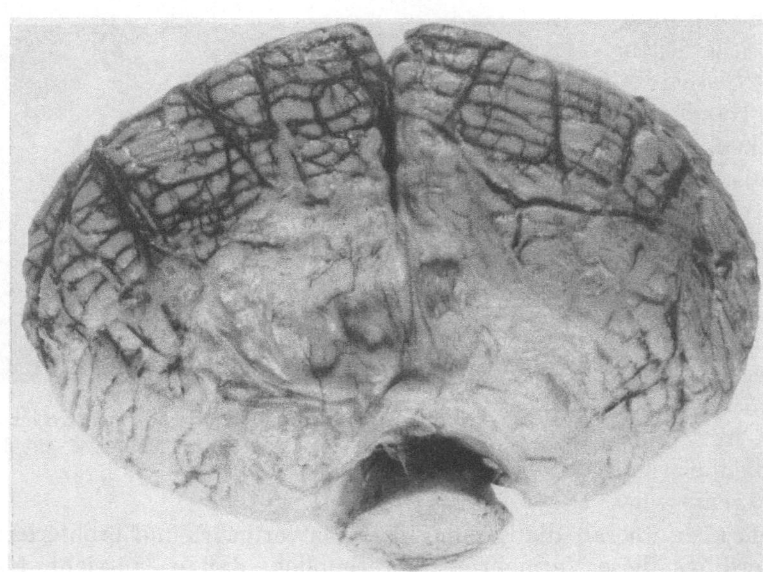

Abb. 344. Diffuse Aussaat eines monstrocellulären Sarkoms in Cisterna magna und den spinalen Liquorräumen (Fall 176 vgl. Abb. 343).

Von ihnen aus gibt es Übergänge zu Spindelzellen mit deutlich ausgebildetem Leib, die Fibroblasten und Fibrocyten gleichen, vielfach aber noch größer sind, oft sogar riesenzellig und hyperchromatisch und mit verschiedenen Form- und Baustörungen (Abbildung 346b, 350d). Die Kerne dieser großen Zellen können ein hyperchromatisches Gerüst haben, sie können aber auch eine immer zartere Struktur bis zu wasserklarem Inhalt zeigen, wobei sich das Kernchromatin nur ähnlich wie bei den Ganglienzellen auf die Kernwand bzw. auf 1—2 große Nucleolen konzentriert hat (Abb. 350c, d).

Von den riesigen Spindelzellen (Abbildung 351a) führen alle Übergänge zur letzten Form, den eigentlichen Monstrezellen. Diese sind

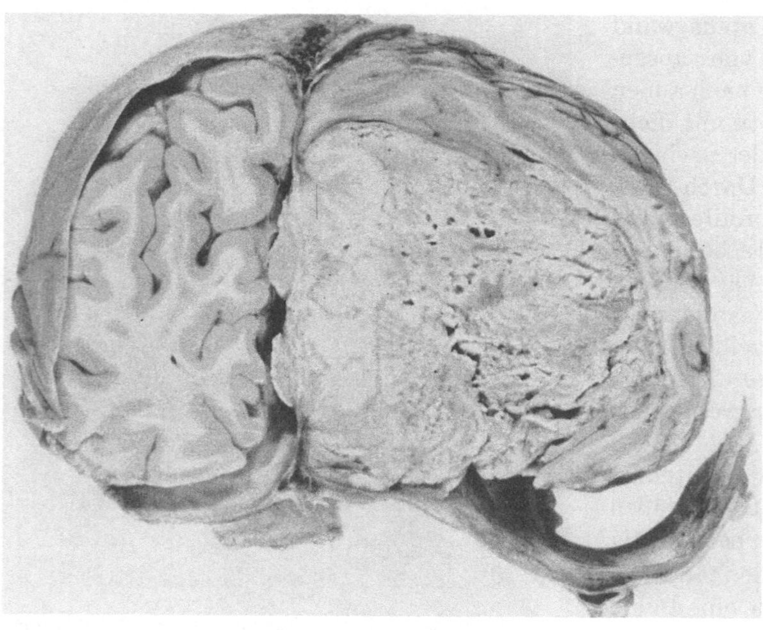

Abb. 345. Riesiges Rezidiv im rechten Occipitallappen nach operativer Entfernung der in Abb. 352 wiedergegebenen Geschwulst. Die Falx ist an 2 Stellen durchwachsen. Die Geschwulst ist total nekrotisch, unter anderem wegen heftiger Röntgenbestrahlung (Fall 881).

nun ein Lehrbuchbeispiel für Zellen einer malignen Geschwulst mit allen nur denkbaren Störungen von Form, Bau und Färbung. Die Außenform kann beliebig sein,

obschon man — wie erwähnt — häufig spindelige Monstra sieht (Abb. 346b). Oft bestehen sie aber aus riesigen, eckigen oder glatten Plasmaplatten (Abb. 347), bei denen

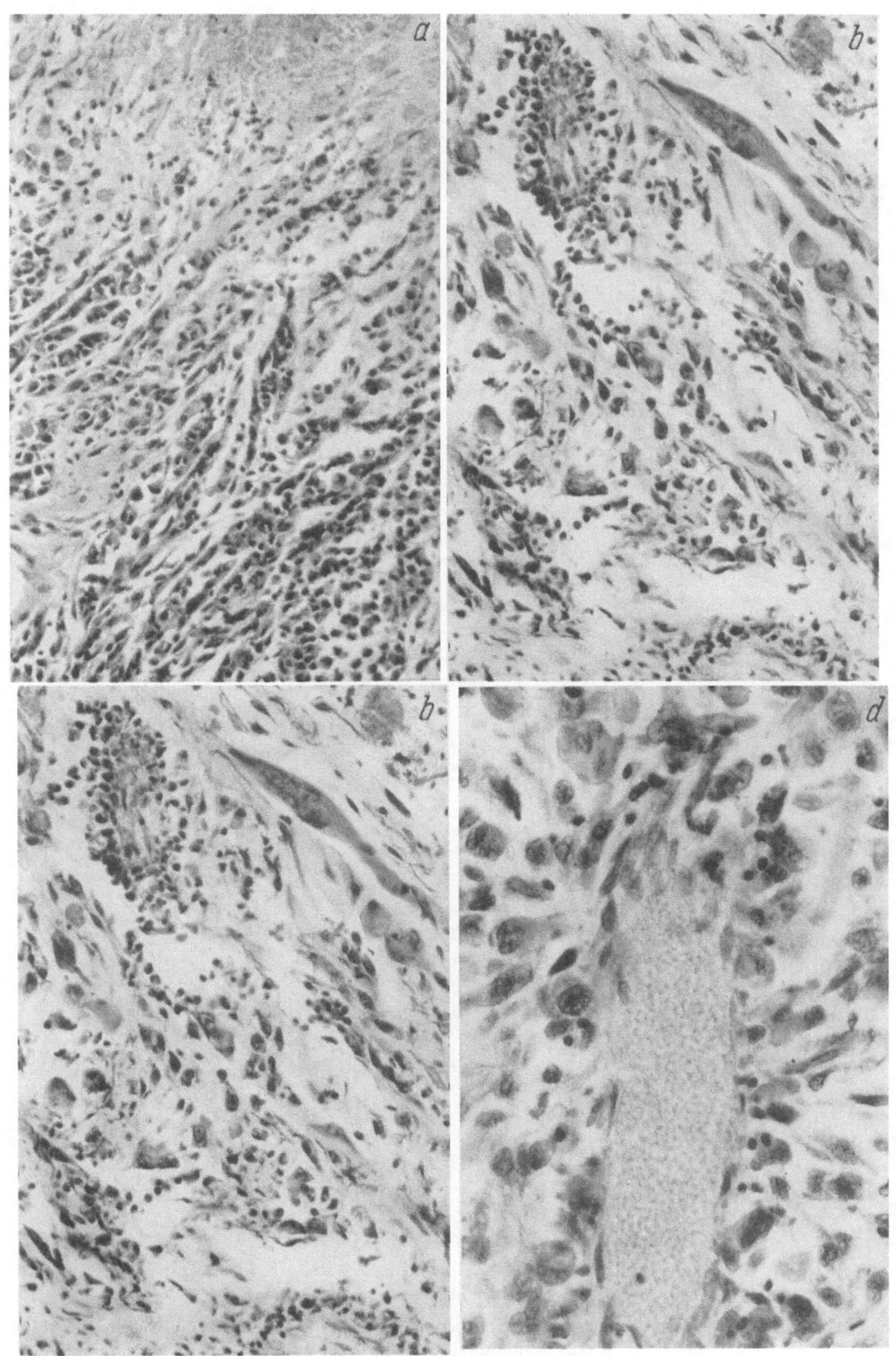

Abb. 346a—d.

a Nekrotische Partie in einem vorwiegend spindelzelligen Teil (s. Abb. 352 u. 345). (Vergr. 136fach, Kresylviolettfärbung, Fall 881.)

b Gefäßproliferation am Rande einer Nekrose mit eigenartig papillärem Bau. Eine monströse Riesenzelle.
(Vergr. 144fach, Kresylviolettfärbung, Fall 1119.)

c u. d Lage der Geschwulstzellen zum Gefäßlumen: Manchmal scheinen die Geschwulstzellen ohne besonderes
Endothel direkt an die Blutbahn zu grenzen. (Vergr. 240fach, Kresylviolettfärbung, Fall 1393.)

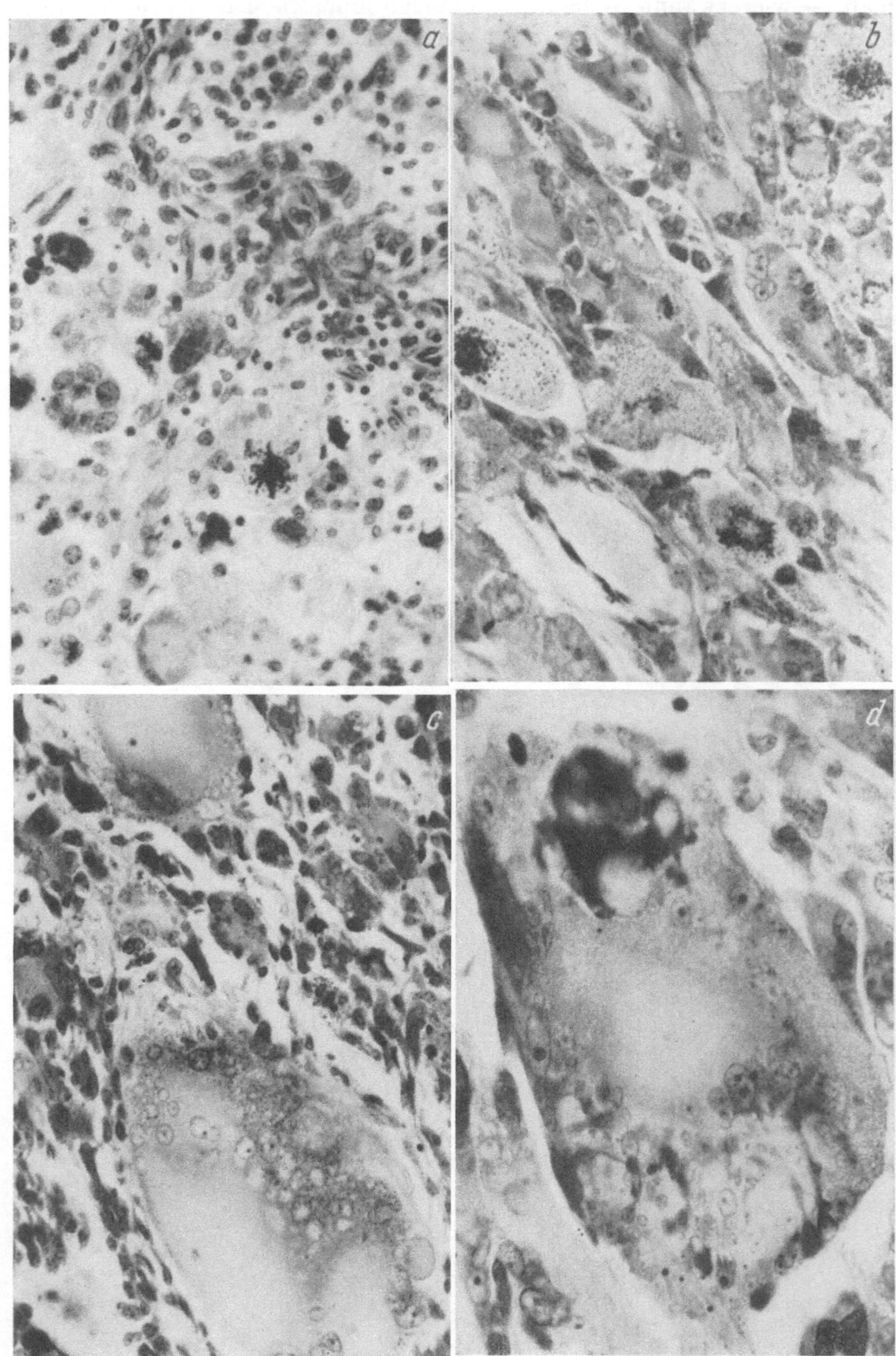

Abb. 347a—d.

a Dysmorphe Riesenzellen in der Nähe einer Gefäßschlingen- und Glomerulusbildung. (Vergr. 176fach, Kresylviolettfärbung, Fall 839.)

b Zahlreiche Riesenmitosen in einem monstrocellulären Sarkom. (Vergr. 224fach, Kresylviolettfärbung, Fall 1221.)

c Zwei Zellmonstra und weitere Zellen aller Größen. Die Zahl der Zellkerne ist hier enorm. (Vergr. 224fach, Kresylviolettfärbung, Fall 1221.)

d Zellmonstrum mit unzähligen Kernen aller Größen, die früher als „Einschlußkörperchen", „Vogelaugeneinschlüsse" usw. bezeichnet wurden. Einige Kerne haben deutliche Kernvacuolen. (Vergr. 224fach, Kresylviolettfärbung, Fall 1221.)

„der Kern" jede Größe und Lage haben kann [Zbl. Neurochir. 34, 275 (1939), Abb. 2]
Im Zelleib können Wabensysteme, eine oder viele Vacuolen („Vogelaugenbildung".
oder beliebig viele Einschlüsse („Einschlußkörperchen") vorhanden sein. Oft sind sogar

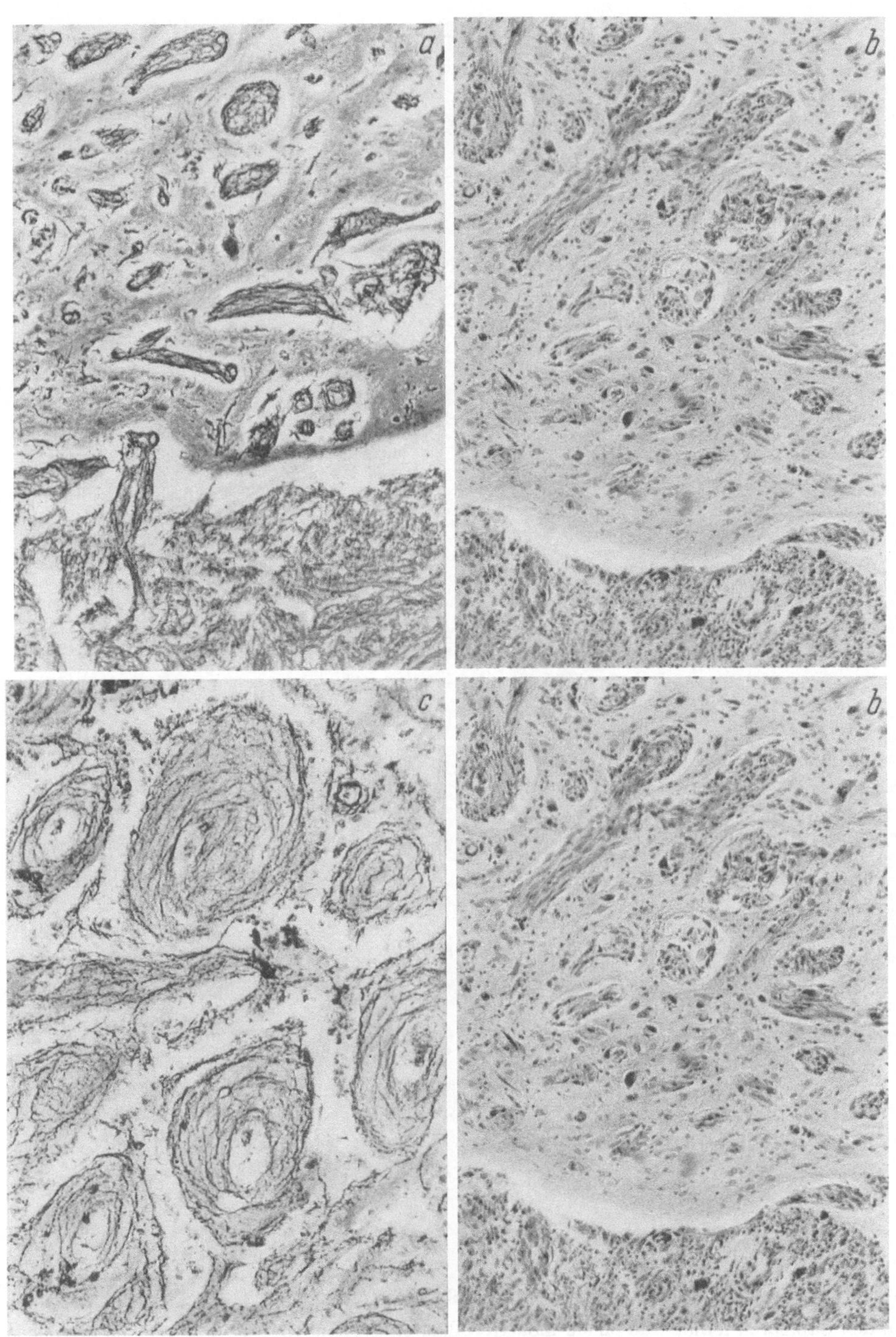

Abb. 348a—d.

a u. b. Vordringen der Geschwulst in der Randzone mit papillenförmigen Fortsätzen, von denen sich monströse Geschwulstzellen ablösen. a Vergr. 78fach, PERDRAU-Methode, Fall 1393. b Vergr. 78fach, Kresylviolettfärbung, Fall 1393.
c u. d Konzentrische Anordnung der Geschwulstzellen um die Gefäße in mehreren Lagen. c Vergr. 104fach, PERDRAU-Methode, Fall 1393. d Vergr. 104fach, Kresylviolettfärbung, Fall 1393.

richtige Zellen (vom Typ der kleinen Lymphoiden) in die „Monstren" eingeschlossen. (An
diese Eigenart wurde bereits die Vermutung geknüpft, die Geschwulst könne auf ein Virus

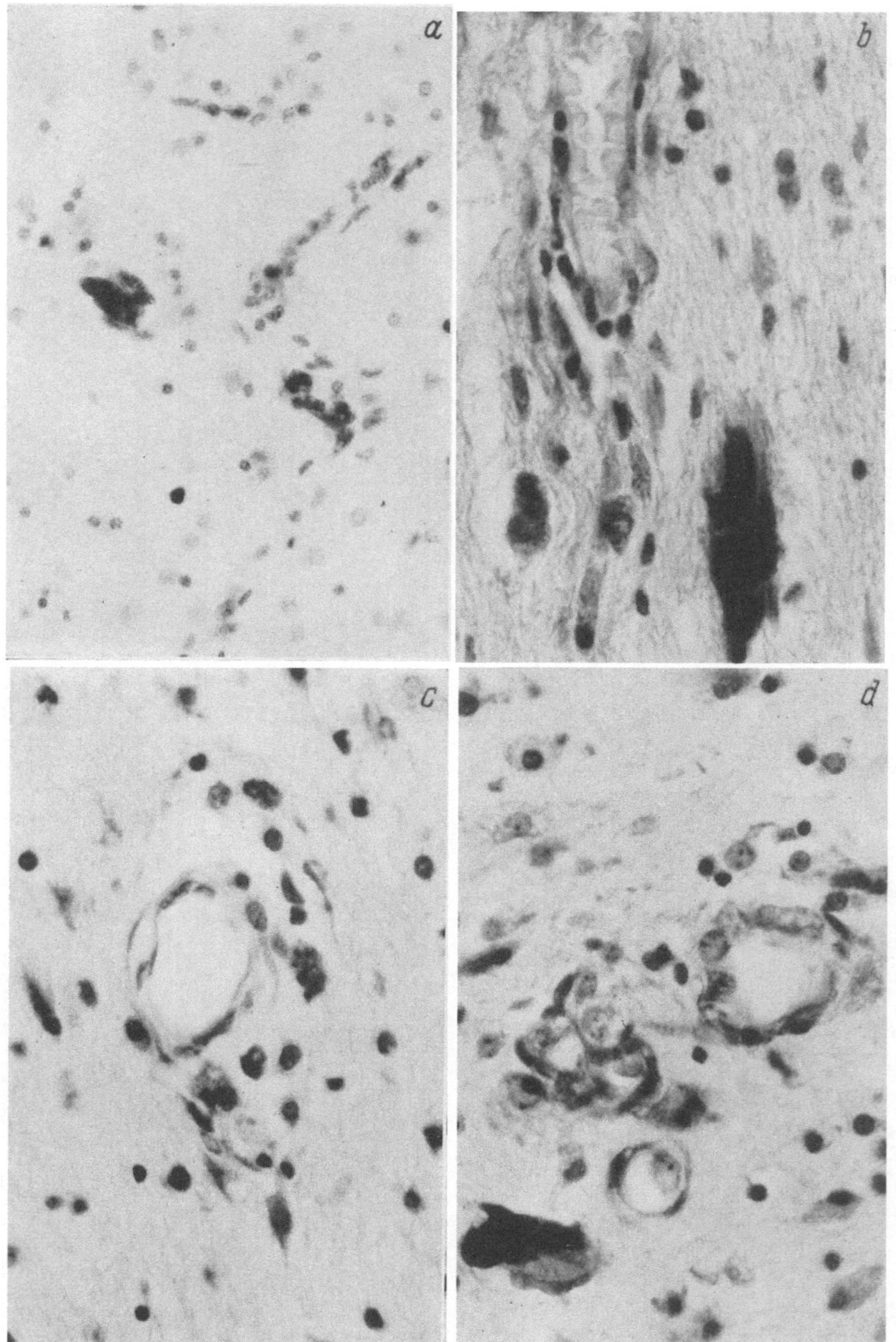

Abb. 349a—d.

a u. b An den Capillaren fernab von einem monstrocellulären Sarkom sind die Endothelien gewuchert, in der
Nähe liegen monströse Geschwulstzellen, die sich anscheinend abgelöst haben. a Vergr. 112fach, Kresylviolettfärbung, Fall 1221. b Vergr. 224fach, Kresylviolettfärbung, Fall 1221.
c Durch Proliferation der Wandzellen bildet sich ein konzentrischer Ring. (Vergr. 224fach, Kresylviolettfärbung, Fall 1221.)
d Die Umwandlung der Gefäßendothelien zu Geschwulstzellen ist sehr deutlich. In der Nähe liegt eine hyperchromatische Riesenzelle. (Vergr. 224fach, Kresylviolettfärbung, Fall 1221.)

zurückgehen.) Es werden hier 50—80 und mehr Einschlußzellen gezählt. Die Länge der Zellmonstra ist bereits von SCHMINCKE (1914) bis zu 320 μ [später von WÄTJEN (1930) bis
zu 400 μ] gemessen worden. Das sind aber durchaus keine Seltenheiten. Ebenso gibt

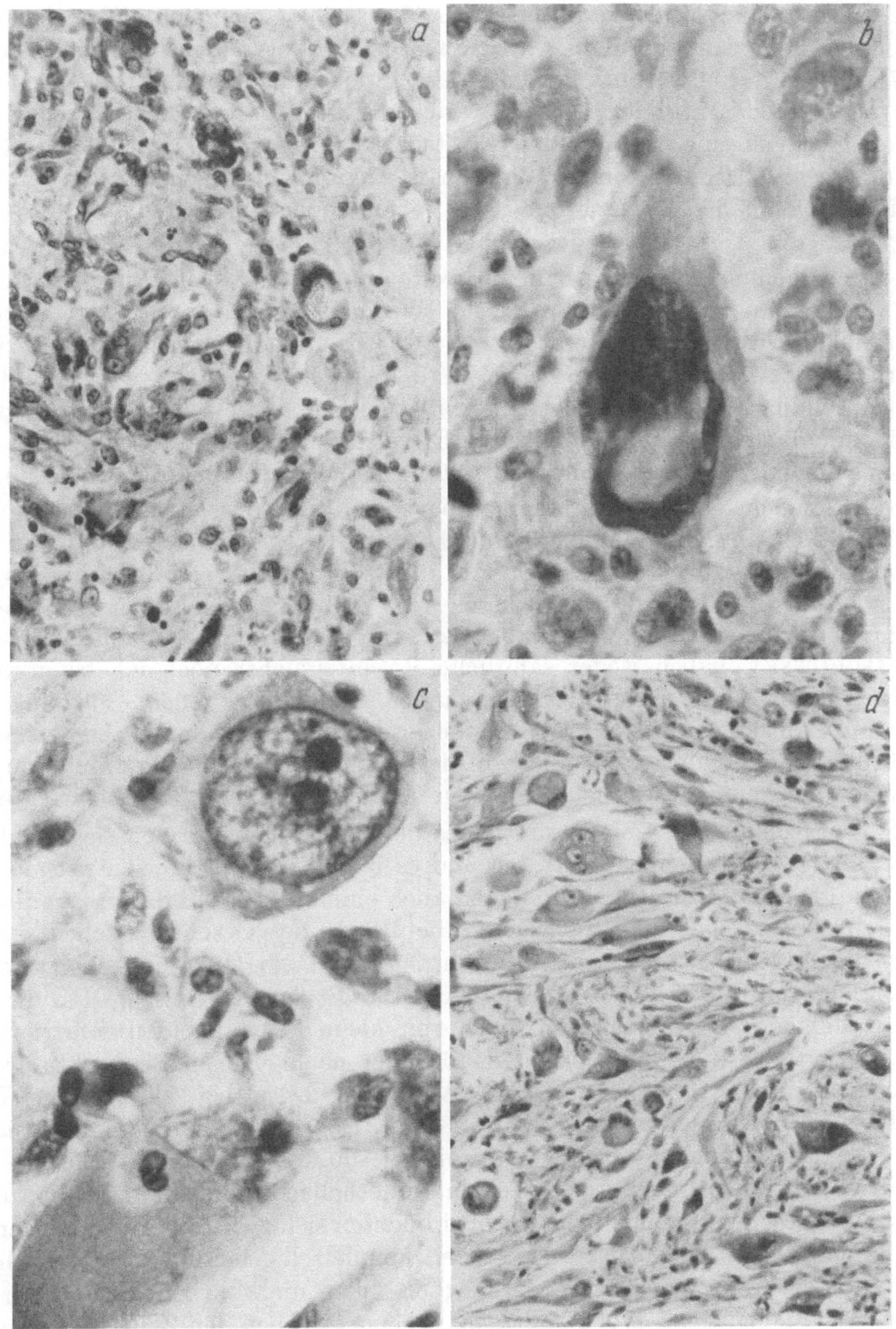

Abb. 350a—d. Polymorphe Zellen in einem monstrocellulären Sarkom. Einige Zellen ähneln deutlich in der
Außenform (rechts oben) oder im Bau (links unten) oder zumindest in der Kernstruktur (rechts unten)
Ganglienzellen.
a Vergr. 112fach, Kresylviolettfärbung, Fall 1221. b Vergr. 540fach, Kresylviolettfärbung, Fall 839.
c Vergr. 372fach, Kresylviolettfärbung, Fall 320. d Vergr. 114fach, Kresylviolettfärbung, Fall 1119.

es *Kerngrößen* bis 50 μ. Damit sind einzelne Zellen bis in Reichweite des unbewaff-
neten Auges gerückt [$^1/_2$ mm, H. J. SCHERER (1935)]. Die Leiber dieser Zellen bieten die

abenteuerlichsten und bizarrsten Formen: man sieht Riesenleiber oder Zellschatten anscheinend ohne Kerne, man trifft die Abschnürung von Einzelteilen, Symplasmen und Rasenbildung. Man findet Zellen in mitotischer [s. Abb. 347b und die Abb. 34 bei FOERSTER und GAGEL (1931)] und amitotischer Teilung unter den gröbsten Abnormitäten usw. Die Kernplasmarelation kann jede beliebige Größe annehmen, d. h., der oder die Kerne können klein sein, sie können aber auch das Hauptvolumen der Zelle darstellen (Abb. 347). Die Kerne können einzeln oder abgesetzt nebeneinander liegen, oder randständig oder zentral gelegen sein, oder es haben sich diffuse oder teilweise gegliederte Kernplatten gebildet oder eine Ansammlung von teils schaumigen, teils vacuoligen oder pyknotischen Massen von Kernchromatin ohne feste Abgrenzung gegen die Umgebung. Die Kerne sind gleichmäßig hyperchromatisch gebaut oder „ganglioid" (Abb. 350c, d).

Der *Zellreichtum* ist recht groß, besonders in den spindelzelligen Gebieten. Die Zellen *vermehren* sich, gemessen an der Zahl der Mitosen und den biologischen Erfahrungen über das Wachstum (s. S. 486), sehr rasch. Wie die *Zellbildung*, so ist auch die *Zellteilung* pathologisch: Riesenmitosen (Abb. 347b), Dreiteilungen usw., aber auch Kerneinschnürungen bzw. mehrkernige Zellen werden angetroffen, die an eine mißlungene amitotische Teilung denken lassen. Die Lebensdauer der Einzelzelle scheint nicht herabgesetzt. Jedenfalls sieht man keinen diffusen Einzelzerfall der Zellen. Echte NISSL-Körper findet man niemals, wohl aber nicht so selten färbbares Randchromatin (Abb. 350b).

Bei dem Versuch der Metallimprägnierung stellen sich mit Goldsublimat spindelige Zellen gelegentlich einzeln und einem launischen Zufall folgend dar [Abb. 15 bei ZÜLCH, (1940)[1] und Abb. 27—29 bei FOERSTER-GAGEL (1931)]. Auch zeigte sich hierbei, daß in der Randzone das *Parenchym* in die Geschwulst einbezogen ist, denn man sieht dort überall einzelne Astrocyten unzweifelhaft ortsständigen Charakters. Bei der Versilberung nach BIELSCHOWSKY haben weder sämtliche Voruntersucher noch ich bei irgendeiner Zelle Endofibrillen oder sichere Achsenzylinder darstellen können. Färbungen nach WEIGERT und HOLZER zeigen oft grobe (bindegewebige) Faserbildung, aber keine zarten (Glia-)Fibrillen. Diese Monstrezellen haben die Fähigkeit zur „Phagocytose" von Leukocyten (bzw. umgekehrt!), wie ich in einem „superinfizierten" Fall beobachtet habe.

Gefäße — Stroma. Die Gefäße sind eines der Hauptelemente der Geschwulst. Sie sind zahlenmäßig sehr reichlich vertreten und es bilden sich oft konzentrische oder gar papilläre Bildungen um sie, wobei die Zellen auch einmal strahlenkronartig radiär liegen können. Ich glaube sogar, daß die Gefäße die Matrix der Geschwulstzellen sind!

Bereits den ersten Beschreibern [SCHMINCKE (1914), PAUL (1926) und WÄTJEN (1930)] war aufgefallen, daß die Geschwulstzellen sich *perivasculär verdichteten*, daß die Gefäßwände auffällig gewuchert erschienen oder von kleinen Lymphoiden infiltriert waren [SCHMINCKE, s. S. 378]. Es können die Gefäße aber nach eigenen Beobachtungen auch in der Randzone fingerförmig vordringen (Abb. 348a, b), wobei sich von den Wänden Geschwulstzellen abzulösen scheinen (Abb. 348d). Das kann man besonders sicher an einzelnen Capillaren in der Randzone nachweisen (Abb. 349). Diese gewucherten Gefäße der Randzone bestanden meist aus einzelnen Endothellagen, um die dann konzentrisch geschichtet die Geschwulstzellen lagen. Dabei bildeten sich zwischen ihnen konzentrische Gitterfaserringe (Abb. 348c, d). Auch in den spindelzelligen Teilen lag zwischen den Zellen ein dichtes Gerüst von Gitterfasern neben einem nicht so sehr reichlichen Gefäßnetz. Manchmal lagen sogar grobe kollagene Balken zwischen den Zellzügen, denen sich die Zellen jeweils anschmiegten. [PAUL (1926): „. . . . ein großer Teil der Fasern ist bindegewebiger Natur . . . ."].

Auffällig war die geringere Neigung, in der Geschwulst die Nekrosen durch Gefäßwucherungen abzugrenzen, wie wir das vom Glioblastom her kennen. Immerhin

---

[1] Leider wurden in dieser Arbeit am Kopf der Krankengeschichten 5 und 6 die Nummern verwechselt, zumal es sich beide Male um 17jährige Männer handelte. Die Bezeichnungen unter den Abbildungen dagegen sind richtig.

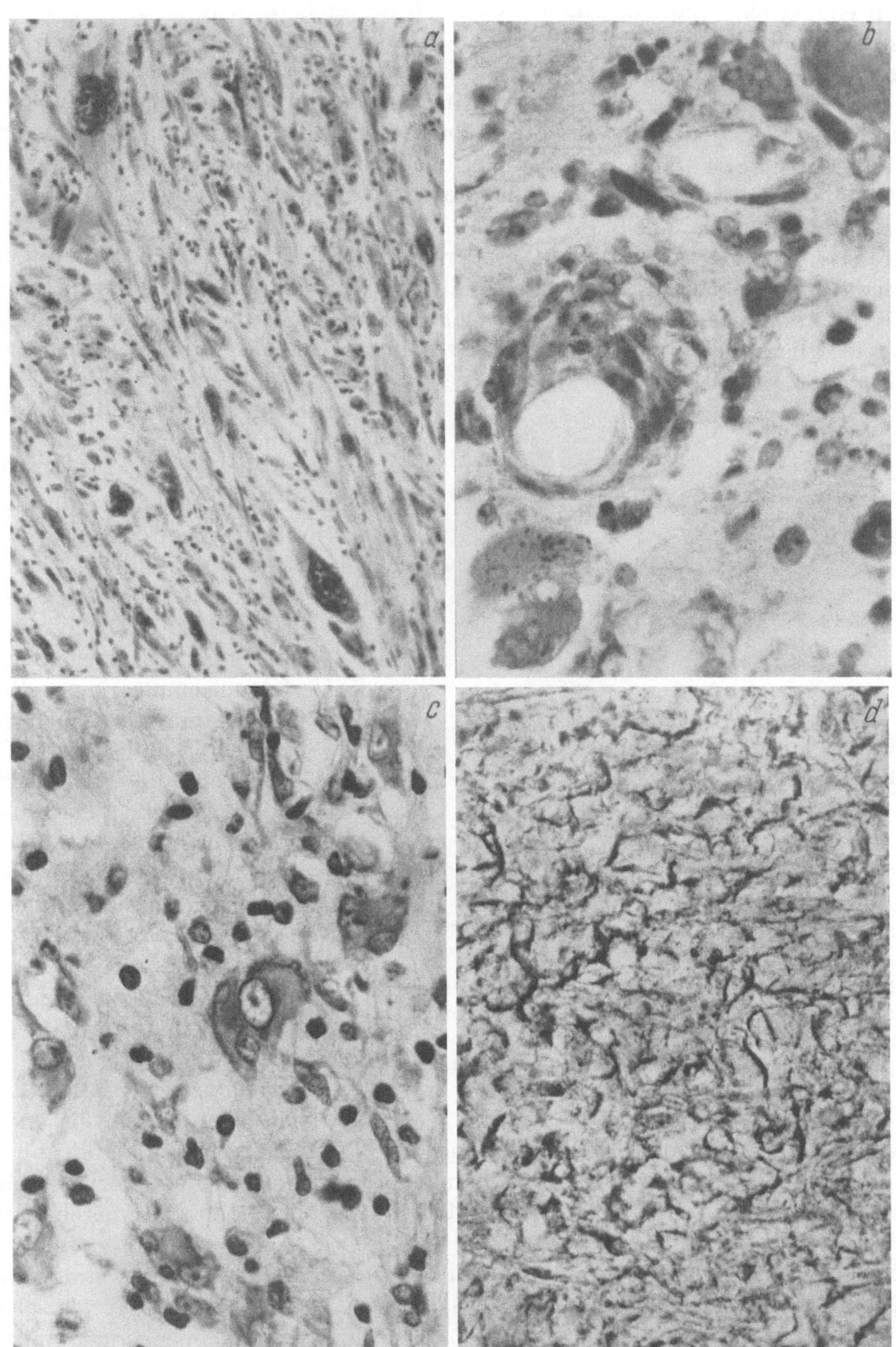

Abb. 351a—d.

a Vorwiegend spindelzelliger Teil eines monstrocellulären Sarkoms mit einzelnen Riesenzellen, untermischt mit kleinen lymphoiden Elementen. (Vergr. 78fach, Kresylviolettfärbung, Fall 1129.)

b Konzentrische Lagerung von Geschwulstzellen in einem Halbmond um eine Capillare. (Vergr. 224fach, Kresylviolettfärbung, Fall 1221.)

c Polyblasten bei einer Encephalitis post vaccinationem. Ausgesprochen „ganglioide" Kerne. (Vergr. 372fach, Kresylviolettfärbung, Fall 5347.)

d Dichtes Netz aus feinen und groben Gitterfasern in dem mäßig polymorphen Teil eines monstrocellulären Sarkoms. (Vergr. 72fach, Imprägnation nach KLARFELD-ACHUCCARO, Fall 895.)

sahen wir eine große Cyste von einem Gefäßwall begrenzt [Zülch, Abb. 21 (1940)]. Hier zeigte sich sogar das merkwürdige Bild, daß von diesen reparativ gewucherten Gefäßen blastomatöse Zellen ins Innere der Cyste abschilferten. Soweit ich feststellen konnte, finden sich in den *monstrocellulären* Teilen die Gitterfasern nur selten oder sie fehlen ganz. Das wurde besonders deutlich, wenn diese monströsen Teile „insel"artig zwischen spindelzellige Partien gelagert waren. Immer aber blieb die Gitterfaserproduktion im ganzen so hoch, daß die derbe Konsistenz der Tumoren erklärt war, wobei auch der hohe Gefäßgehalt sicher eine Rolle spielte.

Regressive Vorgänge. Die Bildung großer Cysten (Abb. 341, 343) in diesen Tumoren wurde erwähnt. Die Vorstufen sind eine diffuse Verflüssigung und Verschleimung des Gewebes. Ähnlich wie beim Glioblastom sieht man recht häufig strichförmige Nekrosen, bei älteren Fällen auch größere diffuse Gewebsuntergänge (s. Abb. 345). Am Rande der Nekrosen liegen Wälle von Fettkörnchenzellen, gelegentlich auch in Stäbchenform. Fettfärbungen zeigen — am Rande von Nekrosen — an den Einzelzellen sowohl Verfettung des Zelleibes bei Freibleiben des Kernes, wie umgekehrt Fetteinschlüsse auch im Kern, besonders bei den Riesenkernen. Hier waren die Zelleiber relativ frei von Fett. Im ganzen aber spielt die Verfettung eine geringere Rolle als beim Glioblastom, wenn auch manche Gewebszüge erheblich fettinfiltriert sind. Ich möchte die Erklärung darin suchen, daß partielle Verschlüsse und sonstige Anomalien der großen Gefäße, wie wir sie vom Glioblastom her kennen, hier fehlen. Einmal fanden wir im Hirn in der Umgebung der Geschwulst Pseudokalk.

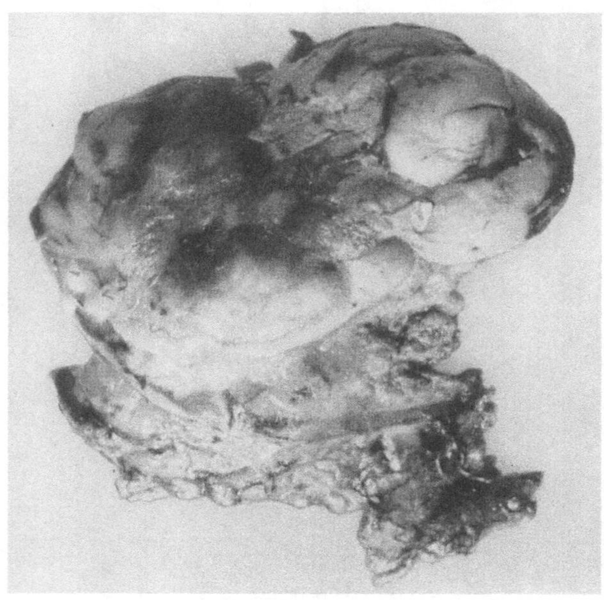

Abb. 352. Operativ entferntes monstrocelluläres Sarkom. Die faustgroße Geschwulst war im Innern vollkommen nekrotisch, möglicherweise infolge der nach Carotisunterbindung durchgeführten energischen Röntgenbestrahlung (Fall 881).

Metastase und Rezidiv. Metastasen sahen wir in drei unserer Fälle (Lunge, Herz, s. S. 107).

In einem anderen Falle allerdings fand sich je ein Geschwulstknoten im Markweiß beider Seiten ohne zellige Verbindung. Es ließ sich nicht klären, ob es sich um eine plurifokale Geschwulstbildung handelte. Eine ausgedehnte körnchenbildende Ependymproliferation (s. Abb. 343) bestand nicht aus blastomatösen Knötchen, wie bei manchen Glioblastomen. Wie bereits in der früheren Arbeit (1953) mitgeteilt, war die Wachstumsgeschwindigkeit trotz intensiver Röntgenbestrahlung häufig erstaunlich groß. Im Falle eines 17jährigen Jünglings [Nr. 1128, in einer früheren Arbeit (1940) versehentlich als 881 bezeichnet] wurden innerhalb eines halben Jahres 6 Nachoperationen notwendig. Jedesmal erreichte hier die Geschwulst das ursprüngliche Volumen trotz Röntgenbestrahlung und Radiumeinlage. Im Falle eines anderen 17jährigen jungen Mannes (Nr. 881, s. die Verwechslung oben) drangen trotz heftiger Röntgenbestrahlung die Geschwulstteile bereits nach 7 Monaten aus der Knochensägestelle und den Bohrlöchern, und hatten sich subgaleal und subcutan ausgebreitet. Histologisch war hier eine Besonderheit insofern zu vermerken, als sich jetzt sogar eine Aussaat plattenförmiger Zellen in den äußeren und inneren Liquorräumen gebildet hatte (Abb. 353a, b). Während bei der ersten Operation (Abb. 346a, 352) der excidierte Teil im wesentlichen spindelzellig gewesen war, zeigte ein großer Paraffinschnitt durch das gesamte parietooccipitale Übergangsgebiet nur noch riesige Nekrosen, durchsetzt von wenigen Zügen von Zellmonstren. Allerdings war intensiv röntgenbestrahlt worden (s. S. 100).

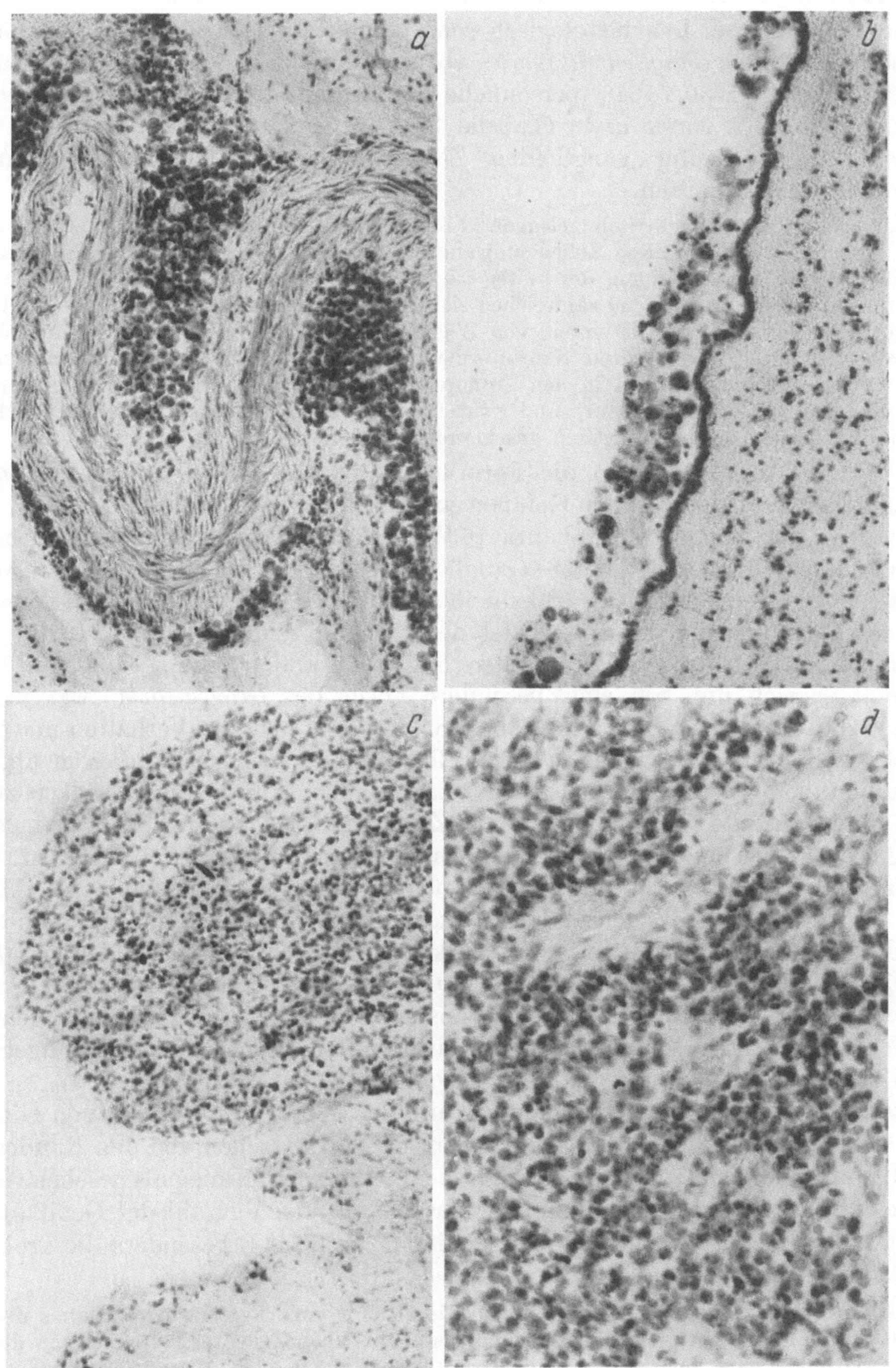

Abb. 353a—d.

a Dichte Aussaat von kugelförmigen Geschwulstzellen in den weichen Häuten entlang einem Gefäß bei der Totalmetastasierung eines monstrocellulären Sarkoms. (Vergr. 102fach, Kresylviolettfärbung, Fall 881.)
b Auflagerung der gleichen Geschwulstzellen auf dem unverletzten Ependym. (Vergr. 102fach, Kresylviolettfärbung, Fall 881.)
c u. d Knopfartige Geschwulstwucherung auf dem Ependym über einem monstrocellulären Sarkom. In diesem Teil besteht eine „ependymomartige" Architektur und auch der Zelltyp ähnelt dem der Ependymome. (Vergr. 112- und 224fach, Kresylviolettfärbung, Fall Ros.).

Die bisher längste Überlebensdauer sahen wir im Falle eines 53jährigen Mannes (Nr. 3221) nach Exstirpation eines mandarinengroßen Tumors im Gesunden, der vom Operateur für ein Meningeom gehalten wurde. Der Patient starb trotz starker Röntgenbestrahlung erst $2^1/_2$ Jahre später an einem Rezidiv. Rezidive scheinen demnach kaum zu vermeiden zu sein.

Differentialdiagnose. Das histologisch sehr charakteristisch gebaute Sarkom ist zunächst einmal von den *Ganglienzelltumoren* abzutrennen, zu denen es vom Erstbeschreiber SCHMINCKE (1914, 1930, 1948 persönliche Mitteilung) gerechnet wurde. Ihm sind COURVILLE, PAUL, WÄTJEN usw. (Tabelle S. 475) gefolgt. Sie stützten sich in ihrer Anschauung auf die häufig „ganglioiden" Zellkerne, während Tigroidschollen und Endofibrillen regelmäßig fehlten.

[WÄTJEN: „. . . . der exzentrisch gelegene chromatinarme, ein deutliches Kernkörperchen aufweisende Kern kennzeichnet diese Zellen einwandfrei als Ganglienzellen . . . .".] Nun müssen die Endofibrillen nach GAGEL — einem der besten Kenner der Ganglienzellgeschwülste — ja auch nicht vorhanden sein, wie sie ja auch bei zahlreichen sicheren normalen Formen von Ganglienzellen fehlen (Körner des Kleinhirns usw.). Die einmal von WÄTJEN [unter schwierigen technischen Bedingungen „nach Entschlackung"] dargestellten Neurofibrillen waren wohl in Wahrheit Gitterfasern. Markscheiden wurden übereinstimmend in den Tumoren niemals gefunden. So bleibt als Merkmal der Ganglienzellen nur die Kernstruktur, und zwar nur bei einer Minderheit von Zellen. Mit diesem Punkt aber habe ich mich oben kritisch auseinandergesetzt (s. S. 383).

Die stärkste Annäherung an die Form und den Bau großer Ganglienzellen fanden wir kürzlich bei den sicher von den Gefäßen entwickelten Polyblasten (Abb. 351c) bei einer perivenösen postvaccinalen Encephalitis (6 Wochen nach Vaccination)[1]. Man hat daher kein Recht, diese Tumoren zu den Ganglienzellgeschwülsten zu rechnen, GAGEL hat sie ja auch eher für Glioblastome (Spongioblastome) gehalten, nachdem er seinen so bezeichneten Fall zunächst in seine Tafel der Ganglienzellgeschwülste (1933) als Nr. 8 aufgenommen hatte, ebenso wie auch den Fall WÄTJENs in seiner Tafel von 1932.

Handelt es sich nun um eine besondere Form des *Glioblastoms*, was wohl auch FOERSTER-GAGEL erwogen haben? (s. auch S. 294.) Das maligne Verhalten und manches Merkmal verbindet in der Tat die monstrocellulären Geschwülste mit diesem, aber bereits makroskopisch kann man sie meist sicher unterscheiden. Für die Zugehörigkeit zum Glioblastom könnte man die Darstellung einzelner Zellen mit Goldsublimat [s. FOERSTER-GAGEL (1931), Abb. 27—29] und die an Spongioblasten erinnernde Zellform anführen, während die Zellfärbung nach WEIGERT und HOLZER für diese Gruppe negativ ausfällt. Aber nicht nur der Typ der meisten Zellen und ihre Anordnung trennt sie endgültig, sondern vorzüglich die reichliche *diffuse* Gitterfaserproduktion (Abb. 351d) zwischen den Spindelzellen, denn beim Glioblastom sind Gitterfasern auf die Gefäße beschränkt. Als einzige Ausnahme erscheint eine „diffuse" Bindegewebsproduktion beim Glioblastom gelegentlich in den Nekrosen nach Ausschwärmen von reparativen Fibroblasten (von stehengebliebenen Gefäßen aus!).

Weiter ist die konzentrische Zellagerung um die Gefäße mit Bildung von Gitterfaserringen (Abb. 348c, d—351b), das Ablösen von Geschwulstzellen von den Randcapillaren (Abb. 349) sehr bezeichnend. Ich habe sie beim Glioblastom niemals gesehen. Andererseits fand ich beim monstrocellulären Tumor niemals die Vielzahl der Gefäßanomalien, wie sie für das Glioblastom charakteristisch sind (s. S. 277ff.), besonders die großen lacunären Gefäße.

Nun könnte man schließlich noch an einen Mischtumor vom Typ des *Glio*sarkoms denken und dafür das Vorkommen der eigenartigen spongioblastenähnlichen Zellen anführen. Denn diese eigenartigen Gewebsbilder wie auch die starke Mesenchymierung werden seinerzeit auch SPATZ (1938) dazu veranlaßt haben, den Sarkomcharakter des Glioblastoms erneut zur Diskussion zu stellen (s. S. 252). Abgesehen davon, daß ich an das Vorkommen derartiger Zwittertypen nicht glaube und selbst die eigenartigen Formen des Bindegewebes [wie von HASENJÄGER (1938) beschrieben] immer noch glaube als reines Stroma deuten zu können, ist ein fließender Übergang zwischen allen Zelltypen — von den kleinsten rundlichen über die spindeligen Zellen bis zu den „Riesenspongioblasten" —

---

[1] Die neuere Kernforschung [CASPERSON, HYDÉN, O. VOGT, ALTMANN (s. S. 77) u. a.] zeigt die große Variabilität der Kernstrukturen, die ja heute eigentlich nur als eine Funktionsstruktur gedeutet werden kann.

aufzuzeigen. Man kann sie nicht in gliöse und mesodermale Zellen trennen und die Gitterfaser-produktion ist ja ganz „ohne" Zellen nicht denkbar.

Wodurch wird nun aber die Sarkomnatur *bewiesen*, die bereits FOOT und COHEN erwogen haben? Zunächst die Vorfrage, ob es sich um ein primäres Retothelsarkom des Hirns handeln kann, wie FOOT geglaubt hat, zumal KÖHLMEIER (1942) einen morphologisch ähnlichen Wirbelsäulentumor als Retotheltumor beschrieben hat? *Gegen* die Retothelnatur spricht, daß es nach den Angaben ASCHOFFs und aller Nachuntersucher kein Reticuloendothel im Hirn gibt. Sodann entspricht die Geschwulst in der von mir gegebenen Beschreibung überhaupt nicht den Merkmalen dieser Blastomart, die doch im deutschen Schrifttum so ausführlich abgehandelt und beschrieben worden ist [RÖSSLE (1939), ROULET (1954), OLIVEIRA (1936), s. oben].

Retothelsarkome derart monströsen Baus dürften aber selbst im übrigen Körper noch nicht beschrieben sein, wenn auch H. J. SCHERER (1935) bereits (seine Abb. 20) auf die Ähnlichkeit mit einem Wirbelsäulensarkom hingewiesen hat und KÖHLMEIER einen Wirbelsäulentumor so diagnostiziert hat.

Als positive Gründe für meine Auffassung als ein echtes *Sarkom* von den Gefäßen führe ich an:

1. die bizarr grotesken Zellformen, die im menschlichen Körper etwas absolut Ungewöhnliches sind, aber am ehesten bei Riesenzellsarkomen gesehen werden.

2. den „fibrosarkomartigen" Grundtypus der Geschwulst mit reichlicher genuiner Gitterfaserproduktion diffus *zwischen* den Zellen;

3. die topischen Beziehungen der Zellen zu den Gefäßen, die nur durch Entstehung (Ablösung) von den Gefäßwänden zu erklären sind.

4. das eigenartige Vorwachsen mit Gefäßsprossen in der Randzone;

5. das Eindringen in keimblattfremde Gewebe — Dura und Narbenbindegewebe, Galea, — das wir niemals bei einem Gliom, besonders auch nicht beim Glioblastom, gesehen haben. Diese dringen vielmehr nur in dem ihnen organeigenem Liquorraum ein und breiten sich in diesem aus.

Die genetische Ableitung der Geschwulst vom Gefäßsystem bietet sich derart an, daß ich an dieser Auffassung kaum mehr Zweifel habe. Damit könnte man das monstrocelluläre Sarkom als bösartigen Vetter neben die Rieselzellepulis [s. RAU (1932)] setzen, die ja früher von vielen auf die Gefäße als Matrix bezogen wurde, wenn auch diese These heute weniger Geltung hat. Das Verhältnis zum Gefäßsystem wäre etwa ähnlich wie das des chronischen Granulationsgewebes, als dessen groteske und blastomatöse Übertreibung diese Sarkomart [WINKLER (1930)] angesehen werden könnte.

Zur Pathogenese. Es sind schließlich einige Besonderheiten unserer Fälle zu berichten, die für die allgemeine Blastomlehre von Bedeutung sind. Unser Fall E 409 [bereits berichtet von H. R. MÜLLER (1938/39) zur Frage Trauma und Hirngeschwulst, ausführliche Darstellung s. S. 40] eines 57jährigen Mannes hatte seit 20 Jahren einen Steckschußkanal von rechts temporal zur Falx, wo die Splitter noch lagen. Er erkrankte dann plötzlich an einer gleichseitigen vorwiegend occipital gelegenen monstrocellulären Geschwulst, wobei sich nach Angabe des Sektionsprotokolls 2 Geschwulstknoten im ehemaligen Schußkanal fanden. Ich habe diese histologisch untersuchen können: es war ein sehr gitterfaserreicher Gewebsanteil. Leider fanden sich keine Gewebsreste, die bewiesen, daß es sich wirklich um den alten Schußkanal handelte. Sonst hätte man in diesem Falle mit einer recht seltenen Sicherheit den Tumor als traumatisch entstandene mesodermale Hirngeschwulst deuten können (s. S. 40).

In einem zweiten Fall (E 942) einer 25jährigen Frau trat der Tumor im 6. Monat einer Gravidität auf. Man könnte diese Tatsache als eine Wirkung hormonaler Umstimmungen auf die Auslösung des Tumorwachstums auffassen.

In einem dritten Fall Nr. E 539 einer 64jährigen Frau, die an einem Ovarialcarcinom starb — den ich der Freundlichkeit von Herrn Dr. KALM-Hamburg verdanke — haben wir den Tumor sozusagen in statu nascendi gefunden. Ein fingernagelgroßer grauer Herd in den Stammganglien veranlaßte zur histologischen Untersuchung. Wir fanden hier ein teils lymphoid- teils spindelzelliges Gewebe mit reicher Gitterfaserbildung und zahlreichen Capillaren in der Randzone im Hirngewebe, von denen sich, wie beschrieben, die Zellen ablösten. Hier konnte man an einen *allgemeinen* „realisierenden" carcinogenen Faktor denken, der in Ovar und Hirn *gleichzeitig* Geschwülste auslöste.

In dem oben zitierten Falle (E 942) war die Geschwulst bis an das Ependym gewachsen. Während aber in den meisten Fällen dort keine besondere Reaktion erfolgte, war an einer Ventrikelkante eine erbsgroße Geschwulst entstanden, die sich in den Ventrikel vorbuckelte. Diese war nun ganz unterschiedlich vom darunterliegenden zum Teil riesenzelligen Tumor gebaut. Sie bestand aus Zellen mit runden oder ovalen Kernen, die von den Gefäßen durch kernfreie Manschetten getrennt waren, wie es als typisch für das Ependymom gilt (Abb. 353c, d). Nur war die Zellvermehrung, gemessen an der Zahl der Mitosen, sehr groß. Es fanden sich aber keinerlei Riesenzellen oder andere Monstruositäten. Es sah fast so aus, als ob hier das Ependym wie „unter einem Reiz zur malignen Geschwulstbildung" mit der ihm *wesenseigenen* Geschwulstwucherung geantwortet hätte. Das würde mit der These und den Beobachtungen ZIMMERMANNS (1944, 1955) übereinstimmen (s. S. 26ff.).

Prognose und Operabilität. Die Tumoren sind oft — weil recht gut abgegrenzt — operabel. Unsere Erfahrung spricht aber für eine hochgradige Malignität mit Rezidiven selbst bei intensivster Röntgen- und Radiumbestrahlung (s. S. 486). Die längste — aber außergewöhnliche — Überlebensdauer eines Patienten nach Excision eines kleinen Tumors im Gesunden betrug $2^1/_2$ Jahre. Die biologische Wertigkeit wird also im allgemeinen etwa der der Glioblastome entsprechen.

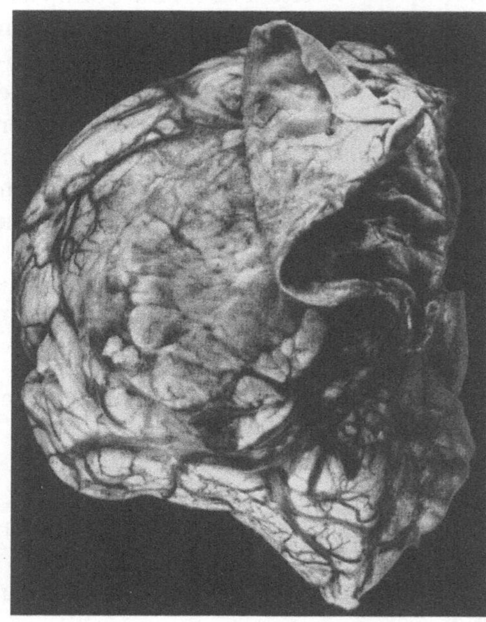

Abb. 354. Großes Fibrosarkom der Dura im rechten Frontallappen (vgl. Abb. 355). (Fall 148.)

Fibrosarkome der Dura bzw. „malignes Meningeom" (?). An die vier bisher beschriebenen Untergruppen der primären Hirnsarkome schließt sich locker die der Fibrosarkome der Dura mater an [s. auch GOLDMANN und ADAMS (1946), RUSSELL (1950)]. Diese haben äußerlich eine gewisse Ähnlichkeit mit den Meningeomen, d. h. sie haften an der Dura (s. Abb. 354) und erscheinen äußerlich recht gut abgegrenzt (s. Abb. 356a), wachsen aber gegen das Hirn infiltrierend, so daß der Operateur keine sichere Grenzlinie findet. Die Hirnschwellung kann erheblich sein (Abb. 355). CHRISTENSEN und LARA (1953) beschrieben 25 Tumoren vom Typ des Fibrosarkoms, von denen 5 Fibrosarkome, 9 Spindelzellsarkome und 11 indifferenzierte oder polymorphzellige Fibrosarkome waren. BAILEY und INGRAHAM (1945) gingen näher auf die Fibrosarkome der Dura im Kindesalter ein, die eine äußerst schlechte Prognose verdienten.

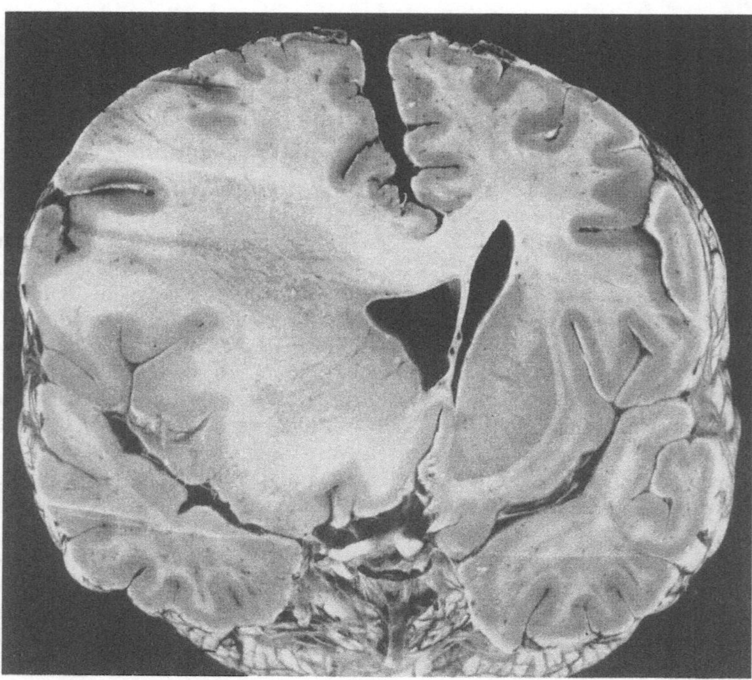

Abb. 355. Ausgedehnte Hirnschwellung bei großem Fibrosarkom des rechten Frontallappens (vgl. Abb. 354). (Fall 148.)

Ein eigener Fall bei einem 36jährigen Mann (Nr. 972) wurde zunächst als Falxmeningeom angesprochen. Der Operateur fand jedoch keine Abgrenzung und mußte schließlich die Operation abbrechen. Histologisch bestand das Gewebe aus einer spindelzelligen, mäßig-zellreichen Geschwulst in hochgradiger mitotischer Vermehrung und mit einer gewissen Polymorphie (ähnlich Abb. 356b). Insbesondere bildeten sich hier und da chromatinreiche Riesenzellen. Um die Gefäße waren die Zellen oft ringförmig angeordnet. Mit Silberdarstellung sah man teils mehr reticuläre, teils mehr feinfaserige Gerüste und grobe kollagene Balken.

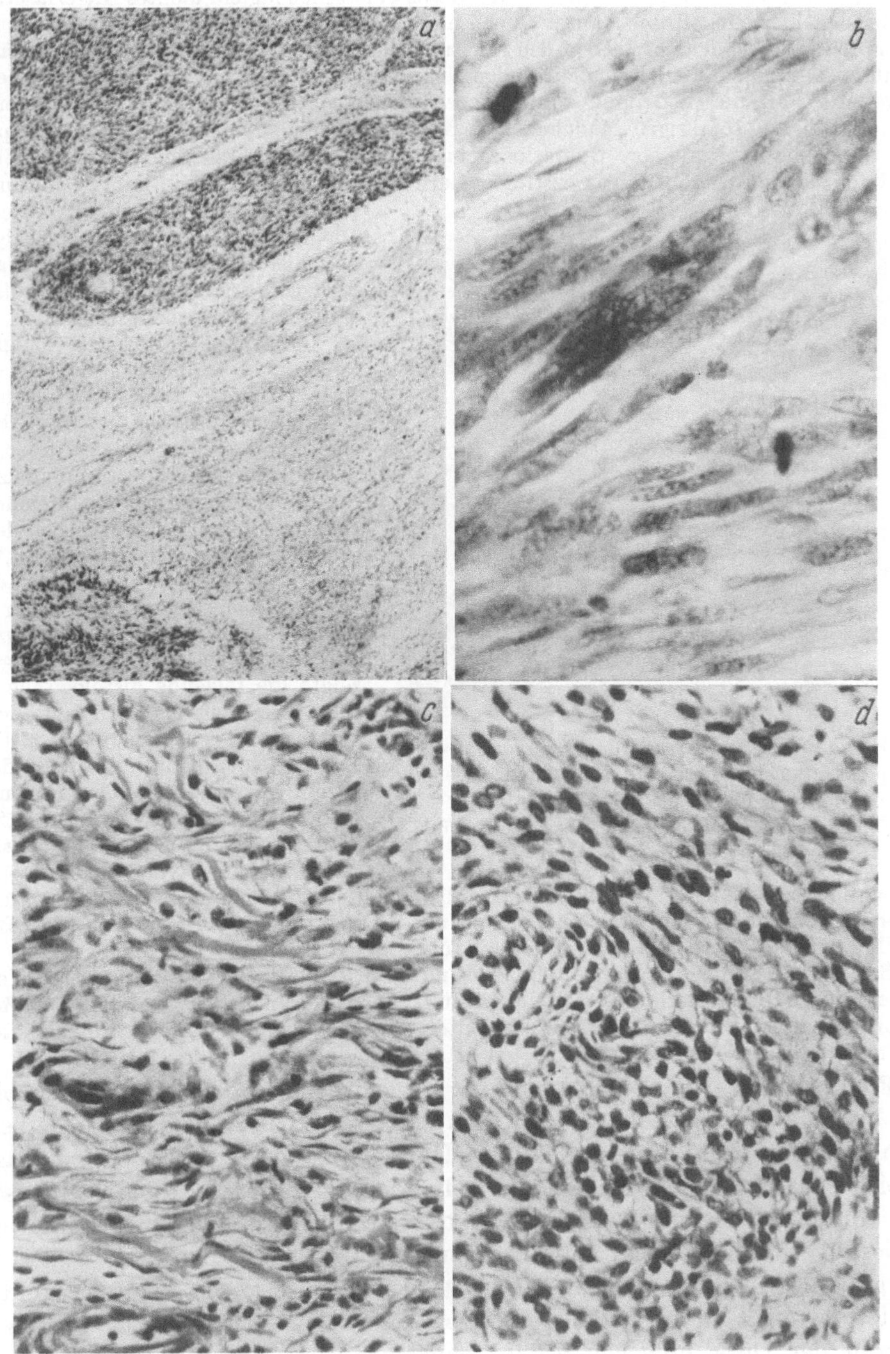

Abb. 356a—d.

a Infiltrierendes, aber doch recht gut begrenztes Wachstum bei einem Spindelzellsarkom der Dura. (Vergr. 72fach, NISSL-Färbung, Fall 148.)

b Primäres Spindelzellsarkom der Dura mit zahlreichen Mitosen. (Vergr. 576fach, NISSL-Färbung, Fall E 623.)

c Sarkomatös entartetes Neurofibrom bei RECKLINGHAUSENscher Krankheit. (Vergr. 336fach, HE-Färbung Fall E 1640, s. S. 379.)

d Fibrosarkom am Ganglion Gasseri bei einem Elefanten. (Vergr. 172fach, HE-Färbung, Fall 5160.)

Das benachbarte Hirn wurde von dem Blastom infiltriert, so daß bei grober Abgrenzung der dichtzelligen Teile das anliegende Hirn überall von einem feinen Schleier von Geschwulstzellen durchsetzt war. Auch die Falx war von dem Blastom völlig infiltriert.

Der zweite Fall einer 56jährigen Frau (s. Abb. 354, 355, 356a) zeigte einen ähnlichen spindelzelligen Tumor mäßiger Polymorphie mit Anordnung in langen Zügen und mit Umbiegungsstellen bei hochgradiger mitotischer Vermehrung. Zwischen den Geschwulstzellen lag ein dichtes Gitterfasernetz, doch schloß sich auch hier ein diffuser Mantel einer immer dünner werdenden Infiltrationszone gegen das Hirn an, bis dieses schließlich normal war. Im Innern des Tumors waren sehr weit gestellte Gefäße mit nur endothelialer Wand und zahlreiche strichförmige Nekrosen, am Rande mit Kernschutt, zu beobachten.

Ein weiterer Fall dieser Gruppe wurde wegen seiner sonstigen Eigenart bereits oben erwähnt s. S. 325). Bei einem 15jährigen Mädchen (Nr. E 623) war ein Großhirnhemisphären-Ependymom (parietal) total entfernt, und das Operationsgebiet energisch nachbestrahlt worden. Sieben Jahre später bildeten sich an der Hautnarbe bzw. dem darunter liegenden Knochen knotige Vorbuckelungen (an den Rändern des alten Knochenlappens). Die Probeexcision ergab ein Fibrosarkom, das histologisch keinerlei Verwandtschaft mit dem früher entfernten Großhirnhemisphären-Ependymom zeigte.

Bei der später durchgeführten Autopsie fanden sich in der Tat keinerlei Reste des Primärtumors. Dagegen ging überall die Dura des Operationsgebietes fließend in eine knotige Tumorplatte über, die sich histologisch wiederum als Spindelzellsarkom mit Riesenzellen und mit zahlreichen Mitosen erwies. Auch hier lag zwischen den Tumorzellen ein dichtes Gitterfasernetz (Abb. 356b, 357). Der Tumor infiltrierte das Hirn.

Die überstürzte Entwicklung eines zunächst anscheinend langsam wachsenden Meningeoms in einen sarkomartigen Tumor zeigte die folgende histologische Beobachtung E 814 [die ich der Freundlichkeit von Doz. Dr. W. SORGO verdanke]. Es handelt sich um einen 35 Jahre alten Pfleger einer Klinik, der bereits seit seiner Jugend eine Vorwölbung an der rechten Stirn hatte. Seit 1945 psychisch verändert, insbesondere interesselos und vergeßlich. Doppelseitige

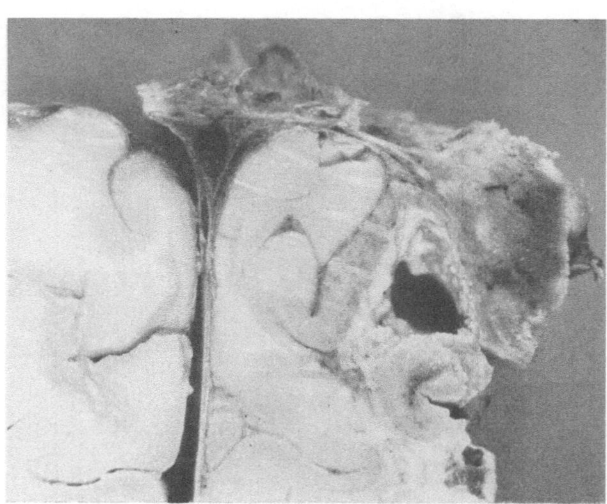

Abb. 357. Ringförmiges Fibrosarkom der Dura entlang einer früheren Operationsnarbe mit Zerfall des darunterliegenden Markes. Von dem operativ entfernten Ependymom der Großhirnhemisphären fand sich kein Rezidiv. (Fall E 623.)

Stauungspapille. Ventrikulographisch wahrscheinlich frontobasaler Tumor. Operation am 19. 2. 49 und Entfernung eines 350 g schweren Meningeoms mit Koagulation der Ansatzstelle. Nach Entlassung aus der Klinik zunächst anscheinend geheilt, dann nach 3 Monaten erneute psychische Veränderungen. Bei der neuerlichen Operation Rezidiv und Entfernung eines 380 g schweren Meningeoms der gleichen Stelle. Histologisch fand sich am ersten Operationspräparat ein typisches angioblastisches Meningeom mit zahlreichen Mitosen. Bei der zweiten Operation war das Gewebe nunmehr sarkomartig geworden und ganz grob verwildert.

Die Fibrosarkome der Dura kommen gelegentlich an der Pyramidenspitze vor (eigener Fall!) bzw. parasellär [GOLDMANN und ADAMS (1946)]. Auch bei einem Elefanten sahen wir ein Fibrosarkom der Dura (Abb. 356d) des Ganglion Gasseri.

Die bisher beschriebenen Fälle kann man klar als „Fibrosarkome" auffassen. Wie soll man nun das „maligne" Meningeom abgrenzen? Ich würde darunter ein rasch wachsendes, aber „gekapseltes" Gewächs verstehen, das das Hirn *nicht* infiltriert, wohl aber schrankenlos in die mesodermalen Gewebe einwächst, rasch rezidiviert und im Ausnahmefall wohl auch einmal in den Körper Metastasen setzt (s. S. 107). Das primäre Fibrosarkom der Dura hingegen wächst von Beginn an gegen das Hirngewebe infiltrierend (Abb. 356a).

Andere Sarkomformen des ZNS (s. B. die sog. „Neurosarkome") bedürfen genauerer Untersuchung (s. auch Abb. 356c).

Wachstum und klinisches Syndrom. So verschieden wie die Ausbreitungsformen der Sarkome sind, sind auch die klinischen Bilder. Man kann daher Syndrome allenfalls für die Untergruppen herausarbeiten.

Auch CHING TUNG LIU (1953) und Mitarbeiter betonen für die „primären Hirnsarkome", daß die Syndrome bizarr seien und daß daher die präoperative Diagnose und Lokalisation sehr schwierig sei. Man sollte sich daher in der Klinik daran gewöhnen, nicht allgemein vom „Hirnsarkom" zu sprechen, sondern von der entsprechenden Untergruppe (diffuses Sarkom der Meningen, Fibrosarkom oder monstrocelluläres Sarkom einer bestimmten Region), da nur diese Benennung eine klinisch-lokalisatorische bzw. biologische Aussage macht. Damit erübrigt sich auch vorläufig der Versuch von TROLAND und Mitarbeitern (1950), die die primären Hirnsarkome mit einer Gradeinteilung (grading) nach BRODERS versehen wollten.

Schlußbetrachtung. Einzelne Sarkomarten beginnen sich aus der Gruppe der malignen mesodermalen Geschwülste klar abzuzeichnen. Ob es sich bei den beiden erstbeschriebenen Gruppen mit diffuser Ausbreitung entweder im Liquorraum oder in der Hirnmasse wirklich um voneinander verschiedene Unterformen handelt, muß die weitere Untersuchung lehren. Auch die biologische Wertigkeit scheint bei den einzelnen Gruppen noch nicht sicher bestimmt.

Anhang. Die primären Melanoblastome des Gehirns.

Das Interesse an den Melanomen [LAËNNEC (1806)] bzw. Melanoblastomen des Gehirns begann eigentlich mit der Beschreibung VIRCHOWs (1856) und MOHNIKEs in den 50er Jahren des vorigen Jahrhunderts, die bereits diese Blastome von den Chromatophoren der weichen Häute ableiteten. Diese Chromatophorenzellen waren nicht nur von den alten Anatomen beschrieben, sondern besonders auch von MOHNIKE bei Javanern häufig festgestellt worden. Sie lassen sich auch bei dunkelhäutigen Menschen besonders an den basalen Hirnhäuten finden, bei Blonden nur mikroskopisch. Seitdem ist eine Unzahl von Beschreibungen von Melanomen erfolgt. Wir verstehen unter den primären Melanoblastomen des Gehirns eine pathologische — blastomatöse — Vermehrung der pigmenthaltigen Zellen der weichen Häute, wobei dieses Pigment [s. auch VOLLAND (1954)] die bekannten Eigenschaften besitzen muß [Eisenfrei, Bleichung durch Cl in statu nascendi und durch H_2O_2 usw. zu Melanogen s. auch HUECK (1937) und JACOB (1934)].

Die Stellung der Melanoblastome im System der Geschwülste ist noch nicht ganz geklärt, da viele Verfasser die primären Melanoblastome den Sarkomen gleichsetzen [z. B. BENEDEK (1937)], andererseits aber MASSON (1923) ihre neuroepitheliale Abkunft verficht. Nach MASSON sollen die melanotischen Geschwülste eigentlich von Wucherungen der Nervenhüllzellen (SCHWANN-Zellen oder Abkömmlinge) ausgehen. Dieser Ansicht hat sich auch FEYRTER (1948) angeschlossen.

Die primäre Natur des diffusen Melanoblastoms im Hirn muß allerdings gesichert werden: durch Fehlen eines Primärtumors an den Körperorganen, besonders an Auge oder Haut. LUBARSCH zit. JÜTTE (1939)] geht soweit, das Fehlen irgendwelcher pigmentierter Körpertumoren zu fordern. Doch gerät man bei Anwendung dieses Grundsatzes in Schwierigkeiten bei der RECKLINGHAUSENschen Krankheit

TH. LÜERS (1953) wies auf die interessanten Parallelen zwischen den melanotischen Tumoren der Menschen und den Bastarden zweier Fische (Platy und Xiphophorus) hin. Das steht in Parallele zu älteren Befunden von MACLACHAN, OBERNDORFER, GRAHL und zu der ausführlichen Beschreibung von VAN BOGAERT (1935) über die Gruppe von Melanomen der weichen Hirnhäute, welche mit harmlosen Pigmentmälern der Haut kombiniert vorkommen (neurocutane Melanose). Diese soll nach LÜERS (1953) auch bei Karpfenbastarden gesehen werden. Das Wachstum soll bei Mensch und Fisch von vornherein multipel beginnen. Es finden sich alle Übergänge von einer mäßigen Vermehrung der Pigmentzellen, über gutartige Knotenbildung bis zu den bösartigen Geschwülsten. Ähnlich beschrieb JÜTTE (1939) ein von Pigmentnaevi der Haut und einer dysraphischen Störung im Kleinhirn begleitetes Melanocytoblastom der Leptomeninx.

Wir unterscheiden am besten mit WEIMANN (1923)

1. die primären diffusen Melanoblastome des Hirns,
2. Mißbildungen mit pigmentierten Herden,

3. Metastasen (s. dort) oder kontinuierliches Einwachsen von extrakraniellen Melanomen besonders vom Auge her.

Von diesen werden hier nur die unter 1. erwähnten abgehandelt, die melanotischen Metastasen aber auf S. 578 ff.

Im Schrifttum ist kürzlich ein ausführliches Referat über die damals bekannten Fälle gegeben worden [Lenče (1937)]. Aus der neueren Literatur der primären Melanoblastome seien neben Baumecker (1929), Gerstel (1938), v. Törne (1938), Erbslöh (1949) auch Herzog (1938) erwähnt [zit. Volland (1954)].

Die Melanoblastome treten besonders bei Jugendlichen und Angehörigen der mittleren Jahrzehnte auf. Über die Häufigkeit lassen sich keine genauen Angaben machen. Es handelt sich jedenfalls um sehr seltene Einzelbilder (bisher etwa 50 Fälle beschrieben). Die Geschlechtsverteilung scheint gleichmäßig zu sein.

Das Aussehen mit bloßem Auge ist in ausgeprägten Fällen sehr charakteristisch. Die weichen Häute der basalen Cisternen sind rauchgrau bis bräunlich verfärbt und etwas verdickt [Farnell und Globus (1931) Abb. 1 zeigt das sehr übersichtlich]. Die Mengenverteilung der Zellen in den weichen Häuten entspricht am ehesten der bei den Farbstoffexperimenten von Goldmann und Spatz (1923). Häufig finden sich außerdem noch kleine etwa linsengroße, knopfförmige Verdichtungen, die sich deutlich hervorheben. In anderen Fällen sind makroskopische Veränderungen — außer vielleicht einer leichten Trübung der Häute — überhaupt nicht vorhanden und der Befund wird erst histologisch festgestellt. Umgekehrt sind die Leptomeningen in manchen Fällen völlig braunschwarz verfärbt und sogar die austretenden Wurzeln sehen aus „wie angeteert oder in Tinte getaucht".

Als *Ausgangspunkt* dieser primären melanoblastischen Geschwülste werden heute die — besonders bei dunkel pigmentierten Personen recht zahlreich in der Pia der Basis vorkommenden — Chromatophoren [Akelaitis (1935)] angesehen, die vor dem 6. Lebensjahre noch nicht pigmentiert, wohl aber nach dem 9. Jahr regelmäßig vorhanden sind. Der Beginn der geschwulstigen Vermehrung der Zellen ist örtlich nicht zu bestimmen, es tritt ein „plötzliches diffuses Aufschießen ein".

Histologisch ist das Bild recht einförmig. Die weichen Häute der Basis sind gewöhnlich angefüllt mit melaninhaltigen Zellen, die entweder dem vielästeligen Typ der Chromatophoren entsprechen oder mehr rund oder spindelig sind. Es handelt sich um „große, spindelige, reich verästelte Zellen, die das Melanin gewöhnlich als feinkörnige Granula enthalten" [s. Jacob (1934)]. Mitosen kommen fast nicht vor bzw. sind äußerst selten. Das Pigment ist in einer feinkörnigen, fast staubförmigen Gestalt vorhanden. Die Pigmentzellen dringen von den Häuten entlang den Gefäßen [Lackerbauer (1933), Abb. 3] auch in das Hirn- und Rückenmarksgewebe ein. Einzelne Zellen kommen auch außerhalb der Gefäßwände vor, ja sie dringen gelegentlich diffus in die obersten Rindenschichten vor [Benedek (1937)]. Auch die Gefäßwände können das Pigment diffus enthalten [Farnell und Globus (1931)]. Es gibt auch leukotische Gewächsabschnitte [Rohde (1934)].

Die weichen Häute sind aufgetrieben und ihr Gehalt an Silberfasern ist diffus [Foot und Zeek (1931)] vermehrt, doch ist hierbei nicht an eine primäre Bildung von Silberfasern von den Geschwulstzellen aus zu denken, sondern an eine reaktive Vermehrung wie bei allen anderen Formen der Metastasierung in die weichen Häute. Eine Lagerung unter dem Ependym — wie im eigenen Fall einer Melanommetastase (s. Abb. 429) — zeigt in geringerem Maße auch der Fall von Jacob (1934) und von Herzog (1938). Herzog beschrieb ein anscheinend primäres Melanosarkom bei einem 26jährigen Mann. Es hatte sich in die weichen Häute ausgebreitet, aber auch die inneren Liquorräume vornehmlich am Septum überzogen.

Ein seltener Sitz ist auch der im Hinterhorn [Abb. 4, Lackerbauer (1933)] und im Kleinhirnwurm [Arnvig und Christensen (1939)]. Während die weichen Häute des Rückenmarks bei den „Großhirnfällen" meist einbezogen sind — auch hier wieder verständlicherweise mit einer Verstärkung dorsal — hat v. Törne (1938) ein „primär" im

Rückenmark gebildetes Melanoblastom mit herdförmiger und diffuser Metastasierung beschrieben, das von der Pia ausgehen soll. Der Fall von RAY und FOOT (1923) ist ähnlich.

Die *Malignität* der Melanoblastome ist sehr erheblich. Daß es aber auch gutartige primäre Melanoblastome gibt, beweist der Befund von URBANEK (1942/43) bei einem 75jährigen Mann, der interkurrent an einer Lungenembolie starb. Hier fanden sich stecknadel- bis kleinlinsengroße pigmentierte Flecke unter den weichen Häuten und dem Ependym. Auch in der Nachbarschaft der großen Gefäße lagen pigmentierte Zellen (seine Abb. 2).

Die *Herkunft* des Pigments wird nach den Untersuchungen von APITZ (1937) so erklärt, daß es in den Kernvacuolen oder in den Organzellen durch Überführung eines unsichtbaren flüssigen Kernsekrets in Pigment entsteht, welches an die Mitochondrien angelagert wird. Das Primäre soll dabei eine Vermehrung des Eiweiß im Nucleolus sein. Die Oxydierung zum Pigment geschieht fermentativ.

Metastasierung der primären Melanoblastome kommt *innerhalb* des Liquorraumes vor. Hier wie auch bei anderen Metastasen von Melanoblastomen gibt es auch pigmentfreie Teile (Leukometastasen).

Für Erkennung von unpigmentierten Melanometastasen kann der Nachweis chromatinumsäumter Vacuolen von Wert sein, wie sie APITZ (1937) beschrieben hat. Metastasierung in andere Organe scheint nicht vorzukommen.

15. Chondrome.

Die Chondrome gehören zu den seltenen Hirngeschwülsten. Das erste Beispiel eines Chondroms im rechten Seitenventrikel soll bereits 1847 von WAGNER veröffentlicht worden sein; eine erste Wiedergabe des Schrifttums über die Chondrome der Nasennebenhöhle mit intrakranieller Ausdehnung gibt SCHLITTLER (1929). Der erste erfolgreich operierte Fall soll bei ELSBERG (1926) zu finden sein. Weiter wurden Fälle von SMITT (1929), GUILLAIN und Mitarbeiter (1930), BRÜTT (1931) [sämtlich erfolgreich operiert], DE BUSSCHER (1939) [Schrifttum!], LIST (1943) und KLINGLER (1951) [Schrifttum!] veröffentlicht. Ähnliche Fälle wurden später von LETTERER (1920) beschrieben. Die Chondrome nehmen zahlenmäßig bei den vom Bindegewebe abstammenden Hirngeschwülsten den vorletzten Platz ein. In KLINGLERs (1951) gesammelten Fällen fand sich die folgende Altersverteilung. In der I. Dekade 1 Fall, in der II. und III. je 7, IV. 4, V. 5, VI. 4. Die Massierung liegt also im 2. und 3. Jahrzehnt. Von 28 Fällen waren 11 männlich und 17 weiblich. Von den eigenen 11 Patienten waren 5 männlich und 6 weiblich, der jüngste 12, der älteste 62 Jahre. Die Häufigkeit der Chondrome ist sehr gering, bei CUSHING (1935) waren es 3 Fälle, im eigenen Gut 0,3 %. VENZONI (1942) hatte bis dahin 30 Fälle gesammelt.

Die Chondrome gehen von der Dura aus, die als inneres Periost noch die Fähigkeit zur Knorpelbildung hat. Sie kommen an den Plexus — vornehmlich der Seitenventrikel —, an der Dura der Konvexität, der frontalen Falx [MARTIN (1934), VERBRUGGEN-LEARMONTH (1932), OBRADOR und SOTO (1953)] und der Basis vor, wo sie besonders in der mittleren Schädelgrube nahe dem Foramen lacerum liegen. [NICOD (1939): direkt am Felsenbein mit Ausdehnung bis zum Foramen occ. magnum, FALKENBERG (1943), bei GREEN und CHILDREY (1939) sehr gute Abbildungen, BORMANN (1951), DANIS und VAN EYCK (1955)!].

Nach der KLINGLERschen Aufstellung trifft man die folgenden Gruppen von Chondromen häufig: a) primär in der Nase und den Nebenhöhlen wachsende Chondrone, die in der Nähe der Sella in den Schädelinnenraum dringen. b) Felsenbeinspitze (Foramen lacerum) mit Ausbreitung gegen die hintere Schädelgrube, die Sella und den großen Keilbeinflügel. c) Dura der Konvexität bzw. Falx. Auch an der spinalen Dura wurden sie [VOLLAND (1938)] multipel, wenn auch nicht raumbeengend, beschrieben.

Über die Chondrome (bzw.) Osteochondrome der Falx berichteten ALPERS 1935 bzw. A. WOLF und ECHLIN (1936) im einzelnen. Sie waren gut gekapselt und verdrängten nur das Hirn. Fast alle hafteten der Dura fest an, die meisten waren im Röntgenleerbild zu erkennen. Der Fall von Wolf und Echlin bei einem 9jährigen Mädchen war anscheinend maligne und infiltrierte das Hirngewebe; dem entsprach auch das histologische Aussehen (besonders ihre Abb. 2c und d).

Die Chondrome haben das Aussehen von Knorpel, zeigen meist Kugelform, haben eine gelappt-höckerige Oberfläche (s. Abb. 358), eine weißlichgelbe Farbe, schwanken in der Größe von flachen nicht raumbeengenden Platten [Volland (1938)] bis zu Faustgröße [Brütt (1931), Venzoni (1942)], in Smitts (1929) Fall wog der Tumor 128 g. Sie sind meist nicht von Dura überzogen, hart-elastisch bis knochenhart, dellen das Hirn

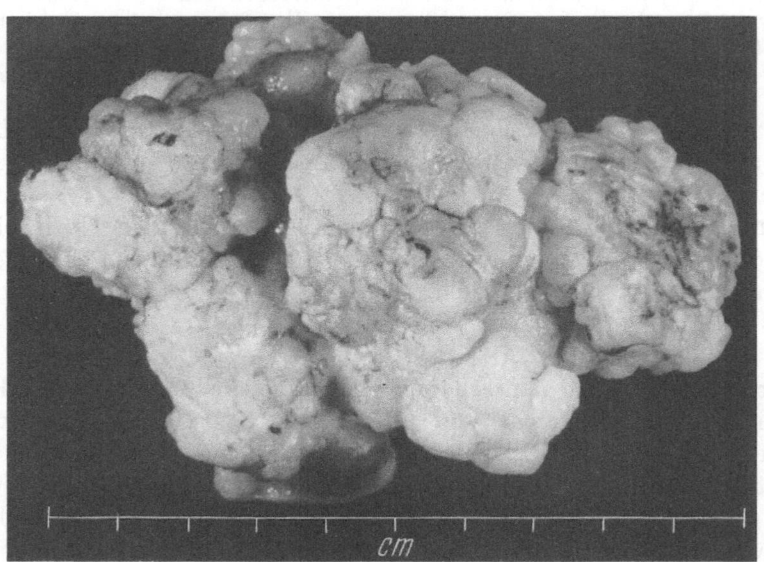

Abb. 358. Riesiges Chondrom der Schädelbasis bei der Operation entfernt (Fall 5919).

an den anliegenden Stellen tief ein und wachsen rein verdrängend. Sie wachsen wohl sehr langsam [bei Brütt 5jährige Krankengeschichte]. Wir hatten fast nur Fälle am For. lacerum (s. Abb. 9).

Histologisch haben sie das Aussehen der übrigen Körperchondrome (Abb. 360a). Röntgenologisch können sie durch Kalk- oder Knochengehalt schattengebend sein [Smitt, Brütt, s. auch Bormann (1951)].

Sie sind im allgemeinen gut operabel, Rezidive sind bei Mitausschälung der Dura im Gesunden unwahrscheinlich.

16. Lipome.

Die ersten Beobachtungen von intrakranialen „Lipomen stammen wohl von Normalanatomen. Es waren Fälle, wo der Balken teilweise oder vollständig aplastisch war. Doch hat es sich hier oft nur um lipoblastische Hamartien ohne Wachstum gehandelt [s. auch Merkel (1941)]. Eine erste größere Zusammenstellung der Fälle von Lipomen im Schrifttum gelang Bostroem (1897) in seiner großen Arbeit über die Epidermoide und Dermoide.

Er versuchte eine gemeinsame Entstehung aus dem Sitz abzuleiten. 28 Fälle von Lipomen hatte er bereits sammeln können, die er — ähnlich wie bei den Epidermoiden und Dermoiden — in 2 Gruppen einteilte. Ein weiterer Katalog von 40 Fällen cerebraler Lipome stammt von v. Sury (1907), die nächste Zusammenstellung von Simon (1934) und Krainer (1935), die einen Überblick über die Lipome innerhalb der Schädelhöhle und des Wirbelkanals gegeben haben. Aus der großen Reihe der Einzelarbeiten heben sich weiter die guten anatomischen Beschreibungen von Eugen Scherer (1936) heraus. Wie erwähnt, hat Krainer (1935) eine ausgezeichnete Zusammenstellung (56 Fälle) gegeben, in der auch sehr aufschlußreiche — durch Übereinanderkopieren entstandene — Schemata von Sitz, Größe und Ausdehnung aller Fälle von Lipomen im ZNS wiedergegeben sind. Dann folgte die Zusammenstellung von Sperling und Alpers (1936) mit 74, während Ehni und Adson (1945) bei kritischer Sichtung dieses Kataloges allerdings nur 71 (einschließlich zweier eigener Fälle) anerkannten.

Besonders gute Photographien finden sich in der Arbeit von VONDERAHE und NIE-
MER (1944). Die Lipome stehen in den Klassifikationen der Hirngeschwülste unter den
Abkömmlingen des Mesoderms. Allerdings ist ein großer Teil der beschriebenen — besonders der intrakraniellen Fälle — *nicht* raumbeengender Natur und als ruhende Mißbildung (Hamartie) zu betrachten (z. B. der eigene Fall Nr. 5984 eines erbsgroßen Lipoms
am Hypophysenstiel bei einem 33jährigen). Die Fälle von sog. „Lipomen" in Verbindung
mit den Hirn- und Rückenmarksbrüchen und der Spina bifida werden als reine Mißbildungen hier nicht beschrieben.

Altersmäßig ist ein Unterschied zu machen zwischen den Fällen, die *raumbeengend*
wirkten und denen, die als Zufallsbefund bei Autopsien gefunden wurden. Die ersten
pflegen bereits seit Geburt, im Jugend-
alter oder im mittleren Lebensalter
klinische Erscheinungen zu machen.

Die **Häufigkeit** der Lipome läßt
sich nicht genau feststellen. Es dürften bisher weit über 100 Fälle beschrieben sein. BENNET (1946) hatte
2 Lipome unter 446 Tumoren, beide
aber nur als Zufallsbefunde. Wir
hatten 1 intrakraniales Lipom [seit
Abschluß der Zählung sind 1 parapitui-
täres und 1 Balkenlipom (Nr. 5543
s. Abb. 19d) dazugekommen]. Doch
sind sie wohl nicht so selten wie bisher
angenommen. So berichtete ECKARD
(1935) allein in den Jahren 1931—1933
über 6 Fälle im ZNS bei den Sektionen

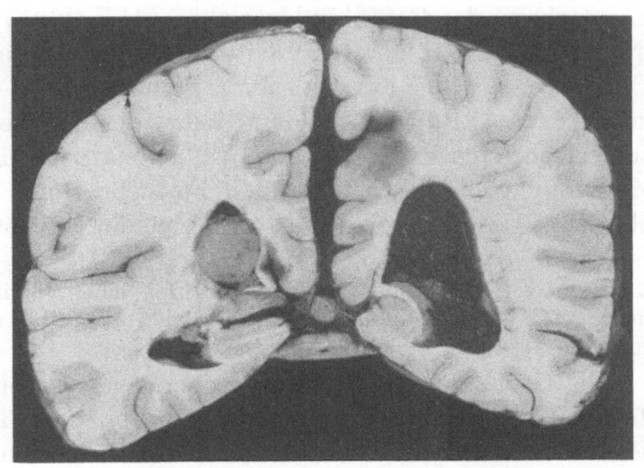

Abb. 359. Kirschgroßes Lipom (s. Abb. 360d) im Plexus
chorioideus des linken Trigonums (Zufallsbefund). (Fall 4265.)

der Anstalt Eglfing. Die intraspinalen Lipome stellten an der Mayo-Klinik etwa 0,8%
(6 von 740 intraspinalen Fällen). Ihre exakte Verteilung auf den Spinalkanal gibt die
Abb. 5 von EHNI und LOVE (1945).

Die prozentuale Häufigkeit soll nach McLEAN (1936) für die Lipome des Balkens
28%, für die um das Infundibulum gelegenen 20% und die im caudalen Vierhügelgebiet
8% betragen. Die Geschlechter scheinen gleichmäßig beteiligt zu sein. Nach GESCHICKTER
(1936) sollen allerdings die Lipome in *allen* Lokalisationen des Körpers ein Überwiegen
der Frauen von 3:2 zeigen. Die Lipome häufen sich an bestimmten Stellen [wie bereits
BOSTROEM feststellte]. Denn LIST und Mitarbeiter (1946) sammelten aus dem Schrifttum bereits etwa 100 Fälle von Lipom des Balkens (s. oben). Sie liegen [s. auch v. SURY
(1907), E.·SCHERER (1936) und KRAINER (1935)]:

1. oberhalb des *Balkens* oder (bei Fehlen desselben oder von Teilen) an der Stelle des
Balkens. Sie haben dort die Größe einer Erbse, Bohne oder einer wenige Millimeter
starken Platte *oberhalb* des Balkens [s. EHNI und ADSON (1945), LUTEN (1951)], oder
das Lipom ist so groß, daß es die fehlende Balkenmasse völlig ersetzt. Sie können
dort verkalkt sein (Abb. 19d und Abb. 10a, b bei RAUSCH, 1954).

2. um das Infundibulum, besonders nach caudal zwischen den Corp. mamillaria in
Erbs- bis Bohnengröße. Gute Abbildung bei BENNET (1946, Abb. 105) und bei VON-
DERAHE und NIEMER (1944, Abb. 1);

3. an den caudalen Vierhügeln in Erbsgröße [gute Abbildung VONDERAHE und NIE-
MER (1935);

4. am Plexus der Seitenkammern und des 3. Ventrikels in Bohnen- bis Hühnereigröße
[(s. Abb. 359), s. a. PEARSON (1928)];

5. in den übrigen Cisternen und an der Konvexität (selten);

6. am Rückenmark in Höhe weniger Segmente oder auch über das ganze Rückenmark
hingezogen, mit Vorwiegen im Cervicalmark und der Cauda (eigene Fälle).

Mit Stoockey (1927) unterscheiden wir hier die extra- und intraduralen Lipome. Die ersten sehen wir häufiger im mittleren oder unteren Thorakalgebiet oder z. B. bei Spina bifida in der Sacralregion, die letzten dagegen gehen von der Leptomeninx der Cervical- oder Lumbosacralregion aus. Weiter bevorzugen die Lipome das Hinterstranggebiet, das sie kappen- oder halbmondförmig überziehen [s. die Abb. 6 von Ehni und Love (1945)].

Bostroem hatte geglaubt, die Lipome könnten Teile einer dermalen Keimversprengung sein, bei der die epithelialen Teile sich nicht ausgebildet hätten. Heute kann diese Auffassung als überwunden gelten und wir müssen annehmen, daß es sich um eine Fehlentwicklung aus der Meninx primitiva auf dem Boden einer Hemmung handelt (Abb. 19d). Dafür spricht besonders die Vergesellschaftung mit anderen Mißbildungen wie Mikrogyrie, Balkenfehlbildungen usw. Es wird sich also um eine Störung beim Einwachsen des Gefäßbindegewebes (Abb. 360b) handeln, das in Einzelfällen eben auch lipoblastische Fähigkeiten besitzt, wie wir es ähnlich beim Meningeom sahen (s. S. 448). Dabei ist — wie Krainer richtig gefunden hat — die Häufung in den Cisternen und an den Plexus auffällig. Auf dem Boden des dort sehr capillarreichen Gewebes (Abb. 360b) entwickeln sich die Fettzellen, wobei man oft die Entwicklung von der fettführenden Mesenchymzelle bis zur prallen Fettzelle noch aus den Einzelstadien der Randzonen ablesen zu können glaubt (s. den eigenen Fall 5984).

Auch das Vorkommen von subcutanen Lipomen in gleicher Höhe wie die intraspinalen [s. Bucy-Gustafson (1938)], die miteinander durch einen bindegewebigen Strang verbunden sein können, spricht für die Entstehung auf dem Boden einer Hemmungsmißbildung. Der Sitz des Osteolipoms von Scheidegger (1939) — linkes Centrum semiovale — wich von dem der üblichen Fälle ab.

Die Größe der Lipome wurde oben schon beschrieben. Die Form ist bei den einzelnen Fällen verschieden, je nach den Grenzen des Cisternenraumes und der Härte der anliegenden Teile. Im 3. Ventrikel liegend, können sie aus dem Foramen Monroi herausragen [Luten (1951)]. Im Rückenmark und an der Gehirnkonvexität bilden sich die Lipome meist plattenförmig und flach aus, z. B. im Falle Eckards (1935) einer 51jährigen Frau, den E. Scherer (1935) später genauer beschrieben hat. Hier lag ein handtellergroßer, flacher Tumor über der linken hinteren temporooccipitalen Hemisphäre [s. dort Abb. 1 und 2 bei E. Scherer (1935)]. Ein spinales Lipom zeigt besonders schön die Zeichnung bei Stookey (1927).

Die Begrenzung der Lipome scheint zunächst scharf, doch stellt sich bei genauerem Zusehen und histologischer Untersuchung heraus, daß sie mit der unterliegenden Masse des ZNS völlig verwachsen, verstrebt und verlötet sind. Eine Ablösung ist meist nur bei erheblicher Zerstörung der unterliegenden Teile möglich. Die Farbe ist gelblich, die Konsistenz meist weich, die dünne bindegewebige Kapsel bleibt gefäßarm.

Feingeweblich ist über die Lipome nicht viel zu sagen. Meist bestehen sie aus regelmäßigen Fettzellen (Abb. 360b, c), die nur in den Randzellen noch nicht sehr stark Fett führen, also mehr Lipoblasten gleichen. Der Gefäßgehalt ist verschieden, in einem eigenen spinalen Fall (Abb. 360b) überall sehr groß, was aber selten ist. Auch Von-Derahe und Niemer sprechen von hämangiomatösen Lipomen („Angio"-lipom, wenn man eine solche Kombinationsbezeichnung schätzt). Es kann aber auch die Peripherie gefäßreich sein. Im Falle Eckard-Scherer lagen in den weichen Häuten der Gefäße über den mißgebildeten Windungen fast angiomartig dichte Capillaren und Arteriolenwucherungen, dazu zahlreiche Verkalkungen (s. Abb. 19d). Interessant, daß die Rindenveränderungen (s. seine Abbildungen) denen der Sturge-Weberschen Krankheit glichen. Auch die Lipome selbst sind röntgenologisch oft mit einer dicken Kalkschale überzogen [Lindgren (1954), Abb. 46].

Im eigenen Fall (Nr. 5543) eines 28jährigen Mannes, der im 11. Lebensjahr mit generalisierten Anfällen erkrankte, erschien ein ausgedehnter mittelständiger Kalkschatten [s. Rausch, Abb. 10a, b (1954)]. Sie erklärte sich durch Psammomkornbildung in der überlagernden Leptomeninx (Abb. 19d). In der Randzone begleiten die Fettzellager die Gefäße gern bis tief in die Substanz des ZNS, wobei sich Geschwulst und Hirn (oder Rückenmark) miteinander fest verstreben.

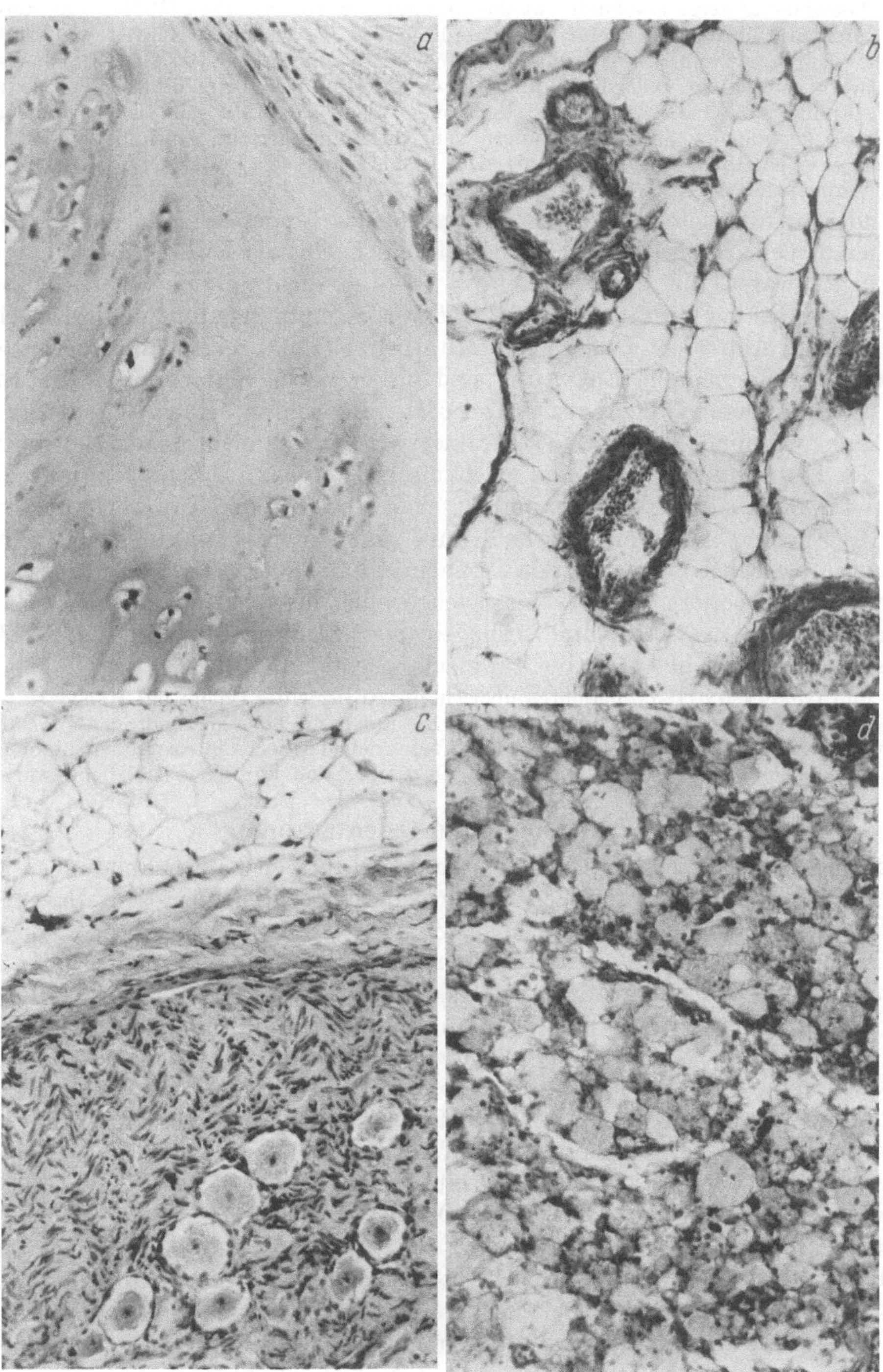

Abb. 360a—d.

a Typisches Chondrom der mittleren Schädelgrube. (Vergr. 236fach, HE-Färbung, Fall 5919.)

b Lipom des Chiasmas mit erheblicher angiomatöser Komponente. (Vergr. 136fach, HE-Färbung, Fall 5984.)

c Lipom der Cauda, das die Wurzeln umwachsen hat. (Vergr. 136fach, HE-Färbung, Fall 5068.)

d Xanthom des Plexus chorioideus (s. Abb. 359): Man erkennt überall die großen, feintropfig gefüllten „Schaum"-Zellen. Doch handelt es sich hier wohl nicht um eine echte Infiltration, sondern um eine autochthone Entstehung von Fettzellen aus dem Gefäßbindegewebe (s. auch Gefäßreichtum). (Vergr. 136fach, HE-Färbung, Fall 4265.)

Diese Verstrebung zeigt besonders gut die Abbildung 6 von Krainer (1935). Das unterliegende Gewebe kann also durch die Gefäße mit umliegenden Fettzellen zerklüftet und aufgespalten erscheinen. Durch Atrophie des nervösen Gewebes entsteht an der Basis des Lipoms schließlich ein Flechtwerk von Tumor und gliösen und nervösen Substanzen. Um die Gefäße kommen Infiltrate von Rund- und Mastzellen vor. Selten ist (s. oben) die Kalk- und Knocheneinlagerung in die Randzone der Lipome. An den Rändern geht das Tumorgewebe kontinuierlich in das Bindegewebe der weichen Häute über (Abb. 19d). Das Lipom kann sich mit diesen zwischen die Hirnwindungen hineinziehen (Abb. 6, Krainer).

Besonders unangenehm ist für den Operateur das Lipom an der Cauda equina, wenn es zwischen den einzelnen Wurzeln wächst. In einem eigenen Fall (Nr. 5068) eines $2^1/_2$jährigen Jungen waren die Caudawurzeln S 3—5 so dicht mit dem Tumorgewebe verbacken, daß sie bei der Operation mitentfernt werden mußten (Abb. 360c). Die Abb. 4 von E. Scherer und Abb. 1 von Crosby und Mitarbeiter (1953) zeigen ähnliche Verhältnisse.

Metastasen und maligne Entartung sind bisher noch nicht beschrieben. Eine Entfernung im Gesunden sollte zur rezidivfreien Heilung führen. Doch ist diese Entfernung am Rückenmark unmöglich, da das zentralnervöse Gewebe nicht angetastet werden darf: (Gefahr der Erweichungen; zum Teil mechanisch, zum Teil auf dem Gefäßwege, denn bei fast allen Lipomen ist die Verstrebung zwischen Gewächs und Unterlage äußerst dichtmaschig!). Für die neurochirurgische Klinik sind andererseits nur die Rückenmarkslipome von praktischer Bedeutung, da anscheinend an anderen Regionen Lipome nur sehr selten erfolgreich operiert werden. Sie machen auch meist keine Ausfallserscheinungen [etwa das Lipom Spaars (1921) im Vierhügelgebiet]. Immerhin würde der Fall Eckard-Scherer wohl erhebliche operative Probleme geboten haben.

Bucy und Gustafson (1938) berichten über ein dorsal liegendes Lipom des Halsmarkes (C 1—3), das mit einem Zapfen in den Schädelinnenraum ragte. Es konnte bei dem 18jährigen Jungen glücklich entfernt werden. Die von Ehni und Love (1945) beschriebenen sechs intraspinalen Lipome wuchsen so langsam, daß selbst eine Teilentfernung mit Dekompression klinisch ausreichend war.

17. Osteome und Osteosarkome.

Am Schädel sind die echten Osteome von den reaktiven Knochenbildungen zu unterscheiden. Diese können vorkommen in Form der sog. „Hyperostosen" (bzw. Spiculae) über „osteoplastischen" Meningeomen bzw. nach Eindringen derartiger Blastome in den Knochen (s. Abb. 304c, 311a, b). Echte Osteome kommen an der Schädelkapsel *innen* mit geringer Wachstumstendenz als kleine Exostosen [Courville (1947), Courville und Mitarbeiter (1948)] besonders an den Proc. clin. ant. oder am kleinen Keilbeinflügel oder Foramen acust. int. vor, *außen* (extrakraniell) oft diffus über das ganze Schädeldach verstreut [Herzog (1944), Abb. 2 einer 23jährigen Frau, Kaufmann (1922), Abb. 542]. Abbott und Courville (1939) fanden derartige Hyperostosen auch an zwei prähistorischen Schädeln. Stärker ist das Wachstum bei den Osteomen der Nebenhöhlen (besonders des Sinus frontalis) oder des Orbitaldaches [Abb. 504/05, Dandy (1938)]. Diese „orbitoethmoidalen" Formen können das Orbitaldach ausbuchten.

Einzelne *Osteome* [Abbott und Courville (1945), Courville und Mitarbeiter (1948)] haben die Wachstumsstärke autonomer Geschwülste wie der Fall auf Cushings (1935) Abb. 105/06, oder von Dandys (1938) Abb. 506/07. Gewisse Knochencysten können aus der Klasse der Riesenzelltumoren stammen. (Eigener Fall Nr. E 1642 einer 42jährigen Frau.)

Echte *Osteosarkome* am Schädeldach sind gar nicht so selten [Christensen und Busch (1937): von 441 Fällen 8]. Diese Aufstellungen sind aber von alten Berichten des Schrifttums über Knochen-„Sarkome" (hinter denen sich meist Meningeome verbargen) zu reinigen. Einen Fall mit riesigen Knochenwucherungen am Temporalschädel bildet Kaufmann (1922) ab (seine Abb. 532); einen Bericht über einen weiteren Fall bringt Dandy (1938) in seinen Abb. 512—515. Ein weiteres Eingehen auf die histologische Unterteilung der Knochensarkome [Geschickter (1936)] erscheint in diesem Zusammenhang nicht nötig, da sie ausführlich im Band IV dieses Handbuches von Volland beschrieben werden.

Über ein infiltrierend wachsendes Osteochondrosarkom, das von der Falx ausging, berichteten WOLF und Mitarbeiter (1936).

Die sog. *„nasopharyngealen"* Tumoren (Abb. 9). In dieser Gruppe teils gutartiger, teils bösartiger Tumoren der Schädelbasis verbergen sich die verschiedenartigsten Geschwülste; die gutartigen fibromartigen Tumoren von Nase und Pharynx und die sog. „Cylindrome", die sich dem Hirn gegenüber auch meist gutartig verhalten (Einzelheiten s. S. 540), dann aber größere Gruppen von malignen Tumoren wie Plattenepithelcarcinome, Lymphosarkome, Reticulosarkome [WOLTMAN (1922), STOPPANI (1937), LOEPP (1939), TITRUD und PEYTON (1940)]. Die von SCHMINCKE (1921) als „Lymphoepitheliome" bezeichneten Blastome der gleichen Region sind in ihrer Zugehörigkeit noch nicht geklärt. Gemeinsam ist ihnen das Vordringen vom Nasenrachenraum gegen das Sphenoidale und Ethmoidale und das Umwachsen des Foramen lacerum, wobei entsprechende Hirnnervensymptome entstehen.

18. Chordome.

Bei den Chordomen ist die historische Entwicklung der Anschauungen besonders interessant gewesen, wie wir der ausgezeichneten Darstellung COENENs (1925) bzw. BAILEY und BAGDASARs (1929) entnehmen können. Hiernach hat VIRCHOW 1846 zum ersten Male ein derartiges Gewächs gesehen (Ecchondrosis physaliphora) und 1856 beschrieben. Noch im gleichen Jahre hat LUSCHKA eine Mitteilung über einen ähnlichen Fall veröffentlicht, während VIRCHOW im folgenden Jahre erneut die Diskussion aufnahm und auch seine Deutung als physaliphores Ekchondrom der Synchondrosis sphenooccipitalis vertrat. 1858 bereits wandte sich aber der Augenarzt und Anatom MÜLLER gegen die Auffassung VIRCHOWs, bezog das Gewächs auf Chordareste und gab ihm den Namen „Chordom". Doch konnte er sich jahrzehntelang gegen VIRCHOW nicht durchsetzen. Erst RIBBERT hat von STEINER (1894) genauere Untersuchungen durchführen lassen und fand bei 500 Sektionen in 2% der Fälle derartige Gewächse, die er auch von der Chorda ableitete. Seine Anschauungen haben sich dann endgültig durchgesetzt. Nach einer Vielzahl von Einzelveröffentlichungen hat schließlich COENEN (1925) die erste große Zusammenfassung gegeben und die noch heute gültige Einteilung skizziert. Er trennte die bedeutungslosen Zufallsbefunde der „benignen" Chordome von den klinisch wichtigen, örtlich „malignen" Formen. Auch LIVINGSTONE (1935) hat eine ähnliche Einteilung gegeben. Unter den Darstellungen der letzten Zeit hebt sich die vorzügliche Beschreibung von HASS (1934) heraus, in der neben einer guten geschichtlichen Beschreibung auch alles Wichtige an Einzelheiten enthalten ist. Eine ausführliche Studie über 59 histologisch bestätigte Chordome verdanken wir schließlich DAHLIN und Mitarbeitern (1953).

Danach haben wir die nur als „Mißbildung" zu wertenden, kleinen Chordome besonders im Clivusgebiet von den raumbeengenden Gewächsen zu unterscheiden, unter denen es langsam wachsende (benigne) und rasch wachsende (maligne) gibt. Die mechanisch entstandenen sog. Hernien des Nucleus pulposus ohne autonomes Wachstum gehören selbstverständlich nicht hierher. Wir handeln die Chordome im System der Geschwülste bei den Abkömmlingen des Bindegewebes ab.

Altersmäßig bevorzugen die Chordome das 3. und 4.—5. Lebensjahrzehnt (s. BOEMCKE und JOEST (1936)] mit einem Altersdurchschnitt von 36 Jahren [HASS (1934)]. Nur die sacrococcygealen Chordome scheinen früher [8 Monate bis 11 Jahre, FLETSCHER-WOLTMAN-ADSON (1934)] aufzutreten. Zufallsbefunde sind natürlich auch bei entsprechend älteren Menschen gefunden worden (81 Jahre). Bei DAHLIN und Mitarbeiter (1953) ergaben sich folgende Ziffern: Alter von 3—76 Jahre, Altersgipfel in der 6. Dekade, Durchschnittsalter 49 Jahre. 41 Männer standen 18 Frauen gegenüber.

Die **Häufigkeit** der Chordome ist sehr gering. RIBBERT (zit. COENEN, 1925) fand kleine Chordome in 2% der Autopsien, STEWART und MORIN (1926) in 1,5%. Im Gute CUSHINGs (1935) von 2023 Fällen kamen sie zweimal vor [s. BAILEY und BAGDASAR (1929)], im eigenen Krankengut 9 Fälle zwischen 25 und 55 Jahren.

Eine Aufteilung der bisher berichteten 150 Fälle nach dem Sitz finden wir bei MABREY (1935).

Sitz. Die Chordome *sitzen* demnach in allen Teilen, wo Chordagewebe (Notochord) nicht von Knorpel umhüllt ist [s. Abbildung der Chorda bei LINCK und WARSTAT (1922)], z. B. am Dorsum sellae und am Nasopharynx, am Clivus (Abb. 9), am Dens des Epistropheus, an den Wirbeln und besonders in der Sacrococcygealgegend. Von diesen sind die Chordome am Clivus und mit Ausbreitung zum Schädel und zum Nasopharynx weitaus am häufigsten vertreten; dann folgen die sacrococcygealen und im weiten Abstand die der sonstigen Regionen. Als eine ausgefallene Lokalisation muß die des Falles von RUBATSCHOW (1929) am Alveolarrand des Oberkiefers bei einem Neugeborenen gelten, wenn die nur summarisch wiedergegebene Diagnose überhaupt zutraf. Nach KERNOHAN sollen sogar $^2/_3$ der Chordome in der Sacralgegend gelagert sein [s. auch FLETCHER, WOLTMAN und KERNOHAN (1935)]. Von den 17 Fällen, die direkt auf das ZNS einwirken, fanden sich 8 am Basisphenoid, 4 cervical, 2 thorakal und 3 lumbal. Von den Chordomen von POPPEN und KING (1952) lagen 7 intrakraniell und 6 intraspinal.

Geschlechtsbeteiligung. Die Geschlechter waren auffallend unterschiedlich beteiligt, die Männer im stärkeren Maße, und zwar etwa im Verhältnis 2:1, nur bei uns waren 2 Männer und 7 Frauen unter den Chordomträgern. Bei DAHLIN und Mitarbeiter (1953) standen 41 Männer 18 Frauen gegenüber.

Ausgangspunkt der Chordome sind die Chordareste. Die Art der Auslösung des Wachstums ist noch unbekannt, doch findet sich auffällig häufig ein Trauma in der Vorgeschichte. Die mechanisch aus ihrer Hülle vorgepreßten „Hernien" des Nucleus pulposus, die RIBBERT ebenfalls durch Punktion des Wirbels erzeugen konnte, sind scharf von den eigentlichen Gewächsen abzutrennen.

Die **Größe** der Chordome ist unterschiedlich. Sie erreichen bei den benignen Formen, die „ein harmloses Spiel der Natur sind" [COENEN (1925)], die eines Hirsekorns bzw. einer Kirsche; die malignen Chordome des Schädels erreichen bis $11 \times 7 \times 6$ cm [JELIFFE und LARKIN (1911)]; ja im Sacrococcygealgebiet bei Wachstum nach vorne ins Becken Kindskopfgröße, nach hinten aber sogar die Ausdehnung eines Mannskopfes [JENNY (1941)].

Von der *sphenooccipitalen* Synchondrose aus kann der Tumor sich mehr nach dem Schädel zu entwickeln und hier infiltrierend und destruierend bis zur Schädelbasis und den Augenhöhlen vordringen und dabei Pons und Foramen magnum erreichen — wo das Gewebe etwa neben den Tonsillen sichtbar wird [s. Schema 7 bei v. WAGENEN (1935) und Abb. 1, 2 und 5 bei ADSON-KERNOHAN-WOLTMAN (1935)]. Aber das Gewächs dringt gewöhnlich mehr nach vorne vor und beteiligt sekundär das Chiasma und zerstört die Sella und den Clivus, weil es in Dura und Knochen einwächst. Es kann auch gegen den Frontal- und Schläfenlappen vordringen. Der durchschnittliche Sitz subdural in der Medianlinie des Clivus aber wird besonders gut durch eine Zeichnung von HASS (1934, Abb.9) wiedergegeben. Wachsen die Chordome aber vorwiegend nach unten, so nehmen sie die Lage „nasopharyngealer" Tumoren ein und können submukös am Epipharynx erscheinen, oder mehr nach vorne zu auch Nase und Unterkiefer erreichen. Am Kreuzbein gehen sie von der vorderen Kreuzbeinhöhle aus und entwickeln sich nach vorne [13 Fälle bei COENEN (1925)] oder hinten (8 Fälle) oder bleiben zentral liegen (4 Fälle), wobei das Kreuzbein weitgehend durchsetzt und zerstört wird.

Die Chordome sind weißlich-glasig, gallertig oder mehr bräunlich-rötliche (Blutungen!) Tumoren mit glatter oder gelappter bindegewebiger Oberfläche, die grobknotig sein kann. Die Konsistenz kann der des Knorpels ähneln [BAILEY und BAGDASAR (1929)] oder weicher sein. Sie sind meist wenig vascularisiert. Auf der Schnittfläche sieht man häufig mit Schleim gefüllte Cysten. Sie können bis zur röntgenologischen Sichtbarkeit [HÄSSNER (1912)] verkalken. LINDGREN (1954) sah 4 verkalkte Chordome (s. seine Abb. 43).

Histologisch gibt es verschiedene Bilder, doch entspricht die Grundarchitektur dem normalen Chordagewebe. LINCK (1909) und IMPERATORI (1947) gründen die Diagnose auf das Vorhandensein von 1. syncytialen Riesenzellen, 2. eigenartigen konzentrischen

Zellnestern, 3. Vacuolenbildung im Kern (Glykogen ?), 4. pflanzenähnlichen Zellen,
5. Bildung unregelmäßiger Säulen von Tumorzellen, die von reichlich mucinhaltigem

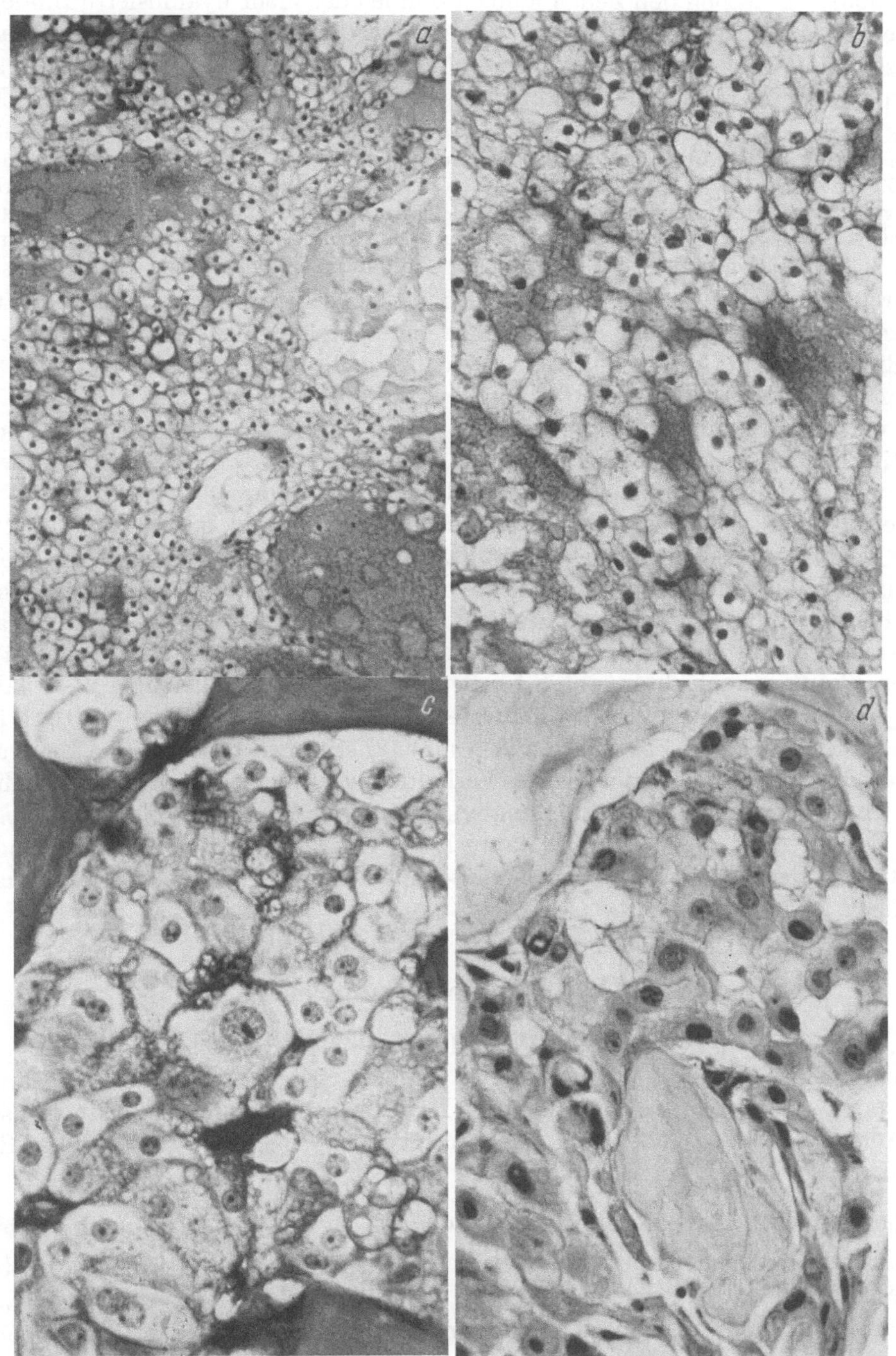

Abb. 361a—d. Verschiedene Typen eines Chordoms.
a u. b zeigen vorwiegend bläschenförmige Zellen zwischen Balken eines mukösen Materials. a Vergr. 136fach,
HE-Färbung, Fall 1609. b Vergr. 272fach, HE-Färbung, Fall 1609.
c Sehr polymorphe Zellen, deren Grenzen von feinen mukösen Vacuolen durchsetzt sind. Einzelne chondroide
Balken. (Vergr. 272fach, Kresylviolettfärbung, metachromatisch, Fall 5100.)
d Hier sind die Zelleiber deutlich angefärbt. Einzelne Zellen sind regressiv verändert. (Vergr. 272fach, HE-
Färbung, Fall 5100.)

Material getrennt werden. Das Gewebe besteht aus einem Mosaik großer dicht zusammen-liegender, blasiger, vacuolenreicher Zellen (Abb. 361), die mit einem tröpfchenförmigen Inhalt gefüllt sind, der teils Mucin-, teils Glykogenreaktion ergibt [STEWART und MORIN (1926)]. Zwischen den Zellen können dünne oder mehr hyalinisierte Bindegewebs-fasern liegen. In den Proliferationszentren können die Zellen auch weniger blasig und isoliert sein und mehr syncytial liegen (Abb. 361d). Maligne Formen zeigen stärkere Polymorphie, weniger Vacuolen [HERZOG (1944)], sowie Zellatypien und solide Mitosen.

Unter den regressiven Vorgängen ist die Cystenbildung am häufigsten, die als Verschleimung der Zellen beginnt. Vorstadien sind eine Zellblähung mit Verlust des Kerns und Zusammenfließen mehrerer Zellen zu Mucinseen. Blutungen in das Gewächs, Verkalkung und Knochenbildung (Abb. 361c) kommen vor. Ein Weiterwachsen von Geschwulstmassen in den Gefäßen ist in mindestens 5 Fällen beobachtet, Metastasierung in einzelnen Fällen — (z. B. POTOTSCHNIG: in inguinale Lymphknoten und Leber bei einem 40jährigen mit sacrococcygealem Chordom) — beschrieben [HASS (1934)].

Differentialdiagnostisch sind histologisch die verschleimenden Chondrome und die Metastasen von Gallertkrebsen — besonders bei spinalem Sitz — abzutrennen.

Rezidive sind häufig, da man das Gewächs im infiltrierten Knochen nur schlecht abgrenzen kann. Es kann zudem oft wegen des Sitzes unmöglich sein, das Chordom ganz zu entfernen, weil es nicht erreichbar ist — basale Schädelknochen — oder weil die Statik leidet, Kreuzbein. KERNOHAN (1952) hält etwa 10% der Chordome für maligne und berichtet von Metastasen in Lunge und anderen Organen.

Immerhin läßt sich operativ einiges erreichen. POPPEN und KING (1952) haben über die operativen Erfahrungen mit 13 Fällen berichtet, unter denen eine Reihe von langjährigen Heilungen waren. Die Rezidive waren im Spinalkanal häufiger. Die Chor-dome scheinen röntgenstrahlenempfindlich zu sein. POPPEN (1952) weist darauf hin, daß es kaum eine artspezifische Vorgeschichte oder einen typischen Befund gäbe. Die klinischen Krankengeschichten laufen bei den intrakraniellen Fällen über 2—3 Jahre und bei den sacralen durchschnittlich mindestens über 6—7 Jahre [JENNY (1941)]. Nach GODTFREDSEN (1943) und POPPEN und KING (1952) stimmen histologische Eindrücke der Malignität und tatsächliches biologisches Verhalten meist nicht überein. So starb die Mehr-zahl der Patienten innerhalb von 8 Monaten, obwohl sie häufig jahrelange Vorgeschichte hatten. Es gibt aber auch bis zu 10 Jahre lange Überlebensdauer. Röntgenologisch ist die Zerstörung der Schädelknochen am besten stereoskopisch darzustellen und dann fast artspezifisch [s. auch BORMANN (1951)].

III. Epitheliale Tumoren.

19. Kraniopharyngeome.

(Synonyme: Hypophysengangstumoren oder -cysten, Kraniopharyngealtaschen-tumoren oder -cysten, supraselläre Cysten, Hypophysenstieltumoren, ERDHEIMsche Tu-moren, Adamantinome = Ameloblastome der Hypophysengegend, Tumoren der RATHKE-schen Spalte oder Tasche usw.).

Geschichtliches — Definition — Stellung im System der Hirngeschwülste.

Die Kraniopharyngeome sind im frühen Schrifttum über Hirngeschwülste nicht selten beschrieben und unter den Namen: „Epitheliom des Plexus, Markschwamm des Hirnanhanges, Infundibularcysten, Medullärcarcinom usw." aus dem Text noch sicher zu erkennen.

Der älteste Fall ist anscheinend der von ENGEL 1839 veröffentlichte [s. auch KRAUS (1926)]. STRADA (1911) hat einen Überblick über diese frühen Fälle des Schrifttums gegeben. Erst ERDHEIM (1904) verdanken wir die richtige Ableitung vom Hypophysengang und eine exakte Beschreibung (1926), obwohl schon vorher MOTT und BARRAT (1900) daran gedacht hatten. Von da ab begann eine Reihe von Veröffentlichungen zu erscheinen, deren vollständige und gute Beschreibung besonders bei STRADA (1911), CRITCHLEY und IRSONSIDE (1926) (ausführlicher geschichtlicher Überblick), FRAZIER und ALPERS (1931) und McLEAN (1930), WITTERMANN (1936) hervorzuheben ist. Auch ERDHEIM hat später zusammenfassend noch einmal über die Pathologie dieser Tumoren berichtet (1926).

Wir verstehen heute unter den *Kraniopharyngeomen* eine Gruppe von nicht verhornenden, epithelialen Tumoren der Chiasmagegend, die bei histologischer Gutartigkeit im Aufbau den Ameloblastomen (embryonale Schmelzbildung) bzw. den Adamantinomen des Kiefers oder zum Teil auch den Basalzellcarcinomen ähneln. Sie lassen sich gut von anderen epithelialen Tumoren dieser Gegend trennen und sind durch eine Reihe von biologischen Eigenschaften, wie langsames verdrängendes Wachstum, Cystenbildung, Verkalkung, Bildung von cholesterinhaltigen Massen usw. gekennzeichnet. Im einzelnen lassen sich 2 Formen unterscheiden: 1. die soliden (und nur sekundär cystischen) Kraniopharyngeome und 2. die sehr seltnen eigentlichen („primären") kraniopharyngealen Cysten. FRAZIER und ALPERS (1934) unterschieden im besonderen die „Taschentumoren" bzw. „Spaltentumoren" und die „Stieltumoren", die auch histologisch unterschiedlich sein sollten.

BAILEY (1932) unterteilte die Kraniopharyngeome in drei verschiedene Formen, unter denen sie auftreten könnten: 1. als mucoide Epithelcysten, 2. als einfache Plattenepitheliome und 3. als Adamantinome. Im System der Hirngeschwülste erscheinen sie mit den Hypophysentumoren zusammen bei den epithelialen Blastomen, klinisch werden sie oft mit den Epidermoiden, Dermoiden und Teratomen als „kongenitale" Tumoren zusammengefaßt [CUSHING (1935)]. Aber auch histologisch werden sie mit diesen verwechselt. So bildet z. B. auch v. LEHOCZKY (1929) zwei sichere Kraniopharyngeome als „Epidermoide" ab (s. auch S. 543).

Häufigkeit. Die Kraniopharyngeome sind im

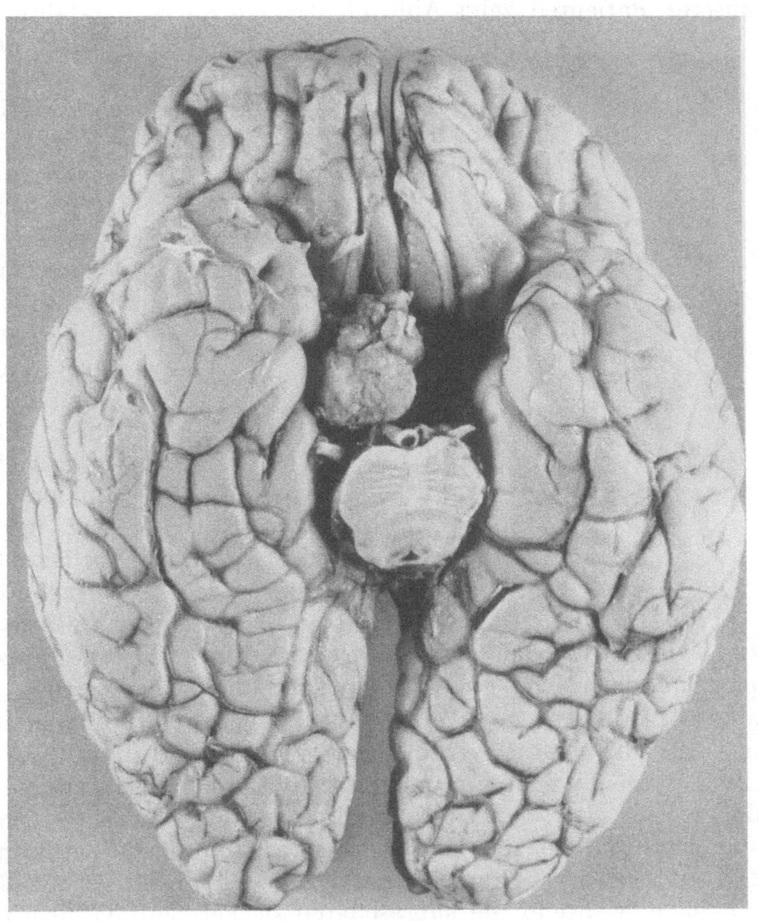

Abb. 362. Parasellär und supradiaphragmatisch entwickeltes Kraniopharyngeom (Fall 1100).

Jugendalter der häufigste Tumor der Chiasmagegend und stellen auch zahlenmäßig eine beachtenswerte Gruppe dieser Altersstufe dar. Sie betrugen im CUSHINGschen Gut 4,6 % der gesamten Fälle, in unserem 2,7 % des Gesamtgutes. Bei BENNET (1946) waren es 8 Kraniopharyngeome unter 446 Tumoren. Bei FRAZIER und ALPERS (1931) waren bei 244 sellären und parasellären Läsionen 14 Kraniopharyngeome (davon 11 Fälle mit histologischer Bestätigung), bei McLEAN (1930) stellten sie 30 % der „Hypophysengeschwülste".

Erkrankungsalter. Die Kraniopharyngeome gelten als eine ausgesprochene Geschwulstgruppe des *Jugendalters*, wobei diese Eigenschaft klinisch sogar differentialdiagnostisch in der Faustregel verwertet wird: es finden sich gewöhnlich die Kraniopharyngeome um das zweite, die Hypophysenadenome um das dritte und die suprasellären Meningeome um das vierte und fünfte Jahrzehnt. Es kommen aber auch Kraniopharyngeome bei

Älteren vor. Über ein Kraniopharyngeom bei einem 70jährigen Mann berichtet Hartson (1954) mit guten Abbildungen. Nach Frazier (1931) treten 70% der Kraniopharyngeome unter dem Alter von 20 Jahren auf. Andererseits waren bei Thiébaut (1947) 60% der Patienten mit Kraniopharyngeom aus Vincents Klinik über 20 Jahre. Auch zahlreiche Kinder unter 5 Jahren mit Kraniopharyngeomen sind im Schrifttum zitiert worden, wie Müller und Wohlfart (1950) berichten (s. Abb. 71). Cushing selbst hatte 2 Patienten über 60 Jahre mit recht kurzen Krankengeschichten, ebenso berichten Witt und Mitarbeiter (1955) von Patienten über 60 Jahre. Nach Ingraham und Scott (1946) stellen die Kraniopharyngeome 13% der kindlichen intrakraniellen Tumoren. Die Alterskurve unserer Patienten zeigt Abb. 71, der jüngste war 5 Jahre, der älteste 62 Jahre. Der Gipfel der Kurve lag um das 30. Jahr. Vor dem 20. Lebensjahr wurden bei uns 43,18% der Fälle, nach diesem 56,82% beobachtet.

Vorzugssitz. Die Kraniopharyngeome entstehen an zwei Stellen: am vorderen Rand des Hypophysenstiels „oben" und suprasellär oder „unten" und intrasellär, was sich entwicklungsgeschichtlich erklären läßt [s. Critchley und Ironside (1926)]. Den intrasellären Sitz nahmen neben den soliden Kraniopharyngeomen verständlicherweise auch die primären kraniopharyngealen Cysten ein. Beide Blastomformen der intrasellären Gruppe sind durch Dura und Arachnoidea vom Hirn getrennt. Sie weiten im Verlauf des Wachs-

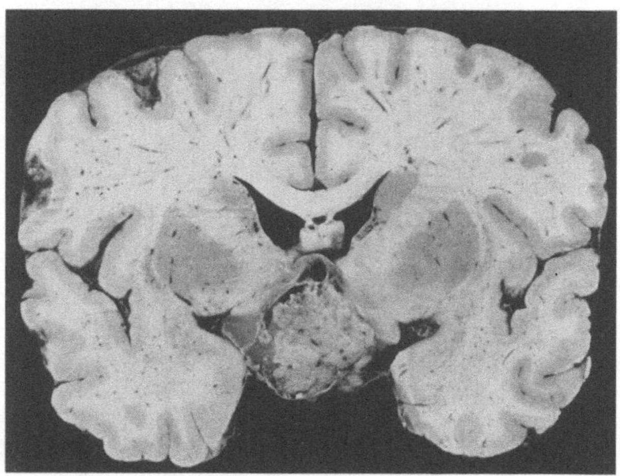

Abb. 363. Vorwiegend suprachiasmatisch entwickeltes Kraniopharyngeom mit nur mäßiger Cystenbildung (Fall 1635).

tums den Sellaboden aus und zerstören ihn. Weiter drängen sie gleichzeitig das Diaphragma nach oben. Dieses kann trotz erheblicher Zerrung und Ausweitung den Druck aushalten [Fall 1 von Wittermann (1936)], obwohl bereits die vegetativen Zentren des 3. Ventrikels schwer druckatrophisch wurden, oder es kann reißen, wonach sich die Tumoren wie die primär-suprasellären Formen ausdehnen. Wittermann schlägt daher vor, statt von supra- und intra*sellär*, von supra- und infra*diaphragmatisch* zu sprechen, da dies die tatsächlichen anatomischen Verhältnisse besser charakterisiere. Die intrasellären Kraniopharyngeome schädigen verständlicherweise die Hypophyse erheblich, während die suprasellären sie gelegentlich überhaupt nicht beeinträchtigen. Die *supraselläre* Form entwickelt sich also primär oberhalb der Sella, aber subarachnoidal [Wittermann: in den basalen Cisternen (Abb. 363, 366)]. Meistens dringen diese Kraniopharyngeome gegen den 3. Ventrikel vor und graben sich dort ein Bett ein. Sie liegen dann an dessen Stelle, wobei der Ventrikelboden entsprechend angehoben wird [Bannwarth (1936), Abb. 363]. Bei weiterem Wachstum wird dieser papierdünn, ja reißt oft ein, so daß die Tumorkapsel direkt dem 3. Ventrikel anliegt (Abb. 364). Die Foramina Monroi werden dabei häufig verschlossen (Hirndruck). Große Kraniopharyngeome reichen nach hinten bis in die Vierhügelgegend (Abb. 364, 370), an die Corpora mamillaria bzw. bis zum vorderen Ponsrand, sie drängen beide Thalami um mehrere Zentimeter auseinander (Abb. 364).

Das Verhalten gegenüber dem Chiasma ist verschieden: es gibt Blastome, die das Chiasma nach vorne-oben verschieben und dabei entsprechend ausweiten und verdünnen. Diese sind breit an der Basis sichtbar (Abb. 365). Andere dagegen entwickeln sich oberhalb des Chiasmas [Abb. 363, 366 und Abb. 53 von Erdheim (1926)] und drängen dies nach unten (Abb. 366) oder liegen gar von der Basis fast unsichtbar vollständig im Gebiet des 3. Ventrikels und drängen die diencephalären Zentren beiseite. Diese Tatsache ist für die Exploration der Chiasmagegend nach einem Kraniopharyngeom wichtig.

WITTERMANN glaubt, daß „die vegetativen Zentren des Zwischenhirns nicht lebensnotwendig sind" . . . . beim Wachstum der Kraniopharyngeome käme es dazu, „daß tiefer gelegene vegetative Zentren die Möglichkeit hätten für die erkrankten Zentren des Zwischenhirns vikariierend einzutreten".

Nach frontal zu kann das Fußgebiet der Gyr. recti des Stirnhirns von den Kraniopharyngeomen erreicht (Abb. 365) und von großen Blastomen nach vorwärts-aufwärts verdrängt sowie lateral die beiden Unci nach außen verschoben werden. Die Sellafortsätze können von beiden Formen geschädigt werden. Im weiteren Verlauf wird gelegentlich

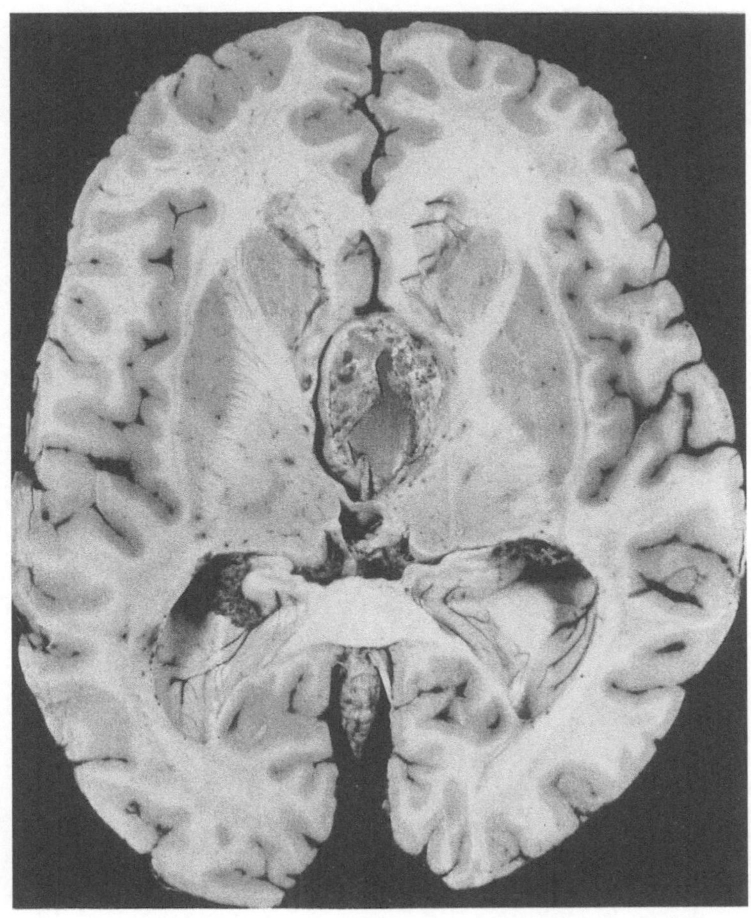

Abb. 364. Großes Kraniopharyngeom im 3. Ventrikel, das den Boden durchbrochen und die beiden Foramina Monroi verlegt hatte. Hydrocephalus occlusus (Fall 465 s. Abb. 365).

von den intrasellären die ganze Sella arrodiert und zu einer tiefen weiten Grube ausgehöhlt, an deren Boden Reste der plattgedrückten Hypophyse liegen.

Der vordere Bogen des Circulus Willisi (Art. communicans anterior) wird gewöhnlich nach oben mitgenommen [Abb. 46 bei ERDHEIM (1926)]. Von großen am Hypophysenstiel beginnenden Tumoren soll das Chiasma gegen den Arterienring gedrückt und vom „Arterienbogen durchgehämmert" werden können. BUESS (1938) hat instruktiv die mechanischen Folgen der Ausdehnung eines Kraniopharyngeoms gegen Chiasma und Arterienring abgebildet. Das Chiasma war durch die A. communicans fast durchschnitten. Aus einem kleinen Aneurysma war dann eine tödliche Verblutung eingetreten.

Geschlechtsprädilektion. Im Vorkommen der Kraniopharyngeome bei den beiden Geschlechtern gab es deutliche Unterschiede; im eigenen Gut waren 65 männlich und 42 weiblich. Bei MÜLLER und WOHLFARTs (1950) Patienten dagegen waren 25 männlich, 20 weiblich, CALVO (1954) hatte dagegen mehr weibliche Patienten.

Ausgangspunkt. Seit den Untersuchungen RATHKEs (1838), LUSCHKAs (1860), v. MIHALCOWICZs (1874) und ERDHEIMs (1903) sind wir über die Entstehung der Hypophyse aus dem Epithel der RATHKEschen Tasche, über die weitere Rückbildung des Hypophysenganges und die dabei möglicherweise übrigbleibenden Reste am vorderen Teil des Infundibulums, im Verlauf des Ganges im Keilbeinkörper und im Rachendach (sog. Rachendach- oder akzessorische Hypophyse) gut unterrichtet. [Ein gutes Bild des Hypophysenganges (Ductus craniopharyngeus) bei einem Katzenembryo zeigt WITTERMANNs (1936) Abb. 1.] Es werden „untere" und „obere" Plattenepithelreste (oberhalb und unterhalb des Diaphragma sellae) an der Vorderfläche des Infundibulums

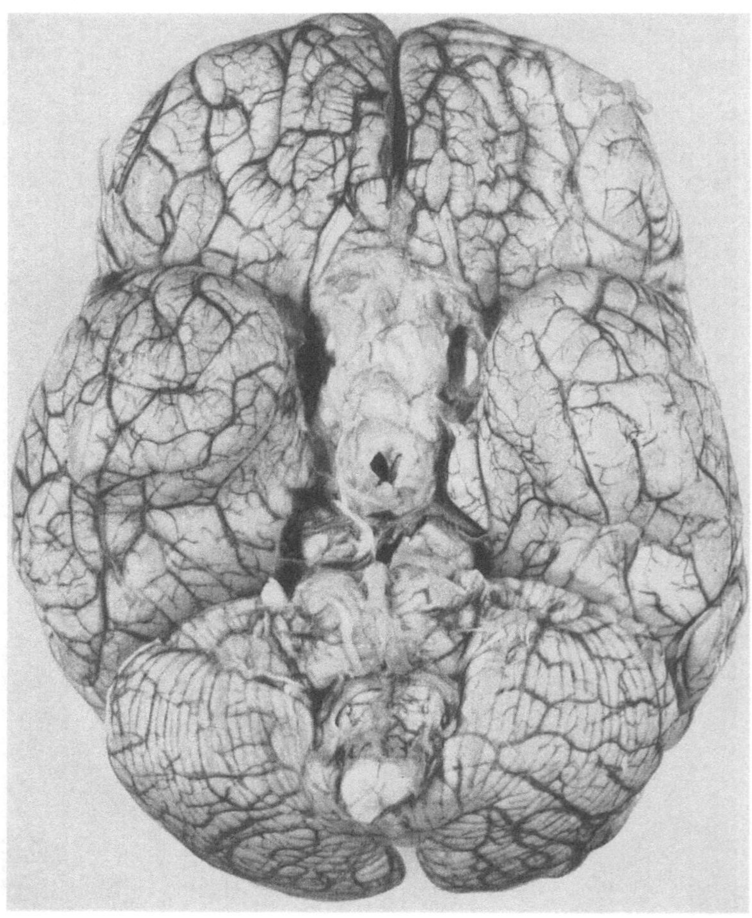

Abb. 365. Infrachiasmatisch und intrasellär entwickeltes Kraniopharyngeom. Der Tumor hat sich vorwiegend in der Cisterna basalis und chiasmatis entwickelt. Das Chiasma ist nach vorne oben verdrängt. Der linke F. opticus ist gut sichtbar. Beide Riechnerven sind nach oben außen verschoben (Fall 465).

unterschieden [Abb. 1 bei ERDHEIM (1926)]. Es handelt sich hier um Epithelhäufchen echter Epidermis oder auch Mundepithels, „die an dieser Stelle völlig fremdartig anmuten". Bei der „Rachendachhypophyse" [s. auch TÖNNIS und Mitarbeiter (1954)] haben wir ein Organ „schwankender Beschaffenheit", hauptsächlich aus Plattenepithelien, vor uns. Bei der Untersuchung der Reste des Hypophysenganges unterscheidet ARAI (1907) 3 Anteile: eine akzessorische Hypophyse am Boden der Sella, einen Rest im Keilbein und die akzessorische Hypophyse im Nasopharynx. Bei der Untersuchung von normalen Hypophysen fanden CARMICHAEL (1931) in 39%, SUSMAN (1935) in 30% Reste des Ductus craniopharyngeus.

ERDHEIM (1926) hat nun mit Recht das häufige Übrigbleiben von Plattenepithelkeimen im Verlauf des Hypophysenganges besonders an der Vorderfläche des Hypophysenstiels mit der

Entstehung der histologisch gleichartigen Kraniopharyngeome in Verbindung gebracht, für die eine andere Erklärung nur gezwungen erscheinen könnte. Bock (1924) hat ein vollständig intrasphenoidales Kraniopharyngeom bei intakter Hypophyse beschrieben, das sich also vom Ductus craniopharyngeus im Keilbeinkörper entwickelt hatte. Andere haben die Ähnlichkeit mit den Adamantinomen der Kiefer betont und entwicklungsgeschichtlich die Parallele zu der Entstehung der Zähne aus der Ameloblastenschicht im 6. Fetalmonat gezogen, ja sogar die entsprechenden Folgerungen für die Namengebung ziehen wollen (Ameloblastome). Doch ist diese Deutung abgelehnt worden, da eine Schmelzbildung niemals bei den Kraniopharyngeomen beobachtet worden ist.

Die primären kraniopharyngealen Cysten [deren Abtrennung von den eigentlichen Kraniopharyngeomen besonders Frazier und Alpers (1931) gefordert haben] schließlich werden auf die „Rathkeschen Cysten" bezogen, die bei der Mehrzahl der embryonalen Hypophysen und bei einer großen Zahl auch im höheren Lebensalter noch vorhanden sind. Es sind dies kleine mit einschichtigem Epithel ausgekleidete Cystchen zwischen Vorder- und Hinterlappen (s. Abb. 374c).

An diesen soll Erdheim bei Jugendlichen Cilienepithel gesehen haben. Es müßte dann aber eine eigenartige Metaplasie mit diesem Epithel vor sich gegangen sein, da der Ausgangspunkt der späteren ja ein reines Plattenepithel gewesen sein muß. Auch bei den auf diese kleinen Cystchen bezogenen kraniopharyngealen Cysten wird Flimmerepithel abgebildet. Es finden sich allerdings keine Angaben über Polkörper (Blepharoplasten), die immer das sicherste Unterscheidungsmerkmal echter Cilien gegenüber Kunstprodukten

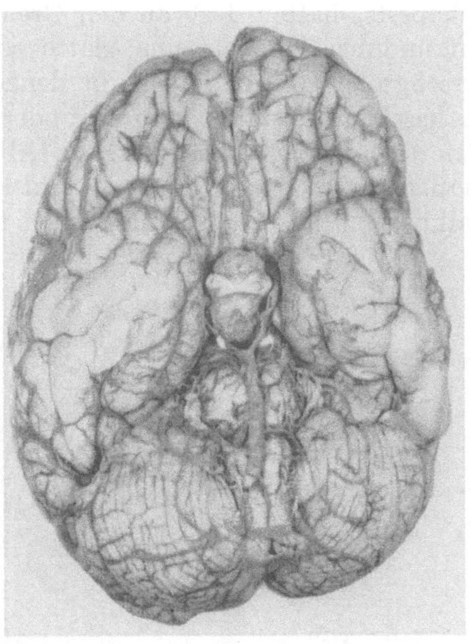

Abb. 366. Suprachiasmatisch entwickeltes Kraniopharyngeom (Fall 1196).

sind. Die verschiedenen Cystenformen in Kraniopharyngeomen haben soeben Müller und Oswald (1954) beschrieben. Sie fanden verschiedene strukturierte Cysten nicht degenerativen Ursprungs, z. B. auch mit Flimmerepithelien, mit einschichtigen Epithelsäumen, Kolloidfüllung usw. Da sie die verschiedenen Tumorcysten mit den im Mittellappen normalerweise vorkommenden Cysten vergleichen konnten, vermuten sie, daß diese auch für die Genese der Tumoren eine besondere Bedeutung haben.

Gestalt mit bloßem Auge. Bereits bei der Besprechung des Sitzes wurde eine Beschreibung der Kraniopharyngeome gegeben, die hier vervollständigt wird. Ihre Größe schwankt von der von

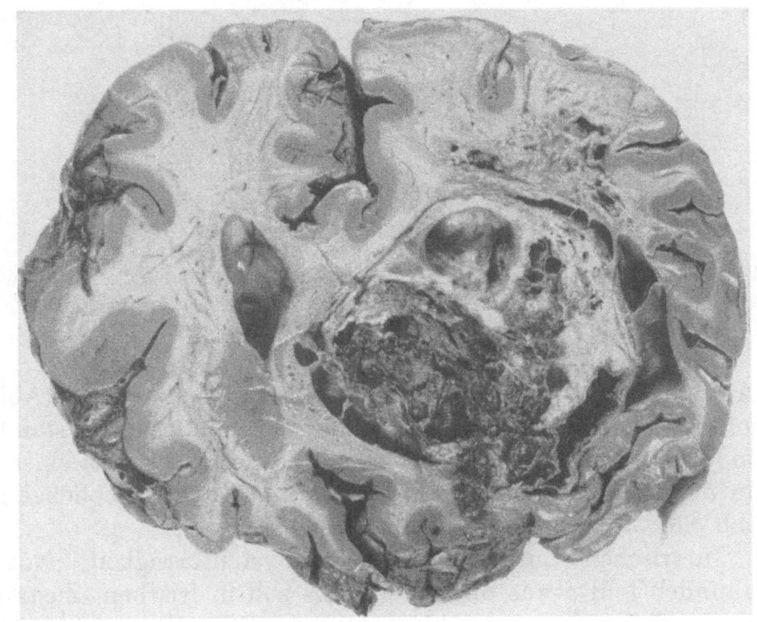

Abb. 367. Riesiges Kraniopharyngeom mit Ausbreitung in den rechten Frontallappen. Größere Cysten auf der Schnittfläche (Fall HB 1329).

Erbsen- über Walnuß- (Abb. 365) [nämlich der häufigsten] bis zu Tennisball- oder gar Faustgröße (Abb. 367—369), [z. B. im Fall Sefzik (1930) 103 g, d. h. 104 × 57 × 35 mm]. Subramani Iyer (1952) hat über eine erschwerte Geburt eines Kindes berichtet, bei dem schließlich der Kopf durch Punktion auf ein Drittel zusammenschrumpfte. Drei Monate später starb es an einem riesigen Hydrocephalus. Autoptisch fand sich ein riesiges Kraniopharyngeom (gute Makro-Mikro-Abbildungen!). Die Kraniopharyngeome sind gut gekapselt, haften fest an den Grenzflächen der umgebenden Gebilde (Nachbarschaftsentzündung!), haben eine glatte oder feinhöckerige Oberfläche und können erbs- bis kirschgroße Höcker haben, in denen gewöhnlich kleine Cysten liegen. Die Farbe ist in frischem Zustand graurosa oder weißlich, das Gewebe hebt sich deutlich auch in fixiertem Zustand vom Hirn ab (Abb. 363—365). Die Konsistenz ist je nach dem Ausmaß der Cystenbildung prall-fluktuierend, in den soliden Teilen aber immer hart, oft kalkhart. Auf den Schnittflächen hat das Blastom ein porös-feincystisches Aussehen

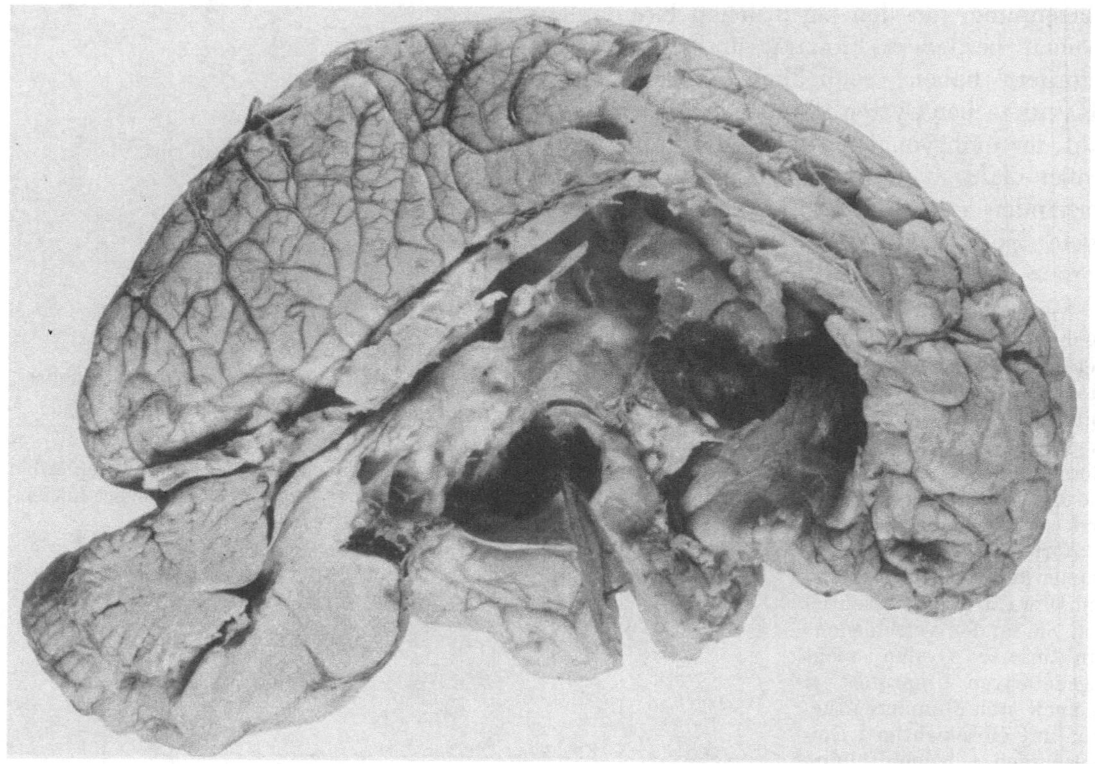

Abb. 368. Linke Hemisphäre eines Patienten, der jahrlang „als Idiot" in einer Heilanstalt lebte. Es fand sich ein überfaustgroßes Kraniopharyngeom. Die hier entfernte Hälfte der Geschwulst siehe auf Abb. 369 (Fall 907).

(Abb. 363, 364), wobei die kleinen und großen Cysten (Abb. 364, 367, 370) mit einer kolloidartigen, frisch *nicht gelierenden*, nur in fixiertem Zustand *kolloiden* Flüssigkeit gefüllt sind. Einzelne Kraniopharyngeome bestehen nur aus einer riesigen Cyste, in der nur ein nußgroßer, solider Anteil (Abb. 371) bestehen geblieben ist [s. auch Bennet (1946), Abb. 88].

In frischem Zustand gleicht die Cystenflüssigkeit „Motorenöl", d. h. ist grünlich-bräunlich und etwas dickflüssig. Sie soll in frischem Zustand — im Gegensatz zu dem Inhalt gliöser Cysten — beim Abstehen niemals gerinnen können. In ihr schwimmen, bei auffallendem Licht glitzernd, unzählige Cholesterinkristalle. Die Wand großer Cysten ist glatt oder mit papillären Vorsprüngen besetzt. Dabei liegen die soliden Teile gewöhnlich nahe der Sella, die Cyste breitet sich dorsal davon aus.

Feingewebsbau. Die grobmechanische Wirkung der Kraniopharyngeome auf die Umgebung wurde bereits ausreichend beschrieben. Histologisch ist hier nachzutragen, daß die an die Kapselzone des Tumors grenzenden Hirnteile meist im Zustand einer chronischen Entzündungsreaktion sind, auch wenn das Gewächs die Arachnoidea der Basis vor sich herstülpt. Wahrscheinlich bilden die cholesterinhaltigen Massen bzw. Fettsäuren des Tumors bzw. der Cysten einen chronischen Reiz auf die Nachbarschaft [s. auch die Versuche MAHONEYs (1936) zu der gleichen Frage beim Epidermoid s. S. 546]. Die anliegenden Hirnteile zeigen jedenfalls eine breite Zone der Makrogliose, besonders mit piloiden Astrocyten. Diese kann oft mehrere Millimeter dick sein und bildet so ein makroskopisch und mikroskopisch dem Spongioblastom sehr ähnliches Gewebe (Abb. 372 c, d). Es kann von dichten Rundzellinfiltraten durchsetzt sein. An der Innenfläche des Ependyms bilden sich sogar breite Granulationszonen und „epitheliale Cysten" [WALTHARD (1928)]. Um einzelne Cholesterinnadeln formen sich Fremdkörperriesenzellen.

Die Kraniopharyngeome wachsen nach eigenen Beobachtungen rein verdrängend und schieben das Hirngewebe vor sich her. Sie dringen ebenfalls nicht in das durale oder arachnoidale Bindegewebe ein. Doch soll es bösartige Fälle geben. So berichtet ERDHEIM von einem soliden bösartigen Plattenepithelcarcinom des Hypophysenganges, das in den rechten Tractus opticus eingewachsen sei und die Hypophyse infiltriert habe.

Architektur und Zellreichtum. In den *soliden*, nicht degenerierten Partien haben die Kraniopharyngeome die Architektur von „Basalzellcarcinomen",d.h. sie bestehen aus einem verzweigten System schmaler Epithelbrücken, die mit-

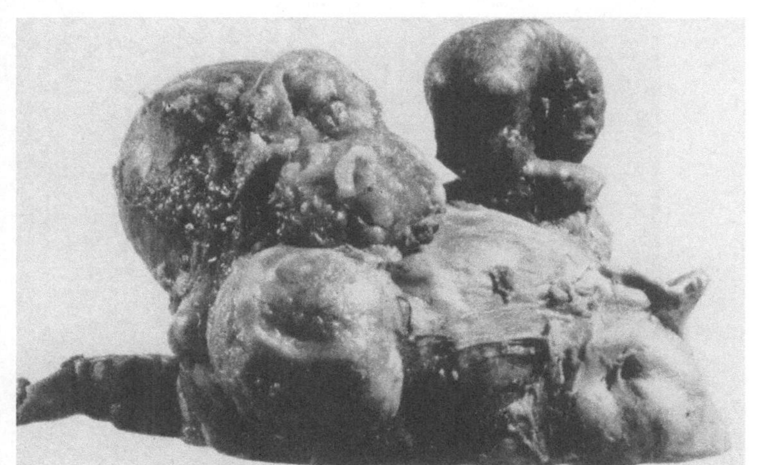

Abb. 369. Linke Hälfte eines weit über faustgroßen Kraniopharyngeoms. Siehe die Hemisphäre, aus der dieser Tumor herausgelöst wurde auf Abb. 368 (Fall 907).

einander anastomosieren und durch ein bindegewebiges Stroma zusammengehalten werden (Abb. 372, 373). Die epithelialen Zapfen, Bänder und Brücken haben in der Breite etwa 8—20 Zellagen, von denen die beiden äußeren die charakteristische Struktur eines hohen säulenförmigen oder zylindrischen Epithels haben (Abb. 372). Da aber die regressiven Vorgänge reichlich und vielfältig sind, ist dieser „epitheliale Baum mit Sprößlingen, die sich verzweigen und miteinander anastomosieren", sehr bald gelockert und die Epithelbänder werden durch viel Stroma und zahlreiche Cysten getrennt (Abb. 373). Dadurch können regressive Teile mit viel Cysten auch einmal in der Architektur einer Struma colloides ähnlich werden (Abb. 373d). Es gibt also Formen mit entweder mehr „Adenom"- oder „Papillomcharakter". Die Menge der epithelialen Bänder kann auch noch geringer werden als bei einer Struma, so daß wenige Bänder riesige Cysten umschließen. Bei weiterer regressiver Umbildung bleibt nur noch außen eine epitheliale Cystenwand stehen, die die dann oft pflaumen- bis eigroßen Cysten umschließt. Diese haben dann nur noch kleinere Knoten soliden Gewebes (Abb. 371) — ähnlich wie Angioblastome —, an denen man die ursprüngliche Architektur erkennen kann. Bei starkem Hirndruck können Mikroprolapse des benachbarten Hirns in den Tumor eingepreßt werden [s. Abb. 11 und 12, MCLEAN (1930)].

Die Epithelbänder stellen ein geschichtetes Plattenepithel dar, bei dem sich mehrere Schichten unterscheiden lassen (Abb. 373b): außen liegt beiderseits das zelldichte Stratum cylindricum, eine Reihe säulenförmiger Zellen mit ovalen Kernen und mit reichlichem Zelleib, die mit einer Membrana propria gegen das Stroma grenzen. Nach innen zu folgen mehrere lockere Lagen von ungeordneten Zellen der „Intermediärschicht" (Stratum intermedium), die ohne Grenze in die Degenerationszone des (myxomatösen) Stratum spinosum übergehen kann. Nur die beiden ersten Schichten sind obligat, die letzte nicht immer vorhanden, ihr Vorkommen ist abhängig vom Maß der regressiven Vorgänge.

In der Randzone kann die Geschwulst mit epithelialen Zapfen gegen das Hirngewebe verdrängend verwachsen. Wenn diese Zapfen durch den histologischen Schnitt abgekappt werden (Abb. 372c, d), kann es so aussehen, als ob einzelne „Krebsnester" direkt neben der Geschwulst — und auf dem gerade vorliegenden Schnitt — anscheinend ohne direkte Verbindung mit dem Haupttumor vorwüchsen (Fall Nr. 1176).

Die primären kraniopharyngealen *Cysten* [Abb. 9, BAILEY (1932)] schließlich haben von vornherein eine einzeilige Epithelwand eines hohen zylindrischen Epithels, das in einzelnen Fällen [FRAZIER und ALPERS (1931), Abb. 7/8] Flimmern gehabt haben soll.

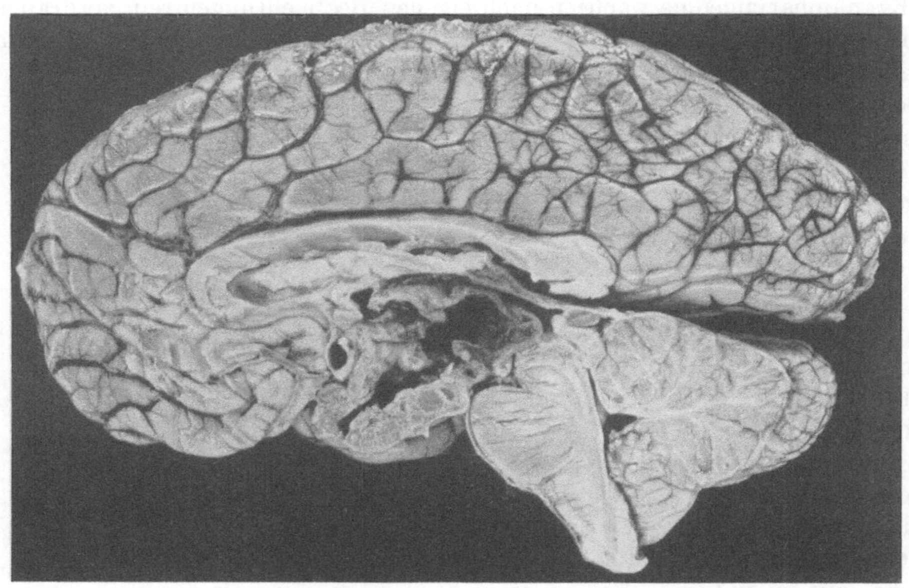

Abb. 370. Großes cystisches Kraniopharyngeom, das sich besonders gegen den Brückenrand und hinteren 3. Ventrikel ausgedehnt hat (Fall 1582).

(Es fehlen allerdings Angaben über Blepharoplasten!). An anderen Stellen war dies Epithel flach und abgeplattet.

BENNET (1946) schlägt bei den Kraniopharyngeomen eine histologische Dreiteilung vor in: 1. Plattenepithelcysten, 2. Adamantinome und 3. RATHKEsche Taschencysten. Seine Bilder 90 und 91 machen die Unterschiede zwischen seinen Typen nicht recht klar, sie sind doch wohl vorwiegend regressiv bedingt.

Geschwulstzellen — Wachstumsgeschwindigkeit — Infiltriertes Gewebe. Die äußere Schicht der Epithelbänder besteht aus einer Lage eines hohen zylindrischen, stark färbbaren Säulenepithels mit ovalen recht kleinen Kernen (Abb. 372a, b). Die darunter liegenden lockeren Schichten mit mosaikartiger Lagerung sind polyedrische Plattenepithelien mit zentralem Kern. Weitere Zellformen entstehen durch regressive Veränderungen. Das Wachstum des Blastoms scheint sehr langsam, Mitosen sind niemals gefunden worden. Ein schneller Zerfall der Einzelzellen kommt ebensowenig vor (man sieht keine frischen Zelltrümmer — Karyorhexis!) wie ein ausgedehnter akuter Gewebsuntergang in Form der Nekrose.

Eine eigentliche Zwischenzellsubstanz gibt es nicht, die Zellen hängen vielmehr als echte Plattenepithelien durch feine Verzahnung miteinander zusammen. Regressive Lockerung läßt gelegentlich an „Stachelzellen" denken.

Gefäße — Stroma. Die Stromaanteile bestehen gewöhnlich aus einem lockeren, nicht sehr zellreichen Bindegewebe mit Gefäßen, die am Rande des Gewächses zahlreicher sind. Häufig ist das Gewebe mit Infiltraten kleiner Rundzellen durchsetzt. Ein mehrfach erwähntes „gliöses" Stroma [z. B. STRADA (1911, Abb. 1), HUSTEN (1923), CRITCHLEY und IRONSIDE (1926), KANKELEIT (1917)] *kann* gar nicht vorhanden sein, einzig in der Randzone der Geschwulst mag zwischen den vordringenden Epithelzapfen ein gliöses Gewebe liegen. Das Stroma kann erheblich regressiv verändert werden (s. unten).

Regressive Vorgänge. Rückläufige Vorgänge sind bei den Kraniopharyngeomen sehr häufig und befallen gleichermaßen Epithel und Bindegewebe; doch ist der Zelluntergang langsam, Nekrosen kommen nicht vor, die Untergangsform ist die Nekrobiose.

Hyalinisierung spielt keine wesentliche Rolle. *Verfettung* kommt vor als feinstaubige Fettinfiltration der Epithelien und als Endergebnis von Abräumprozessen in Form von Fettkörnchenzellen innerhalb der Cystenflüssigkeit bzw. im Stroma. Das Epithel hat als seine typische Untergangsform nur eine „unechte" Verhornung (Keratoid), deren Produkte daher auch nicht die typische Hornreaktion (positiv bei Gramfärbung mit nachfolgender HCL-Differenzierung) geben (CHRISTELLER). Es fehlen daher auch Vorstufen mit Einlagerung von Keratohyalinkörnchen in die Epithelien wie beim Epidermoid.

[Anders lautende Angaben von STRADA (1911, Abb. 6) beruhen wohl auf einem Irrtum, die Abbildung ist nicht überzeugend]. Auch BAILEY gibt (1932) an, er habe bei den primären Plattenzellepitheliomen Keratohyalinkörner und echte Hornreaktionen gesehen. In unserer Sammlung sind derartige Tumoren nicht vorgekommen, Keratohyalin fehlte vielmehr und es trat nur ein Keratoid auf.

Ein weitgehend „verhorntes" und cystisch umgewandeltes Kraniopharyngeom soll die Abb. 4 von PUECH, BISSERY und BRUN (1934) zeigen. Auch hier handelt es sich nicht um echtes Horn.

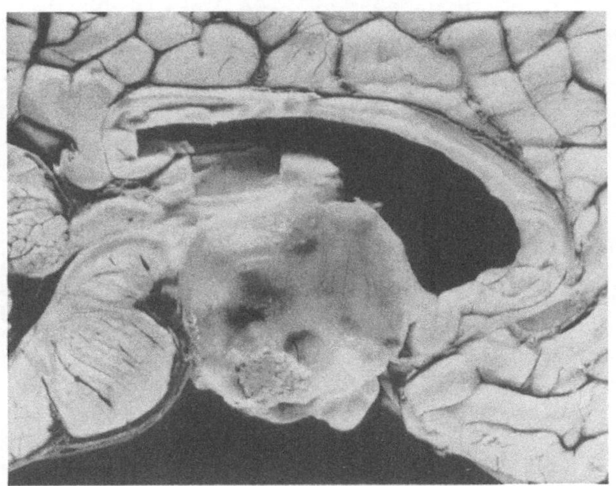

Abb. 371. Riesiges cystisches Kraniopharyngeom, bei dem nur am Boden ein kirschkerngroßer solider Geschwulstteil übriggeblieben war. Hydrocephalus occlusus (Fall 1123).

Die Degenerationsbilder der Epithelien zeigen in diesen regressiven Partien neben gut erhaltenen Teilen unvermittelt Zapfen von 3—4 oder mehr bis 15 und 20 zusammengepreßten Zellen, die zunächst schlecht färbbar und gequollen erscheinen (Abb. 372d, 374a, b), wobei die Zellgrenzen deutlich werden, dies besonders bei Abblenden des Mikroskopes. Die Färbbarkeit nimmt weiter bei Fortschreiten des Prozesses ab, die Quellung zu, so daß man schließlich nur noch bei abgeblendetem Licht die Zellumrisse unterscheiden kann und die Kerne als Vacuolen aufleuchten sieht. Außer diesen umschriebenen Strukturen — Schichtungszapfen, die vielfach fälschlich als „Hornperlen" bezeichnet wurden — kann der gleiche Prozeß im Stratum intermedium diffus auftreten, wobei die Zellen gelockert erscheinen und in ihrer Außenform oft geschwänzten Epithelien gleichen. Diese „keratoiden" Partien neigen zur Kalkinkrustation und dies bildet wohl die häufigste Grundlage der Verkalkung. Wenn auch in den sog. „Hornperlen" die Einlagerung der Kalksalze oft Kalkperlen von Kugelform entstehen läßt, so sind sie doch niemals so gleichmäßig gebaut wie die Psammomkörner, die aus den Schichtungskugeln der Meningeome entstehen. Häufiger ist übrigens die Einlagerung amorpher Kalkmassen und Schollen. Gelegentlich können Kraniopharyngeome auch verknöchern [SEFZIK (1930), MEYER (1925), Abb. 29 bei ERDHEIM (1926)].

Verflüssigung. Eine hydropische Quellung bis zur völligen Verflüssigung mit Cystenbildung finden wir sowohl im Epithel wie im Stroma. Im Epithel beginnt es im Stratum intermedium, führt zu einer Lockerung der Mosaikstruktur (Abb. 373a, b) durch Verquellung der Epithelien mit einer gewissen Abrundung. [Leider hat z. B. BERBLINGER (1932), Handbuch der inneren Sekretion, Abb. 37] diese regressiven Zellen mit denen

der „Schmelzpulpa" verglichen.] Die sich bildenden Flüssigkeitstropfen werden vom
Zellplasma umspannt, das sich bei der Fixierung zu wenigen Plasmabrücken verdichtet,

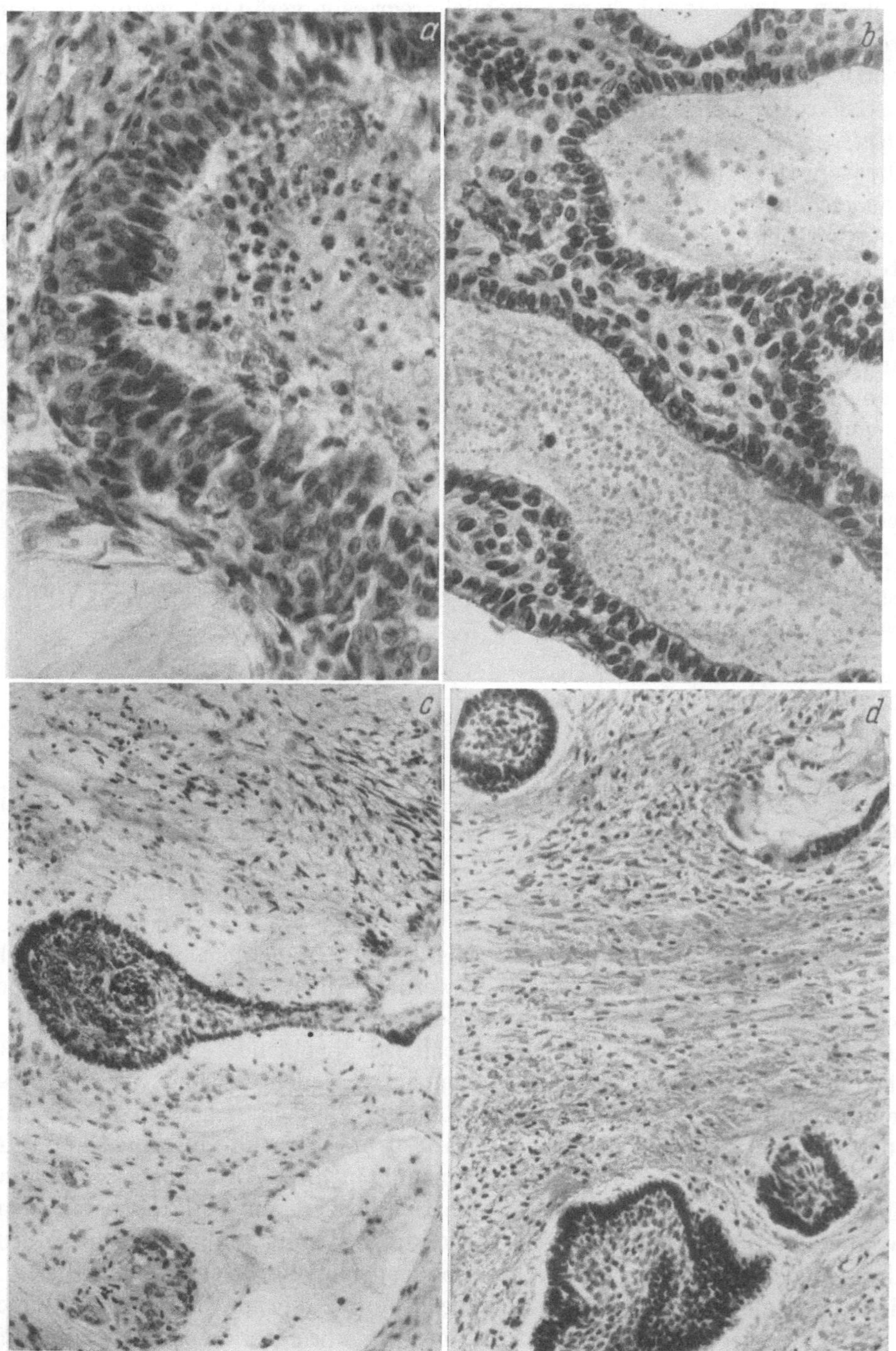

Abb. 372a—d.

a Im Stroma liegen hier zahlreiche Leukocyten. (Vergr. 272fach, HE-Färbung, Fall 3176.)

b In den Epithelbändern entstanden große Cysten. Das Randepithel hat sich wieder säulenförmig umgebildet.
(Vergr. 272fach, HE-Färbung, Fall 5557.)

c u. d Wachstum eines Kraniopharyngeoms in der Randzone mit einzelnen Zapfen gegen das Hirn, die teils
längs, teils quer getroffen sind. Ein Zapfen ist keratoid verändert. Desintegration und Gliose
des benachbarten Hirngewebes. (Vergr. 136fach, HE-Färbung, Fall c 4111, d 5837.)

so daß ein syncytiales Netz von *sternförmigen*, den Kern umgebenden Fortsätzen entsteht, das einem primären Mesenchym oder einem „gallertigen Bindegewebe" ähnlich

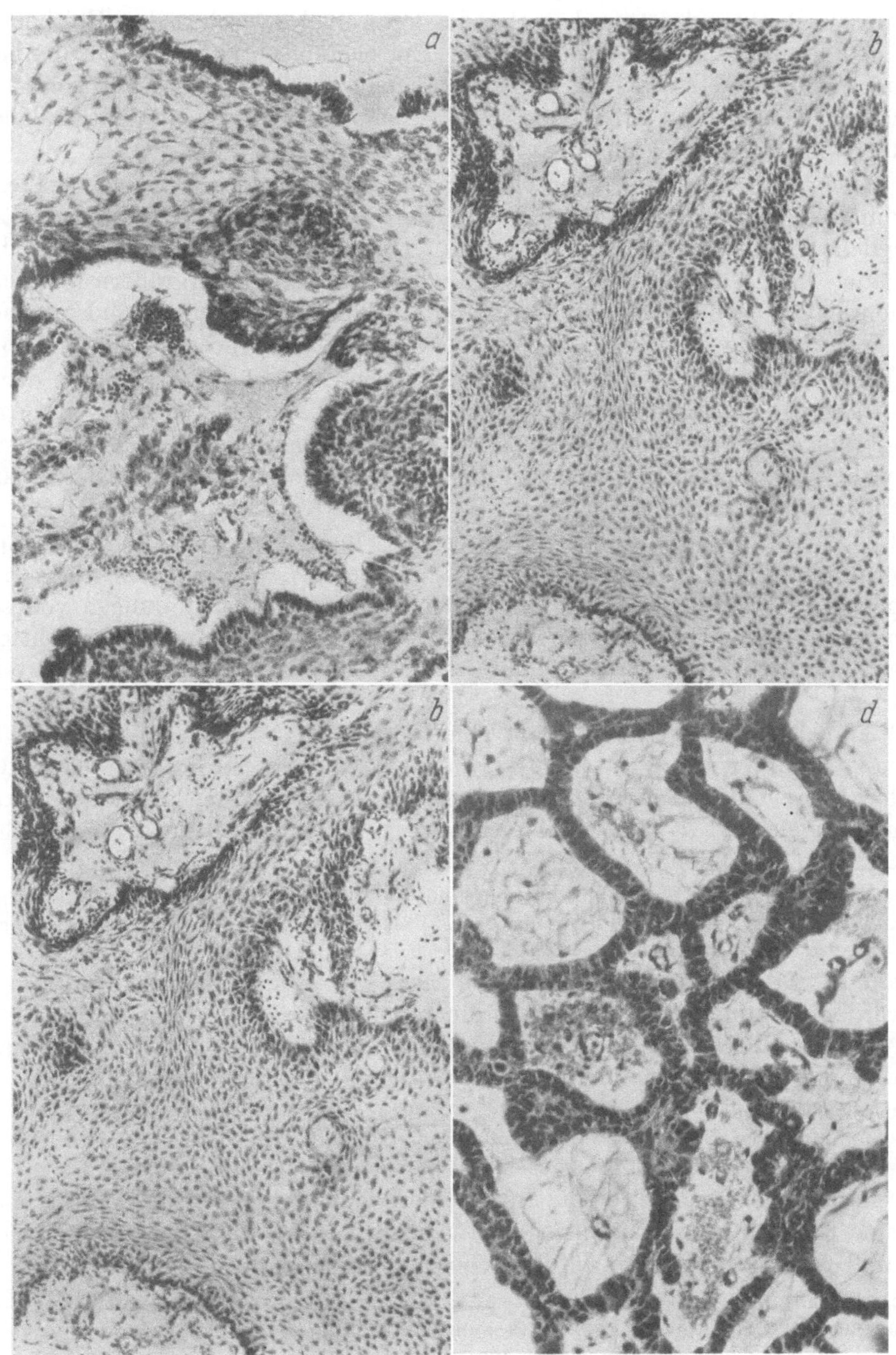

Abb. 373a—d.

a Verflüssigung im Zentrum der Epithelbänder. Es entstehen „Stachel"-Zellen. Die Randepithelien sind
deutlich säulenförmig. (Vergr. 112fach, HE-Färbung, Fall 465.)
b Die zentrale Umwandlung zu „Stachel"-Zellen ist hier besonders deutlich zu erkennen. Das Stroma ist
schon recht erheblich vermehrt und verschleimt, einzelne Capillaren aber noch abgesetzt sichtbar. Im Stroma
liegen Rundzellen und Makrophagen. (Vergr. 84fach, Kresylviolettfärbung, Fall 1052.)
c u. d Erhebliche Verflüssigung in den Epithelbändern. Es entstehen ganze Cystensysteme.
c Vergr. 272fach, HE-Färbung, Fall 6055. d Vergr. 136fach, HE-Färbung, Fall 6055.

ist. Es ist durch Metachromasie deutlich vom gut erhaltenen Gewebe unterschieden. (Schicht der „Stachelzellen"). Diese Vorgänge wurden bereits von Strada (1911) sehr gut beschrieben (seine Abb. 3).

Bei der Lockerung des Gewebsverbandes kann auch zwischen den Epithelien Ödem liegen. Die hydropische Umwandlung der Epithelien schreitet bis zur völligen Verflüssigung mit Cystenbildung fort, wobei die Schicht der Säulenepithelien zuletzt befallen wird und infolge der guten Ernährung sich am längsten hält. So entstehen kleine Cysten mit Säulenepithelwänden (Abb. 373c, d).

Der gleiche Vorgang kann aber auch das *Bindegewebe* des Stromas befallen, wobei dieses zunächst quillt, immer flüssigkeitsreicher wird (Abb. 373b) und schließlich die ursprüngliche Färbbarkeit der Zellen verliert. Dann tritt eine allgemeine Metachromasie ein, bis auch hier kleine Cysten entstehen, die sich ständig vergrößern und schließlich zusammenfließen, wobei sich große Hohlräume bilden. Am widerstandsfähigsten sind bei der Verflüssigung des Bindegewebes die Gefäße, die lange sichtbar bleiben.

Die Entstehung einer Cyste läßt sich noch einige Zeit aus dem Verhalten der Schicht der Säulenepithelien klären [Strada (1911)]. Liegt diese mit der scharfen Begrenzung der Membrana propria zur Cyste, so ist es eine bindegewebige, ist der Übergang zum Säulenepithel weniger scharf und liegen noch epitheloide Zellen am Rande, so ist es eine solche epithelialer Herkunft.

Die Cysten selbst sind mit einer eiweißreichen Flüssigkeit erfüllt, in die die Epithelien abschilfern können und wo in den Randzonen fettbeladene Abräumzellen liegen. Außerdem liegen am Rande in der Cystenflüssigkeit oft dichte Ansammlungen von segmentkernigen Leukocyten und Rundzellen. Am Cystenrand, der von mehrschichtigen Epithelien gebildet wird, springen nach innen solide Epithelzapfen oder gar papilläre Epithelknospen vor.

Als Wand der großen Cysten bleibt eine Schicht aus mehreren Lagen von Plattenepithelien stehen [Wittermann (1936)], von denen die dem Stroma nahe liegenden noch Säulencharakter haben können. Sie zeigen immer in kurzen Abständen keratoide Schichtungskugeln und Zapfen, manchmal auch kleine papilläre Vorsprünge. Blutungen kommen in den Kraniopharyngeomen wohl nicht vor.

Ein derartiges cystisches Kraniopharyngeom stellt auch der von v. Lehoczky (1929) abgebildete (Abb. 1 und 15/16) Fall eines „Epidermoids" dar. Deshalb ist auch das Fehlen einer Hornbildung nicht so seltsam, die v. Lehoczky vermutet.

Varianten. In einzelnen Fällen ist Knochenbildung in Kraniopharyngeomen beobachtet worden [Berblinger (1932), Handbuch der inneren Sekretion, Abb. 57, Erdheim (1926), Abb. 29], Critchley und Ironside (1926), Meyer (1925, Abb. 7)]. Grotesk war die Ausdehnung und Knochenbildung in einem Fall von Sefzik (1930).

Bei dieser 26jährigen Frau mit 14jähriger Krankengeschichte lag ein riesiger 103 g schwerer, $104 \times 57 \times 35$ mm großer Tumor an Sella und vorderer Schädelgrube, wo er den rechten Frontallappen fast ganz verdrängt hatte. Er war steinhart und total verknöchert.

Mehrere der eigenen Fälle, besonders auch ein hochgradig cystischer, nicht operierter, zeigten eine ziemlich erhebliche diffuse Infiltration mit segmentkernigen Leukocyten im Epithel und Stroma (Reaktion auf Fettsäuren und Cholesterin s. S. 550).

McLean (1930) hat sehr eindrucksvoll (Abb. 11 und 12) ein Einreißen der Cystenwand von Kraniopharyngeomen beschrieben, wobei es zum Mikroprolaps von Hirngewebe in diese Cysten kommen soll. Wir haben derartige Bilder nie gesehen.

Dobos und Mitarbeiter (1953) beschrieben einen Tumor im 3. Ventrikel bei einem 53jährigen, der offensichtlich ein Kraniopharyngeom gewesen war, ohne aber Beziehungen zum Hypophysenstiel zu haben.

Bei Lindenberg (1951) handelte es sich wahrscheinlich um ein den Kraniopharyngeomen nahestehendes, papilläres Epitheliom, das sich vorwiegend in den 3. Ventrikel ausgebreitet hatte.

Metastasen und Rezidive. Metastasierung dieser — biologisch gutartigen — Tumoren gibt es wohl nicht. Die im Schrifttum erwähnten wenigen Fälle überzeugen mich nicht als Tumoren vom Hypophysengang! [s. auch Kraus (1926)]. Rezidive hat man nach unvollständiger Entfernung (s. S. 519) zu erwarten, bei totaler Entfernung der supra-sellären Tumoren kann man Heilung annehmen. Eine maligne Entartung wird von ERDHEIM (1926) beschrieben, muß aber eine besondere Rarität gewesen sein.

Die Frage der „Bösartigkeit" bzw. malignen Entartung muß hier noch angeschnitten werden. Heute stimmen die meisten Untersucher überein, daß nach klinischem Verlauf, aber auch nach dem histologischen Verhalten die Kraniopharyngeome als gutartige Tumoren anzusprechen sind. Wenn einmal einzelne Plattenepithelnester von der Geschwulst entfernt im Hirngewebe angetroffen werden, so sind das mechanisch vorgeschobene Zapfen, deren Zusammenhang mit dem Haupttumor auf anderen Schnitten nachweisbar ist (Abb. 372c, d).

Sicher krebsige Kraniopharyngeome haben wir weder gesehen, noch uns aus dem Schrifttum von ihrem sicheren Vorkommen überzeugen können. Unter den nasopharyngealen Tumoren könnten auch — wie BAILEY (1932) glaubt — primäre Carcinome des Hypophysenganges sein. Diese Frage bedarf aber noch der Nachuntersuchung. [Einen derartigen Fall mit angeblichem Einwachsen in den Opticus will ERDHEIM (1926) gesehen haben.]

Die spärlichen Fälle des Schrifttums mit Metastasierung [s. KRAUS (1926), Handbuch der Patho-logie] sind nicht überzeugend. Die „Zerstörung" des Hirngewebes — durch Druck! — bereits als Zeichen von Malignität anzusehen, sind wir nicht berechtigt. Daran sind die eigenartigen Verhältnisse der Schädelinnenhöhle schuld (s. Hirndruck). Es scheint daher nicht angebracht, wie BERBLINGER (1932) [Handbuch der inneren Sekretion, Abb. 35] „vom Typus des soliden Plattenepithelcarcinoms" zu sprechen, da die histologischen Anzeichen für ein echtes Carcinom fehlen.

Differentialdiagnose. Die makroskopische Differentialdiagnose muß zunächst die Mög-lichkeit eines chromophoben Adenoms berücksichtigen, insbesondere wenn höheres Alter und mangelhafte Verkalkung daran denken lassen. Histologisch gelingt die Trennung immer. Leichter wird man die Kraniopharyngeome von den Meningeomen des Tuberculum sellae und den Dermoiden unterscheiden, die (dicklich-schmierige!) cholesterinhaltige Massen mit Haaren(!) zu enthalten pflegen. Weiter von den Teratomen und Teratoiden: Diese letzten liegen oft mehr seitlich oder in der Mittellinie (s. aber eigener Fall, Abb. 399). Außerdem muß man die Epidermoide unterscheiden, die perlmutterartige geschichtete Massen bei nur dünnster Außenkapsel enthalten; schließlich können die Kraniopharyngeome auch einmal einem cystischen Spongioblastom des Opticus ähneln, bei dem dann nur die Untersuchung des kleinen Wandtumors die Unterscheidung möglich macht (Abb. 371, 58).

In diesem eigenen Fall (Abb. 371) ergab sich diese Diagnose zu unserem Erstaunen, obwohl makroskopisch das Bild der Abb. 30 eines polaren Spongioblastoms in MCLEANS (1936) Darstellung im Handbuch der Neurochirurgie bzw. der Abb. 88 von BENNET (1946) zum Verwechseln ähnlich sah.

Die großen Chordome sind durch Konsistenz und „glasige" Färbung meist als solche zu erkennen und im ganzen selten. Über die „Medulloepitheliome" ist an anderer Stelle genügend gesagt (s. S. 19). Aneurysmen können im allgemeinen kaum mit den Kranio-pharyngeomen verwechselt werden (s. aber Abb. 411).

Histologisch sind die primär kraniopharyngealen Cysten von den sekundär cystischen Kraniopharyngeomen durch die Einzeiligkeit des Epithels sicher zu unterscheiden.

Ich möchte hier z. B. auf den Fall 3771 hinweisen, wo bei einem vorzugsweise cystischen Kranio-pharyngeom im 3. Ventrikel über weite Strecken ein einzeiliges Epithel bestand, auf dem sich aller-dings immer wieder einzelne solide Epithelknospen erhoben, die eine Erkennung ermöglichten.

Eine Unterscheidung der ersten von den Kolloidcysten des 3. Ventrikels ist wegen der Lage leicht möglich, die der zweiten histologisch aus den erwähnten Gründen — Mehr-zeiligkeit, Plattenepithelien! — leicht zu führen. Auch Papillome des Plexus des 3. Ven-trikels sind wegen ihres meist papillomatösen Baues und der Einzeiligkeit der Epithelien gut abzugrenzen.

Schwierigkeiten kann allein die Trennung echter Epidermoide der Chiasmagegend von sekundär cystischen Kraniopharyngeomen machen. Abgesehen davon, daß die letzten eine kolloide Flüssigkeit enthalten, die ersten meist weißliche Cholesterinmassen, ist bei den Epidermoiden histologisch die deutliche Dreischichtung und das Auftreten von Zellen mit echter Hornreaktion im Stratum corneum und mit Keratohyalinkörnchen im Stratum granulosum ausschlaggebend. Außerdem liegen in den cystischen Kranio-

pharyngeomen in der mehrschichtigen Cystenwand doch immer einzelne keratoide
Schichtungskugeln oder Zapfen, die wieder im papillären Epidermoid nicht vorkommen.

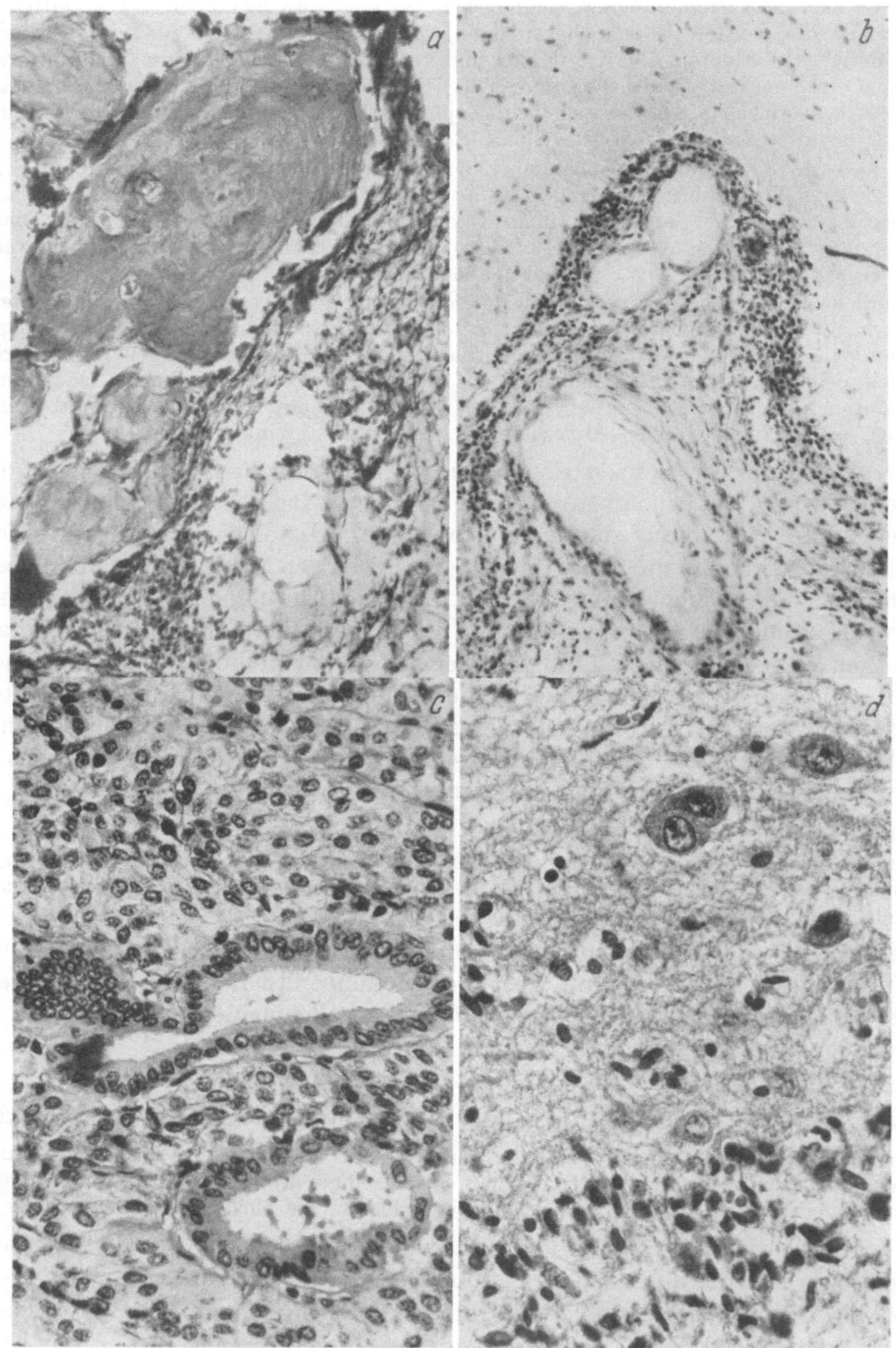

Abb. 374a—d.

a Die Randzone eines Kraniopharyngeoms ist durch keratoide Umwandlung völlig amorph. (Vergr. 136fach,
HE-Färbung, Fall 5590.)
b Die Grenze des Kraniopharyngeoms gegen das Hirn besteht hier aus einem rundzellig infiltrierten Bindegewebe. Vom Tumor sieht man nur drei völlig verquollene Zapfen (Vergr. 124fach, HE-Färbung, Fall E 1585.)
c Epithelcysten in einem chromophoben Hypophysenadenom. (Vergr. 272fach, HE-Färbung, Fall 6056.)
d Infiltrierendes Vordringen eines chromophoben Adenoms gegen die Hirnbasis. (Vergr. 272fach, HE-Färbung,
Fall 1000.)

Die größten Schwierigkeiten entstehen für die Diagnose eines Kraniopharyngeoms dann, wenn zur Untersuchung nur völlig degenerierte Teile amorpher Struktur eingesandt werden (s. Abb. 374a). Dann können nur noch Partien keratoider Epithelien im abgeblendeten Licht die Erkennung ermöglichen bzw. die Diagnose nahelegen.

Beziehungen zum Krankheitsablauf. Das langsame Wachstum der Kraniopharyngeome bedingt die langjährigen Krankengeschichten, die langsame Verformung des Gehirns, das verhältnismäßig späte Auftreten von Hirndruck (verglichen mit der primären Wirkung auf den Opticus und das Hypophysen-Zwischenhirn-System). Ob das Wachstum bei Geschwulstträgern jenseits des Jugendalters wirklich langsamer ist, wie im Schrifttum behauptet wird, läßt sich noch nicht übersehen. Im Vordergrund des Krankheitsbildes stehen meist die endokrinen (Wachstums- und Genital-) Störungen, die durch Beeinträchtigung der Hypophyse und des Zwischenhirnsystems entstehen. Doch sind die Beziehungen nicht so häufig, wie das makroskopische Bild glauben läßt. WITTERMANN (1936) berichtet vielmehr, daß die Störungen im ganzen geringer waren als erwartet. Sein Fall 1 hat trotz schwerster Zerstörung der vegetativen Zentren keine entsprechenden Symptome gehabt, andererseits findet man schwerste Störungen in Fällen, bei denen sich später die vegetativen Zellen als erhalten erweisen. MÜLLER und WOHLFART (1950) weisen daher darauf hin, daß von ihren Patienten mit Kraniopharyngeomen keiner wegen seines endokrinen Syndroms in die Klinik kam, sondern alle erst bei Einsetzen des Hirndruckes bzw. der ersten Sehstörungen.

Im Röntgenbild sind die Veränderungen des Kraniopharyngeoms bei positivem Ausfall beweisend. Fleckförmige Verkalkung der Geschwulst soll röntgenologisch bei etwa 85% der Fälle vorkommen [McKENZIE und SOSMAN (1924)]. Doch dürfte die Zahl nach unseren Erfahrungen zu hoch beziffert sein. Dazu kommen noch die ebenfalls sehr spezifischen Sellaveränderungen durch Arrosion beim Tumorwachstum, natürlich nur bei den intrasellären Formen. Die für den Operateur so unangenehme Verhaftung der Geschwulst mit den umgebenden Strukturen ist wohl durch die chronische Entzündung zu erklären, die möglicherweise die Folge des Reizes der cholesterinhaltigen Cystenflüssigkeit ist. Die Liquor-Wa.R. soll — ähnlich wie bei Epidermoiden — durch Cholesteringehalt positiv werden können [McLEAN (1936)].

Prognose und Operabilität. Die heikle Beziehung der Mehrzahl der Kraniopharyngeome zum Chiasma und den Gefäßen oder gar die Lage im 3. Ventrikel, die starke Verhaftung der Tumorkapsel mit der Umgebung und die anscheinend starke Reizwirkung der Cystenflüssigkeit im Falle des Einreißens der Cystenwand beeinflussen die Operationsaussichten der Patienten mit Kraniopharyngeomen, es sei denn, es handle sich um rein suprasselläre Tumoren.

Bei FRAZIER und ALPERS (1931) lebten 3 Patienten noch 5, 9 und 13 Jahre nach der Operation, bei MÜLLER und WOHLFART (1950) gab es Überlebensdauern von 5—16 Jahren. Sie fassen ihr Urteil so zusammen, daß sie bei 15% mit einer Heilung, bei weiteren 15% mit einer guten Prognose rechnen. Bei TÖNNIS, OBERDISSE, WEBER (1952) waren 49% der Patienten mit chromophilen und 43,75% mit chromophoben Adenomen nach der Operation voll arbeitsfähig.

20. Hypophysenadenome (eosinophile, basophile, chromophobe).
Primäre Hirncarcinome (?).

(Synonyme: Hypophysenkrebs, Struma der Hypophyse).

Geschichtliches — Definition — Stellung im System der Hirngeschwülste. CUSHING (1935, S. 62) sagt an einer Stelle über die Hypophysenadenome, sie seien „vor 30 Jahren praktisch vollkommen unbekannt" gewesen... In der Tat ist es auffällig, daß im älteren Schrifttum, in dem über manche Geschwulstgruppen so ausführlich berichtet wurde, von den Hypophysenadenomen kaum Notiz genommen wurde, obwohl sie nach den heutigen Feststellungen rund 8% aller intrakraniellen Tumoren ausmachen und die eine Gruppe so auffällige klinische Veränderungen im Äußeren bewirkt, die andere die Sexualfunktion so sehr beeinträchtigt. Drei Fälle von „Hypophysenkrebs" werden zwar in dem Bericht von Bressler im Jahre 1839 erwähnt. Doch beginnt das Studium dieser Geschwulstgruppe eigentlich erst mit der Entdeckung Pierre Maries (1886) über die Zuordnung des Krankheitsbildes der Akromegalie zu den eosinophilen Adenomen.

Das rege Interesse an den endokrinen Erkrankungen im beginnenden 20. Jahrhundert änderte diese Sachlage schnell und gründlich. Den umfassenden Forschungen von Erdheim (1903, 1910, 1926), Benda (1900, 1932), Kraus (1910, 1914, 1926), Berblinger (1932, 1936), Bailey (1925, 1932) und Romeis (1940) verdanken wir die wesentlichen Erkenntnisse über die normale und pathologische Anatomie und Pathophysiologie der Hypophyse, die durch die Mitarbeit von Klinikern wie Pierre Marie (1886), Falta (1917), Fröhlich (1901), Simmonds (1914), Biedl (1922) schnell erweitert wurde. Auch die aufstrebende Neurochirurgie schenkte frühzeitig diesen Krankheitsbildern Interesse und Schloffer (1906), Hirsch (1911), V. Horsley (1906), Cushing (1912) und Fedor Krause (1908) fanden Zugangswege für die Freilegung und konnten bald über erste erfolgreiche Operationen auch an der Chiasmagegend berichten. [Einzelheiten s. Walker (1951), S. 155ff.]

Cushing legte bereits 1912 eine umfassende Monographie über die Hypophyse und ihre Erkrankungen vor. Heute ist die Zahl der Berichte über die Anatomie, Pathologie, Klinik und Therapie der Hypophyse bereits unübersehbar geworden. Es heben sich aber noch immer die Darstellungen von Erdheim, Kraus und Berblinger (sämtlich mit ausführlichen Schrifttumsangaben) weit aus den übrigen heraus. Kraus hat übrigens fast alles beschrieben, was spätere Verfasser „neu" entdeckt haben.

Es ist schwierig, den Begriff des Adenoms von den Hamartomen in der Hypophyse zu trennen. Verstehen wir unter den Hypophysen*adenomen* nur jene blastomatösen Erkrankungen der Hypophyse, die zu einer *Kompression* der Umgebung führen, so bleiben die meisten basophilen „Adenome" nicht berücksichtigt. Andererseits gibt es in der Hypophyse auch eine herdförmige Vermehrung von einzelnen Drüsenzellarten, die nur hyperplastischen Charakter hat. Es sind dies kleine nur mit der Lupe sichtbare oder bis höchstens linsengroße Herde, die bei genauer Untersuchung recht häufig gefunden werden. Sie sind aber nicht größer als die basophilen Adenome. Erst wenn diese nur aus einer Zellart bestehenden Hyperplasien zu einer sichtbaren Kompression der Umgebung führen, wären sie als „Adenome" zu bezeichnen, obwohl sie auch dann im allgemeinen noch keine neurochirurgische Bedeutung haben. Erdheim (1926) fand in 10% der untersuchten Fälle, Kraus (1926) unter 300 Fällen 25mal derartige Zellansammlungen, Costello (1953) in 25% bei Durchmusterung von etwa 1000 Hypophysen.

Wir unterteilen die normalen Hypophysenzellen nach ihrer Färbbarkeit in solche, deren Zelleib sich gut anfärbt [chromo*phile*, nicht zu verwechseln mit „chromaffine"! (Paterson (1948), Erdheim (1914)] und solche, deren Cytoplasma kaum anfärbbar ist (chromophobe oder Hauptzellen, γ-Zellen). Die chromophilen wieder werden nach der Affinität zu sauren (eosino- oder acidophile oder α-Zellen) oder basischen (basophile oder β-Zellen) Farbstoffen unterschieden. Daneben gibt es eine Reihe von weniger häufigen Zellen (δ-Zellen). Entsprechend gibt es drei verschiedene Arten von Adenomen, die durch „Übergangsformen" zwischen dem eosinophilen und dem chromophoben Typ verbunden sind. Durch eine etwas abartige Architektur hebt sich ein weiterer Typ aus den chromophoben Adenomen heraus: das papilläre oder sog. „fetale" Adenom.

Damit unterscheiden wir das eosino- und basophile Adenom, das chromophobe oder Hauptzellenadenom und als Unterform von diesem das papilläre oder fetale Adenom.

Die Existenz eines eigenen Schwangerschaftszellen-Adenoms [Erdheim (1926), Kraus (1926)] ist bisher — zumindest am neurochirurgischen Gut — nicht überzeugend nachgewiesen. Während es „Übergangsformen" [„gemischtzellige" Adenome von Kraus, „Übergangsadenome" bzw. transitional adenomas und mixed types von Bailey (1932), Mischtypen von Tönnis, Müller und Brilmayer (1953)] zwischen eosinophilen und chromophoben Adenomen mit „fugitiven Akromegalien" gibt, scheinen Mischungen zwischen eosinophilen und basophilen Typen nicht vorzukommen. Penfield (1932) und

HENDERSON (1939) trennen von diesen Adenomen noch Hypophysencarcinome (pituitary carcinomas) ab.

Einzelne kleine Choristome im Hinterlappen wurden von PRIESEL (1922), KRAUS (1926), ROZYNEK (1942) und von SIMONDS und BRANDES (1925) beschrieben [s. auch BAILEY (1932), Abb. 1 und 2].

PRIESEL beschrieb diese Zellansammlungen in der Neurohypophyse bei 20 Fällen. Diese Befunde wurden von zahlreichen Autoren bestätigt und zum Schluß von SHANKLIN (1953) gesammelt, der auch den Namen „Tumorette" dafür vorschlug. Ein ähnlicher Befund wurde kürzlich von LÜTHY und KLINGLER (1951) beschrieben.

Jedenfalls müssen auch die sog. „Gliome des Hinterlappens" noch genau studiert werden. Der Fall von ROZYNEK (1942) ist wenig schlüssig, da es sich nur um eine Ansammlung einiger basophiler Zellen am Rande eines bindegewebigen Herdes handelt. Über andersartige zum Teil sekundär in den Hinterlappen eindringende Geschwülste berichtet CASPER (1933). Wieweit die beiden beschriebenen Gruppen identisch sind, bedarf noch der Aufklärung. Mir fehlen auf diesem Gebiet eigene Erfahrungen. HAMPERL (1936) glaubte, daß die von PRIESEL (1922) beschriebenen Zellansammlungen bzw. geschwulstartigen Wucherungen der Neurohypophyse aus Onkocyten bestehen. FEYRTER (1948) weist darauf hin, daß gewisse neurogene Gewächse des Magen-Darmschlauches diesen granulären Geschwülsten der Neurohypophyse ähneln.

Die Hypophysenadenome sind die einzigen echten Adenome in der Schädelhöhle und gehören im System der intrakraniellen Geschwülste zu den epithelialen Tumoren.

BAILEY (1932) wies schon darauf hin, daß im Schrifttum eine Reihe von Tumoren von der Hypophyse abgeleitet wurden, die in Wirklichkeit von benachbarten Teilen (Hypophysenstiel, Leptomeninx) ausgegangen seien. Es gibt auch Kombinationen von Hypophysenadenomen mit anderen Hirngeschwülsten. So haben WISE und Mitarbeiter (1953) 2 Patienten mit Oligodendrogliomen kombiniert mit Hypophysenadenomen beschrieben, COURVILLE (1932) den Fall eines Glioblastoms und Adenoms. Über die Kombination eines Acusticusneurinoms und eines eosinophilen Adenoms berichteten BAUDOUIN und PUECH (1934). Wir sahen die Kombination eines chromophoben Adenoms und eines Meningeoms von F 3 (s. S. 62). Bei einem mir freundlicherweise von Herrn Prof. FRAUCHIGER, Bern, übersandten Hypophysenadenom bei einer Hündin (s. Abb. 6 c, d) bestand die folgende Krankengeschichte: 15jährige Foxterrierhündin, die nach einer Verschüttung bei Bombenangriff das Bild der „Schreckneurose" zeigte. Dann folgten endokrine Störungen: Abnormer Fettansatz, unregelmäßige Brunst, apathisch, temperamentlos, ließ sich nie decken, bösartig, Polydipsie bei Oligurie. Gegen Lebensende: Desorientiert, blöde, Manegebewegungen nach links, affektlos. Allgemeinsektion: Fettes, muskelschwaches Tier. Uterus juvenil, Ovarien sehr klein, ohne Follikel oder Gelbkörperresiduen. Einige kleine Mammatumoren. Die Hypophyse ist vergrößert (Haselnuß), ist mehrhöckerig, gelbrötlich und von einer dünnen, gefäßreichen Kapsel umgeben. Gegen das nicht genau zu erkennende Infundibulum ist sie schwärzlich hämorrhagisch und brüchig. An der Zwischenhirnbasis das gleiche Gewebe. Diese Neubildung geht keilförmig bis in den 3. Ventrikel.

SCHLUMBERGER (1954) berichtete über die Untersuchung von 50 Hypophysenadenomen beim Papagei. Adenome finden sich auch bei Pferd, Hund, Kuh, Hirsch, Büffel, Affe und Maus (zit. SCHLUMBERGER).

DICKIE und WOOLLEY (1949) berichten über die Entstehung von Nebennierenrindentumoren (vom 6.—13. Monat ab) und kleinen basophilen Adenomen (?) [vom 14. Monat ab] bei Mäusen, die 1—3 Tage nach der Geburt kastriert wurden.

Neben den zahlreichen Einzelarbeiten über die Pathologie der Hypophysenadenome wäre besonders auf die bereits erwähnte Monographie von CUSHING (1912), auf die zusammenfassende Arbeit ERDHEIMS (1926) in den „Ergebnissen" und auf die Bearbeitungen von KRAUS (1926) und BERBLINGRE (1932), von BAILEY (1932) und ROMEIS (1940) in den großen Handbüchern zu verweisen.

Häufigkeit. Während Miniaturformen der Adenome bei etwa 10 % der Menschen vorkommen sollen, sind „raumbeengende" Adenome weit seltener. Sie bildeten in CUSHINGs (1935) Gut — wo sie aus bestimmten Gründen außergewöhnlich häufig waren — zwar 17,8 % der intrakraniellen Tumoren, in OLIVECRONAs s. BAKAY (1950) [292 Fälle] nur 8,9 %, im eigenen — wo sie etwa dem Durchschnitt entsprechen dürften — sogar nur 7,0 %. Die Hypophysenadenome stellen nach McLEAN (1936) 78 % aller Tumoren der Sellagegend.

Die einzelnen Typen waren im neurochirurgischen Gut CUSHINGs von 1913—1932 bei 338 ? Fällen (1935: 360 Fälle!) folgendermaßen vertreten: 260 chromophobe, 67 acidophile, 11 Adenocarcinome; bei OLIVECRONA s. BAKAY (1950) 232 (79 %) chromophobe, 55 (15 %) eosinophile, 2 (von 292 Adenomen) waren basophil und zugleich raumbeengend; 3 Adenome sollen maligne gewesen sein.

Nach BAILEY (1932) sollen die chromophoben etwa 3mal so häufig sein wie die eosinophilen Adenome. Diese Verteilung entspricht nicht der prozentualen Häufigkeit der einzelnen *Zellarten* in der Hypophyse, die bei 37—43 % für die acidophilen, bei 7—11 % für die basophilen und 52 % für die chromophoben liegt. [Verhältnis chromophober zu eosinophiler Tumoren etwa 4:1 bei Cushing und Tönnis (1935).] Doch handelt es sich bei Cushings Krankengut nicht um eine Auslese nach der relativen Häufigkeit. *Basophile* Adenome werden in einem neurochirurgischen Gut nur in dem Ausnahmefall des raumbeengenden Wachstums, eigener Fall Nr. E 1362, Abb. 385 c, d [Busch, Schön (1935), Messimy und Mitarbeiter (1950)] angetroffen. Cushing (1932, 1933) selbst, der das Krankheitsbild des basophilen Adenoms beschrieben hat, berichtete zunächst über 14 Fälle mit histologischer Bestätigung. Es gibt auch basophile Adenome ohne klinisches Syndrom [Pardee (1937)].

Erkrankungsalter. Die Hypophysenadenome fehlen praktisch noch im Jugendalter und beginnen sich erst in den folgenden Jahrzehnten zu häufen. Der Altersgipfel des Auftretens liegt um das 40. Jahr (s. Abb. 7 m). Unser jüngster Patient war 3 Jahre, unser ältester 62 Jahre. Einen wesentlichen Unterschied in den Altersbeziehungen bei den einzelnen Typen gibt es im allgemeinen nicht. Insbesondere kommt nicht etwa das sog. „fetale" Adenom bei jüngeren Menschen vor. Peremy (1935) sah bei den akromegalen Patienten 2 Häufigkeitsgipfel: um das 21.—25. und das 41.—45. Jahr. Nur die „gemischtzelligen" Adenome [Kraus (1914)] sollen durchschnittlich um eine Dekade früher vorkommen als die übrigen. Tönnis, Müller und Brilmayer (1953) finden in der Tat für ihre „Mischtypen" eine Prädilektion im 2. und 3. Jahrzehnt.

Vorzugssitz. Die Hypophysenadenome liegen verständlicherweise ausschließlich in der Chiasmagegend. Bei den kleinen Adenomen innerhalb der Drüse läßt sich für die einzelnen Formen eine gewisse Bevorzugung im Sitz erkennen, die vielleicht auch für die Anfangsstadien der raumbeengenden gilt. Danach finden sich *chromophobe* Adenome besonders im vorderen Anteil des Hypophysenvorderlappens, in der sog. Mantelschicht, *eosinophile* häufiger zentral, bzw. in den rückwärtigen Partien. Sie haben verständlicherweise keine Kapsel, sondern gehen scharf abgesetzt oder allmählich ins gesunde Drüsengewebe über. Es wird aber unten noch genauer auf den Sitz und das Verhalten zur Umgebung eingegangen. Erdheim bildete (1909) einen Fall von Hypophysenadenom im Keilbeinkörper ab, der nur am Boden in Verbindung mit der Hypophyse stand. Leegard [zit. Kraus (1926)] soll ein Adenom des Rachendaches beschrieben haben. Die von Priesel (1922) u. a. beschriebenen kleinen „Tumoren" liegen im Hinterlappen (s. S. 521).

Geschlechtsprädilektion. Ein erheblicher Unterschied in dem Befall der beiden Geschlechter besteht bei den Hypophysenadenomen nicht, in unserem Gut hatten wir 151 Männer und 131 Frauen.

Ausgangspunkt. Die Hypophysenadenome gehen von den Zellen der Hypophyse aus. Irgendwelche dysembryogenetischen Keime — wie etwa beim Kraniopharyngeom — sind bislang noch nicht sicher beschrieben. Ob die zahlreichen kleinen Adenome [Löwenstein (1907), Kraus (1914), Erdheim (1926), Roussy-Oberling, Abb. 10 (1933): bei 10 % der Menschen — Costello: bei 25 %] die Vorstufe auch der raumbeengenden Tumoren sind, ist noch ungeklärt. Dafür spräche, daß sie bei Untersuchung von Drüsen Jugendlicher nicht gefunden wurden [Löwenstein (1907)] und sich später häufen [Costello (1936)]. Über die künstliche Erzeugung von Hypophysenadenomen s. S. 39, Zondek (1938), Cramer und Horning (1936); Burt und Mitarbeiter konnten durch J^{131} basophile Adenome bei der Maus erzeugen als Folge einer Zerstörung der Thyreoidea.

Gestalt mit bloßem Auge. Das Wachstum der Hypophysenadenome beginnt sozusagen mit einer allgemeinen Vergrößerung des Sellainhaltes, wodurch die Wände zunächst nach den Seiten gegen den Sinus cavernosus und gegen den Boden — je nach der verschiedenen Größe der Keilbeinhöhle — ausgebuchtet werden. Dann wird das Diaphragma nach oben vorgebuckelt. Jetzt kann allenfalls der erste Druck gegen das optische System — Chiasma — beginnen. So sind die ersten groben Veränderungen an der Sella festzustellen, die nach Lysholm (1941) in 90 % der Fälle vergrößert (zunächst Länge und Tiefe) bzw. in ihrem Knochenskelet verändert ist [Aufrichtung der hinteren Sellafortsätze, Atrophie, s. auch Schiefer (1954) und Tönnis und Mitarbeiter (1954)]. Aber nur in

ihren allgemeinen Tendenzen des Wachstums gleichen sich die Adenomformen. Die
eosinophilen Tumoren dehnen sich — wie man aus den Röntgenbildern und dem Fehlen

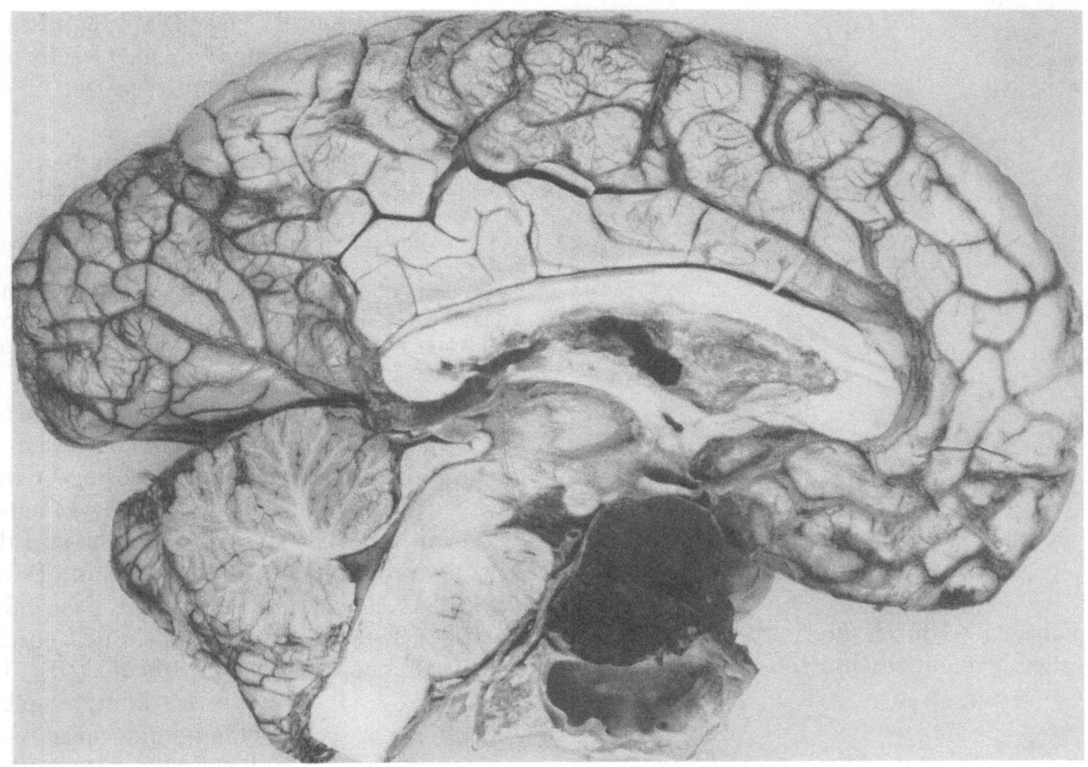

Abb. 375. Eosinophiles Adenom mit diffusen Blutungen ins Geschwulstgewebe (braunschwarze Farbe des
Tumors!). (Fall 1013.)

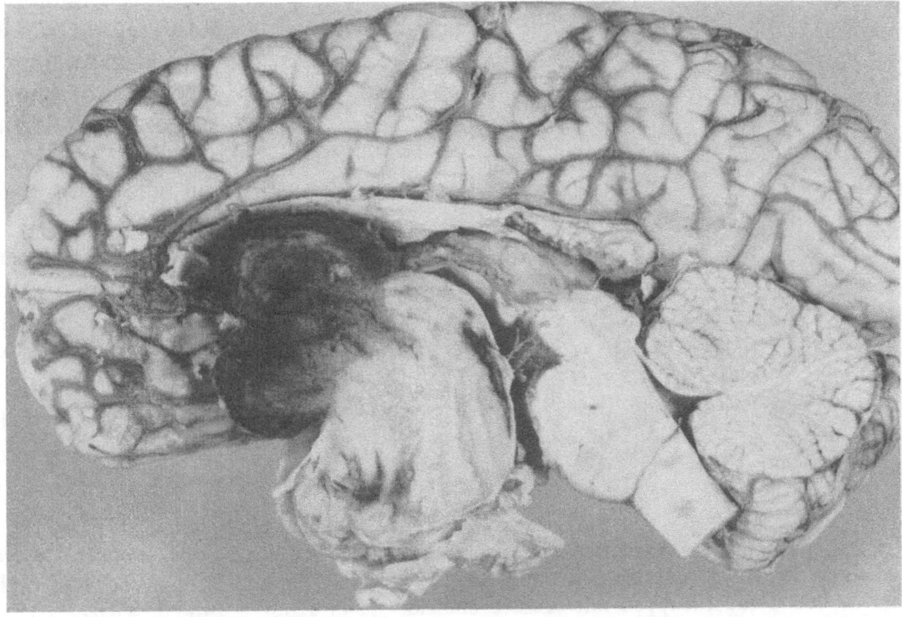

Abb. 376. Riesiges chromophobes Adenom; nach operativer Freilegung entstanden Blutungen in der Ope-
rationszone. Durch das Chiasma hat sich am Unterrand des Tumors eine deutliche Taille abgesetzt (Fall 993).

der optischen Ausfälle entnehmen kann — anscheinend zuerst vorwiegend gegen die Keilbeinhöhle hin aus. Erst später werden die hinteren Sellafortsätze hochgedrängt und

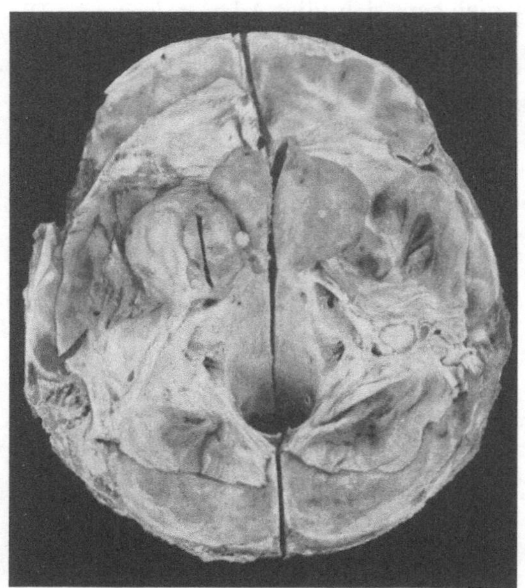

Abb. 377. Knotenförmig wachsendes chromophobes Adenom (Fall Hb 1806).

aufgerichtet und das Diaphragma nach oben ausgeweitet. Die chromophoben Formen hingegen, die wohl rascher wachsen, drängen und buckeln hierbei das Diaphragma vor und durchbrechen es oft. Die Geschwulst dringt entlang dem Hypophysenstiel in die Cisterna chiasmatis vor.

In den ersten Stadien können sich die Hypophysenadenome verschieden verhalten: es gibt Gewächse besonders chromophober Natur, die bereits das Chiasma komprimieren, ohne die Sella verändert zu haben [CUSHING (1935)], andererseits vergrößern die langsam wachsenden eosinophilen Adenome oft die Sella bis zum Höchstmaß [DOTT und BAILEY (1925), (Abb. 248)], lange bevor sie auf das Chiasma zu wirken beginnen.

Ist das Diaphragma nun einmal durchbrochen, so wachsen die Tumormassen in einem oder mehreren Knoten gegen den Boden des 3. Ventrikels vor, den sie von unten eindellen, und drücken das Chiasma und die A. commun. ant. nach vorne oben. Dabei wird das Chiasma — selten ein Fasciculus opticus — durch die Aa. cerebri ant. und die darüber liegende A. communic. ant. gepreßt oder gar eingeschnitten [s. bei TÖNNIS und OBERDISSE (1953), Abb. 10a und b]. Im Geschwulstknoten selbst aber entsteht meist eine Taille (Abb. 376). Über diese Verschiebungen der Gefäße bei den Hypophysenadenomen berichtete QUASTI (1953) an Hand von Angiogrammen. Größere Adenome [s. auch PUECH und STUHL, Juli 1934, Fig. 6] können dann die beiden Carotiden umwachsen und median mit einem Knoten gegen den orbitalen Anteil des Frontallappens vordringen (Abb. 377) oder sich bei mehr halbseitiger Ausbildung tief in die zentralen Markmassen einwühlen (Abb. 376, 377, 378). [McLEANs (1936) Abb. 8 zeigt die einzelnen Phasen des Vordringens gut.] Außer nach vorne gegen den Frontallappen

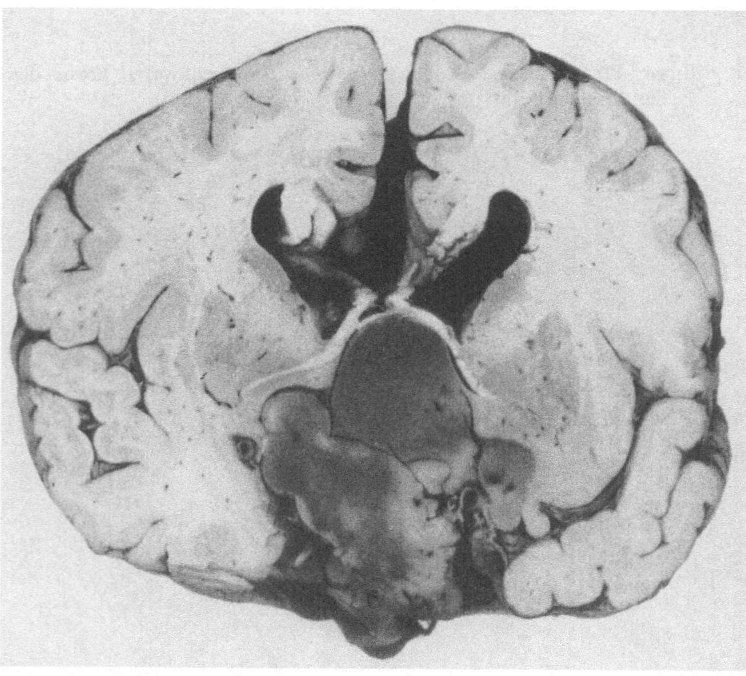

Abb. 378. Großes chromophobes Adenom der Hypophyse, das sich hauptsächlich median in Richtung auf den 3. Ventrikel entwickelt hat, aber auch beiderseits den Temporallappen mit Knoten eindellt (Fall 1292).

dringen sie auch gern gegen den Schläfenlappen (Abb. 379) vor [ROTH (1920)], in dessen Basis sie sich mit großen Massen von medial hineinschieben [VOSSKÜHLER (1940), PUECH und STUHL, November 1934, Abb. 18, S. 1852, HENDERSON (1939), Abb. 599, 622;

FOERSTER und GAGEL (1933), Abb. 11, McGOVERN und Mitarbeiter (1948)]. Hierbei dringen sie bis zum Foramen opticum in die Orbita [ROTH (1920)] und zur inneren Kapsel und dem Linsenkern vor [Abb. 379 und Abb. 62 bei CUSHING (1935)]. Median wachsende Tumoren durchbrechen gelegentlich den Boden des 3. Ventrikels und liegen dann [KRAUS (1926)] zwischen den Thalami—ähnlich wie manche Kraniopharyngeome—[STRADA (1911)],wobei Fornix und Balken angehoben werden.

Auch extracerebral in der Schädelbasis können sich die Adenome vorarbeiten, wobei sie in Siebbeinzellen und Keilbein eindringen [in den Sinus cavernosus, WEINBERGER und GRANT (1941) und JEFFERSON (1954)] (Abbildung 381, 382). Wenn das Siebbein zerstört ist, kann der Tumor bis zum Pharynx vordringen [KRAUS (1926)], der aber nicht beschädigt wird. Bei Ausbreitung nach hinten — die selten ist — wird der Clivus arrodiert und zerstört und die Massen schieben sich nach unten entlang bis zum Pons (Abb. 382).

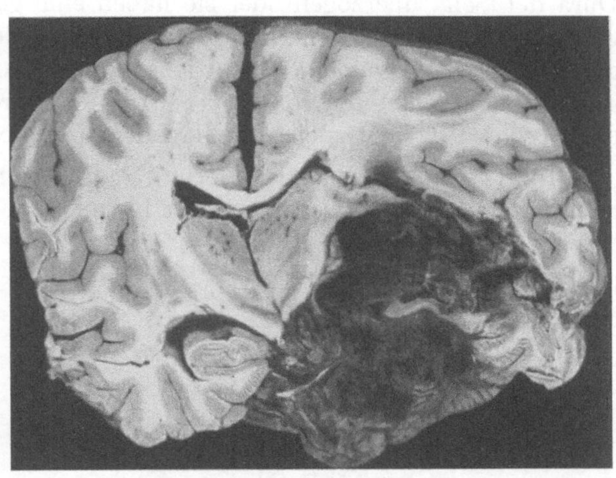

Abb. 379. Großes, nach temporal zu ausgebreitetes chromophobes Adenom mit Massenblutungen (Fall 280).

Im Falle BUDDES (1921) drang die Geschwulst sogar bis zum Foramen magnum vor, wobei sie alle Gefäße und Nerven der Basis umwuchs, ja sogar entlang der Carotis in den Canalis caroticus eingedrungen war und die Arterie komprimiert hatte. Ich bezweifle aber, daß es sich um einen primären Hypophysentumor handelte.

Das gleiche gilt auch für den Fall von FAHR (1918). ERDHEIM (1909) hat einen Fall abgebildet, in dem der Tumor vorwiegend im Keilbeinkörper unterhalb der fast normal großen Sella gewachsen war und mit der Drüse nur am Boden zusammenhing. [Ausgang von der Rachendachhypophyse (?).] Gelingt es den Tumormassen nicht gleich, das Diaphragma nach oben zu sprengen, so können sie sich nach lateral eine Öffnung suchen und zwischen Dura und Knochen an der Schädelbasis weiterschieben und erscheinen dann in einzelnen Knoten an der Oberfläche an jenen Stellen, wo Gefäße oder Nerven die Dura durchziehen (Abbildung 381). [Siehe auch den Fall von SALUS (1933) mit 15jähriger Krankengeschichte, Abb. 1.] TÖNNIS und Mitarbeiter (1952) beschrieben den Einbruch in die Keilbeinhöhle an 3 Fällen.

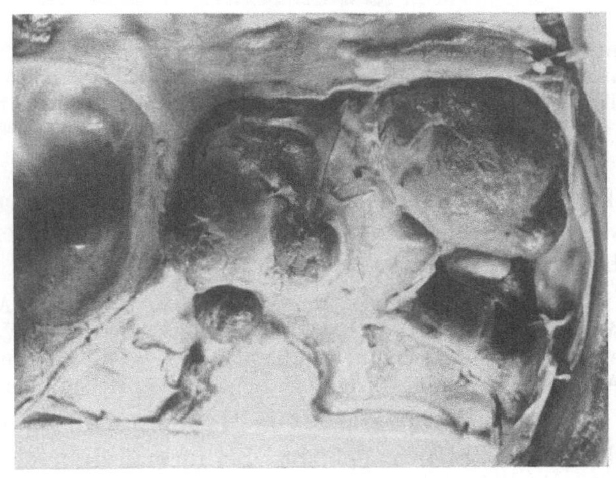

Abb. 380. Chromophobes Adenom, das mit mehreren Knoten die Oberfläche erreicht (Fall 1105).

Die Ausbreitung eines chromophoben Adenoms in der ganzen Diploe der Schädelbasis (Abb. 382) habe ich einmal durch Präparation im einzelnen dargestellt. Die Tumoren können sogar bis in die Augenhöhle vordringen [KRAUS (1926)] bzw. ins Cavum Meckeli [JEFFERSON (1954)]. Die Knoten an der Oberfläche sehen dann leicht wie Metastasen aus, befinden sich aber im örtlichen Zusammenhang mit der Primärgeschwulst und sind nur durch Arrosion der Knochenspongiosa vorwärtsgewachsen.

Eine Ausdehnung jenseits der Sellawandung gegen den Sinus cavernosus sah OLIVECRONA (1941) in 16 Fällen, gegen die A. carotis bis zum Verschluß in 2 Fällen, gegen den Temporallappen in einem Fall, gegen die Hirnschenkel in einem Fall; in den 3. Ventrikel waren 14 vorgedrungen.

Die Ausbreitung der Hypophysenadenome ist sehr genau auch von White und Warren (1945) studiert worden. Sie weisen darauf hin, daß sich in Richtung auf den Pharynx, den Hypothalamus, ins Temporalgebiet, gegen den Sinus cavernosus, gegen das Foramen magnum oder schließlich gegen den Frontallappen entwickeln können.

An der Oberfläche sind die Hypophysenadenome entweder von der ausgebuchteten Dura der Sella überzogen oder sie haben eine glatte Kapsel (Abb. 383), die von Bindegewebe (z. B. den weichen Häuten der Basis) gebildet wird und so fest ist, daß der Chirurg gut mit einem Instrument daran ziehen kann [Dandy (1938)]. Über diese Kapsel buckeln sich oft kleinere Knoten vor (Abb. 380). Am unteren lateralen oder oberen vorderen Rande der Geschwulst liegt meist als flache Schale noch ein komprimierter Hypophysenrest.

Größe. Nach dieser Schilderung ergibt sich die Ausdehnung eines Hypophysenadenoms von selbst. Der Tumor ist klein, wenn es sich um eines der Adenome handelt, die nur bei genauer Untersuchung gefunden werden und die zwischen Mohnkorn- und Senfkorngröße haben. Die gleiche Größe haben auch — mit Ausnahmen s. S. 522 — die basophilen Adenome, die ja im allgemeinen neurochirurgisch keine Rolle spielen. Eosinophile Adenome mit ausgeprägten akromegalen Erscheinungen können unter Umständen selbst nur Erbsgröße haben [Dandy (1938)]. Patienten mit eosinophilen Adenomen (Abb. 375) werden infolge der drastischen inkretorischen Symptomatologie (Akromegalie) auch heute noch viel früher untersucht als die mit den chromophoben Formen der Adenome. Natürlich ist damit die Größe des

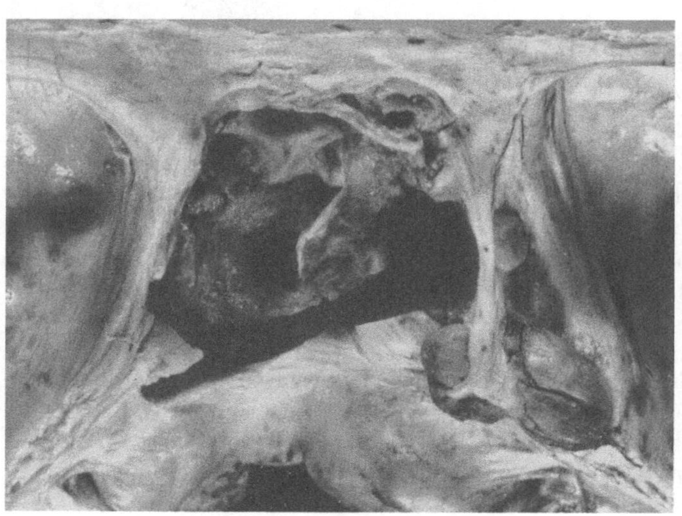

Abb. 381. Subdurale Ausbreitung eines chromophoben Hypophysenadenoms, das auch gegen das Hirn eben infiltrierend wächst. Der Tumor erscheint mit mehreren Knoten entlang den Austrittsstellen von Nerven und Gefäßen oberhalb der Dura (Fall 1000).

Tumors abhängig von dem Stadium, in dem der Neurochirurg den Kranken sieht. Sie wechselt also von der *durchschnittlichen* Größe einer Pflaume oder Kastanie (Abb. 375) bis zu Kleinfaustgröße (Abb. 379, 383).

[Siehe auch Govern und Mitarbeiter (1948) und Abb. 248 bei Dott und Bailey (1925) sowie Abb. 62 bei Cushing (1935)]. Mit dem exzessiven Wachstum der Hypophysenadenome hat sich auch de Oliveira (1949) befaßt und (Fall 2) ein fast faustgroßes eosinophiles Gewächs bei klinischer Akromegalie der 39jährigen Patientin beschrieben. Es erreichte fast den rechten Frontalpol.

Aussehen — Farbe. Die Hypophysenadenome sind im Leben rosa-weißlich bzw. dunkel- bis blaurot gefärbt. Bei formalinfixiertem Material herrscht eine graurosa Farbe vor (Abb. 376). Einzelne, besonders die eosinophilen Formen, sind durch Reste alter Blutungen braunschwarz gefärbt (Abb. 375), so daß sie „wie Melanosarkome" aussehen können [Dandy (1938)]. Die Hypophysenadenome können große Cysten enthalten, die seinerzeit den Anlaß für die Methode der transfrontalen Punktion bildeten.

Konsistenz. Die Tumorkapsel (s. oben) ist meist ziemlich fest, so daß sie sogar nach dem Anlegen von „Haltenähten" einen festen Zug aushält. Das Innere der Geschwulst selbst ist meist so weich, daß es mit Sauger oder scharfem Löffel entleert werden kann. Einzelne Adenome [Dandy (1938)] sind aber so fibrös, daß das nicht gelingt.

Begrenzung und Verhalten gegen die Umgebung. Im allgemeinen wachsen die Hypophysenadenome rein verdrängend. Selbst das oben erwähnte „Vorschieben" in der subduralen

Knochenspongiosa kann man noch so auffassen, denn der Knochen wird dabei druckatrophisch. Einzelne Fälle aber — eigener Fall Nr. 1000, s. Abb. 381, 374d — infiltrieren das Hirngewebe, wenn auch nur spärlich.

Feingewebsbau, Architektur und Zellreichtum. Die Hypophysenadenome sind zellreiche Geschwülste, die in ihrem Aufbau das Bild des normalen Hypophysengewebes bis zu einem gewissen Grade wiederholen. Wir sehen entweder — bei den *eosinophilen* Tumoren — lockere Zellnester, Gruppen oder Trauben zwischen den nicht so zahlreichen Gefäßen oder — bei den *chromophoben* — eine mehr balken- und strangförmige Anordnung der Zellen entlang den hier reichlicheren Capillaren.

Chromophobe Zellen sollen nach BAILEY und CUSHING (1928) stärker embryonal sein als die übrigen. Darum wüchsen chromophobe Tumoren auch schneller als die übrigen.

Schließlich — in seltenen Fällen — finden wir [KRAUS (1914, 1926) „fetales Adenom", ERDHEIM (1926) „perithelartiger Typ" auf seiner Abb. 20, KONS (1908) „Peritheliom", außerdem Fälle von REDLICH (1937, Abb. 7), BERBLINGER (1932, Abbildung 109b), eigene Abb. 384, 388, eigene Fälle 890, 981, 1669, 1673], „schmale, hochzylindrische Zellen" (KRAUS), die sich zu bandartigen und mannigfach gewundenen Zellsträngen anordnen und innerhalb der Stränge zueinander parallel liegen. Sie sitzen den zarten Septen oder den Capillarwänden palisadenförmig auf (Abb. 388).

KRAUS (1914, 1926) fand bei einer 43jährigen Frau mit chronischer Lungentuberkulose ein solches kleines Adenom. „Dieses Knötchen besteht fast ausschließlich aus schmalen Zellen, die in mannigfach gewundenen Zellsträngen angeordnet sind, wobei die Zellen zueinander parallel und quer zu deren Verlauf liegen. Ihre Länge, die sich nicht überall bestimmen läßt, beträgt bis 20 μ, die Länge ihrer schmalen vielfach stäbchenförmigen und dunklen Kerne bis 14 μ. Eine spezifische Granulierung ist nirgends nachzuweisen. An einer Stelle der Peripherie gehen diese Zellen, die große Ähnlichkeit mit den hochzylindrischen embryonalen Mutterzellen der Hypophyse besitzen, unter Abnahme ihres Zelleibes und Abrundung ihrer Kerne in typische Hauptzellen über. ... Für diese Tumoren und Hyperplasie möchte ich den Ausdruck ‚fetale Adenome' bzw. wie in unserem Falle ‚fetale Zellhyperplasien' wählen."

Papilläre (sog. „fetale") Typen sind selten (Abbildung 388). Die meisten Formen mit ähnlicher Architektur entstehen regressiv (Abb. 384).

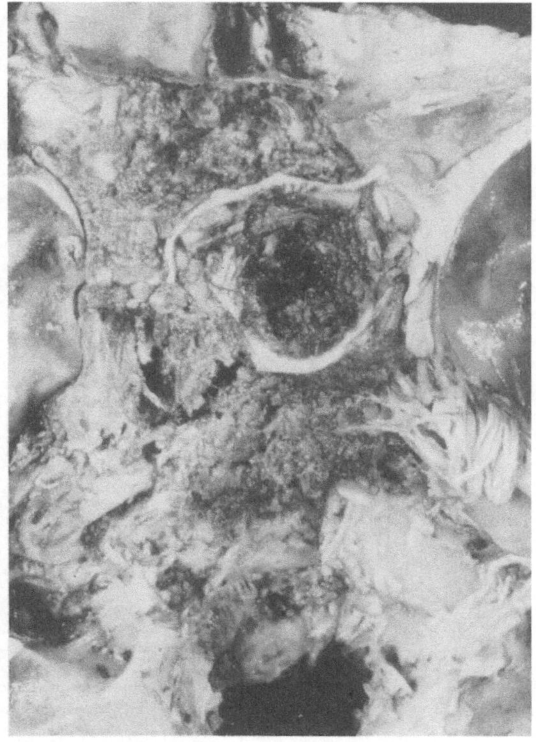

Abb. 382. Subdurale Ausbreitung eines Hypophysenadenoms in der Diploe des Schädelknochens; nach vorne zu wird die Crista galli, nach den beiden Seiten zu die Wand der mittleren Schädelgrube, nach hinten das Foramen magnum erreicht (Fall 5062).

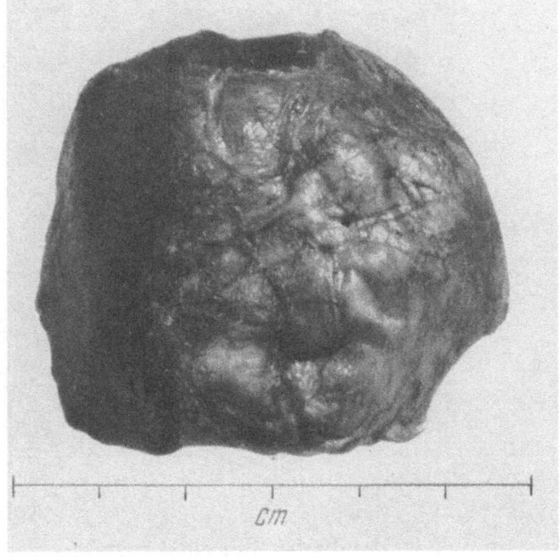

Abb. 383. Großes operativ entferntes chromophobes Adenom (histologisch: „fetaler Typ"), das sich weit in den Frontallappen entwickelt hatte (Fall 826).

Die basophilen Adenome (meist nur in Stecknadelkopfgröße) haben keine besondere Architektur. [Gute Abbildung bei KRAUS (1914, 1926) Nr. 22/23.] Allerdings ist bei der

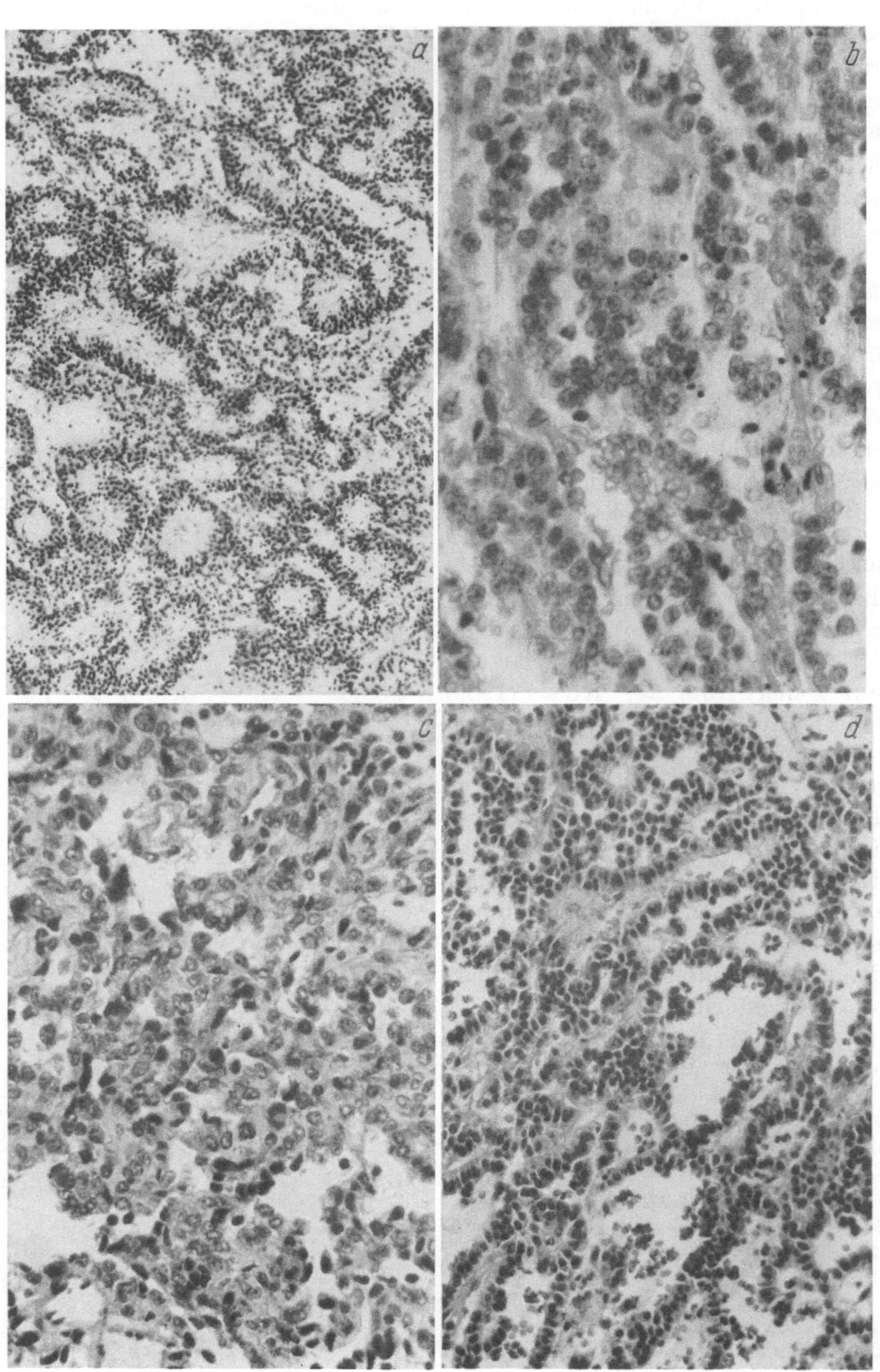

Abb. 384a—d.

a Ausgesprochen papilläres Bild eines regressiv veränderten chromophoben Adenoms (es entsteht Ähnlichkeit mit dem „fetalen“ Typ). (Vergr. 64fach, Nissl-Färbung, Fall M 3117.)

b Durch Verflüssigung beginnen sich die Zellen zwischen 2 Capillaren aufzulösen; es bleibt ein Zellmantel direkt um die Capillaren erhalten, die Architektur wird papillär. (Vergr. 192fach, HE-Färbung, Fall 4362.)

c Der Zellzerfall schreitet fort. Die Zellbänder werden deutlicher. (Vergr. 326fach, Kresylviolettfärbung, Fall 5720.)

d Eine sehr deutliche Architektur des sog. „fetalen“ Typs ist entstanden, obwohl zwischen den „Papillen“ überall schon kleine Cysten zu erkennen sind. (Vergr. 152fach, HE-Färbung, Fall 981.)

Untersuchung Vorsicht am Platze, man hat zu sichern, daß man hier wirklich Geschwulstgewebe vor sich hat und nicht Teile der komprimierten Drüse!

Geschwulstzellen. Die Zellen der Hypophysenadenome gleichen in ihren Grundzügen den normalen Drüsenzellen, es kann daher die Beschreibung für diese hier wiederholt werden. Von diesen haben die eosinophilen einen polygonalen plattenähnlichen, gut begrenzten Zelleib, in dessen Plasma feine acidophile Granula liegen (sog. α-Granula, die sich besonders distinkt mit Äthylviolett, mit Eisenhämatoxylin und bei der GOMORY-Chromhämatoxylin-Färbung darstellen). Der Kern ist klein, chromatinreich und fast „pyknotisch". Er liegt oft exzentrisch.

Das *eosinophile* Adenom besteht nach BAILEY-DOTT (1925) nur selten rein aus eosinophilen Zellen, meist sind sie nur in der Mehrzahl. Die Zellen sind großleibig; mehrkernige Riesenzellen (Abb. 385a, b), bei allgemeiner Polymorphie kommen vor. [Ein besonders schönes Beispiel bildet DANDY (1938) Abb. 373 ab.]

In einem eigenen Fall (Nr. 5344) eines eosinophilen Adenoms fanden sich sehr markante Riesenzellen (Abb. 385a, b) bei einem sonst typischen Gewebe. Der Tumor neigte außerdem zur Dissoziation. Gerade unter den eosinophilen Adenomen gibt es viele mit recht erheblicher Polymorphie [BAILEY-DAVIDOFF (1925) und BAILEY (1932) Abb. 3].

In der Architektur gibt es meist nur wenig Untergliederung, häufig sind die Tumoren auch cystisch!

Die *basophilen* Adenome haben ebenfalls Zellen mit einem gut abgrenzbaren großen Zelleib, dessen Plasma sich — durch Darstellung der basophilen oder cyanophilen (sog. β-Granula) Granula mit gewöhnlichem Hämatoxylin oder Neutralviolett — gut darstellen läßt (Abb. 385c, d). Der runde helle Kern mit wenig Chromatin wird oft durch das stark gefärbte Zellplasma weitgehend überdeckt.

Die *chromophoben* Adenome haben Zellen mit Zylinderform, ihr spärlicher Leib läßt sich oft nicht deutlich begrenzen, während der bläschenförmige Kern nur ein undeutliches Chromatinnetz zeigt. DOTT und BAILEY (1925) unterschieden 2 Typen der chromophoben Adenome, solche mit einer deutlichen Architektur und mit Zylinderzellen ähnlich der normalen Drüse (Abb. 386a, b) und die ungegliederten „Strumen". Die Zellen des „fetalen" Adenoms sind noch stärker zylindrisch oder gar schlank-spindelig (Abb. 388).

An diesen verschiedenen *Zellen* — die man bei Übersichtsfärbungen mit Hämatoxylin-Eosin bereits deutlich erkennt — und an ihrer *Architektur* kann man die verschiedenen Adenomtypen meist leicht unterscheiden [BENDA (1900)]. Spezialfärbungen ergänzen und bestätigen das Bild und klären insbesondere die genauere Zusammensetzung aus den verschiedenen Zelltypen (z. B. bei Äthylviolett-Orange G., HEIDENHAINs Azan-, MASSONs Trichrom- und bei GOMORY-Eisenfärbung!). Mit diesen Färbungen hat man weiter nachweisen können, daß der Gehalt an diesen α-Granula in den eosinophilen Zellen verschieden ist und daß eine Mischung von acidophilen und chromophoben Zellen in Adenomen vorkommen kann [sog. „gemischtzellige" Adenome von KRAUS (1926), transitional adenomas und mixed types von BAILEY (1932) und mixed cell types von TÖNNIS, MÜLLER und BRILMAYER (1953) und MÜLLER (1954).

So haben BAILEY und CUSHING z. B. 1928 sogar 4 Übergangstypen unterschieden, wo sich vom „reinen" eosinophilen Adenom mit reichlich α-Granula in allen Zellen „Übergänge" bis zu den Blastomen fanden, bei deren Zellen nur ein schmaler Ring von derartigen Körnern in der Peripherie lag. Die Verfasser zogen sie zur Erklärung der klinischen Bilder mit nur „flüchtiger" Akromegalie heran.

MÜLLER (1954) konnte an 39 Hypophysenadenomen deutlich zwei Gruppen unterscheiden. 20 waren mikroskopisch einwandfrei chromophob; die übrigen gehörten zum „Mischtyp" als deren Kennzeichen der Verfasser angibt: Zellanordnung in Inseln mit reichlicher Capillarisierung und polymorpher Kernform; gelegentlich mehrkernige Zellen, gelegentlich Mitosen, Endocytogenesen, färbbare Granulation im Cytoplasma (s. seine Abb. 7 und 8a und b), Großkerne mit Kernvacuolen, deutlich ausgeprägtes GOLGI-Feld. Klinisch entsprechen dem „Mischtyp" akromegale Züge oder auch solche vom CUSHING-Syndrom, sowie eine Bevorzugung des 3. Jahrzehnts für die Entstehung des klinischen Syndroms.

Übrigens war der gefäßreiche Typ, wie ihn MÜLLER und WALTER (1954) aussonderten, mit diesem „Mischtyp" identisch. Die gefäßärmere Gruppe hingegen war eher durch ein Wachstum in epithelialen Verbänden und Rasen gekennzeichnet.

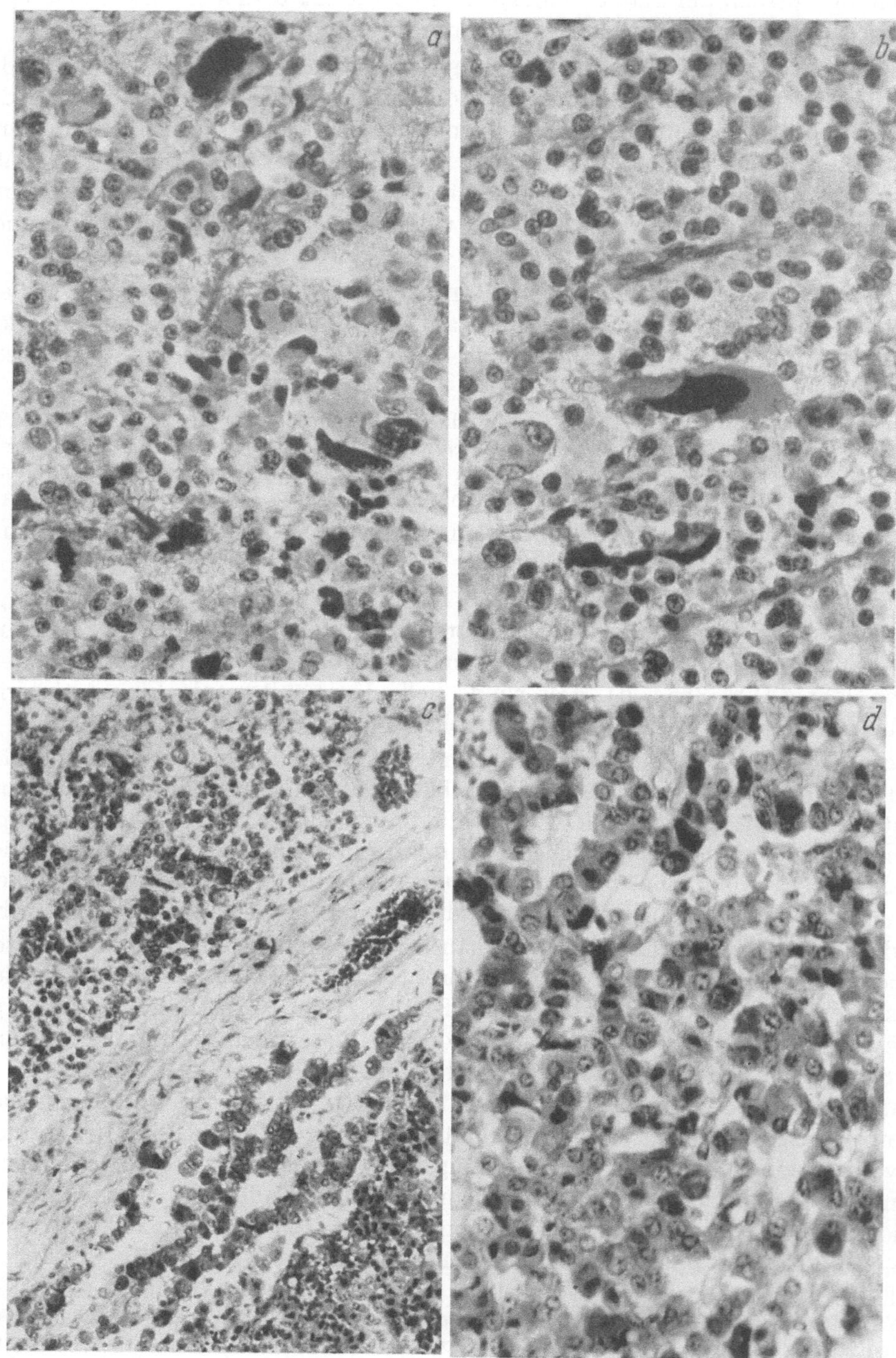

Abb. 385a—d.

a u. b Eosinophiles Adenom: Die Zellen sind großleibig, die Kerne oft randständig und chromatinreich. Man sieht einige Riesenzellen mit hyperchromatischen Kernen. Vergr. a 273fach, HE-Färbung, Fall 5344. b 324fach.

c Raumbeengendes basophiles Adenom. Links oben die normale Hypophyse, rechts unten durch eine „Kapsel" getrennt Bänder von großen basophilen Zellen. (Vergr. 136fach, HE-Färbung, Fall E 1362.)

d Mit höherer Vergrößerung erkennt man den großen Zelleib und den mäßig chromatinreichen Kern. Es herrscht eine gewisse Polymorphie. Einzelne Zellen sind regressiv verändert. (Vergr. 272fach, HE-Färbung, Fall E 1362.)

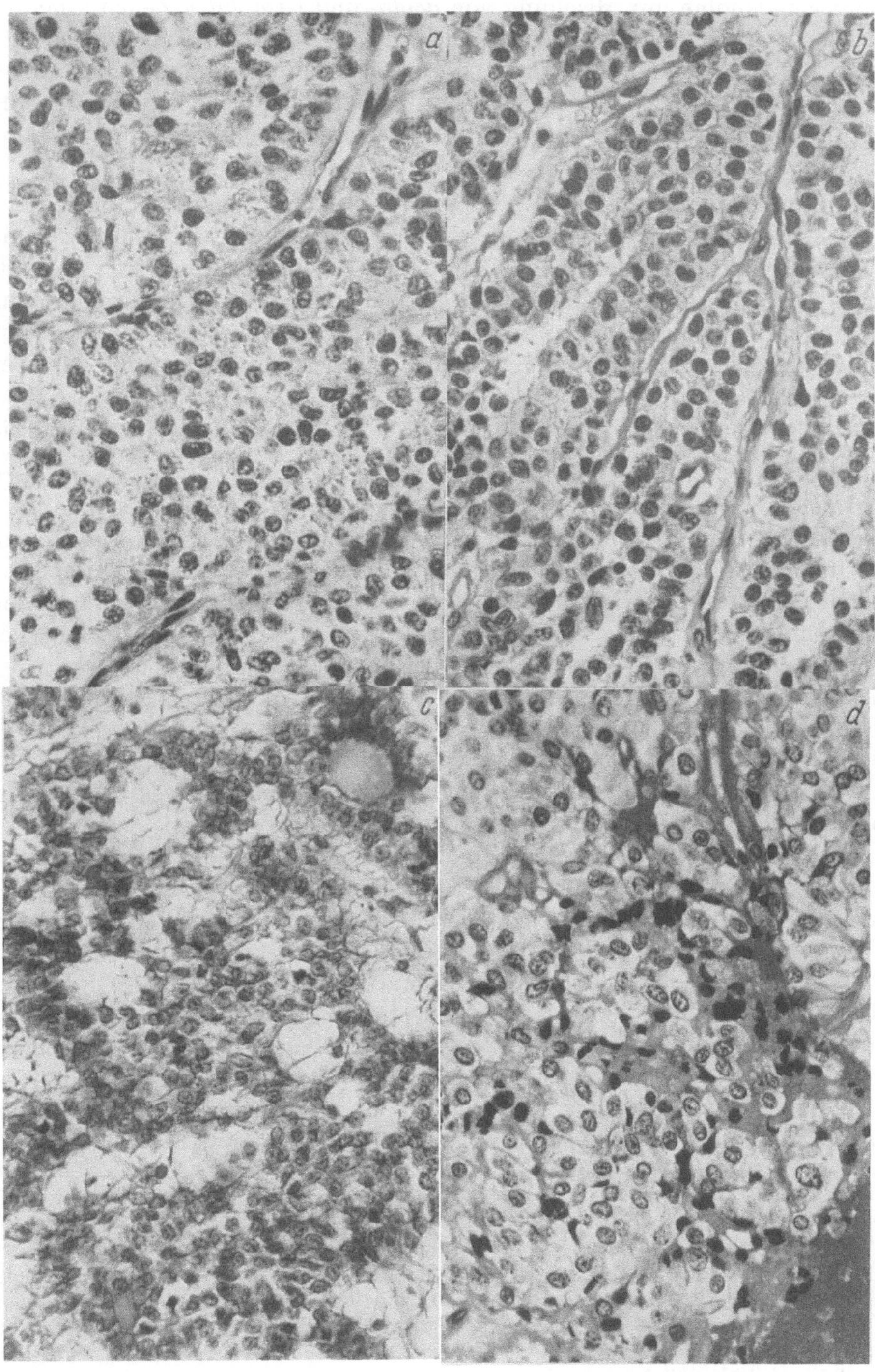

Abb. 386a—d.

a Typisches chromophobes Adenom: die großen Zellen mit mäßig chromatinreichen Zellen liegen entlang den Capillaren. (Vergr. 272fach, HE-Färbung, Fall 5528.)

b Die bandartige Lage entlang den Capillaren ist hier noch deutlicher. (Vergr. 272fach, HE-Färbung, Fall 5283.)

c Durch Verflüssigung entstehen im Gewebe kleine Hohlräume. Oben rechts ein „kolloides" Konkrement. (Vergr. 272fach, Kresylviolettfärbung, Fall 4448.)

d Starke Verflüssigung und Beginn einer Cystenbildung. Während ein Teil der Zellen hell ist, sieht man bei anderen als Vorstufe der Verflüssigung die Kernpyknose. Schmale Streifen von eiweißreicher Flüssigkeit ziehen von rechts unten nach links oben durch das Gewebe. In ihrem Bereich sind die Zellen deutlich regressiv verändert. (Vergr. 272fach, HE-Färbung, Fall 6181.)

Hypophysenadenome mit Mischung von *acido-* und *basophilen* Zellen scheint es nicht zu geben, ebensowenig wie Tumorzellen gleichzeitig α- und β-Granula enthalten können, was BENDA (1932) für die normale Hypophyse noch annimmt und abbildet. Ob es einen Übergang der einzelnen Hypophysenzellarten ineinander gibt oder nicht, scheint ebenso noch nicht restlos geklärt. Die Mehrzahl der Verfasser neigt wohl noch immer zu einer unitaristischen Auffassung.

Wachstumsgeschwindigkeit. Die Mehrzahl der Hypophysenadenome sind langsam wachsende Geschwülste mit oft vieljährigen Krankengeschichten. Dem entspricht, daß Mitosen nur in einem Teil der eosinophilen und chromophoben Fälle zu finden sind. Doch gibt es immer wieder einzelne Fälle — besonders die chromophoben Riesentumoren (Abb. 383) — mit reichlich sicheren Mitosen (eigene Fälle Nr. 1013, 1693 sowie Fall Nr. 155 mit zahlreichen Kernteilungsfiguren). Aber auch eosinophile Tumoren haben Mitosen.

In welcher Beziehung dieser Befund zum klinischen Verhalten steht, läßt sich noch nicht sicher übersehen. Wahrscheinlich steht die Zahl der Mitosen in Relation zur Wachstumsgeschwindigkeit. Für HENDERSON (1939) war das Vorkommen der Mitosen eines der Kennzeichen für die Eingliederung eines Tumors unter die „Adenocarcinome".

Die Lebensdauer der Zellen läßt sich schwer beurteilen. Der Untergang von Einzelzellen fällt nicht auf, der von ganzen Zellverbänden wird unten beschrieben.

Zwischenzellsubstanz. Zwischen den Geschwulstzellen sieht man in einzelnen Fällen eine diffuse Einlagerung (meist ausgelaugter) roter Blutkörper (die die oben erwähnte schwarzbraune Verfärbung — vorwiegend bei den eosinophilen Tumoren — bedingt) bzw. man trifft auch ausgedehnte Blutungen an, wie wir immer wieder bei einzelnen unserer Fälle gesehen haben (s. regressive Veränderungen).

Gefäße — Stroma. Das Stroma der Hypophysenadenome besteht aus einem bei den einzelnen Formen verschieden dichten Capillarnetz. Bei manchen ist der Bindegewebsgehalt so stark (bei den röntgenbestrahlten? oder bei den „fetalen" wie im eigenen Fall Nr. 826?, Abb. 384, 388), daß die operativ übliche Aussaugung des Tumors nicht gelingen will. Die besondere Bezeichnung eines Fibroadenoms [wie bei RINALDI (1924)] erscheint jedoch deswegen noch nicht angebracht. Die Capillaren können bei Hirndruck gestaut sein, wie MÜLLER und WALTER (1954) gezeigt haben.

Regressive Vorgänge. Trockene Nekrosen sind selten [KRAUS (1926)]. Häufig jedoch ist eine Verflüssigung (Abb. 386c, d) bis zur Entartung der Hauptmasse der Geschwulst mit Bildung kleinerer oder größerer *Cysten.* DOTT und BAILEY (1925) berichteten, daß von 162 Fällen 28 größere Cysten hatten, nach HENDERSON waren es (1939) 17%, nach MCLEAN (1936) sogar 20—30%.

PATERSON (1948) stellte fest, daß in seinem Beobachtungsgut von 49 operativ bestätigten Adenomen 10 cystisch waren mit einem Inhalt von 4—17 ccm. Verkalkung ist ebenfalls selten, nach MCLEAN (1936) in 7% vorhanden. LYSHOLM (1941) selbst hat sie trotz seiner reichen Erfahrung röntgenologisch nie selbst gesehen. Ein schönes histologisches Beispiel einer *Verkalkung* unter einer Art von Psammomkörnern bildet KRAUS (1926) in seiner Abb. 52 ab. Die *Fetteinlagerung* in die Geschwulstzellen soll geringer sein als bei den normalen Drüsenzellen. Fettfärbungen sollen daher eine Abgrenzung von Geschwulst und Drüsengewebe ermöglichen [ERDHEIM (1910), zit. KRAUS (1926)]. Längeres Verbleiben in Wasser, ja sogar in sog. physiologischer Kochsalzlösung führt zu starker Quellung und Dissoziation epithelialer Zellen, was das Gewebe bis zur Unkenntlichkeit verändern kann (s. S. 536 und Abb. 387c).

Über *Blutungen* in Hypophysenadenomen ist im Schrifttum vielfach berichtet worden, besonders in den letzten 3 Jahren [LIST und Mitarbeiter (1952), SCHNITKER und Mitarbeiter (1952), BROUGHAM und Mitarbeiter (1950), dann RÖTTGEN und PETERS (1952) und MÜLLER und PIA (1953)]. Die Blutungen kommen in chromophoben und eosinophilen Tumoren vor. Es werden Größe und rasches Wachstum, Röntgenbestrahlung, Trauma, abnorme Gefäßbildung usw. als Ursache angeschuldigt. Klinisch ist der apoplektiforme Beginn der Erscheinungen charakteristisch.

Varianten. Abweichungen vom normalen Gewebstyp kommen vor. So habe ich 1952 in Nürnberg über einen chromophoben Tumor vom „fetalen" Typ mit einigen

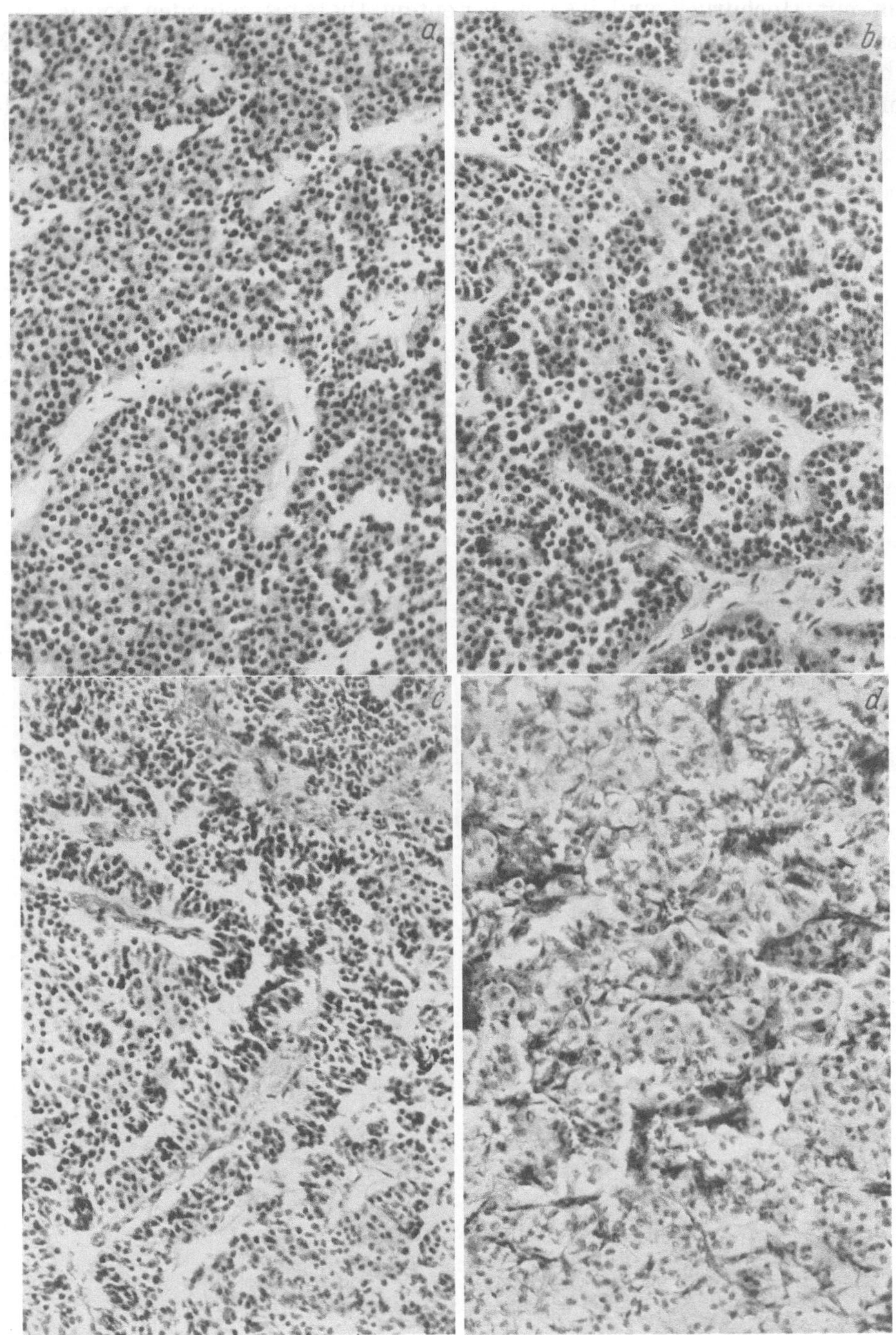

Abb. 387a—d. Einzelne Phasen der Verflüssigung in kompakten Adenomen.

a Die Zellagerung ist noch sehr massiv, nur an einzelnen Stellen sieht man einzelne kleine Hohlräume. (Vergr. 136fach, HE-Färbung, Fall 5578.)

b Die Verflüssigung ist weiter fortgeschritten. Man sieht einen großen Teil der Zellen dissoziiert, einzelne Papillen bleiben dazwischen erhalten. (Vergr. 136fach, HE-Färbung, Fall 3954.)

c Die Auflockerung und Quellung der Zellen hat diffus das ganze Gewebe erfaßt. Die Zellkerne sind noch gut sichtbar, die Zelleiber kaum mehr gefärbt. (Vergr. 136fach, HE-Färbung, Fall 4362.)

d Alle Zellen sind hochgradig gequollen. Das Protoplasma ist feintropfig verändert, die Kerne nur eben sichtbar. (Vergr. 136fach, HE-Färbung, Fall E 1599.) (Rezidiv.)

basophilen Riesenzellen berichtet (Abb. 388), der von TÖNNIS bei einer 24jährigen Patientin mit Hochdruck und insulinresistentem Diabetes gefunden wurde. Eigentlich war hier die Freilegung zur Hypophysenstiel-Durchtrennung angesetzt. W. MÜLLER (1954) beobachtete in einem Mischtyp-Adenom sichere Ganglienzellen, kürzlich auch eine Kombination eines Gangliocytoms und Adenoms, bei dem es auch zu Zeichen von

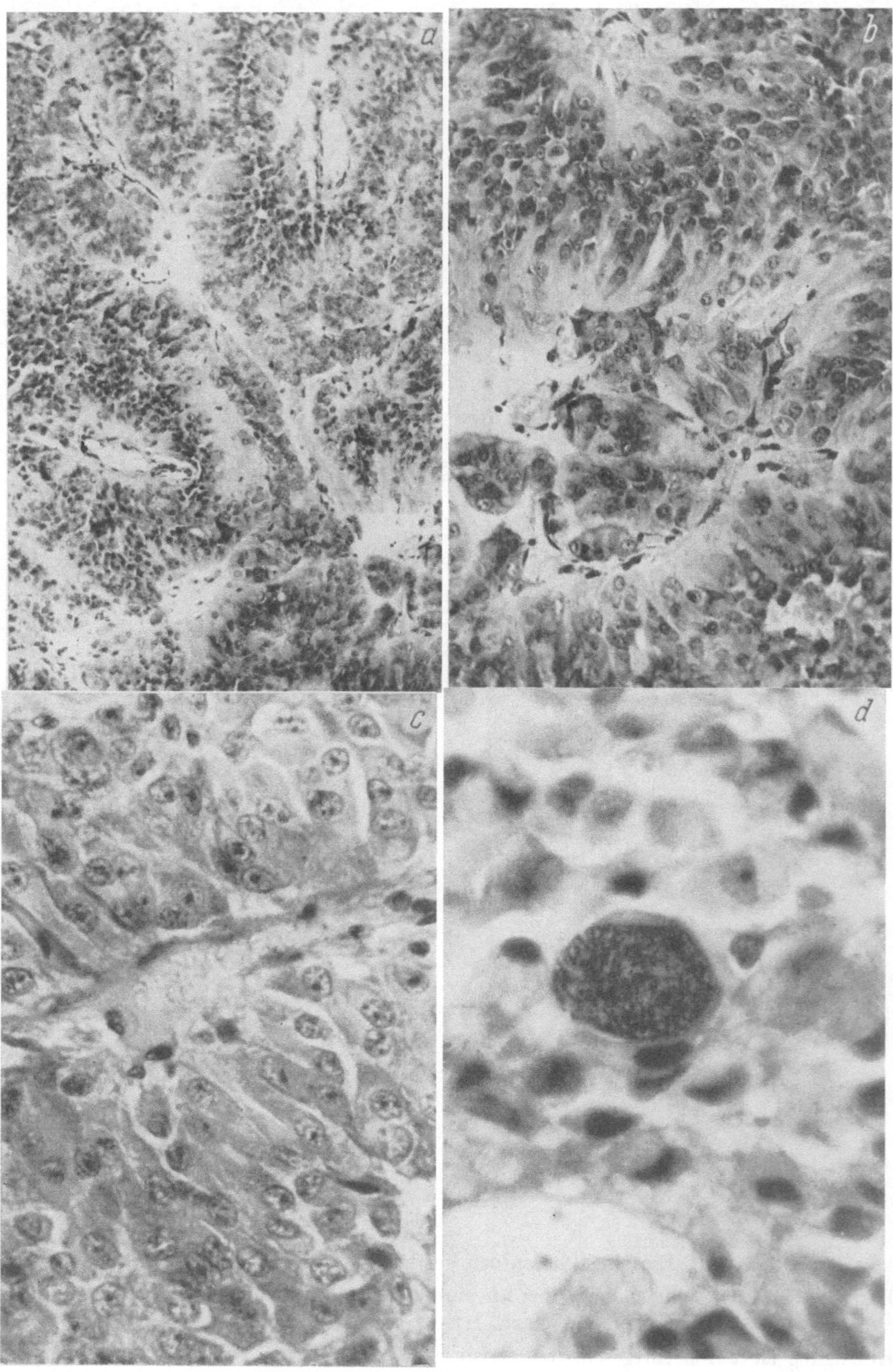

Abb. 388a—d. Eigenartiger Fall eines chromophoben Adenoms (echter „fetaler" Typ) mit großen basophilen Zellen. Man erkennt deutlich die säulenförmige Lagerung der Zellen um die Gefäße, den mäßig chromatinreichen Kern und die Riesenzellen mit großen chromatinreichen Kernen. Fall 4420. Vergr. a 84fach, Kresylviolettfärbung, b 168fach, Kresylviolettfärbung. c 324fach, Eisenhämatoxylin. d 524fach, PAPPENHEIMsche Färbung.

Neurosekretion gekommen sein soll. In den Hypophysenadenomen können ähnlich wie in der Hypophyse [SHANKLIN (1949, 1951)] die verschiedensten Typen von epithelausgekleideten Cysten vorkommen (Abb. 374c), was kürzlich von MÜLLER und OSWALD (1954) beschrieben wurde und die Verfasser zu Betrachtungen über den Ausgangspunkt der Adenome veranlaßte. SMITH und BUCY (1953) beschreiben eine 28 cm³ enthaltende Cyste in der Sella, mit einem eigenartigen „Säulen"-Epithel, das an manchen Stellen dem Arachnoidalendothel gleicht.

Metastase und Rezidiv. Maligne Adenome. *Metastasierung* wurde bisher nur einige Male beschrieben [z. B. von CAGNETTO (1904, 1907), s. auch KRAUS (1926)], wo bei einem Adenom mit Akromegalie zahlreiche kleine Metastasen entlang dem Rückenmark bis zur Cauda equina aufgetreten sein sollen, ähnlich bei einem Adenom einer Frau bei CAIRNS und RUSSELL (1931) zitiert bei JEFFERSON (1954). Einen Fall eines „basophilen" Carcinoms mit Ausweitung der Sella und mit Lebermetastasen nach 5 Jahre dauerndem CUSHINGschen Syndrom haben COHEN und DIBLE (1936) beschrieben, eine Metastasierung eines Adenoms bei einem 59jährigen Mann CAVALLERO (1942). Diesen Berichten, die ich zum Teil nur im Referat durchsehen konnte, möchte ich etwas reserviert gegenüberstehen. Auch bei KÖHLMEIER (1944) bin ich nicht davon überzeugt, daß es sich um einen primären Hypophysentumor gehandelt hat.

Rezidive waren früher nach Operationen selbst bei intensiver Röntgenbestrahlung ein häufiges Vorkommnis, da die Operateure gerne eine völlige Entfernung der Geschwulst vermeiden wollten, da dann auch — abgesehen von den technischen Schwierigkeiten — die letzten Reste noch intakten Hypophysengewebes entfernt würden, was damals zum katastrophalen Bild des völligen Inkretausfalles führte. HENDERSON (1939) berichtet daher an CUSHINGs Gut der Jahre 1913—1932 von 338 Fällen noch über 44 Rezidivoperationen, wobei 95% der Rezidive in den ersten 5 Jahren auftraten. Doch scheint die Verbesserung der operativen Technik und die endokrine Substitution heute die Situation geändert zu haben [TÖNNIS (1954)].

Maligne Adenome. An dieser Stelle ist für die Hypophysenadenome noch eine kurze Auseinandersetzung mit dem Begriff der *Gutartigkeit und Bösartigkeit* nachzuholen. Hier herrscht eine ungewöhnlich starke Verwirrung, die durch die Beurteilung des Gewebes nur nach allgemein-pathologischen oder histogenetischen Gesichtspunkten — ohne Kontrolle durch die Überlebensdauer — entstanden ist. DOTT und BAILEY haben bereits 1925 gewarnt, einen Tumor wegen seiner Ausbreitung allein (z. B. im Fall der Ausbreitung unter den M. temporalis!) für maligne zu halten. Sie wiesen darauf hin, daß diese Tumoren Fortsätze in jeden verfügbaren Raum vortreiben.

So nennt SALUS (1933) ein Hypophysenadenom mit über 15jähriger Krankengeschichte „maligne" wegen des angeblich „destruierenden" Verhaltens gegen den Knochen. KUX (1931) bezeichnet die fetalen Hypophysenadenome als bösartig, LÖWENSTEIN (1907) generell die eosinophilen, ERDHEIM (1926) will sie bösartig nennen, wenn „die Ordnung mangelt", während sie gutartig seien, wenn sie dem Hypophysengewebe glichen. BERBLINGER (1936) stellt die malignen „nicht differenzierten" den benignen „ausdifferenzierten" gegenüber, RINALDI (1924) will sie als bösartig ansehen, wenn das Epithel im Zellgehalt vorherrsche, während die Fibroadenome gutartig seien, HENDERSON (1939) wiederum nennt die Hypophysenadenome mit Mitosen „Adenocarcinome". Man sieht hier, wie immer wieder allgemeine Vorstellungen aus der Krebspathologie überwertig werden (medulläre/scirrhöse Krebse!).

Auch McLEANS (1936) Abb. 42, will als bösartiger Krebs nicht sogleich überzeugen. DOTT und BAILEY (1925) hatten in ihrer Serie 3 Adenocarcinome. Mitosen seien dort häufig, geben die Verfasser an, die Tumorzellen seien ungeordnet gebaut. PENFIELD (1932) bildet unter Abb. 46 ein „Adenocarcinom" ab. Die Zellen vergleicht er mit embryonalen Hauptzellen, die sich reichlich mitotisch vermehrten. O. T. BAILEY und CUTHER (1940) und J. E. KRAUS (1945) wieder wollen auf den Begriff der „Malignität" nicht verzichten, auch wenn als Merkmal die Metastasierung fehlt.

Der angeblich „infiltrierende" Tumor von FINK (1933) ist nur makroskopisch beschrieben. Ich habe aber im eigenen Fall (Nr. 1000) einer 42jährigen Frau mit einem inoperablen chromophoben Adenom eine sichere Infiltration des Hirns wenn auch nur über eine schmale Strecke gesehen (Abb. 383, 374d). Ein mechanisches Vordringen in der Knochenspongiosa oder das Weiterschieben in den weichen Häuten, nachdem sie einmal durchbrochen sind, kann man noch nicht von vornherein als „bösartig" ansehen. Die „Destruktion" (Arrosion) des Knochens ist ebenfalls nicht von vornherein ein Zeichen der Bösartigkeit, da sie selbst bei den ganz langsam wachsenden Tumoren vorkommt. Es ist histologisch überhaupt schwer festzustellen, wann ein Knochen „destruiert", wann nur druckatrophisch wird. Auch die Fälle von Roth (1920) und Dany und Mitarbeitern (1955) waren wohl kaum als „maligne" zu bezeichnen.

Es läßt sich heute schwer entscheiden, was für eine Geschwulst die des 9jährigen Mädchens „Oliva Schiavon" [Cagnetto (1904, 1907)] eigentlich gewesen ist. Zum größten Teil war der Tumor bindegewebig gekapselt und an den Stellen, wo er — wie in der Gegend des 3. Ventrikels — nicht so deutlich vom Hirn abgesetzt war, wuchs er doch sicher verdrängend. Tafel II, Abb. 1 hat noch am ehesten mit den eosinophilen Adenomen Ähnlichkeit, ein solches soll es aber nicht gewesen sein. Es gab reichlich mehrkernige — bis zu 5- und 6kernige Zellen — und zahlreiche Kernteilungsfiguren in allen Stadien. Die Krankengeschichte hatte 4 Monate gedauert! Man könnte nach dem Bericht z. B. auch an ein echtes Sarkom denken. — Auch Cavalleros (1942) Fall ist nicht ganz schlüssig.

Budde (1921) hat einen Fall eines angeblichen Hypophysenadenoms mit Metastasen in den Unterkieferwinkel und die Lunge beschrieben. Wahrscheinlich ist es doch eher (was der Verfasser ausführlich diskutiert) ein primärer branchiogener Tumor mit einer Hypophysenmetastase gewesen. Henderson (1939) ging auf die 11 Fälle von Adenocarcinom in Cushings Material etwas näher ein. Diese bestanden danach aus nicht granulierten Zellen recht polymorpher Struktur und in alveolärer Anordnung. Diese Gewächse neigten zur Invasion der Dura und der Knochen, manchmal überwuchsen sie aber auch den Boden der Schädelbasis als flacher Teppich. Nur einer der 11 Patienten war damals noch am Leben.

Russell (1952) und Jefferson (1954) nennen die Adenome „invasiv", die die Nerven im Sinus cavernosus umgeben, alle Hohlräume ausfüllen und gelegentlich sogar in Nervenscheiden und Gefäßadventitia eindringen (s. weitere Berichte S. 538).

Die „primären Hypophysencarcinome" lassen sich also bisher wohl kaum klar als Einheit definieren, wie die Arbeit von Feiring und Mitarbeiter noch einmal (1953) gezeigt hat. (Einzelheiten s. S. 538.)

Bereits Erdheim (1926) hat aber später festgestellt, daß die („fetalen") „perithelartigen Typen nicht als bösartig angesprochen werden könnten, ja der histologische Charakter sei überhaupt für das klinische *Verhalten nicht maßgebend"*. In diesem Satz steckt ein großer Teil Wahrheit.

Jefferson (1954) glaubt, man dürfe die Diagnose „maligne" nicht auf ein Merkmal hin stellen, sondern auf das Bild des Gewebes hin, d. h. Verlust der Architektur, Entdifferenzierung der Zellen, Mitosen usw.

Versuchen wir nun die Merkmale festzulegen, die für *Bösartigkeit* sprechen würden, so wären es 1. die (bisher nur wenige Male — und nicht einmal sehr überzeugend — beschriebene) *Metastasierung* innerhalb oder außerhalb des Nervensystems und 2. das breit infiltrierende Wachstum (Abb. 381, 374d) gegen das *Hirn* [Kraus (1926)]. Über die Frage des exzessiven Wachstums hingegen besteht noch keine Klarheit.

Das Vorkommen von Mitosen ist kein ausgesprochenes Zeichen von Bösartigkeit. Ich würde mich damit begnügen, derartige Hypophysenadenome als „rasch wachsend" zu bezeichnen. Festzustellen bleibt in Zukunft noch, ob es etwa die Fälle sind, die auch eine besondere Größe erreichen. Polymorphie und Mehrkernigkeit (der eosinophilen Adenome) aber berechtigt *sicher nicht* von vornherein zum Prädikat der Bösartigkeit.

Differentialdiagnose. Die sog. „fetalen" Adenome sind in der Mehrzahl regressiv entstanden (s. S. 527). Sie können manchen papillären Kraniopharyngeomen ähneln, doch ist die Differentialdiagnose immer möglich. Die Differenzierung der *einzelnen Adenomtypen* gelingt meist, wenn die technischen Voraussetzungen der sofortigen spezifischen Gewebsfixierung nach der Operation erfüllt werden und genügend Gewebsmaterial zur Verfügung steht. Bleibt jedoch das operierte Gewebe längere Zeit in physiologischer Kochsalzlösung, so kommt es bei den Epithelien zu weitgehenden autolytischen Erscheinungen (ähnlich wie in Abb. 387c, d), die die Färbung und damit die Erkennung später erschweren. Auch auf Grund von Saugflaschenmaterial allein ist eine Differenzierung der Adenomtypen meist nicht möglich (s. auch S. 617). — Antoni (1950) hat manche chromophoben Adenome als Ependymome gedeutet und Wilhelm Müller (1953) hat sich dieser Auffassung angeschlossen. Ich habe mich auch nach Studium der Präparate davon nicht überzeugen können.

Beziehungen zum Krankheitsablauf. Die Hypophysenadenome gehören mit ihrer chromophilen Form zu den wenigen Geschwulstarten, deren Zellen inkretorische Funktion behalten. Die Beziehungen des eosinophilen Adenoms zur Akromegalie bzw. dem Gigantismus und des basophilen Adenoms zur sog. CUSHINGschen Erkrankung sind aus den endokrinologischen Lehrbüchern zur Genüge bekannt [s. a. TÖNNIS, OBERDISSE und WEBER (1952)].

PUECH (1932) hat eine größere Zahl von parasellären Geschwülsten aufgezählt, die ebenfalls zum klinischen Bild der Akromegalie geführt hatten. BROUWER (1950) erwähnte auch nicht blastomatöse Prozesse. Die HORTEGAsche Bemerkung (1945), die basophilen Adenome produzierten adiposogenitale Syndrome (S. 59 unten), dürfte wohl auf einem Diktierfehler beruhen. Nach GÄRTNER (1943) sind sie für die Hälfte der Fälle mit CUSHINGschem Syndrom verantwortlich zu machen. Die chromophoben Tumoren erzeugen bekanntlich meist nur ein Hypophysenausfallsbild vom Typus FRÖHLICH.

Die klinischen Syndrome der „gemischtzelligen" Adenome haben schon seit Beginn der histologischen Untersuchungen besonderes Interesse erregt. Bereits CUSHING hatte 1910 auf die „Mischung" zweier Hypophysensyndrome hingewiesen, die er am liebsten als Dyspituitarismus bezeichnen wollte. DOTT und BAILEY (1925) bildeten (s. Abb. D, Abb. 223) die Adenome der Patienten mit „gemischten" klinischen Syndromen ab. Es waren 13 Fälle von insgesamt 162. Sie unterschieden dabei 3 Varianten. BAILEY und CUSHING beschrieben (1928) eine Zwischengruppe, bei der die Patienten nur flüchtige Zeichen einer Akromegalie hatten. In diesen Fällen waren die Adenome aus einer Mischung von acidophilen und chromophoben Zellen zusammengesetzt. TÖNNIS-MÜLLER-BRILMAYER (1953) haben dann diese Bilder auch endokrinologisch genau geklärt und die „gemischtzelligen" Adenome histologisch weiter beschrieben [WILHELM MÜLLER (1954)].

Die Entwicklung der Hypophysenadenome gegen den 3. Ventrikel führt zur Verschiebung seines Bodens, zur partiellen Verlegung der Foramina Monroi und eventuell später auch zum Hydrocephalus occlusus. Das Pneumogramm kann daher über die Ausdehnung nach oben (und eventuell in die benachbarten Lappen!) Auskunft geben, falls das klinische Bild dafür spricht. Wenn die Arteriographie vorgezogen wird, so gewinnt man auch durch diese eine Vorstellung von der Verlagerung der Aa. carotis und A. cerebr. ant. und damit von der Außenkontur der Geschwulst.

Prognose und Operabilität. Die raumbeengende Wirkung der Hypophysenadenome ist durch Operation [evtl. mit nachfolgender Bestrahlung] weitgehend zu beseitigen. Die inkretorischen Folgen der Geschwulst allerdings lassen sich nur sehr selten ausreichend beheben. So stehen zwar die eosinophilen Adenome in der Lebenserwartung und hinsichtlich der Gefahr der Erblindung günstig da. Die häßliche Verunstaltung der Akromegalie ist aber nicht rückgängig zu machen und auf die Dauer ist das Geschwulstwachstum nur durch Operation aufzuhalten: sonst führt die inkretorische Hypersekretion — wenn auch erst nach Jahrzehnten — durch die Splanchnomegalie, die Hypertonie und andere Spätfolgen zum Tode [OLIVECRONA (1941)]. Vielleicht wird sich diese Situation durch Hormonbehandlung ändern lassen.

Die Operabilität der Hypophysenadenome hängt von der Art der Ausbreitung ab. Es ist bekannt, daß Tumoren, die sich mit großen Knollen gegen den Frontal- und Schläfenlappen vorschieben, eine ungünstigere Prognose besitzen. Fälle wie der von CUSHING (1935) [s. S. 69 dort und die eigenen Fälle, Abb. 376—379, 383) beweisen das. Das gleiche gilt für die eigenartigen Adenome, die sich in der basalen Knochenspongiosa bzw. im Subduralraum ausbreiten (Abb. 380—382). Diese sind natürlich letztlich inoperabel.

Die in den Sinus cavernosus eingewachsenen Adenome haben jedoch keine schlechtere postoperative Prognose [BAKAY (1950)].

Bei einem 55jährigen Patienten von uns (Nr. 6545) war vor 4 Jahren ein chromophobes Adenom operiert worden. Bei seinem Tode fand sich außerdem ein gut mandarinengroßes Konvexitätsmeningeom rechts in F 2. Mehrfachtumoren dieser Art erschweren natürlich die Operation.

CAIRNS berichtete schon 1935 über eine primäre Mortalität von nur 8 %, dagegen war die Zahl der Rezidive seiner Meinung nach „recht hoch". Nach HENDERSON (1939) waren 44 Nachoperationen für 338 Patienten mit Adenomen an CUSHINGs Patienten notwendig. 65 % der Patienten mit chromophoben Adenomen kehrten zur Arbeit innerhalb 6 Monaten post. op. zurück.

Diese Ergebnisse HENDERSONS bewiesen, daß die Überlebensquote nach Überschreiten der 5-Jahresgrenze eine Art endgültiges Ergebnis darstellen, da 95% der Rezidive bis dahin eintraten.

In OLIVECRONAS Serie [BAKAY (1950)] ergab sich bei den Patienten mit chromophobem Adenom nach 10 Jahren noch eine Überlebensquote von 76,5%, für die mit eosinophilem Adenom mit 53,8%. Die Durchschnittsquote der Rezidive war 10—15% bei den chromophoben und 20% für die chromophilen. Dabei gab es einen grotesken Unterschied in der Operationsmortalität zwischen den 6,4% bei den intrasellär gebliebenen und 35% bei den extrasellär vorgedrungenen Tumoren. Weiter waren 2 Jahre nach der Operation 54,5% der überlebenden Patienten mit chromophobem Adenom voll arbeitsfähig, 27,2% beschränkt arbeitsfähig, bei den Patienten mit eosinophilem Adenom waren die Ergebnisse ein wenig günstiger. Rezidive traten bei 10—15% der Patienten mit chromophoben und 20% der Patienten mit eosinophilen Adenomen auf. Auch CUSHINGS Patienten [HENDERSON (1939)] hatten zuletzt bei transfrontaler Operation nur noch 12,9% Rezidive. Bei TÖNNIS und Mitarbeiter (1952) war die Operationsmortalität 10,4%. TÖNNIS und OBERDISSE (1953) berichten über die Katamnese von 137 Patienten einer Serie von 264 Beobachtungen. Danach hatte ein Patient eine Überlebensdauer von 19 Jahren und mehrere von 15—17 Jahren. Arbeitsunfähig waren bei OLIVECRONA 18,2%, bei TÖNNIS 8,5% der Patienten mit chromophobem bzw. 13,3% und 3,4% mit eosinophilem Adenom. TÖNNIS gab 1954 an, daß von seiner Beobachtungsreihe 60% der Patienten zur Arbeit zurückkehrten.

Die primären Hirnkrebse (?).

Echte primäre Hirnkrebse müßten von den epithelialen Strukturen des Hirns und seiner drüsigen Anhangsgebilde ausgehen: Von Hypophyse und allenfalls Epiphyse, von Plexusepithel und Ependym bzw. unausgereiften Vorstufen dieser Organteile. Bei einer strengen Anwendung der Keimblattlehre würden sogar noch Plexusepithel und Ependym ausscheiden, da es sich um eine Sonderform des nervalen Gewebes handelt, die wir mit HORTEGA (1932) als „Paraglia" bezeichnen. Welche Merkmale würde man dann von einem primären Hirnkrebs erwarten? Er müßte gegen das Hirn primär infiltrierend und zerstörend — nicht durch Druckatrophie! — vordringen, er müßte metastasieren und er müßte die Gewebseigenschaften eines malignen *epithelialen* Gewächses haben.

Untersuchen wir nun, welche der oben zur Erörterung gestellten Blastome diese Voraussetzungen erfüllen. Die Mehrzahl der Hypophysengewächse sind gutartige Adenome. Diejenigen unter ihnen, die gewisse „maligne" Eigenschaften haben, — Vordringen in der Knochenspongiosa, aber letzten Endes nur durch örtlichen Druck! — erfüllen die gewebsmäßigen Bedingungen eines primär „malignen Gewächses" nicht und metastasieren ebenfalls nicht. Nur wenige, nicht einmal zureichend beschriebene „Hypophysengewächse" sollen im Liquorraum metastasiert haben (s. S. 335).

FEIRING, DAVIDOFF und ZIMMERMAN (1953) beschrieben kürzlich 3 Fälle als primäre Carcinome der Hypophyse in einer Serie von 77 Hypophysentumoren, von denen 59 chromophob, 8 chromophil und 7 „gemischt" waren. Sie verweisen auf HENDERSON (1939), der in CUSHINGS Material 11 unter 338 Fällen ähnlich klassifiziert hatte. Aber bei genauerem Durchsehen fand er nur 3, bei denen die Infiltration an der Schädelbasis für die Richtigkeit dieser Diagnose sprach. In einem Falle bestand eine Metastase in die Leber, wahrscheinlich erschien dieser Fall früher bereits in der Aufstellung von DOTT und BAILEY (1925). Doch ergab weiteres Studium, daß es sich tatsächlich bereits bei dem Hypophysentumor um eine Metastase gehandelt hatte. Weiter hatten O. T. BAILEY und CUTLER (1940) in 3 von 81 Hypophysentumoren eine Diagnose auf das maligne Adenom gestellt. Auch soll in FRAZIERS (1936) Serie in 12% der Tumor maligne gewesen sein.

Die Verfasser erwähnen weiter eine größere Reihe von Verfassern, die maligne Adenome beschrieben haben sollen [WALSH, KING, JEFFERSON, WILLIS, COURJON u. a.]. Aber diese sind ebenfalls bestritten, ähnlich wie nach Ansicht von WINKELMAN und Mitarbeitern (1952) die Fälle von DIBLE und COHEN, KÖHLMEIER, FAHR, VASILIU und GILMOUR). Weiter gibt es im Schrifttum Berichte über intrakranielle bzw. meningeale Metastasierung [STOLPE, SMOLER, CAGNETTO (1904, 1907), CAIRNS und RUSSELL (1931) u. a.].

Ebenso ist bei den Hypophysengangstumoren (Kraniopharyngeomen) nur in 2 Fällen Metastasierung (s. S. 516) beschrieben, aber eine echte krebsige Entartung — wie bei den Epidermoiden [z. B. im Falle HUG (1942)] — ist auch bei den aus Plattenepithel bestehenden Kraniopharyngeomen nicht sicher bekannt. Beide erfüllen also nicht die oben gemachten Voraussetzungen für einen echten Krebs [s. auch v. BRAUNMÜHL (1926)]. Bei den Pinealomen — von denen auch die reifen Formen in den Körper metastasieren können — gibt es einzelne maligne Fälle, die die Definition eines Krebses erfüllen würden (s. Kapitel

Pinealome Fall M 118/35, Abb. 254b), wenn sie gewebsmäßig hochgradig verwildern und auch im Liquorraum Metastasen setzen. Es ist eine Frage, ob man derartige Blastome nun als „Zirbelkrebse" ansprechen will, oder wie wir es vorziehen, sie bei den Pinealomen (d. h. den Paragliomen) als maligne „anaplastische" Formen zu führen. Doch müßte man diese Frage bei den jetzt wohl sicheren Fällen von Zirbelgewächsen diskutieren, die nicht nur auf dem Liquorweg, sondern auch hämatogen in den Körper metastasieren.

So bleiben schließlich noch das Ependym und der Plexus als Ausgangspunkt primärer Krebse. Von beiden gehen recht gutartige Gewächse aus, die vorwiegend verdrängend wachsen, die allerdings gelegentlich ohne besonders gewebliche Verwilderung auch eine ausgedehnte Absiedlung über den Liquorweg zeigen. Aber diese Tochtergeschwülste infiltrieren an der neuen Ansiedlungsstelle nicht, sondern wachsen an sich nur wie eine Gewebskultur (Abb. 234, 235). Maligne Ependymome (Abb. 237a) können zwar Medullarkrebsen oberflächlich ähneln [ZÜLCH (1940)], erfüllen aber sonst keine der von uns gestellten Voraussetzungen. Von den metastasierenden Plexuspapillomen (Abb. 248, 249) gilt gleiches, insbesondere machen beide keine Körpermetastasen. Wir sehen also, daß uns bisher keine Befunde zur Einführung einer Gruppe der *primären Hirnkrebse* zwingen [ZÜLCH (1948)].

Von Gegnern dieser These würde aber jetzt sofort auf die Beobachtungen und Angaben von LE BLANC (1868), WUNSCHHEIM (1902) [zit. SAXER (1902)], SPÄT (1882) [zit. bei HART (1910)], KÖLPIN (1909), BIELSCHOWSKY-UNGER (1902), KÖRNER, TÖPPICH, BOUWDIJK (1914), CORNIL [zit. bei HART (1910)], GROMELSKI (1926), KONO (1924), ESSER (1926), v. BITTORF (1904), v. LEHOCZKY (1928) u. a., VEITINGER (1927), BILZ, ZIEGLER [beide zit. bei v. LEHOCZKY (1928)] und v. BRAUNMÜHL (1926) hingewiesen werden, die „primäre Hirnkrebse" beschrieben haben, wobei sogar meist angegeben wurde, daß durch Körpersektion das Bestehen eines anderen Körpertumors — und damit die Möglichkeit der Metastasierung — auszuschließen sei. Aus eigener Erfahrung bei der vieljährigen Zusammenarbeit mit den mit höchster Sorgsamkeit sezierenden Pathologischen Instituten sei hier betont, wie schwer es oft ist, nach langem Suchen doch noch einen kleinen Primärtumor zu entdecken, der einem Sekanten zunächst entgangen war. Gelegentlich ließ sich makroskopisch der Primärtumor auch beim Suchen mit bloßem Auge nicht finden. Nach genauem eigenem Studium der angeführten Fälle kann ich mich jedenfalls nicht mit der Auffassung der eben zitierten Verfasser einverstanden erklären, halte die Gewächse vielmehr für Metastasen von primären Körpertumoren, die bei der Autopsie nicht gefunden wurden. Die gleiche Ansicht wurde bereits von KUFS (1926) vertreten, besonders als er die Befunde des OVERHAMMschen Falles einer Schilddrüsenmetastase (1925) mit den oben beschriebenen verglich. Der Fall von WUNSCHHEIM [zit. SAXER (1902)] glich z. B. auffällig einem KUFSschen Falle einer gesicherten Ovarialcarcinom-Metastase. Im LEHOCZKYschen Falle — wie auch in einer Reihe von anderen des Schrifttums — wurde entweder auf die Neigung zur Verschleimung und Nekrose des Gewebes direkt hingewiesen, oder es ging (aus den Abb. 1—5) die Ähnlichkeit mit Metastasen von Krebsen des Magen-Darmkanals hervor. Im übrigen ist bei der Besprechung der Ependymome und Plexuspapillome genauer auf die geweblichen Eigenarten dieser Geschwülste eingegangen worden, so daß daraus die Differentialdiagnose im Einzelfalle zu führen ist. Von den eigenen Fällen möchte ich nur auf den folgenden eines 40jährigen Mannes (Fall E 950) eingehen, der mir als „Plexuscarcinom" des 4. Ventrikels geschickt wurde.

Histologisch wurde der Tumor an 2 Stücken untersucht und stellte sich auf beiden als ein infiltrierend wachsendes papillomatöses Blastom dar, das etwa zur Hälfte der Nekrose verfallen war. Den Stromastielen saß ein einzeiliges zylindrisches Epithel auf, das recht unterschiedlich groß und geformt war. Es vermehrte sich anscheinend mitotisch, doch waren Mitosen nur mäßig häufig anzutreffen. Das Stroma war sehr reichlich ausgebildet und sehr häufig zellig infiltriert (besonders von kleinen Rundzellen). Zwischen den erhaltenen Tumorzotten lagen reichlich Nekrosen, in denen nur noch Zellschatten erkennbar waren. Nicht so selten lagen im Stroma einzelne kalkgefärbte Schollen. Wenn auch in einzelnen Teilen des Tumors das Belegepithel hochzylindrisch und isomorph war, so waren andere Zellen doch recht polymorph. In der Randzone drang der Tumor mit einzelnen

Zapfen infiltrativ ins Gewebe vor und auch in dieser Gegend sah man einzelne Kalkperlen im Stroma liegen.

In einem anderen Gebiet war die Neigung zur Nekrose noch größer und der papillomatöse Bau nicht so schön ausgebildet. Dagegen sah man die zahlreichen Randreaktionen des normalen Gewebes mit Gefäßproliferationen und den Zeichen chronischer Entzündung.

Auch diesen Tumor halte ich für eine Krebsmetastase. Leider war der Patient bei der Operation verstorben; eine Allgemeinsektion war nicht gemacht worden.

21. Cylindromatöse Epitheliome.

Die „Zylindrome" (Billroth) sind der allgemeinen Pathologie schon lange bekannt und haben wegen der morphologischen Besonderheit ihrer „Zylinderbildung"

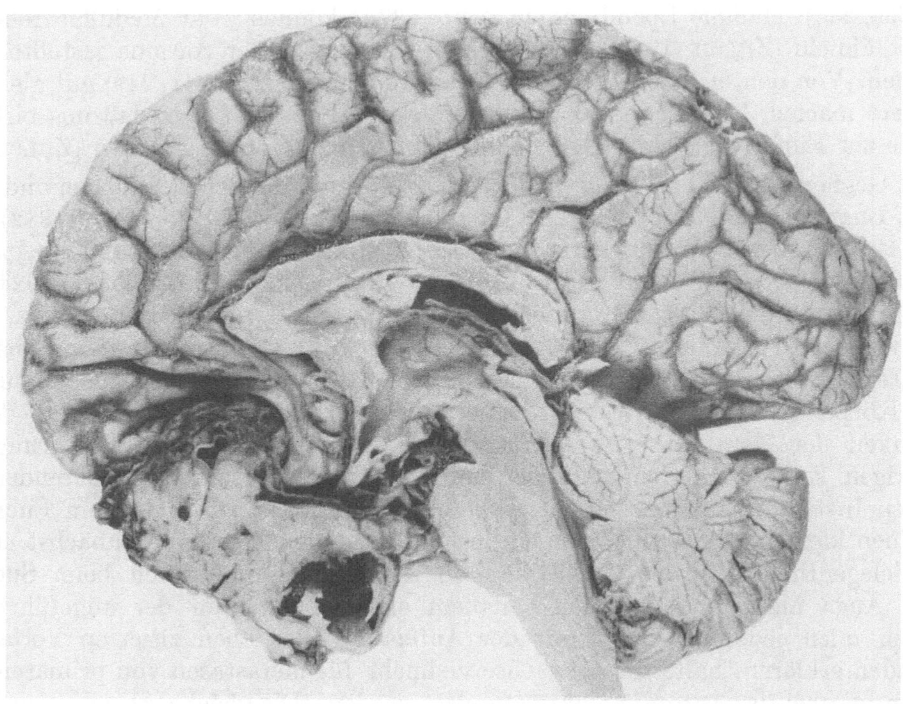

Abb. 389. Median gelegenes cylindromatöses Epitheliom, das vom Nasen-Rachenraum aus die vordere Schädelgrube und Chiasmagegend erreicht (Fall 1126).

immer besonderes Interesse erregt. Bei der Klassifikation der Hirngeschwülste spielten sie bisher keine größere Rolle, ich habe sie nur 1950 kurz in meiner Monographie erwähnt.

Die cylindromatösen Epitheliome finden wir intrakranial an 2 Stellen: 1. erscheinen sie unter den nasopharyngealen Tumoren, wo sie vom Nasenrachenraum in der Mittellinie die Schädelbasis nach oben durchbrechen (Abb. 389); 2. kommen sie besonders häufig am Ganglion Gasseri (Abb. 390) vor, wo sie die Schädelbasis — auch röntgenologisch sichtbar! — örtlich destruieren. Sie treten meist im 3.—5. Lebensjahrzehnt auf. Ein Geschlecht wird nicht bevorzugt. Die klinische Symptomatik besteht in Hirnnervenlähmungen. Die Länge der Krankengeschichte beträgt durchschnittlich 1—3 Jahre.

Unter den Tumoren des Ganglion Gasseri gibt es also eine seltene Form, die bisher noch nicht ausreichend beachtet und bekannt geworden ist. Auch ich habe diese Tumoren erst als eigene Gruppe richtig erkannt, als ich im Schrifttum auf eine ähnliche Beobachtung von Learmonth und Kernohan (1930) stieß, die einen derartigen Tumor bei einer 28jährigen Frau als ein von den „Kapselzellen ausgehendes Neurom" angesprochen hatten. Die Patientin hatte eine Krankengeschichte von 5 Jahren. Die Verfasser wiesen auf ähnliche Beobachtungen von Marchand (1907) hin, — der die Geschwulstzellen zuerst als derartige „Kapselzellen" bezeichnet hatte — und sammelten auch einige Fälle aus dem älteren Schrifttum. Nach Abb. 50 (case 4) von Jefferson (1953) handelt es sich auch bei seinem „muco-epithelioma" um einen Tumor der hier besprochenen Art.

Wir haben inzwischen sechs operativ bestätigte Fälle derartiger Trigeminustumoren im eigenen Material finden können, sowie einen weiteren autoptisch bestätigten, bei dem allerdings die Größe der Geschwulst die der operativen Fälle weit übertraf (Abb. 390).

Aus den Operationsbeschreibungen geht hervor, daß diese Tumoren *makroskopisch* gelegentlich von den Neurinomen des Trigeminus nicht zu unterscheiden sind (Abb. 9). Allerdings sind manche von ihnen viel weiter nach hinten und medial ausgedehnt als diese. Gewöhnlich ist der zweite und dritte Ast von einem kastaniengroßen Tumor nach vorwärts verschoben. Manchmal ziehen sich diese Tumoren aber auch in die Tiefe der Basis hin oder nach hinten bis an die Hirnschenkel; das tun sie allerdings nur, wenn sie Apfelsinengröße erreichen. Die Tumoren infiltrieren niemals das Hirn, sondern dellen es nur ein (Abb. 390); wohl aber wachsen sie entlang den mesodermalen Strukturen der Nervenscheiden, z. B. ins Trigeminusganglion ein. Auch die Dura wird anscheinend nicht infiltriert.

Ausgangspunkt. Es ist bekannt, daß alle zu den regressiven Vorgängen der Zylinderbildung neigenden Tumoren von den Mund-Nasenbucht-Abkömmlingen (Speichel- bzw. Tränendrüsen) ihren Ausgang nehmen. In unserem Falle wird man aus der Nachbarschaft bzw. der Reihenfolge der neurologischen Symptome am ehesten daran denken, daß sich die Tumoren von der Tuba Eustachii aus entwickeln. Entsprechende Abbildungen [Abb. 137, 141 von CORNINGS (1946) Lehrbuch der Topographischen Anatomie] legen eine solche Entstehung nahe.

Das Geschwulstgewebe. Die Geschwülste bestehen,

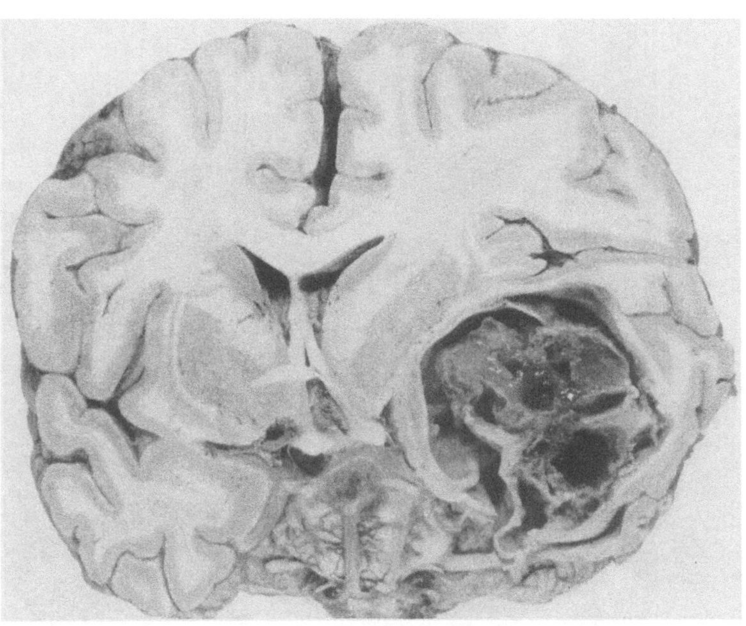

Abb. 390. Riesiges cylindromatöses Epitheliom der mittleren Schädelgrube. Der Tumor hat sich einerseits in Richtung auf das Chiasma entwickelt und ist andererseits mit einem großen Knoten von der Basis in den Temporallappen eingedrungen. (Ausgangspunkt: Ganglion Gasseri!) (Fall 1304.)

wie auch die Cylindrome der Speicheldrüsen, aus Haufen und Strängen epithelialer Zellen mit isomorphen, runden, meist bläschenförmigen Kernen, die selten einmal eine Mitose zeigen. In diesen Epithelhaufen sind meist kleinere und größere Zylinder einer homogenen, mit sauren Farbstoffen anfärbbaren Substanz eingeschlossen (Abb. 391 a). Die dazwischen liegenden Bindegewebszüge sind häufig hyalin aufgequollen.

Die Zylinder färbten sich zum Teil metachromatisch. Sie zeigten weiterhin eine positive Schleimreaktion. Die Prüfung auf Mucopolysaccharide mit der HOTCHKISS-Methode ergab bei einer Reihe von „Zylindern" eine deutlich positive Reaktion, wie mein Mitarbeiter WALTER (1955) zeigen konnte.

Ich möchte also glauben, daß diese Zylinder als ein Endprodukt regressiver Vorgänge anzusehen sind, die sich im Zentrum der Epithelhaufen abspielen, man kann nämlich die Stadien der Zylinderbildung deutlich verfolgen. Sie beginnt damit, daß sich einige Zellen im Zentrum verflüssigen. Die Kerne dieser Zellen werden pyknotisch und bleiben noch etwas länger stehen. Dieser Vorgang kann sich vom Zentrum bis zur Peripherie des Epithelhaufens so weit fortsetzen, daß zum Schluß Bilder entstehen, die um die „Zylinder" nur noch dünne Epithelreihen aufweisen und an die histologische Struktur der Schilddrüse erinnern (Abb. 391 b).

Die Abb. 1—4 bei LEARMONTH und KERNOHAN (1930) zeigen deutlich die Übereinstimmung mit den von uns beschriebenen Tumoren. Allerdings konnten wir uns nicht von der Ganglienzellnatur der bei ihnen erwähnten Zellen überzeugen. Über die sonstigen Tumoren des Ganglion Gasseri geben CUNEO und Mitarbeiter (1952) eine Übersicht.

Die Prognose der Cylindrome läßt sich noch nicht übersehen. Eine maligne Entartung ist offensichtlich möglich, da im Falle 6330 einer 49jährigen Frau ein Jahr nach der Operation eine Femurmetastase auftrat.

Die Stellung der „Cylindrome" im System der Geschwülste. Sämtliche von uns untersuchten Tumoren entsprechen der alten Definition des „Cylindroms", die BILLROTH zuerst gegeben hat. Bei diesen handelte es sich um Geschwülste der Orbita und der Speicheldrüsengegend, deren Architektur durch Einlagerung von kolloiden bzw. hyalinen Zylindern in ein epitheliales Gewebe entstand. Aber bereits RIBBERT wies in seiner Geschwulstlehre (1904) darauf hin, daß eine

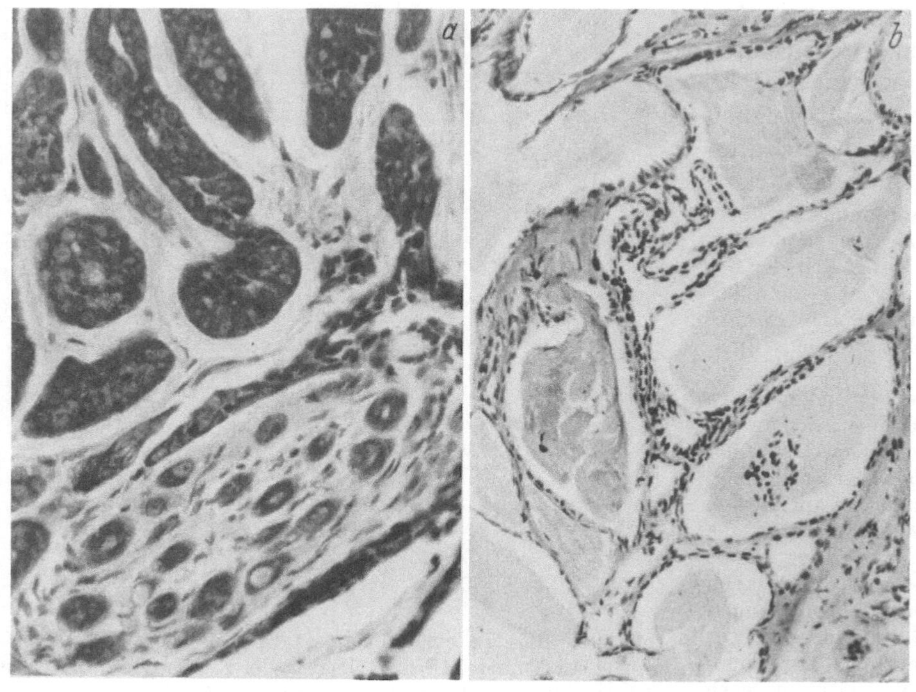

Abb. 391a u. b.

a Typisches cylindromatöses Epitheliom am Ganglion Gasseri. Man erkennt zentral den Beginn der regressiven Veränderungen im Zentrum der Balken, der später zur Zylinderbildung führt. Unten scheint sich das gleiche in einem sehr kleinen Balken als Miniaturvorgang abzuspielen. (Vergr. 136fach, Kresylviolettfärbung, Fall 5387).

b Die Zylinderbildung ist zum Höchstmaß fortgeschritten: es haben sich mit Kolloid gefüllte Cysten gebildet, die nur von einem einschichtigen Epithel ausgekleidet sind. Ähnlichkeit mit einer Kolloidstruma der Schilddrüse. (Vergr. 136fach, Kresylviolettfärbung, Fall 6031.)

derartige Benennung nach sekundären Merkmalen dem modernen Versuch einer genetischen Deutung nicht entspräche. Diese Kritik ist später von HUECK (1937) übernommen worden, er schlug deshalb Namen wie: Adenoma cylindromatosum vor. Auch KAUFMANN (1922) gebrauchte Namen wie „cylindromatodes", um derartige Mischgeschwülste bzw. Tumoren der Parotis und Submaxillaris zu beschreiben. Dabei beschrieb er die Zylinder als Hohlräume „wie mit einem Sekret ausgefüllt" oder als „weite Hohlräume mit platten Zellen, wie Lymphspalten". Bereits KROMPECHER (1908) hatte übrigens ganz ähnliche regressive Veränderungen auch bei den basalen Zellkrebsen der Haut gesehen, wo sich Cysten vorfanden, die durch Degenerationsnekrose entstanden waren. Diese ähnelten den Mischgeschwülsten der Speicheldrüsen derart, und ihre „Cylindromstruktur" sprang so sehr in die Augen, daß er vorschlug, sie als „cylindromatöse Basaliome" zu bezeichnen.

Die übrigen Autoren führen diese Tumoren zum Teil noch als „Cylindrome" [ROUSSY-LEROUX-OBERLING (1950)], die sie als Sonderform der MALPIGHIschen Epitheliome beschreiben. HAMPERL (1937) sagt von den „epithelialen Cylindromen", sie sonderten bald mehr schleimige, bald mehr hyaline Massen ab, so daß sie „siebförmig" durchlöchert seien. Er wies aber, wie die meisten Autoren, darauf hin, daß es zwei Möglichkeiten gäbe, die Abscheidung der Masse in drüsige

Lichtungen bzw. in die Basalmembranen oder in die Grundsubstanz. Er teilt diese Auffassung mit DIETRICH (1941) und BOEMKE (1933).

In der englischen Pathologie [WILLIS (1953)] legt man besonderen Wert darauf, den Ausdruck „Cylindrome" völlig zu verlassen und nennt z. B. die Tumoren an der Speicheldrüse — wie HUECK (1937) — „Adenome". Man weist außerdem darauf hin, daß auch die Bronchusadenome ähnlich „cylindromatöse Bildungen" zeigen könnten, was HAMPERL (1936) ausführlich beschrieben hatte.

Die ungefähre Häufigkeit der „Cylindrome" im Nasopharyngealgebiet geht aus einer Zusammenstellung von TITRUD und PEYTON (1940) hervor, die 5 „Mischtumoren" unter 195 nasopharyngealen Tumoren fanden.

IV. Mißbildungstumoren
22 und 23. Die Epidermoide und Dermoide.

(Synonyme: Tumeurs perlées, Perlgeschwülste, Cholesteatome mit und ohne Haare — Margaritome — Talgcysten.)

Geschichtliches — Definition — Stellung im System der Hirngeschwülste. Bei den Epidermoiden und Dermoiden finden wir — im Gegensatz etwa zu den Hypophysenadenomen — bereits sehr frühzeitig gute Beschreibungen und Untersuchungen über die Natur dieser Gewächse. Der älteste Fall [ich folge hier HORRAX (1922)] soll von VERRATUS 1745, ein späterer Bericht von DUMERIL 1807 mitgeteilt worden sein. CRUVEILHIER (1829) kannte die tumeurs perlées bereits sehr genau, negierte aber die Blastomnatur. Kurz nach ihm beschrieb sie JOH. MÜLLER (1838) in seinem Geschwulstatlas. Er stellte auch den Cholesteringehalt der „perlmutterglänzenden Fettgeschwülste" fest. REMAK (1854) glaubte an eine Abschnürung und Versprengung von epithelialem Gewebe. Auch VIRCHOW widmete 1855 den Perlgeschwülsten eine ausgedehnte Untersuchung, deutete sie aber als eine Metaplasie der *Arachnoidea.* Die grundlegende Arbeit verdanken wir erst dem älteren BOSTROEM (1897), der auch die wahre — *epitheliale* — Entstehung der „Epidermoide" auf dem Boden von Keimversprengungen in der 3.—5. Embryonalwoche endgültig beweisen konnte. In der neueren Zeit hat sich dieser Name der Epidermoide endgültig durchgesetzt, nachdem immer wieder die Verwechslungsmöglichkeit mit anderen cholesterinhaltigen Plattenepithelgeschwülsten (Kraniopharyngeomen) und mit den entzündlichen Cholesteatomen des Mittelohrs betont worden war [CRITCHLEY-FERGUSON (1928)].

Aber auch eine scharfe Abtrennung von den Dermoiden empfiehlt sich, bei denen zur Epidermis noch Subcutis mit Anhangsgebilden (hauptsächlich Talgdrüsen und Haarbälge mit Haaren) treten. Wir verstehen also unter den „Epidermoiden" und „Dermoiden" jene mit cholesterinhaltigen Massen gefüllten Geschwülste, deren Kapsel beim Epidermoid „einer typischen Epidermis entspricht" [BOSTROEM (1897)], beim Dermoid der Epidermis *und den Anhangsgebilden,* d. h. Cutis und Subcutis. Die Dermoide sind nach BOSTROEM und VERNEUIL ebenfalls auf dem Boden von Keimabsprengungen gewachsen. Wir führen sie in unserem System bei den „Mißbildungs-Tumoren". Bei CUSHING (1935) erscheinen sie bei den „kongenitalen" Tumoren.

Die Epidermoide sind uns aus Veröffentlichungen gut bekannt, unter denen sich die grundlegenden Arbeiten von BOSTROEM (1897) und von CRITCHLEY und FERGUSON (1928), von BAILEY (1920, 1924) sowie die bis ins letzte durchgefeilte, ausführliche Arbeit von MAHONEY (1936) aus der FOERSTERschen Abteilung hervorheben. MAHONEY hat auch das gesamte Weltschrifttum mühevoll durchgearbeitet und verwertet. Kürzlich berichteten GRANT und Mitarbeiter (1950) ausführlich über 22 Fälle von Epidermoiden (7 extra-, 15 intradural gelegen). Siehe außerdem auch HENKEL (1951), INSAUSTI und Mitarbeiter (1952) und SALAMANCA und Mitarbeiter (1953).

Häufigkeit. Die Häufigkeit der Epidermoide beträgt bei CUSHING (1935) 0,6 %, bei OLIVECRONA (1932, 1955) 0,7 %, FOERSTER (1937) 0,66 %, ELSBERG (1928) 0,8 %, TÖNNIS (1937) 1,8 %, in der eigenen Sammlung 1,5 %. BENNET (1946) hatte 4 Epidermoide unter 496 Tumoren, OBRADOR (1953) 4 unter 454 intrakranialen Tumoren. Die weit selteneren Dermoide stellten 3 auf 2023 Fälle bei Cushing (1935), d. h. 0,15%, in unserem Gut 0,1%.

Tönnis und Findeisen (1937) stellten bei Auswertung von 5185 intrakraniellen Tumoren des Schrifttums 48 Epidermoide, d. h. 0,9% fest.

Erkrankungsalter. Die Altersbeziehungen der Epidermoide zeigt Abb. 7n. Sie sind auch aus einer Kurve Mahoneys (1936) gut zu erkennen. Diese zeigt mit steilem Anstieg einen deutlichen Altersgipfel um das 40. Lebensjahr. Für die rein neurochirurgischen Fälle [Olivecrona (1932)] liegt der Gipfel wahrscheinlich bei jüngeren Jahrgängen [kein Patient über 32 Jahre! — s. auch Barcia (1943)], da Mahoney in seiner Zusammenstellung viele Veröffentlichungen von Zufallsbefunden bei alten Leuten verwertet hat. Unser jüngster Patient war 2 Jahre, unser ältester 64 Jahre. Das niedrigste Alter wird von Lauterbach mit $1^1/_2$, der älteste Patient von Henschen (1954) mit 78 Jahren angegeben. Nimmt man dagegen statt des Operations- eine Kurve des *Erkrankungsalters*, so zeigt diese einen Gipfel schon um das 15. Jahr [Verbiest (1939)]. Zum Beispiel war das Mädchen von Bailey-Buchanan-Bucy (1939) [Epidermoid im 3. Ventrikel] bei Symptombeginn erst 13 Jahre. Die Dermoide aber sollen einen etwas späteren Altersgipfel haben [Durchschnittsalter 22,3 Jahre bei Love und Kernohan (1936)]. Das Durchschnittsalter für Epidermoide und Dermoide zusammen war bei Wettler (1948) 42 Jahre.

Vorzugssitz. Da es sich bei den Epidermoiden und Dermoiden mit großer Wahrscheinlichkeit um Gewächse handelt, die aus versprengten Keimen entstanden sind, erscheint die Bevorzugung gewisser Regionen sehr verständlich. Die Epidermoide liegen vorwiegend in den subarachnoidalen Cisternen oder an der Tela chorioidea der Ventrikel [Scholz (1906)].

Nach der großen Zusammenstellung Mahoneys (1936) [142 Epidermoide und Dermoide] liegen die Epidermoide besonders gern an den folgenden 10 Stellen des ZNS, von denen die charakteristischen parapituitären und parapontinen Lagen schon Bostroem (1897) aufgefallen waren.

Im Brückenwinkel	— parapontin (Abb. 392)
der Chiasmagegend	— parapituitär
der Vierhügelgegend	— hinterer Balken (Abb. 393)
der Fissura Sylvii	
dem Seitenventrikel	
dem 3. Ventrikel	
dem 4. Ventrikel	— Kleinhirnmittellinie
der Fissura longitudinalis	— vorderer Balken
in der Schädeldiploe	

Multipel kommen sie dagegen nicht vor [Bostroem]. Den typischen Sitz der Epidermoide in der Diploe zeigt Abb. 4 bei Courville (1946). Die Lage eines Epidermoids im Unterhorn demonstriert auf einem Frontalschnitt sehr gut die Abb. 3 von Dueker und Mitarbeiter (1948).

Die intrakranialen Epidermoide haben Findeisen und Tönnis (1937) ausführlich beschrieben, von denen 6 im Brückenwinkel, 2 im Chiasma, 1 in der Fissura Sylvii, 3 im Seitenventrikel und 1 in der Vierhügelgegend gelegen waren. In Olivecronas (1932) Gut kamen insgesamt 29 Fälle von Epidermoiden vor, davon 3 in der Diploe, 6 suprasellär, 4 supratentorial, 3 in der Fissura Sylvii und 7 im Kleinhirnbrückenwinkel gelegen.

Von Holles (1950) [zit. Henkel (1951)] 200 Epidermoiden lagen

46 parapontin
19 parasellär
9 frontobasal
9 an der Basis
6 im Seitenventrikel
21 an der Konvexität ohne Prädilektion.

MÜLLER und WOHLFART (1947) berichten über 22 Epidermoide, von denen 6 parapontin, 4 suprasellär, 3 im Temporallappen, 2 im Dach des 4. Ventrikels, 1 an der Zirbel und die übrigen 3 an verschiedenen Stellen lagen.

Daß sog. „Cholesteatome" (Epidermoide) gern an den Plexus der Seitenventrikel der Pferde vorkommen, gilt als bekannt. Sie sollen aber nach LOVE und KERNOHAN (1936) kaum entfernte Ähnlichkeit mit den menschlichen haben.

SACHS und HORRAX (1949) berichteten ausführlich über die *spinalen Tumoren* der Mißbildungsgruppen und zählten in ihrer Aufstellung 61 Epidermoide und Dermoide und 25 Teratoide und Teratome, denen MOORE und WALKER (1951) einen weiteren eigenen Bericht anfügten. Doch fehlten in der erstgenannten Sammlung noch eine Reihe von Fällen, z. B. die von VERBIEST.

Bei einem 5jährigen Kind eigener Beobachtung (Fall Nr. 6574) wuchs ein Epidermoid extra-ossal, aber subgaleal über dem Sinus sagittalis. Es hatte den Knochen in Richtung auf den Sinus fast arrodiert. Im Röntgenbild sah man die typische perifokale Verdichtungszone. Der Tumor wurde unter der Diagnose eines „Atheroms" operiert.

RAND und REEVES (1943) schätzen, daß nicht mehr als 200 Fälle von Epidermoiden im Weltschrifttum bekannt geworden sind.

Die *Dermoide* liegen „fissural", und zwar besonders parapituitär und parapontin, im unteren Kleinhirnwurm und z. B. an der Oberkiefer-Augenschließungslinie mit Entwicklung in die Orbita und die vordere Schädelhöhle [s. STENDER (1937), KRAYENBÜHL und SCHMID (1943)], seltener im Vierhügelgebiet [GIEBEL (1921)], häufiger auch im Kleinhirnwurm [VERBIEST und ZELDENRUST (1938), EBHARDT (1937), KRONFELD (1930)]. Hier liegen über dem Sitz der Geschwulst gelegentlich auch Mißbildungen in der Haut, z. B. eine Hypertrichosis bzw. eine „Meningocele." Die Abb. 1 von LOGUE und Mitarbeiter (1952) zeigt die 4 Möglichkeiten der Fistelgänge bei Dermoiden der Kleinhirnmittellinie auf Grund von 32 Beobachtungen. Entlang diesen Fisteln können von außen Infektionen in die Schädelhöhle dringen.

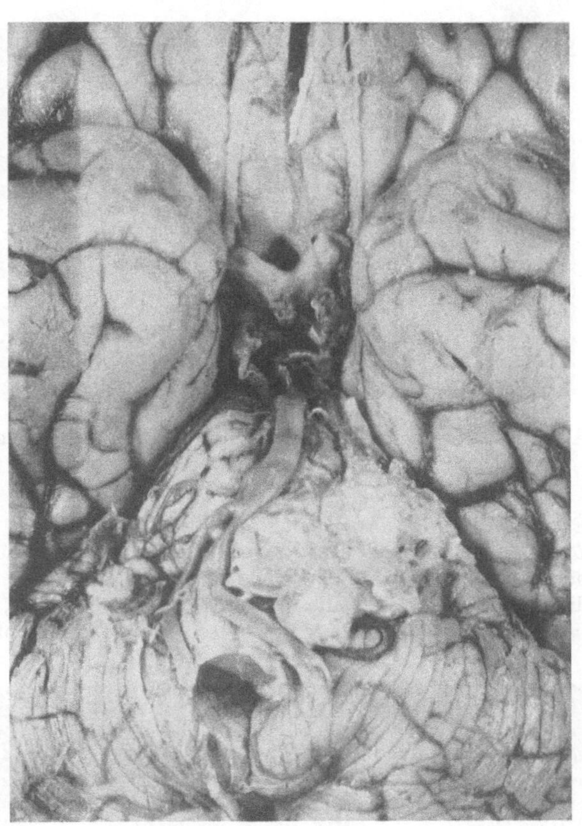

Abb. 392. Flächenhaftes Epidermoid im linken Kleinhirnbrückenwinkel mit Verdrängung der Brücke (A. basilaris) und A. verbralis (Fall Hb 6666).

Das Verhalten der Epidermoide und Dermoide gegenüber der Nachbarschaft ist im Einzelfall recht verschieden, so daß eine Beschreibung der Einzelheiten wenig Wert hat. Immerhin sei hier bereits betont, daß die Epidermoide das Hirngewebe recht erheblich schädigen bzw. sich entlang kleinen Bindegewebsbahnen auch in der zentralvenösen Substanz vorarbeiten können (s. S. 548).

So berichten BIRKMAYER und HASENJÄGER (1940) über ein Epidermoid „im vierten Ventrikel" mit Ventilverschluß, das mit einem abgekapselten Tumor parapontin in Zusammenhang stand; wahrscheinlich war der ziemlich weite Verbindungskanal durch transcerebelläre Einschmelzung von Gewebe entstanden.

Auch die Dermoide können sich durch das Hirngewebe hindurchfressen, wie der Fall von BROWN (1947) zeigt, wo ein orbito-fissurales Gewächs im Vorderhorn erschienen war. Hier kam es zum (entzündlichen?) Aquäduktverschluß.

Bei dem Fall eines Epidermoids im 3. Ventrikel von SCHOLZ (1906) ragte ein haselnußgroßer Zapfen in den Seitenventrikel hinein, der sich offenbar ebenfalls durch die Hirnmasse „hindurchgefressen" hatte.

Mahoney (1936) hat experimentell eine derartige einschmelzende Entzündung am Kleinhirn des Hundes durch Aufbringen von Cholesterinkristallen erzeugt.

Geschlechtsprädilektion. Ein wesentlicher Unterschied in der Beteiligung der Geschlechter ist im Schrifttum bisher nicht beschrieben; im eigenen Gut (41 Männer und 25 Frauen) und bei den spinalen Epidermoiden von Verbiest (1939) [6 Männer und 2 Frauen], überwogen die Männer über die Frauen. Das bestätigte nur Werner (1939), der bei 60 Fällen des Schrifttums 41 Männer, 17 Frauen und 2 Patienten unbekannten Geschlechts vorfand.

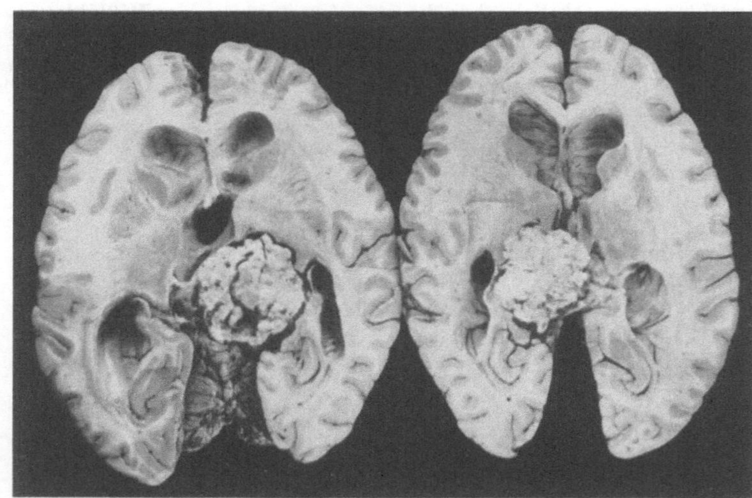

Abb. 393. Mandarinengroßes Epidermoid vom Vierhügelgebiet gegen das Trigonum vorwachsend. Hydrocephalus occlusus (Fall 194).

Ausgangspunkt. Lange Zeit war die Frage der Matrix der Epidermoide und Dermoide im ZNS Gegenstand heftiger Debatten. Es wurde eine metaplastische Entwicklung aus den Bindegewebsbalken der weichen Häute [Virchow (1855)] erwogen, bzw. eine Epidermisierung des Ependyms oder Neuroepithels [Chiari (1883), Benda (1897)] vertreten, bis Ziegler (1895) nach Remak (1858) und dann in genauen Untersuchungen endgültig Bostroem (1897) nachweisen konnten, daß die Kapsel der Epidermoide einer „typischen Epidermis entsprach", und daß die Keime, von denen diese ihren Ausgang nehmen, „schon von einer frühen embryonalen Entwicklungsstufe" zur Zeit des Verschlusses des Medullarrohres, spätestens aber bei der Abschnürung des sekundären Vorderhirnbläschens verlagert wurden. Diese seien daher als die Matrix der Cholesteatome zu betrachten. Für die Cholesteatome mit Anhangsgebilden der Haut wählte Bostroem den Namen Dermoide. Diese These über die Ableitung von Epidermoide und Dermoide schien überall angenommen, ist aber kürzlich wieder von Holmdahl (1934) [zit. Verbiest (1939)] in Frage gestellt worden, der wenigstens für die Epidermoide des unteren Rückenmarks diese Möglichkeit der Entstehung ablehnt.

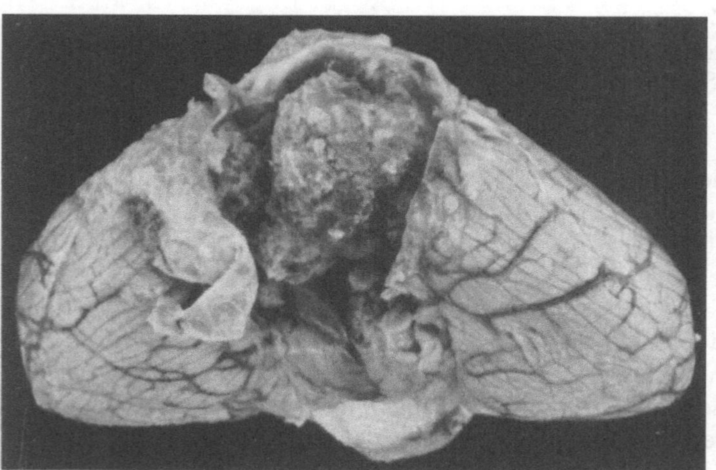

Abb. 394. Hühnereigroßes Dermoid in der Kleinhirnmittellinie. Der Inhalt ist zum großen Teil verkalkt und liegt als ein Stück im Kapselbett (Fall 1343).

Neben diese bei der Entwicklung versprengten Keime können vielleicht in geeigneten Fällen auch traumatisch verlagerte Gewebe als Ausgangspunkt treten, so bei Graumann (1937): 30jährige Frau mit Sturz auf den Hinterkopf und folgender epidermoidaler epiduraler Cyste an der gleichen Stelle. Auch Döring (1936) berichtet über eine „traumatisch entstandene"Atheromcyste, bei der an der Stelle einer scharfen Schädelverletzung vor 23 Jahren auf ein erneutes Trauma eine Infektion eintrat, die zur operativen Eröffnung eines flachen häutigen Sackes mit stinkender Infektion führte, der eine epidermoidale Kapsel hatte.

Größe und Gestalt mit bloßem Auge. Die *Größe* der Epidermoide und Dermoide schwankt von der eines Stecknadelkopfes bis zu der einer Orange. Love und Bailey

(1940) sahen einen 200 g-Tumor bei einem 46jährigen Mann in der Diploe. MAHONEY (1936) erwähnt einen Fall im Gewicht von 217 g. Die Größe ist abhängig von der Lokalisation und der Einwirkung auf die Umgebung (kollaterale Meningitis!), d. h. dem Zeitpunkt der Diagnose. Abb. 3 von LOVE und KERNOHAN (1936) zeigt ein faust-großes Epidermoid.

Auch LEARMONTH und KERNOHAN (1930) beschrieben ein riesiges Epidermoid zwischen den Frontallappen, das einen Stiel bis zum Tuberculum sellae hatte (ihre Abb. 301!). Aus statistischen Gründen wäre aber eher an einen primären „parapontinen" Ausgang zu denken, nicht wie die Verfasser aus der Symptomatologie entnehmen, aus dem 4. Ventrikel.

Die *Begrenzung* der Epidermoide und Dermoide erklärt sich aus der Bildung der Kapsel, die die Tumoren vom Hirn und den umliegenden Strukturen trennt (Abb. 395). Wenn die Epidermoide an den Meningen festsitzen, wie bei den Diploefällen, so gehen sie ganz unmerklich in die Pia-Arachnoidea über und sitzen dann fest am Hirn. Auch an

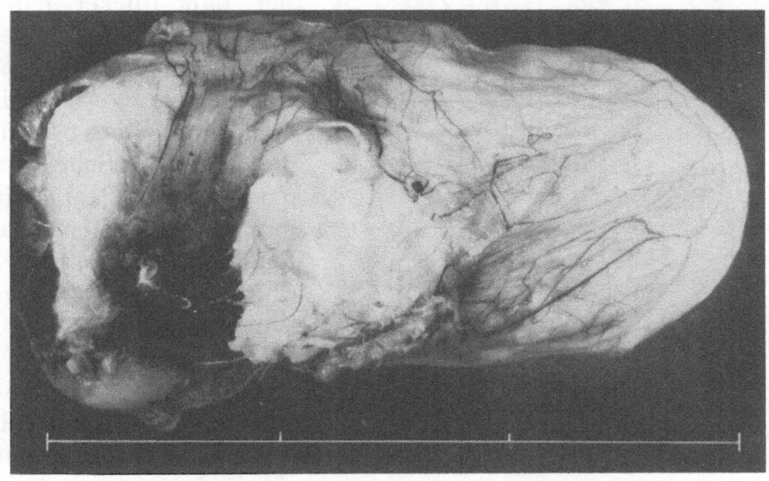

Abb. 395. In toto entferntes Epidermoid, dessen feine Kapsel die zarten Blutgefäße enthält (Fall 4369).

der Basis sind sie oft mit der Nachbarschaft [OLIVECRONA (1932)] und besonders den Gefäßen fest verlötet (s. S. 550). Sie können entlang den Fissuren in die Tiefe gehen und extrakraniell sich weiter ausdehnen, was ja von den fissuralen Dermoiden gut bekannt ist [STENDER (1937)].

So hat WETTLER (1948) in einer ausführlichen Arbeit über das intrakranielle „Epidermoid" den Befund eines „trilokularen" Epidermoids (Dermoids?) mitgeteilt, das intraorbital, intra- und extrakraniell lag. Histologisch fanden sich neben der Epidermis-schicht auch Muskelfasern und Nerven im Corium, jedoch keine Talg- und Schweißdrüsen.

Auch können z. B. die Dermoide mit einem Zapfen in eine andere Schädelgrube ragen. Unter 700 raumfordernden Prozessen sah OBRADOR (1953) ein Dermoid mit langen Haaren bei einer 25jährigen in der hinteren Schädelgrube mit einem kleinen supratentoriellen Fortsatz. Manchmal weisen Veränderungen der Haut („Sinus", Fisteln, Lipome) auf die darunter liegenden Dermoide hin. SACHS und HORRAX (1949) haben nachdrücklich noch einmal auf das Bestehen von sinusartigen Hautfisteln im Lumbalgebiet hingewiesen, die mit Dermoiden vergesellschaftet sein können. Klinisch spricht dafür, daß bei derartigen Sinus neurologische Symptome vorkommen. In ihrer Gesamtaufstellung von 61 Epidermoiden und Dermoiden fand sich 22mal ein derartiger Sinus, der in die Tiefe bis zur Dura führte (übrigens findet sich diese Kombination dreimal häufiger beim männlichen als beim weiblichen Geschlecht!). Es gibt nach WALKER und BUCY (1934) aber auch diese eigenartigen fistel-artigen Sinusbildungen im Lumbalgebiet, die mit der Dura kommunizieren, ohne daß Dermoide dar-unter liegen.

Die *Form* der Epidermoide und Dermoide ist kugelig oder eiförmig, bei den Geschwül-sten am Temporallappen und der Orbita auch zwerchsackförmig.

Die Oberfläche der *Epidermoide* ist weißglänzend (wie Silber, Perlen oder Seide), glatt (Abb. 395) oder etwas gelappt-warzig (Abb. 392), nämlich wenn sich Tochterperlen

(,,Perlgeschwulst") gebildet haben. An der Außenfläche können einzelne glitzernde Cholesterinkristalle liegen. Die Kapsel läßt sich vom eigentlichen Inhalt — obwohl dieser fester ist — nur stückweise ablösen. Die Kapsel der Epidermoide ist ein feines durchsichtiges glitzerndes Häutchen, von ihr führen zahlreiche Trabekel und Verstrebungen ins Innere (Abb. 395). Der Inhalt besteht aus einem lockeren brüchig-bröckeligblättrigen (Abb. 396) weißlichen oder perlmutterglänzenden Material, das sich bei geeigneter *Schnittrichtung* als zwiebelschalenartig (lamellär) geschichtet erweist [s. Abb. 397a, MAHONEY (1936)]. Das Zentrum ist meist erweicht und sago- und marzipanartig. Manchmal haben sie einen eigenartigen Fettgeruch [CRITCHLEY und FERGUSON (1928)]. In der eigentlichen epidermoidalen Kapsel fehlen die Blutgefäße (s. unten: stratum durum),

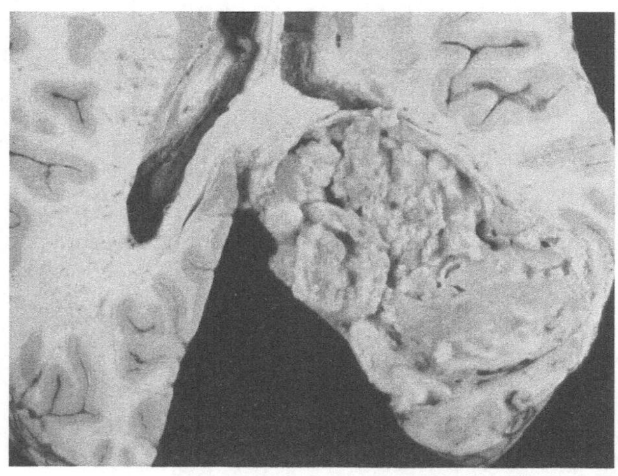

doch sieht man im umliegenden Stroma große Gefäße (s. Abb. 395).

Bei den *Dermoiden* ist die Kapsel (der ,,Balg") dicker, in dem meist weißlich-schmierigen, cremeartigen oder seifigen Inhalt der Kapsel liegen gewöhnlich kurze oder lange [s. die Abb. 5 von OBRADOR (1953)] Haare. Die lamelläre Schichtung der trokkenen Perlmuttergeschwulst sieht man also hier nicht, da der Kapselinhalt durch den gleichzeitig abgeschiedenen Talg bzw. Schweiß weichschmierig ist. Der Inhalt kann auch weitgehend verkalken (Abb. 394).

Feingewebsbau, Architektur und Zellreichtum. Die Epidermoide sind durch eine große Monotonie des Gewebsbildes ausgezeichnet.

Abb. 396. Großes Epidermoid, das von der Falx her gegen den rechten medialen Occipitallappen vorwächst. Der bröckelige Inhalt ist gut zu erkennen (Fall 5824).

Histologisch finden wir stereotyp eine ,,epidermoidale" Kapselschicht, ,,die an eine blutgefäßhaltige Bindegewebsschicht gebunden ist, an die sie selbst sich eng anfügt und von der sie ernährt wird" [BOSTROEM (1897) Abb. 395, 397a, b]. Wir können dementsprechend die drei epidermoidalen Schichten des Stratum germinativum, granulosum und corneum unterscheiden, der sich nach außen das Stratum durum des Bindegewebes anfügt, während nach innen noch das Stratum lucidum und die Perlmuttermassen folgen (Abb. 397a, b).

Die Zahl der Zellagen ist meist 2—5, kann aber auch bei Schrägschnitten 10 erreichen. Nicht so selten sind Fälle, bei denen die Kapselschicht ausgesprochen gefältelt, ja papillär gebaut ist bzw. wo sich einzelne ,,Perlen" abzeichnen (eigener Fall Nr. 447, bei dem das deckende Epithel dem verzweigten oft etwas ödematös verbreiterten Stroma papillenförmig aufsitzt).

Das Stratum germinativum (Keimschicht) zeigt eine Reihe von oft säulenförmig gebauten Zellen (Abb. 397a, b). Die nächste Schicht wird durch Einlagerung von Keratohyalinkörnchen granuliert [Stratum granulosum (Abb. 397b)]. Jetzt nehmen die Zellen von außen nach innen zu immer mehr an Färbbarkeit ab, aber dafür erscheinen sie vergrößert und gequollen. Fließend erfolgt der Übergang in die verhornte Schicht (Stratum corneum), in der die Zellen bereits die Färbbarkeit verloren haben, wobei sie aber in der Außenform noch erkennbar sind (Mikroskop abblenden!) und den Epithelzusammenhang noch einhalten. Durch weitere Degeneration der Zellen und immer neue Abschilferung verhornter Zellen (Abb. 397a), die aber nicht — wie bei der äußeren Haut — immer wieder weggerieben werden, sondern sich nach innen anlagern und dann als cholesterinhaltige Zellen zusammensintern, wächst der ,,Tumor". Die unter dem Mikroskop zunächst noch als verhornte Zellen, später nur noch als hexagonale und

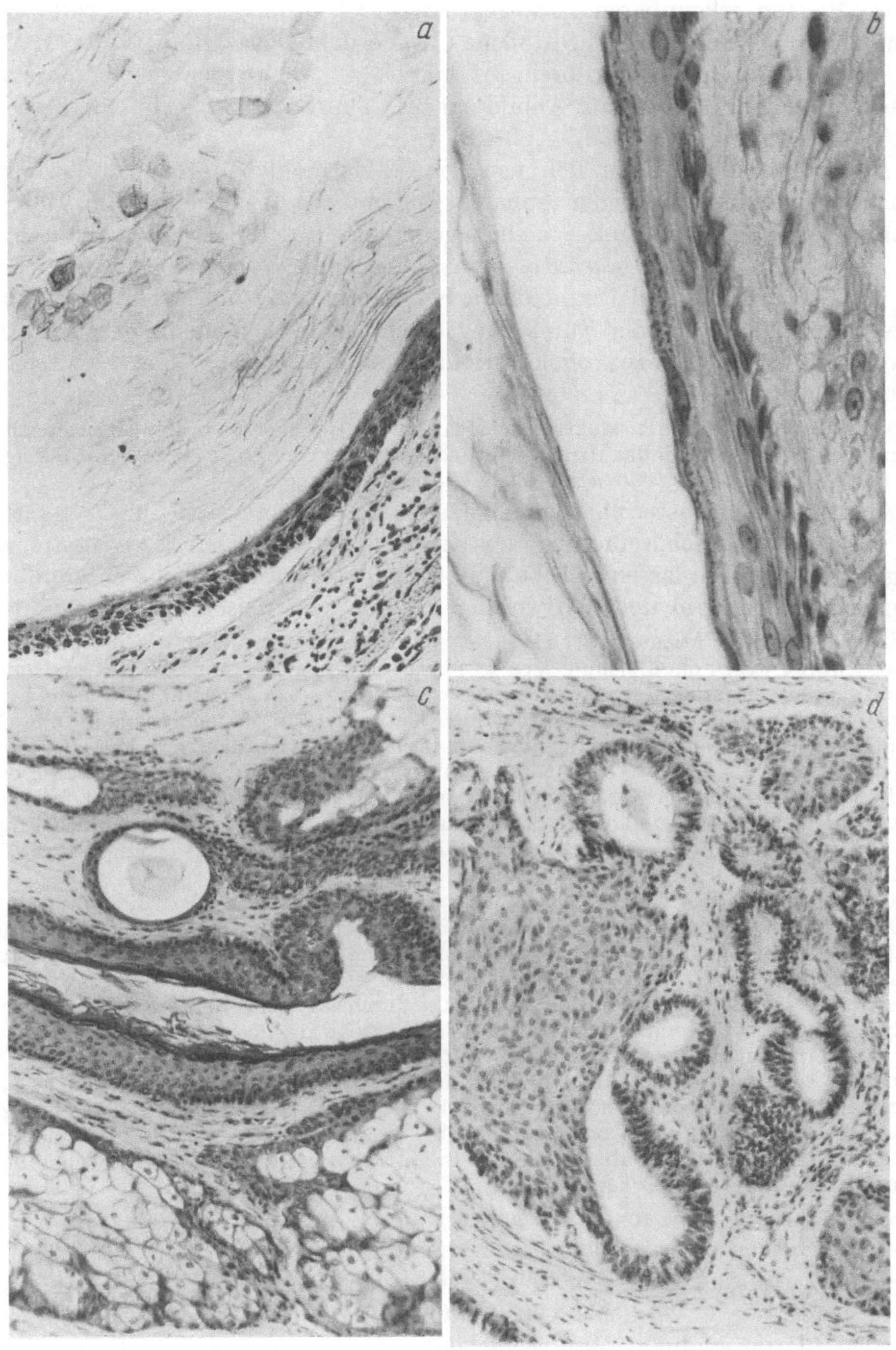

Abb. 397 a—d.

a Typische Lagen der Kapsel eines Epidermoids: Rechts unten Stroma mit einigen chronischen Entzündungszellen. Dann folgen die drei Lagen des Str. germinativum, granulosum, corneum. Man erkennt weiter die abgeschilferten und verhornten Epithelien, die zuerst geschichtet, dann (links oben) mosaikartig nebeneinander liegen. (Vergr. 112fach, Kresylviolettfärbung, Fall 1312.)

b Eine höhere Vergrößerung zeigt die feinen Keratohyalinkörnchen des Stratum granulosum noch besser. (Vergr. 324fach, HE-Färbung, Fall 835.)

c Beim Dermoid sieht man neben den eben geschilderten Epidermislagen — die gewöhnlich etwas dicker sind — auch noch Talgdrüsen und gelegentlich Haarfollikel. (Vergr. 136fach, HE-Färbung, Fall 6277.)

d Metaplastische Umwandlung eines Zylinderepithels in Plattenepithel in einem Teratom. (Vergr. 104fach Kresylviolettfärbung, Fall 931.)

polygonale Platten erkennbaren „Chosteatomzellen“ (Abb. 397a) sind verhornte, zum Teil einfach angetrocknete, abgestoßene Epidermiszellen [Bostroem (1897)]. Im Innern sind — besonders im breiigen Inhalt — auch rechteckige Kristalle aus Cholesterin erkennbar. [Eine gute Abbildung bei Cushing (1935), Abb. 79, bei Verbiest (1939), Abb. 2, bei Dandy (1938), Abb. 481.]

Die *Dermoide* unterscheiden sich von den Epidermoiden durch das Vorhandensein der Subcutis mit bindegewebigen Anhangsgebilden der Haut, d. h. von Haarfollikeln mit Haaren, von Talgdrüsen und — nicht regelmäßig — auch Schweißdrüsen (Abb. 397c).

Das besondere *Verhalten gegenüber* dem anliegenden *Hirngewebe* ist eine Folge des Gehalts der Epidermoide und Dermoide an Fettsäuren und Cholesterin. Seit Critchley und Ferguson (1926) ist die Entstehung einer aseptischen Meningitis bei Austreten von Cholesterinkristallen bzw. cholesterinhaltigen Massen aus dem Gewächs in den Liquorraum bekannt.

Mahoney (1936) hat durch instruktive Versuche die Entstehung einer Meningoencephalitis durch Einwirkung von *Cholesterin* auf das Hirngewebe nachgewiesen. Verbiest (1939) führt diese allerdings auf den Gehalt an *freien Fettsäuren* im Cholesteatombrei zurück.

Der Austritt von cholesterinhaltigen Massen in das Liquorsystem führt — s. S. 551 — klinisch zur akuten Verschlimmerung bzw. oft erst zum Einsetzen der Symptomatologie; pathologisch-anatomisch lassen sich bei längerem Bestehen erhebliche entzündliche Veränderungen am Ependym und den weichen Häuten nachweisen.

Bei einem 27jährigen Patienten (Nr. 6543), der seit 6 Jahren wegen einer „Schizophrenie“ in einer Anstalt war, wurde wegen eines meningealen Syndroms eine neurochirurgische Untersuchung durchgeführt und ein Chiasmatumor festgestellt. Zu diesem Zeitpunkt war der Patient fast blind. Operativ wurde ein teils extra- teils intraselläres Epidermoid entfernt. Der Patient überstand die Operation nicht. Makroskopisch waren beide Optici dick und derb. Histologisch fand sich hier eine weitgehende Entmarkung im Stadium der Fettkörnchenzellen mit einer Makrogliose. Außerdem waren die Septen und die Leptomeninx lymphocytär, plasmacellulär infiltriert. Die Hypophyse war fast völlig verschwunden und an ihrer Stelle ein kollagen schwartiges Gewebe, zum Teil mit entzündlicher Infiltration gelegen. Hier war es also offensichtlich bereits seit langem zu einer Einwirkung auf die Nachbarschaft gekommen.

So weisen auch bei der erfolgreichen Operation eines suprasellären Epidermoids David und Mitarbeiter (1936) auf die ausgedehnten *Verwachsungen* mit den Strukturen der Umgebung hin. Auch v. Lehoczky (1951) kommt anläßlich einer Beobachtung erneut auf die Entstehung der „aseptischen“ Meningitis anläßlich eines rupturierten Epidermoids zu sprechen.

Weiter war bei Scheinker (1935) der Aquädukt durch die ependymitischen Wucherungen fast vollständig verstopft, bei Lauche (1938) hatten sich zahlreiche kleine Granulome um das ausgetretene Fett gebildet, der Aquädukt war durch Talg verstopft. Spontanrupturen sind in etwa 8 Fällen beschrieben. Bei Austritt von Cholesteatombrei in den Ventrikel [Bauditz (1933), Fall 1] kann es zu groben und dickpolstrigen Ependymitiden kommen. Mir will es fast scheinen, als ob das sog. „Nachbarschaftssarkom“ von Strohmeyer (1910) nur eine derartige granulierende Entzündung war. Im Falle Millers (1950) war ein frontoorbitales Dermoid rupturiert und hatte eine hochgradige Ependymitis mit Aquäduktverschluß hervorgerufen.

Histologisch sieht man in den weichen Häuten — die dem Epidermoid außen anliegen — die Zeichen einer chronischen Entzündung, wie auch Bauditz (1933) gut beschrieben hat. Die sonst nur aus wenigen kollagenen Fasern mit Gefäßen bestehende Stromaschicht ist stark verdickt, von Lymphocyten und frischen Gefäßsprossen und Plasmazellen (darunter auch „Maulbeerzellen“) durchsetzt. Auch mehrkernige Riesenzellen [Bauditz (1933, Abb. 7)] und Körnchenzellen kommen häufig vor. Diese chronische Entzündung der Umgebung ist für die „Verlötung“ der Epidermoide mit der Umgebung verantwortlich zu machen.

Ein eigenes *Stroma* besitzen Epidermoide und Dermoide nicht, sie werden von den Gefäßen der Bindegewebsschicht bzw. der Subcutis ernährt, die der Kapsel außen anliegt (Abb. 395).

Regressive Vorgänge. Die — autolytische — Erweichung des zentralen Inhaltes der Epidermoide und besonders der Dermoide wurde bereits erwähnt. Bei den Epidermoiden kommt es seltener [s. Lysholm (1941, Abb. 54), Lindgren (1954, Abb. 45)], bei den Dermoiden häufiger zur Kalkeinlagerung in die Kapselschicht [s. auch Stender (1937)].

Auch Knochenbildung kommt angeblich [VERBIEST und ZELDENRUST (1938)] in Dermoiden vor, obwohl man diskutieren müßte, ob man Gewächse dieser Art, bei denen das Bindegewebe derart in den Vordergrund tritt, noch als Dermoide bezeichnen darf oder bereits Teratoide nennen sollte. Schließlich kann auch der Dermoidinhalt verkalken (Abb. 394).

Metastase und Rezidive — Maligne Entartung. Metastasierung ist bisher nicht beschrieben. Ebenso scheint es auch bei mechanischer Verschleppung von Kapselteilen nicht zu einem „Neuangehen" zu kommen, wahrscheinlich infolge mangelnder Gefäßversorgung! Rezidive entstehen bei unvollständiger Entfernung der Kapsel jedoch immer. In einem Falle HUGs (1942) ist es zur Carcinombildung aus einem sonst unverdächtigen Epidermoid gekommen.

Fall eines 49jährigen Mannes mit 13jähriger Symptomatologie, der bei der Autopsie ein parapontines Epidermoid hatte, daneben in der mittleren Schädelgrube ein mit dem ersten im Zusammenhang stehendes verhornendes Plattenepithelcarcinom.

Einen ähnlichen — nicht verhornenden — Fall kennen wir von ERNST (zit. HENKEL). Auch E. KAHN hat (nach persönlicher Mitteilung) einen solchen gesehen. HENKEL (1951) sah schließlich zwei weitere Fälle von carcinomatöser Entartung von Epidermoiden (49jähriger Mann, parapontin, 76jähriger Mann parapontin).

STROHMEYER (1910) dagegen hat über ein Dermoid bei einer 40jährigen Frau berichtet, aus dem sich ein Sarkom entwickelt haben soll (s. S. 550). Dabei ist aber die histologische Beschreibung nicht ausreichend, möglicherweise handelte es sich nur um eine kollaterale Entzündung. Nach der heutigen Begriffsfassung ist die Geschwulst übrigens auch ein Epidermoid gewesen.

Differentialdiagnose. Es wurde bereits bei den Kraniopharyngeomen auf die Unterscheidung der verschiedenen Gewächse mit cholesterinhaltigem Inhalt hingewiesen (s. S. 517). Die Trennung ist auch im typischen Falle einfach, wenn man sich nur an die für die einzelnen Gewächse gegebenen Begriffsbestimmungen hält. Auf die Schwierigkeiten in atypischen Fällen wurde dort hingewiesen.

v. LEHOCZKY (1929) bildet z. B. in seinem Falle 1 eines 32jährigen Mannes ein typisches cystisches Kraniopharyngeom (s. seine Abb. 11!) als „Epidermoid" ab, da die „bindegewebige" Kapsel in der großen Ausdehnung der Geschwulst mit einer einschichtigen, zusammenhängenden Zellreihe ausgekleidet ist. Sie ist aber an manchen Stellen (Abb. 10) mehrschichtig und WITTERMANN (1936) hat die Entstehung solcher Befunde beim Kraniopharyngeom gezeigt. Auch v. LEHOCZKYS (1929) Fall 2 soll ein Epidermoid gewesen sein, das verwunderlicherweise keine „Hornbildung" zeigte, während seine Abb. 15/16 ein echtes Kraniopharyngeom demonstrieren.

Übrigens werden die Dermoide von den Epidermoiden dadurch leicht unterschieden, daß Haare, Talg- und Schweißdrüsen in der Subcutis vorkommen. Die Schweißdrüsen fehlen aber auch gelegentlich.

Die Dermoide sind histologisch besonders von den Teratoiden abzugrenzen, die wieder definitionsgemäß mehrere Bestandteile eines *zweiten Keimblattes*, wie Bindegewebe, Fett, Knochen usw. enthalten müssen. [So scheint z. B. BAUDITZ (1933) Fall 1 kein Dermoid zu sein!] Besonders häufig trifft man die 3 Gruppen der Mißbildungstumoren im Kleinhirnwurm an. KRONFELD (1930) stellte hier 9 Epidermoide, 7 Dermoide, 3 Teratome zusammen.

Beziehungen zwischen Krankheitsablauf und Wachstum bzw. klinischem Bild. Lange Jahre können Epidermoide und Dermoide symptomlos bleiben. So fand VIRCHOW (1855) bei einer 60jährigen Frau als Zufallsbefund ein parapontines Dermoid von 6×2,7 cm. Der Reiz der Cholesterinmassen auf weiche Häute und Hirngewebe wurde erwähnt (s. S. 550). Er dürfte auch bereits vor Platzen der Kapsel durch diese hindurch wirksam sein. Es wird dann das nervöse Gewebe gereizt. So erklären sich z. B. die oft bei Epidermoiden des Brückenwinkels auftretenden heftigen Trigeminusschmerzen, z. B. auch in einem Fall von F. KRAUSE (1908/11), der deswegen das Trigeminusganglion exstirpieren wollte [weiter CRITCHLEY-FERGUSON (1928), OLIVECRONA (1932), KRIEG (1936) u. a.]. Bei Austreten von cholesterinhaltigem Inhalt entstehen die bekannten heftigen aseptischen Meningitiden und Meningoencephalitiden, die tödlich verlaufen können [OLIVECRONAs Fall eines geplatzten Epidermoids des 4. Ventrikels, bei BENEKE (1895) des

3. Ventrikels]. Holle (1950) beschrieb den plötzlichen Tod eines 44jährigen Mannes mit faustgroßem Epidermoid im Frontallappen. Den Fällen mit *perakuten* Krankheitsbeginn geht meist ein Platzen der Kapsel voraus. Dandy (1938) glaubt, daß Epidermoide vor der Freilegung nicht artspezifisch zu erkennen seien, da sie z. B. — im Gegensatz zu den Dermoiden, wo er unter Abb. 487/88 ausgezeichnete Bilder eines verkalkten Dermoids abbildet — auch nicht verkalkt seien. Dem widerspricht Lysholm (1941), der in Abb. 54 ein röntgenschattengebendes Epidermoid der Chiasmagegend abbildet [s. auch Lindgren (1954, Abb. 45)]. Auch die Fälle in der Diploe — die in den Abbildungen von Mahoney (1936) und auf der Zeichnung Abb. 481 von Dandy (1938) gut dargestellt werden — geben ein artspezifisches Röntgenbild [s. die Abb. bei Mahoney (1936) und Abb. 55 und 56 bei Lysholm (1941)] mit „scharf abgegrenztem girlandenartigem Defekt" und welligen oder buchtigen Knochenrändern [Beutel (1939)], wobei die Auftreibung des Knochens mit typisch sklerotischer Randzone erkennbar ist. Daß aber Epidermoide im Ventrikel meist an einer fleckig-scholligen Luftansammlung artspezifisch erkannt werden können, haben Lysholm sowie Findeisen und Tönnis (1937) beschrieben. In der Chiasmaregion wird die Sella und Hypophyse durch ein Epidermoid nicht beschädigt, es fehlen von beiden daher meist alle Symptome. Bei 2 Fällen von Olivecrona war merkwürdigerweise das Foramen opticum erweitert.

Nach Love und Kernohan (1936) sollen die Epidermoide später Symptome machen als die Dermoide. Gelegentlich kann es bis zu 20 Jahren dauern, ehe die Symptome beginnen [s. auch Verbiest (1939)]. Andererseits operierte Horrax (1932) ein Dermoid des 4. Ventrikels schon bei einem 2jährigen Kind.

Die Krankengeschichten der Epidermoide und Dermoide können also jahrzehntelange Vorgeschichten haben, sie können aber auch nur über wenige Wochen [Bischof und Sorgo (1949)] oder gar Tage gehen und dann akut einsetzen.

Fall eines 53jährigen bei Verbiest (1939) mit Platzen der Kapsel [s. auch Schrifttum bei Krieg (1936)], 40jährige Patientin mit 3wöchiger Vorgeschichte bei Scheinker (1935).

Intradurale Epidermoide haben übrigens [Grant und Austin (1950)] kürzere Krankengeschichten (2,6 Jahre) als extradurale (4,6 Jahre).

Der Liquor kann den ausgetretenen Inhalt des geplatzten Epidermoids oder Dermoids enthalten [„Steatose": Kelly (1925)] oder aber nur chronisch-meningitisch (Lymphocytose) verändert sein.

Prognose und Operabilität. Das erste Diploeepidermoid soll erfolgreich von Esmarch bereits 1856 operiert worden sein. Bei vollständiger operativer Entfernung der Kapsel von Epidermoiden und Dermoiden kommt es zur Heilung. Findeisen und Tönnis (1937) operierten 13 Patienten, von denen 3 starben, von den übrigen wurden 7 arbeitsfähig; ebenso berichten Grant und Austin (1950) über die glückliche Entfernung von 8 Tumoren bei einer Mortalität von 22,7 %, Graser (1943) über 3 Tumoren. Die oft lang anhaltende aseptische Reizmeningitis und Encephalitis kann in seltenen Fällen tödlich verlaufen [Olivecrona (1932)]. Die operative Entfernung der Epidermoide und Dermoide kann wegen der Verlötung in den *Rand*bezirken mit der Nachbarschaft schwierig sein.

Fälle mit ungünstigem Sitz, z. B. im 3. Ventrikel, haben eine viel schlechtere Operationsprognose, die des Seitenventrikels — s. die eigenen Operationsphotos bei Findeisen und Tönnis (1937), Abb. 6 und 7 — werden leichter entfernt. Wichtig ist es (nach Findeisen und Tönnis), den Austritt von Cholesterinbrei in den Liquor bei der Operation zu vermeiden.

24. Teratome und Teratoide.

Geschichtliches — Definition — Stellung im System der Hirngeschwülste. Die Teratome der Zirbelgegend haben in der Pathologie des ZNS lange Zeit eine ausgezeichnete Rolle gespielt [Lit.: Bailey-Jeliffe (1911), Coats (1887), Derman (1926), Frank (1900), Frankl-Hochwart (1909), Fukuo (1914), Gauderer (1889), Gutzeit (1896), Klapproth (1922), Luce (1921), Neumann (1900), Odermatt (1915), Oestreich und Slawyk

(1899), OGLE (1899), SCHMINCKE (1914), TURNER (1885), WEIGERT (1875); s. besonders MARBURG (1913)], da man ihnen eine hormonale Funktion im Sinne der Produktion eines gonadotropen Hormons zusprach und so das Bild der *Pubertas praecox* bei derartigen Fällen erklärte.

BERBLINGER (1925, 1944) fand unter 36 Patienten unter 17 Jahren mit Teratom der Vierhügelgegend 18mal Frühreifezeichen. Zahlreiche klinische Fälle von Zirbelteratom [unter anderem 4 Fälle von TÖNNIS bei WEBER (1939)!] ohne dieses Symptom, andererseits die überwiegende Mehrzahl der Fälle von Pubertas praecox ohne Zirbeltumor haben diese vermeintlich festen pathogenetischen Zusammenhänge endgültig zerstört. Auch experimentelle Arbeiten wie die von SPATZ, BUSTAMANTE und WEISSCHÄDEL [s. SPATZ (1951)] haben die Regulationsstellen der Sexualität und die Bedeutung des Hypophysenstiels aufgeklärt (s. auch S. 359 das Kapitel Pinealome und das Handbuch Bd. I, Kapitel 5 von SPATZ).

Sonst sind Teratome häufig als Einzelfälle wegen des allgemein-pathologischen Interesses an ihrer Struktur und Entstehung veröffentlicht [s. die Tafelzusammenstellung von E. WEBER (1939)], oder von Neurochirurgen unter einem besonderen Gesichtspunkt gesammelt worden [MCLEAN (1935): 25 Teratome der Pinealis, s. auch ORIBE und PRADO (1944)].

In der Allgemeinpathologie — auf deren Lehrbücher bezüglich dieses Kapitels verwiesen werden kann — unterscheidet man bei den Mißbildungstumoren die soliden und cystischen Teratome und Teratoide [HEIJL (1921)] oder nach ihrer geweblichen Zusammensetzung die Bidermome (oder Teratoide) mit sicher nachweisbaren Bestandteilen zweier, und die Tridermome (oder Teratome) mit Bestandteilen von 3 Keimblättern. Je nach ihrer geweblichen Ausdifferenzierung trennt man die reifen (T. adultum) und unreifen Teratome (T. embryonale).

Die Teratome stehen im System der intrakraniellen Geschwülste bei den Mißbildungstumoren; bei CUSHING (1935) erscheinen sie bei den „kongenitalen" Tumoren, für die ja einige von ihnen wahrhaft typische Vertreter sind. Einzelne Fälle des Schrifttums hier aufzuzählen ist nahezu unmöglich, die wichtigsten Arbeiten sind bei WEBER (1939) und bei MÜLLER und WOHLFART (1947) [84 Fälle] zusammengestellt.

Die Teratome kommen vorwiegend im **Jugendalter** vor, einige Tumoren hatten bereits kongenital eine erhebliche Größe und die Träger starben in den ersten Lebenswochen und -monaten [Fetus in fetu: Fall SCHUSTER (1953) und DERMANS (1926)]. BAXTER (1947) beschrieb bei einer ausgetragenen Frucht ein intrakraniales Teratom, das ein Geburtshindernis gebildet hatte. Schädelumfang 48,2 cm! — Unser ältester Patient war 40 Jahre, der jüngste $2^1/_2$ Jahre.

Die **Häufigkeit** der Teratome beträgt in unserem Gut 12 Fälle, d. h. 0,3 %, im allgemeinen stellen sie etwa bis $^1/_2$ % der intrakraniellen Tumoren. INGRAHAM und O. T. BAILEY (1946) fanden 15 Teratome (darunter ein Dermoid) unter 231 Tumoren an einem Kinderhospital. Davon lagen 8 intrakranial und 7 intraspinal, die sie in einer Tabelle zusammenfaßten.

Die Teratome der Zirbel sind praktisch auf das männliche **Geschlecht** beschränkt. Die Patienten des Weltschrifttums waren mit (5 Ausnahmen!) Knaben.

Im **Sitz** bevorzugen die Teratome des ZNS ausgesprochen die Zirbelgegend. Von den 71 von WEBER (1939) zusammengestellten Fällen waren 32 Zirbelteratome, 12 lagen parapituitär um die Chiasmagegend, 11 spinal in der dorsalen Schließungslinie, 4 in den Seitenventrikeln, 2 in der Orbita, 10 hatten verschiedene Lokalisation, mehrere lagen im Kleinhirnunterwurm. Ein eigener Fall — s. WEBER — war „fissural" von der Orbita aus in die vordere und mittlere Schädelgrube vorgedrungen. MÜLLER und WOHLFART (1947) berichteten zu den 84 intrakranialen Teratomen des Schrifttums über 8 eigene Fälle (5 an der Zirbel, einer im 3. Ventrikel, 1 suprasellär und 1 im Kleinhirn). Ihr Fall eines 7jährigen Mädchens mit einem Zirbelteratoid ist der 5. Fall im Weltschrifttum, alle übrigen waren bei Jungen aufgetreten. Weitere Teratome bei Mädchen sind in letzter Zeit übrigens mehrfach beschrieben worden [s. auch LICHTENSTEIN (1940), SCHEIDEGGER (1950):

Plexus, Masten (1940): Rückenmark usw.]. Von den 85 Fällen des Weltschrifttums lagen zudem 46 in der Zirbelgegend.

Furtado und Marques (1951) berichten über 9 Fälle des Schrifttums von spinalen Teratomen bei Kindern unter 10 Jahren, dem sie einen eigenen Bericht anfügten. Doch scheint mir ihre histologische Diagnose nach Beschreibung und Bild zweifelhaft (Dermoid ?). Weitere Berichte stammen von Masten (1949) und Hosoi (1931). Sachs und Horrax (1949) stellen auf einer Tafel 25 Fälle von intraspinalen Teratomen und Teratoiden zusammen. Auch über die Teratome der Kreuzbein-Steißbeingegend sind in letzter Zeit mehrere Arbeiten erschienen [Sulamaa und Ahvenainen (1949), Vengerovskij (1949), Couto und Costa (1949)]. Multiple Teratome und Dermoide hat Trachtenberg (1939) in einer Menge von etwa 40 beschrieben.

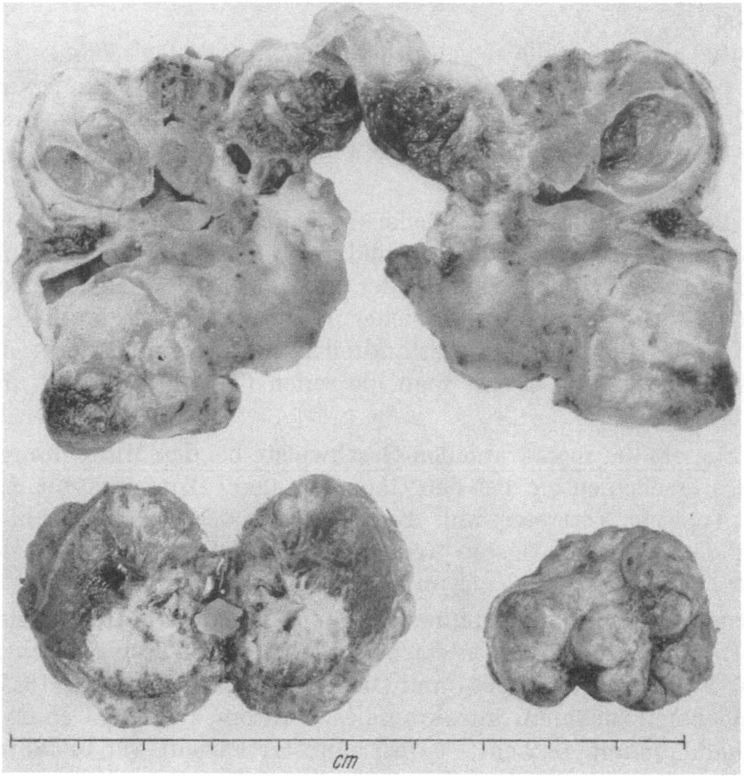

Ausgangspunkt. Beim Teratom handelt es sich nach den derzeitigen Anschauungen der Allgemeinpathologie um den Prototyp eines Mißbildungstumors, der auf dem Boden von Keimblattversprengungen in einer bestimmten und für den Fall charakteristischen teratogenen Determinationsperiode entsteht.

Die Zeit der Aussprengung soll etwa die gleiche wie für die übrigen Mißbildungstumoren sein. Diese These wird durch den Vorzugssitz der Teratome im ZNS an den fetalen Hirnbeugen und in der dorsalen Schließungslinie nur unterstrichen, wo sämtliche Mißbildungstumoren vorzukommen pflegen.

Abb. 398. Oben: großes paraselläres Teratom, das operativ entfernt wurde. Auf der Schnittfläche mehrere Cysten (Fall Nr. 274). Unten: operativ entferntes Teratom der Pinealisgegend (Fall Nr. 778).

Aussehen mit bloßem Auge — Begrenzung und Form — Aussehen und Konsistenz. Bei den Teratomen handelt es sich um makroskopisch und mikroskopisch wohl abgegrenzte Gewächse von Stecknadelkopf- bis Kinderfaustgröße (s. Abb. 398, 399). Sie sind meist knollig, unter den Knollen liegen auf dem Schnitt oft Cysten! Sie sind gut gekapselt. Die Färbung der Schnittfläche ist bräunlichrötlich. Sie sind meist knorpelig hart, gelegentlich kommen Knocheneinsprengungen vor.

Über die **Histologie** ziehe man die Beschreibungen in den allgemein-pathologischen Textbüchern zu Rate. Es finden sich die verschiedensten Epithel- und sonstigen Formationen [Glass und Culbertson (1946)], verhornendes und nicht verhornendes Plattenepithel, Anhangsgebilde der Haut mit Haaren in einzeiligen und mehrzeiligen Formationen, einzeilige Zylinderepithelien in papillären und kanalartigen Bildungen, besonders auch solche vom Medullarrohrtyp, Blutgefäße aller Art, Knorpel-Knochen-Fettgewebe, Lymphoblasten, Lymphocyten, spindelzelliges oder mesenchymales Bindegewebe, zum Teil im Zustand der Verschleimung. Interessant ist die gelegentlich sichtbare Epithelmetaplasie (s. Abb. 397 d). Müller und Wohlfart (1947) glauben sogar, daß sich aus Teratomen sowohl Oligodendrogliome als auch Pinealome entwickeln können.

Auffällig ist die Neigung zu regressiven Veränderungen im Sinne der Cystenbildung, bzw. die Bildung von Sekretionscysten aus den verschiedensten Hohlräumen.

In einem Falle ist ein Platzen des Cysteninhaltes mit Steatose der Cisternen beschrieben [Teratoid des Falles Kelly (1951)]. Nach der Beobachtung Gaupps (1942) platzte bei einem 40jährigen Mann offenbar spontan ein Teratom des Seitenventrikels, wodurch der Liquor bereits bei der Punktion nach Absetzen von einer weißen Schicht („wie Bierschaum") überzogen war. Durch die Reizentzündung war es in diesem Falle zu einem Verschluß des 4. Ventrikels gekommen (Ependymitische Membran).

Metastasen sind bei den Teratomen des ZNS nicht mitgeteilt worden. Nur Ingraham und O. T. Bailey (1946) beschreiben (leider wenig ausführlich und ohne histologische Abbildungen) einen „teratoiden" Tumor aus Riesenzellen und quergestreiften Muskelzellen. Die Verfasser betrachten die erste Zellform als neurogen. Das Gewächs infiltrierte das Kleinhirn und metastasierte in die Meningen.

Rezidive kommen bei Totalentfernung nicht vor, maligne Entartung ist im Hirn unbekannt. Die Teratome sind makroskopisch im allgemeinen sicher als solche zu erkennen (s. aber Abbildung 399).

Die *Differentialdiagnose* von anderen Gewächsen spielt daher kaum eine Rolle.

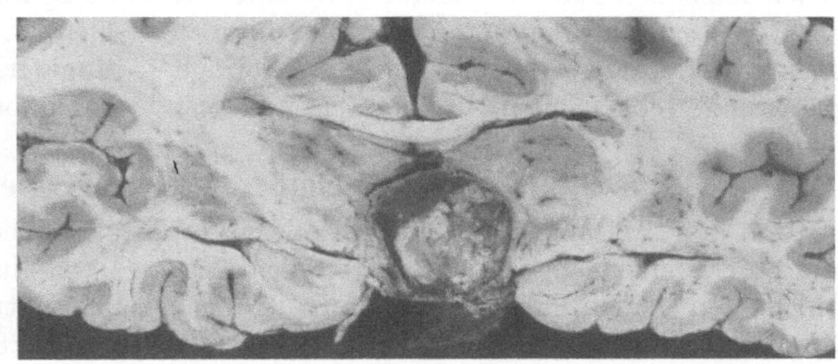

Abb. 399. Kastaniengroßes Teratom der Chiasmagegend, das zunächst als Kraniopharyngeom angesprochen wurde (Fall 6272).

Man kann natürlich auf Grund der feineren Histologie Teratome und Teratoide trennen. Biologisch hat das keine Bedeutung. Die Teratome wachsen äußerst langsam, kleine Tumoren können Zufallsbefunde bleiben, und die Geschwulstträger erreichen ein hohes Alter, wenn die Tumoren nicht die Liquorbahn blockieren. Die lange Vorgeschichte ist gerade bei spinalen Teratomen [21 Jahre, Marques (1951)] bemerkenswert.

Die *Operabilität* der Teratome ist an sich gut, störend nur die Verstrebung mit den Gefäßen der Nachbarschaft. Zu verschiedenen Lokalisationen ist allerdings der operative Zugang schwierig. Über die erste erfolgreiche Operation von 2 Teratomen der Pinealis hat wohl Tönnis berichten lassen [E. Weber (1939)]; 1944 folgte ein weiterer Bericht von Krabbe.

V. Gefäßgeschwülste, Gefäßmißbildungen
und raumbeengende Gefäßveränderungen (Angiome und Aneurysmen).

Die Gefäßmißbildungen und Gefäßwandveränderungen werden im IV. Bd. ausführlich beschrieben. Hier werden sie daher nur *zusammengefaßt* und zur Abrundung der übrigen Kapitel dargestellt, wobei es mir besonders auf eine klare morphologische Gliederung und Ordnung ankommt.

Gefäßmißbildungen, -wandveränderungen usw. sind für den Neurochirurgen wichtig, soweit sie raumbeengend wirken, die Durchblutung stören oder eine Blutungsquelle oder -gefahr bilden. Die übrigen intracerebralen Massenblutungen aus den Gefäßen werden dagegen in der Darstellung von E. Christensen behandelt.

Die nachstehende Unterteilung scheint zur Ordnung der erwähnten Gruppen brauchbar:

A. Gefäßmißbildungen (Angiome und kongenitale arteriovenöse Angiome).

B. Gefäßgeschwülste (Angioblastome, s. auf S. 455ff. bei den mesodermalen Tumoren)

C. Gefäßwandveränderungen (Aneurysmen und Varicen).

Auf Cushing und Bailey (1928) geht die Unterscheidung von Gefäß*geschwülsten* und Gefäß*mißbildungen* zurück. Als Unterscheidungsmerkmal sollten etwaige Reste komprimierten Gewebes zwischen den Gefäßteilen („traces of compressed tissue") dienen. Weiter führten die Verfasser das Merkmal des autonomen Wachstums zur Unterscheidung ein. In diesem Sinne ist das Angioblastom (Lindau) ein Blastom und wird daher bei diesen abgehandelt, obwohl wir gerade bei diesem Blastom überzeugt sind, daß es auf eine Mißbildung zurückgeht. Wenn wir aber ruhende Gefäßmißbildungen einfach zu den Hamartomen rechnen, so werden wir der Bedeutung für den Neurochirurgen nicht gerecht. Dor. Russell (1941) zieht offensichtlich überhaupt den Namen „Hamartom" vor (Cirsoides venöses bzw. arteriovenöses H. — Teleangiektasien — kavernöses H.).

Trotzdem hat der Umstand vielen Verfassern eine Klassifikation erschwert, daß die Gefäßmißbildungen sich oft erst im mittleren Lebensalter bemerkbar machen. Doch nehmen wir allgemein an, daß Ausbau und Differenzierung bei den Angiomen im wesentlichen nach der Geburt beendet sind und daß der Beginn der Symptomatologie durch funktionelle Faktoren und ihre anatomischen Folgen (s. d. Angioma arteriovenosum) bedingt ist. Wie die dort erwähnte geringe — angiographisch nachweisbare — Vergrößerung eines solchen Angioms entsteht, ist bisher unbekannt.

25. Angiome und Aneurysmen.

Von den drei oben erwähnten großen Gruppen brauchen also hier nur die Angiome und Aneurysmen abgehandelt zu werden. Diese Darstellung kann kürzer sein, weil in den letzten beiden Jahrzehnten drei ausführliche Bearbeitungen über dieses Thema veröffentlicht wurden [Dandy (1932), Bailey-Cushing (1928), Bergstrand-Olivecrona-Tönnis (1936)], über die wir nur wenig hinausgekommen sind. Durch diese Arbeiten ist die erste Beschreibung dieser Prozesse zu einem vorläufigen Abschluß gekommen. Nur die funktionelle Deutung war bisher noch unvollkommen geblieben; daher hatte die Klinik für die pathologisch-anatomische Gruppierung bisher noch wenig neue Hinweise geben können. Denn die funktionelle Analyse der Durchströmung der Angiome und Aneurysmen läßt sich morphologisch kaum weitertreiben. Aufklärung kann hier einzig eine Kombination der Angiographie mit der morphologischen Untersuchung (Injektionspräparate) bringen. Erst wenn wir eine größere Zahl derart untersuchter Fälle haben werden, werden wir sie ausreichend deuten können.

Ich begnüge mich daher im folgenden damit, das Gerüst einer pathologisch-anatomischen Unterteilung zu geben, das makroskopische Aussehen zu beschreiben und den Feingewebsbau wenigstens kurz zu schildern.

Geschichtliches — Definition — Stellung im System der Hirngeschwülste. Die erste brauchbare Einteilung der Angiome und Aneurysmen stammt — wie auf so vielen Gebieten der pathologischen Anatomie — von Virchow (1863—1865). Wir sind bisher nur in wenigen Punkten über diese hinausgekommen. Sie stützt sich — wie bei den echten Blastomen — auf den Vergleich mit den Normalgeweben, d. h. in unserem Falle mit den einzelnen Gefäßabschnitten der Strombahn.

Virchow unterscheidet die kavernösen und racemösen Angiome, wobei für die *Kavernome* typisch sein soll, daß die gleiche Wand mehrere Lumina gleichzeitig begrenzen soll, d. h. es soll sich zwischen ihnen kein gefäßfremdes Gewebe befinden. Cushing-Bailey (1928) führten als Merkmal für die Unterscheidung den Faktor des autonomen Wachstums ein und unterschieden „Gefäßgeschwülste und Gefäßmißbildungen", was Bergstrand und Mitarbeiter (1936) später übernahmen.

Unter Verwendung dieser und der Virchowschen Einteilung kamen diese Verfasser (1936) zu der folgenden Einteilung, die auch Lange-Cosack (1948) gebraucht hat:

Angioma cavernosum,
Angioma racemosum,
Teleangiektasien,
Sturge-Webersche Krankheit,
Angioma racemosum arteriale ? (Aneurysma anastomoseon Virchow),
Angioma racemosum venosum (Varix cirsoides Virchow),
Aneurysma arteriovenosum (Virchow).

DANDY (1928) hatte ebenfalls die obigen Gruppen in seine Einteilung übernommen, zu dieser aber noch das Angioblastom [LINDAU (1926)] gefügt. Auch BERGSTRAND (1936) gliederte es zusammen mit dem Angiogliom seiner Einteilung an. Ich habe es aber bei den mesodermalen Geschwülsten beschrieben, wohin es seiner Natur nach eher gehört, da es sich um ein echtes Blastom handelt.

Die Einteilung von TURNER und KERNOHAN (1941), die in den Grundzügen den beiden erwähnten folgt, scheint uns durch die Vielzahl der Unterscheidungen (z. B. Teleangiektasien, capilläre/ acapilläre Hämangiome, capilläre Hämangioblastome usw.) nur verwirrend. Eine in wenigen Punkten abgeänderte Einteilung, die sich an die von BERGSTRAND-OLIVECRONA-TÖNNIS (1936) anlehnt, scheint mir am besten den Verhältnissen gerecht zu werden. Eine solche Einteilung und Benennung hat sich übrigens im Weltschrifttum bereits weitgehend durchgesetzt und bewährt sich immer wieder morphologisch und klinisch.

Eine in der Grundeinteilung ähnliche Klassifikation vertreten FURTADO und Mitarbeiter (1951), PLUVINAGE (1949), FRACASSO (1949) und ASENJO (1954). Auch VAN BOGAERT hat 1950 eine ausführliche Untersuchung über die Angiome veröffentlicht, die zahlreiche interessante Einzelheiten enthält.

MANUELIDIS (1950) bemängelt an der BERGSTRANDschen Einteilung, daß sie die Biopsie erfordere. Darin hat er nicht recht, wohl weil er über die klinischen Methoden der Diagnostik (Angiographie) nicht ausreichend informiert ist. Die von ihm vorgeschlagene „deskriptive" Einteilung bedeutet keine Verbesserung.

Haemangioma racemosum
Teleangiektasie
Haemangioma cavernosum
STURGE-WEBERsche-Krankheit
Haemangioma venosum
Haemangioma arteriovenosum.

Im glaube im Gegensatz zu MANUELIDIS (1950), daß man — mit Ausnahme von Raritäten — mit voller Sicherheit die verschiedenen Angiomtypen unterscheiden kann, wenn man sich nur an die gegebene Definition hält. Das bedeutet nicht, daß man sie nun auch klinisch alle sicher diagnostizieren könnte, obwohl uns hier die Angiographie viel weiter gebracht hat.

Eigene Einteilung.

Typ	Sitz	
	Häute u. Knochenbedeckungen	Hirn- u. Rückenmark
a) *Angioma* cavernosum	Schädel und Wirbelsäule	Alle Hirnlappen, Hirnstamm
b) racemosum capillare ectaticum (Teleangiektasien)	—	Brücke-(Vierhügel)
c) venosum	Dura, in der Nähe des Sinus sagittalis, weiche Häute der Fissura Sylvii besonders auch an der Basis	—
d) capillare et venosum calcificans (STURGE-WEBERsche Krankheit)	Weiche Häute (und eventuell obere Schicht der Hirnrinde) in allen Hirnlappen mit gewisser Bevorzugung der parietooccipitalen Gebiete	
e) arteriovenosum aneurysmaticum (arteriovenöse „Aneurysmen")	Weiche Häute und Windungen im Gebiet der A. cerebri media, seltener A. cerebri anterior, sehr selten der A. vertebralis, A. cerebri posterior und A. meningica media (Dura)	

Auf die arteriellen Angiome VIRCHOWS können wir nämlich — wie bereits BERGSTRAND und Mitarbeiter feststellten — verzichten, da sie zwar theoretisch postuliert, aber bisher noch nicht sicher beobachtet worden sind. Auch OLIVECRONA stellt 1950 noch

einmal fest, daß bisher noch kein sicheres arterielles Angiom am ZNS beschrieben worden
sei. Den aus theoretischen Gründen gebräuchlichen Namen der Teleangiektasien möchte
ich fallen lassen und durch den in der allgemeinen Pathologie häufiger verwandten,
und eindeutig definierten des Angioma capillare ersetzt wissen, der in diesem Schema
die anatomische und funktionelle Bedeutung solcher Mißbildungen besser herausstellt.
Auch den Begriff der STURGE-WEBERschen Krankheit — der sich inzwischen zwar durchgesetzt hat — möchte ich nach dem gleichen Gesichtspunkt abändern.

Die allgemeinen Wirkungen der Angiome aufs Gewebe. Die Gefäßgeschwülste und
Gefäßmißbildungen wirken verschieden auf das anliegende Gewebe, je nachdem wie sie
selbst in den Stromkreislauf eingeschaltet sind. Der Kliniker macht sich daher gewöhnlich

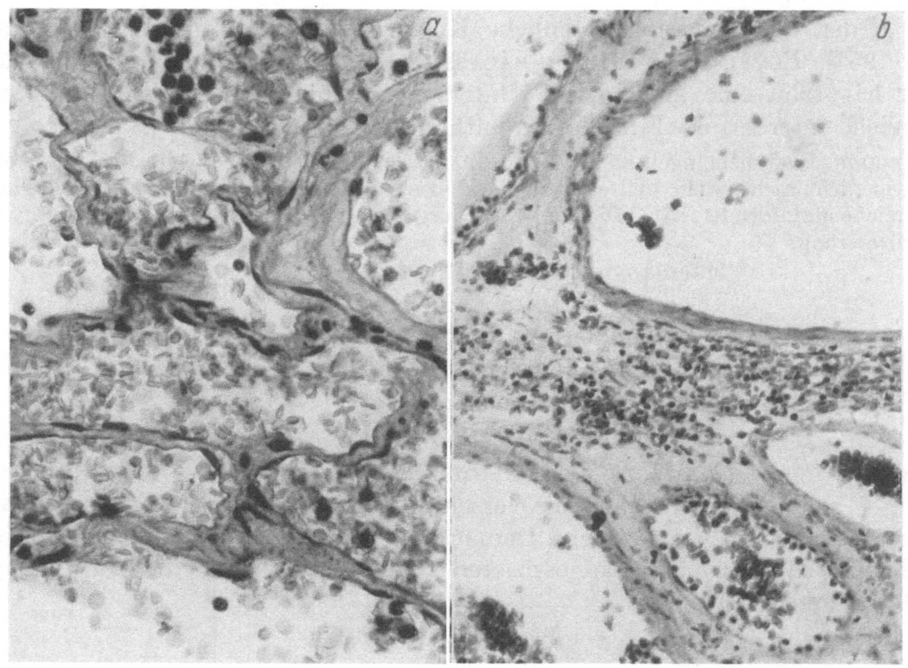

Abb. 400a u. b.
a Typisches Kavernom des Großhirns mit mäßig verquollenen Wänden. (Vergr. 272fach, Kresylviolettfärbung,
Fall 6321.) (Vgl. Abb. 26a, b.)
b Dünnwandige Gefäße in einem arteriovenösen Angiom. Die Gefäßwand besteht teils aus einer, teils aus
2 Lagen von Zellen. (Vergr. 136fach, HE-Färbung, Fall 5591.)

vor der Operation durch Angiographie der beiden Seiten, — eventuell unter Kompression
der „kranken“ — eine Vorstellung von dem bestehenden Verlauf der Strombahn und
ihren Reserven für den Notfall. Denn die Excision und Unterbindung kann — dies gilt
mangels Kollateralen besonders deletär fürs Rückenmark — zur Totalerweichung führen
(sog. Myelitis transversa necroticans).

In einer auffällig hohen Zahl von sog. „Querschnittsmyelitiden“ finden sich als „Ursache“ in
Wirklichkeit Angiome verschiedenster Art [s. BRION und Mitarbeiter (1952), ZÜLCH (1954)], bei
denen die Durchblutungsstörungen in den distalen Teilen zur zentralen Cystenbildung geführt haben
(sekundäre Syrinxbildung). Aber auch am Hirn führt die Durchblutungsstörung infolge der angiomatösen Kurzschlüsse meist zu einer mangelhaften Ernährung mit allgemeiner Atrophie der herd-
seitigen Hemisphäre.

Eine mechanische Druckwirkung von Angiomen auf das Kleinhirn — wodurch es zur
Rindenatrophie kam — hat seinerzeit v. LEHOCZKY (Virch. Arch. Bd. 250) beschrieben.

Angioma cavernosum. Das Kavernom besteht aus großen Bluträumen, deren Wände
ohne Zwischengewebe aneinander grenzen (Abb. 400a). „Während in der Haut das Angioma
cavernosum eine häufige und das Angioma racemosum eine seltene Tumorform ist, ist

das Verhältnis im ZNS gerade umgekehrt" [HAMPERL (1943)]. Die Kavernome sind also selten. BERGSTRAND (1936) fand im Schrifttum nur 21 sichere Fälle mit Sitz im Hirn und konnte zwei eigene hinzufügen. Inzwischen kamen zahlreiche andere dazu, z. B. MANUELIDIS (1950), Abb. 8, DRUKKER (1937), Abb. 1. Im Schrifttum läßt sich ein Vorzugssitz nicht erkennen. Die Kavernome kommen vielmehr in allen Lappen und im Hirnstamm vor. Daneben sieht man sie im Schädelknochen [HERZOG (1944) am Boden der hinteren Schädelgrube bei einem 27jährigen] und besonders häufig in der Wirbelsäule. Vielleicht ist sein Fall Abb. 427 ebenfalls ein derartiges Kavernom.

Die seltenen kavernösen Angiome im Kleinhirnwurm finden wir abgebildet bei OLIVECRONA (1927, Abb. 170/171), multiple Kavernome (seine Abb. 8) bei MANUELIDIS, ähnlich ZELDENRUST (1938) bei einer 29jährigen Frau. Auch BENNET (1946) bildet ein typisches Kavernom (Abb. 103) ab. Nach seiner Aufstellung hat er vier derartige Fälle gesehen. BODIN und HELLER (1950) berichten über 2 Kavernome, von dem eines bei einem 34jährigen Mann multipel war.

Bei der von KUFS (1928) beschriebenen Familie soll es sich um eine vererbbare Angiomatose mit multiplen Kavernomen gehandelt haben. Weiter scheint das riesige Angiom CORTENS' (1921) bei einem 2jährigen Mädchen am ehesten ein Kavernom der Dura gewesen zu sein. Bei dem „Kavernom" des Falles von OWEN und Mitarbeiter (1945) dürfte es sich tatsächlich um ein capilläres Angiom gehandelt haben. Hingegen beschreiben HUBER und SORGO (1942) zwei verkalkte Kavernome. In der Umgebung unseres Falles Nr. 6321 eines operativ entfernten Kavernoms im Parietooccipital-Gebiet fanden wir reichlich Verkalkung und außerdem Makrophagen mit gelbem Blutpigment (s. Abb. 26b), sowie riesige Zellen gefüllt mit einem NISSL-färbbaren Pigment (s. S. 101). Die Verkalkung der Gefäßwände war kombiniert mit einer Einlagerung von Blutpigment (s. Abb. 26a).

Im Hirn erscheinen die Kavernome als gut abgegrenzte, blaurote Tumoren aus großen Bluthohlräumen, die bereits mit bloßem Auge sichtbar sind. Sie haben aber keine Kapsel und die Gefäße der weichen Häute sind über ihnen im allgemeinen unverändert. Histologisch gleichen sie den entsprechenden Gefäßgeschwülsten im Körper, z. B. in der Leber (Abb. 400a). Sie können ausgedehnt verkalken (eigener Fall 6321) und HUBER und SORGO (1942). Das histologische Bild gibt keinen sicheren Aufschluß, ob die kavernösen Angiome auch im Hirn etwa ein — wenn auch geringes — autonomes Wachstum haben ähnlich wie in anderen Körperregionen. [FAHR unterteilt z. B. die Kavernome der Wirbelsäule entsprechend dem Vorkommen von „angioblastischen" Zellen in Hamartome oder kavernöse Angioblastome!]

Angioma capillare ectaticum (Synonym: Teleangiektasien)[1]. Diese Art von Gefäßmißbildungen ist eine wohlumgrenzte Einheit, die wohl nicht autonom wächst und daher als eine ruhende Fehlbildung (Hamartom) anzusehen ist. Die kleinen Angiome werden meist erst im 5. und 6. Jahrzehnt und *durch Zufall* festgestellt. Ihr Vorzugssitz liegt in der Brücke.

COURVILLE (1937) hat schon darauf aufmerksam gemacht, daß diese Teleangiektasien der Brücke nicht so selten übersehen werden. NEUBÜRGER und SILCOTT (1941) haben das noch einmal bekräftigt. Unser eigener Fall glich seiner Abbildung (s. S. 590) bzw. der Abb. 111 von BANCROFT und PILCHER (1946), ebenfalls mit einer Brückenblutung. Daneben kommen sie in Großhirn, unter anderem im Septum pellucidum und im Kleinhirn [MANUELIDIS (1950)] vor. Auch im Aquädukt sind sie kürzlich mehrfach beschrieben [GLOBUS-KUHLENBECK und Mitarbeiter (1942)]. Wahrscheinlich entsprach auch der Bericht von GRAF (1944) über eine angiomatöse Mißbildung im Aquädukt einer derartigen Teleangiektasie des Hirnstamms. Über ein venöses und capilläres Angiom des Aquädukts berichteten auch WOLF und BROCK (1933).

Wahrscheinlich sind sie viel häufiger als man nach den spärlichen Schrifttumsmitteilungen annehmen kann. BERGSTRAND (1936) fand nämlich in der Literatur nur neun sichere Fälle mit einem und drei mit multiplen Angiomen, COURVILLE (1937) 18 Fälle. Wahrscheinlich gehören aber auch HOSOIS (1930) und FOERSTER-GAGELs (1932) Fall mit dazu.

Über die Kombination zahlreicher Meningeome mit capillären Angiomen berichtete HOSOI (1930), FOERSTER und GAGEL (1932) von einem capillären Angiom mit anderen Veränderungen der RECKLINGHAUSENschen Krankheit.

---

[1] Ob die Teleangiektasien im Hirn wirklich den capillären Angiomen im übrigen Körper vollkommen entsprechen, wie das die Allgemeinpathologie annimmt, muß bei dem starken Unterschied im Bau etwa zwischen einem Naevus flammeus und den ektatischen Angiomen im Hirn noch offen gelassen werden.

Kürzlich haben Neubürger und Silcott (1941) über derartige Angiome berichtet. Sie haben die Gefäße allerdings nicht nur als erweiterte Capillaren gedeutet, sondern auch als Präcapillaren und Venen.

Makroskopisch sieht man in einem derartigen Falle im Brückenfuß Gefäßräume in einem Knäuel liegen, das insgesamt von 1 mm bis 1 cm Durchmesser haben mag. Ein recht gutes Verständnis des Aufbaus der capillären Angiome vermitteln auch dicke (200 μ) Schnitte mit der Pickworthschen Technik [Russell (1941), Abb. 4 und 5]. Auch diese Angiome neigen zu Rißblutungen (Abb. 401, 403).

Ich hatte Gelegenheit, auswärts das Schicksal eines derartigen Patienten mit Teleangiektasien der Brücke klinisch zu sehen, äußerte die Vermutungsdiagnose und erhielt später tatsächlich ein entsprechendes Präparat (E 1485) übersandt. Histologisch handelte es sich um eine Ansammlung von dünner oder dichter gelagerten Capillaren, aus denen es — übrigens mehrfach — geblutet hatte, bis das letzte Rezidiv dem Leben ein Ende setzte. Über derartige Teleangiektasien der Brücke (s. seine Abb. 5) berichtete Tellmann 1953. Mit drei eigenen Fällen stellte er 45 Beobachtungen des Schrifttums zusammen.

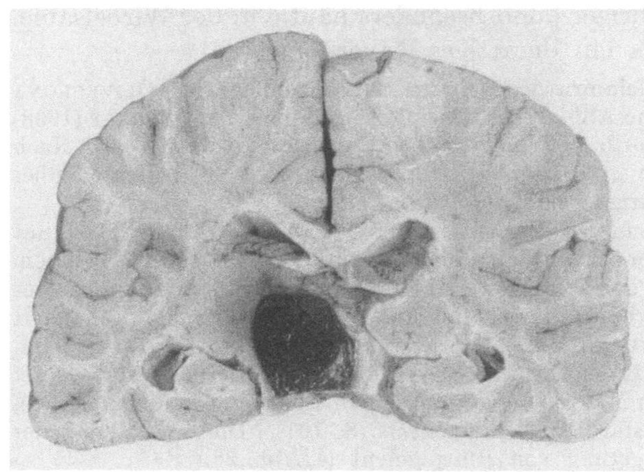

Abb. 401. Kirschgroße tödliche Massenblutung aus einem capillären Angiom im linken Hirnschenkel am Übergang ins Mittelhirn (Fall 208).

Histologisch sind es wechselnd große Blutgefäßräume mit isolierten Wänden ohne Schichtenbau, von gleichmäßiger Dicke ohne Elastin und Muskelfasern, wohl aber mit argentaffinen und kollagenen Fasern, die sehr zur Hyalinisierung neigen. Die weichen Häute über diesen capillären Angiomen sind so gut wie immer unverändert. Ein gutes Bild einer derartigen Teleangiektasie gibt die Abb. 3 von Dor. Russell (1941). Manchmal ist es wohl gar nicht so einfach, die ektatischen capillaren Angiome von den kavernösen zu unterscheiden [Neubürger und Mitarbeiter (1941)].

In der von Michael und Levin (1936) beschriebenen Familie mit verkalkten Hirnherden sollen diese später als Teleangiektasien erkannt worden sein. Bei der hereditären familiären Angiomatose von Randu-Osler sollen nach Kissel und Mitarbeitern (1953) auch Teleangiektasien im Hirn vorkommen. Eine diffuse capilläre Angiomatose des Rückenmarksquerschnittes, eventuell in Kombination mit Angiomen der Leptomeninx [Haberland (1950), Abb. 4] scheint vorzukommen [Roman (1913)].

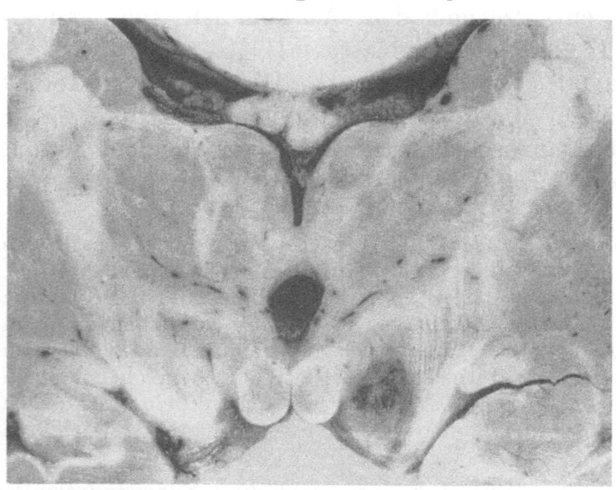

Abb. 402. Erbsgroßes Angioma capillare der Hirnschenkel (Zufallsbefund). (Fall 969.)

Angioma venosum (Synonyme: Angioma plexiforme, Rankenangiom). Nach der derzeitigen Begriffsbestimmung soll das venöse Angiom aus einem Knäuel erweiterter und an Zahl vermehrter Venen bestehen. Doch ist eine exakte Klassifizierung gerade hier besonders schwer.

Auch Trupp und Sachs (1948) glauben, die venösen und arteriellen Angiome nicht unterscheiden zu können (Abb. 3 und 4 dürfte z. B. ein arteriovenöses Angiom der A. meningica media zeigen). Den Fall von Haberland (1950) wird man als ein venöses Angiom klassifizieren können, besonders da das ganze darunter liegende Rückenmark angiomatös durchsetzt war (s. ihre Abb. 4).

Eine sog. „Varicosis spinalis" (d. h. ein venöses Angiom) hat auch SCHALTENBRAND (1938) beschrieben. Doch bedürfen diese Fälle sämtlich genauer Bearbeitung unter der Fragestellung, ob es sich nicht um ein echtes arteriovenöses Angiom gehandelt haben kann, wie es ROSENHAGEN (1933) unter richtiger Bezeichnung beschrieben hat.

Nimmt man DANDYs (1938) Abb. 455 zum Ausgangspunkt, so wäre hiermit ein typischer Fall gegeben. Bei einem $2^1/_2$jährigen Kind lag in beiden Fissurae Sylvii ein langes Venenknäuel, ohne Verbindung mit dem Hirnparenchym. Zu diesem Befund paßt auch der Fall 2 von TÖNNIS (1936). Auch der zweite von DANDY abgebildete Fall (Abb. 454) zeigt ein gutes Beispiel dafür. Nur ist hier im Gegensatz zum ersten das Venenkonglomerat nicht fingerförmig und länglich, sondern kugelig. Es liegt in der Hypophysengegend (am Beginn der Fissurae Sylvii, könnte also gewissermaßen eine Teilform des erst zitierten darstellen). Auch diesem Befund ist wieder ein Fall von TÖNNIS (Fall 1) ähnlich.

Hingegen ist das venöse „Angiom der Dura mater" in der Nähe des Sinus longitudinalis von RÖTTGEN (1938) aus unserer Sammlung nach Abbildung und Befund wohl besser als ein „Varix" der betreffenden Venen aufzufassen und wird daher unten bei diesen beschrieben. Ein sicheres venöses Angiom zeigt jedoch die Abb. 7 von DRUKKER (1937).

Zwei von BERGSTRAND (1936) erwähnte Typen scheinen mir noch strittig. Das ist erstens das auch von BAILEY und CUSHING (1928) zitierte venöse „keilförmige" Angiom des Großhirns, über dem die Venen auch der Pia verbreitert sein sollen. Mir scheint dieser Typ zu wenig klar von den arteriovenösen Angiomen abgetrennt, zumal auch BERGSTRAND (1936) feststellte, daß anatomisch eine Trennung nicht möglich sei! Zweitens scheinen mir die sog. „venösen Angiome" des Rückenmarks nicht genügend scharf abgetrennt von den Varicen der spinalen Venen, die unten noch näher beschrieben werden. [Am ehesten wäre hier als ausreichendes Beispiel der von BERGSTRAND (1936) erwähnte Fall MEYER-KOHLERS (Abb. 4) anzuführen.] Ebenso sind umgekehrt sicher viele Fälle der sog. Varicosis spinalis in Wirklichkeit arteriovenöse Angiome (s. oben).

Ich möchte daher zusammenfassend noch einmal betonen, daß man unter den venösen Angiomen am sichersten die Fälle verstehen kann, bei denen eine „varicocele"-artige [VIRCHOW (1863—1865)] Masse von sicheren Venen an der Oberfläche der harten oder weichen Häute des Hirns gesehen wird. Wahrscheinlich wird erst später die Angiographie Aufklärung geben, wieweit es diese und eventuell noch andere Formen des venösen Angioms wirklich gibt. Von einer weiteren pathologisch-anatomischen Beschreibung kann man daher vorläufig absehen.

Der eigene Fall Nr. 5908 einer sog. „spinalen Varicose" zeigt, daß man dabei Gefäßtypen ähnlich wie beim cerebralen Sitz findet. Dies bestätigt die hier geäußerte Vermutung.

Angioma capillare et venosum calcificans[1] (STURGE-WEBERsche Krankheit; STURGE-WEBER-KRABBE-DIMITRIS-Syndrom. — Encephalo-trigeminale Angiomatose). BERGSTRAND und OLIVECRONA haben (1936) ausführlich über die geschichtliche Entwicklung unserer Kenntnisse der STURGE-WEBERschen Krankheit berichtet und im einzelnen die Berechtigung zur Abgrenzung eines eigenen Krankheitsbildes diskutiert. Ich kann daher auf eine Wiederholung verzichten und brauche nur festzustellen, daß die ersten Beschreibungen auf STURGE (1879) und (röntgenologisch) auf WEBER (1922) zurückgehen. Ausführliche histologische Untersuchungen verdanken wir zuletzt BERGSTRAND (1936) und PETERS-TEBELIS (1937) und GREEN (1945), eine interessante klinische Studie KAUTZKY (1949). Es handelt sich bei dem verkalkenden Angiom der Piavenen und Rindencapillaren von STURGE-WEBER um eine Art von Systemerkrankung — ähnlich den Syndromen nach v. RECKLINGHAUSEN, BOURNEVILLE und LINDAU, — die Hirn und weiche Häute sowie die zugehörigen Metameren der Haut im Trigeminusgebiet befallen hat. Der Naevus flammeus liegt meist im Gesicht, selten am übrigen Körper und am Auge (Glaukom) [s. besonders ECKEL (1950)]. Die STURGE-WEBERsche Krankheit wird also heute oft zu den systematischen Blastomatosen bzw. „neuroektodermalen Dysplasien" gerechnet [v. BOGAERT (1935), KOCH (1940)]. So waren in einem Falle von KOCH in der Sippe 2 Mitglieder mit Hautnaevi (Mutter), andere mit Epilepsie, Migräne, spastischer Hemiparese usw. erkrankt.

---

[1] PENFIELD hat (1948) den Namen Haemangioma calcificans vorgeschlagen. HAEMERLICK und Mitarbeiter weisen allerdings darauf hin, daß eine Angiomatose nach STURGE-WEBER auch ohne Hirnverkalkung ablaufen kann.

Voll ausgebildete Fälle des Syndroms sind sehr selten. Ebenso wie, nicht so selten, Fälle nur mit Hirnbeteiligung vorkommen, findet man auch isolierte Angiome an Auge und Gesicht. Man vergleicht daher das Sturge-Webersche Syndrom am besten mit der v. Hippel-Lindauschen Erkrankung, wo das voll ausgebildete Syndrom ebenfalls zu den Seltenheiten gehört. Peters (1939) sah übrigens eine Kombination einer Sturge-Weberschen Angiomatose mit einem capillären Angiom der Brücke bei einem 8jährigen Mädchen.

Ein erheblicher Streit ist zeitweilig entstanden, ob bei der Sturge-Weberschen Krankheit nur das Mesoderm beteiligt ist oder ob die gleichzeitig bestehende schwere Veränderung der Hirnwindungen koordiniert entsteht, ob also die Mißbildung auch auf das Ektoderm übergreift. Nach den letzten Untersuchungen von Peters (1939) scheint sich die Mißbildung auf die Gefäße, also auf das Mesoderm zu beschränken, während die Hirnwindungen sich nur sekundär als Folge der Durchblutungsstörung verändern und dann auch zur Verkalkung neigen [im Sinne von Scholz also eine Ulegyrie entsteht, nicht eine Mikrogyrie].

Die Sturge-Webersche verkalkende Angiomatose ist nicht so häufig. Olivecrona (1936) konnte über 5 eigene Fälle berichten; Bergstrand (1936) hatte im Schrifttum 108 Fälle mit Hirnbeteiligung sammeln können. Im Bericht von Tönnis und Borck (1953) werden 12 Fälle erwähnt. Inzwischen sind die Berichte häufiger geworden, besonders seitdem man das charakteristische Röntgenbild richtig zu deuten gelernt hat. Bei den Erkrankten ist das Jugendalter bevorzugt. Makroskopisch liegt die Hauptveränderung im allgemeinen in den weichen Häuten. Ein Vorzugssitz ist nicht bekannt, wenn auch das Parietalgebiet besonders häufig befallen ist. An der Mantelkante scheinen sie nicht vorzukommen, ebenso ist mir ein Sitz im Kleinhirn nicht bekannt geworden.

Im typischen Fall sieht man in den weichen Häuten eine stark vermehrte Vascularisierung (Abb. 403).

Kleine wurmartig geschlängelte venöse Gefäße von höchstens Stecknadeldicke bilden ein Netzwerk in der Leptomeninx bis in die Tiefe der Furchen, aus der einige größere gänsekieldicke Gefäße das Blut sammeln. Die zuführenden Arterien sind kaum zu sehen. Die Gefäße sind dunkelblau gefärbt, sie pulsieren nicht. Die Hirnwindungen können „mißgebildet" aussehen, z. B. wie eine Mikrogyrie (s. oben), das ganze Gebiet kann sich derb anfühlen (Verkalkung!). Oft liegt in seiner Mitte eine Delle. Die Arachnoidea kann derb und weißlichgrau aussehen. Daß auch die Dura beteiligt ist [Green (1945): die beiden Schichten sind durch sinusoide Gefäße verbunden!], bleibt wohl ein seltenes Vorkommnis.

Die Ausdehnung der Veränderung ist verschieden weit und kann von Markstück- bis zu Handtellergröße schwanken [s. z. B. Fall Kalischer zit. in Bergstrand und Mitarbeiter (1936)].

Histologisch stehen die Veränderungen der Gefäße in den weichen Häuten, besonders an den Arachnoidea- und Piavenen im *Vordergrund* (Abb. 403). Sie sind an Zahl vermehrt und teils hyperplastisch, teils können sie aber auch aplastisch werden und ihre Wände haben nur noch den einschichtigen Bau einer Capillare. Die Gefäße der weichen Häute verkalken im allgemeinen nicht. An der Aderhaut des Auges kommt ein ähnliches angiomatöses Gewebe vor [s. Bergstrand (1936)]. Weiter findet man eine Atrophie der Hirnwindungen, in denen Ganglienzellen (besonders in der 3. und 5. Schicht) [Green (1945)] fehlen können. Die Capillaren (besonders der 2. und 3. Schicht) sind völlig verkalkt, manche der Form nach schon nicht mehr zu erkennen, vielmehr erscheinen sie nur noch als Kalkperlen und -stifte (Abb. 403a, b). Doch kann man die Gefäße oft noch an dem restlichen Silberfasernetz identifizieren. Auch Gliafasern können sich um ehemalige Gefäße zu einem Filz verdichten. Die Verkalkung der Gefäße wird gewöhnlich nach der Tiefe zu geringer, kann aber bis zum Marklager fortschreiten. Im Markscheidenbild ist entsprechend dem Untergang der Ganglienzellen eine diffuse Lichtung festzustellen. Der Fettabbau weist auf die sekundäre Entstehung der Hirnveränderungen hin (als Folge der fortschreitenden Durchblutungsstörung!). Die noch nicht verkalkten

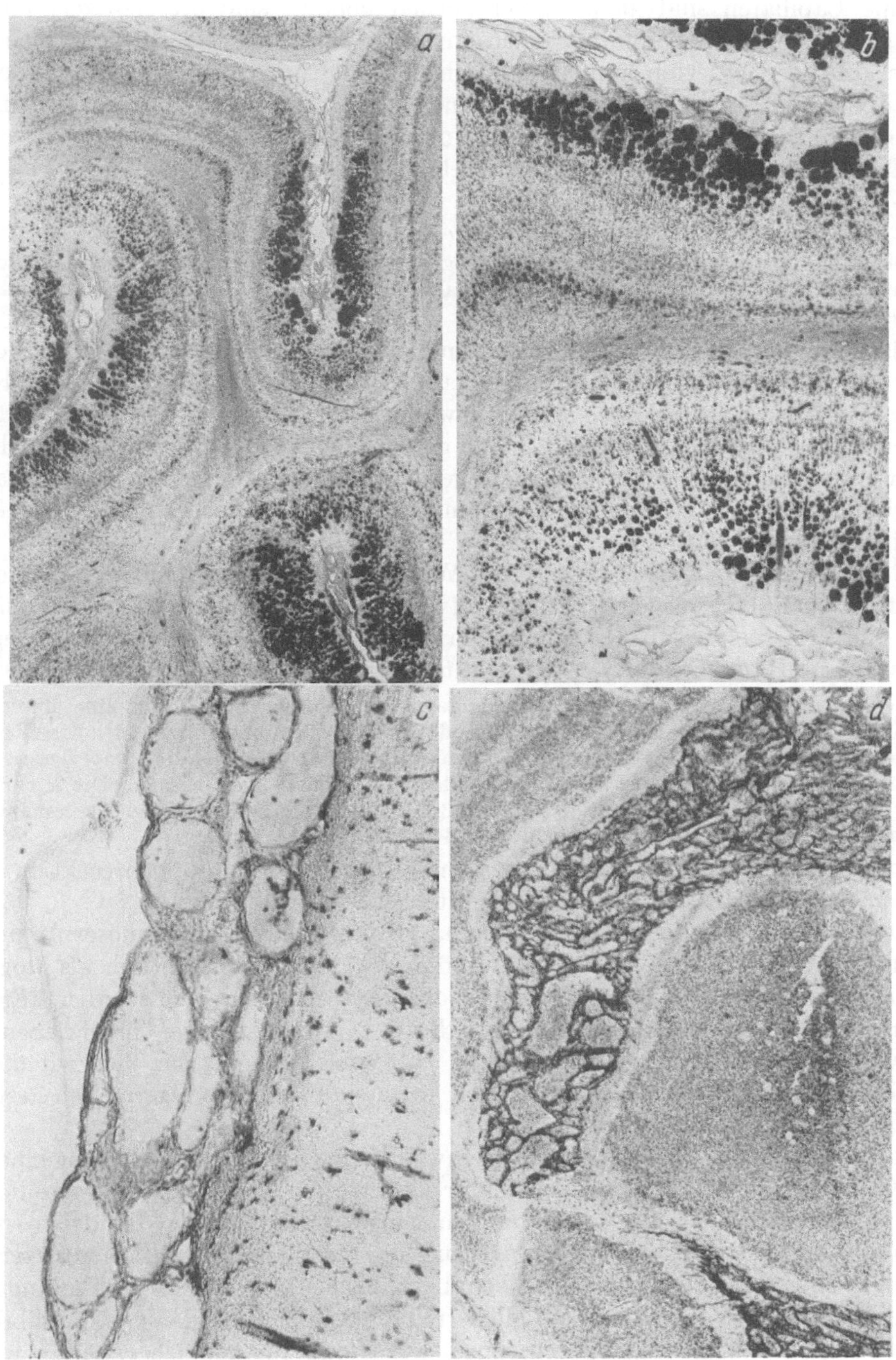

Abb. 403a—d.

a—c Typisches Bild einer STURGE-WEBERschen Angiomatose. Die weichen Häute sind ausgefüllt mit 3 bis 4 Lagen von dünnwandigen (venösen und capillären) Gefäßen. Die 1.—3. Schicht ist dicht von Kalkperlen und -platten durchsetzt. Eine zweite Verkalkungszone findet sich in der 6. Schicht. (Vergr. a 4fach, b 8fach, c 172fach, sämtlich NISSL-Färbung, Fall E 238.)

d Eigenartige Mißbildung: Die Schädeldecke war nicht ausgebildet, ebenso fehlten die harten Hirnhäute. Auf der Hirnbasis lagen 2 kinderfaustgroße blaurot gefärbte Gewebsmassen, die etwa der Area medullo-vasculosa ähnelten. Histologisch stellte sich heraus, daß eine schwere Mißbildung mit mangelhafter Anlage der Rindenschichten vorlag. Die weichen Häute waren überall dicht überzogen von einem Netz von kleineren und mittleren Gefäßen vorwiegend venösen Baues, die der STURGE-WEBERschen Angiomatose sehr ähnlich waren. (Vergr. 8fach, NISSL-Färbung, Fall E 5012.)

Venen und Capillaren sind nicht immer normal gebaut, sind oft erweitert und stark geschlängelt und bestehen nur aus einer einzelligen dünnen Faserschicht. Doch könnte das auch auf die geänderten hämodynamischen Verhältnisse zurückgehen! Differential-diagnostisch hat man sich scharf an die Definition des „venösen und capillären Angioms" (der Leptomenix!) zu halten. Die von Manuelidis (1950) als Fall 15 und 16 veröffent-lichten Beobachtungen gehören offensichtlich nicht in diese klar definierte Gruppe der Sturge-Weberschen Angiomatose.

Denn eine Verkalkung von *Rinden*capillaren (wie in seiner Abb. 10) findet man auch bei ganz andersartigen Prozessen, z. B. einem Oligodendrogliom (s. unsere Abb. 115). Eine solche Fehlklassi-fikation einer nur sekundären Verkalkung normaler Rindencapillaren ist auch Scheinker (1938) unterlaufen (s. S. 220).

Klinisch findet sich bei den Patienten mit einer Sturge-Weberschen Angiomatose geistiger Abbau (bis zur Verblödung) und das Auftreten von meist herdförmigen Krampf-anfällen. Das Hirn zeigt im Röntgenbild gewöhnlich eine fast artspezifische Verkalkung mit eigenartiger Doppelkonturierung, die nur gelegentlich auch durch ein Oligodendrogliom imitiert werden kann (s. S. 208ff.). Die häufigere Kombination mit einem Naevus flammeus im Gesicht („Encephalo-Trigeminale" Angiomatose) und in seltenen Fällen einem Glaukom vervollständigen das Bild.

Man nimmt heute an, daß die Sturge-Webersche Krankheit auf dem Boden einer mesodermalen Mißbildung entsteht, die etwa in der 3. Phase Streeters [s. Berg-strand und Mitarbeiter (1936)] entstanden sein müßte und eine multiple kongenitale Angiomatose in Haut, Chorioidea, Hirnhaut und Hirn darstellt [Peters (1939)].

Eine eigene Beobachtung bei einem mißgebildeten Neugeborenen zeigt dort eine ähnliche wenn auch vielmals stärker ausgebildete Angiomatose der weichen Häute (Abb. 403d). Das Kind hatte mehrfache Spaltbildungen an Gesicht und Gaumen. Die Schädeldecke fehlte. Statt dessen lag über dem Hirn in der Arachnoidea eine schwammige bläuliche Schicht aus Gefäßen. Die Hirnrinde war pachygyr und ohne Differenzierung (s. Abb. 403d). Die Sturge-Webersche Angiomatose stellt sozusagen eine lokalisierte Kümmerform dieses Befundes dar.

Eine neurochirurgische Behandlung ist möglich [Excision, Lappenresektion, s. z. B. Tönnis und Borck (1953), Green und Mitarbeiter (1945)].

Angioma arteriovenosum aneurysmaticum. (Kongenitales arteriovenöses Angiom bzw. früher auch „Aneurysma"). Das arteriovenöse Angiom war theoretisch als Möglichkeit auch von Virchow (1863—1865) bereits konzipiert und erwogen worden. Es wurde aber erst von Dandy (1928) und Cushing-Bailey (1928) genauer beschrieben. Beim arteriovenösen Typ kommen wir zum ersten Fall eines Angioms, bei dem wir uns heute durch die angiographischen Untersuchungen bereits auf einem einigermaßen gesicherten Boden der Kenntnisse befinden.

Nach Tönnis (1936, 1948) soll die *erste* einwandfreie *klinische* Beobachtung eines Falles mit anatomischer Bestätigung in der Doktor-Dissertation Steinheils mitgeteilt worden sein (1895, Würzburg). Beim arteriovenösen kongenitalen *Angiom*[1] handelt es sich um eine Fehlbildung, bei der die Ausdifferenzierung des Capillarbettes zwischen Arterien und Venen nicht eingetreten ist, vielmehr die embryonalen plexusartigen Verbindungsbahnen erhalten geblieben sind (Tönnis). Wir gliedern diese Angiome bei den Gefäßmißbildungen ein, obwohl heute ein geringes Wachstum des Angioms für möglich gehalten wird und von Tönnis und Schiefer (1955) auch nachgewiesen wurde. Die beste Schilderung von Klinik und Anatomie finden wir noch immer bei Tönnis (1936) in der Monographie mit Bergstrand und Olivecrona. Aus seiner Klinik haben sich weiter Röttgen (1937) und besonders Sorgo (1938) und H. Lange-Cosack (1948) mit diesem Angiomtyp befaßt (s. Bd. IV, Kapitel 6). Olivecrona (1950) hat vor kurzem ausführlich über seine Er-fahrungen berichtet.

Alter. Wir nehmen heute an, daß es sich um bereits kongenital fehlgebildete Gefäß-systeme handelt, auch wenn die klinischen Erscheinungen meist erst am Ende des Jugend-

---

[1] Wir vermeiden den (falschen) Ausdruck Aneurysma heute strikte wegen der Verwechslungs-möglichkeit mit den arteriovenösen, z. B. *traumatischen* (nicht *kongenitalen*) *Aneurysmen.*

alters auftreten. Sorgo (1938) hat auf einer Alterskurve (seine Abb. 14) diese Beziehungen bei 47 Patienten festgelegt. Der Altersgipfel der klinischen Erscheinungen liegt um das 20.—30. Lebensjahr. Die Häufigkeit bezifferte er etwa mit 3,7% der Fälle von neurochirurgisch bestätigten Blastomen (26 Fälle bei 707 Tumoren). Die Geschlechtsverteilung war charakteristisch: die Zahl der Männer war *doppelt so groß* wie die der Frauen. Auch bei den 17 Fällen von „Gefäßmißbildungen" des Gehirns von Bunt (1949) war die Zahl der Männer doppelt so groß wie die der Frauen. Sorgo (1949) wies auf die *familiäre Häufung* von Naevi vasculosi in den Familien einer Patientin mit arteriovenösem Angiom hin. Auch Tonning (1952) kennt familiäre Hämangiome.

Die arteriovenösen Angiome haben ihren Vorzugssitz an den Hirngefäßen etwa in der nachstehenden Reihenfolge: am häufigsten liegen sie im Stromgebiet der A. cerebri med., dann folgt die A. cerebri ant., die A. vertebralis und die A. carotis externa. Die Angiome der A. cerebri posterior sollen seltener sein, wie Sorgo (1949) im einzelnen ausführt. Seltene Befunde sind die Angiome an der A. chorioidalis, oder ein Abfluß in die V. magna Galeni [Tönnis (1936)]. Das sehr einheitliche Bild der oberflächlichen arteriovenösen Rückenmarksangiome kennen wir seit Schöpe (1941), Sorgo (1952) und Rosenhagen (1933) [s. auch Roman (1913)]. Besonders deutlich ist es auch von Brion, Netsky und Zimmerman (1952) [Abb. 3 und 4] abgebildet worden. Doch sprechen die Verfasser noch immer von einer „Varicose" des Rückenmarks. Suter-Lochmatter (1950) beschreibt mit Abbildungen sehr genau die „spinale Varicose", wobei allerdings auch hier die Abgrenzung von den arteriovenösen Angiomen nicht klar wird.

Die Entstehung der kongenitalen arteriovenösen Angiome wird heute so gedeutet, daß die Differenzierung der Capillarsysteme zwischen Arterien und Venen aus dem embryonalen Gefäßplexus vor dem 5. Stadium von Streeter [s. Tönnis (1936)] haltmacht und so eine angiomartige Verbindung zwischen zu- und abfließenden Gefäßen bestehen bleibt, die sich dann unter hämodynamischem Einfluß auch morphologisch verändert. Auch Sugar (1951) versucht die Gefäßmißbildungen und Gefäßgeschwülste zu den embryonalen Fehlbildungen in Beziehungen zu setzen. Durch Wachstum des Hirns, Änderung der Druckverhältnisse, Thrombosierung usw. kommt es im weiteren Verlauf zu einer Änderung im Wandbau und gelegentlich auch in der Strömungsrichtung, die für den späteren Umbau der einzelnen Gefäßabschnitte verantwortlich zu machen ist. In einem von Sorgo (1938) veröffentlichten Fall (Nr. 6 seiner Arbeit) wurde soeben ein sicheres Größenwachstum im Verlauf von 16 Jahren nachgewiesen [s. Tönnis und Schiefer (1955)].

Das *Aussehen* der arteriovenösen Angiome mit bloßem Auge ist sehr charakteristisch: Die Weichteile und der Knochen über ihnen können gefäßreicher sein als normal. Nach Eröffnung der Dura sieht man einen markstück- bis kinderhandteller-großen Bezirk aus stark geschlängelten Gefäßen in den weichen Häuten, aus dem häufig mehrere bleistift- bis kleinfingerdicke Venen das Blut zu den umgebenden Sinus ableiten. Der arterielle Zufluß zu dem Gefäßschlingennetz kann sichtbar sein oder auch aus der Tiefe kommen und verdeckt bleiben. Die zuführenden Arterien sind oft bis zu Bleistiftdicke erweitert (Angiogramm und entsprechende eigene Präparate). Das eigentliche Angiom besteht aus einem Plexus von bleistift- oder gänsekieldicken (Abb. 405) geschlängelten Gefäßen [s. besonders die kleinfingerdicken Gefäße des Angioms von P. Niemeyer, Abb. 2 Olivecrona (1950)]. Es kann oberflächlich oder in der Tiefe liegen (Abb. 404). Von diesen erkennt man bei Freilegung die stricknadeldicken mit hellrotem Blut und arterieller Wandung als Arterien und etwas dickere mit venösem Bau aber ebenfalls mit hellrotem Blut als die „aneurysmatisch" erweiterten und unter arteriellen Druck geratenen und daher oft pulsierenden Venen. Die weichen Häute sind meist verdickt, trübe und sulzig-opak. Über alten Blutungen können sie rostbraun sein. Das dem Angiom anliegende Hirn kann teilweise erweicht werden, es kann auch von großen Cysten durchsetzt sein, besonders wenn Massenblutungen nach Riß von Gefäßen aufgetreten sind. Diese Cysten haben gelegentlich eine Verbindung zum Ventrikel und sind dann encephalographisch darstellbar [s. Sorgo (1938), Abb. 6 und 10]. Recht häufig sind die Angiome auch keilförmig von der Rinde zu den Ventrikeln angeordnet und haben dort einen kleinen buckeligen Vorsprung in der Ventrikelwand hervorgerufen, wie E. Fischer (1941, S. 235) gezeigt hat [s. auch Guillaume und Mitarbeiter (1949)].

Die Analyse der Gesamtgestalt wie auch der Strombahn des Angioms gelingt durch das Angiogramm meist bereits in der sog. „arteriellen" Phase. Hier wird Zahl und Lage der zuführenden Arterien, die Ausdehnung der „Fisteln", der plexusartigen Verbindungsstücke und meistens auch schon der abführenden Venen genau dargestellt. [Als beste morphologische Übersicht kann die halbschematische Zeichnung Abb. 257 von Dandy (1938) gelten.] Die genaue *funktionelle* — d. h. angiographische — Analyse ist für jeden Versuch einer operativen Behandlung Vorbedingung, denn während der Freilegung läßt sich zwar im groben Bau und Einschaltung eines Gefäßes in die Strombahn erkennen, oft aber nicht der ganze Verlauf. Die Beziehungen der oberflächlichen Angiomgefäße der weichen Häute zum Gewebe der Tiefe können sehr eng sein, weshalb chirurgische Eingriffe oder gar nur Lumbalpunktionen [Fracassi und Mitarbeiter (1935)] am Rückenmark zur sofortigen Erweichung führen können [Rosenhagen (1933), Brion und Mitarbeiter (1952), van Reeth (1952)].

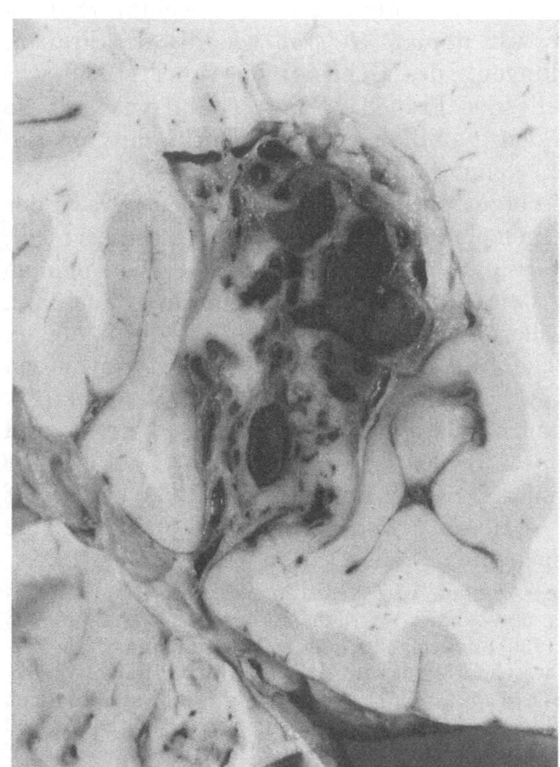

Abb. 404. Großes arteriovenöses Angiom des rechten Occipitallappens, das von der Basis (Tentorium) versorgt wird.

Pathologisch-anatomisch ist das Bild des arteriovenösen Angioms besser bekannt als das der meisten übrigen Gefäßmißbildungen, wenn es auch noch nicht *vollständig* geklärt ist.

Die besten Beschreibungen verdanken wir bisher wohl Bergstrand (1936), Wolf und Mitarbeitern (1935) und Sorgo (1938), der 3 Arten von Gefäßen unterschied und funktionell zu erklären versuchte. Seine Angaben stimmen mit meinen Beobachtungen überein.

Im Übersichtsbild erscheint ein System von vorwiegend großräumigen Gefäßen verschiedensten Baus und verschiedener Größe (Abb. 402b). Aus diesem Gewirr von Gefäßen hat Sorgo (1938) 3 Arten isoliert: Gefäße, deren Wand sehr massiv ist und aus einem dichten, nicht geschichteten kernreichen Gewebe besteht, das innen einen deutlichen Endothelbelag zeigt. Die homogene Wand besteht anscheinend aus hyalinem Bindegewebe (Abb. 406a, b). Elastin läßt sich nicht nachweisen. Elastische Fasern liegen in Gefäßen nur dort in der Gefäßwand, wo die Pulswelle noch festzustellen

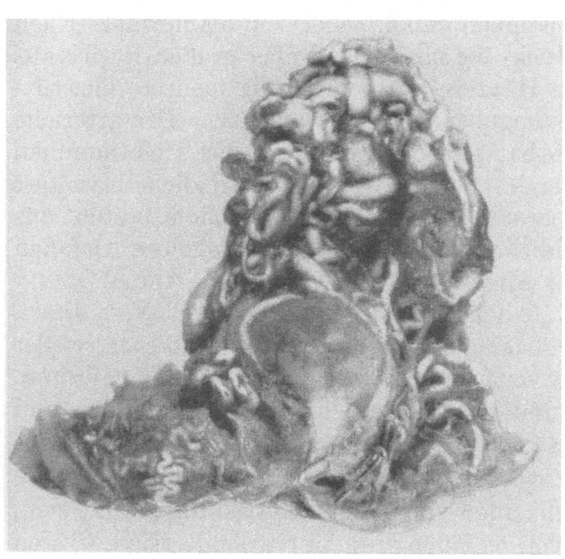

Abb. 405. Großes arteriovenöses Angiom (mit Deckweiß injiziert) der Parietooccipital-Gegend (Fall 5826).

ist [Rozynek (1941)]. Bei der zweiten Art ist eine deutliche Dreischichtung der Wand mit gut ausgebildeter Media und mit guter Muscularis erkennbar (Abb. 406 c, d), die vom Endothel durch eine aufgesplitterte, aber recht deutlich sichtbare Elastica getrennt ist. Die letzte, zahlenmäßig geringste Gruppe von Gefäßen zeigt Hohlräume aus einem einschichtigen Endothel, die prall mit Blut gefüllt sind (Abb. 406b).

Oftmals erscheinen zwei aneinander grenzende Hohlräume nur durch *eine* Wand getrennt (Abb. 406b), die jedoch — wie das Silberbild zeigt — durch Aneinanderlegen zweier *verschiedener* Gefäßwände entstanden ist, was also nicht der Definition des Kavernoms entspricht.

In den Gefäßwänden — und hier besonders in der Adventitia — findet man oft Rundzelleninfiltrate sowie viel rostbraunes Pigment von früheren Blutungen. Auch im ganzen Parenchym zwischen den Gefäßen liegen dichte chronisch-entzündliche Infiltrate und ebenfalls viel Hämosiderinpigment in Makrophagen. Die zahlreichen Capillarsprossen im gleichen Gebiet dürften in reparativer Funktion — d. h. bei der Organisation des erweichten Gewebes — entstanden sein. Zum Beispiel zeigt die Abb. 10b von BEHREND und OSTERTAG (1951) die Entstehung derartiger Capillaren in einem erweichten Gebiet während der Organisation. Die von ROZYNEK (1941) entwickelten Regeln über das Wachstum der einzelnen Gefäßtypen in den Angiomen gelten wohl nicht für das arteriovenöse Angiom. Zwischen den Gefäßen können — besonders nahe der Hirnoberfläche — Inseln von nervösem Parenchym liegen, in einem eigenen Falle z. B. Herde von dicht gelagerten, großen Ganglienzellen. Einige von diesen reichten bei einer Lage des excidierten Gewebes in der Fissura Sylvii bis zur Größe der motorischen Vorderhornzelle, waren also offensichtlich fehlgebildet.

Die Markscheiden eines solchen Angiombezirkes sind weitgehend zerstört, zahlreiche Herde von Fettkörnchenzellen zeigen Reste ihres Abbaus. Überall weisen leukocytäre und lymphocytäre Infiltration sowie Phagocyten auf den zelligen Teil dieser Abbauvorgänge hin, die bis zur völligen Erweichung des Parenchyms führen können (s. oben). Die dem Angiom benachbarten großen Cysten sind aber wohl mechanisch bei Massenblutungen aus dem Angiom entstanden, die durch das Einbrechen in den Ventrikel eine Verbindung der Blutungscyste mit dem Ventrikelsystem schufen.

Im Falle ARIETIS und Mitarbeiter (1944) war mit dem arteriovenösen Angiom eines 52jährigen Patienten im Parietooccipitalgebiet an der Mantelkante (ihre Abb. 1) ein großes Aneurysma (Abb. 3) an der A. cerebri posterior (Brückenwinkel) und ein weiteres an der Bauchaorta verbunden.

Beziehungen zwischen Angiom und Krankheitsablauf. Das klinische Bild der arteriovenösen Angiome ist heute recht gut zu umreißen. Die charakteristische — nicht selten rezidivierende — Subarachnoidalblutung, das schlagartige Auftreten von Paresen, die sich zurückbilden, oder alternierende Paresen, die nur bei Anstrengung auftreten oder schließlich Krampfanfälle bei körperlicher Belastung und häufig auch systolische — subjektive und objektive — Gefäßgeräusche geben — einzeln oder in Kombination mehrerer Symptome zum Syndrom — recht deutliche artdiagnostische Hinweise.

Ein objektives Geräusch fand OLIVECRONA (1950) allerdings nur in 16% der Angiome; aus dem Bau des Angioms läßt sich dieses unterschiedliche Verhalten hinsichtlich des Symptoms jedoch nicht erklären. Angiome bei den großen tödlichen Blutungen zeigen die Abbildungen von MARGOLIS und Mitarbeiter (1951). Ein typischer Röntgenschatten (der verkalkten Massenblutung) [TÖNNIS (1936) und eigener Fall Nr. 1938] kann beim Angiom die Vermutung einer Blutung stützen [s. Bild 271 DANDY (1938) und GUIOT und Mitarbeiter (1949)]. Denn das Blut gräbt sich hier oft weit in die benachbarten Hirnteile ein. Aus diesen Bluthöhlen resultieren auch Cysten in Verbindung mit den äußeren oder inneren Liquorräumen [SORGO (1938), WHALLEY (1938)]. Hirndruckzeichen treten nur auf, wenn die Blutung zur örtlichen Raumbeengung und zu Massenverschiebungen geführt hat und zudem im Anschluß noch Hirnödem und -schwellung entstanden sind.

Die Angiographie der 4 Hauptarterien führt im allgemeinen zum Nachweis des Angioms. Gelegentlich läßt sich ein Angiom in der Kontrastdarstellung auch von beiden Seiten füllen. Die Angiome der A. vertebralis bzw. A. cerebri posterior werden immerhin wegen der technischen Schwierigkeiten der Angiographie heute noch selten diagnostiziert [Kleinhirnangiome waren etwa der Fall Nr. 15 von TÖNNIS (1936), Fall 1 von SCHALTENBRAND (1938) und Abb. 270 von DANDY (1938)]. Rückenmarksfälle sind kaum sicher artdiagnostisch vorher zu klären [SCHÖPE (1941), HUBER (1941), HASENJÄGER-PÖTZL

(1941), STAEMMLER (1939), KÜHNEKE (1941)]. NITTNER und TÖNNIS (1950) gehen hier auf die präoperative Artdiagnose ein.

Das späte Auftreten der Symptome jenseits des 15. Jahres wird von TÖNNIS (1936, 1948) mit der funktionellen Umstellung des Capillarsystems nach Beendigung der Jugend erklärt. Bis dahin ist

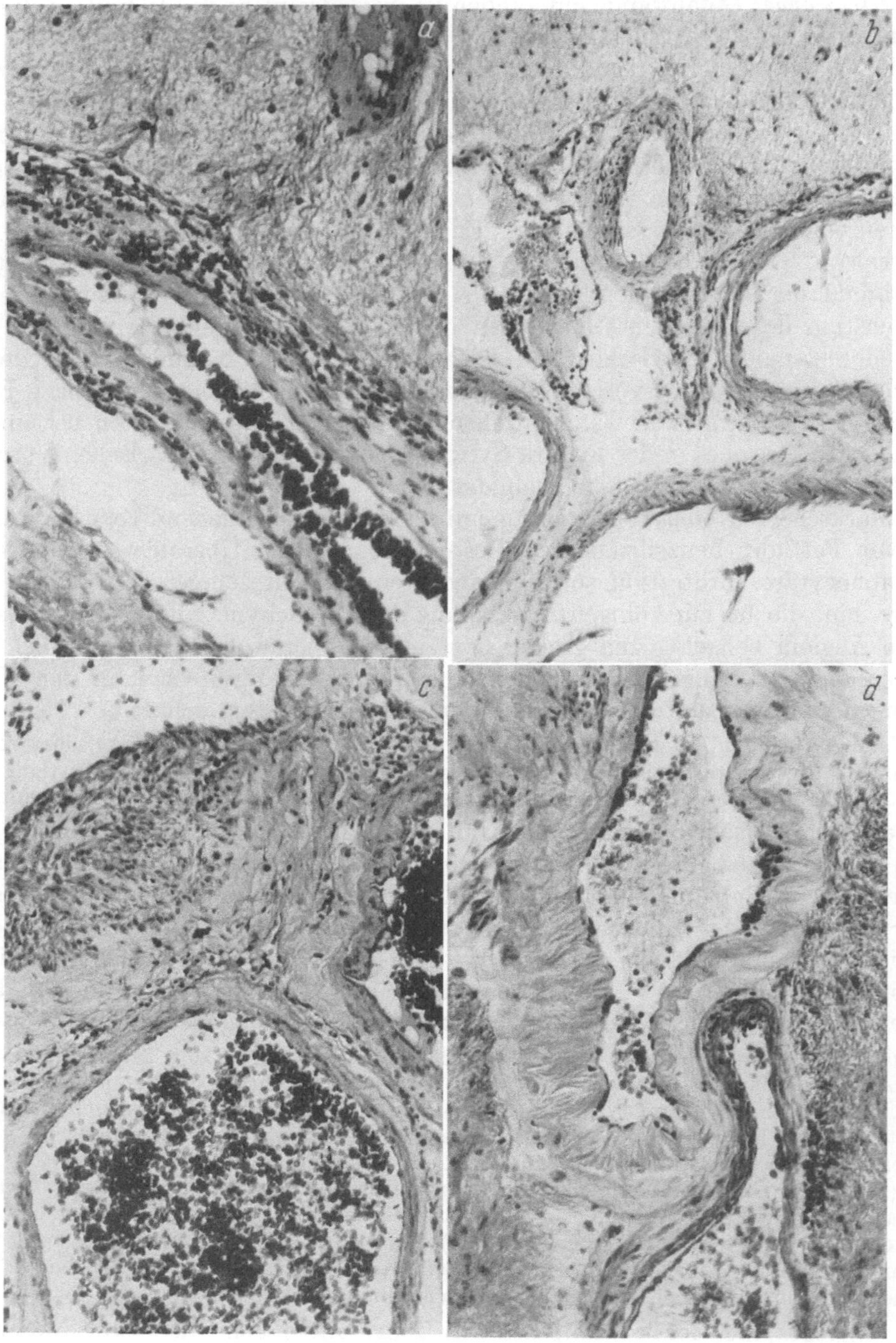

Abb. 406a—d. Verschiedene Gefäßtypen in einem arteriovenösen Angiom. Die Wände bestehen teils aus mehreren Schichten, wobei ein deutliches Endothel abgesetzt ist, teils haben sie sogar eine ausgeprägte Elastica (rechts unten); oder aber es sind an den kleineren Gefäßen Schichten nicht zu erkennen (rechts oben) oder schließlich besteht das Gefäß nur aus einer einzeiligen Endothelschicht (rechts oben). An einem Gefäß springt eine knopfartige Endothelwucherung vor (links unten). Vergr. a, c, d 272fach, sämtlich HE-Färbung, b 136fach. Fall a, c, d 5591, b 6202.

nämlich die Blutumlaufzeit doppelt so groß. Dem Hirn wird durch das arteriovenöse Angiom eine Menge von zirkulierendem Blut entzogen, was sich gelegentlich auch in Veränderungen des zentralen Kreislaufs [z. B. im Fall RÖTTGEN (1937), Herzhypertrophie, Blutdruck] auswirken kann. Wenn später

Capillaren und kleine Arterien des benachbarten Hirns nicht mehr genügend durchblutet werden, tritt eine Hypoxämie des Hirns mit Ernährungsstörungen ein.

Vielleicht im Anschluß an diese und unter den veränderten Bedingungen vermehrter schwerer körperlicher Arbeit jenseits des 15. Lebensjahres [interessanterweise waren unter den 9 Fällen SORGOS (1938) 2 Soldaten, die ihre ersten Ausfälle am Anfang des ungewohnten Militärdienstes bekommen hatten], treten die Blutungen auf, die gewöhnlich das erste große Alarmsymptom sind.

Die **Differentialdiagnose** kann hier nur auf pathologisch-anatomischem Gebiet berührt werden. Die Abgrenzung von vielen im Schrifttum als venöse Angiome beschriebenen Fällen ist nahezu unmöglich, weil entweder Beschreibungen oder Abbildungen

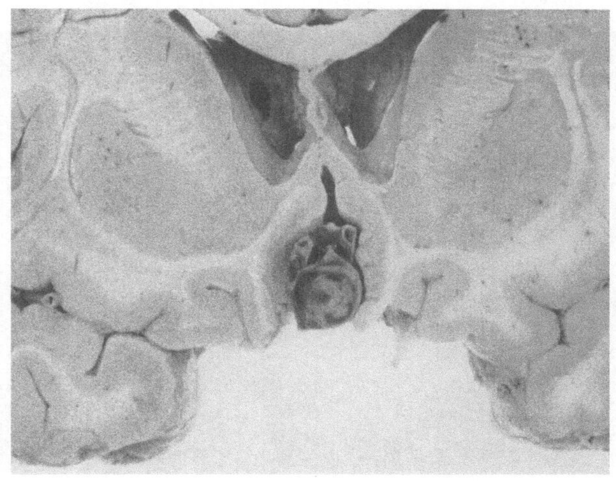

Abb. 407. Kirschkerngroßes Aneurysma der A. commun. ant. (Fall 416).

für diese Unterscheidung nicht ausreichen. Mir scheinen viel mehr Fälle, als bisher angenommen, — besonders von den subcorticalen und spinalen Formen der „venösen Angiome" — tatsächlich zur Gruppe der *arteriovenösen* Angiome zu gehören.

Operativ läßt sich in den günstigen Fällen weitgehende Besserung oder Symptomfreiheit schaffen [DANDY (1938), OLIVECRONA (1950), TÖNNIS (1936, 1946), SORGO (1938), NORLÉN (1951), GUIOT und Mitarbeiter (1949), GUILLAUME (1949) und zahlreiche Verfasser. OLIVECRONA berichtet 1950 über 87 arteriovenöse Angiome unter 3800 verifizierten Hirntumoren. Bei 51% der Operierten konnte die Arbeitsfähigkeit wieder hergestellt werden. Von den Unbehandelten starben 25% später an Blutungen, ähnlich NORLÉN (1951).

Aneurysmen und Varicen. Die echten arteriovenösen Aneurysmen. Er-

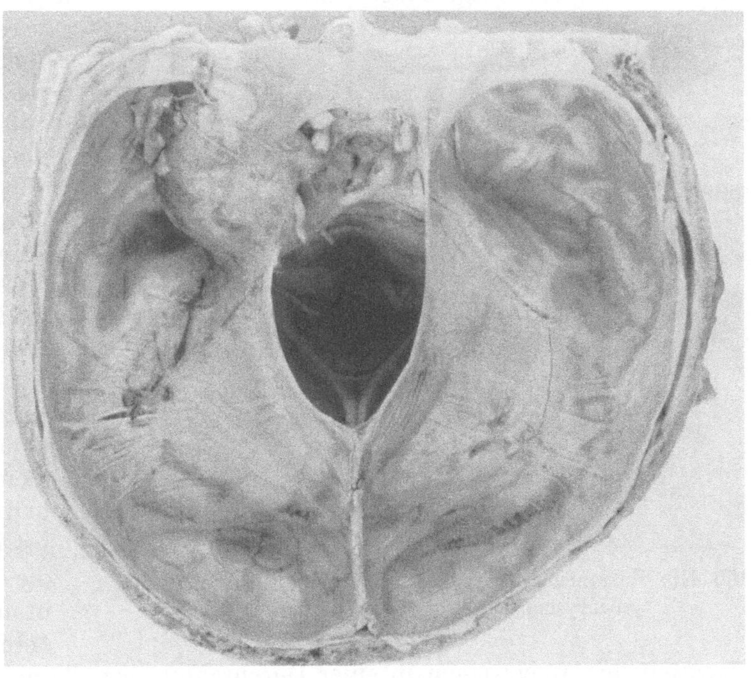

Abb. 408. Überkastaniengroßes infraclinoidales Aneurysma der linken A. carotis (s. Abb. 409 und 9). (Fall 35.)

weiterungen der Gefäße spielen als Krankheitsprozesse von Hirn und Rückenmark eine nicht unerhebliche Rolle. E. WALKER und Mitarbeiter (1953) fanden bei 461 Patienten mit einschlägigen Gefäßprozessen 186 arteriovenöse Aneurysmen, 23 Carotis-Sinusaneurysmen, 82 arteriovenöse Angiome und andere Gefäßmißbildungen. Wir bezeichnen sie mit VIRCHOW

(1863—1865) bei den Arterien als Aneurysmen, bei den Venen als Phlebektasien oder Varicen. Die Bezeichnung DANDYs (1938) als „venöse Aneurysmen" (s. 467/69) ist unschön! Von den Aneurysmen treten meist nur die sackartigen, selten die zylindrischen Formen, von den Phleb-

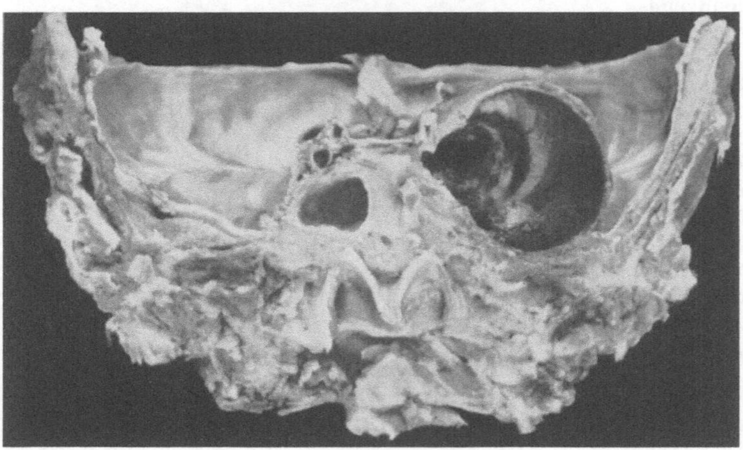

Abb. 409. Blick von vorn auf ein kastaniengroßes infraclinoidales Aneurysma der linken A. carotis. Frontaler Sägeschnitt durch den Schädel (s. Abb. 408). (Fall 35.)

ektasien die zylindrisch gebauten an den spinalen Wurzeln, die cirsoide Form am Rückenmark und die varicöse Bildung (Varix) an der Dura mater auf.

Die Aneurysmen waren bereits der vorklassischen Zeit der Pathologie gut bekannt. So nennt HASSE (im VIRCHOW-schen Handbuch 1855) bereits 29 Fälle des Schrifttums und gibt eine für die damalige Zeit erstaunlich vollkommene Beschreibung von Pathologie und Klinik. Aber erst die Kontrastmittelröntgenologie der Gefäße hat die Kenntnis auch bei den echten Aneurysmen auf ihren heutigen Stand gebracht, Heilung der

Patienten ist jetzt sehr oft möglich. Dazu kommt die Operation in Hypotension, die etwa die Operation von 52 Aneurysmen in einem Jahr mit nur 2 Todesfällen [s. auch NORLÉN (1952)] ermöglichte.

Die Aneurysmen. Eine ausgezeichnete Studie über die echten Aneurysmen (Anatomie, Pathophysiologie, Röntgenologie und Behandlung) haben (1950) ECTORS und Mitarbeiter

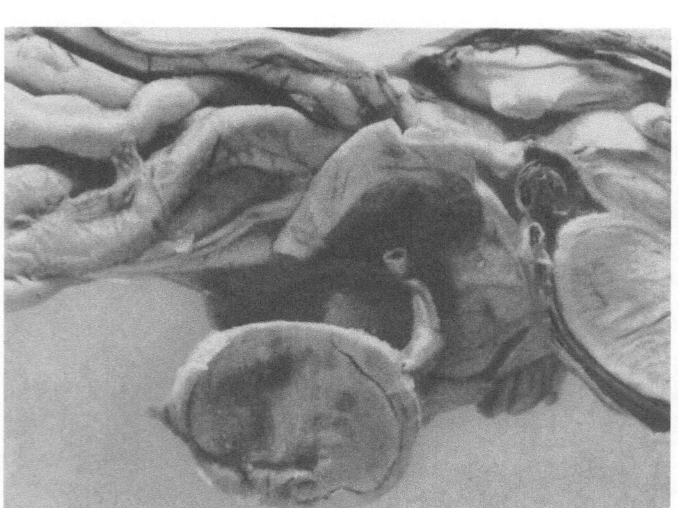

Abb. 410. Kastaniengroßes völlig thrombosiertes supraclinoidales Aneurysma der A. carotis (Fall Hb Maj).

veröffentlicht, wo man ausführlich die Einzelheiten des Schrifttums wiedergegeben findet. Im *Erkrankungsalter* bevorzugen die Aneurysmen im Hirn die höheren Jahrgänge [BERGER (1923), Durchschnittsalter 55 Jahre], wenn auch bereits HASSE (1855) sie altersmäßig folgendermaßen aufgliedert: I. und II. Dekade 3, III. 5, IV. 4, V. 3, VI. 10 und VII. 4 Fälle. Bei E. WALKERs (1952) Patienten mit Aneurysmen waren 50% zwischen 30 und 50 Jahren. Wegen der besseren Diagnostik kommen die Patienten heute natürlich in immer jüngerem Alter in die Hände des Facharztes. Die

Häufigkeit der Aneurysmen in einer Durchschnittsbevölkerung läßt sich nur schwer angeben, da die meisten vorliegenden Zahlen am ausgelesenen Krankengut der Neurochirurgen gewonnen sind. Bei der Gegenüberstellung der *Geschlechter* hatte schon HASSE (1855) 11 Männer und 7 Frauen gefunden, LANGE-COSACK (1948) ähnlich 27 Männer und 12 Frauen.

Im **Sitz** bevorzugen die Aneurysmen die Nähe der Teilungsstellen der Gefäße [HASSE (1855)], also besonders die Arterien der Basis. Gerade an der A. communicans anterior können diese Aneurysmen bei tödlich blutenden Fällen unter Umständen von miliarer Kleinheit sein [COURVILLE und OLSEN (1938)]. Aber auch der extracerebrale Teil der Hirngefäße, z.B. der Canalis caroticus, ist reichlich vertreten. In der Häufigkeit des Befalls entsteht nach Hasse die folgende (heute nicht mehr gültige) Reihenfolge: A. basilaris (11), cerebri ant. (7) und cerebri med. (6). Für die intrakraniellen Arterien, besonders auch den Circulus Willisi, gibt Slany (1938) die folgende Übersicht: A. cerebri med. 9, A. carotis 7, A. communis anterior 3 (Abb. 407), A. cerebri posterior (Abb. 412) 2, A. communis posterior 2 und A. cerebri anterior 2 Fälle. 14 davon lagen links, 8 rechts. An der Carotis unterscheiden wir mit Jefferson (1937) die unterhalb (infrasellär) [Abb. 408, 409] von den oberhalb der Sella (suprasellär) [Abb. 410, 411] gelegenen Aneurysmen. Diese sind recht häufig, so daß Jefferson neben 12 eigene Beobachtungen 66 Fälle des Schrifttums setzen konnte [s. auch Battezatti (1950)].

Die Lokalisation der Aneurysmen geht besonders aufschlußreich auch aus Tabellen von McDonald und Korb (1939) über 1023 Fälle bzw. Ectors (1950) über 385 Fälle des Schrifttums hervor.

A. cerebri media 28%
A. basilaris und vertebralis. . . . 20%
A. carotis interna 26%
A. cerebri anterior und communicans
   anterior 18%
A. communicans posterior 3%

Die Skizze S. 65 bei H. Lange-Cosack (1948) nach Md. Donald und Korb (1939) gibt den Sitz der Aneurysmen an den „Wetterwinkeln" des Circulus Willisi wieder. Über die Anomalien des Circulus Willisi und die Beziehungen zum Sitz der Aneurysmen berichten auch Wilson und Mitarbeiter (1954) auf Grund von 182 Beobachtungen, Basset und Mitarbeiter (1954) zeigen die Zusammenhänge mit der embryonalen Zirkulation.

Der Ausgangspunkt der Aneurysmen ist gewöhnlich eine umschriebene Wandveränderung [von der Slany (1938) annimmt, daß diese zu 65% durch Arteriosklerose, 10% durch Embolien, 10% durch Hypoplasie und 10% durch luische Erkrankungen zustande gekommen seien]. Pluvinage (1949) gibt an, daß Aneurysmen an den Verzweigungsstellen der Gefäße auf eine Wandlücke am Abgang einer embryonalen Kollateralen zurückgehen,

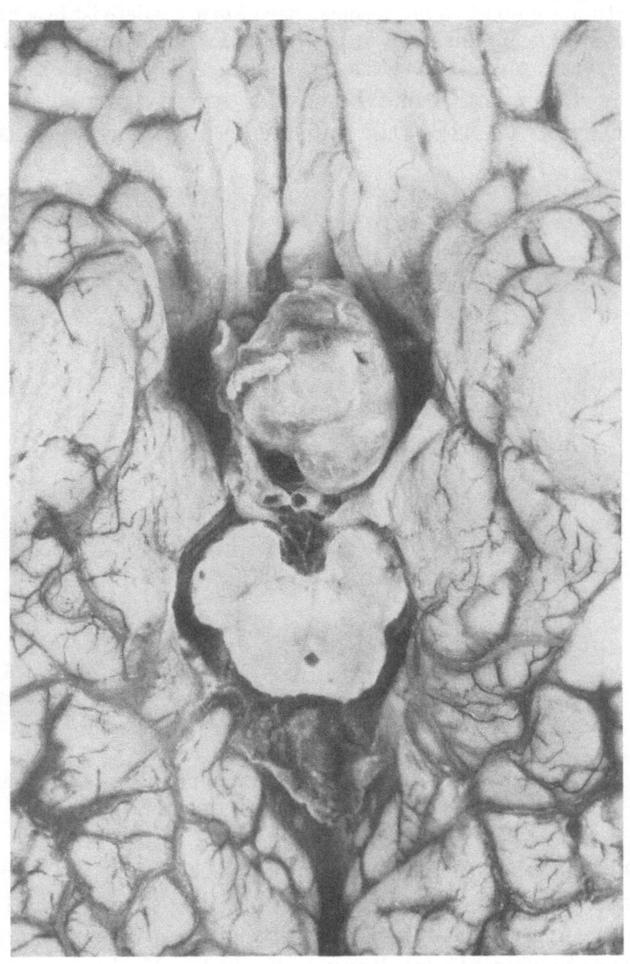

Abb. 411. Großes supraklinoidales Aneurysma der linken A. carotis (Fall 1139).

und diese Auffassung einer kongenitalen Anlageschwäche dürfte für die Mehrzahl der Aneurysmen zutreffen.

McDonald und Korb (1939) beziffern den Anteil der arteriosklerotischen Aneurysmen mit 49,5%, den der kongenitalen mit 32,7% an im Gegensatz etwa zu Dandy (1928, 1938), der die erste Gruppe mit 16% ansetzt. Demgegenüber hält Angrist sie fast alle für kongenital. Berger (1923) schätzt die Ätiologie bei den Aneurysmen in 65% als arteriosklerotisch, 10% embolisch, 10% hypoplastisch und 10% luisch ein. Strauss bezeichnet 1932 noch 5—10% der Aneurysmen als luischen Ursprungs. Auch Ketelaer (1951) wägt den Faktor Lues gegen Arteriosklerose ab. Walker und Mitarbeiter schließlich (1953) studierten besonders die Wandschäden durch Gefäßsklerose.

Mykotische Embolie als Ursache der Aneurysmenbildung ist nicht zu bestreiten, wenn auch wahrscheinlich nicht sehr häufig (Finkemayer (1954)].

Die Aneurysmenbildung tritt immer dann ein, wenn der Blutdruck höher ist als dem Wandwiderstand angemessen. Eine nicht unbeträchtliche Rolle scheinen Varianten in der Anordnung des Circulus Willisi zu spielen, wie es Slany (1938) bei 14 von 26 Fällen gefunden hat.

Man wird z. B. die häufige Lokalisation von Aneurysmen an der A. communis anterior verstehen, wenn man bei Busse (1921) die Feststellung findet, daß bei 10% von 400 untersuchten Arterien Anomalien mit Beginn einer Aneurysmenbildung zu finden waren. Mit bloßem Auge sind die Aneurysmen der Carotis — wenn extradural — an einer kugeligen Vorwölbung der Austrittsgegend an der Basis zu erkennen [s. Abb. 408, 409 und die schematische Zeichnung von Jefferson (1937), Abb. 4, die ein infraselläres Aneurysma der Carotis zeigt, das die mittlere Schädelgrube fast ausfüllt]. Liegen die Aneurysmen aber intradural, so erkennt man sie meist sehr deutlich an der umschriebenen Ausstülpung eines Gefäßes (sackartige Form). Diese ist besonders schön an Nonnes Beispiel (1929, Abb. 3) eines Aneurysmas der A. basilaris oder den Zeichnungen Dandys (1938), Abb. 251 und 253 bzw. den eigenen Abb. 410, 411 zu erkennen.

Die zylindrische Form der Aneurysmen sieht man sehr deutlich auf der Abb. 255 Dandys (1938). Das anliegende Hirngewebe muß dem Volumen des sich ausdehnenden Aneurysmas weichen, soweit die Reserveräume der Cisternen, in denen ein großer Teil der Aneurysmen liegen, nicht den Raumzuwachs aufnehmen. Es wird also eingedrückt.

Eine eigene Beobachtung (Fall E 1547) bei einer 48jährigen Frau (die bereits 2 Blutungen in der Vorgeschichte hatte) zeigte ein — hühnereigroßes — Aneurysma in der Fissura Sylvii, das weitgehend thrombosiert war, aber dann doch zur tödlichen Blutung geführt hatte, ähnlich dem Falle von Corbella und Mitarbeitern (1952).

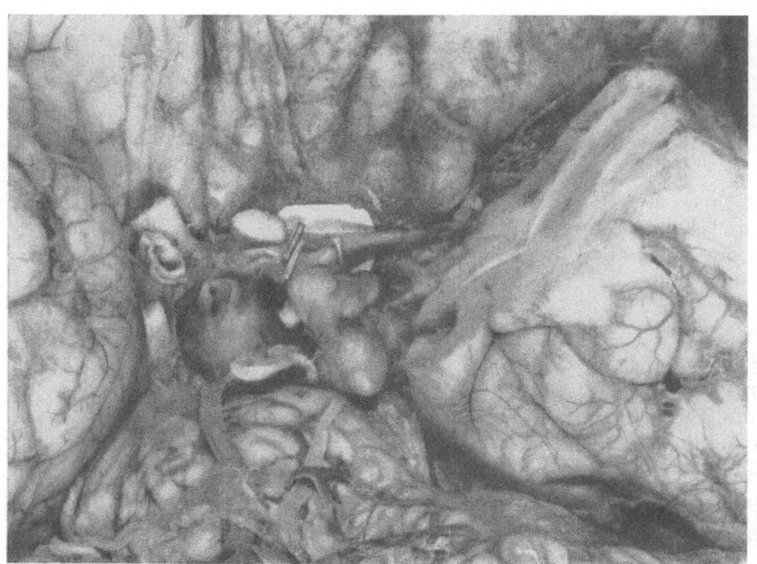

Abb. 412. Zustand nach Operation mehrerer Aneurysmen der A. communicans posterior (Fall 4562).

Die Konsistenz der bläulichroten Gefäßsäcke ist entweder hart (wenn thrombosiert) oder prall elastisch. Auf dem Schnitt (s. Abb. 409, 410) sieht man bei vielen Aneurysmen die alte Thrombosierung; oft geht diese soweit, daß kaum mehr ein vergrößertes Lumen der Arterie besteht (weshalb sich ein Aneurysma gelegentlich auch einmal der angiographischen Darstellung entzieht!). Es können also sackförmige Aneurysmen mehrere kleinere Buchten verschiedener zeitlicher Entstehung haben, die wiederum bereits teilweise thrombosiert sein können. Mehrfache Aneurysmen sind nicht so selten, wie früher angenommen. Bei der Ruptur gerade von Aneurysmen des Circulus Willisi kann es zum sekundären Einbruch (von „außen" in den Temporallappen besonders im Uncusgebiet oder in den medialen Frontallappen von der A. comm. ant.) kommen (eigene Fälle, z. B. Nr. 6444). Derartige Cysten im Frontallappen bei echten Aneurysmen der A. cerebri ant. commun. beschreibt Whalley (1949).

Eine *histologische* Untersuchung der Gefäße zeigt die Wandveränderung infolge der entsprechenden Erkrankung und an den Randzonen der Aneurysmen auch die Rißstellen der Wände [Walker und Mitarbeiter (1953)]. Die basalen Formen supra- und infraklinoidalen Sitzes machen typische *Syndrome*, die meist ihre Diagnose ermöglichen. In den letzten Jahren erkennt man immer öfter Aneurysmen des Circulus Willisi als Ursache von Opticusatrophie [Jefferson (1936)] dabei als Symptom unter Umständen auch nur zentrale Skotome [Feremutsch und Simma (1954), Ley (1950), Askenasy und Mitarbeiter (1953)].

Die Phlebektasien. (Varix der Dura, spinale Varicen usw.) Es wurde oben bereits erwähnt, daß man wahrscheinlich einen fließenden Übergang von den echten venösen

Angiomen mit *zahlenmäßiger Vermehrung* der Gefäße in die cirsoiden Formen der Phlebektasien annehmen muß, bei denen eine Erweiterung und Längenvergrößerung mit Schlängelung den Eindruck einer kongenital angelegten Fehlbildung (und Gefäßvermehrung) nur vortäuscht. Sicher sind diese beiden Einheiten bisher noch nicht genügend abgegrenzt — vielleicht auch gar nicht abgrenzbar, — ebenso wie auch sicher die venösen Angiome am Rückenmark noch nicht genügend von den arteriovenösen Angiomen.

An der Dura in der Nähe des Längsblutleiters scheint eine varicöse Form der Phlebektasie (Varix der Dura) nicht so selten vorzukommen. DANDY (1938) beschreibt einen Fall (Abb. 243—246) als „venöses Aneurysma" (Varix wäre richtig!), den man aber wohl am besten als erweiterte PACCHIONIsche Granulation auffaßt. Auch der von RÖTTGEN (1938) beschriebene Fall eines venösen Angioms der Dura dürfte als ein Fall einer derartigen varicösen Granula meningica aufzufassen sein.

Echte varicöse Sackbildung kommt an den Sinus vor, wo MARX eine eiförmige Sackbildung am Confluens sinuum bei einem 3 Tage alten Kind [zit. HOELZER (1940)] sah. HOELZER selbst beschrieb eine hühnereigroße Sackbildung am Sinus rectus bei einem $10^1/_2$ Monate alten Kind, WOLFF und COWEN bei einem 7 Wochen alten Kind [zit. GRAF (1946)] und bei einem 20 Monate alten Kind [URQUIZA (1952)]. Ähnlich war der Fall von ROMANOWSKY (1936) mit Knoten bis zu den Vierhügeln und einem Durchmesser von 5—18 mm und der Fall von OSCHERWITZ (1947). Einen derartigen Varix des Sinus sagittalis am Torcular zeigt auch die Abb. 2 von EVANS und Mitarbeiter (1939). Ein sehr charakteristisches Aneurysma (Varix?) der V. magna Galeni mit verkalktem Ringschatten wurde von TÖNNIS (1948) und OSCHERWITZ und Mitarbeitern (1947) beschrieben.

Echte varicöse und zylindrische Phlebektasien spielen am Hirn z. B. an der V. cerebri media und besonders an den Rückenmarksvenen eine Rolle. Hier hat z. B. PUUSEPP (1938) die Verhältnisse sehr eingehend beschrieben. Die Venen sind erweitert, geschlängelt und machen den Eindruck von Venengeflechten (s. Abb. 2 bei PUUSEPP), in ihrem Verlauf können direkt einzelne Varixbildungen auftreten: Varices spinales meningeales. Die Venen entlang den hinteren Rückenmarkswurzeln waren zylindrisch erweitert und führten damit zur Raumbeengung der Wurzeln.

Die arteriovenösen Aneurysmen (besonders Carotis-Sinus-Aneurysma, sog. Exophthalmus pulsans). Unter den — nicht kongenitalen! — arteriovenösen (echten!) Aneurysmen sollte man die *erworbenen* offenen Verbindungen zwischen Arterien und Venen verstehen, die also erst im späteren Leben entstanden sind. Unter ihnen spielt das Aneurysma zwischen A. carotis interna und Sinus cavernosus wegen seiner Häufigkeit die Hauptrolle. Wir verdanken auch hier DANDY (1939) eine der grundlegenden Schilderungen: „Die Fistel ist intrakraniell, aber extradural" und entsteht durch Riß der Arterienwand des Verlaufs im Sinus cavernosus. Die dem folgenden Auswirkungen in der Durchströmung liegen hauptsächlich extrakraniell und bestehen in einer varicösen Erweiterung der Vv. ophthalmicae mit Pulsation, die zur rhythmischen pulsierenden Bewegung auch des ganzen vorgetretenen Bulbus führt [Exophthalmus pulsans s. Abb. 184 von DANDY (1938)]. Später haben WOLFF und SCHMIDT (1939) die Durchströmungsveränderungen genauer studiert.

Klinisch besteht eine Schädigung der N. 3, 4 und 6 im Sinus cavernosus und eine hochgradige arterielle Hyperämie des Bulbus mit Stauung und entsprechenden Papillenveränderungen, weiter — objektiv und subjektiv — ein lautes gießendes pulssynchrones Gefäßgeräusch.

VI. Sonstige raumfordernde Prozesse.
26. Die „unklassifizierten" Geschwülste.

In der Sammlung CUSHING-BAILEYs (1935) finden sich 192 unklassifizierte Tumoren, also etwa 6 % der Serie. In unserer Sammlung stellen sie 4 %. Wir müssen damit rechnen, daß 5—10 % der Geschwülste einer Serie nicht nach dem aufgestellten Schema (s. S. 47) zu klassifizieren sind. Diese Tatsache ist entweder durch die Eigenart des Gewebes bedingt; es sind dies die unklassifizierten Geschwülste im *engeren Sinne*. Aber auch durch die mangelnden technischen Voraussetzungen zur Untersuchung kann eine Geschwulst unklassifizierbar sein.

Hier kann etwa durch die Art der Operation nur wenig Saugflaschenmaterial gewonnen sein, an dem wohl die Blastomnatur des Gewebes, nicht aber seine artmäßige Zugehörigkeit entschieden werden kann. Das galt früher besonders für die Hypophysentumoren mit starken autolytischen Vorgängen in der physiologischen Kochsalzlösung der Saugflasche. CUSHING (1935) hat unter die unklassifizierten

Blastome auch „Gliome" aufgenommen, die nur klinisch, z. B. durch Cystenflüssigkeit nachgewiesen sind. Unsere Fälle sind sämtlich histologisch bestätigt.

Oft läßt sich also das *Gewebe* nicht in unser Ordnungsschema einfügen. CUSHING erwähnt 1935 eine Reihe solcher Blastome, bei denen die verschiedensten Diagnosen wie „Sarkom, Ependymom, Spongioblastom, Neuroblastom u. a." gestellt wurden. Nach erschöpfender Untersuchung bezeichnen wir derartige Blastome ebenfalls als „unklassifiziert" und versuchen, Verwandtschaft oder Ähnlichkeit mit einer der bekannten Gruppen durch den Zusatz „*ependymom* usw. -*artig*" zu kennzeichnen. Keinesfalls aber versuchen wie sie in das Schema hineinzupressen. Weiter geben wir eine grobe biologische Charakterisierung wie benigne und maligne nach den bekannten allgemeinen Grundsätzen (s. S. 114). Manche dieser Blastome lassen sich später noch mit anderen Geschwülsten zu neuen Gruppen zusammenfassen und hinreichend aufklären [ZÜLCH (1950)].

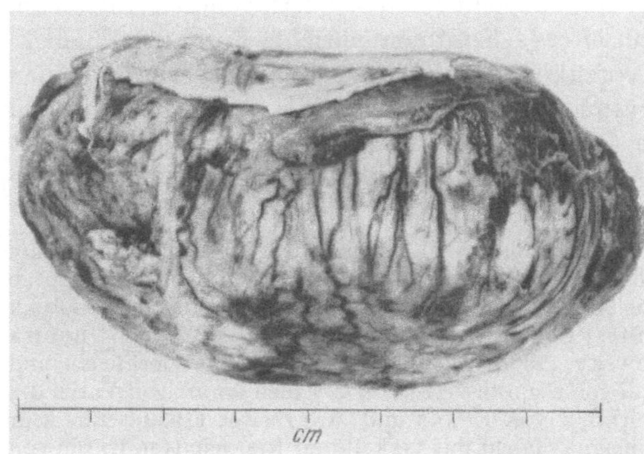

Abb. 413. Gekapselter Duratumor, der bei histologischer Untersuchung unklassifiziert blieb (s. auch Abb. 417 a, b). (Fall 1218.)

Keinesfalls halten wir es für angängig, eine Geschwulst etwa einzig auf Grund von Übereinstimmung in der *Außenform der Zelle* zu klassifizieren, wenn sie in dem übrigen Verhalten von der betreffenden Art abweicht. Während über die Definition der von uns oben aufgezählten Gruppen recht gute Übereinstimmung besteht, hat sich über andere Arten bisher noch keine einheitliche Auffassung ergeben, so etwa über die angeblich von der Mikroglia ausgehenden Geschwülste (s. S. 19).

Es ergeben sich also immer wieder Geschwülste, die wir vorläufig als „unklassifiziert" zu registrieren haben, in der Hoffnung, daß sich später einmal noch weitere Geschwülste gleichen Baus finden werden, die die Aufstellung einer neuen Gruppe ermöglichen. Dann läßt sich deren Zugehörigkeit noch klären, wie wir das seinerzeit bei der Beschreibung der temporolateralen Ganglienzellgeschwülste erlebt haben, von denen wir eines zunächst als „eigenartiges Astrocytom" auffaßten, dann als Ganglienzellgeschwulst erkannten und schließlich mit den von SCHÄR und CHRISTEN-

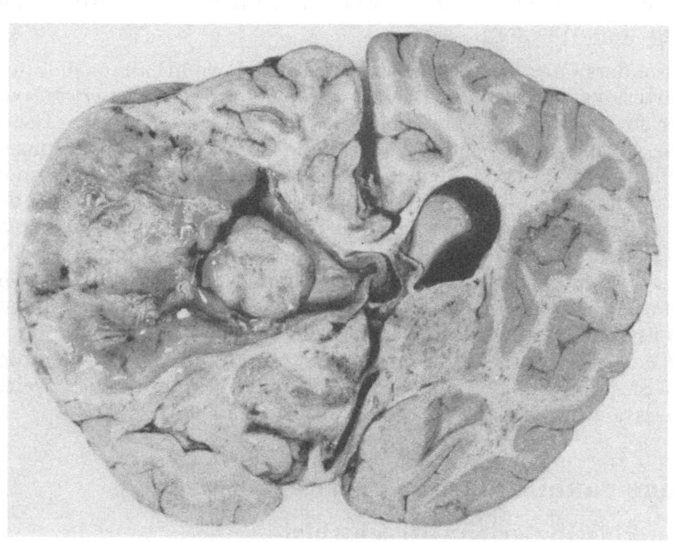

Abb. 414. Riesiges cystisches Blastom der linken Großhirnhemisphäre. Es liegt der Außenwand der Seitenkammer an, ähnlich wie die Ependymome. Ein kirschgroßer massiver Tumorknoten. Histologisch: unklassifiziert (Fall 393).

SEN (1939) beschriebenen „Mißbildungstumoren" identifizieren konnten, wozu sich dann noch einige bereits im Schrifttum vorliegende Beschreibungen gut einfügten.

Außerdem sind in eigenen früheren Arbeiten (z. B. 1950) bereits mehrfach derartige vorläufig „unklassifizierte" Geschwülste beschrieben worden, so ein eigenartiger gekapselter Tumor mit ganglienzellähnlichen Elementen und astrocytenartigen Zellen (Abb. 413, 417 a, b), weiter eine vom Hirngewebe ausgehende Geschwulst im Großhirn im Jugendalter, die zwischen Ependymom und Spongioblastom stand (Abb. 78c). Gerade hier bei den Spongioblastomen und Ependymomen ergeben sich häufiger Übergangsformen bzw. eigenartig gefäßreiche Typen oder Degenerationsformen, die zur Aufstellung immer wieder neuer Arten angeregt haben.

Weiter habe ich ein eigenartiges schleimiges Gewächs im Kleinhirn (Nr. 954) eines 30jährigen Patienten (s. Abb. 415) unklassifiziert gelassen, das am ehesten einem protoplasmatischen Astrocytom des Großhirns glich und mit den bekannten Spongioblastomen des Kleinhirns keine Berührungspunkte hatte. Sehr eigenartig sind auch recht diffus

wachsende Tumoren aus Spindelzellen, die sich örtlich ganz besonders verdichten und dort maligne entdifferenzieren können (s. Abb. 416). Histologisch sah man hier teils Partien mit dem Bild der diffusen Gliomatose (s. S. 60), teils aber auch die örtliche maligne Entartung dieses Gewebes zu einem Glioblastom.

Weiter habe ich eine Klassifizierung eines zellreichen Tumors (Nr. 874) einer 37jährigen Patientin vermieden, der multilokulär mit zwei besonderen Knoten im Kleinhirn und im Temporallappen gewachsen war. Das Gewebe war sehr zellreich, bestand aus kleinen Rundzellen, die am ehesten der Oligodendroglia ähnelten. Aber das Gewebe war systematisch von einem Gefäßnetz durchsetzt, das von spindeligen oder kolbigen Zellen begleitet wurde. Nur diese stellten sich mit Goldsublimat dar (Abb. 417d).

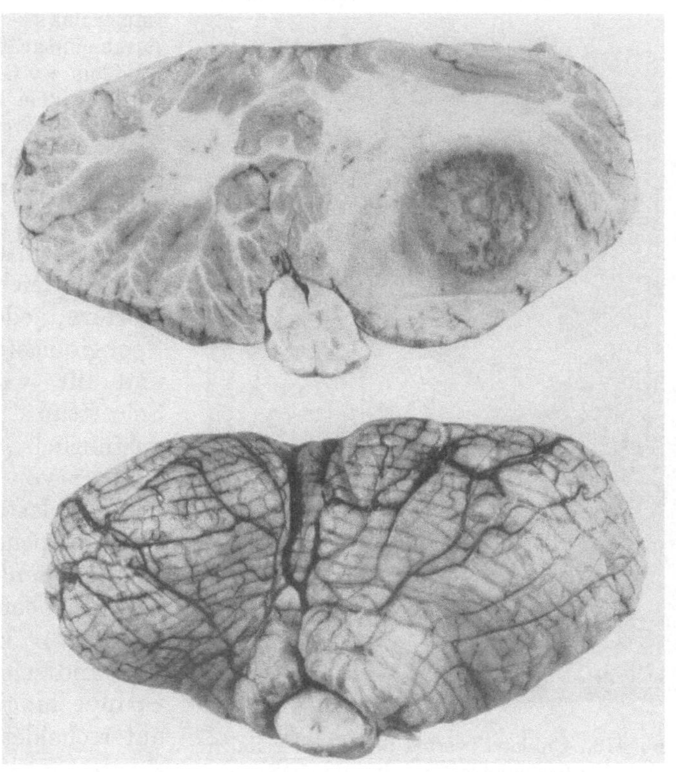

Abb. 415. Fast kastaniengroßes vorwiegend nekrotisches Gewächs im rechten Kleinhirn mit starker kollateraler Hirnschwellung. Histologisch: unklassifiziert (Fall 954).

Ein letzter Tumor (Nr. 1106) einer 35jährigen Patientin war teils ähnlich einem Spongioblastom, teils mehr einem gangliocytomartigen Gewächs, überall aber lagen um die Gefäße dichte Ringe „lymphoider" Zellen (Abb. 418).

Aus dieser Reihe der „Unklassifizierten" hebt sich übrigens eine Zahl vorwiegend spindelzelliger Geschwülste (s. oben) heraus, die deshalb bereits [ZÜLCH (1950)] beschrieben wurden, da hier möglicherweise in Zukunft eine neue Art vorgesehen werden muß (Abb. 414, 417c).

Drei von diesen mitgeteilten Fällen ähnelten sich *makroskopisch* nach Freilegung der Hirnoberfläche, hinsichtlich *Sitz* und *Ausdehnung* der Tumoren, — die von der Ventrikelwand bis zur Hirnoberfläche reichten und *cystisch* zerfielen (Abb. 414) — und der *Derbheit* des Geschwulstgewebes. Fall 906 mit der Lage im Kleinhirn wich durch die etwas knotenförmige Ausbreitung (Abb. 419) von den erstgenannten Tumoren ab. Denn dort fand sich nur in der Außenzone gelegentlich ein ähnliches Vorwachsen mit einzelnen fingerförmigen Fortsätzen. Histologisch stimmten die Fälle sämtlich überein in der Zelldichte des Tumorgewebes, das sich ausgesprochen infiltrierend verbreitete. Sie stimmten weiter überein in der Anordnung der Tumorzellen in langen Zügen, Strudeln oder Wirbeln (Abb. 417c) in der vorwiegend spindeligen Außenform der Zellen, die häufig mehrere in der Längsrichtung verlaufene Fortsätze hatten, wobei sich die Außenform mit Goldsublimat nicht imprägnieren ließ. Dagegen waren die Zellen mit gewissen Metallmethoden, z. B. der BIELSCHOWSKY-Methode gut darstellbar, wobei sich die Fortsätze in ihrer ganzen Länge zeigten, sie verbanden sich oft zu haarlockenartigen Bündeln. Gliafasern wurden nicht dargestellt. Gitterfasern waren auf die Gefäßwände beschränkt. Die Wachstumsgeschwindigkeit war, gemessen an der Zahl der Mitosen, meist recht groß. Drei Fälle zeigten eine ausgesprochene Neigung zu Gewebsverflüssigung bis zur Ausbildung riesiger Cysten (Abb. 414). Blepharoblasten waren in 3 von den 5 Fällen, wo entsprechende Untersuchungen gemacht wurden, nicht zu finden.

Im **klinischen Bild** entsprach die Dauer der Krankengeschichten nicht recht der relativ großen Wachstumsgeschwindigkeit, gemessen an der Zahl der Mitosen. Wir finden aber ähnlicher Zusammenhänge bei den Oligodendrogliomen mit mehr- oder vieljährigen Krankengeschichten bei reicher Mitosenzahl. Nur im Falle 1, in dem aber nur unzureichende klinische Unterlagen vorhanden waren, bestanden seit 16 Jahren epileptische Anfälle, derentwegen die Patientin in die Anstalt aufgenommen worden war. Das Erkrankungsalter war, mit Ausnahme des Falles 393 (Abb. 414), eines Dreijährigen, immer das 4.—5. Jahrzehnt. Dieser Fall fiel allerdings durch eine größere Polymorphie der Zellen auf. In den 3 Fällen, wo Ganzsektionen durchgeführt wurden, ergab sich kein Anhalt für das Bestehen anders lokalisierter *primärer* Tumoren, auch bei den beiden Operierten fehlten entsprechende klinische Zeichen.

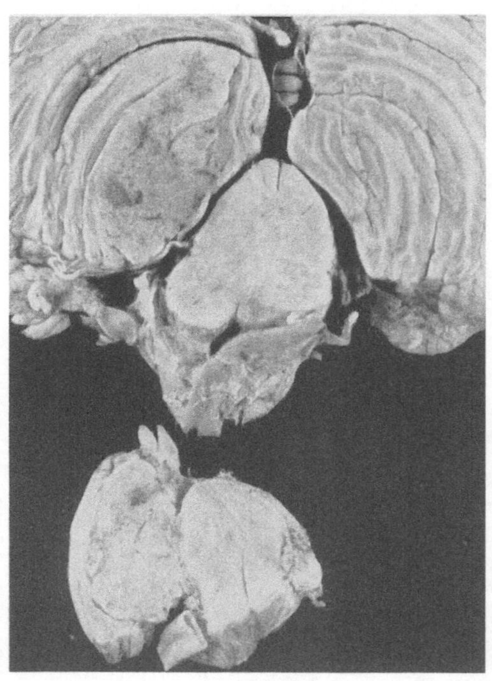

Abb. 416. Unklassifiziertes Blastom der linken Tonsille (spongioblastomartig mit örtlicher maligner Degeneration). (Fall 4260.)

Es erschien nicht angängig, diese Geschwülste in die Arten des üblichen Schemas einzuordnen. Nach Architektur und Zelltyp wäre allenfalls ein Vergleich mit den Spongioblastomen zu erörtern, jedoch nur dann, wenn man für die Spongioblastome die bisher nur unzureichenden und oft widersprechenden Definitionen des Schrifttums übernehmen würde, die früher ausführlich wiedergegeben wurden (s. S. 143ff.). Bei der von uns gegebenen Beschreibung der Spongioblastome ist das nicht möglich. Auch zu den Ependymomen ergeben sich einige Berührungspunkte in etwas atypischen Fällen, wie sie ebenfalls früher beschrieben wurden (s. S. 321). Es wurde dort bereits kurz auf die Verwandtschaft mit dem Bild des Falles 5 dieser Gruppe hingewiesen. Von den Ependymomen unterscheidet die eben beschriebenen Geschwülste aber das Fehlen der charakteristischen Architektur — kernfreie Räume um die Gefäße —, der Zelltyp und das Fehlen der Blepharoblasten.

Mit beiden Gruppen jedoch verbindet unsere Gruppe der Sitz, der wie bei den Spongioblastomen und Ependymomen im Jugendalter nahe der Außenwand der Seitenkammer in der Gegend des Trigonums bzw. der Cella media war, von wo aus die Geschwulst gegen die Hirnoberfläche vorwuchs. Doch war das Wachstum im Unterschied zu den erwähnten Ependymomen und Spongioblastomen in unseren Fällen vorwiegend infiltrativ. Auch ließen sich im Kleinhirnfall wie in dem Fall der Caudageschwulst Beziehungen zur Ventrikelwand herstellen. Es ließ sich jedoch die Geschwulst vorläufig nicht mit Sicherheit in die üblichen· Schemata eingliedern. Eine bindegewebige Herkunft war durch die fehlende Gitterfaserbildung mit Wahrscheinlichkeit auszuschließen. Man mußte daher an einen gliösen Ursprung denken. Es wäre möglich, daß es auch im Großhirn bzw. an anderen ventrikelnahen Stellen, wo Ependymome und Spongioblastome vorkommen, Gewächse gibt, die auf eine undifferenzierte Glia zu beziehen sind, während wir die Spongioblastome heute auf eine differenzierte subependymäre Glia beziehen möchten. Von der Mikroglia ausgehende Tumoren sind bisher noch nicht allgemein anerkannt. Mit der von D. RUSSELL (1948) beschriebenen Mikrogliomatosis (s S. 19) haben die eben beschriebenen Gewächse offensichtlich nichts zu tun.

Unklassifiziert gelassen habe ich schließlich einen Tumor, der mir freundlicherweise von Herrn Prof. HALLERVORDEN zur Verfügung gestellt wurde. Oberflächlich glich er

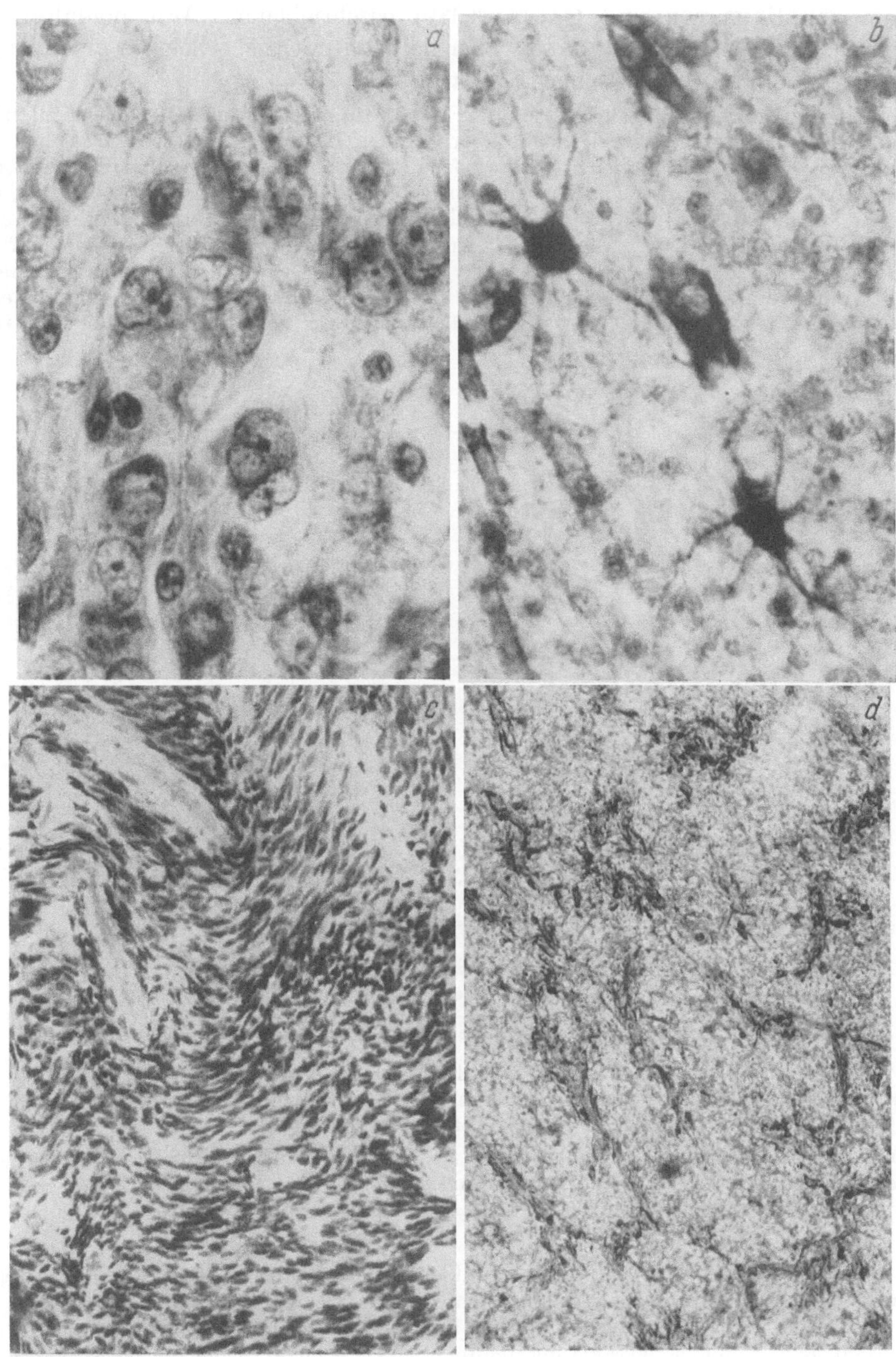

Abb. 417a—d.
a u. b Geschwulstzellen in einem abgegrenzten „meningeomartigen" (s. Abb. 413) unklassifizierten Tumor.
Die Kerne sind bläschenförmig, haben ein zartes Chromatinnetz, eine deutliche Kernmembran und einen
großen Nucleolus. Mit Goldsublimat stellen sich astrocytenartige Zellen mit „Saugfüßen" dar. Vergr.
a 630fach, Kresylviolettfärbung, Fall 1218. b 510fach, Goldsublimatmethode.
c Architektur und Zelltypen einer einheitlichen Gruppe von bisher unklassifizierten Tumoren: Spindelige
Zellen verlaufen in kurzen Zügen, Strudeln und Wirbeln gelagert und zum Teil parallel zu den Gefäßen. An
manchen Stellen verdichtet sich die rhythmische Anordnung fast zur Palisadenstellung. (Vergr. 156fach,
Kresylviolettfärbung, Fall E 794.)
d Eigenartige unklassifizierbare Geschwulst aus kleinen verquollenen Rundzellen, die der Oligodendroglia
ähnlich sind. Im Goldsublimatbild fallen die Gefäße auf, die von teils spongioblastenartigen, teils mehr astroblastenartigen Zellen begleitet werden. (Hochgradig regressiv verändertes Spongioblastom?) (Vergr. 78fach.
Fall 874.)

etwas dem von FOERSTER und GAGEL (1939) beschriebenen „Arachnoidalsarkom des Kleinhirns" (s. S. 474). HALLERVORDEN aber hält ihn mit Sicherheit für einen Tumor im Rahmen der RECKLINGHAUSENschen Krankheit.

Es handelte sich um einen 51jährigen Mann (Fall E 915), bei dem das Bild einen gut pflaumengroßen, recht gut abgesetzten, die Oberfläche überragenden Knoten im Oberwurm (Abb. 420) zeigt. Histologisch war es ein mittelzellreicher, teils wirbelig, teils in langen Zügen angeordneter Tumor aus spindeligen Zellen mit einer gewissen Polymorphie und gelegentlichen hyperchromatischen Riesenkernen. Die Kleinhirnläppchen des Oberwurms waren von den Geschwulstzellen diffus aufgetrieben und durchsetzt, ebenso Teile des Unterwurms infiltriert. Auch die weichen Häute der Nachbarschaft wurden aufgetrieben. Die spindeligen Zellen waren relativ *hell gefärbt*. Dazwischen lagen in einzelnen Zügen und Straßen angeordnet und häufig in der Nähe von Gefäßen *dunkle Zellen* mit lymphoidem Kern, deren Zelleib bei NISSL-Färbung diffus violett dargestellt war und die oberflächlich Plasmazellen

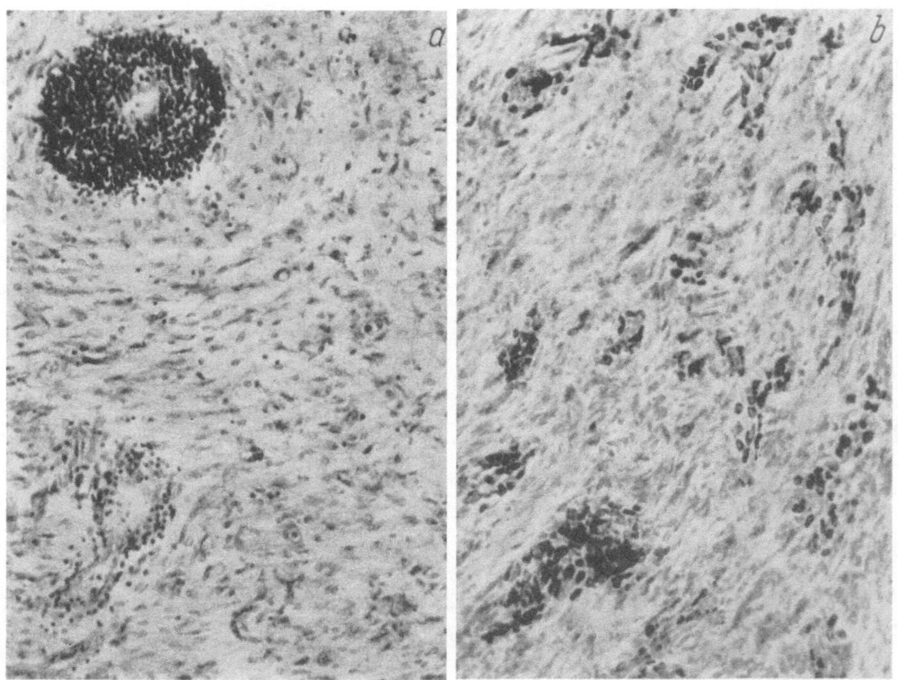

Abb. 418a u. b. Unklassifizierbare Tumoren.
a In einem vorwiegend spindelzelligen Tumor tauchen überall lymphoide Nester um die Gefäße auf. (Vergr. 112fach, Kresylviolettfärbung, Fall 1106.)
b In einem eigenartigen rindennahen Kleinhirntumor findet man eine dichte Infiltration der weichen Häute mit Spindelzellen und dazwischen überall nestweise Ansammlungen von „Plasmazellen" (Präparat von Prof. HALLERVORDEN). (Vergr. 128fach, NISSL-Färbung, Fall E 915, s. auch Abb. 420.)

ähnelten (Abb. 418b). Einzelne von diesen dunklen Zellen übertrafen aber sicher die Größe von Plasmazellen. Bei VAN GIESON-*Färbung* ähnelten sie nun wieder nicht den Plasmazellen, wirkten vielmehr wie Lymphocyten. Regressive Vorgänge bestanden nur in kleinen strichförmigen Nekrosen. Cysten wurden nicht gebildet, Verkalkung fehlte. Leider standen keine Gitterfaserpräparate zur Verfügung, so daß der letzte Beweis der bindegewebigen Natur dieser Zellen nicht zu führen ist.

27. Metastasen.

Im alten Schrifttum spielen die Tochterabsiedlungen der Körpergeschwülste ins Hirn keine hervorragende Rolle, wenn auch der Vorgang der Metastasierung von einigen Verfassern klar erkannt worden war, während andere offensichtlich mehr an eine koordinierte blastomatöse Entartung des Hirns bei einer allgemeinen Krebserkrankung des Körpers [s. HASSE (1855), dort auch die ersten Zahlenangaben] dachten. VIRCHOW selbst waren zwar die Absiedlungsmöglichkeiten bei der Metastasierung geläufig, doch vermutete er eher die Ausbreitung eines cancerogenen Stoffes [Miasma (1863)] als die Verschleppung von Gewebsteilen bzw. Zellen selbst, wenn er diese auch nicht abstreiten wollte. In der Blütezeit der Nach-VIRCHOWschen Pathologie wurden dann die Zusammenhänge klar aufgedeckt und die Absiedlungswege beschrieben.

Wir verstehen unter Metastasierung die Entstehung gleichartiger Blastome durch Absiedlung, die von dem primären Tumor räumlich getrennt sind. Dabei kann histologisch zwischen den beiden eine Straße mit kontinuierlicher Infiltration nachweisbar sein. In unserem System der Geschwülste stehen die Metastasen der Körpergeschwülste in einer eigenen Gruppe. Die Metastasierung der primären Hirngeschwülste wird in einem eigenen Kapitel abgehandelt (s. S. 106). Für die Frage der Abgrenzung der „primären" von den „sekundären" Hirngeschwülsten s. das Kapitel über die „primären Hirncarcinome" (S. 538). Ausführliche Berichte über die Hirnmetastasen geben besonders BUCHHOLZ (1898), KRASTING (1906), in neuerer Zeit etwa auch HASSIN und SINGER (1922), BRUNNER (1936), MINKOWSKI (1941), WALTHER (1948), ZAAIJER (1938) und GÄRTNER (1955).

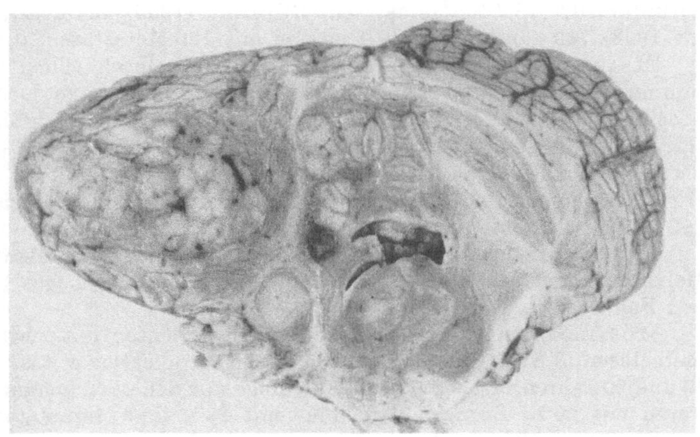

Abb. 419. Knotenförmig wachsendes Blastom im Kleinhirn, das bei histologischer Untersuchung nicht zu klassifizieren war (s. Text S. 575). (Fall 906.)

Alter. Die Altersbeziehungen der Hirnmetastasen sind abhängig von den Alterskurven der Primärtumoren, allerdings können die Altersgipfel um einige Jahre nach rechts verschoben sein. Man kann als Durchschnittsalter etwa das 4.—5. Lebensjahrzehnt ansetzen [SILVAN (1914), ZAAIJER (1938)]. Im eigenen Gut fand sich eine Alterskurve mit einem Gipfel um das 45. Lebensjahr (Abb. 70).

Häufigkeit. Die durchschnittliche relative Häufigkeit der Hirnmetastasen hängt in erheblichem Maße von der Zusammensetzung des Krankengutes ab. Von den Neurochirurgen werden — abgesehen von Ausnahmefällen — s. auch Prognose — Metastasen nicht operiert. Die doch operierten Metastasen werden meist erst bei der histologischen Untersuchung als solche erkannt. Sie bilden daher an neurochirurgischen Zusammenstellungen nur kleinere Gruppen von 3,2% [CUSHING (1935)], 4,7% [ELSBERG (1928)], bis 5% [unter etwa 740 Fällen von ZAAIJER-SCHÖNBAUER (1938)] aller Hirngeschwülste. In Wien waren an der I. Chirurgischen Universitätsklinik unter 954 Hirnge-

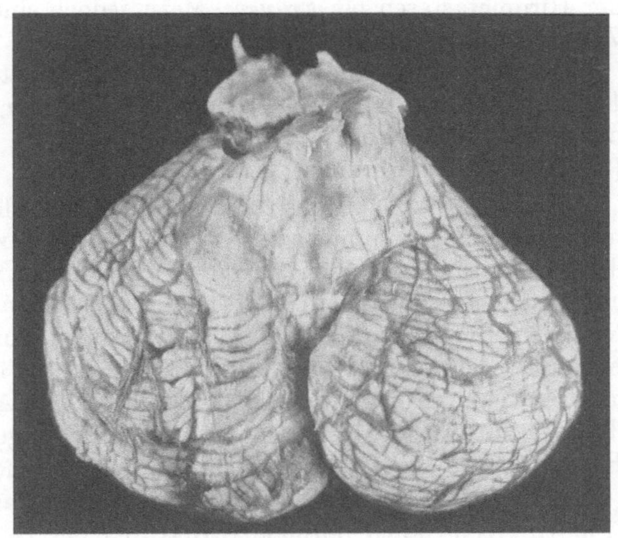

Abb. 420. Großes knotiges Gewächs im Kleinhirnoberwurm (s. Abb. 418b). (Fall E 915.)

schwülsten [LILL (1952)] etwas über 10% Hirnmetastasen, bei ELKINGTON (1936) 12—13%. Im Material von TÖNNIS [s. TOBIAS (1943)] waren unter 596 Hirntumoren 19 metastatischer Natur (d. h. 3,2%). Im Krankengut OLIVECRONAs [STÖRTEBECKER (1954)] waren 158 Metastasen, d. h. 3,5%, bei WILLIS (1953) waren sie mit 4,6%, bei GRANT und SAYERS (1951) mit 4% vertreten. HENSCHEN (1954) hat mit seiner Tabelle 14 die Ergebnisse von 28 Autoren zusammengestellt (s. seine S. 649), bei denen sich der Anteil der Metastasen von 2,7—40% beziffert.

37*

Bei den Statistiken pathologisch-anatomischer Institute aber erreichen sie Werte bis zu 36,8 % [KRASTING-KAUFMANN (1906) bei 144 Fällen von Hirntumoren, BRUNNER (1936) 74 Hirnmetastasen bei 12025 Sektionen], bei GUTTING (1940) stellten die Metastasen bei 28831 Autopsien 25,9 % aller Hirntumoren].

RUDERSHAUSEN (1932) hatte unter 31698 Autopsien (von 1854—1931) 546 Hirngeschwülste, darunter 102 (18,7 %) Metastasen, GÜRTNER (1955) aus dem gleichen Institut (für die Jahre 1932 bis 1953) 710 raumfordernde Prozesse mit 126 Metastasen, d.h. 15,8 %.

ELSAESSER (1949) hat aus dem Schrifttum einschließlich der eigenen Fälle 465 Metastasen gesammelt, davon waren 75,5 % Carcinome. 126 Patienten hatten Bronchialcarcinome, also 27,1 % aller Metastasen und 35,1 % aller Krebsmetastasen. Es folgten 59 Patienten mit Mammacarcinom (12,7 bzw. 16,8 %). Die Sarkome waren mit 89 Fällen (19,1 %), die Hypernephrome mit 20 Fällen vertreten. Er selbst hatte 70 Fälle beobachtet, davon 52 in der Hirnsubstanz, die übrigen an den Hirnbedeckungen. Diese Zahl fand sich bei 25306 neurologisch erkrankten Patienten mit rund 800 Hirngeschwülsten, davon hatten also 8,5 % Metastasen.

WOJTEK (1949) hatte unter 7000 Sektionen 30 Hirnmetastasen (Lunge 13 Fälle, Mamma 5 Fälle, Melanosarkome der Haut 4 Fälle, Melanosarkome des Auges 1 Fall, von den übrigen Organkrebsen je 1 Fall).

STÖRTEBECKER (1954) fand unter 4444 Patienten mit verifizierten Hirntumoren 156 mit Hirnmetastasen (3,5 %). Das männliche Geschlecht überwog etwas. 70 % der Patienten standen zwischen 40 und 60 Jahren. Hier war die Reihenfolge von den oben genannten verschieden: die Hypernephrome waren mit 20 %, Bronchialcarcinome mit 16 % und Mammatumoren mit 7 % vertreten.

Bei GAMA (1949) stellen die Metastasen 2,6 % der Hirntumoren. Bei ihm standen noch entsprechend der alten Reihenfolge die Mammatumoren mit 28 % an der Spitze vor den Lungentumoren mit 17 %.

LESSE und Mitarbeiter (1954) fanden bei 595 vollständigen Autopsien von Krebspatienten in 207 Fällen (d.h. 35 %) eine Metastasierung ins ZNS. Sie vergleichen (Tafel 3) sehr interessant die eigenen Zahlen mit denen der Zusammenstellungen des Schrifttums. Weiter zeigen ihre Bilder 5—13 sehr schön die verschiedenen Typen der Metastasierung.

Die **Geschlechtsverteilung** ist wieder abhängig von der Zusammensetzung der Primärtumoren (Mamma, Uterus, Prostata, Ovarium, Chorionepitheliom) und ihrer Neigung zur Metastasierung. Im frühen Schrifttum wird meist von einem Überwiegen der Mammakrebse gesprochen, daraus entspringen dann Angaben [SILVAN (1914)] über eine Häufung der Hirnmetastasen bei *Frauen*. Meist jedoch sind die Männer häufiger vertreten [z. B. ZAAIJER (1938): 27 Männer und 10 Frauen].

KNIGHT (1938) fand 102 metastatische Hirntumoren (64 bei Männern und 38 bei Frauen). Bei den Männern lag der Primärtumor 21mal in der Lunge, bei den Frauen nur 4mal. MOLL fand (1949) unter 74 Patienten 23mal (d. h. in 31 %) Hirnmetastasen (20 Männer und 3 Frauen).

Sitz. Der Sitz der Metastasen müßte eigentlich durch den hämatogenen Absiedlungsmechanismus bestimmt sein. Wir müßten erwarten, gewisse topische Grundregeln in der Ausbreitung zu finden, z. B. eine Häufung in bestimmten *Gefäßgebieten* (z. B. an den capillarreichen Hirnteilen). Tatsächlich läßt sich aber statistisch kaum irgendeine sichere Grundregel erkennen. Selbst die stärkere Betonung der linken Seite, die immer wieder behauptet worden ist [SILVAN (1914), KRASTING (1906), BRUNNER (1936), McLEAN (1936) u. a.] scheint nicht gesichert [ZAAIJER (1938)]. Auch Metastasen allein in der Schädeldecke kommen vor [s. besonders die Abbildungen DANDY (1938) Nr. 497—498]. Bei Hirnmetastasen entsteht nur selten ein sekundäres Übergreifen auf den Knochen [GLOBUS-SELINSKY (1927)]. Ebenso sind Metastasen im Caudagebiet selten [PUTSCHAR (1930)]. Wenn auch normale Strukturen des Gehirns offensichtlich keine Prädilektion bei der Ansiedlung herbeiführen, so ist es noch eine Frage, ob nicht etwa ein Locus minoris resistentiae einen Anreiz für die Geschwulstembolie geben kann.

Ein eigener Fall eines 37jährigen Arztes Nr. 5313 stellt diese Frage zur Diskussion. Er erlitt auf einer übersichtlichen Strecke, mit dem Auto fahrend, völlig unverständlicherweise einen Zusammenstoß mit der Eisenbahn. Er war nach dem Unfall anscheinend benommen und hatte eine Aphasie und zentrale Facialislähmung. In 2 Wochen war er wieder hergestellt. Wenige Wochen später entstand eine neue Verschlechterung und 50 Tage später trat ein JACKSON-Anfall auf. Encephalographisch wurde eine Seitenverdrängung festgestellt und der Patient unter Verdacht eines subduralen Hämatoms punktiert, dieses aber nicht gefunden. Kurze Zeit später starb der Patient im Hirndruck. Es fand sich in einer ödemüberfüllten Hemisphäre eine kleinapfelgroße Erweichungshöhle mit kirschgroßem Tumorgewebe frontolateral links und gleichzeitig eine kirschgroße Metastase im Brückenfuß.

Da man aus dem Sitz der Metastase (Abb. 421) im Brückenfuß, die mitten im Pyramidenbahngebiet liegt, etwa das Alter der Absiedlung an dem zeitlichen Auftreten der Symptome ablesen kann und die frontolaterale Metastase etwa gleich groß ist, sind beide möglicherweise zur gleichen Zeit abgesiedelt worden. Dann könnte die frontolaterale Metastase sich im Herdgebiet (auf Grund der traumatischen Kontusion mit Ödem) lokalisiert haben. *Gegen* diese Auffassung spricht der völlig unmotivierte Unfall auf übersichtlicher Strecke, der sich am ehesten infolge einer Absence auf dem Boden der bereits frontolateral angesiedelten Metastase erklären lassen würde [s. auch SCHÜTZ (1956)].

Für eine Übersicht lassen sich die folgenden 4 Typen der Absiedlung ins ZNS angeben [PUTSCHAR (1930)] in:

1. Gehirn und Rückenmark,
2. Pia und Arachnoidea,
3. Dura,
4. intradurale Teile der Hirn- und Rückenmarksnerven

oder nach der Masse des Geschwulstgewebes in

a) umschrieben,
b) diffuse Absiedlung (s. bei den diffusen Meningealcarcinomatosen S.589).

Hieraus bestimmt sich Sitz, Form und Größe.

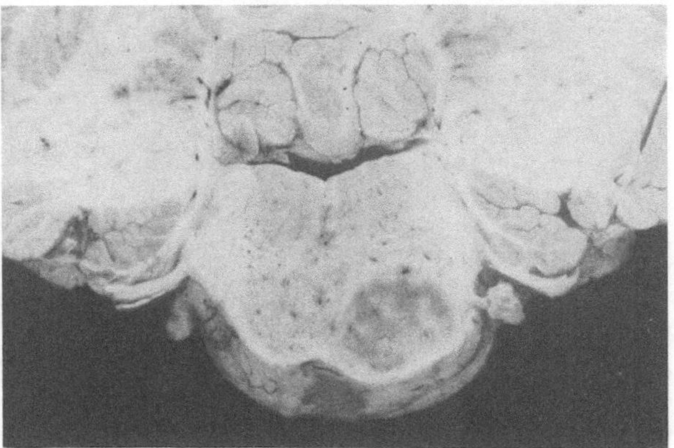

Abb. 421. Multiple Metastasen. Die Metastase im rechten Brückenfuß hat die Pyramidenbahn weitgehend zerstört (vgl. Text S. 580). (Fall 5313.)

Die Metastasen können *einzeln* oder *multipel* auftreten [KRASTING-KAUFMANN (1906): $^1/_3$ der metastatischen Carcinome und über die Hälfte der Sarkome waren multipel, ZAAIJER (1938): von 37 Fällen waren 12 multipel]. Im Krankengut OLIVECRONAs [STÖRTE-BECKER (1954)] war $^1/_3$ der Metastasen solitär, die Größenordnung schwankte zwischen der einer Walnuß und eines Hühnereies. Man kann also etwa damit rechnen, daß die Hälfte bis ein Drittel der Metastasen multipel auftritt.

Hirnmetastasen können in jeder Menge auftreten; bekannt ist besonders der Fall v. BUCHHOLZ (1898) mit schätzungsweise weit über 100 Tochtergeschwülsten. Eine fast unzählbare Absiedlung von Krebsmetastasen zeigt die Abb. 1 von VORDERWINKLER (1951) eines großen NISSL-Schnittes durch eine Hemisphäre. Großhirnmetastasen sind häufiger als solche im Kleinhirn, was sich allein aus dem verschiedenen Volumen dieser Organteile erklärt [s. HENSCHEN (1954), Tabelle 18, S. 657].

Im Hirn sollen sie nach der Häufigkeit geordnet in folgender Reihenfolge vorkommen: [BRUNNER (1936)] occipital-frontal-cerebellar-parietal-temporal. Nach KAUFMANN-KRASTING (1906) soll die Rinde häufiger als das Mark beteiligt sein, was aber im Gegensatz zu den eigenen Beobachtungen steht (s. unten). Nach diesen Verfassern soll auch die linke Zentralwindung an erster Stelle stehen, was sich aber vielleicht aus der Häufigkeit fokaler Erscheinungen in der damaligen Phase der Lokalisationsmöglichkeiten der neurologischen Diagnostik erklärt. Jedenfalls ergibt eine ausführliche Zusammenstellung von HENSCHEN (1954, S. 657) keine topische Prädilektion für die Metastasen.

Nach den eigenen Beobachtungen ist in manchen Fällen das Mark häufiger befallen als die Rinde, in anderen ausgesprochen umgekehrt. Irgendeine Regel konnten wir bei der Verteilung in den Lappen oder in den Hirnseiten nicht feststellen. Auch Metastasen nur in die Sella (Hypophyse) kommen vor [Coloncarcinom: SCHWARTZ (1947), Mammacarcinom RAND (1936)]. Anscheinend bleibt das Rückenmark meist frei von einer diffusen oder lokalisierten Metastasierung [USBENSKI (1943)]. *Welche Faktoren den Ausschlag für die Ansiedlung geben, läßt sich nicht übersehen.* Weder eine Prädilektion eines strömungsmechanisch einheitlichen Bezirkes noch eines — vielleicht stoffwechselmäßig ? — besonders ausgestatteten Gebietes (etwa besonderer Stammganglienteile) läßt sich bis heute erkennen. Auch die chemischen Struktureigenheiten (Lipoidgehalt) spielen keine Rolle [GÄRTNER (1955)].

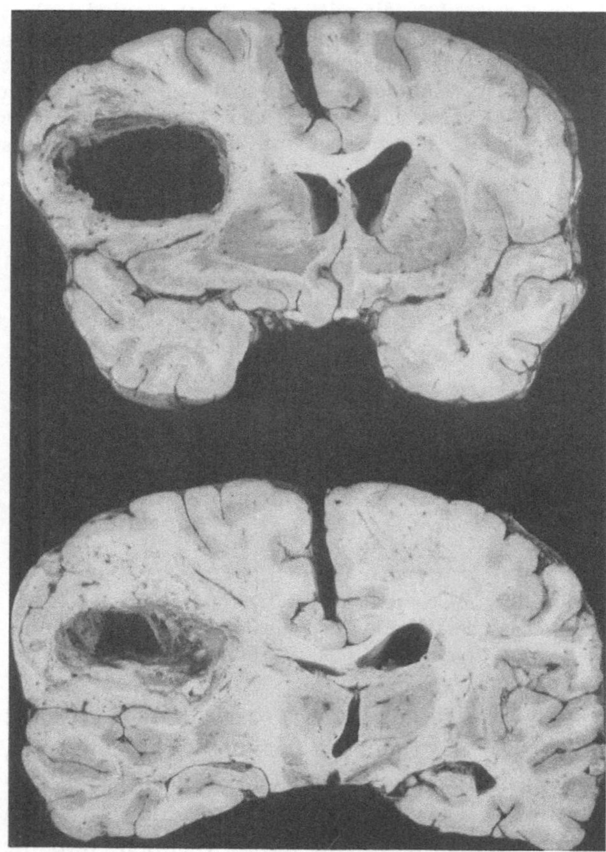

Abb. 422. Große cystische Metastase eines
Bronchialcarcinoms (Fall 1276).

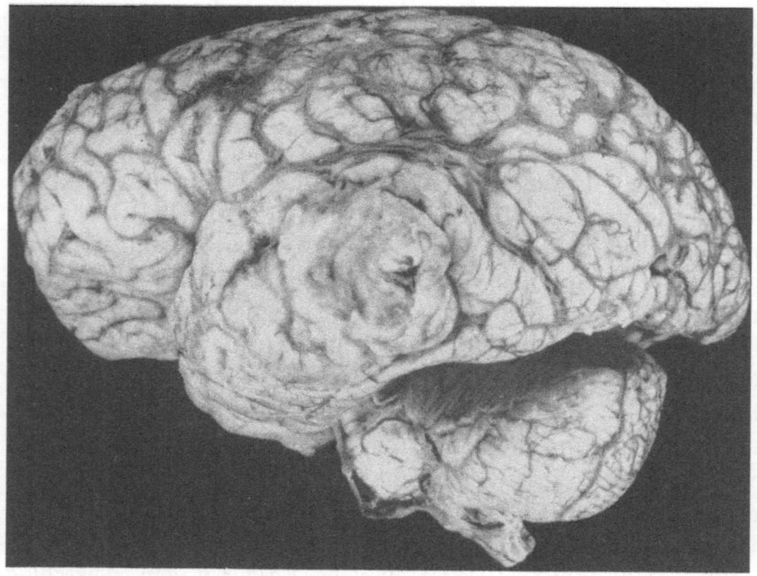

Abb. 423. Knotige Metastase eines Carcinoms in den linken Temporallappen
(Fall Ng. 3449).

Der **Ausgangspunkt** der Metastasen sind die verschiedenen Körpertumoren. Hier finden wir praktisch alle Organe vertreten, die an bösartigen Geschwülsten erkranken, von Lunge, Mamma, Magen-Darm, Nebenniere usw. bis zu den seltenen Formen des Chorionepithels [SIEFERT (1904)], denen der Thyreoidea [OVERHAMM (1925), FOERSTER (1939)] Parotis [(GROSS und FRIEDMAN (1955)] und des Thymus [DANISH und NEDELMANN (1928)]. Über Melanoblastommetastasen berichten COURVILLE und Mitarbeiter (1939), solche von Uteruskrebsen LIPIN und DAVISON (1947), sowie HODGE und STULMANN (1945), von Dysgerminomen HADDAD und Mitarbeiter (1954), von Fibrosarkomen GOGGIN und Mitarbeiter (1954).

Über die *relative Häufigkeit*, mit der die *Organe* beim Vorgang der Hirnmetastasierung vertreten sind, schwanken die Angaben heute, während früher angeblich die Mamma an erster Stelle stand [STROEBE (1904)]. Auch bei GRANT und SAYERS (1951) war noch die Reihenfolge unter ihren 49 Metastasen: Mammatumoren 30,5%, Lungentumoren 12,2%, Genitourinalsystem 8,2%.

Im neurochirurgischen Krankengut von OLIVECRONA [STÖRTEBECKER (1954)] war die Reihenfolge: Bronchialcarcinome, Hypernephrome, Mammacarcinome, Sarkome und Melanosarkome. HEPPNER (1952) hatte von 121 Hirnmetastasen 48 Bronchuscarcinome und 14 Mammacarcinome, TOM (1946) 18 Lungen-, 13 Mammakrebsmetastasen.

HENSCHEN hat (1954, Tabelle 15, S. 650) die Ergebnisse der Aufgliederung von 1542 Metastasen mitgeteilt, wobei die Bronchial- und Lungenkrebse mit 27,4%, die Mammakrebse mit 21,1%, dann die Nierentumoren mit 9,6%, die Darmkrebse mit 6,8% und die melanotischen Tumoren mit 4,7%, die Sarkome mit 3,9% vertreten waren.

Die Reihenfolge bei 97 Organkrebsen in der Häufigkeit der Hirnmetastasierung war bei LILL (1952) Bronchialkrebse (34 Fälle), Hypernephrom (8 Fälle), Mammacarcinom (5 Fälle), Dickdarmkrebs (3 Fälle), Metastasen von Schilddrüse, Prostata und Uterus (je 2 Fälle). CHRISTENSEN und Mitarbeiter (1948) hatten 30%, MEAGHER und EISENHARDT (1931) 25% Hirnmetastasen von Bronchialkrebsen.

Heute kann man also etwa die folgende Reihenfolge: Lunge-Mamma-Magen = Darm-Nebenniere [BENEKE (1933)] oder Lunge-Magendarmkanal [BRUNNER (1936)] annehmen,

s. aber davon abweichend GÄRTNER (1955), der aus den 3 Statistiken von LILL (1952), WALTHER (1948) und der eigenen die folgenden Hundertzahlen errechnete: Bronchialcarcinome 34%, Melanocytome 9,2%, Mammacarcinome 8,6%, Hypernephrome 7,4% [s. auch STÖRTEBECKER (1954), sowie GAMA (1949)]. Die Tatsache, daß heute im allgemeinen die Mammakrebse erst frühestens an zweiter Stelle stehen — z. B. in CUSHINGs Gut [MEAGHER und EISENHARDT (1931)] 35% Lungenkrebse, 25% Krebse der Mamma — wird viel-

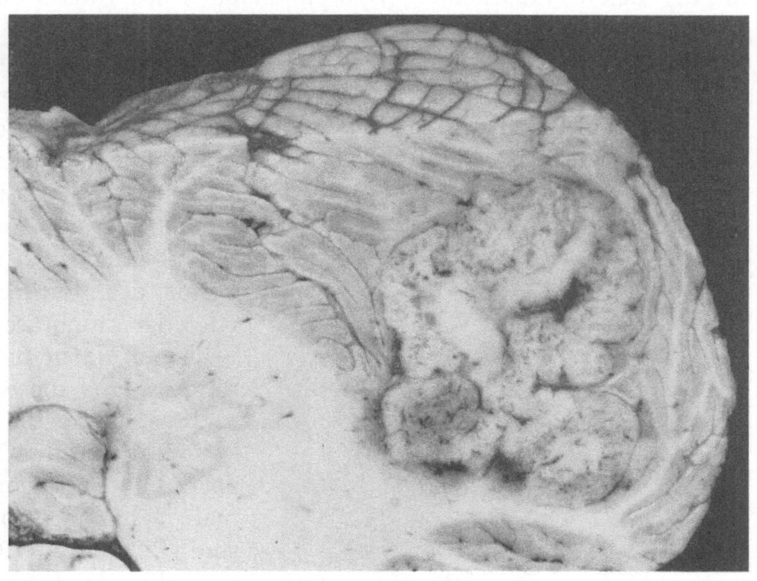

Abb. 424. Knotige girlandenförmig begrenzte Metastase eines bei der Autopsie nicht gefundenen Tumors (Fall 5917).

leicht durch die gegenüber früher bessere Operabilität dieser Tumoren erklärt. Jedenfalls ist die KRASTING-KAUFMANNsche usw. Reihenfolge ungewöhnlich.

Nach KOCH (1951) traten bei 76,6% (!) der Lungencarcinome Körpermetastasen, auf, davon in 15% als *Hirn*metastasen [H. GERLACH (1941)].

HENSCHEN (1954, Tabelle 16, S. 654) hat auch die relative Beteiligung der verschiedenen Krebsarten bei der Metastasierung ins Hirn zusammengestellt und nimmt an, daß 60% aller Chorionepitheliome, 45% der melanotischen Tumoren, 20% der bronchopulmonalen, 16% der Mammatumoren und 13% der Nierentumoren ins Hirn metastasieren.

Daß Lungentumoren heute am häufigsten von allen Organtumoren unter den Metastasen vertreten sind, steht wohl außer allem Zweifel. Diese Organbevorzugung gilt auch für die Absiedlung von Lungenabscessen [bereits STROEBE (1904)]. Man kann das bevorzugte Einbrechen der Lungentumoren [nachgewiesen besonders durch BRUNNER (1936)] vielleicht mit dem häufigen Unterdruck in den Lungenvenen er-

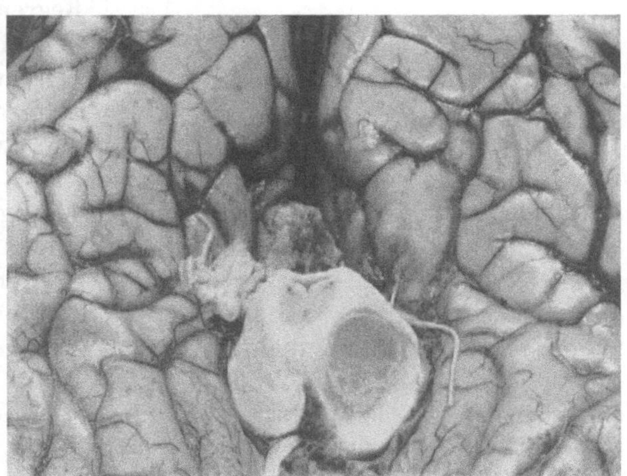

Abb. 425. Cystische Metastase im rechten Mittelhirnfuß (Fall 5572).

klären. 28% der Lungentumoren hatten in seinem Gut Hirnmetastasen, dagegen nur 16% der übrigen Krebse (23 von 1473 Fällen).

Unter allen metastatischen Hirngeschwülsten sollen nur 1—3% von Uterustumoren ausgehen [LIPIN und DAVISON (1947)]. Sie sollen im allgemeinen selten ins Hirn metastasieren und meistens *solitäre* Metastasen bilden (in 70%). Auch soll eine diffuse Carcinose selten sein.

Als Absiedlungswege kommen neben dem Kontaktweg — der hier keine Rolle spielen kann — in Frage: 1. Lymphweg, 2. Blutweg, 3. der Weg entlang den ab- und zuführenden Strukturen (Nerven, Gefäßbündel usw.). Wieweit es aber eine eigene Lymphbahn zum

Hirn überhaupt gibt und welche Rolle der Liquor in dieser spielen würde, ist noch unbekannt. Sicher ist das Einwachsen von malignen Tumoren ins Hirn *per continuitatem* entlang den Gefäßscheiden (Lymphbahnen?) des Halses bis an die Schädelbasis nachgewiesen [s. Fälle Ostertag (1941), Fahr (1936) und die Retothelsarkome (s. S. 473) der Basis]. Doch ist die *hämatogene* Aussaat histologisch ganz sicher zu beweisen und steht auch zahlenmäßig im Vordergrund. Dabei muß man annehmen, daß es sich um die Absiedlung kleinster Emboli aus wenigen Zellen handelt, die — falls aus dem großen Kreislauf stammend die Lungencapillaren — falls aus dem Portalkreislauf auch die Leber bereits passiert haben müssen. Die Neigung zum Metastasieren ist schließlich nicht nur abhängig von mechanischen Eigentümlichkeiten des Blutkreislaufes oder der Organlage oder der Tumorart, sie ist auch verschieden je nach der Natur der Geschwulst. So metastasieren *relativ* die Sarkome — unter diesen besonders häufig die Melanoblastome — dreimal so häufig wie die Carcinome, obwohl *absolut* in der Zahl der Hirnmetastasen umgekehrt dreimal mehr Carcinome als Sarkome enthalten sind [Putschar (1930)]. Auch McLean (1936) gibt ähnliche Zahlen an, nämlich daß 5,6% der malignen Neoplasmen des Körpers ins Hirn metastasieren, und zwar 4,7% der Carcinome und 12,7% der Sarkome. Nach Gärtner (1955) ist die Zusammensetzung seiner 126 Metastasen folgendermaßen: Carcinome 84%, Sarkome 3,2% Melanocytome 2,5% Teratome 2,5% usw.

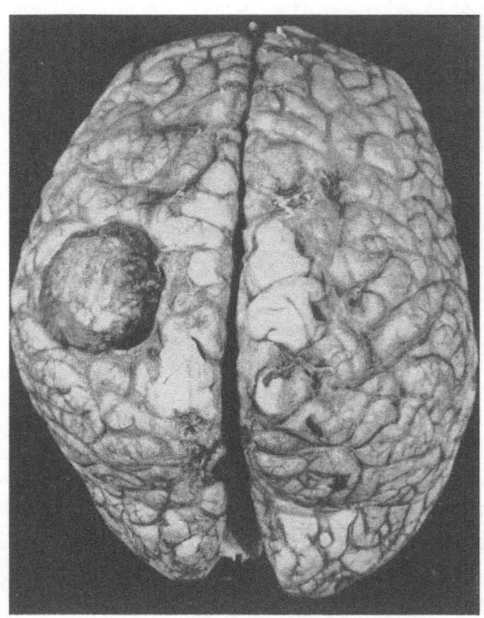

Abb. 426. Knotige scharf abgesetzte harte Metastase im linken Parietalgebiet (Fall 4384).

Gestaltliche Beschreibung, Größe, Form und Begrenzung. Die Hirnmetastasen können jede beliebige Form und Größe haben, es gibt solche von nur mikroskopischer Größenordnung, andererseits fast faustgroße Tumoren (Abb. 422, 423). Sie können solitär oder multipel sein, wobei Multiplizität verschieden definiert wird (mehr als *ein*, mehr als *drei* Tumoren Krasting (1906)]. Studiert man die Form, so fällt bei den Metastasen meist die scharfe Abgrenzung vom Hirngewebe auf; sie können aber auch Gliomen ähneln. Besonders gern bilden sie Knoten von Haselnuß- bis Kastaniengröße (Abb. 424, 426). Andererseits gibt es seltene Metastasen in der Rinde, die zunächst als solche gar nicht zu erkennen sind, sondern durch die Nachbarschaftshyperämie nur wie ein frischer entzündlicher Prozeß erscheinen.

Bei den Metastasen im Mark fällt auf, daß sie häufig Gefäßausbreitungsbezirke kopieren. Man sieht das besonders bei einem Vergleich mit einem Injektionspräparat einer Hirnscheibe bei Mouchet [Hiller, Handbuch der Neurologie, Bd. XI, 1936, Abb. 38]. Sie ähneln in der Ausbreitung ebenfalls gewissen abszedierenden Hirnphlegmonen [s. E. Fischer, Zbl. Neurochir. 6, (1941)], und Glioblastomen (Abb. 178), von denen sie im Einzelfall auch einmal nicht zu unterscheiden sein können.

Die Metastasen verschonen oft lange die Rindengirlande — einschließlich der U-Fasern — und folgen aber dem Mark bis in die Läppchen hinein. Es gibt Angaben, daß auch die Art der Geschwulst die Form bestimmte, nämlich, ob eine multiple oder solitäre Metastasierung stattfände. Wir haben hier keine Regel entdecken können.

Neben *Form* und *Begrenzung* erweist sich auch die *Schnittfläche* der Metastasen oft als artspezifisch; die Oberfläche ist feinzottig oder asbestartig-faserig, am fixierten Material häufig weißlich (Abb. 422) [z. B. bei den nekrotisierenden kleinzelligen Bronchialcarcinomen]. Andere bilden weißlich-glatte härtere Knoten (Abb. 423, 424, 426) [besonders die Plattenepithelcarcinome]. Einzelne Metastasen — nicht nur die der Hypernephrome

und Chorionepitheliome! — können stark hämorrhagisch sein. In nicht so seltenen
Fällen bilden die Metastasen durch Kolliquationsnekrose Cysten (Abb. 422). In diese
wieder kann es geblutet haben, so daß die Blastome dann makroskopisch nicht als
Metastasen zu erkennen sind [STROEBE (1904), KAUFMANN (1922)]. Oder sie können auch
mit einer milch- oder eiterähnlichen Flüssigkeit gefüllt sein [OLIVECRONA (1941)], so
daß man zuerst an Abscesse denkt.

Mit der *Umgebung* können die Metastasen nur lose verbunden sein [KAUFMANN (1922)],
was durch die Bindegewebsarmut des Hirns erklärt wird, das nicht genügend Stroma
liefern kann (Abb. 427). Daher gibt es bei den Hirnmetastasen auch nie einen richtigen
Scirrhus. Deshalb sollen gelegentlich bei Er-
weichung des angrenzenden Hirns durch Hirnschwellung sich die Knoten herauslösen und einem
geradezu „entgegenfallen" können (Abb. 427) bzw.
sie haften fest an der Dura, so daß sie bei der
Autopsie Meningeomen ähneln (Abb. 428). Das
Hirn reagiert auf die meisten malignen Metastasen — wie überhaupt auf maligne Tumoren —
gewöhnlich mit einer starken Hirnschwellung
(Abb. 422) und Hirnödem [„kolloide Massen":
HASSIN und SINGER (1922)]. Auch eine Vermehrung der Gefäße der Umgebung mit Weitstellung wird in einer größeren Zahl beobachtet.
Darin können die Metastasen den Glioblastomen
(s. Beziehungen zwischen Wachstum usw.) und
anderen Primärtumoren gleichen [s. KAUTZKY
und ZÜLCH (1955)], wie es von GOLDMANN (1911)
u. a. beobachtet wurde (s. S. 284ff.).

Metastasen in die Dura können den Meningeomen sehr ähnlich sein (Abb. 427, 428). Insbesondere haften sie wie diese an der Dura fest an,
am Hirn dagegen nur lose. Sie werden so gelegentlich vom Operateur als Meningeom fehlgedeutet,
worauf schon MEAGHER und EISENHARDT (1931)
hingewiesen haben.

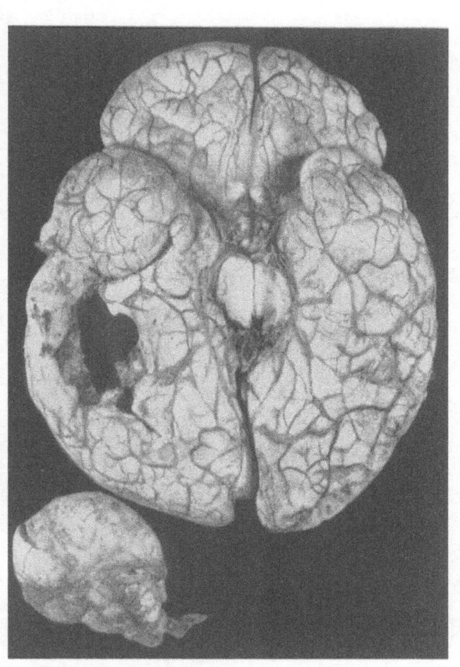

Abb. 427. Knotige Metastase in die Basis
des linken Schläfenlappens; der Tumor hing
fest an der Basis und löste sich leicht vom
Hirngewebe ab (Fall E 191).

Konsistenz. Die Konsistenz der Metastasen ist
je nach Größe, regressiven Vorgängen und histologischer Zusammensetzung verschieden.
Knotenförmige Plattenepithelcarcinome können sehr hart sein (Abb. 426), die übrigen
aber auch weich, es kann sogar zur Verflüssigung mit Cystenbildung kommen (Abb. 422).

**Feingebswebau, Wachstum und Architektur, Verhalten gegenüber dem Hirn und
den Hirnhäuten.** Es ist schwer, das feingewebliche Bild einer so heterogenen Gruppe
wie der Metastasen einheitlich zu beschreiben. Doch sollen immerhin gewisse Eigenschaften hier wiedergegeben werden, die anscheinend für viele Vertreter typisch sind.

Es handelt sich um zellreiche Geschwülste, deren Architektur durch den Primärtumor bestimmt ist und diesen häufig kopiert (z. B. Hypernephrom, Chorionepitheliom,
Thyreoidea-Carcinom, Melanoblastom usw.). In anderen Fällen gestattet die Architektur
wenigstens eine grobe Vermutung hinsichtlich der Gewächsart und des Organsystems.
Sonst bleibt nur eine ganz grobe morphologische Klassifikation übrig.

Im ganzen ist die Abgrenzung der Metastasen vom Hirn auffällig scharf. Man hat
den Eindruck, als ob die Geschwulst histologisch „in breiter Front" gegen das Hirn
vorwüchse. Nicht so selten ist aber auch eine perivasculäre Infiltration mit Geschwulstzellen, die locker ein Stück vor die Hauptmasse des Gewächses vordringen (Fall 782).
Aus dieser breiten Front der Tumormasse dringen nämlich entlang einzelnen Gefäßen die

blastomatösen Infiltrate bis zu einigen hundert μ in das Gewebe vor. Zusammengefaßt kann man sagen, daß die Zellen der Metastasen fast immer den Gefäßen folgen, auch wenn einmal — z. B. bei Plattenepithelcarcinomen — das Bild entsteht, als ob aus der Geschwulst fingerförmige Zapfen vorwüchsen. Aber bei genauerem Hinsehen erkennt

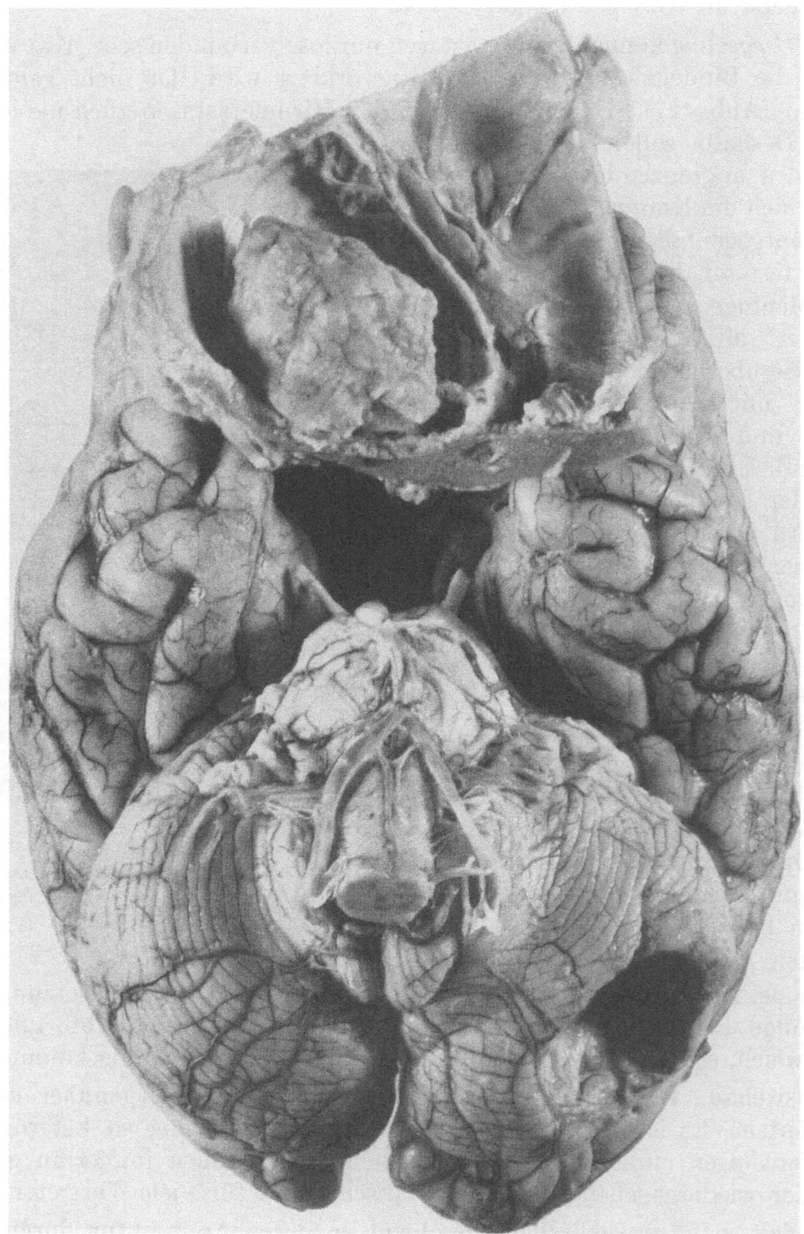

Abb. 428. Solitäre Adenocarcinommetastase in der linken Kleinhirnhemisphäre, die beim Herausnehmen des Hirns wie ein Meningeom am Knochen haften geblieben ist (Fall 1027).

man im Innern dieser Zapfen ein Gefäß. Daraus wird sich auch das makroskopisch oft sehr gut sichtbare Wachstum der Metastasen in der Ausbreitungsrichtung gewisser Gefäße erklären (s. oben, S. 584).

Versucht man das Wachstum genauer zu charakterisieren, so findet man, daß es eigentlich nur 2 Typen der Ausbreitung gibt; beim ersten Typ wachsen *wenige* Gewächssprossen entlang den Gefäßen ins Gewebe, die sich dann zu *breiten Mänteln* vergrößern und schließlich miteinander *verschmelzen* (Nr. M 3534). Bei der zweiten Form dringen von

Beginn an entlang *sämtlichen* verfügbaren Gefäßen ganz dünne Zellmäntel vor, die infolge der *dichten Anordnung* dann schnell wieder *miteinander vereinigt* sind (Nr. 960). Wenn einmal die Gewebsinfiltration nicht so dicht ist — und man ein lockeres Vordringen einzelner Zellgruppen noch erkennt — so können Ganglienzellen von Blastomzellen nach Art der „Satellitose" umsäumt werden, wie das auch HASSIN und SINGER (1922) beschrieben haben.

Die Geschwulstzellen (Wachstumsgeschwindigkeit — Lebensdauer). Diese Eigenschaften hängen von der Natur der Primärgeschwulst ab. Im allgemeinen steht die Vermehrung der Geschwulstmassen und die Zahl der Mitosen im Einklang. Doch gehen die Zellen gewöhnlich nicht einzeln unter, sondern im massiven Gewebsverband der Nekrose. Da wir selten Präparate der Primärtumoren erhalten, kann ich über einen Vergleich dieser mit den Hirnmetastasen wenig sagen. Einzelne Verfasser wollen in den Metastasen häufiger Riesenzellen und Kernhyperchromatosen gesehen haben, ebenso auch häufiger Mitosen, besonders mit atypischem Bau [s. auch GLOBUS und SELINSKY (1927) u. a.].

Zwischenzellsubstanz — Stroma — Infiltriertes Gewebe. Von den Hirnmetastasen wird eine besondere Zwischenzellsubstanz nicht gebildet. Doch sieht man bereits nach kurzer Zeit nichts mehr von dem infiltrierten Gewebe, das geradezu erdrückt wird durch die gewöhnlich sehr zellreichen Metastasen. Die Hirnschwellung der Nachbarschaft bzw. des infiltrierten Gewebes wurde erwähnt [Klasmatodendrose: FRIED und BUCKLEY (1930) s. S. 101ff.]. Das Stroma verdient aber noch eingehendere Beschreibung. Das Verhalten des umgebenden Hirns ist bei den Metastasen nicht ganz einheitlich: gelegentlich sieht man — außer der Hirnschwellung — so gut wie gar keine Reaktion, in anderen Fällen dagegen sind die *Gefäße* der Umgebung sämtlich weitgestellt und passiv hyperämisch, wahrscheinlich sogar an Zahl vermehrt. Es handelt sich hier um einen ähnlichen Vorgang wie in der Umgebung von

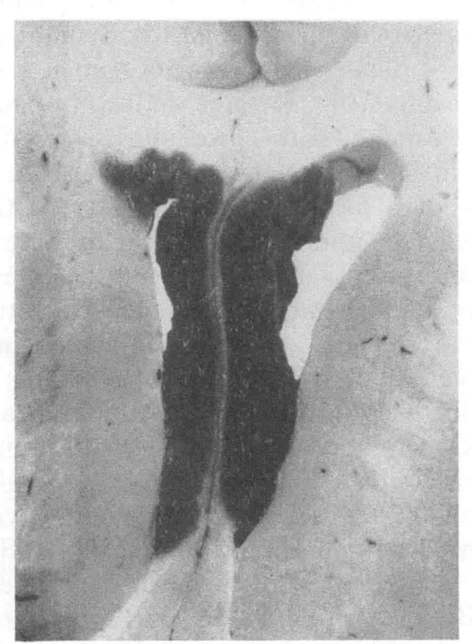

Abb. 429. Eigenartige Ausbreitung einer Melanoblastommetastase unter das Ependym des Septums und Balkens.

Glioblastommetastasen (s. Abb. 196 und S. 284). Das Stroma der Metastasen selbst besteht aus recht zahlreichen, meist sehr weitgestellten Gefäßen, in denen sich kaum je Thrombosen oder Gefäßwandwucherungen finden, wie etwa beim Glioblastom; wohl aber sieht man manchmal — wie erwähnt — die sinusoiden lacunären Gefäße (s. Abb. 188, 195) der Nachbarschaft. Dadurch lassen sich auch Metastasen oft angiographisch darstellen.

Im ganzen liefert aber das Hirn der Geschwulst nur sehr unzureichend Stroma. Dafür spricht auch die mangelnde Verstrebung der Tochterknoten mit dem Hirn — sie lassen sich leicht herauslösen, s. Abb. 427 — weiter die ausgesprochen große Neigung zur Nekrosebildung bei den Metastasen.

Regressive Vorgänge. Bereits makroskopisch fällt die hochgradige Nekrotisierung, oft mit späterer Verflüssigung vieler Metastasen im Hirn auf (Abb. 422). Die Gewebszerstörung ist meist so stark, daß die Metastasen oft nur aus wenige Millimeter breiten, noch lebenden Geschwulstzellmänteln bestehen. Gelegentlich zeigen das auch die Plattenepithelkrebse (Fall M 3534). Der Gewebsuntergang ist entweder — wie in den letzt erwähnten Fällen — ganz massiv, und es bleiben dann häufig käsige Nekrosen längere Zeit bestehen, oder er schreitet langsamer fort, indem zunächst einmal die bekannten „strich- oder fingerförmigen" Nekrosen mit den entsprechenden Bändern von Kernschutt entstehen und bei immer stärkerer Ausbildung des Gewebsunterganges schließlich nur noch Gewebsinseln mit zentralem Gefäß (perivasculärer Zellkranz s. S. 73) übrigbleiben. Diese Art von Gewebsuntergang haben wir besonders bei den kleinzelligen Bronchialcarcinomen beobachtet.

Schließlich ist die Verflüssigung (Kolliquationsnekrose) nicht so selten (s. Abb. 422, 425). Echte schleimbildende Metastasen haben wir hingegen nur selten gesehen. Demgegenüber treten alle anderen Formen des Gewebsunterganges zurück. In diese Nekrosen bzw. Cysten hinein kann es bluten, und zwar nicht nur beim Hypernephrom, von dem es ja immer wieder beschrieben wird [Angaben Kaufmanns (1922)]. Krebszellembolien können übrigens zur Erweichung von Hirngewebe führen [Madow und Mitarbeiter (1952)].

Umgebungsreaktion im Hirn. Über die Umgebungsreaktion des Hirns bei Metastasen gibt es zahlreiche Arbeiten des Schrifttums [Neubürger und Singer (1925), Paillas (1933), Fried und Buckley (1930), Hilpert (1926), Korbsch (1924)]. Nach unseren Beobachtungen waren die Befunde in den einzelnen Fällen so verschieden, daß wir kaum irgendeine Grundregel erkennen konnten. Über die Gefäße der Randzone wurde oben gesprochen. Es gibt Fälle mit zunächst stark *progressiven* — zum Teil dann wieder sekundär (Hirnschwellung!) *regressiven* — Makrogliosen. Sie sind wahrscheinlich wieder am häufigsten bei den „fingerförmig" vorwachsenden Plattenepithelcarcinomen. Es gibt andere Fälle, wo das umgebende Gewebe flüssigkeitsreich wird und die Oligodendroglia schwillt und wo es zu ihrer mukösen Umwandlung kommt. Hier bildet sich pericellulär und perivasculär Ödem und das Gewebe beginnt sich schließlich zu verflüssigen. Das ist besonders gut von Hassin und Singer (1922) beschrieben und abgebildet. Bei manchen Carcinomen — auch hier wieder im Vordergrund bei den Plattenepithelcarcinomen — war die Randzone des Wachstums stark mit Rundzellen infiltriert, die zusammen mit den Geschwulstzellen dichte Mäntel um die Gefäße bildeten. Auch Plasmazellinfiltrate kamen vor. In weiterer Entfernung von den Metastasen — besonders bei den nekrotisierenden Formen — gab es reichlich Hirnschwellung. Sie ist uns röntgenologisch und makroskopisch ja — als Volumenvermehrung der weißen Substanz — gut bekannt und wird in der Klinik gefürchtet (s. S. 104ff.).

Varianten. Hier möchte ich über eine Reihe von Abweichungen von den gewohnten Bildern berichten und auf einige sonderbare Fälle des Schrifttums hinweisen, in denen ich mich der bisherigen Erklärung nicht ausschließen kann.

Eine Lokalisation einer Melanosarkommetastase vom Oberschenkel (wie im Falle 464) beiderseits unter das Ependym des Septum pellucidum muß wohl als außergewöhnlich bezeichnet werden; der Absiedlungsweg ist unklar (s. auch S. 493ff.). Die Abb. 1 von W. Herzog (1950) ist geradezu eine Kopie unserer Abb. 429. Es handelte sich dort aber nach der Beschreibung des Verfassers angeblich um ein primäres Melanosarkom der weichen Häute. Auch der Fall Danisch und Nedelmann (1928) eines bösartigen Thymoms bei einem 3½jährigen Kinde ist wohl eine Seltenheit. Selten sind Metastasen von thyreogenen Geschwülsten, wie von Overhamm (1925), Petit-Dutaillis und Mitarbeiter (1948) und von O. Foerster (1939) beschrieben. Wir hatten selbst einen eigenen Fall eines spinalen Wurzeltumors dieser Art bei einem 45jährigen Mann (E 509), bei dem vor einigen Jahren eine Schilddrüsenoperation vorgenommen worden war, über die aber nichts Auffälliges bekannt war. Der histologische Befund war der einer ausgereiften Struma ohne Zeichen von Malignität. Ob diese Geschwulst, die in Höhe von C 8 lag, kontinuierlich oder metastatisch gewachsen war, ließ sich nicht sicher entscheiden. Auf die Ähnlichkeit der cylindromatösen Epitheliome am Ganglion Gasseri mit der Schilddrüsenstruma wurde auf S. 542 hingewiesen. Das ist für die Differentialdiagnose zwischen primären und sekundären Geschwülsten wichtig.

Das Wachstum von Metastasen läßt sich übrigens bei einer Reihe von Fällen nicht aufklären: Besonders ist die Bezeichnung des *primären* Tumors bei zwei gleichartigen Geschwülsten gelegentlich schwierig. Die Erklärung der Fälle von Mittelbach (1935) aus dem Ghonschen Institut wurden bereits von Fischer-Wasels auf dem Rostocker Kongreß 1934 bestritten, der sie nicht als primäre Hirntumoren, sondern als Metastasen eines kleinzelligen Bronchialcarcinoms aufgefaßt wissen wollte.

Ähnliches möchte man bei den Fällen von Pendergrass und Wilbur (1928) denken, obwohl es schwierig ist, die Natur der Gewächse zu deuten, von denen das eine eine über 12-, das andere eine über 4jährige Krankengeschichte hatte. Für eine Auffassung als Recklinghausensche Krankheit fehlte jeder Anhalt.

Beim zweiten Fall der Verff. könnte man an ein Retothelsarkom mit Hirnmetastase denken.

Daß neben malignen Körpertumoren koordiniert benigne Hirngeschwülste vorkommen können, berichten Olivecrona (1941), Dandy (1938) und viele andere. Bei dem ersten war es sogar bei einer

Frau, die wegen Hypernephrom operiert worden war, zu Metastasen in ein gleichzeitig wachsendes Meningeom gekommen. Auch wir haben in unserer Sammlung in Berlin-Buch einen derartigen Befund gesehen. Allerdings war das Meningeom nur kleinpflaumengroß und bei einem alten Menschen, es war insofern wohl nur ein belangloser Nebenbefund.

DE BUSSCHER (1935, 1939) beschrieb das gleichzeitige Vorkommen eines Glioblastoms und eines Hypernephroms bzw. eines Melanosarkoms beim gleichen Patienten. Ein ähnlicher Fall soll von MEAGHER und EISENHARDT (1931) berichtet worden sein; diese Fälle müssen aber noch überprüft werden (s. S. 61). Zum Beispiel habe ich in einem ähnlichen Fall feststellen können, daß statt eines Glioblastoms in Wirklichkeit eine *Leuko*metastase eines Melanoblastoms vorlag [s. die Kernvacuolen von APITZ (1937), auf S. 493ff, s. die Veröffentlichung von ROER (1950), der über den Fall einer riesigen Leukometastase eines Melanosarkoms im Hirn eines Soldaten berichtet], wo der primäre Herd — ein kleiner Naevus über dem Ohr — von einem Streifschuß getroffen, sich über ein Granulationsstadium zum malignen Melanoblastom entwickelte.

Die Primärtumoren können sich übrigens der makroskopischen Beobachtung des pathologischen Anatomen völlig entziehen, worauf DANDY (1938) und ZAAIJER (1938) hinweisen. Die eigene Erfahrung nach Zusammenarbeit mit Pathologischen Instituten, die mit äußerster Sorgfalt sezierten, geht in der gleichen Richtung. Hier kann unter Umständen erst die histologische Untersuchung aller in Betracht kommenden Organe den Primärtumor aufdecken, die aber unmöglich geworden ist, wenn erst *später* bei der histologischen Untersuchung des Hirngewächses die metastatische Natur erkannt wird.

Auch bei den Metastasen der malignen Melanoblastome ist oft der Primärtumor schwer zu finden und liegt in einem kleinen kaum sichtbaren Hautnaevus. Andererseits kann es groteske Fälle geben wie das Sarkom in der tierfellartigen Behaarung des Falles von BJÖRNEBOE (1934). Einen sehr ähnlichen Fall mit diffuser Metastasierung in die Meningen zeigte mir kürzlich VOLLAND-Köln. Es gibt bei den Melanoblastomen auch Leukometastasen (s. die primären Melanoblastome).

Beziehungen zwischen Wachstum und Krankheitsablauf. An das Bestehen von Metastasen lassen „Unstimmigkeiten" des neurologischen und ventrikulographischen oder angiographischen Befundes denken, besonders wenn es nicht möglich ist, das Gesamt der Veränderungen durch *einen* raumbeengenden Prozeß zu erklären. Eine massive Hirnschwellung mit starken Seitenverschiebungen deutet außer auf das Glioblastom auch auf eine Metastase. Im Angiogramm können durch die Weitstellung der neugebildeten Tumorgefäße oder die Gefäße der Nachbarschaft pathologische Bilder entstehen, die denen beim Glioblastom ähnlich sind. Doch läßt die mehr rundliche Begrenzung der „Gefäßschale" nach eigenen Erfahrungen eher an Metastasen denken. Weiter würde eine Multiplizität der Herde [Bilder s. SORGO (1940)] für Metastasen sprechen.

Operabilität und Prognose. Die Operation von Metastasen wird von den Neurochirurgen meist abgelehnt [CUSHING (1935), DANDY (1938), OLIVECRONA (1941)]. Die meisten Gewächse dieser Art werden auch erst nach der Operation histologisch aufgeklärt. Immerhin kann es unter Umständen angezeigt sein, bei glücklicher Entfernung des Primärtumors — z. B. eines Hypernephroms — eine nach den diagnostischen Ergebnissen *anscheinend einzige* Hirnmetastase zu operieren [SCHÖNBAUER (s. ZAAIJER)]. So berichtet auch CUSHING (1935) über eine 2- und 3jährige Überlebensdauer, ZAAIJER (1938) über eine solche von 33, 51 und 76 Monaten. Von den Patienten OLIVECRONAs (1941) überlebte 1 Patient 17 Jahre nach Entfernung einer Hypernephrommetastase des Kleinhirns (s. den eigenen Bericht auf S. 465). Eine Anzeigestellung zur Operation zu geben, ist aber ohne Berücksichtigung des Einzelfalles nicht möglich.

FLAVELL (1949) fand unter 85 Metastasen von Bronchialcarcinomen 26 solitäre Tumoren; in 8 der Fälle war dies die einzige Metastase. Das ist wie in dem hier berichteten Falle wichtig, wo Sekundär- und Primärtumor operativ entfernt werden konnten und der Patient bereits 18 Monate überlebt. Auch REYES und Mitarbeiter (1950) berichteten über das Überleben eines Patienten 3 Jahre und 9 Monate nach Entfernung eines hühnereigroßen malignen Melanoms aus dem Frontallappen.

Die diffusen meningealen Carcinomatosen.

Neben den *knotigen* Absiedlungen primärer Körpergeschwülste spielt im Hirn auch die zweite — *diffuse* — Form der Ausbreitung eine Rolle, wenn sie auch relativ selten vorkommt [Bürgstein (1940): etwa 40 (?) Fälle des Schrifttums, s. auch Jacobs und Mitarbeiter (1951)]. Dabei kommt es — ähnlich wie bei den primären Melanoblastomen — zu einer diffusen Aussaat im Liquorraum. Die Leptomeningen des Rückenmarks sind häufig stärker befallen als die des Hirns. Die weichen Häute sind — makroskopisch oft kaum sichtbar — [Meier (1932): 35 Fälle des Schrifttums] getrübt, seltener grob verdickt, wobei es schließlich bis zu einer Ummauerung der Hirnnerven und -gefäße mit gallertigen Geschwulstmassen [Maass (1913), Szatmari (1937)] kommen kann.

Die Ausbreitung hält sich — wie bei jeder diffusen Ausbreitung in den weichen Häuten — im allgemeinen an die Ausbreitungsregeln der Farbstoffversuche von Goldmann und Spatz (1923). Von den Liquorräumen dringen die Zellen perivasculär ins Hirn vor (Abb. 432a).

Der Metastasierungsweg für die meningealen Carcinosen ist bis heute noch nicht vollständig geklärt, doch spricht alles für eine hämatogene Aussaat.

Nachdem zunächst Knierim (1908) das — lymphogene — Vordringen vom Bauchraum entlang den peripheren Nerven ins Rückenmark beschrieben hatte und daraufhin der Lymphweg für Jahrzehnte als gesichert galt, hat Bertha (1935) bereits mitgeteilt, daß bei einer carcinomatösen Infiltration der spinalen Wurzeln fast bereits die Pia der Wurzeleintrittszone erreicht wurde, ohne daß eine diffuse Aussaat eintrat. Bürgstein (1940) hat diese Frage dann systematisch weiter untersucht, indem er 6 Fälle von rückenmarksnahen Carcinomen hinsichtlich der Ausbreitung im perinervalen Lymphweg verfolgte. Selbst wenn die Infiltrate in die Rückenmarkswurzeln vorgedrungen waren, breiteten sie sich weiterhin nur sehr zögernd aus. Niemals kam es zur diffusen Aussaat in den weichen Häuten. Auch Hassin und Singer (1922) nehmen an, daß die Pia erreicht werden muß, damit eine meningeale Carcinose entsteht.

Für einen hämatogenen Ausbreitungsweg aber sprechen Befunde wie die supramiliare Ausbreitung im Falle von Beneke (1933), wo im Zentrum der Knötchen eine plattgedrückte Capillare lag, noch stärker aber die Infiltration der Plexus, die von Maass (1913) angegeben, später von Bertha (1935) in den Vordergrund seiner Betrachtungen gestellt wurde: Er sah kleinste Geschwulstzellkolonien (seine Abb. 8) im Plexus und vermutete in diesen den primären Ausgangspunkt — hämatogene abgesiedelte Kolonien, — zumal ja auch die Ausbreitung im Hirn für eine ausgebreitete Absiedlung *mit dem Liquorstrom* spricht.

Die These von Schuster (1931), daß die Aussaat von einem primären Plexustumor ausgehen solle, erscheint hingegen nicht überzeugend.

Meier (1932) hat von den ihm bekannten Fällen des Schrifttums statistische Angaben gemacht. 15 diffuse Metastasen hatten sich nur am Hirn, 5 nur am Rückenmark, 15 an beiden ausgebreitet. Der Primärtumor lag 11mal am Magen, 10mal in der Lunge, 3mal an der Mamma, 2mal an der Pleura, 2mal am Colon und 1mal am Oesophagus. Diffuse Carcinosen bei Magenkrebs wurden von Knierim (1908), Heinemann (1911) und Hasche (1950) beschrieben. Maass (1913) sah sie sogar in 9 von 17 Fällen von Carcinose. Fischer-Williams und Mitarbeiter (1955) glauben auch, daß die Mehrzahl der Carcinomatosen von den Adeno-Carcinomen stammt. Demgegenüber betonte allerdings Beneke (1933), daß Krebse von Lungen bzw. Bronchen bei der *diffusen* Absiedlung an erster Stelle ständen, dann erst folge die Mamma und in weitem Abstand der Magen-Darmkanal als Ausgangspunkt.

Im eigenen Falle Nr. 827 eines 45jährigen Mannes wurde das adiposogenitale Syndrom eines vermuteten „chromophoben Adenoms" tatsächlich durch eine carcinomatöse Infiltration von Hypophyse und Chiasma sowieder anliegenden Cisternen hervorgerufen. Die Absiedlung ging von einem nicht entdeckten Bronchialcarcinom aus.

Auch andere symptomatologisch merkwürdige Bilder können entstehen — wie das Bild der Neuritis optica retrobulbaris — durch eine Carcinose der Leptomeninx des Fasc. opticus [Danis und Mitarbeiter (1952)]. Das charakteristische klinische Syndrom der Carcinose der Meningen wurde von Eberth 1870 bei einem „Endotheliom der Meningen" beschrieben (Kopfschmerzen, Strabismus, Taubheit, Reflexverlust, intellektuelle Senkung usw.).

28. Parasiten — Mykosen[1].

a) Zystizerken (Cysticercus cellulosae).

Der häufigste Hirnparasit ist die Finne des Taenia solium, der im Schwein, aber auch bei Hunden, Katzen und Affen vorkommt. Ein Taenienglied kann 100 Millionen Eier

---

[1] Über die Parasiten und Mykosen wird hier nur kurz berichtet, da sie ausführlich von Mattos Pimenta (Bd. IV, 2. Teil) abgehandelt werden.

enthalten (LEUKART). Die Eier werden im Magen aufgelöst. Ein Embryo ist 20 μ groß und hat 3 Paar Haken. Die Embryonen siedeln sich in Muskeln und Gehirn an [s. KUFS (1951)].

Der erste Fall einer Gehirnfinne mit Epilepsie soll bereits 1558 von RUMMLER beschrieben worden sein [R. MÜLLER (1939)]. Die ausführlichste und beste Beschreibung der menschlichen Parasiten finden wir im Deutschen Schrifttum in den beiden Berichten HENNEBERGs im Handbuch der Neurologie 1912 und 1936.

Eine sichere *Alters*bevorzugung gibt es bei den Zystizerken nicht, allenfalls sind die 3.—5. Dekaden häufiger vertreten. Die *Häufigkeit* ist den Jahrhunderten und in den einzelnen Landschaften verschieden und richtet sich nach der allgemeinen Häufigkeit des Vorkommens des Bandwurms (und dem Genuß rohen Fleisches!).

So war er in Schlesien häufiger als in Sachsen, Bayern oder Berlin anzutreffen. Die Zystizerkose des Gehirns gehört aber zu den Erkrankungen, die in Deutschland im Laufe der letzten Jahrzehnte immer seltener geworden sind [ELSAESSER (1944)]. VIRCHOW soll noch in 2% der Sektionen eine Zystizerkose gefunden haben, BRUNS (1908) allerdings sah sie unter 5300 Sektionen nur 82mal, davon 72mal im Gehirn, HENNEBERG (1912) unter 1408 Sektionen noch 3mal. Diese Angaben stimmen mit den Beobachtungen von DRESSEL überein, daß das Hirn in 82% an der allgemeinen Zystizerkose beteiligt sei. In Nordamerika ist die Zystizerkose anscheinend immer selten gewesen. Die letzte Angabe von NEUMANN (1943) geht dahin, daß er unter 7900 Sektionen nur einen Fall (diesen mit Hirnbeteiligung) gefunden habe. Aber auch SIMMONDS in Hamburg sah Zystizerken nur noch in 0,025% der Sektionen. ELSAESSER (1944) konnte aus dem Schrifttum (einschließlich der 8 eigenen Fälle unter 20000 neuropsychiatrischen Aufnahmen) 63 Beobachtungen von Zystizerkose sammeln. Inzwischen sind zahlreiche weitere Berichte über die Zystizerkose gefolgt [ASENJO (1946), PINHEIRO und Mitarbeiter (1943) und PINTO PUPO und PIMENTA (1949), TOLOSA (1954), ROSENHAGEN (1942), OBRADOR (1951), KUFS (1953) u. a.]. In Deutschland sind sie also doch selten.

Hingegen finden wir sie noch sehr zahlreich in Südamerika vertreten. Die Angaben über die Häufigkeit der Zystizerkose schwanken hier zwischen 1,5—0,12% (TOLEDO GALVAO: etwa 1,5% bei 997 Autopsien, HELION POVOA: 0,97% bei 1073 Autopsien und MONTEIRO SALLES 0,12% bei 4000 Autopsien; zit. PINHEIRO und DE MELLO 1943). Über eine unterschiedliche Beteiligung der Geschlechter gibt es keine sicheren Angaben, nur nach manchen Statistiken sollen die Männer häufiger erkranken. Der *Sitz* der Zystizerken ist meist multipel, nur in $^1/_5$ der Fälle waren sie solitär. Sie liegen *diffus* über das Hirn verstreut, besonders häufig auch in den weichen Häuten [DANDY (1938), seine Abb. 236], besonders der Cisternen, oder sie liegen in den Ventrikeln, so z. B. im Aquädukt und besonders im 4. Ventrikel [HENNEBERG (1936) 100 Fälle, PINTO PUPO und MATTOS PIMENTA (1949)], wobei $^1/_3$ am entzündlich gereizten Ependym oder den Hirnhäuten festhaften, die übrigen aber frei flottieren.

SATO (1904) fand unter 128 Fällen von Neurozystizerkose 33 mit Sitz im Ventrikelsystem, davon 22 im 4. Ventrikel gelegen, KÜCHENMEISTER (1855) sah unter 88 Fällen 24% im Ventrikel, 55% an der Hirnoberfläche und 21% in der Hirnmasse selbst.

Die *Zahl* der Zystizerken in einem Hirn kann 120—150 oder mehr betragen [v. LEHOCZKY (1933), eigener Fall eines 26jährigen Mannes, s. auch Abb. 430], im Falle von KUFS (1951) fanden sich mehr als 500 Parasiten.

Die Zystizerken im Hirn erscheinen dem *bloßen Auge* in zwei Formen, als frische und lebende oder als abgekapselte Finnen. Beide liegen in einer schwappenden graurötlichen durchsichtigen, linsen- bis erbsgroßen Kapsel — bei JANSSEN (1955) „kirschgroße" Granulome —, die entweder eine trübe Flüssigkeit mit den weißlichen Embryonen oder eine weißliche krümelige Masse enthalten. Die Wand der letztbeschriebenen Form pflegt verkalkt zu sein. Bei der „racemösen" Zystizerkose hingegen liegen die Blasen gewöhnlich in Traubenform [DOLGOPOL und NEUSTÄDTER (1935)] und verursachen eine erhebliche basale Meningitis [ELSAESSER (1944)] mit fibrinösem Exsudat [BICKERSTAFF und Mitarbeiter (1952)] (Abb. 431). Die anliegenden Gefäße können dabei arteriitisch verändert sein.

Durch entzündliche Reizung — wahrscheinlich durch Toxine der abgestorbenen Finnen — kann es zu Verklebungen der weichen Häute und Wucherungen an den Engen der Liquorbahn kommen, die zu konsekutivem Hydrocephalus occlusus und entsprechendem Hindruck führen (Block am Aquädukt und Foramen Magendi).

Histologisch ist das Bild recht stereotyp: Man sieht in geeignet geschnittenen Blasen die Wände des Embryos, erkennt die Außenmembran der Blase und stößt auf die Reaktions-zone der chronischen „Abkapselungsentzündung" des Hirns (Abb. 432) und der weichen Häute. An die Cuticula schließt sich dabei eine Schicht von Riesen-zellen und epitheloiden Zellformen an, der nach außen ein Granulationsgewebe mit Fibroblasten, Lymphocyten und Plasmazellen folgt. Schließlich liegt ganz nach außen eine teils gliöse teils binde-gewebige Kapsel. In den kollateralen Maschen der anliegenden Meningen erscheint ein meist lympho-cytär-plasmacelluläres Exsudat. Doch können die „Kapseln" auch weniger systematisch gebaut sein. Der fibröse Teil der „Kapsel" enthält — wie er-wähnt — oft Kalk. Eine frische Aussaat von Finnen zeigt gelegentlich eine nur sehr geringe Reaktion des umliegenden Gewebes. In den Liquorräumen findet man heftige umschriebene Ependymitiden und Lepto-meningitiden [OPALSKI (1931)].

Klinisch ist die Diagnose bei gleichzeitigem Vor-kommen von Haut- oder Augenzystizerken mit einiger Sicherheit zu stellen. Die Röntgenaufnahme stellt [BECKER (1934)] bei über 50% [DIXON und SMITHERS (1934) von 71 Fällen in 38] kleine Kalk-schatten im Gehirn dar, die stereoskopisch [WAGNER und COSACK (1936)] auch näher (z. B. in die Fissura Sylvii) lokalisiert werden können. Man rechnet, daß die Infektion dann mindestens 3 Jahre alt ist.

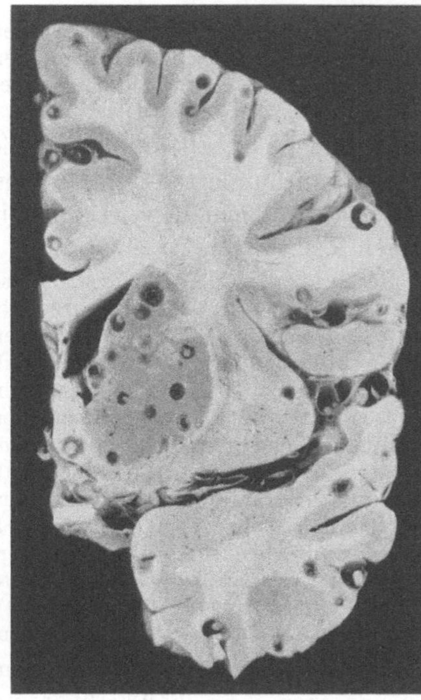

Abb. 430. Frontalscheibe eines Hirns mit Hunderten von Zystizerken (Fall M 1300).

Wir verfügen in unserem Material über 6 Fälle von Zystizerkosen. Bei einem von mir auch klinisch längere Zeit beobachteten 26jährigen Patienten (E 176) bestand nur seit mehreren Monaten eine rezidivierende Hirn-drucksteigerung, ence-phalographisch eine dif-fuse Volumenvermehrung mit sehr engen Ventri-keln. Beim Tode fanden sich gegen 50 Zystizerken diffus im Hirn ver-streut.

Sonst sollen ein schub-weiser Verlauf und ge-legentlich auftretende fo-kale Anfälle von verschie-denen Herden auch für das klinische Syndrom der Neuro-Zystizerkose typisch sein. *Akute* Zysti-zerkosen entstehen wohl nur bei Verzehr eines Bandwurmgliedes mit

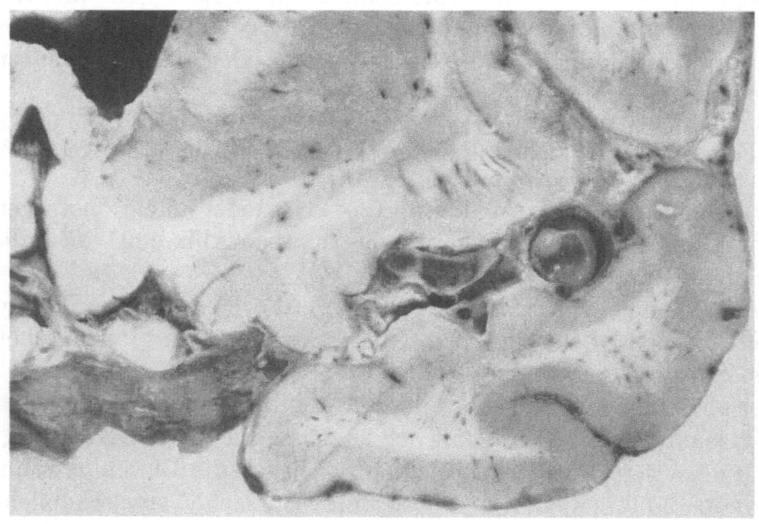

Abb. 431. Cysticercus mit anliegender verschwartender Reizmeningitis im Gebiet der Cisterna Fissurae Sylvii (Fall 936).

reifen Eiern. Es gibt eine Präcipitationsreaktion nach ROTHFELD-TRAVINSKI, die recht spezifisch ausfallen soll [WAGNER-COSACK (1936)]. Für die Zystizerkose ist weiter

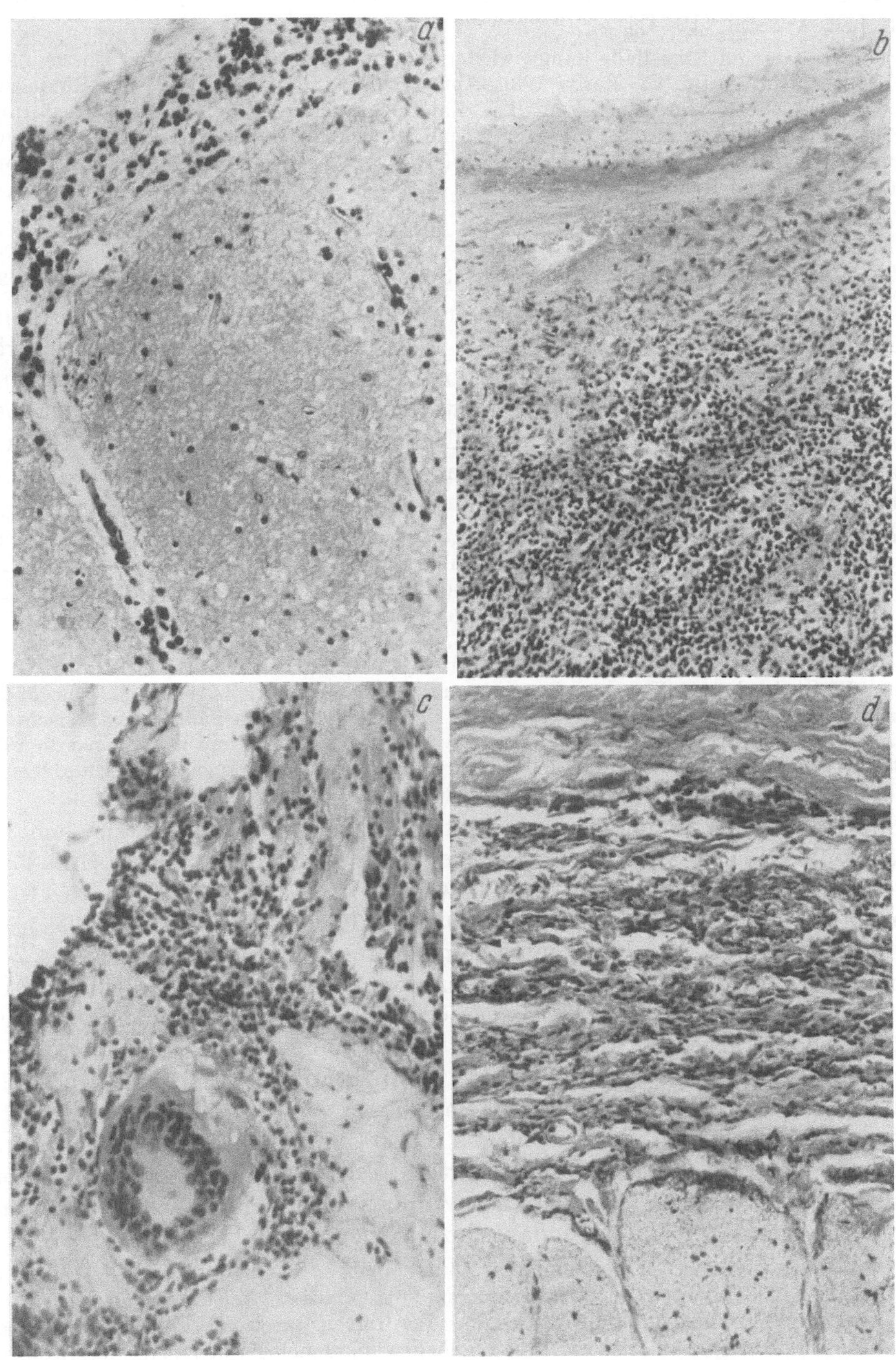

Abb. 432a—d.

a Man erkennt das Eindringen der Zellen in die Hirnsubstanz entlang den Gefäßen bei einer *diffusen Carcinose* (Bronchialcarcinom) der weichen Häute. (Vergr. 272fach, HE-Färbung, Fall 6181.)

b Entzündliche Kapselzone eines Cysticercus. (Vergr. 136fach, HE-Färbung, Fall 5983.)

c Wahrscheinlich tuberkulöse Arachnitis der hinteren Schädelgrube (Operationspräparat bei einer 20jährigen). (Vergr. 212fach, HE-Färbung, Fall E 1574.)

d Grobe vernarbende, aber noch immer zellige Arachnitis des F. opticus (im Querschnitt). (Vergr. 172fach, HE-Färbung, Fall 3954.)

eine Eosinophilie — 5—34% — [Pinheiro und de Mello (1943)] des Liquors charakteristisch [Elsaesser (1944)].

Neurochirurgisch sind Einzelfälle immer wieder angegangen worden, z. B. von Foerster (Handbuch der Neurochirurgie, Bd. VI, Berlin 1936, Abb. 71 und S. 67), der sie aus der Rinde entfernte und von Adelstein (1940) aus dem 4. Ventrikel. Zahlreiche weitere Fälle aus der neurochirurgischen Literatur liegen vor [Dandy (1938), de Martel und Mitarbeiter (1936), Chorobsky, Asenjo (1946, 1949), Borra, Pinto Pupo und Mattos Pimenta (1949) u. a.]. Erfolgreiche Operationen von Zystizerken wurden auch von Ray (1941), Ritchie und Mitarbeiter (1945), Arana und Mitarbeiter (1945) und Kufs (1953) berichtet.

b) Echinokokken (E. unilocularis oder cysticus — E. multilocularis oder alveolaris).

Der Echinococcus ist vorwiegend ein Parasit der Hunde, die Larvenform kann sich aber auch in Rindern und Schafen aufhalten. Auch hier kommt die Infektion von Hunden (Wasser und Nahrungsmittel!). Die Echinokokken sind seltener im ZNS anzutreffen als die Zystizerken. Immerhin waren sie bereits den alten Ärzten als „Hydatiden" bekannt (die ersten ausführlichen Berichte beginnen Ende des 18. Jahrhunderts). Die Finnen des E. taenias können in zwei Formen auftreten, als die unilokuläre oder cystische oder — sehr selten, bisher 10 Fälle! — als die multilokuläre Form.

Die *Häufigkeit* des Bandwurms und seiner Finnen ist landschaftlich sehr verschieden, die meisten Fälle kommen innerhalb Deutschlands in Mecklenburg und Vorpommern vor, sonst auch auf dem Balkan, in Australien [Phillips (1948)], Neuseeland, Argentinien und Uruguay. [Hier hat Schroeder (1951) eine ausgezeichnete Übersicht gegeben.] Thomas [Australien] sah sie in 9,8% der Sektionen (bei 2000 Fällen hatten 4% Hirncysten!), Madelung [Mecklenburg] dagegen nur in 0,5%. Allerdings fand Sylvester (1935) [Rostock], als Ausnahme für Deutschland, in den 15 Jahren vor dem zweiten Weltkrieg bei den Sektionen noch immer fast 1% Infektionshäufigkeit. Die gleiche Zahl fand man in Chile [Concepcion, Behn (1938)] bzw. in Südaustralien (in Südamerika zwischen 4 und 10%). Sie kommen bei Frauen angeblich häufiger vor als bei Männern und bevorzugen die mittleren Lebensalter [Henneberg (1936)], die Fälle im Hirn auch jüngere Jahrgänge, nach Schroeder (1951) sogar 7mal häufiger das Kindesalter als die Erwachsenen.

Im *Sitz* befallen die Echinokokken von den Teilen des Nervensystems am ehesten die Schädelhöhle [nach Neisser in 7,5% der Fälle, nach Teigmann (1898) in 4% von 2452 Fällen, nach Peiper in 1%, nach Dragonas und Vlavianos (1937) in 110 Fällen 2mal, nach Devé-Rouen, zit. Schroeder (1950, 1951) in 1,4% von 2727 Fällen] seltener den Wirbelkanal (1,94% der Fälle von Echinokokken). Doch befallen sie das ZNS im ganzen nur selten, da die Mehrzahl der Finnen vom Pfortadersystem abgefangen und in der Leber, eventuell auch in der Lunge angesiedelt wird. Im Schädelinnenraum [Schroeder (1951), Abb. 3] liegen sie am ehesten in den Stammganglien, selten im Kleinhirn (eigener Fall Nr. 1666). Ein Vorzugssitz ist nicht festzustellen [Philipps (1948)]. Nur äußerst selten befallen sie beide Hemisphären [Abb. 5 bei Schroeder (1951)]. Im Wirbelkanal bevorzugen sie den oberen Brust- und die Lenden- und Sacralteile [Henneberg (1936)]. Worauf die eigenartige Tendenz aller wirbelsäulennahen — und immer unilokulären — Echinokokken zurückzuführen ist, in den Epiduralraum (nur selten subdural oder intramedullär) einzudringen, ist ungeklärt.

In einem eigenen Fall von Echinokokken des Spinalkanals (Abb. 433), der 2mal freigelegt werden mußte [Zehnder (1938)], erstreckten sich die Echinokokkenblasen über die Segmente D 6 bis L 4, im Falle von Popow-Umerow (1935) sah man das Vordringen durch das Foramen intervertebrale (ihre Abb. 1 und 2) sehr gut, ebenso wie die erheblichen röntgenologischen Veränderungen in Höhe von D 11 und 12, die artspezifisch waren (s. ihre Abb. 3 und 4). Ähnlich liegt der Fall von Brütt (1931) und Christophe (1955).

Bei Betrachtung mit *bloßem Auge* sind die beiden Arten der uni- und multilokulären Echinokokken sehr verschieden. Der erste [gute Abbildung bei Posselt (1932) und Kaufmann (1922), Abb. 828 und bei Christeller (1927), Vierhügelgebiet, seine Abb. 175] erscheint in Form kirsch- bis gänseeigroßer glattwandiger Cysten mit bis zu $1/2$ Liter Inhalt, in Ein- oder Mehrzahl, in denen die Tochterblasen nach außen oder innen anliegen oder frei herumschwimmen. Sie sind mit einer trüben Flüssigkeit gefüllt. Eine derartige riesige Echinococcusblase bildete auch Saltuk und

Mitarbeiter (1953) in Abb. 2 und 3 ab. Anders die sehr seltene multilokuläre Form, die eine graugelbliche durch Septen geteilte „Geschwulst" darstellt [HENNEBERG (1936), Abb. 14], die auf den ersten Blick einer Tuberkulose ähnlich sehen kann. Die gallertigen Blasen sind hier komprimiert, nur stecknadelkopf- bis kirschgroß, die Membranen sind zusammengefaltet. Der Schädelknochen über den rindennahen Blasen kann usuriert, ja völlig durchlöchert sein wie im Fall von LOESSL-V. PAP (1941), wo eine zwei-

mannsfaustgroße Cyste mit 6 Tochterblasen darunter lag. Eine Ansiedlung in den weichen Häuten kommt nicht vor.

Histologisch gilt in großen Zügen das oben für die Zystizerken Gesagte. Doch sind die Nachbarschaftsreaktionen nach SCHROEDER (1951) viel geringer. Zwischen den einzelnen Blasensepten liegt noch häufig progressive Glia.

Für die Diagnose gibt es klinisch eine Komplementbindungsreaktion und eine Intracutanreaktion, die aber beide nicht sicher arbeiten [s. auch NAHMACHER (1938)]. Über moderne diagnostische Reaktionen s. ROCCA und Mitarbeiter (1953). Im Ausnahmefall kann durch eine Vorwölbung der Schädeldecke mit Usur des Knochens [LOESSL-V. PAP (1941)] die präoperative Artdiagnose gelingen oder durch zufälliges Punktieren der Cyste bei der Ventrikelpunktion mit folgender Luftfüllung. Ja, man kann in verdächtigen Fällen

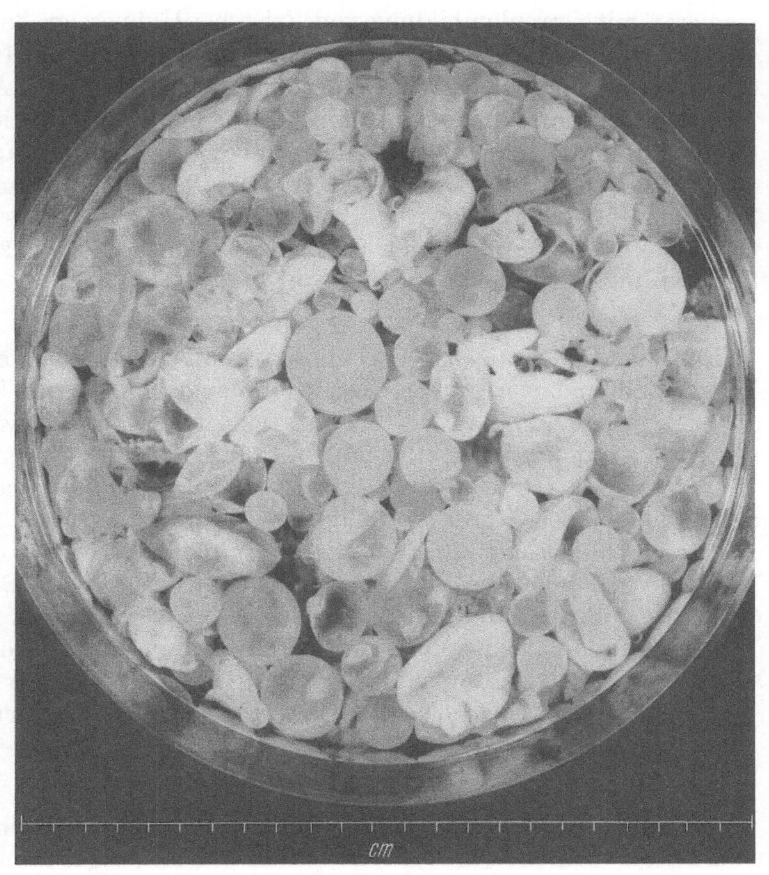

Abb. 433. Zahlreiche bei der Operation entfernte Echinococcusblasen (s. Text S. 594). (Fall 855.)

eine solche Punktion und „aerocystographische" Darstellung [DRAGONAS und VLAVIANOS (1937)] anstreben. FRANKE (1902) sah bei einer 700 cm³ fassenden Cyste keine Stauungspapille, der Verdrängungsmechanismus ist hier unverständlich.

Operativ sind die Erfolge nur mäßig [LOESSL-V. PAP (1941)], bei DEVÉS (zit. SCHRÖDER) 166 Fällen waren nur 6 Erfolge. Von RIVAROLAs (1923) 21 Fällen haben 9, von VEGAS' und CRAVELLIS' 18 haben 8 überlebt. A. SCHROEDER berichtete 1951 über gute Erfolge nach der Technik von DOWLING. ANDRASOFZKY (1949) beschrieb eine operative Heilung einer 24jährigen Patientin mit Echinococcus rechts frontal. Auch ARANA und Mitarbeiter (1955) berichteten über die glückliche Operation von 6 Patienten. Doch gibt es bei den geheilten Patienten Narben mit fokalen Anfällen usw. Erschwerend ist, daß die Hirnechinokokken nur sehr vereinzelt primär im Hirn, häufiger aber als Metastasen von Körperechinokokken auftreten und daß die Rezidivgefahr durch weitere Streuung doch recht groß ist. GOINARD und Mitarbeiter (1952) berichteten über die mögliche Vermeidung von Rezidiven bei der Operation von Echinokokken am Hirn, bei spinalem Sitz soll die Prognose noch weniger günstig sein.

c) Sonstige Parasiten.

α) Schistosomiasis.

Die *Schistosomiasis* wurde 1852 von Bilharz beschrieben und früher Bilharziose, später Schistosomiasis (Schistosomum haematobium) genannt. Die Infektion geschieht durch Cercarien über den menschlichen Darm dann hämatogen in die Lunge. Von dort gelangen die Eier über die allgemeine Blutzirkulation ins ZNS. Hirn und Medulla spinalis reagieren mit Granulombildung von Erbs- bis Hühnereigröße. Die Dura kann mit diesem Granulom verwachsen sein [Schrifttum bei Carmichael (1952)]. Infektionen mit dem Schistosomum japonicum sind noch häufiger beschrieben. Auch hier kommen die Eier über den Lungenkreislauf ins Gehirn. Shimidzu (1935) operierte bei einer 18jährigen ein Granulom von 40 g aus dem Occipitallappen. In diesem Granulom waren zahlreiche Eier enthalten. Hunt und Mitarbeiter (1948) sahen ein hirntumorähnliches Bild bei einem 35jährigen Mann im Gyr. frontalis [s. auch Kane und Most (1948)]. Insgesamt sollen bereits 92 Berichte über eine cerebrale Beteiligung und 12 über Myelitiden vorliegen [Mariel und Mitarbeiter (1954)].

β) Coccidiengranulome.

Die *Coccidiengranulome* (Coccidiosis) kommen besonders auch in Nord- (Arizona und Texas) und Südamerika vor. Die Granulome können den Tuberkulomen ähneln, sind aber meist kleiner [Abbott und Cutler (1936)] und gewöhnlich in Zusammenhang mit der Leptomeninx [s. auch Müller und Schaltenbrand (1948)].

Histologisch ist das Vorkommen der Coccidien ausschlaggebend für die Diagnose, d. h. von ovoiden Körpern, gefüllt mit Sporen.

Die *Trichinen* kommen in einer meningitischen oder encephalitischen Form vor [s. Dandy (1938)]. Sie sind für den Neurochirurgen ohne Bedeutung. Über die neurochirurgische Bedeutung der Paragonimiasis hat kürzlich Sun Keun Kim (1955) berichtet. Vier Patienten hatten raumfordernde Prozesse im Hirn. Die Paragonimiasis soll hauptsächlich im fernen Osten, unter anderem in Korea häufiger vorkommen.

Andere Parasiten spielen im Hirn kaum eine neurochirurgische Rolle.

d) Mykosen.

Die Aktinomykose. In Europa sind intrakranielle Actinomyceserkrankungen nicht so ganz selten. Jakoby (1928) konnte schon 21 Fälle, sogar raumbeengender Form angeben. Seitdem Ponfick [zit. Hallervorden (1938)] den ersten Befall im Occipitallappen, Bollinger (zit. Hallervorden) im 3. Ventrikel berichtet hatten, sind Berichte über Actinomycesgranulome mehrfach gegeben worden [Granulom bei einem 45jährigen Mann, Ley und Mitarbeiter (1951), weiter Orr (1945), Munslow (1954)].

Einen Überblick über den Stand der heutigen Kenntnisse der Aktinomykose gab Stephens (1953) unter Beschreibung dreier Fälle, eine Tabelle über 19 Fälle des Schrifttums Krueger und Mitarbeiter (1954).

Im Gehirn zeigt sich die Actinomycesinfektion vorwiegend als *„Aktinomykom"* (sämtliche 8 Fälle im 3. Ventrikel!), nur Elsaesser (1950) beschrieb einen aktinomykotischen Absceß des Schläfen- und Scheitellappens mit sekundärem Ventrikeleinbruch und einer fortgeleiteten spinalen Meningitis.

Die Aktinomykose war besonders in Ostdeutschland nach dem Kriege im Zunehmen begriffen [Elsaesser (1950)]. Es sollen bisher etwa 120 Fälle von Erkrankungen des ZNS mitgeteilt worden sein. Nach Lentze soll es 2 Arten von Actinomycespilzen geben, von denen einer als gewöhnlich harmloser Bewohner der Mundhöhle nur sehr selten über die Tonsille Infektionen machen kann, während der andere in der freien Natur lebt und wohl vorwiegend über Verletzungen in das Gewebe gerät, wo er in Mischinfektion wuchert.

Hallervorden (1938) [s. dort auch Schrifttum] hat über ein derartiges primäres Aktinomykom im 3. Ventrikel von Kleinwalnußgröße bei einer 64jährigen Frau berichtet; er schildert dieses als rundlichen lehmfarbenen „Tumor" mit marmorierter Schnittfläche und mit seifenartiger Konsistenz, der von glasigen Massen umgeben war. Im Hirn kann nur eine Sekundärinfektion, nicht aber eine primäre Abszedierung eintreten.

Gute Bilder von der Aktinomykose im ZNS veröffentlichte auch ELSAESSER (1950, Abb. 1, 2, 3).

Die Blastomykose. Hefeinfektionen (Blastomykosen) kommen als chronische Prozesse im Hirn vor [QUODBACH (1938), DEMME und MUMME (1932)], die Torulainfektion ist aber im ganzen selten [DANDY (1938)].

Über 120 Fälle von Torulainfektion sind bekannt [DANIEL und Mitarbeiter (1949), CARTON und MOUNT (1951), PADBERG und Mitarbeiter (1952), ALAJOUANINE und Mitarbeiter (1952)], seit 1895 die Infektion von BUSSE und BUSCHKE entdeckt wurde. Die stärkste Verbreitung hat die Krankheit in Amerika [CARTON und Mitarbeiter (1951)] und Australien. Die häufigste Manifestation ist die chronische Meningoencephalitis, die auch spinal liegt [LEY und Mitarbeiter (1953)], es kommen selten aber auch umschriebene Torulome vor [s. Abb. 3 bei DANDIEL und Mitarbeitern (1949)].

Nach FREEMAN (1931) sollen die Torulainfektionen in 3 Formen vorkommen: 1. als meningeale Form, 2. als perivasculäre und 3. als embolische Form mit tiefsitzenden isolierten Veränderungen.

Histologisch ist die Zahl der Riesenzellen in den Torulagranulomen bemerkenswert [s. z. B. Abb. 212 bei SCHEINKER (1948)].

Bei einem von LAAS 1947 auf der Hamburger Pathologischen Gesellschaft vorgestellten Fall von Torulosis fiel mir — neben dem Befall der weichen Häute und obersten Rindenschichten — besonders eine Lokalisation im Putamen und Schweifkernkopf auf, die ich später auf der Abb. 1 von DANIEL und Mitarbeiter (1949) bestätigt fand.

Im Gegensatz zur Infektion mit der Torula histolytica ist bei der Paracoccidiose (Mycosis Lutz) die Hirninfektion selten. Immerhin berichtete A. FIALHO (1949) über zwei spezifische Granulome der rechten Hemisphäre.

29. Granulome.

a) Tuberkulome.

Die Hirntuberkel gehörten früher zu den häufigsten und den für die praktische Alltagsarbeit des Klinikers und Neuropathologen bedeutsamsten raumbeengenden Prozessen des Hirns.

Das wird besonders durch den Satz VAN WAGENENS (1927) beleuchtet, der das auffällige zahlenmäßige Nachlassen der Tuberkulome im Krankengut CUSHINGS verwundert feststellt: „Demjenigen, der heute während einer 2¹/₂jährigen Zeit an einer neurochirurgischen Abteilung nur 2 Fälle von Tuberkulose gesehen hat, dem erscheint der traditionelle Glaube, daß die Mehrzahl aller intrakraniellen Gewächse Granulome, und von diesen die Hälfte Tuberkel seien, wie ein Mythos". . . . .

Der erste Fall eines Hirntuberkels soll 1790 von FORD [zit. RASDOLSKY (1935)] beschrieben sein; die Arbeiten um die letzte Jahrhundertwende befassen sich ganz ausgedehnt mit diesen Prozessen (s. unten). Übereinkunftsgemäß werden die Tuberkulome bei allen Zusammenstellungen von „Hirngeschwülsten" erwähnt, da sie oft eine echte raumbeengende Rolle spielen.

Unter den Veröffentlichungen des letzten Jahrzehnts heben sich die Arbeiten von RASDOLSKY, (1935), VAN WAGENEN (1927) und die kurze Zusammenfassung von DOTT und LEVIN (1939) besonders heraus, in denen auch auf die wichtigsten früheren Arbeiten Bezug genommen wird.

Hirntuberkulome kommen in allen Lebensaltern vor, gehäuft wohl im Jugendalter [der ältere DEMME — zit. BRUNS (1904) — sah einen Tuberkel bei einem 23tägigen Kind!]. Die Häufung in bestimmten Altersstufen kann aber auch abhängig von der Zusammensetzung des Krankengutes sein. Daher müßten die meisten Statistiken erst in den Altersbeziehungen wie auch in den Häufigkeitszahlen gereinigt werden, ehe man sie miteinander vergleichen kann. Denn es gibt kaum einen raumfordernden Prozeß in der Welt, bei dem heute noch derartige Schwankungen in den Angaben der Forscher in den verschiedenen Ländern vorkommen, wie bei den Tuberkulomen.

Häufigkeit. Das Auftreten von Hirntuberkeln soll relativ etwa $^1/_{10}$ so häufig sein wie das der tuberkulösen Meningitis. Rasdolsky (1935) weist aber mit Recht auf die verblüffenden Abweichungen der Statistiken hin. Denn noch 1894 bei Peterson machten die Tuberkulome bei 335 gesammelten Fällen 49,5% der Hirntumoren aus und bei Starr (1893) waren von 600 Hirntumorkranken 32,2% Träger von Tuberkeln (davon bei den unter 19jährigen sogar 50,8%, bei den über 20jährigen nur 13,6%. Die Gliome aber — d. h. nach der damaligen Begriffsfassung im wesentlichen die faserbildenden Astrocytome — stellten zu seiner Zeit nur 15,2%!).

Aber auch die Änderung in der Zusammensetzung des Krankengutes und die allgemein optimistische Einstellung gegenüber den Gliomen mag man als Erklärung für diese Diskrepanzen heranziehen. Man sollte daher eigentlich nur Statistiken der gleichen Krankenanstalt in verschiedenen Jahrzehnten miteinander vergleichen, wobei aber strikt auf die Zahl der Betten für tuberkulöse und neurologische Fälle zu achten wäre, ebenso wie Kliniker mit besonderen Interessenrichtungen fehlen sollten [s. auch Rasdolsky (1935), der die meisten früheren Statistiken anführt].

Wenn McLean (1936) demgegenüber feststellt, daß 1916 in gleichartigen amerikanischen Statistiken unter 100 „Hirntumor"trägern nur noch 5—6% mit Tuberkeln — ja 1927 nur noch 1,4% — vorkommen und auch Eiselsberg 1919 nur 1,6% Tuberkel, Olivecrona 1941 noch 1,7% in seinem Krankengut hatte, dann ist für das Absinken derartiger Zahlen wohl doch vornehmlich das Nachlassen der Tuberkulose verantwortlich zu machen. Das Verschwinden der Hirntuberkel geht auch aus der Statistik von Quast [Universitäts-Krankenhaus Hamburg-Eppendorf] hervor, der 1931—1935 nur noch 0,2% fand. Bei uns aber waren sogar sämtliche Granulome nur mit 0,8% vertreten. In Wilsons Statistik von 1940 bildeten die Tuberkel noch 3,6% von 2190 bestätigten Hirntumoren.

Asenjo und Mitarbeiter (1947) berichteten über die Befunde bei 100 Patienten mit Tuberkulomen des Gehirns. Die Verfasser glauben vor allem an eine hämatogene Infektion des Gehirns von der Lunge aus. Bei 65 Patienten wurden die Tuberkulome bioptisch oder autoptisch gesehen, davon waren 38 solitär und 27 multipel. Bei 43 Patienten kam es nach der Operation zum Tod an tuberkulöser Meningitis. Über die Häufigkeit der Tuberkulome in Algerien berichten Descuns und Mitarbeiter (1954). Sie beobachteten 38 Patienten, die sämtlich unter Streptomycinschutz operiert wurden. Allerdings überlebten nur 17, vielleicht weil sie erst sehr spät eingeliefert wurden (50% waren schon blind!).

In Spanien machen die Tuberkulome noch heute [Obrador und Mitarbeiter (1950)] 10% der „Hirngeschwülste" aus. Auch aus einigen südamerikanischen Ländern [Asenjo (1949), Rocca (1951)], werden sehr hohe Zahlen berichtet.

Man kann aber wohl sagen, daß die Zahl derer, die an raumbeengenden Hirntuberkeln erkranken, heute in den meisten Ländern nachgelassen hat und an den Kliniken Mitteleuropas wohl kaum 2—4% der Hirntumorkranken erreichen wird. Nach dem zweiten Weltkrieg haben wir eine kurze Phase mit Zunehmen der Hirntuberkel im Rahmen der gesamten Tuberkulose erlebt, was auch aus den Berichten der Deutschen Prosektoren nach 1945 hervorging.

Ein besonders drastisches Beispiel eines aus sibirischer Gefangenschaft Rückkehrenden trug Juli 1947 Roer auf der Versammlung der Hamburger Prosektoren vor:

Es fand sich gleich ein Konglomerat zahlreicher kastaniengroßer Tuberkel teils rindennah, teils tiefer liegend im rechten Frontallappen, dazu zwei weitere kirschkerngroße Tuberkel im Occipitalhirn. Inzwischen ist mit der Normalisierung der Lebensbedingungen in Westdeutschland die Tuberkulose wieder auf die üblichen Erkrankungssätze gefallen.

Erkrankungsalter. Die Tuberkulome sind [v. Wagenen (1927)] im Kindesalter (3,5%) etwa 4mal so häufig wie in höheren Altersstufen (1%). Descuns und Mitarbeiter (1954): von 38 Patienten waren 15 unter 16 Jahren.

Geschlechtsprädilektion. Männer erkranken etwa 2—3mal so häufig wie Frauen an Hirntuberkeln [Descuns und Mitarbeiter (1954): 24 männlich, 12 weiblich], ebenso ist die Sterblichkeit bei diesen entsprechend größer. Auch Neger sollen leichter erkranken [Dandy (1938)], wobei aber sicher das soziale Milieu eine große Rolle spielt.

Vorzugssitz. Nach alten Angaben sollen Tuberkel etwa bis zu 6mal häufiger infratentoriell liegen als oberhalb des Tentoriums. Das kann aber nicht für die neurochirurgischen Abteilungen gelten.

Denn von VAN WAGENENS (1927) 17 Fällen lagen z. B. nur 3 im Kleinhirn. Ein seltener Sitz eines Tuberkels ist z. B. das Mittelhirn [OORDT (1900)] bzw. die Cauda equina [R. CARILLO (1940)] (Abb. 434). Größere Tuberkulome sind nach SCOTT und GRAVES (1933) zu 65 % solitär, seltener multipel [ALBRECHT (1939)], während kleine Tuberkel oft in großer Zahl angetroffen werden. In ALBRECHTS Fall erreichten sie bei einem 6jährigen Jungen Apfelgröße bzw. den Durchmesser von 7 cm. Die Tuberkulose kann auch im Spinalkanal (intradural) ein umschriebenes Granulationgewebe um das Rückenmark bilden, das durch chirurgische Excision eventuell zur Heilung zu bringen ist [BUCY und OBERHILL (1950)]. Ein spinaler Tuberkel in der Beobachtung von THALHEIMER (1922) hatte die Größe von 2×1,1 cm im Querschnitt.

Die genauere Wiedergabe der Ergebnisse der von DOTT und LEVIN (1939) unter den Mitgliedern der Soc. of Brit. Neurol. Surg. veranstalteten Sammelstatistik — zu der auch von uns 2 Fälle eingesandt wurden — steht leider noch aus.

Ausgangspunkt. Die Entstehung der raumbeengenden Hirntuberkel ist noch nicht völlig geklärt [RICH (1944), ZAMORA (1951)]. Wahrscheinlich entstehen sie auf dem Boden kleinerer bakterieller Embolien, also aus einzelnen zunächst miliaren Tuberkeln [(RICH (1944)], immer aber sekundär zu anderen Organtuberkulosen. Oft entstehen größere Tuberkel aus mehreren kleineren durch Zusammenfließen zu einem Konglomerattuberkel.

Die Tuberkulose kann sich möglicherweise auch am Locus minoris resistentiae ansiedeln. Bei einer eigenen Beobachtung. Es handelt sich um einen 34jährigen Patienten (Nr. 5295) mit einer Hirnverletzung links parietooccipital vor 11 Jahren, der seitdem Krampfanfälle hatte. Nach 7 Jahren kam es zu einer fokalen Symptomatologie, die aber bald wieder abklang. Zu dieser Zeit hatte der Liquor 28/3 Zellen. Vier Jahre später kam es zu einem zweiten Schub und schließlich auch zu Zeichen von Hirndruck. Im Liquor waren jetzt 2—3000/3 Zellen. Bei der Autopsie fand sich ein apfelsinengroßer, kollateraler, weicher Abszeß in der Nähe zweier Stecksplitter, sowie an der Basis kleinere Käseherde und Granulationsgewebe, das sich histologisch als Tuberkulom erwies. Bei der Autopsie keine Organtuberkulose! [s. auch SCHÜTZ (1956)]. Ein Parallelfall stammt von ROTHMANN (1942, Fall 4).

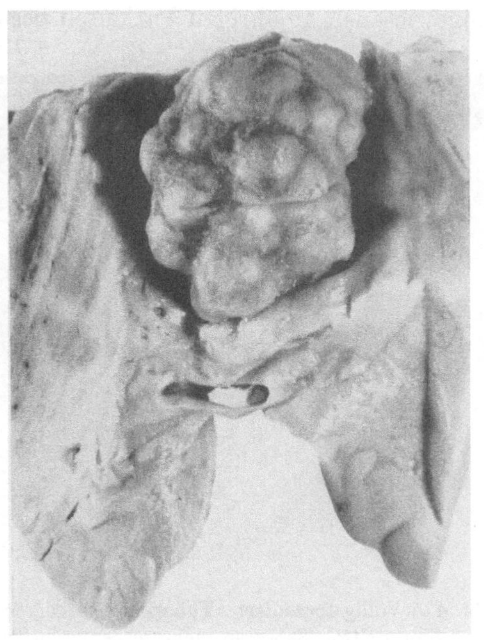

Abb. 434. Kastaniengroßes Tuberkulom im Mittelhirn, das in den 3. Ventrikel vorragt (Fall 1070).

Größe, Form. Die Größe der Hirntuberkel schwankt je nach dem Sitz und hängt auch ab von dem Augenblick der Diagnose. Sie geht von Hirsekorn- bis zu Apfelgröße. Hirntuberkel sind oft multipel [z. B. ALBRECHT (1939), der dies nach früheren Statistiken in 24—60 % der Fälle annimmt]. Bei Ablösung von der umgebenden Hirnfläche können sie grobhöckerig sein (Abb. 434). Nach Freilegung deutet (neben einer verdächtigen oder eindeutigen Krankengeschichte) nur die feste Konsistenz und eventuell die charakteristische käsige Struktur des zentral-nekrotischen „Tumors" auf die „spezifische" Herkunft, es sei denn, das Tuberkulom wäre mit einer meningealen Miliartuberkulose oder tuberkulösen Meningitis kombiniert. Denn die Tuberkulome können in der Tiefe der Hirnsubstanz liegen, aber auch in Verbindung mit der Leptomeninx stehen [WEIMANN (1930)]. Tuberkel sind gelegentlich bei Sitz in der Rinde auch mit der Dura verwachsen. Gelegentlich weist die eigentümlich livide Verfärbung der Umgebung auf die Art des Prozesses hin [OLIVECRONA (1941)]. Der Form nach sind die Tuberkulome häufig kugelig, aber auch — der Umgebung angepaßt — mehr eiförmig oder zylindrisch. Einen außergewöhnlichen Sitz scheint der metastatisch entstandene Tuberkel der Cauda equina [R. Carillo (1940)] zu haben, der sich nach Operation eines corticalen Tuberkels gebildet hatte. Bei exsudativen Tuberkulomen kann Hirnödem und Hirnschwellung groß sein (s. Abb. 435).

Auf dem Schnitt können einzelne Fälle eine Schichtung wie durch „Jahresringe" haben (M. B. Schmidt) die durch fortschreitende Verkäsung der granulierenden Grenzschicht entsteht. Das Innere des trockenen, krümeligen, nekrotischen Kerns kann etwas grünlich aussehen, in seltenen Fällen auch erweichen, so daß tuberkulöse Abscesse entstehen können (Abb. 435).

Bei einem, unter der Diagnose einer Besnier-Boeck-Schaumannschen Erkrankung eingewiesenen 49jährigen Patienten bestanden drei kastaniengroße Tuberkel im Frontal-, Parietodorsal- und hinteren Temporolateralgebiet. Alle waren zentral erweicht, so daß sie beim Durchschneiden als Abscesse wirkten, doch ergab die Untersuchung des Eiters massenhaft Kochsche Stäbchen (s. Abb. 435). Die Konsistenz ist sonst meist hart, zu einem nicht geringen Hundertsatz [nach Scott und Graves, zit. Rasdolsky (1935) allerdings nur in 1,3 %] sollen sie so stark verkalkt sein, daß sie Röntgenschatten geben.

Mikroskopisch unterscheiden sich die Hirntuberkel selbst so wenig von denen der übrigen Organe, daß eine Einzelbesprechung sich hier nicht verlohnt. Über atypische Formen s. Simonyi (1952).

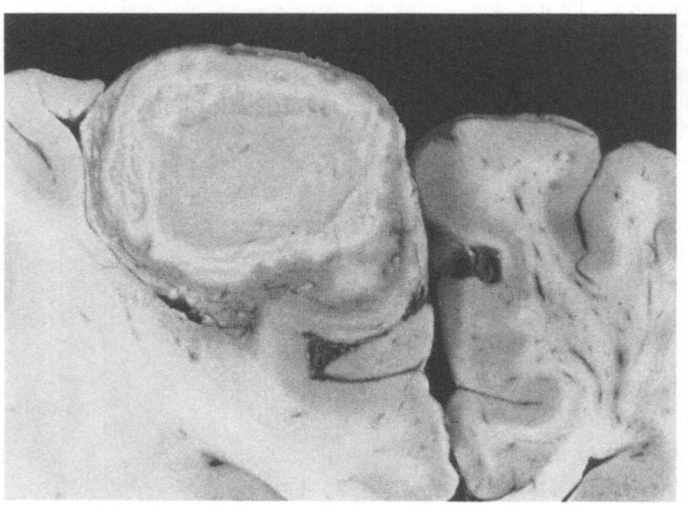

Abb. 435. Völlig abszediertes Tuberkulom an der Mantelkante im mittleren Sinusdrittel. Es waren mehrere derartige Tuberkulome vorhanden. Klinisch war die Diagnose auf Besnier-Boeck-Schaumannsche Krankheit gestellt (Fall 6026).

Schleussing hat (1952) wahrscheinlich gemacht, daß auch im Hirn der Tuberkel eine spezifische Koagulationsnekrose des Gewebes (Weigert) darstellt, bei der die morphologischen Strukturen zumindest zum Teil erhalten und nachweisbar sind. Mit Hilfe geeigneter Färbe- und Imprägnationsmethoden konnten Schleussing und Schulz (1952) nachweisen, daß die mesodermalen, ja auch die ektodermalen ortsständigen Elemente im Tuberkel aufzufinden sind. Nur Markscheiden und Achsenzylinder gehen frühzeitig zugrunde. Es handelt sich, wie man durch Vergleich mit den sonstigen Ödemfolgen erkennen kann, um eine Koagulationsnekrose am entzündlichen, ödematös durchtränkten Gewebe.

Klinisch weist das Auftreten eines raumbeengenden Prozesses bei einem Tuberkulösen mit großer Wahrscheinlichkeit auf das Bestehen eines Tuberkuloms hin, obwohl die Tuberkulose natürlich auch einmal mit einem echten Gewächs vergesellschaftet sein kann oder aber auch das typische Syndrom eines Hirntumors vortäuschen kann [Elkins und Mitarbeiter]. Das Auftreten einer spezifischen Meningitis oder ein charakteristischer Röntgenbefund können diese Vermutungsdiagnose sichern.

Die bakteriologische Untersuchung der Hirntuberkulose hat in den Händen von Avendano und Mitarbeiter, die noch über ein größeres Untersuchungsgut verfügen [s. E. Rocca (1951), Lima], sowohl histologisch wie im Tierversuch (Meerschweinchen) nur negative Ergebnisse gehabt. In unserem Fall (Nr. 6026) eines 49jährigen Patienten (Abb. 435) war im Eiter massenhaft Kochsche Stäbchen nachweisbar und die Tierversuche entsprechend positiv. Der erste abszedierte Tuberkel wurde 1882 von Wernicke und Hahn entfernt. Die Aussichten einer Heilung nach *operativer* Entfernung waren früher sehr gering, da der größte Teil der Operierten nach partieller oder totaler Operation in spätestens 3 Monaten an tuberkulöser Meningitis zu sterben pflegte. Noch bei der Zusammenstellung von v. WAGENEN (1927) lebten von den 30 operierten Patienten nach 1 Jahr nur noch 5. Demgegenüber hat DOTT (1939) auf Grund eigener Erfahrungen (18 Fälle), die durch das Ergebnis seiner oben erwähnten Sammelstatistik nur bekräftigt wurden, eine viel optimistischere Einstellung. Von den bei den 17 Mitgliedern der Gesellschaft gesammelten 94 Patienten starben nur 16, d. h. 17 % an postoperativer Meningitis. 40 Patienten starben an den sonstigen Erscheinungen ihrer Tuberkulose. Diese Situation hat sich inzwischen durch die Behandlung der Tuberkulose mit Streptomycin und den Chemotherapeutica grundlegend geändert.

SMITH und DANIEL (1947) konnten in 4 von 6 Fällen nach glücklicher Entfernung eines Tuberkuloms die Meningitis durch Behandlung vermeiden, während bei den beiden übrigen die Tuberkulose die Leptomeninx bereits einbezogen hatte. GONZALEZ-REVILLA (1952) berichtet über die Operation von 9 Patienten unter Streptomycinschutz, von denen 7 für 12 Monate und mehr überlebten. Durch Streptomycinschutz überlebten in den letzten 5 Fällen OBRADORS (1950) alle Patienten die Operation.

Das röntgenologisch kontrollierte Abheilen eines Tuberkuloms mit Verkalkung bei einem 3jährigen Jungen ohne Operation innerhalb von 7 Jahren berichtete CAMERER (1940). In seinem Bericht über 815 Fälle des Schrifttums erwähnt er 11 % als verkalkt. Nach LYSHOLM (1941) ist allerdings dieser Befund so selten, daß es nur „ausnahmsweise" gelingt, das Granulom dadurch zu identifizieren. Das entspricht auch den Erfahrungen von ROCCA (1951).

Die **Prognose** hängt natürlich weitgehend von der Aktivität und Art des tuberkulösen Prozesses und im besonderen des Hirntuberkuloms ab. Denn während in pathologisch-anatomischen Lehrbüchern [z. B. KAUFMANN (1922) zu lesen ist, daß in späten Stadien den käsigen Tuberkel eine fibrilläre Zone kapselartig umgäbe, die seine leichte Ausschälbarkeit bei der Sektion bedinge, zeigt ein eigenes Präparat ein fast grenzenloses Übergehen ins Hirngewebe mit reichlich ödematöser Einscheidung aller Gefäße der Nachbarschaft, also eine vorwiegend exsudative Struktur des Tuberkels.

b) Gummen.

(Synonyme: luische oder syphilitische Granulome, Syphilome.)

Die Hirngummen müssen in früheren Jahrzehnten — nach den Beschreibungen der Kliniker zu urteilen — einen erheblichen Teil der raumbeengenden Prozesse des Hirns gestellt haben.

Denn es wurde vielerorts jeder Patient mit einem Verdacht auf raumfordernden Prozeß zunächst einer Quecksilberbehandlung unterzogen und erst bei negativem Ausfall der spezifischen Therapie stellte man die Diagnose auf Gliom oder Sarkom. Diese Probe ex juvantibus hatte aber den schwachen Punkt, daß die Quecksilberbehandlung zugleich eine wirksame Hirnentwässerung darstellte und sich also auch deshalb günstig — weil hirndrucksenkend — auswirken konnte. Viele Hirngeschwülste wurden daher lange Zeit der notwendigen Behandlung entzogen.

Unter den Gummen interessieren hier bei strenger Fassung nur die umschriebenen *raumbeengend* wirkenden Formen. Die „miliaren" Größen spielen neurochirurgisch keine Rolle. Die Zahl der raumfordernden Gummen ist wohl früher oft — gegenüber der tatsächlich häufigeren gummösen Meningitis bzw. Meningoencephalitis — überschätzt worden (s. unten). Das Gumma bildet neben dem Tuberkulom das einzige Granulom von zahlenmäßig größerer Bedeutung für die Hirnchirurgie. Die besten Beschreibungen finden wir im alten Schrifttum von BECHTEREW (1904), NONNE (1909), JAHNEL (1929) und bei A. JAKOB (1927, 1930). Aus dem modernen Schrifttum ist auf die Arbeiten von BAGDASAR (1929), ALPERS (1939) sowie von SHEPS und SIMONS (1943) hinzuweisen.

Altersmäßig treten die Gummen vornehmlich in den mittleren Jahrzehnten auf, in der **Häufigkeit** nehmen sie ständig ab.

Noch STARR (1894) hatte unter 600 Fällen 22 Gummen, d. h. 3,6 %; in den letzten amerikanischen Statistiken von CUSHING (1935) [0,5 %], GRANT und Mitarbeiter (1951) [0,5 %] und des Mount Sinai Hospitals [0,4 %] sind sie fast auf $^1/_{10}$ der erstgenannten Zahl gesunken. COURVILLE (1937) fand unter 15000 Autopsien 6 cerebrale Gummen, davon aber nur 4 raumbeengende Formen.

Sie verschwinden jetzt infolge der modernen Therapie der Lues in den meisten Ländern fast vollständig aus der Beobachtung. Es gelten allerdings hier die gleichen Einwände, die gegen derartige Statistiken bei Besprechung der Tuberkel (s. S. 598) bereits erhoben wurden.

Das Gumma soll — nach früheren Angaben — im *Sitz* die Zentralregionen, danach die Parietal- und Frontalgebiete bevorzugt haben. [Statistiken aus der Zeit, wo die Hirnchirurgie zu Zeiten v. Bergmanns (1895) vorwiegend an den „motorischen Regionen" ausgeübt wurde?]. Es finden sich aber auch seltenere Lokalisationen, wie in Hypophyse und Hypothalamus [Fink (1935)]. Gummen des Schädeldaches — die heute ebenfalls zu den Seltenheiten gehören — greifen selten auch auf das Hirn über.

Der **Ausgangspunkt** der Gummen ist gewöhnlich eine gummöse Arteriitis, auf deren Boden sich miliare Granulome bilden, die dann zusammenfließen. Diese Form ist häufiger als die der multiplen Gummen [von 48 Fällen nur 3, Sheps and Simon (1943)]. Sie erreichen im Hirn von dieser miliaren Form ausgehend die Ausdehnung einer Haselnuß oder gar einer Kindsfaust. An der Rinde können die subcortical liegenden Gummen oft an der örtlichen sulzigen Infiltration, bzw. gar an einer chronischen örtlichen Meningitis erkannt werden. Sie können von hier aus auch mit der Dura verwachsen. Sie trennen sich schlechter als die Tuberkel vom umgebenden Hirn, wirken also nur seltener „abgekapselt" und dann höckerig (s. auch Abb. 434). Häufiger erscheinen sie *invasiv* infolge der bindegewebigen Verstrebung mit den Gefäßen der Umgebung. Sie sind teils mehr solide, teils auch gallertig bzw. nekrotisch erweicht, speckig, schwielig oder von „gummiartiger" Konsistenz. Sie erweichen nur selten absceßartig (s. auch Abb. 435), zum Unterschied vom Tuberkel. Auf dem Schnitt sind sie im Zentrum hell- bis graugelblich und in der Peripherie graurot. Manchmal sieht man auf der Schnitt- fläche gelbliche Streifen infolge von Verfettung.

Die **Histologie** der Gummen ähnelt der im übrigen Körper. Wir können die Be- schreibung daher auf das Schema der 3 Zonen [v. Baumgarten (1881)] beschränken: 1. einen inneren *nekrotischen Bezirk* mit Fettkörnchenzellen und viel silber-darstellbarem Bindegewebe, 2. die außen folgende Zone von *spindelförmigen Bindegewebszellen*, häufig auch mit *Riesenzellen* untermischt und 3. die äußerste Randzone der *chronischen Ent- zündung* mit Lymphocyten, Plasmazellen und Riesenzellen.

Der große Reichtum an Silberfasern wird immer wieder als Erklärung für den „Gummi"charakter und als Unterscheidungsmerkmal gegen den Tuberkel herangezogen [Einzelheiten s. Jakob (1927) und die allgemein-pathologischen Lehrbücher]. Die Nekrosen lassen sich aus dem gummösen Verschluß der versorgenden Gefäße erklären. Die gliöse proliferative Reaktion des umgebenden Hirngewebes auf ein Gumma ist weniger stark als die bindegewebige der übrigen Körperorgane. Eine mäßige umgebende Hirnschwellung ist nicht so selten.

Das erste Gumma wurde 1883 von McEwen entfernt. Werden raumfordernde Gummen unerwartet chirurgisch freigelegt, so sollen sie total entfernt werden, falls keine grobe Hirnschädigung eintritt [Dandy (1938)], da sie im Gegensatz zur gummösen Meningo- encephalitis schlecht auf die spezifische Therapie ansprechen. Der Standpunkt von Horsley (1896), der auf die Operation drängte, ist heute allgemein verlassen; sie werden also bei präoperativ gestellter Artdiagnose nur in Ausnahmefällen angegangen. Über die Erfolge der operativen Behandlung fehlen größere Statistiken, insbesondere auch seit der Einführung der Penicillinbehandlung.

Über eine Granulationsgeschwulst im Hypothalamus „wahrscheinlich auf luischer Basis" berichtete Gagel (1941). Es kam zu einer Zerstörung des Hypothalamus ohne Schädigung der Hypophyse. Histologisch war bemerkenswert das Vorkommen zahlreicher eosinophiler Zellen bei Fehlen von Endarteriitis, Nekrose und Riesenzellen (eosinophiles Granulom?). Über ein „Plasmocytom" an gleicher Stelle berichtete French (1947).

c) Sonstige Granulome.

Über die besonderen Veränderungen beim BOECK-BESNIER-SCHAUMANNschen Sarkoid berichteten ZEMAN (1952), ASKANAZY (1952), WILKE (1954) und MATTOS PIMENTA und Mitarbeiter (1955).

Die *Toxoplasma*granulome schrumpfen meist gleichzeitig, so daß sie bei den „Hirngeschwülsten" nicht abgehandelt zu werden brauchen. Sie führen besonders am Aquädukt im Ausnahmefall zu einer stenosierenden Entzündung.

SCHÖPE (1938) und SCHERER und DE BUSSCHER (1937) haben darauf hingewiesen, daß es raumfordernde Prozesse gibt, bei denen die Entscheidung: Blastom oder Granulom? schwerfällt. Der erste hat ausführlich über einen Fall berichtet, der der Lymphogranulomatose nahestand, der letzte sogar einen mit dem Verteilungstyp der multiplen Sklerose. Auch WILKE (1951, 1955) hat in seiner Arbeit über die Reticuloendotheliosen darauf hingewiesen, daß es eine Reihe von Veränderungen mit fließendem Übergang von der noch blastomatösen periadventitiellen Sarkomatose bis zu ähnlichen, aber nun sicher entzündlichen Veränderungen („granulomatöse Encephalitis") gibt. Es bestehen möglicherweise auch Beziehungen zu den leukämischen Erkrankungen bzw. zum eosinophilen Granulom. Nicht so selten ist der Hypothalamus von atypischen Granulomen befallen [GAGEL (1941)].

30. Die Arachnitis (A. adhaesiva cystica).

(Synonyme: Leptomeningitis cystica, — chronisch-rezidivierende Meningitis — circumscripte seröse Meningitis — Arachnitis adhaesiva circumscripta cystica — Arachnopathia fibrosa cystica proliferans u. a.)

Auch die Arachnitis in ihren verschiedenen morphologischen Formen wird hier bei den „Hirngeschwülsten" abgehandelt, wobei sich für die unten beschriebenen Prozesse die auf S. 13 gegebene Definition vertreten läßt.

a) Die arachnoidalen Cystenbildungen.

(Synonyme: Subarachnoidalcysten — Meningealcysten.)

Unser heutiger Arachnitisbegriff hat historisch 2 Wurzeln: Er leitet sich ab von der Meningitis serosa der Klinik und aus den Versuchen der Neuropathologen [besonders STROEBEs (1904)] das Bild des „Hydrops meningeus" morphogenetisch zu gliedern.

STROEBE vermutete damals ganz richtig, daß wahrscheinlich „lokale cystenähnliche Ansammlungen von wäßriger Flüssigkeit in der weichen Hirnhaut, manchmal an Stellen früherer entzündlicher Veränderungen zurückbleiben, dadurch, daß infolge entzündlicher Prozesse Verwachsungen der arachnoidalen Räume sich ausbilden und so die Kommunikation eines umgrenzten Bezirkes des Arachnoidalraumes mit seiner Umgebung aufgehoben wird". Bereits 1893 hatte QUINCKE ähnliche Zustände als „Meningitis serosa" beschrieben. Am Rückenmark hatten besonders SCHLESINGER (1893) und SCHWARTZ (1897) auf entsprechende Vernarbungen an den weichen Häuten hingewiesen.

PETTE (1936) bezieht die Meningitis serosa mit ihren Folgezuständen auf 1. die meningeale Mitinfektion bei den akuten Infektionen und Intoxikationen, 2. Nachbarschaftsreaktionen, 3. die selbständigen direkten Erkrankungen des Arachnoidalraumes.

Da sich die Ätiologie im einzelnen sehr oft nicht klären läßt, werden im folgenden alle groben morphologischen Veränderungen an den weichen Häuten durch Vernarbung und Cystenbildung behandelt, soweit sie nicht etwa durch Parasiten usw. bedingt sind.

Die relative *Häufigkeit* der Arachnitis ist verschieden, je nachdem man ein pathologisch-anatomisches Untersuchungsgut nimmt oder das einer neurochirurgischen Klinik, ob man das *klinische* Syndrom der circumscripten Arachnitis rechnet oder nur die Fälle mit *pathologisch-anatomischen* Veränderungen am Untersuchungsgut. MÜLLER-HEGEMANN (1940) hat kürzlich — allerdings im Kriege und in einem Militärlazarett — die Diagnose der Arachnitis adhaesiva circumscripta bei 5,5% der Kranken einer Nervenabteilung gestellt.

Die *Häufigkeit* der Arachnitis optochiasmatica beziffern BOLLACK und Mitarbeiter (1937) mit 71 unter 155 raumfordernden Prozessen der Chiasmagegend. 1924 konnte HORRAX über 33 Fälle von lokalisierter Arachnoiditis in der Cisterna magna berichten, die von CUSHING operiert worden waren.

Erkrankungsalter. Eindeutige Altersbeziehungen finden wir bei der Arachnitis nicht, wenn sie auch jenseits der 20er Jahre häufiger wird. Bei BOLLACK und Mitarbeitern (1937) war die I. Dekade mit 7, die II. mit 12, die III. mit 37, die IV. mit 35, die V. mit 27 und die VI. mit 6 Patienten beteiligt.

Altersmäßig waren die 104 Patienten von KNUDTZON (1944) vorwiegend auf die II. und VI., danach gleichmäßig auf die III., IV. und VII. Dekade verteilt. Die Männer überwogen deutlich (siehe seine Abb. 3).

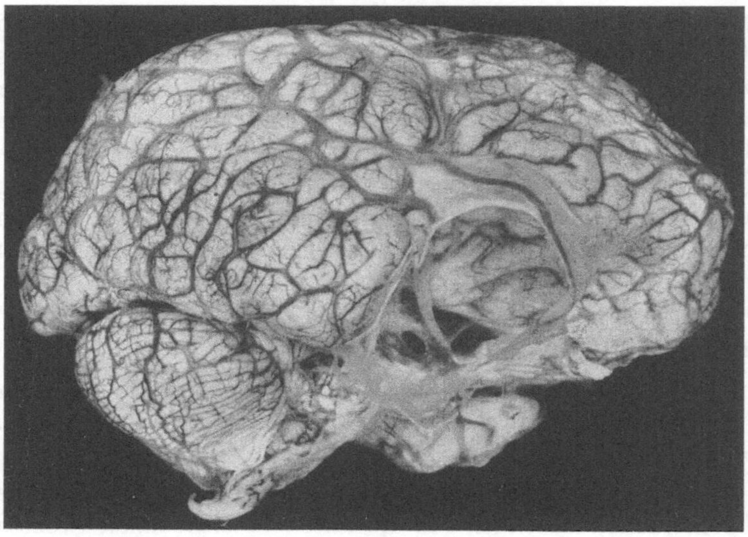

Vorzugssitz. Die Arachnitis adhaesiva sive cystica kommt unter 2 Formen vor: 1. als *diffus* ausgebreiteter Prozeß vorwiegend in den *Cisternen* und 2. als *solitär* umschriebene Cyste überall in den Liquorräumen. Zwischen diesen beiden gibt es anscheinend Übergänge wie im Falle ROTHMANNS (1939), wo das Hauptaugenmerk auf einer großen Cyste in der Cisterna magna lag, während sich aber die Veränderungen bis in die Cisterna chiasmatis erstreckten, oder

Abb. 436. Apfelgroße Cyste der rechten Fissura Sylvii (Zufallsbefund). (Fall L 47.)

im Falle 2 von E. SCHERER (1935) [s. seine Abb. 4], wo Veränderungen neben der großen Cyste in der Fissura Sylvii bis an die Liquorräume der Basis reichten.

Bei KNUDTZON (1944) waren bei 104 Patienten die arachnitischen Veränderungen in 37 Fällen diffus, in 33 Fällen in der Cisterna chiasmatis, in 29 Fällen in der Cisterna magna, in 3 Fällen in der Cisterna pontocerebellaris und weitere 2 Fälle in der Cisterna ambiens gelegen. Auch der von HAMBY und GARDNER (1935) veröffentlichte Fall einer Ependymcyste scheint mir nach ihrer Abb. 3 und 5 viel eher eine echte Arachnoidalcyste zu sein.

Die großen Arachnoidalcysten. Diese bis zu faustgroßen umschriebenen Cysten liegen meist an der Konvexität, mit einer Prädilektion in der Fissura Sylvii.

Drei Fälle von SCHERER (1935) bei Menschen im 5. und 6. Jahrzehnt, Fall von OSTERTAG bei einem 61jährigen (S. 560, 1941), die Fälle 4—6 von ZEHNDER (1938), ähnlich auch die weiter ausgreifende Cyste bei OKONEK (1938) sowie die „Fronto-Rolandische" Cyste bei BARRÉ (1936).

Hierbei wird das Hirn des anliegenden Frontal- und Schläfenlappens durch die bis mannsfaustgroße Cyste (Abb. 436, 437) verdrängt, die Insel liegt frei sichtbar. Daß die Mehrzahl dieser Cysten sich auf dem Boden eines Teilprozesses einer früheren ausgebreiteten Verklebung der Cisternen gebildet haben, darauf deutet der Fall 2 von E. SCHERER (1935) hin, bei dem die Abb. 4 derartige cystische Ansammlungen auch vor dem Pons und an den benachbarten Liquorräumen der Basis zeigt. Nach der Zeichnung 171 ist auch der von DANDY (1938) als „Subdurales Hydrom" bezeichnete Befund eine dieser Arachnoidalcysten.

Wir fanden eine derartige große Arachnoidalcyste überraschend am Hirn eines 48jährigen Mannes (Nr. 5033), der seit Jahren über heftige Kopfschmerzen geklagt hatte [ZÜLCH (1954, Fall 9)]. Vor 2 Monaten Sturz mit dem Motorrad, kurze Bewußtlosigkeit und Erbrechen. Nach kurzer Zeit wieder Wohlbefinden. Vor 4 Tagen Kopfschmerzen und zunehmende Bewußtseinstrübung bis zur Bewußtlosigkeit.

Röntgenologisch: Vorwölbung des linken Schädeldaches. Trotz dieses Befundes Probebohrung unter dem Verdacht auf ein subdurales Hämatom, die in der Tat zur Entleerung eines riesigen Hämatomsackes führte. Doch konnte auch dadurch der weitere Verfall und Tod nicht aufgehalten werden. Autoptisch fand sich zur Überraschung aller unter der Kapsel des Hämatomsackes (der sich bisher noch kaum wieder gefüllt hatte) eine im ganzen kinderfaustgroße, mit klarem Inhalt gefüllte Arachnoidalcyste im Gebiet der Fissura Sylvii (Abb. 437), die die ganze vordere linke Hemisphäre vorn seitlich eingedrückt hatte. Entsprechend lag eine erhebliche Verschiebung des Kammersystems vor.

Als Nebenbefund sahen wir einmal bei einer 50jährigen Frau (Nr. 25), die an akuter Kohlenoxydgasvergiftung gestorben war, über dem Frontoorbitalgebiet eine große, mit klarer Flüssigkeit gefüllte Cyste, über der der Schädelknochen deutlich aufgebaucht war (Abb. 438 und 439). Derartige Cysten entstehen weiter in der Cisterna interhemisphaerica.

ZEHNDERS (1938) Fälle unseres Gutes lagen im vorderen bzw. mittleren Drittel der Cisterne und hatten zu erheblichen Verschiebungen des anliegenden Hirns geführt. Die eine Cyste wurde als wurstförmig, etwa von der Dicke einer Banane, die andere als schalenförmig und mannsfaustgroß beschrieben. Diese letzte war klinisch zunächst als ein doppelseitiges großes Falxmeningeom angesprochen worden. VAN DEN HERREWEGEN (1954) beschrieb übrigens eine ähnliche Arachnoidalcyste im Medianspalt.

Die Cysten in der *Cisterna magna* sind neurochirurgisch besonders wichtig, weil sie verständlicherweise — entgegen dem Verhalten der Cysten in der Fissura Sylvii, die meist lange Zeit [s. aber OKONEK (1938)] symptomlos bleiben — rasch zum Verschluß am Ausgang des 4. Ventrikels führen. Die eigentlichen Cysten [s. ROTHMANN (1939)] liegen an der Kleinhirnbasis an der Stelle der Cisterne — sie bilden sozusagen einen cystischen Abschluß dieses Hohlraums, der sonst über das Foramen Magendi und die beiden lateralen Recessus mit dem spinalen

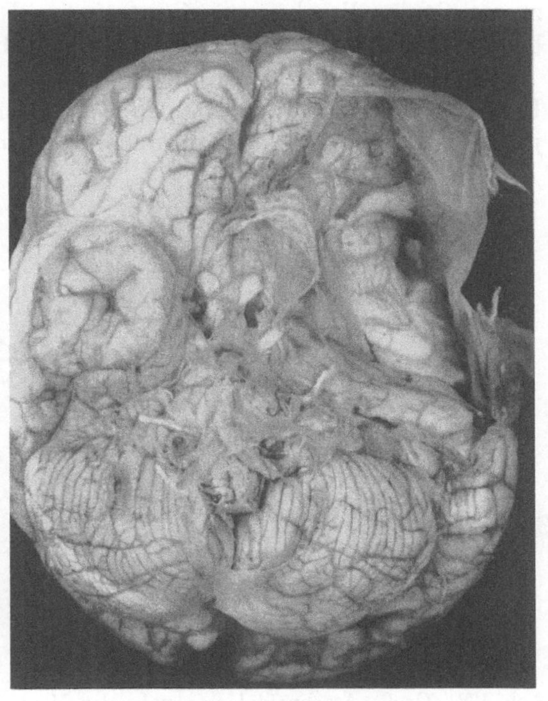

Abb. 437. Faustgroße Arachnoidalcyste im Gebiet der linken Fissura Sylvii. Nach Sturz mit dem Motorrad entstand ein später tödliches, subdurales Hämatom (Fall 5033).

und cerebellären Arachnoidalraum drainiert wird. Je nach ihrer Größe (von Kirsch- bis Apfel-) verdrängen sie das Kleinhirn, den Wurm nach oben, die Hemisphären und besonders die Tonsillen nach oben und oral (s. Abb. 440, 441). Sie können halbseitig stärker ausgeprägt sein [s. auch die von mir angefertigten — von ZEHNDER (1938) veröffentlichten — Operationsphotos Abb. 2 und 3 seiner Arbeit, s. auch TROWBRIDGE und Mitarbeiter (1952)].

Eine große doppelwandige Cyste im Gebiet der Cisterna magna mit Verlagerung des Kleinhirns nach oben und zur Seite fanden wir bei einem 10 Monate alten Jungen mit unbekannter Krankengeschichte (Abb. 440).

Von den abgeschlossenen Cysten im Gebiet der Cisterna magna sind diejenigen Fälle abzugrenzen, die bei riesigem Hydrocephalus des 4. Ventrikels nur einen arachnitischen Verschluß des Foramen Magendi darstellen. Hier hat man also nach Freilegung nicht *zwei* durch die Cystenflüssigkeit voneinander getrennte Membranen zu entfernen, ehe das erweiterte Foramen Magendi freigelegt und durchgängig ist, sondern nur *eine einzige*, die aus der äußeren verschwarteten Arachnoidea der Cisterne besteht.

Einen einfachen Verschluß des Foramen Magendi mit hochgradiger Erweiterung des 4. Ventrikels, des Zentralkanals und beider Recessus laterales (Abb. 3, 1950) habe ich bei einem 30jährigen Mann beschrieben. Im eigenen Fall 316 starb das 1jährige Kind einige Zeit nach einer (damals durch Albucid geheilten) Meningitis am Hydrocephalus occlusus der Cisterna magna. Dabei pflegt sich der Spinalkanal recht erheblich zu erweitern.

Im Falle 319 eines $^1/_2$jährigen Jungen mit Myelomeningocele bestand gleichzeitig ein Verschluß des Foramen Magendi mit riesigem Hydrocephalus occlusus und Tonsillendruckconus bis herab nach C 5.

Bildet sich der Hydrocephalus schon im 1. Lebensjahr heraus, so werden die Tonsillen tief in den noch nachgiebigen und sich ausdehnenden Spinalkanal heruntergeschoben und ausgezogen: einer der Entstehungsmechanismen der sog. Arnold-Chiarischen Mißbildung.

Es bleiben schließlich noch die kleineren Cysten in der Cisterna pontocerebellaris zu erwähnen, die aber nur eine geringere Rolle spielen, immerhin aber sehr häufig auch bei Acusticusneurinomen vorkommen (Abb. 259).

Eine diffuse Anlage dieser Cysten, d. h. eine Kombination dieser verschiedenen Formen, sieht man im folgenden Befund einer Schädigung während der ersten Lebensjahre. Bei zunächst völlig normaler Entwicklung machte der 1jährige Junge (Abb. 442)

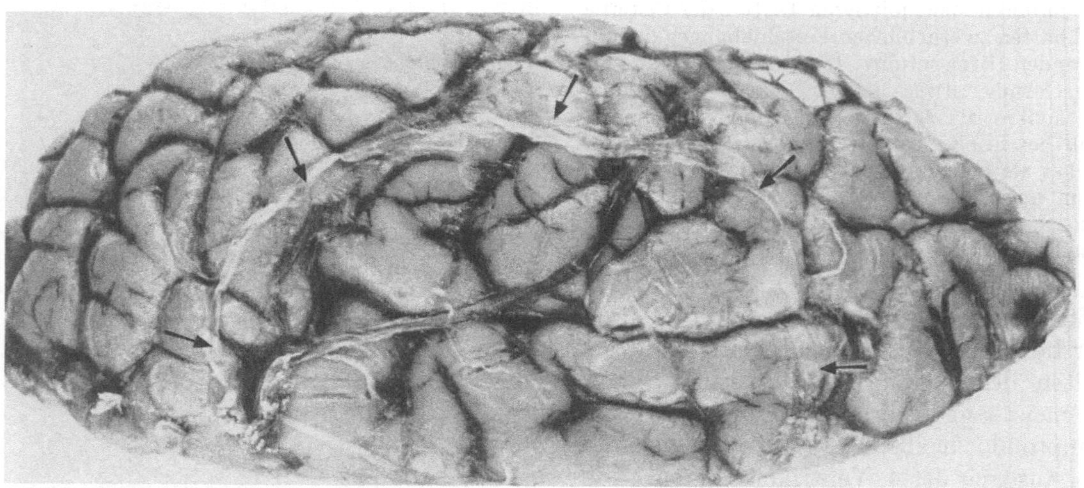

Abb. 438. Große Arachnoidalcyste nahe der Mantelkante im Parietalgebiet mit Ausbeulung des darüber liegenden Knochens (Zufallsbefund bei einer 50jährigen Frau, s. Abb. 439). (Fall 25.)

1 Monat vor seinem Tode eine Bronchopneumonie durch, konnte aber als „geheilt" entlassen werden, bis er kurz vor seinem Tode an einem akuten Hirndruck erkrankte und starb. Autoptisch sah man an der gesamten Basis ein System in sich abgeschlossener Cysten: in der Cisterna magna, pontocerebellaris, ambiens, basalis und chiasmatis (Abb. 442), wodurch die äußere Liquorbahn unterbrochen war. Durch die Verlötung der basalen Liquorräume mit örtlicher Cystenbildung, die an sich raumbeengend wirkte und zudem einen Hydrocephalus occlusus aresorptivus bedingte, entstand der akute — in diesem Falle operativ nicht beherrschbare — Hirndruck.

Eine sehr eigenartige Veränderung findet sich bei den von Dandy (1921), Coleman und Troland (1948) und Taggart und E. Walker (1942) beschriebenen Fällen von kongenitaler Atresie der Foramina Luschkae und Magendi. Es findet sich eine riesige Cyste über den Kleinhirnhemisphären und dem Wurme, die von Blutgefäßen versorgt wurden. Die Hemisphären waren auseinander, der Wurm nach vorne gedrängt [s. auch Benda (1953)].

Auch im *Vierhügelgebiet* liegen umschriebene Cysten, die klinisch ein klassisches Syndrom hervorrufen und neurochirurgisch sehr dringlich werden können. Die eigenen Befunde wurden hier durch unseren Mitarbeiter Nötzel (1940) bereits beschrieben (Abb. 443). Sein Fall 1 und 2 sind pathogenetisch klar. Einzig im Falle 3 gehen unsere Deutungen auseinander, da gleichzeitig ein Tumor der Vierhügelplatte bestand, der mich zu einer rein mechanischen Erklärung der Cystenbildung veranlaßte [s. Riessner und Zülch (1939, S. 17)].

Ich nehme mit RIESSNER (1938) und PENNYBACKER und RUSSELL (1941) an, daß es bei einem Aquäduktverschluß zu einem Einreißen des hydrocephalen Hirnmantels [CORNELIA DE LANGE (1929)] am Trigonum kommen kann, worauf sich ein Arachnoidalsack von seitlich in die Cisterna ambiens vorstülpt und auf das Vierhügelgebiet von oben seitlich preßt.

Die kastaniengroßen bis mandarinengroßen Cysten im oberen Teil der Cisterna ambiens — gleich welcher Genese — drücken das Mittelhirn nach unten, verschließen damit den Aquädukt und verschieben den Oberwurm nach caudal und hinten. Eine etwas anders gelegene Cyste, die über den ganzen Oberwurm verläuft und das Vierhügelgebiet fast unbeteiligt läßt, zeigen die Abb. 12 und 15 bei ZÜLCH (1950).

Besonders wichtig sind seit den letzten 2 Jahrzehnten die arachnitischen Veränderungen in der *Cisterna chiasmatis* geworden.

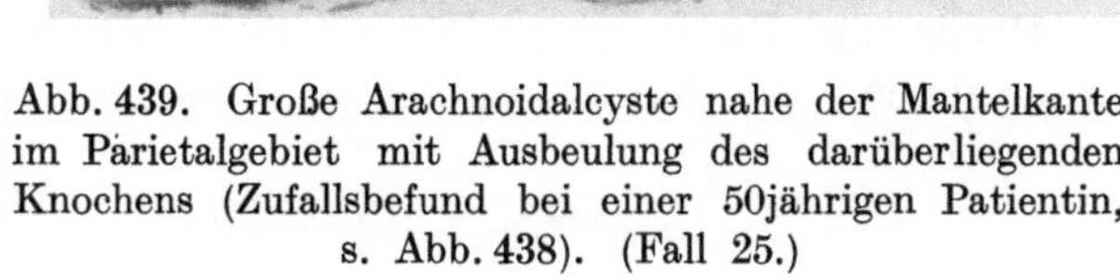

Abb. 439. Große Arachnoidalcyste nahe der Mantelkante im Parietalgebiet mit Ausbeulung des darüberliegenden Knochens (Zufallsbefund bei einer 50jährigen Patientin, s. Abb. 438). (Fall 25.)

[Arachnitis optochiasmatica: VINCENT und Mitarbeiter (1931), PUECH und Mitarbeiter (1933), PETIT-DUTAILLIS (1933), DAVID und Mitarbeiter (1936), FOERSTER (1937), O'CONNELL (1937), FASIANI (1936), TÖNNIS (1937, 1948), RINGERTZ (1937), DICKMANN und Mitarbeiter (1951) und YUHL (1951).]

Die Symptome bei der Arachnitis optochiasmatica werden von dem Südamerikaner SPOTA (1951) ,,BALADOsches Syndrom'' genannt, da dieser 1929 zuerst darauf hingewiesen haben soll.

Nach BOLLACK und Mitarbeitern (1937) kommt die Arachnitis in der Gegend der Cisterna chiasmatis in 3 Formen vor:

1. als Filzwerk feiner Stränge,

2. unter Ausbildung großer Cysten,

3. als vorwiegend atrophische Form.

Wohl am längsten [SCHWARTZ (1897), SCHLESINGER (1893)] und besten bekannt sind die arachnitischen Verwachsungen, eventuell mit Cysten-

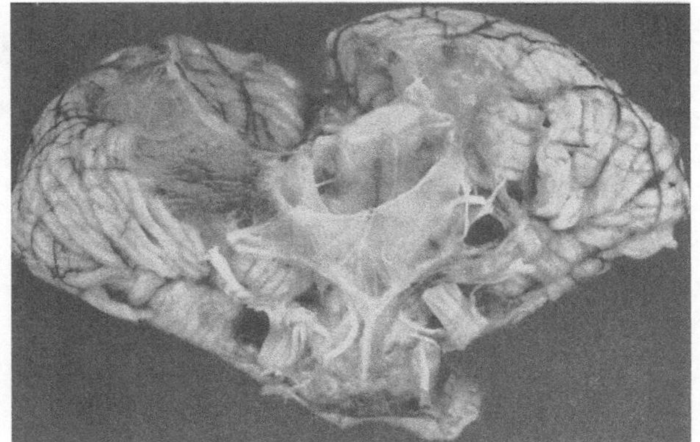

Abb. 440. Große Cyste in der Cisterna magna und pontomedullaris mit hochgradiger Atrophie des verdrängten Kleinhirns. Man erkennt deutlich das Cystensystem an der Vorderseite des verlängerten Markes (Fall 1456).

bildung im *Spinalkanal*. Sie tauchen immer wieder in chirurgischen Beschreibungen als ,,fibröse Membranen, schwartenförmige Verwachsungen, strangartige Adhäsionen usw.'' auf.

[Arachnitis spinalis: STOOKEY (1927), MARINESCO (1934), YASUDA (1937), ELKINGTON (1936), E. GERHARDT (1937), DERWORT (1939), WEPLER (1939), E. CHRISTENSEN (1942).]

Es kann hier sogar bis zur völligen Einmauerung des ganzen Rückenmarks kommen. In YASUDAS (1937) — allerdings wohl relativ seltenen — Befunden und im Falle 2 von HAMPEL (1937) kam es sogar zu ausgedehnten Höhlenbildungen im Rückenmark [als Folge der Zirkulationsstörung s. ZÜLCH (1954)]. Bei STENDERs (1939) spinalen Fällen

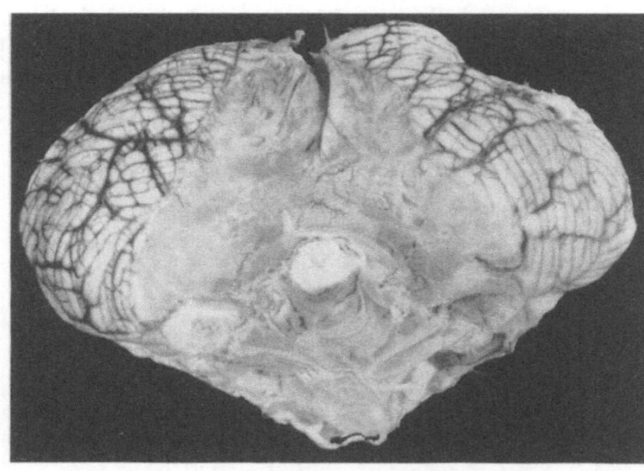

Abb. 441. Ausgedehnte Bildung arachnitischer Cysten in der Cisterna magna und den übrigen basalen Cisternen. Hochgradiger Hydrocephalus occlusus durch Block des Foramen Magendi (Fall 2232).

und Hampels (1937) Fall 2 der hinteren Schädelgrube fanden sich außerdem eine Reihe von Verwachsungen mit der Dura, die „scharf gelöst werden" mußten. Das würde als einziger Befund für die Ansicht Marburgs sprechen, der die Arachnitis auf Veränderungen des Duraendothels bezieht. Sonst ist die Dura meist am cystenbildenden Prozeß nicht beteiligt.

Dem Sitz nach am häufigsten wird das obere und mittlere Halsmark, dann das mittlere Thorakalmark befallen [Stookey (1927)] — Bereiche, die auch dem Trauma am ehesten ausgesetzt sind (?), das für die spinalen Fälle ätiologisch eine besonders hervorragende Rolle spielen soll [Yasuda (1937), Wepler (1939)].

Größe und Form der *solitären* Cysten wurde eben bereits bei den einzelnen Formen beschrieben. Bei den *ausgebreiteten* Prozessen der cystenbildenden Arachnitis sieht man einzelne erbs- bis bohnengroße Hohlräume (Abbildung 442), durch die fibröse Stränge ziehen können. Sie sind —ebenso wie die solitären Cysten— prall gefüllt mit einer trüben oder wasserklaren Flüssigkeit.

Feingewebsbau. Untersucht man die solitären Cysten histologisch, so findet man nur enttäuschend geringe Abweichungen vom normalen Bau einer Arachnoidea: eine fibröse Verdickung eines zellarmen faserreichen, hyalinisierten Gewebes [Elkington (1936)] mit ein paar Endothelzellnestern mag alles sein, was im Bilde erscheint. In wenigen Fällen kann man allerdings die Reste der Entzündung aus der Entstehungszeit noch nachweisen: Nötzel (1940) sah in seinem Fall 1 die weichen Häute überall noch mit Plasmazellen und Histiocyten infiltriert; das Hirn war frei; bei

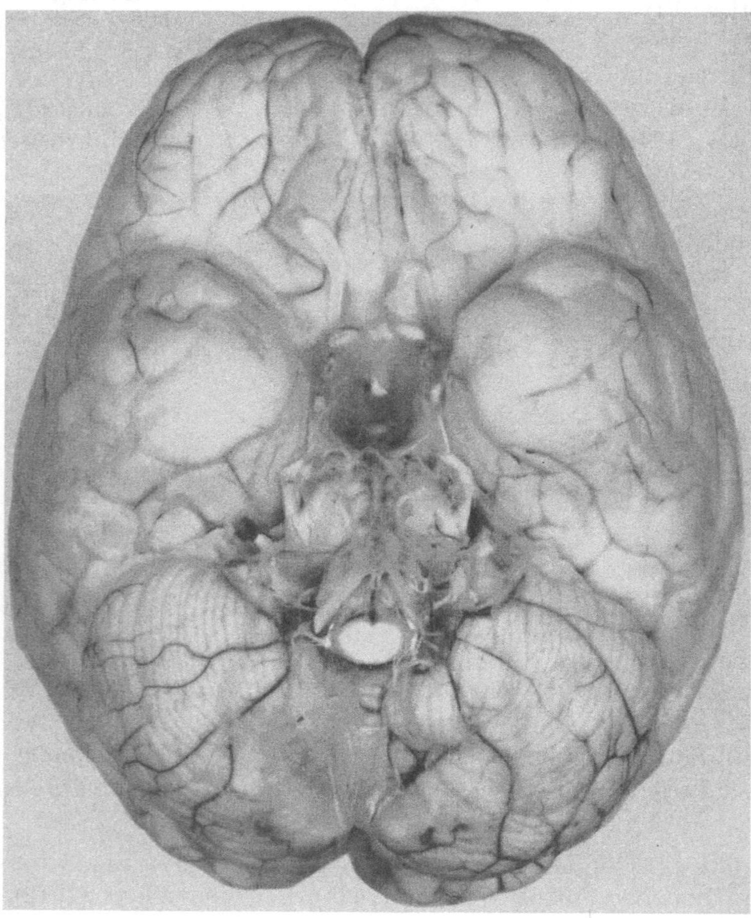

Abb. 442. Arachnitische Cystenbildung an allen basalen Cisternen, besonders stark in den beiden Cisternae pontocerebellares und in der Cisterna chiasmatis und fov. interpedunc. Der Boden des 3. Ventrikels (s. Hypophysenstiel) ist angehoben (Fall 1018).

YASUDAs (1937) Fall 3 waren es Lymphocyten. Auf dem Ependym des Seitenventrikels lagen einige kleine Ependymknötchen. Auf die Ependymveränderungen wird an anderer Stelle noch näher eingegangen (s. S. 613).

In HAMPELs (1937) Fall 1 bestand in einem fibrös gewucherten und zum Teil noch chronisch entzündlich infiltrierten, arachnoiditischen Gewebe eine dichte Durchsetzung mit Carcinomzellen (s. die meningealen Carcinosen, S. 589). Er ließ die beiden Möglichkeiten der Entstehung der Arachnitis 1. als Folge einer Mittelohrentzündung vor 30 Jahren oder 2. als Reizerfolg der metastatischen Krebsinfiltration offen. Von der französischen Schule [DAVID und Mitarbeiter (1936), PUECH und Mitarbeiter (1933), VINCENT und Mitarbeiter (1931)] wird die Bedeutung einer allgemeinen tuberkulösen und einer örtlichen luischen Erkrankung für die Arachnitis optochiasmatica betont. In einem eigenen Falle von Arachnitis der hinteren Schädelgrube (E 1574) fanden sich diffuse Ansammlungen von Rundzellen, einige Plasmazellen, zahlreiche Epitheloide und vereinzelt LANGHANSsche Riesenzellen (Abb. 432c). Die Reizmeningitis nach Austritt von Cholesteatommassen der Epidermoide, Dermoide oder Teratome wurde an entsprechender Stelle erwähnt (s. S. 550). Sie ist besonders von CRITCHLEY und FERGUSON (1928), KRIEG (1936) und experimentell auch von MAHONEY (1936) untersucht worden.

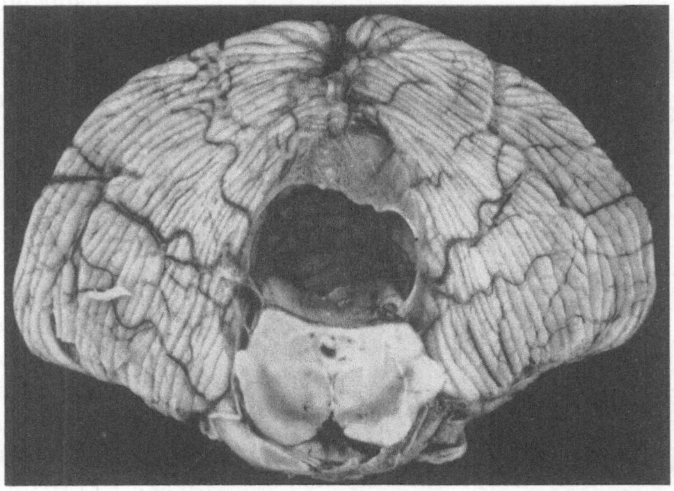

Die Reaktionen des anliegenden Parenchyms auf eine Arachnitis können auf dem Umweg über das Gefäßsystem recht erheblich werden [s. die erwähnten Fälle mit Höhlenbildung im Rückenmark, ZÜLCH (1954)]. YASUDA (1937) berichtet darüber hinaus auch von erheblichen Entmarkungsbefunden im Rückenmark.

Im eigenen Fall 126 eines $7^1/_2$monatigen Kindes fand sich neben einer hochgradigen zellig gewucherten Arachnoidea und einer Proliferation des Ependyms (s. S. 613ff.) auch noch ein buntscheckiges Netz von Lichtungsbezirken im gesamten anliegenden Groß- und weniger auch im Kleinhirn. Auch die Ganglienzellen der obersten Schichten wiesen erhebliche Veränderungen auf.

Abb. 443. Große abgeschlossene Cyste in der Cisterna ambiens über dem Vierhügelgebiet (mit entsprechender Symptomatologie). (Fall 1457.)

Bei der Arachnitis optochiasmatica [BOLLACK und Mitarbeiter (1937)] findet man histologisch am häufigsten die fibröse Form (in 7 von 10 Fällen) mit einer zellig hyperplastischen Veränderung der Leptomeninx um den Nerven und in den Cisternen (s. Abb. 432d). Je nach dem Stadium können die zellig entzündlichen oder die narbig fibrösen Veränderungen mehr im Vordergrund stehen. Sekundär entsteht im Nerven allmählich eine Demyelinisation.

Absolut *enttäuschend* sind die morphologischen Befunde bei der sog. Arachnitis an der hinteren Schädelgrube mit dem klinischen Bilde der Liquorzirkulationsstörungen. Wenn hier von den herabgepreßten Tonsillen oder einem anscheinend blockartig verschlossenen Foramen Magendi die weichen Häute operativ entfernt und untersucht werden, findet man meist nichts als eine Verdickung und Fibrose, allenfalls auch eine hyaline Verquellung der normalen Leptomeninx, fast niemals aber echte Entzündungserscheinungen.

Sicher werden neurochirurgisch noch die Verschlüsse in der Cisterna ambiens — totaler Block des äußeren Liquorweges um das Mittelhirn = Hirnschenkelgebiet — eine Rolle spielen, die nach streptomycingeheilter tuberkulöser Meningitis zu entstehen pflegen. Es handelt sich um 2—4 mm dicke Verschwartungen (Abb. 444), die in diesen Fällen die Ursache des Hydrocephalus sind. Hier steht eine aussichtsvolle Methode der operativen Umleitung des Liquors noch aus.

Fetale (?) Cysten im Arachnoidalgebiet. Gelegentlich trifft der Neurochirurg neben diesen großen, mit wasserklarer Flüssigkeit gefüllten Arachnoidalcysten auch große Blasen ähnlicher Lage und von gleicher Größe, die aber durch die milchige Farbe des Cysteninhaltes unterschieden sind. Auch liegt am Boden der Cysten ein trüber Satz. Zehnder (1938) hat aus unserer Klinik eine derartige Cyste beschrieben (Fall 6) und ich habe dieser Beobachtung (1950) zwei weitere angefügt.

Es handelt sich bei meinen Fällen um einen 42jährigen Mann mit einer 13jährigen Vorgeschichte, bei dem sich eine faustgroße Arachnoidalcyste zwischen der ersten und zweiten Frontalwindung fand und um eine 40jährige Frau mit einer 5jährigen Vorgeschichte, bei der ebenfalls frontal — hier aber parasagittal — eine Cyste mit milchigem Inhalt freigelegt wurde. Beide wurden erfolgreich entfernt.

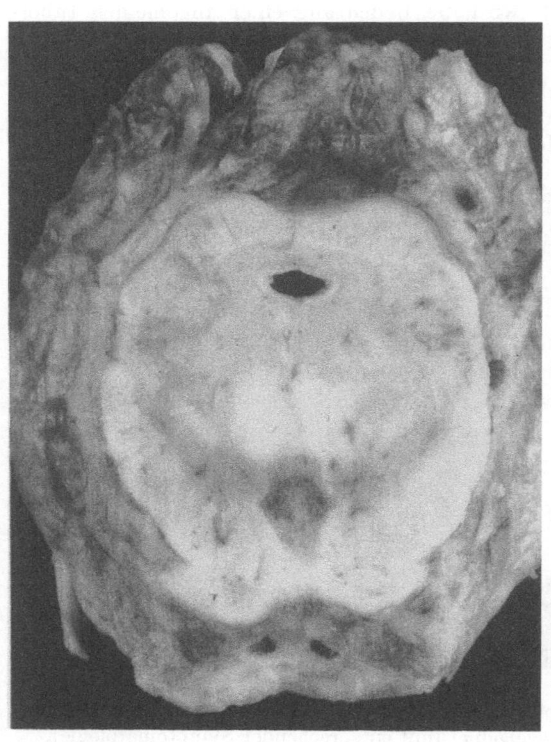

Abb. 444. Schwartige Vernarbung der Arachnoidalräume der Cisterna ambiens bei Streptomycin-behandelter tuberkulöser Meningitis. Der Aquädukt ist erweitert und mit Exsudat überzogen (7jähriges Mädchen). (Fall 5092.)

Histologisch bestanden die Cystenwände aus einem einzeiligen sehr flachen Endothel, das nur auf Schrägschnitten mehrreihig schien (Abb. 445). Dieses proliferierte offensichtlich von dieser „Keimschicht" aus nach innen zu. Jedoch fand man bereits bei den ersten Lagen eine regressive Veränderung der Zellen mit Verlust der Färbbarkeit (Abb. 445). Nach Bildung von 6—8 Lagen schilferten die Zellen ab und wurden als krümelige Schollen in das Innere der Cyste abgestoßen. An einzelnen Stellen bildeten sich innerhalb der äußeren Grenzschicht Psammomkörner, die denen der Arachnoidea ähnelten. Blepharoblasten fanden sich nicht. Die von Zehnder (1938) beschriebenen Cilien halte ich nach unseren Präparaten für feine Protoplasmabrücken (s. Abb. 445a), die solche nur vortäuschten.

Nach Form, Färbbarkeit und Bildung glaube ich am ehesten an einen Ausgang dieser Cysten vom Arachnothel mit Ausschaltung des Gewebes bereits während der fetalen Entwicklung.

Ein Fall O. Foersters (1939) mit einer Cyste oberhalb des 3. Ventrikels in die Cisterna interhemisphaerica ähnelt unserem Bild, sogar ein Psammomkorn ist abgebildet. Foerster selbst nahm allerdings einen Ursprung vom Ependym (aus Paraphysenresten) an.

Die Pathogenese der narbenbildenden Liquorinfektionen. Während der 2. Hälfte der Gravidität können transplancentare Infektionen eine große Rolle für die Entstehung von meningealen Entzündungen spielen. Unter diesen ist besonders die Toxoplasmose und die Rubeolenerkrankung der Mutter bekannt. Für die neurochirurgischen Schädigungen des Hirns spielen diese aber keine wesentliche Rolle. Dagegen werden die übrigen Infektionen der Mutter heute besonders herausgestellt, so der Icterus infectiosus, der Paratyphus und die Malaria [Bammater, zit. Zülch (1954)]. Es scheint aber so, daß darüber hinaus auch Grippe, Masern, Mumps, Varicellen und andere Viruskrankheiten [D. Russell (1949)], wahrscheinlich aber auch nur gehäufte Anginen der Mutter und andere banale Infektionen, bei der Frucht eine leichte Begleit-Meningoencephalitis erzeugen können, die mit der Ausheilung der Mutter ebenfalls ausheilen, gelegentlich allerdings mit Vernarbung und mit Blockade der äußeren Liquorräume, wodurch es dann später zur Cystenbildung kommt. Derartige leichte Begleitinfektionen („Meningismus") finden wir aber auch später in den ersten Lebensjahren beim Kleinkind. Sie führen zu den gleichen Veränderungen. Dazu kommen die *primären* Infektionen der Liquorräume.

Fothergill und Sweet (1933), zit. D. Russell (1949), haben z. B. bei 705 Fällen von Meningitis eine Häufung in den ersten $2^1/_2$ Lebensjahren gefunden und sahen 160 Fälle mit Meningokokkenmeningitis, 78 Fälle mit Influenzameningitis und je 69 mit hämolytischen Streptokokken bzw. Pneumokokken. Neun Fälle waren mit Bacterium coli-Meningitis erkrankt. Wahrscheinlich sind die frühkindlichen Infektionen der Liquorräume pathogenetisch abweichend von denen der Erwachsenen. Nach Parson (1944) und Spence (1941) sollen z. B. sich die Flexner-Bacillen beim Kinde auch in den Liquorräumen auswirken können. Die Infektion mit Bacterium coli, die älteren Kindern wenig schaden sollen, kann bei jüngeren eine tödliche Erkrankung hervorrufen [s. auch Russell (1949)].

Der Zeitpunkt der Entstehung. Für die meisten Fälle der „kongenitalen" Arachnitis adhaesiva bzw. der Arachnoidalcysten nehmen wir also fetale oder frühkindliche diffuse parainfektiöse Meningitiden an. In späteren Lebensaltern werden Nebenhöhlen und Ohrenerkrankungen — und für die spinalen Fälle besonders auch das Trauma — eher in Frage kommen. Ausschlaggebend für die Beurteilung muß einerseits sein, daß das verdrängte Hirngewebe keine Entwicklungshemmung, sondern allenfalls die Zeichen der Druckatrophie zeigt. Andererseits sind im Fall 2 von E. Scherer (1935) und im eigenen Fall 25 Aufbauchungen des anliegenden Knochens (Abb. 438) sichtbar gewesen, d. h. der Prozeß begann vor der Wachstumsperiode. Im eigenen Gut ließ sich bei Nötzels (1940) Fall einer 26jährigen Patientin der Zusammenhang einigermaßen schlüssig erkennen: ein entzündlicher Prozeß lag etwas über 10 Monate zurück; bei seinem 2. Patienten

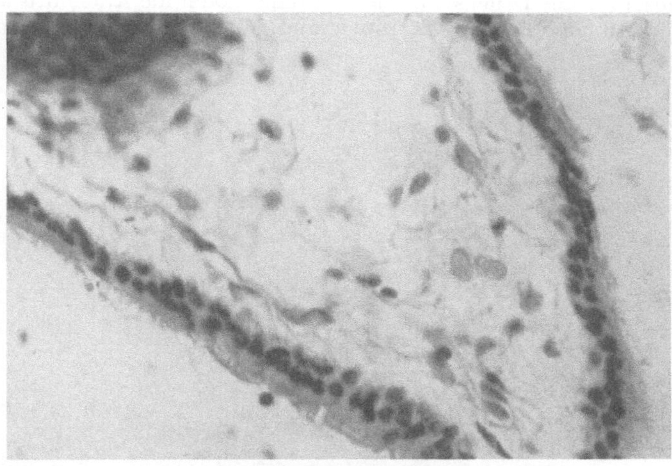

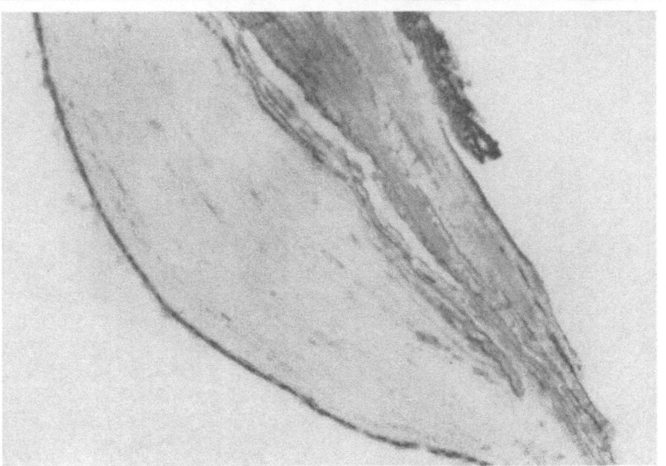

Abb. 445a u. b.

a Querschnitt durch die Cystenwand: Von links nach rechts folgt ein flaches einzeiliges Endothel, mehrere Schichten verquollener Zellen, mit einzelnen langgezogenen, eben sichtbaren Kernen, mehrere Lagen abgestorbene und halbdunkle, gefärbte Zellen sowie abschilferndes nekrotisches, dunkel gefärbtes Material. (Fall 4252, Kresylviolettfärbung, Vergr. 124fach.) -
b Mehrzeilige Lagerung der Endothelzellen auf einem Schrägschnitt. Außen scheinen cilienartige Fortsätze zu liegen. (Fall 4252, Kresylviolettfärbung, Vergr. 320fach.)

— einem 17jährigen Mann — dagegen ließ sich der *Zeitpunkt* einer Infektion nicht bestimmen, da eine chronische Mittelohrentzündung bereits seit früher Kindheit bestand.

Im einzelnen wurden im Schrifttum noch folgende Feststellungen gemacht. Für die Arachnitis optochiasmatica beschuldigen Bollack und Mitarbeiter (1937) neben den kollateralen Entzündungen der Nebenhöhlen noch Lues, Tuberkulose, Osteomyelitis [Pette (1936)], Coliinfektionen, Encephalitis, multiple Sklerose, Gelenkrheumatismus und das Trauma. Auch Bruetsch (1948) fand in Untersuchungen von 400 Hirnen bei sicher nachgewiesener basaler Lues zwar in einigen Fällen die Arachnitis optochiasmatica, in anderen Fällen aber nicht. Für die entzündlich-narbigen Blockaden der Liquorengen nehmen auch Schaltenbrand und Tönnis (1936) einen traumatischen Ursprung an. Nach Yasuda (1937) und Zülch (1944) muß man dem Trauma (auch für die spinale

Arachnitis) eine besondere Bedeutung beimessen (Abschuß der Dornfortsätze, Fraktur eines Brustwirbels). Die spinale Arachnitis kann auch Folge einer früheren akuten Meningitis sein [Grinker, Mackay, Wepler (1939)]. Rouqués und Mitarbeiter (1949) glauben, daß die spinale Arachnitis Folge einer Rückenmarksschwellung sei. Wichtig für die Anerkennung der traumatischen Entstehung sei das meist bestehende, oft sehr lange (18 Jahre und mehr) freie Intervall bis zum Einsetzen der Drucksymptome. Ähnlich kann die Arachnitis auch in der Umgebung eines Rückenmarkstumors liegen [Davidoff und Mitarbeiter (1947)] und dort für das Kontrastmittel eine

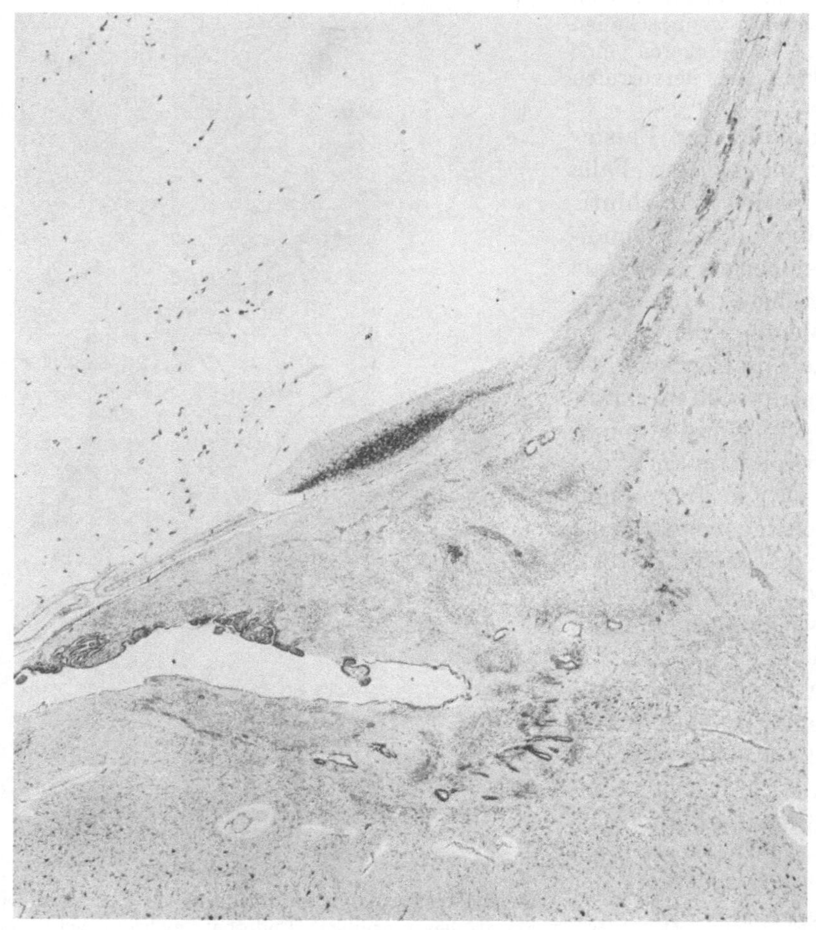

Abb. 446. Ependymitische Schwarte in einem Ventrikelwinkel (Fall 34).

falsche Querschnittshöhe angeben [eigene Beobachtungen bei einem 47jährigen Patienten s. Zülch (1954), S. 98]. Eine symptomatisch granulierende Arachnitis kann die Folge der Einbringung von Kontrastmittelsubstanzen mit Reizeffekt [Marcovich (1941)] sein. Auf die Infektionen mit Virosen als Grundlage der Arachnitis weisen besonders auch Carillo und Mitarbeiter (1951) hin. Ostertag und Schiffer (1948) sahen bei einem sarkomatösen Tumor des Brückenwinkels und einer Bronchialcarcinom-Metastase eine symptomatische Cystenbildung im Brückenwinkel, wie man sie sehr häufig beim Neurinom findet. Nach David und Mitarbeitern (1936) soll die Lues auch für den arachnitischen Verschluß der großen Cisternen von Bedeutung sein können.

Beziehungen zwischen Klinik und morphologischem Befund. Der Begriff „Arachnitis" ist noch sehr unscharf definiert. Die Kliniker verstehen darunter eine viel weiter greifende Reihe von Krankheitsformen als die Morphologie. Sie beziehen zahlreiche, nur „funktionelle" Liquorzirkulationsstörungen mit ein, während der Morphologe gestaltliche Veränderungen am Substrat verlangt, wenn er eine „Arachnitis" diagnostizieren soll; siehe die Ausführungen am Anfang dieses Kapitels (S. 603). Artdiagnostisch läßt sich die Arachnitis bzw. Arachnoidalcyste wohl nur beim Anstechen einer solitären Cyste und

Luftfüllung bei der Ventrikelpunktion bzw. bei Aufbauchungen der Knochen im Temporalgebiet in Kombination mit einem raumfordernden Prozeß, bei Nachweis eines membranösen Verschlusses am Foramen Magendi und bei gewissen spinalen Fällen bereits *vor der Operation* erkennen. Auch ein enger zeitlicher Zusammenhang mit einer Infektion, bestimmte Befunde bei der Cisternographie, das Überstehen der streptomycingeheilten Tuberkulose und manche luische Anamnesen oder sehr variable Gesichtsfeldbefunde (Arachnitis optochiasmatica) müssen an die cysten- und narbenbildende Arachnopathie denken lassen.

Schließlich können Arteriogramme die Cyste im Gebiet der Fissura Sylvii wahrscheinlich machen. Doch muß man abschließend zugeben, daß die klinisch-operative Diagnose und Feststellung einer *Arachnitis circumscripta sehr häufig noch eine Verlegenheitsdiagnose ohne sichere objektive Grundlage bleibt.*

Die *chirurgische Behandlung* mit Entfernung der Cysten, Excision der Membranen, Beseitigung schnürender Bänder, Befreiung verlagerter und dort festgehaltener Hirnteile oder mit Wiederherstellung der Liquorzirkulation durch Herstellung von Umleitungen, hat mitunter recht gute Erfolge [TÖNNIS (1952), STENDER (1939)]. LINCENKO (1948) berichtet über $^1/_3$ Heilung der Patienten mit Arachnitis optochiasmatica durch Operation. SKORODUMOVA (1948) sah bei frühzeitiger Operation Erfolge.

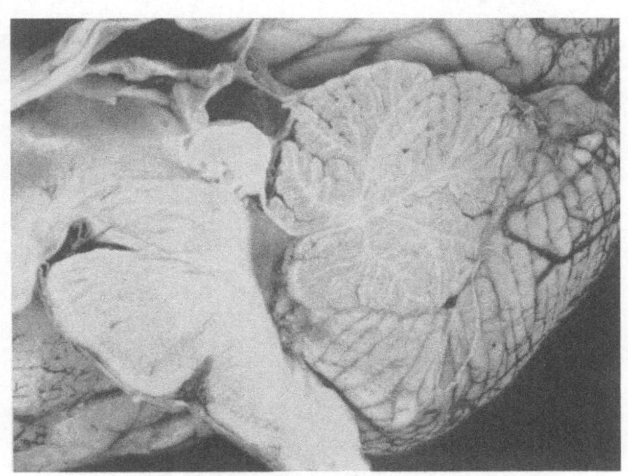

Abb. 447. Strangförmige narbige Verwachsungen im Aquädukt mit völliger Verlegung des Lumens (Fall 1825).

Aus der Pariser Schule [VINCENT (1931), PETIT-DUTAILLIS (1933), BOLLACK und Mitarbeiter (1937), PUECH und Mitarbeiter (1933), DAVID und Mitarbeiter (1936)] liegen zahlreiche Berichte über die erfolgreiche chirurgische Behandlung der Arachnitis optochiasmatica vor.

b) Die Ependymitis.

Die akute Ependymitis ist ebenso wie die Meningitis Folge einer Infektion der Liquorräume, also ein der akuten Meningitis [HASENJÄGER und STROESCU (1939)] koordinierter Entzündungsprozeß. Als Rest des Exsudats — das teils auf dem Ependym liegen bleibt, teils dieses und das Subependymium durchsetzt — bilden sich knötchenförmige oder beetartige Wucherungen eines zellarmen Gliagewebes. Dieses besteht aus langen spindeligen faserbildenden Zellen, wobei in der Tiefe noch einzelne Ependymschläuche und Nester die frühere Lage des Ependyms anzeigen (Abb. 446). Durch diese entzündlichen Auflagerungen und ihre Vernarbung kann es an den Engen zu Blockaden am Liquorsystem kommen [s. KAUTZKY und ZÜLCH (1955)], die neurochirurgische Bedeutung gewinnen. Besonders der Aquädukt scheint betroffen, weniger die Foramina Monroi und das hintere Marksegel des 4. Ventrikels bis zum Foramen Magendi. Einen Verschluß des Foramen Monroi haben wir anatomisch noch nicht untersuchen können, doch ist uns der ventrikulographische Befund eines halbseitigen Kammerverschlusses mit entsprechendem Hydrocephalus nach früherer innerer Liquorinfektion geläufig und auch aus Kriegsinfektionen bekannt.

Auf den entzündlichen Verschluß des Foramen Monroi hat auch ECTORS (1935) hingewiesen. Über eine akute Ependymitis 27 Tage nach Injektion von Thorotrast bei einem 5jährigen Kind berichtete BERES (1939).

Neben den äußeren Liquorräumen ist es also besonders der *Aquädukt*, der bei derartigen Entzündungen gefährdet ist. Wir finden Aquäduktverschlüsse durch Ependymitis sowohl bei den Mitinfektionen der Liquorräume in der Fetalzeit (s. S. 610ff.) als auch im frühen Kindesalter.

Ein derartiger mit Sicherheit angeborener Aquäduktverschluß fand sich bei einem 2jährigen Kind unserer Beobachtung mit einem subtotalen Blasenhirn [ZÜLCH (1954), Abb. 2, S. 7]. Das

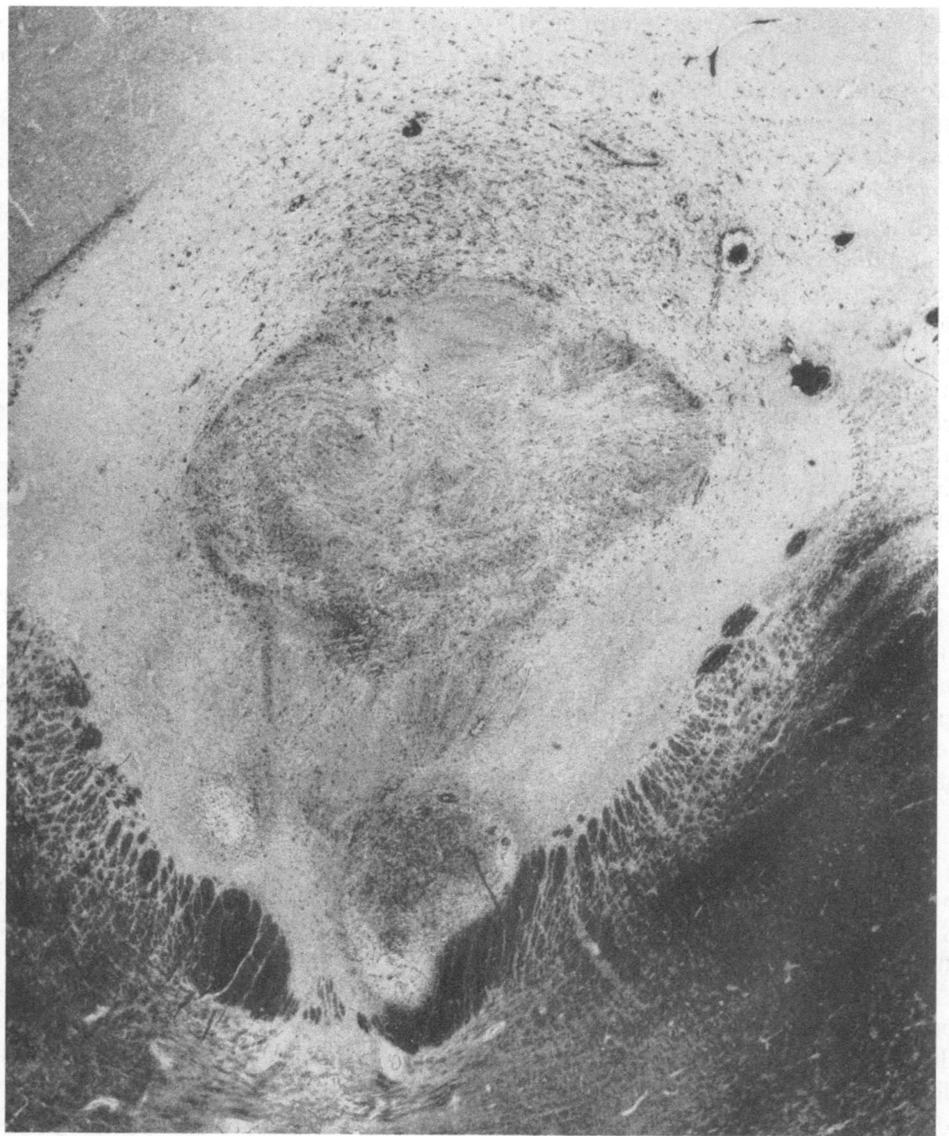

Abb. 448. Narbiger Aquäduktverschluß nach luetischer Ependymitis. Zahlreiche ROSENTHALsche Fasern im Narbengewebe und im zentralen Höhlengrau (Fall 36).

Kind wurde bereits mit einem Wasserkopf geboren, hatte später einen Schädelumfang von 62 cm und zeigte autoptisch einen narbigen Aquäduktverschluß, bei dem das frühere Lumen noch durch Ependymschläuche angezeigt war. Auch E. CHRISTENSEN (1942) hält eine intrauterine oder infantile Entzündung der Liquorräume als Ursache des Verschlusses durch granuläre Ependymitis für möglich.

Von unseren zahlreichen Fällen mit Aquäduktverschluß [s. ZÜLCH (1938 und 1950)] möchte ich hier nur den Fall (Nr. 36) einer 36jährigen Frau näher (Abb. 448) beschreiben, die am Hirndruck starb. Bei ihr bestand früher eine — inzwischen seronegative — luetische

Infektion der Liquorräume. Makroskopisch sah man eine Ependymitis granularis, die am Ausgang des 4. Ventrikels zur Bildung einer narbigen Platte und einem kompletten Aquäduktverschluß geführt hatte. Der Aquädukt war von einem zellarmen gliösfaserigen Gewebe verschlossen (Abb. 448), das Ependym bis auf wenige Inseln und Schläuche verschwunden. Man sah einzelne Capillaren und einige perivasculäre Infiltrate am Rande dieser Narbenplatte. Bei Markscheidenfärbung war das Gewebe bis weit ins zentrale Höhlengrau und in den einen Zweihügel von ROSENTHALschen Fasern durchsetzt (s. Abb. 448). Bei Bindegewebsimprägnationen wurde die Narbe von einem dichten Silberfasernetz durchzogen, wie wir es bei den kongenitalen Aquäduktverschlüssen niemals gesehen haben. Dort war sonst das Bindegewebe immer auf die wenigen spärlichen Capillaren beschränkt.

Ein besonderer Typ der hier teils „ependymitischen", teils arachnitischen Blockade kann etwas oral von dem Foramen Magendi liegen. Sie führt dort zu einer Amputation des Ausgangsteils des 4. Ventrikels, was bisher noch nicht ausreichend bekannt ist [ZÜLCH (1950)], Abb. 449. Die Abbildung zeigt eine strahlige Narbenplatte zwischen Nodulus, Tonsillen, Plexus chorioideus, Ventrikelboden bei einem 36jährigen Mann mit 6jähriger Vorgeschichte eines rezidivierenden Hirndrucks.

Einen völlig gleichartigen Befund hatte ich gemeinsam mit ROER

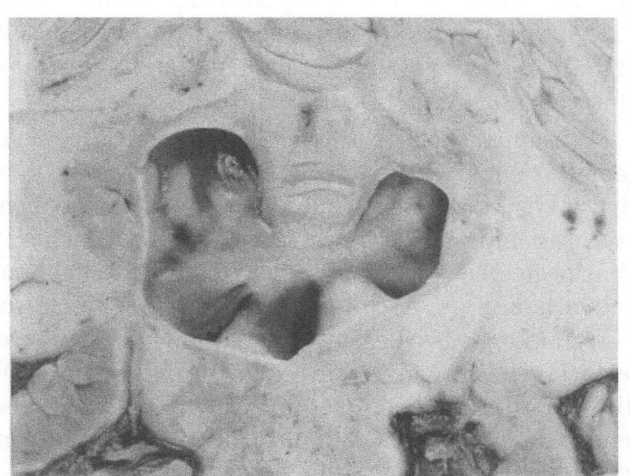

Abb. 449. Narbiger Verschluß im unteren Drittel des 4. Ventrikels durch entzündliche Verwachsungen zwischen Ependym des Kammerbodens, den weichen Häuten der Tonsillen, dem Unterwurm (Nodulus) und dem Plexus chorioideus (Fall 1186).

[ZÜLCH (1950)]. Er entspricht einer röntgenologischen Beschreibung von DANDY (1938), DAVID, STUHL, ASKENASY und BRUN (1937), siehe ihre Fig. 39/40].

Ich habe früher einen ähnlichen, wenn auch nicht so schweren Verschluß (1950, Abb. 2) bei einem 27jährigen Mann mit einer 2jährigen Vorgeschichte von Hirndruck beschrieben.

Pathogenese. Alle Infektionen des Liquorraumes, aber auch irritierende Substanzen [Thorotrast, Lipiodol, Jodipin, Parasiten, Zystizerken: OPALSKI (1931), Cholesterin und Fettsäuren] führen zur akuten oder subchronischen Ependymitis.

Über das Schicksal des in das Hirn eingebrachten Lipiodols (Leukotomie!) berichten z. B. MORELLO und Mitarbeiter (1953). Es kommt dabei zu sehr heftigen Fremdkörpergranulomen (ihre Fig. 3).

D. Technische Methoden.

I. Anleitung

zur pathologisch-anatomischen Untersuchung der Geschwülste und sonstiger raumfordernder Prozesse im Nervensystem.

[Für die Technik und Färbemethoden s. auch die Anweisungen von ROMEIS (1940), SCHMORL (1934), SPIELMEYER (1927), BERTRAND (1930), MASSON (1923), GOMORI (1941), J. ANDERSON (1929), D. RUSSELL (1939), G. HASSIN (1948), A. WEIL (1945), CALVO (1954) usw.]

Allgemeines.

Die Technik der Untersuchung von pathologischen Prozessen im Nervensystem unterscheidet sich geringgradig von der in allgemein-pathologischen Instituten. Während hier die Färbetechnik der laufenden Untersuchung einfach und im allgemeinen auf die Verwendung weniger Methoden beschränkt ist, ist sie in der Neuropathologie oft sehr differenziert. Eine selektive Darstellung der zahlreichen verschiedenen Gewebsbestandteile des ZNS mit verschiedenen Färbemethoden ist häufig notwendig. Diese Forderung erschwert und verlängert jedoch den Gang der Untersuchung.

Wir diagnostizieren heute eine Hirngeschwulst nach dem Bild des *Gewebes*. Die Form der Einzelzellen bildet in diesem nur *ein Merkmal*. Wir wissen weiter, daß sowohl Einzelzellen wie Architektur und regressive Vorgänge sehr weitgehend wechseln können. Und doch sind normale Varianten und regressive Vorgänge für eine Geschwulstart weitgehend *typisch*. Man muß deshalb größere Bezirke einer Geschwulst untersuchen, um ihren Charakter sicher zu beurteilen und die biologische Bewertung richtig zu treffen. Es ist deshalb darauf zu achten, daß immer *möglichst reichlich von dem* eingesandten Tumormaterial eingebettet wird.

Wir untersuchen, ähnlich wie in der allgemeinen Neuropathologie, die Geschwülste gemäß den Richtlinien Spielmeyers: nach *Sitz* und *Ausdehnung* sowie nach ihrer *Art*. Wir erfassen bei den Geschwülsten neben dem Zelltyp besonders auch Ausbreitung und Wachstumsart der Geschwulstzellen, Verhalten gegenüber dem Hirngewebe (Markscheiden, Achsenzylinder, Ganglienzellen), neben der Zellform besonders auch die Zellverbände (s. Architekturen), den Zellreichtum, die Lebensdauer der Zellen, die Faserbildung, das Verhalten des Bindegewebes (Gefäßbindegewebe, freie Fasern) und die regressiven Vorgänge wie Nekrose, Verfettung, Verkalkung, Verschleimung usw. Für die Einordnung einer Geschwulst werden *alle* diese Größen berücksichtigt und nur die in der *Mehrzahl* dieser Punkte übereinstimmenden Formen werden zur gleichen Art gerechnet. Gleiche oder ähnliche Zellform *allein* — bei sonst unterschiedlichem Verhalten! — kann nicht ausschlaggebendes Merkmal für die Eingliederung einer Geschwulst sein.

Denn es hat sich gezeigt, daß nicht *eine* Größe, wie etwa die bipolare Form einer Zelle, für das biologische Verhalten den Ausschlag gibt, sondern die *Gesamtzahl* der aufgeführten Merkmale.

Man kann heute die Mehrzahl der Tumoren an einem großen Paraffinschnitt bei HE-Färbung diagnostizieren, doch bleibt immer eine bestimmte Zahl — 10 bis 15 % —, bei denen dann Schwierigkeiten entstehen. Es handelt sich vornehmlich um die Abgrenzung von Oligodendrogliom, Astrocytom und Glioblastom. Hier möge man insbesondere die primäre Metallimprägnation mit Goldsublimat nicht vergessen, die früher für *alle* Fälle notwendig erschien, heute aber in den strittigen Fällen die Klassifikation ganz wesentlich erleichtert. Für die Erkennung der Sarkome (besonders die Trennung der monstrocellulären Form vom Glioblastom) aber sind die Versilberungen der Gitterfasern meist die ausschlaggebende Methode.

Der Wert und die Aufgabe der *pathologisch-anatomischen* Untersuchung liegt nun darin, eine *biologisch einheitliche Ordnung* zu schaffen, bei der sich in der Klassifikation und Namengebung der Geschwülste bereits das zukünftige klinische Schicksal des Geschwulstträgers ausdrückt. Denn die pathologische Anatomie ist in diesem Punkte eine Hilfswissenschaft der *Klinik*.

Im einzelnen gehen wir so vor, daß wir auf Grund einer Übersichtsfärbung — die für den Neuropathologen verständlicherweise in einer Nissl-Färbung bzw. ihrer leicht ausführbaren Modifikation mit Kresylviolett, sonst auch mit Hämatoxylin-Eosin bestehen wird — eine grobe Einordnung entsprechend den vom Operateur gegebenen Hinweisen versuchen. Stimmen beide überein, so erübrigt sich eine weitere genauere Untersuchung mit Spezialmethoden. Unterscheiden sich die beiden, so müssen wir weitere Färbungen anwenden. Der *Anfänger* tut allerdings gut daran, außer der Kresylviolettfärbung regelmäßig Imprägnationen zu Rate zu ziehen und seine Diagnose zu sichern. *Der Erfahrene kann — mit einigen Ausnahmen — alle Hirngeschwülste an dem HE-Paraffinschnitt der allgemein-pathologischen Durchschnittsuntersuchung erkennen und ausreichend klassifizieren.* Im übrigen werden unten bei der Besprechung der einzelnen Geschwulstarten noch Hinweise über diagnostische Unterscheidungsmerkmale bei den verschiedenen Methoden gegeben.

Fixierung.

Das zur Untersuchung bestimmte Gewebe ist gewöhnlich durch Operation oder durch Obduktion — selten durch Punktion — gewonnen. Die Fixierungsflüssigkeit „der Wahl" ist eine 10fach verdünnte Formalinlösung.

Das heißt, es wird aus der 40%igen — sog. „konzentrierten" — Formollösung durch 10fache Verdünnung — möglichst mit physiologischer Kochsalzlösung — eine 4%ige gebrauchsfertige Lösung hergestellt.

a) Operationsgut. Dieses bedingt eine *Ausnahme* von dieser Regel: Bei allen Gliomen und Paragliomen ist ein Stück sicheren Geschwulstgewebes möglichst aus der Wachstumszone der Randgebiete bereits primär in der von HORTEGA angegebenen Brom-Ammoniumformollösung zu fixieren. Ist aber eine *primäre* Fixierung in dieser Flüssigkeit nicht möglich, so genügt erfahrungsgemäß auch eine sekundäre Übertragung nach 2—3tägiger Formolfixierung. Spätere Übertragung von Obduktionsmaterial s. unten.

Werden Hypophysenadenome und Gliome bei der Operation vornehmlich mit dem Sauger entfernt, so soll der Operateur möglichst ein *solides* Stück für die spätere histologische Untersuchung sichern (Entfernung mit dem scharfen Löffel). Baldige Übertragung des durch Operation gewonnenen Gewebes in die Fixierungsflüssigkeit ist gerade bei Hypophysenadenomen wünschenswert, um die starken autolytischen Zerfallserscheinungen in physiologischer Kochsalzlösung zu vermeiden (steriles Schälchen mit Formalin oder BOUINscher Lösung usw. auf dem Instrumentiertisch!).

b) Saugflaschengut. (Rückstand beim Filtern des Saugflascheninhalts.) Das Saugflaschenmaterial ist zunächst aufzubewahren — selbst wenn anscheinend genügend Geschwulstmasse während der Operation entfernt wurde — und sofort nach Beendigung der Operation auszufiltern und in Formalin zu fixieren. Das Verweilen in der Spüllösung führt schnell zur autolytischen Zersetzung des Gewebes und verhindert eine spätere Untersuchung. Das Material wird vernichtet, wenn die ersten brauchbaren Schnitte aus dem Operationsgut vorliegen. Muß dieses Saugflaschengut untersucht werden, so sind aus der später schwärzlich-krümeligen Masse mit einer Pinzette die auf Geschwulstgewebe verdächtigen Teilchen zu entnehmen und in Paraffin einzubetten. Man benötigt etwa 1 cm³ des Gewebes zur Untersuchung.

c) Obduktionsgut. Die Hirnsektion ist nach dem Tode schnellstens, möglicht *vor* der Körpersektion auszuführen. Wenn kein Hirndruck besteht, kann man eine gewisse Vorfixierung des Hirns erreichen, indem man die äußeren Liquorräume von 2 Kanülen aus mit Formalin durchspült (eine cisternal eingeführt, eine durch die Lamina cribrosa — Bulla ethmoidalis — eingestoßen), jedoch ist der Sekant auf eine Vorfixierung aufmerksam zu machen, da eine gewisse Menge dieser Flüssigkeit durch Oesophagus und Trachea in die anliegenden Organe abfließen und diese ebenfalls anfixieren kann. Dies führt zu überraschenden und zunächst unerklärlichen Veränderungen z. B. der Lungen.

Bei allgemeinem Hirndruck ist eine Vorfixierung durch Injektion von Formalin in die Hirngefäße möglich, wobei allerdings im allgemeinen nur das Gebiet der A. cerebri media und eventuell Teile des Versorgungsgebietes der A. cerebri anterior durchströmt werden. (Injektion der A. carotis vom Halse her oder nach Eröffnung des Schädels von der Basis. Sicherer ist eine Injektion der A. anonyma bzw. A. carotis sin. — A. vertebralis von einem Kragenschnitt: Akromion zu Akromion.) Besonders schwierig ist die *Formerhaltung* des Hirns bei hochgradigem Hydrocephalus, z.B. beim kindlichen Wasserkopf. In diesen Fällen kann man bald nach dem Tod von den Ventrikelpunktionsstellen bzw. durch die klaffenden Schädelnähte die Hirnwasserkammern mit Formalin füllen. Das herausgenommene Hirn ist vor jeder Berührung mit Wasser sorgsam zu *schützen* [cave NISSLS „Wasserveränderungen") und nach äußerer Besichtigung und Beschreibung in reichlich Formalin und unter bester Formerhaltung zu fixieren. Das Formalin soll am 3.—5. Tage erneuert werden. Die weitere Sektion und Verarbeitung kann ohne wesentliche Formzerstörung *frühestens* nach 8tägiger Fixierung in der 4%igen Formalinlösung folgen.

Die Form des Hirns wird am besten erhalten, wenn man es in einem großen Gazelappen schwebend aufhängt und es *zugleich* durch einen Haltefaden unter der A. basilaris — d. h. Basis nach oben — stützt. Das Anlegen eines Haltefadens *allein* führt oft zu unschönen Formveränderungen der Brückengegend!

Befürchtet man eine mangelhafte Fixierung der tiefer liegenden Hirnteile, so kann man den Boden des 3. Ventrikels durch einen Schlitz eröffnen, wenn dort keine pathologischen Veränderungen zu erwarten sind. Das empfiehlt sich besonders bei erheblichem Hydrocephalus occlusus mit Verschluß am Mittelhirn oder caudal davon. Man kann eine gute Fixierung durch Austausch des inneren Liquors mit dem Formalin erreichen, indem man vorsichtig auf die erweiterten Seitenkammern drückt, den Liquor auspreßt und durch den natürlichen Saugeffekt die Kammern mit Formalin vollpumpt.

Bei Sektionsgut kann man Gewebsteile aus der Tiefe noch nach 6—10 Tagen sekundär in Brom-Ammoniumformol (s. oben) übertragen und erreicht dann noch ausreichende Ergebnisse mit entsprechenden Metallimprägnationen.

Hirnsektion.

Die Zerlegung nach Virchow-Zenker zerstört die örtlichen Beziehungen der einzelnen Hirnteile und ist daher in der Neuropathologie verpönt. Ob man bei der Sektion von Hirngeschwülsten Querschnitte (Frontalschnitte) oder zunächst einen Längsschnitt (Sagittalschnitt durch die Medianebene) bevorzugt, hängt von Sitz und Art des zu erwartenden Prozesses und den Veränderungen des ganzen Organs ab. Geschwülste der Mittellinie im 3. Ventrikel, Aquädukt und 4. Ventrikel wie auch manche Balkengeschwülste können bei beiden Schnittrichtungen übersichtlich gezeigt werden. Wenn auch im allgemeinen Frontalschnitte bevorzugt werden, richtet sich der einzuschlagende Weg nach den Einzelheiten des Falles bzw. nach der Verwendung für die Zwecke einer Schausammlung, wo Präparate bestimmter Geschwulstarten gleichmäßig in beiden Schnittrichtungen vertreten sein sollen, um dem Kliniker die Ausdehnung anschaulich zu zeigen.

Auch die *Massenverschiebungen* von Hirnteilen bei raumbeengenden Prozessen (s. dort) können durch beide Schnittrichtungen übersichtlich dargestellt werden. Hier ist beim Längsschnitt eine vorsichtige Präparation vom Medianspalt her, dann eine Durchtrennung des Balkens mit Skalpell und schließlich eine mediane Schnittführung von der Basis her bis zur Durchtrennung der Commissuren notwendig. Man wende besondere Vorsicht an, wenn der Gyr. cinguli zur Gegenseite vorgepreßt ist.

Bei der *Sektion* des Hirns sind die äußere Form und ihre Veränderungen durch die Fixation, Beschaffenheit von weichen Häuten, Gefäßen an der Basis und Konvexität, Bild von Hirnwindungen und Furchen, Formveränderungen im Gebiet der Cisternen [eventuell nach Anlagen des Mittelhirnschnittes nach Spatz zu beschreiben.

Dabei gibt es 2 Wege: Man kann über *eine* Eigenschaft, z. B. die *Kammerveränderungen am ganzen* Hirn, d. h. an allen gelegten Schnitten, berichten, dann über weitere Eigenschaften, die Hirnschwellung, das Ödem usw. Oder man beschreibt alle Einzelheiten an *jedem* einzelnen Frontabschnitt, vergesse dabei aber nicht eine Lagebezeichnung (z. B. „Auf einem Schnitt in Höhe des Hypophysenstiels sieht man . . .").

Dann werden im allgemeinen Frontalschnitte angelegt (s. auch oben) und nun an den Scheiben Lage, Ausdehnung und Wachstum, Farbe und Konsistenz von Geschwulst und anliegendem Hirn, Massenverschiebungen des Hirns mit eventueller Markverbreiterung durch Ödem und Schwellung, Lage- und Formveränderung der Kammern, etwaige Metastasen usw. beschrieben.

Histologische Verarbeitung.

a) Die Einbettungsverfahren.

Wir unterscheiden die Verarbeitung von Untersuchungsgut am supravitalen Quetschpräparat (s. später Schnellverfahren), im Gefrierverfahren oder nach Einbettung.

Gefrierverfahren. Gefriermaterial kann frühestens nach 24—36stündiger Fixierung (oder s. Schnellverfahren) verarbeitet werden. Die Vorzüge dieser Methode sind: Das Fortfallen der Einbettung, die bessere Erhaltung des Gewebes, insbesondere die Verringerung der Gewebsschrumpfung wie bei der Paraffineinbettung (die sonst nur bei der zeitraubenden Celloidineinbettung vermieden wird), die Möglichkeit zur Untersuchung lipoider- und Fettsubstanzen sowie der Anwendung der Metallimprägnationsmethoden. Die mangelnde Schnittfähigkeit von weichem, zerfallendem (nekrotischem, verfettetem usw.) Gewebe und die Unmöglichkeit, das Saugflaschenmaterial so zu verarbeiten, bilden den Nachteil der Methode. Unbedingte Voraussetzung ist das Gefrierverfahren für einen Teil der Metallimprägnationsmethoden, z. B. der wichtigen Goldsublimatimprägnation. Einige ihrer Nachteile fallen bei der Gelatineeinbettung (s. dort) des Gewebes fort.

Gelatineeinbettung. Bei den Geschwülsten wird dieses Verfahren nur selten angewandt, da die Anilinfärbungen und die Metallmethoden dabei nur schlecht gelingen. Man benutzt sie einzig für Fettfärbungen zerfließlicher (Medulloblastome) oder nekrotischer (Glioblastome) Tumoren oder bei Untersuchungen über Hirnschwellung.

Paraffineinbettung. Bei Paraffineinbettung kann man jedes Material rasch und sicher schneiden — besonders dünne Schnitte! — und mit den meisten Methoden färben. Sie ist die Methode der Wahl für Saugflaschenmaterial. Die Nachteile sind: eine hochgradige Schrumpfung von flüssigkeitsreichem Gewebe, so daß die Faserzusammenhänge auseinanderreißen und sich um Ganglienzellen und Gefäße Schrumpfräume bilden, weiter das Fehlen der Gewebszusammenhänge bei sehr dünnen zellarmen Schnitten und die Beschränkung auf wenige Metallimprägnationsverfahren. Denn die Methoden von Cajal, Hortega und Bielschowsky können nur mit unsicher arbeitenden Ersatzmethoden ausgeführt werden, die meist von nordamerikanischen Verfassern ausgearbeitet sind.

Celloidineinbettung. Die Celloidineinbettung ermöglichte zunächst als einzige die Herstellung großer Schnitte, z.B. durch die Hirnhemisphäre, wie sie allerdings nach dem Verfahren von O. Vogt jetzt auch bei Paraffineinbettung gelingen. Sie ist die Methode der Wahl, wenn man nach den Originalvorschriften Nissls färben will. Auch kann man mit ihrer Hilfe besonders gut Wachstum und Ausbreitung einer Geschwulst sowie die Reaktion des umliegenden Hirngewebes studieren. Auch kann man an aufeinanderfolgenden Schnitten die einzelnen Bestandteile des Gewebes selektiv untersuchen (Zell-Markscheiden-Gliafaser-Bindegewebsfärbungen bzw. -Imprägnationen). Die Celloidineinbettung verfährt am schonendsten mit dem Gewebe, besonders auch, wenn es erweicht oder flüssigkeitsreich ist. Sie ist die Methode der Wahl bei der Untersuchung von Hirnödem und -schwellung. Die besonderen Nachteile der Methode sind: die Länge der für die Einbettung benötigten Zeiten, die große Schnittdicke von 30—40 μ und die schlechtere Darstellung der Außenform der Zellen (verglichen mit den Bildern bei der Paraffineinbettung).

b) Auswahl der verschiedenen Färbeverfahren.

Kerne. Die Einzelheiten des Kerns werden am besten mit der NISSL-Färbung und ihren Ersatzverfahren, z. B. mit Kresylviolett an Paraffin- und Gefrierschnitten, dargestellt. Gute Ergebnisse erzielen wir auch mit den übrigen Anilinfärbungen. Das Chromatin wird elektiv auch mit manchen von HORTEGAS Metallmethoden dargestellt.

Glia. Die *Astroglia* stellt sich am schönsten mit CAJALs Goldsublimat, besonders nach primärer Fixierung mit Brom-Ammoniumformol dar. Bei sekundärer Fixierung empfiehlt sich vor der Färbung eine Erwärmung der Gefrierschnitte in Brom-Ammoniumformol, während wir mit der GLOBUS-Methode keine guten Erfolge hatten.

Wenn Interesse an Abbauprozessen besteht, kann man die *Mikroglia* mit HORTEGAS Methode auch in der Randzone der Geschwülste darstellen. Doch ist die Methode sehr empfindlich und verlangt strikte Einhaltung der Vorschriften, z. B. primäre Fixierung in Brom-Ammoniumformol und Verarbeitung zwischen dem 3.—6. Tag.

Die *Oligodendroglia* wird mit HORTEGAS und PENFIELDS Methoden dargestellt. Die Ergebnisse sind jedoch nicht immer sicher. Für die Alltagsdiagnose der Geschwülste, z. B. auch der Oligodendrogliome, ist diese Methode unnötig, da sie bereits bei der HE-Färbung und der Goldsublimatmethode erkannt werden können.

Wenn die Metallmethoden nicht ausführbar sind, so gibt die MALLORYsche Phosphorwolfram-Hämatoxylinfärbung für Gliafasern am Gefrierschnitt einen gewissen Ersatz. Doch sind die Resultate eigentlich nur bei primärer oder sehr frühzeitiger Fixierung in MÜLLERscher Lösung einigermaßen ausreichend. Die Gliafasern der Geschwülste stellen sich bei der HOLZER-Färbung und — nach *Paraffineinbettung* — auch bei der HEIDENHAIN-Färbung meist ausreichend dar. Die GOLGI-Methode kann einzelne Zellen in den Geschwülsten vollständig abbilden (KLATZO).

Parenchym. Als Methoden zur Darstellung der Achsenzylinder sind besonders die nach BIELSCHOWSKY und SCHULTZE-GROS und BODIAN bekannt. Eine Übersicht über die Markscheiden erhält man bei allen entsprechenden Methoden (also auch bei Paraffineinbettung, wo man allerdings die Mitfärbung der Gliafaserung berücksichtigen muß!) und im Gefrierverfahren nach SPIELMEYER-Färbung.

Fette und Lipoide. Fett und lipoide Abbauprodukte werden am saubersten und einfachsten bei Scharlachrotfärbungen (Fett-PONCEAU), frühe Abbaustufen aber auch bei den Markscheidenmethoden erkannt. Die MARCHI-Methode spielt bei der Geschwulstuntersuchung keine Rolle.

Zusammenfassung. Wir verwenden *Gefrierschnitte* zur Schnelldiagnose, zur Darstellung der Zellen und Kerne, der metachromatischen Substanzen (Kresylviolett), der Achsenzylinder und Markscheiden, der Faserglia (Goldsublimatmethode und HOLZER-Färbung), der Mikroglia (nach HORTEGA), der Oligodendroglia (nach HORTEGA-PENFIELD) und des Fettes. Gefrierschnitte genügen meist für eine rasche Durchschnittsuntersuchung. Unmöglich ist die Verarbeitung von weichem Gewebe, bei dem die Paraffin-, Celloidin- und Gelatineeinbettungen Ersatz schaffen.

Paraffinschnitte werden in der heutigen Zeit meist das Grundverfahren für die Routineuntersuchung sein. Sie sind besonders geeignet für die Herstellung dünner Schnitte bei zellreichen Adenomen, zur schnellen Übersichtsuntersuchung *größerer* Blöcke, als sie mit der Gefriermethode noch gelingen, und für die Verarbeitung von weichem, zerfallendem und Saugflaschenmaterial. Die Hauptmethoden sind Übersichtsfärbungen (HE, Kresylviolett, van Gieson, MALLORYS Phosphorwolframsäure-Hämatoxylin, MASSONS Trichromfärbung, Gliamethoden (HOLZER, MALLORY), Markscheidenfärbungen (HEIDENHAIN) und Bindegewebsimprägnationen [PERDRAU, TIBOR PAP, FOOT] bzw. -färbungen (MASSON, VAN GIESON). Für Hypophysenadenome sind neben der HE-besonders die MASSON-Färbung (mit leuchtender Darstellung der acido- und basophilen Zellen) bzw. die schwieriger durchzuführende Färbung mit Äthylviolett-Orange-G. und Neutralviolettfuchsinrot, die Azanfärbung, weiter auch die GOMORI-Färbung mit Chromhämatoxylin zu empfehlen. *Celloidinmaterial* ist geeignet zur Anfertigung größter Blöcke ohne zeitliche Dringlichkeit und für Serien- und Stufenschnitte. Mit dieser Einbettung werden die natürlichen Strukturen der Gewebe am besten erhalten, die Original NISSL-Methode am sichersten gefärbt. Die Bilder eines krankhaften Prozesses, z. B. auch einer Geschwulst, können an aufeinanderfolgenden Schnitten bei den verschiedenen Färbeverfahren am besten einander gegenübergestellt werden (Ganglienzelle nach NISSL, Markscheiden nach PAL-KULSCHITZKY, Glia nach HOLZER, Bindegewebe nach KLARFELD-ACHUCCARO).

c) Die besten Färbeverfahren bei den einzelnen Geschwulstarten.

1. Medulloblastome. Histologische Diagnose aus dem Kresylviolettbild, ortsständige Astrocyten werden mit Goldsublimat, übrige Parenchymreste mit Zell- oder Markscheidenfärbungen dargestellt. Die PERDRAU-Methode zeigt den Gehalt an Bindegewebe der weichen Häute, das in die Geschwulst einbezogen wurde.

Routinefärbung: Kresylviolett (wer an die HE-Färbung „gewöhnt" ist, kann natürlich diese verwenden!) am Gefriermaterial oder nach Paraffineinbettung.

2. Spongioblastome. Die Geschwulstzellen stellen sich am besten mit der Goldsublimatmethode, die ROSENTHALschen Fasern mit der HEIDENHAIN-Färbung, die Architektur und der Beginn der schleimigen Entartung mit metachromatischer Kresylviolettfärbung dar.

Routinefärbung. Kresylviolett am Gefrierschnitt oder Paraffinmaterial, Goldsublimatimprägnation am Gefrierschnitt.

3. Oligodendrogliome. Die klassische Honigwabenarchitektur sieht man am besten nach Paraffineinbettung (HE-Färbung), sie ist angedeutet aber meist auch am Gefrierschnitt zu sehen. Die Verschleimung erscheint besonders gut mit metachromatischem Kresylviolett, die Verkalkung bei Hämatoxylinfärbungen. Die spindelzelligen und großzelligen Gebiete imprägnieren sich am besten mit Goldsublimat.

Routinefärbung. HE am Paraffinschnitt.

4. Astrocytome. Klassische Darstellung der Geschwulstzellen mit der Goldsublimatmethode, doch ist die Erkennung bei Anilinfärbungen im allgemeinen ausreichend gesichert. Die Astrocyten werden auch nach HOLZER und MALLORY gefärbt.

Routinemethoden. Goldsublimat am Gefrierschnitt, Kresylviolettfärbung am Gefrier- und Paraffinschnitt.

5. Glioblastome. Die histologische Diagnose gelingt bei Kernfärbungen. „Reifere" Zellformen und ortsständige Glia stellen sich mit Goldsublimat dar, die Verfettung bei Fett-PONCEAU- und anderen Scharlachrotfärbungen, der Gehalt an Bindegewebe mit den zahlreichen Gefäßformationen erscheint besonders übersichtlich nach der PERDRAU-Methode (s. auch 14. Sarkome!). Mit der GOLGI-Methode kann man einzelne Zellen vollständig darstellen.

Routinefärbungen. Kresylviolettmethode am Gefrierschnitt oder nach Einbettung.

6. Ependymome. Beste Darstellung der Architektur (zellfreie Höfe um die Gefäße) bei Kresylviolettfärbung am Gefrierschnitt oder nach Einbettung. Die „Strahlenkronen" erkennt man besser bei HE- und MASSON-Färbung.

Routinefärbung. Kresylviolett am Gefrier- oder Paraffinschnitt.

7. Plexuspapillome. Kresylviolettfärbung am Paraffinschnitt.

8. Pinealome. Kresylviolett- und HE-Färbung am Paraffinschnitt.

9. Neurinome. Die Architekturen erscheinen am besten bei Kernfärbungen, die Verfettung stellt man mit Fett-PONCEAU dar. Silbermethoden zeigen das Fehlen von freiem gitterfaserigem Bindegewebe (was für die Differentialdiagnose gegenüber dem fibromartigen Meningeom wichtig sein kann!) und imprägnieren die „spezifischen" Fasern. Bei Paraffineinbettung und HE-Färbung kann die Architektur an Oligodendrogliome erinnern (Verfettung!). Kresylviolettfärbungen werden nur gut, wenn die Schnitte eine Nacht in 70%igem Alkohol im Brutschrank vorbereitet wurden

Routinefärbungen. Kresylviolett (s. oben!) und HE am Paraffinschnitt oder Gefrierschnitt.

10. Gangliocytome. Für eine sichere Beurteilung des Zelltyps ist die NISSL-Methode oder eine ihrer Ersatzverfahren (Kresylviolett) Voraussetzung. Es empfiehlt sich auch hier eine Vorbereitung der Schnitte im Brutschrank in 70%igem Alkohol über eine Nacht.

Routinefärbung. Kresylviolett am Gefrier- oder Paraffinschnitt.

11. Meningeome. Man erkennt die Meningeome bei jeder Anilinfärbung. Die Unterarten lassen sich am sichersten bei einer der Silbermethoden erfassen, wenn die Architektur nicht bei Kernfärbungen bereits ausreichend charakteristisch ist.

Routinefärbung. Kresylviolett am Gefrierschnitt oder nach Paraffineinbettung.

12. Angioblastome. Das bindegewebige Gefäßnetz erscheint am besten bei der PERDRAU-Methode, die Verfettung einzelner Formen bei entsprechender Färbung. Doch ist die netzige Architektur (Angioreticulom) bereits bei Kernfärbungen ausreichend zu erkennen.

Routinefärbung. Kresylviolettfärbung am Gefrier- und Paraffinschnitt, sonst Imprägnation nach PERDRAU oder TIBOR PAP.

13. Fibrome. Kresylviolettfärbung und PERDRAU- oder TIBOR PAP-Methode am Gefrier- oder Paraffinschnitt.

14. Sarkome. Für alle Sarkome ist neben den Kernfärbungen die Darstellung des Bindegewebes nach PERDRAU, TIBOR PAP, oder FOOT Voraussetzung. Das gilt besonders für die Abgrenzung der monstrocellulären Sarkome von den Glioblastomen.

Routinemethode. Kernfärbungen und Gitterfaserimprägnationen am Gefrier- und Paraffinschnitt.

15.—18. Chondrome, Lipome, Osteome und Chordome. Diese Gewächse werden nach Paraffin-einbettung bei Kernfärbungen erkannt. Lipome können auch mit Fettfärbungen am Gefrierschnitt untersucht werden. Osteome müssen meist vor der Einbettung entkalkt werden.

Routinemethode. HE- und Kresylviolettfärbung am Paraffinschnitt.

19. Kraniopharyngeome. Entkalkung meist unnötig.

Routinemethode. Kresylviolett- oder HE-Färbung am Paraffinschnitt.

20. Hypophysenadenome. Dünne Paraffinschnitte! Die Erkennung der Unterarten ist meist bei HE-Färbung möglich, erwünscht sind „progressiv" arbeitende Färbungen und weiter Spezial-färbungen: MASSONS Trichrommethode, Äthylviolett-Orange-G., Neutralviolett-Säurefuchsin, HEIDEN-HAINS Hämatoxylin, Azan- sowie GOMORI-Färbung (Chromhämatoxylin).

Routinemethode. HE-Färbung am Paraffinschnitt.

21. Cylindromatöse Epitheliome. *Routinemethode: Anilinfärbungen.*

22.—24. Epidermoide, Dermoide und Teratome. — *Epidermoide:* Aus dem bröcklig-schuppigen Material sind die *Kapsel*teile zur Einbettung zu gewinnen, indem man das Material mit einer Pinzette quetscht, bis von der Kapsel ein feines Häutchen erhalten bleibt. Einbettung in Paraffin.

Routinemethode. HE-Färbung am Paraffinschnitt.

Dermoide, Teratome. Einbettung in Paraffin und Färbung mit Kresylviolett und HE bzw. nach VAN GIESON und MASSON.

25. Angiome und Aneurysmen.

Routinemethode. Einbettung in Paraffin oder Celloidin (besser, weil das Blut in den Gefäßen bleibt!) und Kernfärbungen. Eventuell Bindegewebsfärbungen oder Metallimprägnationen.

26. Unklassifizierte Geschwülste. Wird bei den Routineverfahren die Gruppenzugehörigkeit nicht gleich erkannt, so muß unter Anwendung der Spezialfärbungen versucht werden, die Diagnose doch noch zu stellen. Neben den Kernfärbungen versuche man baldmöglichst eine Goldsublimat-imprägnation am Gefrierschnitt bzw. wende die übrigen Metallimprägnationsmethoden an, die die Außenform der Zelle darstellen. Weiter prüfe man Faserbildung der Zellen, Bindegewebsgehalt, Art der regressiven Vorgänge, Reaktion des Bindegewebes auf diese usw. und versuche aus all diesem rückschließend die Gewebsart zu bestimmen.

27. Metastasen. HE- und Kresylviolettfärbung am Paraffinschnitt.

28. Parasiten. HE- und VAN GIESON-Färbung am Paraffinschnitt.

29. Granulome. Kresylviolett-, HE-, Azan- und Gitterfaserverfahren am Paraffinschnitt.

30. Liquorzellen. Für die Einbettung von Liquorsediment zur Untersuchung auf Geschwulst-zellen wird die von ALZHEIMER angegebene Methode oder ein Ausstrich auf Objektträger verwandt.

d) Schnellverfahren.

Bei der Schnelldiagnose während der Operation [EISENHARDT (1932), BADT (1937), MORRIS (1947), RUSSELL und Mitarbeiter 1937), KAUTZKY (1951), KLATZO (1952), v. POLZER-HODITZ (1952), ZÜLCH (1937)] verfahren wir folgendermaßen: 1. Gefrierschnitte: Formollösung zum Erwärmen eines kleinen, vom Operateur aus *sicherem Geschwulstgebiet* — wenn möglich Wachstumszone — gewonnenen erbs-großen Teilchens für etwa 1 min (bis die ersten Dämpfe aufsteigen; nicht zum wirklichen Kochen bringen!). Bereits die ersten Schnitte auf dem Gefriermikrotom (20 μ oder, wenn dann noch keine Schnittmöglichkeit, auch mehr) werden aufgefangen und dann in eine 1%ige wäßrige Kresylviolettlösung übertragen und wiederum erwärmt (1 min). Dann durch Aqua dest. und die aufsteigende Alkoholreihe in 96%igen Alkohol, wo genügend (je nach Dicke des Schnittes und Zellreich-tums) entfärbt wird. Weiter durch 100%igen Alkohol in Xylol und Canadabalsam. Man kann selbst dickere (40 μ usw.) Schnitte bei geschickter Differenzierung genügend aufhellen, um ein ausgezeich-netes Übersichtsbild zu erzielen (Dauer des Verfahrens etwa 8—10 min). 2. Die zweite Methode zur Schnelldiagnose besteht in der supravitalen Färbung von *Quetsch- und Ausstrich*präparaten. Ein Gewebsstückchen wird auf einem Objektträger mit Präpariernadeln auseinandergerissen und dann mit LÖFFLERS Methylenblau (verdünnt mit gleicher Menge Aqua dest.), Neutralrot (1:10000) oder der Farblösung nach ALZHEIMER-MANN, d. h. mit Methylblaueosin oder nach GIEMSA übergossen oder mit Chlorazolschwarz E. gefärbt. Dann drückt man vorsichtig ein Deckglas auf die Gewebs-teile, bis es die Dicke einer Zellschicht erreicht, doch soll der Gewebszusammenhang nicht zerstört werden. Die überschüssige Farblösung wird mit Löschpapier abgesaugt. Das Präparat ist nach einigen Minuten ausreichend gefärbt. Oder es kann auch die Geschwulstmasse gequetscht und mit einem Objektträger wie ein Blutbild ausgestrichen und entsprechend gefärbt werden. Die histologischen Bilder der Tumoren beim Quetschverfahren wurden hier nicht berücksichtigt. Man findet sie bei KAUTZKY (1951) bzw. KAUTZKY-ZÜLCH (1955). Ich persönlich habe immer die Gefrierschnitte vorgezogen, die man leicht nach den Bildern und Beschreibungen der vorigen Kapitel analysieren kann.

Auswahl der Methoden für das Schnellverfahren.

1. Punktionszylinder:
   a) wenn ausreichend Zeit vorhanden: Einbettung in Paraffin,
   b) wenn Diagnose sofort gewünscht: Quetschverfahren.
2. Operationsmaterial:
Gefrierverfahren; nur wenn Gewebe auch mit Schnittdicke 30—40 μ nicht schnittfähig: Quetschverfahren.

Die Untersuchung mit der *Phasenkontrast*methode von Albertini (1951) hat mir, im Vergleich zum gefärbten Schnitt, für die Schnelldiagnose keine Vorteile ergeben. Für die weitere wissenschaftliche Analyse des Geschwulstgewebes ist von diesem Verfahren sicher noch manches zu erwarten.

Martinez (1953) hat mit der Phasenkontrastmethode gute Ergebnisse gehabt.

Stochdorph (1951) untersuchte Gliome mit dem Phasenkontrastverfahren und fand wenig Unterschiede bei den Zellen von Glioblastom und Astrocytom, größere Differenzen dagegen zwischen Oligodendrogliom und Astrocytom.

Auch mit dem Fluorescenzmikroskop sind an den Hirntumoren Versuche durchgeführt worden [Exner (1932)].

Neuerdings wird das Elektronenmikroskop zur Untersuchung der Hirngeschwülste herangezogen, wobei H. Fernández-Morán (1948) hervorragende Ergebnisse erzielt hat (s. Bd. I dieses Handbuches).

Literatur.

Abbott, K. H., and C. B. Courville: Notes on pathology of cranial tumors. Bull. Los Angeles Neur. Soc. **10**, 10 (1945).
—, and O. I. Cutler: Chronic coccidioidal meningitis, review of literature and report of seven cases. Arch. of Path. **21**, 320 (1936).
—, and B. Glass: Intracranial extracerebral (leptomeningeal) glioma. Excerpta med. Neurol. Psychiatry 8, 786 (1955).
—, and J. W. Kernohan: Primary sarcomas of the brain. Review of the literature and report of twelve cases. Arch. of Neur. **50**, 42—66 (1943).
— — Medulloblastomas; concerning problems of spinal metastasis and malignancy: report of 6 cases and discussion of problems involved. Bull. Los Angeles neur. Soc. 8, 1—10 (1943).
—, and J. G. Love: Metastasizing intracranial tumors. Ann. Surg. 118, 343—352 (1943).
Abelsdorf, G.: Sehnervengeschwülste. In Henke-Llubarsch' Handbuch der speziellen pathologischen Anatomie, Bd. XI/1, S. 796. Berlin: Springer 1928.
Achúcarro, N.: Ganglioneurom des Zentralnervensystems. Folia neurobiol. **7**, 524 (1913).
Adair, F. E., and J. McLean: Tumors of the peripheral nervous system. Kap. XVI in Penfield's Cytology of the nervous system, S. 440—464. New York: Hoeber 1932.
Adam-Falkiewicz, St.: Zwei Geschwülste verschiedenen Baues und von verschiedener Entstehungszeit im gleichen Hirn. Polska Gaz. lek. **1936**, 867.
Adams, J. E.: Familial hemangioblastoma of the cerebellum. Pedigree of two families. J. of Neurosurg. 10, 421—422 (1953).
Adelstein, L. J.: Cysticercus cyst of the 4th ventricle with surgical removal. J. Nerv. Dis. **92**, 623—629 (1940).
Adie, W. J.: Specimen of pineal tumor. Brain **52**, 545 (1928).
Adson, A. W., J. W. Kernohan and H. W. Woltman: Cranial and cervical chordomas. Arch. of Neur. **33**, 247—261 (1935).
— H. J. Moersch and J. W. Kernohan: Neurogenic tumors arising from the sacrum. Arch. of Neur. 28 (1932).
Ageeva-Majkova, O. G.: Über Kleinhirnbrückenwinkeltumoren. Zbl. Neur. 113, 102 (1951).
Akelaitis: Primary melanosarcoma of the leptomeninges. Amer. J. Path. 11, 591 (1935).
Alajouanine, Th., P. Castaigne, J. Nick, B. Pertuiset, J. Barbizet et P. Namin: L'atteinte du trijumeau et du facial dans les méningiomes frontaux sagittaux et parasagittaux. Revue neur. 88 (1953).
— J. Guillaume et R. Thurel: Méningiome suprasellaire. Revue neur. 61, 70 (1934).
—, et Th. Hornet: L'oedème cérébrale generalisée. Ann. d'Anat. path. méd.-chir. 16 (1939).
— — et R. Thurel: Pinéalome avec métastases multiples; dissémination par le L.C.R. Revue neur. 68, 793 (1937).
— u. Mitarb.: Les formes chirurgicales spinales de torulose. Revue neur. 88, 153—163 (1953).
— D. Petit-Dutaillis, I. Bertrand et P. Schmite: Associations chez une même malade de méningiomes multiples du cerveau, de fibrogliomes de l'acoustique et de fibrogliomes radiculaires. Revue neur. 62, 639—648 (1934).
—, et R. Thurel: Tubercule cérébral opéré; survie de trois ans. Revue neur. **1945**.
— — Tumeur perlée de l'angle ponto-cérébelleux. Revue neur. **1945**, 196.

ALAJOUANINE, TH., R. THUREL et TH. HORNET: Cysticerce méningeal (Considerations sur les arachnoidites). Presse méd. 1937, 918.
— — et Y. LONGUET: Ablation d'une métastase cérébrale d'un cancer du sein. Guérison depuis plus de deux ans. Revue neur. 1945, 267.
ALBERTINI, A. v.: Das Malignitätsproblem in histologisch-cytologischer Betrachtung. Verh. der Dtsch. Ges. für Path., Hannover 1951. Stuttgart: Piscator-Verlag 1952.
— Histologische Geschwulstdiagnostik. Stuttgart: Georg Thieme 1955.
ALBRECHT, K.: Ein seltener Fall von multiplen Hirntuberkeln. Zbl. Path. 72, 257 (1939).
ALBRINK, W. S., and H. S. N. GREENE: The transplantation of tissues between zoological classes. Cancer Res. 13, 64—68 (1953).
ALEXANDER: A note on the differential diagnosis of experimentally produced brain tumors and their relation to brain tumors in man. Amer. J. Canc. 37, 395 (1939).
— L.: Die Anatomie der Seitentaschen der 4. Hirnkammer. Z. Anat. 95, 531 (1931).
—, and J. M. LOONEY: Physicochemical properties of brain especially in senile dementia and cerebral oedema; differential ratio of skull capacity to volume, specific weight, water content, waterbinding, capacity and p_H of brain. Arch. of Neur. 40, 77 (1938).
— Tumors and cysts of the cerebellopontine angle and their relation to the lateral recesses of the fourth ventricle. In: Association for research in nervous and mental disease ("Tumors of the nervous system.") Bd. 16, S. 266—314. Baltimore: Williams & Wilkins Company 1937.
— W. S.: Multiple primary intracranial tumors. J. of Neuropath. 7, 81 (1948).
ALLEGRANZA, A.: Un caso di glioma del terzo ventricolo. Sistema nerv. (Milano) 2, 102—117 (1952).
ALLEN, N., and H. W. LOWELL: Tumors of the 3d ventricle. Arch. of Neur. 28, 990—1006 (1932).
ALPERS, B. J.: Origin and development of giant cells in gliomas. Arch. of Neur. 25, 281 (1931).
— Primary fibroblastoma of the brain. Arch. of Neur. 26, 1335 (1931).
— The mental syndrome of tumors of the corpus callosum. Arch. of Neur. 35 (1936).
— Relations of the hypothalamus to disorders of personality. Arch. of Neur. 38, 291 (1937).
— Gumma of the brain. Amer. J. Syph. 23, 233 (1939).
— Cerebral epidermoids (cholesteatomas). Amer. J. Surg. 43, 55 (1939).
— Gliomas of the pons. Arch. of Neur. 41 (1939).
—, and F. C. GRANT: The ganglioneuromas of the central nervous system. Arch. of Neur. 26, 501 (1931).
— — Clinical syndrome of corpus callosum. Arch. of Neur. 25, 67 (1931).
—, and R. A. GROFF: Parasellar tumors. Meningeal fibroblastomas arising from the sphenoid ridge. Arch. of Neur. 31, 713 (1934).
—, and R. HARROW: Cranial hyperostosis associated with an overlying fibroblastoma. Arch. of Neur. 28, 339 (1932).
—, and H. K. PANCOAST: The effect of irradiation on normal and neoplastic brain tissue. Amer. J. Canc. 17, 7—24 (1933).
—, and S. N. ROWE: The astrocytomas. Amer. J. Canc. 30, 1, (1937).
—, and J. WATTS: Mesencephalic glioma. Arch. of Neur. 34, 1250 (1936).
—, and J. C. YASKIN: Gliomas of pons; clinical and pathologic characteristics. Arch. of Neur. 41, 435 (1939).
ALTMANN, F.: Zur Kenntnis der primären Geschwülste des Trigeminus und des Ganglion Gasseri. Beitr. path. Anat. 80, 361 (1928).
— H. W. Zur Morphologie der Wechselwirkung von Kern und Cytoplasma. Verh. der Ges. Dtsch. Naturforsch. u. Ärzte, Freiburg, Sept. 1954, S. 60—68. Berlin: Springer 1955.
AMBROSETTO, C.: Zur Kenntnis der basalen, sog. Endotheliome (Meningeome). Ein Beitrag zur Pathologie und Pathogenese dieser Tumoren. Z. Neur. 157, 743 (1937).
— Istogenesi ed istopatologia delle neoplasie meningee (meningiomi). Studi sassar. Sci. ital. 32, 95—171 (1954).
AMSTAD, E.: Beitrag zur Klinik und Histopathologie des Gangliozytoms der Medulla oblongata. Schweiz. Arch. Neur. 39, 5—25 (1937).
ANDERSON, J.: How to stain the nervous system. Edinburgh 1929.
ANDRASOFZKY, T.: Der Gehirnechinococcus und seine operative Behandlung. Zbl. Neurochir. 9, 6—18 (1949).
ANDRÉ THOMAS et J. JUMENTIÉ: Chordome de la région sphéno-basilaire. Revue neur. 39, 300—304 (1923).
— — Un cas de tumeur du ventricule latéral. Revue neur. 1928 II, 202.
ANGERER: Über Veränderungen an der Schädelbasis bei Hypophysengeschwülsten. Arch. klin. Chir. 143 (1926).
ANITSCHKOFF, N.: Zur Kenntnis der malignen Neuroblastome des N. sympathicus. Virchows Arch. 214, 137—149 (1913).
ANTONI, N.: Über Rückenmarkstumoren und Neurofibrome. Wiesbaden 1920.
— Tumoren des Rückenmarks, seiner Wurzeln und Häute. In BUMKE und FOERSTER, Handbuch der Neurologie, Bd. 14, 1936.

Antoni, N.: Tumoren der Wirbelsäule einschließlich des epiduralen Spinalraumes. In Handbuch der Neurologie, Bd. 14, 1936.
— Gliomas of the neurohypophysis and hypophysial stalk. J. of Neurosurg. 7, 521—531 (1950).
Antons, K.: Calcified spinal meningioma visible on the Roentgen film. Acta psychiatr. scand. (Copenh.) 19, 5—9 (1944).
Aoyagi, T., u. K. Kyuno: Über die endothelialen Zellzapfen in der Dura mater cerebri und ihre Lokalisation in derselben nebst ihrer Beziehung zur Geschwulstbildung in der Dura mater. Neurologia Tokio 11, 1—11 (1912).
Apitz, K.: Über Pigmentbildung in den Zellkernen melanotischer Geschwülste. Virchows Arch. 300, 89 (1937).
— Die Geschwülste und Gewebsmißbildungen der Nierenrinde. Virchows Arch. 311, 285 (1943).
Araki, Ch.: Meningeoma in the pineal region. A report of two cases removed by operation. Arch. jap. Chir. 14, 1181—1192 (1937).
Arana-Iniguez, R., and A. Asenjo: Ventriculographic diagnosis of cysticercosis of the posterior fossa. J. of Neurosurg. 2, 181—190 (1945).
—, and J. San Julian: Hydatid cysts of the brain. J. of Neurosurg. 12, 323—335 (1955).
Arendt, A.: Spongioblastom des Chiasma opticum. Psychiatr., Neurol. u. med. Psychol. Z. Forschg. u. Prax. 1952, 9—13.
Arieti, S.: The vascularisation of cerebral neoplasms studied with the fuchsin staining method of Eros. J. of Neuropath. 1, 375—393 (1942).
—, and Brandwood: Multiple meningeomas and meningeomas associated with other brain tumors. J. of Neuropath. 3, 255 (1944).
—, and E. W. Gray: Progressive multiform angiosis. Arch. of Neur. 51, 182—189 (1944).
Arlt, H. G.: Multiple Meningeome des Gehirns und diffuse Meningeomatosis des Rückenmarks. Z. Neur. 156, 713—734 (1936).
Armitage, G., u. R. Meagher: Gliomas of corpus callosum. Z. Neur. 146, 454 (1933).
Arnold, A.: Primary ependymitis of subacute type with occlusion of the foramina of Monroi and hydrocephalus of the lateral ventricles. Arch. of Neur. 32, 143 (1943).
— P. Bailey and R. A. Harvey: Intolerance of the primate brainstem and hypothalamus to conventional and high energy radiations. Neurology 4, 575—585 (1954).
— — — Changes in the central nervous system following irradiation with 23 mev. X-ray from the betatron. Radiology 62, 37—44 (1954).
— —, and S. J. Laughlin: Effects of betatron radiations on the brain of primates. Neurology 4, 165—178 (1954).
—, H., and H. M. Zimmerman: Experimental brain tumors. III. Tumors produced with dibenzanthracene. Cancer Res. 8, 682—685 (1943).
Arnstein, L. H., E. Boldrey and H. C. Naffziger: A case report and survey of brain tumors during the neonatal period. J. of Neurosurg. 8, 315—319 (1951).
Arnvig, J.: Tentorial and paratransversal meningiomas. Acta psychiatr. (Copenh.) 19, 11—22 (1944).
—, u. E. Christensen: Primary benignant intracranial melanoma. Acta chir. scand. (Stockh.) 82, 217—226 (1939).
Asenjo, A.: Classificacion de las afecciones vasculares quirurgicas del encefalo. V. Congr. Sud-Americano, Tomo II, S. 595. 1953.
— J. Espinoza y E. D. Rocca: Cysticercosis experimental. Neurocirurgia, publicaciones y trabajos cientificos. Trabajo 1946, Nr 14.
—, u. J. Fierro: Solitäre Hirnzystizerken im Kindesalter. Jahresvers. Dtsch. Ges. für Neurochir., Bonn, Spt. 1950.
— F. R. Perino, E. Garcia y A. Gallo: Rev. méd. Chile 75, 1 (1947).
— H. Valladares y J. Fierro: Tuberculomas cerebrales (Revision de 152 casos). Rev. apar. resp. y tbc. (Santiago) 4, 3—32 (1949). Sistema nerv. (Milano) 1, 1 (1949).
Ask-Upmark, E.: On the localisation of gliomas and angiomas of the cerebral hemisphere with special regard to the evolutionary conditions. Acta med. scand. (Stockh.) 94, 1 (1938).
Askanazy, M.: Teratom und Chorionepitheliom der Zirbel. Verh. Dtsch. Ges. Path. 1906.
— Die Zirbel und ihre Tumoren in ihrem funktionellen Einfluß. Frankf. Z. Path. 24 (1921).
— Lindausche Krankheit. Schweiz. med. Wschr. 1939, 320.
—, u. Arend: Über Endotheliomatose an den Blutgefäßen des stark verdickten Schädels ohne Hirnhautgeschwulst. Virchows Arch. 299, 270 (1937).
— M.: Experimentelle Hirngeschwülste. Wien. klin. Wschr. 1937, 816—822.
Askenasy, H.: Les tumeurs perlées du nevraxe. Encéphale 33 (I), 209 (1938).
—, et M. David: Meningiome avec cyst cérébrale de voisinage. Revue neur. 70, 513 (1938).
Askenazy, H. M., and E. E. Herzberger: Importance of carotid angiography in unilateral optic atrophy. V. Internat. Neurologen-Kongr. Lissabon 1953.
— L. Davis and J. Martin: An evaluation of the technic and results of the radioactive di-iodofluorescein test for the localization of intracranial lesions. J. of Neurosurg. 8, 300—314 (1951).

ATHIAS, M.: Sarcome du coeur chez un cobaye après injection, dans le cerveau, de methylcholanthrène. C. r. Soc. Biol. Paris **126**, 585—587 (1937).

AUERSPERG, A.: Ein Fall von Neurinom des N. trigeminus. Nervenarzt **10**, 341—347 (1937).

AVENDANO, J., C. ISMODES e E. D. ROCCA: Bacteriologia de los tuberculomas cerebrales. IV. Congresso sul americano de neurocirurgia, Porto Alegre—Brasil, 1951, S. 316—322.

BAADER, O.: Über die Piamelanose. Z. Zellforsch. **22**, 735—753 (1935).

BAASCH, E.: Zur Pathogenese eines Falles von diffusem Gliom des Thalamus, Aquädukt und der Pinealisgegend. Schweiz. Arch. Neur. **39**, 26 (1937).

BAASNER: Zur Symptomatologie und Genese der Cysten des Wirbelkanals. Inaug.-Diss. Hamburg 1948.

BABONNEIX, L.: Contributions á l'étude des tumeurs cérébrales chez l'enfant. Arch. Méd. Enf. **40**, 761 (1937).

BACH, D.: Un cas de tumeur épendymaire de la queue de cheval. Arch. suiss. Neur. **64**, 5—16 (1949).

BADT: Bericht über 57 nicht diagnostizierte Hirntumoren, zugleich ein Beitrag zur Symptomatologie der Hirntumoren im Senium. Z. Neur. **138**, 610—656 (1932).

— B.: Mikroskopische Schnelldiagnose bei hirnchirurgischen Eingriffen. Zbl. Neurochir. **2**, 123—140 (1937).

BADTKE, B.: Über einen Fall von spiegelbildlichem Einwärtsschielen bei eineiigen Zwillingen. Klin. Mbl. Augenheilk. **105**, 231—237 (1940).

BAGDASAR, D.: Le traitement chirurgical des gommes cérébrales. Revue neur. **1929 II**.

BAGER, C. C.: The differential diagnosis between acoustic neurinoma and meningioma of the posterior face of the petrous bone. Acta psychiatr. (Copenh.) **19**, 23—31 (1944).

BAGG, H. J.: The effect of radium emanation on the adult mammalian brain. An experimental study upon animals with special reference to the therapeutic dose in the treatment of brain tumor. Amer. J. Roentgenol. **8**, 536—547 (1921).

BAGGENSTOSS, A. H., and J. G. LOVE: Pinealomas. Arch. of Neur. **41**, 1187—1206 (1939).

BAGLIONI, T.: Tumore intracranio del ratto da 3—4-Benzopirene. Tumori **16**, 402—423 (1942).

BAHRMANN, E.: Über die fibrinoide Degeneration des Bindegewebes. Virchows Arch. **300**, 342—372 (1937).

BAILEY, O. T.: Relation of glioma of the leptomeninges to neuroglia nests. Arch. of Path. **21**, 584 (1936).

— Histology of meningioma. Arch. of Path. **30**, 42—69 (1940).

— The histogenesis of the medulloblastoma. Excerpta med., Neurol. and Psychiatr. **8**, 814 (1955).

—, and E. C. CUTLER: Malignant adenomas of the chromophobe cells of the pituitary body. Arch. of Path. **29**, 368 (1940).

—, and R. FORD Sclerosing hemangiomas of the central nervous system. Progressive tissue changes in hemangioblastomas of the brain and in so-called angioblastic meningiomas. Amer. J. Path. **18**, 1 (1942).

—, and F. D. INGRAHAM: Intracranial fibrosarcomas of the dura mater in childhood. J. of Neurosurg. **2**, 1 (1945).

— P.: Contribution to the histopathology of pseudotumor cerebri. Arch. of Neur. **4**, 401—416 (1920).

— Cruveilhier's tumeurs perlées. Surg. etc. **31**, 390—401 (1920).

— A study of tumors arising from ependymal cells. Arch. of Neur. **11**, 1—27 (1924).

— Further observations on pearly tumors. Arch. Surg. **8**, 524—534 (1924).

— Quelques nouvelles observations de tumeurs épendymaires. Ann. d'Anat. path. **2**, 481—512 (1925).

— Histological atlas of gliomas. Arch. of Path. **4**, 871—921 (1927).

— Further remarks concerning tumors of the glioma group. Bull. Johns Hopkins Hosp. **40**, 354—389 (1927).

— Tumor of the septum lucidum and corpus callosum causing apraxia. Arch. of Neur. **22**, 614—616 (1929).

— Intracranial sarcomatous tumors of leptomeningeal origin. Arch. Surg. **18**, 1359—1402 (1929).

— Tissue culture of the glioblastoma multiforme. Amer. J. Path. **5** (1929).

— Further notes on the cerebellar medulloblastomas. The effects of Roentgen radiation. Amer. J. Path. **6**, 125—135 (1930).

— Tumors of the hypophysis cerebri. Kap. XXVI in: PENFIELD's Cytology and cellular pathology of the nervous system, S. 1133—1144. New York: Hoeber 1932.

— The pineal body. In PENFIELD's Cytology and cellular pathology of the nervous system. New York: Hoeber 1932.

— Histologic diagnosis of tumors of the brain. Arch. of Neur. **27**, 1290—1297 (1932).

— Cellular types in primary tumors of the brain. In PENFIELD's cytology of the nervous system, S. 905—951. New York: Hoeber 1932.

— Intracranial tumors, 475 S. Springfield: Ch. C. Thomas 1933.

— Tumors of the nervous system in infancy and childhood. In BRENNEMANS Loose Leaf Pediatrics, Prior, Bd. 4, Kap. XXI, S. 28. 1936.

BAILEY, P.: A review of modern conceptions of the structure and classification of tumors derived from the medullary epithelium. J. belge Neur. **38**, 759—782 (1938).
— Tumors involving the hypothalamus and their clinical manifestations. Res. Publ. Assoc. Nerv. a. Ment. Dis. **20**, 713 (1940).
— Concerning gangliogliomas of the brain. J. of Neuropath. **6**, 1 (1947).
— Intracranial tumors. London: Baillière, Tindall u. Cox 1933.
— Die Hirngeschwülste. Stuttgart: Ferdinand Enke 1936, 2. Aufl. 1951.
—, and D. BAGDASAR: Intracranial chordoblastoma. Amer. J. Path. **5**, 439—449 (1929).
—, and H. BEISER: Concerning gangliogliomas of the brain. Res. Publ. Assoc. Nerv. a. Ment. Dis. **6**, 24 (1947).
—, u. A. BRUNSCHWIG: Erfahrungen mit der Röntgenbehandlung der Hirngliome. Z. Neur. **161**, 214—217 (1938).
— D. BUCHANAN and P. BUCY: Intracranial tumors of infancy and childhood. Chicago 1939.
— — — Über die Behandlung intrakranieller Tumoren im Kindesalter. Nervenarzt **12**, 1—9 (1939).
—, and P. C. BUCY: Oligodendrogliomas of the brain. J. of Path. **32**, 735—751 (1929).
— — Cavernous hemangioma of the vertebrae. J. Amer. Med. Assoc. **92**, 92 (1929).
— — Astroblastoma of the brain. Acta psychiatr. (Copenh.) **5**, 439—461 (1930).
— — The origin and nature of meningeal tumors. Amer. J. Canc. **15**, 15—54 (1931).
—, u. H. CUSHING: Medulloblastoma cerebelli. Arch. Neur. **14**, 192—223 (1925).
— — Tumors of the glioma group, 175 S. Philadelphia: J. B. Lippincott Company 1926.
— — Die Gewebsverschiedenheit der Gliome und ihre Bedeutung für die Prognose. Jena 1930.
— — Blood vessel tumors of the brain, 219 S. Springfield: Ch. C. Thomas 1928.
— — The microscopical structure of the adenomas in acromegalic dyspituitarism. Amer. J. Path. **4**, 545—563 (1928).
— — Haemangiomas of cerebellum and retina (LINDAU's disease) with report of a case. Arch. of Ophthalm. **57**, 447—463 (1928).
— — Studies in acromegaly. Amer. J. Path. **4**, 545—564 (1928).
— —, and L. EISENHARDT: Angioblastic meningiomas. Arch. of Path. **6**, 953—990 (1928).
—, and L. M. DAVIDOFF: Concerning the microscopic structure of the hypophysis cerebri in acromegaly. Amer. J. Path. **1**, 185—207 (1925).
—, and N. DOTT: Hypophysial adenomata. Brit. J. Surg. **13**, 314—366 (1925).
—, and L. EISENHARDT: Spongioblastomas of the brain. J. Comp. Neur. **56**, 391—430 (1932).
—, and O. FOERSTER: A contribution to the study of gliomas of the spinal cord with special reference to their operability. Jubilee volume of Dawidenkow. State institute for the publication of biological and medical literature, S. 9—67. Leningrad 1936.
—, and J. HERMANN: The role of the cells of Schwann in the formation of tumors of the peripheral nerves. Amer. J. Path. **14**, 1—38 (1938).
—, and F. HILLER: The interstitial tissues of the nervous system. J. Nerv. Dis. **59**, 337—361 (1924).
—, and G. HORRAX: Tumors of the pineal body. Arch. of Neur. **13**, 433 (1925).
— — Pineal pathology: further studies. Arch. of Neur. **19**, 394—415 (1928).
—, and JELIFFE: Tumors of the pineal body. Arch. Int. Med. **8**, 851—880 (1911).
—, and H. A. MURRAY: A case of pinealoma with symptoms suggestive of compulsion neurosis. Arch. of Neur. **19**, 932—940 (1928).
—, u. G. SCHALTENBRAND: Die mucöse Degeneration der Oligodendroglia. Z. Nervenheilk. **97**, 231 (1927).
— K. SHIMIDZU and E. W. DAVIS: Effects of implantation of methylcholanthrene in the brain of dog. J. of Neuropath. **3**, 184—188 (1944).
— M. C. SOSMAN and A. VAN DESSEL: Roentgen therapy of gliomas of the brain. Amer. J. Roentgenol. **19**, 203—264 (1928).
BAKAY, L.: The results of 300 pituitary adenoma operations (Prof. HERBERT OLIVECRONA's series). J. of Neurosurg. **7**, 240—255 (1950).
— Das Oligodendrogliom. Confinia neur. (Basel) **7/8**, 157 (1948).
BAKER, A. B.: An outline of neuropathology, 3. Aufl. St. Louis: John S. Swift 1943.
—, and J. M. ADAMS: Primary fibroblastomas of the brain. Amer. J. Path. **13**, 129—137 (1937).
— — Lipomatosis of the central nervous system. Amer. J. Canc. **34**, 214 (1938).
— G. S., and C. W. RUCKER: Metastatic pinealoma involving the optic chiasm. J. of Neurosurg. **7**, 377—378 (1950).
BALÓ, J. v.: Multiple Hirnhernien als Folgeerscheinungen von Hirngeschwülsten. Arch. f. Psychiatr. **110**, 445—458 (1939).
BANCROFT, F. W., and C. PILCHER: Surgical treatment of the nervous system. Philadelphia: J. B. Lippincott Company 1946.
BANNWARTH, A.: Die Zellen der Cerebrospinalflüssigkeit. Arch. f. Psychiatr. **100**, 533—573 (1933).
— Zur Pathologie des Hirntumors. (I) Arch. f. Psychiatr. **103**, 471 (1935); (II) **104**, 292 (1935).
— Zum Liquorsyndrom des Hirntumors unter besonderer Berücksichtigung der subtentoriellen Geschwülste. Arch. f. Psychiatr. **104**, 690—709 (1936).

Bannwarth, A.: Über den Nachweis von Gehirnmißbildungen durch das Röntgenbild und über seine klinische Bedeutung, Teil II. Arch. f. Psychiatr. **110**, 314—364 (1939).

Barboni: Contributo allo studio dei gliomi dell'encefalo nei bovini. Tumori **26**, V/VI (1940) und Nuova veterinaria **18** (1940).

Barbu, V.: Über eine neuroepitheliale Zyste des vorderen Abschnitts des 3. Ventrikels. Z. Neur. **156**, 484—492 (1936).

Barcia, J. J.: Los colesteatomas intracraneales. Med. españ. **50** (1943).

Barcia-Goyanes, J. J., u. W. Calvo-Garra: Meningiomas without arachnoid attachment. Acta neurochir. (Wien) **3**, 241—247 (1953).

Barden, R. P., and F. H. Lewy: Metastasizing cerebellar tumors: The difficulty in distinguishing between medulloblastoma and neuroblastoma. J. of Neurosurg. **6**, 439 (1949).

Bargmann, W.: Handbuch der Gewebelehre, Bd. VI, Kap. 2 u. 4. 1939 u. 1943.

— Handbuch der mikroskopischen Anatomie, Bd. VI/4, Teil III Innersekretorische Drüsen (Epiphyse). Berlin: Springer 1943.

— Histologie und Mikroskopische Anatomie des Menschen; Zellen und Gewebelehre. Stuttgart: Georg Thieme 1948.

— W. Hild, R. Ortmann u. Th. H. Schiebler: Morphologische und experimentelle Untersuchungen über das hypothalamisch-hypophysäre System. Acta neurovegetativa (Wien) **1**, 233—275 (1950).

Barla-Szabó, L.: Über multiple Hirngeschwülste. Zbl. Path. **74** (1940).

Barnard, W. G., and F. M. R. Walshe: Capillary haemangioma of cerebrum. J. of Path. **34**, 385 (1931).

Barraquer-Bordas, L.: Epidermoide colesteatomatoso yuxtamedular. Rev. españ. Oto-Neuro-Oftalmol. **8**, 21—40 (1949).

Barré, J. A., et Fr. Isch: Ependymoglioblastome du IVe ventricule. Remarques cliniques sur la dysharmonie vestibulaire, les troubles des mouvements verticaux des yeux et les troubles vestibulaires des tumeurs de la ligne médiane. Revue neur. **81**, 682—685 (1949).

—, et R. Leriche: (Arachnitis.) Revue neur. **65** (1936).

Bartel, J., u. W. Landau: Über Kleinhirnzysten. Frankf. Z. Path. **4**, 372—383 (1910).

Barten, H.: Eine seltene Fehlbildung des Kleinhirns (Ein Beitrag zur Frage der Ganglioneurome). Beitr. path. Anat. **93**, 217—237 (1934).

Bass, M. A.: Zur Klinik und pathologischen Anatomie der echten Zysten der 3. Gehirnkammer. Virchows Arch. **287**, 780 (1933).

Basset, R. C., and K. J. Lemmen: Intracranial aneurysms. J. of Neurosurg. **11**, 135—142 (1954).

Bates, J. I., and J. Kershman: Selective staining of experimental brain tumors during life. J. of Neuropath. **8**, 411—418 (1949).

Battezatti, M.: Considerazioni sugli aneurismi della carotide interna e dei sui rami. Sistema nerv. (Milano) **2**, 337 (1950).

Bauditz, A..: Über Dermoide und Epidermoide des Gehirns. Z. Neur. **144**, 135—147 (1933).

Baudouin, A., et P. Puech: Syndrome acromégalique apparu au cours de l'évolution d'une tumeur de l'angle pontocérébelleux. Adénome acidophile de l'hypophyse (des syndromes neuro-hypophysaires au cours des tumeurs intracrâniennes non hypophysaires). Revue neur. **1934**, 1—8.

Bauer: Beitrag zur Frage des Vorkommens und Wesens der Neurinome. Diss. Göttingen 1938.

— Studien über Quellung von Hirngewebe. Arb. neur. Inst. Wien **19** (1912).

— K. F.: Das Integrationsorgan der menschlichen Großhirnrinde. Arch. f. Psychiatr. **114** (1942).

— Über neurohistologische Untersuchungsmethoden. Nervenarzt **17**, 66 (1944).

— Organisation des Nervengewebes und Neurencytiumtheorie. München: Urban & Schwarzenberg 1953.

— K. H.: Synkarzinogenese. Klin. Wschr. **1949**, 118.

— Das Krebsproblem. Berlin-Göttingen-Heidelberg: Springer 1949.

— Über Chemie und Krebs — dargestellt am „Anilin"-Krebs. Langenbecks Arch. u. Dtsch. Z. Chir. **1950**, 21—44 u. 55—60.

— Hormone und Krebs. Dtsch. med. Wschr. **1953**, 1525—1530.

— Zusammenhang zwischen Geschwulstentstehung und -entwicklung einerseits und Unfall, Berufsleben und Kriegsgeschehen andererseits. Vortrag a. d. Tagg des Sachverst.beirates des Bundesarbeitsmin., Bonn, 2.—4. März 1953.

Baumecker, H.: Frankf. Z. Path. **37**, 118 (1929).

Baumgarten: Über gummöse Syphilis des Gehirns und des Rückenmarks, namentlich der Hirngefäße und über das Verhältnis dieser Erkrankung zu den tuberkulösen Affektionen. Arch. f. Anat. **86**, 179 (1881).

Bebin, J., and J. S. Tytus: Ossification in Gliomas. J. of Neurosurg. **12**, 577—583 (1955).

Bechterew, W. v.: Die Syphilis des Centralnervensystems. In Handbuch der pathologischen Anatomie des Nervensystems, S. 580—635. Berlin: S. Karger 1904.

Beck: Über das Vorkommen rosettenartiger Bildungen von der Art des sog. Ewing-Sarkoms. Virchows Arch. **308**, 750 (1942).

— C.: Über das gutartige Knochenmarkretikulom mit Eosinophilie. Virchows Arch. **311**, 569 (1943).

Beck, D. J. K., and D. S. Russell: Oligodendrogliomatosis of the cerebrospinal pathway. Brain **65**, 352—372 (1942).
— E.: Ein Beitrag zur Neurofibromatose. Z. Neur. **162**, 426 (1938).
Beckmann, J. W., and L. S. Kubie: Tumor of the hypophyseal stalk. Brain **52**, 127—170 (1929).
— O.: Gliom und Trauma. Inaug.-Diss. Kiel 1930.
Behn, F.: Echinokokken, Statistik des Pathologischen Instituts der Universität Concepcion. Frankf. Z. Path. **51**, 535—538 (1938).
Behrend, C. M., u. G. Ostertag: Beitrag zur Frage über zerebrale Angiome. Dtsch. med. Wschr. **1951**, 1199—1201.
—, u. E. Schilf: Über Hirnmetastasen. Nervenarzt **11**, 57—62 (1938).
Belezky, W. K.: Ein Fall von Mesogliom. Virchows Arch. **290**, 450—459 (1933).
Belloni, G. B., e C. Ambrosetto: Sulla diagnosi clinica ed anatomopathologica di granuloma luetico del cervello dal punto de vista neuro-chirurgica. Estratto dagli Atti Soc. med. Chir. Padova **14**, 3 (1936).
Belmonte, V.: Über ein Gliom beim Haushuhn. Virchows Arch. **294**, 329—333 (1935).
Benda, C.: Beiträge zur normalen und pathologischen Histologie der menschlichen Hypophysis cerebri. Berl. klin. Wschr. **1900**, 1205—1210.
— Hypophysis cerebri. In Handbuch der inneren Sekretion, Bd 1. Leipzig: Curt Kabitzsch 1932.
— Die Zirbeldrüse (Epiphysis cerebri, glandula pinealis). In Handbuch der inneren Sekretion, Bd. I. Leipzig 1932.
— C. E.: Die topische Diagnostik der Hirntumoren. II. Tumoren des Stirnhirns. Mschr. Psychiatr. **89**, 53, 105 (1934). — III. Mschr. Psychiatr. **93**, 332—354 (1936).
— Zwei Fälle von Cholesteatom des Gehirns. Berl. klin. Wschr. **1897**.
Bender, W., u. Fr. Panse: Familiäres Gliom. (Zur Genetik der Gliome.) Mschr. Psychiatr. **83**, 253—285 (1932).
Benecke, E.: Über supramiliare Gehirncarcinose. Zbl. Path. **58**, Festschr. für M. B. Schmidt, Jena 1933.
— Über die funktionelle Bedeutung der Zirbelgeschwülste. Virchows Arch. **297**, 126 (1936).
Benedek, L.: Über die autochthonen Dysembryome (Pinealome) des Gehirns. Z. Neur. **156**, 677 bis 693 (1936).
— Zur Kenntnis der diffusen melanotischen Geschwülste der weichen Hirnhäute. Dtsch. Z. Nervenheilk. **142**, 153—169 (1937).
—, u. A. Juba: Über die diffuse zentrale Schwannose und das zentrale Neurinom. Dtsch. Z. Nervenheilk. **152**, 274 (1941).
— — Über das Mikrogliom. Dtsch. Z. Nervenheilk. **152**, 159 (1941).
— — Die Gewebsstruktur der Gliome mit besonderer Berücksichtigung der Einteilungsmöglichkeit. Arch. f. Psychiatr. **113**, 233—283 (1941).
— — Über die sog. präsakralen Ependymome. Z. Neur. **172**, 394 (1941).
— — Meningeom und Gliom in Gewebskulturen. Z. Neur. **174**, 493 (1942).
— — Über den histologischen Aufbau und die systematischen Beziehungen der Ependymome. Dtsch. Z. Nervenheilk. **155**, 65 (1943).
— — Über die ependymären Middeldorfschen Tumoren. Arch. f. Psychiatr. **115**, 174 (1943).
— — Über die Gewebskultur der Meningeome. Z. Neur. **176**, 472 (1943).
— — Meningeomatose bei der Recklinghausenschen Krankheit. Mschr. Psychiatr. **108**, 157 bis 166 (1943).
—, u. Ranschburg: Haemangioblastom der Corpora quadrigemina. Schweiz. Arch. Neur. **54**, 278 (1944).
Benedict, W. L.: Retinoblastoma in homologous eyes of identical twins. Arch. of Ophthalm. **1929**, 545.
Beneke, E.: Histogenese der pialen Cholesteatome. Virchows Arch. **147**, 429 (1895).
— R.: Trauma und Gliom. Verh. der Dtsch. Path. Ges. 21. Tagg, Freiburg 12.—14. April 1926.
— Beiträge zur traumatischen Ätiologie der Geschwülste des ZNS und ihrer Häute. Erg. Path. **23**, 893 (1932).
— Noch einmal Trauma und Gliom. Mschr. Unfallheilk. **40**, 505—510 (1933).
— Trauma und Gliom. Münch. med. Wschr. **1937**, 301.
Bennett, A. E.: Cerebellar herniation into foramen magnum. J. Amer. Med. Assoc. **100**, 1922 bis 1925 (1933).
Bennett, W. A.: Primary intracranial neoplasms in military age group — world war II. Mil. Surgeon **99**, 594—652 (1946).
Bérard, P.: Les tumeurs communes au système nerveux sympathique et aux paraganglions. Paris: P. et A. Davy 1930.
Berblinger, W.: Ganglioneurom des Gehirns. Münch. med. Wschr. **1917**, 916.
— Zur Frage der Zirbelfunktion. Virchows Arch. **237** (1922).
— Zur Kenntnis der Zirbelgeschwülste. Z. Neur. **95**, 741—761 (1925).

BERBLINGER, W.: Die Glandula pinealis. In HENKE-LUBARSCH, Handbuch der speziellen Pathologie, Anatomie und Histologie, Bd. 8, S. 681—759. Berlin 1926.
— Kurze Bemerkung zu der Arbeit von A. SCHUBACK über die Angiomatosis des ZNS (LINDAUsche Krankheit in Bd. 110, H. 3/4 ds. Z.). Z. Neur. 112, 315—316 (1928).
— Physiologie und Pathologie der Zirbel. Erg. inn. Med. 14, 245—312 (1930).
— Pathologie und pathologische Morphologie der Hypophyse. In Handbuch der inneren Sekretion, Bd. 1. Leipzig: Curt Kabitzsch 1932.
— Zirbel (Epiphysis cerebri) und Frühreife. In Neue deutsche Klinik, Bd. 10, S. 50. 1932.
— Die Adenome der Hypophyse. Nervenarzt 9, 329—340 (1936).
— Zusammenhang zwischen Tumor und Unfall. Münch. med. Wschr. 1937, 1157. — Med. Klin. 1937, 654.
— Zur Kenntnis der Pinealocytome nebst Bemerkungen über die cerebrogene Frühreife. Schweiz. Z. Path. u. Bakter. 7, 107—128 (1944).
— Zur Pathologie des Hypophysen-Zwischenhirnsystems. Schweiz. Z. Path. u. Bakter. 11, 681 (1946).
BERGER, H.: Über Aneurysmen der Hirngefäße unter besonderer Berücksichtigung der Ätiologie. Virchows Arch. 245, 138 (1923).
BERGMANN, E. v.: Über einige Fortschritte in der Hirnchirurgie. Verh. dtsch. Ges. Chir. 24, 1—17 (1895).
BERGSTRAND, H.: On gliomas of the cerebral hemispheres. Acta path. scand. (Copenh.) Suppl. 11, 100 (1932).
— Über das sogenannte Astrocytom des Kleinhirns. Virchows Arch. 287, 538 (1932).
— Über Gliom in den Großhirnhemisphären. Virchows Arch. 287, 797—822 (1933).
— Aussprache. Zbl. Path., Erg.-Bd. 60 (1934).
— Kleinhirnastrozytom. Zbl. Neurochir. 2, 359 (1937).
— Weiteres über sogenannte Kleinhirnastrocytome. Virchows Arch. 299, 725—739 (1937).
— Lärobok i Pathologi. Stockholm: Bomies 1943.
—, and H. OLIVECRONA: Angioblastic meningeomas. Amer. J. Canc. 24, 522 (1935).
— H. OLIVECRONA u. W. TÖNNIS: Gefäßmißbildungen und Gefäßgeschwülste des Gehirns. Leipzig: Georg Thieme 1936.
BERLIN, L.: Intracranial ceruminous adenoma. J. of Neurosurg. 6, 415—418 (1949).
BERNER, O.: Berichte über 2 knochenbildende intracerebrale Knoten und eine knochenhaltige Hirngeschwulst von meningealer Herkunft. Virchows Arch. 270, 487 (1928).
Berner Kongreß: Die Methoden der Diagnostik und der chirurgischen und anderweitigen Therapie der Hirngeschwülste, 1931 (Internat. Neurol.-Kongr.: STEWART, VINCENT, AYALA, FOSTER-KENNEDY, BAILEY, PENFIELD, ROUSSY-OBERLING usw.). Zbl. Neur. 61, 434 (1932).
BERNHUBER, K.: Die Angioblastome des Kleinhirns. Inaug.-Diss. Würzburg 1935.
BERNS: Ein Tumor des Septum pellucidum mit Geruchshalluzinationen. Inaug.-Diss. Göttingen 1924.
BERNSTEIN, S. A.: Über Carcinommetastasen in einem Duraendotheliom. Zbl. Path. 58, 163—166 (1933).
— Über die Beziehungen des Duraendothelioms zum Schädelknochen vom chirurgischen Standpunkt. Arch. klin. Chir. 175, 638 (1933).
— Über das Verhalten des Schädelknochens beim Duraendotheliom. Virchows Arch. 290, 501—539 (1933).
BERTHA, H.: Über Carcinomzellen im Liquor cerebrospinalis. Mschr. Psychiatr. 91, 15 (1935).
— Gefäßstudien an Hirntumoren. Wien. med. Wschr. 1939, 35.
— Beitrag zur Morphologie der Gefäßverteilung bei Hirntumoren. Z. Neur. 167, 563—604 (1939).
— Morphologische Studien der Gefäße bei einem sog. „apoplektischen Gliom". Z. Neur. 169, 617—636 (1940).
— Die Spiegelschrift der linken Hand. Z. Neur. 175, 68—96 (1942).
— Zur Gefäßmorphologie bei Hirntumoren. Acta neurochir. (Wien). Suppl. 1955.
—, u. W. SORGO: Über einen operativ geheilten Fall eines Plexuspapilloms. Chirurg 12, 714—718 (1940).
BERTRAND, J.: Les processus de désintégration nerveuse. Paris: Masson & Cie. 1923.
— Techniques histologiques de neuropathologie. Paris: Masson & Cie. 1930.
—, et R. BERNARD: Dégénérescence maligne d'une tumeur schwannique du nerf radial dans un cas de maladie de RECKLINGHAUSEN. Revue neur. 1930, II, 66.
—, et J. GRUNER: Apparition de formes névrogliques géantes après injection intracérébrale de benzpyrène. C. r. Soc. Biol. Paris 128, 637—638 (1938).
—, et G. MEDAKOVITCH: Les processus de gliomatose cérébrale. Ann. Méd. 11, 509 (1922).
BERWALD, W. P. E., u. J. W. KERNOHAN: Zit. KERNOHAN, J. W. u. G. P. SAYRE.
BESOLD, G.: Über 2 Fälle von Gehirntumor (Hämangiosarkom oder sog. Peritheliom) in der Gegend des 3. Ventrikels bei zwei Geschwistern. Dtsch. Z. Nervenheilk. 8, 49—74 (1895/96).
BETTINGER, H.: Zur Pathologie des Plexus chorioidieus. Zbl. Path. 52, 321—324 (1931).
BEUTEL, A.: Zur Röntgendiagnose der Dermoide und Cholesteatome der Orbita. Fortschr. Röntgenstr. 60, 360 (1939).

Beutler, A.: Über Ependymcysten im 3. Ventrikel als Todesursache. Virchows Arch. **232**, 358 bis 367 (1921).
Beyreuther, H.: Tumor des Rückenmarks bei Syringomyelie. Zbl. Path. **37**, 391—393 (1926).
Bhende, Y. M., and R. G. Dhayagude: Epidermoids (cholesteatomas) of the brain. Arch. of Path. **43**, 570—578 (1947).
Bickenbach, W.: Hirntumor und Schwangerschaft. Zbl. Gynäk. **1929**, 422.
Bickerstaff, E. R., P. C. P. Cloake, B. Hughes and W. T. Smith: The racemose form of cerebral cysticercosis. Brain **75**, 1—18 (1952).
Biedl, A.: Physiologie und Pathologie der Hypophyse. 1. Verh. 34. Kongr. Inn. Med., Wiesbaden 1922, S. 1—81. 2. München u. Wiesbaden: Bergmann 1922.
Bielfeld, K.: Über ein metastasierendes Zylindrom. Zbl. Path. **93**, 353—357 (1955).
Bielschowsky, M.: Zur Histogenese und Pathologie der Hirngeschwülste. Dtsch. Z. Nervenheilk. **22**, 54 (1902).
— Das Verhältnis der Achsenzylinder in den Geschwülsten des ZNS. J. Psychol. u. Neur. **7** (1906).
— Über tuberöse Sklerose und ihre Beziehungen zur Recklinghausenschen Krankheit. Z. Neur. **26**, 133 (1914).
— Zur Kenntnis der Beziehungen zwischen tuberöser Sklerose und Gliomatose. J. Psychol. u. Neur. **21** (1915).
— Familiäre hypertrophische Neuritis und Neurofibromatose. Eine histologische Betrachtung. J. Psychol. u. Neur. **29**, 182 (1922).
— Das multiple Ganglioneurom des Gehirns und seine Entstehung. J. Psychol. u. Neur. **32**, 1—20 (1925).
— Neuroblastic tumors of the sympathetic-system. Kap. XXIV in Penfield's Cytology of the nervous system. New York: Hoeber 1932.
— Neuropathologische Mitteilung. I. Gliomatosis cerebri in Verbindung mit dysontogenetischen Erscheinungen usw. Z. Neur. **155**, 313—338 (1936).
— u. Gallus: Über tuberöse Sklerose. J. Psychol. u. Neur. **20**, 307 (1913).
—, u. R. Henneberg: Zur Histologie und Histogenese der zentralen Neurofibromatose. Libro en Honor de D. S. Ramon y Cajal, Vol. 1, S. 505. 1922.
— — Über Bau und Histogenese der zentralen Ganglioneurome. Mschr. Psychiatr. **68**, 21—51 (1928).
—, u. L. Pick: Über das System der Neurome usw. Z. Neur. **6**, 391 (1911).
—, u. M. Rose: Zur Kenntnis der zentralen Veränderungen bei Recklinghausenscher Krankheit. J. Psychol. u. Neur. **35**, 42 (1927).
— — Zur Kenntnis der zentralen Neurinome. J. Psychol. u. Neur. **37** (1929).
—, u. A. Simon: Über diffuse Hamartome (Ganglioneurome) des Kleinhirns und ihre Genese. J. Psychol. u. Neur. **41**, 50—75 (1930).
—, u. E. Unger: Zur Kenntnis der primären Epithelgeschwülste der Adergeflechte des Gehirns. Arch. klin. Chir. **81**, 61—82 (1902).
— — Syringomyelie mit Blastom- und Teratombildung. J. Psychol. u. Neur. **25**, 173 (1920).
Bienhüls: Beitrag zur Frage des papillären Epithelioms des cerebralen Aderhautgeflechtes. Diss. Göttingen 1937.
Bienwald, F.: Histochemie des Hirnanhanges. Virchows Arch. **303**, 576—587 (1939).
Bigelow, N. H., and E. Campbell: Glioblastoma multiforme and long term survival. An analysis of its significance. Excerpta med., Neurol. a. Psychiatry 8, 789 (1955).
Bigler, J. A., and A. Hoyne: Ganglioneurinoma; report of two cases with a review of the literature. Amer. J. Dis. Childr. **43**, 1552—1571 (1932).
Birkmayer, W., u. Th. Hasenjäger: Ventilverschluß des 4. Ventrikels durch ein Epidermoid. Zbl. Neurochir. **5**, 176—184 (1940).
—, u. J. Silberpfennig: Über 2 Fälle von Trigeminustumoren mit Zwischenhirnsymptomen. Arch. f. Psychiatr. **108**, 255—278 (1938).
Bischof, W., u. W. Sorgo: Pathogenetische Überlegungen bei einem Cholesteatom des Rückenmarkes. Dtsch. Z. Nervenheilk. **161**, 280—289 (1949).
Bittorf, A. v.: Beiträge zur pathologischen Anatomie der Gehirn- u. Rückenmarksgeschwülste. Beitr. path. Anat. **35**, 169 (1904).
Bizzozero e C. Bozzolo: Studi sui tumori primitivi della dura madre. Riv. Clin. Bol. 4 (1874).
Björneboe: Primäres Melanosarkom der Haut. Frankf. Z. Path. **47**, 363 (1934).
Black, B. K., and J. W. Kernohan: Primary diffuse tumors of the meninges (so called meningeal meningiomatosis). Cancer 3, 805—819 (1950).
—, and D. E. Smith: Nasal glioma. Arch. of Neur. **64**, 614—630 (1950).
Bland, J.: Tissue culture of gliomata. J. of Anat. **71**, 149 (1936).
— The growth of human meningiomata in culture. Arch. exper. Zellforsch. **22** (1939).
—, and D. Russell: Histological types of meningioma. J. of Path. **47**, 291—309 (1938).
Blasi, A. de: Un melanosarcoma primitivo del midollo spinale. Pathologica (Genova) **22**, 1—8 (1930).
— Su di un tumore vasculare della pia madre cerebellare. Pathologica (Genova) **23**, 1—5 (1939).
Blumenfeld, C. M., and W. J. Gardner: Disseminated oligodendroglioma. Arch. of Neur. **54**, 274—276 (1945).

Bochner, J. S., and J. E. Scarff: Teratoma of pineal body; classification of embryonal tumors of pineal body; report of case of teratoma of pineal body presenting formed teeth. Arch. Surg. **36**, 303—329 (1938).

Bochnik, H. J.: Nekrosekalk und kalzifierende Organisation im Gehirn. Dtsch. Z. Nervenheilk. **169**, 358—382 (1953).

Bock, E.: Beitrag zur Pathologie der Hypophyse. Virchows Arch. **252**, 98—112 (1924).

— R. H.: A case of bilateral Sturge-Weber syndrom. Amer. J. Opthalm. **33**, 1121—1127 (1950).

Bodechtel, G.: Ein Neuroepitheliom unter dem klinischen Bild eines Meningeoms der Olfactoriusrinne. Arch. f. Psychiatr. **101** 617 (1934).

—, u. G. Döring: Zirkulationsstörungen bei Hirngeschwülsten. Z. Neur. **161**, 166—177 (1938).

—, u. K. Schüler: Zur Klinik und Pathologie der Liquormetastasen bei Gliomen. Dtsch. Z. Nervenheilk. **142**, 85—119 (1937).

Bodin, K., u. E. F. Heller: Über die kavernösen Hämangiome des Gehirns. Z. klin. Med. **147**, 398—407 (1950).

Boehm, E.: Zirbeldrüsenteratom und genitale Frühreihe. Frankf. Z. Path. **22**, 121—146 (1919/20).

Böhmer, K.: Ependymcyste als Ursache plötzlichen Todes. Dtsch. Z. gericht. Med. **30**, 59 (1938).

Böhmig, R.: Gehirntumor bei 2 Geschwistern. Arch. f. Psychiatr. **59**, 527 (1918).

Boemke, Fr.: Über ein bösartiges polymorphes Bronchialgewächs. Virchows Arch. **288**, 3 (1933).

—, u. W. Joest: Chordome im Bereich des Schädels. Virchows Arch. **297**, 351—367 (1936).

Böhringer, H. R.: Neurofibromatose mit maligner Entartung. Schweiz. med. Wschr. 1946, 366 bis 371.

Bogaert, L. van: Thalamic and parkinsonian types of infundibular tumors. Arch. of Neur. **19**, 377 (1928).

— Tumeurs bilatérales de l'acoustique et neurofibromatose. Ann. Anat. path. méd.-chir. **11**, 353 (1934).

— Les dysplasies neuro-ectodermiques congénitales. Revue neur. **63**, 353 (1935).

— Pathologie des angiomatoses. Acta neurol. et psychiatr. belg. **50**, 526—610 (1950).

—, et P. Martin: Les tumeurs du 4ième ventricule etc. Revue neur. **35**, 431—483 (1928).

— — Meningiomatose diffuse cérébrospinale à évolution subaigue. J. belg. Neur. **12**, 758 (1935).

— — Une association exceptionelle: Maladie de Parkinson post-encéphalitique et arachnoidite circonscrite occlusive kystique de la fosse cérébrale postérieure. Zbl. Neurochir. **4**, 6—15 (1939).

Boldrey, E. B., and A. R. Elvidge: Dermoid cysts of the vertebral canal. Ann. Surg. **110**, 283—284 (1939).

Boll, F.: Die Histologie und Histogenese der nervösen Zentralorgane. Arch. f. Psychiatr. **4**, 1—138 (1874).

Bollack, J., M. David et P. Puech: Les arachnoidites opto-chiasmatiques. Paris: Masson & Cie. 1937.

Bonkáló, A.: Eine rasche Bindegewebsmethode des Zentralnervensystems besonders für Geschwülste. Arch. f. Psychiatr. **108**, 102—104 (1938).

— Die Bedeutung der Geschwulstart und des Geschwulstsitzes für die Entstehung der Hirnschwellung. Dtsch. Z. Nervenheilk. **149**, 243—253 (1939).

Bonome, A.: Bau und Histogenese des pathologischen Neurogliagewebes. Virchows Arch. **163**, 441 (1901).

Borchers: Tumoren des Plexus chorioideus des Gehirns. Inaug.-Diss. Leipzig 1910.

Borck, W. F., u. W. Tönnis: Zur Differentialdiagnose infratentorieller Geschwülste. Fortschr. Neur. **23**, 125—166 (1955).

—, u. K. J. Zülch: Über die Erkrankungshäufigkeit der Geschlechter an Hirngeschwülsten. Zbl. Neurochir. **11**, 333—350 (1951).

Bork, K.: Carcinommetastase im orbitalen Abschnitt des Riechnerven. Virchows Arch. **275**, 812 (1929).

Bormann, H.: Artdiagnose der seltenen Schädelbasisgeschwülste. Zbl. Neurochir. **11**, 33—45 (1951).

—, u. W. Schiefer: Krampfanfälle bei Tumoren des Großhirns. Dtsch. Z. Nervenheilk. **166**, 1—16 (1951).

Borst, M.: Ein Sakraltumor von hirnartigem Bau. Beitr. path. Anat. **31** (1902).

— Allgemeine Pathologie der malignen Geschwülste. In Zweiffel-Payr, Die Klinik der bösartigen Geschwülste, S. 1—180. Leipzig: S. Hirzel 1924.

— Die Lehre von den Geschwülsten. Wiesbaden 1902.

— Echte Geschwülste. In Aschoffs Pathologische Anatomie, 7. Aufl., Bd. I, S. 688. Jena 1928.

Bostroem, A., u. H. Spatz: Über die von der Olfactoriusrinne ausgehenden Meningeome. Nervenarzt **2** (1929).

— E.: Über die pialen Epidermoide, Dermoide und Lipome und duralen Dermoide. Zbl. Path. **8**, 1—98 (1897).

— Der Krebs des Menschen, S. 139. Leipzig 1928.

Bourneville, D. M.: Contribution à l'étude de la sclérose tubéreuse des circonvolutions cérébrales: idiotie et epilepsie hemiplégique. Arch. de Neur. **1**, 87, 307 (1880).

Bouwdijk, B. van: Primäres metastasierendes Gehirncarcinom. Z. Neur. 27, 96 (1914).
Boykin, F. C., D. Cowen, Ch. A. J. Iannucci and A. Wolf: Subependymal glomerate astrocytomas. J. of Neuropath. 13, 30—49 (1954).
Bradford, F. K.: Hemangioblastoma of the posterior fossa (Lindaus disease). Report of two cases with familial history. J. of Neurosurg. 5, 196 (1948).
—, and D. Miller: Meningeoma showing sarcomatous degenerations. Arch. of Neur. 43, 778 (1940).
Bramwell, B.: Intracranial tumors. Philadelphia: J. B. Lippincott Company 1888.
Brandes, W. W., and A. B. Cairns: Bilateral gliomas of basal ganglia. Arch. of Path. 21, 655—662 (1936).
Brandt, M.: Fünf Fälle mehrfacher Gliome im Großhirn. Verh. Path. Ges., 27. Tagg Rostock 1934. Zbl. Path., Erg.-Bd. 60, 339 (1934).
—, Zur Frage der Metastasierung von Hirntumoren. Arch. f. Psychiatr. u. Z. Neur. 185, 594—602 (1950).
Brannan: Secondary gliomatosis of the leptomeninges. Amer. J. Path. 2, 123 (1926).
Braune, B.: Hirntumoren beim Säugling. Arch. Kinderheilk. 112, 193—202 (1938).
Braunmühl, A. v.: Zur histologischen Differentialdiagnose primärer Gehirncarcinome. Z. Neur. 107, 622 (1926).
Braunstein, H., and F. Martin: Congenital papilloma of choroid plexus. A report of a case, with observations on pathogenesis of associated hydrocephalus. Arch. of Neur. 68, 475—480 (1952).
Breitenborn, S.: Hirntumoren im Kindesalter. Mschr. Kinderheilk. 64, 268—290 (1936).
Breitner, B.: Aussprache über das Karzinom. Dtsch. med. Wschr. 1949, 1180.
Bressler, H.: Die Krankheiten des Gehirns und der äußeren Kopfbedeckungen. Berlin 1839.
Brickner, R. M.: The intellectual functions of the frontal lobes. New York: The Macmillan Company 1936.
— Brain of patient A. after bilateral frontal lobectomy. Arch. of Neur. 68, 293 (1952).
Brihaye, J., P. Danis et P. Drochmans: Tumeur cérébrale multiple avec syndrome de Foster Kennedy: gliomes du corps calleux et du lobe temporal, méningiome du nerf optique. Acta neurol. et psychiatr. belg. 51, 35—55 (1951).
Brilmayer, C., H. Cramer u. K. Schürmann: Die Bedeutung bestimmter Farbstoffe in der Diagnostik der Hirntumoren. Zbl. Neurochir. 12, 210—218 (1952).
— Über die Verwendung tumor-affiner Farbstoffe in der Medizin. Angew. Medizin 7, I 369—371 (1953).
Brion, S., M. G. Netsky and H. M. Zimmermann: Vascular malformations of the spinal cord. Arch. of Neur. 68, 339—361 (1952).
Broager, B.: Multiple cerebellar angioreticulomas. Discussion of high protein contents of the cysts and of the enclosed subarachnoid space. Acta psychiatr. (Copenh.) 24, 317—332 (1949).
Broca, P. P., et Bonnet: Tumeur osseuse au ventricule latéral. Bull. Soc. Anat. Path. 1861, 36.
Brody, B. S., and W. J. German: Medulloblastoma of cerebellum: report of 15 cases. Yale J. Biol. a. Med. 6, 19—29 (1933).
Bronfman, S., et L. Ectors: Hémangioblastome épidural. Acta neurol. et psychiatr. belg. 49, 433—440 (1949).
—, et M. Reumont: La sarcomatose méningée primitive. J. belge. Neur. 12, 1—31 (1947).
Brougham, M., A. P. Heusner and R. D. Adams: Acute degenerative changes in adenomas of the pituitary body—with special reference to pituitary apoplexy. J. of Neurosurg. 7, 421—439 (1950).
Brouwer, B.: Positive and negative aspects of hypothalamic disorders. J. of Neur., Neurosurg. a. Psychiatr. 13, 16 (1950).
— J. v. d. Hoeve and W. Maloney: A fourth type of phakomatosis: Sturge-Weber-Syndrom. Verh. Kon. Ned. Akad. v. Wetensch. (Tweede Sectie) 36, 1/33 (1937).
Brown, H. A.: A dermoid tumor of the lateral ventricle associated with internal hydrocephalus. J. of Neurosurg. 4, 473 (1947).
— M. H.: Intraspinal meningiomas. Arch. of Neur. 47, 271 (1942).
—, and J. W. Kernohan: Diffuse meningiomatosis. Arch. of Path. 32, 651—658 (1941).
Brücker: Papillary tumors of the chorioid plexus in new born infant. Arch. of Path. 28 (1939).
Brüning, H.: Zur Kasuistik der Tumoren im 4. Ventrikel. Jb. Kinderheilk. 55, 647—666 (1902).
Bruetsch, W. L.: Etiology of optochiasmatic arachnoiditis. Arch. of Neur. 59, 215—228 (1948).
Brütt, H.: Über einen erfolgreich operierten Fall von Rückenmarksechinokokken. Zbl. Chir. 1931 II, 2066.
— Intrakranielles Chondrom als Hirntumor. Dtsch. Z. Chir. 231, 497 (1931).
Brugger, G.: Über einen fast symptomlos verlaufenden riesigen Tumor der Medulla oblongata. Zbl. Neurochir. 14, 301—304 (1954).
— Über ein riesiges Meningeom mit intra- und extrakraniellem Wachstum. Zbl. Neurochir. 15, 223—225 (1955).
— Ventrikeltumoren bei tuberöser Sklerose. Zbl. Path. 93, 421 (1955).
— Spongioblastom des Thalamus und Mittelhirns. Acta neurochir. (Wien) Suppl. 3, 137—139 (1955).
Brugghen, A. ver: Paragasserian tumours. J. of Neurosurg. 9, 451—460 (1952).

BRUNNER, H.: Über Verkalkung und Knochenbildung in Hirnnarben. Zbl. Neur. 72, 193—206 (1921).
— Medulloblastome des Sympathicus. Arch. klin. Chir. 129, 364 (1924).
— Zur Pathologie und Klinik der Akustikustumoren. Klin. Wschr. 1935 I, 383—387.
— Über die Häufigkeit von Gehirnmetastasen bösartiger Geschwülste, besonders des primären Lungentumors und ihre Bedeutung für die Klinik. Z. Neur. 154, 793—798 (1936).
BRUNS, L.: Hirngeschwülste und Hirnparasiten. In Handbuch der pathologischen Anatomie des Nervensystems, Bd. I. Berlin: S. Karger 1904.
— Die Geschwülste des Nervensystems. Berlin: S. Karger 1908.
— The treatment of tumours of the brain and the indications for operation. 17. Int. Congr. of Med., London 1913, Disc. 4, Sect. XI: Neuropathology, S. 149—159.
BUBENZER, H.: Über eine erfolgreich operierte Kolloidzyste des For. Monroi. Nervenarzt 13, 312 (1940).
BUCHHOLZ, A.: Beitrag zur Kenntnis der Hirngliome. Arch. f. Psychiatr. 22, (1895).
— Kasuistischer Beitrag zur Kenntnis der Karzinome des Zentralnervensystems. Mschr. Psychiatr. 4, 183 (1898).
BUCHSTEIN, H. F., and A. W. ADSON: Tuberculoma of the brain. Arch. of Neur. 43, 635 (1940).
BUCHTALA, V.: Die Strahlentherapie der Hirntumoren. Strahlenther. 91, 528 (1955).
BUCK, K.: Die Bedeutung des Traumas für die Entstehung von Hirngeschwülsten. Zbl. Nervenheilk., N. F. 32, 193 (1909).
BUCKLEY, R. C.: Tissue culture studies of the glioblastoma multiforme. Amer. J. Path. 5, 467 (1929).
— Pontile gliomas; pathologic study and classification of 25 cases. Arch. of Path. 9, 779—819 (1930).
—, and E. M. DEERY: Abnormality of the cerebrum and leptomeninges simulating an intracranial tumor. Amer. J. Path. 5, 459 (1929).
—, and L. EISENHARDT: A study of meningeomas in supravital preparations. Amer. J. Path. 5, 659 (1929).
BUCY, P.: Intradiploic epidermoid (cholesteatoma) of skull. Arch. Surg. 31, 190 (1935).
— Tumors of the central nervous system. Tice's system of medicine. Hagerstown: W. F. Prior 1942.
— Blood vessel tumors of the spinal canal. Surg. Clin. N. Amer. 27, 1323 (1934).
— Intrinsic tumors of the cerebellum and brainstem. In BANCROFT, Surgical treatment of the nervous system. Philadelphia: J. B. Lippincott Company 1946.
— Round table discussion on tumors, benign and malignant. J. of Pediatr. 30, 6, 716 (1947).
— O. FOERSTER, O. GAGEL u. W. MAHONEY: Die Tumoren der Brücke. I. Ein Fall von Astrocytom der Brücke. Z. Neur. 157, 136—146 (1937).
—, u. W. A. GUSTAFSON: Intradural lipoma of the spinal cord. Zbl. Neurochir. 3, 341—349 (1939).
— — Structure, nature and classification of the cerebellar astrocytomas. Amer. J. Canc. 35, 327—353 (1939).
— — Gangliocytomas. Amer. J. Canc. 35, 5 (1939).
—, and H. E. HAYMOND: Lumbosacral teratoma associated with spina bifida occulta. Amer. J. Path. 8, 339—346 (1932).
—, and F. E. KREDEL: Meningeoma of the tuberculum sellae with hyperostosis. Amer. J. Path. 10, 805 (1934).
—, and B. LICHTENSTEIN: Arnold-Chiari deformity in an adult without obvious cause. J. of Neurosurg. 3, 245 (1945).
—, and W. S. MUNCIE: Neuroepithelioma of the cerebellum. Amer. J. Path. 5, 157—170 (1929).
—, and H. R. OVERHILL: Intradural spinal granulomas. J. of Neurosurg. 7, 1—12 (1950).
—, and H. RITCHEY: KLIPPEL-FEIL's Syndrome associated with compression of the spinal cord by an extradural hemangiolipoma. J. of Neurosurg. 4, 477 (1947).
BUDDE, M.: Zur Kenntnis der bösartigen Hypophysengeschwülste und hypophysären Kachexie. Frankf. Z. Path. 25, 16—34 (1921).
BUESS, H.: Chiasmadurchtrennung: Gefäßruptur aus basalem Aneurysma bei intrasellärer Hypophysengangcyste. Beitr. path. Anat. 101, 335—347 (1938).
BÜCHNER, F.: Geschwülste. I. Das Wesen, das Wachstum und die Ursachen der Geschwülste. Aus E. LEXER, Lehrbuch der allgemeinen Chirurgie, Bd. 2, S. 367—382. Stuttgart: Ferdinand Enke 1952.
— Beiträge zur pathologischen Anatomie und zur allgemeinen Pathologie. Stuttgart: Fischer 1950.
— Zur Biologie und Pathologie der Entwicklung. 6. Vortragsreihe der Augsburger Fortbildungstagg für prakt. Med., 1951.
— Spezielle Pathologie. München: Urban & Schwarzenberg 1955.
BÜLBRING, E.: Über das bösartige Neuroblastom des Sympathikus. Virchows Arch. 268, 300 (1928).
BÜNGELER, W.: Die Definition des Geschwulstbegriffes und die Abgrenzung der Hyperplasien gegenüber den Geschwülsten. Verh. der Dtsch. Ges. für Path., Hannover 1951. Stuttgart: Piscator-Verlag 1952.
BÜRGSTEIN, A.: Über die Metastasierung des Carcinoms in die Meningen. Frankf. Z. Path. 54, 457—472 (1940).
BÜRKI, E.: Über den primären Sehnerventumor und seine Beziehungen zur RECKLINGHAUSENschen Neurofibromatose. Bibliotheca Ophthalm., H. 30. Basel: S. Karger 1944.

Büttner, H. E. u. Masse: Über eine seltene, zum Bild des Hirntumors führende Veränderung nach Hirnverletzung. Verh. dtsch. Ges. inn. Med. 1938. München: J. F. Bergmann 1938.

Bunts, A. T.: Malformations vasculaires du cerveau. Revue neur. 81, 442—452 (1949).

Burt, A. S., B. H. Landing and S. C. Commers: Amphophil tumors of the hypophysis induced in mice by I. Cancer Res. 14, 497—502 (1954).

Busch, E.: Meningiomas of the lateral ventricles of the brain. Acta chir. scand. (Stockh.) 82, 282 (1939).

— Astrocytomas of corpus callosum. Acta chir. scand. (Stockh.) 85, 76 (1941).

—, u. E. Christensen: Das Oligodendrocytom der Sehnervenkreuzung. Zbl. Neurochir. 2, 315—320 (1937).

— — Tumors of peripheral nerves with special reference to neurogenous sarcomas. Acta psychiatr. et neurol. (Copenh.) Suppl. 72—93. Festschrift für Antoni's 60. Geburtstag.

— — The tree types of glioblastoma. J. of Neurosurg. 4, 200—220 (1947).

Busscher, J. de: Über das intraventrikuläre Meningeom des rechten Hinterhornes. Z. Neur. 152, 522—529 (1935).

— Tumeurs metastatiques de la fosse postérieure chez les malades ayant atteint la seconde moitié de la vie (note préliminaire). J. belge Neur. 39, 534 (1939).

— Deux chondromes intracrâniennes. J. belge Neur. 81 (1939).

—, et H. J. Scherer: Les gliomes de l'encéphale. L'édition univ. Vromans 1942.

Busse: Aneurysmen und Bildungsfehler der A. communicans ant. Virchows Arch. 229, 178 (1921).

Butenandt, A.: Biochemische Untersuchungen zum Problem der Krebsentstehung. Verh. dtsch. Ges. inn. Med., 55, 342—364 (1949).

— Zur physiologischen Bedeutung des Follikelhormons und der östrogenen Wirkstoffe für die Genese des Brustdrüsenkrebses und der Therapie des Prostata-Karzinoms. Dtsch. med. Wschr. 1950, 5—7.

— Karzinogene Stoffe und Tumorgenese. Verh. der Dtsch. Ges. für Path., Hannover 1951.

Butz, H.: Über die Sympathoblastome des Nebennierenmarkes. Virchows Arch. 306, 360 (1940).

Byrom, Fr., and D. Russell: Ependymal cyst of the 3. ventricle. Lancet 1932 II, 278.

Caesar, K. G.: Über Erkrankungen, die unter dem Bilde einer Hirngeschwulst verlaufen, mit besonderer Berücksichtigung des sog. Pseudotumor cerebri. Arch. f. Psychiatr. 113, 655 (1941).

Cagnetto, G.: Zur Frage der anatomischen Beziehung zwischen Akromegalie und Hypophysentumor. Virchows Arch. 176, 115 (1904).

— Neuer Beitrag zum Studium der Akromegalie. Virchows Arch. 187, 197—244 (1907).

Cain, H.: Über die Bedeutung der „zelligen Flecke" und „zelligen Knötchen" in den Leptomeningen. Verh. der Dtsch. Ges. für Path. 1953, S. 351—357. Stuttgart: Gustav Fischer 1954.

Cairns, H.: Prognosis of pituitary tumors. Lancet 1935, 1310.

— Spätergebnisse der operativen Behandlung von Hirngeschwülsten. Nervenarzt 9, 401—410 (1936).

— The ultimate results of operations for intracranial tumours. Yale J. Biol. a. Med. 8, 421—492 (1936).

— Ergebnisse der Behandlung intrakranieller Tumoren. Schweiz. med. Wschr. 1937, 1037.

—, and G. Riddoch: Observations on the treatment of ependymal gliomas. Brain 54 (1931).

—, and D. S. Russell: Spinal metastasis in a case of cerebral glioma of the type known as astrocytoma fibrillare. J. of Path. 33, 383 (1930).

— — Intracranial and spinal metastases in gliomas of the brain. Brain 54, 377—421 (1931).

Cajal, Ramon y: Nouvelles observations sur l'évolution des neuroblastes. Anat. Anz. 11, 255 (1908).

Calvo, W.: Debe desaparecer el concepto de glioblastoma isomorfo de Rio-Hortega? Rev. españ. Otol. etc. y Neurocir. 64, 3—10 (1952).

— Estudio biomatematico de la velocidad de crecimiento de los tumores del sistema nervioso central. Arch. españ. Morf. 10, 45—56 (1953).

— Numero de celulas que se encuentran en los tumores del sistema nervioso. Rev. españ. Otol. etc. Neurocir. 66, 5—10 (1953).

— Tumores encefalomedulares estudio morfologico y biologico. Arch. españ. Morf. Supl. 5, 1—173 (1954).

—, y J. L. Barcia: La malignidad y frecuenzia de los tumores del sistema nervioso en relacion con el sexo y la edad de los pacientes. Med. españ. 163, 5—15 (1952).

—, y Barcia Salorio: Morbilidad y malignidad de los tumores encéfalo-medulares en relacion con el ciclo biologico de los pacientes. Rev. españ. Otol. etc. y Neurochir. 72, 3—14 (1954).

Camerer, J. W.: Hirntuberkulome im Kindesalter. Mschr. Kinderheilk. 83, 163 (1940).

Cammann, A.: Histologische Untersuchung an Hirngliomen. Beitr. path. Anat. 90, 1—20 (1932).

Camp, J. D.: Intracranial calcification and its roentgenolog. significance. Amer. J. Roentgenol. 23, 615—624 (1930).

Campbell, A. C. P., L. Alexander and T. J. Putnam: Vascular pattern in various lesions of the tumors of the CNS. Arch. of Neur. 39, 1150—1202 (1938).

— E. H., and R. D. Whitfield: Posterior fossa meningiomas. J. of Neurosurg. 5, 131—153 (1948).

CANDREVIOTIS, N.: Ein malignes Retinoblastom (Retinagliom) und die Besonderheiten seiner Metastasierung. Verh. der Dtsch. Ges. für Path., 38. Tagg, Hamburg 1954. Stuttgart: Gustav Fischer 1955.

CANT, W. H. P., and R. ASTLEY: Lipoma of the corpus callosum. Arch. Dis. Childh. 27, 478—479 (1952).

CANTI, R. G.: Cinematograph demonstration of living tissue cells growing in vitro. Arch. exper. Zellforsch. 6, 86 (1928).

— J. O. W. BLAND and D. S. RUSSELL: Tissue culture of gliomata. Proc. Assoc. Res. Nerv. a. Ment. Dis., Vol. 16, S. 1—24. Baltimore: Williams & Wilkins Comp. 1935.

CARBONE, F., J. BRIHAYE et P. DROCHMANS: Spongioblastome pariéto-occipital et gangliocytome dysplasique du cervelet chez le même malade. Acta neurol. et psychiatr. belg. 55, 568—580 (1955).

CARILLO, R.: Tumores parasellares. Arch. argent. Neur. 16, 57 (1937).

— Metastatic tuberculoma of cauda equina. Prensa méd. argent. 1940, 1547.

— Histologia y evolucion clinica de los gliomas. Arch. Neurocir. (Buenos Aires) 4, 153 (1947).

— u. Mitarb.: Contribucion clinica y anatomo-patologia sobre 50 tumores de la serie astrocitica-astroblastica del sistema nervioso. Arch. Neurocir. (Buenos Aires) 8, 64 (1951).

CARLTON, CH. A., and L. A. MOUNT: Neurosurgical aspects of cryptococcosis. J. of Neurosurg. 8, 143—156 (1951).

CARMICHAEL, E. A.: Cerebral gliomata. J. of Path. 31, 493—510 (1928).

— H. T.: Squamous epithelial rests in the hypophysis cerebri. Arch. of Neur. 26, 966 (1931).

— jr., F. A., and H. S. COWLEY: Schistosomiasis of the brain. J. of Neurosurg. 9, 620—634 (1952).

CARPENTER, G., H. SCHWARTZ and A. E. WALKER: Neurogenic polycythemia. Ann. Int. Med. 19, 470—481 (1943).

CASH, J. R.: Beitrag zur Kenntnis der neuroepithelialen Tumoren des Nervensystems. Jb. Psychiatr. 13, 185 (1923).

CASPER, J.: Beitrag zur Pathologie der multiplen und diffusen Endotheliome der Hirnhäute. Dtsch. Z. Nervenheilk. 96, 85—111 (1927).

— Histologische Untersuchungen aus der Umgebung von Hirntumoren. Zbl. Path. 56, 253 (1933).

— Über neurogene Geschwülste im Hinterlappen der Hypophyse. Zentr. path. Anat. 56, 404—411 (1933).

CASSIRER, R., and F. H. LEWY: Zwei Fälle von flachen Hirntumoren. Z. Neur. 61, 119—145 (1920).

— — Die Formen der Glioblastose und ihre Stellung zur diffusen Hirnsklerose. Z. Neur. 81, 290—310 (1923).

CASTE, H. G.: Meningiomas espinales. Arch. Neurocir. (Buenos Aires) 9, 92—131 (1952).

CASTELLANO, F., B. GUEDETTI and H. OLIVECRONA: Pterional meningiomas „en plaque". J. of Neurosurg. 9, 188—196 (1952).

CASTILLO, E. B. del, y H. CAUL: Gemischtes Adenom der Hypophyse. DOTT-BAILEYsches Krankheitsbild. Semana méd. 1937 II, 1497.

CAVALLERO: Über die Malignität der hypophysären Tumoren. Tumori 1942, II, 16.

CENI, C.: Über einen interessanten Fall von gliomatöser Infiltration beider Großhirnhemisphären. Arch. f. Psychiatr. 31, 809 (1898/99).

CERLETTI, U.: Hirnrinde bei Malaria. Histol. Arb. Großhirnrinde 4, 168 (1911).

CHAMOSA, S. S., y J. M. MARTINEZ-PENUELAS: Teratoma juxtamedular. Rev. españ. Oto-Neuro-Oftalmol. 8, 155—160 (1949).

CHAVANY, J. A., et M. FELD: Les tumeurs intrabulbaires. Étude critique. Revue neur. 79, 14 (1947).

CHIARI, H.: Centrales Cholesteatom des Dorsalmarkes mit vollkommen entwickelter auf- und absteigender Degeneration. Prag. med. Wschr. 1883, 378—380.

— Über Veränderungen des Kleinhirns infolge Hydrocephalie des Großhirns. Dtsch. med. Wschr. 1891 und Wien: Tempsky 1895.

CHILDE, A. E., and W. PENFIELD: Anatomic and pneumographic studies of the temporal horn. Arch. of Neur. 37, 1021—1034 (1937).

CHING TUNG LIU and G. SELBACH: Primary sarcoma of the leptomeninges. J. of Neuropath. 12, 186—193 (1953).

CHIOVENDA: I Gliomi dell'encephalo. Bologna 1933.

CHOROBSKI, J., J. JARZYMSKI and E. FERENS: Intracranial solitary chondroma. Surg. etc. 68, 677—686 (1939).

CHRISTELLER, E.: Atlas der Histotopographie gesunder und erkrankter Organe. Leipzig: Georg Thieme 1927.

CHRISTENSEN, E.: Über Ganglienzellgeschwülste im Gehirn. Virchows Arch. 300, 567—581 (1937).

— Two cases of primary intracranial melanoma. Acta chir. scand. (Stockh.) 85, 90—98 (1941).

— 2 Tilfaelde af rumperet aneurysme paa arteria cerebri media. Ugeskr. Laeg. 1941, Nr 14, 103 Anh.

— Chronic adhesive spinal arachnoiditis. Acta psychiatr. (Copenh.) 17, 23—38 (1942).

— Four cases of chronic granular ependymitis. Acta psychiatr. (Copenh.) 17, 123—137 (1942).

— Medulloblastomas. Excerpta med., Neurol. a. Psychiatry 8, 815 (1955). Ref. Zbl. Neurochir. 16, 44 (1956).

CHRISTENSEN, E.: In diesem Band.

—, u. E. BUSCH: Die extraduralen Knochengeschwülste des Spinalkanals. Acta psychiatr. (Copenh.) 12, 4 (1937).

—, u. J. ENGELBRETH-HOLM: An attempt to produce brain tumours in mice (with negative results). Acta path. scand. (Copenh.) 54, 71—76 (1944).

— W. KLAER and S. WINBLAD: Meningeal tumors with extracerebral metastases. Brit. J. Canc. 3, 485—493 (1949).

—, and D. E. LARA: Intracranial sarcomas. J. of Neuropath. 12, 41—56 (1953).

— S. WINBLAD and W. KLAER: Extracraniale metastaser av meningeale svulster. Särtryck ur Nord. Med. 40, 1951 (1948). — Brit. J. Canc. 3, 485 (1949).

CHRISTOPHE, L.: Radiologie des anévrysmes cérébraux. Acta neurol. et psychiatr. belg. 50, 465—524 (1950).

— Echinococcose vertébrale. Acta neurol. et psychiatr. belg. 55, 467—471 (1955).

— P. DIVRY et M. MOREAU: Un cas de psammome des plexus choroides du ventricule latéral. J. belge Neur. 34, 733 (1934).

CHUSID, J. G.: Ependymoma in third and fourth ventricles with implants in spinal subarachnoid spaces. Arch. of Neur. 59, 408—413 (1948).

—, and G. GUTIÉRREZ-MAHONEY: Glioblastoma multiforme of septum pellucidum. J. of Neurosurg. 11, 251—257 (1954).

CIMBAL, W.: Beiträge zur Lehre von den Geschwülsten im 4. Ventrikel. Virchows Arch. 166, 289—316 (1901).

CLAUDE, H., G. BOSCH et J. A. BARRÉ: Referate über Arachnitisformen auf dem Internat. Neurol.-Kongr. 1933, Paris. Revue neur. 1933, 825—918.

CLAUSS, J.: Tetrazoliumfärbung von Tumorzellen. Agfa: Photogr. u. Wissensch. 3, 23—26 (1954).

CLIFFTON, E. E., and J. R. RYDELL: Congenital dermal (piloidal) sinus with dural connection. J. of Neurosurg. 4, 276—282 (1947).

COATS: An adenoid sarcoma with cartilago originating in the pineal gland. Trans. Path. Soc. London 38, 45 (1887).

COENEN, H.: Das Chordom. Bruns' Beitr. 133, 1—77 (1925).

COERS, C., FR. KLEYNTJENS et J. BRIHAYE: Syndrome parkinsonien d'origine tumorale. Acta neurol. et psychiatr. belg. 52, 737—765 (1952).

COGGIN, J., and C. B. COURVILLE: Metastatic fibrosarcoma of the skull. Bull. Los Angeles Neur. Soc. 19, 228—235 (1954).

COHEN, J.: Neoplastic cyst communicating with the lateral ventr. Bull. Neur. Inst. N.Y. 5, 21—27 (1936).

—, and J. H. DIBLE: Pituitary basophilism associated with a basophil carcinoma of the anterior lobe of the pituitary gland. Brain 59, 395—407 (1936).

COHN, A., and H. M. ZIMMERMANN: Growth behavior of chemically induced mouse brain tumors in the chick embryo. Excerpta med. Neurol. a. Psychiatry 8, 818 (1955).

COHNHEIM, J.: Vorlesungen über allgemeine Pathologie. Berlin 1878.

COLEMAN, C. C., and CH. E. TROLAND: Congenital atresia of the foramina of Luschkae and Magendie. With report of two cases of surgical cure. J. of Neurosurg. 5, 84 (1948).

COLLINS, R. T.: A comparison of the symptoms and signs of intracerebral and extracerebral tumors involving the temporal lobes. Bull. Neur. Inst. N.Y. 7, 195 (1938).

COLMANT, H. J.: About malignity of so-called gliomas of the corpus callosum. Excerpta med., Neurol. a. Psychiatry 8, 794 (1955).

CONNOR, C. L., and H. CUSHING: Diffuse tumors of the leptomeninges. Arch. of Path. 3, 374—392 (1927).

COOPER, E. R. A.: The relation of oligocytes and astrocytes in cerebral tumours. J. of Path. 44, 259—266 (1935).

— I. S., and J. W. KERNOHAN: Heterotopic glial nests in the subarachnoid space: Histopathologic characteristics, mode of origin and relation to meningeal gliomas. J. of Neuropath. 10, 16—29 (1951).

— — and W. MCK. CRAIG: Tumors of the medulla oblongata. Arch. of Neur. 67, 269 (1952).

CORBELLA, T., G. GUSMANO and G. RAMELLA: Grosso aneurisma trombizzato dell'arteria silviano a sviluppo endoventricolare. Sistema nerv. (Milano) 4, 47 (1952).

CORCORAN, C. E.: Gangliogliomas. Arch. of Neur. 69, 386 (1953).

CORNIL, L., et M. MOSINGER: Sur les processus proliferatives de l'épendyme medullaire. Rapports avec les tumeurs intramédullaires et la syringomyélie. Revue neur. 40, 749 (1933).

— L., R. POINSO, H. GASTAUT et J. CHAPLIN: Paraplégie en flexion et chordome sphéno-occipital. Revue neur. 79, 321 (1947).

— L. R., et J. E. PAILLAS: Tumeurs cérébrales metastasiques. Revue neur. 71 (1939).

CORRADINI, W., and J. BROWDER: Angioblastic neoplasms of the brain. J. of Neuropath. 7, 299—308 (1948).

CORTEN, M. H.: Über ein Haemangioma sarcomatodes des Gehirns bei einem Neugeborenen. Frankf. Z. Path. 24, 693 (1921).

Coste u. Lewy: Ein Fall von Peritheliom des Gehirns. Arch. klin. Chir. 96, 1049 (1911).

Costello, R. T.: Subclinoidal adenoma of the pituitary gland. Amer. J. Path. 12, 205—216 (1936).

Costero, I., and C. M. Pomerat: Standard cellular morphology of gliomas in vitro as compared with explanted normal brain cells. Excerpta med., Neurol. a. Psychiatry 8, 821 (1955).

Cottrell, L.: Primary fibrosarcoma of the brain. Arch. of Path. 27, 895—901 (1939).

Courville, C. B.: Ganglioglioma. Tumor of the central nervous system; review of the literature and report of two cases. Arch. of Neurol. 24, 439—491 (1930).

— Cell types in the gliomas, their relationsship to normal neurohistogenesis. Arch. of Path. 19, 649 (1930).

— Gangliogliomas. A further report with special reference to those occurring in the temporal lobe. Arch. of Neur. 25, 309—326 (1931).

— Multiple primary tumors of the brain. Amer. J. Canc. 26, 703 (1936).

— Cyst formation in an acoustic neurofibroma. Bull. Los Angeles Neur. Soc. 1, 37—39 (1936).

— Multiple gliomas of right frontal lobe. Bull. Los Angeles Neur. Soc. 1, 62—64 (1936).

— Pathology of the central nervous system. Pacific Press 1937.

— Primary intracranial tumors of multicentric origin. Bull. Los Angeles Neur. Soc. 2, 26—30 (1937).

— Notes on the pathology of cranial tumors. Bull. Los. Angeles Neur. Soc. 12, 6—37 (1947).

—, and H. Abbott: The angioblastic group of meningiomas. Bull. Los Angeles Neur. Soc. 5, 47—72 (1940).

— — On the classification of meningiomas. Bull. Los Angeles Neur. Soc. 6, 21—31 (1941).

— — The histogenesis of meningeomas. J. of Neuropath. 1, 337 (1942).

— — Malignant changes in cerebral ganglioglioma. Report of two cases. Excerpta med., Neurol. a. Psychiatry 8, 786 (1955).

—, and F. M. Anderson: Neurogliogenic tumors of the central nervous system. Bull. Los Angeles Neur. Soc. 6, 154—176 (1941).

—, and H. G. Crockett: Hyperostosing osteoma of the skull. Bull. Los Angeles Neur. Soc. 13, 86—98 (1949).

—, and T. S. Kimball: Subpial dermoid cyst of inferior cerebellar vermis. Bull. Los Angeles Neur. Soc. 1, 84—87 (1936).

— C. Marsh and P. Deeb: Massive deforming meningiomatous hyperostosis. Bull. Los Angeles Neur. Soc. 17, 177—191 (1952).

—, and C. W. Olsen: Miliary aneurysm of the anterior communicating artery. Bull. Los Angeles Neur. Soc. 3, 1—21 (1939).

—, and R. J. Schillinger: Metastatic melanoblastomas of the brain. Bull. Los. Angeles Neur. Soc. 4, 8—22 (1939).

Couto, D., e N. Costa: Teratoide sacrococcigea. J. brasil. Neurol. 1, 3 (1949).

Cox, L. B.: Studies on the tissue culture of intracranial tumors. Amer. J. Path. 9 (1933).

— The cytology of the glioma group; with special reference to the inclusion of cells derived from the invaded tissue. Amer. J. Path. 9, 939—998 (1933).

— Observations upon the nature, rate of growth and operability of the intracranial tumors derived from 135 Pat. Med. J. Austral. 1934, 182.

— A case of syringomyelia associated with an intra-medullary tumour, with remarks on the relation of the gliosis to tumours of ependymal origin. J. of Path. 44, 661—678 (1937).

—, and M. L. Cranage: Studies on the tissue culture of intracranial tumors. J. of Path. 45, 477—499 (1937).

Craig, J., and A. Mitchell: Spinal tumours in childhood. Arch. Dis. Childh. 6, 11—16 (1931).

— R. L.: A case of epidermoid tumor of the spinal cord. Review of literature of spinal epidermoids and dermoids. Surgery 13, 354—367 (1943).

— W.: Malignant intracranial endotheliomata. Surg. etc. 45, 760 (1927).

— W. Mck., H. W. Dodge and P. J. Ross: Acoustic neuromas in children. J. of Neurosurg. 11, 505—508 (1954).

—, and L. J. Gogela: Intraorbital meningiomas. A clinicopathologic study. Amer. J. Opthalm. 32, 1663 (1949).

— — Meningioma of the optic foramen as a cause of slowly progressive blindness. J. of Neurosurg. 7, 44—48 (1950).

— — Intraorbital meningiomas. A clinico-pathologic study. Amer. J. Ophthalm. 32, 1663—1680 (1949).

— H. M. Keith and J. W. Kernohan: Tumors of the brain occurring in childhood. Acta psychiatr. (Copenh.) 24, 375—390 (1949).

—, and J. W. Kernohan: Cerebral cysts. J. Amer. Med. Assoc. 102, 5 (1943).

— — Tumors of the fourth ventricle. J. Amer. Med. Assoc. 111, 2370 (1938).

— H. W. Woltman and J. W. Kernohan: Metastases to CNS from carcinoma of lung. Amer. J. Canc. 36, 12 (1939).

Craig, Mck. s. a. u. Mck. Craig.

Cramer, F.: Clinical diagnosis of tumors of the corpus callosum. Bull. Neur. Inst. N. Y. 5, 37 (1936).
—, and W. H. Kinsey: The cerebellar hemangioblastomas. Arch. of Neur. 67, 237—252 (1952).
— H., u. C. Brilmayer: Tumordiagnostik mit Atebrin. Münch. med. Wschr. 1952, 1641—1646.
Creutzfeld, H. C.: Erfahrungen mit der Hirnpunktion. Mschr. Psychiatr. 68, 1 (1928).
—, and R. Riebler: Über den Nachweis von Geschwulstzellen in Liquor cerebrospinalis. Mschr.
    Psychiatr. 99, 488—502 (1938).
Crinis, M. de: Die Hirnschwellung in ihrer Bedeutung für Hirnoperationen. Z. ärztl. Forbildg 36
    (1939).
— Zur Symptomatologie der Schläfenlappentumoren. Z. Neur. 174, 631—633 (1942).
Critchley, M.: Brain tumors in children. Brit. J. Child. Dis. 22, 251 (1925).
—, and F. R. Ferguson: The cerebrospinal epidermoids (cholesteatomata). Brain 51, 334—384 (1928).
—, and R. N. Ironside: The pituitary adamantinomas. Brain 49, 437—481 (1926).
Crooke, A. C.: A change in the basophile cells of the pituitary gland. J. of Path. 41, 339—349
    (1935).
Crosby, R. M. N., J. A. Wagner and P. Nichols jr.: Intradural lipoma of the spinal cord. J. of
    Neurosurg. 10, 81—86 (1953).
Cross, K. R., and T. J. Cooper: Intracranial neoplasms with extracranial metastases. J. of Neuro-
    path. 11, 200—208 (1952).
Crouzon, O., et Ch. Oberling: Les gliomes protoplasmiques pseudopapillaires. Rev. Neur. 1, 1199
    (1929).
— et C. Vincent: Méningiome de la scissure de Sylvius. Revue neur. 52, 558 (1929).
Cruveilhier, L. J. B.: Anatomie pathologique du corps humain. Livr. 1—20. Paris: Baillière 1829/35.
Cumings, J. N.: Chemistry of cerebral cysts. Brain 73, 244—250 (1950).
Cuneo, H. M., and C. W. Rand: Tumors of the Gasserian ganglion. J. of Neurosurg. 9, 423—431
    (1952).
— — Brain tumors of childhood. Springfield, Ill.: Ch. C. Thomas 1952.
Curtze, W.: Beziehung zwischen Hirngeschwulst, Unfall und plötzlichem Tod. Psychiatr.-neur.
    Wschr. 1941, 385—388.
Cushing, H.: Harvey Lecture: Dyspituitarism, S. 31—45. Philadelphia: J. B. Lippincott Company
    1911.
— The pituitary body and its disorders. Philadelphia 1912.
— Tumors of the nervus acusticus. Philadelphia 1917.
— The meningeomas. The Cavendish lecture. Brain 45, 282—316 (1922).
— Notes on a series of intracranial tumors and conditions simulating them. Arch. of Neur. 10,
    605—668 (1923).
— Experiences with the cerebellar medulloblastomas. Acta path. scand. (Copenh.) 7, 1—86 (1930).
— Experiences with the cerebellar astrocytomas. Surg.-Gyn.-Obstetr. 52, 129—204 (1931).
— Surgical mortality percentages pertaining to a series of two thousand verified intracranial tumors.
    Chirurg 4, 7 (1932).
— Pituitary body, hypothalamus and parasympathetic nervous system. Springfield, Ill.: Ch. C.
    Thomas 1932.
— The basophil adenomas of the pituitary body and their clinical manifestations. Bull. Johns Hopkins
    Hosp. 50, 137—195 (1932).
— Dyspituitarism: Twenty years later: with special consideration of the pituitary adenomas. Arch.
    Int. Med. 51, 487—557 (1933).
— Intracranial Tumors. Springfield: Ch. C. Thomas 1932.
— Intrakranielle Tumoren. Berlin: Springer 1935.
—, and J. B. Ayer: Xanthochromia and increased protein in the spinal fluid above tumors of the
    cauda equina. Arch. of Neur. 10, 167—193 (1923).
—, and P. Bailey: Tumors arising from the blood vessels of the brain. Springfield, Ill.: Ch. C. Thomas
    1928.
— — Hemangiomas of cerebellum and retina. Arch. of Ophthalm. 57, 447—463 (1928).
—, and L. Davidoff: Pathological findings in acromegaly. Monogr. Rockefeller Inst. Med. Res.
    22 (1927).
—, and L. Eisenhardt: Meningiomas arising from the tuberculum sellae. With the syndrome of
    primary optic atrophy and bitemporal field defects combined with a normal sella turcica in a middle-
    aged person. Arch. of Ophthalm. 1 (1929).
— — Meningiomas, their classification, regional behaviour, life history and surgical end results.
    Springfield u. Baltimore: Ch. C. Thomas 1938.
Cutler, E. C., M. C. Sosman and W. W. Vaughan: The place of radiation in the treatment of cerebel-
    lar medulloblastomas — Report of 20 cases. Amer. J. Roentgenol. 35, 429—453 (1936).
Cypkin, L. B.: Zur Frage der malignen Umwandlung der Astrozytome. Zbl. Neurochir. 15, 178—179
    (1955).
Dahlin, D. C., and C. S. MacCarty: Chordoma: A study of fifty-nine cases. Cancer 5, 1170—1178
    (1952).

DAHLMANN, J.: Osteoblastisches Meningeom im Orbitaldach. Fortschr. Röntgenstr. **74**, 306—315 (1951).

DALE, C. L., and B. COURVILLE: Angioma of left brachium pontis with associated aneurysmal varices. Bull. Los Angeles Neur. Soc. **1**, 88—90 (1936).

DAMMER, M.: Unfall und Hirngeschwulst. Med. Klin. **1930**, 1286—1289.

DANDY, W. E.: Diagnosis and treatment of hydrocephalus. Surg. etc. **31**, 340 (1920); **32**, 112 (1921).

— Venous abnormalities and angiomas of the brain. Arch. Surg. **17**, 715—793 (1928).

— Congenital cerebral cysts of the cavum septi pellucidi (fifth ventr.) and cavum vergae (sixth ventr.) Diagnosis and treatment. Arch. of Neur. **25**, 44—66 (1931).

— Brain tumors — General diagnosis and treatment. Pract. Surg. (Lewis) Prior. **12**, 443—674 (1932).

— Benign tumors in the 3d ventricle. Springfield: Ch. C. Thomas 1933.

— Benign encapsulated tumors in the lateral ventricles of the brain. London: Baillière 1934.

— Operative experience in cases of pineal tumor. Arch. Surg. **33**, 19—46 (1936).

— Carotid-cavernosus aneurysms. Zbl. Neurochir. **2**, 165—206 (1937).

— Hydrocephalus. In Hirnchirurgie, S. 245. Leipzig: Johann Ambrosius Barth 1938.

— Cysticercus cellulosae. In Hirnchirurgie, S. 777ff. Leipzig: Johann Ambrosius Barth 1938.

DANIEL, P. M., F. SCHILLER and R. L. VOLLUM: Torulosis of the central nervous system. Report of two cases. Lancet **1949 I**, 53—56.

DANIS, P., et BRIHAYE-VAN GEERTRUYDEN: Névrite optique rétrobulbaire bilatérale par metastases cancéreuses dans les gaines arachnoidiennes. Acta neurol. et psychiatr. belg. **52**, 345—359 (1952).

—, et M. VAN EYCK: Volumineux myxo-chondrome du carrefour pterygomaxillaire à symptomatologie réduite (Névrite optique retrobulbaire). Acta neurol. et psychiatr. belg. **55**, 581—585 (1955).

DANISCH, F. u. E. NEDELMANN: Bösartiges Thymom bei einem $3^1/_2$jährigen Kind mit eigenartigen Metastasen im Zentralnervensystem. Virchows Arch. **268**, 492—514 (1928).

DANY, A., G. STOLL, L. SINGER, Y. LE GALL et L. HOLDERBACH: Épithéliome de l'hypophyse. Particularités cliniques et postopératoires. Neurochir. Paris 1, 197—206 (1955).

DARGEON, H. W.: Round table discussion on tumors, benign and malignant. J. of Pediatr. **30**, 716—738 (1947).

DARQUIER et P. SCHMITE: Contribution á l'étude des tumeurs de l'angle ponto-cérébelleux. Revue neur. **64**, 257—312 (1935).

DAVENPORT, H. A., WINDLE and RHINES: Neurologic staining methods. In: Staining procedures Conn. and Darrows edt. 1943.

DAVID, M.: Les méningiomes de la petite aile du sphenoide. Étude radiologique (radiographie et ventriculographie). Paris: Vigor Frères 1933.

— Volumineux méningiome etc. Rev. Neur., Juni **1935**.

—, et H. ASKENASY: Les méningiomes olfactifs. Revue neur. **68**, 489 (1937).

— F. R. BERDET, L. GUILLAUMAT et H. ASKENASY: Arachnoidite syphilitique de la grande cîterne. Revue neur. **66**, 12 (1936).

— L. GUILLAUMAT et H. ASKENASY: Méningiome intraventriculaire. Rev. Neur. **67**, 504 (1937).

— E. HARTMANN et E. HÉBERT: Arachnoidite et compression vasculaire du chiasme chez un tabétique. Bull. Soc. d'Opthalmologie de Paris 1936.

— H. HÉCAEN, R. ANGELERGUES et CL. MAGIS: Les tumeurs occipitales. Étude clinique. Neurochir. (Paris) **1**, 85—109 (1955).

— A. LACROIX, S. THIEFFRY et M. BRUN: Cholestéatome suprasellaire. Revue neur. **65**, 379—390 (1936).

— G. LOISEL, C. RAMIREZ-CORRIA et M. BRUN: Tumeur angiomateuse et calcifiée sur le plancher du 4. ventricle. Rev. Neur. **1934**, 426—434.

— P. PUECH et M. BRUN: Tumeur du ventricule latéral. Rev. Neur. **1934 II**, 601.

— L. STUHL, H. ASKENASY et M. BRUN: Aspects pneumographiques de l'aqueduc de Sylvius et du IV. ventricule. J. Radiol. et Electrol. **21**, 193 (1937).

— S. THIÉFFRY et H. ASKENASY: Angiome du bulbe coëxistant avec un angiome du cervelet. Ablation. Syndrome d'ataxie postopératoire. Guérison. Revue neur. **1936 I**, 1—12.

— — — Le cône de pression cérébelleux dans les affections non tumorales de la fosse cérébrale postérieure. Rev. d'Ophthalm. **14**, 10 (1936).

DAVIDOFF, C. M.: Meningeoma. Report of an unusual case. Bull. Neur. Inst. N. Y. **6**, 300 (1937).

— A thirteen year follow-up study of a series of cases of verified tumors of the brain. Arch. of Path. **44**, 1246 (1940).

—, and C. G. DYKE: Congenital tumors in the rostral portion of the third ventricle. Bull. Neur. Inst. N. Y. **4**, 221 (1935).

—, and A. FERRARO: Intracranial tumors among mental hospital patients. Amer. J. Psychiatry **8** (1929).

— H. GASS and J. GROSSMANN: Postoperative spinal adhesive arachnoiditis and recurrent spinal cord tumors. J. of Neurosurg. **4**, 451—464 (1947).

Davidoff, L. M., H. Gass and J. Ransohoff: Brain tumors. Progress in Neurology and Psychiatry, Kap. 19, S. 355—372. New York: Grune & Stratton 1949.
—, and J. Martin: Hereditary combined neurinomas and meningiomas. J. of Neurosurg. 12, 375—384 (1955).
Davie, T. B.: Medulloepithelioma of brain and retina. J. of Path. 35, 359—366 (1932).
Davis, A. D., and K. Neubuerger: Oligodendroglioma in a dog. J. Amer. Vet. Med. Assoc., Nov. 1940.
— L. R. Phillips and K. T. Neubuerger: Malignant meningioma in a dog. J. Amer. Vet. Med. Assoc. 112, 367—370 (1948).
— E. W.: Gliomatous tumors in the nasal region. J. of Neuropath. 1, 312—319 (1942).
— F. A.: Plexiform neurofibromatosis (von Recklinghausen's disease) of the orbit and globe, with associated glioma of the optic nerve and brain: Report of a case. Trans. Amer. Ophthalm. Soc., 75. Ann. Meeting, S. 1—40, 1939.
— Primary tumors to the optic nerve (A phenomenon of Recklinghausen's dissase). Arch. of Ophthalm. 23, 735—821, 957—1018 (1940).
— Spinal extradural cysts. Case report and tabulation of previously reported cases. J. of Neurosurg. 6, 251 (1949).
— L.: Spongioblastoma multiforme of brain. Ann. Surg. 87, 8—14 (1928).
— The radioactive di-iodo-fluorescein test for the localisation of intracranial lesions. Ann. Roy. Coll. Surg. 9, 349—365 (1951).
—, and H. Cushing: Papillomas of the chorioid plexus with a report of six cases. Arch. of Neur. 13, 681 (1925).
—, and St. L. Goldstein: Diagnosis and localization of organic lesions of the central nervous system using radioactive diiodofluorescein. Radiology 59, 514—520 (1952).
— — The therapeutic use of the radioactive isotopes in intracranial tumors. Ann. surg. 136, 381 bis 391 (1952).
—, and J. Martin: Results of experimental removal of pineal gland in young mammals. Arch. of Neur. 43, 23 (1940).
— J. Martin, St. L. Goldstein and M. Askenazy: A study of 211 patients with verified glioblastoma multiforme. J. of Neurosurg. 6, 33 (1949).
— — F. Padberg and R. K. Anderson: A study of 182 patients with verified astrocytoma, astroblastoma and oligodendroglioma of the brain. J. of Neurosurg. 7, 299—312 (1950).
— L. F., and A. Weil: Effect of radiation therapy upon intracranial gliomata. Ann. Surg. 106, 599—618 (1937).
Davison, Ch.: Lipoma in the quadrigeminal plate with hydrocephalus. J. of Neuropath. 3, 27 (1944).
—, and A. Weil: Malignant chordoma of the lumbar region. Arch. of Neur. 19, 415 (1928).
— C. M., S. Brock and C. G. Dyke: Retinal and central nervous hemangioblastosis with visceral changes (von Hippel-Lindau's disease). Bull. Neur. Inst. N. Y. 5, 72 (1936).
De Blasi, A.: Un melanosarcoma primitivo del midollo spinale. Pathologica (Genova) 22, 1—8 (1930).
— Su di un tumore vascolare della pia madre cerebellare. Pathologica (Genova) 23, 1—5 (1931).
Dechaume, J., P. Wertheimer et P. Milleret: Réflexions sur une statistique de 114 méningiomes intracrâniens. Revue neur. 81, 321—330 (1949).
Decker, H. G., and K. E. Livingston: Spinal extradural cyst. J. of Neurosurg. 6, 248 (1949).
Deery, E. M.: Syndrome of tumors in the chiasmal region. J. Ment. Dis. 71, 382 (1943).
— Some features of glioblastoma multiforme. Bull. Neur. Inst. N. Y. 2, 157—193 (1932).
— Histologic features of glioblastoma multiforme. Arch. of Neur. 31, 212 (1934).
— Remarks on the effects of roentgen-therapy upon the gliomas. Bull. Neur. Inst. N. Y. 6, 572 (1936).
Deiters, O.: Untersuchungen über Gehirn und Rückenmark des Menschen und der Säugetiere. Braunschweig: F. Vieweg & Sohn 1865.
De Lange, C.: Zur Klinik und pathologischen Anatomie der hypothalamischen Form von Pubertas praecox. Ann. paediatr. (Basel) 161, 113 (1934).
Delmas, Marsalet, P. Études sur les phakomatoses. J. de Méd. de Bordeaux etc. 1939, 116.
Demling, L.: Neoplasmen im Elektrophoresebild. Ärztl. Forsch. 8, 154—157 (1954).
Demme, H., u. C. Mumme: Blastomykose des Zentralnervensystems. Dtsch. Z. Nervenheilk. 127, 1 (1932).
De Monchy: Rhythmical convergence spasm of the eyes in a case of tumour of the pineal gland. Brain 46, 179.
De Oliveira, C.: Adenomas gigantes da hipófise. Arqu. Cir. 1, 1—12 (1949).
Dermann, G. L.: Zur Kenntnis der Kleinhirnbrückenwinkelneurinome. Virchows Arch. 261, 39 (1926).
— Zur Kenntnis der Teratome des Gehirns. Virchows Arch. 259, 767—772 (1926).
— Ein Beitrag zur Kenntnis der Neurinomatose. Zbl. Path. 37, 52 (1926).
— u. Kopelowitsch: Zur Kenntnis der Zirbeldrüsengewächse. Virchows Arch. 273, 657 (1929).

D'Errico, A.: Meningiomas of the cerebellar fossa. J. of Neurosurg. 7, 227—232 (1950).

De Saussure, R. L., C. D. Scheibert and L. A. Hazouri: Astrocytoma grade III associated with profuse subarachnoid bleeding as its first manifestation. J. of Neurosurg. 8, 236—238 (1951).

Descuns, P., Garré and C. Phéline: Tuberculomas of the brain and cerebellum. J. of Neurosurg. 11, 243—250 (1954).

Dexler, H.: Die Erkrankungen des Zentralnervensystems der Tiere. In Handbuch der normalen und pathologischen Physiologie, Bd. 10, S. 1232—1268. Berlin 1927.

Dias, A.: Pinealtumor mit multiplen Gliomen. Mschr. Psychiatr. 76, 9 (1930).

Dibbelt: Über die Blutgefäße der Tumoren. Arb. path.-anat. Inst. Tübingen 8, 114 (1914).

Dickie, M. M., and G. W. Woolley: Spontaneous basophilic tumors of the pituitary glands in gonadectomized mice. Cancer Res. 9, 372—384 (1949).

Dickman, H.: Cisticercosis de la fossa craneana posterior. Rev. Neur. (Buenos Aires) 11, 160—179 (1946).

Dickmann, G. H., F. K. Cramer and A. D. Kaplan: Opto-chiasmatic arachnoiditis. J. of Neurosurg. 8, 355—359 (1951).

Dickson, W. E. C.: Oligodendroglioma of the floor of the third ventricle. Brain 49, 578 (1926).

Dietrich, A.: Geschwulstbildungen durch äußere Einwirkungen. Vortrag auf der Tagg des Sachverständigenrates des Bundesarbeitsmin. Bonn, 2.—4. März 1953.

— Geschwulst als Unfallfolge. Chirurg 3, 291 (1931).

— Allgemeine Pathologie und pathologische Anatomie, 6. Aufl., Bd. I. Leipzig: S. Hirzel 1941.

— Krebs nach Kriegsverletzungen. Z. Krebsforsch. 52, 91—103 (1941).

— Krebs im Gefolge des Krieges. Stuttgart: Hirzel 1950.

— Krebs im Wandel wissenschaftlicher Begriffsbildung. Dtsch. med. Wschr. 1955, 807—810.

—, u. H. Siegmund: Die Nebenniere und das chromaffine System. In Henke-Lubarsch, Handbuch der speziellen pathologischen Anatomie, Bd. VIII, S. 1039.

Diezel, P. B.: Die Geschwülste der Hirnhäute. Ein Beitrag zur formalen Genese der Meningeome. Virchows Arch. 325, 441—454 (1954).

Dimitri, V.: Tumor cerebral congenito (Angioma cavernoso). Rev. Asoc. méd. Argent. 36, 1029 (1923).

Dimitz, L., u. P. Schilder: Zur Symptomatologie der Stirnhirntumoren. Med. Klin. 1922, 273—274.

Divry, P., et J. Bobon: Tumeurs encéphaliques et gravidité. Acta neurol. et psychiatr. belg. 49, 2 (1949).

—, et L. Christophe: Gliome cérébral. J. belge Neur. 31, 509 (1931).

— — et M. Moreau: Contribution à l'étude des calcifications intracrâniennes en dehors des tumeurs. J. belg. de Neurol. et de Psych. 34, 368—377 (1934).

—, et E. Évrard: Oligodendrogliome de la base du cerveau. J. belge Neur. 1, 39—48 (1936).

Dixon, F. J., and R. A. Moore: Tumors of the male sex organs. Publ. by Armed Forces Institute of Pathology, Washington 1952.

— H. B. F., and D. W. Smithers: Epilepsy in cysticercosis. Quart. J. Med. 3, 603—616 (1934).

Dobberstein, J.: Zentrales und peripheres Nervensystem. In Joest's Handbuch der speziellen pathologischen Anatomie der Haustiere, Bd. II, S. 697. Berlin: Schoetz 1937.

Dobos, E. I., Ch. G. Freed and S. M. P. Ashle: An intrinsic tumor of the third ventricle. J. of Neuropath. 12, 232—243 (1953).

Döring, G.: Traumatisch entstandene Atheromzyste. Zbl. Path. 66, 1 (1936).

— Beiträge zur Kenntnis des Retothelsarkoms. Beitr. path. Anat. 101, 348—374 (1938).

— Histologische Veränderungen des Hirnstamms bei Kleinhirnbrückenwinkeltumoren. Z. Neur. 165, 256—266 (1939).

— Zur Histologie der Umgebung unreifer Hirngeschwülste. Dtsch. Z. Nervenheilk. 149, 201—221 (1939).

— Über Retothelsarkome des Nasenrachenraumes mit neurologischen Komplikationen. Z. Neur. 168, 432—447 (1940).

Doernbach, J.: Über cystische und zellige Geschwülste der Hirnventrikel. Virchows Arch. 316, 51—75 (1949).

Dolgopol, V. B., and M. Neustädter: Meningoencephalitis caused by cysticercus cysts of the brain. Arch. of Neur. 33, 132—147 (1935).

Doljanski, L., u. F. Roulet: Studien über die Entstehung der Bindegewebsfibrillen. Virchows Arch. 291 (1933).

— — Über die gestaltende Wechselwirkung zwischen dem Epithel und dem Mesenchym. Virchows Arch. 292 (1934).

Domagk, G., u. C. Hackmann: Die zusätzliche Behandlung bösartiger Geschwülste durch Steigerung der tumorspezifischen Abwehraktivität. Z. Krebsforsch. 59, 2—10 (1953).

Donald, Mc. C. A., and M. Korb: Intracranial aneurysms. Arch. of Neur. 42, 415—429 (1939).

Donat, R.: Pseudoverkalkung des Gehirns bei tumorähnlicher chronischer encephalitischer Gliaproliferation. Virchows Arch. 312, 726 (1944).

Dos Santos, R.: Arteriography in bone tumours. J. Bone Surg. 32, 15—29 (1950).

Dott, N. M., and P. Bailey: A consideration of the hypophyseal adenomata. Brit. J. Surg. 13, 314—366 (1925).

Dott, N. M., and E. Levin: Intracranial tuberculoma. Edinburgh Med. J. **46**, 36—41 (1939).

Draganesco, S., and O. Sager: Ependymocytome cystique du troisième ventricule. Revue Neurol. **1934 I**, 959—462.

Dragonas, E., u. G. Vlavianos: Über zwei Fälle von Echinokokkuszysten im Gehirn, die durch Aerocystographie vor der Operation diagnostiziert wurden. Mschr. Psychiatr. **95**, 334—345 (1937).

Dreyfuss, R.: Über Endotheliom des Plexus chorioideus. Beitr. path. Anat. **71**, 667 (1923).

Drew, A. L., and M. A. Petrohelos: A case of brain tumor with unilateral elevation of retinal artery pressure. J. of Neurosurg. **10**, 74—75 (1953).

— J. H., and F. C. Grant: Benign cysts of the brain. J. of Neurosurg. **5**, 107—123 (1948).

Driggs, M., u. H. Spatz: Pubertas praecox bei einer hyperplastischen Mißbildung des Tuber cinereum. Virchows Arch. **305**, 567 (1940).

Drucker, G. A.: Papillary tumor of choroid plexus in a newborn infant. Arch. of Path. **28**, 390—395 (1939).

Drukker: Intracranielle Angiomen. Amsterdam 1937.

Dublin, W. B.: Metastasizing intracranial tumors (case of meningeal fibrosarcoma). Northwest Med. **43**, 83—84 (1944).

Dueker, H. W., and J. M. A. Sanchez-Perez: Massive intraventricular epidermoid. Bull. Los Angeles Neur. Soc. **13**, 220—227 (1948).

Dürck, H.: Über traumatisch entstandene gliogene Geschwulstbildungen. 17. Verh. Dtsch. Path. Ges. 1914.

— Pathologisch-anatomische Erfahrungen bei Unfallbegutachtung. Münch. med. Wschr. **1937**, 1. — Beitr. path. Anat. **84**, 667 (1930).

Duffy, W. C.: Hypophysial duct tumors. Ann. Surg. **72**, 537—555 (1920).

Dunlap, H. F.: Metastatic malignant tumors of the brain. Ann. Int. Med. **5**, 1274—1288 (1932).

Dunn, J., and W. Mck. Craig: Meningioma of the choroid plexus arising from the lateral ventricle: Report of case. Proc. Staff Meet. Mayo Clin. **29**, 577—581 (1954).

Duperrat, B.: Tumeur cérébrale et grossesse. Presse méd. **53**, 118—119 (1945).

Durante, F.: (Zit. Cushing-Eisenhardt 1938, Meningeomas.) Arch. ital. Chir. **2** (1885).

Duret, H.: Les tumeurs de l'encéphale. Paris 1905.

Duus, P.: Über psychische Störungen bei Tumoren des Orbitalhirns. Arch. f. Psychiatr. **109**, 596 (1939).

Dyes, O.: Die Hirnkammerformen bei Hirntumoren. Fortschr. Röntgenstr. (Erg. Bd.) **52** (1937), Thieme, Leipzig.

Dyke, C. G., and L. M. Davidoff: Pneumencephalographic diagnosis of tumors of the corpus callosum. Bull. Neur. Inst. N.Y. **4**, 602 (1936).

— — Roentgen treatment of diseases of the nervous system. Philadelphia: Lea a. Febiger 1942.

Earle, K. M.: Metastatic and primary intracranial tumors of the adult male. J. of Neuropath. **8**, 488—454 (1954).

Earnest, F., J. W. Kernohan and W. Mck. Craig: Oligodendrogliomas. Arch. of Neur. **63**, 964 bis 976 (1950).

Eaton, L. M., and W. F. Kvale: The neurologic manifestations of pheochromocytoma: A study of 25 cases. Collected papers of the Mayo-Clinic and the Mayo foundation, Bd. XLIV, S. 567—571. 1952.

Ebbers, H.: Über das gleichzeitige Vorkommen von Syringomyelie mit Recklinghausenscher Erkrankung und Hirntumor. Arch. f. Psychiatr. **113**, 605—617 (1941).

Eberth, C. J.: Über Entwicklung des Epithelioms der Pia und der Lunge. Virchows Arch. **49**, 51—62 (1870).

Ebhardt, K.: Dermoid des Kleinhirns. Zbl. Chir. **1937**, 2762.

Echlin, F.: Cranial osteomas and hyperostoses produced by meningeal fibroblastomas. A clinical and pathologic study. Arch. Surg. **28**, 357 (1934).

Echols, D. H.: Giant cell tumors of the cranial bones. Amer. J. Canc. **26**, 155 (1936).

— Spongioblastoma polare. Arch. of Neur. **39**, 494—512 (1938).

— Giant cell tumor of the sphenoid bone. J. of Neurosurg. **2**, 16—20 (1945).

— Multiple meningeomas. Removal of ten tumors from a patient. Arch. of Neur. **46**, 440 (1941).

—, and F. C. Rehfeldt: Profuse subarachnoid hemorrhage caused by cerebral glioma. J. of Neurosurg. **7**, 280—282 (1950).

Eckart, G.: Über Lipombildungen im Gehirn und Rückenmark. Allg. Z. Psychiatr. **103**, 330—344 (1935).

Eckel, J. L., and W. F. Jacobs: Malignant spheno-occipital chordoma. J. Nerv. Dis. **61**, 470—486 (1925).

— K.: Zur Stellung der Sturge-Weberschen Krankheit im Rahmen der kongenitalen Ektodermosen. Wien. Z. Nervenheilk. **3**, 184—195 (1950).

Ecker, A.: Upward transtentorial herniation of the brain stem and cerebellum due to tumor of the posterior fossa. With special note on tumors of the acoustic nerve. J. of Neurosurg. **5**, 51 (1948).

Ectors, L.: Les conséquences méchaniques du développement d'une tumeur dans la cavité craniovertébrale. Leçon à la Fac. de Méd. Bruxelles 1945.

ECTORS, L.: Les méningiomes de la 3e frontale. Liège: Desoer; Paris: Masson & Cie. 1945.
— Contribution à l'étude des anévrismes intracrâniens de la carotide et de ses branches. Rev. d'Otol. 21, 259 (1949).
— Anatomo- et physiopathologie des anévrismes intracrâniens. Acta neurol. et psychiatr. belg. 50, 403—461 (1950).
—, et L. VAN BOGAERT: Ablation d'un méningiome du trou occipital chez un frère et une sœur. Acta neurol. et psychiatr. belg. 53, 193—204 (1953).
EDEN, K. C.: Dissemination of a glioma of the spinal cord into the leptomeninges. Brain 61, 298—310 (1938).
EHLERS, H., and C. B. COURVILLE: Solitary tuberculoma of the cerebellum. Bull. Los Angeles Neur. Soc. 1, 81—84 (1936).
— — A note on the gross pathology of ependymogliomas of the fourth ventricle. Bull. Los Angeles Neur. Soc. 1, 34—36 (1936).
EHNI, G., and A. W. ADSON: Lipoma of the brain. Report of cases. Arch. of Neur. 53, 299—304 (1945).
—, and J. G. LOVE: Intraspinal lipomas. Report of cases, review of the literature and clinical and pathologic study. Arch. of Neur. 53, 1—26 (1945).
EHRLICH, L. S., u. G. L. DERMAN: Zur Frage der neurogenen Fibrome in klinischer und pathologisch-anatomischer Beziehung. Virchows Arch. 258 (1925).
EICKHOFF, W.: Intraneurales Wachstum eines Glioms (N. opticus). Virchows Arch. 302, 222—227 (1938).
EICKE, W. J.: Zur Frage der fetalen Encephalitis, Meningitis und ihrer Folgeerscheinungen. Arch. f. Psychiatr. 116, 568 (1943).
— Über entzündliche fetale Hirnerkrankungen. Arch. Gynäk. 176, 718 (1949).
— Fettkörnchenzellen im Liquor. Nervenarzt 20, 551 (1949).
— Bindegewebige Substitution eines Oligodendroglioms nach Röntgenbestrahlung. Dtsch. Z. Nervenheilk. 169, 273—288 (1952).
EINARSON, L., u. A. V. NEEL: Notes on diffuse sclerosis, diffuse gliomatosis and diffuse glioblastomatosis of the brain with a report of two cases. Acta jutlandica 12, 1—56 (1940).
EISENHARDT, L.: Diagnosis of tumors by supravital technique. Arch. of Neur. 28, 299 (1932).
— Long postoperative survivals in cases of intracranial tumor. Proc. Assoc. Res. Nerv. a. Ment. Dis. 16, 390—416 (1935).
—, and H. CUSHING: Diagnosis of the intracranial tumors by supravital technic. Amer. J. Path. 6, 541 (1930).
EKSTRÖM, G., u. G. H. LINDGREN: Gehirnschädigungen nach cerebraler Arteriographie mit Thorotrast. Zbl. Neurochir. 3, 227—248 (1938).
ELKINGTON, J. ST. C. Meningitis serosa circumscripta. Brain 59, 181—203 (1936).
ELKINS, CH. W., and F. J. RACK: Tuberculoma of the cerebellopontine angle simulating acoustic neuroma. Amer. Rev. Tbc. 63, 227—229 (1951).
ELSAESSER, K.-H.: Beitrag zur Klinik und pathologischen Anatomie des Meningeoms. Bleicherode a. Harz: Nieft 1939.
— Zur Symptomatologie, Diagnostik und Therapie der Hirncysticercose. Z. Neur. 177, 323—362 (1944).
— Zur Klinik der metastatischen Hirngeschwülste. Zbl. Neurochir. 9, 150—183 (1949).
— Über die Aktinomykose und ihre Lokalisation im Zentralnervensystem. Dtsch. Z. Nervenheilk. 164, 123—142 (1950).
— Gefäßfunktion und Gewebsflüssigkeit im nervösen Zentralorgan. I. Die WESTPHAL-STRÜMPELL-WILSONsche Krankheit. Leipzig: Johann Ambrosius Barth 1952.
ELSBERG, C. A.: Tumors of the spinal cord and the symptoms of irritation and compression of the spinal cord and nerve roots. Pathology, symptomatology, diagnosis and treatment, p. 421. New York: P. B. Hoeber, Inc. 1925.
— Extradural spinal tumors. Surg. etc. 46, 1 (1928).
— Meningeal fibroblastomas (dural endotheliomas, meningiomas, arachnoid fibroblastomas) etc. Bull. Neur. Inst. N. Y. 1, 3 (1931).
— The parasagittal meningeal fibroblastomas. Bull. Neur. Inst. N. Y. 1, 389—418 (1931).
—, and CONSTABLE: Tumors of the spinal cord. Arch. of Neur. 22 (1929).
— L. M. DAVIDOFF and C. C. DYKE: The roentgen treatment of tumors of the brain in the operating room by direct radiation through the open wound. Bull. Neur. Inst. N. Y. 6, 19—32 (1937).
—, and J. H. GLOBUS: Tumors of the brain with acute onset and rapidly progressive course. Arch. of Neur. 21, 1044 (1929).
—, and N. GOETTEN: Cerebellar medulloblastomas, Bull. Neur. Inst. N. Y. 3, 33—52 (1932).
—, and C. C. HARE: The blood supply of the gliomas. Bull. Neur. Inst. N. Y. 2, 210—246 (1932).
—, and J. STRAUSS: Tumors of the spinal cord which project into the posterior cranial fossa. Arch. of Neur. 21, 261 (1929).
ELVIDGE, A., W. PENFIELD and W. CONE: The Gliomas of the central nervous system. Proc. Assoc. Res. Nerv. a. Ment. Dis. 16, 107—181 (1935).

644   K. J. Zülch: Biologie und Pathologie der Hirngeschwülste.

Emanuel, C.: Ein Fall von Gliom der pars ciliaris retinae. Virchows Arch. **161**, 338—364 (1900).
— Über die Beziehungen der Sehnervengeschwülste zur Elephantiasis neuromatodes und über Sehnervengliome. Graefes Arch. **53**, 129—161 (1902).
Engel, G.: Kasuistischer Beitrag zur Frage des dreifachen primären Karzinoms mit gleichzeitiger doppelter gutartiger Tumorbildung. Arch. f. Geschwulstforsch. **5**, 138—144 (1953).
— P.: Über den heutigen Stand unseres Wissens über die Zirbelfunktion. Wien. klin. Wschr. **1937**, 1219.
—, u. W. Bergmann: Die physiologische Funktion der Zirbeldrüse und ihre therapeutische Anwendung. Z. Vitaminforsch. **4**, 564—594 (1951/52).
Engelbreth-Holm, J., G. Teilum u. E. Christensen: Eosinophil granuloma of bone: Schüller-Christian's disease. Acta med. scand. (Stockh.) **118**, 292—312 (1944).
Engert, F.: Über die Geschwülste der Dura mater. Virchows Arch. **160**, 19 (1900).
Erdheim, J.: Zur normalen und pathologischen Histologie der Glandula thyreoidea, parathyreoidea und Hypophysis. Beitr. path. Anat. **33**, 158—236 (1903).
— Über Hypophysenganggeschwülste und Hirncholesteatome. Sitzgsber. kgl. Akad. Wiss. Wien **113**, 537—726 (1904).
— Über einen Hypophysentumor von ungewöhnlichem Sitz. Beitr. path. Anat. **46**, 233—240 (1909).
— Über das eosinophile und basophile Hypophysenadenom. Frankf. Z. Path. **4**, 70 (1910).
— Die Folge des gesteigerten Hirndrucks. Jb. Psychiatr. **39**, 323 (1919).
— Pathologie der Hypophysengeschwülste. Erg. Path. **21**, 482 (1926).
— Die pathologisch-anatomischen Grundlagen der Skelettveränderungen. Fortschr. Röntgenstr. **52**, 234 (1935).
— Über das maligne osteoplastische Duraendotheliom. Fortschr. Röntgenstr. **55.**, 155—174 (1937).
—, u. E. Stumme: Über die Schwangerschaftsveränderungen der Hypophyse. Beitr. path. Anat. **46**, 1 (1909).
Ernst, P.: Mißbildungen des Nervensystems. In Schwalbes Handbuch der Morphologie der Mißbildungen usw., Abt. 2, Kap. 2. Jena: Gustav Fischer 1909.
— F., u. E. Wiesner: Maligne Sympathikusgeschwülste im Kindesalter. Wien. klin. Wschr. **1953**, 336—340.
Ernsting, J.: Choroid plexus papilloma causing spontaneous subarachnoid haemorrhage. J. of Neur. **18**, 134—136 (1955).
d'Errico, A.: Meningiomas of the cerebellar fossa. J. of Neurosurg. **7**, 227—232 (1950).
Essbach, H.: Die Meningeome. Vom Standpunkt der organoiden Geschwulstbetrachtung. Erg. Path. **36**, 185 (1943).
Esser, A.: Ein Karzinom des Plexus chorioideus des 4. Ventrikels. Z. Neur. **106** (1926).
Ethelberg, S.: Meningiomas of the falx. Acta psychiatr. (Copenh.) **19**, 149—174 (1944).
Euler, H. v., u. B. Skarzinsky: Biochemie der Tumoren. Berlin u. Wien: Urban & Schwarzenberg 1942.
Evans: Mitotic figures in malignant tumors as affected by time before fixation of tissue. Arch. of Path. **1**, 894 (1926).
— J. P., and J. M. Scheinker: Diffuse cerebral glioblastosis. J. of Neurol., Neurosurg. a. Psychiatry **2**, 178—189 (1943).
— N. G., and P. Courville: Notes on the pathogenesis and morphology of new-growths, malformations and deformities of the intracranial blood-vessels. Bull. Los Angeles Neur. Soc. **4**, 145—167 (1939).
Ewing, J.: Neoplastic diseases. Philadelphia: W. B. Saunders Company 1922.
Exner: Fluorescenzmicroscopie des Gehirns. Psychiatr.-neur. Wschr. **1932**, 34.
Faber, V.: Ein Fall von karzinomatös entartetem Papillom des Seitenventrikels. Frankf. Z. Path. **47**, 168—172 (1934).
Fabritius, H.: Ein Fall von cystischem Kleinhirntumor. Beitr. path. Anat. **51** (1911).
Fahr, Th.: Beiträge zur Pathologie der Hypophyse. Dtsch. med. Wschr. **1918**, 206.
— Kurzer Beitrag zur Frage des meningealen Sarkoms. Zbl. Path. **65**, 289—291 (1936).
Falkenberg, K.: Chondrom des Kleinhirnbrückenwinkels. Mschr. Ohrenheilk. (Ö) **75**, 343—350 (1941).
Falkson: Chondrocystosarkom des 3. Ventrikels. Virchows Arch. **75**, 550 (1879).
Fankhauser, R.: Gliome beim Rind. Schweiz. Arch. Tierheilk. **89**, 438 (1947).
— Über intrakranielle Geschwülste bei Tieren. (Im Druck.)
Fasiani, G. M.: Emangioblastoma cistico della regione centrale. Endocrinol. e Neurochir. **1** (1935).
—, e G. B. Belloni: Chirurgia delle vie ottiche intracraniche. Relazione presentata al XLIII Congr. della Soc. Ital. di Chir., Rom, Oct. 1936/XIV.
Feiring, E. H.: Multiple intracranial expanding lesions of diverse origin. Neurology (Minneapolis) **5**, 535—541 (1955).
—, and L. M. Davidoff: Two tumors, meningioma and glioblastoma multiforme, in one patient. J. of Neurosurg. **4**, 283 (1947).
— —, and H. M. Zimmermann: Primary carcinoma of the pituitary. J. of Neuropath. **12**, 205—223 (1953).
Felix, K.: Zur Biochemie der Geschwülste. Strahlenther. **84**, 12—20 (1951).
Fénélon, M. F.: A propos d'un volumineux méningiome sagittal hyperostosant. Présentation de pièce et considération chirurgicale. Revue neur. **81**, 435—436 (1949).

FENSTER, E.: Tumor und Unfall. Stuttgart: Ferdinand Enke 1937.

FENYES, J., u. P. KISS: Histologische Untersuchungen des Zentralnervensystems nach Röntgenbestrahlung des Kleinhirns wegen Sarkomatose beim Kind. Arch. Kinderheilk. 113 (1938).

FEREMUTSCH, K., u. K. SIMMA: Frühzeitige Optikusatrophie durch basales Hirnaneurysma. Mschr. Psychiatr. 127, 39—47 (1954).

FEREY, J., M. L. CHEVREY, A. BELTAN et M. E. RICHIER: Tumeur de la région hypophysaire à structure de séminome (epitheliome „seminoma-like") .Revue neur. 92, 76—80 (1955).

FERGUSON and C. JEFFERSON: On the massive tumors of the cauda equina. III. Internat. Neurol.-Kongr. Kopenhagen: Munksgaard 1939.

FERNÁNDEZ-MORÁN, H.: Examination of gliomas with the electron microscope. Proc. of the 6. Internat. Congr. of Exper. Cytol., S. 53—59.

— Examination of brain tumor tissue with the electron microscope. Ark. Zool. (Stockh.), Ser. A 40, 1—15 (1948).

FERNER, H.: Untersuchungen über die „zelligen Knötchen" (Epithelgranulationen) und die Kalkkugeln in den Hirnhäuten des Menschen. Z. mikrosk.-anat. Forsch. 48, 592 (1940).

FERRARO, A., and L. DAVIDOFF: The reaction of oligodendroglia to injury of the brain. Arch. Path. 6, 1030 (1928).

— C. JERVIS and A. SHERWOOD: Patchy blastomatous infiltration of the CNS. J. of Neuropath. 2, 207 (1943).

FEYRTER, F.: Über die Pathologie der vegetativen nervösen Peripherie und ihre ganglionären Regulationsstätten. Wien: W. Maudrich 1951. — Beitr. path. Anat. 86, 663 (1931).

— Über die Neurinome und Neurofibromatose nach Untersuchungen am menschlichen Magen-Darmschlauch. Wien: Wilhelm Maudrich 1948.

FIALHO, A.: Um caso de localisacão cerebral da micose de LUTZ. J. brasil. Neurol. 1, 377 (1949).

FICK, J.: Histogenese der sogenannten Endotheliome der Meningen. Virchows Arch. 208, 358—360 (1912).

FINCHER, E. F.: Intraventricular tumors of the cerebrum. Arch. of Neur. 22, 19—44 (1929).

—, and G. P. COON: Ependymomas. Arch. of Neur. 22, 19—44 (1929).

FINDEISEN, L., u. W. TÖNNIS: Über intrakranielle Epidermoide. Zbl. Neurochir. 2, 301—315 (1937).

FINE, B. D., and A. GOLDFARB: Infundibuloma: Case report with review of literature. J. Mt. Sinai Hosp. 14, 29 (1947).

FINGERLAND, A.: Ependymcyste des 4. Ventrikels. Zbl. Path. 69, 225—227 (1938).

FINK, E. B..: Malignant tumor of the hypophysis invading the diencephalon. J. Ment. Dis. 77, 561—586 (1933).

— Gumma of the hypophysis and hypothalamus. Arch. of Path. 15, 631—635 (1933).

FINKELNBURG, K.: Über die ätiologische Rolle des Traumas bei Hirngeschwülsten. Zbl. Neur. 32, 367 (1913).

FINKEMEYER, H.: Kleinhirntumor und Gravidität. Zbl. Neurochir. 15, 46—49 (1954).

FISCHER, A.: Biology of cells in tissue culture. Copenhague: Carlsberg Foundation 1946.

— A. W., and H. HOLFELDER: Lokales Amyloid im Gehirn. Eine Spätfolge von Röntgenbestrahlungen. Dtsch. Z. Chir. 227, 475—483 (1930).

— B.: Das Wesen und die Benennung der Gliome (Neuroblastome). Zbl. Path. 29, 545—553 (1918).

— E. (s. a. FISCHER-BRÜGGE): Paraselläre Geschwülste. Zbl. Chir. 1938, 2893.

— Zur Diagnose und Behandlung der Schläfenlappengeschwülste. Zbl. Chir. 1938, 171—172.

— Die arteriographische Diagnostik der Stirnhirn- und oralen Stammgangliengeschwülste. Zbl. Neurochir. 4, 72—98 (1939).

— Gefäßbedingte Schädigungen bei offenen Hirnverletzungen. Zbl. Neurochir. 6, 232—274 (1941).

— R. F. v.: Zur Kenntnis der Neurome des Sympathicus. Frankf. Z. Path. 28, 603—628 (1922).

— W.: Zur Kenntnis der Sarkome. Virchows Arch. 310, 100—105 (1943).

— Die Krebsforschung in den letzten 100 Jahren. Jena: Gustav Fischer 1947.

— Über die bösartigen Geschwülste im hohen Alter. Z. inn. Med. 2, 121 (1947).

— Zur Diagnose und Kenntnis der tuberösen Hirnsklerose. Z. inn. Med. 3, 9—10, 269 (1948).

— Kombination von Lymphogranulomatose, Tuberkulose und malignem Tumor in Lunge und Lymphknoten. Zbl. Path. 86, 257—266 (1950).

FISCHER-BRÜGGE, E. (s. a. E. FISCHER): Erscheinungsformen und diagnostische Bedeutung der Zisternenverquellungen im Hirngefäßbild. Arch. klin. Chir. 200 (1940), Kongr.Ber.

— Das „Klivuskantensyndrom". Acta neurochirur. (Wien) 2, 36—68 (1951).

FISCHER-WASELS, B.: Allgemeine Geschwulstlehre. In: Handbuch der normalen und pathologischen Physiologie, Bd. XIV/2, S. 1341. Berlin: Springer 1927.

— Metaplasie und Gewebsmißbildung. In Handbuch der normalen und pathologischen Physiologie, Bd. XIV/2, S. 1211. Berlin: Springer 1927.

— Regenerationsgeschwülste. Verh. dtsch. path. Ges. (22. Tagg Danzig) 1927, 69 sowie mit BÜNGELER, W.: Arch. Entw.mechan. 112, 184 (1927).

— Die traumatische Entstehung der Gliome und Piatumoren nach R. BENEKE. Mschr. Unfallheilk. 39, 489—527 (1932).

Fischer-Wasels, B.: Die Erblichkeit in der Geschwulstentwicklung. Fortschr. Erbpath. **2**, 221—261 (1938).
— Über die Ätiologie der Geschwulstbildung und das Wesen der Malignität. Kolloid-Z. **89** (1939).
— In: Das ärztliche Gutachten im Versicherungswesen, Fischer-Molináus, Bd. II. Leipzig: Johann Ambrosius Barth 1939.
Fischer-Williams, M., F. D. Bosanquet and P. M. Daniel: Carcinomatosis of the meninges. A report of 3 cases. Brain **78**, 42—58 (1955).
Flavell, G.: Solitary cerebral metastases from bronchial carcinoma. Brit. Med. J. **1949**, No 4630, 736/737.
Fletcher, D. E.: Rapid staining procedure for paraffin sections of formalin fixed nervous tissue. J. of Neuropath. **6**, 299—305 (1947).
—, and P. Bailey: Neurogliogenic tumor of the diencephalon with unusual characteristics. Report of a case. J. of Neuropath. **6**, 128—138 (1947).
— E. M., H. W. Woltman and A. W. Adson: Sacrococcygeal chordomas. A clinical and pathologic study. Arch. of Neur. **33**, 283—299 (1935).
Flexner, S.: A peculiar glioma (neuroepithelioma?) of the retina. Bull. Johns Hopkins Hosp. **2**, 115—119 (1891).
Flock, H.: Über die Häufigkeit der Gliome. Frankf. Z. Path. **50**, 289 (1937).
Flörcken, H., u. Steinbiss: Ein elephantiastisches Neurofibrom der Kopfschwarte. Bruns' Beitr. **124**, 451 (1921).
Flügel, F. E.: Die Encephalographie als neurologische Untersuchungsmethode. Erg. inn. Med. **44**, 327—433 (1932).
Foà, C.: Meine Versuche über die Physiologie der Zirbeldrüse. Wien. med. Wschr. **1934** II, 1149—1153.
Foerster, A.: Ein Ganglioneurom des Rückenmarks. Virchows Arch. **253**, 116 (1924).
— O.: Das operative Vorgehen bei Tumoren der Vierhügelgegend. Wien. klin. Wschr. **1928**, 986—990.
— Ein Fall von Vierhügeltumor durch Operation entfernt. Arch. f. Psychiatr. **84**, 515—516 (1928).
— Die Diagnostik und Behandlung der Geschwülste des Großhirns. Klin. Wschr. **1934**, 1737—1742.
— Motorische Felder und Bahnen. In Bumke-Foersters Handbuch der Neurologie, Bd. VI. Springer 1936.
— Das Chiasmasyndrom. Zbl. Neurochir. **2**, 364 (1937).
— Thyreogene intrarhachideale Geschwülste. Zbl. Neurochir. **4**, 198—214 (1939).
— Ein Fall von Agenesie des Corpus callosum verbunden mit einem Diverticulum paraphysarium des III. Ventrikels. Z. Neur. **164**, 380—391 (1939).
—, u. P. Bailey: A contribution to the study of gliomas of the spinal cord with special reference to their operability. Volume for Davidenkow, Leningrad, S. 9—67. 1936.
— P. C. Bucy u. W. Mahoney: Die Tumoren der Brücke. (Ein Fall von Astrocytom.) Z. Neur. **157**, 136, 146 (1937).
—, u. O. Gagel: Ein Fall von sog. Gliom des Nervus opticus — Spongioblastoma multiforme ganglioides. Z. Neur. **136**, 335—366 (1931).
— — Ein Fall von Recklinghausenscher Krankheit mit fünf nebeneinander bestehenden verschiedenartigen Tumorbildungen. Z. Neur. **138**, 339—360 (1932).
— — Ein Fall von Gangliocytom der Oblongata. Z. Neur. **141**, 797—823 (1932).
— — Ein Fall von Gangliogliom der Rautengrube. Z. Neur. **142**, 507—518 (1932).
— — Ein Fall von Gangliogliom des Bodens des dritten Ventrikels. Z. Neur. **145**, 29—37 (1933).
— — Ein Fall von Gangliocytoma dysplasticum des Kleinhirns. Z. Neur. **146**, 792—803 (1933).
— — Ein Fall von Ependymcyste des III. Ventrikels. Z. Neur. **149**, 312—344 (1934).
— — Zentrale diffuse Schwannose bei Recklinghausenscher Krankheit. Z. Neur. **151**, 1—16 (1934).
— — Ein Fall von Ependymoma polycysticum des Kleinhirns. Z. Neur. **150**, 515—527 (1934).
— — Klinik und Pathohistologie der intramedullären Rückenmarkstumoren. Dtsch. Z. Nervenheilk. **136**, 239 (1935).
— — Das Ependymom des filum terminale. Zbl. Neurochir. **1**, 5—18 (1936).
— — Die Astrocytome der Oblongata, Brücke und des Mittelhirns. Z. Neur. **166**, 497—528 (1939).
— — Das umschriebene Arachnoidalsarkom des Kleinhirns. Z. Neur. **164**, 565—580 (1939).
— — Die encephalen Tumoren der Oblongata, Pons und des Mesencephalons. Z. Neur. **168**, 295—331 (1940).
— — u. W. Mahoney: Die encephalen Tumoren des Mittelhirns der Brücke und des verlängerten Markes. Arch. f. Psychiatr. **110**, 1—74 (1939).
— — A. J. McLean: Ein Fall von Ganglienzellgeschwulst des Hirnstammes (N. caudatus). Z. Neur. **147**, 713—745 (1933).
— A. J. McLean u. O. Gagel: Ein Fall von Ganglioneuroma amyelinicum des Hirnstammes. Z. Neur. **143**, 635—650 (1933).
— — — Ein Fall von Gangliogliom der Regio hypothalamica. Z. Neur. **145**, 17—28 (1933).
Foltz, E. L., J. B. Holyoke and H. L. Heyl: Brain necrosis following X-ray therapy. J. of Neurosurg. **10**, 423—429 (1953).

Foot, N. Ch.: Peripheral neurogenic tumors. Amer. J. Clin. Path. 6, 1 (1936).
— Beitrag zu den Massonschen Anschauungen über Melanome. Virchows Arch. 296 (1932).
— Histology of tumors of the peripheral nerves. Arch. of Path. 30, 772—808 (1940).
— Meningioma. Arch. of Path. 30, 198—211 (1940).
—, and I. Cohen: Report of a case of retothelial sarcoma (reticulosarcoma) of the cerebral hemispheres. Amer. J. Path. 9, 123 (1933).
—, and Zeek: Two cases of melanoma of the meninges with autopsy. Amer. J. Path. 7, 605—617 (1931).
Forbes, W.: Carcinoma of the pituitary gland with metastases to the liver in a case of Cushing's syndrome. J. of Path. 59, 137 (1947).
Ford, F. R., and W. M. Mirror: Primary "sarcomatosis" of the meninges. Bull. Johns Hopkins Hosp. 35, 65—75 (1924).
—, and W. Muncie: Malignant tumors within the third ventricle. Arch. of Neur. 39, 82—95 (1938).
Forestier, J. Haguenau et D. Petit-Dutaillis: Kyste épidermoide intradural d'origine traumatique probable. Revue neur. 38, I, 469 (1931).
Forster, E.: Die Bedeutung des Liquorzellbildes für die Diagnostik der Tumoren des ZNS. Z. Neur. 126, 683 (1930).
Fracassi, T., Ruiz y Parachu: Sieben Fälle von Angiomen des Zentralnervensystems. Rev. Argent. Neur. 1 (1935); 3, 173 (1938).
Fracasso, L.: L'angiomatosis del sistema nervoso centrale. Arch. Psicol. neurol. 9, 1, 138 (1948).
Fraenkel, R. E.: Zur Pathogenese der Hirncysten. Virchows Arch. 230, 479 (1921).
Frain, V., and G. Guiot: Medullary and vertebral angiomatosis. J. Radiol. et Electrol. 28, 116 (1927).
France, N. E.: Sudden death due to ependymoma of cerebellopontile angle. Report of two cases. Brit. Med. J. 2, 782—783 (1948).
Francini: Richerche istologiche sulla struttura dei neuromi. Atti Accad. Fisiocritici Siena 20, 837 (1908).
Frank, E.: Ein Beitrag zu den Mischtumoren der Zirbeldrüse. Z. Anat. 8, 65 (1922).
— H. R.: Über zentrale Schmerzen bei Geschwülsten des Großhirnmantels. Arch. f. Psychiatr. 113, 61 (1941).
— P.: Kopfverletzung — Tod nach 4 Jahren an Gliom im Stirnhirn — Zusammenhang anerkannt. Med. Klin. 1917, 583—585.
Franke, F.: Über einen Echinococcus des Stirnhirns von außergewöhnlicher Größe nebst Bemerkungen über die Operation des Hirnechinococcus. Dtsch. Z. Chir. 67, 271—308 (1902).
Frankl-Hochwart, L.: Diagnose der Zirbeldrüsentumoren. Dtsch. Z. Nervenheilk. 37, 455—465 (1909).
Franklin, C. R.: Visual studies in pituitary adenoma. Bull. Neur. Inst. N. Y. 5, 180—198 (1936).
Frauchiger, E.: Problèmes de la neurologie comparée. Acta neurol. et psychiatr. belg. 1, 52—60 (1954).
— Vergleichende Neuropathologie der Tiere (im Druck), s. Hinweis auf S. 45.
—, u. R. Fankhauser: Die Nervenkrankheiten unserer Hunde. Bern: Huber 1949.
Frazier, C. H.: A series of pituitary pictures. Arch. of Neur. 23, 656 (1930).
— A review clinical and pathological of parahypophyseal lesions. Surg. etc. 62, 158—166 (1936).
— Brain tumors in children. Arch. of Paediatr. 53, 295 (1936).
— Tumor involving the frontal lobe alone. 105 verified cases. Arch. of Neur. 35, 525 (1936).
—, and B. J. Alpers: Tumors of Rathke's cleft. Arch. of Neur. 32, 973—984 (1934).
— — Adamantinoma of the craniopharyngeal duct. Arch. of Neur. 26, 905—965 (1931).
— — Meningeal fibroblastomas of the cerebrum. Arch. of Neur. 29, 935 (1933).
— — E. P. Pendergrass and C. W. Chamberlain: Effects of irradiation on glioma. Amer. J. Roentgenol. 38, 203—237 (1937).
—, and W. G. Spiller: Spinal cord tumors. Arch. of Neur. 8, 455 (1922).
Freedman, D. A., E. H. Feiring and L. M. Davidoff: Carcinoma of the breast and intraspinal meningioma. A report of three cases. J. of Neuropath. 8, 85—92 (1949).
— H., and F. M. Forster: Bone formation and and destruction in hyperostoses associated with meningiomas. J. of Neuropath. 7, 69—80 (1948).
Freeman, W.: Torula infection of the central nervous system. J. Psychol. u. Neur. 43, 236 (1931).
— D., and H. M. Zimmermann: Experimental brain tumors. V. Behavior in intraocular transplants. Cancer Res. 4, 273—278 (1944).
French, J. D.: Plasmocytoma of the hypothalamus. J. of Neuropath. 6, 265—270 (1947).
—, and P. C. Bucy: Tumors of septum pellucidum. J. of Neurosurg. 5, 433—449 (1948).
— L. A., and W. T. Peyton: Mixed tumors of the spinal canal. Arch. of Neur. 47, 737—751 (1942).
Fresen, O.: Über ein Neuroepithelioma cerebri. Beitr. path. Anat. 103, 157—164 (1939).
Freudenberg, K.: Neuere Untersuchungen über die Höhe der Krebssterblichkeit. Ärztl. Mitt. 2, 38—42 (1955).
— R.: Zur Frage der Endotheliome bzw. Fibroblastome (Meningeome) des Rückenmarks. Z. Neur. 157 (1939).

Fried, B. M.: Sarcomatosis of the brain. Arch. of Neur. 15, 205—217 (1926).

—, and R. C. Buckley: Primary carcinoma of the lungs: intracranial metastases. Arch. of Path. 9, 483—527 (1930).

Friedman, N. B.: Germinoma of the pineal. Its identity with germinoma ("seminoma") of the testis. Cancer Res. 7, 363—368 (1947).

Friedmann, E. D., and A. Plaut: Tumor of the pineal gland (pinealocytoma) with meningeal and neural metastases. Arch. of Neur. 33, 1324—1341 (1935).

— — and H. H. Levy: Actinomycosis of the central nervous system: Report of a case and review of the literature. Arch. of Neur. 36, 902 (1936).

— J. J., and C. J. Solomon: Tumors of the choroid plexus in childhood. Amer. J. Dis. Childr. 52, 114—127 (1936).

— J. M., and L. Greenstein: Origin of tumors of the midbrain. Arch. of Neur. 58, 28 (1947).

— R., u. J. M. Scheinker: Ein Fall von Neuroepitheliom der Zirbeldrüse. Mschr. Psychiatr. 89, 6 (1934).

Frowein, R.: Trauma und Hirntumor. Diss. Düsseldorf 1949.

Fruehling, L., F. Tavares et B. Montrieul: Chorio-épithélioma primitif intracrânien. Schweiz. Z. Path. u. Bakter. 12, 193—203 (1949).

Fukuo: Über die Teratome der Glandula pinealis. Diss. München 1914.

Fulstow, M.: An epithelial cyst of the hypophysis. Amer. J. Path. 4, 87—90 (1928).

Fulton, J. F.: A case of cerebellar tumor with seizures of head retraction described by Wurffbain in 1691. J. Nerv. Dis. 70, 577—583 (1929).

—, and P. Bailey: Contribution to the study of tumors in the region of the third ventricle: their diagnosis and relation to pathological sleep. J. Nerv. Dis. 69, 1—25, 145—164, 261—277 (1929).

Furlow, L. T.: Ependymoma of the filum terminale. Arch. of Neur. 32, 1054 (1934).

— Intracranial chordoma. Arch. of Neur. 34, 839—943 (1935).

Furtado, D.: Angiome caverneux du cerveau. Acta neurol. et psychiat. belg. 51, 343—356 (1951).

—, and V. Marques: Spinal teratoma. J. of Neuropath. 10, 384—393 (1951).

Gabriel, P.: Les pinéalomes. Thèse, Paris 1936.

Gärtner: Pathologisch-anatomische Untersuchungen eines nach Röntgenbestrahlung geheilten M. Cushing. Virchows Arch. 310, 388 (1943).

—, J.: Über intrakranielle Geschwulstmetastasen. Zbl. Path. 93, 171—183 (1955).

— Statistische Untersuchungen an 654 intrakraniellen raumfordernden Prozessen. Ein Beitrag zur Biologie der Hirngeschwülste. Zbl. Neurochir. 15, 333—351 (1955).

Gagel, O.: Neurofibromatose. In Handbuch der Neurologie, Bumke-Foerster, Bd. 16, 1935.

— Rankenneurome bei zwei Geschwistern. Verh. dtsch. Ges. inn. Med. (46. Tagg) 1934, 113—116.

— Tumoren der peripheren Nerven. In: Handbuch der Neurologie, Bumke-Foerster, Bd. 9, S. 216 bis 240, 1935.

— Über Hirngeschwülste. Z. Neur. 161, 69—113 (1938).

— Ein Pons oblongata-Astrocytom mit ungewöhnlichem Verlauf. Nervenarzt 14, 343—347 (1941).

— Ein Arachnoidalsarkom mit umschriebenen Tumorknoten an verschiedenen Abschnitten des Zentralnervensystems. Wien. klin. Wschr. 1941, 445.

— Eine Granulationsgeschwulst im Gebiete des Hypothalamus. Z. Neur. 172, 710—722 (1941).

— Tuberöse Sklerose. In Neue dtsche. Klinik, Bd. 8, S. 234—247 (1942).

— Wien. klin. Wschr. 1944, 243.

—, u. H. Kreissel: Die Geschwülste des Nervensystems. In Naturforschung und Medizin: Deutschland. Neurologie, Bd. 81, Teil II, S. 49. Wiesbaden: Dietrich'sche Verlagsbuchhandlung 1948.

Gama, C.: Tumormetastasen im Encephalon und Metastasen verursachende Tumoren des Nervensystems. Neurobiologia 12, 1—33 (1949).

Gamper, E.: Zur Kenntnis der zentralen Veränderungen beim Morbus Recklinghausen. J. Psychol. u. Neur. 39, 39—84 (1929).

Gander, G.: Un cas de lipome du corps calleux. Ann. Anat. path. méd.-chir. 14, 513—520 (1937).

Ganner, H., u. G. Stiefler: Zur Symptomatologie der Schläfenlappentumoren. Arch. f. Psychiatr. 101 (1934).

Ganz, R.: Gliom und Trauma. Mschr. Unfallheilk. 34, 109—114 (1927).

Garcin, R.: Le syndrome paralytique unilateral global des nerfs crâniens. Paris: Amédée Legrand 1927.

Gardner, W. J., and C. H. Frazier: Bilateral acoustic neurofibromas: a clinical study and field survey of a family of five generations with bilateral deafness in thirty-eight members. Arch. of Neur. 23, 266 (1930).

—, and O. A. Turner: Neuroepithelial cysts of the third ventricle. Arch. of Neur. 38, 1055 (1937).

— — Familial involving of the NS by multiple tumors of the sheath and envelopping membrane. Amer. J. Canc. 32, 339 (1938).

— — Primary fibroblastic tumors of the chorioid plexus of the lateral ventricles. Surg. etc. 66, 804—809 (1938).

— — Acoustic neurofibromas. Further clinical and pathologic data on hereditary deafness and Recklinghausen's disease. Arch. of Neur. 44, 76 (1940).

Gardner, W. J., and O. A. Turner: Cranial chordomas. A clinical and pathologic study. Arch. Surg. 42, 411—425 (1941).

GARLAND, H. G., and G. ARMITAGE: Intracranial tuberculomas. J. of Path. 37, 461—471 (1933).
GARRÉ, C.: Über sekundär maligne Neurome. Beitr. klin. Chir. 9, 465 (1892).
GARRITY, R. W., and L. W. MATTHEWS: Radioactive phosphorus in management of brain tumors. Neurology 4, 929—934 (1954).
GARSCHIN, W.: Intrasphenoidale Hypophysengangsgeschwulst. Z. Krebsforsch. 31, 432—436 (1930).
GARVEY, P. H.: Calcified angioma of the brain. Arch. of Neur. 28 (1932).
GASPERODI, H.: Die Hirntumoren im ersten Lebensjahrzehnt. Arch. Kinderheilk. 108, 149—171 (1936).
GASS, H., and W. P. VAN WAGENEN: Oligodendroglioma in pre-adolescence. J. of Neurosurg. 7, 373—376 (1950).
— — Meningioma and oligodendroglioma adjacent in the brain. J. of Neurosurg. 7, 440—443 (1950).
GAUCHER: Sur un cas de lipome du corps calleux. Schweiz. med. Wschr. 1936, 1240.
GAUDERER: Zur Kasuistik der Zirbeldrüsentumoren. Inaug.-Diss. Gießen 1889.
GAUPP, R.: Der diagnostische Wert histologischer Untersuchungen bei Hirnpunktionen. Nervenarzt 7, 593 (1934).
— Praktische Bedeutung der Hirnpunktion. Nervenarzt 8, 529 (1935).
— Die Gehirncysticercose. Dtsch. med. Wschr. 1941 II, 1289.
— Ein Teratom im Seitenventrikel. Nervenarzt 15, 363—373 (1942).
— u. H. JANTZ: Zur Kasuistik der Balkenlipome. Nervenarzt 15, 58—68 (1942).
GAUTHIER, P.: Zur Kenntnis der Mischgeschwülste der Hypophyse. Frankf. Z. Path. 19, 246 (1916).
GEELVINK: Die endogenen organischen Erkrankungen des ZNS. In LINIGER-WEICHBRODT-FISCHER, Handbuch der ärztlichen Begutachtung. Leipzig: Johann Ambrosius Barth 1931.
GEHUCHTEN, P. VAN: Un cas de tumeur de l'épiphyse. J. belge Neur. 36, 1936.
— Le mécanisme de la mort dans certains cas de tumeur cérébrale. Encéphale 2, 113 (1937).
GELLHORN, A., M. R. MURRAY, R. FRICKER and E. HIRSCHBERG: In vitro and in vivo effects of chemical agents on human and mouse glioblastoma multiforme. Excerpta med., Neurol. a. Psychiatry 8, 817 (1955).
GEREBTZOFF, M. A., et E. NIZET: Etude histopathologique d'un hémangioblastome du cervelet (maladie de Lindau). J. belge Neur. 48, 577—605 (1948).
— — Étude histopathologique d'un papillome kystique du plexus choroide du troisième ventricule. Acta neurol. et psychiatr. belg. 49, 453—466 (1949).
— — Spongioblastomatose sousépendymaire: processus néoplasique bénin étendu à l'ensemble de la névroglie sous-épendymaire. Arch. internaz. di studi neurol. 1, 133—140 (1950).
—, et S. THIRY: Du polymorphisme dans neuroblastomes du systeme nerveux central. Arch. internaz. di studi neurol. 2, 132—140 (1953).
GERHARDT, M.: Beitrag zur operativen Behandlung der spinalen Arachnitis. Dtsch. Z. Nervenheilk. 140, 28 (1936).
GERHARTZ, H.: Retothelsarkome des Zentralnervensystems. Virchows Arch. 319, 339—346 (1951).
GERLACH, F.: Ergebn. morphol. Untersuchungen bei bösartigen Geschwülsten. Wien. klin. Wschr. 1937, 1535—1603.
— H.: Zur Symptomatologie des Lungenkarzinoms. Diss. Leipzig 1941.
— J.: Der heutige Stand der Lehre von der REICHARDTschen Hirnschwellung. Nervenarzt 22, 212—219 (1951).
— Die kombinierte Angiographie. Zbl. Neurochir. 15, 193—195 (1955).
GERMAN, W. J.: Carcinomatous metastases to the brain. Ann. Surg. 108, 980 (1938).
GESCHICKTER, C. F.: Tumors of the nervous system. Clin. Med. Surg. 43, 437 (1936).
— Mesothelial tumors. Amer. J. Canc. 26, 378 (1936).
— Tumors of the peripheral nerves. Amer. J. Canc. 25, 377 (1935).
— Primary tumors of the cranial bones. Amer. J. Cancer. 26, 155 (1936).
—, and M. M. COPELAND: Tumors of bone. 1. Aufl. 1931; rev. Aufl. 1936.
GEYELIN, H. R., and W. PENFIELD: Cerebral calcification epilepsy (Endarteritis calcificans cerebri). Arch. of Neur. 21, 1020—1043 (1929).
GEYER, H., u. O. PEDERSEN: Diskordantes Auftreten von Hirntumoren bei erbgleichen Zwillingen. Zbl. Neurochir. 3, 53—63 (1938).
— — Die Erblichkeit der Neubildungen des ZNS. Z. Neur. 165, 284—294 (1939).
GHERSI, J. A.: Gliomas de la región del septum lucidum. Seman. méd. 1943, 273—286.
GIAMPALMO, A.: Zur Frage der extraventrikulären Ependymome. Zbl. Neurochir. 2, 283—290 (1937).
GIEBEL, W.: Über primäre Tumoren der Zirbeldrüse. Frankf. Z. Path. 25, 176 (1921).
GIESE, W.: Die eitrigen Hirnhautentzündungen und ihre ätiologische Differenzierung. Beitr. path. Anat. 109, 2, VII, 229—351 (1944).
GIGANTE, D.: Zur Frage des primitiven Spongioblastoms (Neuroepithelioms). Z. Neur. 170, 672—684 (1940).
GILMOUR, M. D.: Carcinoma of the pituitary gland with abdominal metastases. J. of Path. 35, 265 bis 269 (1932).
GIRARDI: Über Carcinommetastasen im Kleinhirn. Mschr. Psychiatr. 31, 184 (1912).
GIVRÉ, A., and H. OLIVECRONA: Surgical experiences with acoustic tumors. J. of Neurosurg. 6, 396—407 (1949).

Glaser, M. A.: Tumors of the pineal, corpora quadrigemina and 3 ventricle, the interrelationship of their syndromes and their surgical treatment. Brain 52, 226—262 (1929).

Glass, B., and K. H. Abbott: Subarachnoid hemorrhage consequent to intracranial tumors. Arch. of neur. 73, 369—379 (1955).

—, and K. H. Abbott: Intracranial tumors in siblings. Bull. Los Angeles Neur. Soc. 18, 40—47 (1953).

— L. R., and C. G. Culbertson: Teratoma of pineal gland with choriocarcinoma and rhabdomyosarcoma. Arch. of Path. 41, 552—555 (1946).

Glettenberg, O.: Zur Liquordiagnostik der Hirntumoren, insbes. der Meningiome bezw. der meningealen Tumoren. Dtsch. Nervenheilk. 136, 226—235 (1935).

— Zur Symptomatologie des chronisch entzündlichen Aquäduktverschlusses. Zbl. Neurochir. 1, 63—75 (1936).

Globus, J. H.: Glial staining methods. Arch. of Neur. 18, 263 (1927).

— Pineal cysts with report of two cases. J. Ment. Sci. 76, 250 (1930).

— Umwandlung gutartiger Gliome in bösartige. Z. Neur. 134, 325 (1931).

— Tumors of quadrigeminate plate. Arch. of Ophthalm. 5, 418—444 (1931).

— Glioneuroma and spongioneuroblastoma, forms of primary neuroectodermal tumors of the brain. Amer. J. Canc. 32, 163—220 (1938).

— Meningiomas. Arch. of Neur. 38, 667—712 (1937). — Assoc. Res. Nerv. a. Ment. Dis. 16, 210 (1935).

— Infundibuloma. A newly recognized tumor of neurohypophysial derivation with a note on the saccus vasculosus. J. of Neuropath. 1, 59—80 (1942).

— Brain tumor: Its contribution to neurology in the remote and recent past. J. of Neuropath. 5, 85—105 (1946).

— Hemorrhage into hemangiomatous cerebellar cyst. Arch. of Neur. 64, 741—742 (1950).

—, and P. Bergman: Atresia and stenosis of the aqueduct of Sylvius. J. of Neuropath. 5, 341—363 (1946).

—, and R. M. Cares: Neuroepithelioma. Its place in the histogenetic classification of primary neuroectodermal brain tumors. J. of Neuropath. 12, 311—348 (1953).

— M. Gerstle u. J. McDonald: The midline tumors of the brain. Verh. 3. Internat. Neurol.-Kongr., Kopenhagen: Munksgaard 1939, S. 785.

—, and J. W. Kernohan: Meningiomas of the sphenoidal ridge; clinicopathologic study. J. of Neuropath. 9, 373—384 (1950).

—, and H. Kuhlenbeck: Tumors of the striatothalamic and related regions, their probable source of origin and more common forms. Arch. of Path. 34, 674—734 (1942).

— — The subependymal cell plate (matrix) and its relationship to brain tumors of the ependymal type. J. of Neuropath. 3, 1—35 (1944).

— —, and D. Weller: Tumors of the aqueduct of sylvius: Blastomatous formations of varied origin, limited to the mesencephalon. J. of Neuropath. 1, 207—223 (1942).

— S. Levin and J. G. Sheps: Primary sarcomatous meningeoma. J. of Neuropath. 3, 311 (1944).

—, and M. Sapirstein: Massive hemorrhage into brain tumor: Its significance and probable relationship to rapidly fatal termination and antecedent trauma. J. Amer. Med. Assoc. 120, 348—352 (1942).

—, and H. Selinsky: Metastatic tumors of the brain. Arch. of Neur. 17, 481 (1927).

—, and S. Silbert: Pinealomas. Arch. of Neur. 25, 937—985 (1931).

—, and I. Strauss: Spongioblastoma multiforme. Arch. of Neur. 14, 139—151 (1925).

— I. Strauss u. H. Selinsky: Das Neurospongioblastom. Z. Neur. 140, 1—29 (1932).

— — — Glioneuroma and spongioneuroblastoma, forms of primary neuroectodermal tumors of the brain. Amer. J. Canc. 32, 163—220 (1938).

— — — Pinealoma. Arch. of Path. 31, 533 (1941).

Gloggengiesser, W.: Angiomartige Umwandlungen des Gefäßmesenchyms als Systemerkrankung. Beitr. path. Anat. 103 (1939).

— Generalisierte Retothelsarkomatose. Virchows Arch. 306, 506 (1940).

Godtfredsen, E.: Eye and nerve symptoms in connection with cranial chordomas. Acta ophthalm. (Copenh.) 21, 224—236 (1943).

Göllnitz, G.: Das klinische Bild bei erweitertem Cavum septi pellucidi. Dtsch. Z. Nervenheilk. 163, 1 (1949).

Gömöri, G.: Ein Fall von diffuser Sarkomatose der weichen Häute. Virchows Arch. 278, 196—199 (1930).

Gönnert, R.: Schistosomiasis-Studien: I. Beiträge zur Anatomie und Histologie von Schistosoma mansoni. II. Über die Eibildung bei Schistosoma mansoni und das Schicksal der Eier im Wirtsorganismus. Z. Tropenmed. u. Parasitol. 6, 18—52 (1955).

Goettsch, H. B., u. B. J. C. den Hartog: Primair intrathoracaal seminoom. Nederl. Tijdschr. Geneesk. 1955, 1140—1141.

Goinard, P., et P. Descuns: Trois observations de kystes hydatiques du cervau. Presse méd. 1946, 143—144.

— — Les kystes hydatiques du névraxe. Revue neur. 1952, Nr 5, 372.

GOLD: Ependymom am Boden der Rautengrube. Arb. neur. Inst. Wien **25**, 223 (1924).

GOLDFLAM, S.: Zur Frage der Zystenbildung an der Cauda equina. Dtsch. Z. Nervenheilk. **85**, 47—85 (1925).

GOLDMANN: Studien zur Biologie der bösartigen Neubildungen. Bruns' Beitr. **72**, 1 (1911).

— E. E., and R. D. ADAMS: Fibrosarcoma of the sphenoid bone. J. of Neuropath. **5**, 155 (1946).

GOLDZIEHER, M.: Über eine Zirbeldrüsengeschwulst. Virchows Arch. **213**, 353 (1913).

GOLGI, C.: Sulla struttura e sviluppo degli psammomi. Morgagni **11**, 874—886 (1869).

— Über die Gliome des Gehirns. (Jena 1884: Untersuchungen über den feineren Bau des Nervensystems.)

GOMORI, G.: Observation with differential stains on human islets of Langerhans. Amer. J. Path. **17**, 395—406 (1941).

— Microscopic histochemistry. Chicago: Univ. of Chicago Press 1952.

GONZALES-REVILLA, A.: Intracranial tuberculomas. J. of Neurosurg. **9**, 555—563 (1952).

GORDINIER, H. C., and H. W. CAREY: A study of two unusual brain tumors; one a multiple cylindroma of the base of the brain, the other a neuroepithelioma of the choroid plexus of the fourth ventricle. J. Nerv. Dis. **33**, I (1906).

GOTTSCHEWSKI, G. H. M.: Über die genetischen Ursachen der Geschwulstbildung. Ärztl. Forsch. **7** (I), 347—360 (1953).

GOUGH, J.: The structure of the blood vessels in cerebral tumours. J. of Path. **51**, 23—29 (1940).

GOWERS, W. R.: Handbuch der Nervenkrankheiten. Bonn: Cohen 1892.

GRAF, C.: Angiomatous malformation of the sylvian aqueduct with remarks on the management of aqueductal obstructions. J. of Neuropath. **5**, 43—53 (1946).

— K.: Geschwülste des Ohres und des Kleinhirnbrückenwinkels. Stuttgart: Georg Thieme 1952.

— Meningiome des Felsenbeines. Pract. otol. etc. (Basel) **11**, 322—333 (1949).

GRANT, F. C.: Cerebellar symptoms produced by supratentorial tumors. Arch. of Neur. **20**, 292—308 (1928).

— A clinical study of midline tumors in children. Surg. Clin. N. Amer. **9**, 115—168 (1929).

— Intracranial meningiomas, surgical results. Surg. etc. **85**, 419 (1947).

—, and G. M. AUSTIN: Epidermoids: Clinical evaluation and surgical results. J. of Neurosurg. **7**, 190—198 (1950).

— and M. P. SAYERS: Notes on a series of brain tumors. J. of Neurosurg. **8**, 510—514 (1951).

GRASER. V.: Bericht über drei erfolgreich operierte Cholesteatome des Schädelraumes. Dtsch. Z. Nervenheilk. **152**, 13 (1941).

GRAUMANN, G.: Über ein traumatisch entstandenes Cholesteatom der hinteren Schädelgrube. Zbl. Chir. **64**, 1154—1161 (1937)

GREEN, J. R.: Encephalo-trigeminal angiomatosis. J. of Neuropath. **4**, 27—42 (1945).

— M. J., and J. H. CHILDREY: Intracranial chondroma. J. Nerv. Dis. **89**, 650—652 (1939).

— J. FOSTER and D. BERENS: Encephalo-trigeminal angiomatosis: STURGE-WEBER syndrome. With particular reference to the roentgenological aspects before and after neurosurgery. Amer. J. Roentgenol. **64**, 391—398 (1950).

GREENE, H. S. N.: Familial mammary tumors in the rabbit. IV. The evolution of autonomy in the course of tumor development as indicated by transplantation experiments. J. of Exper. Med. **71**, 305—324 (1940).

— A conception of tumor autonomy based on transplantation studies: A review. Cancer Res. **11**, 899—903 (1951).

— The transplantation of tumors of the brain of heterologous species. Cancer Res. **11**, 529—534 (1951).

— The significance of the heterologous transplantability of human cancer. Cancer (N. Y.) **5**, 24—44 (1952).

— The induction of the shope papilloma in transplants of embryonic rabbit skin. Cancer Res. **13**, 58—63 (1953).

— The heterologous transplantation of human lung cancer. Cancer Res. **13**, 347—349 (1953).

—, and H. ARNOLD: The homologous and heterologous transplantation of brain and brain tumors. J. of Neurosurg. **2**, 315—331 (1945).

— R. C.: Extraventricular and intra-cerebellar papilloma of the choroid plexus. J. of Neuropath. **10**, 204—207 (1951).

GREENFIELD, J. G.: The pathological examination of forty intracranial neoplasms. Brain **42**, 29 (1919).

— Two cases of medulloepithelioma etc. J. of Path. **38**, 11 (1934).

— Meningeomas. Soc. Brit. Neurol. Surg. 1937. Ref. Zbl. Neurochir. **2**, 234 (1937).

— Histology of cerebral oedema associated with intracranial tumors (with special reference to changes in nerve fibres of centrum ovale). Brain **62**, 129 (1939).

— Two cases of medulloepithelioma with special reference to the relative malignancy of this type of tumor. J. of Path. **38** (1943).

Greenfield, J. G., and Pritchard: Cerebral infection with schistosoma japonicum. Brain **60**, 361 (1937).
—, and E. G. Robertson: Cystic oligodendrogliomas of the cerebral hemispheres and ventricular oligodendrogliomas. Brain **56**, 247 (1933).
Greenwood jr., J.: Kystes paraphysaires du IIIe ventricule: huit observations. J. of Neurosurg. **6**, 153—159 (1949).
Greeff, R.: Die Krankheiten des Sehnerven und der Sehbahn. In Axenfeld, Lehrbuch und Atlas der Augenheilkunde 1923.
Griepentrog, F.: Über Erblichkeit bei Angiomen des Gehirns. Nervenarzt **22**, 304—305 (1951).
— Ein Beitrag zur diffusen meningealen Sarkomatose. Arch. f. Psychiatr. u. Z. Neur. **188**, 549—555 (1952).
Grill, W.: Zur Frage der Großhirnspongioblastome usw. Arch. f. Psychiatr. u. Z. Neur. **182**, 570—584 (1949).
Grinker, R. R.: Tumors of the optic nerve. Arch. of Ophthalm. **4**, 497—508 (1930).
— Gliomas of the retina. Arch. of Ophthalm. **5**, 920—935 (1931).
— Tumors of the retina. Kap. 12 aus Penfield's Cytology of the nervous system. New York: Hoeber 1932.
—, and R. A. Livfendahl: A study of cerebral tuberculomas. Arch. of Neur. **20**, 415—416 (1928).
—, and E. Stevens: Mucoid degeneration of oligodendrogliomas. Arch. of Path. **8**, 171—179 (1929).
Groff, R. A.: The dissemination of glioma by extension at distance. Amer. J. Canc. **29**, 651—658 (1937).
Gromelski: Beitrag zur Lehre von den primären epithelialen Geschwülsten des Zentralnervensystems. Virchows Arch. **261**, 933 (1926).
Gross, S. W.: Concerning intraspinal dermoids and epidermoids, with report of a case. J. Nerv. Dis. **80**, 274—284 (1934).
—, and M. B. Bender: Massive haemorrhage in brain tumors. Arch. of Neur. **60**, 612—617 (1948).
—, and A. P. Friedman: Cerebral metastases from a mixed tumor of the parotid gland. Neurology (Minneapolis) **5**, 435—437 (1955).
Grossmann, M. O., and B. H. Kesert: Familial incidence of tumors of the brain. Cerebellar hemangioblastoma. Arch. of Neur. **52**, 327—328 (1944).
Gruber, C.: Über raumbeengende Neubildungen im Schädel. Fortschr. Röntgenstr. **52**, 319 (1935).
— Krieg und tödliche Geschwulst. Z. Krebsforsch. **55** (1944).
Grün: Die Geschwülste des ZNS und ihrer Hüllen bei unseren Haustieren. Med. vet. Inaug.-Diss. Berlin 1936.
Grünthal. E.: Über einen Tumor des Sehnerven und seiner Leptomeningen bei Recklinghausenscher Krankheit. Ophthalmologica (Basel) **102**, 79 (1941).
Grund: Über diffuse Ausbreitung von malignen Tumoren, besonders Gliosarkomen in den Leptomeningen. Dtsch. Z. Nervenheilk. **31**, 283 (1906).
Grynfelt, E.: Étude d'histopathologie expérimentale sur la dégénérescence muqueuse de la névroglie. Congr. Assoc. Anat. 21ème réunion, 29—31, 1926.
Güthert, H.: Ein Teratoid im linken Seitenventrikel des Gehirns. Zbl. Path. **70**, 295—300 (1938).
— u. J. G. Henkel: Ein metastasierendes Chordom der Lendenwirbelsäule. Zbl. Path. **77**, 376 (1941).
Guillain, G.: Étude anatomo-clinique sur un cas de pinéalome. Vol. Jubil. Marinesco, Bucareste 1933.
— Maladie de Recklinghausen avec tumeurs polymorphes du névraxe. Jb. Psychiatr. **52**, 15 (1935).
— I. Bertrand et J. Gruner: Les gliomes infiltrés du tronc cérébral. Paris: Masson & Cie. 1945.
— — et R. Messimy: Sténose de l'aquéduc de sylvius par une tumeur tres limitée. Revue neur. **66**, 533—540 (1936).
— —, et J. Périsson: Médulloblastome du quatrième ventricle. Revue neur. **37**, 62—66 (1930).
— —, et R. Thurel: Étude anatomique et clinique d'une méningite basilaire et spinale à cysticercus racemosus. Rev. Neur. **1933** II, 114.
— D. Petit-Dutaillis, I. Bertrand et P. Schmite: Chrondrome de la dure-mère. Opération et guérison complète. Bull. Soc. méd. Hôp. Paris **54**, 1484—1491 (1930).
— — —, et J. Lereboullet: Papillome des plexus choroides du quatrième ventricule simulant une tumeur de l'acoustique. Rev. Neur. 1932 I, 497.
Guillaume, J., D. Oeconomos et G. Mazars: Méningiome de la moelle chez une enfant de 9 ans. Ablation. Revue neur. **81**, 600—602 (1949).
— —, et R. Rogé: Hémorragies méningées répétées par angiomes paraventriculaires. Deux cas opérés. Revue neur. **81**, 602—607 (1949).
— R. Rogé et G. Mazars: Un cas de neurinome géant du ganglion de Gasser. Revue neur. **81**, 225—226 (1949).
Guiot, G., et N. Poloukhine: Angiome calcifiè. Extirpation. Guérison sans séquelle. Revue neur. **81**, 430—433 (1949).
Guldberg, G.: Pachymeningitis carcinomatosa. Den Norsce Patolog. 1928, S. 301.
Guleke N.: Chirurgie der Hirngeschwülste. Stuttgart: Ferdinand Enke 1936.
— Behandlung der Hirngeschwülste. Med. Klin. **1932**, 1519.
— Gehäuftes Auftreten mehrfacher Krebsgeschwülste. Dtsch. Gesundheitswesen **1946**, 200.

GUTMANN, E.: Zur Pathologie und Klinik der Meningeome. Z. Neur. **123**, 606—625 (1930).
—, u. H. SPATZ: Die Meningeome des vorderen Chiasmawinkels. Nervenarzt **2**, 581—591 (1929).
GUTTING, J.: Hirnmetastase und Primärtumor. Diss. Med. Akad., Düsseldorf 1940.
GUTTMANN, L.: Liquor, Hirnpunktion, Röntgenologie. In BUMKE-FOERSTERS Handbuch der Neurologie, Bd. VII/2, S. 553. Berlin: Springer 1936.
— Physiologie und Pathologie der Liquormechanik und Liquordynamik. In BUMKE-FOERSTER, Handbuch der Neurologie, Bd. VII, S. 1—114. Berlin: Springer 1936.
GUTZEIT, R.: Ein Teratom der Zirbeldrüse. Inaug.-Diss. Königsberg 1896.
HAASE, E.: Neurinoma of the twelfth nerve. J. of Neuropath. **5**, 66 (1946).
HABERLAND, K.: Über ein spinales Angioma racemosum venosum. Arch. f. Psychiatr. **184**, 417—425 (1950).
HACKEL, W.: Über das Neurinom (Lemmom) der Gehirnnerven. Beitr. path. Anat. **80** (1931); **88**, 60 (1932).
— Zur Frage über das Medulloepitheliom. Beitr. path. Anat. **92**, 510—517 (1934).
HACKENBROCH, M.: Beitrag zur Kenntnis der Geschwulstbildungen im Lumbosakralkanal bei Spina bifida occulta. Med. Klin. **1936**, 1179.
HACKMANN: Experimentelle Untersuchungen über Heilungsvorgänge bei bösartigen Geschwülsten. Verh. der Dtsch. Ges. für Path., Hannover 1951, 35. Tagg, S. 101—103, Stuttgart: Piscator-Verlag 1952.
HADDAD, F. S., and G. S. DUGGER: Metastatic dysgerminoma of the central nervous system. J. of Neuropath. **13**, 455—461 (1954).
HAEGER: Ausgebreitetes Endotheliom des Gehirns. Mschr. Psychiatr. **30**, 86 (1911).
HAENE, A. DE, G. HOFFMANN et J. HOZAY: Sur les gliomes du tronc cérébral. Acta neurol. et psychiatr. belg. **53**, 355—365 (1953).
HÄRTER, O.: Ein Beitrag zum Bild der oral-basalen Großhirnspongioblastome. Zbl. Path. **87**, 209—214 (1951).
HÄSSNER, O.: Über Chordome unter gleichzeitiger Mitteilung eines Falles von seltener Größe. Virchows Arch. **210**, 385—406 (1912).
HÄUSSLER, G.: Hirndruck—Hirnödem—Hirnschwellung. Zbl. Neurochir. **2**, 247—261, 328—339 (1937).
— Über die Hirnschwellung bei Großhirngeschwülsten. Zbl. Neurochir. **3**, 119—122 (1938).
—, u. G. DÖRING: Über eine hämangioblastomatöse Geschwulst der Dura in der linken Parietalgegend. Bruns' Beitr. **169**, 624—634 (1939).
HAFFNER, O.: Extradurale Zysten im Wirbelkanal. Dtsch. Z. Chir. **250**, 559—570 (1938).
HAJASHI, M.: Einige wichtige Tatsachen aus der Entwicklung des menschlichen Kleinhirns. Dtsch. Z. Nervenheilk. **81**, 74—82 (1924).
HALDEMAN, K. O.: Pineal gland tumors. Arch. of Neur. **18**, 724—754 (1927).
HALL, G. W., and TH. L. FENTRESS: Papilloma choroideum with diffuse central nervous system metastases. J. of Neur. a. Psych. **14**, 108—115 (1933).
HALLERVORDEN, J.: Ein Aktinomykom im 3. Ventrikel. Arch. f. Psychiatr. **95**, 527 (1931).
— Erbliche Hirntumoren. Nervenarzt **9**, 1—8 (1936).
— (Aussprache: Hirngeschwülste). Z. Neur. **161**, 217 (1938).
— Über Spätfolgen von Hirnschwellung und Hirnödem, namentlich bei Schwachsinnigen und Idioten. Psychiatr.-neur. Wschr. **41**, 1—4 (1939).
— Über Ödem im Zentralnervensystem. Psychiatr.-neur. Wschr. **1939**, 2.
— Oligodendrogliom nach Hirntrauma. Nervenarzt **19**, 163—167 (1948).
— Bemerkungen zur zentralen Neurofibromatose und tuberösen Sklerose. Dtsch. Z. Nervenheilk. **169**, 308—321 (1952).
HALPERN, L.: Remarkable case of spinal metastasis (with migration of clips) in medulloblastoma. J. Amer. Med. Assoc. **118**, 803 (1942).
HALPERT, B., H. WILKINS and A. C. LISLE jr.: Meningioma of the free margin of the cerebellar tentorium. J. of Neurosurg. **6**, 74 (1949).
HAMBLET, J. B.: Arachnoidal fibroblastoma (meningeoma) with metastases to liver. Arch. of Path. **37**, 216—218 (1944).
HAMBÜCHER, D.: Plexuscysten im 3. Hirnventrikel, ihre Herkunft und ihre Lokalisation. Beitr. path. Anat. **112**, 453—469 (1952).
HAMBY, W. B.: Spongioblastoma bipolare in the region of the hypothalamus. Arch. of Neur. **31**, 1258—1265 (1934).
— Tumors in the spinal canal in childhood. J. of Neuropath. **3**, 397 (1944). — J. Nerv. Dis. 8, 24—42 (1935).
—, and W. J. GARDNER: Ependymal cyst in the quadrigeminal region. Arch. of Neur. **33**, 391 (1935).
HAMLIN, H., R. W. GARRITY and J. B. GOLDEN: Extradural spinal cyst. A case report. J. of Neurosurg. **6**, 260 (1949).
HAMMER, E.: Spaltbildungen am Neuralrohr. Zbl. Path. **56**, 289—295 (1933).
HAMPEL, E.: Klinik und Pathologie der chronischen Arachnitis adhäsiva. Dtsch. Z. Nervenheilk. **144**, 107 (1937).

Hamperl, H.: Über die verimpfende Wirkung von Hirnpunktionen. Wien. klin. Wschr. 1929 I, 432.
— Über Onkozyten. Verh. Dtsch. Ges. Path., 29. Tagg 1936. Jena: Gustav Fischer 1937, S. 188.
— Über gutartige Bronchialtumoren (Zylindrome und Carcinoide). Virchows Arch. 300, 46 (1937).
— Über die „branchiogenen" Tumoren. Virchows Arch. 304 (1939).
— Über die Abgrenzung und Einteilung der Tumoren. Klin. Wschr. 1940, 929.
— Über die Gutartigkeit und Bösartigkeit von Geschwülsten. Verh. Dtsch. Ges. Path., 35. Tagg. Stuttgart: Piscator-Verlag 1951, S. 29—54.
Hamperl, H., u. H. Ribbert: Lehrbuch der allgemeinen Pathologie und der pathologischen Anatomie. Berlin: Springer 1942.
Hanbery, J. W., and G. S. Dugger: Perithelial sarcoma of the brain. A clinicopathological study of thirteen cases. Arch. of Neur. 71, 732—761 (1954).
Hanon, J. L.: Sobre algunos tumores de la linea media del cerebro. Arch. argent. Neur. 1934, 9—96.
Harbitz, H. F.: Multiple neurofibromatosis. Arch. Int. Med. 3, 32—65 (1909).
— Über das gleichwertige Auftreten multipler Neurinome und Gliome. Acta path. scand. (København.) 9, 359 (1932).
— A case of multiple meningiomas combined with diffuse meningiomatosis. Acta path. scand. (Copenh.) 12, 24—37 (1935).
Hard, E.: Arachnoiditis of the cerebellopontine cistern. Acta oto-laryng. (Stockh.) 35 (1947).
Hardman, J.: The angioarchitecture of the gliomata. Brain 63, 91—118 (1940).
—, u. G. Jefferson: Cerebellopontine angle signs produced by ependymomata (cyst, tumour). Zbl. Neurochir. 3, 137—145 (1938).
Hare, C. C.: Cysticercus cellulosae of the brain. Report of two autopsies. J. Amer. Med. Assoc. 111, 510 (1938).
—, and A. Wolf.: Intramedullary tumors of the brain stem. Arch. of Neur. 32, 1230—1252 (1934).
Harris, W., and H. Cairns: Diagnosis and treatment of pineal tumors. Lancet 1932 I, 3—8.
Harrison, F.: Neuere Versuche und Beobachtungen über die Entwicklung der peripheren Nerven. Ges. Naturw. u. Heilk., Bonn 1904.
— Neuroblast versus sheath cell in the development of the peripheral nerve. J. Comp. Neur. 37, 123—205 (1928).
— Die Neuralleiste. Verh. Anat. Ges. 1937, Erg.-H. Anat. Anz. 85 (1938).
Hart, K.: Über primäre epitheliale Geschwülste des Gehirns. Arch. f. Psychiatr. 47, 739 (1910).
Hartmann, H.: Zur Kenntnis der sekundär malignen Neurome. Beitr. klin. Chir. 17, 177 (1896).
— Beiträge zur pathologischen Anatomie und Klinik der Geschwülste der Schädelbasis. J. Psychol. u. Neur. 7 (1906).
Hartog, B. J. C. den: A study on the neurinoma. Fol. psychiatr. néerl. 54, 132—146 (1951).
— Het chorionepithelioma malignum von den man en zijn biologische beteekenis. Uitgiverij de Bussy, J. H., Amsterdam 1933.
Hartung, E.: Beitrag zur Klinik und Behandlung der Geschwülste der Seitenkammern des Gehirns. Inaug.-Diss. Maximilian-Univ. Würzburg 1935.
Harvey, S. C., C. R. Burr and Campenhout: The development of the meninges. Arch. of Neur. 15, 545—567 (1926); 29, 683 (1933).
Hasche, E.: Der Nachweis von Tumorzellen im Liquor cerebrospinalis im Rahmen der Tumordiagnostik. Psychiatr., Neurol. u. med. Psychol. 2, H. 1, 1—14 (1950).
Hasenjäger, Th.: Über seitenventrikelnahe Gliome als eine besondere Gruppe unter den Großhirngeschwülsten. Arch. f. Psychiatr. 110, 570—604 (1939).
— Über die Ausbreitung ventrikelnaher Gliosarkome. Z. Neur. 161, 153—159 (1938).
— Über die Ependymitis blastomatosa bei ventrikelnahen Gliomen. Arch. f. Psychiatr. 110, 605—632 (1939).
—, u. O. Pötzl: Zur Klinik und Anatomie der Hämangiome des Großhirns. Beitrag zum Problem der sog. reinen Wortstummheit. Arch. f. Psychiatr. 114, 110 (1941).
—, u. H. Spatz: Über örtliche Veränderungen der Konfiguration des Gehirns beim Hirndruck. Arch. f. Psychiatr. 107, 193—222 (1938).
—, u. G. Stroescu: Über den Zusammenhang zwischen Meningitis und Ependymitis. Arch. f. Psychiatr. 109, 46—81 (1938).
Hashimoto, S.: Zur Kenntnis der Zylindrome und Peritheliome des Gehirns. Arb. neur. Inst. Wien 29, 357—367 (1927).
Hass, G. M.: Chordomas of the cranium and cervical portion of the spine. Review of the literature with report of a case. Arch. of Neur. 32, 300—327 (1934).
Hasse, K. E.: Krankheiten des Nervenapparates. In Virchows Handbuch der speziellen Pathologie und Therapie, Bd. IV/1. Erlangen 1855.
Hasselbach, H. v.: Ependymäres Gliom des 4. Ventrikels. Beitr. path. Anat. 86, 120—134 (1931).
Hassin, G.: Histopathology of peripheral and central nervous system. Baltimore 1933.
— G. B.: Torulosis of central nervous system. J. of Neuropath. 6, 44 (1947).
— Histopathology of the peripheral and central nervous systems. Hamilton, Ill.: Hamilton Press. 1948.

HASSIN, G.: Neuropathology, an historical sketch. J. of Neuropath. 9, 1—17 (1950).
—, and B. HILKEVITCH: The effect of multiple gliomas and other organic changes of the brain and the cerebral subarachnoid space. J. of Neuropath. 8, 75—84 (1949).
—, and H. D. SINGER: Histopathology of cerebral carcinoma. Arch. of Neur. 8, 155—171 (1922).
HAUSMANN, L., and L. STEVENSON: Astrocytomas of the cerebellum. Arch. of Neur. 30, 110 (1933).
HAWN, C. V. Z., and F. D. INGRAHAM: Blood vessel hyperplasia masking glioblastoma multiforme. J. of Neuropath. 4, 364 (1945).
HAYMAKER, W., and M. E. FOSTER jr.: Intracranial dural cyst with report of a case. J. of Neurosurg. 1, 211—218 (1944).
—, and M. H. YENERMAN: Pathological features of colloid cysts of the 3rd ventricle. A consideration of 60 cases. Excerpta med., Neurol. a. Psychiatry 8, 788 (1955).
HEIJL, C.: Die Morphologie der Teratome. Virchows Arch. 229 (1921).
HEILMANN, P.: Ein Beitrag zur Pathologie der Hirnzystizerkose. Virchows Arch. 286, 176—182 (1932).
HEINE J,.: Über die Vielgestaltigkeit und Kriechbewegungen der Sarkomzellen. Virchows Arch. 280, 122 (1931).
— Beitrag zur Verknöcherung der Meningeome. Gaz. méd. portug. 4, 817—823 (1951).
HEINEMANN, J.: Über die Metastasen maligner Tumoren ins Zentralnervensystem. Virchows Arch. 205, 418—443 (1911).
HEINLEIN, H., u. K. FALKENBERG: Beitrag zur Kasuistik der Ganglioneurome des Kleinhirns. Z. Neur. 166, 128—135 (1939).
HEINRICI, D.: Ein Fall von metastasierendem Ganglioneurom des Sympathicus. Zbl. Path. 57, 1—4 (1933).
HELD, H.: Die Entwicklung des Nervengewebes bei den Wirbeltieren. Leipzig: Johann Ambrosius Barth 1909.
HELLNER, H.: Die Knochengeschwülste, II. Aufl. Berlin: Springer 1950.
HELLY: Teratom im Kleinhirnwurm. Virchows Arch. 254, 573 (1925).
HEMMES: Familial occurence of gliomas. Amer. J. Canc. 15, 2923 (1931).
HENDERSON, W. R.: Sexual dysfunction in adenomas of the pituitary body. Endocrinology 15, 111 (1931).
— The pituitary adenomata. A follow-up study of the surgical results in 338 cases (Dr. HARVEY CUSHING'S series). Brit. J. Surg. 26, 809—921 (1939).
HENKEL, H. G.: Besondere Formen bösartiger Erkrankungen der weichen Hirnhäute. Verh. der Dtsch. Ges. für Path., Hannover 1951. Stuttgart: Piscator-Verlag 1952, S. 185—188.
HENNEBERG, R.: Beitrag zur Kenntnis der Gliome. Arch. f. Psychiatr. 30 (1898).
— Über einen Fall von Tumor und Cyste im Großhirn. Berl. klin. Wschr. 1902, 13.
— Über Ventrikel- und Ponstumoren. Charité-Ann. 27, 493 (1903).
— Über Geschwülste der hinteren Schließungsrinne des Rückenmarks. Berl. klin. Wschr. 1921, 1289.
— Zur Genese der Gliome. Zbl. Neur. 41, 925 (1925).
— Die tierischen Parasiten des Zentralnervensystems. In BUMKE-FOERSTER, Handbuch der Neurologie, Bd. 14, S. 286. Berlin: Springer 1936.
—, u. G. KOCH: Über „zentrale" Neurofibromatose und die Geschwülste des Kleinhirnbrückenwinkels. Arch. f. Psychiatr. 36, 251 (1903).
HENSCHEN, F.: Über Geschwülste der hinteren Schädelgrube, insbesondere des Kleinhirnbrücken-winkels. Jena: Gustav Fischer 1910.
— Die Akustikustumoren, eine neue Gruppe radiographisch darstellbarer Hirntumoren. Fortschr. Röntgenstr. 18, 207 (1912).
— Zur Histologie und Pathogenese des Kleinhirnbrückenwinkeltumors. Arch. f. Psychiatr. 56, 20 (1915).
— Referat über Gliome. Verh. 27. Kongr. der Dtsch. Path. Ges. (Rostock). Z. Path. 60, Erg.-H. 27, 8 (1934).
— Die Tumoren des Lateralrecessus. Eine besondere Form der Kleinhirnbrückenwinkeltumoren. Arch. f. Psychiatr. 185, 640—656 (1950).
— Tumoren des ZNS und seiner Hüllen. In Handbuch der speziellen pathologischen Anatomie und Histologie, Bd. XIII/3. Berlin: Springer 1955.
HEPPNER, F.: Die Erkennung und Behandlung von neoplastischen Hirnmetastasen. Zbl. Neurochir. 12, 129—145 (1952).
— Über Meningeome des 3. Ventrikels. Acta neurochir. (Wien) 4, 55—67 (1954).
HERMANN, G., u. K. TERPLAN: Ein Beitrag zur Klinik und Anatomie der Kleinhirnbrückenwinkel-tumoren. Z. Neur. 93, 528 (1924).
HERREN, R. Y.: Papilloma of the choroid plexus. Arch. Surg. 42, 758 (1941).
HERREWEGEN, M. VAN DEN: Un cas curieux de kyste extracérébral à localisation parasagittale (kyste arachnoidien?). Acta neurol. et psychiatr. belg. 54, 291—303 (1954).
HERRMANN, G.: Periphere Nervenverletzung und Gliombildung. Med. Klin. 25, 703—706 (1929).
HERXHEIMER, G.: Über Tumoren des Nebennierenrindenmarks. Beitr. path. Anat. 57, 112 (1914).

Herxheimer, G. u. Roth: Zum Studium der Recklinghausenschen Neurofibromatose. Beitr. path. Anat. **58** (1914).

Herzog, G.: Primäre Knochengeschwülste. In Henke-Lubarsch, Handbuch der pathologischen Anatomie, Bd. IX/5. Berlin 1944.

— Eine eigenartige Ependymzyste am Kleinhirn. Zbl. Path. **10** (1899).

— Beobachtungen und Gedanken zum Wesen der Geschwülste. Z. Krebsforsch. **52** (1942).

— Chordome, Chondrome. In: Primäre Knochengeschwülste. Handbuch der pathologischen Anatomie, Bd. IX/5. Berlin 1944.

— Hämangiome. In: Primäre Knochengeschwülste. Handbuch der speziellen pathologischen Anatomie, Bd. IX/5. Berlin 1944.

— W.: Über ein primäres Melanosarkom der Leptomeninx mit Ausbreitung auf dem Liquorwege. Zbl. Path. **86**, 5—16 (1950).

Hesse, E.: Die Chirurgie des vegetativen Nervensystems. S. 62. Moskau: Staatsverlag 1930.

Heuyer, G., J. Lhermitte, Th. de Martel and C. Vogt: Un cas de macrogénitosomie précoce liée à un épendymogliome de la region mamillo-tubérale. Rev. Neur. **2**, 194 (1931).

— D. Petit-Dutaillis et M. Feld: Epilepsie Bravais-Jacksonienne révélatrice d'un astrocytome bilatéral des couches optiques. Ablation partielle de la tumeur par voie transventriculaire. Revue neur. **1949**, 969—973.

Heyck, H.: Glioblastom nach Leukotomie. Mschr. Psychiatr. **128**, 180—188 (1954).

Hildebrandt, K.: Zur Kenntnis der gliomatösen Neubildungen des Gehirns mit besonderer Berücksichtigung der ependymären Gliome. Inaug.-Diss. Berlin 1906 und Virchows Arch. **185** (1906).

Hill, L.: Congenital ependymal cyst of the 4. ventricle. J. Nerv. Dis. **77**, 358 (1933).

Hilpert, P.: Über das metastatische Carcinom des Zentralnervensystems. Arch. f. Psychiatr. **77**, 93 (1926).

Hirsch, E.: Seltene Komplikation der Syringomyelie, Neuroophtheliom des 4. Ventrikels. Z. Neur. **102**, 748—756 (1926).

— O.: Über endonasale Operationsmethode bei Hypophysistumoren mit Bericht über 12 operierte Fälle. Berl. klin. Wschr. **1911**, 1933—1935.

— Hypophysentumoren. Wien. med. Wschr. **78**, 292 (1928).

—, and K. Elliot: Ependymomas of the lateral ventricles of the brain. Amer. J. Path. **1**, 627 (1925).

— E. F., u. E. Oldberg: Neuroepitheliom des Kleinhirns. Zbl. Path. **69**, 113—115 (1938).

Hirschberg, E., M. R. Murray, E. R. Peterson, J. Kream, R. Schafranek and J. L. Pool: Enzymatic deamination of 8-azaguanine in normal human brain and in glioblastoma multiforme. Cancer res. **13**, 153—157 (1953).

His, W.: Das Prinzip der organbildenden Keimbezirke und die Verwandtschaften der Gewebe. Arch. Anat. u. Entw.gesch. **1901**, 307—337.

— Die Neuroblasten und deren Entstehung im embryonalen Mark. Arch. f. Anat. **1889**, 249.

— Die Entwicklung des menschlichen Gehirns. Leipzig: S. Hirzel 1904.

Hjärre: Das Vorkommen von Gliomen bei Tieren. Nord. med. Tidskr. **15**, 352 (1938).

Hochheim: Das Vorkommen der Rückenmarkstumoren bei Männern und Frauen in den verschiedenen Lebensaltern. Diss. Berlin 1940.

Hoch-Ligeti, C.: Primary tumors of the brain of rats feeding 2-acetylaminofluorene. Brit. Emp. Cancer Camp. **27**, 139 (1949).

Hochstetter, F.: Über normalerweise während der Entwicklung im Kleinhirn des Menschen auftretende cystische Hohlräume und über ihre Rückbildung. Wien. klin. Wschr. **1928**.

— Über die Entwicklung und Differenzierung der Hüllen des menschlichen Gehirns. Morph. Jb. **83** (1939).

Hockstra, G.: Über die familiäre Neurofibromatose mit Untersuchungen über die Häufigkeit und Malignität bei der Recklinghausenschen Erkrankung. Virchows Arch. **237**, 79—96 (1922).

Hodge, G. B., and H. F. Stulman: Carcinoma of the uterine fundus with metastasis to the brain. Arch. of Neur. **53**, 218 (1945).

Hoelzer, H.: Über einen Fall von Varix des Sinus rectus. Zbl. Neurochir. **5**, 152—157 (1940).

Höring, F. O.: Ein Neurinom mit eigenartigen regressiven Veränderungen. Z. Krebsforsch. **25**, 324—331 (1927).

Hoessly, G. F., and H. Olivecrona: Report on 280 cases of verfied parasagittal meningioma. J. of Neurosurg. **12**, 614—626 (1955).

Hoeve, J. van der: Les phacomatoses de Bourneville, de Recklinghausen et de von Hippel-Lindau. J. belge Neur. **33**, 752—762 (1933).

— Augengeschwülste bei der tuberösen Sklerose. Graefes Arch. **111** (1923).

Hoff, H.: Experimentelle Studien zur Frage des postkomotionellen Hirnödems. Z. Neur. **129**, 583—590 (1930).

—, u. L. Schönbauer: Hirnchirurgie. Leipzig u. Wien: Franz Deuticke 1933.

— — Über das postoperative Hirnödem. Dtsch. med. Wschr. **1935**, 61.

—, u. H. Urban: Zur Frage des Ödems bei Hirngeschwülsten. Dtsch. med. Wschr. **1934** II, 1937.

Hoffmann, G. R.: Astrocytome et méningiome associés chez un même sujet. Acta neurol. et psychiatr. belg. **52**, 57—60 (1952).

HOFFMANN, H.: Gehirntumoren bei zwei Geschwistern. Ein Beitrag zur Vererbung der Geschwülste. Z. Neur. **51**, 113—123 (1919).

HOFHEINZ, G.: Zur Kenntnis der metastatischen Carcinose des Zentralnervensystems, insbesondere des Rückenmarks. Dtsch. Z. Nervenheilk. **117/19**, 226 (1931).

HOLLE, G.: Ein mannsfaustgroßes, klinisch unerkanntes Hirncholesteatom. Frankf. Z. Path. **61**, 233—338 (1950).

HOLLMANN, W.: Tuberöse Sklerose und Hirntumoren. Z. Neur. **156**, 56—67 (1936).

HOLMDAHL, D. E.: Neuralleiste und Ganglienleiste beim Menschen. Z. mikrosk.-anat. Forsch. **36**, 137 (1934).

HOPF, E. J.: Ein Choristom des Kleinhirns. Beitr. path. Anat. **112**, 298—302 (1952).

HOPPE, H. J.: Diskordantes Auftreten von Hirntumoren bei erbgleichen Zwillingen. Zbl. Neurochir. **12**, 34—36 (1952).

HORÁNYI-HECHST, B., u. A. SZÁTMARI: Über regressive Vorgänge in Gliomen. Mschr. Psychiatr. **94**, 347—359 (1937).

HORNET, T.: Biologie des tumeurs nerveuses avec ensemencement à distance. C. r. III. Congr. Internat. Neurol. Munksgaard, Copenhagen 1939, S. 749.

HORNING, E. D., and J. W. KERNOHAN: Meningiomas of the sphenoidal ridge: a clinicopathologic study. J. of Neuropath. **9**, 375—384 (1950).

HORRAX, G.: A consideration of the dermal versus the epidermal cholesteatoma having their attachment in the cerebral envelopes. Arch. of Neur. **8**, 265—285 (1922).

— Generalized cisternal arachnoiditis simulating cerebellar tumor. Arch. Surg. **9**, 95—112 (1924).

— Exstirpation of a huge pinealoma from a patient with pubertas praecox: A new operative approach. Arch. of Neur. **37**, 385—397 (1937).

— Meningiomas of the brain. Arch. of Neur. **41**, 140 (1939).

— The role of pinealomas in the causation of diabetes insipidus. Ann. Surg. **126**, 725—739 (1947).

— The diagnosis and treatment of pineal tumors. Radiology **52**, 186—192 (1949).

— Acoustic tumors. Surg. etc. **90**, 379—380 (1950).

— A comparison of results after intracapsular enucleation and total extirpation of acoustic tumors. J. Neurol., Neurosurg. a. Psychiatry **13**, 268—270 (1950).

— Treatment of tumors of the pineal body. Arch. of Neur. **64**, 227—242 (1950).

— Diagnostic studies and survival statistics in a series of meningiomas of the brain. Arch. of Neur. **1952**, No. 5, 704.

—, and P. BAILEY: Tumors of the pineal body. Arch. of Neur. **13**, 423—467 (1925).

— — Pineal pathology, further studies. Arch. of Neur. **19**, 394—413 (1928).

—, and R. C. BUCKLEY: A clinical study of the differentiation of certain pontile tumors from acoustic tumors. Arch. of Neur. **24**, 1217 (1930).

—, and J. T. DANIELS: The conservative treatment of pineal tumors. Surg. Clin. N. Amer. **22**, 649 (1942).

—, and W. R. HENDERSON: Ein ungewöhnlicher Rückenmarkstumor. Nervenarzt **31** (1939).

— — Encapsulated intramedullary tumors. Surg. etc. **68** (1939).

—, and W. Q. WU: Postoperative survival of patients with intracranial oligodendroglioma with special reference to radical tumor removal. A study of 26 patients. J. of Neurosurg. **8**, 473—479 (1951).

—, and J. P. WYATT: Ectopic pinealomas in the chiasmal region. J. Neurosurg. **4**, 309—326 (1947).

HORSLEY, V.: Remarks on ten consecutive cases of operations upon the brain and cranial cavity to illustrate the details and safety of the method employed. Brit. Med. J. **1887**, 863—865.

HORTEGA, P. DEL RIO: Estructura y systematisacion de los gliomas y paragliomas. Arch. españ. Oncol. **2**, 411—677 (1932).

— Pineal gland. Kap. XIV in PENFIELD'S Cytology of the nervous system. New York: Hoeber 1932.

— Bau und Einteilung der Gliome u. Paragliome Ref. Zbl. Neur. **65**, 476—478 (1933).

— Contribucion al conocimiento citologico de los tumores del nervio y quiasma opticos. Arch. histol. normal y patol. **2**, 307—358 (1944).

— Contribucion al conocimiento citologica de los oligodendrogliomas. Arch. histol. normal. y patol. **2**, 267—305 (1944).

— Nomenclatura y clasificacion de los tumores del sistema nervioso. Buenos Aires 1945.

— J. M. PRADO y M. POLAK: Sincitio y diferenciaciones citoplasmicas de los meningoexoteliomas. Arch. Histol. normal y patol. **2**, 125—170 (1944).

HOSOI, K.: Meningiomas, with special reference to the multiple intracranial type. Amer. J. Path. **6**, 245—260 (1930).

— Multiple intracranial angiomas. Amer. J. Path. **6**, 235—260 (1930).

— Teratoma and teratoid tumors of the brain. Arch. of Path. **9**, 1207—1219 (1930).

— Intradural teratoid tumors of the spinal cord. Report of a case. Arch. of Path. **11**, 875—883 (1931).

— Multiple neurofibromatosis (von RECKLINGHAUSEN disease). With special reference to malignant transformation. Arch. Surg. **22**, 258—281 (1931).

HOZAY, J.: Une angioneuromatose méningoencéphalique diffuse. Revue neur. **1953**, Nr 3, 222—236.

HSÜ, J. K.: Primary intracranial sarcomas. Arch. of Neur. **43**, 901—924 (1940).

HU, O.: Neuroepithelioma of retina with metastasis. Amer. J. Path. **6**, 27 (1930).

HUBER, K.: Ein weiterer Fall eines Rückenmarksangioms. Z. Neur. **171**, 811 (1941).
—, u. W. SORGO: Über zwei verkalkte Hirntumoren. Z. Neur. **174**, 80—88 (1942).
HUDDLESON, J. H.: Ein Fall von Balkenmangel mit Lipomentwicklung im Defekt. Z. Neur. **113**, 177—192 (1928).
HUDSON: Primary tumors of the optic nerve. Lond. Ophtalm. Hosp. Rep. **18**, 317 (1912).
HÜBSCHMANN, P.: Hirntrauma und Tumor. Dtsch. Z. Nervenheilk. **66**, 1 (1920).
HUECK, W.: Morphologische Pathologie. Leipzig: Georg Thieme 1937.
— Über das Mesenschym. Beitr. path. Anat. **66**, (1920); **103**, (1939) III. Teil.
— Über die zelluläre und organoide Betrachtungsweise der Geschwülste. Arch. klin. Chir. **202** (1941).
HÜCKEL, R.: Ein Fall von Sarkom der Zirbeldrüse. Virchows Arch. **76**, 269 (1928).
HUG, O.: Krebsbildung in einem pialen Epidermoid. Virchows Arch. **308**, 679—689 (1942).
HUGHES, E. B., and W. T. SMITH: An unusual tumour, histologically resembling a chemodectoma removed surgically from the pineal region. Excerpta med., Neurol. a. Psychiatry 8, 790 (1955).
HUMPE: Hirntumor und Trauma. Diss. Münster 1938.
HUNT, W. E., W. ABRAMSON and T. A. WEAVER: Cerebral schistosomiasis. Report of a case simulating cerebral neoplasm. J. Amer. Med. Assoc. **136**, 686—690 (1948).
HUNZIKER, H.: Ein Beitrag zur Lehre von den intraventrikulären Hirntumoren. Dtsch. Z. Nervenheilk. **30**, 77 (1906).
HUSTEN, K.: Zwei Beobachtungen von Hypophysengangtumoren. Virchows Arch. **242**, 222 (1923).
HYMAN, J., W. B. HAMBY and S. SANES: Ependymal cyst of the cervicodorsal region of spinal cord. Arch. of Neur. **40**, 1005—1012 (1938).

IHLBERG, G.: Ein Fall von Gliosarkom des Mittelhirns. Z. Neur. **122** 747—755 (1929).
ILLING, P.: Vergleichende Untersuchungen über die Epiphysis einiger Säuger. Vet. med. Diss. Leipzig 1910.
IMPERATORI, CH. I.: Chordomas of the cervical region. Ann. of Otol. **56**, 271 (1947).
INGRAHAM, F. D.: Medulloblastoma cerebelli: Diagnosis, treatment and survivals, with report of 56 cases. New Engld. J. Med. **238**, 171 (1948).
—, and O. T. BAILEY: Cerebellar medulloblastoma with verification nineteen years after the onset of symptoms. J. of Neurosurg. **1**, 252 (1944).
— — Cystic teratomas and teratoid tumors of the central nervous system in infancy and childhood. J. of Neurosurg. **3**, 511—532 (1946).
—, and H. W. SCOTT: Craniopharyngiomas in children. J. of Pediatr. **29**, 95 (1946).
INSAUSTI, T.: Contribucion al estudio anatomoclinico de los glioepiteliomas (ependimomas). Neuropsiquiatr. (Buenos Aires) **2**, 185—209 (1951).
— R. F. MATERA, J. PRADO y E. FRANKE: Epidermoides craneanos y espinales. Arch. Neurocir. (Buenos Aires) **9**, 56—91 (1952).
IRONSIDE, R., and M. GUTTMACHER: The corpus callosum and its tumors. Brain **52**, 442—484 (1929).
ISELIN, H.: Beziehungen von Geschwulstbildung und akzidentellem Trauma. Schweiz. med. Wschr. **1930**, 141.
IYER, C. G. S.: Case report of an adamantinoma present at birth. J. of Neurosurg. **9**, 221—228 (1952).
JABUREK, L.: Hirnödem und Hirnschwellung bei Hirngeschwülsten. Arch. f. Psychiatr. **104** (1936).
— Über das Gewebslückensystem des Großhirns. Arch. f. Psychiatr. **105**, 121 (1936).
JACKSON, H.: 3 cases of multiple neurofibromatosis with malignant degeneration. J. Nerv. Dis. **78**, 581 (1933).
JACOB, H.: Diffuse melanotische Geschwulstbildungen der weichen Hirnhäute. Dtsch. Z. Nervenheilk. **133**, 167 (1934).
— Über diffuse Markdestruktion im Gefolge eines Hirnödems. Z. Neur. **168**, 322 (1940).
— Zur histopathologischen Diagnose des akuten und chronisch rezidivierenden Hirnödems. Arch. f. Psychiatr. u. Z. Neur. **179**, 158 (1947).
JACOBS, L., and K. J. RICHLAND: Carcinomatosis of the leptomeninges. Bull. Los Angeles Neur. Soc. **16**, 335—356 (1951).
JACOBSON, C. E.: Fibroma of the acoustic nerve. Amer. J. Path. **1**, 259 (1925).
— Observations on the histology of the tumors of the N. acusticus. Amer. J. Path. **4**, 583 (1928).
JAEGER, F., u. A. BANNWARTH: Kongenitale Zysten des Cavum septi pellucidi und Cavum Vergae und ihre operative Behandlung. Zbl. Chir. **1941**, 1058—1072.
— W.: Durasarkom und Unfall. Zbl. Chir. **65**, 2754 (1938).
JAHNEL, F.: Allgemeine Pathologie und pathologische Anatomie der Syphilis des Nervensystems. In Handbuch der Haut- und Geschlechtskrankheiten, Bd. 17, S. 1. Berlin: Springer 1929.
JAKOB, A.: Anatomie und Histologie des Großhirns, Bd. I, S. 336. Leipzig: Franz Deuticke 1927.
— H.: Gut- und bösartige Geschwülste des Plexus chorioideus. Arch. f. Psychiatr. **189**, 162—179 (1952).

JAKOBSOHN, L., u. B. JAMANE: Zur Pathologie der Tumoren der hinteren Schädelgrube. Arch. f. Psychiatr. **29**, 80—181 (1897).

JAMES, T. G. I., and W. PAGEL: Oligodendroglioma with extracranial metastases. Brit. J. Surg. **39**, 56—65 (1951).

JANNSEN, P.: Zur Frage der Geschwulstbildung nach Verletzung. Zbl. Chir. **64**, 2830—2832 (1937).

JANSSEN, P.: Sur un cas de cysticercose cérébrale chez le noir. Acta neurol. et psychiatr. belg. **55**, 86—93 (1955).

JEFFERSON, G.: The tentorial pressure cone. Arch. of Neur. **40**, 937 (1938).

— Colloid paraphysial cysts of 3rd ventricle. Proc. Roy. Soc. Med. **32**, 59 (1939).

— Compression of chiasma, optic nerve and optic tracts by intracranial aneurysm. Brain **60**, 444 (1942).

— The Bowman lecture concerning injuries, aneurysms and tumours involving the cavernous sinus. Trans. Ophthalm. Soc. **73**, 117—152 (1953).

— The invasive adenomas of the anterior pituitary. In: The Sherrington Lectures, No. III, p. 1—63. Liverpool: Eaton Press 1954.

—, and H. JACKSON: Tumors of the lateral ventricles and of the 3d. ventricle. Proc. Roy. Soc. Med. **32**, 1105 (1939).

JEFFREYS, E. O., and R. H. AMES: Papilloma of the choroid plexus. J. of Neurosurg. **6**, 418 (1949).

JELIFFE, S. E., u. J. H. LARKIN: Über ein malignes Chordom mit Symptomen von seiten des Gehirns und Rückenmarks. Z. Neur. **5**, 590—604 (1911).

JENNY, F.: Beitrag zur Klinik der Chordome. Schweiz. med. Wschr. 1941, 1061.

JENTZER, A.: Tumeurs cérébrales, Classification anatomo-pathologique. Helvet. med. Acta **5** (1938).

— Les tumeurs du troisième ventricule. Schweiz. Arch. Neur. **44**, 256 (1939).

— Glioblastomes traités par le cobalt. Neurochirurgie (Paris) **1**, 153—162 (1955).

JEQUIER, M.: Encéphalite pseudo-tumorale. Arch. suiss. Neur. **71**, 138—153 (1953).

JEQUIER-DOGE, M.: A propos de la classification des tumeurs cérébrales. Schweiz. Arch. Neur. **48** (1941).

JERMULOWICZ, W.: Zur Frage der Tumoranlage im Gehirn etc. Nervenarzt **7**, 550 (1934).

JIMENEZ DIAZ, C., M. MORALES PLEGUEZUELO, S. OBRADOR y J. L. RODRIGUEZ-MINON: Tuberculoma medular. Rev. clin. españ. **38**, 124—126 (1950).

JOEST, E.: Handbuch der speziellen pathologischen Anatomie der Haustiere, Bd. II, S. 679. Berlin: Schoetz 1937.

JOHAN, B.: Frühe Pubertas, verursacht durch Corpus pineale-Tumor. mit Veränderungen der inner-sekretorischen Drüsen. Orv. Hetil. 1922, 369—372.

JONES, D. P.: Cytogenesis of oligodendroglia and astrocytes. Arch. of Neur. **28**, 1030 (1932).

JORDAN: Über die Entstehung von Tumoren usw. Münchner med. Wschr. 1901, 174.

JORES, A.: Die Zirbeldrüse und ihre Krankheiten. In: Klinische Endokrinologie, S. 111—116. Berlin: Springer 1939.

JORNS, G.: Über das Hirnödem. Zbl. Neurochir.. **2**, 58—71 (1937).

— Hirnödem und Hirnschwellung. Chirurg **8** (1936).

JOSEPHY, H.: Ein Fall von Porobulbie mit solitärem zentralem Neurinom. Z. Neur. **93**, 62—82 (1924).

— Störungen der Anlage (Mißbildungen) des Gehirns. In BUMKE-FOERSTER, Handbuch der Neurologie Bd. 16, S. 1—13. 1936.

— Über das diffuse Neuroblastom und das Vorkommen von multiplen Geschwülsten im Gehirn. Z. Neur. **139** ,500 (1932).

JOUGHIN, J. L.: Coincident tumor of the brain in twins. Arch. of Neur. **19**, 948—950 (1928).

JUBA, A.: Über einen mit Lipomatose verbundenen Fall von partiellem Balkenmangel. Arch. f. Psychiatr. **106**, 324 (1937).

— Geschwülste des Zentralnervensystems (Meningeom, Neurinom) in der Gewebekultur. Mschr. Psychiatr. **113**, 321—336 (1947).

JÜTTE, H.: Zwei Fälle von Melanocytoblastom des Gehirns. Virchows Arch. **304**, 296—316 (1939).

JUHÁSZ, P.: Über ein diffuses Kleinhirnoligodendrogliom und das Oligodendrogliom der hinteren Schädelgrube. Z. Neur. **174**, 701—714 (1942).

— Ein knotiges Kleinhirnoligodendrogliom. Z. Neur. **175**, 745 (1943).

JUNG, R.: Über die Angiome LINDAU'S als eine charakteristische Gruppe unter den Kleinhirntumoren. Arch. f. Psychiatr. **103**, 580—626 (1935).

JUNGHERR, E., and A. WOLF: Gliomas in animals. Amer. J. Canc. **37**, 493—509 (1939).

JUROW, H. N.: Psammomatous dural endothelioma (meningioma) with pulmonary metastasis. Arch. of Path. **32**, 222—226 (1941).

KAHN, E. A.: Surgical treatment of pineal tumor. Arch. of Neur. **38**, 4 (1937).

KAISER: Über primäre diffuse Sarkomatose der Leptomeningen des Gehirns und Rückenmarks. Beitr. path. Anat. **62**, 265 (1916).

KALBFLEISCH, H. H.: Spätveränderungen im menschlichen Gehirn nach intensiver Röntgenbestrahlung. Strahlenther. **76**, 584 (1947).

Kalbfleisch, H. H., u. H. Grebe: Über das Einwachsen der Schädelmeningeome in das umgebende Gewebe namentlich in das Gehirn. Arch. klin. Chir. 188, 118—137 (1937).
Kalm, H.: Über die Metastasierung von Geschwülsten in die Liquorräume. Dtsch. Z. Nervenheilk. 159, 397—407 (1948).
— Ein malignes Tentoriummeningeom mit Metastasierung in die Oblongata und in die subarachnoidalen Liquorräume. Dtsch. Z. Nervenheilk. 163, 131—140 (1950).
—, u. R. Magun: Beitrag zur Klinik und pathologischen Anatomie der Pinealome. Dtsch. Z. Nervenheilk. 164, 453—468 (1950).
Kane, Ch. A., and H. Most: Schistosomiasis of the central nervous system. Arch. of Neur. 59, 141 (1948).
Kaplan: Cerebellar medulloblastoma with $5^1/_2$ years survival period. J. Nerv. Dis. 91 (1940).
— E.: Irradiation of brain tumors at Bellevue Hospital 1924—1939. Radiology 36, 588 (1941).
Karitzky, B.: Zur Frage der traumatischen Entstehung der Hirntumoren. Mschr. Unfallheilk. 40, 499 (1953).
— Nekrosen und Blutungen in Hirngeschwülsten. Virchows Arch. 289 (1933).
Katzenstein: Über innere Recklinghausensche Erkrankung: Endotheliom, Neurinom, Gliome, Gliose, Hydromyelie. Virchows Arch. 286, 42 (1932).
Kaufmann, E.: Diskussion zu Saxer. 5. Tgg Dtsch. Path. Ges., Hamburg 1901. Verh. dtsch. path. Ges. 1902.
— Lehrbuch der speziellen Pathologischen Anatomie. Berlin: W. de Gruyter 1922.
— Unfall und Hirngeschwulst. In Handbuch der Unfallmedizin, Bd. 2, S. 211. 1919.
Kautzky, R.: Zur Kenntnis der diffusen Glioblastose. Dtsch. Z. Nervenheilk. 148, 143—158 (1939).
— Das gefäßreiche parietale Glioblastom. Dtsch. Z. Nervenheilk. 159, 57—74 (1948).
— Die Bedeutung der Hirnhaut-Innervation und ihrer Entwicklung für die Pathogenese der Sturge-Weberschen Krankheit. Dtsch. Z. Nervenheilk. 161, 506—525 (1949).
— Die Schnelldiagnose intrakranialer Erkrankungen mit Hilfe des supravital gefärbten Quetschpräparates. Virchows Arch. 320, 495—550 (1951).
—, u. N. Vierdt: Ein Angioblastom des Großhirns. Zbl. Neurochir. 13, 158—163 (1953).
—, u. K. J. Zülch: Neurologisch-neurochirurgische Röntgendiagnostik und andere Methoden zur Erkennung intrakranialer Erkrankungen. Heidelberg: Springer 1955.
Kawashima: Über ein Sarkom der Dura mater spinalis und dessen Dissemination im Meningealraum mit diffuser Pigmentation der Leptomeningen. Virchows Arch. 201, 297 (1910).
Keller, H.: Sogenannte „hyperplastische Capillarangiome" (Lindau) und Großhirncyste, zugleich ein Beitrag zur Tumor-Cystenfrage. Virchows Arch. 289, 151—181 (1933).
Kellner, B.: Über Geschwülste der 4. Gehirnkammer. Virchows Arch. 289, 656 (1933).
Kelly, M.: Colloid cysts of the third ventricle. Analysis of twenty-nine cases. Brain 74, 23 (1951).
Kernohan, J. W.: Cortical anomalies, ventricular heterotopies and occlusion of aqueduct of sylvius. Arch. of Neur. 23, 460 (1930).
— Primary tumors of the spinal cord and intradural filum terminale. In: Cytology and cellular pathology of the nervous system. New York: Hoeber 1932.
— Tumors of the spinal cord. Arch. of Neur. 32, 843—883 (1941).
—, and A. W. Adson: Simplified classification of gliomas. Proc. Staff. Meet. Mayo Clin. 24, 71—75 (1949).
—, and E. M. Fletcher-Kernohan: Ependymomas. A study of 109 cases. In: Tumors of the nervous system. Baltimore: Williams & Wilkins 1937. Proc. Res. Nerv. a. Ment. Dis. 16, 182—209 (1935).
— J. R. Learmonth and J. B. Doyle: Neuroblastomas and gangliocytomas of the central nervous system. Brain 55, 278—310 (1932).
— R. F. Mabon, H. J. Svien and A. W. Adson: A simplified classification of the gliomas. Proc. Staff Meet. Mayo Clin. 24, 71—75 (1949).
—, and H. L. Parker: A case of Recklinghausen's disease with observation on the associated formations of tumors. J. Ment. Dis. 76, 313 (1932).
—, and G. Perret: Histologic changes of the brain caused by intracranial tumors (so called edema or swelling of the brain). J. of Neuropath. 2, 341 (1943).
—, and G. P. Sayre: Tumors of the central nervous system. Armed Forces Institute of Pathol., Washington 1952.
— H. W. Woltman and A. W. Adson: Intramedullary tumors of the spinal cord. Arch. of Neur. 25, 679—699 (1931).
— — — Gliomas arising from the region of the cauda equina. Clinical, surgical and histologic considerations. Arch. of Neurol. 29, 287—305 (1933).
— — — Gliomas of the cerebellopontine angle. J. of Neuropath 7, 4 (1948).
Kerschner, F.: Erfahrungen bei der operativen Behandlung von Gehirntumoren. Beitr. klin. Chir. 144, 458 (1928).
Kershman, J.: The medulloblast and the medulloblastomas. Arch. of Neur. 40, 937—967 (1938).
Kersting, G., H. Lennartz, H. Finkemeyer und H. Kalm: Über die Züchtung von Hirngeschwülsten als Gewebekultur. Kongr. d. Ges. Dtsch. Neurol. u. Psychiat. Hamburg, Sept. 1955 (im Druck).

KESSEL, F. K.: Über·Tumoren des Riechhirns. Ein kurzer Beitrag zur Kenntnis der Symptomatologie der Geschwülste des Schläfenlappens. Mschr. Psychiatr. **90**, 94 (1934).
— Morbus Cushing. Ein Überblick über Klinik und Kasuistik. Erg. inn. Med. **50** (1936).
— Zur Genese der Monroi-Cysten. Zbl. Neurochir. **2**, 206—208 (1937).
—, u. H. OLIVECRONA: Über Foramen-Monroi-Zysten (sog. Kolloidzysten des 3. Ventrikels). Zbl. Neurochir. **1**, 18—38 (1936).
KETELAER, CH.-J.: Sur la sémiologie et l'évolution d'anévrymes intracrâniens chez des syphilitiques. Acta neurol. et psychiatr. belg. **51**, 362—375 (1951).
KHERSONSKY, R. A., B. G. ROUBINSTEIN et K. S. WINER: Sur les tumeurs de la base du cerveau chez les enfants. Arch. Méd. Enf. **39**, 707 —720 (1936).
KIMURA: Die größeren Zellen in Gliomen. Mitt. path. Inst. Univ. Sendai **1**, 321 (1921).
KINDT, H.: Röntgenschaden nach Bestrahlung medianer Hirngewächse. Arch. f. Psychiatr. **191**, 55—71 (1952).
KINGREEN: Verkalkte Hirn-Konglomerattuberkel. Fortschr. Röntgenstr. **32** (1924).
KINLEY, G. J., and D. S. LEIGHNINGER: Aneurysms of anomalous ophthalmic artery. J. of Neurosurg. 544—551 (1952).
KINO, F.: Zur Morphologie der Hirngliome und ihre Beziehungen zum klinischen Verhalten. Z. Neur. **153**, 680 (1935).
— Über das Verhalten der Glia bei Gliomen. Frankf. Z. Path. **50** (1937).
— Über ein subependymäres, multiples, malignes Glioblastom. Z. Neur. **160**, 297—305 (1937).
KIRCH, E.: Über cystisch xanthomatöse Geschwülste usw. Beitr. path. Anat. **70**, 75 (1922).
KIRSCHBAUM, W. R.: Intrasellar meningioma and multiple cerebral glioblastomas. J. of Neuropath. **4**, 370 (1945).
KISCH: Zur Kenntnis des Neurinoms. Z. Neur. **74**, 379 (1922).
KISS, P. v.: u. J. FENYES: Infantile Kleinhirngeschwülste mit fast normalem Liquorbefund. Zbl. Neur. **81**, 351 (1936).
KISSEL, P., G. ARNOULD et P. HARTEMANN: Lésions cérébrales dans l'angiomatose familiale de Randu-Osler. 5. Internat. Neurol.-Kongr., Lissabon 1953, Vol. II, 49, Lisboa 1954.
KIYONO, H.: Über das Vorkommen von Plattenepithelherden in der Hypophyse. Virchows Arch. **252** (1924).
KLAPPROTH, W.: Teratom der Zirbel kombiniert mit Adenom. Zbl. Path. **32**, 618—630 (1922).
KLAR, E., BECKER u. SCHEER: Eine kombinierte chirurgisch-radiologische Behandlung bei Glioblastoma multiforme mit Co 60. Langenbecks Arch. u. Dtsch. Z. Chir. **55**, 280 (1954).
KLATZO, I.: A study of glioblastoma multiforme by the Golgi method. Amer. J. Path. **28**, 357—367 (1952).
—, and G. C. McMILLAN: A new technic for the rapid diagnosis of brain tumors using chlorazol black *E*. Laboratory invest. **1**, 24—29 (1952).
KLEBS, E.: Beitr. zur Geschwulstlehre. Vjschr. prakt. Heilk. **34** (1877). — Allg. Pathologie, S. 720, 1889.
KLEIN, G.: Über einige besondere Ependymome. Zbl. Neurochir. **13**, 150—158 (1953).
KLEMM: Räumliche Darstellung des Ausgangspunktes und der Wachstumsformen eines gyriformen Basalcarcinoms des Augenlides. Virchows Arch. **308**, 459 (1942).
KLING: Ein Beitrag zur Kenntnis der Rückenmarkstumoren und Höhlenbildungen im Rückenmark. Z. klin. Med. **63**, 322 (1907).
KLINGLER, M.: Über Knorpelgeschwülste der Schädelbasis mit intrakranieller Ausdehnung. Acta neurochir. (Wien) **1**, 337—380 (1951).
KLOSS, K.: Hirntumor und Schwangerschaft. Wien. Z. Nervenheilk. **5**, 175—187 (1952).
— Hirntumoren höherer Altersstufen. Acta neurochir. (Wien) **2**, 217—232 (1952).
KLÜVER, H.: Porphyrins, the nervous system and behavior. J. of Psychol. **17**, 209—227 (1944).
KLUGE, J.: Die Erweiterung des Foramen occipitale magnum. Z. Neur. **74**, 606 (1921).
KNAKE, E.: Transplantationsversuche mit „abhängigem" und „autonomem" Krebsgewebe. Virchows Arch. **325**, 580—595 (1954).
— Über den besonderen Gewebsvorgang bei der erfolgreichen Homotransplantation von „autonomem" Krebsgewebe. Z. Naturforsch. **9 b**, 456 b (1954).
KNAPP: „Genuine" Epilepsie bei Hirntumoren und Parasiten des Gehirns und Hydrocephalus. Münch. med. Wschr. **1942**, 152.
—, A.: Die Geschwülste des rechten und linken Schläfenlappens. Wiesbaden 1905.
— Die Tumoren des Schläfenlappens. Z. Neur. **42**, 226—289 (1918).
KNIERIM, G.: Über diffuse Meningealcarcinomatose mit Amaurose und Taubheit bei Magenkrebs. Beitr. path. Anat. **44**, 409 (1908).
KNIGHTS jr., E. M.: The increasing importance of lung cancer as related to metastatic brain tumors. J. of Neurosurg **11**, 306—309 (1954).
KNIESELY, R. M., and J. W. KERNOHAN: Heterologous transplantation of tumors of the human nervous system; implantation in the eye of the guinea pig. J. of Neuropath. **10**, 416—419 (1951).
KNODEL, G.: Zur Kenntnis der v. HIPPELschen Erkrankung (Angiomatosis retinae). Virchows Arch. **281**, 886—910 (1931).

Knudtzon, K.: Arachnoiditis in primis cisternae chiasmatis. Acta psychiatr. (Copenh.) 17, 201—231 (1942).
Koch, G.: Beitrag zur Erblichkeit der Sturge-Weberschen Krankheit. Z. Neur. 168, 614—623 (1940).
— Erbliche Hirngeschwülste. Z. menschl. Vererbgs- u. Konstit.lehre 29, 400—423 (1949).
— Sturge-Webersche Krankheit (zusammenfassender Bericht über die wichtigsten Forschungsergebnisse des Auslandes). Ärztl. Forsch. 4, 652—660 (1950).
— Tuberöse Sklerose (zusammenfassender Bericht über die wichtigsten Forschungsergebnisse des Auslandes). Ärztl. Forsch. 6 (I), 471—480 (1952).
— Beitrag zur Erblichkeit der Hirngeschwülste (vorläufige Mitteilung). Acta gen. med. et gemellol. 3, 169—191 (1953).
— Pathologische Anatomie des Lungenkrebses. Verh. der Dtsch. Ges. für Inn. Med., 57. Kongr., S. 293. München: J. F. Bergmann 1951.
Köhlmeier, W.: Zur Frage der Metastasierung der Gliome. Virchows Arch. 308, 51—59 (1941).
— Primär multiples polymorphzelliges Retikulosarkom. Virchows. Arch. 308, 383 (1942).
— Über multizentrisch entstandene Oligodendrogliome. Z. Neur. 175, 385 (1943).
— Zur Kenntnis der metastasierenden Hypophysengeschwülste. Virchows Arch. 312, 26—34 (1944).
Koella, W.: Das Angioblastom. Schweiz. Arch. Neur. 59, 208—238 (1947).
Kölliker, A. v.: Gewebelehre. 1859.
Kölpin: Multiple Papillome (Adenocarcinome) des Gehirns. Arch. f. Psychiatr. 45, 595 (1909).
König, E., u. H. Schön: Ausgedehnte Angiomatosis der Medulla oblongata usw. (Lindausches Syndrom). Bruns' Beitr. 170, 239—265 (1939).
Körbler, J.: Über die Entstehung bösartiger Geschwülste nach Kriegsverletzungen. Mschr. Krebsbekpfg 10, 205—218 (1942).
Körner: Geschwülste der Adergeflechte. Papillom des 4. Ventrikels. Zbl. Path. 30, 121 (1919).
Környey, St.: Eine sich entlang den Gefäßwandungen ausbreitende Hirngeschwulst (adventitielles Sarkom). Z. Neur. 149, 50 (1933).
— Meningeom der Felsenbeinspitze. Dtsch. Z. Nervenheilk. 142, 229 (1937).
— Über die diagnostische Bedeutung röntgenologisch dargestellter Kalkherde in den Großhirnhemisphären usw. nebst Klinik und Pathologie des Oligodendroglioms. Zbl. Neurochir. 2, 224 bis 242 (1937).
Kohler, A.: Über die Bestrahlung von Hirntumoren. Verh. 1. Neurochir. Tagg 1948. Dtsch. Z. Nervenheilk. 162, 383 (1950).
—, H.: Das Krankheitsbild des Vagusneurinoms. Bruns' Beitr. 178, 283—298 (1949).
Kohn: Über die Entwicklung des sympathischen Nervensystems der Säugetiere. Arch. mikrosk. Anat. 70, 266 (1907).
Kolodny: Cranial changes associated with meningeomas . Surg. etc. 48, 231 (1929).
Kon, J.: Hypophysenstudien I. Seltene Tumoren der Hypophysengegend (Teratom, Peritheliom, telangiectatisches Sarcom). Beitr. path. Anat. 44, 233—266 (1908).
Kono, N.: Über Implantationsmetastasen im Subarachnoidalraum. Frankf. Z. Path. 30, 92—103 (1924).
Kontchakova, M.: Metastasen von Tumoren der Hypophyse, ihre pathologische Anatomie und ihre Klinik. Zbl. Neur. 86, 572 (1937).
Koopmann: Weiterer Beitrag zur Frage des Hirntraumas und seiner tödlichen Folgen. Mschr. Unfallheilk. 31, 97—99 (1924).
Korbsch, H.: Über die paralyseähnliche Verlaufsart des Tumor cerebri. Ein Fall von multiplem metastatischem Carcinom. Arch. f. Psychiatr. 72, 165 (1924).
— Zur Morphologie und Genese des Neurinoms. Arch. f. Psychiatr. 92, 183—278 (1930).
— Die sogenannte Meningitis tumorosa. Nervenarzt 5, 67 (1932).
— Meningeoma peritheliomatosum. Arch. f. Psychiatr. 104, 59 (1935).
— Die Grundsubstanz der Neurinome. Z. Neur. 165, 337—340 (1939).
—, u. B. Holthaus: Pleozytose bei Tumor cerebri. Arch. f. Psychiatr. 100, 713—718 (1933).
Kornfeld, M.: Über intrakranielle dysontogenetische geschwulstartige Bildungen an Hand eines sekundär veränderten pialen Dermoids des Kleinhirns. Virchows. Arch. 278, 165—177 (1930).
Kovács, A.: Seltener vorkommende Tumoren der Stirngegend. Fortschr. Röntgenstr. 58, 125—129 (1938).
— W.: Über ein solitäres Neurinom des Nervus oculomotorius. Zbl. Path. 40, 518 (1927).
Krabbe, K. H.: Histologische und embryologische Untersuchungen über die Zirbeldrüse des Menschen. Anat. Anz. 163, 191 (1916).
— La sclérose tubéreuse du cerveau (maladie de Bourneville) et l'hydrocéphalie dans leur relations avec la puberté précoce. Encéphale 17, 281 (1922).
— Facial and meningeal angiomatosis associated with calcifications in the brain cortex. Arch. of Neur. 32, 737 (1934).
— Un cas de tératome dans la glande pinéale guéri par intervention opératoire. Acta psychiatr. (Copenh.) 19, 234 (1944).

KRAHN: Untersuchungen an Neurinomen. Zbl. Path. **38**, 113 (1926).

KRAINER, L.: Die Hirn und Rückenmarkslipome. Virchows Arch. **295**, 106 (1935).

KRASTING, K.: Beitrag zur Statistik und Kasuistik metastatischer Tumoren, besonders der Carcinommetastasen im Zentralnervensystem. Z. Krebsforsch. **4**, 315—379 (1906).

KRAUS, E. J.: Über einen Fall von pigmentiertem Gliom bei multiplen Gliomen des re. Seitenventrikels. Virchows Arch. **217**, 121—140 (1914).

— E.: Über ein epignatisches Teratom der Hypophyse. Virchows Arch. **217**, 546 (1929).

— H.: Zur Diagnose intrakranieller Epidermoide. Bruns' Beitr. **177**, 143—152 (1948).

— Multiple Gehirntumoren. Wien. med. Wschr. **1949**, 174—176.

— J. E.: Neoplastic diseases of the human hypophysis. Arch. of Path. **39/40**, 343 (1945).

— R.: Die Beziehungen der Zellen des Vorderlappens der menschlichen Hypophyse zueinander etc. Beitr. path. Anat. **58**, 159 (1914).

— Zur Kenntnis der Nanosomie. Beitr. path. Anat. **58** (1914).

— Die Hypophyse. In: HENKE-LUBARSCH, Handbuch der speziellen pathologischen Anatomie. Bd. 8. 1926.

— Über Veränderungen der Hypophyse bei Hirndruck. Z. Neur. **146** (1933).

— Chronischer Hirndruck und Leberverfettung. Virchows Arch. **300**, 617 (1937).

KRAUSE, F.: Chirurgie des Gehirns und Rückenmarks, Berlin u. Wien: Urban & Schwarzenberg 1908 u. 1911.

KRAYENBÜHL, H.: Primary tumours of the root of the fifth cranial nerve: their distinction from tumours of the Gasserian ganglion. Brain **59**, 337—352 (1936).

— Das Hirnaneurysma. Schweiz. Arch. Neur. **47**, 155—236 (1941).

— Spontane spinale Subarachnoidalblutung und akute Rückenmarkskompression bei intraduralem, spinalem Neurinom. Schweiz. med. Wschr. **77**, 25 (1947).

— Die Operationsindikation bei Stirnhirngeschwülsten. Dtsch. Ges. für Neurochir., 12.—15. Sept. 1950. Zbl. Neurochir. **11**, 277—292 (1951).

—, u. F. LÜTHY: Das spinale Neurinom und sympathische Ganglioneurom im Kindesalter. Z. Path. u. Bakter. **10**, 51—65 (1947).

—, u. A. E. SCHMID: Zur Lokalisation intrakranieller orbitaler Dermoide. Ophthalmologica (Basel) **106**, 251—270 (1943).

—, u. G. WEBER: Diagnostik und Grundzüge der Therapie der Hirntumoren im Kindesalter. Helvet. paediatr. Acta **2**, 115—153 (1947).

—, u. H. ZOLLINGER: Metastasierendes Pinealozytom. Schweiz. Arch. Neur. **51**, 77 (1943).

KREDEL, F. E.: Tissue culture of intracranial tumors with note on the meningiomas. Amer. J. Path. **4**, 337 (1928).

— Intracranial tumors in tissue culture. Arch. Surg. **18**, 2002 (1929).

KRIEG, W.: Aseptische Meningitis nach Operation von Cholesteatomen des Gehirns. Zbl. Neurochir. **1**, 79—86 (1936).

— 164 Fälle von Cholesteatomen des Gehirns. Zbl. Chir. **1936**, 3047.

KROMPECHER: Zur Histogenese und Morphologie der Mischgeschwülste der Haut. Beitr. path. Anat. **44** (1908).

KRÜCKE, W.: Histopathologische Befunde an den Körperorganen nach Arteriographie des Gehirns mit Thorotrast. Zbl. Neurochir. **10**, 189—199 (1950).

— Über Nachweis, Wirkung und Wanderung von Thorotrast im menschlichen Organismus. Naturwiss. **37**, 284—286 (1950).

KRUEGER, E. G., L. NORSA, M. KENNEY and P. A. PRICE: Nocardiosis of the central nervous system. J. of Neurosurg **11**, 226—233 (1954).

KRUMBEIN: Über die Band- oder Palisadenstellung der Kerne, eine Wuchsform des feinfibrillären mesenchymalen Gewebes. Zugleich eine Ableitung der Neurinome (VEROCAY) vom feinfibrillären Bindegewebe (Fibroma tenuifibrillare). Virchows Arch. **255**, 309—331 (1925).

KRYNAUW, R. A., and C. JACKSON: Presence of parasitic agent in various intracranial tumors of man. Nature (Lond.) **162**, 147—148 (1948).

KUBIE, L. S., and J. F. FULTON: A clinical and pathological study of two teratomatous cysts of the spinal cord, containing mucus and ciliated cells. Surg. etc. **47**, 297—311 (1928).

KÜCHENMEISTER: Die in und an dem Körper des lebenden Menschen vorkommenden Parasiten. Leipzig 1855.

KÜHNEL, L.: Über akutes Hirnödem in der internen Medizin. Med. Klin. **1936**, 669—671.

KÜHNKE, F.: Zur Pathogenese des cerebro-cutanen Angioms (STURGE-WEBER). Mschr. Kinderheilk. **88**, 78 (1941).

KÜSTER, H.: Über Gliome der Nebenniere. Virchows. Arch. **180**, 117—130 (1905).

KUFS, H.: Kritische Betrachtungen über die Frage der primären Krebsentwicklung im Gehirn usw. Arch. f. Psychiatr. **78**, 663 (1926).

— Heredofamiliäre Angiomatose des Gehirns und der Retina. Z. Neur. **113**, 651 (1928).

— Klinik, Histopathologie und Vererbungspathologie der v. HIPPEL-LINDAUschen Erkrankung. Z. Neur. **138**, 414—427 (1932).

Kufs, H.: Multiple Cystizerken im Gehirn und Entwicklung von unbefruchteten Bandwurmeiern in den Cystizerkenmembranen. Arch. f. Psychiatr. u. Z. Neur. 186, 361—370 (1951).
— Über 2 Fälle von Kombination eines Glioblastoma multiforme mit einem primären angioblastischen Sarkom des Gehirns als Beitrag zum Geschwulstproblem. Arch. f. Psych. u. Z. Neur. 186, 123—133 (1951).
— Über einen durch operativen Eingriff geheilten Fall von Cysticercosis cerebri und über den Cysticercus tenuicollis. Psychiatr., Neurol. u. med. Psychol. 1952, 13—15.
Kuhlenbeck, H.: Vorlesungen über das Zentralnervensystem der Wirbeltiere. Jena: G. Fischer 1927.
— Neoplastic transformation of the subependymal cell plate in the floor of the fourth ventricle (subependymal spongioblastoma). J. of Neuropath. 6, 139—151 (1947).
—, and W. Haymaker: Neuroectodermal tumors containing neoplastic neuronal elements: Ganglioneuroma, Spongioneuroblastoma and Glioneuroma. Mil. Surgeon 99, 4 (1946).
Kuntzmann, J., C. M. Gros et J. Meyer: A propos de deux cas de thorotrastome à manifestation clinique tardive. J. de Chir. 66, 201—212 (1950). Ref. Zbl. Neurochir. 11, 297 (1951).
Kup, J. v.: Frühzeitiges Altern als Folge einer Epiphysenzyste. Frankf. Z. Path. 48, 318 (1935).
Kutscherenko, P.: Tumor glandulae pinealis. Z. allg. Path. 37, 490—495 (1926).
Kux, E.: Über ein bösartiges Pinealom und bösartiges fötales Adenom der Hypophyse. Beitr. path. Anat. 87, 59 (1931).
Kwan, S. T., and B. J. Alpers: The Oligodendrogliomas. Arch. of Neur. 26, 279—322 (1931).
Laas, E.: Über die sog. Endotheliome der Hirnhäute. Beitr. path. Anat. 95, 431—449 (1935).
— Pachymeningitis und Geschwulst. Zbl. Path. 69, 404—407 (1938).
Lacassagne, A.: Hormon-Krebs. 32. Tagg der Dtsch. Ges. für Röntgenkunde, Recklinghausen 1950.
Lackerbauer: Über primäre diffuse Melanosarcomatose der Pia mater. Z. Neur. 144, 284 (1933).
Laere van: Ependymome du septum pellucidum. J. belge Neur. 44/46, 203 (1946).
Lambers, K., u. J. C. Ortiz de Zarate: Zentrale und periphere Neurofibromatose unter besonderer Berücksichtigung ihrer Beziehungen zur hypertrophischen Neuritis. Dtsch. Z. Nervenheilk. 169, 289—307 (1952).
Lampe, I., and R. S. MacIntyre: Medulloblastoma of the cerebellum. Arch. of Neur. 62, 322—329 (1949).
Landau, W.: Das diffuse Gliom. Frankf. Z. Path. 5, 469—514 (1910).
— Über Rückbildungsvorgänge in Gliomen. Frankf. Z. Path. 7, 351 (1911).
— Die malignen Neuroblastome des Sympathikus. Frankf. Z. Path. 11, 26 (1912).
Lanford, J. A., and J. Cohn: Ependymal neoplasm of the median nerve. South. Med. J. 20, 273—278 (1927).
Lange, C. de: Klinische und pathologisch-anatomische Mitteilungen über Hydrocephalus chronicus congenitus und acquisitus. Z. Neur. 120, 433 (1929).
— J.: Hirnchirurgie und Lokalisationslehre. Mschr. Psychiatr. 99, 130—144 (1938).
Lange-Cosack, H.: Gefäßmißbildungen des Gehirns und seiner Häute. In Kirschner-Nordmann, Die Chirurgie, Bd. III, S. 613—660. Wien: Urban & Schwarzenberg 1948.
— Verschiedene Gruppen der hypothalamischen Pubertas praecox. Dtsch. Z. Nervenheilk. 166, 499—545 (1951).
Langelaan, J. W.: On the development of the external form of the human cerebellum. Brain 42, 130 (1919).
Lapresle, J., M. G. Netsky and H. Zimmerman: The pathology of meningiomas. A study of 121 cases. Amer. J. Path. 28, 757—791 (1952).
Larson, C. P., J. T. Robson and Ch. C. Reberger: Cytologic diagnosis of tumor cells in cerebrospinal fluid. J. of Neurosurg. 10, 331—341 (1953).
—, and F. K. Stroud: Multiple Meningioma with sarcomatous transition in one nodule. Arch. of Path. 28, 861 (1939).
Laubenthal, F.: Duraendotheliom und Trauma. Ärztl. Sachverst.ztg 38, 197—198 (1932).
Laubmann, W.: Zwei bemerkenswerte Hirngeschwülste. Zbl. Path. 77, 91—103 (1941).
Lauche, A.: Ungewöhnlich lokalisierte Melanoblastommetastasen im Zentralnervensystem. Münch. med. Wschr. 1938, 194.
— Dermoidzyste an der Hirnbasis. Münch. med. Wschr. 1938, 194.
— Über rhythmische Strukturen in menschlichen Geweben. Virchows Arch. 257, 751 (1925).
Laugmaid, G., and L. Roger: Intracraneal hydátide. Brain 63, 299—302 (1940).
Lawrence, E. A., and E. J. Donlan: Neoplastic diseases in infants and children. Cancer res. 12, 900 (1952).
Laymon, C. W.: Massive metastasizing meningioma involving scalp; report of case. Minnesota Med. 32, 1132—1133 (1949).
—, and F. T. Becker: Massive metastasizing meningioma involving the scalp. Arch. of Dermat. 59, 626—635 (1949).
Learmonth, J.: On leptomeningeomas of the spinal cord. Brit. J. Surg. 14, 397 (1927).
— J. R., and J. D. Camp: Multiple tumor implants in the ventricles revealed by ventriculography. Report of case. Amer. J. Roentgenol. 29, 3 (1933).

LEARMONTH, J. R., and J. W. KERNOHAN: Tumour of the Gasserian ganglion: Sheath neuroma. Brain **53**, 1—6 (1930).
— — Three cases of epidermoid cyst of the brain. Proc. Staff. Meet. Mayo Clin. **1930**, 853—865.
— — Unusual surgical lesions affecting the optic nerves and chiasm. Amer. J. Ophthalm. **14**, 8 (1931).
—, and A. VERBRUGGHEN: Chondroma of the falx. J. Nerv. Dis. **76**, 463—466 (1932).
LEAVITT, F. H.: Cerebellar tumors occuring in identical twins. Arch. of Neur. **19**, 617—623 (1928).
LE BEAU, J.: L'oedème du cerveau. Thèse de Paris, 1938.
LEBERT: Über Krebs und die mit Krebs verwechselten Geschwülste im Gehirn und seinen Hüllen. Virchows Arch. **3**, 461 (1851).
LE BLANC: Beitrag zur pathologischen Anatomie der Hirntumoren. Inaug.-Diss. Bonn 1868.
LEHOCZKY, T. v.: Zwei Fälle von Angioma racemosum im Kleinhirn etc. Virchows Arch. **250**, 522—548 (1924).
— Über die Anatomie und Klinik der Epidermoidzysten des Gehirns. Z. Neur. **122**, 756 (1929).
— Zur Frage der primären Gehirnkarzinome. Arch. f. Psychiatr. **82**, 527—567 (1928).
— Zwei Fälle von Angioma racemosum des Zwischenhirns. Z. Neur. **147**, 230 (1933).
— Zystizerkose unter dem klinischen Bild des Hirntumors. Dtsch. Z. Nervenheilk. **132**, 193 (1933).
— Épendymoblastome spinal accompagné de syringomyélie. Acta neurol. et psychiatr. belg. **49**, 1—12 (1949).
— Méningite aseptique par rupture d'un cholestéatome. Acta neurol. et psychiatr. belg. **51**, 321 bis 328 (1951).
— Hemangioendotheliomatous meningioma simulating cerebral arteriosclerosis. Neurology (Minneapolis) **3**, 737—743 (1953).
—, and M. HALASY: Brain tumor and cerebral arteriosclerosis. Acta med. (Budapest) **5**, 215—230 (1954).
LE MARQUAND, H. S., and D. S. RUSSELL: A case of pubertas praecox (macrogenitosomia praecox) in a boy associated with a tumor in the floor of the third ventricle. The Royal Berkshire Hospital Reports 1934/35, S. 31—61.
LEMKE, R.: Zur Diagnostik der Schläfenlappentumoren. Arch. f. Psychiatr. **102**, 706—730 (1934).
— Über doppelseitige Stirnhirntumoren. Arch. f. Psychiatr. **106**, 54—70 (1936).
— Fehldiagnose bei Stirnhirntumoren. Arch. f. Psychiatr. **108**, 381 (1938).
— Über Hirnzysten. Dtsch. Z. Nervenheilk. **162**, 70—89 (1950).
LENCE, P.: Über seltene primäre Localisationen melanotischer Tumoren. Erg. Path. **32**, 48 (1937).
LENHOSSÉK, M. v.: Der feinere Bau des Nervensystems. Berlin 1895.
LEREBOULLET, J.: Les tumeurs du quatrième ventricule. Paris 1932.
LESSE, ST., and M. G. NETSKY: Metastasis of neoplasms to the central nervous system and meninges. Arch. of Neur. **72**, 133—153 (1954).
LESZYNSKY, W. M.: Report of a case of intracranial tumor resulting from traumatism. J. Amer. Med. Assoc. **49**, 1361 (1907).
LETTERER, E.: Über heterotype Geschwülste der Aderhäute. Beitr. path. Anat. **67**, 370 (1920).
LETTRÉ, H.: Der Stand der Krebsforschung. Die Medizinische **1953**, Nr 27/28, 897—907.
LEUBUSCHER, R.: Gehirnkrankheiten. Berlin: Hirschwald 1854.
LEVIN: Some transitional gliomas. Amer. J. Canc. **35**, 22 (1938).
— P. M.: Multiple hereditary hemangioblastomas of the nervous system. Arch. of Neur. **36**, 384 (1936).
— Glioblastoma arising in a hypothalamic teratoid and invading the neurohypophysis. J. of Neuropath. **1**, 146 (1942).
LEVINE, M.: Angiomatous malformations of the brain. Arch. of Path. **15**, 340 (1933).
LEVY, F. H.: Die Lymphräume des Gehirns, ihr Bau und ihre Geschwülste. Virchows Arch. **232**, 400 (1921).
LEWY, H.: Über Zentralkörperchen in Gliomen. Virchows Arch. **171**, 226—257 (1903).
LEY, A.: Compression of the optic nerve by a fusiform aneurysm of the carotid artery. J. of Neur., N. S. **13**, 75—86 (1950).
— R. JACAS and C. OLIVERAS: Torula granuloma of the cervical spinal cord. J. of Neurosurg. **8**, 327—335 (1951).
—, u. A. G. ROSENDO: Primary sarcomas of the cerebellum. Acta neurochir. (Wien) **3**, 1—16 (1952).
—, y A. EARL WALKER: Estudio estatistico de una serie de 230 casos consecutivos de tumor intracranial. Rev. Cir. (Barcelona) **10**, 197—212 (1935).
— E., P. PERAITZ y E. LEY hijo: Granuloma actinomicotico cerebral. Rev. clin. españ. **41**, 234—241 (1951).
— R.: Tumeur de la pinéale. J. de Neur. **1925**, 698—703.
— Méningiome intraventriculaire. J. belge Neur. **36**, 612—615 (1936).
LHERMITTE, J., et DUCLOS: Sur un ganglioneurome diffus du cortex du cervelet. Bull. Assoc. franç. Étude Cancer **9**, 99—106 (1920).
—, et R. LEROUX: Étude histologique genérale des gliomes des nerfs périphériques, des racines rachidiennes et des gliomes visceraux. Revue neur. **1923**, 286.

Lhermitte J., G. Heuyer et Cl. Vogt: Un cas de sclérose tubéreuse avec spongioblastome paraventriculaire. Revue neur. 64, 109—114 (1935).

Liber, A. F.: The nature of Rosenthal fibers. J. Nerv. Dis. 85, 3 (1937).

Lichtenstein, B. W.: Teratoma of the pineal body. Arch. of Neur. 44, 153 (1940).

— Multiple primary tumors of the spinal cord. Arch. of Neur. 46, 59—71 (1941).

— Multiple primary tumors of the brain. Arch. of Neur. 46, 59 (1941).

—, and H. Zeitlin: Ganglioneuromas of the spinal cord. Arch. of Neur. 37, 1356 (1937).

Liebegott, G.: Ein Beitrag zur Klinik und Pathologie der Kleinhirnangiome Lindaus. Nervenarzt 10, 178—186 (1937).

— Morphologie und Klinik der Geschwülste. In E. Lexer, Lehrbuch der allgemeinen Chirurgie. Stuttgart: Ferdinand Enke 1952.

Liebert: Über Epiphysentumoren. Dtsch. Z. Nervenheilk. 108, 101—114 (1929).

Lill, H.: Über fortschreitende Bösartigkeit und trotzdem langsamen Verlauf eines Großhirnglioms. Wien. klin. Wschr. 1951, 403—405.

— Über metastatische Hirntumoren. Wien. med. Wschr. 1952, 277—278.

Lincenko, B. M.: Neurologische Differenzierung der optochiasmalen Arachnoitiden. Fragen der Neurochir. 12, 29—36 (Medgis-Moskau, 1948).

Linck, A.: Chordoma malignum, ein Beitrag zu Kenntnis der Geschwülste an der Schädelbasis. Beitr. path. Anat. 46, 573—585 (1909).

—, u. Warstat: Zur Kenntnis der malignen Chordome der Sacro-Coccygealregion. Bruns' Beitr. 127, 618—626 (1922).

Lindau, A.: Studien über Kleinhirncysten. Bau, Pathogenese und Beziehungen zur Angiomatosis retinae. Acta path. scand. (Copenh.) 1926, Suppl. 1, 128 pp.

— Zur Frage der Angiomatosis retinae und ihrer Hirnkomplikationen. Acta ophthalm. (Copenh.) 4, 193 (1927).

Linde, M.: Über einen Fall von Hämangioma cavernosum des Zwischenhirns. Z. Neur. 147, 230 (1933).

Lindenberg: Fall von Stirnhirngliom mit klinischen Erscheinungen von Hysterie. Med. Welt 1942, 140.

— R.: Über ein Plexusepitheliom des 3. Ventrikels mit geschichtetem Plattenepithel und einer Auskleidung der Ventrikelwand mit dem gleichen Epithel. Zbl. Path. 88, 47—51 (1951).

Lindgren, E.: Röntgenologie einschl. Kontrastmethoden. In Handbuch der Neurochirurgie, Bd. II. Berlin: Springer 1954.

Linell, E. A.: The malignancy of astrocytoma in the cerebral hemispheres. Excerpta med., Neurol. a. Psychiatry 8, 796 (1955).

Link: Zur Kenntnis der ependymären Gliome des 4. Ventrikels. Beitr. path. Anat. 33, 98 (1906).

— K., und H. Schleussing: Statistische Erhebungen an 248 intrakraniellen Geschwülsten. Arch. f. Psychiatr. u. Z. Neur. 184, 646—652 (1950).

Lipin, Th., and Ch. Davison: Metastases of uterine carcinoma of the central nervous system. A clinicopathologic study. Arch. of Neur. 57, 186—198 (1947).

Lisch, K.: Die vier Phakomatosen. Münch. med. Wschr. 1942, 564—566.

Lisco, H.: Zur Entstehung von Konkrementen im Adenokarzinom der Hypophyse. Virchows Arch. 299, 184—189 (1937).

List, C. F.: Die operative Behandlung der Akustikusneurinome und ihre Ergebnisse. Arch. klin. Chir. 171, 282 (1932).

— Differentialdiagnose der Kleinhirnbrückenwinkelerkrankungen. Z. Neur. 144, 54—95 (1933).

— Epileptiform attacks in cases of tumors of the cerebral hemispheres. Relation to location and type of glioma. Arch. of Neur. 35, 323 (1936).

— Intraspinal epidermoids, dermoids and dermal sinuses. Surg. etc. 73, 525—538 (1941).

— J. F. Holt and M. Everett: Lipoma of the corpus callosum. Amer. J. Roentgenol. 55, 125 (1946).

— J. R. Williams and G. W. Balyeat: Vascular lesions in pituitary adenomas. J. of Neurosurg. 9, 177—187 (1952).

Livingston, K. E., G. Horrax and E. Sachs: Metastatic brain tumors. Surg. Clin. N. Amer. 1948, 805—810.

Liu, C. T., and G. Selbach: Primary sarcoma of the leptomeninges. J. of Neuropath. 12, 186—193 (1953).

Löhlein, W., u. W. Tönnis: Die operative Behandlung der das Foramen opticum überschreitenden Sehnervengeschwülste. Graefes Arch. 149, 318 (1949).

Löhr, W.: Zur Frage der postoperativen Blutungen nach der Arteriographie der Hirngefäße mit Thorotrast. Zbl. Neurochir. 4, 65—71 (1939).

—, u. T. Riechert: Schläfenlappentumoren, ihre Klinik und arteriographische Diagnostik. Zbl. Neurochir. 2, 1 (1937).

Loeliger, H. Th.: Über Facialisneurinome. Acta oto-laryng. (Stockh.) 35, 543—555 (1947).

Loepp, W.: Die Schädelbasis im Röntgenbild. Fortschr. Röntgenstr. 59, 45 (1939).

—, u. R. Lorenz: Röntgendiagnostik des Schädels. Stuttgart: Georg Thieme 1954.

Loessl, J. v., u. Z. v. Pap: Über eine ungewöhnlich große Echinokokkusblase im Gehirn. Nervenarzt 14, 214 (1941).

Loew, F.: Operative Behandlungsmöglichkeiten der Tumoren der Schädelbasis. Langenbecks Arch. u. Dtsch. Z. Chir. (Kongr.bd.) **273**, 716—720 (1953).
—, u. W. Tönnis: Klinik und Behandlung der Neurinome des Nervus trigeminus. Zbl. Neurochir. **14**, 32—41 (1954.)
Löwenberg: Two cases of diffuse tumors of the spinal cord. J. Nerv. Dis. **91** (1940).
— W.: Ausbreitung von Gliomen in den weichen Häuten des ZNS. Virchows Arch. **230**, 99—130 (1921).
Loewenberg, P. C.: Die Gehirnmetastasen der Melanome. Inaug.-Diss. Berlin 1939.
Löwenstein, C.: Die Entwicklung der Hypophysenadenome. Virchows Arch. **188**, 44—65 (1907).
Löwenthal, A.: Hémangioblastome cérébelleux, hémangioblastome méningé à métaplasie osseuse, hypertrophie des plexus choroides à surcharge calcaire amorphe, chez le même sujet. Acta neurol. et psychiatr. belg. **50**, 185—198 (1950).
Logue, V., and K. Till: Posterior fossa dermoid cysts with special reference to intracranial infection. J. of Neur., N.S. **15**, 1—12 (1952).
Loisel, G.: Les astrocytomes du cervelet de l'enfant. Paris: Arnette 1935.
— Rhabdomyom des Kleinhirnbrückenwinkels. Z. Neur. **150** (1934).
López Ibor, J. J., y M. Peraita: Hemangioma epidural. Actas luso-españ. Neurol. y Psiquiatr. **2**, 93—116 (1941).
Lorentzen, K. A.: Histological report on case of oligodendroglioma malignum in cerebral hemisphere, with metastatic extension to cerebellum. Acta psychiatr. (København. **25**, 241—250 (1950).
Lorenz, R.: Differentialdiagnose der arteriographisch darstellbaren intrakraniellen Geschwülste. Glioblastom, Meningeom, Sarkom. Zbl. Neurochir. **4**, 30—60 (1940).
— Erfahrungen auf dem Gebiete der Röntgenbestrahlung von Hirntumoren. Zbl. Neurochir. **9**, 209—215 (1949).
— Röntgendiagnostik. Sonderabdr. aus Naturforschung und Medizin in Deutschland, Bd. 84, S. 138—154, 1948.
Lorey, A., u. G. Schaltenbrand: Pachymeningitis nach Röntgenbestrahlung. Strahlenther. **44**, 748—758 (1932).
Lorz, H.: Über ein Ependymom der Cauda equina. Zbl. Path. **69** (1938).
Lotmar, F.: Zur Kenntnis der Lindauschen Krankheit. Schweiz. Arch. Neur. **36**, (1935).
— O.: Beiträge zur Histologie des Glioms. Histol. Arb. Großhirnrinde **6**, 433 (1918).
Love, J. G.: Jugular foramen syndrome (Jackson's syndrome) due to intracranial epidermoid tumor; successful surgical treatment. Proc. Staff. Meet. Mayo Clin. **26**, 252—256 (1951).
—, and P. Bailey: Intradiploic epidermoid. Proc. Staff. Meet. Mayo Clin. **15**, 129 (1940).
—, and J. W. Kernohan: Dermoids and epidermoidal tumors of the CNS. J. Amer. Med. Assoc. **107**, 1876—1882 (1936).
—, and T. M. Marshall: Craniopharyngiomas (Pituitary adamantinomas). Surg. etc. **90**, 591—601 (1950).
— C. H. Shelden and J. W. Kernohan: Tumor of the hypophysial duct (Rathke's cysts). Arch. Surg. **39**, 28 (1939).
— E. P. Thelen and H. W. Dodge: Tumors of the foramen magnum. Coll. Pap. Mayo Clin. **55**, 648—650 (1954).
Luce, H.: Zur Diagnostik der Zirbelgeschwülste und zur Kritik der cerebralen Adipositas. Dtsch. Z. Nervenheilk. **68/69**, 187—210 (1921).
Ludewig: Ependymoblastom. Inaug.-Diss. Göttingen 1933.
Lüers, Th. (s. a. Th. Hasenjäger): Zur Morphogenese menschlicher Hirngeschwülste in der Frühphase. Arch. Geschwulstforsch. **3**, 44—66 (1951).
— Über Farbgeschwülste. Wiss. Annalen **2**, 193—202 (1953)·
— Über diffuse Gliome des Gehirns unter besonderer Berücksichtigung allgemeiner Geschwulstfragen. Arch. Geschwulstforsch. **5**, 220—245 (1953).
Lüthy, F., u. F. J. Irsigler: Beitrag zur Klinik und Histologie der Ependymome der Cauda equina. Acta neurochir. (Wien) **2**, 354—368 (1952).
—, u. M. Klingler: Der Tumorettentumor des Hypophysenhinterlappens. Schweiz. Z. Path. u. Bakter. **14**, 721—729 (1951).
Luft, R., and H. Olivecrona: Hypophysectomy in man. Cancer (N.Y.) **8**, 261—270 (1955).
Lumsden, C. E.: Aspects of neurite outgrowth in tissue culture. Anat. Rec. **110**, 145—179 (1951).
— Observations on the morphogenesis and growth rate of astrocytic gliomas in tissue culture. Excerpta med., Neurol. a. Psychiatry **8**, 792 (1955).
Lundberg, A.: Über die primären Tumoren des Sehnerven und der Sehnervenkreuzung. Inaug.-Diss. Örebro 1935.
Luschka, H.: Der Hirnanhang und die Steißdrüse des Menschen. Berlin 1860.
Luten, J.: Lipome des Corpus callosum. Nederl. Tijdschr. Geneesk. **191**, 1416—1421.
Luyendijk, W.: Multiple meningiomas and meningiomatosis. Acta neurochir. (Wien) **3**, 263 (1954).
Luzzatto, A.: Osservazioni sulla angioarchitettonica dei tumori cerebrali. Riv. Pat. nerv. **59**, 293—375 (1942).
Lyerly, J. G.: Meningiomas of the lateral ventricles. Arch. of Neur. **40**, 917 (1938).
Lyman, R. S.: Effect of roentgen rays on the central nervous system. Arch. of Neur. **29**, 56—87 (1933).

Lysholm, E.: Röntgenologische Diagnostik in der Chirurgie der Gehirnkrankheiten. In Neue Deutsche Chirurgie, Bd. 50, Abt. III, 1941, Abb. 151.
—, u. Norstedt: Ventrikulogramm, Teil III, S. 21. Stockholm 1935.
— H. Olivecrona u. B. Ostertag: Die spezielle Chirurgie der Gehirnkrankheiten. Aus Neue Deutsche Chirurgie, Bd. 50, III. Stuttgart: Ferdinand Enke 1941.
Maass, S.: Beitrag zur Kenntnis der Recklinghausenschen Krankheit. Mschr. Psychiatr. 28 (1910).
— Über diffuse Carcinommetastasen der weichen Hirnhäute. Arch. f. Psychiatr. 51, 359—386 (1913).
Mabon, R. F., H. J. Svien, A. W. Adson and J. W. Kernohan: Astrocytomas of the cerebellum. Arch. of Neur. 64, 74—88 (1950).
— — E. Gates and J. W. Kernohan: Medulloepithelioma. A critical reevaluation. J. of Neuropath. 9, 193 (1950).
— — J. W. Kernohan and W. McK. Craig: Ependymomas. Proc. Staff meet. Mayo Clin. 24, 65—71 (1949).
Mabrey, R. E: Chordoma, a study of 150 cases. Amer. J. Canc. 25, 501—517 (1935).
MacCarty, C. S., and L. J. Gogela: Meningioma of the sphenoid ridge in a child. J. of Neurosurg. 6, 182 (1949).
McConnell, A. A.: Subchiasmal aneurysm treated by implantation of muscle etc. Zbl. Neurochir. 2, 269—274 (1937).
— Das Chiasmasyndrom. Zbl. Neurochir. 2, 364 (1937).
MacDonald, A. E.: Lindau's disease. Arch. of Ophthalm. 23, 564—576 (1940).
McDonald, C. A., and M. Korb: Intracranial aneurysms. Arch. of Neur. 42, 415—429 (1939).
McGovern, V. J.: Tumours of the epiphysis cerebri. J. of Path. 61, 1—9 (1949).
— G. Phillips and B. D. Wyke: An undifferentiated pituitary adenoma of unusual size. Report of a case. J. of Neurosurg. 5, 202—208 (1948).
—, and B. D. Wyke: Hemangioxanthoma of brain: Study of eight cases of so-called pseudoxanthomatous hemangioblastoma. Med. J. Austral. 1, 297—302 (1948).
Mac Kay, R. P.: Pinealoma of diffuse ependymal origin. Arch. of Neur. 42, 842 (1939).
— W. A.: Ependymoblastoma in the 4. ventricle with new bone formation. Arch. of Neur. 34, 844 (1935).
McKenzie, K. G.: Glioblastoma, a point of view concerning treatment. Arch. of Neur. 36, 542—546 (1936).
— K. G., and M. C. Sosman: The roentgenological diagnosis of craniopharyngeal pouch tumors. Amer. J. Roentgenol 11, 171 (1924).
McLean, A. J.: Die Kraniopharyngealtaschentumoren. Z. Neur. 126, 639—682 (1930).
— Pineal teratomas, with report of a case of operative removal. Surg. etc. 61, 523—533 (1935).
— Tuberkel des Gehirns. Z. Neur. 154, 18 (1935).
— Cytoid bodies. Arch. of Ophthalm. 13, 391—403 (1935).
— Intracranial tumors. In Bumke-Foerster, Handbuch der Neurologie, Bd. 14, S. 131 u. 168. Berlin: Springer 1936.
— Pituitary tumors. In Handbuch der Neurologie, Bd. 14. Berlin: Springer 1936.
— Paraphysial cysts. Arch. of Neur. 36, 485—512 (1936).
MacMahon, H. E., A. S. Murphy and M. J. Bates: Endothelial-cell sarcoma of liver following thorotrast injections. Amer. J. Path. 23, 585—611 (1947).
McNerney, J.: Giant cell tumor of bones of the skull. Report of two cases. J. of Neurosurg. 6, 169—173 (1949).
McPherson, D. J.: Studien über den Bau und die Lokalisation der Gliome, mit besonderer Berücksichtigung ihres Mißbildungscharakters. Arb. a. Neur. Inst. Wien. 27, 123 (1925).
McWhister: Radiation treatment of cerebral tumors. Proc. Soc. Med. Lond. 39, 673 (1946).
McK. Craig, W., and L. J. Gogela: Meningioma of the optic foramen as a cause of slowly progressive blindness. J. of Neurosurg. 7, 44—48 (1950).
—, and G. Horrax: The occurrence of hemangioblastomas (two cerebellar and one spinal) in three members of a family. J. of Neurosurg. 6, 518—529 (1949).
— H. M. Keith and J. W. Kernohan: Tumors of the brain occurring in childhood. Acta psychiatr. (Copenh.) 24, 375—390 (1949).
— H. P. Wagener and J. W. Kernohan: Lindau-von Hippel disease. A report of four cases. Arch. of Neur. 46, 36—54 (1941).
McK. Craig s. a. u. Craig, McK.
Maciel, Z., B. Coelho et G. Abath: Myélite schistosomique due au S. Mansoni; étude anatomoclinique. Revue neur. 91, 241—259 (1954).
Madeheim, H.: Ein Beitrag zur Pathologie des III. Hirnventrikels (zystischer Tumor des III. Hirnventrikels). Frankf. Z. Path. 55, 228—239 (1941).
Madow, L., and B. J. Alpers: Cerebral vascular complications of metastatic carcinoma. J. of Neuropath. 11, 137—148 (1952).

MAFFEI, W. E.: Tumores do systema nervoso. Revista Neur. (São Paulo) **3**, 3—42 (1937).

MAGAREY, F. R., and H. R. I. WOLFF: Pinealoma with a solitary spinal metastasis. J. of Neur., N. S. **12**, 155—158 (1949).

MAGE, J., et H. J. SCHERER: Tumeur cérébrale parvicellulaire se propageant dans l'espace de VIRCHOW-ROBIN. J. belge Neur. **37**, 731—746 (1937).

MAHAIM, CH.: Les tumeurs pinéales et leurs formes malignes avec métastases spinales. Arch. suiss. Neur. **71**, 1—37 (1953).

MAHON, G. S.: Gliomatosis of the leptomeninges. Arch. of Neur. **35**, 1309—1319 (1936).

MAHONEY, W.: Die Epidermoide des Zentralnervensystems. Z. Neur. **155**, 416—471 (1936).

MAISS, U.: Zur Klinik und Anatomie des Gangliocytoma dysplasticum des Kleinhirns. Z. Neur. **169**, 170—182 (1940).

MAJERSZKY-SÁNTHA, K.: Craniospinale Meningeome. Arch. f. Psychiatr. **116**, 648—657 (1943).

MALLORY, F. B.: Three gliomata of ependymal origin: Two in the fourth ventricle, one subcutaneous over the coccyx. J. Med. Res. **8**, 1 (1902).

— A contribution to the classification of tumors. J. Med. Res. **13**, 113 (1904/5).

—, T.: The type cell of the so-called dural endothelioma. J. Med. Res. **41**, 349 (1920).

MANGANIELLO: Massive haemorrhage in gliomas (A report of seven verified cases) J. Nerv. Dis. **110**, 227 (1949).

MANUELIDIS, E. E.: Über Hämangiome des Gehirns. Arch. f. Psychiatr. u. Z. Neur. **184**, 601—645 (1950).

MANZ, R.: Leuchtgasvergiftung und Gliom. Ärztl. Sachverst.ztg **113** (1940).

MANZINI, C.: J gliomi multipli dell'encephalo. Riv. Neur. **21**, 63—67 (1951).

MARBURG, O.: Hypertrophie, Hyperplasie und Pseudohypertrophie des Gehirns. Arb. neur. Inst. Wien **13** (1906).

— Normale und pathologische Histologie der Zirbeldrüse. Arb. neur. Inst. Wien **17**, 217 (1909).

— Die Klinik der Zirbeldrüsenerkrankungen. Erg. inn. Med. **10**, 146 (1913).

— Zur Kenntnis der neuroepithelialen Geschwülste. Blastoma ependymale. Arb. neur. Inst. Wien **23**, 192 (1921).

— Die Tumoren im Bereich des Cochlearsystems und Kleinhirns. In Handbuch der Neurologie des Ohres, S. 22. Wien: Urban & Schwarzenberg 1924/29.

— Die Tumoren des IV. Ventrikels. In Handbuch Neurologie des Ohres. Wien: Urban & Schwarzenberg 1924/29.

— Pathologische Untersuchungen über Einwirkung der Röntgenstrahlen auf Hirntumoren. Arb. neur. Inst. Wien **30**, 171 (1928).

— Zur Kenntnis der sog. Medulloblastome. (Sphäroblastoma polymorph.) Dtsch. Z. Nervenheilk. **289**, 117—119 (1931).

— Unfall und Hirngeschwulst. Wien: Springer 1934.

— Über Reizgeschwülste und meningeale Tumoren. Virchows Arch. **294**, 759—773 (1935).

— Die Hirntumoren im Kindesalter. Wien. klin. Wschr. **1935** I, 257—261 u. 294—297

— Weitere Beiträge zur Pathologie und Pathogenese der Medulloblastome. Festschr. f. Puusepp 1935. Acta neuropath. **60**, 74—87 (1935).

— Zur Frage der künstlichen Hirntumoren. Wien. klin. Wschr. **1937** II, 1509

— J. W. ANDERSON and REZEK: Diffuse polymorphous intraarachnoidal meningothelioma. J. of Neuropath. **2**, 326 (1943).

MARCHAND, F.: Beitrag zur Kenntnis der Geschwülste des Ganglion Gasseri. Festschr. f. G. E. v. RINDFLEISCH, 1907 S. 265—290.

MARCHESANI, O.: Untersuchungen über die Glia. II. Mitteilung (Das Glioma retinae). Arch. Augenheilk. **103**, 484—510 (1930).

—, u. H. SPATZ: Anatomische Untersuchungen der Stauungspapille. Z. Augenheilk. **73**, 31 (1930).

MARCOS, F.: Über ein hochgradig polymorphes Meningeom mit langsamem Wachstum. Zbl. Neurochir. **14**, 304—307 (1954).

MARCUS, H.: Ependymcysten im 3. Gehirnventrikel mit plötzlichem letalem Verlauf. Acta psychiatr. (København.) **1939**, 527.

MARGOLIS, G., G. L. ODOM, B. WOODHALL and B. M. BLOOR: The role of small angiomatous malformations in the production of intracerebral hematomas. J. of Neurosurg. **8**, 564—575 (1951).

MARGULIS, M. S.: Pathogenese und Pathologie des primären chronischen Hydrocephalus. Arch. f. Psychiatr. **50** 31—75 (1913).

— Pathologische Anatomie und Pathogenese der Ependymitis granularis. Arch. f. Psychiatr. **52**, 780 (1913).

MARINACCI, A. A., CARL W. RAND and HERTA K. MARINACCI: Electroencephalographic findings in chronic subdural hematoma of infancy and early childhood. Bull. Los Angeles Neur. Soc. **16**, 255—266 (1951).

MARINESCO, G., and M. GOLDSTEIN: Sur une forme anatomique, non encore décrite, de médullo-blastome: médullo-myoblastome. Ann. d'Anat. path. **10**, 513—525 (1933).

Marinesco, G., S. Draganesco et T. Hornet: Contribution à l'étude de l'arachnoidite spinale. Rev. neur. 1934 (I), 321—341.

Mariotti, D.: Angioreticuloma del corp. callos. Patholog. (Genova) 28, 1—7 (1936). — Zbl. Neur. 80 (1936).

Markiewicz, T.: Über späte Schädigung des menschlichen Hirns durch Röntgenstrahlen. Z. Neur. 152, 548 (1935).

Marossero, F., u. P. E. Maspes: Sul ganglioneuroma cerebrale. Minerva chir. (Torino) 1950, 325 bis 332. — Zbl. Neur. 113, 102/103 (1951).

Marquand, H. S., and D. Russell: A case of pubertas praecox etc. The Royal Berkshire Hosp. reports 1934/35.

Marquardt, M.: Über ein umschriebenes Arachnoidalsarkom des Kleinhirns. Z. Neur. 171, 117 (1941).

Marques, V.: Spinal teratoma. J. of Neuropath. 10, 384—393 (1951).

Martel, Th. de, et J. Guilleaume: Les méningites séreuses circoncrites. Rev. méd. franç. 1934, 397.
— — Les tumeurs cérébrales. Paris: Gaston Doin 1931.
— — Les tumeurs de la loge cérébelleuse. Paris: Gaston Doin 1934.
— — Les meningeomes chez les enfants. Revue neur. 64, 699—702 (1935).
— — Tumeurs de l'amygdale cerebelleuse. Revue neur. 64, 776 (1935).
— —, et A. Jentzer: Tumeurs temporo-occipitales, dont une tumeur du ventricule latéral. Opération. Guérison. Rev. Neur. 1931, I, 1—9.
— —, et R. Thurel: L'échinococcose cérébro-médullaire. Le Sud médical et chirurgical 1936, S.1050.

Martin, F., and L. J. Lemmen: Calcification in intracranial neoplasms. Amer. J. path. 28, 1107—1131 (1952).
— H. E., and C. B. Courville: Hodgkin's disease with involvement of the cranial dura mater. Bull. Los Angeles Neur. Soc. 1, 145—148 (1936).
— J.: The transplantation of human brain tumors into animal hosts. J. of Neuropath. 10, 40—47 (1951).
— Paul: Volumineux myxochondrome de la faux du cerveau. Revue neur 1934 I, 1050.
— P., and H. Cushing: Primary gliomas of the chiasm and optic nerves. Arch. of Ophthalm. 52, 209—241 (1923).
—, et F. Kleyntjens: Tumeurs sous-durales du trou occipital. Revue neur. 82, 313—334 (1950).
— Purdon: Tumors of the brain and syphilis. Arch. Surg. 18, 1531—1541 (1929).
— Two cases of oligodendrogliama. Brain 54, 330 (1931).

Martinez, A.: Gliomas cerebrales estudiados con el metodo de la fase contrastada. Acta neurochirur. (Wien) 3, 131—136 (1953).
—, y M. Budinic: Sobre la histogenesis del astrocitoma cerebeloso. Acta neurochir. (Wien) 4, 277—285 (1955).

Mascherpa, F.: Sulla roentgenterapia dei gliomi cerebrali. Acta neurochir. (Wien) 2, 32—35 (1951).

Masshoff, W.: Bilaterales Gliom des Hippocampus und seine pathogenetische Bedeutung. Z. Neur. 164, 105—113 (1938).

Masson, C. B., et R. Dreyfuss: Neurogliocytome embryonaire du vermis. Rev. Neur. 2, 227 (1925).
— M.-Th.: Gliomes cérébraux et traumatismes crâniens. Paris 1934.
— P.: Ganglioneuromes. In: Diagnostics de laboratoire, Bd. II, S. 590—593. Paris: A. Maloine 1923.
— Diagnostics de laboratoire: Tumeurs. Path. méd. et de thérapeut. Paris: Maloine 1923.
— Les naevi pigmentaires, tumeurs nerveuses. Ann. d'Anat. path. 5 (1926).
— The ocurrence of calcification in gliomas. Bull. Neur. Inst. N. Y. 1, 314 (1931).
— Experimental and spontaneous schwannomas (periph. gliomas). Amer. J.Path. 8, 367, 389 (1932); 11, 367 (1935).

Masten, M. G.: Teratoma of the spinal cord. Arch. of Path. 30, 755—761 (1940).

Mastragostino, S.: Entità e limiti del problema delle metastasi da tumori endocraniaci; saggio critico e contributo personali. Riv. Pat. nerv. 73, 265—304 (1952).

Matera, R. F., J. Clavijo, J. Prado y C. Nunez: El fosforo radioactivo en el diagnostico de los tumores del cerebro. Rev. Fac. cienc. med. (Buenos Aires) 1, 129—156 (1954).

Mathias, F.: Meningeom am Clivus Blumenbachii. Med. Klin. 1948, 717.

Matthes, Th.: Thorotrastschäden und Krebsgefahr. Arch. Geschwulstforsch. 6, 162—182 (1954).

Mawas, M. J., et Y. de'Autrevaux: Gliome du nerf optique. Bull. Soc. franç. Opthalm. 43 (1930).

Maxwell, H. P.: The incidence of interhemispheric extension of glioblastoma multiforme through the corpus callosum. J. of Neurosurg. 3, 54 (1946).

Meagher, R., and L. Eisenhardt: Intracranial carcinomatous metastases. Ann. of Surg. 1, 132 (1931).

Mechtijeva, N. D.: Zur Lehre von den Medulloblastomen des Kleinhirns. Fragen Neurochir. 1, 26—30 (1949). — Ref. Zbl. Neurochir. 10, 182 (1950).

Meduna, L. J. v.: Tuberöse Sklerose und Gliom. Z. Neur. 129 679—712 (1930).

Mees: Ein röhrenförmiges Gliom des Rückenmarks mit regionären Metastasen. Z. Neur. 9, 463 (1912).

Meier, A.: Über Carcinose der weichen Häute. Zbl. Path. 55, 212—216 (1932).

Meignant, P.: Les tumeurs du troisième ventricule Encéphale 41, 278 (1934).

Meister, W.: Kritische Betrachtungen zur Entstehung der angeborenen Steißgewächse usw. Virchows Arch. 288, 286—296 (1933).

Mekie, E. C., and G. Ransome: Nasopharyngeal Tumours. The place of leucotomy in the terminal stages of the disease. Brit. J. Surg. 37, 344 (1950).

Mennenga, M.: Zur Klinik und Pathologie der Lindauschen Erkrankung. Brun's Beitr. 164, 633—639 (1936).

Merkel, H.: Zur Frage der Balkenlipome. Z. Neur. 171, 269—277 (1941).

Merrem, C.: Über aseptische postoperative Meningitis bei zystischen und zerfallenden Blastomen. Dtsch. Z. Chir. 247, 105—112 (1936).

Merzbacher, L.: Das reaktive Gliom. Münch. med. Wschr. 1909, 40.

—, u. Uyeda: Gliastudien: Das reaktive Gliom und die reaktive Gliose. Z. Neur. 1, 285—317 (1910).

Meschede, F.: Heterotopie grauer Substanz im Markstamme der Hemisphären des kleinen Gehirns. Virchows Arch. 56, 82—96 (1872).

Messimy, R., G. Berthet et R. Cousin: Syndrome de Cushing à évolution prolongée avec volumineuse tumeur hypophysaire. Revue neur. 82, 273—278 (1950).

Meurman, O. H.: Meningiomas of the olfactory groove. Acta oto-laryng. (Stockh.) Suppl. 67, 76 (1948).

Meyer: Über Knochenbildung in einer Hypophysengangsgeschwulst. Beitr. path. Anat. 73, 518 (1915).

— A.: Herniation of the brain. Arch. of Neur. 4, 387—400 (1920).

— H. H.: Über Besonderheiten corticaler Gliome und ihre Abgrenzbarkeit gegen Tumoren der Meningen. Virchows Arch. 300, 296—318 (1937).

—. u. H. Scheller: Über ein Fibromyxom des Gehirns. Virchows Arch. 300, 473 (1937).

— J. E.: Pubertas praecox bei einer hyperplastischen Mißbildung des Hypothalamus. Arch. f. Psychiatr. 179, 378 (1948).

-- Über eine „Ödemkrankheit" im frühen Kindesalter. Arch. f. Psychiatr. u. Z. Neur. 185, 31 (1950).

— O.: Ein besonderer Typ von Riesenzellengliom. Frankf. Z. Path. 14 (1913).

Meyer-Schwickerath, G.: Über Gliomrosetten und ähnliche Gebilde. Graefes Arch. 148, 139—151 (1947).

Michael, J. C., and P. M. Lewin: Multiple teleangiectasis of the brain. A discussion of hereditary factors in development. Arch. of Neur. 36, 514—529 (1936).

Mider, G. B., J. A. Schilling, J. C. Donovan and E. S. Rendall: Multiple Carcinomas. Cancer (N. Y.) 5, 1104—1109 (1952).

Mihalcowicz, V. v.: Wirbelsaite und Hirnanhang. Arch. mikrosk. Anat. 11, 389—442 (1874).

— Entwicklung des Gehirnanhanges. Zbl. Wiss. 1874.

Miller, D.: Case report: dermoid cyst of the frontal lobe with intraventricular rupture. J. of Neurol., Neurosurg. a. Psychiatry 13, 63—65 (1950).

— R. H., W. McK. Craig and J. W. Kernohan: Supratentorial tumors among children. Arch. of Neur. 68, 797—814 (1952).

Mingazzini, G.: Der Balken. Berlin: Springer 1922.

Minkowski, M.: Über metastatische Hirngeschwülste. Zürich u. Leipzig 1941.

Misch, W.: Meningeal lipomas in the foramen magnum. J. of Neur. 16, 123 (1935).

Mittelbach, M.: Über Gliome mit Metastasten. Beitr. path. Anat. 95, 538 (1935).

Möllendorff, W. v.: Farbanalytische Untersuchungsmethoden. In Handbuch der Biochemie, Bd. 2. 1926.

Möller, H. U.: Familial angiomatosis retinae et cerebelli—Lindau's disease. Acta ophthalm. (Copenh.) 1929, 244.

— Ophthalmic symptoms and heredity in cerebellar angioreticuloma. Acta psychiatr. (Copenh.) 19, 275—292 (1944).

Moersch, F. P.: Diffuse gliosis (Glioma). J. Nerv. Dis. 63, 343 (1926).

— W. McK. Craig and J. W. Kernohan: Tumors of the brain in aged persons. Arch. of Neur. 45, 235—245 (1941).

Moll, A.: Über die Hirnmetastasen des Bronchialkrebses. Dtsch. Z. Nervenheilk. 161, 80—97 (1949).

Monakow, C. v.: L'histoire naturelle des tumeurs cérébrales, en particulier du gliome. Encéphale (Paris) 16, 117 (1921).

— Gliom und Schädeltrauma. Schweiz. Arch. Neur. 14, 289 (1924).

Monchy, de: Rhythmical convergence spasm of the eyes in a case of tumour of the pineal gland. Brain 45, 179 (1922).

Moniz, E.: Tumores da glandula pineal: Diagnóstico angiográfico. Actas luso-españ. neurol. y psyquiatr. 1941 II, 3—24.

— Die cerebrale Arteriographie und Phlebographie. In Handbuch der Neurologie, Erg.-Bd. II. Berlin: Springer 1940.

Monod, O.: Intrathoracic neurogenic tumours. Brit. Med. J. 1948, No. 4539, 21.

Moore, G. E.: Fluorescein as an agent in the differentiation of normal and malignant tissue. Science (Lancaster, Pa.) **106**, 130 (1947).
— W. T. Peyton, L. A. French and W. W. Walker: The clinical use of fluorescein in neurosurgery: the localization of brain tumors. J. of Neurosurg. **5**, 392 (1948).
— M. T.: Diffuse cerebrospinal gliomatosis masked by syphilis. J. of Neuropath. **13**, 129—143 (1954).
— and K. Stern: Vascular lesions in the brain-stem and occipital lobe occuring in association with brain tumors. Brain **61**, 70—98 (1938).
— W. W., and E. Walker: Intraspinal epidermoid tumor. J. of Neurosurg **8**, 343—346 (1951).
Morelli, E.: Contributo allo studio delle principali classificacioni dei tumori del encephalo. Pathologica (Genova) **28**, 243 (1936).
Morello, A., and I. S. Cooper: Cerebral lipiodol granuloma. Neurology (Minneapolis) **3**, 886—889 (1953).
Morris, A. A.: The use of the smear technique in the rapid histological diagnosis of tumors of the central nervous system. J. of Neurosurg. **4**, 497 (1947).
Morrison, W. K.: Cysticercosis in twin brothers, aged thirteen years with radiological study of calcified cysticercus in twelve cases. Brit. Med. J. **1934**, 13—14.
Morsier, G. de, et A. Franchesetti: La maladie de Sturge-Weber. Schweiz. med. Wschr. **1937**, 285.
Morton, B.: Über ein ungewöhnliches Duraendotheliom; ein Beitrag zur „Xanthom“-Frage. Frankf. Z. Path. **48**, 443—448 (1935).
Mosberg jr., W. H. and W. Blackwood: Mucus-secretine cells in colloid cysts of the third ventricle.
Moser, K.: Tumoren und Cysticerken des 4. Hirnventrikels. Inaug.-Diss. Würzburg 1935.
Mott, and Barratt: Three cases of tumor of the third ventricle. Arch. Neur. Claybury Asylum **1**, 417 (1900).
Müller: Über multiple Gliome im Gehirn und Rückenmark. Schweiz. med. Wschr. **1924**, 48.
— E.: Zur Ätiologie und Pathologie der Geschwülste des Stirnhirns. Dtsch. Z. Nervenheilk. **23**, 378 (1903).
—, u. G. Schaltenbrand: Coccidiose der Meningen. Nervenarzt **19**, 327 (1948).
— H. R.: Unfall und Hirntumor. Wissenschaftl. Verslg. der Hambg. Ärztekammer. Ärztebl. Norddeutschl., Juli **1938**. — Zbl. Chir. **1939**, 1164—1165.
— J.: Über den feineren Bau und die Formen der krankhaften Geschwülste. 1838.
— M.: Zur Frage Trauma und Meningeom. Z. Krebsforsch. **52**, 113 123 (1941).
— R.: Medizinische Mikrobiologie, Parasiten, Bakterien, Immunität. Bd. XIX, München u. Berlin: Lehmanns Verlag 1939.
— Ragnar, and G. Wohlfahrt: Om tumörer i corpus pineale. Särtryck ur Nord. Med. **33**, 15 (1947).
— — Intracranial teratomas and teratoid tumors. Acta psychiatr. (Copenh.) **22**, 69—95 (1947).
— — Craniopharyngiomas. Acta med. scand. (Stockh.) **138**, 121—138 (1950).
— W.: Ein Beitrag zum Ausbreitungsweg der Hypophysenadenome. Virchows Arch. **293**, 253—256 (1934).
— Hirntumoren im Kindesalter. Dtsch. med. Wschr. **1939** I,,705—707
— Ungewöhnlicher Fall eines Ependymoma cerebri. Zbl. Neurochir. **5**, 199—206 (1940).
— Walter: Änderung des Gewebscharakters nicht radikal operierter Gliome. Z. Neur. **148**, 469 bis 477 (1933).
— Weitere Untersuchungen über die Entdifferenzierung von Gliomen nach operativem Eingriff. Erg. Path. **60** (1934).
— Akute Todesfälle im jugendlichen Alter. Virchows Arch. **303**, 588 (1939).
— Tödliche Hirnschwellung bei psychischem Trauma und einige Bemerkungen zur Harnstofftheorie der Hirnschwellung. Virchows Arch. **305**, 230 (1940).
— Wilhelm: Chromophobes Adenom oder Ependymom? Dtsch. Z. Nervenheilk. **171**, 99—101 (1953).
— Zur Frage der Chromhämatoxylin-Färbung nach Gomori. Verh. der Anat. Ges. a. d. 52. Verslg 1954, S. 180/81.
— Z. Frage d. hyophysären Tumoren vom Mischtyp. Acta neurovegetativa (Wien) **8**, 451—465 (1954).
— Zur Klassifizierung der Hypophysentumoren. Sonderdruck aus: Stoffwechselwirkungen der Steroidhormone. 2. Symp. der Dtsch. Ges. für Endokrinologie, Goslar, März 1954, S. 170/71.
—, u. F. Marcos: Über das Vorkommen von Ganglienzellen in einem Hypophysentumor. Virchows Arch. **325**, 733—736 (1954).
—, u. F. Oswald: Über das Vorkommen von Zysten in Hypophysentumoren. Zbl. Neurochir. **14**, 272—281 (1954).
—, u. H. W. Pia: Zur Klinik und Ätiologie der Massenblutungen in Hypophysenadenomen. Dtsch. Z. Nervenheilk. **170**, 326—336 (1953).
—, u. G. Udvarhelyi: Über Kolloidentartung und Verkalkung von Tumorzellen in Hypophysenadenomen. Endokrinologie **32**, 129—136 (1955).
—, u. W. Walter: Zur Frage der Gefäßversorgung in den Adenomen der Hypophyse. Acta neurovegetativa (Wien) **8**, 446—450 (1954).

Müller-Hegemann, D: Beitrag zur Häufigkeit der Arachnitis adhaesiva circumscripta. Arch. f. Psychiatr. **112**, 497 (1940).

Mulligan, R. M., K. T. Neubuerger, J. T. Lucas and W. B. Lewis: Intracranial neoplasms produced in dogs by methylcholanthrene. Exper. Med. a. Surg. **4**, 7—19 (1946).

Munslow, R. A.: Actinomycotic (nocardia asteroides) brain abscess with recovery. J. of Neurosurg. **11**, 399—402 (1954).

Muratorio, A.: I tumori gliali della serie astrocitaria. Sistema nerv. (Milano) **5**, 353—371 (1954).

— L. Perria e U. Sacchi: On the so-called circumscribed type of glioblastoma multiforme. Pathologica (Genova) **46** (1954).

—, e F. G. Poggio: Frequenza e caratteristiche delle manifestazioni epilettiche da lesioni espansive endocraniche. Sistema nerv. (Milano) **3**, 161—177 (1954).

Murphy, E. S., W. R. Lipscomb and J. S. Bouslog: Neurogenic sarcoma treated by surgery and radiotherapy J. of Neurosurg. **9**, 214—218 (1952).

Murray, M. R.: Comparative data on tissue culture of acoustic neurilemmoma and meningioma. J. of Neuropath. **1**, 123 (1942).

—, and A. P. Stout: Demonstration of the formation of reticulin by Schwannian cells in vitro. Amer. J. Path. **18**, 585—594 (1942).

— — Distinctive characteristics of the sympathicoblastoma cultivated in vitro. Amer. J. Path. **23**, 429—441 (1947).

— — A sympathetic ganglioneuroma cultivated in vitro. Cancer (N. Y.) **1**, 242 (1948).

Muthmann, A., u. E. Sauerbeck: Über eine Gliageschwulst des 4. Ventrikels. — Neuroepithelioma gliomatosum. Beitr. path. Anat. **34**, 445 (1903).

Mushett, Ch. W.: Elektive Differenzierungsstörungen des ZNS am Hühnchenkeim nach kurzfristigem Sauerstoffmangel. Beitr. path. Anat. **1953**, 367—387.

Myerson, P. G.: Multiple tumors of the brain of diverse origin. J. of Neuropath. **1**, 406—415 (1942).

Mylius, K.: Beitrag zur den Tumoren der Hypophysengegend. Z. Augenheilk. **70** (1929).

— Über das Meningeom der Olfactoriusrinne. Z. Augenheilk. **82**, 257 (1934).

— Unfallwirkung und bösartiges Geschwulstwachtum. Mschr. Unfallheilk. **11**, 545 (1936).

— Über das Meningeom des Keilbeinflügels. Klin. Mbl. Augenheilk. **113**, 105—110 (1948).

Nachtwey, W.: Über einen eigenartigen kortikalen Tumor vom histologischen Typ des anisomorphen Pinealoms. Zbl. Neurochir. **1956**.

Naeslund, J.: A study of neuro-epithelioma gliomatosum. Uppsala Läk.för. Förh. **31**, 193 (1926).

Naffziger, H., and O. W. Jonnes jr.: Dermoid tumors of the spinal cord. Arch. of Neur. **33**, 941—958 (1935).

— H. C., and E. B. Boldrey: Cancer of the nervous system. (Brain, spinal cord and peripheral nerves.) Amer. J. Med. Assoc. **136**, 96—103 (1948).

Nahmmacher, H. S.: Über Echinokokken des Gehirns. Dtsch. Z. Nervenheilk. **148**, 59—69 (1938).

Natonek, D.: Zur Kenntnis der primären Epitheltumoren des Gehirns. Virchows Arch. **218**, 170 (1914).

Nayrac, P., Sevin, Niquet et Taquet: Diagnostic d'un épithéliome secondaire du cerveau par la présence de cellules néoplasiques dans le liquide céphalo-rachidien. Revue neur. **82**, 38/39 (1950).

Nedelmann, E.: Zur Klinik eines malignen Thymustumors mit eigenartiger Metastasierung ins ZNS. Z. Neur. **115**, 539—545 (1928).

Nelson, A. A.: Metastases of intracranial tumors. Amer. J. Canc. **28**, 1 (1936).

Nestmann, F.: Zur Histologie der Neurinome. Virchows Arch. **265**, 646 (1927).

Netsky, M. G., B. August and W. Fowler: The longevity of patients with glioblastoma multiforme. J. of Neurosurg. **7**, 261—269 (1950).

—, and R. R. J. Strobos: Neoplasms within the midbrain. Arch. of Neur. **68**, 116—129 (1952).

Neubürger, K. T.: Über das Auftreten von Gliomen nach Kriegsschußverletzungen. Münch. med. Wschr. **1925**, 508.

—, u. H. D. Singer: Über reaktive Veränderungen in der Umgebung carcinomatöser und sarcomatöser Hirntumoren. Virchows Arch. **255**, 555 (1925).

Neubuerger, K. T., and C. L. Davis: Cerebral tumor in a dog resembling human medulloblastoma. Cancer Res. **3**, 243—247 (1943).

—, and L. W. Greene: Circumscribed arachnoidal sarcoma of cerebellum. J. of Neuropath. **5**, 233—239 (1946).

—, and W. L. Silcott: Angioma simplex of the pons. J. Nerv. Dis. **94**, 586—592 (1941).

Neugebauer, W.: Der Hirndruck und seine gerichtlich-medizinische Bedeutung. Dtsch. Z. gerichtl. Med. **29**, 272—309 (1938).

Neumann, M.: Zur Kenntnis der Zirbeldrüsengeschwülste. Mschr. Psychiatr. **9**, 337 (1901).

— M. A. Cysticercus cellulosae of the brain. J. of Neuropath. **2**, 197—202 (1943).

— P.: Ein neuer Fall von Teratom der Zirbeldrüse. Inaug.-Diss. Königsberg 1900.

— R.: Konsistenzmessung und Hirnkonsistenz. Virchows Arch. **291**, (1933).

Nevin, S.: Gliomatosis cerebri. Brain **61**, 170 (1938).

New, G. B., and K. D. Devine: Neurogenic tumors of the nose and throat. Arch. of Otolaryng. **46**, 163—179 (1947).

Nichols jr., P., and J. A. Wagner: Primary intracranial sarcoma. J. of Neuropath. 11, 215—234 (1952).

Nicod, Chondrome de la loge cérébelleuse gauche. Schweiz. med. Wschr. 1939, 396.

Nielsen, A.: Diffuse leptomeningeal tumors of the brain. Acta chir. scand. (Stockh.) 82, 151—158 (1939).

— J. M., and R. B. Raney: Symptomatology of tumors of the third ventricle. Bull. Los Angeles Neur. Soc. 4, 1—7 (1939).

Niemeyer, P.: Diagnostic angiographique des hernies cérébrales. Acta neurochir. (Wien) 4, 241—260 (1955).

—, e A. Akerman: Diagnostik und chirurgische Behandlung der arteriovenösen Hirnaneurysmen. Med. Cir. e Farmacia 1953, 204.

Nierlich, K.: Entwicklung und derzeitiger Stand der Strahlentherapie bei Hirntumoren an der I. Chirurg. Universitätsklinik in Wien. Wien. med. Wschr. 1947, 492—494

Nieuwenhuijse, P.: Zur Kenntnis der tuberösen Hirnsklerose und der multiplen Neurofibromatosis. Z. Neur. 24, 53 (1914).

Nikitin, M. P.: Einige statistische Daten hinsichtlich der Hirntumoren. Dtsch. Z. Nervenheilk. 124, 275—278 (1932).

Nippe: Traumatisch entstandenes Gliosarkom mit Lipom des Gehirns. Frankf. Z. Path. 11, 466 (1921).

Nishii, B.: Zur Kenntnis der diffusen Sarcomatose des Nervensystems. Arb. neur. Inst. Wien 31, 116—129 (1929).

Nittner, K.: Sympathikustumoren der Bauchhöhle. Inaug.-Diss. Marburg 1947.

— Klinische Fehlbeurteilung eines lumbalen Sanduhrganglioneuroms. Zbl. Neurochir. 12, 167—174 (1952).

—, u. W. Schiefer: Multiple Meningeome im Spinalkanal. Zbl. Neurochir. 15, 99—103 (1955).

—, u. W. Tönnis: Symptomatologie, Diagnostik und Behandlungsergebnisse der Rückenmarks- und Wirbelangiome. Zbl. Neurochir. 10, 317—333 (1950).

Noetzel, H.: Ein Fall von melaninbildendem Sympathoblastom. Frankf. Z. Path. 52, 511 (1938).

— Arachnoidalcysten in der Cisterna ambiens. Zbl. Neurochir. 4, 281—294 (1940).

— Über eine Encephalocele des Kleinhirns und ihr Röntgenbild. Nervenarzt 18, 398 (1947).

— Über Meningeome und ihre unterschiedlichen Auswirkungen am Gehirn. Beitr. path. Anat. 111, 391—406 (1951).

— Angiome im Gehirn bei einem Fall von tuberöser Sklerose. Dtsch. Z. Nervenheilk. 168, 401—405 (1952).

— Trauma und Gliom. Vortrag Arb. Gem. Hirntraumafragen, Mainz 1953.

— Die Pathologie des Nervensystems. In Büchner F., Spezielle Pathologie. München 1955.

Nonne, M.: Über diffuse Sarkomatose der Pia mater des ganzen Zentralhervensystems. Dtsch. Z. Nervenheilk. 21, 396 (1902).

— Syphilis und Nervensystem. In Medizinische Klinik, 5. Aufl. Berlin: Karger 1924.

— Diskussion zum Pseudotumor cerebri. Zbl. Neurochir. 2, 356 (1937).

Noodt, K.: Ein Beitrag zur Kenntnis der papillären Epitheliome des Plexus chorioideus. Virchows Arch. 258, 331 (1925).

Nordenstam, H.: and N. Ringertz: Cerebellar astrocytoma. J. of Neuropath. 10, 343—367 (1951).

Norlén, G.: Arteriovenous aneurysms of the brain. Report of ten cases of total removal of the lesion. J. of Neurosurg. 6, 475 (1949).

— Papillomas of the choroid plexus. Acta chir. scand. (Stockh.) 99, 273—279 (1950).

Northfield, D. W. C.: Acoustic neurinoma. J. of Neur., N. S. 13, 277—279 (1950).

—, and D. S. Russell: The fate of thorium dioxyde (Thorotrast) in cerebral arteriography. Lancet 1937 I, 377.

Nowotny, K., u. H. Uiberall: Zur Kenntnis der Neurinome des Trigeminus. Z. Neur. 150, 75—99 (1934).

Oberdisse, K., u. W. Tönnis: Pathophysiologie, Klinik und Behandlung der Hypophysenadenome. Erg. inn. Med. 4, 975—1057 (1953).

Oberling, Ch.: Les tumeurs des méninges. Bull. Assoc. franç. Étude Canc. 11, 365 (1922).

— A propos des glioses méningées (Gliose méningo-encéphalique) des centres nerveux et du nerf optique. Rev. biol. canad. 2, 120 (1943).

—, et M. Guérin: Action du thorotrast sur le sarcome de Jensen du rat blanc. Bull. du Cancer 22, Nr 7 (1933).

— —, et P. Guérin: La production expérimentale du tumeurs hypophysaires chez le rat. C. r. Soc. Biol. Paris Dec. 1936.

— C. Sannie, M. Guérin et P. Guérin: Sur la relation apparent des tumeurs hypophysaires et du benzpyrene. C. r. Soc. Biol. Paris 131, 455—457 (1939).

Obrador Alcalde, S.: Clinical aspects of cerebral cysticercosis. Arch. of Neur. 59, 457—468 (1948).

— Las posibilidades de la cirugia en el tratamiento de los tumores intracraneales. Rev. españ. oncol. 1953 (II), 1—17

— Teratoma piloso de la region occipito-cerebelosa. Rev. clin. españ. 51, 391—394 (1953).

OBRADOR ALCALDE, S: Tratamiento quirurgico de la epilepsia secundaria a la angiomatosis encéfalofacial (enfermedad de STURGE-WEBER). Arch. de Neurobiol. 17, 1—13 (1954).
— Case report: Hairy teratomatous cyst in the occipito-cerebellar region. J. of Neur., N. S. 17, 298—299 (1954).
— Astrocitomas del cerebelo. Cir., ginec. y urol. 8, 229—236 (1954).
—, y M. MORALES PLEGUEZUELO: Oligodendroglioma calcificado del cerebelo. Rev. clin. españ. 52, 415—418 (1954).
— —, y J. J. VAZQUEZ ANON: Ependimoblastomas de la medula cervical. Rev. clin. españ. 45, 304 bis 310 (1952).
—, y F. SOTO: Condroma frontal de la hoz del cerebro. Rev. clin. españ. 51, 257—260 (1953).
—, and P. URQUIZA: The value of streptomycin in the surgical treatment of intracranial tuberculoma. J. of Neur., N. S. 13, 66—70 (1950).
— — Angiome artérioveineux de la tente du cervelet. Fol. psychiatrica 55, 385—387 (1952).
— — Quiste hidático supurado del cerebro extirpado radicalmente. Rev. clin. españ. 29, 180—183 (1948).
— S., u. E. LEY: Personal experience with cerebral cysticercosis. Acta neurochir. (Wien) 1, 434 (1951).
O'CONNEL, E. A., and A. BRUNSCHWIG: Observations on the roentgentreatment of intracranial gliomata. Brain 60, 230 (1937).
ODDSSON, B.: Spinal meningioma. Kopenhagen: Einar Munksgaard 1948.
ODERMATT: Zur Diagnostik der Zirbeldrüsentumoren. Inaug.-Diss. Zürich 1915.
ODY, F.: Tumors of the basal ganglia. Arch. of Neur. 27, 249—269 (1932).
OEHLER, F.: Über die Erblichkeit der ektomesodermalen Blastomatosen (unter besonderer Berücksichtigung der familiären Hirntumoren). Arch. f. Psychiatr. 105, 324—357 (1936).
OESTREICH, R., u. SLAWYK: Riesenwuchs und Zirbeldrüsengeschwulst. Virchows Arch. 157, 475 (1899).
OGLE: (1) Sarcoma of pineal body. (2) Case of pineal body tumour in a boy. Trans. Path. Soc. Lond. 50, 4 (1899).
OKONEK, G.: Extracerebrale Arachnoidalcyste der linken Großhirnhemisphäre. Zbl. Neurochir. 3, 112—119 (1938).
— Das Syndrom der Sehnervenkreuzung. Bemerkungen zur Differentialdiagnose, Therapie und Prognose der sellären und suprasellären Geschwülste. Klin. Mbl. Augenheilk. 116, 113 (1950).
OLDBERG, E.: Hemorrhage into gliomas. Arch. of Neur. 30, 1061 (1933).
OLESEN, H., u. F. SJØNTOFT: Sympathicoblastomas with metastases to the orbit. Acta ophthalm. (Copenh.) 26, 67—87 (1948).
OLIVECRONA, H.: Ein Fall von Geschwulstbildung in den weichen Häuten des ZNS. Virchows Arch. 217 (1914).
— Zwei Ganglioneurome des Großhirns. Virchows Arch. 226, 1 (1919).
— Die chirurgische Behandlung der Hirntumoren. Berlin: Springer 1927. 340 S.
— On suprasellar cholesteatomas. Brain 55, 122 (1932).
— Die Gliome der Großhirnhemisphären. Dtsch. Z. Nervenheilk. 128, 1—44 (1932).
— Technik und Ergebnisse der Radikaloperation bei Akustikustumoren. Arch. klin. Chir. 180, 445—448 (1934).
— Die parasagittalen Meningeome. Leipzig: Georg Thieme 1934.
— Die spezielle Chirurgie der Gehirnkrankheiten, Bd. III, S. 193—374. Stuttgart: F. Enke 1941.
— The parasagittal meningiomas. J. of Neurosurg. 4, 327—341 (1947).
— Cholesteatomas of the cerebello-pontine angle. Acta psychiatr. (København.) 24, 639 (1949).
— Gli aneurismi artero-venosi del cervello minerva med. (Torino) 1950, 118—121.
— Die arteriovenösen Aneurysmen des Gehirns. Dtsch. med. Wschr. 1950, 1169—1173.
— Analysis of results of complete and partial removal of acoustic neurinomas. J. of Neur. N. S. 13, 271—272 (1950).
— The cerebellar angioreticulomas. J. of Neurosurg. 9, 317—330 (1952).
—, u. E. LYSHOLM: Notes on the roentgentherapy of gliomas of the brain. Acta radiol. (Stockh.) 7, 259—268 (1926).
— and H. URBAN: Über Meningeome der Siebbeinplatte. Bruns' Beitr. 161, 224 (1935).
OLIVEIRA, G. DE: Über ein neues Verfahren zur Darstellung des Stützgerüstes der Organe. Virchows Arch. 298, 523—526 (1936).
— C. DE: Adenomas gigantes de hipófise. Arqu. Cir. 1, 1—12 (1949).
OLIVER, L. C., and W. G. SCOTT: Adamantinoma or ameloblastoma. Amer. J. Canc. 21, 501—516 (1929).
OORDT: Beitrag zur Symptomatologie der Geschwülste des Mittelhirns. Dtsch. Z. Nervenheilk. 18 (1900).
OPALSKI, A.: Nervensystem bei Zystizerkose. Bull. Intern. Pol. 1931, 313.
— Studien zur allgemeinen Histopathologie der Ventrikelwände. Z. Neur. 150, 42—74 (1934).
OPITZ, K. H.: Epidermoide des Gehirns. Zbl. Chir. 74, 1082—1083 (1949).
OPPEN, H. V: Zur Kenntnis der Akustikus-Tumoren, insbesondere ihrer zystischen Entartung. Diss. Rostock. 1930. S. 1—28.

Oppenheim, H.: Die Geschwülste des Gehirns. In Nothnagels, Spezielle Pathologie und Therapie, Bd. 9. Wien 1902.
—, u. F. Krause: Operative Erfolge bei Geschwülsten der Sehhügel und Vierhügelgegend. Berl. klin. Wschr. 1913, 2316—2322.
— — Partielle Entfernung des Wurms etc. (Lymphangiosarkoma plexiforme). Berl. klin. Wschr. 1913, 50.
Oppenheimer, D. R.: A benign "tumour" of the cerebellum etc. J. Neurol., Neurosurg. a. Psychiatry 18, 199—213 (1955).
Oribe, M. F., u. J. M. Prado: Teratomas de la epifisis. Arch. Neurocir. (Buenos Aires) 1, 54 (1944).
Orlando, R.: Neurofibroma del trigemino. Revista neur. (Buenos Aires) 1 445—470 (1937).
Orley, A.: Radiotherapy of intracranial tumors with special reference to treatment of pituitary tumors. Proc. Roy. Soc. med. 32, 1137 (1939).
Orr, T. G.: Actinomycoma of the third ventricle-probably primary. J. Amer Med. Assoc. 137, 757 (1945).
Ortiz, J. C. de Zarate: Sur la neurofibromatose centrale de Recklinghausen dans ses relations avec les gliomes du nerf optique. Acta neurol. et psychiatr. belg. 54, 716—732 (1954).
Orton, S. T.: A clinical and pathological study of two cases of obstruction of the aqueduct of Sylvius. Bull. Neur. Inst. N.Y. 1, 72 (1931).
Orzechowski, K. v.: Neurinome. Pathologische Anatomie. In Handbuch Haut- und Geschlechtskrankheiten, Bd. XII/2, S. 161. Berlin: Springer 1932.
—, u. Z. W. Kuligowski: Ein Fall von Neuroblastoma verum des Stirnlappens. Z. Neur. 147, 696—712 (1933).
—, u. Nowitzki: Zur Pathogenese und pathologischen Anatomie der multiplen Neurinome und der Sclerosis tuberosa (Neurofibroma universalis). Z. Neur. 11, 237 (1912).
Osborne, R. L., E. D. Freis and A. G. Levin: Eosinophilic granuloma of bone presenting neurologic signs and symptoms. Report of a case. Arch. of Neur. 51, 452—456 (1944).
Oscherwitz, D., and L. M. Davidoff: Midline calcified intracranial aneurysm between occipital lobes. Report of a case. J. of Neurosurg. 4, 539 (1947).
Ostertag, B.: Grundsätzliches über die Einteilung der Hirngeschwülste und deren praktische Bedeutung. Zbl. Neur. 67, 266—271 (1932).
— Die diagnostische Auswertung des Liquorzellbildes und dessen Gewinnung mittels neuer Methode. Klin. Wschr. 1932, 862—864.
— Charakteristische metastatische Geschwülste im ZNS. Zbl. Neur. 63, 734 (1932).
— Die sog. Meningeome, ihr Aufbau, Schicksal und mittelbare Auswirkung auf das Gehirn. Zbl. Neurol. 73, 726 (1934).
— Anatomische Veränderung des Liquorraumes bei Blastomen des Rückenmarkkanals und ihre Bedeutung für die praktische Diagnostik. Nervenarzt 8, 242—244 (1935).
— Über raumbeengende Neubildungen im Schädel. Fortschr. Röntgenstr. 52, 329 (1935).
— Einteilung und Charakteristik der Hirngewächse. Jena: Gustav Fischer 1936.
— Die histologischen Verschiedenheiten der Astrozytome je nach ihrem Sitz. Zbl. Neurochir. 2, 359 (1937).
— Anatomie und Pathologie der raumfordernden Prozesse des Schädelbinnenraumes. In Spezielle Chirurgie der Gehirnkrankheiten. Neue Deutsche Chirurgie, Bd. 50, III. Stuttgart: Ferdinand Enke 1941.
— Der Contrecoup am Splenium und die Frage der posttraum. Gliomentstehung. Mschr. Unfallheilk. 51, 10 (1944).
— Das Spongioblastom und spongioblastische Glioblastom des Hirnstammes und des Allocortex. Verh. der Dtsch. Ges. für Path. 33. Tagg 1949, S. 238—247.
— Die Sektionstechnik des Gehirns und des Rückenmarks nebst Anleitung zur Befunderhebung. Berlin: Springer 1949.
— La configuracion arquitectonica de la corteza cerebral y su importancia en el estudio de los tumores cerebrales (Oncotopica) Fol. clin. internac. 2, Nr. 10 (1952).
— Die Onkotopik der Hirngewächse. J. Nerv. Dis. 116, 726—738 (1952).
— Die parietalen angioplastischen Gliome. Arch. f. Psychiatr. u. Z. Neur. 190, 567—583 (1953).
—, u. H. Buschmann: Wie weit kann Wehrdienstbeschädigung bei Geschwülsten angenommen werden? Med. Klin. 37, 351—353 (1941).
—, u. G. Mundt: Trauma und Hirngeschwulstentstehung. Med. Klin. 36, 351—353 (1940).
—, u. K. H. Schiffer: Über symptomatische zisternale Cystenbildungen bei basalen raumfordernden Prozessen. Arch. f. Psychiatr. u. Z. Neur. 181, 93—100 (1948).
— O. Stochdorph u. G. Schmidt: Zur Spongioblastose und Spongioblastomatose des Gehirns, ihrer Charakteristik und pathogenetischen Bedeutung. Arch. f. Psychiatr. u. Z. Neur. 182, 249—274 (1949).
— — — Die Gliomtypen des Hirnstammes und des Allocortex: Spongioblastosen, -blastomatosen und spongioblastische Glioblastome. Arch. f. Psychiatr. u. Z. Neur. 185, 314—325 (1950).
— Ch.: Klinische Bedeutung der Wachstumphasen bestimmter basaler Gewächse. Arch. f. Psychiatr. u. Z. Neur. 187, 404—423 (1952).

Ostertag, Ch., u. J. Hirschmann: Klinische Bedeutung der Wachstumsphasen bestimmter basaler Gewächse. Arch. f. Psychiatr. u. Z. Neur. 187, 404—423 (1952).

Overhamm, G. C.: Jackson-Epilepsie auf Grund von Gehirnmetastasen eines primären Schilddrüsencarcinoms. Z. Neur. 98, 755 (1925).

Owen, C. J., J. E. Webster and E. S. Gurdjian: Hemangioma of the medulla oblongata. J. of Neuropath. 4, 291 (1945).

Paarmann, H.-Fr.: Das Retinagliom und seine Metastasen. Virchows Arch. 322, 49—65 (1952).

— Zur Histologie und Metastasierung des Retinaglioms. Verh. der Dtsch. Ges. für Path., Hannover 1951. Stuttgart: Piscator-Verlag 1952, S. 183—185.

Padberg, F., and J. Martin: Torulosis of the brain. J. of Neurosurg. 9, 307—309 (1952).

Paillas, J. E.: Les tumeurs cérébrales métastasiques. Thèse de Marseille 1933.

Pallaske: Intracerebrales Gliom beim Hund. Arch. Tierheilk. 69, 51 (1935).

Papke, E.: Zur Frage der Gliome der Vierhügelgegend. Z. Neur. 149, 495—498 (1934).

Pappenheimer, A. M.: Über Geschwülste des Corpus pineale. Virchows Arch. 200, 122 (1910).

Pardee: Pituitary basophilism of Cushing. Bull. Neur. Inst. N.Y. 6, 2 (1937).

Parenti: L'edema cerebrale in neurochirurgia. Torino 1942.

Parker, E. F., and J. W. Kernohan: The relation of injury and glioma of the brain. J. Amer. Med. Assoc. 97, 545—539 (1931).

— — Stenosis of the aqueduct of Sylvius. Arch. of Neur. 29, 538—560 (1933).

Parkinson, D. W., W. Mc K. Craig and J. W. Kernohan: Tumors of the occipital lobe. J. of Neurosurg 7, 555 (1950).

Pass, K. E.: Erbpathologische Untersuchungen in Familien von Hirntumorkranken. Z. Neur. 161, 204—211 (1938).

— Zur Klinik der cerebralen Carcinommetastasen. Nervenarzt 11, 385—400 (1938).

Paterson, J. E.: Cystic pituitary adenomata. J. of Neur. 11, 280—287 (1948).

Patrassi, G.: Fall von Tumor der Pia mater mit Neurinomstruktur. Zbl. Path. 52, 209 (1931).

Patterson, G. H., and F. M. Anderson: Intracranial tumors occurring in three members of a family. Bull. Los Angeles Neur. Soc. 5, 218—223 (1940).

Paul, F.: Beitrag zur Histopathologie der Ganglioneurome des Zentralnervensystems. Beitr. path. Anat. 75, 221—228 (1926).

Pawlitzky: Zwei Fälle von plötzlichem Tod durch seltene Hirntumoren. Med. Klin. 1929, 1738.

Pearson, A.: Xanthoma of the choriod plexus. Arch. of Path. 6, 595 (1928).

Pedersen, O.: Über das traumatische subdurale Hämatom, zugleich ein Beitrag zur Frage des gerichteten Hirndrucks. Dtsch. Z. Nervenheilk. 138 (1935).

—, u. H. Geyer: Diskordantes Auftreten von Hirntumoren bei erbgleichen Zwillingen. Zbl. Neurochir. 3, 53—63 (1938).

Peers, J. H.: The occurence of tumors of the CNS in routine autopsies. Amer. J. Path. 12, 911 (1936).

— Sphenooccipital chordoma. Amer. J. Canc. 32, 221 (1938).

— The response of the central nervous system to the application of carcinogenic hydrocarbons. I. Dibenzanthracene. Amer. J. Path. 15, 261—272 (1939).

— The response of the central nervous system to the application of carcinogenic hydrocarbons. II. Methylcholanthrene. Amer. J. Path. 16, 799—816 (1940).

— Experimental gliomas. Amer. J. Path. 16, 793 (1940).

Pendergrass, E. P., P. J. Hodes and E. W. Godfrey: Radioactive treatment of medulloblastoma, 31 cases. Amer. J. Roentgenol. 48, 478 (1942).

— —, and R. A. Groff: Intracranial complications following irradiation for carcinoma of the scalp. Amer. J. Roentgenol. 43, 214—225 (1940).

—, and Wilbur: Tumor of brain with widespread metastases. Arch. of Neur. 19, 437 (1928).

Penfield, W.: Microglia and the process of phagocytosis in gliomas. Amer. J. Path. 1, 77 (1925).

— The encapsulated tumors of the nervous system. Surg. etc. 45, 178—188 (1927).

— Principles of the pathology of neurosurgery. Kap. VI, S. 303—347. Loose Leaf Surgery: Nelson & Sons 1927, Supplem. 1932.

— The classification of gliomas and neuroglia cell types. Arch. of Neur. 26, 745 (1931).

— A paper on the classification of brain tumors and its practical application. Brit. Med. J. 1931, 337.

— Tumors of the sheaths of the nervous system. Kap. 19 in Penfield's Cytology and cellular pathology of the nervous system, S. 955—990. New York: Hoeber 1932.

— Tumors of the sheaths of the nervous system. Arch. of Neur. 27, 1298 (1932).

— Neuroglia, normal and pathological. In Penfield, W., Cytology and cellular pathology of the nervous system, Bd. 2, S. 421. New York 1932.

— and W. Cone: Acute swelling of oligodendroglia. Arch. of Neur. 16, 131 (1926).

— — Arnold-Chiari malformation and its operative treatment. Arch. of Neur. 40, 328 (1938).

— T. C. Erickson and I. Tarlow: Relation of intracranial tumors and symptomatic epilepsy. Arch. of Neur. 44, 300 (1940).

—, and W. Feindel: Medulloblastoma of the cerebellum with survival for seventeen years. Arch. of Neur. 57, 481 (1947).

Penfield, W., and A. W. Young: The nature of v. Recklinghausen disease and the tumors associated with it. Arch. of Neur. 23, 320 (1930). — Trans. Amer. Neur. 55, 319—343 (1929).

Pennybacker, J.: Recurrence in cerebellar haemangiomas. Zbl. Neurochir. 14, 63—73 (1954).

—, and S. Behrmann: Primary oligodendroglioma of brain with spinal metastasis. Proc. Roy. Soc. Med. 28, 1522 (1935).

— and H. Cairns: Results in 130 cases of acoustic neurinoma. J. Neurol., Neurosurg. a. Psychiatry 13, 272—277 (1952).

—, and S. P. Meadows: Normal ventriculogramms in tumors of the hemispheres. Lancet 1938 I, 186.

—, and D. S. Russell: Necrosis of the brain due to radiation therapy. J. Neurol., Neurosurg. a. Psychiatry 11, 183—198 (1948).

Peremy, G.: Klin. Beobachtungen bei 80 Fällen v. Hypophysengeschwulst. Klin. Wschr. 1935, 92.

Perkins, O. C.: Ganglioglioma. Arch. of Path. 2, 11 (1926).

Perlmutter, I., G. Horrax and J. L. Poppen: Cystic hemangioblastomas of the cerebellum: Endresults in 25 verified cases. Surg. etc. 91, 89—99 (1950).

Perret, G. E.: Experimentelle Untersuchungen über Massenverschiebung und Formveränderungen des Gehirns bei raumbeengenden Prozessen. Zbl. Neurochir. 5, 5—30 (1940). — Arch. f. Psychiatr. 112, 385—408 (1941).

—, and J. W. Kernohan: Histopathologic changes of brain caused by intracranial tumors (socalled edema or swelling of the brain). J. of Neuropath. 2, 341—352 (1943).

—, u. H. Selbach: Chemische Untersuchungen bei experimentellen Massenverschiebungen und Formveränderungen des Gehirns. Arch. f. Psychiatr. 112, 441—468 (1941).

Perria, L., e U. Sacchi: Osservazioni sulla diagnosi e sull'indicazione operatoria dei tumori metastatici endocranici. Sistema nerv. (Milano) 1, 1—6 (1949).

— — Incidenza del fattore eta e dello stroma tumorale sul decorso del glioblastoma. Sistema Nerv. (Milano) 3, 176—186 (1950).

Perry, I. H.: Cysticercus cysts of the brain. Arch. of Neur. 35, 862—867 (1936).

Perryman, Ch. R., and E. P. Pendergrass: Herniation of cerebral ventricles. Amer. J. Roentgenol. 59, 27—51 (1948).

Perthes, P.: Glückliche Entfernung eines Tumors des Plexus chorioideus aus dem Seitenventrikel des Cerebrum. Münch. med. Wschr. 1919, 677—678.

Peter, H.: Solitärtuberkel im Pons bei einem 8 Monate alten Säugling. Mschr. Kinderheilk. 71, 316—320 (1937).

Peters, G.: Zur Pathogenese der Sturge-Weberschen Krankheit. Z. Neur. 164, 365—379 (1939).

— Beitrag zur Pathologie und Klinik der Meningiome. Dtsch. Z. Nervenheilk. 167, 83—101 (1951).

— Spezielle Pathologie der Krankheiten des zentralen und peripheren Nervensystems. Stuttgart: Georg Thieme 1951.

— Hirntrauma und Gliom. Fortschr. Neur. 20, 403—422 (1952).

—, u. F. Tebelis: Beitrag zur Klinik, Anatomie und Pathogenese der Sturge-Weberschen Erkrankung. Z. Neur. 157, 782—794 (1937).

Petit-Dutaillis, D.: Traitement chirurgical des méningites séreuses. XIIIe Réunion Neurol. Intern. Ann. Rev. Neurol., Juni 1933.

— Tumoral form of a meningeal tubercle. Treffen der Brit. Soc. of Neurol. Surg., Paris 1938.

— H. Berdet, R. Messimy et G. Guiot: Considérations sur un cas de métastase cérébrale d'origine thyroidienne. Revue neur. 80, 763—768 (1948).

—, et S. Daum: Les méningiomes de la fosse postérieure. Revue neur. 81, 557—572 (1949).

Pette, H.: Über diffuse Carcinose der weichen Hirn- und Rückenmarkhäute. Dtsch. Z. Nervenheilk. 74, 226 (1922).

— Ausbreitungsweise diffuser meningealer Hirn- und Rückenmarksgeschwülste und ihre Symptomatologie. Dtsch. Z. Nervenheilk. 109, 155 (1929).

— Zum Problem der Allgemeinerscheinungen beim Tumor cerebri. Dtsch. Z. Nervenheilk. 130, 1—4 (1933).

— Pachymeningitis und Leptomeningitis. In Bumke-Foersters Handbuch der Neurologie, Bd. 10, S. 268—412. Berlin: Springer 1936.

— Die verschiedenen Formen der Meningitis serosa. Zbl. Neurochir. 1, 86—98 (1936).

— Klinik der Hirngeschwülste. Z. Neur. 161, 10—68 (1938).

— Die bösartigen Geschwülste des Zentralnervensystems. Münch. med. Wschr. 1951, 1—6, 67—74.

—, u. St. Környey: Zur Kenntnis der Rückenmarksgliome mit Ausgang in Syringomyelie. Dtsch. Z. Nervenheilk. 117/119, 371—408 (1931).

Peyton, W. T., and D. R. Simmons: Cyst formation at operative site following cerebellar operations (Pseudomeningocele). Surgery 23, 269—274 (1948).

Pfleger, L.: Beobachtungen über Heterotopie grauer Substanz im Mark des Kleinhirns. Zbl. med. Wiss. 26, 468—469 (1880).

— R.: Die blastomatöse Form der diffusen Hirnsklerose (Leucencephalopathia blastomatosa). Jb. Psychiatr. 50, 142—194 (1933).

Phemister, D. B.: The nature of the cranial hyperostosis overlying endothelioma of the meninges. Arch. Surg. 6, 554 (1923).

Pherson: Epidermoid papillary cystoma involving the third ventricle. Arch. of Neur. 3, 395 (1920).

PHILLIPS, G.: Primary cerebral hydatid cysts. J. of Neur., N.S. 11, 44 (1948).

PIA, H. W.: Die Verquellung der Cisterna basalis und ambiens im Hirngefäßbild. Acta neurochir. (Wien) 3, 315—328 (1953).

— Klinik und Syndrome der Schläfenlappengeschwülste. Fortschr. Neur. 21, 555—595 (1953).

PICK, L.: Das Ganglioma embryonale sympathicum. Berl. klin. Wschr. 1912.

—, u. M. BIELSCHOWSKY: Über das System der Neurome und Beobachtungen an einem Ganglioneurom des Gehirns nebst Untersuchung über die Genese der Nervenfasern in „Neurinomen“. Z. Neur. 6, 391—437 (1911).

— — Über Neurofibromatose und Riesenwuchs. Zbl. Path. 33, 172 (1922).

PILCHER, C.: Spongioblastoma polare of pons. Arch. of Neur. 32, 1210—1230 (1934).

—, u. E. F. PARKER: A study of convulsions associated with verified focal intracranial lesions. Zbl. Neurochir. 3, 330—341 (1938).

PIMENTA, MATTOS DE: Chirurgische Parasitosen des Nervensystems. In Handbuch der Neurochirurgie, (OLIVEKRONA-TÖNNIS), Bd. IV (im Druck).

—, e W. E. MAFFEI: Neuroepitelioma cerebral. J. brasil. Neurol. 2, 21—29 (1950).

— F. DE BASTOS OLIVEIRA u. W. E. MAFFEI: Die BOECKsche Krankheit. Acta neurochir. (Wien) 4, 261—276 (1955).

— A. SETTE jr. et R. H. LONGO: Lésions expansives intracrâniennes pendant l'enfance et l'adolescence. Analyse de 103 cas. Acta neurochir. (Wien) 4, 233—240 (1955).

PINES: Zur Lehre von der diffusen, reaktiven Gliombildung. Schweiz. Arch. Neur. 10, 289 (1922).

—, u. SKLIARTSCHIK: Über Tumoren des Frontallappens. Mschr. Psychiatr. 89, 98 (1934).

PINHEIRO, J., et A. R. DE MELLO: Consideracões sobre a cisticercose encefalica. Arch. Serv. nác. doenças mentais 1943, 773.

PINTO, F.: Ein Meningeom mit 22jähr. Wachstum. Zbl. Path. 90, 403 (1953).

— Sôbre o problema do edema e da tumefaçao cerebral. Medicina Cirurgia Farmacia 208, 337—353 (1953).

PINTO PUPO, P., e A. MATTOS PIMENTA: Cisticercose do IV. ventriculo; considerações anatomo-clinicas e sobre a terapeutica cirurgica. Arqu. Neuro-Psiquiatr. 7, 274—291 (1949).

PITTRICH, H.: Über Stirnhirngeschwülste. Arch. f. Psychiatr. 13, 1 (1943).

PLATH, v.: Hyperplasie der Plexus choriodei laterales bei Hydrocephalus internus congenitus. Jb. Kinderheilk. 21, 419 (1884).

PLUVINAGE, R.: Telangiectasies et angiomes caverneux cérébraux. Sémaine Hôp. 1948, 859.

POLAK, M.: The value of histological technique in the diagnosis of blastomas of the nervous system. II. Intern. Congr. of Neuropathology, London 1955.

POLACK, E.: Rindentumor bei RECKLINGHAUSENscher Krankheit. Arb. neur. Inst. Wien 28 (1926).

— Über eine disseminierte und diffuse Angiose des Zentral-Nerven-Systems. Jb. Psychiatr. 54, 245 (1937).

POLMETEER, F. E., and J. W. KERNOHAN: Meningeal gliomatosis: Study of 42 cases. Arch. of Neur. 57, 593—616 (1947).

POLZER-HODITZ, CH. VON: Wert und Möglichkeiten der sog. histologischen Schnelldiagnosen. Inaug.-Dissert., Basel 1952. — Mikroskopie (Wien) 6, 339—352 (1951).

POMERAT, C. M.: Pulsatile activity of cells from the human brain in tissue culture. J. Nerv. Dis. 114, 430—440 (1951).

— Dynamic Neuropathology. J. of Neuropath. 14, 28—38 (1955).

— u. Mitarb.: Tissue cultures of adult human cerebral cortex. Anat. Rec. 106, 233—234 (1950).

POMMER, G. A.: Beiträge zur Kenntnis der Hydrocephalie und cystischen Hohlraumbildungen des Gehirns usw. Virchows Arch. 282, 456—539 (1931).

POPOW, N. A., u. B. T. UMEROW: Echinokokken der Wirbelsäule und des Rückenmarks. Dtsch. Z. Nervenheilk. 137, 187—196 (1935).

POPPEN, J. L., and A. B. KING: Chordoma: Experience with thirteen cases. J. of Neurosurg. 9, 139—163 (1952).

— V. REYES and G. HORRAX: Colloid cysts of the third ventricle. J. of Neurosurg. 10, 242—263 (1953).

PORTUGAL, J. R., e A. AKERMAN: Tumor do lobo frontal esquerdo (Astroblastoma); hemiplegia homolateral. J. brasil. Neurol. 1, 317—327 (1949).

— P. ELEJALDE e N. COSTA: Meningeomas supra-selares. J. brasil. Neurol. 1, 455—505 (1949).

PORTUONDO: A case of 3 neoplasms. Amer. J. Canc. 28, 752 (1936).

POSEY, L. C.: Papilloma of the choroid plexus. Arch. of Path. 34, 911 (1942).

POSNER, C. M., and G. HORRAX: Tumors of the optic nerve. Arch. of Ophthalm. 40, 56—76 (1948).

POSSELT, A.: Die vielkammerige Blasenwurmgeschwulst außerhalb der Leber (extrahepat. Alveolarechinokokkus). Erg. Path. 26, 423—611 (1932).

POTOTSCHNIG, G.: Ein Fall von malignem Chordom mit Metastasen. Beitr. path. Anat. 65, 356—362 (1919).

POTTER, CH., and J. E. MCWHORTER: V. RECKLINGHAUSENS disease with sarcomatous degeneration of a deep fibroma. Ann. Surg. 90, 397 (1929).

POWELL, C. B.: Primary glioblastoma multiforme of the cerebellum; report of a case. J. of Neuropath. 6, 279—285 (1947).

PRADO, J. M.: Contribucion al estudio de los hemangioblastomas del cerebelo. Arch. Histol. norm. y Patol. 1, 207—231 (1942).

680 K. J. Zülch: Biologie und Pathologie der Hirngeschwülste.

Prado, J. M., T. Insausti y R. F. Matera: Gliomas mixtos. Astroblastoma-oligodendrocitoma relato de un caso. Arch. Neurocir. (Buenos Aires) 7, 439—445 (1950).
—, y M. Oribe: Contribucion al estudio histopatologico de las aracnoiditis (microleptomeningitis). Arch. Histol. norm. y Patol. 2, 477—496 (1945).
— — Alteraciones regresivas de los meningoexoteliomas. Arch. Histol. normal y Patol. 3, 115—132 (1946).
Prados, M., G. Strowger and W. Feindel: Studies on cerebral edema I. Reaction of the brain to air exposure. Pathologic changes. Arch. of Neur. 54, 163—290 (1945).
Priesel, A.: Über Gewebsmißbildungen in der Neurohypophyse und am Infundibulum des Menschen. Virchows Arch. 238, 423—440 (1922).
— Ein Beitrag zur Kenntnis der Tumoren des Plexus chorioideus. Virchows Arch. 253, 125 (1924).
Proctor, N. S. F.: Intracranial tumours and cysts in the south african bantu. Excerpta med. Neurol. a. Psychiatry 8, 788 (1955).
Prym, P.: Über das Endotheliom der Dura. Virchows Arch. 215, 212—216 (1914).
Puech, P.: Les tumeurs de l'hypophyse, leur diagnostic précoce et les indications therapeutiques. Paris: Masson & Cie. 1934.
— Bissery et M. Brun: Contribution à l'étude des craniopharyngiomes. Perturbations morphologiques, génitales, psychiques (Syndromes dissociés). Revue neur. 1934, 385—394.
— J.-A. Chavany, F. Rappoport et M. C. Ramirez: A propos d'un cas d'hémangioblastome du cervelet. Revue neur. 1933, 1—8.
— M. David et M. Brun: Contribution à l'étude des arachnoidites opto-chiasmatiques. Rev. d'Otol. etc. 11, 641—649 (1933).
—, et E. Krebs: Méningites séreuses et arachnoidites encéphaliques traumatiques. J. de Chir. 50, 6 (1937).
— —, et M. Brun: Oedéme cérébral traumatique diffuse. Intervention, guérison. Des rapports de l'oedeme cérébral et de la méningite séreuse traumatique. Revue Neur. 1937.
—, et L. Stuhl: Adénomes de l'hypophyse. Presse méd. 1934, Nr 55.
— — et P. Bregeat: Contribution à l'étude clinique et au traitement des gliomes du chiasme. Revue neur. 71, 192 (1939).
Putnam, T. C., and Wislocky: Note on the anatomy of area postrema. Anat. Rec. 27, 151 (1924).
Putschar, W.: Pathologie und Symptomatologie der Carcinommetastasen im Zentralnervensystem. Z. Neur. 126, 129—148 (1930).
— Über Angiomatosis des Zentralnervensystems. Münch. med. Wschr. 1935, 1084.
Puusepp, L.: Chirurgische Neuropathologie. Teil I—III. Die Tumoren des Gehirns, ihre Symptomatologie, Diagnostik und operative Behandlung. Teil II: Wirbelsäule—Spinale Tumoren. Dorpat (Tartu) 1927—1929.
— Les gliomes du cerveau. Brux. méd. 14, 9 (1937).
— Zur Frage der Varices spinales und ihrer operativen Therapie. Zbl. Neurochir. 3, 158—169 (1938).
— Die Entwicklungsanomalien und Erkrankungen des Septum pellucidum. Zbl. Neurochir. 7, 145—160 (1942).
Quarti, M.: Considerazioni anatomo-radiologiche sull'adenoma dell'ipofisi. Chirurgia (Milano) 8, 387—391 (1953).
Quick, D., and M. Cutler: Neurogenic sarcoma. Ann. Surg. 86, 810 (1927).
Quodbach, K.: Ein Beitrag zur Pathologie der Blastomykosen des Zentral-Nerven-Systems. Zbl. Path. 69, 227—231 (1938).
Raaf, J. E.: A study of the external granular layer in the cerebellum and its relationship to medulloblastomas. Thesis, Graduate School, Univ. of Minn. 1941.
—, and J. W. Kernohan: Relation of abnormal collections of cells in posterior medullary velum of cerebellum to origin of medulloblastomas. Arch. of Neur. 52, 163—169 (1944).
Radermecker, R.: A propos du rapport entre traumatisme cérébral et gliome. J. belge Neur. 35, 699—708 (1935).
Radnay, B.: Rückenmarksgeschwülste. Zbl. Path. 72, 156 (1939).
Ramsey, T. L.: Sacrococcygeal chordoblastoma. Arch. of Path. 5, 232—238 (1928).
Rand, C. W.: Hemangioma of the spinal cord. Arch. of Neur. 18, 755 (1927).
— Metastatic carcinoma of the hypophysis secondary to adenocarcinoma of the breast. Bull. Los Angeles Neur. Soc. 1, 103—107 (1936).
— The saga of a neurosurgical service. Bull. Los Angeles Neur. Soc. 16, 1—13 (1951).
— Multiple spinal cord meningiomas. J. of Neurosurg. 9, 310—314 (1952).
— Multiple primary tumors compromising the central nervous system. Bull. Los Angeles Neur. Soc. 19, 128—134 (1954).
—, a. L. J. Lemen: Tumors of the posterior part of the third ventricle. J. of Neurosurg. 10, 3—18 (1953).
—, and D. L. Reeves: Choroid plexus tumors in infancy and childhood. Bull. Los Angeles Neur. Soc. 5, 31—46 (1950).
— — Dermoid and epidermoid tumors (cholesteatomas) of the central nervous system. Report of twenty-three cases. Arch. Surg. 46, 350—376 (1943).
Raney, R. B., and C. B. Courville: Multiple hemangioblastomas of the central nervous system. Bull. Los Angeles Neur. Soc. 2, 104—114 (1937).

RANKE, O.: Histologisches zur Gliomfrage. Z. Neur. **5**, 690 (1911).

RAPP: Über die Häufigkeit der Hirntumoren unter dem Sektionsmaterial des Pathologischen Instituts Tübingen. Diss. Tübingen 1924.

RASDOLSKY, J.: Tuberkel des Gehirns. Z. Neur. **154**, 18 (1935).

RASKIN, N.: A case of epidermoid (Cholesteatoma) of the brain and cauda equina. J. of Neurosurg. **6**, 534 (1949).

— Meningioma of the gasserian ganglion. A case report. J. of Neuropath. **12**, 244—248 (1953).

— A case of multiple meningioma. The last chapter of an eventful life history. J. Nerv. Dis. **111**, 510—518 (1950).

RASMUSSEN, T. B., J. W. KERNOHAN and A. W. ADSON: Pathologic classification, with surgical consideration, of intraspinal tumors. Ann. Surg. **111**, 513—530 (1940).

RATHKE, H.: Über die Entstehung der Glandula pituitaria. Arch. Anat. usw. **1838**, 482—485.

RATZENHOFER, M.: Beitrag zur Kenntnis des Lipoidgehaltes der Neurinome. Virchows Arch. **306**, 193—227 (1940).

— Ein Fall von generalisierter Neurinomatose, gleichzeitig ein Beitrag zur Kenntnis von Bauplan und der Entstehungsweise des neurinomatösen Gewebes. Beitr. path. Anat. **105** (1941).

RAU, L.: Über Vorkommen und Bedeutung der Riesenzellen usw. Erg. Path. **26**, 229—352 (1932).

RAUCH, H. J.: Zur Frage des diffusen Glioms. Arch. Psychiatr. **116**, 316—328 (1943).

— Zur Entstehung der Ependymome. Z. Neur. **177**, 226—237 (1944).

— Die Ausbreitungsart der Gliome und ihr Einfluß auf den Gewebsaufbau. Arch. f. Psychiatr. **117**, 479—540 (1944).

RAUSCH, F.: Die Bedeutung von Verkalkungen für die Artdiagnose intrakranieller raumbeengender Prozesse. Fortschr. Röntgenstr., ver. m. Röntgenprax. **81**, 768—778 (1954).

RAVEN, C. P.: Zur Entwicklung der Ganglienleiste. Arch. Entw.mechan. **134**, 122—146 (1936).

RAVENS, J. R., L. L. ADAMKIEWICZ and R. GROFF: Cytology and cellular pathology of the oligodendrogliomas of the brain. J. of Neuropath. **14**, 142—184 (1955).

RAY, B.: Cysticercosis of the brain. Report of a case with operation. Arch. of Neur. **45**, 494—504 (1941).

RAYMOND, F., L. ALQUIER et V. COURTELLEMONT: Un cas de kyste dermoide des centres nerveux. Revue neur. **12**, 635—636 (1904).

RECKLINGHAUSEN, F. v.: Über die multiplen Fibrome der Haut und ihre Beziehung zu den multiplen Neuromen. Festschrift für VIRCHOW. Berlin: August Hirschwald 1882.

REDLICH, F. K.: Beitrag zur Kasuistik der Hypophysentumoren. (Ungewöhnlich großes, unreifes Hypophysen-Adenom.) Wien. Arch. inn. Med. **30**, 111—126 (1937).

REEKE: Beiträge zur Klinik u. Pathologie d. Hirntumoren. Dtsch. Z. Chir. **245**, 245—250 (1935).

REETH, P. CH. VAN: Contribution à l'étude de l'angiomatose médullaire. Acta neurol. et psychiatr. belg. **52**, 249—270 (1952).

REEVES, D. L., and C. F. BAISINGER: Primary chronic coccidioidal meningitis. A diagnostic neurosurgical problem. J. of Neurosurg. **2**, 281 (1945).

—, and R. W. KERR: Schistosomiasis japonica with intracerebral granuloma. Arch. of Neur. **58**, 207—220 (1947).

REICHARDT, M.: Über die Entstehung des Hirndrucks bei Hirngeschwülsten und anderen Hirnkrankheiten und über die bei diesen zu beobachtende besondere Form der Hirnschwellung. Dtsch. Z. Nervenheilk. **28** (1905).

— Hirnschwellung. Allg. Z. Psychiatr. **75**, 34 (1919).

— Hirnanlage und sogenannte physikalische Hirnuntersuchung. Beitr. path. Anat. **71** (1923).

— Hirndruck, Hirnerschütterung, Schock. In BETHE-BERGMANNS Handbuch der normalen und pathologischen Physiologie, Bd. 10. Berlin: Springer 1927.

REICHEL, R.: Über Blastomykose des Hirns, der Hirnhäute und der Lunge. Klin. Wschr. **1939**, 1468.

REICHL, R., u. W. BIRKMAYER: Zwei vom Clivus Blumenbachii ausgehende Meningeome. Nervenarzt **12**, 508—511 (1939).

REICHNER, H.: Zur Frage der serologischen Unterscheidung zwischen infiltrierendem Neoplasma (Gliom) und normalem Gewebe des Gehirns. Z. Immun.forsch. **80**, 85—95 (1933).

REINHARDT, G.: Trauma, Fremdkörper, Hirngeschwulst. Münch. med. Wschr. **1928**, 399.

REMAK, v.: Beitrag zur Entwicklungsgeschichte der krebshaften Geschwülste. In Deutsche Klinik, Bd. VI, 1854.

REMÉ, H.: Cyste der pars nervosa media der Hypophyse. Beitr. path. Anat. **95**, 243 (1935).

RETTELBACH, E., u. SCHUTZBACH: Über Sehnerventumoren, ihre Beziehungen zur Neurofibromatosis Recklinghausen und ihr klinisches Krankheitsbild. Graefes Arch. **145**, 179—241 (1941).

REUBI, F.: Les vaisseaux et les glandes endocrines dans la neurofibromatose. Le syndrome sympathicotonique dans la maladie de RECKLINGHAUSEN. Schweiz. Arch. Path. u. Bacter. **7**, 168 (1944).

REXED, B.: Arachnoidal proliferation with cyst formation in human spinal nerve roots and their entry into the intervertebral foramina. Preliminary Rep. J. of Neurosurg. **4**, 414 (1947).

REYMOND, A.: Un cas de ostéochondrome de l'arc posterieur de l'atlas. Acta Psychiatr. (Copenh.) **19**, 321 (1944).

— Classification anat.-pathol. des tumeurs cérébrales. Ophthalmologica (Basel) **125**, 204—230 (1953).

REYMOND, A.: Méningites tumorales. Oncologia (Basel) **6**, 85—91 (1953).
—, et N. RINGERTZ: L'oligodendrogliome. Arch. suiss. Neur. **65**, 221—254 (1950).
REYNOLDS, E., u. SLATER: Über die Pathologie der Gliome. Virchows Arch. **282**, 772 (1931).
RHEINDORF: Papilläres Epitheliom des IV. Ventrikels. Charité-Ann. **32**, 294 (1908).
RHOADS, C. P., and W. P. VAN WAGENEN: Observations on the histology of the tumors of the nervus acusticus. Amer. J. Path. **4**, 145 (1928).
RIBBERT, H.: Über Bau, Wachstum und Genese der Angiome mit besonderer Berücksichtigung der Zystenbildung. Virchows Arch. **151**, 381 (1898).
— Über das Endotheliom der Dura. Virchows Arch. **200**, 141 (1910).
— Geschwulstlehre. Bonn 1914.
— Über das Spongioblastom und das Gliom. Virchows Arch. **225**, 195 (1918).
— Die Herkunft der Geschwülste. Dtsch. med. Wschr. 1919, 1265—1268.
RICH, TH. A. R.: The pathogenesis of tuberculosis. Springfield: Thomas 1944.
RICHLAND, K. J.: Case reports. Parasitic cyst of the temporal lobe with associated auditory hallucinations. Bull. Los Angeles Neur. Soc. **19**, 114—117 (1954).
RICHTER, H.: Trauma und Geschwulst. Klin. Wschr. 1926, 1617.
— R. B.: True hamartoma of the hypothalamus associated with pubertas praecox. J. of Neuropath. **10**, 368—383 (1951).
RIEBELING, C.: Zur Frage der Hirnschwellung. Dtsch. Z. Nervenheilk. **170**, 209—236 (1953).
RIECHERT, T.: Zur Klinik und operativen Therapie der Arachnitis optico-chiasmatica. Nervenarzt **13**, 5 (1940).
— Die intrakraniellen Neubildungen. Fortschr. Neur. **16**, 154 (1944).
RIEHL jr., G.: Zur Pathologie der sogenannten Endotheliome der Dura mater. Arb. neur. Inst. Wien. **27**, 397—414 (1925).
RIESSNER, D., u. K. J. ZÜLCH: Über die Formveränderungen des Hirns usw. Dtsch. Z. Chir. **253**, 1—61 (1939).
RIMSCHEID: Zur Morphologie der Neuroblastome des Nebennierenmarks. Virchows Arch. **297**, 508 (1936).
RINALDI: Beitrag zur Kasuistik der Hypophysentumoren. Virchows Arch. **248**, 163—179 (1924).
RINDFLEISCH: Über diffuse Sarkomatose der weichen Hirn- und Rückenmarkshäute mit charakteristischen Veränderungen der Cerebrospinalflüssigkeit. Dtsch. Z. Nervenheilk. **26** (1904).
RINGERTZ, N.: Histologische Untersuchungen bei Arachnitis. Zbl. Neurochir. **2**, 536 (1937).
— Grading of Gliomas. Acta path. scand. (Copenh.) **27**, 51—64 (1950).
— On the question of different histologic types of medulloblastoma. Excerpta med. Neurol. a. Psychiatry **8**, 820 (1955).
—, u. EHRNER: Über Sarkombildung bei RECKLINGHAUSENscher Neurofibromatose. Z. Neur. **177**, 297 (1944).
—, and H. NORDENSTAM: Cerebellar astrocytoma. J. of Neuropath. **10**, 343—367 (1951).
— — and G. FLYGER: Tumors of the pineal region. J. of Neuropath. **13**, 540—561 (1954).
—, and A. REYMOND: Ependymomas and choroid plexus papillomas. J. of Neuropath. **8**, 355—380 (1949).
—, and J. H. TOLA: Medulloblastoma. J. of Neuropath. **9**, 354—372 (1950).
RINKE, H. W.: Zur Kenntnis der Ependymome. Z. Neur. **148**, 736—752 (1933).
RISKAER, N.: Cysts and tumors of septum pellucidum. Acta psychiatr. (Copenhag.) **19**, 331 (1944).
RITCHIE, W. P., L. A. FRENCH and L. A. TITRUD: Cysticercosis; a case report. J. of Neurosurg. **2**, 543—546 (1945).
—, and PH. SHUBIK: Some recent concepts in carcinogenesis. Chicago Med. School Quart. **14**, 21 (1952).
RITTER, A.: Kasuistischer Beitrag zur Frage der traumatischen Entstehung von multiplen Hirntumoren. Gioblastoma multiforme traumaticum des Frontalhirn. Mschr. Unfallheilk. **1934**.
— U.: Ein Lipom der Meningen des Cervicalmarks. Dtsch. Z. Chir. **152**, 189 (1920).
RIVAROLA, R. A.: Quistes hidáticos del cerebro en niños. Semana med. **1**, 157—160 (1923).
ROBACK, H. N., and M. L. GERSTLE jr.: Congenital stenosis and atresia of the aqueduct of Sylvius. Arch. of Neur. **36**, 248—263 (1936).
ROBERTSON, H. E.: Das Ganglioneuroblastom, ein besonderer Typus im System der Neurome. Virchows Arch. **220**, 147 (1914).
— Ein Fall von Ganglioneuroma am Boden des dritten Ventrikels mit Einbeziehung des Chiasma opticum. Virchows Arch. **220**, 80 (1915).
— W. F.: A textbook of pathology in relation to mental diseases. Edinburgh: W. F. Clay 1900.
ROBIN: Recherches anatomiques sur l'épithéliome des séreuses. J. anat. Paris **6**, 239 (1869).
ROCA DE VINALS, R.: Citodiagnóstico clinico. An. Hosp. S. Cruz y S. Pablo.
—, C. ELIZALDE ARMENDARIZ y A. COMA-FABRÉS: Tumores melanicos del S.N.C. Med. clin. (Barcelona) **22**, 304—311 (1954).
ROCCA, L.: Über Klinik und Anatomie der Tumoren der Medulla oblongata und Halsmarkgrenze. Arch. f. Psychiatr. u. Z. Neur. **186**, 413—436 (1951).
— E. D., y F. A. ESCARDO: La radiologia en la tuberculosis del sistema nervioso central. IV. Congresso sul americano de neurocirurgia, Porto Alegre-Brasil 1951, S. 421—429.

Rocca, E. D., J. Napanga y F. Alayza: Reaccion de fijacion del complemento y eosinofilia en la neurocisticercosis. V. Congr. Sud-Americano de Neuro-Cirugia. April 1953, Lima, T. II. S. 681—685.

Rochat, G. F.: Großhirnangiom bei der Lindauschen (v. Hippelschen) Erkrankung. Klin. Mbl. Augenheilk. 86, 23 (1931).

Roemer, F.: Ein Fall von Endotheliom der Dura mater. J. Hambg. St. Krk.anst. 4, 41 (1894).

Roer, H.: Hirntumor als Wehrdienstbeschädigung. Mschr. Unfallheilk. 53, 152—155 (1950).

— Plötzlicher Tod durch Zirbelzyste bei einem Kind mit Pubertas praecox. Zbl. Neurochir. (im Druck).

Rössle, R.: 2 Fälle von Gliomen auf traumatischer Basis. Münch. med. Wschr. 1911, 2530.

— Wachstum der Zellen und Organe — Hypertrophie und Atrophie. In Handbuch der normalen und pathologischen Physiologie, Bd. 14. 1926.

— Das Retothelsarkom der Lymphdrüsen. Beitr. path. Anat. 103, 385 (1939).

— Stufen der Malignität. Sitzgsber. der Dtsch. Akad. der Wiss. Berlin 1949. Berlin: Akademie-Verlag 1950. 32 S.

— Versuch einer natürlichen Ordnung der Geschwülste. Dtsch. med. Wschr. 1950, 7—13.

— Bemerkungen zur örtlichen Ausbreitung des Krebses. Verh. der Dtsch. Ges. für Path., Hannover 1951. Stuttgart: Picsator 1952.

Röttgen, P.: Weitere Erfahrungen an kongenitalen arterio-venösen Aneurysmen des Schädelinnern. Zbl. Neurochir. 2, 18—34 (1937).

— Venöses Angiom der Dura. Zbl. Neurochir. 3, 87—100 (1938).

— Über arterio-venöse Rankenangiome des Kleinhirns. Zbl. Neurochir. 8, 161—171 (1943).

—, u. G. Peters: Über „Massenblutungen" in Hypophysenadenome. Zbl. Neurochir. 12, 65—73 (1952).

—, u. F. A. v. Stockert: Vorübergehende Herdsymptome im Anschluß an Hirnoperationen. Zbl. Neurochir. 3, 12—26 (1938).

Rohde, W.: Über primäre melanotische Tumoren des Zentralnervensystems und seiner Hüllen. Inaug.-Diss. Hamburg 1934.

Rokitansky, C.: Lehrbuch der pathologischen Anatomie, Bd. I u. II. Wien: W. Braumüller 1856.

Roman, B.: Zur Kenntnis des Neuroepithelioma gliomatosum. Virchows Arch. 211, 126 (1913).

— Ein Fall von Hämangiom des Rückenmarks. Zbl. Path. 24, 993—997 (1913).

Romanowsky: Varizen der Hirnbasis. Zbl. Path. 64, 210 (1936).

Romay, R. S.: Tumores metastaticos cerebrales. Arch. argent. Neur. 20, 89—170 (1939).

Romeis, B.: Blutgefäß- und Lymphgefäßapparat — Jnnersekretorische Drüsen (Hypophyse). In Handbuch der mikroskopischen Anatomie des Menschen, Bd. 6. Berlin: Springer 1940.

— Mikroskopische Technik. München: Leibnitz 1948.

Ronge, P. H.: Sur les tumeurs dites endothéliomes de la dure-mère. J. de Neur. 26, 20—24 (1926).

Rohrschach, H.: Zur Pathologie und Operabilität der Tumoren der Zirbeldrüse. Beitr. klin. Chir. 83, 451—474 (1913).

Rose, K.: Neurohistopathologische Studie bei Recklinghausenscher Krankheit. Psychiatr., Neurol. u. med. Psychol. 6, 163—173 (1954).

Rosenhagen, H.: Zur Klinik des Angioma racemosum arterio-venosum der Rückenmarkshäute. Z. Neur. 147, 216—229 (1933).

— Beitrag zur Klinik der Meningeome der Olfaktoriusrinne. Nervenarzt 7, 537—550 (1934).

— Zur Klinik der Hirncysticerken. Nervenarzt 15, 97 (1942).

Rosenthal, W.: Über eine eigentümliche, mit Syringomyelie complicierte Geschwulst des Rückenmarks. Beitr. path. Anat. 23, 111 (1898).

Roth: Beitrag zur Kasuistik der Hypophysentumoren. Beitr. path. Anat. 67, 309 (1920).

Rothfeld, J.: Über die Präzipitatreaktion bei Hirncystizerkose. Dtsch. Z. Nervenheilk. 137, 95 (1935).

— Zur Symptomatologie und Diagnose der Hirncysticerkose. Z. Neur. 160, 530 (1938).

Rothmann, A.: Eine ungewöhnlich große Arachnoidalcyste. Zbl. Path. 73, 5 (1939).

— Spättod nach Kriegsverletzungen. Veröff. Konstit.- u. Wehrpath. 1942, 55ff. Jena: Gustav Fischer 1942, S. 1—60.

Rothschild, J.: Untersuchungen über die Bedingung des Auftretens von amöboider Glia im Großhirnmark unter besonderer Berücksichtigung der Hirnschwellung. Z. Neur. 148, 600—615 (1933).

Rottino, A., and Popitti: Diffuse meningeal sarcoma. J. of Neuropath. 2, 190 (1943).

Roulet, F.: Angiomatosis of nervous centers — Lindau's disease — with particular reference to cerebellar cysts — 3 cases. Rev. méd. Suisse rom. 52, 520—543 (1932).

— Über das Verhalten der Bindegewebsfasern unter normalen und pathologischen Bedingungen. Erg. Path. 32, 1 (1937).

— Methoden der pathologischen Histologie. Berlin: Springer 1948.

— Die ausgesprochen blastomatösen Retikulosen. Verh. der Dtsch. Ges. für Path. 37. Tagg Marburg 1953, S. 105—126, Stuttgart: Gustav Fischer 1954.

Roussy, G., et L. Cornil: Les tumeurs méningées. Ann. d'Anat. path. 2, 63 (1925).

— — A propos de la classification des tumeurs des méninges. Revue neur. 49, 122 (1928).

— R. Leroux et Ch. Oberling: Précis d'anatomie pathologique. Paris: Masson & Cie. 1950.

Roussy, G., J. Lhermitte et L. Cornil: Essai de classification des tumeurs cérébrales. Ann. d'Anat. path. 1, 333—378 (1924).
— — et Ch. Oberling: La névroglie et ses réactions pathologiques. Rev. neur. 1930, 21. Réunion internationale.
—, et Ch. Oberling: Les tumeurs angiomateuses des centres nerveux. Presse méd. 1930, 1—32.
— — Atlas du cancer. Paris: Felix Alcan 1931.
— — Referat gehalten auf dem Internat. Neurologenkongreß, Bern 1931. Zbl. Neur. 61, 437 (1932).
— — Histologic classification of tumors of the central nervous system. Arch. of Neur. 27, 1281 bis 1289 (1932).
— — Contribution à l'étude des tumeurs hypophysaires. Presse méd. 1933, 1799.
— — et M. Guérin: Über Sarkomerzeugung durch kolloidales Thoriumdioxyd bei der weißen Ratte. Strahlenther. 56, 160—167 (1936).
— — — A propos de l'action sarcomatogène du dioxyde de thorium colloidal; résultats globaux de nos expériences. Bull. du Canc. 25, 1—6 (1936). — Strahlenther. 56, 160 (1938).
— — L. et C. Raileanu: Les neurospongiomes. Presse méd. 1931, 977—981.
Rowbotham, G. F.: Small aneurysm completely obstructing lower end of aqueduct of sylvius. Arch. of Neur. 40, 1241 (1938).
— The hyperostoses in relation with the meningiomas. Brit. J. Surg. 26, 593 (1939).
Rozynek, M.: Untersuchungen über die Differenzierung der Blutgefäße in Angiomen. Virchows Arch. 307, 678—701 (1941).
— Ein Gliom des Hypophysenhinterlappens. Virchows Arch. 308, 776 (1942).
Rubaschow, S.: Chordom mit ungewöhnlichem Sitz. Zbl. Chir. 56, 137—138 (1929).
Ruckensteiner, E.: Über Kalkhüllen an Meningeomen. Krebsarzt (Wien) 5, 162 (1948).
Rudershausen, V.: Über Häufigkeit und Art der Hirngeschwülste an Hand des Sektionsmaterials des Pathologischen Institutes Heidelberg. Virchows Arch. 285, 318 (1932).
Rübsamen, H.: Mißbildungen durch Sauerstoffmangel im Experiment und in der menschlichen Pathologie. Verh. der Ges. Dtsch. Naturforsch. u. Ärzte, Freiburg, Sept. 1954. Berlin-Göttingen-Heidelberg: Springer 1955. S. 126—132.
Ruf, F., u. K. Philipp: Die Verwendung radioaktiver Isotope in Diagnostik und Therapie. Röntgen-u. Laborat.-Prax. 4, 236 (1951).
— H.: Raumbeengende Erkrankungen im Schädelinnern. In Handbuch der inneren Medizin, Bd. 5, Teil 3, S. 433—551. Berlin: Springer 1953.
Ruffin, H.: Stirnhirnsymptomatologie und Stirnhirnsyndrome. Fortschr. Neur. 11, 34, 53 (1939).
Rupp, C.: Metastatic tumors of the central nervous system. Intracerebral metastases as the only evidence of dissemination of visceral cancer. Arch. of Neur. 59, 635 (1948).
— Ch., H. E. Riggs, H. W. Hogan and J. A. L. Moulton: Primary brain tumors in patients over age 60. Neurology (Minneapolis) 8, 586—590 (1953).
Russel, C. K., and J. Kershman: Spontaneous subarachnoid haemorrhage and brain tumour. Canad. med. Assoc. J. 26, 568—577 (1937).
Russell, D. S.: Intravital staining of microglia with trypan blue. Amer. J. Path. 5, 451 (1929).
— Capillary haemangioma of the spinal cord associated with syringomyelia. J. of Path. 35, 103—112 (1932).
— The occurence and distribution of intranuclear „inclusion bodies" in gliomas. J. of Path. 35, 625—634 (1932).
— Histological technique for intracranial tumors. Oxford: University Press 1939.
— Angiectasias y angiomas de cerebro y medula espinal. Actas luso-espaň. Neurol. y Psiquiatr. 2, 133—152 (1941).
— The pinealoma: its relationship to teratoma. J. of Path. 56, 145—150 (1944).
— Observations on the pathology of hydrocephalus. No. 265, S. 1—138. London: Her Majesty's stationery office 1949/1952.
— Meningeal tumours: A review. J. Clin. Path. 3, 191—211 (1950).
— The pathology of intracranial tumors. Postgrad. Med. J. 26, 109 (1950).
— Ectopic pinealoma: its kinship to atypical teratoma of the pineal gland. Report of a case. J. of Path. 68, 125 (1954).
— Polar spongioblastomas: their place in the glioma series. Excerpta Med. Neurol. a. Psychiatry 8, 818 (1955).
—, and J. O. W. Bland: A study of tumors by the method of tissue culture. J. of Path. 36, 273 (1933); 39, 375 (1934).
—, and H. Cairns: Spinal metastases in a case of cerebral glioma of the type known as astrocytoma fibrillare. J. of Path. 33, 383—391 (1930).
—, and Ch. Donald: The mechanism of internal hydrocephalus in spina bifida. Brain 58, 203 (1935).
—, and R. W. B. Ellis: Circumscribed cerebral tumors in young infants. Arch. Dis. Childh. 8, 329 (1933).
— H. Krayenbühl and H. Cairns: The wet film technique in the histological diagnosis of intracranial tumours: a rapid method. J. of Path. 45, 501—505 (1937).

RUSSELL, D. S., A. H. E. MARSHALL and F. B. SMITH: Microgliomatosis: Form of reticulosis affecting the brain. Brain **71**, 1—15 (1948).
— C. W. WILSON and K. TANSLEY: Experimental radio-necrosis of the brain in rabbits. J. of Neur., N. S. **12**, 187 (1949).
— J. R., and P. C. BUCY: Oligodendroglioma of the spinal cord. J. of Neurosurg. **6**, 433 (1949).
— W. O.: The response of the central nervous system of the rat to methylcholanthrene. Cancer Res. **5**, 140—151 (1945).
— Subependymoma: A newly recognized tumor of subependymal derivation. J. of Neurosurg. **2**, 232 (1945).
—, and M. G. LOQUOVAM: Response of the central nervous system of the chicken to methylcholanthrene: failure to induce a neoplastic process after 56 months. Cancer Res. **11**, 952 (1951).
—, and E. SACHS: Fibrosarcoma of arachnoidal origin with metastases; report of 4 cases with necropsy. Arch. of Path. **34**, 240—261 (1942).
— — Pinealoma. A clinicopathologic study of seven cases with a review of the literature. Arch. of Path. **35**, 240—261 (1943).
SACCHI, U.: I tumori cerebrali sperimentali. Sistema nerv. (Milano) **3**, 209—222 (1953).
SACCONE, A., and J. A. EPSTEIN: Granuloblastoma, primary neuroectodermal tumor of cerebellum. J. of Neuropath. **7**, 287—298 (1948).
—, and O. ROSENTHAL: Chorioid papillomas. Arch. of Path. **25**, 850 (1938).
SACHS, E.: Papilloma of the fourth ventricle: report of a case. Arch. of Neur. **8**, 378 (1922).
— The diagnosis and treatment of brain tumors. 396 S. St. Louis: C. V. Mosby Comp. 1931.
— The problem of the glioblastomas. J. of Neurosurg. **7**, 185—189 (1950).
—, and G. HORRAX: A cervical and a lumbar piloidial sinus communicating with intraspinal dermoids. J. of Neurosurg. **6**, 97—112 (1949).
SAGER, O., et I. BAZGAN: Oligodendroblastome intéressant le corps calleux. Revue neur. **72**, 32—40 (1939).
SAI, G.: Angiographia cerebrale. Oto-Neuro-Oftalmologica. Rom: Collana 1936.
SALAMANCA, F. E. DE. u. J. M. LOPEZ-PORRUA: Sobre un caso de epidermoide extradural intracranial. Acta neurochir. (Wien) **3**, 136—146 (1953).
SALJMAN, A. J.: Der unilokuläre und der multilokuläre Echinokokkus des Gehirns. Fragen Neurochir. **1**, 30—37 (1949). — Ref. Zbl. Neurochir. **10**, 183 (1950).
SALUS, F.: Zur Kenntnis der malignen Hypophysenadenome. Z. Neur. **148**, 574—583 (1933).
SANO, T.: Beitrag zur Kenntnis des Baues der Hirngliome mit besonderer Berücksichtigung der Zellformen. Arb. neur. Inst. Wien. **17**, 159—174 (1909).
SANTHA, K. V.: Diffuse Lemmoblastose des ZNS. Z. Neur. **154**, 763 (1936).
— Zur Symptomatologie der Ponstumoren. Arch. f. Psychiatr. **103**, 539 (1935).
SANTOS, J., and W. PAGEL: Oligodendroglioma with extracranial metastasis. Brit. J. Surg. **39**, 56 (1951).
— R. DOS: Arteriography in bone tumours. J. Bone Surg. **32**, 15—29 (1950).
SARALEGNI: Consideraciones generales sobre los tumores del tercer ventriculo etc. Arch. argent. Neur. **15**, 5/6 (1936).
SARGENT, P.: Discussion on vascular tumours of the brain and spinal cord. Proc. Roy. Soc. Med., Sect. Neurol. a. Sect. Ophthalm. **24**, 370—372 (1931).
—, and J. G. GREENFIELD: Haemangiomatous cysts of the cerebellum. Brit. J. Surg. **17**, 84—101 (1929).
SAHS and ALEXANDER: Vascular pattern of certain intracranial neoplasmas. Arch. of Neur. **42**, 44 (1939).
SATO, R.: Über Cysticerken im Gehirn des Menschen. Dtsch. Z. Nervenheilk. **27**, 24—44 (1904).
— Zur Kenntnis der Ponsgliome. Arb. neur. Inst. Wien. **28** (1926).
SATTLER, E.: Die Diagnostik der Adergeschwülste im Großhirn und die operativen Resultate. Arch. f. Psychiatr. **110**, 169—223 (1939).
SAUERBRUCH, F.: Ganglioneurome des Brustsympathikus. In Chirurgie der Brustorgane, Bd. 2, S. 454. Berlin: Springer 1925.
— Entwicklung und Stand der Hirndrucklehre seit E. V. BERGMANN. Münch. med. Wschr. **1937**, 116.
SAUSSURE, R. D. L. DE, D. C. SCHEIBERT and L. A. HAZOURI: Astrocytoma grade III associated with profuse subarachnoid bleeding as its first manifestation. J. of Neurosurg. **8**, 236—239 (1951).
SAXER, F.: Ein Beitrag zur Kenntnis der Dermoide und Teratome. Beitr. path. Anat. **31**, 452 (1902).
— Ependymepithel, Gliom und epitheliale Geschwülste. Beitr. path. Anat. **32**, 316 (1902).
SAXTON, J. A., F. P. HANDLER and J. BAUER: Cancer and aging. Arch. of Path. **50**, 813—827 (1950).
SCHADE, H.: Bemerkungen zu der Abhandlung von DIETRICH über Gewebsquellung und Ödem in morphologischer Betrachtung. Virchows Arch. **253**, 789—791 (1924).
— Über Quellungsphysiologie und Ödementstehung. Erg. inn. Med. **32**, 425—463 (1927).
—, u. H. MENSCHEL: Gesetze der Gewebsquellung und ihre Bedeutung für klinische Fragen. Z. klin. Med. **96**, 279—327 (1923).

Schär, W., u. E. Christensen: Mißbildungstumoren des Großhirns. Zbl. Neurochir. 4, 142—154 (1939).
Schaffer, K.: Bemerkungen zur Histopathologie des Hirnglioms. Mschr. Psychiatr. 65, 208 (1927).
— Histopathologie des Hirnglioms. Beitr. path. Anat. 92, 198—209 (1933).
Schaltenbrand, G.: Sobre una familia con enfermedad de Recklinghausen. Prensa méd. argent. 20, 2011 (1933).
— Die Geschwülste der hinteren Schädelgrube. Mschr. Krebsbekpf. 8 (1934).
— Hirngeschwulst und Lebensalter. Zbl. Neurochir. 3, 169—188 (1938).
— Hirngeschwülste und ähnliche Erkrankungen, die keine Geschwülste sind. Z. Neur. 161, 162 (1938).
— Die Nervenkrankheiten. II. (Röntgenschäden: S. 576). Stuttgart: Georg Thieme 1951.
— Plexus und Meningen. In Handbuch der mikroskopischen Anatomie, Bd. IV/2. Heidelberg: Springer 1955.
—, u. P. Bailey: Die perivasculäre Gliamembran des Gehirns. J. Psychol. u. Neurol. 35, 251 (1928).
—, u. W. Tönnis: Traumatischer Hydrocephalus. Zbl. Neurochir. 1/2, 42—51 (1936/37).
— W.: Über Hirnblutungen durch Rangenangiome oder Varizen. Frankf. Z. Path. 52, 363—381 (1938).
Schaper, A.: Die frühesten Differenzierungsvorgänge im Centralnervensystem. Arch. Entw.mechan. 5, 81—130 (1897).
Scharenberg, K.: Histologic character and origin of peripheral tumors in v. Recklinghausen's disease. J. of Neuropath. 11, 257—266 (1952).
— Some problems of histopathology of the gliomas. A study with silver carbonate. Excerpta med. Neurol. u. Psychiatr. 8, 792 (1955).
Scheid, P.: Über Geschwulstbildung nach Schußverletzung. Frankf. Z. Path. 51, 446 (1938).
Scheidegger, S.: Die extramedullären pialen Lipome des Rückenmarks. Z. Neur. 154, 507 (1936).
— Osteolipome des Gehirns. Virchows Arch. 303, 423—435 (1939).
— Fetale Inklusion: Kongenitales Teratom des Plexus chorioideus. Arch. f. Psychiatr. u. Z. Neur. 185, 22—34 (1950).
Scheinker, J. M.: Neuroepitheliom der Zirbeldrüse. Mschr. Psychiatr. 89, 81 (1934).
— Über das gleichzeitige Vorkommen verschiedener Gliomarten in einem Gehirn. Mschr. Psychiatr. 94, 1 (1936).
— Beitrag zur Frage der zentralen Neurinome. Z. Neur. 155 (1936).
— Beitrag zur Frage der diffusen Sklerose (diffuse Glioblastose des ZNS). Dtsch. Z. Nervenheilk. 139, 253 (1936).
— Über ein Dermoid des Stirnhirns. Dtsch. Z. Nervenheilk. 140, 217 (1936).
— Über die Umwandlung gutartiger Hirngliome in bösartige Glioblastome. Dtsch. Z. Nervenheilk. 145, 54—69 (1938).
— Zur Frage der diffusen Glioblastose des Gehirns. Dtsch. Z. Nervenheilk. 145, 70 (1938).
— Zur Klinik, Pathologie und Pathogenese der Sturge-Weberschen Erkrankung. Zugleich ein Beitrag zur Histologie des sog. Angioglioms. Z. Neur. 163, 604 (1938).
— Zur Histopathologie des Hirnödems und der Hirnschwellung bei Tumoren des Gehirns. Dtsch. Z. Nervenheilk. 147, 137—162 (1938).
— Über das gleichzeitige Vorkommen von Hirnschwellung und Hirnödem bei einem Fall einer Hypernephrommetastase des Kleinhirns. Dtsch. Z. Nervenheilk. 148, 1—16 (1938).
— Zur Pathologie und klinischen Symptomatologie der diffusen Karcinomatose der Meningen. Mschr. Psychiatr. 101, 275 (1939).
— Zur Frage Gehirntumor und Schädeltrauma. Zugleich ein Beitrag zur Genese von Großhirncysten bei gleichzeitiger Tumorbildung. Mschr. Psychiatr. 102, 39—57 (1939).
— Histopathology and histogenesis of brain swelling. Arch. of Path. 45, 117 (1941).
— Transtentorial herniation of the brain stem. Arch. of Neur. 53, 289 (1945).
— Subependymoma: A newly recognized tumor of subependymal derivation. J. of Neurosurg. 2, 232—240 (1945).
— Zur Frage der Pathogenese und Pathologie der Medulloblastome. Mschr. Psychiatr. 101, 103—113 (1939).
— Cerebral swelling. Histopathology, classification and clinical significance of brain edema. J. of Neurosurg. 4, 255 (1947).
— Neurosurgical pathology, S. 1—370. Springfield (Ill.): Ch. C. Thomas, Publ. 1948.
— Hypertensive cerebral swelling. A characteristic clinico-pathologic syndrome. Ann. inn. Med. 28, 3 (1948).
—, and J. P. Evans: Diffuse cerebral glioblastosis. J. of Neuropath. 2, 178—189 (1943).
Schellenberg, W.: Eigenartiger Tumor des Schädeldaches als Folge eines Schädeltraumas. Frankf. Z. Path. 38, 319—324 (1929).
Scheller, H.: Liquorbefunde bei Hirngeschwülsten. Mschr. Psychiatr. 95, 257—324 (1937).
— Neuere Ergebnisse der Liquorforschung. Nervenarzt 10 (1937).
Scherer, E.: Über Zystenbildung der weichen Häute im Liquor der Sylviischen Furche mit hochgradiger Deformation des Gehirns. Z. Neur. 152, 787 (1935).

SCHERER, E.: Über die pialen Lipome des Gehirns. Z. Neur **154**, 45—61 (1935).
— Die extramedullären pialen Lipome an der hinteren Wurzellinie des Rückenmarks. Z. Neur. **154**, 507—520 (1936).
— H. J.: Zur Frage des Zusammenhangs zwischen M. Recklinghausen und umschriebenem Riesenwuchs. Virchows Arch. **289** (1933).
— Gliomstudien I: Die Bedeutung des Mesenchyms in Gliomen. Virchows Arch. **291**, 321—340 (1933).
— Untersuchungen über den geweblichen Aufbau der Geschwülste des peripheren Nervensystems. Virchows Arch. **292**, 479—553 (1934).
— Zur Differentialdiagnose der intracerebralen (zentralen) Neurinome. Virchows Arch. **292**, 554 (1934).
— Beitrag zur Differentialdiagnose neurogener Geschwülste. Virchows Arch. **292**, 562—576 (1934).
— Gliomstudien II. Virchows Arch. **294**, 795 (1935).
— Les problemes des gliomes multiples. J. belge Neur. **35**, 685 (1935).
— Influence des tumeurs méningées sur le tissu cérébral. Revue neur. **66**, 307—322 (1936).
— Étude sur les gliomes. Bull. Assoc. franç. Étude Canc. **25**, 451—470 (1936).
— Étude sur les gliomes. Bull. Assoc. franç. Étude Canc. **26**, 274 (1937).
— Les rapports de la croissance gliomateuse avec l'appareil vasculaire. Bull. Assoc. franç. Étude Canc. **26**, 274 (1937).
— The frequency of gliomas having variable histological structure. J. belge Neur. **38**, 1 (1938).
— Structural development in gliomas. Amer. J. Canc. **34**, 333 (1938).
— La glioblastomatose en plaques. J. belge Neur. **38**, 783 (1938).
— Les astrocytomes et leur rapports avec les glioblastomes. C. r. III. Congr. Internat. Neurol., Munksgaard 1939, S. 475.
— The forms of growth in gliomas and their practical significance. Brain **63**, 1—112 (1940).
— Critical review: The pathology of cerebral gliomas. J. belge Neur. **3**, 147—177 (1940).
— Quelques resultats pratiques de l'étude anatomique complète de 135 cas de gliomes confrontés, avec les expériences neurochirurgicales. Psychiatr. Bladen **45**, 3 (1941). Zbl. Neur. **102**, 581 (1942).
— Vergleichende Pathologie des Nervensystems der Säugetiere. Leipzig: Georg Thieme 1944.
—, s. J. DE BUSSCHER: Sur une forme particulière de gliomatose perivasculaire. J. belge Neur. **5** (1937).
SCHIEFER, W.: Über Sellaveränderungen bei gesteigertem Schädelinnendruck. Zbl. Neurochir. **14**, 281—283 (1954).
SCHIEFER, W., u. J. B. UDVARHELYI: Das Glioblastoma multiforme im Serienangiogram. Acta neurochir. (Wien) **4**, 76—105 (1954).
SCHIEFERDECKER, P., u. E. LESCHKE: Über die embryonale Entstehung von Höhlen im Rückenmark. Z. Neur. **20**, 1—107 (1913).
SCHIFFER, K. H.: Über das familiäre Vorkommen von Opticusgeschwülsten. Z. Neur. **177**, 449 (1944).
SCHIFFMACHER, E.: Die Besonderheiten der kindlichen Hirntumoren. Med. Klin. **31**, 1144, 1176 (1935).
SCHILLER, W.: Untersuchungen zur Entstehung der Geschwülste, II. Teil. Virchows Arch. **263**, 368 (1927).
SCHINZ, H. R.: Unfall und Krebs. Z. Krebsforsch. **54** (1942).
— W. BAENSCH, E. FRIEDL u. E. UEHLINGER: Lehrbuch der Röntgendiagnostik, Bd. I u. II, 5. Aufl. Stuttgart: Georg Thieme 1952.
SCHLAGENHAUFER, FR.: Casuistische Beiträge zur pathologischen Anatomie des Rückenmarkes. Arb. neur. Inst. Wien **7**, 208—224 (1900).
SCHLAPP, M. G.: A neuro-epithelioma developing from a central gliosis, after an operation on the spinal cord. J. Nerv. Dis. **38**, 129 (1911).
SCHLESINGER, B.: Gliomas involving splenium of corpus callosum. J. of Neurosurg. **7**, 357 (1950).
SCHLEUSSING, H.: Zur Histogenese der tuberkulösen Käseherde im Gehirn. Zbl. Neur. **116**, 340—341 (1952).
SCHLEY, W.: Über das Zustandekommen von Gehirncysten bei gleichzeitiger Geschwulstbildung. Virchows Arch. **265**, 665—682 (1927).
SCHLOTTHAUER, C. F., and J. W. KERNOHAN: Glioma in dog and pinealoma in silber fox (Vulpes fulvus). Amer. J. Canc. **24**, 350—356 (1935).
SCHLÜTER, A., u. R. SEYFERT: Harnstoffgehalt und Gefrierpunkt bei der Hirnschwellung des Gehirns. Z. Neur. **156**, 302—308 (1936).
SCHLUMBERGER, H. G.: Neoplasia in the parakeet. I. Spontaneous chromophobe pituitary tumors. Cancer Res. **14**, 237—245 (1954).
SCHMID, R., u. R. GAUPP: Zur Frage der Angioblastomatose des Rückenmarks. Nervenarzt **16**, 290—309 (1943).
SCHMIDT, E. V.: Cerebrale Polycytämie. Neuropath. u. Psychiatr. **17**, 53—58 (1948).
— Zur pathogenetischen Stellung der Hirnstamm-Spongioblastome. Frankf. Z. Path. **63**, 40—51 (1952).
— G.: Psychische und ventrikulographische Beobachtung bei einer Kranken mit linksseitigem Stirnhirnkavernom. Nervenarzt **15**, 416 (1942).

SCHMIDT M. B.: Über die PACCHIONIschen Granulationen und ihr Verhalten zu den Sarkomen und Psammomen der Dura mater. Virchows Arch. 170, 429 (1902).
— Trauma und Gewächsbildung. Z. Krebsforsch. 47, 91—107 (1938).
— W.: Kolloidtumor des 3. Ventrikels. Zbl. Path. 67, 1—3 (1937).
SCHMINCKE, A.: Beitrag zur Lehre der Ganglioneurome: Ein Ganglioneurom des Gehirns. Beitr. path. Anat. 47, 354—371 (1909/10).
— Über die Teratome der Zirbeldrüse. Münch. med. Wschr. 1914, 2043.
— Ein Ganglioneurom des Großhirns. Verh. dtsch. path. Ges. 17, 537 (1914).
— Ein Ganglioglioneurom des Gehirns. Zbl. Path., Erg.-Bd. 25 (1914).
— Über lymphoepitheliale Geschwülste. Beitr. path. Anat. 68, 161—170 (1921).
— Zur Kenntnis der diffusen, meningealen Gliome des Kleinhirns. Z. Neur. 93, 109 (1924).
— Beiträge zur Geschwulstpathologie. Beitr. path. Anat. 73, 502 (1925).
— Durale Implantationsmetastasen bei Kleinhirnneurinomen. Beitr. path. Anat. 73, 511 (1925).
— Zur Kenntnis der Zirbelgeschwülste: Ein Ganglioneurom der Zirbel. Beitr. path. Anat. 83, 279 bis 288 (1930).
— Statistik über Hirntumoren. Münch. med. Wschr. 1933, 1342
— Zur Pathologie der Hirntumoren, Dauer, Art und Lage der Hirngeschwülste. Zbl. Path., Erg.-Bd. 60 (1934).
— Über die Hirntumoren und ihre prognostische Bedeutung. Med. Welt 1934, 1796.
SCHMORL, G.: Die pathologisch-histologischen Untersuchungsmethoden. Berlin: Vogel 1934.
SCHNEIDER, E.: Zur Frage des Wachstums der gutartigen und bösartigen Tumoren. Münch. med. Wschr. 1939, 1224—1226.
SCHNITKER, M. T., and D. AYER: The primary melanomas of the leptomeninges. A clinico-pathologic study with a review of the literature and the report of an additional case. J. Nerv. Dis. 87, 45 (1938).
— E. C. CUTLER, O. T. BAILEY and W. W. VAUGHAN: The chromophobe adenomas of the pituitary. Pathologic features and response to irradiation based on a study of 81 verified cases. Amer. J. Roentgenol. 40, 645 (1938).
—, and A. DERRELL: The primary melanomas of the leptomeninges. J. Nerv. Dis. 87, 45—73 (1938).
—, and H. B. LEHNERT: Apoplexy in a pituitary chromophobe adenoma. J. of Neurosurg. 9, 210—213 (1952).
SCHNYDER, P.: Über Gliom, Gliose und Gliomatose und ihre Beziehungen zur Neurinomatosis. Schweiz. Arch. Neur. 23, 116 (1928).
SCHOEN, H.: Doppelseitige Nebenhoden-Tumoren und extrarenale Grawitz-Geschwülste im Rahmen des v. HIPPEL- und LINDAUschen Syndroms. 32. Tagg Dtsch. Path. 1948, S. 369.
SCHÖN, W.: Ein Beitrag zur Klinik des Morbus Cushing. Dtsch. Z. Nervenheilk. 137, 177—186 (1935).
SCHÖNBAUER, L.: Das Karzinom in der Nachkommenschaft von Karzinomträgern. Wien. med. Wschr. 1952, 19—22.
— Karzinom bei Zwillingen. Bruns' Beitr. 186, 291—296 (1953).
— Über das gehäufte Vorkommen von Karzinomen bei Geschwistern, die Beziehungen der kranken zu den gesunden Geschwistern, gegebenenfalls zur Ascendenz. Wien. klin. Wschr. 1953, 386—389.
SCHÖPE, M.: Zur Frage Blastom-Encephalitis. Verh. der Ges. Dtsch. Neurol. u. Psych. München 1937. Z. Neur. 161, 177—183 (1938).
— Zur Frage „Blastom" — „Encephalitis". Arch. f. Psychiatr. 109, 755—784 (1939).
— Ein Beitrag zur Klinik und Pathologie des Angioma racemosum des Rückenmarks und seiner Häute. Z. Neur. 171, 799 (1941).
— Über ein Gangliogliom des Occipitallappens mit psychischen Veränderungen. Z. Neur. 174, 522 (1942).
— Zur Pathogenese der Meningeome und des zentralen Neurinoms bei der v. RECKLINGHAUSENschen Krankheit. Arch. f. Psychiatr. u. Z. Neur. 186, 603—622 (1951).
— Zur Frage der multiplen Meningeome und der Metastasierung von Meningeomen. Arch. f. Psychiatr. u. Z. Neur. 186, 623—640 (1951).
SCHOLZ: Meningitis carcinomatosa. Wien. klin. Wschr. 18, 1231 (1905).
— F.: Einige Bemerkungen über das meningeale Cholesteatom im Anschluß an einen Fall von Cholesteatom des 3. Ventrikels. Virchows Arch. 184, 255—273 (1906).
— W.: Über die Einwirkung von Röntgenstrahlen auf das Hirngewebe. Dtsch. Z. Nervenheilk. 166, 133 (1935).
— Histologische und topische Veränderungen und Vulnerabilitätsverhältnisse im menschlichen Gehirn bei Sauerstoffmangel, Ödem und plasmatischen Infiltrationen. Arch. f. Psychiatr. u. Z. Neur. 181, 621 (1949).
—, and J. K. HSÜ: Late damage from roentgen irradiation of the human brain. Arch. of Neurol. 40, 928—936 (1938).
SCHREDER, PAUL: Gliom des Kleinhirns mit Ventrikelmetastasen. Z. Neur. 81, 241—254 (1923).
SCHROEDER, A. H.: Diagnóstico de quiste hidático cerebral. Arch. Int. de la Hid. 7, 195—214 (1947).
— Hidátidosis craneana. Arch. Neurocir. (Buenos Aires) 7, 96—102 (1950).

Schroeder, A. H., y J. Medoc: Quiste hidático del cerebro. Anais do IV. Congr. Sul-Americano de Neurocirurgia, Porte Alegre, Bras., Mai 1951.

— —, u. A. M. Schroeder-Otero: Glioastrocitomas quisticos del cerebelo en el nino. An. Fac. Med. Montevideo 36, 77—108 (1951).

Schuback, A.: Über die Angiomatosis des Zentralnervensystems (Lindausche Krankheit). Z. Neur. 110, 359—371 (1927).

Schuberth: Diffuse Sarkomatose und Gliomatose in den Meningen. Dtsch. Z. Nervenheilk. 93, 34 (1926).

Schürch, O.: Beitrag zur Begutachtung von Unfall und Krebs. Schweiz. med. Wschr. 1943, Nr 22.

Schürmann, P.: Hirnschwellung. Veröff. Heeressan.-wes. 105 (1938).

—, u. H. E. MacMahon: Maligne Nephrosklerose und Blutgewebsschranke. Virchows Arch. 291, 47 (1933).

Schütze, R., u. E. Klar: Die Vitalfluorochromierung von Hirntumoren mit Atebrin als diagnostisches Hilfsmittel bei Hirngeschwulstoperationen. Chirurg 22, 166 (1951).

Schultze, W. H.: Über Hirnschwellung. Münch. med. Wschr. 1928, 896—898.

Schupfer.: Über einen Fall von Gliosarkom im rechten Schläfenlappen. Mschr. Psychiatr. 24 (1908).

Schuster, P.: Psychische Störungen bei Hirntumoren. Stuttgart 1902.

— H.: Ein das Hirn ersetzendes Teratom in der Schädelhöhle eines Neugeborenen. Zbl. Path. 59, 163—165 (1953).

— J.: Über diffuse Meningealcarcinomatose. Virchows Arch. 280, 194 (1931).

Schwabe, R.: Rückbildung der Bandscheiben im Kreuzbein. Beitrag zur Frage der Entstehung der Sacralchordome. Virchows Arch. 287, 651—713 (1933).

Schwartz, C. W.: Leptomeningeal cysts from the roentgenological viewpoint. Amer. J. Roentgenol. 46, 160—165 (1941).

— Metastatic carcinoma of the hypophysis cerebri. Amer. J. Roentgenol. 58, 168—172 (1947).

— H. G.: Arterial aneurysm of the posterior etc. J. of Neurosurg 5, 313 (1948).

— Ph.: Anatomische Typen der Hirngliome. Nervenarzt 5, 449—456 (1932).

— Anatomische Typen der Hirngliome. Mitt. des II. Internat. Kongr. für Krebsforsch. 1936, S. 257—260.

—, u. H. R. Klauer: Diffuse systematische blastomatöse Wucherung des gliösen Apparates im Gehirn. Z. Neur. 109, 438—452 (1927).

Schwarz, G. A., and A. A. Rosner: Displacement and herniation of the hippocampal gyrus trough the incisura tentorii. Arch. of Neur. 46, 297—321 (1941).

Schwidde, J. T., R. Meyers and D. B. Sweeney: Intracerebral metastatic granular cell myoblastoma. J. of Neuropath. 10, 30—39 (1951).

Scott, E., and G. O. Graves: Tuberkuloma of brain, with report of 4 cases. Amer. Rev. Tbc. 27, 171—192 (1933).

— M.: Cyst of the sixth ventricle (cavum of verga); successful removal through transventricular approach with notes on embryology and histopathology. J. of Neurosurg 2, 191 (1945).

—, and H. T. Wycis: Intracranial neurinoma of the hypoglossal nerve. J. of Neurosurg. 6, 333—336 (1949).

Scoville, W. B.: Intramedullary arteriovenous aneurysm of the spinal cord. Case report with operative removal from the conus-medullaris. J. of Neurosurg. 5, 307—312 (1948).

Sefčik, J. A.: Zur Kenntnis der Erdheimschen Hypophysengangstumoren. Zbl. Path. 49, 289—298 (1930).

Sehmisch, W.: Beitrag zur Kenntnis der cavernösen Hämangiome des Gehirns. Virchows Arch. 277, 431—440 (1930).

Seifarth, G.: Das Neuroepitheliom des Rückenmarks im Lichte der organoiden Geschwulstbetrachtung. Virchows Arch. 316, 149—186 (1949).

Selbach, C. u. H.: Die Hirnvolumen-Vermehrung als Problem der physikalischen Chemie des Hirngewebes. Allg. Z. Psychiatr. 125, 137—165 (1949).

— H.: Volumänderungen von Gehirngewebe unter dem Einfluß verschiedener p_H (Modellversuche). Verh. Ges. Dtsch. Neurologen u. Psychiater. München 1937. Z. Neur. 161, 152 (1938).

Selbie, F. R.: Experimental production of sarcoma with thorotrast. Lancet 1936, 847—848.

Seligman, A. M., and Shear: Experimental production of brain tumors in mice with methylcholanthrene. Amer. J. Canc. 37, 364—399 (1939).

Selye, H.: The pineal. In: Textbook of endocrinology, Acta endocrinologica XXXII, S. 593—599. Montreal-Canada 1948.

Shapiro, R.: Hemangioblastomas of the cerebellum. Arch. of Path. 8, 915 (1929).

— Fetal adenoma of the hypophysis and dermoid cyst of the hypothalamus. Arch. of Path. 11, 22 (1932).

Sheldon, W. D., H. L. Parker and J. W. Kernohan: Occlusion of the aqueduct of sylvius. Arch. of Neur. 23, 1183—1202 (1930).

Shenkin, H. A., and B. J. Alpers: Clinical and pathological features of gliomas of the spinal cord. Arch. of Neur. 52, 87 (1944).

Shenkin, H. A., F. C. Grant and J. H. Drew: Postoperative period of survival of patients with oligodendroglioma of the brain. Arch. of Neur. **58**, 710—715 (1947).

Sheps, J. G., and J. L. Simon: Solitary cerebral gumma. J. of Neuropath. **2**, 353—364 (1943).

Shimidzu, K.: Ein Operationsfall von Schistosomiasis cerebri. Arch. klin. Chir. **182**, 401—407 (1935).

— Cystische Arachnoiditis im Kleinhirnbrückenwinkel. Zbl. Ch. **63**, 1527—1533 (1936).

Siefert, E.: Über die multiple Carcinomatose des ZNS. Arch. f. Psychiatr. **36**, 720—761 (1903).

— Über Hirnmetastasen des sog. Deciduoma malignum. Arch. f. Psychiatr. **38** (1904).

Siegmund, H.: Wesen und Ursache der bösartigen Gewächsbildung. Wien. med. Wschr. **1941**, 1029.

Sieveking: Hamburgs Krebsstatistik. Münch. med. Wschr. **1939**, 1253.

Silberberg, E.: Neuroblastome und Neuroepitheliome. Virchows Arch. **260**, 251—261 (1925).

Silbermann, J., u. E. Stengel: Angiom und Syringomyelie. Mschr. Psychiatr. **73**, 265—292 (1929).

Silvan,: Contributo allo studio delle metastasi neoplastiche nei centri, con una ventina di osservazioni. Policlinico, Sez. med. **71** (1914).

Silver, M. L., and G. Hennigar: Cerebellar hemangioma (hemangioblastoma). J. of Neurosurg. **9**, 484—494 (1952).

Simon et G. Lévy: Maladie de Recklinghausen anormale, en evolution maligne (schwannomes). Presse méd. **1923**, 715.

— H.: Zur Kenntnis der Lipome innerhalb der Schädelhöhle und des Wirbelkanals. Inaug.-Diss. Berlin 1934.

— Th.: Das Spinnenzellen- und Pinselzellengliom. Virchows Arch. **61**, 90—100 (1874).

Simmonds, J. P., and W. C. Brandes: The pathology of the hypophysis. I. The presence of abnormal cells in the posterior lobe. Amer. J. Path. **1**, 209—216 (1925).

Simonyi, G.: Die atypischen Formen der Tuberkulose des ZNS. Dtsch. Z. Nervenheilk. **161**, 164—172 (1952).

Singer, L., u. J. Seiler: Untersuchungen über die Morphologie der Gliome. Virchows Arch. **287**, 823 (1933). Klin. Wschr. **12**, 20 (1933).

Siris, J. H.: Concerning the immunological specifity of glioblastoma multiforme. Bull. Neur. Inst. N.Y. **4**, 1 (1935).

Skillikorn, S. A., and R. W. Garrity: Intracranial Boeck's sarcoid tumor resembling meningioma. J. of Neurosurg. **12**, 407—413 (1955).

Skorodumova, A. V.: Über die grundlegenden Typen der Sehstörungen bei Arachnoiditis des Gehirns und die Voraussetzungen ihrer chirurgischen Behandlung. Fragen der Neurochir. **12**, 19—28 (Medgis-Moskau 1948).

Slany: Anomalien des Circ. art. Villisi in ihrer Beziehung zu Aneurysmenbildung an der Hirnbasis. Virchows Arch. **301**, 62 (1938).

Slye, M., H. F. Holmes and H. G. Wells: Intracranial neoplasms in lower animals. Amer. J. Canc. **15**, 1387—1400 (1931).

Smith: Histology and nature of the so-called foamcell tumors. Surg. etc. **14**, 551 (1912).

— R. A., and P. C. Bucy: Pituitary cyst lined with a single layer of columnar epithelium. J. of Neurosurg. **10**, 540—543 (1953).

Smitt, W. G. S.: Über intracranielle Chondrome. Dtsch. Z. Nervenheilk. **109**, 170—177 (1929).

Smyth, G. E., and Stern: Tumors of the thalamus. Brain **61**, 339 (1938).

Soebø, J. A.: v. Hippel-Lindau's disease. Acta ophthalm. (Copenh.) **30**, 129—153 (1952).

Soltz, S. E., u. G. A. Jervis: Extramedullary tumors of the upper cervical portion of the spinal cord. Bull. Neur. Inst. N.Y. **6**, 274 (1937).

Sommer, F.: Der heutige Stand der Neurinomfrage. Bruns' Beitr. **12**, 694 (1922).

Somogyi, I., u. R. Bak: Über die neuropsychiatrischen Beziehungen der Schädelhyperostosen Dtsch. Z. Nervenheilk. **143**, 199—208 (1937).

Sorgo, W.: Weitere Mitteilung über die Klinik und Histologie des kongenitalen arteriovenösen Aneurysmas. Zbl. Neurochir. **3**, 64—87 (1938).

— Über die Ergebnisse chirurgischer Behandlung bei intracerebralen Tumoren. Münch. med. Wschr. **1940**, 1168.

— Über Hirntumoren des Kindesalters. Wien. med. Wschr. **1940 I**, 259—261.

— Kontrastmitteldiagnostik cerebraler Erkrankungen. Abb. 36/37. Wien: Deuticke 1940.

— Die Liquorveränderungen beim raumbeengenden Prozess des Gehirns bei besonderer Berücksichtigung der Liquorpassagestörungen. Zbl. Neurochir. **5**, 135—151 (1940).

— Beitrag zur ventrikulographischen Diagnostik multipler Geschwülste. Gleichzeitig ein Beitrag zur operativen Behandlung abgegrenzter Ponstumoren. Zbl. Neurochir. **7**, 109—118 (1942).

— Klinik, Histologie und Operation eines Angioma arteriovenosum congenitale der Arteria cerebri posterior. Zbl. Neurochir. **9**, 108—114 (1949).

Soulairac, A., et P. Desclaux: Étude des activités phosphatasiques du tissu nerveux à l'état normal et au cours de comas expérimentaux. Revue neur. **1951**, Nr 2.

Spanner, R.: Zur Anatomie der arterio-venösen Anastomosen. Verh. dtsch. Ges. Kreislaufforsch. **18**, 258—277 (1952).

Sparling, H. J., R. D. Adams and F. Parker: Involvement of the nervous system by malignant lymphoma. Medicine **26**, 285—332 (1947).

Spatz, H.: Versuche zur Nutzbarmachung des E. Goldmannschen Vitalfarbstoffversuches (die Trypanblaumeningitis). Z. Psychiatr. 80, 285 (1923).
— Die Bedeutung der symptomatischen Hirnschwellung für die Hirntumoren und andere raumbeengende Prozesse in der Schädelgrube. Arch. f. Psychiatr. 88, 790 (1929).
— Neuere Ansichten über Pathologie u. Prognose d. Hirngeschwülste. Münch. med. Wschr. 1930, 825.
— Über multizentrisch wachsende Gliome und zur Frage des Gliosarkoms. Verh. Ges. dtsch. Neurologen u. Psychiater. München 1937. Z. Neur. 161, 160—161 (1938).
— Neues über die Verknüpfung von Hypophyse und Hypothalamus. Acta neurovegatativa (Wien) 3, 5—49 (1951).
—, u. Th. Hasenjäger: Über örtliche Veränderungen der Konfiguration des Gehirns bei Hirndruck. Arch. f. Psychiatr. 107, 193 (1937).
—, u. G. J. Stroescu: Zur Anatomie und Pathologie der äußeren Liquorräume des Gehirns. Nervenarzt 7, 9 (1934).
Speigel, I. J.: Cerebral schistosomal ova. J. of Neurosurg. 4, 72 (1947).
Sperling, S. J., and B. J. Alpers: Lipoma and osteolipoma of the brain. J. Nerv. Dis. 83, 13 (1936).
Spielmeyer, W.: Histopathologie des Nervensystems. Berlin: Springer 1922.
— Technik der mikroskopischen Untersuchung des Nervensystems. Berlin: Springer 1927.
Spiller, W. G.: Two cases of partial internal hydrocephalus from closure of the interventricular passages. Amer. J. Med. Sci. 122, 44 (1902).
— Gliomatosis of the pia and metastasis of glioma. J. Nerv. Dis. 34, 297—302 (1907).
— Syringoencephalia. J. Nerv. Dis. 44 (1916).
— Cranial hyperostosis associated with underlying meningeal fibroblastoma. Arch. of Neur. 21, 637 (1929).
—, and W. F. Hendrickson: A report of two cases of multiple sarcomatosis of the central nervous system and of one case of intramedullary sarcoma of the spinal cord. Amer. J. Med. Sci. 126, 10—33 (1903).
Spitz, E. B., H. A. Shenkin and F. C. Grant: Cerebellar medulloblastoma in adults. Arch. of Neur. 57, 417—422 (1947).
Spota, B. P.: Sindromo de epilepsia jacksoniana extracortical por epitelioma de los plexos coroides. Semana méd. 1931, 805.
Staemmler, M.: Über Gefäßveränderungen der kleinen Hirngefäße in apoplektischen und traumatischen Erweichungsherden und ihre Beziehung zur traumatischen Spätapoplexie. Beitr. path. Anat. 78, 408 (1927).
— Hydromyelie, Syringomyelie und Gliose. Monographien Neur. 72, Berlin: Springer 1942.
— Hirngeschwulst und Unfall (Narbengliom). Nervenarzt 19, 427—431 (1948).
Stark: Tumor der Glandula pinealis u. des hypophysären Gebietes. Arch. f. Psychiatr. 82, 251 (1928).
Starr, A.: Brain tumors in childhood. Med. News 29 (1886).
— Brain surgery. London 1893. — Hirnchirurgie. Wien 1894.
Stefanini, M., e E. Schergna: Calcificazione endoventricolare (probabile ependimoma) in un caso di sclerosi tuberosa. Sistema nerv. (Milano) 3, 199—206 (1950).
Steiner, Bela: Corpus pineale-Tu. bei einem 7jährigen Knaben. Orv. hetil. 1922, 367—369.
Stender, A.: Über das Meningeom des Keilbeinrückens. Z. Neur. 147, 244 (1933).
— Über frontoorbitale Dermoidcysten. Zbl. Neurochir. 2, 114—123 (1937).
— Apoplektiformer Krankheitsbeginn bei Hirntumoren (Halbseitenlähmung). Z. Neur. 163, 123—168 (1938).
— Zur Frage der operativen Behandlung der Arachnitis spinalis. Zbl. Neurochir. 4, 214—233 (1939).
—, u. K. J. Zülch: Über die Ventrikeltumoren bei tuberöser Sklerose. Z. Neur. 176, 556—578 (1943).
Stengel, E.: Zur Pathologie der letalen Hirnschwellung. Ein Beitrag zur Kasuistik der Fernwirkung von Hirntumoren. Jb. Psychiatr. 45, 187 (1927).
Stenvers, H. W.: Röntgenologie des Felsenbeines und des bitemporalen Schädelbildes. Berlin: Springer 1928; s. a. Dtsch. Z. Hervenheilk. 124, 11 (1922).
— Über Drucksymptome am knöchernen Schädel bei den Hirngeschwülsten. Fortschr. Röntgenstr. 52, 341 (1935).
Stepien, L., and J. Chorobski: Cysticercosis cerebri and its operative treatment. Arch. of Neur. 61, 499—527 (1949).
Stern: Über Tumoren des 4. Ventrikels. Dtsch. Z. Nervenheilk. 34, 195 (1908).
— K.: Chemical study on fluids obtained from cerebral cysts; report on 56 cases. Brain 62, 88—95 (1939).
— F. u. F. Lewy: Über eine cholesterinhaltige Geschwulst am Plexus chorioideus des 3. Ventrikels. Virchows Arch. 223, 272—280 (1917).
Sternberg, C.: Endotheliom der Dura über einer inneren Exostose. Berl. klin. Wschr. 1919, 178
Stevens, H.: Actinomycosis of the nervous system. Neurology (Minneapolis) 3, 761—772 (1953).
Stevenson, L.: Tumors of the cerebellum. Arch. of Neur. 26, 875—876 (1931).
— Astrocytoma of cerebellum. Survival period of 45 years without operation. Arch. of Neur. 31 (1934).
—, and F. Echlin: Nature and origin of some tumors of the cerebellum. Arch. of Neur. 31, 93—109 (1934).

Stevenson, L., and R. E. Eckardt: Myelomalacia of the cervical portion of the spinal cord, probably a result of roentgen-therapy. Arch. of Path. **39**, 109 (1945).

—, and E. D. Friedmann: Tumors involving the ventral aspect of the pons and medulla including two chordomas. Brain **59**, 291—301 (1936).

Stewart, F. W., and M. M. Copeland: Neurogenic sarcoma. Amer. J. Canc. **15**, 1235 (1931).

— M. J., and J. E. Morin: Chordoma: a review with report of a new sacrococcygeal case. J. of Path. **29**, 41—60 (1926).

Stewart-Wallace, A. M.: A biochemical study of cerebral tissue and of the changes in cerebral edema. Brain **62**, 426 (1939).

Stochdorph, O.: Die basalen Spongioblastome als Beispiel für dysontogenetische Zusammenhänge bei der Gliomentstehung. Frankf. Z. Path. **61**, H. 1, 149—158 (1949).

— Zytologische Untersuchungen an Gliomen. Verh. der Dtsch. Ges. für Path., Hannover 1951. Stuttgart: Piscator-Verlag 1952, S. 175—178.

— Gliomsystematik in topistischer Betrachtung. Z. Forsch. ges. Med. **7**, 32—34 (1953).

— On circumscribed and diffuse gliomas. Excerpta med., Neurol. a. Psychiatry **8**, 791 (1955).

— Die Gewebsbilder der Hirngewächse und ihre Ordnung. Veröff. a. d. morph. Pathol., H. 60, 93 S. Stuttgart: Gustav Fischer 1955.

Störtebecker, T. P.: Metastatic hypernephroma of the brain from a neurosurgical point of view. J. of Neurosurg **8**, 185—197 (1951).

— Metastatic tumors of the brain from a neurosurgical point of view. A follow up study of 158 cases. J. of Neurosurg. **11**, 84—111 (1954).

Stookey, B.: Intradural spinal lipoma. Arch. of Neur. **18**, 16 (1927).

— Adhaesive spinal arachnitis simulating spinal cord tumor. Arch. of Neur. **17**, 151 (1927).

—, and J. Scarff: Occlusion of the aqueduct of sylvius by neoplastic and non-neoplastic processes with a rational surgical treatment for relief of the resultant obstructive hydrocephalus. Bull. Neur. Inst. N.Y. **5**, 348—377 (1936).

Stoppani: Kraniopharyngeale und hypopharyngeale Tumoren. Fortschr. Röntgenstr. **55**, 375 (1937).

Storch, E.: Über die pathologischen Vorgänge am Stützgerüst des ZNS. Virchows Arch. **157**, 127—171 (1899).

Stout, A. P.: A tumor of the ulnar nerve. Proc. New York Path. Soc. **18**, 2—11 (1918).

— The malignant tumors of the peripheral nerves. Amer. J. Canc. **25**, 1—36 (1935).

— The peripheral manifestations of the specific nerve sheath tumor (neurilemoma). Amer. J. Canc. **24**, 751—795 (1935).

— Tumors of the peripheral nervous system. Armed Forces Jnstitute of Pathology. Atlas of Tumor Pathology, Vol. II, Fasc. 6. 1949.

Stowell, R. E., E. Sachs and W. O. Russell: Primary intracranial chorionepithelioma with metastases to the lungs. Amer. J. Path. **21**, 787—801 (1945).

Strada, F.: Beiträge zur Kenntnis der Geschwülste der Hypophyse und der Hypophysengegend. Virchows Arch. **203**, 1 (1911).

Strange, L. F.: Metastatic carcinoma to the leptomeninges. Trans. Amer. Neur. Assoc. **1952**, 181—185.

Stransky: Hirntumoren im Kindesalter. Acta paediatr. (Stockh.) **15**, 12—25 (1933).

Strassmann u. Strecker: Ein Teratom im rechten Seitenventrikel. Virchows Arch. **108**, 351 (1887).

Straub: Zur Kenntnis der Zirbeldrüsengeschwülste. Frankf. Z. Path. **42**, 250 (1931).

Strauss: Tumor of the spinal cord with projection into the posterior fossa. Arch. of Neur. **21**, (1929).

— I., and J. H. Globus: Spongioblastoma with unusually rapid growth following decompression. Neurological Bull. **1**, 273—279 (1918).

— — Pinealoma in a child of 20 months. Arch. of Neur. **25**, 213 (1931).

Stroebe, H.: Papillom des Plexus chorioideus im linken Seitenventrikel. Berl. klin. Wschr. **1893**, 123.

— Über Entstehung und Bau der Gehirngliome. Beitr. path. Anat. **18**, 405—485 (1895).

— Krankhafte Veränderungen der knöchernen Kapsel und der Hüllen des Gehirns. In Handbuch der pathologischen Anatomie des Nervensystems. S. 368. Berlin: Karger 1904.

Strohmeyer, L.: Über ein mit Sarkom kombiniertes Cholesteatom des Gehirns. Beitr. path. Anat. **47**, 392 (1910).

Strong, R. M.: Primary melanoblastoma of cerebellar leptomeninx with widespread extracranial metastases. Arch. of Path. **44**, 477—484 (1947).

Struwe, F.: Beitrag zur Klärung der Hirnschwellungsfrage aus dem klinischen Verlauf und dem makroskopischen und mikroskopischen Hirnbefund. Z. Neur. **133**, 503 (1931).

— Fr., u. E. J. Steuer: Eine Recklinghausen-Familie. Z. Neur. **125**, H 748—790 (1930)

Stünzi: Vergleichende Betrachtungen zum Krebsproblem beim Tier. Schweiz. Arch. Tierheilk. **1949**, 292.

Stuhl, L., M. David et P. Puech: Les méningiomes de la convexité du cerveau. Étude radiologique. J. Radiol. et Électrol. **16**, 5 (1932).

STUMPF: Histologische Beiträge zur Kenntnis des Glioms. Beitr. path. Anat. **51**, 1 (1911).

SUAREZ-LOPEZ, F.: Rhabdomyom als Primärtumor des Kleinhirnbrückenwinkels. Z. Neur. **150**, 242—252 (1934).

— Über das Verhalten der Bindegewebsfasern in den nekrotischen Herden bei verschiedenen pathologisch-anatomischen Zuständen. Frankf. Z. Path. **47**, 382 (1934).

— Über die Gliaveränderungen der Großhirnrinde im weiteren Abstand von Hirngeschwülsten. Z. Neur. **152**, 383—398 (1935).

SUBRAMANI IYER, C. G.: Case report of an adamantinoma present at birth. J. of Neurosurg. **9**, 221 bis 228 (1952).

SULAMAA, M., et E. K. AHVENAINEN: Tératomes sacro-coccygiens. Acta chir. scand. (Stockh.) **97**, 417—430 (1949).

SUN KEUN KIM: Cerebral paragonimiasis. J. of Neurosurg. **12**, 89—94 (1955).

SURY, v.: Gemischtes Lipom auf der Oberfläche des hypoplastischen Balkens. Frankf. Z. Path. **1**, 484 (1907).

SUSMAN, W.: The significance of the different types of cells of the anterior pituitary. Endocrinology **19**, 592—598 (1935).

SUTER-LOCHMATTER, H.: Die spinale Varikose. Acta neurochir. (Wien) **1**, 154—195 (1950).

SVIEN, H. J., E. M. GATES and J. W. KERNOHAN: Spinal subarachnoid implantation associated with ependymoma. Arch. of Neur. **62**, 847—856 (1949).

—, R. F. MABON, J. W. KERNOHAN and A. W. ADSON: Astrocytomas. Proc. Staff. Meet. Mayo Clin. **24**, 54—64 (1949).

— — — and W. McK. CRAIG: Ependymoma of the brain: Pathologic aspects. Neurology (Minneapolis) **3**, 1—15 (1953).

SWANSON, H. S., and E. F. FINCHER: Extradural arachnoidal cysts of traumatic origin. J. of Neurosurg. **4**, 530 (1947).

—, and W. A. SMITH: Torular granuloma simulating cerebral tumor. Report of two cases. Arch. of Neur. **51**, 426—431 (1944).

SWEET: Atlas of primary intradural tumors of the optic nerve. Trans. Amer. Ophthalm. Soc. **13**, 197—204 (1912).

— W. M.: A review of dermoid, teratoid and teratomatous intracranial tumors. Dis. Nerv. System **1**, 228—238 (1940).

—, and P. BAILEY: Experimental production of intracranial tumors in the white rat. Arch. of Neur. **45**, 1047—1049 (1941).

SYLVÉN, BENGT: Über die Elektivität und die Fehlerquellen der Schleimfärbung mit Mucikarmin im Vergleich mit metachromatischen Färbungen. Virchows. Arch. **303**, 280 (1939).

SYLVESTER: Echinococcenbefunde im Rostocker Sektionsmaterial. Inaug.-Diss. Rostock 1935.

SZÁTMARI, A.: Über diffuse meningeale Carcinose. Mschr. Psychiatr. **96**, 320 (1937).

SZIGHETY, V.: Beiträge zur Genese der Kleinhirnzysten. Arch. f. Psychiatr. **84**, 715 (1928).

TAGGART, J. K., and A. E. WALKER: Congenital atresia of the foramen of Luschka and Magendie. Arch. of Neur. **48**, 582 (1942).

TAKAGI, I.: Zur Frage der Hirnschwellung bei Hirntumoren. Arb. neur. Inst. Wien **28**, 60—66 (1926).

TAMMANN, H.: Zur Kenntnis der Carcinose der Meningen. Bruns' Beitr. **168**, 554—555 (1938).

TANNENBERG, J.: Über die Pathogenese der Syringomyelie, zugleich ein Beitrag zum Vorkommen von Capillarhämangiomen im Rückenmark. Z. Neur. **92**, 119—174 (1924).

TANTURRI, V.: Beitrag zur Symptomatologie der Neoplasmen der Pyramidenspitze. Mschr. Ohrenheilk. **66**, 798 (1932).

TARLOV, J. M.: Effect of roentgentherapy on gliomas. Arch. of Neur. **38**, 513 (1937).

— and L. DAVIDOFF: Subarachnoid and ventricular implants in ependymal and other gliomas. J. of Neuropath. **5**, 213—224 (1946).

TARTARINI, E., A. MURATORIO and R. CRUDELL: Giant-cell tumor of the sphenoid bone (osteoclastoma). Report of a case. Zbl. Neurochir. **15**, 323—332 (1955).

TAYLOR, F. W.: Bilateral glioblastoma multiforme. Arch. of Path. **18**, 347—355 (1934).

TEGERTER and SMITH: A case of diffuse neurofibromatosis etc. Amer. J. Canc. **31**, 212 (1937).

TEILMANN, K.: Hemangiomas of the pons. Arch. of Neur. **69**, 208—233 (1953).

TELTSCHAROW, L., u. K. J. ZÜLCH: Das Astrocytom des Großhirns vom pathologisch-anatomischen Standpunkt aus. Arch. f. Psychiatr. u. Z. Neur. **179**, 691—722 (1948).

THALHEIMER, W., and G. B. HASSIN: Clinico-pathologic notes on solitary tubercle of the spinal cord. J. Nerv. Dis. **55**, 101 (1922).

THIÉBAUT, F.: Klinik und Histologie der Kraniopharyngeome. Wien. klin. Wschr. **1947**, 409.

— P. TANRET et R. HOUDERT: Méningiome en plaque avec ostéome du pressoir et hyperostose diffuse de la voûte crânienne. Revue neur. **81**, 433—435 (1949).

THIELEN, H.: Beitrag zur Kenntnis der sog. Gliastifte; Neuroepithelioma gliomatosum microcysticum medullae spinalis. Dtsch. Z. Nervenheilk. **34**, 390 (1908).

THÖRNE, H.: Primäres Melanoblastom des RM. Münch. Med. **1938**, 1052. — Zbl. Path **71**, 241 (1938).

THOMPSON, G. N.: Meningioma en plaque. Bull. Los Angeles Neur. Soc. **12**, 64—68 (1947).

Thompson, R. K.: Cystic cerebellar arachnoiditis. J. of Neurosurg. **3**, 461 (1946).

Thums, K.: Zwillingsforschung in der Neurologie. Zbl. inn. Med. **59**, 2—41 (1938).

— Die Brauchbarkeit der Zwillingsmethode für die Erblichkeitsforschung bei Gehirntumoren. II. Congr. Neurol. Intern. Copenhagen. Munksgaard 1939.

Thurel, R.: Tumeurs de la région pinéale; traitement combiné, chirurgical (incision de la lame sousoptique) et radiothérapeutique. Revue neur. **73** (1941).

— L'évolution kystique des tumeurs cérébrales. Semaine Hôp. **1953**, 12.

— J. Poujol et F. Contamin: Cancer du poumon révélé par une métastase cérébrale avec présence de cellules cancéreuses dans le L.C.R.; remarquables effects de la radiothérapie. Revue neur. **81**, 612—613 (1949).

Titrud, L. A., and W. T. Peyton: Nasopharyngeal tumors and their neural complications. J. Ment. Dis. **92**, 727—747 (1940).

Tobias, F.: Metastatische Hirntumoren. Diss. Berlin 1943.

Tönnis, W.: Neuere Möglichkeiten der Artdiagnose bei Hirngeschwülsten. Allg. Z. Psychiatr. **102**, 138 (1934).

— Klinik und Behandlung des cystischen Angioblastoms des Kleinhirns. Arch. f. Psychiatr. **103**, 321—322 (1935).

— Die operative Behandlung der Geschwülste im hinteren Bereich der 3. Hirnkammer. Arch. klin. Chir. **183**, 426—429 (1935).

— Die Behandlung der Meningeome des Tentoriums. Arch. klin. Chir. **183**, 48—50 (1935).

— Geschwülste der Hirnkammern. Dtsch. Z. Nervenheilk. **1936**, 139. — Verh. Ges. dtsch. Neurologen u. Psychiater **1935**, 59.

— Erfolgreiche Behandlung eines Aneurysma der Art. communic. ant. cerebri. Zbl. Neurochir. **1**, 39—42 (1936).

— Aseptische Arachnoiditis nach Hirnoperationen. Arch. klin. Chir. **186**, 375 (1936).

— Hirngeschwülste im Kindesalter. Kinderärztl. Prax. **8**, 3 (1936).

— Das Chiasmasyndrom. Zbl. Neurochir. **2**, 365 (1937).

— Die Bedeutung der „Angiographie cérébrale" für die Indikationsstellung zur Operation von Hirngeschwülsten. Lisboa méd. **14**, 773 (1937).

— Kongenitale Zysten der Zisternen. Zbl. Neurochir. **2**, 356 (1937).

— Die Entstehung der intrakraniellen Drucksteigerung bei Hirngeschwülsten. Arch. klin. Chir. (Kongr.-Bd.) **193**, 132—135 669—672 (1938).

— Zur Operation der Meningeome der Siebbeinplatte. Zbl. Neurochir. **3**, 1—7 (1938).

— El diagnostico del glioblastoma multiforme por medio de la arteriografia. Un nuevo ensayo de tratamiento de estos tumores. Rev. méd. Chile **12** (1938).

— Über Hirngeschwülste. Z. Neur. **161**, 114—149 (1938).

— Ergebnisse der operativen Behandlung der Chiasmageschwülste. Ther. Gegenw. **1938**, 1.

— Zur Behandlung der Hypophysengangszysten. Allg. Z. Psychiatr. **110**, 244—251 (1939).

— Liquorzirkulationsstörungen bei krankhaftem Schädelinnendruck. Z. Neur. **167**, 462—465 (1939).

— Hydrocephalus infolge Liquorzirkulationsstörung. Arch. Kinderheilk. **118**, 2 (1939).

— Idrocefalo da alterazioni circulatori de liquor. Vortr. a. d. Univ. Pavia 1939.

— Die Chirurgie des Gehirns und seiner Häute. In Kirschner-Nordmann, Bd. III. Berlin u. Wien: Urban & Schwarzenberg 1948.

— Anzeigestellung zur operativen Behandlung der Geschwülste im Bereich des Türkensattels. Klin. Mbl. Augenheilk. **114**, 1—18 (1949).

— Die operative Behandlung der das For. opticum überschreitenden Geschwülste des N. opticus. Acta neurochir. (Wien) **1**, 52—71 (1950).

— Behandlungsergebnisse bei Hypophysenadenomen. Therapiewoche **4**, 314 (1954).

— Klinik und Behandlung der chronischen, anfallsweise auftretenden Liquorzirkulationsstörungen. Z. Laryng. usw. **32**, 129 (1953).

— Die Bedeutung der Hypophysektomie für die Krebsbehandlung. Therapiewoche **5**, 306—308 (1955).

—, u. W. F. Borck: Großhirntumoren des Kindesalters. Zbl. Neurochir. **13**, 72—98 (1953).

—, u. B. Griponissiotis: Zur operativen Behandlung der posttraumatischen Spätepilepsie. Arch. klin. Chir. **196**, 515 (1939).

— W. Müller u. H. Brilmayer: Zur Problematik der „mixed types" der Hypophysenadenome. (Ein Vorschlag zur Aufteilung der chromophoben Adenome.) Acta endocrinol. (Copenh.) **13**, 227—230 (1953).

— — F. Oswald u. H. Brilmayer: Kann die Rachendachhypophyse eine vicariierende Funktion ausüben? Klin. Wschr. **1954**, 912—914.

—, u. K. Nittner: Die Sanduhrgeschwülste des Wirbelkanals. Zbl. Neurochir. **14**, 238—253 (1954).

— K. Oberdisse u. E. Weber: Bericht über 264 operierte Hypophysenadenome. Acta neurochir. (Wien) **3**, 113—130 (1925).

—, u. W. Schiefer: Z. Frage d. Wachstum arteriovenöser Angiome. Zbl. Neurochir. **15**, 145—150 (1955).

—, u. F. Rausch: Sellaveränderungen bei gesteigertem Schädelinnendruck. Dtsch. Z. Nervenheilk. **171**, 351—369 (1954).

TÖNNIS, W., u. K. SCHÜRMANN: Meningeome der Keilbeinflügel. Zbl. Neurochir. 11, 1—13 (1951).
—, u. K. J. ZÜLCH: Das Ependymom der Großhirnhemisphären im Jugendalter. Zbl. Neurochir. 2, 141—164 (1937).
— — Intrakranielle Ganglienzellgeschwülste. Zbl. Neurochir. 4, 273—307 (1939).
TÖPPICH, G.: Die Zottenkrebse der Adergeflechte der Rautengrube. Frankf. Z. Path. 33 (1926).
— Über eine ausreifende Ganglienzellgeschwulst des Schläfenlappen. Z. Neur. 156, 29 (1936).
TOLOSA, E.: Cysticercose cérébrale: Aspects cliniques et possibilités thérapeutiques. Revue neur. 90, 187—208 (1954).
— Gliome der Seitenventrikel. Acta neurochir. (Wien) 3, 369—388 (1954).
TOM, M. I.: Metastatic tumours of the brain. Canad. Med. Assoc. J. 54, 265 (1946).
TOMPKINS, V. N., W. HAYMAKER and E. H. CAMPBELL: Metastatic pineal tumors. J. of Neurosurg. 7, 159—169 (1950).
TONNING, H. O., R. F. WARREN and H. J. BARRIE: Familial haemangiomata of the cerebellum. J. of Neurosurg. 9, 124—132 (1952).
TOOTH, H. H.: Some observations on the growth and survival period of intracranial tumors. Brain 35, 61—108 (1912).
— The treatment of tumours of the brain and the indications for operation. 17. Int. Congr. of Med., London 1913, Disc. 4. Sect XI, Neuropathology, S. 161—257.
TORKILDSEN, A.: Tumors of the glioma group. Acta psychiatr. (Copenh.) 10, 163—196 (1935).
— Kolloid cyste i 3dje hjerneventrikkel fjernet ved operasjon. Norsk Mag. Laegevidensk. 1936, 512—520.
— Ein Beitrag zur Klinik der Frontalhirntumoren. Zbl. Neurochir. 2, 291—301 (1937).
— Should extirpation be attempted in cases of neoplasms in or near the third ventricle of the brain? Experiences with a palliative method. J. of Neurosurg. 5, 249 (1948).
— Spontaneous rupture of the cerebral ventricles. J. of Neurosurg. 5, 327 (1948).
TRACHTENBERG: Ein Beitrag zur Lehre von den arachnoidalen Epidermoiden des Gehirns und Rückenmarks. Virchows Arch. 154, 274 (1898).
TRELLES, J. O., y J. LAZARTE: La cisticercosis cerebral. Estudio clinico histopathológico y parasitológico. Rev. Neuropsiquiatr. (Lima) 3, 313—511 (1940).
TREVELYAN: On tuberculosis of the nervous system. Lancet 1903, 1276.
TROLAND, C. E., and C. A. BROWN: Precocious puberty of intracranial origin. J. of Neurosurg. 5, 541—555 (1948).
— P. F. SAHYOUN and F. B. MANDEVILLE: Primary mesenchymal tumors of the brain, so-called reticulum cell sarcoma. Report of five cases. J. of Neuropath. 7, 322—334 (1950).
—, u. Mitarb.: Ependymoma: A critical re-evaluation of classification with report of cases. J. of Neuropath. 10, 295 (1951).
TROWBRIDGE, W. V., and J. D. FRENCH: Disseminated oligodendroglioma. J. of Neurosurg. 9, 643—648 (1952).
— — Benign arachnoid cysts of the posterior fossa. J. of Neurosurg. 9, 398—408 (1952).
TRUPP, M., and E. SACHS: Vascular tumors of the brain and spinal cord and their treatment. J. of Neurosurg. 5, 354 (1948).
TSCHERNYSCHEFF, A., M. KOPYLOW u. K. TERIAN: Über einen Fall von Plexus-Chorioideus Psammom im rechten Seitenventrikel. Z. Neur. 129, 713—723 (1930).
TURNER, O. A., and J. W. KERNOHAN: Vascular malformations and vascular tumors involving the spinal cord. Amer. Assoc. Neuropath. 1941.
— — Malignant meningeoma, a clinical and pathologic study. Surg. etc. 11, 81—100 (1944).
—, and M. A. SIMON: Malignant papilloma of the choroid plexus. Amer. J. Canc. 30, 289 (1937).
— W.: Spindle-cell sarcoma of the pineal body, containing glandular and carcinomatous structures. Trans. Path. Soc. Lond. 36, 27 (1885).
UDVARHELYI, J. B.: Über einen riesigen Tumor des Septum pellucidum mit ungewöhnlich kurzer Vorgeschichte. Zbl. Neurochir. 14, 293—297 (1954).
— W. WALTER u. W. SCHIEFER: Die Gefäßstruktur des Glioblastoma multiforme in angiographischer und histologischer Darstellung. Acta neurochir. (Wien) 4, 109—127 (1955).
UEMURA, S.: Zur normalen und pathologischen Anatomie der Gld. pinealis des Menschen und einiger Haustiere. Frankf. Z. Path. 20 (1917).
UIBERALL, H.: Mit Hauthämangiomen kombinierte Rankenangiome des Gehirns. Z. Neur. 124, 863 (1930).
UIHLEIN, A., E. M. GATES and R. G. FISHER: Meningeal meningiomatosis. Report of case. J. of Neurosurg. 6, 81—89 (1949).
—, and R. D. WEYAND: Meningiomas of the anterior clinoid process as a cause of unilateral loss of vision: Surgical considerations. Collected papers of the Mayo Clinic and the Mayo foundation 44, 520—529 (1952).
ULOGIC: Enthirnungsstarre bei Kind von 6$^1/_2$ Monaten. Mschr. Psychiatr. 104 (1941).
URBAN, H.: Ein Beitrag zur Kenntnis der Chorioidal-Plexustumoren, Ependymome und Neuroepitheliome. Frankf. Z. Path. 44, 277 (1932).

Urban, H.: Die Gewebsverschiedenheit der Gliome und ihre klinischen Wechselbeziehungen. Frankf. Z. Path. **46**, 487 (1934).
— Zur Klinik und Pathologie der Angioblastome im Zentralnervensystem. Z. Neur. **155**, 798 (1936).
Urbanek, K.: Zur Kenntnis der gutartigen Melanome des Gehirns. Z. Neur. **175**, 459—475 (1943).
Urra, F. Monoz: Über die feinere Gewebsstruktur des Glioms der Netzhaut. Graefes Arch. **112**, 113 (1923).
Usbenski: On diffuse carcinomatous metastases in the CNS. J. of Neuropath. **2**, 103 (1943).
Vacquez Lopez, E.: On the growth of Rous sarcoma inoculated into the brain. Amer. J. Canc. **29**, 26 (1936).
— Experimental production of tumors in the brains of white rats. Arch. of Path. **26**, 777 (1938).
Válfi: Unerwartete Hirnblutung bei symptomfreien Hirngeschwülsten. Zbl. Path. **82**, 227 (1944).
Vasiliu, T.: Durch ein Hypophysenadenom hervorgerufene multiple Knochenmetastasen. Virchows Arch. **276**, 141—147 (1930).
Veitinger, O.: Bericht über einen Fall von massenhaften Carcinommetastasen im Groß- und Kleinhirn. Arch. f. Psychiatr. **81**, 216—230 (1927).
Vengerovskij, I. S.: Teratome der Kreuzbein-Steißbeingegend bei Kindern. Ref. Zbl. Neurochir. **10**, 182 (1950).
Venzoni: Chondromi endocranici. Ref. Z. Neur. **102**, 110 (1942).
Veraguth, O.: Über Tumoren des Zentralnervensystems. Dtsch. Z. Nervenheilk. **109**, 121 (1929).
— Über die Beziehungen zwischen Trauma und einigen Nervenkrankheiten. Dtsch. Z. Nervenheilk. **124**, 123—129 (1932). — Schweiz. Arch. Neur. **29**, 153 (1932).
Verbiest, H.: Die Epidermoide des Rückenmarkes, Analyse eines Falles, zugleich Beitrag zur Frage der Entstehung der aseptischen Meningitis nach Epidermoidoperationen. Zbl. Neurochir. **4**, 129—141 (1939).
— Expériences neurochircales dans l'atrophie optique héréditaire. Revue Neur. **80**, 657—676 (1948).
— Neurochirurgische Aspecten bij de Behandeling van acute en chronische Meningitis. Mschr. Kindergeneesk. **18**, 187—249 (1950).
—, u. J. Zeldenrust: Dermoidzyste der Cyst. cerebello-medullaris. Nervenarzt **11**, 366—369 (1938).
Verbrugghen, A.: Paragasserian tumours. J. of Neurosurg. **9**, 451—460 (1952).
Verhoeff, F. H.: Primary intraneural tumors of optic nerve. Arch. Opththalm. **51**, 120—140 (1922).
— Tumors of the optic nerve. In Penfield's Cytology and cellular pathology, Bd. 3, S. 1029. New York: Hoeber 1932.
Verocay, J.: Multiple Geschwülste und Systemerkrankungen am nervösen Apparat. Chiari-Festschr. Wien u. Leipzig 1908.
— Zur Kenntnis der Neurofibrome. 13. Tagg der Dtsch. Path. Ges. 1909. Beitr. path. Anat. **48** (1910).
Vestergaard, E.: Multiple intracranial meningiomas. Acta psychiatr. (Copenh.) **19**, 389—411 (1944).
Vet, A. C. de: Over de diagnostiek van het meningioma cerebri. Amsterdam: Scheltema & Holkema 1936.
Victor, J., and A. Wolf: Metabolism of brain tumors. Proc. Assoc. Res. Nerv. a. Ment. Dis. **16**, 44—58 (1935).
Vidau, G.: Ganglioneuroma della faringe. Clin. Otorinolaringoiatr. **1**, 5—32 (1949).
Vincent, C.: Deux cas d'haemangioblastome familial. Revue neur. **38**, 1 (1931).
—, u. M. David: Sur les méningeomes de l'aile du sphénoide. Verh. 1. Internat. Kongr. Krebsbekpf. **1**, 700 (1933).
—, u. Mitarb.: Papillomes du 4 ventricle etc. Rev. Neur. 1931, I, 811.
— P. Puech et M. David: Haemangioblastome cérébrale. Rev. Neur. **1930** I.
— — — A propos de 7 cas d'arachnoidite optochiasmatique. Rev. Neur. 1931.
—, et F. Rappoport: Contribution à l'étude des pinéalomes. Revue neur. **40** (1933).
Virchow, R.: Zur Entwicklungsgeschichte des Krebses usw. Virchows Arch. **1**, 94 (1847).
— Untersuchungen über die Entwicklung des Schädelgrundes. Berlin: Georg Reimer 1857.
— Die Zellularpathologie. Berlin 1858.
— Über einen Fall von vielfachen Neuromen usw. Virchows Arch. **12**, 114 (1857).
— Das wahre Neurom. Virchows Arch. **13** (1858).
— Pigment und diffuse Melanose der Arachnoidea. Virchows Arch. **16**, 180 (1859).
— Die krankhaften Geschwülste. Berlin: Hirschwald 1863/1865.
— Das Psammom. Virchows Arch. **160**, 32 (1900)
Vogel, F. St., and L. D. Stevenson: Meningothelial meningioma of the fourth ventricle. J. of Neuropath. **9**, 443—448 (1950).
— Ph. J., and C. B. Courville: Calcification in ganglion cell tumors of the brain. Bull. Los Angeles Neur. Soc. **11**, 124—134 (1946).
Vogt, C. u. O.: Lebensgeschichte, Funktion und Tätigkeitsregulierung des Nucleolus. Theor. Med. **1**, I/25, II (1947).
Volkmann, J.: Über primäre diffuse und flächenhafte Sarkomatose der Pia des Gehirns. Zbl. Neurochir. **9**, 141—150 (1949).

VOLLAND, K.: Über traumatische Gliomentstehung. [Bemerkungen zu den Ausführungen K. NEU-BÜRGERS in Nr. 13 (1925) ds. Wschr.] Münch. med. Wschr. 37, 1925, 1544—1546.
— W.: Über multiple Chondrome der Dura mater spinalis. Zbl. Path. 69, 162—167 (1938).
— Über intracerebrale Gefäßverkalkungen. Arch. f. Psychiatr. 111, 5—47 (1940).
— Aktuelle Melaninprobleme. Med. Mschr. 1954, H. 10, 652—660.
VOLYNKIN, N. M.: Über einige klinische Besonderheiten bei multiplen Arachnoidendotheliomen. Frag. Neurochir. 1, 18—26 (1949). Ref. Zbl. Neurochir. 10, 182 (1950).
VONDERAHE, A. R., and N. R. ABRAMS: Ependymoma of third ventricle. Arch. of Ophthalm. 12, 693—698 (1934).
—, and W. T. NIEMER: Intracranial lipoma. J. of Neuropath. 3, 344—354 (1944).
VONWILLER, P.: Über das Epithel und die Geschwülste der Hirnkammern. Virchows Arch. 204, 230 (1911).
VORDERWINKLER, K.: Zur Histogenese von Krebsmetastasen im Gehirn. Zb. Neurochir. 11, 116—124 (1951).
VORIS, H. C., and A. W. ADSON: Tumors of the corpus callosum, clinical and pathologic study. Arch. of Neur. 34, 965 (1935).
— — Tumors of frontal lobe, anatomic and pathologic study. Arch. of Neur. 34, 605 (1935).
VOSS, O.: Zur Differentialdiagnose der sarkomatösen Hirngeschwülste. Zbl. Neurochir. 1, 76—79 (1936).
— Basale Meningeome der hinteren Schädelgrube. Arch. klin. Chir. 180, 484 (1937).
— Rückenmarkskompression durch eine intradurale Zyste. Dtsch. Z. Nervenheilk. 143, 61 (1937).
VOSSKÜHLER, P: Weitere Beiträge zur Ausbreitung der Hypophysenadenome. Z. Neur. 169, 444—451 (1940).
WACHOWSKI, T. J., and H. CHENAULT: Degenerative effects of large doses of roentgen rays on the human brain. Radiology 45, 227—246 (1945).
WACHSMUTH, N., et A. LÖWENTHAL: Détermination chimique d'éléments minéraux dans les calcifications intracérébrales de la maladie de Sturge-Weber. Acta neurol. et psychiatr. belg. 50, 305—312 (1950).
WÄTJEN, J.: Ein Ganglioneurom des ZNS. Virchows Arch. 277, 441—465 (1930).
WÄTZOLD: Ein Peritheliom des Plexus chor. des linken Seitenventrikels. Beitr. path. Anat. 38, 388 (1905).
— Gewächse des Auges. Erg. Path. 21, 1 (1927).
WAGENEN, W. P. VAN: Tuberculoma of the brain: its incidence among intracranial tumors and its surgical aspects. Arch. of Neur. 17, 57—91 (1927).
— Papillomas of the chorioid plexus. Arch. Surg. 20, 199—231 (1930).
— A surgical approach for the removal of certain pineal tumors. Surg. etc. 53, 216 (1931).
— Verified brain tumors. End results of 149 cases eight years after operation. J. Amer. Med. Assoc. 102 1454—1458 (1934).
— Chordoblastoma of the basilar plate. Arch. of Neur. 34, 548 (1935).
— Surgery of the hypothalamic region. Res. Publ. Assoc. Res. Nerv. a. Ment. Dis. 20, 841—833 (1940).
—, and R. B. AIRD: Dilatations of the cavity of the septum pellucidum and cavum vergae. Amer. J. Canc. 20, 539—557 (1934).
WAGGONER, R. W., and K. LÖWENBERG: A clinico-pathologic study of astrocytomas. Arch. of Neur. 38, 1208—1223 (1937).
WAGNER, W., u. H. COSACK: Hirnzysticerkose. Z. Neur. 156, 660 (1936).
WAIL, S. S.: Zur Frage nach den primären diffusen Endotheliomen der weichen Hirnhaut. Virchows Arch. 273, 441—444 (1929).
WALKER, A. EARL: Astrocytosis arachnoideae cerebelli: rare manifestation of von RECKLINGHAUSENS disease. Arch. of Path. 45, 520 (1941).
— Neurogenic polycythemia: Report of a case. Arch. of Neur. 53, 251—253 (1945).
— Craniopharyngeoma. J. of Path. 61, 359 (1949).
— A history of neurological surgery. Baltimore: Williams & Wilkins Compan. 1951.
—, et C. E. ALLÈGRE: Histopathologie et pathogénie des anévrysmes artériels cérébraux. Revue neur. 89, 477—490 (1953).
— — The biological course of intracranial aneurysms and vascular anomalies. V. Internat. Neurologen-Kongreß, Lissabon 1953.
—, and P. C. BUCY: Congenital dermal sinuses: a source of spinal meningeal infection and subdural abscesses. Brain 57, 401—421 (1934).
— H. C. JOHNSON and K. M. BROWNE: Hemangiomas of the fourth ventricle. J. of Neuropath. 11, 103—115 (1952).
— J. C., and G. HORRAX: Papilloma of the choroid plexus. J. of Neurosurg. 4, 387—391 (1947).
WALL, A. E.: Meningiomas within the lateral ventricle. J. of Neur. N. S. 17, 91—103 (1945).
WALLENBERG, A.: Über reaktive Veränderungen der Gliazellen in Gliomen. Z. Neur. 151, 729 (1934).

Wallman, H.: Eine Kolloidzyste im 3. Hirnventrikel und ein Lipom im Plexus chorioideus. Virchows Arch. 14, 385—388 (1858).

Wallner, A.: Beitrag zur Kenntnis der Neurinome „Verocay". (Multiple Geschwülste am Rückenmark und an den peripheren Nerven.) Virchows Arch. 237, 331—354 (1922).

Walt, F.: A medulloblastoma in an infant with abnormal cells in cerebrospinal fluid. Arch. Dis. Childh. 14, 84—86 (1939).

Walter, F.: Über Hirngeschwulst und Trauma. Mschr. Unfallheilk. 28, 1—18 (1921).

— W.: Zur Wirkung der Röntgenstrahlen auf das Hirn. Zbl. Neurochir. 14, 297—301 (1954).

— Über die sogenannten Zylindrome an der Hirnbasis etc. Zbl. Path. 93, 422 (1955).

— W. G.: Weitere Untersuchungen zur Pathologie und Physiologie der Zirbeldrüse. Z. Neur. 83, 411 (1923).

Walthard, B.: Über einen Fall von Hypophysengangstumor. Z. Neur. 117, 49 (1928).

— Diffuse Angiomatose des Rückenmarks. Schweiz. med. Wschr. 1935, 1014.

— Obstruction des Aquädukts. Schweiz. Arch. Neur. 39, 169 (1936).

Walther, H. E.: Krebs-Metastasen. B. Schwab, édit., Bâle, 1948.

Walton, K.: Teratomas of the pineal region and their relationship to pinealomas. J. of Path. 61, 11—21 (1949).

Wanke, R.: Zur Anatomie und Chirurgie des Medulloblastoms. Arch. klin. Chir. 177, 528—564 (1933).

— Zur Anatomie und Chirurgie der Kleinhirngeschwülste. Arch. klin. Chir. 180, 428 (1934).

Ward, A., and R. G. Spurling: The conservative treatment of third ventricle tumors. J. of Neurosurg. 5, 124 (1948).

Wassmund, C: Ein Ganglioneurom der Nebenniere. Virchows Arch. 226, 319—332 (1919).

Weber, E.: Über den Bau der Meningeome. Z. Neur. 161, 211—214 (1938).

— Die Teratome und Teratoide des Zentralnervensystems. Zbl. Neurochir. 4, 47—57 (1939).

— H. v.: Über Tumoren des Plexus chorioideus und deren Diagnostik. Nervenarzt 8, 194 (1935).

Wegelin: Über ein Ganglioneurom des Sympathikus. Beitr. path. Anat. 46, 403 (1909).

— Trauma und Gliom. Schweiz. med. Wschr. 1932, 241.

Wehrli, G. A.: Zur Gliom- und Rosettenfrage. Graefes Arch. 71 (1909).

Weigert, C.: Zur Lehre von den Tumoren der Hirnanhänge. Virchows Arch. 65, 212—219 (1875).

— Beitrag zur Kenntnis der normalen menschlichen Neuroglia. Abh. Senckenbergschen naturforsch. Ges. 19, 2 (1895).

Weil, A.: Megalencephaly with diffuse glioblastomatosis of the brainstem and cerebellum. Arch. of Neur. 30, 795 (1933).

— Textbook of Neuropathology. New York: Grune & Stratton 1945.

—- Experimental production of tumors in the brains of wite rat. Arch. of Path. 26, 777—790 (1938).

—, and B. Blumklotz: Experimental intracranial epithelials cysts. J. of Neuropath. 2, 34—44 (1943).

—, and W. A. Hetherington: Experimental tumor of hypophysis of the white rat. J. Mt. Sinai Hosp. 9, 842 (1942).

—, and M. P. Rosenblum: Astrocytoma of fifteen years duration. A case report. J. of Neuropath. 11, 409—420 (1952).

Weimann, W.: Tuberkulose, Aktinomykose, Hefeinfektionen. In Handbuch der Geisteskrankheiten, Bd. XI, Teil 7: Die Anatomie der Psychosen. S. 130—156. Berlin: Springer 1930.

Weinberger, L. M., and F. Grant: Precocious puberty and tumors of the hypothalamus. Arch. Int. Med. 67, 762 (1941).

Weingärtner: Das Medulloblastom im Kindesalter. Kinderärztl. Prax. 17, 371—381 (1944).

Weisenburg: Tumors of the third ventricle, with the establishment of a symptom complex. Brain 33, 236 (1910).

Weiser: Zur Kenntnis der Knochenbildung an der cerebralen Fläche der Duraendotheliome. Dtsch. Z. Chir. 192, 445 (1925).

Weiss, P.: Über einen Kombinationstumor des Gehirns. Frankf. Z. Path. 44 (1932).

— Th.: Cytologische Erkennung von Malignomen. Materia med. (Nordmark) 4, 58—64 (1949).

Wenzel, J. C.: Über die schwammigen Auswüchse auf der äußeren Hirnhaut. Mainz 1811.

Werner, I.: Kyste épidermique intra-rachidien. Nord. Med. 41, 815—817 (1949).

— T.: Ein Pinealom mit diffuser Metastasierung in die Meningen. Zbl. Neurochir. 4, 155—160 (1939).

Wernicke, C., u. E. Hahn: Idiopathischer Absceß des Occipitallappens durch Operation entfernt. Virchows Arch. 87, 335—344 (1882).

Wertheimer, P., G. Allègre et A. Garde: Les tumeurs épendymaires de la moelle et du filum terminale. Revue neur. 82, 153—162 (1950).

— J. Lecuire et C. Exbrayat: Tentatives neuro-chirurgicales dans les meningo-encephalites tuberculeuses. IV Congresso Sul Americano de Neurocirurgia, Porto Alegre (Brasil) 1951, S. 288 bis 301.

Wettler, H.: Das intrakranielle Epidermoid. Mschr. Psychiatr. 115, 233—276 (1948).

Whalley, N.: Ruptured congenital aneurysm of anterior cerebral artery. J. Neurol., Neurosurg. a. Psychiatr. 12, 322 (1949).

WHITE, J. C., R. BIDWELL and C. S. KUBIK: Meningioma of record size with unusual features. J. of Neurosurg. 7, 455—460 (1950).
—, and S. WARREN: Unusual size and extension of a pituitary adenoma. J. of Neurosurg. 2, 126 (1945).
WIEDERSHEIM, O., u. W. HERZOG: Über Pseudogliom und Gliom. (Zur Frage der Entstehung des malignen Retinoblastoms.) Graefes Arch. 153, 273—288 (1952).
WIENBECK, J.: Untersuchungen über Schädelknochenveränderungen bei Meningeomen. Arch. klin. Chir. 174, 151—161 (1933).
WILKE, G.: Zur Angioarchitektonik der gliomatösen Hirntumoren. Arch. f. Psychiatr. 116, 4 (1943).
— Über primäre Reticuloendotheliosen des Gehirns. Dtsch. Z. Nervenheilk. 164, 332—380 (1950).
— Zur Frage der Hirnödeme bei Unterernährung. Dtsch. med. Wschr. 1950 I, 172.
— Über Rethotelsarkome des Gehirns. Verh. der Dtsch. Ges. für Path., Hannover 1951. Stuttgart: Piscator 1952. S. 178.
— Cerebrale Formen der BOECKschen Krankheit und ihre Beziehungen zu den Retikulosen des Gehirns. Verh. der Dtsch. Ges. für Path. 37. Tagg, Marburg 1953. Stuttgart: Georg Fischer 1954. S. 259—268.
— Granulomatous encephalitis, with reference to known and unknown aetiologies. Excerpta med. Neurol. a. Psychiatr. 8, 824 (1955).
WILKINS, H., R. SMITH and B. HALPERT: Neoplasm of the choroid plexus of the left lateral ventricle. J. of Neurosurg. 5, 406—410 (1948).
WILL, G.: Über Verknöcherung der Aderhautgeflechte. Schweiz. Arch. Neur. 44, 151—157 (1939).
WILLIAMS, D.: Boeck's sarcoidosis of the nervous system. Proc. Roy. Soc. Med. 43, 253—254. (1950).
WILLIS, R. A.: Pathology of tumours. London: Butterworths & Co. 1953.
WILSON, G., H. E. RIGGS and CH. RUPP: The pathologic anatomy of ruptured cerebral aneurysms. J. of Neurosurg. 11, 128—134 (1954).
— K.: Neurology, Bd. I. S. 289—311. Baltimore: Williams & Wilkins 1940.
WINKELBAUER, A.: Duraendotheliom und Hyperostose. Wien. klin. Wschr. 43, 748—752 (1930).
WINKELMAN, N. W.: Hyperostosis and tumor infiltration of base of skull associated with overlying meningeal fibroblastoma. Arch. of Neur. 23, 494—501 (1930).
—, and J. L. ECKEL: Midline cerebellar tumors („medulloblastoma"): A clinico-pathological report of cases showing diffuse dissemination throughout central nervous system. Surg. etc. 63, 372—381 (1936).
— jr., N. W., C. CASSEL and B. SCHLESINGER: Intracranial tumors with extracranial metastases. J. of Neuropath. 11, 149—168 (1952).
WINKELMANN, N., N. GOTTEN and A. SILVERSTEIN: Primary melanoblastosis of the meninges. Arch. of Neurol. 35, 919—920 (1936).
WINKLER: Sarkome. Erg. Path. 23, 22 (1930).
WINTERSTEINER, H.: Das Neuroepithelioma retinae. Wien: Deuticke 1897.
WISBAUM: Über epitheliale Wandbekleidung in Gliomzysten. Virchows Arch. 247, 623 (1923).
WISE, B. L., N. MALAMUD and E. B. BOLDREY: Multiple intracranial tumors: Glioma associated with hypophyseal chromophobe adenoma. J. of Neuropath. 12, 224—231 (1953).
WISLOCKI, G. B., and T. J. PUTNAM: Note on the anatomy of the area postrema. Anat. Rec. 27, 151—156 (1924).
WITT, J. A., C. S. MacCARTY and F. R. KEATING: Craniopharyngioma (pituitary adamantinoma) in patients more thean 60 years of age. J. of Neurosurg. 12, 354—360 (1955).
WITTERMANN, E.: Hypophysengangstumoren und vegetative Zentren des Zwischenhirns. Nervenarzt 9, 441—516 (1936).
WÖRTH, TH. E.: Gliom und Unfallfolgen. Mschr. Unfallheilk. 30, 170 (1923).
WOHLWILL, FR.: Über gleichzeitiges Vorkommen von Hirngliomen und Sarkomen. Mitt. Hambg. Staatskr.anst. 1910.
— Über amöboide Glia. Virchows Arch. 216, 468 (1914).
— Ein Fall von Angiomatosis des Zentralnervensystems. (LINDAUsche Erkrankung.) Zbl. Neur. 46, 456 (1927).
— Hypophyse und Zwischenhirn bei Carcinom. Dtsch. Z. Nervenheilk. 105 (1928).
— Zur pathologischen Anatomie der malignen medianen Kleinhirntumoren der Kinder. Z. Neur. 128, 587—614 (1930).
WOJTEK, E.: Über Hirnmetastasen maligner Tumoren. Zbl. Neurochir. 9, 294—307 (1950).
WOLF, A., and S. BROCK: Histopathologic study of two angiomas of the brain. Arch. of Neur. 29, 1362—1363 (1933).
— — The pathology of cerebral angiomas. Bull. Neur. Inst. N.Y. 4, 144—176 (1935).
—, and D. COWEN: Angioblastic meningiomas. Bull. Neur. Inst. N. Y. 5, 485—503 (1936).
—, and F. ECHLIN: Osteocondrosarcoma of the falx invading the frontal lobes of the cerebrum. Bull. Neur. Inst. N. Y. 5, 515—525 (1936).
—, and W. M. HONEYMAN: A note on the appearance of meningioma in tissue culture. Bull. Neur. Inst. N. Y. 6, 569—573 (1937).

WOLF, A., u. B. F. MORTON: Ganglion cell tumors of the central nervous system. Bull. Neur. Inst. N. Y. 6, 453—488 (1937).
—, and S. T. ORTON: Intranuclear inclusions in brain tumors. Bull. Neur. Inst. N. Y. 3, 113—123 (1933).
—, and S. L. WILENS: Multiple hemangioblastomas of the spinal canal with syringomyelia. Amer. J. Path. 10, 545 (1934).
— E.: Gliom des Septum pellucidum mit Übergang auf die Balkenausstrahlung. Zbl. Path. 31, 257—265 (1921).
— N.: Kriegsverletzungen des Gehirns und Hirntumorentwicklung. Z. Unfallmed. u. Berufskrkh. (Zürich) 44, 279—284 (1951).
— Gliom und Kriegsverletzung. Nervenarzt 22, 430/431 (1951).
WOLFF, K. v.: Von einem diffusen pigmentierten Gliom der linken Großhirnhemisphäre. Zbl. Path. 37, 5—12 (1926).
WOLLSTEIN, M., and F. H. BARTLETT: Brain tumors in young children. Amer. J. Dis. Child. 25, 257—283 (1923).
WOLMAN, L.: The origin of the fibrous tissue in meningiomata. J. of Neuropath. 12, 194—200 (1953).
WOLTMAN, H. W.: Malignant tumors of the nasopharynx. Arch. of Neur. 8, 414—429 (1922).
— J. W. KERNOHAN and A. W. ADSON: Gliomas of the cerebellopontine angle. Proc. Staff. Meet. Mayo Clin. 24, 77—82 (1949).
— — — and W. McK. CRAIG: Intramedullary tumors of spinal cord and gliomas of intradural portion of filum terminale: Fate of patients who have these tumors. Arch. of Neur. 65, 378—393 (1951).
WOOD, E. H., J. M. TAVERAS and J. L. POOL: Myelographic demonstration of spinal cord metastases from primary brain tumors. J. of Roentgenol., 69, 221—230 (1953).
WOOLSEY, R. D.: Hemangioblastoma of cerebellum with polycythemia. J. of Neurosurg. 8, 447—449 (1951).
WORSTER-DROUGHT, C., W. E. C. DICKSON and W. H. McMENEMY: Multiple meningiomata and perineural tumors. Brain 60, 85—117 (1937).
WRIGHT, J. H.: Neurocytoma or neuroblastoma, a kind of tumor not generally recognized. J. of Exper. Med. 12, 556—560 (1910).
WÜNSCHER, W.: Beitrag zur Meningitis tuberculosa. Psychiatr., Neurol. u. med. Psychol. 4, 21—29 (1952).
— Zur Klinik und Pathologie der ganglienzellbildenden Neurinome. Psychiatr., Neurol. u. med. Psychol. 4, 101—107 (1952).
WYCIS, H. T.: Oligodendroglioma of cerebellum. Arch. of Neur. 59, 404 (1948).
YAKOVLEV, P. I., and R. H. GUTHRIE: Congenital ectodermoses (neurocutaneous syndromes) in epileptic patients. Arch. of Neur. 26, 244 (1931).
YASKIN, H. E.: Entwicklungsanomalien bei Kleinhirnembryonen als Grundlage pathologischer Veränderungen. Arb. neur. Inst. Wien 31 (1929).
YENERMAN, M.: Histological and topographical study of gliomas in Turkey. Excerpta med. Neurol. a. Psychiatr. 8, 797 (1955).
YUBE: Case of primary reticulosarcoma of the brain: relationship of microglia cells to histiocytes. Arch. of Path. 26, 1036 (1938).
YUHL, E. T., and C. W. RAND: Tuberculous opticochiasmatic arachnoiditis. J. of Neurosurg. 8, 441—447 (1951).
ZAAIJER, J. H.: Über die Behandlung von metastatischen Tumoren. Zbl. Neurochir. 3, 7—12 (1938).
ZAJEWLOSCHIN, M. N.: Aktinomykose der Hypophysis cerebri. Frankf. Z. Path. 43, 335 (1932).
ZALKA, E. v.: Beitrag zur Pathohistologie des menschlichen Plexus chorioideus. Virchows Arch. 267, 379—412 (1928).
ZAMORA, M. M.: Patogenia de las lesiones tuberculosas del sistema nervoso. Anais do IV. Congr. Sul-Americano de Neuro-Cirurgia, Porte Alegre, Brasil., Mai 1951. S. 67—76.
ZAND, N., et J. MACKIEWITZ: Papillome malin du plexus chorioide. Encéphale 24, 841 (1929).
ZANDER, E.: 6 Fälle von Papillomen des Plexus chorioideus. Mschr. Psychiatr. 118, 321—363 (1949).
ZANDT, H. VAN, and F. D. INGRAHAM: Blood vessel hyperplasia masking glioblastoma multiforme. J. of Neuropath. 4, 364 (1945).
ZEHNDER, M.: Echinokokken im Spinalkanal. Zbl. Neurochir. 3, 51 (1938).
— Subarachnoidalcysten des Gehirns. Zbl. Neurochir. 3, 100—112 (1938).
ZEITLHOFER, J., u. H. KRAUS: Über die extrakranielle Metastasierung der Gliome. Zbl. Neurochir. 12, 347—357 (1952).
ZEITLIN, H.: Tumors in the region of the pineal body. Report of 3 cases. Arch. of Neur. 34, 567 (1935).
— Adamantinomas of the hypophysial stalk. Amer. J. Canc. 23, 729—740 (1935).
— Hemangioblastomas of the meninges and their relation to Lindau disease. J. of Neuropath. 1, 14—23 (1942).

ZEITLIN, H., and LEVINSON: Intracranial chordoma. Arch. of Path. **45**, 984 (1941).

—, and B. W. LICHTENSTEIN: Actinomycotic abscess of the brain. Arch. of Path. **23**, 58 (1937).

—, — Paraphysial cysts of 3. ventricle of the brain. J. Nerv. Dis. **91**, 704 (1940).

ZELDENRUST, J.: A case of angiomatosis cerebri. Amer. J. Canc. **34**, 234—239 (1938).

ZEMAN, W.: Zur Frage der Röntgenstrahlenwirkung am tumorkranken Gehirn. Arch. f. Psychiatr. u. Z. Neur. **182**, 713—730 (1949).

— Die Toleranzdosis des Hirngewebes bei der Röntgentiefenbestrahlung. Strahlenther. **81**, 549—556 (1950).

ZIEGLER: Allgemeine Pathologie, 8. Aufl., S. 458. 1895.

ZIMMERMAN, H. M.: Experimental brain tumours. II. Internat. Congr. of Neuropath. London 1955.

— The nature of gliomas as revealed by animal experimentation. Amer. J. Path. **31**, 1—30 (1955).

—, and H. ARNOLD: Experimentally induced intracranial neoplasms. Trans. Amer. Neur. Assoc. **66**, 191—193 (1940).

— — Experimental brain tumors. I. Tumors produced with methylcholanthrene. Cancer Res. **1**, 919—938 (1941).

— — Brain tumors produced with benzpyrene. J. of Neuropath. **1**, 123 (1942).

— — Experimental brain tumors. II. Tumors produced with benzpyrene. Amer. J. Path. **19**, 939—955 (1943).

— — The incidence of experimental tumors in different strains of mice. Cancer Res. **4**, 98—101 (1944).

—, and W. J. GERMAN: Colloid tumours of the 3. ventricle. Arch. of Neur. **30**, 309—325 (1933).

ZINN, W.: Demonstration einer Rückenmarksgeschwulst in Form eines Gliastiftes: Neuroepithelioma gliomatosum microcysticum. Verh. Kongr. inn. Med. **25**, 671 (1908).

ZISCHKA, W.: Zur Kenntnis des Neuroblastoma ganglionare cellulare. Z. Neur. **174**, 689 (1942).

ZONDEK, B.: Hypophyseal tumors induced by oestrogen hormone. Amer. J. Canc. **36**, 555 (1949).

ZSCHAU, H.: Beitrag zur Kenntnis der Cauda equina. Frankf. Z. Path. **38**, 400—438 (1929).

ZÜLCH, K. J.: Zur Histopathologie der Großhirngliome in den ersten beiden Lebensjahrzehnten. Z. Neur. **158**, 369—374 (1937).

— Zur histologischen Schnelldiagnose bei der Operation von Hirngeschwülsten. Arch. klin. Chir. **189**, 492—493 (1937).

—, s. W. TÖNNIS: Das Ependymom der Großhirnhemisphären im Jugendalter. Zbl. Neurochir. **2**, 141—164 (1937).

— On the question of cerebellar astrocytomas. Diskussionsbemerkung. Zbl. Neurochir. **2**, 360 (1937).

— Über einen Fall multipler Papillome mit eigenartiger Symptomatik. Sitzungsbericht. Zbl. Neurochir. **3**, 51—52 (1938).

— Die Hirngeschwülste des Jugendalters. Z. Neur. **161**, 183—188 (1938).

— Die Gefäßversorgung der Gliome. Z. Neur. **167**, 585—592 (1939).

— Zur Klassifikation der Hirntumoren. Psychiatr.-neur. Wschr. **1939**, 38—42.

— Über die geschichtliche Entwicklung und den heutigen Stand der Klassifikation der Hirngeschwülste. Zbl. Neurochir. **4**, 251—272, 325—331 (1939).

— Über die Pathologie der Gliome. Fortschr. Neur. **11**, 121—137 (1939).

— s. D. RIESSNER: Über die Formveränderungen des Hirns (Massenverschiebungen, Zisternenverquellungen bei raumbeengenden Prozessen). Dtsch. Z. Chir. **253**, 1—61 (1939).

— s. W. TÖNNIS: Intrakranielle Ganglienzellgeschwülste (mit ausführlicher Beschreibung einer einheitlichen Gruppe im Großhirn). Zbl. Neurochir. **4**, 273—307 (1939).

— Über das „sog." Kleinhirnastrocytom. Virchows Arch. **307**, 222—252 (1940).

— Hirngeschwülste im Jugendalter. Zbl. Neurochir. **5**, 238—274 (1940).

— Das Medulloblastom. Arch. of Psychiatr. **112**, 343—367 (1940).

— Die Pathologie der Hirngeschwülste (insbesondere der Gliome) und ihre Bedeutung für die Klinik. Wien. klin. Wschr. **1940**, 498.

— Über die morphologischen Folgen der Anwendung elektrischen Stromes zum Schneiden und Koagulieren des Hirn- und Geschwulstgewebes. Dtsch. Z. Nervenheilk. **151**, 141—145 (1940).

— Morphologische Befunde bei Hirnschwellung. Zbl. Neurochir. **5**, 166—175 (1940).

— Das Oligodendrogliom. Z. Neur. **172**, 407—482 (1941).

— Ein Medulloblastom mit glatten Muskelfasern. Arch. f. Psychiatr. **114**, 349—352 (1941).

— Hirnödem und Hirnschwellung. Virchows Arch. **310**, 1—58 (1943).

— s. A. STENDER: Über die Ventrikeltumoren bei tuberöser Sklerose. Z. Neur. **176**, 556—578 (1943)

— Kriegsverletzungen des Nervensystems. Fortschr. Neur. **15**, 225—257 (1944); **16**, 206—224, (1944).

— Pathologische Anatomie und Biologie der intrakraniellen Geschwülste. In KIRSCHNER-NORDMANN, Die Chirurgie, Bd. III, S. 665. 1948.

— Der heutige Stand der Klassifikation der Hirngeschwülste. Klin. Wschr. 1948.

— Primäre Hirnkarzinome und Hirnsarkome. Zbl. Path. **84**, 173—174 (1948).

— s. L. TELTSCHAROW: Das Astrocytom des Großhirns vom pathologisch-anatomischen Standpunkt aus. Arch. f. Psychiatr. u. Z Neur. **179**, 691—720 (1948).

Zülch, K. J.: Sobre a significacão clinica de uma classificacão apropriada dos tumores encefalicos. Arqu. neuropsiquiatr. **7**, 113—125 (1949).
— Häufigkeit, Vorzugssitz und Erkrankungsalter bei Hirngeschwülsten. Zbl. Neurochir. **9**, 115—128 (1949).
— Raumbeengende Prozesse im Mittelhirn. Hambg. Ärztebl. Mai 1942, 102. Zbl. Path. **85**, 223 (1949).
— Zur Pathologie der Blastome der Schädelbasis. Sitzg der Max-Planck-Ges. für Hirnforschg, April 1949.
— Zur Pathologie der äußeren Liquorräume. Zbl. Neurochir. **10**, 25—38 (1950).
— Vegetative und psychische Symptome bei umschriebenen traumatischen Zwischenhirnschädigungen. Zbl. Neurochir. **10**, 73—97 (1950).
— Fortschritte auf dem Gebiete der Morphologie und Biologie der Hirngeschwülste unter besonderer Darstellung der Klassifikation. Fortschr. Neur. **18**, 513—538 (1950).
— Über die „unklassifizierten" Hirngeschwülste. Acta neurochir. (Wien) **1**, 283—299 (1950).
— Diskussionsbemerkungen zu den Frontallappengeschwülsten. Zbl. Neurochir. **11**, 286—287 (1951).
— Hirnödem, Hirnschwellung, Hirndruck. I. Zbl. Neurochir. **11**, 349—355 (1951).
— s. G. Krause: Über die Häufigkeit der Hirntumorarten in den verschiedenen Regionen. Zbl. Neurochir. **11**, 221—230 (1951).
— s. W. F. Borck: Über die Erkrankungshäufigkeit der Geschlechter an Hirngeschwülsten. Zbl. Neurochir. **11**, 333—350 (1951).
— Vorzugssitz, Erkrankungsalter und Geschlechtsbevorzugung bei Hirngeschwülsten als bisher ungeklärte Formen der Pathoklise. Dtsch. Z. Nervenheilk. **166**, 91—102 (1951).
— Schema zur Erleichterung der Klassifikation der neuroepithelialen Geschwülste. Acta neurochir. (Wien) **3**, 104—110 (1952).
— Die sellanahen Geschwülste. Ärztl. Prax. **4**, 3—10 (1952).
— Über die Pathologie und Biologie der Hirngeschwülste. Wien. med. Wschr. **1952**, 711—715.
— Hirnödem, Hirnschwellung, Hirndruck. II. Zbl. Neurochir. **12**, 174—186 (1952).
— Hirnödem, Hirnschwellung, Hirndruck. III. Zbl. Neurochir. **12**, 365—372 (1952).
— Estado actual de la clasificacion de los tumores cerebrales. Folia clin. internac. **2** (1952).
— Hirnschwellung und Hirnödem. Dtsch. Z. Nervenheilk. **170**, 179—208 (1953).
— Über die primären Hirnsarkome. Arch. internaz. di studi neurol. **2**, 1—35 (1953).
— Hirngeschwülste als Schädigungsfolge. Ärztl. Forsch. **7**, I/535—543 (1953).
— Betrachtungen über die Entstehung der frühkindlichen Hirnschäden auf Grund der klinischen und morphologischen Befunde. Arch. Kinderheilk. **149**, 1—27 (1954).
— Mangeldurchblutung an der Grenzzone zweier Gefäßgebiete als Ursache bisher ungeklärter Rückenmarksschädigungen. Dtsch. Z. Nervenheilk. **172**, 81—101 (1954).
— Problems in the diagnosis of oligodendrogliomas. Excerpta med. Neurol. a. Psychiatry **8**, 816 (1955).
— Die Hirngeschwülste in biologischer und morphologischer Darstellung. Leipzig: Johann Ambrosius Barth 1951. 232 S. 2. Aufl. 1956.
— 1. La génèse des tumeurs cérébrales. 2. La malignité des tumeurs et ses problèmes. Vorträge gehalten im Curso de Tumores Intracraniales, August 1945, Santander — Referat. Zbl. Neurochir. **16**, 52—53 (1956).
—, u. W. F. Borck: Tafeln über die relative Häufigkeit der Hirngeschwülste in verschiedenen Altersklassen. Zbl. Neurochir. **12**, 93—97 (1952).
—, u. F. Pinto: Zur Klassifikation polymorpher Gliome. Zbl. Neurochir. **13**, 27—40 (1953).
— F. Pompeu u. F. Pinto: Über die Metastasierung der Meningeome. Zbl. Neurochir. **14**, 253—260 (1954).
—, u. E. E. Schmid: Über das Ependymom der Seitenkammern am Foramen Monroi. Arch. f. Psychiatr. u. Z. Neur. **193**, 214—228 (1955).
— Mikroskop. Atlas der Hirngeschwülste, 1955.
— — Eigenartige intermittierende Einklemmungsanfälle bei Angioblastomen ohne Zeichen des Hirndrucks. Zbl. Neurochir. **1956**.

Pathologie der intrakraniellen Blutungen.

Von

Erna Christensen.

Mit 24 Abbildungen.

Einleitung.

Bei intrakraniellen Blutungen sind die klinischen Symptome, die Prognose und das pathologisch-anatomische Bild sehr verschieden, und zwar je nach dem Sitz der Blutung, nach ihrer Ausdehnung und nach der Zeitspanne, die verlaufen ist, ehe der Patient in Behandlung kommt. Auch die (im einzelnen Falle) instituierte Behandlung ist von entscheidender Bedeutung.

Intrakranielle Blutungen können in 4 Gruppen — je nach ihrem Sitz — aufgeteilt werden, und zwar unterscheidet man 1. *epidurale Blutung* (zwischen Schädelwand und Dura), 2. *subdurale Blutung* (zwischen Dura und Arachnoidea), 3. *subarachnoidale Blutuny* (im Subarachnoidalraum, wo normalerweise Cerebrospinalliquor enthalten ist) und 4. *intracerebrale Blutung*.

Oft kommen beim einzelnen Patienten Kombinationen der verschiedenen Gruppen vor, insbesondere bei Blutungen traumatischen Ursprungs, wo bei einem Patienten mit Schädelfraktur oft gleichzeitig subdurale, subarachnoidale und intracerebrale Blutung auftritt.

In der vorliegenden Übersicht über die Pathologie der intrakraniellen Blutungen werden nur diejenigen Blutungen erwähnt, die einer chirurgischen Therapie zugänglich sind. Es wird jedoch notwendig sein, das klinische Bild mehrfach kurz zu erwähnen, um einen Gesamteindruck der pathologischen Anatomie der intrakraniellen Blutungen zu erhalten.

1. Die Verhältnisse der Cerebrospinalflüssigkeit.

Untersuchungen des Liquors können bei Patienten mit intrakraniellen Blutungen wertvolle Hinweise geben, da man von der Veränderung des Liquors auf den Sitz der Blutung schließen kann.

Bei epi- und subduralen Blutungen wird bei unbeschädigter Arachnoidea der Liquor kein Blut enthalten, da die Arachnoidea eine undurchlässige Membran zwischen dem Subdural- und dem liquorerfüllten Subarachnoidalraum bildet. Dagegen wird bei allen subarachnoidalen Blutungen — unabhängig von ihrem Ursprung — und bei intracerebralen Blutungen mit Durchbruch in den Subarachnoidalraum ein mehr oder weniger bluthaltiger Liquor beobachtet.

Xanthochromer Liquor kann auch eine artifizielle Erscheinung sein, die meist auf die Beschädigung einer Meningealvene zurückzuführen ist. In einem solchen „bloody tap" findet sich fast immer ein größeres oder kleineres Blutkoagel, und der Blutgehalt wechselt— gewöhnlich abnehmend — im Laufe der Punktion. Außerdem wird der Liquor, wenn man ihn zentrifugiert oder abstehen läßt, klar und farblos, es sei denn, daß unter 100 000 rote Blutkörperchen je Kubikmillimeter vorhanden sind. Bei Subarachnoidalblutungen jedoch kann schon 2—3 Std nach dem Auftreten der Blutung eine Gelbfärbung des Liquors festgestellt werden, die bis zu einer Woche nach der Blutung zunimmt (Merritt und Fremont-Smith). Handelt es sich um eine pathologische Blutung, so findet man in der Zählkammer geschrumpfte Erythrocyten (Stechapfelform) und ausgelaugte Erythrocyten, wobei man daran denken muß, daß man unter Umständen auch bei artifizieller Blutung

Stechapfelformen finden kann. Bei pathologischen Blutungen findet man als Ausdruck des Reizes, den die Blutung ausübt, auch Makrophagen, die aber bei ganz frischer Blutung fehlen können. Auch der Nachweis von Hämosiderinkristallen ist für den Nachweis einer Blutung und ihr Alter diagnostisch wichtig. Zur weiteren Bearbeitung des Liquors ist es erforderlich, daß man sich über die Stärke der Blutbeimengung ein ungefähres Bild verschafft. Die Zählung wird in der FUCHS-ROSENTHALschen Zählkammer durchgeführt. Die weißen Zellen zählt man später in üblicher Weise. Normalerweise kommt ein weißes Blutkörperchen auf 500—1000 rote, d.h. 1000/3 auf 1/3—2/3 weiße Zellen. Die Zahl der weißen Blutkörperchen muß von der der Erythrocyten abgezogen werden. Durch diese Zellzählung erhalten wir einen ungefähren Anhalt über das Maß der Blutung. Bis 1200/3 Zellen finden wir keinen wesentlichen Einfluß auf den Ausfall der Globulinreaktion (MEYER).

Bei subarachnoidalen Blutungen ist der intraspinale Druck in wechselndem Grade erhöht, während der Zucker- und Chloridgehalt normal oder leicht herabgesetzt ist.

Die häufig nachgewiesene erhöhte Eiweißmenge beruht in der Regel auf der Beimischung von Serum; falls jedoch das Globulin einen höheren Wert zeigt als das Albumin (Eiweißquotient über 1), wird dies als pathologisch zu betrachten sein.

2. Anatomie der Hirnhäute.

Die Einsicht in die Ätiologie und Pathogenese der meningealen Blutungen und Hämatome setzt eine genaue Kenntnis der Hirnhäute voraus, insbesondere die der normalen Anatomie der Dura und der Arachnoidea.

Die Dura mater cerebri besteht aus zwei einigermaßen getrennten Schichten von fibrillärem Bindegewebe. Die Fibrillen verlaufen parallel zur Oberfläche, jedoch senkrecht übereinander mit einer geringen Menge von elastischem Bindegewebe. Sowohl die Innenwie Außenseite sind mit endothelähnlichen Zellen bekleidet. In der äußeren Durafibrillenschicht verlaufen die großen Gefäße.

Die Forscher (KEY und RETZIUS, FUCHS und PFEIFER), die eingehende Studien über die Anatomie der Dura mater betrieben haben, sind sich darüber einig, daß die Dura gefäßreicher ist als gewöhnlich angenommen. Vor allem aus den Untersuchungen von PFEIFER geht hervor, wie reichlich die Gefäßführung ist, und insbesondere, wie zahlreich die Capillare auf der Durainnenseite sind. Es werden hier zwei selbständige Capillarnetze erwähnt: eins an der Duraaußenseite und ein feinmaschigeres an der Innenseite, wo sich an den Stellen, an denen die Capillare zusammentreffen, ampullenartige Erweiterungen bilden. Da diese Capillare normalerweise zusammengefallen sind, kann man sie meist an gewöhnlichen Querschnittgewebsstücken der Dura nicht sehen. PFEIFER hat sie nach Injektion festgestellt, und CHRISTENSEN hat sie durch Herstellung von Flächenschnitten ohne Injektion nachgewiesen (Abb. 1). Die Duragefäße haben nach PFEIFER und CHRISTENSEN nicht nur eine nutritive Bedeutung, sondern spielen auch als kreislaufregulierendes Organ bei geänderten intrakraniellen Druckverhältnissen eine Rolle, wo sie sich erweitern oder proliferieren. Diese Druckverhältnisse sind ohne Zweifel von weitaus größerer Wichtigkeit als gewöhnlich angenommen wird, und spielen zumindest für die Pathogenese des chronischen Subduralhämatoms eine Rolle.

Das Vorhandensein von Lymphgefäßen in der Dura ist schon immer eine sehr umstrittene Frage gewesen, und eine vollständige Einigkeit wurde noch nicht erreicht. JACOBI und ZEHNDER behaupten, Lymphspalträume nachgewiesen zu haben, während andere, wie WEED und PFEIFER das Vorhandensein von endothelbekleideten Lymphräumen im gesamten Zentralnervensystem einschließlich Meninges negieren.

Nach CHRISTENSEN übersteigt die Dicke der Dura auf der Konvexität nicht 1 mm, und sie beträgt meistens weniger als 0,75 mm.

Die Arachnoidea ist eingehend von KEY und RETZIUS beschrieben worden, und zwar als ein Flechtwerk von Bindegewebsbalken und elastischen Fasern, die sich stellenweise zu dickeren Bündeln sammeln und auf die Dura zu ein zusammenhängendes Netz von feinen Fibrillen bilden, die mit Endothelzellen bekleidet sind. Diese bilden auch Scheiden für die Gefäße und Nerven, die den Subduralraum durchqueren, und sie gehen an der Durainnenseite in die Endothelbekleidung auf. In der Arachnoidea wurden keine selbständigen Gefäße oder Nerven nachgewiesen. Diese Verfasser haben auch als erste darauf aufmerksam gemacht, daß Villi arachnoideae und PACCHIONISche Granulationen Erweiterungen der Arachnoidea darstellen, und zwar entweder in die Lacunen der Dura in der Nähe des Sinus oder zwischen den Trabekeln an der Durainnenseite dem Sinus entlang verlaufen.

KEY und RETZIUS, QUINCKE, WEED und PENFIELD wiesen alle in verschiedener Weise nach, daß zwischen dem Subdural- und dem Subarachnoidalraum eine vollständige Trennung besteht, und PENFIELD gab an, daß die normale Flüssigkeit im Subduralraum einen

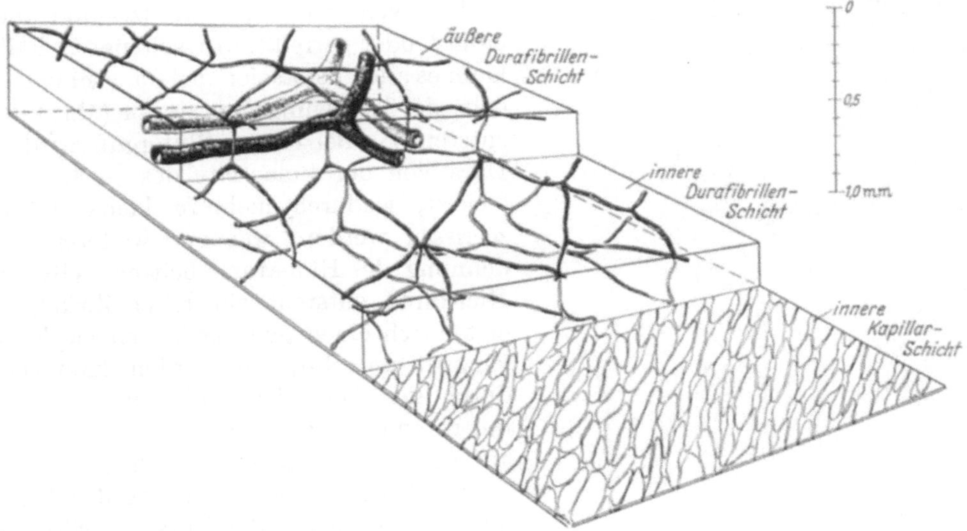

Abb. 1. Schematische Darstellung der Gefäßführung der Dura mater. Obenan sieht man das grobmaschigere Capillarnetz an der Duraaußenseite, dann die äußere Fibrillenschicht mit den großen Gefäßen und an der Innenseite das feinmaschigere Capillarnetz mit ampullenartigen Erweiterungen an den Zusammentreffstellen.

größeren Proteingehalt hat als der Cerebrospinalliquor. Ferner wies er nach, daß die Zellenzahl in den beiden Flüssigkeiten verschieden ist, während die Menge von leicht diffundierbaren Stoffen wie Glucose in den beiden Räumen identisch ist.

KEY und RETZIUS nehmen an, daß der Ablauf vom Subduralraum durch die PACCHIONIschen Granulationen erfolgt, während alle späteren Untersucher zu der Auffassung neigen, daß sowohl Zulauf wie Ablauf durch die Capillarschicht der Durainnenseite erfolgen, eventuell durch das umstrittene Saftbahnsystem zwischen den Durafibrillen, während die Arachnoidea eine Barriere bildet, die normalerweise keine Flüssigkeit durchläßt. Erst wenn der osmotische Druck im Subduralraum bei gewissen anomalen Zuständen steigt, kann die Arachnoidea als Dialysemembran auftreten. Dies wird beispielsweise bei subduralem Bluterguß vorkommen können, solange die Arachnoidea intakt bleibt. Bei Zerfall von roten Blutkörperchen steigt die Proteinmenge im Subduralraum durch den Abbruch von Proteinmolekülen zu einfacheren Proteinverbindungen. Hierdurch steigt der osmotische Druck, und zu dessen Ausgleich dringen Wasser und Salze durch die Arachnoidea, die somit als Dialysemembran wirkt. Diese Theorie wurde von GARDNER auf Grund seiner Osmoseversuche aufgestellt, die teils in vitro mit Cellophanmembranen und der inneren Cystenmembran eines $2^1/_2$ Monate alten subduralen Hämatoms, teils in vivo vorgenommen wurden. Da der Zerfall von Blutkörperchen im chronischen Subduralhämatom nach der Ansicht von GARDNER, MUNRO und MERRITT stoßweise verläuft, erfolgt die Flüssigkeitsaufsaugung und die damit verbundene intrakranielle Drucksteigerung mit den entsprechenden akuten klinischen Symptomen ebenfalls paroxysmatisch. ZOLLINGER teilt diese Auffassung, nur nimmt er an, daß die vermehrte Flüssigkeit von den Capillaren der Dura und nicht von dem Cerebrospinalliquor in den Subarachnoidalraum hineingesogen wird. ZEHNDER dagegen meint, es handle sich um einen lokalen autolytischen Prozeß im Koagel im Subduralraum.

3. Haematoma epidurale.

a) Pathogenese und Klinik.

Das Epiduralhämatom entsteht immer in Zusammenhang mit einer Fraktur der Lamina interna cranii, und zwar da, wo eine Frakturlinie den Verlauf der A. meningea media, einen ihrer Zweige oder eins der großen venösen Sinus kreuzt und diese lädiert oder zerreißt. In selteneren Fällen kann es auch bei Läsion der Aa. ethmoidales oder der A. meningea posterior (MARBURG) entstehen. Bei einem Bluterguß wird die Dura von der Innenseite des Schädels gelockert, wodurch mehrere kleine Gefäße zerrissen werden, was zur weiteren Ausdehnung des Hämatoms beiträgt (BUSCH). Hierdurch entsteht ein böser Zirkel, der erst durch einen eventuellen chirurgischen Eingriff unterbrochen werden kann oder durch den Tod, der infolge des erhöhten intrakraniellen Druckes oder des Druckes auf die basalen Teile des Gehirns eintritt.

Erfolgt über die Zerreißung der Arterie hinaus eine Läsion der Dura, so wird sich das Hämatom in den meisten Fällen subdural sammeln, oder aber es entsteht ein epidurales und subdurales Hämatom.

Da es sich in diesen Fällen um eine arterielle Blutung handelt, so werden bei Blutungen aus einer großen Arterie sehr schnell — meistens ohne freies Intervall — Symptome eines erhöhten intrakraniellen Druckes festgestellt, während bei Fällen von Blutungen aus kleineren Arterien das freie Intervall eine bis mehrere Stunden beträgt.

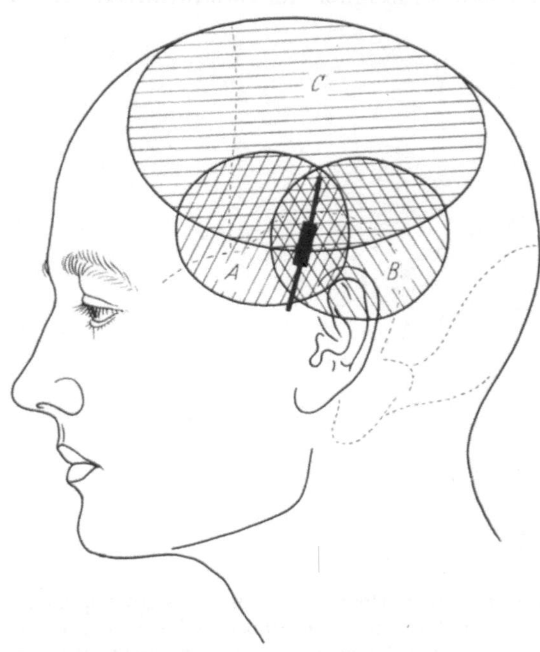

Abb. 2. Schematische Darstellung der gewöhnlichen Lagerung eines epiduralen Hämatoms (A, B); C die gewöhnliche Ausstreckung eines subduralen Hämatoms. (Aus E. BUSCH: Nervesystemets Traumatologi. Kopenhagen 1942.)

b) Pathologische Anatomie.

Das Epiduralhämatom hat seinen Sitz zwischen der Innenseite des Schädels und der Dura und in den meisten Fällen im Gebiete der A. meningea media über dem Scheitellappen und unter der Squama ossis temporalis (Abb. 2). Es erreicht niemals die Ausdehnung des subduralen Hämatoms, da bereits ein Hämatom in Größe von 100—150 cm³ im Laufe der ersten 24 Std oder jedenfalls innerhalb der ersten Tage den Tod herbeiführt, es sei denn, daß es ausgeräumt wird (Abb. 3). Es ist ovalär und bildet eine Impression in der darunterliegenden Rinde. Der vermehrte intrakranielle Druck, der durch die arterielle Blutung schnell hervorgerufen wird, wird laut CUSHING von einer kompensatorischen Blutdruckerhöhung begleitet, gleichzeitig entsteht infolge der cerebralen Kreislaufstörung ein starkes Ödem der homolateralen Hemisphäre, welches wiederum eine Ventrikelkompression und eine Verschiebung des Ventrikelsystems nach der kontralateralen Seite —

in einigen Fällen außerdem eine Incarceration von Gyrus hippocampus und Pedunculus cerebri in der Incisura tentorii (EWANS) — bewirkt.

c) Mikroskopie.

Da es sich um ein frisches Hämatom handelt, zeigt das mikroskopische Bild rote Blutkörperchen, eventuell mit Anzeichen beginnenden Zerfalls und mit Blutpigment, entweder freiliegend oder in beginnendem Zerfall und mit Blutpigment, entweder freiliegend oder in Makrophagen aufgenommen, während Organisationsprozesse nicht beobachtet werden.

In der Dura selbst findet sich — besonders in der äußeren Fibrillenschicht — Blutimbibition von verschiedenen Graden. Die mikroskopische Untersuchung spielt beim epiduralen Hämatom überhaupt eine geringere Rolle als das makroskopische Bild.

4. Haematoma subdurale acutum.

Das akute Subduralhämatom entsteht ausschließlich auf traumatischer Basis durch Ruptur eines großen Gefäßes, meist bei gleichzeitiger Gehirnzerquetschung und Ruptur der Leptomeninges (LINK). LEARY erkannte von 8 Fällen bei 5 Patienten die Ruptur einer Brückenvene (das ist eine Piavene, die auf dem Wege zu einem großen Sinus den Subduralraum kreuzt) als Blutungsursache, und bei 3 Patienten die Ruptur einer Vene in der Pia. KRAYEN-BÜHL und NOTO fanden von 3 Fällen bei 2 Patienten die Ruptur einer Brückenvene und bei 1 Patient eine Hirnzerquetschung als die Ursache des subduralen Hämatoms.

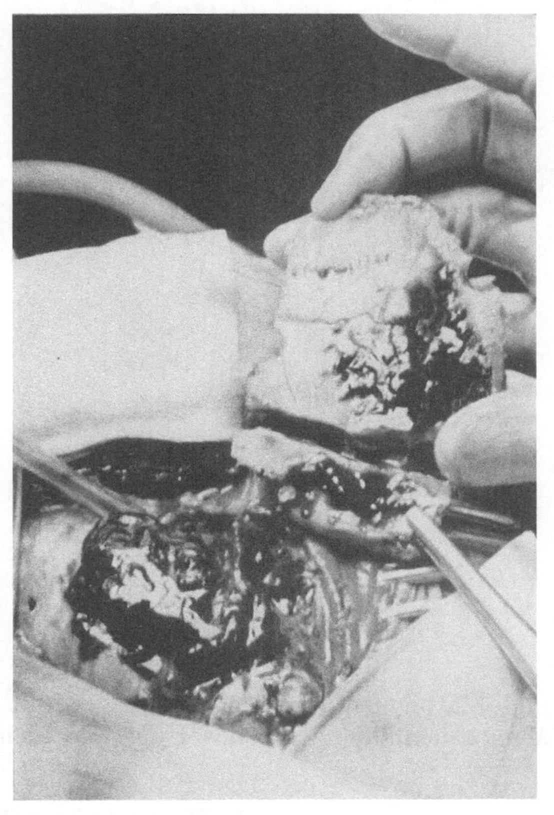

Abb. 3. Operationsphotographie. Epiduralhämatom[1].

Man spricht von einem akuten Subduralhämatom, wenn die Organisationsprozesse noch nicht so weit fortgeschritten sind, daß Membranenbildungen um das Hämatom vorkommen, die nach MUNRO im Laufe von 8 Tagen eintreten.

Die klinischen Symptome beim akuten subduralen Hämatom treten im Gegensatz zum epiduralen Hämatom nach einem freien Intervall auf, das von Stunden bis Tagen variiert, je nachdem wie schnell das Hämatom wächst, was wiederum von der Größe des zerrissenen Gefäßes abhängig ist. Es wird vorausgesetzt, daß nicht gleichzeitig durch eine Hirnzerquetschung Bewußtlosigkeit eintritt.

Es ist häufiger als das epidurale Hämatom. ECKHOFF fand es bei 9—13% aller traumatischen Schädelläsionen, 4mal so häufig wie das epidurale Hämatom.

Falls das subdurale Hämatom infolge von Hirnzerquetschung und Ruptur von Leptomeninges entsteht, tritt eine Blutung im Subarachnoidalraum ein, und infolgedessen enthält der Liquor Blut.

Das akute und chronische Subduralhämatom haben denselben Sitz, da ein chronisches Subduralhämatom als ein mehr oder weniger organisiertes unbehandeltes Subdural-

---

[1] Die Abb. 3, 6a, 6b sowie das ganze mikroskopische Material rühren aus der neurochirurgischen Abteilung, Reichshospital, Kopenhagen, Chef: Prof. Dr. med. E. BUSCH, her.

45*

hämatom aufzufassen ist. Es befindet sich am häufigsten auf der Konvexität bis zu der Falx. Daß das Hämatom sich auf die Konvexität begrenzt, ist nach ZEHNDER darauf zurückzuführen, daß die Außengrenzen des Hämatomsackes sich in der Regel an den Übergangsstellen der Konvexität finden, und sich auf die Basis oder auf die Medialfläche erstrecken. Nach SPATZ entsprechen diese Kantenstellen den Begrenzungen der zisternalen Außenräume (Abb. 4a). Die Randpartien weichen auf Druck weniger aus, es wirkt hier die Capillar-Adhäsionskraft der subduralen und arachnoidalen Fläche. Zudem werden diese Stellen einerseits durch die Falx, andererseits durch die Lage des Temporallappens (Boden der mittleren Schädelgruppe und Tentorium) gegengestützt, während die Einbuchung der Hemisphärenwölbung durch Eindrücken und Seitenausweichen des Ventrikelsystems erleichtert wird. Daher das spindelförmige Querschnittsbild (Abb. 4a).

Bei der makroskopischen Untersuchung eines akuten subduralen Hämatoms erscheint die Dura über dem Hämatom gespannt und bläulich durchschimmernd. Nach Aufschneiden der Dura tritt das frische Hämatom hervor, das bei intakter Arachnoidea solid ist, andernfalls aber mehr oder weniger flüssig infolge Beimengung von Liquor.

Die mikroskopische Untersuchung spielt ähnlich wie beim epiduralen Hämatom eine geringere Rolle. In den ersten 24 Std nach dem Entstehen des Hämatoms sind noch unveränderte wohlbewahrte rote Blutkörperchen zu finden, später auch solche im Zerfall

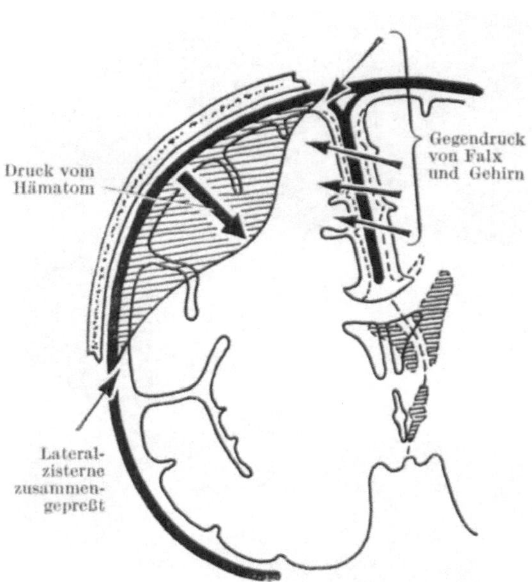

Abb. 4a. Schematische Darstellung zur Erklärung der Lokalisation des chronischen subduralen Hämatoms. (Nach ZEHNDER.)

und blutpigmenthaltige Makrophagen mit Einwuchs von Fibroblasten, während eine Membranenbildung um das Hämatom nicht beobachtet wurde.

5. Haematoma subdurale chronicum.

Die Krankheitsbegriffe, die von früheren Verfassern unter verschiedenen Namen, meist aber unter der von VIRCHOW eingeführten Bezeichnung Pachymeningitis haemorrhagica chronica interna — in den letzten Jahren als chronisches subdurales Hämatom — beschrieben worden sind, haben dieselbe Lokalisation, das gleiche makroskopische Bild und die gleiche bunte Symptomatologie. Die Affektion ist in den meisten Fällen in der Parietalregion lokalisiert, kann einseitig oder doppelseitig, von sehr verschiedener Größe und Ausdehnung sein. Es entstehen dementsprechend eine Hemisphärenkompression von verschiedener Stärke und verschiedene Symptome, die sich ähnlich gestalten wie bei anderen intrakraniellen, raumerfüllenden Prozessen von gleicher Lokalisation (Abb. 4b). Die klinische Untersuchung ergibt daher gewöhnlich nur eine Lokalisations- und keine Artdiagnose. Unter anderen haben KAPLAN und HANDFEST ausdrücklich angegeben, daß es zwischen Patienten mit Pachymeningitis haem. chr. int. und chronischem Subduralhämatom keinen klinischen Unterschied gibt. Auch makroskopische und pathologisch-anatomische Untersuchung ergeben das gleiche Bild von ovalären, spindelförmigen Gebilden, die nach außen durch eine gefäßführende Membran von verschiedener Stärke an der Durainnenseite befestigt sind. Nach innen, auf die Arachnoidea zu, verläuft ebenfalls eine Membran, meistens dünner als die Außenmembran, die nicht mit der Arachnoidea verwachsen oder verbunden ist. Zwischen den beiden Membranen, die meist bräunlich oder blaß-rötlich und je nach ihrem Alter von verschiedener Festigkeit sind, finden sich

mehr oder weniger reichliche Mengen von koaguliertem oder flüssigem Blut oder gelb-
grüner, eventuell farbloser, mehr dünner Flüssigkeit. In selteneren Fällen ist — wenn
das Hämatom voll organisiert ist — *eine* dicke Membran an der Durainnenseite zu sehen.

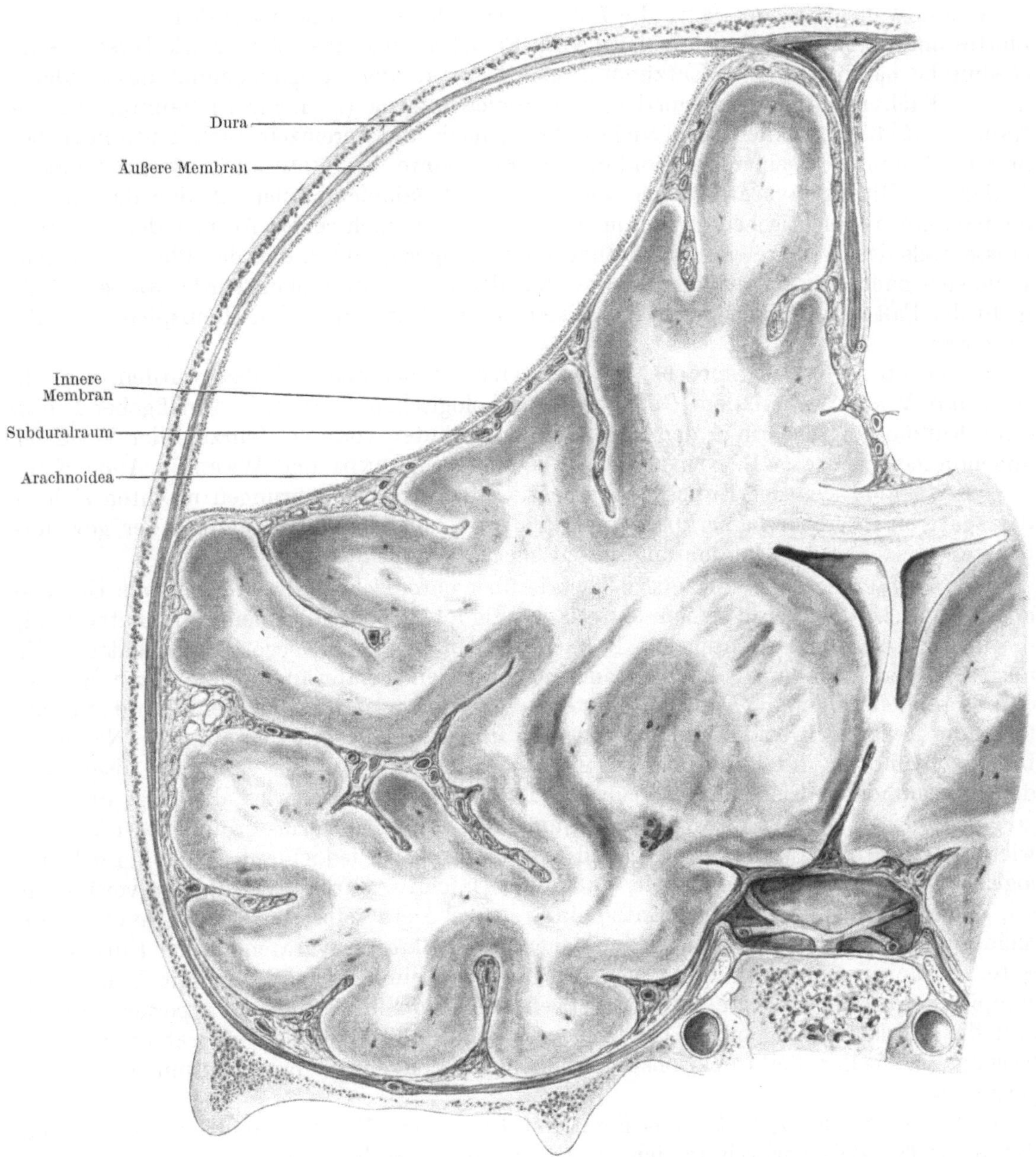

Abb. 4b. Schematische Darstellung eines chronischen subduralen Hämatoms.

a) Ätiologie und Pathogenese.

Sind sich die verschiedenen Verfasser im Laufe der Zeit über die makroskopische
Beschreibung des chronischen Subduralhämatoms einig gewesen, so haben sie sich über
seine Ätiologie und Pathogenese leidenschaftlich gestritten.

Vor dem Jahre 1855 wurde eine Blutung zwischen den Meningen als die Ursache des
Leidens angesehen. So meinten unter anderen BAILLARGET, HEWETT, DURAND-FARDELL,
deren Arbeit 1834—1854 erschienen, daß die Membranen durch Koagulation von Blut-
ansammlungen im Arachnoidalsack entstanden seien.

          45a

Das Jahr 1855 brachte die Einleitung einer neuen Epoche, als Heschl die Auffassung vertrat, das Primäre sei eine Entzündung der Dura mit darauffolgender Bildung einer stark vascularisierten Bindegewebsschicht im parietalen Arachnoidalblatt, die wiederum den Anlaß zu sekundären Blutungen gäbe.

Virchow negierte im Jahre 1857 das Vorhandensein eines parietalen Arachnoidalblattes und damit eines Arachnoidalsackes. Er betrachtete aber ähnlich wie Heschl eine chronische hämorrhagische Entzündung der Dura als den Ausgangspunkt des Leidens, das er Pachymeningitis haemorrhagica chronica interna (P. h. chr. i.) nannte. Diesen Namen hat die Krankheit noch viele Jahre danach und vereinzelt auch heute noch behalten. Zugunsten seiner Entzündungstheorie meinte Virchow anführen zu können: 1. daß die Blutextravasate jünger seien als die Pseudomembranen; 2. daß das Leiden niemals mit apoplektischen Symptomen einsetze, was nach seiner Ansicht der Fall sein müsse, falls das Primäre eine große Subduralblutung sei, und 3. daß das Blut in solchem Falle sich nach dem Gesetz der Schwere auf der Basis ansammeln würde, was ebenfalls nicht der Fall war, da die Krankheit meistens in der Partie über den Hemisphären lokalisiert war.

Ungeachtet der Widersprüche, die von verschiedener Seite erhoben wurden, war die Autorität Virchows auf dem Gebiete der pathologischen Anatomie so maßgebend, daß seine Entzündungstheorie in den folgenden Jahrzehnten von der Mehrzahl der Verfasser angenommen wurde (z.B. Steffen, Moses, Paulus, Arndt und Weber). Auch Kremiansky schloß sich der Entzündungstheorie an. Seine Ausführungen machten sich in der späteren Literatur bemerkbar, unter anderem hob er hervor, daß eine der gewöhnlichsten Ursachen der Entzündung chronischer Alkoholismus sei.

König widerlegte Kremianskys Theorie über chronischen Alkoholismus als Ursache der P.h.chr.i., indem er in seinem Material häufig lokale oder Allgemeinkrankheiten fand, die im Schädel von Patienten mit P. h. chr. i. Venenstauung hervorgerufen hatten. Er neigte zu der Auffassung, daß Veränderungen in den Gefäßwänden den ersten Anfang der Krankheit bildeten. Dadurch entsteht ein Extravasat der Duragefäße mit darauffolgender Zelleninfiltration, und später treten fibrinöse Ablagerungen auf. Die Neomembranen, meinte er, müßten von Proliferation des Dura-„Epithels" und von ausgewanderten lymphoiden Elementen herrühren. Bei einem Patienten wies allerdings die Vorgeschichte ein 3 Wochen altes Schädeltrauma auf. Einzelne Verfasser aus dieser Periode wie z.B. Huguenin, Wiglesworth und Döhle, negierten jedoch auf Grund ihrer histologischen Befunde die Möglichkeit, daß die P. h. chr. i. durch Entzündung verursacht sei, da sie niemals eine initiale Entzündung in der Dura selbst beobachtet hatten. Sie meinten daher, der erste Anfang sei in flächenhaften Blutextravasaten auf der Durainnenseite zu suchen, und Huguenin beobachtete bei mehreren Patienten mit P. h. chr. i. rumpierte oder degenerierte, varicöse Venen, die zum Sinus sagittalis superior führten, und die er als Ausgangspunkt der Blutung auffaßte. Desgleichen vertrat er die Auffassung, daß selbst bei Infektionskrankheiten die P. h. chr. i. durch Blutungen hervorgerufen sei.

Erst aber mit den Arbeiten aus Bonn von Jores, van Vleuten und Laurent in den Jahren 1898—1901 verbreitete sich die Erkenntnis, daß die subdurale Blutansammlung und hiermit das Trauma die Ursache der P. h. chr. i. sei. Diese Verfasser stellten 3 Formen der Krankheit auf: 1. die van Vleutensche, danach ist das Primäre eine subdurale Blutung, die eine regressive Änderung verursacht. Nur, wenn andere Faktoren auftreten, entsteht eine progredierende P. h. chr. i.; 2. die Virchowsche Form; danach entstehen im Anschluß an Allgemeinkrankheiten, insbesondere nach Infektionskrankheiten, als initialer Prozeß fibrinöse oder fibrinös-hämorrhagische Exsudate an der Durainnenseite; 3. eine von Laurent aufgestellte Form; danach ist das Primäre eine eigentümliche Proliferation der Capillarschicht an der Durainnenseite mit gleichzeitig auftretenden Diapedeseblutungen, und infolge immer neu auftretender Blutungen progrediert der Prozeß unter Bildung von gefäßreichen Membranen mit Fibrinauflagerungen. Unter den Verfassern, die sich der Auffassung der Bonner Schule anschlossen, waren es Schultze und Misch, die meinten, eine genaue histologische Untersuchung würde jederzeit einen Unterschied zwischen traumatischen, regressiven und idiopathisch-progressiven Membranen ergeben. Ferner waren sie der Auffassung, die traumatische pachymeningitische Membran sei in den Frühstadien im Gegensatz zu der idiopathischen capillararm, dafür seien aber die allmählich entstehenden Capillaren viel weiter als diejenigen, die bei der idiopathischen Pachymeningitis entsteht. Außerdem sei ein lockerer Aufbau der Durafibrillen selbst zu beobachten, während bei der traumatischen P. h. chr. i. keine solchen Änderungen zu sehen seien.

Die angelsächsische Literatur enthält keine bedeutenderen Arbeiten über P. h. chr. i. und das chronische Subduralhämatom vor dem Jahre 1914, wo Trotter die Ansicht vertrat, daß die Ursache des Leidens, das er „subdural hemorrhagic cyst" oder „encysted subdural hemorrhage" nannte, in allen Fällen eine Blutung sei. Nach seiner Auffassung war sie in den meisten Fällen traumatischen Ursprunges, bedingt durch Contre-coup-Läsionen in sagittaler Richtung, dadurch daß sich die Venen, die gegen die Dura nicht nachgeben zusammen mit dem Cerebrum verschieben und dadurch Torsionen ausgesetzt werden. Seitwärts wirkende Läsionen dagegen riefen infolge der Anwesenheit der Falx nicht so große Verschiebungen hervor, daß eine Venenruptur entstehen kann.

Andere Verfasser wie Putnam und Cushing und Jentzer erkennen sowohl Entzündungen wie Traumen mit subduralen Blutergüssen als Ursachen des Leidens an. Sie benennen es im ersten Falle P. h. chr. i., im zweiten chronisches Subduralhämatom. Sie finden dieselben histologischen Verschiedenartigkeiten der Membranen wie Jores und seine Schüler.

Immer mehr Verfasser neigen in den letzten Jahren dazu, daß der traumatische Ursprung der häufigste sei. So meinte unter anderen Hanke, daß es sich um eine einzelne größere Blutung handle, daß jedoch diese Blutung auch aus anderen Ursachen entstehen könne (durch Avitaminose, Hypertension, perniziöse Anämie und Leukämie sowie durch toxische Einflüsse). Auf Grund von Literaturstudien gelangt er zu der Auffassung, der Begriff P. h. chr. i. müsse aufrechterhalten werden. Er unterscheidet aber zwischen sekundär infizierten chronischen Subduralhämatomen und Prozessen, wo von Anfang an eine Entzündung vorliegt. Letzteres sei bei der Entwicklung der P. h. chr. i. in benachbarten Organen (Nase mit Nebenhöhlen, Ohren oder Gehirn) oder bei allgemeinen Infektionskrankheiten mit hämatogener oder lymphogener Zerstreuung der Bakterien zu beobachten. Munro und Merritt und später Munro allein betonen, daß ein chronisches Subduralhämatom nur das Spätstadium eines eventuell übersehenen akuten Hämatoms darstelle. Die Blutung entstehe durch Gefäßruptur im Subduralraum, und es sei niemals der Beweis dafür erbracht, daß die leichten Änderungen an der Durainnenseite, die durch Zufall bei einer Reihe von Krankheiten beobachtet werden konnten, den Ausgangspunkt eines chronischen Subduralhämatoms oder von P. h. chr. i. bilden.

Leary und viele andere (unter anderen Ingvar und Ask-Upmark, Sjöqvist und Kessel, sowie Grant, Zehler, Furlow, Tönnis, Pedersen, Flemming und Jones) sind sämtlich der Meinung, das Subduralhämatom sei auf eine Ruptur der Brückenvenen zurückzuführen, die meist traumatisch bedingt ist. Dasselbe meint auch Christensen, die in einem Material von 37 Patienten 70% mit adäquaten Traumen fand. Hanke fand bei 71% seiner Patienten ein Trauma als Ursache des Subduralhämatoms, Jelsma bei 88%, während Laudig, Browder, Jeffersen und Watson bei 133 Patienten (1941) traumatischen Ursprung bei 93% feststellen. Dagegen fanden Krayenbühl und Noto 1949 bei 50 Patienten nur 27 (51%) mit adäquaten Traumen, bei den restlichen 23 Patienten sprechen sie von „spontanen Subduralhämatomen bei chronischer, idiopathischer und entzündlicher Pachymeningitis haemorrhagica chronica interna" und meinen, die subdurale Blutansammlung sei hier „aus echter entzündlicher P. h. chr. i." entstanden.

Munro fand 1934 in einem Material von 62 Fällen posttraumatischer chronischer Subduralhämatome mit klinischen Symptomen, daß diese etwa einem Sechstel der gesamten

Anzahl der in dem entsprechenden Zeitraum behandelten Schädeltraumen mit Folgezuständen entsprachen. Nach dieser Berechnung ist das chronische Subduralhämatom somit ein verhältnismäßig häufig vorkommendes Leiden. Die abweichenden Auffassungen hinsichtlich der Häufigkeit seines Auftretens lassen sich wohl durch die Schwierigkeit der klinischen Diagnose erklären; deshalb ist bei Verdacht eine explorative Kraniotomie zu empfehlen.

Als ein Beispiel von Subduralhämatomen, die durch eine nichttraumatische Blutung hervorgerufen waren, sind 4 Fälle von Russell und Cairns mit metastatisch-neoplastischen Infiltrationen in Venen und Capillaren der äußeren Durafibrillenschicht anzuführen. Diese hatten die Bildung von chronischen Subduralhämatomen verursacht, deren Membranen identisch sind mit den Membranen bei idiopathischer P. h. chr. i. und traumatsich entstandenen Subduralhämatomen.

Wir wenden uns nunmehr der Besprechung der Entstehung des Subduralhämatoms und dessen Bildung zu, welche nach Zehnder infolge der Capillaradhäsionskraft an der Konvexität begrenzt bleibt. Munro, Merritt und Inglis haben nachgewiesen, daß die Membranenbildung um den Hämatomsack auf Fibroblastenentwicklung aus der Dura zurückzuführen ist. Das freie Intervall und das anfallsweise Auftreten der Symptome ist nach diesen Verfassern teils durch das gradweise Zunehmen der Blutung zu erklären, teils durch die Volumenvermehrung des Hämatoms durch Änderung des kolloid-osmotischen Druckes (Zehnder). Hanke meint, daß in einem Hämatom neue Blutungen vorkommen können.

Christensen veröffentlicht in ihrer Arbeit (1941) Untersuchungen über verschiedene intrakranielle Leiden, die mit chronischem Subduralhämatom oder anderen zufällig nachgewiesenen Duraaffektionen kombiniert waren. Sie fand hier bei 2 Patienten mit Hirnabsceß ein nichtinfiziertes Subduralhämatom, und bei 2 Patienten mit purulenter Meningitis beobachtete sie dagegen infizierte Subduralhämatome, jedoch keine oder nur eine ganz geringe Entzündung in der Dura selbst. Dagegen war bei 2 Patienten mit schwerer Entzündung der Dura, einer echten P. h. chr. i. mit perivasculären Blutungen, kein Subduralhämatom nachzuweisen. Bei 3 anderen Patienten fand sie eine Pachymeningitis non haemorrhagica, d.h. eine entzündliche Infiltration der Dura ohne gleichzeitige Blutungen, ferner 1 Patienten mit einer syphilitischen Pachymeningitis ohne Symptome einer P. h. chr. i., und schließlich 1 Patienten (mit intrakraniellen Drucksymptomen infolge intrakranieller Entzündung) mit Gefäßerweiterung in der Dura, aber ohne Entzündung. Diese Fälle widerlegen also, daß das Primäre und Essentielle bei einem Subduralhämatom Fibrinablagerungen mit sekundären Membranbildungen an der Durainnenseite sind, und daß die Blutung von neugebildeten Gefäßen in einer solchen Membran herrühre.

Bei 6 anderen Patienten mit traumatischen Hirnaffektionen finden sich narbige Veränderungen des Hirngewebes mit Verwachsungen der Meninges, fibröse Verdickung und abnorm reichliche Gefäßbildung, stellenweise mit perivasculären Blutungen in der Dura. Wenn auch bei diesen Patienten unmittelbar nach dem Schädeltrauma ein Subduralhämatom vorhanden *war*, so ist dies schon längst resorbiert, dadurch daß das Blut hier in den Subarachnoidalraum hat eindringen können. Der abnorme Gefäßreichtum ist ein sekundäres Phänomen, ein Teil der narbigen Veränderungen. Die perivasculären Blutungen und die Gefäßerweiterung in der Dura sind wahrscheinlich als das Ergebnis der Kreislaufstörung anzusehen. Da alle 6 Patienten Krampfanfälle hatten, können die perivasculären Blutungen während der Krampfanfälle entstanden sein. Nur einer der Patienten hatte ein 24×50 mm breites und 10 mm dickes verkalktes Subduralhämatom über der rechten Hemisphäre. Daß dieses Hämatom statt resorbiert zu werden, verkalkt war, mag daran liegen, daß ursprünglich keine Läsion der Arachnoidea vorhanden war. Es geht hieraus hervor, daß chronische Subduralhämatome sich nicht nach allen Schädeltraumen entwickeln, bei denen die Möglichkeit einer frischen Subduralblutung vorhanden ist.

Bei 3 Patienten mit intrakraniellen Gefäßanomalien — 2 davon mit STURGE-WEBERS Krankheit, und 1 mit einem Angiom in den Leptomeninges über dem Occipitallappen — zeigte die Dura abnormen Gefäßreichtum mit Capillaren bis zu 100 μ im Durchmesser, fibröse Verdickung und Proliferation der Capillarschicht an der Durainnenseite mit alten perivasculären Blutungen, die sich makroskopisch als bräunlicher Belag an der Durainnenseite zeigten. Die Erscheinung bei diesen 3 Patienten widerlegt die Behauptung, daß Gefäßanomalien der Dura den Ausgangspunkt eines chronischen Subduralhämatoms bilden.

Im Material (CHRISTENSEN) sind ferner 6 Patienten mit universeller Arteriosklerose und Senilität angeführt. Die Sektion ergab bei 2 doppelseitige chronische Subduralhämatome und bei 1 ein einseitiges Hämatom. In den übrigen 3 Fällen finden sich Proliferation der Capillarschicht an der Innenseite und kleine Hämatome, aber kein größeres

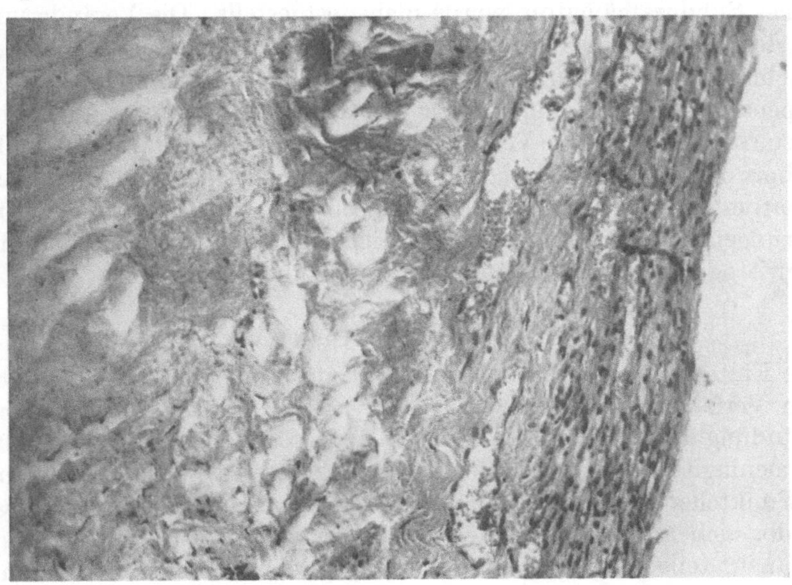

Abb. 5. Dura mater mit proliferierter, innerer Capillarschicht. (Vergrößerung 150mal.)

Subduralhämatom. Es erscheint also die neutralere Bezeichnung von HENSCHEN — Pachymeningeosis haemorrhagica interna — für diese Fälle angebrachter zu sein (Abb. 5), bei denen nach makroskopischer Untersuchung eine gelblich-samtartige Membran an der Durainnenseite zu beobachten war. Es wäre unnatürlich, die gefundenen Veränderungen nicht mit der Arteriosklerose der Patienten in Verbindung zu setzen. In den Fällen mit abgekapselten Hämatomen liegen keine Ergebnisse über Traumen vor; die Gefäßzerbrechlichkeit bei diesen Patienten bedingt aber, daß kleine physiologische Drucksteigerungen, z.B. beim Gebrauch der Bauchpresse, Gefäßbrüche hervorrufen können. Wenn ferner auch Rupturen von größeren Gefäßen nicht nachgewiesen werden konnten, kann angenommen werden, daß eine Ruptur vorgelegen hat, da die großen Hämatome anscheinend durch eine einzelne Blutung entstanden sind.

In den 3 anderen Fällen ist eher von wiederholten subduralen und intraduralen kleineren Blutungen in den Capillarschichten, die infolge von Stauung proliferiert sind, die Rede. Weder bei makroskopischer noch bei mikroskopischer Untersuchung dieser Patienten wurden Zeichen einer Entzündung gefunden. Bei 5 finden sich aber eine fibröse Verdickung der Dura, arteriosklerotische Gefäßveränderungen und Proliferation der inneren Capillarschicht in der Dura mit perivasculärer Ablagerung von blutpigmenthaltigen Makrophagen oder roten Blutkörperchen. Hieraus ergibt sich, daß die Capillarproliferation als eine Folge des kompromittierten Kreislaufes entstanden ist (Arteriosklerose). Die schon proliferierte Capillarschicht an der Durainnenseite wird dann beim Entstehen einer größeren Subduralblutung die Außenmembran bilden. Diese unterscheidet sich jedoch histologisch nicht von der Membran, die bei den traumatisch entstandenen Hämatomen zu sehen und von dem Hämatom gebildet worden ist.

Schließlich hat Christensen die Dura von Patienten untersucht, die wegen intrakranieller Tumoren operiert wurden: 10 Patienten ohne begleitende intrakranielle Druckerhöhung. Es finden sich bei fast allen eine fibröse Verdickung der Dura, bräunliche Pigmentierung von verschiedener Ausdehnung an der Durainnenseite und nach mikroskopischer Untersuchung Dilatation und eventuell Proliferation der Capillarschicht an der Durainnenseite, in einzelnen Fällen auch an der Außenseite, was sicher auf Stauungen in den Duragefäßen zurückzuführen ist. Die älteren Blutungen können durch intrakranielle Drucksteigerungen kürzerer Dauer entstanden sein, entweder durch physiologische — wie Hustenstöße und Gebrauch der Bauchpresse — oder durch pathologische. Ein eigentliches Subduralhämatom wurde nicht festgestellt. Die Veränderungen mit der Proliferation der Capillarschicht an der Durainnenseite ähneln jedoch den Außenmembranen eines chronischen Subduralhämatoms. Diese Proliferation wird von Christensen als eine kompensierende Maßnahme infolge der Kreislaufstörungen aufgefaßt, und nicht, wie von Henschen, als sekundäre Veränderung in primär gebildeten Subduralhämatomen.

Das Ergebnis dieser Untersuchungen spricht zugunsten der Annahme, das chronische Subduralhämatom entstehe auf Grund einer einzelnen größeren Blutung und nicht infolge von Veränderungen der Dura selbst, ganz gleich ob sie auf eine Entzündung der Dura, Pachymeningitis oder auf Gefäßrupturen zurückzuführen seien.

b) Pathologische Anatomie.

Zahlreiche Einteilungen der chronischen Duraaffektionen sind im Laufe der Zeit von verschiedenen Verfassern aufgestellt worden. Als das Primäre der P. h. chr. i. setzten sie eine Entzündung der Dura selbst voraus. Kremiansky beispielsweise stellt 5 Gruppen auf: 1. Pachymeningitis pigmentosa, die durch einen festen subduralen Belag mit braunen, dunkelroten Pünktchen gekennzeichnet war; 2. Pachymeningitis chronica hydrohaemorrhagica, bei der sich an der Durainnenseite unter seröser Flüssigkeit teils alte, recht dicke Membranen, teils junge, lockere hämorrhagische Membranen fanden; 3. Pachymeningitis apoplectica haemorrhagica, die meistens einseitig war und dadurch charakterisiert wurde, daß die großen Blutkoageln an der Dura durch dünne Neomembranen festgehalten wurden; 4. Pachymeningitis cystohaemorrhagica (= Virchows Haematoma durae matris) war ebenfalls meist einseitig, und die Flüssigkeit zwischen den Membranen wurde als umgebildetes Blut aufgefaßt; 5. Pachymeningitis fibrohaemorrhagica war ebenfalls meist einseitig und wurde durch 10—12 Schichten mehr oder weniger pigmentierter Membranen, die sich leicht von der Dura lockern ließen, gekennzeichnet. Kremiansky meinte, die Membranen entstünden durch Wucherung und Umbildung der „Epithelzellen" und durch Gefäßneubildung an der Durainnenseite. Allmählich würde sich ebenfalls Bindegewebe bilden, das jedoch lockerer aufgebaut sei und lebhafter wüchse als normales Duragewebe. Die Gefäße der Dura und die neugebildeten Membranen anastomosierten. Melnikow-Raswedenkov, Rössle, Fahr, Orth und Jores, van Vleuten und Laurent stellen alle ähnliche Einteilungen auf Grund der Auffassung auf, daß das Primäre eine Entzündung der Dura sei. — Eine Ausnahme bildet die von van Vleuten aufgestellte traumatische Pachymeningitis haemorrhagica chronica interna. Hier ist von einer regressiven Veränderung die Rede, von der Organisation eines Subduralhämatoms und nicht wie in den anderen Fällen einem progressiven Leiden. Der histologische Unterschied zwischen den Membranen ist dadurch charakterisiert, daß in der traumatischen Form sehr große unregelmäßig blutgefüllte Hohlräume vorkommen. Diese überschreiten den Capillardurchmesser der idiopathischen vasculären Form, der höchstens 40 μ beträgt, bei weitem. Putnam und später Putnam und Putnam finden denselben Unterschied zwischen den Membranen der idiopathischen, vasculären Pachymeningitis und der traumatischen, reaktiven, regressiven Form, während Trotter das Vorhandensein einer Pachymeningitis haemorrhagica chronica interna sensu stricti negiert.

MUNRO hat als erster eine natürliche Erklärung für das unterschiedliche Aussehen der Membranen der Subduralhämatome gegeben, dadurch daß er das Alter der Hämatome in Betracht zieht. Auf Grund eigener Untersuchungen meint er, bei über 73 soliden Hämatomen das Alter des Hämatoms feststellen zu können, solange es nicht voll organisiert ist.

1. Innerhalb 2—24 Std nach Eintreten der Blutung tritt als früheste Veränderung Fibrinbildung um die noch gut erhaltenen roten Blutkörperchen auf. Danach ist beginnender Fibroblasteneinwuchs, der von der Dura ausgeht, zu beobachten, jedoch keine Reaktion von Seiten der Pia oder der Arachnoidea.

2. In 35 Std bis 4 Tage alten Hämatomen findet sich eine Vermehrung der Fibroblastenmenge. Am 4. Tage sieht man an der Durainnenseite eine Schicht von 3—4 Reihen

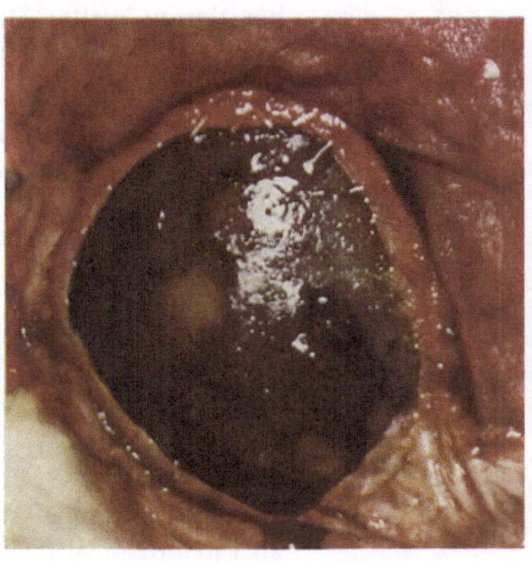 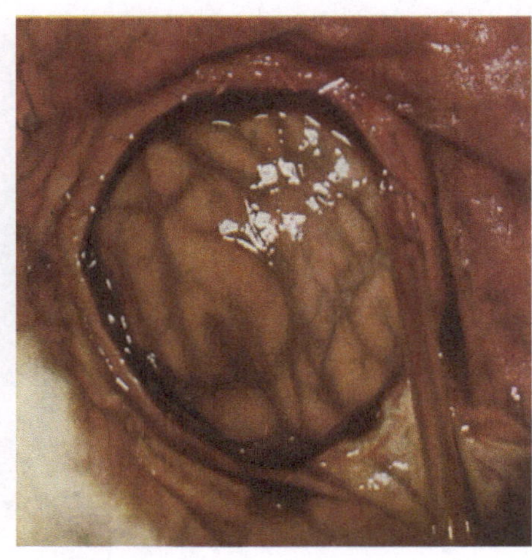

a   b

Abb. 6 a u. b. Operationsphotographie. Chronisches, subdurales Hämatom, $2^1/_2$ Monate alt.
a Die Außenmembran sichtbar in der Duralücke. b Nach der Entfernung des Hämatoms sieht man eine normale Arachnoidea.

Fibroblasten untereinander sowie rote Blutkörperchen im Hämatom in beginnendem Zerfall.

3. In 5—8 Tage alten Hämatomen nimmt die Anzahl der subdural gelegenen Fibroblasten von Tag zu Tag zu, so daß am 8. Tag eine Membran bis zu 14 Fibroblastenschichten zu beobachten ist. Gleichzeitig weisen die roten Blutkörperchen zunehmenden Zerfall auf, und es werden zahlreiche blutpigmenthaltige Makrophagen im Hämatom sichtbar.

4. 13—14 Tage alte Hämatome weisen neben der Außenmembran an der Innenseite des Hämatoms auch eine Fibroblastenmembran auf, von der Streifen von Fibroblasten ausgehen, die in das Koagel führen. Die Membranen können bei demselben Patienten $^1/_3$—$1^1/_2$mal so dick sein wie die Dura.

5. In 27—36 Tage alten Hämatomen sind ausgesprochene Innen- und Außenmembranen zu erkennen, die die zerfallenen roten Blutkörperchen umschließen. Erst vom 30. Tage ab sind die in der Literatur viel besprochenen Riesencapillare zu beobachten, die nach MUNRO und LEARY infolge von Stauung entstehen.

6. Falls der Blutaustritt ursprünglich geringfügig gewesen ist, kann das Hämatom schon zu diesem Zeitpunkt voll organisiert gewesen sein, so daß als Rest bloß *eine* Membran mit zahlreichen blutpigmenthaltigen Makrophagen an der Durainnenseite festzustellen ist.

7. In 37—93 Tage alten Hämatomen tritt eine Veränderung im Aussehen der Membranen ein, dadurch daß die Fibroblastenmenge abnimmt und durch hyalines Bindegewebe ersetzt wird.

Allmählich werden die zerfallenen roten Blutkörperchen resorbiert und dadurch verschmelzen Innen- und Außenmembranen. Die Zeitdauer variiert aber je nach der Größe des Hämatoms. In diesen Fällen ist an der Durainnenseite eine einzelne fibrinöse Membran von verschiedener Dicke zu erkennen, die von der Dura nur durch ihren Fibroblastenverlauf zu unterscheiden ist.

Eine Untersuchung eines 12 Jahre alten subduralen Hämatoms zeigt eine aus fibrösem hyalinisiertem Bindegewebe bestehende Membrane und stellenweise eine homogene, protoplasmatische Masse, die mit strichweisen Verkalkungen umschlossen ist.

Es soll in diesem Zusammenhang erwähnt werden, daß Munro die chronischen Subduralhämatome in 3 Gruppen aufteilt:

1. Solide Hämatome, die nur eine Blutansammlung im Subduralraum umfassen; 2. die gemischten Hämatome, bei denen außer Blutungen auch ein Austritt von Cerebrospinalliquor vorkommt; 3. die flüssigen Hämatome mit geringfügigem Blutaustritt und reichlichem Erguß von Cerebrospinalliquor. Untersuchungen von Membranen aus diesen 3 Gruppen zeigen dasselbe Ergebnis.

Christensen fand in ihrer Arbeit 1941 bei 26 Patienten ein sicheres traumatisches Subduralhämatom, das an der Konvexität die größte Ausdehnung hatte. Es entsprach ungefähr dem Tuber parietale oder der Fissura Sylvii und erreichte nur bei 2 Patienten die Basis cerebri. Die Hämatome

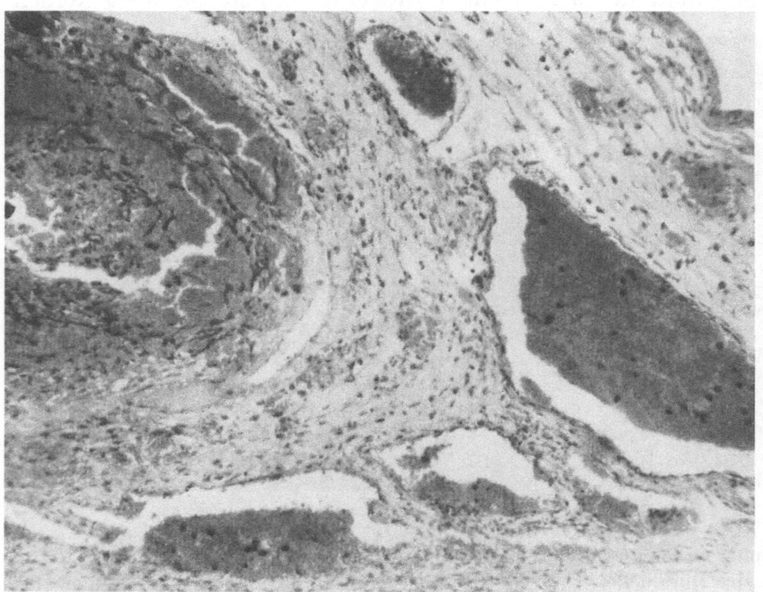

Abb. 7. St. 5008. Die Peripherie eines subduralen Hämatoms, 67jähriger Mann, 2 Monate vor seinem Tod Verkehrsunfall, danach angeblich kurze Zeit bewußtlos, bis zum Tode örtlich und zeitlich desorientiert, zunehmende rechtsseitige Hemiparese und Bewußtseinstrübung, Tod am 63. Tag nach dem Unfall[1].

verflachten sich nach der Peripherie und hatten alle eine Außen- und Innenmembran mit dazwischenliegendem koaguliertem Blut in unterschiedlicher Menge. Ein 14 Tage altes Hämatom zeigte jedoch nur andeutungsweise die Bildung einer Membran. Ferner enthielten einige Hämatome reichliche Mengen grünbrauner oder schwarzbrauner dünner Flüssigkeit. Bei 25 Patienten variierte die Dicke der Membranen von $^1/_2$ mm bis $^1/_2$ cm, die Außenmembranen waren von der Dura leicht zu lösen, und sie waren dicker als die Innenmembranen. Bereits bei makroskopischer Untersuchung konnten in der Regel in den Membranen Gefäße nachgewiesen werden, am deutlichsten in der graubraunen oder grünschwarzen Außenmembran. An der Durainnenseite konnten nach Ablösen der Außenmembran punktförmige Blutungen beobachtet werden. Die Innenmembranen zeigten in keinem Falle Adhärenzen an die Arachnoidea, und sowohl die Leptomeninx als auch die Hirnoberfläche waren von natürlicher Farbe (Abb. 6). Bei vielen Patienten konnte jedoch während der Operation festgestellt werden, daß die Hirnrinde unter dem Hämatom trocken und eingeschrumpft war. An der Peripherie der Hämatome verschmelzen Außenund Innenmembranen in eine einzige Membrane, die sich an der Durainnenseite als eine dünne, leicht abziehbare Membrane fortsetzt. Bei mikroskopischer Betrachtung sieht man, daß sie aus Bindegewebe und zartwandigen Capillaren besteht (Abb. 7).

---

[1] Die Abb. 7, 10 und 13 hat Professor Zülch zur Verfügung gestellt.

Die mikroskopische Untersuchung der Außenmembrane zeigt außen ein ziemlich locker aufgebautes, zellenreiches Bindegewebe mit zahlreichen Capillaren, deren Durchmesser in einem Zwischenraum von 6—150 μ liegt, meist aber zwischen 40—60 μ (Abb. 8). Um die Capillare sind an mehreren Stellen perivasculäre Blutungen zu beobachten. Die jüngste Membran eines 12 Tage alten Hämatoms besteht überwiegend aus Fibroblasten.

In der Übergangszone zwischen Außenmembran und Hämatom treten in zunehmender Menge Fibroblasten auf, von denen einige blutpigmenthaltig sind, desgleichen zerfallende rote Blutkörperchen. Einige Membranen zeigen außerdem eine massige, perivasculäre Infiltration mit Lymphocyten und eosinophilen Leukocyten. Die nachgewiesene Rund-

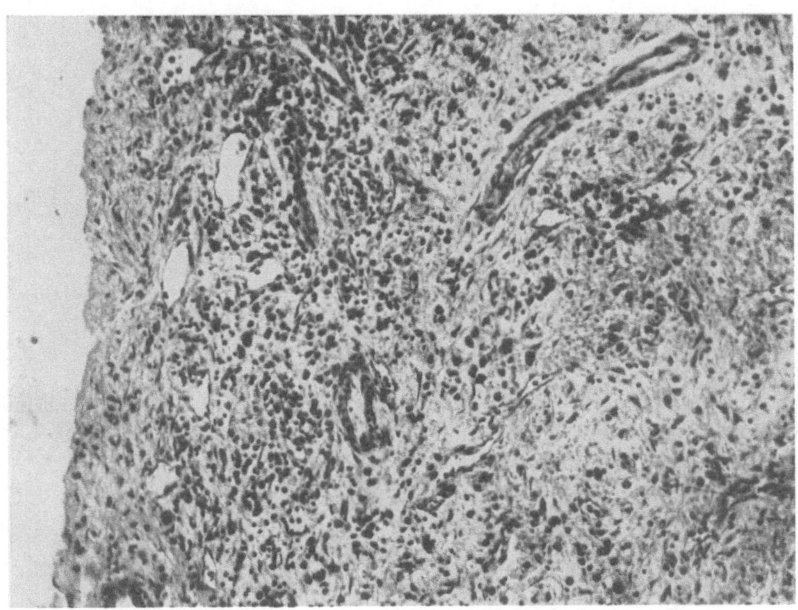

Abb. 8. Außenmembran mit zahlreichen dilatierten Capillaren von einem chronischen, subduralen Hämatom (2 Monate alt). (Vergrößerung 150mal.)

zelleninfiltration ist jedoch nicht so bedeutend, daß von einer eigentlichen Entzündung gesprochen werden kann. Es sind auch keine Plasmazellen zu sehen (Abb. 9). Die Innenmembran zeigt bei mikroskopischer Untersuchung dasselbe histologische Bild wie die Außenmembran.

Bei mikroskopischer Betrachtung der Dura mit dem darunterliegenden Subduralhämatom ist in der Regel eine Dilatation der Duracapillare, die bis zu 150 μ im Durchmesser betragen kann, zu sehen. Ferner kann eine Wucherung der inneren Capillarschicht der Dura sowie eine direkte Verbindung zwischen den schräg verlaufenden Capillaren der inneren Fibrillenschicht der Dura und den erweiterten Capillaren der Außenmembran (Abb. 10) beobachtet werden. Stellenweise ist die Verbindung zwischen der Außenmembran und der Dura so stark, daß die Capillarschicht an der Durainnenseite nach Ablösen der Außenmembran fehlt.

Die dünne Membran, die sich an der Durainnenseite nach der Peripherie hin zum Hämatom fortsetzt, ist in Wirklichkeit nichts anderes als die proliferierte Capillarschicht der Durainnenseite (Abb. 11).

Von einem Patienten, der nach der Operation an einem einseitigen Subduralhämatom gestorben war, wurde bei der Sektion auch Duragewebe von der kontralateralen Seite zur mikroskopischen Untersuchung entnommen. Hier fand sich ebenfalls eine Dilatation und eine Proliferation der Capillarschicht an der Durainnenseite, so daß sie sich makroskopisch als eine bräunliche Membran an der Durainnenseite zeigte. Nur bei 2 Patienten mit einem $1^1/_2$ Monate alten traumatisch entstandenen Subduralhämatom wurde in der Dura und dem darunterliegenden Hämatom eine Entzündung nachgewiesen, die jedoch als sekundär aufgefaßt wurde.

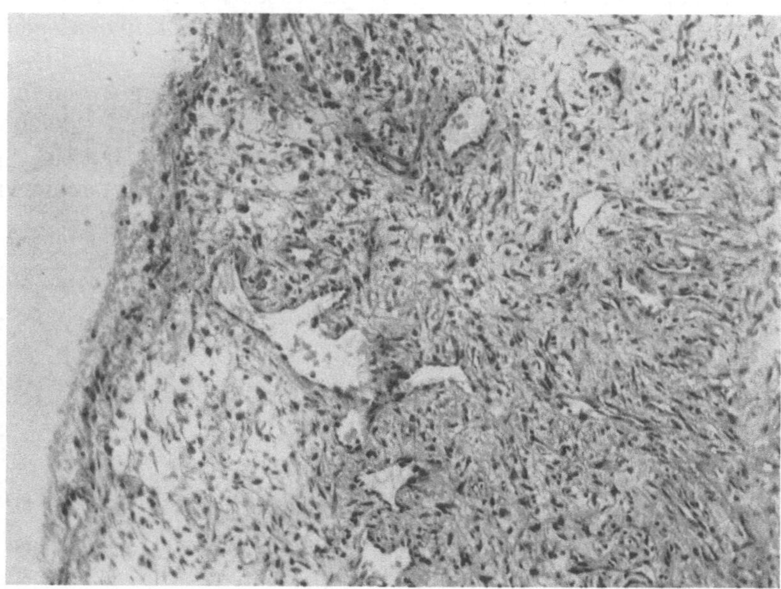

Abb. 9. Außenmembrane von einem chronischen, subduralen Hämatom (3 Wochen alt) mit zunehmenden Mengen Fibroblasten und Makrophagen gegen das Hämatom. (Vergrößerung 150mal.)

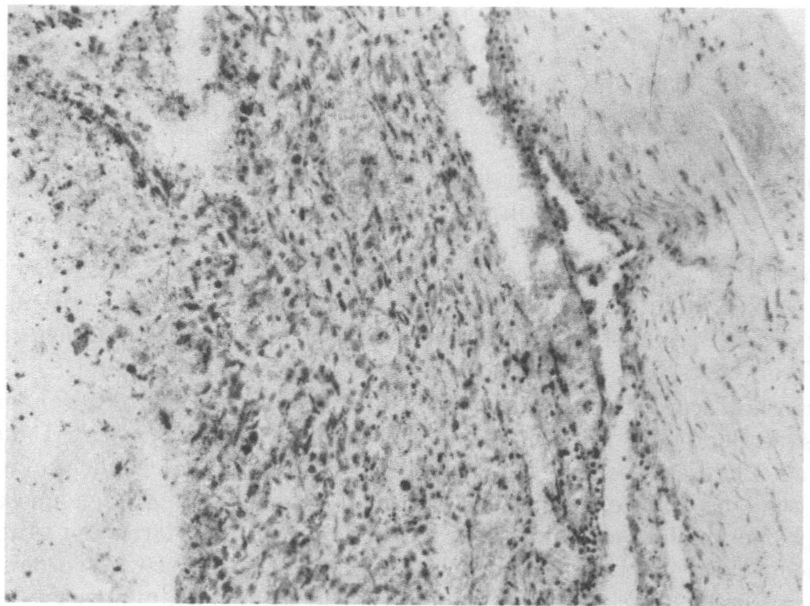

Abb. 10. R., Dura mit erweiterten und proliferierten Capillaren der inneren Capillarschicht in direkter Verbindung mit den Capillaren der Außenembrane eines subduralen Hämatoms. 48jähriger Mann, 3 Wochen vor seinem Tod Schädelverletzung durch Sturz. Anschließend Kopfschmerzen, Erbrechen und Benommenheit.

Christensen fand bei ihrer Arbeit zwischen dem Alter des Hämatoms und der Dicke der Membran keinen Zusammenhang. Die Dicke wird wohl eher von der Größe des Hämatoms abhängen.

Je jünger das Hämatom ist, desto reicher ist das Bindegewebe an Fibroblasten und an Zellen in den Membranen; aber desto gefäßärmer sind die Membranen. Bereits ein

12 Tage altes Hämatom zeigt eine gefäßhaltige, fibroblastenreiche Außenmembran. Es wurde kein sicherer histologischer Unterschied bei Hämatommembranen festgestellt, die im Alter von 1 Monat bis $^3/_4$ Jahr liegen, während sich dagegen das Aussehen der Membranen innerhalb des ersten Monats bedeutend ändert. CHRISTENSEN fand bei ihrer Arbeit auch nicht den deutlichen histologischen Altersunterschied der älteren Hämatommembranen wieder, den MUNRO festgestellt hat. Er zieht jedoch seine Schlüsse auf Grund eines weit größeren Materials.

Bei mikroskopischer Untersuchung eines sicheren traumatisch entstandenen Subduralhämatoms fand CHRISTENSEN bei 2 chronischen Alkoholisten das gleiche histologische Bild, das oben beschrieben wurde. Sie fand kein Zeichen einer primären Entzündung, auch dann nicht, wenn der chronische Alkoholismus die Organisierung der Hämatome verzögert hat oder sonst ihr Aussehen geändert haben sollte (Abb. 12). Dasselbe gilt für den histologischen Befund bei 3 chronischen Alkoholisten mit Subduralhämatomen, bei denen keine Traumen festgestellt werden konnten. Auch diese Fälle ergaben bei der histologischen Untersuchung keinen Beweis dafür, daß das Hämatom durch eine primäre Entzündung den auslösenden Faktor des Hämatoms darstellen würde. Die Capillaren der Durainnenschicht und der Membranen erreichten bei 2 der Patienten 60 μ im Durchmesser. Bei dem dritten waren zahlreiche Capillaren bis zu 100 μ im Durchmesser zu sehen (Abb. 13). CHRISTENSEN fand dasselbe histologische Bild der

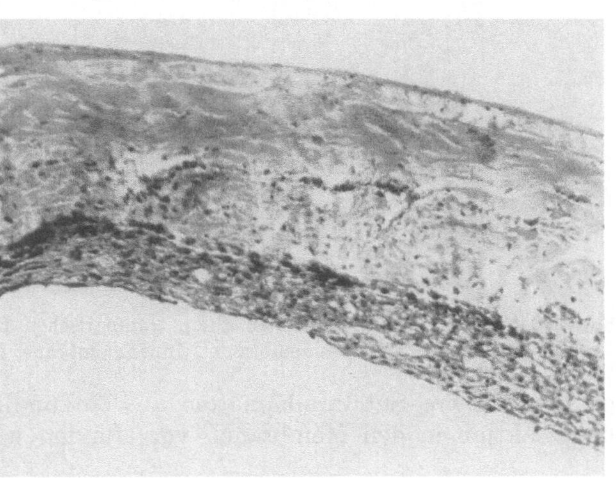

Abb. 11. Dura mit proliferiertem innerem Capillarlager von der Peripherie eines 7 Jahre alten Hämatoms. (Vergrößerung 30mal.)

Hämatome auch bei Patienten mit universeller Stauung und solchen mit Avitaminose sowie in sog. spontanen Subduralhämatomen. Es muß betont werden, daß in keinem Falle mehr als 2 Membranen festgestellt werden konnten, *eine* Außen- und *eine* Innenmembran.

PUTNAM und PUTNAM nehmen die stark erweiterten Capillare von etwa 100 μ als ein Kennzeichen eines traumatisch entstandenen Subduralhämatoms, während MUNRO sie als eine Stauung auffaßt. Es muß auch, wie in den Fällen von CHRISTENSEN angegeben wurde, als natürlicher angesehen werden, daß die größte Capillarerweiterung bei chronischen Alkoholisten mit universellen Symptomen chronischer Stauung zu finden ist. Es ist anzunehmen, daß die Resorption und Organisierung des Hämatoms bei diesen Patienten schwieriger ist.

KRAYENBÜHL und NOTO veröffentlichten 1949 ihre Arbeit „Das intrakranielle subdurale Hämatom" mit 50 Krankengeschichten von Patienten mit chronischem Subduralhämatom. Hiervon müssen 27 als traumatisch bezeichnet werden, 23 sind sog. spontane chronische Subduralhämatome. Als Einleitung führen sie an: „Das subdurale Hämatom ist als Endphase krankhafter Prozesse von verschiedener Ätiologie und von verschiedenen histologischen Veränderungen an der Dura mater anzusehen, die schließlich zur Bildung von einer scharf umgrenzten Blutansammlung im subduralen Raum führen." Die histologische Betrachtung wurde von 5 verschiedenen Untersuchungen vorgenommen, dadurch ist der histologische Teil der Arbeit verschiedenartig, weil die Beschreibungen nicht angeglichen wurden. Bei Durchsicht der histologischen Beschreibungen kann man feststellen, daß bei der Konklusion verschiedene Diagnosen gleichlautend beschrieben wurden; beispielsweise ist bei gleichen Befunden an mehreren Stellen die Diagnose „Hämatommembran in Organisation", in anderen Fällen dagegen „Pachymeningitis haemorrhagica

interna" gestellt worden. In den Fällen von Subduralhämatom, bei der die Krankengeschichte keine Traumen enthält, sprechen die Verfasser nach dem histologischen Bild

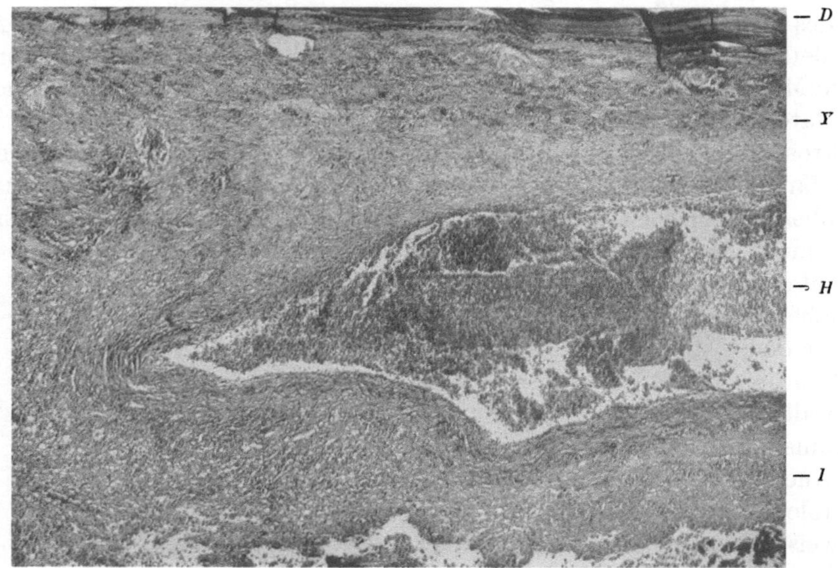

Abb. 12. Dura mit einem 5 Wochen alten, traumatischen Hämatom bei einem chronischen Alkoholisten.
D Dura, Y Außenmembrane, I Innenmembrane, H Hämatom. (Vergrößerung 30mal.)

von „spontanem Subduralhämatom aus entzündlicher P. h. chr. i.", falls eine Entzündungsreaktion in den Membranen vorgefunden wird. Ist das nicht der Fall, sprechen

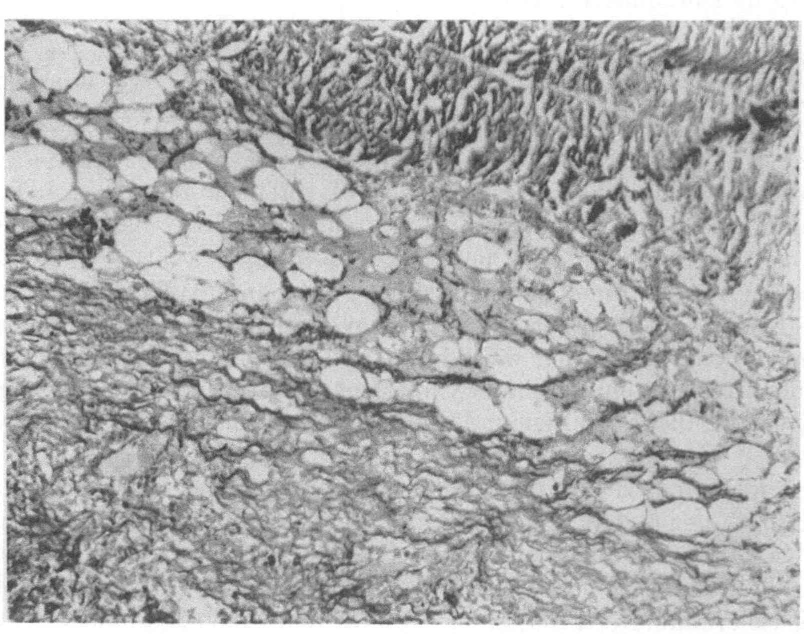

Abb. 13. Ro. 4881, 42jähriger Mann, vor 6 Wochen ein Schädeltrauma links parietal, 2 Min. bewußtlos, dann
weitergearbeitet. Danach zunehmende Kopfschmerzen, Schwindel, Erbrechen. Objektiv: Kopfschmerzen
über dem linken Schädel, leichte Nackensteifigkeit, im Liquor leichte Druckerhöhung, Stauungspapille. Ausräumung eines subduralen Hämatoms, das im Bereich des rechten Parietallappens lag. In der Außenmembran
zahlreiche, stark dilatierte Capillaren.

sie von „spontanem Subduralhämatom aus idiopathischer P. h. i.". Man fragt sich, wie
die Verfasser einen sicheren histologischen Unterschied zwischen traumatisch entstandenen und sog. spontanen chronischen Subduralhämatomen oder P. h. i. aufrechterhalten

können, wenn in 11 Fällen mit sicherem traumatischem Subduralhämatom 4mal die histologische Diagnose P. h. chr. i. gestellt worden ist und das histologische Bild und die histologische Beschreibung in mehreren Fällen von spontanem Subduralhämatom oder P. h. i. genau dem entspricht, was an anderen Stellen bei dem traumatisch entstandenen Subduralhämatom beschrieben worden ist und was nach ihrer Auffassung eine Entzündungsreaktion ausschließt.

Der Unterschied ist wahrscheinlich keine Realität, sondern teils auf die verschiedene Einstellung der verschiedenen Untersucher, teils auf die Verschiedenartigkeiten hinsichtlich Alter und Größe der Hämatome zurückzuführen, und schließlich wurde auch nicht berücksichtigt, daß die Entzündungsreaktion eine rein reaktive sein kann und daher als eine aseptische Entzündung aufzufassen ist.

Nach diesen Ausführungen ist also zu empfehlen, den Begriff P. h. chr. i. vollständig fallen zu lassen, denn der Ursprung der Subduralhämatome ist in allen Fällen eine Blutung, mag sie nun traumatischen Ursprungs, durch Stauung oder durch Gefäßzerbrechlichkeit hervorgerufen sein. Die Membranen sind immer sekundär im Verhältnis zur Blutung und sind daher als ein Organisationsprodukt aufzufassen. Dadurch, daß in einigen Fällen eine reaktive Entzündung oder eventuell eine sekundäre Infektion vorkommen kann, wird nichts an dieser Tatsache geändert.

Die in den Hämatommembranen festgestellte histologische Verschiedenartigkeit ist auf das Alter — d.h. auf den verschiedenen Entwicklungsgrad der Organisationsprozesse — und die Größe des Hämatoms zurückzuführen. Die stark dilatierten Capillare in einigen Hämatommembranen sind vermutlich eine Folge von Stauung und lassen keine Rückschlüsse auf die Entstehung des Hämatoms zu.

Nachtrag.

Nach Abschluß dieser Arbeit hat die Verfasserin die interessante Arbeit von G. PETERS: „Die Pachymeningitis haemorrhagica interna, das intradurale Hämatom und das chronische subdurale Hämatom" (Eine klinische, pathologische, pathogenetische, differentialdiagnostische und versicherungsmedizinische Betrachtung) Fortschr. Neur. 19, 485—542 (1951), gelesen.

Betreffs der Klinik, Pathologie und Pathogenese beim chronischen subduralen Hämatom sind wir im großen ganzen einig. Aber es ist mir unverständlich, daß PETERS die Bezeichnung Pachymeningitis haemorrhagica interna braucht, da deutlich aus den mikroskopischen Beschreibungen und den Mikrophotographien hervorgeht, daß in diesen Fällen nicht die Rede von einer Entzündung sui generis ist. Die Bezeichnung Pachymeningeosis vasculosa interna nach HENSCHEN deckt den Begriff weitaus besser, da es sich in diesen Fällen, wie auch aus den Krankenberichten hervorgeht, um Patienten mit langwierigeren Symptomen für universelle chronische Stauung handelt, wo verschiedene Verfasser, unter anderen CHRISTENSEN, die erwähnten Veränderungen auf der Innenseite der Dura ohne gleichzeitig vorhandene größere Blutungen gefunden haben. Das gleiche Bild sieht man auf der Dura in der Peripherie eines sicher traumatisch-chronischen subduralen Hämatoms. Die lange vorhandenen cerebralen Symptome, welche PETERS bei den Patienten mit „Pachymeningitis" anführt, liegen sicher an cerebralen Zirkulationsstörungen, und man muß sehr bedauern, daß in diesen Fällen keine Mitteilungen über das Resultat der mikroskopischen Untersuchung der Hirne vorliegen.

Ein Hämatom, welches an der Innenseite einer bereits vorhandenen proliferierten Capillarschicht an der Innenseite der Dura vor einer intraduralen Blutung entstanden ist, kommt mir unlogisch vor, wenn man sowohl hier wie auch in den von PETERS anerkannten chronischen subduralen Hämatomen das Hämatom zwischen der gefäßreichen Membrane an der Innenseite der Dura und einer gefäßarmen Bindehautmembrane oder einer hyalinisierten Membrane gegen die Arachnoidea liegen hat. Um ein Hämatom als wirklich intradural betrachten zu können, muß man zumindest verlangen, daß eine Spaltung der

Capillarschicht sichtbar ist. Es ist nur natürlich, daß Personen mit bereits vorhandenen Stauungsphänomenen bei geringfügigeren Traumen leichter ein subdurales Hämatom bekommen als gesunde Menschen, sei es dadurch, daß die Blutung von den neugebildeten Capillaren an der Innenseite der Dura ausgeht oder durch Riß einer Brückenvene entsteht.

Die postoperativen subduralen Hämatome können nicht mit den traumatischen verglichen werden, da die Resorptionsverhältnisse nach der Operation bei dieser Kategorie von Patienten ganz anders sind.

Aus den obigen Bemerkungen und dem vorliegenden Kapitel über das chronische, subdurale Hämatom geht hervor, daß die Verfasserin nicht das Vorhandensein eines intraduralen symptomgebenden Hämatoms anerkennt und die Bezeichnung Pachymeningitis haemorrhagica interna bedauert, welche als irreführend betrachtet werden muß.

6. Haemorrhagia subarachnoidalis.

Eine Haemorrhagia subarachnoidalis kann entweder traumatisch oder spontan sein; letzteres wohl in den meisten Fällen. Die Ausdehnung der Blutung variiert; sie kann auf die Hemisphäre beschränkt sein, von der die Blutung ausgeht. Sie ist aber in allen Fällen diffuser als eine subdurale Hämorrhagie, und bei der subarachnoidalen Hämorrhagie kann stets eine Blutvermischung des Liquors festgestellt werden, deren Umfang je nach der Größe der Blutung variiert. Falls das Blut nicht schnell aufgesogen wird, kann durch Irritation der Arachnoideazellen eine leichte aseptische inflammatorische Reaktion hervorgerufen werden. Hierzu kommen Fibrose, eine Hämosiderinablagerung in der Leptomeninx und eine Blockade von Villi arachnoideae, durch welche normalerweise der Liquor von den Sinus resorbiert wird. Es können hierdurch liquorgefüllte Arachnoidalcysten entstehen, die durch Luftencephalographie nachzuweisen sind. Diese können eine Druckatrophie der darunterliegenden Rinde verursachen, was teilweise die posttraumatischen Psychosen und Neurosen und mehrere Fälle von Jackson-Epilepsie erklärt (Boyd und Moritz). Da sich die Subarachnoidalblutung beim Menschen in den meisten Fällen in der Fossa posterior sammelt, ist eine Fibrose der Leptomeninx um den 4. Ventrikel zu sehen mit Schließung der Foramina Magendie et Luschkae und hieraus folgendem Hydrocephalus internus (Merkel, Moritz und Wartman).

Traumatische Subarachnoidalblutung entsteht meist in Anschluß an Contusio et Dilaceratio cerebri, und die beobachteten Symptome sind dann auch auf die Hirnverletzung zurückzuführen.

Weit häufiger ist die sog. *spontane Subarachnoidalhämorrhagie,* die meist durch Ruptur eines abnormen Gefäßes im Subarachnoidalraume verursacht wird.

Selbst bei genauester makroskopischer Untersuchung kann es außerordentlich schwierig sein, den Ausgangspunkt der Blutung festzustellen, denn etwaige Erkrankungen in den kleinen Gefäßen lassen sich wegen vorhandener Koageln nur schwer nachweisen. Unter 124 sorgfältig untersuchten Fällen konnte Symonds bei 41 Patienten nach genauester Untersuchung der Hirne kein blutendes Gefäß feststellen.

Gefäßleiden, welche Subarachnoidalblutungen verursachen, sind: 1. kongenitale, solitäre oder miliäre Aneurysmen; 2. Arteriosklerose und Hypertension (Cystenniere) mit sekundären Aneurysmen; 3. Arteriitis verschiedenen Ursprunges mit sekundärer aneurysmatischer Erweiterung der Gefäße (mykotische Aneurysmen); 4. metastatische Tumoren; 5. verschiedenen Blutkrankheiten; 6. intracerebrale Hämorrhagie mit Durchbruch in den Subarachnoidalraum.

Ad 1. Die häufigste Ursache der Subarachnoidalblutung ist die Ruptur eines kongenitalen Aneurysmas im Circulus Willisi oder in den angrenzenden Teilen der A. cerebri anterior und media (Abb. 14). Das Aneurysma kann sackförmig sein oder in größten oder kleineren Erweiterungen der einen Seite einer Arterie bestehen. Multiple, kongenitale Aneurysmen kommen ebenfalls, allerdings seltener vor.

Nach BOYD befinden sich die kongenitalen Aneurysmen fast immer an der Bifurkation einer Arterie. Dort kann selbst bei normalen Arterien eine ganz oder teilweise fehlende Entwicklung der Muskelschicht festgestellt werden.

Im Aneurysma ist immer eine abnorme Gefäßwand mit stark verdickter Intima zu beobachten. Elastica und Muscularis fehlen völlig, und die äußeren Schichten bestehen daher nur aus Bindegewebe.

Kongenitale Aneurysmen sind in den ersten 5 Jahrzehnten meist symptomgebend mit episodischen Subarachnoidalblutungen. Bei einer großen Hämorrhagie ist der Verlauf letal, falls das Aneurysma seinen Sitz an einer Stelle hat, an der es sich nicht exstirpieren läßt. Durch eine Arteriographie kann der Sitz festgestellt werden. HYLAND veröffentlichte 1950 eine Arbeit über 191 Patienten mit Subarachnoidalblutungen, die im Laufe

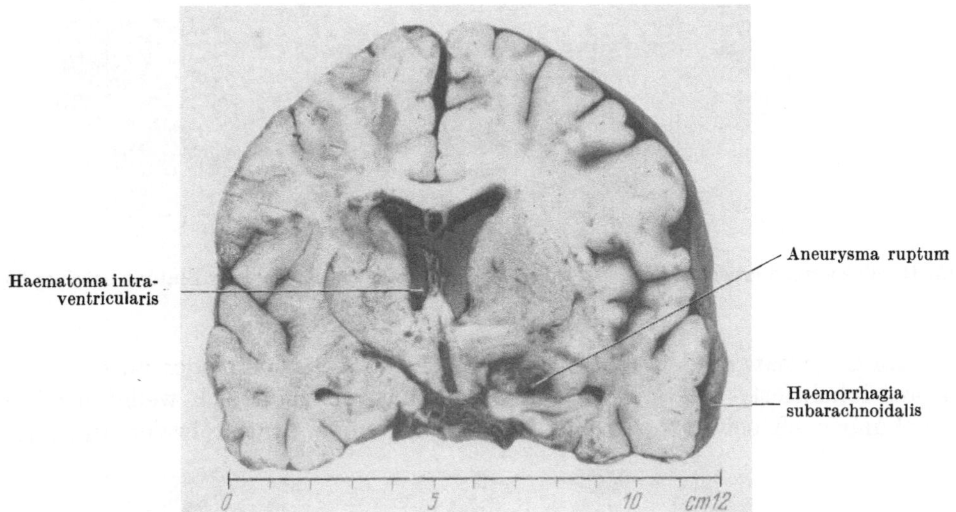

Abb. 14. Rumpiertes Aneurysma auf A. cerebri media mit subarachnoidalem und intraventrikulärem Hämatom bei einer 30jährigen Frau.

der letzten 15 Jahre untersucht und behandelt wurden. Die Mortalität betrug 53%; 100 Patienten starben innerhalb des ersten halben Jahres nach dem Auftreten der ersten Blutung, davon aber nur 26 an einer erneuten Blutung, die in den meisten Fällen innerhalb der ersten 2 Wochen nach der ersten Blutung auftrat. Bei 55 Obduktionen fand sich in 44 Fällen ein rumpiertes Aneurysma, in 2 Fällen ein Angiom, und bei 9 war die Ursache der Blutung unklar. Es ist jedoch wahrscheinlich, daß auch hier ein Aneurysma vorgelegen hat. Es ist anzunehmen, daß der Aneurysmensack entweder durch die massive Blutung zerstört oder das Aneurysma wegen ungenügender Sektionstechnik übersehen worden ist.

ASK-UPMARK und INGVAR fanden bei einer Nachuntersuchung von 138 Fällen subarachnoidaler Blutung — wovon keine einer chirurgischen Behandlung unterworfen gewesen war —, daß das Alter der Patienten zwischen 10 und 80 Jahren lag, mit einem Maximum zwischen 30 und 60. Bei einer großen Anzahl dieser Patienten spielte eine körperliche Anstrengung die entscheidende Rolle. Die Mortalität ist hier 60%, wenn man die Patienten miteinbezieht, die an wiederholten Anfällen starben. 20% der Überlebenden wiesen Defektzustände auf. Unter 47 Obduktionen wurden in 9 Nierenmißbildungen, in 28 Aneurysmen festgestellt, die in 26 Fällen im vordersten Teil des Circulus Willisii gelegen waren. Die Verfasser empfehlen wie andere auch (z.B. MURPHY) in den meist möglichen Fällen von kongenitalen Aneurysmen neurochirurgische Eingriffe, während WASSMUND der Auffassung ist, daß mit strenger konservativer Behandlung bessere Erfolge erreicht werden.

Ad 2. Bei Individuen mit Hypertension oder Arteriosklerose kann eine aneurysmatische Erweiterung an einem oder an mehreren Gefäßen auftreten. Diese Aneurysmen sind

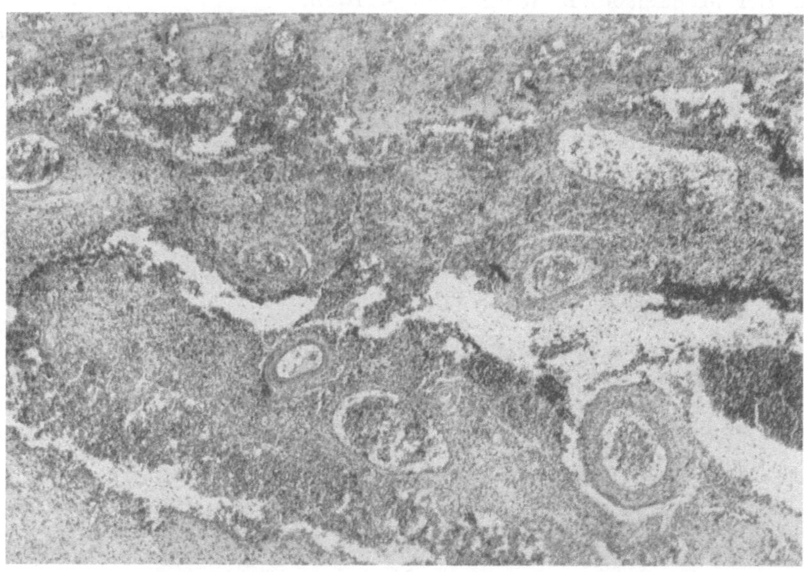

Abb. 15. Hyalinisierte, dilatierte Gefäße in der Fissura Sylvii mit subarachnoidaler Blutung bei einer 63jährigen Frau mit Hypertension. (Vergrößerung 150mal.)

indessen im Gegensatz zu den kongenitalen oft an der A. basilaris oder an den Aa. cerebri posteriores lokalisiert. Die Ruptur solcher Aneurysmen läßt sich weder bei klinischer Untersuchung noch bei Autopsie nicht immer von einer intracerebralen Blutung unter-

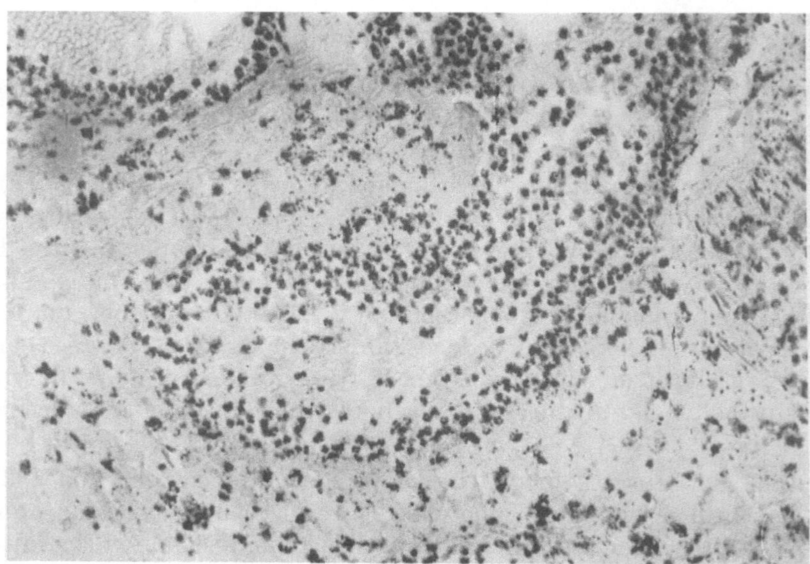

Abb. 16. Miliare, mycotische Aneurysmen mit kleinen perivasculären Blutungen bei einem 16jährigen Knaben. (Vergrößerung 200mal.)

scheiden. Denn das Aneurysma, das in großen Blutkoageln gelagert ist, wird leicht übersehen (Abb. 15).

Ad 3. Aneurysmen infektiösen Ursprunges, die sog. mykotischen Aneurysmen, sind in der Regel klein. Sie entstehen, wenn bei Patienten mit rheumatischer Endokarditis ein infizierter Embolus in der A. cerebri media oder anterior haften bleibt und an der betreffenden Stelle eine Arteriitis mit sekundärer Aneurysmenbildung hervorruft (Abb. 16). Ein intrakranielles Aneurysma syphilitischen Ursprunges kommt kaum vor.

Ad 4. Metastatische Tumoren, die die Pia mater infiltrieren, können eine Gefäßerosion und eine daraus folgende venöse oder arterielle Subarachnoidalblutung hervorrufen. Das-

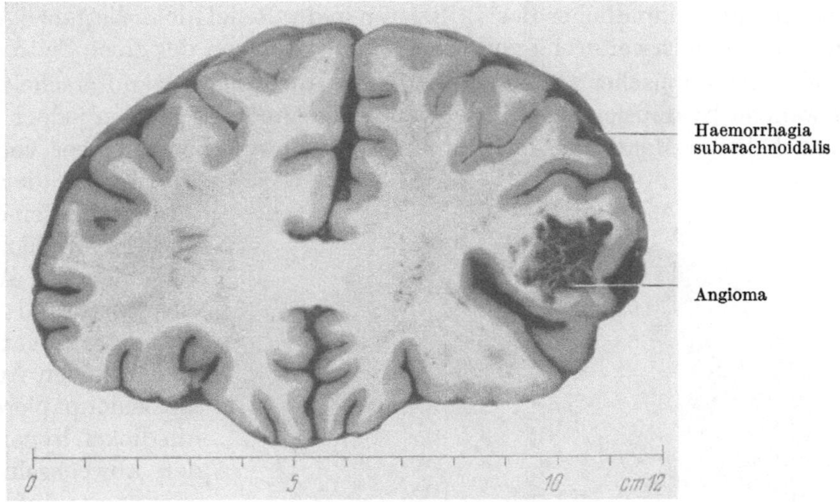

Abb. 17. Angiom im rechten Frontallappen mit Ruptur und subarachnoidaler Blutung bei einer 52jährigen Frau.

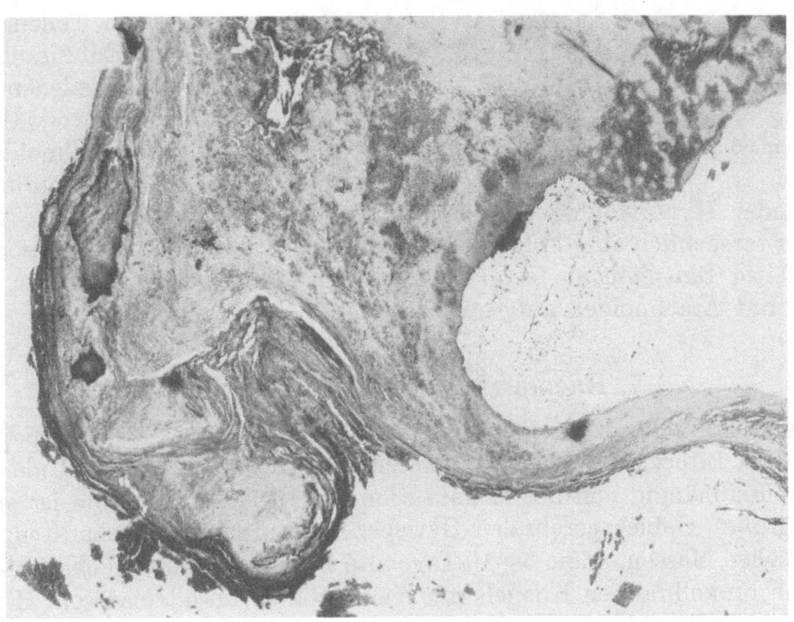

Abb. 18. Aneurysmawand eines kongenitalen Aneurysmas auf A. communicans anterior bei einem 59jährigen Mann. (Vergrößerung 13mal.)

selbe wird bei metastatischen Tumoren in der Hirnrinde beobachtet, wo die Hirngefäße affiziert sein können.

Ad 5. Akute Leukämie, Thrombopenie und andere Blutkrankheiten mit Blutungstendenz können abnorme Gefäßpermeabilität auch in den Piagefäßen, und hierdurch eine diffuse Subarachnoidalblutung bewirken.

Ad 6. Eine intracerebrale Blutung kann in den Subarachnoidalraum rumpieren, was dann ebenfalls blutgemischte Cerebrospinalflüssigkeit ergibt (Abb. 17).

a) Pathologische Anatomie.

Die makroskopische Untersuchung eines Aneurysma ergibt je nach dessen Größe ein sehr buntes Bild. Das Resultat ist abhängig davon, ob die gesamte Gefäßwand dilatiert ist, wie es beispielsweise bei arteriosklerotischen Aneurysmen vorkommt. Hier gibt es eine spindelförmige Erweiterung der ganzen Arterie. Die kongenitalen Aneurysmen und die Aneurysmen auf entzündlicher Basis affizieren in der Regel nicht die ganze Arterienwand, sondern bilden eine Erweiterung von variierender Größe an der einen Seite der Arterienwand.

Bei mikroskopischer Untersuchung einer Aneurysmenwand erscheint diese von mehr oder weniger hyalinisiertem Bindegewebe aufgebaut. Es können jedoch keine Muskulatur und auch keine Membrana elastica beobachtet werden, wohl aber verstreute elastische Fibrillen in der Wand. Die Endothelzellen sind oft abgestoßen, und es finden sich Thromben verschiedenen Alters an der Aneurysmenwand (Abb. 18). Die Wandstärke variiert sehr, so daß in demselben Aneurysma Partien mit seidenpapierdünnen und solche mit dicken hypertrophischen Wänden abwechseln. Falls die Aneurysmen infolge Entzündung entstanden sind, tritt sowohl im Aneurysma als auch in den angrenzenden Teilen der Arterienwände Entzündungsinfiltration von verschiedenen Graden auf.

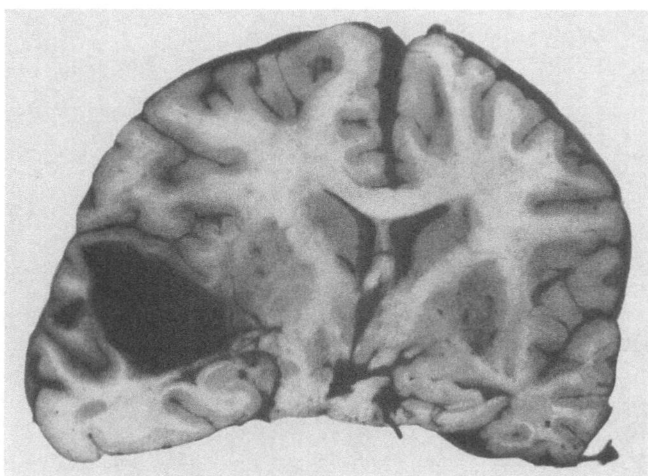

Abb. 19.   Sechs Tage altes „spontanes" Haematoma cerebri bei einem 30jährigen Mann mit Nephrosklerose.

Wie schon erwähnt, kann nach einer Subarachnoidalblutung eine aseptische Leptomeningitis mit darauffolgender Hypertrophie und Fibrose der Arachnoidea entstehen. Daß diese Erscheinungen tatsächlich eine Folge der Subarachnoidalblutung sind, geht daraus hervor, daß gleichzeitig Blutpigment festgestellt werden kann, das eventuell in Makrophagen in der Pia und Arachnoidea aufgespeichert ist.

7. Haemorrhagia et Haematoma cerebri.

Das makroskopische Bild einer massiven Haemorrhagia cerebri (apoplexia cerebri) hängt von dem Intervall zwischen Eintreten der Blutung und dem Tode des Patienten ab, ist aber unabhängig von der Lokalisation. Die frische Affektion ist gekennzeichnet durch ein großes Gebiet cerebraler Gewebezerstörung mit angehäuften, halbflüssigen hämorrhagischen Massen. Eine 5—10 Tage alte Blutung bietet das charakteristische Bild eines soliden dunkelbraunen Koagels mit einem Rand von ödematösem Hirngewebe, das von petechialen Kleinblutungen umgeben ist (Abb. 19). Nach und nach löst sich das Koagel auf und das Blut wird resorbiert. Hierdurch entsteht eine Cyste, die gewöhnlich eine milchige oder gelbliche Flüssigkeit enthält. Gleichzeitig tritt Gelbfärbung des umgebenden Hirngewebes auf.

Eine Hirnblutung kann entweder 1. *traumatischen Ursprunges* oder 2. eine *spontane* sein. Es muß jedoch betont werden, daß ein Patient mit Haemorrhagia cerebri und Schädeltrauma nichts destoweniger von einer spontanen Hirnblutung betroffen sein kann, die momentane Bewußtlosigkeit, Umfallen und Kopfverletzung, ja sogar Schädelfraktur zur Folge hat. Und es muß davor gewarnt werden, eine tiefsitzende massive, isolierte Hirnblutung als traumatisch anzusehen, da diese in den meisten Fällen auf eine spontane Ruptur einer Arterie zurückzuführen ist (Boyd und Moritz).

Ad 1. Die traumatischen Hirnblutungen können Contre-coup-Verletzungen sein. Sie werden durch corticale, perivasculäre petechiale Kleinblutungen gekennzeichnet (Abb. 20), und eventuell auch durch ein größeres isoliertes corticales Hämatom in Verbindung mit Kontusion und Dilaceration des Hirngewebes.

Die großen traumatischen Hirnblutungen, die unmittelbar durch das Trauma verursacht werden, treten meist in Verbindung mit kompliziertem Schädelbruch auf. In diesen Fällen können Knochenfragmente in der Rinde eine Dilaceration des Hirngewebes hervorrufen, woraus intracerebrale, subarachnoidale sowie eventuell auch subdurale und epidurale Blutungen entstehen können. Um das frische Hämatom bildet sich eine Zone von zerfallendem, blutimbibiertem Hirngewebe, das sich am Rande mit punktförmigen

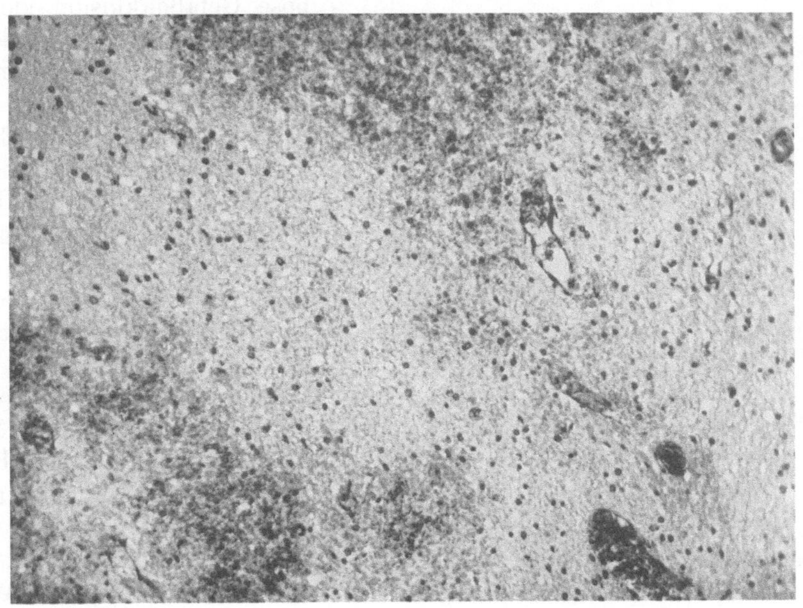

Abb. 20. Traumatisch entstandene perivasculäre Blutungen bei einem 16jährigen Knaben mit Fractura cranii. (Vergrößerung 150mal.)

Blutungen oder hyperämischen Gefäßen fortsetzt. Nach und nach treten dieselben Veränderungen auf wie bei einem spontanen Hämatom.

Unter „traumatischer Spätapoplexie" versteht man eine akut einsetzende Hirnblutung, die beim Patienten erst einige Zeit nach einem Schädeltrauma auftritt. Der Begriff wurde 1891 von BOLLINGER aufgestellt und 1936 durch MARBURG nach Durchsehen der in der Literatur veröffentlichten Fälle kritisch geprüft. Daraus geht hervor, daß das latente Intervall zwischen 12 Std und 5 Monaten variiert und daß die Mehrheit der Patienten über 50 Jahre alt sind. Da nur in den wenigsten Fällen mit Sicherheit der Zusammenhang zwischen Trauma und Hämorrhagie nachgewiesen werden kann und da das Syndrom so selten vorkommt, meint MARBURG, daß es nur von potentieller mediko-legaler Bedeutung sei. JEWESBURY führt jedoch 1947 an, daß bei Schädeltraumen Angiospasmen auftreten, die zu ischämischen Nekrosen und Encephalomalacien führen können. Seiner Meinung nach kann in dem encephalomalacischen Gebiet ein degeneriertes Gefäß rumpieren und eine sickernde oder schwere akute Blutung erst nach einer gewissen Zeit veranlassen. Eine cerebrale Thrombose, die auf traumatischer Basis entstanden ist, kann, so meint er, auch zu sekundärer Blutung (traumatischer Spätapoplexie) führen.

Ad 2. Es lassen sich 2 Typen einer spontanen intracerebralen Blutung aufstellen:

a) Die sog. kapsuläre oder richtiger parakapsuläre Blutung, die nach BOYD und FAZIO etwa 50% aller Hirnblutungen ausmacht, hat ihren Ursprung entweder lateral zur Capsula interna (Abb. 21) — in diesem Falle zeigt sie Tendenz zur Ausbreitung gegen die Peripherie —

oder medial zur Capsula interna mit der Neigung, in das Ventrikelsystem einzudringen, während die basalen Ganglien oft teilweise unverletzt bleiben. Die Ursache des häufigen Auftretens der Blutungen im Corpus striatum-Gebiet kann darauf zurückgeführt werden, daß die kleinen Arterien, die zu den basalen Ganglien gehören, unmittelbar der A. cerebri media entspringen. Deshalb ist der Druck hier höher als beispielsweise in den kleinen corticalen Arterienästen, die nicht unmittelbar einer Hauptarterie entspringen.

Die kapsuläre Blutung findet man häufig im mittleren und vorgeschrittenen Alter begleitet von hohem Blutdruck und arterieller Degeneration sowie Herzhypertrophie (Abb. 22). Sie kommt aber auch in degenerierten Gefäßen ohne gleichzeitige Hypertension vor. In diesem Falle sind — wie unter anderen auch GLOBUS anführte — vorher Thrombose, Gefäßokklusion oder Angiospasmen mit darauffolgender Ischämie und Encephalomalacie mit dadurch hervorgerufener Blutung aufgetreten.

Auch eine septische Embolie kann die Ursache zur Bildung eines Aneurysma sein, das bei Ruptur eine massive Hämorrhagie ergibt.

b) Blutungen in der weißen Substanz der Hemisphären treten meist in der tiefen temporo-occipitalen Region, seltener im Hirnstamm, und in den wenigsten Fällen im Cerebellum auf (GUILLAUME, ROGÉ und MAZARS).

Die spontane Hirnblutung kann ihren Sitz an einer oder an mehreren Stellen haben, die Ursachen können jedoch verschieden sein. COURVILLE und WILSON sind der Ansicht, daß, wenn es sich um Individuen zwischen 40 und 70 Jahren handelt, Arteriosklerose die häufigste Ursache sei. SCHEINKER dagegen führt an, daß arterielle Hypertension eventuell in Verbindung mit Nierenleiden und Herzhypertrophie 4mal so häufig vorkommt wie Arteriosklerose und daß oft bei demselben Patienten sowohl Arteriosklerose wie auch Hypertension festgestellt werden kann.

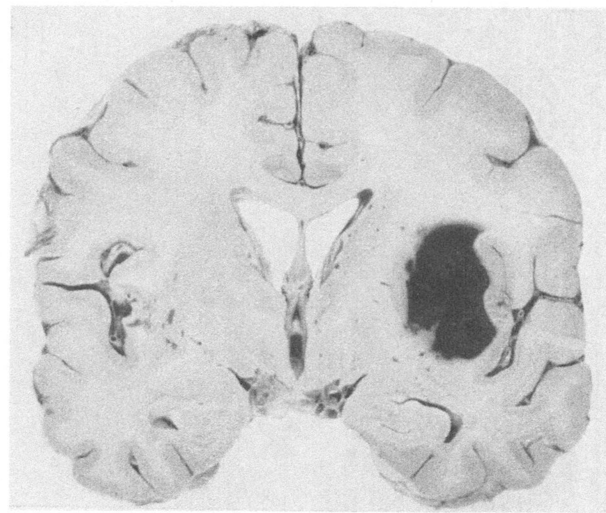

Abb. 21. Paracapsuläre Blutung lateral vor Capsula interna bei einer 61jährigen Frau.

Bei jüngeren Individuen ist die Ursache der Blutungen meist eine Gefäßanomalie. Kongenitale Aneurysmen der A. cerebri anterior oder media können bei Ruptur intracerebrale Hämatome oder Hämorrhagien hervorrufen (HAMBY, HERMANN und MACGREGOR), während ein teleangiektatisches oder kavernöses Hämangiom nur selten intracerebral vorkommt (RIISHEDE). Nach DANDY dagegen können, wie schon erwähnt, mykotische Aneurysmen rumpieren und Hirnblutungen hervorrufen. Bei einigen Patienten ist bei operativer Ausräumung eines akut entstandenen intracerebralen Hämatoms ein blutendes Gefäß ohne aneurysmatische Erweiterung am Boden der Operationskavität festgestellt worden (DAVID, ARONCEL und CHARBONNET). Nach BUCKLEY und McDOWEL haben die restlichen 25% der Patienten Hirnblutungen, bei welchen keine Gefäßanomalien als Ursache der Blutung festgestellt werden können. Sie sind jedoch der Meinung, daß eine einfache Fettdegeneration der kleinen Arterienwände ein wichtiger Faktor für die Entwicklung einer spontanen, intracerebralen Blutung sein kann, während CRAIG und ADSON, ALEXANDER und PUTNAM in manchen Fällen eine venöse Stauung als Ursache betrachten.

Blutungen im Hirnstamm, dessen pathologischer Mechanismus unsicher ist, sind eine häufige Erscheinung. Verbindung mit traumatischen Hirnläsionen sind 1917 von GREENACRE nachgewiesen worden und zuletzt 1951 von EPSTEIN, die sie hauptsächlich im Tegmentum lokalisiert fand. Schließlich sind sie eine häufige Erscheinung bei Patienten mit Hirntumoren (siehe das betreffende Kapitel) (Abb. 23).

Scheinker lenkte 1945 als erste die Aufmerksamkeit auf die Tatsache, daß Blutungen im Hirnstamm immer mit einer Schwellung sowie Ödem einer oder beider Hemisphären verbunden seien mit Eindrücken des rostralen Teiles des Hirnstammes und der medialen

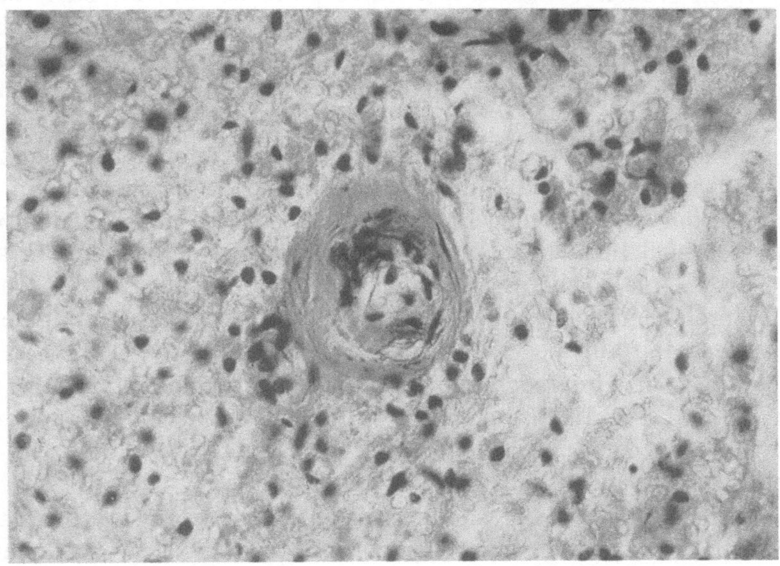

Abb. 22. Hyalinisierte, hypertrophische Arterie am Rande einer großen, paracapsulären Blutung bei einer 63jährigen Frau mit Hypertension. (Vergrößerung 280mal.)

Teile der Scheitellappen in die Incisura tentorii. Hierdurch werden die rostralen Venen aus dem Hirnstamm in der Incisura tentorii komprimiert, und sie werden blutgefüllt und dilatiert. Dadurch können die Wände degenerieren. Da das Gewebe des Hirnstammes gleichzeitig ödematös wird und mehr oder weniger degeneriert, bildet es eine schlechte

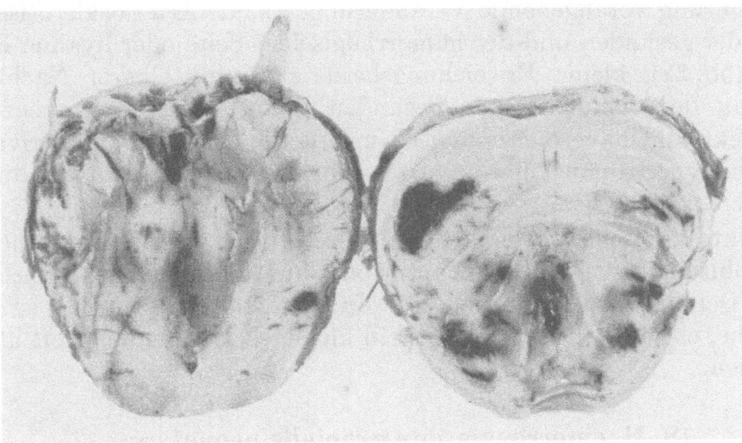

Abb. 23. Blutung im Tegmentum und Pons cerebri. 50jähriger Mann mit Glioblastom an den Hemisphären.

Unterstützung der dilatierten, zartwandigen Venen, um die größere oder kleinere, oft konfluierende Blutungen beobachtet werden können. Die Richtigkeit dieser Theorie wird durch die Tatsache unterstützt, daß venöse Blutungen am häufigsten im tegmentalen Teil des Mesencephalon vorkommen, wenn durch angiographische Untersuchungen der Blutversorgung in der Pons und in der Medulla oblongata nachgewiesen worden ist, daß der Blutstrom in den Venen von der Medulla oblongata caudal zum venösen Plexus um die Medulla spinalis herum verläuft, während er in den Venen vom Mittelhirn und von dem Pons rostral verläuft.

Der größte Teil des Venenblutes vom Mesencephalon sammelt sich in 2 großen Venen, von denen sich auf jeder Seite eine befindet und die Pedunculus cerebri passiert und in die Vena cerebri magna (Vena Galeni) einmünden. Das venöse Blut des Pons läuft durch die lateralen großen Venen in den Sinus petrosus superior oder durch die Vena basilaris. Bei vermehrtem supratentoriellem Druck werden das Mesencephalon und die medialen Teile der Scheitellappen durch das Tentorium hinuntergedrückt. Dadurch werden die genannten Venen von den Pedunculi komprimiert, da die Venenwände weit dünner sind als die Arterienwände. Wenn der arterielle Blutstrom weiter bestehen bleibt, entstehen arterielle Diapedese- und Rhexisblutungen im oberen Teil vom Pons und Mittelhirn (Bannenwarth). Die Blutungen können oft auch venös sein. Diese Hirnstammblutungen sind in klinischer Hinsicht sehr wichtig, da sie laut Cannon immer einen akuten cerebralen Insult mit Koma oder Stupor auslösen, oft mit Cheyne-Stokes-Respiration oder jedenfalls mit erschwerter Respiration, Tachykardie, Temperatursteigerung und Krämpfen, in einigen Fällen auch mit Hemiplegie und Pupillenänderungen. Der Verlauf ist immer tödlich.

Bei mikroskopischer Untersuchung eines intracerebralen Hämatoms ist zu unterscheiden zwischen: 1. Veränderungen, die infolge der Blutung entstanden sind; und 2. Veränderungen, die eventuell schon vorher bestanden haben, und die eine Blutung haben verursachen können.

Ad 1: In frischen Fällen findet sich spongiöse Auflockerung des Nervengewebes am Rande der Blutung (Randödem) mit schwerem Markzerfall, Nervenzellenuntergang und relativer Schonung der Axone, ferner kommen vereinzelte oder partielle Gefäßwandnekrosen sowie schwerer Gliazerfall (Clasmatodendrose) im hämorrhagischen Nervengewebe, wobei auch zahlreiche petechiale Blutungen zu beobachten sind.

Bei älteren Fällen finden sich in der Nähe bzw. in der Blutung selbst partielle oder totale Gefäßnekrosen mit Auflösung der Gefäßwände, Leucytose im Bluterguß, im Nervengewebe und in den Gefäßwänden, gliogene Körnchenzellen, Makrophagen, die mit roten Blutkörperchen beladen sind, Gefäßneubildung und perivasculäre Glianekrose.

Ad 2: Der Blutung vorangehende Veränderungen sind: Arteriosklerotische Gefäßveränderungen an der gesunden und der hämorrhagischen Seite oder hyaline Entartung der Gefäßwände (Abb. 22), kleine Erweichungsherde in unmittelbarer Nachbarschaft der Blutung oder an der symmetrischen gesunden Seite, fleckiger Nervenzellausfall des Sommerschen Sektors, Gliavermehrung des Nucl. dentati cerebelli und perivasculäre herdförmige Fasergliahypertrophie im Nervengewebe, das mit der Blutung durchtränkt ist (Lehoczky und Globus).

Auch bei mikroskopischer Untersuchung ist es oft schwierig zu entscheiden, ob eine große massive Blutung auf eine Gefäßruptur oder auf konfluierende Diapedeseblutungen um zahlreiche Gefäße zurückzuführen ist. In Hirnstammblutungen ist letzteres die häufigere Ursache, es wird jedoch ebenfalls ein kleineres Angiom recht oft als Ursache der Blutung gefunden.

8. Haemorrhagia intracranialis neonatorum.

Intrakranielle Blutungen und Hämatome kommen bei Neugeborenen häufiger vor als allgemein angenommen wird. Die Ursachen der Blutungen brauchen nicht immer Geburtsläsionen zu sein, sondern können auch durch eine zu frühe Lösung der Placenta mit daraus folgender Anoxie, durch prolongierte Geburt, durch intrauterine Krankheiten sowie durch unbekannte Ursachen bedingt sein.

Die Blutungen sind, wie in anderen Altersklassen, epidurale, subdurale und subarachnoidale sowie intracerebrale; entweder tritt eine Form isoliert auf, oder mehrere Formen kommen gleichzeitig vor.

Nach Irwing sind die traumatischen Blutungen meist extracerebral (epi-subdural und subarachnoidal), während die asphyktischen Blutungen meist subarachnoidal oder/und intracerebral sind. Subduralhämatome bei Neugeborenen sind am häufigsten traumatischen Ursprungs (FINKELSTEIN). Die Prognose ist aber schwieriger, wenn gleichzeitig Anoxie oder abnorme Blutungstendenz, wie z. B. bei Vitamin K-Mangel auftritt. Das ist häufig bei Frühgeburten der Fall, da dann die Durafibrillen nicht vollständig entwickelt und daher nicht sehr widerstandsfähig sind.

GILMAN und TANZER haben nachgewiesen, daß bei Kindern durch Gefäßzerbrechlichkeit bei Skorbut Subduralblutungen mit nachfolgendem chronischem Subduralhämatom hervorgerufen werden können.

Das Hämatom ist meist parasagittal und bilateral gelegen und entsteht durch Zerreißen der cerebralen Venen an die venösen Sinus. Es kann aber auch supratentorial gelegen sein und läßt sich dann auf eine Kompression der Schädelknochen während der Geburt zurückführen, wodurch eine Dehnung der Dura und insbesondere des Tentoriums und der Falx bewirkt wird. Bei einer Zangenentbindung wird immer während des Vorziehens des Kopfes am Tentorium gezogen, und zwar oft in longitudinaler Richtung von der Falx cerebri. Das hierdurch hervorgerufene Bersten des Tentoriums erfolgt meist bilateral im vorderen medialen Teil des Tentoriums, eventuell in Verbindung mit Ruptur der Falx und der Vena Galeni. In den meisten Fällen entsteht aber die Blutung durch Zerreißen von kleinen Gefäßen im Tentorium.

BOYD führt an, daß Subduralhämatome eine häufige Todesursache bei Neugeborenen seien. Das klinische Bild ist charakterisiert durch Cyanose, erschwerte Respiration, vorgewölbte Fontanelle und eventuell durch Krämpfe. Der Tod tritt oft wenige Stunden oder Tage nach der Geburt ein. Falls das Kind am Leben bleibt, entwickeln sich sehr oft psychische und neurologische Ausfallssymptome. VORIS empfiehlt bei allen Säuglingen mit zunehmendem Hydrocephalus bilaterale subdurale Punktion, um festzustellen, ob ein chronisches, subdurales, parasagittales Hämatom vorhanden ist, das im Säuglingsalter weit häufiger vorkommt, als gewöhnlich angenommen wird. Wichtig ist, zu operieren, bevor der Kopf allzu groß geworden und bevor das Hirn zu sehr komprimiert worden ist. Sein Material zeigte bei 5 von 10 Säuglingen bilaterale Hämatome, während bei Erwachsenen das Verhältnis zwischen unilateralen und bilateralen Hämatomen nur 14 zu 100 beträgt.

INGRAHAM hat bis zum Jahre 1944 98 Säuglinge mit chronischem Subduralhämatom operiert, von denen er bei 26 ein Geburtstrauma feststellen konnte. Er führt an, daß die Zahl wahrscheinlich noch viel größer sei, da die Häufigkeit, womit die Diagnose Subduralhämatom bei Säuglingen gestellt werden könne, proportional mit der Intensität der Nachforschung sei.

Subarachnoidalblutungen bei Neugeborenen können gleichzeitig mit dem Subduralhämatom auftreten, und zwar ist der Ursprung ähnlich wie beim Subduralhämatom, nämlich ein traumatischer.

ROBERTS fand 1925 unter 423 Neugeborenen, deren Cerebrospinalliquor untersucht wurde, bei 14% eine Subarachnoidalblutung. Bei mehr als der Hälfte dieser Fälle lagen weder Hinweise noch klinische Symptome eines intrakraniellen Leidens vor, die über die subarachnoidale Blutung hinausgingen. Spätere Untersuchungen derselben Kinder ergaben, das $^2/_3$ gesund waren. MORITZ und FORD haben ebenfalls häufige Subarachnoidalblutungen bei Neugeborenen nachgewiesen. FORD führt an, daß sie bei 18% aller Frühgeburten vorkommen.

Das bei allen subarachnoidalen Blutungen im Cerebrospinalliquor vorkommende Blut kann eine Reizung der Arachnoidalzellen und dadurch eine Blockade der Villi arachnoideae bewirken, wodurch der Ablauf des Liquors behindert wird. Hierdurch erklärt sich bei Säuglingen mit Subarachnoidalblutung auch das Entstehen eines Hydrocephalus oder einer cystischen „Arachnoiditis", die eine Druckatrophie der darunterliegenden Rinde bewirken kann.

Intracerebrale Blutungen können bei Neugeborenen traumatisch sein. Sie sind aber meist auf Grund einer Asphyxie oder infolge von intrauterinen Krankheiten entstanden.

Nach MORITZ ist der Fetus normalerweise im Uterus cyanotisch, und obwohl sich die Cyanose während der Geburt verstärkt, entstehen Blutungen nur im Falle von Abnormitäten beim Fetus oder bei der Mutter und bei Geburtsschwierigkeiten.

Durch protrahierte Passage durch den Geburtskanal kann eine Kompression oder Distorsion des Kopfes während der Geburt entstehen. Hierdurch erklärt sich das Entstehen der protrahierten fetalen Asphyxie und passiver — vom Trauma unabhängigen — Hyperämie der cerebralen Gefäße. Bei prämaturer Lösung der Placenta oder Kompression der Nabelschnur während der Geburt kann die Sauerstoffspannung im fetalen Blut auch abnorm niedrig werden. Falls der Kopf zuerst geboren wird, besteht die Möglichkeit, daß eine Kompression des Körpers das Blut in die cerebralen Capillare hinaufzwingen kann, die bereits durch die vorhandene Asphyxie beschädigt sind. In allen Fällen besteht die Möglichkeit einer anoxämischen Beschädigung des Gefäßendothels. Dadurch kann eine vermehrte vasculäre Permeabilität und eine daraus folgende Hämorrhagie bewirkt werden, insbesondere wenn gleichzeitig eine mechanische Reizung der Gefäße vorhanden ist.

Die durch Anoxämie hervorgerufene Hirnbeschädigung variiert von leichten reversiblen, degenerativen Veränderungen der Pyramidenzellen der Rinde und der basalen Ganglien bis zu massiver Nekrose oder Hämorrhagie.

9. Tumor intracranialis cum haemorrhagia.

Es wird allgemein angenommen, daß Blutungen in intrakraniellen Tumoren mit nachfolgendem akutem apoplektischem Insult häufig auftreten. So führt BOYD an, daß „hemorrhage into gliomas is common and may cause a sudden exacerbation of symptoms and even death". Diese Annahme wird jedoch nicht von klinischen und pathologisch-anatomischen Untersuchungen unterstützt, wenn von den zahlreichen kleinen Blutungen in den Glioblastomen abgesehen wird, die keine selbständigen klinischen Symptome bewirken.

OLDBERG fand in einer Reihe von 832 Gliomen nur in 31 Fällen (3,72%) große Hämorrhagien. Nur bei 7 dieser Patienten waren sichere klinische Zeichen eines plötzlich einsetzenden vasculären Insults oder einer akuten Verschlechterung der vorhandenen Symptome festzustellen: so ist also mit anderen Worten in weniger als 1% der Gliome durch eine Blutung ein akutes Einsetzen der Symptome bewirkt worden.

GLOBUS und SAPIRSTEIN veröffentlichen ein Material von 370 Autopsien von Patienten, die an intrakraniellen Tumoren starben. Von diesen sind 94 nicht operiert worden, so daß also eine eventuelle Operationsblutung im Tumor ausgeschlossen werden kann. Sie fanden 9 Fälle mit intratumoraler Blutung (4 Glioblastome, 3 Metastasen, 1 transitorisches Gliom und 1 Hämangiom). Nur einer der Patienten mit Glioblastom starb plötzlich, ehe der Tumor diagnostiziert wurde, während 2 nach Diagnostizierung des Tumors plötzlich starben. Daraus geht aber nicht hervor, ob ein eventuell vorhandenes Hirnödem eine mitwirkende Ursache des plötzlichen Todes gewesen ist. Bei den 5 letztgenannten Patienten kam eine allmähliche Verschlechterung des Allgemeinzustandes ohne apoplektischen Insult hinzu. Es muß hinzugefügt werden, daß keiner dieser Patienten einem Schädeltrauma ausgesetzt gewesen war. Eine Blutung traumatischen Ursprungs konnte also ausgeschlossen werden.

Es ist interessant zu sehen, daß in diesem Material 15 Fälle von plötzlichem Tode ohne intratumorale Blutung vorkommen. Hieraus geht wiederum die geringe Bedeutung einer massiven Blutung im Tumor hervor. Dies stimmt mit den Untersuchungen von SCHULTZ überein, der von einem forensischen Gesichtspunkt aus auf Grund seines Materials zusammenfaßt, daß die häufigste Form einer tödlich verlaufenden Haemorrhagia cerebri eine Blutung auf vasculärer Basis sei, während eine Gefäßruptur in einem undiagnostizierten Tumor sehr selten vorkomme. So seien in seinem großen Material nur 3 Fälle mit fataler Hämorrhagie in bisher nicht symptomgebenden Glioblastomen zu finden, und bei Durchsicht der Jahresberichte vom „Chief medical examiner of New York City" ist kein einziger Sterbefall im Anschluß an eine Blutung in einem Hirntumor festzustellen.

Die Literatur enthält nur einige wenige andere Fälle mit massiver Blutung in intrakraniellen Tumoren. So veröffentlichten GROSS und BENDER 1949 Krankengeschichten von 4 Patienten mit supratentoriellen Tumoren mit großen intratumoralen Blutungen, während nur 2 der Patienten Symptome eines akuten vasculären Insults aufwiesen. In dem Material der Verfasserin ist nur einmal eine fatale intratumorale Blutung gefunden worden unter den Patienten mit Gliomen (Abb. 24).

Im Gegensatz zu den intratumoralen Blutungen kommen intrapontine Blutungen bei Patienten mit supratentoriellen Tumoren sehr häufig vor (Abb. 23). MOORE und STERN veröffentlichten im Jahre 1938 ein Material von 130 Hirntumoren und Hirnabscessen, bei denen in 14% der Fälle Hämorrhagien vorkommen. Sie sind jedoch der Ansicht, daß sich außer dem vermehrten intrakraniellen Druck auch andere ätiologische Faktoren geltend machen, da sonst Blutungen im Pons weit häufiger auftreten würden.

CANNON veröffentlichte Reihenuntersuchungen von Hirnstämmen von 27 Patienten mit supratentoriellen Tumoren und stellte bei 21 Patienten Blutungen im Mesencephalon fest. Vom Jahre 1952 liegt eine große Arbeit von POPPEN, KENDRICK und HICKS vor, die ebenfalls das häufige Vorkommen von intrapontinen Blutungen bei supratentoriellen Hirntumoren nachweisen. Durch die Autopsie von 258

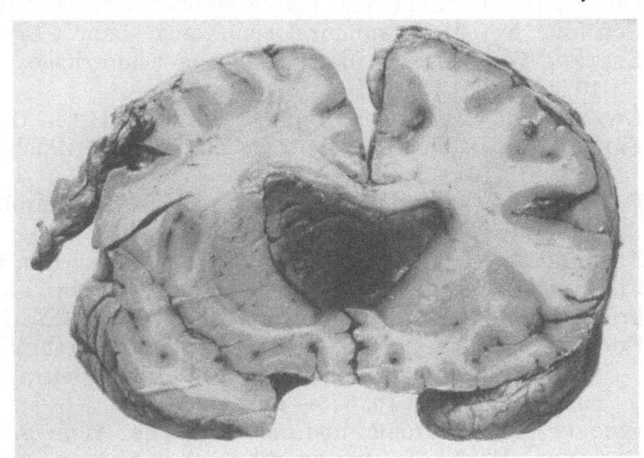

Abb. 24. Ependymoma intraventricularum mit intratumoraler Blutung bei einem 40jährigen Mann, bei welchem eine Dekompression 2 Jahre vorher vorgenommen worden war. Er starb in einem vasculären Insult.

solcher Patienten stellen sie in 36 Fällen (14%) Blutungen im Hirnstamm fest, bei denen eine Operationsläsion ausgeschlossen werden kann. Sie konkludieren übereinstimmend mit STOPFORD und SCHEINKER, daß Blutungen im Hirnstamm 2 Ursachen haben: 1. supratentorielle raumausfüllende Prozesse mit tentoriellem Druckkonus, die Blockade der venösen Drainage aus dem Hirnstamm bewirken; 2. direkte Operationstraumen im Hirnstamm. Stauungsblutungen sind meist venösen Ursprungs und weisen dieselben stürmischen, klinischen Symptome auf wie intrapontine Stauungsblutungen anderen Ursprungs.

Dies zeigt also, wie wenig praktische Bedeutung eine intratumorale Blutung hat, und daß es sich am häufigsten um intrapontine Stauungsblutungen handelt, wenn Patienten mit intrakraniellen Tumoren plötzlich Symptome eines vasculären Insults bekommen.

Literatur.

ALEXANDER, L., and T. J. PUTNAM: Pathological alteration of cerebral vascular pattern, S. 471. Baltimore: Williams & Wilkins Company 1938.

ARNDT, R.: Über den Hydrocephalus externus. Virchows Arch. 52, 42 (1871).

ASK-UPMARK, E., u. D. INGVAR: A follow-up examination of 138 cases of subarachnoidal hemorrhage. Acta med. scand. (Stockh.) 138, 15 (1950).

BAILLARGET: Du siège de quelques hémorrhagies meningées. Thèse de Paris 1837.

BANNWARTH, A.: Zur Pathologie der Hirntumore. Arch. f. Psychiatr. 103, 471 (1935).

BOLLINGER, O.: Über traumatische Spätapoplexie, ein Beitrag zur Lehre von der Hirnerschütterung. Internat. Beitr. wiss. Med. 2, 457 (1891).

BOYD, W.: Textbook of Pathology, 3. Aufl. Philadelphia 1940.

BUCKLEY, P. J., J. McDOWELL and McKINNEY: Hematoma of the brain. New England J. Med. 224, 716 (1941).

BUSCH, E.: Nervesystemets Traumatologi. København: Munksgaard 1942.

CANNON, BL. W.: Acute vascular lesions of the brain stem. Arch. of Neur. 66, 687 (1951).

Christensen, E.: Studier over kronisk subduralt haematom. København: Busck 1941.
— Studies on chronic subdural hematoma. Acta psychiatr. (Københ.) 19, 69 (1944).
Courville, C. B.: Pathology of the central nervous system, 2. Aufl. Pacific Press 1945.
Craig, W. Mc. K., and A. W. Adson: Spontaneous intracerebral hemorrhage, etiology and surgical treatment with a report of 9 cases. Arch. of Neur. 35, 701 (1936).
Cushing, H.: The blodpressure reaction of acute cerebral compression, illustrated by cases of intracranial hemorrhage. Amer. J. Med. Sci. 125, 1017 (1903).
Dandy, W. E.: Intracranial arterial aneurysms. Ihthaca, N.Y.: Cornstock 1945.
— Surgery of the brain. Hagerstorn: W. F. Prior & Co. 1945.
David, M.: A. Aroncel et A. Charbonnet: Hemorrhagie intracerebrale non traumatique guerie chirurgicalement. Discussion de l'indication opératoire. Revue neur. 73, 466 (1941).
Döhle: Schilderung der Pachymeningitis haemorrhagica bei Säuglingen. Zbl. Path. 1, 608 (1890).
Durand-Fardel, Ch. L. M.: Traité clin. et prct. maladies des viellards. Paris 1854.
Duret, H.: Traumatismes craniocérébraux. Paris 1919.
Eckhoff, N.: Acute subdural hematoma. Lancet 1940, 689.
Epstein, W.: Primary massive pontine hemorrhage. A clinico-pathological study. J. of Neuropath. 10, 426 (1951).
Ewans, J. P.: Acute head injury. Springfield: Ch. C. Thomas 1950.
Fahr, Th.: Histologische Beiträge zur Frage der Pachymeningitis haemorrhagica interna. Zbl. Path. 23, 981 (1912).
Fazio, C.: Observations d'un neurologue sur le probleme du vidage chirurgical de l»hémorrhagie cérébrale spontanée. Sci. med. ital. 1, 110 (1950).
Finkelstein, H.: Lehrbuch der Säuglingskrankheiten 1, 226 (1913).
Fleming, H. W., and O. W. Jones: Chronic subdural hematoma. Surg. etc. 54, 81 (1932).
Ford, F. R.: Cerebral injuries and their results. Medicine 5, 121 (1926).
Fuchs, A.: Die Veränderungen der Dura mater cerebralis in Fällen von endokranieller Drucksteigerung (Tumor und Hydrocephalus) nebst einem Beitrag zur Histologie der Dura mater spinalis. Arb. neur. Inst. Wien. 10, 378—1902 (1903).
Furlow, L. T.: Chronic subdural hematome. Arch. Surg. 32, 688 (1936).
Gardner, W. J.: Traumatic subdural hematoma, 22 cases. Ohio Med. J. 31, 660 (1936).
— Traumatic subdural hematoma with particular reference to latent interval. Arch. of Neur. 27, 847 (1932).
Gilman, B. B., and R. C. Tanzer: Subdural hematoma in infantile scurvy. J. Amer. Med. Assoc. 99, 989 (1932).
Globus, J. H., and M. Sapirstein: Massive hemorrhage in brain tumor. J. Amer. Med. Assoc. 120, 348 (1942).
Grant, F. C.: Chronic subdural hematoma. J. Amer. Med. Assoc. 105, 845 (1935).
Greenacre, P.: Multiple spontaneous intracerebral hemorrhage, a contribution to the pathology of apoplexy. Bull. Johns Hopkins Hosp. 28, 86 (1917).
Gross, S. W., and M. B. Bender: Massive hemorrhage in brain tumors. Arch. of Neur. 60, 612 (1949).
Guillaume, J., R. Rogé et G. Mazars: De certaines artériels aigus du cerveau, leur traitement chirurgical. Presse méd. 1950, 517.
Hamby, W. B.: Gross intracerebral hematomas. N.Y. State J. Med. 45, 866 (1945).
Henschen, C.: Zur Pathologie, Diagnostik und Therapie der blutenden Dura. Schweiz. med. Wschr. 1930, 599.
Hermann, K., and Macgregor: Cerebral hemorrhages from ruptures of a congenital intracerebral aneurysm in a child. Brit. Med. J. 1940, 623.
Handfest, U.: Chronisches subdurales Hämatom. Nervenarzt 11, 249 (1938).
Hanke, H.: Das subdurale Hämatom. Berlin: Springer 1939.
Heschl: Kompendium der allgemeinen und speziellen Pathologie, S. 289. Wien 1855.
Huguenin: Entzündungen des Gehirns und seiner Häute. In Zimsens Handbuch der speziellen Pathologie und Therapie, Bd. 11, S. 331. 1876.
Hyland, H. H.: Prognosis in spontaneous subarachnoidal hemorrhage. Arch. of Neur. 63, 61 (1950).
Inglis, K.: Subdural hemorrhage, cysts and membranes. Brain 69, 157 (1946).
Ingraham, F. D., and D. D. Matson: Subdural hematoma in infancy. J. Pediatry 24, 1 (1944).
Ingvar, S., E. Ask-Upmark: Subdural hematomas. Acta med. scand. (Stockh.) 94, 225 (1938).
Irwing, F. C.: Obstetrical aspects of intracranial hemorrhage. New England J. Med. 203, 499 (1930).
Jacobi, W.: Das Saftspaltensystem der Dura. Arch. f. Psychiatr. 70, 268 (1924).
Jelsma, F.: Chronic subdural hematoma, summary and analysis of 42 cases. Arch. Surg. 21, 128 (1930).
Jentzer, A.: Duraverdickungen traumatischer und nichttraumatischen Ätiologie — mit Mikrohämatomen — die Gehirntumoren vortäuschen. Arch. klin. Chir. 180, 432 (1934).
Jewesbury, E. C. O.: Atypical intracerebral hemorrhage. Brain 70, 274 (1947).
Jores, E.: Über die Beziehungen primärer subdurale Blutungen zur Pachymeningitis haemorrhagica. Verhandlungen Deutscher pathologischen Gesellschaft 1, 49 (1898).

Jores, E., u. H. Laurent: Zur Histologie und Histogenese der Pachymeningitis haemorrhagica. Beitr. path. Anat. **29**, 486 (1901).

Kaplan, A.: Chronic subdural hematoma: A study of eight cases with special reference to the state of the pupil. Brain **54**, 430 (1931).

Key, A., u. G. Retzius: Studien in der Anatomie des Nervensystemes und des Bindegewebes, Bd. 1. Stockholm 1875.

Krayenbühl, H., u. G. G. Noto: Das intrakranielle subdurale Hämatom. Bern 1949.

Kremiansky, J.: Über die Pachymeningitis haemorrhagica interna bei Menschen und Hunden. Virchows Arch. **42**, 129, 321 (1868).

König, R.: Über Pachymeningitis haemorrhagica interna. Inaug.-Diss. Berlin 1882.

Laudig, G. H., H. Browder and R. A. Watson: Subdural hematoma, study of 143 cases encountered during a 5-year period. Ann. Surg. **113**, 170 (1941).

Leary, T.: Subdural hemorrhages. J. Amer. Med. Assoc. **103**, 897 (1934).

Lehoczky, T. v.: Zur Frage der apoplektischen Hirnblutung. Beitr. path. Anat. **92**, 132 (1925).

Link, K. H.: Traumatische subdurale und intradurale Blutung — Pachymeningitis haemorrhagica. Jena: Gustav Fischer 1945.

Marburg, O.: Die traumatischen Erkrankungen des Gehirns und Rückenmarks. In Bumke-Foersters Handbuch der Neurologie, Bd. 2. Berlin: Springer 1936.

Melnikow-Raswedenkow: Histologische Untersuchungen über den normalen Bau der Dura und über Pachymeningitis haemorrhagica interna. Beitr. path. Anat. **28**, 217 (1900).

Merkel, H.: Handbuch der allgemeinen Pathologie und pathologischen Anatomie des Kindes, Bd. 1, S. 908. 1912.

Merritt, H. H., and F. Fremont-Smith: The cerebrospinal fluid. Philadelphia u. London: W. B. Saunders Company 1937.

Meyer, H. H.: Der Liquor. Untersuchung und Diagnostik. Berlin: Springer 1949.

Moore, M. T., and K. Stern: Vascular lesions in brain stem and occipital lobe occurring in association with brain tumors. Brain **61**, 70 (1938).

Moritz, A. R.: The pathology of trauma. London: Kimpton 1942.

— R., and W. B. Wartman: Posttraumatic internal hydrocephalus. Amer. J. Med. Sci. **195**, 65 (1938).

Moses, S.: Pachymeningitis chronica interna (Haematoma durae matris). Jb. Kinderheilk. **6**, 152 (1873).

Munro, D.: Cerebral subdural hematomas, a study of 310 verified cases. New England J. Med. **227**, 87 (1942).

— The diagnosis and treatment of subdural hematoma. New England J. Med. **210**, 1145 (1934).

— Cranio-cerebral Injuries. Oxford: Medical Press 1938.

—, and H. H. Merritt: Surgical pathology of subdural hematoma based on study of one hundred and five cases. Arch. of Neur. **35**, 64 (1936).

Murphy, J. P.: Surgical aspects of subarachnoid hemorrhage. Medical Annual, District of Columbia **18**, 119 (1949).

Oldberg, E.: Hemorrhages in gliomas. Arch. of Neur. **30**, 1061 (1933).

Orth, J.: Pathologisch-anatomische Diagnostik, 8. Aufl. Berlin 1917.

Paulus, F.: Verkalkung und Verknöcherung des Hämatoms der Dura mater und ihre Beziehung zur Heilung derselben. Inaug.-Diss. Erlangen 1875.

Pedersen, O.: Über traumatische subdurale Hämatome. Dtsch. Z. Nervenheilk. **138**, 229 (1935).

Penfield, W. G.: The cranial subdural space. Anat. Rec. **28**, 173 (1924).

Pfeifer, R. A.: Die Angioarchitektonik der Großhirnrinde. Berlin: Springer 1928.

Poppen, J. L., J. F. Kendrick and S. H. Hicks: Brain stem hemorrhage secondary to supratentorial space-taking lesions. J. of Neuropath. **11**, 287 (1952).

Putnam, T. J., and H. Cushing: Chronic subdural hematoma. Arch. Surg. **11**, 327 (1925).

— T. J., and I. K. Putnam: The experimental study of pachymeningitis haemorrhagica. J. Nerv. a. Dis. **65**, 260 (1927).

Quincke: Arch. Anat. usw. **1872**.

Riishede, J.: Les hématomes intracérébraux spontanés. Revue neur. **83**, 342 (1950).

Roberts, M. H.: Spinal fluid in new-born. With special reference to intracranial hemorrhage. J. Amer. Med. Assoc. **85**, 500 (1925).

Rössle, R.: Zur Systematik der Pachymeningitiden. Zbl. Path. **20**, 1043 (1909).

Russell, D., and H. Cairns: False membrane of hematoma in carcinomatosis and sarcomatosis of the Dura mater. Brain **57**, 1 (1934).

Scheinker, I. M.: Vasoparalysis of the central nervous system. A characteristic vascular syndrome. Arch. of Neur. **52**, 42 (1944).

— Transtentorial herniation of the brain stem. Arch. of Neur. **53**, 289 (1945).

— Medical Neuropathology. Springfield: Ch. C. Thomas 1951.

Schultz, O. T.: Sudden death due to hemorrhage into silent cerebral gliomas. Amer. J. Surg. **30**, 148 (1935).

Sjöquist, O., u. V. Kessel: Über das subdurale Hämatom. Arch. klin. Chir. **189**, 482 (1937).

Spatz, H., u. G. J. Stroescu: Zur Anatomie und Pathologie der äußeren Liquorräume des Gehirns. Nervenarzt 7, 425, 481 (1934).

Steffen, A.: Über einige seltene Formen von Krankheiten des Gehirns und der Hirnhäute. Jb. Kinderheilk., N. F. 1, 150 (1868).

Stern, K.: Über Kreislaufstörungen in Gehirn bei Wandeinrissen in extracerebralen Arterien. Z. Neur. 148, 55 (1933).

Stopford, J. S. B.: Increased intracranial pressure. Brain 51, 484 (1928).

Symonds, C. P.: Spontaneous subarachnoidal hemorrhage. Quart. J. Med. 18, 93 (1924).

Trotter, W.: Chronic subdural hemorrhage of traumatic origin and its relation to pachymeningitis haemorrhagica interna. Brit. J. Surg. 2, 271 (1914).

Tönnis, W.: Behandlung stumpfer Schädelverletzungen. Nervenarzt 8, 573 (1935).

— Erkennung und Behandlung des intraduralen Hämatoms. Zbl. Chir. 61, 2548 (1934).

Weber, G.: Über das Hämatom der Dura mater. Arch. Heilk. 1, 441 (1860).

Webster, J. E., and E. S. Gurdjian: Traumatic intracranial hemorrhage. Amer. J. Surg. 75, 82 (1948).

Weed, L. H.: The cells of the arachnoid. Bull. Johns Hopkins Hosp. 31, 343 (1920).

— The meninges. In W. C. Penfield, Cytology of the Nervous System, Bd. 2, S. 613. 1932.

Wiglesworth: Remarks on the pathology of socalled Pachymeningitis haemorrhagica interna. Brain 15, 431 (1892).

Wilson, S. A. K.: Neurology. Baltimore: Williams & Wilkins Company 1940.

Wilson, G., and N. W. Winkelman: Gross pontile bleeding in traumatic and nontraumatic cerebral lesions. Arch. of Neur. 15, 455 (1926).

Virchow, R.: Das Hämatom der Dura mater. Verh. physik.-med. Ges. Würzburg. 7, 134 (1857).

— Die krankhaften Geschwülste, Bd. 1, S. 140. Berlin 1864.

Vleuten, C. F. van: Über Pachymeningitis haemorrhagica interna traumatica. Inaug.-Diss. Bonn 1898.

Voris, H. C.: Neurosurgery in young children. Arch. Surg. 60, 906 (1950).

Zehler, H. J.: Beitrag zur Pathologie der Pachymeningitis haemorrhagica interna. Inaug.-Diss. Erlangen 1936.

Zehnder, M.: Anatomical and experimental studies on subdural hematomas and membranes. Zbl. Neurochir. 2, 362 (1938).

Zollinger, R., and R. E. Gross: Traumatic subdural hematoma. An explanation of the late onset of pressure symptoms. J. Amer. Med. Assoc. 103, 245 (1934).

Namenverzeichnis.

Die *kursiv* gesetzten Seitenzahlen beziehen sich auf die Literatur.

Sachverzeichnis.

Die halbfett gedruckten Ziffern bedeuten Haupthinweise.

SONDERABDRUCK AUS

HANDBUCH DER NEUROCHIRURGIE

HERAUSGEGEBEN VON

H. OLIVECRONA-STOCKHOLM · W. TÖNNIS-KÖLN/RH.

DRITTER BAND

SPRINGER-VERLAG / BERLIN · GÖTTINGEN · HEIDELBERG 1956

(PRINTED IN GERMANY)

BIOLOGIE UND PATHOLOGIE DER HIRNGESCHWÜLSTE

VON

K. J. ZÜLCH

MIT 449 ABBILDUNGEN
IN 907 EINZELDARSTELLUNGEN

SONDERABDRUCK AUS

HANDBUCH DER NEUROCHIRURGIE

HERAUSGEGEBEN VON

H. OLIVECRONA-STOCKHOLM · W. TÖNNIS-KÖLN/RH.

DRITTER BAND

SPRINGER-VERLAG / BERLIN · GÖTTINGEN · HEIDELBERG 1956

(PRINTED IN GERMANY)

PATHOLOGIE DER INTRAKRANIELLEN BLUTUNGEN

VON

ERNA CHRISTENSEN

MIT 24 ABBILDUNGEN